U0267135

伤寒杂病论研究大成

路志正题

第2版

吕志杰 编著

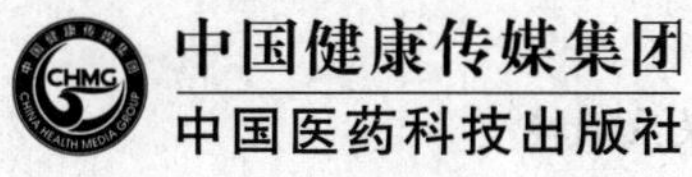

中国健康传媒集团
中国医药科技出版社

图书在版编目（CIP）数据

伤寒杂病论研究大成 / 吕志杰编著 . —2 版 . — 北京：中国医药科技出版社，2018.9

ISBN 978-7-5214-0336-7

Ⅰ . ①伤… Ⅱ . ①吕… Ⅲ . ①《伤寒杂病论》—研究 Ⅳ . ① R222

中国版本图书馆 CIP 数据核字（2018）第 124195 号

美术编辑 陈君杞

版式设计 也 在

出版 **中国健康传媒集团** | 中国医药科技出版社

地址 北京市海淀区文慧园北路甲 22 号

邮编 100082

电话 发行：010 - 62227427 邮购：010 - 62236938

网址 www.cmstp.com

规格 889 × 1194mm $^1/_{16}$

印张 57

字数 1733 千字

初版 2010 年 5 月第 1 版

版次 2018 年 9 月第 2 版

印次 2023 年 3 月第 2 次印刷

印刷 三河市万龙印装有限公司

经销 全国各地新华书店

书号 ISBN 978-7-5214-0336-7

定价 198.00 元

获取新书信息、投稿、为图书纠错，请扫码联系我们。

吕志杰简历

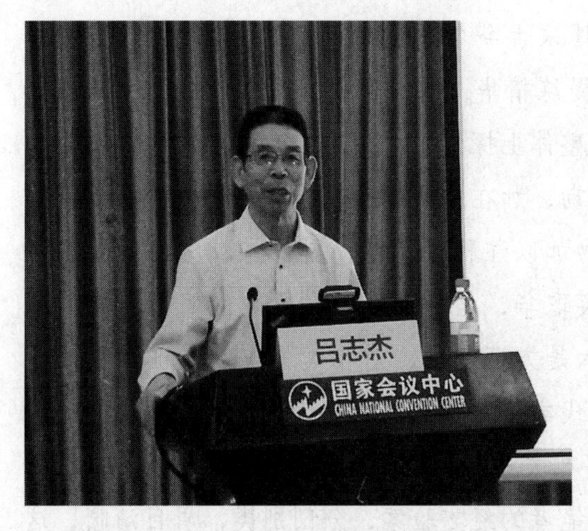

吕志杰，1952年5月生。河北省文安县人。河北中医学院教授、主任医师、研究生导师，近年并为全国师承、全国优才导师。1977年毕业于河北新医大学中医系，毕业后留校任教；转年调入河北中医学院附属医院内科，任住院医师、主治医师；1988年调入河北中医学院《金匮要略》教研室任教20余年。兼任中华中医药学会仲景学说分会委员、中华中医药学会内科分会心病常务委员。几十年来潜心治学，在临床、教学、著作及科研等方面取得了成绩，主研并获奖的省厅级科技成果4项；参编高等中医院校各类教材5种。业绩更为突出的三点是：

热心临床。在医院内科工作10年，好用经方治病，对热性病与心脑血管等脏腑疾病的诊治积累了经验。由于妇科病与内科病常相兼而发生，故对妇人常见病的诊治也有经验。

专心教学。1988年从事《金匮要略》教学以来，专心教学，努力提高教学效果，以培养优秀人才为己任。正常上好课之余，主动开展学术讲座、十几年开设选修课。为提高自身理论联系实际的能力，长期坚持临床及带教。

精心著述。几十年如一日，在临床、教学之余潜心读书，注重写作。现已发表论文上百篇。出版的著作：参编学术著作十几部；独自编著、主编16部。2010年至2018年6月，先后连续出版《伤寒杂病论研究大成》《中医经典名医心悟选粹》《经方新论》《仲景医学心悟八十论》《张锡纯活用经方论》《仲景方药古今应用》(第2版)《经方用药法律》《大黄治百病辑要》等8部著作。

上述持之以恒取得的业绩，引起国内外同行的重视，2012年退休后被海南省中医院聘为特聘专家，从事查房、门诊、讲座、带徒等工作；2014年被列入全国《名老中医之路续编》第四辑；2015年春节前后应邀赴美国讲学；为“第六批全国老中医药专家学术经验继承工作指导老师”(海南)。

我的人生目标：视中医事业如同生命，生命不息，坚持临床，著述不止。

内容提要

《伤寒杂病论研究大成》是编著者广收博采古今名医大家、现代众多学者及自己研究《伤寒论》《金匮要略》所取得的成果，提炼精华，潜心创作而成。本书的主要特点是把一分为二的“两书”综合研究，力图从整体上探索、把握张仲景医学思想。具体来说，本书的研究有以下十点：一是必要的校勘，加在原文括号之内；二是注脚，对原文的字、词、句、脉象以及特殊的方剂、药物加以注释；三是提要，将原文内容提纲挈领；四是简释，学习古今注家之注本，撷英取华，结合心得，对原文做简明扼要的解释；五是方歌，将其重点方剂编成歌诀；六是方证鉴别，对相类的方剂与证候加以比较、鉴别；七是大论心悟，将古今医家、现代学者对《伤寒杂病论》之理、法、方、药的独到见解，摘要而录，笔者撰写了数十篇相关论文，这是本书的一大“亮点”；八是验案精选，精心选录古今名医、现代学者及笔者的经方验案，分门别类，眉目清晰，这是本书的“重头戏”；九是临证指要，提炼、概括出经方运用的要点与规律，为临证之指南；十是实验研究，收集近几十年来运用现代科学研究经方所取得的成果，摘其要点，以佐证经方的科学性。此外，在上述部分项目之下加了许多按语，以阐述未尽之义。本书的最后为附录与索引（方剂、中医病证验案、西医病名验案及大论心悟题目）。

总之，本书的编写体现了“三纲”“五求”。三纲：以理论研究、临床研究及注重理论与临床相结合三大方面为纲。五求：一曰求全，竭力对仲景书的理、法、方、药做全面的研究；二曰求通，努力把一分为二的《伤寒论》与《金匮要略方论》融会贯通；三曰求精，力求本书内容字斟句酌，精益求精；四曰求实，中医学的生命力就在于能治愈疾病，本书在切合实用上下功夫；五曰求新，与时俱进，衷中参西，本书以新的体例、新的内容献给广大读者。

本书既可以通读以系统学习仲景医学，又可以作为案头工具书查阅，具有较高的理论价值与实用价值。

参审名单

审阅单位和人员

（均以笔画为序。参审者皆是教授或/和主任医师、硕导或博导）

上海中医药大学	何新慧　张再良
山东中医药大学	李心机　陶汉华
广西中医药大学	刘力红
广州中医药大学	李赛美　黄仰模　廖世煌
中国中医科学院	沈绍功
中国人民解放军三〇四医院	高　飞
长春中医药大学	黄永生
北京中医药大学	王庆国　王新佩　傅延龄
成都中医药大学	张　琦　张家礼
陕西中医药大学	张建荣
河北医科大学	刘亚娴　刘保和　刘振永　杜惠兰 李士懋　赵玉庸　曹东义
南京中医药大学	黄　煌
南方医科大学中医学院	徐成贺
浙江中医药大学	范永升　柴可夫
黑龙江中医药大学	张友堂　姜德友
湖北中医药大学	李家庚　陈国权
湖南中医药大学	周　衡

吕志杰教授博览群书，融汇古今，衷中参西，求真务实，理论联系实践，教学临床俱优，勤究仲景之学，尤多创获之言。今编著《伤寒杂病论研究大成》一书，蔚为大观，叹为观止，尤为钦佩，爰以俚句题之。

仲圣全书　医家之宗　历代医者　莫不讽诵

文简义博　难深难窥　百家诠释　意犹未终

吕君志杰　情有独钟　勤研博采　汇集贯通

古今融会　创获服众　医门明灯　同仁齐颂

九二叟朱良春谨题

己丑双庆佳节前夕于南通

潜心考研
发皇古义

任继学

戊子孟冬

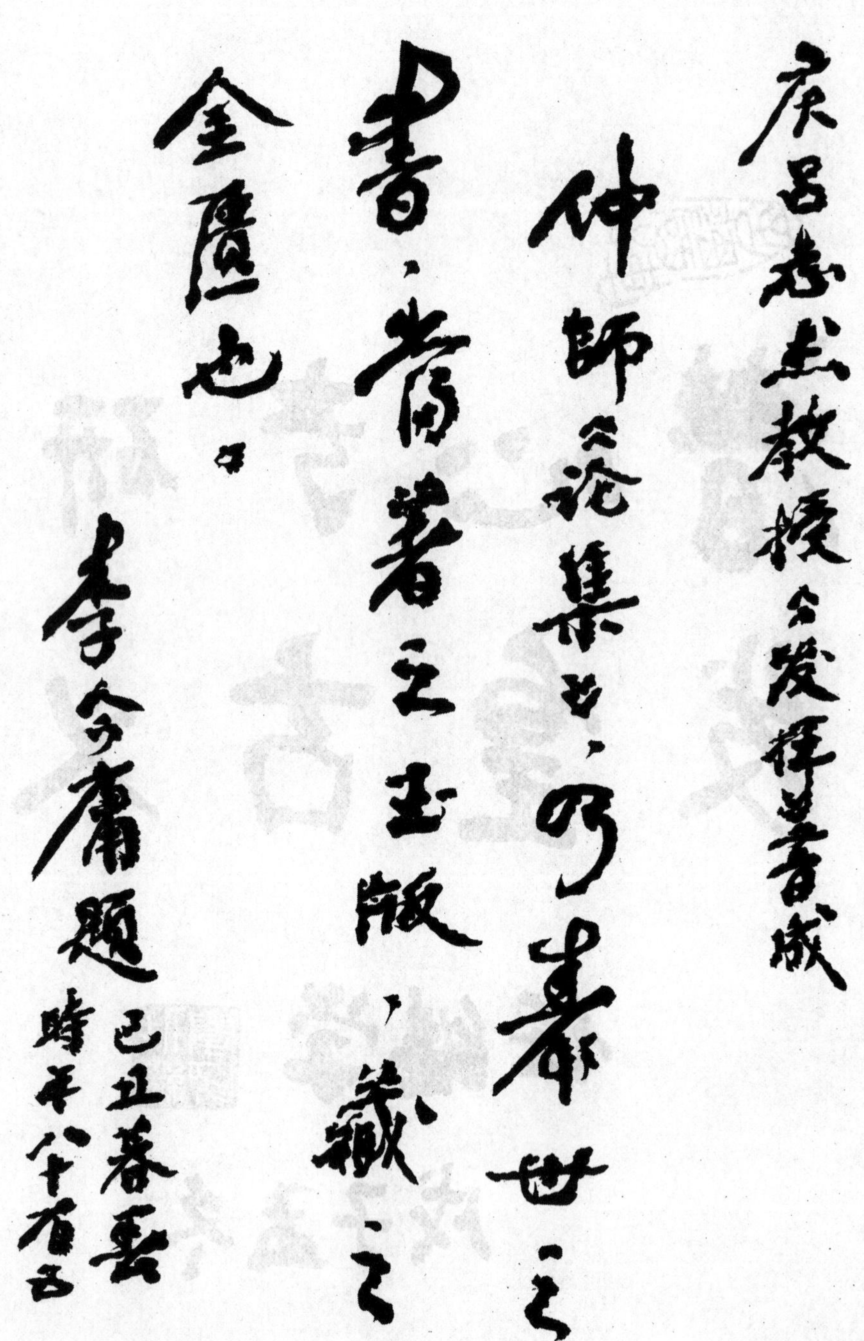

注：本书名预为《伤寒杂病论发挥》，后改为现《伤寒杂病论研究大成》。

志忠教授：

惠书收悉，甚为学兄治学之严谨刻苦所感动。

大作《伤寒杂病论发挥》集古今伤寒金匮研究之大成，择取历代注家之精华，于理论、治法方药等无不条分缕析，详为阐释，而于各方之下又汇收有代表性验案以证经方之疗效，更对于相似方证两两为辨，辨证以彰显仲景辨证辨病之心法。其自注部分，更是多有发前人所未

注：本书名预为《伤寒杂病论发挥》，后改为现《伤寒杂病论研究大成》。

发之处。想此书一出必有强烈的

促进之效应。

至于让东八作审定专家，

予虽惶恐，因东八才疏学浅，

虽致力于佛学之学习有年，但如

有登堂而未入室之憾，正若蒙

不弃，能赐予以教诲者，

实感而意深，就此

顺颂

夏祺。

王沐园

七十五年五月十七日

再版·路序

吕志杰教授编著的《伤寒杂病论研究大成》，自2010年5月面世至今已越8年。前几日吕教授来信告知，本书即将再版并求赠一序。专此，在向其表示最诚挚祝贺的同时，我想如果将我为此书所写的书评——“《伤寒杂病论研究大成》读后有感”（见2011年10月12日《中国中医药报》）作为“代序”，岂不更符合“赠序”的主旨！今特转录于下，以为再版之荐。

去岁冬月，收到河北中医学院吕志杰教授编著的《伤寒杂病论研究大成》一书，近半年来，在不断翻阅中，不禁让人发出“燕赵大地，名医辈出贯古今”的感叹！

《伤寒论》和《金匮要略方论》本源于后汉·张机（仲景）的《伤寒杂病论》，自西晋·王叔和编集后，“杂病”部分曾一度散失，后经宋·王洙于旧简中索得，又经林亿等校正后，把“杂病”部分另编为《金匮要略方论》，而致“两论”流传至今。近千年来，有关“两论”的著述可谓多矣，有校勘、注释、直解经文者；有结合自己或他人的临床经验、研究心得，从理论上进行探源发挥或方证思路与辨疑者；也有广集古今文献资料，而后按一定体例编辑汇总者。然就“两论”而言，分述者多而合论者少；就体例而言，注重理论探究者，常令人觉得深奥；而偏重临床者，又因多按“类方应用”进行分类，与原书经文顺序脱节，难以前后互参，令初学者感到诸多不便。

今观吕教授编著的《伤寒杂病论研究大成》，恰重今汲古，独辟蹊径，将“两论”分上下两部合而讨论；又在广集文献资料，尤其是在多年临证、教学生涯中，多有心得体会的基础上，依原文的顺序分门别类，按校勘、注脚、提要、简释、方歌、方证鉴别、大论心悟、验案精选、临证指要、实验研究等十余条目，对“两论”的诸经文进行了全方位的阐释，终成就一部鸿篇巨著。

我认为本书有以下几个特点：

一、《伤寒》《金匮》其源本一，况伤寒中有杂病，杂病中有伤寒；同一方剂，如桂枝汤，既可治太阳中风表虚及其兼证，又可治内、外、妇、儿等科许多杂病，且后者所占的比例要大、应用范围亦广，故前人有云：“外证得之解肌和营卫，内证得之化气和阴阳”；合而编之，既符合临床现实，又利于前后发明，彼此参照，融会贯通，从整体上全面把握仲景的学术思想，还可在编写过程中，减少不必要的重复，使文字更加精练。不难看出，这正是吕君习医、临证，尤其是从事科研教学工作30多年来，在寻觅、探索医圣圣功圣德的过程中，所获得的启迪和亲身体验。

二、吕教授将成书之旨定为“既注重理论，又注重实用”，这无疑与“学经典、做临床”的读书之旨是一致的。但按十余子目对经文进行阐释，则有使本书成为大部头“资料集”的隐患。不过令人可喜的是，吕教授未把编写的重点放在对条文的过多【选注】或【方论】的选编之上。而是在对条文进行了必要的剖析、阐释后，直捣本书的核心——【方证鉴别】和【大论心悟】部分。通过学习，前者可助读者参悟到相关“类证间的区别与联系”、掌握“方证鉴别的要点”；而后者则可通过古今中医名家对某汤证的概述、发微辨析、或临证心得，使读者初步掌握重点方证的立方之旨、适用范围、禁忌转归等核心要点。

在这里，吕教授“绝非人云亦云、资料堆积，而是广收博采古今名医大家、现代众多学者以及笔者研究《伤寒论》《金匮要略》所取得的成果，提炼精华，潜心创作……。”以综述或“按”语的形式进行了必要的补充说明，使本书既突出了重点，形成了特色；同时，也化解了轻重不分、过于沉长沦为“资料集”的风险，这正是吕教授编著此书的高明之处。

三、【验案精选】【临证指要】，包括其中的“按”，可以说是本书的第三个亮点。学“经典”是为了“做临床”，但两者之间，毕竟还有很长的一段距离。因为“经典”是规律的总结，一般说来，凡是规律性的东西，都具有简约、直白、典型性。但就现实而言，由于病邪可以单独或杂合袭人、亦可在脏腑、经络间传变，且有轻重之分；而人的禀赋、体质，又与其性别、年龄、精神状态、居处、工作环境、生活习惯以及疾病史等因素密切相关；故病发时，“单一”的证型有之，而“兼证”“变证”“夹杂证”等复杂病型更为普遍。这无疑加大了临证时，辨证施治、加减用方的难度。为贴近临床实际，吕教授把更多的精力放在了【验案精选】，即“应用”这一关键环节上。比如以桂枝汤为例，如果把其视为“仲景学术思想”这棵参天大树上的某级分枝，那么，以一定分类方法所精选的本证、兼证及内、外、妇、儿等科30多例病案则为叶，“按”或“原按”则如花，又如画龙点睛之笔，圈点着辨证施治、选方用药的全过程。这样的编排，无疑使全书立即丰满、鲜活了起来，弥补了经文部分难以展开之不足，扩展了读者的视野，缩短了“学”“用”间的距离；如能用心参悟，长期以往，定能突破不善于从纷杂的证候群中觅取主证的瓶颈，进而养成并掌握中医辨证施治的思维方法和技能。倘若如此，则硕果在手，终生受益。

用如此多的医案来支撑一经方的应用，实为难得。“一本好书是一位良师”，此话不假，况本书医论、医案源于“百家”，就“转益多师是吾师”而言，不要说对在校学子、初涉临床者，即使是中、老年医师人手一册，以为把玩参阅也是一件幸事！

四、为了方便读者对书内资料的查阅，书后还列有：方剂、中医病证、西医病名验案……等索引；尤其是对古涩少用的汉字，也都配上了注音和必要的注释，其良苦用心可见一斑，其严谨治学的态度令人钦佩。吕教授不但在仲景学术思想的文献研究方面勤求博采，颇有心得；而且勤于临床，积累了大量的丰富经验。这一点从本书所附的四篇考究或评述，以及他治愈的“十八年无汗证”等大量医案，都是明证。可以说，他是一位精研仲景学说的专家，也是一名勇于实践，医技高超的医生。

五、其实，本《大成》的亮点还有很多，因篇幅有限，不再多述。但有一点我还要说，那就是据我所知，吕教授和我一样，应用电脑的水平不高，文稿的收录和修改全靠笔耕手抄。据不完全统计，本书洋洋洒洒近200万字，参录的书目达187种。可以想见，为完成此艰巨任务，在六七年的时间里，他甘于寂寞，埋于书籍纸墨间，废寝忘食、勤勉不辍，几易其稿；就如此大的工作量来说，其付出的艰辛、耗费的心血，若非亲历者，孰能想见！若非出于对中医、对中医药事业的无限热爱和执着，哪有此书的问世！若我同仁都能用此精神“做学问”，何愁收获不丰、疗效不高！用此精神“做事业”，中医事业的复兴，将指日可待！

鉴于以上几点，故向大家推介此书，当否？望同道正之。

惠州医翁 路志正 戊戌秋月

邓序

医圣张仲景《伤寒杂病论》为中医辨证论治奠定了基础，其功伟矣。明·方有执《伤寒论条辨·跋》说："昔人论医，谓前乎仲景有法无方，后乎仲景有方无论，方法具备，惟仲景此书。"这个结论式的评语是合乎历史事实的。因为，《内经》流传了下来，而经方家之书多散佚，所以说有法无方。通过考据可知，张仲景医学渊源于"医经家"与"经方家"，仲景书是集医经、经方之大成，故有法有方也。其可贵之处在于以理论指导下对上古经验的总结，是一本承前启后的划时代之作，是我国医学发展的一个里程碑。《伤寒杂病论》自问世，历经隋、唐、宋、元、明、清近2000年的历史长河，至今仍闪烁着不可磨灭的光辉！

大家公认，《黄帝内经》为中医学的发展打下了良好的基础，为中医学理论体系的形成奠定了牢固的基石。而对《伤寒杂病论》多下功夫，能掌握中医辨证论治的神髓。回顾历史，纵览隋唐宋名著、金元四家、明清各派，凡是在学术上、临床上有所建树者，无不取法经典，无不精通仲景医学。仲景之书，不仅讲"术"，即具备了治疗伤寒与杂病的理、法、方、药及服药后注意事项等，而更重要的是讲"道"，即揭示了千变万化的各种疾病的诊治规律及思维方法。这"术"与"道"的密切结合，成就了圣人之书。因此，如果要问：如何学好中医学？学习中医如何高屋建瓴？学习中医有何窍门与捷径呢？答案就是：从经典著作入手。经典是中医学的源头，打好根基，顺流而下，则势如破竹矣。

我们这些为中医事业奋斗了半个多世纪的老一代，所担忧的只有一件事——中医事业的兴衰！范仲淹先生有一句名言："先天下之忧而忧，后天下之乐而乐。"作为炎黄子孙，谁人不为中医事业的传承与发展而忧、而乐呢？可喜的是，目前我们国家对中医经典著作的学习比较重视，有一批中青年在不遗余力地研究经典。河北的吕志杰君于广州仲景学术会上，将其主编的《仲景方药古今应用》一书赠予我。时隔八年，今天送来了他撰写的《伤寒杂病论研究大成》书稿，请我写序。看了编写说明、凡例、目录及部分书稿，感到十分欣慰！从这部书稿里，我看到了"铁杆中医"的影子！该书体例新颖，构思周全，理论与临床并重，内容全面而系统，病例丰富而精选。书中看点很多，这些看点，或是要点，或是特点，或是创新点，令人耳目一新。此书为吕教授一人执笔，多人参审。全书洋洋200万字，部头可谓大矣！其花费的心血，其所下的功夫，其对中医事业的挚爱，可想而知。如此体现中医特色之力作，我乐为之序。

邓铁涛

2010年2月

于广州中医药大学

李序

孙思邈《千金要方》“大医精诚”，阐述凡大医者，既要医术精湛，又要医德高尚。

余尝说为医难，为大医更不易。余所谓大医也，必胸中涉万卷书，笔下无半点尘，然后才能含英咀华，取精用弘。故宣之于讲坛，则启迪后进，能使莘莘学子心领神会，衷心悦服；著之于文章，亦必言之有物，醰醰有味；施用于临床，则疗效卓著，有口皆碑。这三位一体，方为中医之全才，吾等应终生为之也。

余自幼受家学启蒙，平生从医，并致力于《伤寒论》之研究。盖仲景之学，本《素问》《难经》之旨，以探讨阴阳消长五运递嬗之奥秘，揆度营卫气血脏腑经络之赜变，而究疾病之源；穷格物致知之至理，集经方本草之精髓，而为治疗之用。是《伤寒论》一书，融会当时医经家、经方家之所长，做到理论与实践的统一，在《素问·热论》的基础上，创立六经辨证论治体系，其辨证之准确，立法之详明，遣方之精当，用药之简要，启万世之法门。施之于临床，疗效卓著，其用益宏，治伤寒如是，治杂病亦如是也。故汉魏以降，有志医学之士，无论朝野，皆崇尚伤寒。如晋之王氏，为之苦心撰辑；唐之孙氏，惧仲景方之不传也，为之纂辑于《千金翼方》卷九、卷十之中；宋之林氏，认为百病之急，莫急于伤寒，首为之校定刊行；清之《医宗金鉴》钦定医书，以实用为指归，列仲景全书为首，非无由也。总而言之，惟张仲景之书，最为众方之祖，乃大圣之所作，“医门之仲景，即儒门之孔子也”。

吾饱经沧桑，感悟良多，今已耄耋之岁，所念念不忘的是中医事业的传承和发展，特别关注的是仲景之学的弘扬光大。值此之际，吕志杰教授从远方来访，邀我为之新作《伤寒杂病论研究大成》写序。翻阅其编写说明、凡例及样稿，不由地想起吕教授曾邀我为他主编的《仲景方药古今应用》写序。时隔八九年，又撰写成如此巨著，令人惊叹！大作可赞扬者至少有三：一者，参今法古，独辟蹊径，将《伤寒论》与《金匮》合二为一讨论之，这有利于从整体上把握仲景思想。二者，既注重理论探讨，又注重临床应用，二者结合，乃成为良医的必由之路。三者，如此巨著，一人执笔，文字内容，审慎周全，这需要一种敬业精神与献身精神。对如此心血的结晶，弘扬仲景医学之著作，喜庆之余，愿为之序。

李培生

2009年5月
于湖北中医学院

修订再版说明

《伤寒杂病论研究大成》自2010年出版两年后，我即退休。退休后仍坚持临床、学术讲座、笔耕不止，至今陆续编著出版著作6部，修订再版2部，目前正“编注脉学脉案”方面的新作。

《研究大成》自出版8年以来，已经第2次印刷，可见该书有一定的需求。本书学术价值如何？出版后有何评价呢？国医大师路志正老的书评见前面题词之后。同行专家周衡教授评价说：“大作诊暇学了一遍，十分感慕，谢谢您为仲景之学做了一件大事。”2013年级河北中医学院弟子管媛媛说：“承蒙恩师厚爱，赠送《伤寒杂病论研究大成》一本，我自然十分珍惜。现将读书感悟简录如下：一、体例新颖，分类明确。……二、博采众长，海纳百川。……内容翔实，临床价值大。……综上所述，《伤寒杂病论研究大成》是一部值得广大中医学子认真研读之大作。”（我退休前后为学生上选修课，在结课考核时给优秀学生赠书）

2017年初，出版社中医药编辑中心主任范志霞编审与我联系，建议将《研究大成》修订再版。我也早有此意，自出版后就注重征求专家、学者及学生们的意见，特别是诚请大家指出问题及错别字，以利再版时修正。这次如何修订为好呢？综合专家的意见及部分读者反馈，决定继续保留本书原有体例和整体思路，仅就个别之处“做必要的修订”。修订内容如下：

将第1版之周衡教授审稿信件5页删去，增加国医大师路志正老之书评。对附录的“经方度量衡现代应用考究”之几点内容有修改。

对读者与自己发现的书中不妥之处与错别字加以修订。

于此再次恳请同行专家、广大读者对本书之体例、内容等各个方面存在的问题甚至错误之处提出批评指正，以利第三版修订时完善。

此时此刻，我想起为本书第1版题词、作序、审阅而相继仙逝的任继学先生、李培生先生、朱良春先生和李士懋先生，他们的容貌又浮现在眼前，他们的勉励又浮上心头，他们的业绩永垂青史！同时，也思念起邓铁涛教授、李今庸教授和为本书写书评（即再版·路序）、题书名的路志正教授，祝愿老教授们福如东海、寿比南山。他们的长寿是中医之幸，中医事业的弘扬需要这些国宝级的老寿星们！我的目标：“自许百年扬国粹，相携同道力同任”。

吕志杰
河北中医学院（退休）
海南省中医院（特聘）
2018年9月10日

编写说明

秦汉时期的中医药学经典著作，为中医之根基。张仲景撰集的《伤寒杂病论》是中国医药学史上成就辉煌而无与伦比的经典著作之一。该书揭示了外感热病与内伤杂病的诊治规律，开创了中医学融理、法、方、药于一体的理论体系，历代医家无不推崇备至，称其“启万世之法门，诚医门之圣书”，“医门之仲景，即儒门之孔子也”。如此医圣所作之圣书，古代医家不仅仅是推崇，更重要的是潜心研究，精心著述，为我们留下了大量的珍贵文献。

纵观历史可知，《伤寒杂病论》是历代医家研究最集中、最活跃的学术领域。在21世纪的今天，回顾总结古今医家研究《伤寒杂病论》的成果，不仅有利于《伤寒杂病论》学术思想的发展，并且对整个中医药学的发展都有着十分重要的意义。

历史发展到中医学与西医学并存的时代，我们要充分发挥中医学的优势和特色，就必须在中医经典著作上下功夫，并吸收现代研究之成果，百尺竿头，更进一步。这对于中医事业的振兴，对于中医药学的继承、发展和创新都具有重要意义。

近几十年来，对仲景书的研究可归纳为三个方面：①文献研究：采用注疏（通过对原文的校勘、注释，以疏通文义，探讨医理）、分类（以法分类、以方分类、以证分类等）、专题研究（对原著中理、法、方、药的某些内容进行探讨）等方法研究《伤寒论》《金匮要略方论》（后文简称《金匮要略》）。这种研究方法历经一千多年，现代学者仍奉为圭臬，并取得了许多成果。②临床研究：在临床实践中去体会、印证、发挥张仲景的学术思想，并通过医案、医话、医论的方式记述下来。这也是传统的研究方法。现代学者不仅继承了传统的临床研究方法，还借鉴现代科学手段与中西医结合的研究方法进行临床研究。③实验研究：实验研究是以现代实验手段探索中医药作用机制的研究方法。回顾总结几十年来对《伤寒论》《金匮要略》实验研究的成就，主要为以下四点：一是经方药理、药效及毒理的研究；二是经方治疗某些西医疾病机制的研究；三是经方配伍规律的研究；四是仲景书中某种病证实质的研究。对于以上三个方面的研究，有必要系统整理，提炼升华。

如上所述，现代对仲景书之研究所取得的成绩是可喜的，但存在的问题也不可忽视。例如：①有的研究者缺乏对仲景书学术思想的整体把握，仅以一得之见来阐述某一观点，难免曲解医圣之本义。②有的医者临床应用经方治病，由于缺乏根基，盲目加减太多，虽有经方之名，却无经方之实，则难求经方之神效。③有的实验研究设计思路不够周密严谨，其结论难以令人信服。上述存在的种种问题，应认真对待，努力改正，以保证对仲景书的研究有一个正确方向。

在国外，如日本、韩国、东南亚、欧美等世界性的中医热大有方兴未艾之势，我们对仲景书的深入研究将在全世界起到示范作用。现把编著《伤寒杂病论研究大成》的方方面面说明如下：

1. 书名涵义　笔者编著本书，原拟定书名为《伤寒杂病论发挥》，取理论发挥与临床发挥之义。本书请北京中医药大学副校长王庆国教授审订了部分书稿，他在回信中评价本书是“集古今伤寒、金匮研究之大成……”这就使我萌生了更改书名的念头。回顾自己编著本书的经历，绝非人云亦云、资料堆积，而是广收博采古今名医大家、现代众多学者以及笔者研究《伤寒论》《金匮要略》所取得的成果，提炼精华，潜心创作的结果。称之为“研究大成”，既要求深度，又要求广度，是否名副其实，读过本书，自有公论。

2. 研究目标 笔者编著本书有两个基本点：一是理论探讨，力求正确理解仲景原文；二是临床应用，博采古今医家应用经方的经典验案及笔者验案，将理论与实践密切地结合起来。为了达到上述目标，笔者系统总结古今医家研究《伤寒杂病论》的理论心得、临床经验及实验成果，加以提炼升华，竭力编著一部适应时代需求的《伤寒杂病论研究大成》。

3. 研究思路 《伤寒杂病论》本为一体，历史的原因，使该书一分为二，即《伤寒论》与《金匮要略方论》。笔者编著《伤寒杂病论研究大成》，旨在合二为一，在参考古今文献的基础上，深入思考张仲景把伤寒与杂病合论的线索，努力发掘其“辨某某病脉证并治”的精华，力图从整体上探索、把握张仲景医学思想。

4. 研究方法 在理论联系实际的基础上，对原文的研究努力做到以下五点：①以文解论：文为基础医为楼，文理不通则医理难明，力求以文理为基础，正确解释《伤寒杂病论》中的字、词、句。②以经解论：从《伤寒杂病论》自序及考证可知，张仲景学术思想之本源是《黄帝内经》《八十一难经》及《神农本草经》等，因此，竭力推本溯源，以解释大论（大论指《伤寒杂病论》）之内容。③以论解论：把《伤寒论》与《金匮要略》合看互参，探索其理、法、方、药之本义。④以注解论：参考历代注家注释大论之著作，力求博采众长。⑤以心解论：以笔者的心得体会注释发挥之。⑥以新解论：借助现代研究成果及西医学理论注释发挥之。

5. 关键问题 古今明哲皆知《伤寒论》与《金匮要略》本为一书，互为羽翼，应互相参读，全面理解，方能深通其义。但是，当今有的学者，忽视了上述要点。因此，合二为一，互相发明而注释之，为关键之一。仲景之书，字字真言，句句真经。然古今医家之注本，由于各种原因，曲解大论本义者有之。笔者有感于此，参今法古，探微索隐，领悟医圣之心法而发挥之，亦为关键之一。

6. 编著方式 《伤寒杂病论研究大成》为笔者一人执笔，多人审阅（笔者邀请全国部分中医院校与医院在《伤寒论》《金匮要略》及临床各学科有专长的专家、教授分别审阅了部分书稿）。一人编著一书，这是中医传统的著述方式。多人参审是为了达到兼听则明，集思广益的目的。我的研究生范秉均、班光国、李留建、朱小静等协助校对全部书稿。

7. 本书看点 本书为近200万字之著作，部头可谓大矣！全书力求勤求古训，博采众长；博而有约，详而有要；衷中参西，求真务实。具体来说，书中注脚字句之求索、简释原文之见解、方歌内容之概括、经方证候之鉴别、大论心悟之阐发、验案精选之分类、临证指要之提炼、实验研究之述要以及附录、索引等方方面面，从体例到内容都是看点。这些看点，或是要点，或是特点，或是创新点。

8. 附录索引 附录内容包括三篇笔者研究《伤寒杂病论》的论文和一篇《伤寒杂病论》原文。索引共五个：上部为原文号码与页码对应表，下部包括方剂索引、中医病证验案索引、西医病名验案索引、大论心悟题目索引。其中，方剂索引与西医病名验案索引均以笔画为序。中医病证验案索引分为伤寒、温病、杂病三大类，杂病又分为内、外、妇、儿、皮肤、头面五官及误治救逆验案等七个类别；其中内科再按心、肺、脾胃、肝胆、肾、气血津液、肢体经络及疟病等病症验案进行分类，每一类都有一定的科学的编排次序。大论心悟题目索引是按在全书中出现的先后为序。

本书出版之后，一可作为从事本专业教学与研究工作者的参考书；二可作为中医及中西医结合本科生、研究生学习《伤寒论》与《金匮要略》的切实参考书；三可作为广大临床工作者“学经典，做临床，拜名师（“师岂易得，书即师也”）”的案头工具书。

笔者热爱中医如同自己的生命，是事业心和责任感促使我尽心竭力编著本书。虽然临证、教学几十年，但深知自己的学识不足，经验有限，故书中难免有不妥之处，恳请大家指正。在此特别说明，本书引用和参考了大量的古今文献（尽力引用一次性文献，或与善本校对），向这些文献的原作者们表示诚恳感谢！本书恳请全国名老中医邓铁涛、朱良春、任继学、李培生、李今庸等作序、题词，对五位德高望重专家教授的提携，致以诚挚的敬意！并向所有支持我事业的人们表示感谢！愿医界同道，为了中医事业的继承、发展而共同努力！

本书由“河北省教育厅学术著作出版基金”资助出版。

吕志杰

河北医科大学中医学院

2010年3月10日

凡例

《伤寒杂病论研究大成》分为上部《伤寒论研究大成》与下部《金匮要略研究大成》两大部分。全书之前有“绪论”，之后有“附录”。

绪论 分为引言、伤寒与杂病合论圣明论、《〈伤寒论〉概论》《〈金匮要略方论〉概论》及《伤寒杂病论》理法方药述要、学术价值、学习方法等诸多方面，精求探索。

上部《伤寒论研究大成》 以宋·林亿等校定，明·赵开美复刻本《伤寒论》为蓝本（本书对“臣亿等谨按”之内容删之，个别保留），断目自《辨太阳病脉证并治》至《辨阴阳易瘥后劳复病脉证并治》，共计八篇，凡条文字句、顺序及所加号码，仍依赵本，并参照了刘渡舟先生等点校的《伤寒论校注》本。每篇之前有概述，之后有小结。此外，为了学习、研究和参考的方便，将其辨脉法、平脉法、伤寒例三篇附录于后。

下部《金匮要略研究大成》 以宋·林亿等校定，明·赵开美复刻本《金匮要略方论》为蓝本，并参照何任教授等点校的《金匮要略校注》本。原书共二十五篇，在前二十二篇的每篇之前有概述，之后有结语。最后三篇之杂疗方及食物禁忌等内容不加注释。

《伤寒杂病论研究大成》每条原文之下，分列如下项目：

【原文】 一律用简体字印刷，以便于读者阅读。对原文有必要“校勘”的内容，以小五号字加在原文括号之内。校勘引用的文献都是简称。

【注脚】 对原文中的重点、难点、疑点之字、词、句、脉象以及特殊的方剂、药物，参考古今文献，请教专家，结合心得，详加注脚，必要者加以文献书证。对生僻字采用拼音与同音字予以注音。

【提要】 概括原文内容之要点，力求提纲挈领，画龙点睛。

【简释】 博采古今注家注释该条文之精华，结合心得，融会贯通，对原文所述的“病脉证治”做简明扼要的解释。对少数条文缺乏切实心得体会，则不做勉强解释，而择优选录某位注家的注释。历代注《伤寒》、释《金匮》者成百上千。笔者最为推崇的古代医家是清·尤在泾；现代医家是刘渡舟先生。因此，对尤氏的《伤寒贯珠集》与《金匮要略心典》选录的较多；对刘氏的专著，特别是《刘渡舟伤寒论讲稿》做了系统研究与参考。对其他众多注家的注释都是认真学习，撷英取华，择要引用。引用的注本，《伤寒论》为全称；《金匮要略方论》为简称。

【方歌】 记忆方药组成的最好办法就是背方歌。因此，效法古人，对该书重点方剂编写了歌诀。为了体现经方汤头歌的特点，笔者所编方歌概括的内容有六点：首先是方中药物组成；二是原方用药剂量；三是原文主要脉证；四是相应病机；五是体现的治法；六是与相关方证的联系等。多是四句歌诀，或六句，个别者为八句。需要说明，几句方歌，不可能将上述六点都囊括，但根据方证的不同，包括了以上某几个要点。

【方证鉴别】 凡是一门科学，都具有一堵墙，必须设法找到门径，才能登堂入室，目睹科学的奥秘。《伤寒杂病论》这堵墙是比较厚的，怎样才能穿入呢？“必须从方证大门而入”（刘渡舟）。所谓方，指方剂；证，指证候、病机。认识疾病的关键是辨

"证"，治疗疾病的主要武器是用"方"。方与证乃是仲景医学的核心。故特设此项目，对相关条文的方与证进行比较与鉴别，以利于读者学习。

【大论心悟】 有的医家将《伤寒杂病论》简称为"大论"。纵览古今，凡是有成就的医家，几乎都在"大论"上下过功夫。对其学术思想、理法方药，潜心研究，昼夜追思，恍然有悟，或是理论上有所发挥，或是临床上有所建树。对如此心灵的"火花"，独到之处，摘要选录，以期开拓读者的思路，提高临证水平。笔者对大论的心悟，亦附录在相关原文之后。

【验案精选】 在广收博采的基础上，精心选录古今名医、现代学者以及笔者的经方验案，目的是加深对原文的理解和加强对经方大法的临床运用。验案少则一二例，一般三四例至七八例，多则十几例至数十例。对如此众多伤寒、杂病个案的整理，充分体现了异病同治，一方治多病的神奇疗效，体现了辨证论治的精华。引用的文献出处，都有统一的格式，但对个别书籍的验案，如《重订全国名医验案类编》《二续名医类案》《名老中医之路》及《伤寒论通释》等，则分别有特殊统一的格式。为求体例的一致与医案的精炼，在不影响原意的前提下，对所选现代部分医案的文句有所删改、整理及润色。

按： 在上述〔简释〕〔大论心悟〕与〔验案精选〕之下，加了不少按语，笔者的按语称为"按"，原作者的按语称为"原按"。通过按语，对许多相关问题加以阐发、补充、述要、质疑、钩玄等，并借此按语把仲景全书相关方证的原文沟通起来，综合研究，努力达到对《伤寒杂病论》的通释与发挥。

【临证指要】 综合以上验案精选等项内容，对该条经方的临床运用提炼升华，概括出要点，为读者临证之指南。抓住了该方运用的要领，临证便可举一反三，触类旁通，应变无穷。

【实验研究】 为近几十年以来许多专家、学者借助现代科学技术研究经方而取得的成果，摘其要点。这些成果展示了经方的科学性，显示了中医药学古而不朽、老而不衰的无限生命力。

《伤寒杂病论》原序

论曰：余每览越人入虢之诊，望齐侯之色，未尝不慨然叹其才秀也。怪当今居世之士，曾不留神医药，精究方术，上以疗君亲之疾，下以救贫贱之厄，中以保身长全，以养其生。但竞逐荣势，企踵权豪，孜孜汲汲，惟名利是务；崇饰其末，忽弃其本，华其外而悴其内，皮之不存，毛将安附焉？卒然遭邪风之气，婴非常之疾，患及祸至，而方震栗，降志屈节，钦望巫祝，告穷归天，束手受败。赍百年之寿命，持至贵之重器，委付凡医，恣其所措。咄嗟呜呼！厥身已毙，神明消灭，变为异物，幽潜重泉，徒为啼泣。痛夫！举世昏迷，莫能觉悟，不惜其命，若是轻生，彼何荣势之云哉？而进不能爱人知人，退不能爱身知己，遇灾值祸，身居厄地，蒙蒙昧昧，蠢若游魂。哀乎！趋世之士，驰竞浮华，不固根本，忘躯徇物，危若冰谷，至于是也！

余宗族素多，向余二百，建安纪年以来，犹未十稔，其死亡者，三分有二，伤寒十居其七。感往昔之沦丧，伤横夭之莫救，乃勤求古训，博采众方，撰用《素问》《九卷》《八十一难》《阴阳大论》《胎胪药录》，并平脉辨证，为《伤寒杂病论》，合十六卷。虽未能尽愈诸病，庶可以见病知源。若能寻余所集，思过半矣。

夫天布五行，以运万类；人禀五常，以有五脏；经络府俞，阴阳会通；玄冥幽微，变化难极。自非才高识妙，岂能探其理致哉？上古有神农、黄帝、岐伯、伯高、雷公、少俞、少师、仲文，中世有长桑、扁鹊，汉有公乘阳庆及仓公。下此以往，未之闻也。观今之医，不念思求经旨，以演其所知；各承家技，始终顺旧。省疾问病，务在口给，相对斯须，便处汤药。按寸不及尺，握手不及足；人迎、趺阳，三部不参；动数发息，不满五十。短期未知决诊，九候曾无仿佛；明堂阙庭，尽不见察，所谓窥管而已。夫欲视死别生，实为难矣！

孔子云：生而知之者上，学则亚之，多闻博识，知之次也。余宿尚方术，请事斯语。

宋刻《伤寒论》序

夫《伤寒论》，盖祖述大圣人之意，诸家莫其伦拟。故晋皇甫谧序《甲乙针经》云："伊尹以元圣之才，撰用《神农本草》以为《汤液》。汉张仲景论广《汤液》，为十数卷，用之多验。近世太医令王叔和，撰次仲景遗论甚精，皆可施用。"是仲景本伊尹之法，伊尹本神农之经，得不谓祖述大圣人之意乎？张仲景《汉书》无传，见《名医录》云：南阳人，名机，仲景乃其字也。举孝廉，官至长沙太守。始受术于同郡张伯祖，时人言，识用精微过其师。所著论，其言精而奥，其法简而详，非浅闻寡见者所能及。自仲景于今八百余年，惟王叔和能学之。其间如葛洪、陶景、胡洽、徐之才、孙思邈辈，非不才也，但各自名家，而不能修明之。开宝中，节度使高继冲曾编录进上，其文理舛错，未尝考正。历代虽藏之书府，亦阙于雠校，是使治病之流，举天下无或知者。国家诏儒臣校正医书，臣奇续被其选。以为百病之急，无急于伤寒，今先校定张仲景《伤寒论》十卷，总二十二篇，证外合三百九十七法，除复重，定有一百一十二方。今请颁行。

太子右赞善大夫臣高保衡

尚书屯田员外郎臣孙奇

尚书司封郎中阁校理臣林亿等

谨上

宋刻《金匮要略方论》序

张仲景为《伤寒杂病论》合十六卷，今世但传《伤寒论》十卷，杂病未见其书，或于诸家方中载其一二矣。翰林学士王洙在馆阁日，于蠹简中得仲景《金匮玉函要略方》三卷：上则辨伤寒，中则论杂病，下则载其方，并疗妇人。乃录而传之士流，才数家耳。尝以对方证对者，施之于人，其效若神。然而或有证而无方，或有方而无证，救疾治病，其有未备。国家诏儒臣校正医书，臣奇先校定《伤寒论》，次校定《金匮玉函经》，今又校成此书，仍以逐方次于证候之下，使仓卒之际，便于检用也。又采散在诸家之方，附于逐篇之末，以广其法。以其伤寒文多节略，故断自杂病以下，终于饮食禁忌，凡二十五篇，除重复，合二百六十二方，勒成上、中、下三卷，依旧名曰《金匮方论》。臣奇尝读《魏志·华佗传》云出书一卷曰："此书可以活人。"每观华佗凡所疗病，多尚奇怪，不合圣人之经。臣奇谓活人者，必仲景之书也。大哉！炎农圣法，属我盛旦，恭惟主上丕承大统，抚育元元，颁行方书，拯济疾苦，使和气盈溢，而万物莫不尽和矣。

太子右赞善大夫臣高保衡

尚书都官员外郎臣孙奇

尚书司封郎中充秘阁校理臣林亿等

传上

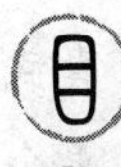
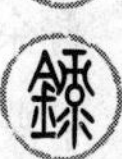

上　部

伤寒论研究大成

下 部

金匮要略研究大成

绪　论

引　言

我于1977年毕业留校（河北新医大学）从事中药教学。1年后调到重建的河北中医学院附属医院内科工作，在内科门诊、病房工作10年，随后转入河北中医学院《金匮》教研室工作至今（现为河北医科大学中医学院）。

在这30余年的时间里，前10年以临床工作及临床带教为主，工作之余，有看不完的书，并两次系统学习“四部经典”（第一次二个学期，本校主办的四部经典提高班；第二次一个学期，本省卫生厅主办的中医基础理论进修班），一次参加北京中医学院主办的“中医药论文写作函授提高班”一年。后20余年以教学工作为主，并始终坚持定期门诊及做临床科研，教学、临床之余，一边学习，一边写作。到目前为止，发表论文80余篇；主编《大黄实用研究》《仲景方药古今应用》《中医新生入门》，编著《金匮杂病论治全书》《金匮要略注释》《张仲景方剂学》。这6部书总字数约400万字。

几十年的临床、教学、著述，我是边干边学，学用结合。随着自己学识的不断深入，我越来越深刻地认识到：《伤寒论》与《金匮要略》本来是一部书，教学上可分又不可分，临床中更是应该融会贯通。半个世纪以来使用的教材都是分别讲述，古今医家的相关著作也多是分开著述。因此，本来为一体的著作被一分为二，学者很难从整体上系统掌握张仲景的医学思想与诊治体系。笔者有感于此，以张仲景“勤求古训，博采众方”及“精究方术”的精神为榜样，勤求博采古今文献，结合自己几十年来的研究心得，立志编写一部既有传统气息，又适合时代需求；既注重理论，又注重实用；既伤寒与杂病分别逐条著述，又彼此密切联系之著作——《伤寒杂病论研究大成》。

雄心大志需要脚踏实地，一步一步去完成；百万巨著需要缜密构思，一字一句去书写。我出于一种对过去、对现在、对将来负责的责任感，抱着一颗对读者负责的责任心，开始了本书的编写。六七年来，在教学、临床之余的日日夜夜，我利用一切可以利用的时间，殚精竭虑于字里行间，对于每一条原文的注脚与解释；对于每一种方证的鉴别；对于每一首方歌的创作；对于每一篇大论心悟的构思；对于众多验案的精选；对于临证指要的提炼；对于经方实验研究的概括，以及按语心得的阐述，都是绞尽脑汁，魂牵梦绕，书写满意才罢休。经反复修改，数易其稿，终于完成。

真是一分辛劳，一分收获；一分收获，一分付出。我付出的是：眼睛熬花了，牙齿熬掉了，身体熬瘦了，手累得发颤了！我就是用颤抖的手，坚持写完这部书的。虽然如此，无怨无悔，乐在其中。

知己学生相赠的一首词《南乡子》，颇能体现我的心境，略加修改，录之于下：

何谓尽风流？
殚精竭虑春与秋。
愿作人梯堪燃已，
无悔，
桃李芬芳遍九州。

立志斗二竖，
应诊著述未曾休。
杏林谁算至圣贤？
仲景，
月下挑灯与之谋。

第一节　伤寒与杂病合为一书圣明论

《伤寒杂病论》为“医圣”张仲景所著。全书系统总结了东汉及之前的医学成就，将医学理论与临床实践紧密地结合起来，是中国第一部理、法、方、药俱备的医学典籍，开创了热病与杂病辨证论治体系，展现了中医学的系统性、科学性及其诊治特色。

《伤寒杂病论》合16卷。其内容包括伤寒和杂病两部分，约成书于东汉末年（公元200~210年）。该书问世之后，由于战火连年、社会动荡等诸多因素，原书散佚不全。直到西晋，太医令王叔和将原书的伤寒部分整理编次成册，名为《伤寒论》。至此以后，又经东晋、南北朝分裂对立的局面，该书时隐时现。至唐代，名医孙思邈撰写《备急千金要方》时，由于未能窥见此书的全貌，故仅征引了该书的部分内容。直至孙氏晚年撰写《千金翼方》时，才将《伤寒论》全书之大体内容载于卷九、卷十之中，此为《伤寒论》的最早传本。到了宋代复经林亿等加以校正，《伤寒论》分为10卷，共397条，除重复和佚方外，计112方。现在通行的《伤寒论》有两种版本，一是宋版本，一是成注本。宋版国内已无原刻本，只有明代赵开美的复刻本，也称赵刻本。成注本是金·成无已注解的。

《金匮要略方论》是《伤寒杂病论》的杂病部分，其搜集整理晚于《伤寒论》。晋唐时期的著作《脉经》《诸病源候论》《备急千金要方》《千金翼方》《外台秘要》以及《肘后备急方》等，都收录引述了杂病部分之内容，但均不完全。直到北宋初期，翰林学士王洙发现了《伤寒杂病论》的蠹本——《金匮玉函要略方》，国家召集林亿等名医对该本进行删补校订，将杂病部分命名为《金匮要略方论》。此即后世所谓的《金匮要略》，始与《伤寒论》并行，广为流传。

我们必须要探索和明确的一个问题，即当年的张仲景为何将伤寒病与杂病编成一部书，而不编成两部呢？回答这个问题最好的办法就是实践。“实践的观点是辩证唯物主义的认识论之第一的和基本的观点”（毛泽东《实践论》）。

通过实践可以得知，千变万化、错综复杂的疾病可以归纳为三大类：一类是外因，即外感六淫，或疫疠之邪，或金刃所伤，或虫兽所伤，或各种意外伤害等因素所导致的急性病变；一类是内因，即内伤七情，或饮食失宜，或劳逸失度，或房室失节等因素所导致的慢性病变；一类是内外相因，为既有内伤杂病，又外伤病邪。对如此既可分又不可分的三大类疾病，是写成一部书，还是写成二部书，或三部书呢？答案是：“合而论之则双美，分之而论则两伤”，张仲景的圣明就在于此。

如果通读了《伤寒论》与《金匮要略》，并且融会贯通，就会发现这样一个事实，即伤寒中有杂病，杂病中亦有伤寒。分述如下。

一、伤寒中有杂病

应该认识到，《伤寒杂病论》的伤寒部分确实是以论述外感热病为主，但亦不可否认的是，张仲景在论述伤寒病的同时，不可避免地要论及相关杂病的综合治疗问题。例如：①伤寒条文中所论述的误用汗、吐、下导致的证候，有的是误治造成的，而有的是在原有内伤杂病的情况下，因感受外邪而旧病复发或加重的表现。②《伤寒论》条文中论述的许多兼证、变证、夹杂证等，实际上就是宿有的内伤杂病证候。③《伤寒论》部分条文既不提“太阳病”，也不提“伤寒”或“中风”，而是冠以“病常自汗出者”；“病有胁下痞”等提法，这显然讲的是杂病。④太阳病发汗法之禁忌证，如“淋家”“疮家”“衄家”“汗家”“亡血家”“酒客病”“咽喉干燥”等病症，以及“尺中迟”“尺中脉微”等脉象，皆是本有某种杂病，又感受外邪之证候。

二、杂病中有伤寒

张仲景论杂病部分，其第1篇“脏腑经络先后病脉证”第2条指出：“经络受邪，入脏腑，为内所因也……”这明明是说，内伤杂病，正气亏虚，一旦感受外邪，邪气则易乘虚内入脏腑。该篇还有表里同病时“急当救里、救表者”之发问。

第2篇所论述的“痉湿暍病”证治，是典型的伤寒与杂病夹杂证。三病皆因外感邪气引起，但与内伤阴液，或内生湿邪，或内伤气阴密切相关。

第3篇“百合狐蜮阴阳毒病”证治，其百合病、阴阳毒病的病因皆与伤寒相关。狐蜮病由内生湿热虫毒致病，其证候特点之一为“状如伤寒”。

第6篇“血痹虚劳病”证治，其血痹病的成因为素体不足，“卧出而风吹之”。虚劳病的成因为五劳七伤，七伤之一即“经络营卫气伤”。治疗虚劳病的处方之一薯蓣丸，即主治“虚劳诸不足，风气百疾”。

第7篇“肺痿肺痈咳嗽上气病”证治，其肺痈病为感受外邪所引起的急性肺部热病。该篇对咳嗽上气病证治的内容，多为慢性肺病咳喘急性发作而治标的方药。这里要明确两个问题：一是引发慢性肺病急性发作的病因之一是外感邪气；二是外邪引起的急性肺病之"脉证并治"在《伤寒论》的太阳病篇。

第11篇"五脏风寒积聚病"，其篇名即蕴含着内伤五脏与外感邪气以及痼疾三者之间的关系。需要说明的是，此篇所论述的"五脏风寒"病，非风寒之邪直中五脏，而是风寒邪气影响人体，旧病加重或复发的病变。例如，第9条曰："心中寒者，其人苦病，心如啖蒜状，剧者心痛彻背，背痛彻心，譬如蛊注。"这是讲素有心脏病的患者，因为自然界寒邪的影响而心痛复发。

第12篇"痰饮咳嗽病"证治，其所述证候主要是内伤杂病，但与外感也不无关系。例如，第11条曰："膈上病痰，满喘咳吐，发则寒热，背痛腰痛，目泣自出，其人振振身瞤剧，必有伏饮。"此条讲的是一个新旧同病的证候。所述"膈上病痰……伏饮"证候为旧病；"发则寒热，背痛腰痛……"为新感证候，外邪引动伏饮，其"膈上病痰"之"满喘咳吐"证候势必加重。

第21篇"妇人产后病"所述的产后郁冒，即"亡血复汗"而外感寒邪证候；产后中风"续之数十日不解"，与单纯太阳中风不同。

第22篇"妇人杂病"证治，首列热入血室三条，为经水适来或适断，值血室空虚之际，外感风寒，邪气乘虚干扰血室证候。

上述之外，其他各篇杂病证候，都或许与伤寒有关，不一一列举。

三、伤寒与杂病合论之旨

如前所述，人之患病不外乎外因、内因、内外相因三大类。三者之中，内外相因夹杂病最为复杂、最难辨证、最难施治。张仲景正是从难点着想，在临床实践的基础上，对伤寒与杂病采取了分中有合，亦分亦合的编写方法，撰著《伤寒杂病论》。其论伤寒部分，以伤寒病证治为主，兼论杂病；杂病部分，以各科杂病为主，涉及伤寒。如此编写，既符合了伤寒中有杂病，杂病中有伤寒的临床现实，又有利于详于此而略于彼，彼此参考，前后连贯，融会贯通。若不明医圣将伤寒与杂病合论之旨，怎能从整体上全面把握张仲景的学术思想呢？正因为如此，笔者将《伤寒论》与《金匮要略方论》合为一书编写。

由于历史的沿革，现实的情况是将《伤寒杂病论》"一分为二"了。两书内容既有不可分割的联系，又各有侧重，故将两书自成体系的内容先分别简要概述，尔后再综合论述之。

第二节　《伤寒论》概论

为了学好《伤寒论》，必须要明确以下三点：一是《伤寒论》的基本内容；二是《伤寒论》六经辨证的思想体系；三是《伤寒论》六经辨证的诊治方法。

一、《伤寒论》的基本内容

通读和深刻理解了《伤寒论》，便会认识到，《伤寒论》是一部诊治多种外感病邪为主，并贯穿着伤寒与杂病夹杂证候及杂病诊治的书籍。

所谓多种外感病邪，涵义有三：①风寒暑湿燥火等"六淫"之邪，其中论风寒致病为多。②疫疠之邪。《伤寒杂病论》原序所述"余宗族素多，向余二百。建安纪年以来，犹未十稔，其死亡者，三分有二，伤寒十居其七"之"伤寒"，必多是疫疠之邪。③温热之邪。明清时代创立的温病学说，已蕴含在《伤寒论》之中。笔者于〔大论心悟〕之数篇论文探讨这个问题。需要强调指出，以上三者之外，还会有略而未言的外因之邪。

所谓伤寒与杂病夹杂证候，是指素有内伤杂病的情况下，又感受外邪之夹杂证候。

所谓纯为杂病，乃指《伤寒论》少数条文讲述的既非单纯伤寒病，又非伤寒与杂病夹杂之病，而是单纯的杂病证治内容。

二、《伤寒论》六经辨证的思想体系

张仲景在长期的临床实践中，充分发挥独立思考的能力，构建了六经辨证的思想体系。

所谓六经，是指太阳、阳明、少阳、太阴、少阴、厥阴而言。《伤寒论》是在《素问·热论》六经分证的基础上进一步发展起来的。不过，两者又有所不同，《素问·热论》中的六经，虽以六经作为分证的纲领，但只论述了六经的热证、实证，未具体论述六经的虚证、寒证。在治疗上也只简单地提及汗、下两法。而《伤寒论》的六经则概括了脏腑、经络、气血的生理功能和病理变化，并根据人体抗病能力的强弱、病因的属

性、病势的进退缓急等因素，将外感疾病演变过程中所出现的各种证候进行分析、综合、归纳，从而讨论了病变的部位、证候特点、损及何脏何腑、寒热趋向、邪正消长以及立法处方等问题。因此，《伤寒论》的六经，既是辨证的纲领，又是论治的准则。

刘渡舟先生说："古人把六经分证的方法概括为两句话。其一，'经者，径也'。六经就像道路一样，是邪气进退的出路，在辨证时必须据经来认识。中国民间还保留了这一历史痕迹，年长患者会询问医生：'我的病在哪一经？'由于经脉各有分布特点，才有太阳经为表；少阳经为半表半里；阳明经为里的认识。其二，'经者，界也'。六经病各有其界限和范围，包括发病脏腑、邪正关系、发病情况等等，所以在临床辨证的时候才能据经以认证。六经辨证的重大临床意义正在于此，反映了每一经病的客观规律和整个脏腑经络的病变。《伤寒论》据经而认证，据证而立法，据法而处方，为我们提供了一种执简驭繁的方法。理法方药的'理'就是辨证之理，必须先认识'经'这一关键环节。"（《刘渡舟伤寒论讲稿》第10页）

综上所述，如果将六经辨证加以概括的话，那就是说：六经辨证既是经络辨证，又是脏腑辨证，是脏腑经络辨证的简称。经络与脏腑好比是枝叶与根本，经络者，脏腑之枝叶也；脏腑者，经络之根本也。明乎于此，六经辨证了然于胸。

三、《伤寒论》六经辨证的诊治方法

（一）六经辨证述要

《伤寒论》六经辨证的篇首都是说"辨某某病脉证并治"。六经病证，是六经所属脏腑经络的病理变化反映于临床的各种证候。现就六经病辨证依次简述于下。

1. **太阳病辨证**　太阳统摄营卫，主一身之大表，为诸经藩篱。凡外感风寒之邪，自表而入，每先侵犯太阳，故太阳病多出现于外感疾病的早期阶段。太阳病以"脉浮，头项强痛而恶寒"为提纲，凡外感初起表现此等脉证的，叫做太阳病。太阳病可分为表证和里证两大类型。太阳表证，又因病人体质不同而表现不一，虽然同是感受风寒之邪，却有中风与伤寒两种不同证型：中风证为营卫不和，卫强营弱，具有自汗，脉缓的特征，又称为表虚证；伤寒为卫阳被遏，营阴凝滞，具有无汗、脉紧的特征，又称为表实证。太阳病里证，有蓄水和蓄血两种证候。蓄水证是表邪不解，影响到膀胱之腑；蓄血证是邪热深入下焦，与血相结。太阳病还有兼证，如表证兼项背强、兼咳喘、兼水饮等。又有因误用汗、吐、下、火法后所引起之变证，如阳虚、火逆、结胸、痞证等等。

2. **阳明病辨证**　阳明病为外感病过程中阳热亢盛的极期阶段。阳明病的发生可由它经传来，亦有本经自发为病。阳明病属于里实热证，以"胃家实"为提纲。其典型脉证是身热，汗自出，不恶寒，反恶热，脉大等。凡见此类脉证，就是阳明病。阳明病分为热证与实证两大类型。阳明热证，亦称阳明经证，其病机为外邪入里化热，胃中燥热炽盛，消灼津液。若外邪入里化热，与肠中糟粕相结成实，这就是阳明实证，亦称阳明腑证。还有，脾约或津液内竭而大便硬者，亦归于阳明篇。此外，阳明病还有湿热发黄、血热致衄、蓄血、阳明中寒证等。

3. **少阳病辨证**　少阳病是半表半里的证候。少阳病的发生可由它经传来，也可由本经自发为病。少阳病以"口苦、咽干、目眩"为提纲。其主要脉证并有往来寒热，胸胁苦满，默默不欲饮食，心烦喜呕，脉弦细等。其病机为"血弱气尽，腠理开，邪气因入"，病入少阳，枢机不利，正邪分争，进而导致脾胃等功能失常。少阳为枢，故少阳病常有兼表、兼里两种病况。如证见发热，微恶寒，肢节烦疼等，即少阳兼表未解之证。症见呕不止、心下急、郁郁微烦，或兼潮热、不大便等，即少阳兼里热实证。此外，少阳病还有兼寒饮内结之证与虚实错杂之证等等。

4. **太阴病辨证**　太阴病为里虚寒证，以"腹满而吐，食不下，自利益甚，时腹自痛"为提纲，也就是太阴本证。太阴病可由三阳病治疗失当，损伤脾阳而发病，也可由风寒外邪直接侵袭而发。太阴病的病机为脾阳虚弱，寒湿内盛，运化失常。若太阴病进一步发展，则演变为脾肾虚寒，亦可形成少阴虚寒之证。

5. **少阴病辨证**　少阴病乃里虚证，多为伤寒六经病变发展至后期危重阶段，故少阴病多为重证。少阴病可由表证转变而来，也可因体虚而外邪直接侵入。少阴病以"脉微细，但欲寐"为提纲。由于体质因素等，少阴病常见寒化证与热化证两大类型：少阴寒化证的病机为心肾阳气虚衰，一般表现为虚寒证候，也就是少阴病本证，亦有因阳气被阴寒格拒，而表现真寒假热的严重证候。少阴热化证为少阴阴虚，故表现热化证候。总之，少阴病变比较复杂，有阳虚、阴虚、阴阳两虚证，还有里虚寒兼表的发热证，以及转为阳明燥化的里实证。

6. **厥阴病辨证** 厥阴病多见于伤寒末期，病情较为复杂而危重。厥阴病以“消渴，气上撞心，心中疼热，饥而不欲食，食则吐蛔，下之，利不止”为提纲，厥阴病主症为厥逆、下利、呕、哕四大类。病证可归纳为上热下寒与厥热胜复。其厥热胜复的临床特点，一般以厥逆（下利）与发热交错出现，厥逆为阴盛，发热为阳复。从厥或热出现时间的长短，用日数来概括，以推测厥的消长、邪正的胜负及其相互演变趋势。若厥热相等或热多于厥，是表示正能胜邪，主病退，为向愈之机。若厥多于热，则是邪胜正衰，主病进。但也有阳复太过转为热化而为喉痹或下利便脓血证。厥逆证是厥阴篇主要证候之一，其病机为“凡厥者，阴阳气不相顺接，便为厥”。厥逆指四肢逆冷而言，轻者仅清冷至指（趾）节，重者手冷至肘，脚冷至膝。厥阴篇有脏厥、寒厥、蛔厥、热厥、水厥及痰厥等等，当综合其他证候而辨。厥阴下利有寒利、热利及寒热错杂之下利。呕有下焦阴寒或厥阴浊阴上逆之寒呕，亦有转出少阳之呕而发热证。哕证有虚寒之证，亦有实热之证，均须详细审辨。

上述之外，六经辨证尚应明确两种关系：一是与脏腑辨证的关系。脏腑经络是一个整体，六经证候的产生是脏腑经络病理变化的反映，六经辨证与脏腑辨证不可分割。二是与八纲辨证的关系。八纲辨证是各种辨证方法的总纲，故六经辨证离不开八纲辨证，可以这样说，《伤寒论》六经辨证是系统化、具体化的八纲辨证。

（二）六经病的传变规律

以上所述六经辨证的六大系统病候各有特点。六经病在一定条件下可以发生传变。所谓“传”，是指疾病循着一定的趋向发展；所谓“变”，是指疾病在某种特殊条件下的变化规律。外感病邪传变与否，有下列几个因素：正气的强弱；邪气的轻重；治疗的正确与否；体质的差异以及有无杂病的存在等。六经病的传变规律可归纳为五点：顺经传、表里传、直中、合病、并病。

1. **顺经传** 传变按六经顺序一经一经地传，这种传经过程叫顺经传。例如，太阳病之邪传阳明或少阳。在太阳病篇，太阳病既有传阳明的，也有传少阳的。传阳明，还是传少阳，首先取决于正气抗邪力量的强弱，哪一经抗邪的力量较弱，就容易受到邪气侵袭。正所谓“邪之所凑，其气必虚”。

2. **表里传** 阳经直接传到阴经，这种传变特点叫表里传。例如，太阳和少阴是表里关系，如果少阴经正气不足，太阳之邪就会直接传到少阴。

3. **直中** 不经三阳的次第，一得病就出现三阴经的证候，这种传变叫直中。直中的成因大多是邪气较重而气血虚衰，多见于老年人。

4. **合病** 如果在三阳经发病的时候，不是一经一经的传经证候，而是同时出现两经或三经的证候，没有先后次第之分，称为合病。例如太阳阳明合病、太阳少阳合病，也有三阳合病的。

5. **并病** 若一经之病未愈，另一经之病又起，在发病上有先后次第之分，称为并病。例如，太阳病证还没完全解除，又出现少阳病证，即太阳少阳并病。说明一下，古代注家对合病与并病有不同见解，详见〔大论心悟〕笔者专文。

（三）六经辨证应注重的“四辨”

了解了上述六经辨证及传变规律的基本内容，还应注重六经辨证中的“四辨”，即辨主证、辨兼证、辨变证、辨夹杂证。

1. **辨主证** 主证是体现六经病主要特点的证候，如以上“六经辨证”中提及的六经病提纲证。此外，《伤寒论》112方的主要方证都有其主证。例如，桂枝汤证之发热，汗出，恶风，脉浮缓；麻黄汤“八证”；小柴胡汤“四证”；白虎汤“四证”等。主证是辨证的主要依据，所以必须要抓准。

2. **辨兼证** 兼证就是在主证的基础之上兼见的证候。例如，在太阳中风的前提之下，兼“微喘者”，用桂枝加厚朴杏子汤；兼“项背强几几”者，用桂枝加葛根汤。前者是影响肺气不利所致，后者是影响太阳经气不利所致，均非太阳中风主证的证候，故称为兼证。

3. **辨变证** 变证在《伤寒论》里几乎占了三分之一，是病情变化形成的另一种病。变证的形成不是通过传变，而是由于误治。《伤寒论》中的误治涉及汗、吐、下、火疗、水疗等。这五种治法用的不得法，使病情发生了新的变化，原来的证候反而不典型，或不存在了，就叫变证。变证具有多变性、复杂性及病情较重的特点，因此对于变证要详审细辨，遵循“观其脉证，知犯何逆，随证治之”的原则治之。

4. **辨夹杂证** 在新感的同时往往夹杂一些内伤杂病，这就意味着是新旧两种病的问题了。例如，“伤寒表不解，心下有水气”；“太阳阳明者，脾约是也”。

六经病的主证是言其常，兼证、变证、夹杂证是言其变。临床只有知常达变，才能立于不败之地。需要说明的是，夹杂证是伤寒与杂病夹杂，而变证是由于误治，也可能“是为了写杂病”（刘渡舟），就是兼证也可能是原有之杂病。总之，读《伤寒论》时，头脑里要有两根弦：“热病”与“杂病”。

第三节 《金匮要略方论》概论

为了学好《金匮要略方论》，首先要明确以下三点：一是《金匮要略方论》书名的涵义；二是该书的基本内容与编写体例；三是该书的学术思想体系。

一、《金匮要略方论》的涵义

《金匮要略方论》既然是张仲景“杂病论”内容，那么，为什么不叫杂病论，而称之为《金匮要略方论》呢？这要从“金匮”的含义说起。所谓“金匮”，原是古代用金做成的一种盛物的器具，主要用以贮存贵重的书册。如《史记》里就有这样的记载，“与功臣剖符作誓，丹书铁券，金匮石室，藏之宗庙”。这里的“金匮”就是指的盛物的器具，此为“金匮”的本义。因此，人们就把极贵重的书册直接称为“金匮”。比如，《素问》就有“金匮真言论”一篇，在“病能篇”中并说：“金匮者，决死生者也。”可见这里把“金匮”的词义已经引申并使之发生了变迁。仲景书的学术价值正如林亿等在《金匮要略方论·序》所说：“对方证对者，施之于人，其效如神。”正因为人们对仲景书十分推崇，于是便把这部著作誉之为“金匮”。“要略”二字，是说本书已非仲景书杂病部分的全貌，而是经过后人删节重编，保留了原著重要的部分。“方论”二字，则直接指明本书的属性为临床医书。后世多把《金匮要略方论》简称为《金匮要略》或《金匮》。

二、《金匮要略》的基本内容与编写体例

（一）基本内容

全书共25篇，第1篇《脏腑经络先后病》，属于总论性质，在全书中具有纲领性的意义；从第2篇《痉湿暍病》到第17篇《呕吐哕下利病》属于内科疾病；第18篇《疮痈肠痈浸淫病》则属于外科病；第19篇《趺蹶手指臂肿转筋阴狐疝蛔虫病》，是将不便于归类的几种疾病合为一篇；第20至22篇，是专论妇产科疾病；最后3篇为杂疗方和食物禁忌等。在该书前22篇中，包括40多种疾病，共载方剂205首。其治疗方法，以药物治疗为主，还采用了针灸和饮食调养，并重视加强护理。在剂型方面，既有汤、丸、散、酒的内服药剂，又有熏、洗、坐、敷的外治药剂。此外，对于药物炮制、煎药和服药方法以及服药后反应等，都有详细记载。

需要强调说明，《金匮要略》主要是论述内科病的诊治，占了16篇。其内容的分布情况有如下规律：有的偏重论述某脏之病，如第7篇专论肺病；第9篇以心病为主，涉及肺病。有的偏重论述某腑之病，如第10篇、第17篇都主要是论述胃肠的病变。有的偏重论述气血病变，如第8篇、第16篇。有的偏重论述水饮病变，如第12篇、第14篇。有的偏重论述肢体筋脉病变，如第2篇、第5篇。有的论述某一类或某一种特殊病变，如第6篇是论述以虚为主的多脏病变；第15篇是论述以发黄为主的病变。总之，内科杂病是病因较为复杂、病性多为夹杂、病位相互影响的病变，故分篇只能根据某种特点，很难截然划分。

还需要探讨的是，《金匮要略》没有小儿病专篇。是本来就有而散佚失传，还是有其他隐情，尚待考证。但要明白，书中关于小儿病诊治的论述还是有的。例如：第3篇之升麻鳖甲汤方后注有“顿服之，老小再服”之语，即嘱咐老人、小儿应减半服之。再如：第7篇之小青龙加石膏方后注有“强人服一升，羸人减之，日三服；小儿服四合”之医嘱。举一反三，触类旁通，书中所记述的各种内科及外科之病，小儿患

之，皆可以参照辨证论治，惟方药剂量酌情减少为宜。

（二）编写体例

全书对疾病的诊治有“合论”和“专论”两种形式。每篇内容以条文形式书写，一般是先论脉证，后出方药，再列药味的煎服法等。所采集的后世方剂，大多标名为“附方”，分别列在有关疾病之后和九篇之末。这种按病证分门别类、分条叙证和分证出方的编写体例，具有简明扼要、层次清楚、便于检用的优点。

1. **合论** 所谓“合论”，是把在病因、病性、病位、证候等某些方面有相似之处的几种病证加以归类，合为一篇进行论述的方法。分述如下。

（1）病因相类，合为一篇 例如，痉、湿、暍三病皆因外邪引起，三者在证候表现上亦有相似之处，故合篇论述。

（2）病性相同，合为一篇 例如，血痹与虚劳二病，前者虽与感受外邪有关，但其主因乃是卫外阳气不足、肌肤血络滞涩而为病；后者是五劳、七伤、六极所引起的内脏气血虚损，两病皆以虚为主，故合篇论述。

（3）病位相近，合为一篇 例如，肺痿、肺痈、咳嗽上气病，三者皆病位在肺，故合篇论述。

（4）证候相似，合为一篇 例如，腹满、寒疝、宿食三病都以脘腹胀满或疼痛为主症，故合篇论述。

尚需要明确，有的篇合论的病证包括上述二种或三种。例如，胸痹、心痛二病，两者都是由于阳气不振、痰瘀交阻于心胸，皆以心胸闷痛或短气为主症，二病在病性、病位、证候等三方面都相类同，故合篇论述。《金匮》把一些有相似之处的疾病归类加以论述，这样有利于比较鉴别，便于掌握其辨证论治规律。所以陈念祖说：“凡合篇各证，其证可以互参，其方可以互用。须知以六经钤百病，为不易之定法；以此病例彼病，为启悟之捷法。”

2. **专论** 所谓“专论”，是对某些独立性较强，或临床表现有鲜明特性的疾病进行专题论述。例如，疟病、奔豚气病、痰饮病、水气病、黄疸病等，都是专论。不过，在专论篇中，有时也论及相关病证，如水气病篇论及气分病、血分病；黄疸病篇论及虚黄等。

书中惟《五脏风寒积聚病》篇别具一格，论述五脏病机及证候，可惜此篇因脱简而残缺不全。

《金匮》各篇均标明“某某病脉证并治”，可知本书重在辨病与辨证相结合的诊治方法，这种写作体例，对后世杂病学产生了深远的影响。

此外，本书在条文的叙述上，常用问答式提出问题和回答问题，这样写法颇能发人深思。本书各篇中条文与条文之间的内容既相对独立，又密切相关。这种写作方法，要求读者必须有悟性，既要读有字经，又要读无字经，于无字处求神。其条文与条文之间的神哉妙理，只有前后联系、互相参照、勤于思考，才能正确和完整的理解。

三、《金匮要略》的学术思想体系

《金匮要略》的内容以内科病为主，兼及多门临床学科，是临床医学的奠基之作，其学术思想是在中医理论体系的指导之下形成的。要掌握《金匮要略》的学术思想，必须深入理解以下三个方面。

（一）以整体观念为指导思想

整体观念是中医学的基本指导思想，这在《金匮要略》第一篇中体现尤为突出。整体观念的思想对中医学之所以有普遍的指导意义，就在于这种思想符合客观规律、符合人体科学。因为，人体内脏和体表各部组织、器官之间是一个有机的整体，人体与外界环境也是一个整体。所以，诊治疾病必须要有整体观念，从整体而不是局部、全面而不是片面地认识疾病，才能认清疾病的本质，明确诊断而正确治疗。整体观念在《金匮》中的运用可归纳为如下五个方面。

1. **以整体观念了解病因** 中医学认为，凡与人类生活息息相关的各种内外因素的太过或不及，都能成为致病的原因。这在《金匮》第 1 篇第 2、8 条有明确表述。只有慎养精神，调节饮食，适量运动，法乎四时，预防疾病，才能永葆健康，以尽天年。

2. **以整体观念分析病机** 由于人体是一个有机整体，因而对表现于局部的证候，必须综合全身情况才可能得出正确诊断。例如，第 1 篇第 3 条面部的局部变化，即是全身疾病的反映。又如呼吸的变化，并非只限于肺脏，从第 1 篇第 4 条可知，呼吸病变可涉及上中下三焦。

3. **以整体观念预测传变** 疾病都有一定的病变部位，由于人体的整体联系，疾病在其发展过程中，必定会由一处向多处蔓延，这就是传变。这在《金匮》第1篇第1条做了举例说明。由于人体各部联系的网络性与病理因素的多样性，杂病的传变方式是极为复杂的，我们只能在整体观念的指导下，具体地分析传变的条件，才能预测传变的趋向，把握正确的治疗方向，阻断传变的发生。

4. **以整体观念确定标本治法** 标本是一个相对的概念，应用到医学上，对疾病的病因与症状言，病因是本，症状为标；从邪正关系言，人体正气为本，邪气为标；从病人发病时间的先后言，先病、旧病为本，后病、新病为标；从病变部位的内外言，内部的脏病腑病为本，外部肌表经络病为标。总之，由于疾病的发生与发展有标本主次的不同，因而在治疗上就有先后缓急的区别。那么，如何从病人的整体出发，分清标本主次、确定缓急治法呢？第1篇第14、15条就有明确表述。

5. **以整体观念指导辨证论治** 中医药治疗疾病，是对人体进行整体调节，使阴阳归于平衡，这必须以整体观念为指导思想。例如，根据五脏相关的肝病实脾；上病中取和下病上取（如“其人苦冒眩”，用泽泻汤利水健脾；虚寒肺痿，症见“必遗尿，小便数”，用暖上以制下的甘草干姜汤治疗）；内病外治与外病内治（如百合病既要内治，又要以百合洗方外治；病金创，王不留行散主之。方后注云“小疮即粉之，大疮但服之”）。

总之，用整体观念指导医疗工作的全过程是《金匮要略》的特色之一，这一观念能有效防止诊治工作的片面性，符合唯物论和辩证法的世界观与方法论。

（二）以脏腑经络学说为基本理论

中医学的基本内容是：阴阳五行学说、脏腑（包括气血、津液、精神）经络学说、病因病机学说、诊治方法（四诊方法、辨证方法、治病法则、中药方剂、针灸理论等）及临床各科。在上述理论体系中，如果找一个中心点，那就是脏腑经络学说。因为，脏腑是人体生理功能与病理变化的主体，经络是沟通人体内外各部组织的生命线。阴阳五行学说只有和脏腑经络学说联系起来，才有医学价值；气血、津液、精神是五脏、六腑及奇恒之腑生理功能、病理变化的反应；病因病机、诊治方法、临床各科，都是围绕着脏腑经络这个中心进行思考、展现辨证论治。正因为如此，《金匮要略》第1篇即论述《脏腑经络先后病脉证》，意在指明杂病诊治当以脏腑经络学说为基本理论。尔后各篇各种病证的诊治确实以脏腑经络理论为指导思想，很少涉及阴阳五行这些抽象的理念。

在此还需要明确：杂病诊治以脏腑经络学说为基本理论，而热病诊治何不如此？所不同的是，杂病以内伤为主，多是脏腑先病，然后影响到经络；热病以外邪为主，初起多是体表经络先病，然后深入到脏腑。由于伤寒与杂病之脏腑经络的发病过程有先后之分，故治疗有缓急之法。因此，第1篇之篇名把“先后病”三字置于“脏腑经络”之后，亦颇有深意。

（三）多因杂至的发病观点

杂病的病因是复杂的，故第1篇第3条曰“千般疢难”；第6篇第18条具体指出了“五劳”及七伤；第22篇第8条把妇人杂病的病因归纳为“因虚、积冷、结气”等。鉴于病因的多样性，仲景并未简单地称为内伤病，而叫“杂病”，以与外感伤寒病相区别，它提醒人们诊治杂病切勿简单化，否则难以切中病情。

多因杂至指的哪些因素呢？笔者在第一节中所述新的“三因学说”的诸多病因，以及“内生五邪”（内风、内寒、内湿、内燥、内火）、“体内留邪”（痰浊、水饮、瘀血、宿食、虫积）与“伏邪”等，致病因素可谓多矣！这值得我们结合《金匮》全书内容深入研究。

《金匮要略》的学术思想体系不止以上三点，还有诊脉特色、治疗大法、经典方剂、用药法度等，这诸多内容，下一节与《伤寒论》综合论述之。

第四节 《伤寒杂病论》理法方药述要

张仲景在“勤求古训，博采众方”的基础上，创造性地将理法方药融为一体。本节在前述《伤寒论》概论与《金匮要略》概论的基础上，把理、法、方、药四者的要点简述如下。

一、独具特色的中医理论

《伤寒杂病论》对中医理论的运用，在前三部分都有所论述。下面，着重从整体观念、辨证论治、诊脉望舌等三个方面探讨中医理论之特色。

（一）整体观念

所谓整体观念，就是要求人们认识人类与自然，都要全面而不是片面、全部而不是局部、运动而不是静止地去观察事物，去分析问题，去诊治疾病。只有这样，才符合客观规律。前面第三节《金匮要略》概论中，已经谈到杂病诊治的整体观念思想。其实，在前面第2节《伤寒论》概论中谈到的六经辨证的思想体系、六经辨证的诊治方法等，也是整体观念的思想。总而言之，张仲景对“伤寒杂病”的诊治，都贯穿了整体观念的思想。下面联系《内经》，从更广的领域、更大的视野探讨整体观念的思想。

《素问·宝命全形论》曰：“人以天地之气生，四时之法成。”《素问·五运行大论》曰：“夫候之所始，道之所生，不可不通也。”这都是在强调整体观念。整体观念的思想揭示了天、地、人一切事物的规律——整体恒动观。中医学的“五运六气学说”（详见《素问》七篇大论），就是集中地论述了整体恒动观。中医学广泛运用的“阴阳五行学说”，就是对整体恒动观的高度概括和具体运用。

特色的理论必然有其特定的历史背景及人文科学基础。中医学的理论特色即反映了当时人们认识自然、认识人体本身、认识人与自然相互关系的唯物论和辩证法，反映出古人对自然界和人体统一性的认识。

在远古时代，没有现代的高科技手段，人们认识复杂多变的自然界，只能依赖自己的感官和大脑。也就是说，将自己看到的、听到的、嗅到的、尝到的以及利用其他途径感受到的自然现象，利用大脑进行思考、分析，并总结、归纳出具有规律性的东西，并进而把自然现象与生命现象相联系，发现人与自然相互关联的现象和规律，再用以解释自然现象和生命现象，以及预测某些现象的发生。这就是古人认识和把握世界的世界观和方法论。这种从整体上把握自然界和人体的思想方法，中医学主要体现在天人相应、人体统一两个方面，分述如下。

1. 人与自然的统一性　《灵枢经·邪客》曰：“人与天地相应也。”古人认识到，人和其他生物一样，都是自然界的一分子。所以，自然界的各种变化必然会直接或间接地影响人体。这种影响如果在人的生理调节范围之内，就是生理性的；如果超越了人体的适应能力，就是病理性反应。自然界的哪些变化对人体有影响呢？举例如下：①季节气候对人体的影响。一年四时气候变化的规律是：春温，夏热，长夏湿，秋燥，冬寒。万物在这种气候变化的影响下，就会有春生、夏长、长夏化、秋收、冬藏等相应的适应性变化。人体也不例外，必然会与之相适应。《灵枢经·五癃津液别》曰：“天暑衣厚则腠理开，故汗出……天寒则腠理闭，气湿不行，水下留（流）于膀胱，则为溺与气。”②地区方域对人体的影响。中国幅员辽阔，各地气候存在着较大差异。因此，人们的生活习惯也就相应的有所不同，这在一定程度上也影响着人体的生理活动。例如，江南多湿热，人体腠理疏松；北方多燥寒，人体腠理致密。人们在一个地区生活较长时间后，适应了当地的环境，一旦易地而处，环境突然改变，人体会感觉不适应或不舒服，甚至引发疾病。此外，某些地方性疾病，更是与地理环境有密切关系。③昼夜变化对人体的影响。《灵枢经·顺气一日分为四时》曰：“夫百病者，多以旦慧昼安，夕加夜甚。朝则人气始生，病气衰，故旦慧；日中人气长，长则胜邪，故安；夕则人气始衰，邪气始生，故加；夜半人气入脏，邪气独居于身，故甚也。”临床正是如此，一般疾病，多是白天病情较轻，夜晚较重。

2. 人是一个统一的整体　人与自然是一个统一的整体，人之自身也是一个统一的整体。人体是由五脏、六腑、奇恒之腑以及形体官窍所组成的统一体。这个统一体以五脏为中心，通过经络系统，把六腑、五官、九窍、四肢百骸等全身组织器官联系成一个有机的整体，并通过精、气、血、津液的作用，来完成机体的生命活动。总之，人之五脏是整个人体的五个系统，并与人体所有的器官组织相联系。五脏之间在生理上互相联系，以维持其生理活动上的协调平衡。一旦发病，在病理上则互相影响，这种影响具有一定的发生、发展及变化的规律。

（二）辨证论治

特色的理论指导着特色的临床，而特色的临床又在检验和丰富着特色的理论。中医学的临床特色，就是在整体观念指导下的辨证论治。

所谓辨证论治，就是通过四诊所收集的临床资料，再通过“去粗取精、去伪存真、由此及彼、由表及里”的辨证分析，综合归纳，最终确定病机，然后根据病机制定相应的治疗方法。辨证是决定治疗的前提和依据，论治是治疗疾病的手段和方法。辨证论治的过程，就是认识疾病和治疗疾病的过程。辨证和论治，是诊治疾病过程中相互联系不可分割的两个方面，是理论和实践相结合的体现，是理法方药在临床上的具体运用，是指导中医临床工作的基本原则。中医学诊断的特色可以概括为以下四个方面，即整体审察、司外揣内、四诊合参、病证结合。

1. **整体审察**　人是一个整体，人体外部的皮脉肉筋骨与内部脏腑息息相关，以五脏为中心，以经络连通内外。身体一旦发病，局部病变可影响全身，全身病变亦可表现于局部；内部病变可影响于外部，外部病变可传入内部；情志因素可影响脏腑，脏腑有病亦可影响精神情志。总之，人之发病，必须整体审察，才切合实际，才符合整体观念的思想。

2. **司外揣内**　《灵枢经·外揣》说：“日与月焉，水与镜焉，鼓与响焉。夫日月之明，不失其影；水镜之察，不失其形；鼓响之应，不后其声。”这是用一系列形象的比喻说明内外之间相互关联的道理。《灵枢经·本脏》说：“视其外应，以知其内脏，则知所病矣。”这就清楚地说明辨病“有诸内者，必形诸外”的内外关系。《灵枢经·论疾诊尺》对辨病的内外关系说得更简要，只讲了四个字，即“从外知内”。总之，古人从长期大量的实践中，观察、总结出一个规律，即“司外揣内”，这是经验的总结，理论的升华，中医的特色。

3. **四诊合参**　四诊合参指的是望、闻、问、切并重，综合收集病情资料。四诊各有独特的意义，不能互相取代，故《医门法律》说：“望闻问切，医之缺一不可。”《四诊抉微》也说：“然诊有四，在昔神圣相传，莫不并重。”四诊合参避免了认识疾病的片面性，提高了认识和治疗疾病的全面性、准确性。临床之时，病证典型，四诊相合，诊断较易。若病证复杂者，四诊往往不能尽合，这就需要详细辨证，认清本质，有所取舍。

4. **病证结合**　辨病与辨证对于中医诊断来说都非常重要。辨病有利于从疾病的全过程认识和把握疾病的规律，辨证则重在把握疾病某个阶段的病机，是当前治疗之根本。因此，在辨证论治的过程中，一定要辨病与辨证相结合。

（三）诊脉望舌

诊脉与望舌是中医学诊病方法的两大特色。张仲景与《内经》《难经》一样，详于脉诊而略于舌诊。

1. **诊脉**　关于张仲景的诊脉法，陈修园有一段总结性的论述，他说：“论中言脉，每以寸口与趺阳、少阴并举……是遍求法，所谓撰用《素问》《九卷》是也。然论中言脉，不与趺阳、少阴并举者尤多，是独取寸口法，所谓撰用《八十一难》是也。然仲景一部书，全是活泼泼天机，凡寸口与趺阳、少阴对举者，其寸口是统寸、关、尺而言也。与关、尺并举者，是单指关前之寸口而言也……”陈氏此论，指出了仲景脉法之渊源及具体诊脉法。通览《伤寒论》《金匮》全书可知，仲景脉法正如陈氏所说，“是独取寸口法”尤多。由此可以断言，仲景对《难经》提出的“寸口者，脉之大会”这一论点特别重视，并且把《难经》“独取寸口，以决五脏六腑死生吉凶之法”的脉法付诸实践。自《难经》创立了“独取寸口”之后，加之仲景的重视和运用，对后世医家产生了巨大而深远的影响，故王叔和的《脉经》及历代脉书、诊案多沿袭着独取寸口的脉法，而《素问》三部九候的遍求诊脉法便很少运用了。目前，临床上仍是以寸关尺定三部，以浮中沉为九候之“独取寸口”的诊脉法为主。

仲景诊脉的特色，主要体现在依据脉象诊断疾病、解释病机、鉴别病情、确定治疗、判断预后等五个方面，举例如下。

（1）依据脉象诊断疾病。例如，《伤寒论》第265条曰：“伤寒，脉弦细，头痛发热者，属少阳。”《金匮》第6篇第3条曰：“夫男子平人，脉大为劳，极虚亦为劳。”

（2）依据脉象解释病机。例如，《伤寒论》第134条曰：“太阳病，脉浮而动数，浮则为风，数则为热，动则为痛，数则为虚……”《金匮》第5篇第4条曰：“寸口脉沉而弱，沉即主骨，弱即主筋，沉即为肾，弱即为肝……”仲景常用二种、三种及四种错综复杂的脉象以解释病机。

（3）依据脉象鉴别病情。例如，“疟脉自弦”，而“弦迟者多寒，弦数者多热”。又如，“脉数虚者为肺痿，数实者为肺痈”。

（4）依据脉象确定治疗。例如，《伤寒论》第256条曰：“……脉滑而数者，有宿食也，当下之，宜大承气汤。”《金匮》第15篇第16条曰：“诸病黄家，但利其小便；假令脉浮，当以汗解之，宜桂枝加黄芪汤主之。”

（5）依据脉象判断预后。《伤寒论》第315条曰：“少阴病，下利，脉微者，与白通汤。利不止，厥逆无脉，干呕烦者，白通加猪胆汁汤主之。服汤，脉暴出者死，微续者生。”《金匮》第14篇第10条曰：“……水病脉出者死。”

如上所述，仲景脉法诚如清·徐大椿所说：“其脉法，亦皆《内经》及历代相传之真诀。”应当传承下来，发展下去。

张仲景在《伤寒杂病论》自序中说：“观今之医，不念思求经旨，以演其所知；各承家技，始终顺旧。省疾问病，务在口给，相对斯须，便处汤药。按寸不及尺，握手不及足；人迎、趺阳，三部不参；动数发息，不满五十。短期未知决诊，九候曾无仿佛；明堂阙庭，尽不见察，所谓窥管而已。夫欲视死别生，实为难矣！”仲景此论，针对时弊，批评了当时的“居世之士”在诊病时因循守旧、四诊不参、敷衍草率的不良风气，同时也表明了仲景在“平脉辨证”时四诊合参的审慎态度。

2. 望舌 中医舌诊，起源很早，《内经》已有记载，但很简略，在舌体方面，只有舌纵、舌强、舌卷、舌痿；在苔色方面，仅有舌上黄、舌焦等。此外，《内经》还初步认识到舌诊可推测疾病的预后。张仲景总结了汉以前的舌诊经验，在《内经》的基础上有所发展。《伤寒杂病论》自序开头便说：“余每览越人入虢之诊，望齐侯之色，未曾不慨然叹其才秀也。”这表明，张仲景对望诊十分重视。舌诊是望诊的重要组成部分，仲景书中有关舌诊的内容可以归纳为以下三个方面。

（1）察舌求因 《金匮》第16篇第10条说：“病人胸满，唇痿舌青……为有瘀血。”以舌青紫作为瘀血证的诊断指标，至今具有临床指导意义。第2篇第16条说：“湿家……舌上如苔者，以丹田有热，胸上有寒。”苔腻确为诊断湿浊内蕴的可靠依据。《伤寒论》第130条说：“脏结无阳证，不往来寒热，其人反静，舌上胎滑者，不可攻也。”本条从舌苔滑之象，分析到脏结的成因为阳气虚衰、寒湿凝聚，故不可施攻下之法。

（2）辨证论治 《伤寒论》第137条说：“太阳病，重发汗而复下之，不大便五六日，舌上燥而渴，日晡所小有潮热，从心下至少腹硬满而痛不可近者，大陷胸汤主之。”第221条说：“阳明病……心中懊侬，舌上苔者，栀子豉汤主之。”紧接着第222条说：“若渴欲饮水，口干舌燥者，白虎加人参汤主之。”第230条说：“阳明病，胁下硬满，不大便而呕，舌上白苔者，可与小柴胡汤……”又，《金匮》第10篇第2条说：“……舌黄未下者，下之黄自去。”第12篇第29条说：“腹满，口舌干燥，此肠间有水气，己椒苈黄丸主之。”上述可知，仲景已初步把舌诊运用于辨证论治之中。

（3）判断预后 《伤寒论》第129条说：“……脏结，舌上白苔滑者，难治。”病邪结于内脏，若舌苔白滑，是中阳衰败之象，攻补两难，故云“难治”，此实为判断预后之词。

仲景书中有关舌诊的内容概如前述，总括不过十条原文。由此可见，仲景虽把舌诊作为诊法之一，但尚处于创始阶段，很多问题有待深入研究。后世医家，特别是温病学家丰富和发展了舌诊内容，使之成为中医诊察疾病的一大特色。

二、垂训千古的治病大法

治病大法是治疗疾病时所必须遵循的法则。中医学治则具有高度的原则性与极大的灵活性。这正是中医学的特色。下面，着重谈一谈治病求本、扶正祛邪、三因制宜等三大治病法则。

（一）治病求本

治病求本为中医学治则之核心、之灵魂。本者何？疾病之根本原因也。《内经》中多次反复强调“治病必求于本”。若不知求本，则法如网络原野之术、方如乌合之众！那么，如何治病求本呢？《灵枢经·九针十二原》有这样一连串形象的比喻：“夫五脏之有疾也，譬犹刺也，犹污也，犹结也，犹闭也。刺虽久，犹可拔也；污虽久，犹可雪也；结虽久，犹可解也；闭虽久，犹可决也。或言久疾之不可取（治）者，非其说也（即其说非也。为主谓倒装句）……言不可治者，未得其术也。”总之，治病求本就是要辨证准、立法准、处方准、选药准。有这四准，切中要害，则药到病除矣。张仲景落实这“四准”的经典论述即“观其脉证，知犯何逆，随证治之”。例如，一个风寒侵袭肺卫的患者，主症：恶寒、发热、头痛、鼻塞、咳嗽等。这些症状都是疾病的表象，而风寒伤及肺卫才是疾病的本质。故只有用疏风散寒、宣肺解表的方法，才是治本，才能消除症状。

（二）扶正祛邪

后世医家在仲景书及《内经》的基础上，概括出治病八法，即汗、吐、下、和、温、清、补、消。八法之要，不外扶正与祛邪两大法则。

1. **扶正法**　八法中体现扶正法的以补法为主。因为人体的抗病能力全赖正气的充实。如果正气虚衰，既不能抵抗病邪，也无力运药达邪，什么灵丹妙药都难奏效。因此，在正虚不能抗邪的情况下，务必针对不同病情补助正气。正气得补则祛邪有力，补正即有祛邪之意。《伤寒论》在热病过程中对补法的运用有温补与滋补两大法则。温补法的代表方如理中汤类、四逆汤类，滋补法的代表方是炙甘草汤。《金匮》对杂病的补法，尤其重视补益脾肾，如建中汤、肾气丸，并针对不同的虚证采用不同的补法。

2. **祛邪法**　八法中体现祛邪法的以汗、吐、下三法为主。仲景治病既重视补虚以扶正，又重视祛邪以护正。因为，邪气不去势必损伤正气，所以在正气不虚的情况下，要抓住“战机”，因势利导，或汗之于外，或吐之于上，或泻之于下，一鼓作气，祛邪外出，邪去则正安。仲景书中对祛邪法的运用，汗法如麻黄汤类、桂枝汤类；吐法如瓜蒂散、栀子豉汤类；下法如承气汤类、十枣汤类。此外，清法之白虎汤类；消法之下瘀血汤类；利水法之五苓散类；化痰法之小半夏汤类；退黄法之茵陈蒿汤类等，皆属于祛邪法。运用祛邪诸法，一定要慎重，应中病即止，“勿使过之，伤其正也”（《素问·五常政大论》）。

3. **扶正与祛邪并用法**　此法用于外感热病的目的在于扶正祛邪，用于内伤杂病的目的在于调补脏腑。各种疾病，单纯正气虚者，补之可也；惟独邪气盛者，泻之可也。若正虚邪实，虚实错杂者，则扶正与祛邪并用为上策。针对虚实错杂的证候，应根据虚与实的多少轻重，或以补虚为主，或以祛邪为主，或是攻补并重，总以邪去正安，恰合病情为宜。仲景书中的小柴胡汤、大黄附子汤、薯蓣丸、大黄䗪虫丸……均为扶正与祛邪并用法的代表方剂。如果要问，扶正与祛邪并用属于八法之中的那一法？回答是：和法。“和者，和其不和也”。不论是伤寒，还是杂病，凡病之不专在表、不专在里，不专于虚、不专于实，不只是寒、不只是热，不适宜单纯使用汗、吐、下、温、清、补、消之方法，而需要数法配合运用者，皆属于“和法”。

必须明确，中医治病不离八法，又不止八法，全在学者灵活变通。这正如《医学心悟·医门八法》所说：“一法之中，八法备焉；八法之中，百法备焉。”

（三）三因制宜

三因制宜包括因时制宜、因地制宜和因人制宜。这是因为，气候因素，地理环境因素，患者体质、年龄、生活习惯等不同因素，都会对疾病的发生、发展、变化与转归产生不同程度的影响。因此，三因制宜的治疗原则就成为辨证论治过程中必须要注重的基本法则之一。仲景书充分体现了“三因制宜”的法则。例如：治疟病在“未发前”服药；十枣汤于“平旦服”，正是因时制宜的体现；张仲景生活在黄河流域，四季分明，冬季严寒，故其治重风寒，善用麻桂之剂，正是因地制宜；治疗肺胀的小青龙加石膏汤“强人服一升，羸者减之……小儿服四合”，这正是服药法的因人制宜。总之，三因制宜充分体现了“具体地分析具体的情况”（《毛泽东选集·矛盾论》）。这是唯物辩证法最本质的东西和活的灵魂。

三、科学严谨的经典方剂

成无己说：“自古诸方历岁浸远，难可考评。惟仲景之方，最为众方之祖。是以仲景本伊尹之法，伊尹本神农之经，医帙之中特为枢要。参今法古，不越毫末，乃大圣之所作也。”经方立方之严谨、用药之精当、化裁之灵活，乃万世之法门。

（一）用好经方的三个境界

经方之科学严谨，毋庸置疑。用之得当，疗效称奇！先圣后贤用好经方的经验可以归纳为三个境界。

1. **方证相对，应用原方**　宋代林亿等在《金匮要略方论·序》中说：“尝以对方证对者，施之于人，其效若神。”这就是说，只要患者的病情与经方主治相符合，原方应用，无不神效。如此疗效，无疑也是仲景当年的切身体会，才加以撰集。所谓：“方证对者，”徐大椿有一段论述颇为中肯，他说：“欲用古方，必先审病者所患之症，悉与古方前所陈列之症皆合；更检方中所用之药，无一不与所现之症相合，然后施用，否则必须加减。”(《医学源流论·执方治病论》)徐氏所说的“古方”，即指经方而言。方证对者，即应用原方(包括用药、剂量、炮制法、煎服法等)，这是历代名医用好经方的境界之一。后学者也应如此。

2. **随证加减，活用经方** 据《汉书·艺文志》方技略记载，上古有“经方十一家，二百七十四卷”。仲景书之方，有的即是上古圣人历代相传之经方，有的则是仲景平脉辨证，随证加减之经方。例如：《伤寒论》治太阳表虚证以桂枝汤为主方，按其加减变通规律，可归纳为4大类：一是桂枝汤变量方；二是桂枝汤加味方；三是桂枝汤加减方；四是桂枝汤与其他方合用方。分述如下：①桂枝汤变量方。本类方是指桂枝汤的方药组成不变，根据病机的变化而变通方药剂量。如治疗奔豚气的桂枝加桂汤；治疗腹满时痛的桂枝加芍药汤。②桂枝汤加味方。本类方有桂枝加葛根汤、瓜蒌桂枝汤(即桂枝汤加栝楼根)、桂枝加大黄汤、桂枝新加汤(即桂枝汤变量加人参)、桂枝加黄芪汤、桂枝加附子汤、桂枝加厚朴杏子汤、桂枝加龙骨牡蛎汤等8方。这类方剂在桂枝汤调和营卫的基础上，根据具体病机，或加葛根升津舒经，或加栝楼根清热生津，或加大黄通腑泄实，或加人参益气养血，或加黄芪益气固卫，或加附子温经助阳，或加厚朴、杏仁以宣肺利气，或加龙骨、牡蛎以固涩肾精等。③桂枝汤加减方。本类方剂比较复杂，大体可归为两大类：一是本为桂枝汤证，由于误诊误治，导致变证，为了适应病情，故以桂枝汤加减治之。本类有桂枝去芍药汤、桂枝去芍药加附子汤、桂枝去桂加茯苓白术汤、桂枝甘草汤、桂枝甘草龙骨牡蛎汤、桂枝去芍药加蜀漆牡蛎龙骨救逆汤等6方。二是以桂枝汤加减治疗杂病，如治疗历节病的桂枝芍药知母汤；治疗血痹病的黄芪桂枝五物汤；治疗黄汗病的黄芪芍药桂枝苦酒汤；治疗水气病的桂枝去芍药加麻黄细辛附子汤等4方。④桂枝汤与其他方合用方。本类方是根据具体病情，将桂枝汤与其他成方合用之，如桂枝麻黄各半汤、桂枝二麻黄一汤、桂枝二越婢一汤等3方。由上可知，经方加减之法，或药味之加减，或药量之加减，或两者兼而有之。主证不变则主方主药不变，可随兼证不同，适当加减治之；若主要病机已变，则治法为之变，主方主药亦为之变也。随证加减，活用经方，此乃仲景“观其脉证，知犯何逆，随证治之”之大经大法，亦是历代名医用好经方的境界之一。

3. **善师古法，创立新方** 《医宗金鉴·凡例》中说：“方者一定之法，法者不定之方也。古人之方，即古人之法寓焉。立一方必有一方之精意存于其中，不求其精意而徒执其方，是执方而昧法也。”这是对方与法两者关系的精辟论述。历代名医使用经方，不但善用原方及加减运用，而且善于师其法而自创新方。以承气汤类为例，历代善用经方者师其攻下祛邪之大法，创立了不少切合实用的新方。例如：《宣明论》的三一承气汤；《医学发明》的三化汤；《瘟疫论》的承气养营汤；《伤寒六书》的黄龙汤；温病大家吴鞠通《温病条辨》在《伤寒论》的基础上，结合温病特点加减化裁经方承气汤，创制了八个新方，即牛黄承气汤、导赤承气汤、护胃承气汤、承气合小陷胸汤、宣白承气汤、桃仁承气汤、增液承气汤、新加黄龙汤等，变伤寒方为温病所用。近几十年来，中西医结合开展治疗急腹症取得了中外瞩目的成绩，不少自拟方即脱胎于经方承气汤之法。师经方大法，以创立新方，这同样是历代名医用好经方的境界之一。

总而言之，用好经方的三个境界，正如徐大椿所说：“能识病情与古方合者，则全用之；有别症，则据古法加减之；如不尽合，则依古方之法，将古方所用之药，而去取损益之，必使无一药之不对症，自然不悖于古人之法，而所投必有神效矣。”(《医学源流论·古方加减论》)如果说“方证相对，应用原方”是必然王国的境界，那么，能够达到“随证加减，活用经方”者，已迈进自由王国的境界，而“善师古法，创立新方”者，已攀登上创新王国的境界了。

(二)经方的统计

关于《伤寒论》《金匮》两书之方剂的具体数目，古今不少医家都做过统计，但各家统计的结果相差较大，特别是《金匮》方剂之数目，悬殊更大。其关键问题是统计标准不一致。下面，把比较科学的统计结果做一核实并转录。

1. **经方的方剂数统计** 必须说明一下经方的统计标准问题。凡属以下几种情况者，该方即不计入：①重复方一般不计（《伤寒论》号称113方，因禹余粮丸有方无药不计，所以编号只有112个）。《金匮》的方卡编号是从113开始的，凡与《伤寒论》重复的方剂即略而不计（包括阳旦汤即桂枝汤），故编号是到252为止。也就是说，《金匮》系在《伤寒论》的基础上又增加了140个方剂。②凡是有方无药者，一概不计入，包括《伤寒论》的禹余粮丸和《金匮》的杏子汤、黄连粉、藜芦甘草汤、附子汤、胶姜汤等，共计6方。③凡是附方，亦概不计入。附方有两种情况，一是方中含方，如《伤寒论》的蜜煎导方中所引出之土瓜根与猪胆汁；二是《金匮》的附方23首，这些方剂包括两种情况，一是前22篇中其9篇之后明示的“附方”（只有第5篇未标明），这些附方明确标明为《千金》《外台》等方书之方，而其中有的方剂实为仲景方，如《千金翼》炙甘草汤、《外台》柴胡桂枝汤等。有的附方只列方名，未列药物，而曰方见上，则未计在23方之内，如第10篇《外台》乌头汤、第17篇小承气汤，或曰方见某病中，亦未计入，如第15篇瓜蒂散。二是个别篇条文中间记载的后世之方，如第12篇的《外台》茯苓饮。

关于《金匮》的方数，按林亿等序中所称“凡二十五篇，除重复合二百六十二方”。一般认为末3篇（23~25）疑非仲景文，故仅收前22篇。按湖北中医学院（现为湖北中医药大学）主编的《金匮要略释义》（1963年）所述，其前22篇共计205个方剂。经分类、分篇细加统计，此数是正确的。《金匮》的205方中，除掉重复者37方（指《金匮》与《伤寒论》方名及用药相同之方）；附方23方；有方无药5方（即方中之药已佚者），实际上增加了140个方剂。《金匮要略》各篇方剂统计结果如表1。

表1 《金匮要略》各篇方剂统计表

篇序	实有	附方	重复	佚方	合计
2	6		5		11
3	11		1		12
4	3	3			6
5	7	5			12
6	8	2	1		11
7	8	5	2		15
8	1	1	2		3
9	9	1			10
10	9	2	2		13
11	2		1		3
12	13	1	2		19
13	4		2		6
14	8			1	9
15	5	1	1		7
16	4		1		5
17	11	1	11		23
18	5			1	6
19	3		1	1	5
20	8			1	9
21	5	2	1		8
22	10		1	1	12
合计	140	23	37	5	205

2. **经方组方的药味数统计** 经方以精专而著称。《伤寒论》《金匮要略》所载之方，其药物组成不超过七味者占89%，可知是绝大多数了。两书组方药味数如表2。

表 2　经方组方的药味数统计表

药味数	1	2	3	4	5	6	7	8	9	10	11	12	13	14	15	23	25	合计
伤寒	4	9	22	23	18	8	16	6	1	2		1	1	1				112
金匮	9	26	23	18	19	19	9	2	7	2		2		1	1	1	1	140
共计	13	35	45	41	37	27	25	8	8	4		3	1	2	1	1	1	252

注：汤、丸、散等方剂中，用及蜜、酒、苦酒者，皆为组方药味数。例如，薯蓣丸为“二十一味，末之，炼蜜和丸如弹子大，空腹酒服一丸”，则本方药味数合计为 23 味。

四、十分讲究的用药法度

张仲景用药的特点，既重视发挥单味药物的主治功能，又重视药物配伍组合后的协同作用，对于药物在方剂中的加减变化以及药物的炮制、煎法、服法等都有精详的论述，分别简述如下。

（一）仲景用药“六注重”

1. 注重单味药的主治功效　从中医学的发展史来看，临床医学在一个相当长的历史时期，基本上处在朴素的经验阶段，治病以单味药为主。在长期的实践中发现，将数味药组合在一起治疗比较复杂的疾病，其疗效优于单味药，这就是方剂的由来。中医从单味药物治病过渡到几味药、十几味药组合成方剂治病，这是经验的丰富、科学的发展、历史的进步。我们在注重方剂运用的同时，必须注重单味药的特殊功效。例如，用蜀漆以截疟病；用百合以治百合病；用茵陈、大黄以退黄；用黄连以疗浸淫疮等，均体现了专药治专病的意义。

2. 注重药物配伍后的协同作用　有的中药具有一药多用的效果。以桂枝为例，《本经疏证》说：“盖其用之之道有六：曰和营，曰通阳，曰利水，曰下气，曰行瘀，曰补中。”桂枝配伍于不同方剂中，可以发挥其不同的协同功用。例如，桂枝汤用之调和营卫；枳实薤白桂枝汤用之宣通阳气；苓桂术甘汤用之通阳利水；桂枝加桂汤用之下气降逆；桂枝茯苓丸用之散结行瘀；小建中汤用之健运中气。又如附子的配伍应用，配合干姜，可以增强回阳救逆之力；配合白术，可以收到温散寒湿之效；配合薏苡仁，可以缓急止痛；配合乌头，可以峻逐阴邪；配合大黄，可以温阳通便；配合黄土，可以温脾摄血。

3. 注重药物在方剂中的加减变化　前面在“用好经方的三个境界”中，谈到桂枝汤的随证加减变化。又如《痰饮咳嗽病》篇中，记述了用小青龙汤治疗支饮咳喘的加减变化，亦是随证加减药物的范例。唐容川总结说：“仲景用药之法，全凭乎证，添一证则添一药，易一证亦易一药。”

4. 注重药物的炮制　炮制又称炮炙、修治，是对中药原药材适当加工，制成饮片供处方使用。中药炮制技术，是中医药学的重要组成部分。经方非常重视药物的炮制，藉以提高药效和减低毒性和不良反应，凡方中需要炮制者，均一一加以注明。统计归纳经方之药物的炮制方法，可分为火制、水制、非水火制三类，分述如下：①火制法：凡药物炮制加工过程中需用火者，属于火制法。经方中用火制法的，共有炮、炙、炒、烧、熬、煨 6 种。②水制法：即在炮制过程中需要用水的加工法。经方中药物的水制法，共有洗、浸、渍三种。③非水火制法：是指在药物的加工过程中，既不用水，也不用火，故称非水火制。非水火制法在经方中有十几种。其中，用于加工植物药者，有㕮咀、切、擘、破、去皮或去皮尖、去心、去毛、去节、碎等；加工动物药者，有去足或去翅足；加工矿物药者，碎之。

5. 注重药物的煎法　凡药物经过加溶剂煎煮而去渣服汤者，即称之为汤剂。“汤者荡也”，汤剂有吸收快、药力大、奏效著以及可以随证化裁变化等优点。经方汤剂煎法非常细致，为我们指出了汤剂煎煮时的许多细节问题和注意事项。方后所介绍的煎煮法及溶剂选择等内容，已达到了很高的水平，令后人赞叹！分述如下：①对方药的几种不同煎法：仲景善于根据病情与方药的不同而选择不同的煎法。如浸渍法、急煎法、久煎法、去滓再煎法等。②对特殊药物的不同煎法：由于药物的特性不同，仲景在煎煮时，对汤剂中特殊药物采取先煎、后下、烊冲、兑冲等不同方法。③溶剂的选择：制剂时所采用的各种溶液，其目的是使药物的有效成分溶于其中，然后服用。溶剂的适宜与否，对制剂的质量与疗效均有密切关系。仲景煎药所用的溶剂有清水、潦水、甘澜水、浆水、泉水、井花水、麻沸汤、酒、苦酒、蜜等10种。前面的7种溶剂均系水。水是廉价而优良的溶剂，仲景方中应用最多。药物有效成分，除少数（如生物碱、高级醇和脂油等）外，大多可溶于水。中药复方在水煎过程中，某些原来不溶于水者也可能变为可溶。

6. **注重药物的服法** 经方服法，灵活多变，丰富多彩，对后世影响深远。徐大椿说："方虽中病，而服之不得其法，则非特无功，而反有害，此不可不知也。"（《医学源流论·服药法论》）实践正是如此，即使理、法、方、药各个环节处理得都很得当，若服药不得法，便会影响疗效，甚至前功尽弃。经方具体服药法，可以归纳为如下11点：①一次服药法。②分二次服药法。③分三次服药法。④分四次服药法。⑤分五次服药法。⑥分六次服药法。⑦分十次昼日服完法。⑧昼夜服药法。⑨逐步加量法。⑩对发作性病证在发作前服药法。⑪少少吞咽法。此外，还有服药后喝热粥（如桂枝汤、大建中汤），或服药后多饮暖水（如五苓散），以助药力，以及服用十枣汤"得快下利后，糜粥自养"等，皆可谓法外之法。在上述服法中，以一剂分日三次服用的方剂最多，仲景书中约有半数的方子使用此法。由此可知，日三次服药法是传统的常规服药方法，而其他服药方法，则是根据具体病情，灵活变通，以切合病情而治愈疾病为目的。

（二）经方用药数目的统计

1. **"两书"用药之数目** 依据统计结果，《伤寒论》共用药87种，《金匮》（前22篇）共用药151种。两书重复用药者（包括不同之方与相同之方）72种，单见于《伤寒论》者15种，单见于《金匮》者为79种。两书合计药物166种。按其用之次数的多少依次如下。

（1）两书同用药物72种 依次为：甘草、桂枝、生姜、大枣、芍药、半夏、干姜、人参、茯苓、附子、大黄、白术、麻黄、黄芩、蜜、杏仁、枳实、石膏、细辛、当归、黄连、厚朴、酒、栀子、牡蛎、阿胶、柴胡、五味子、芒硝、泽泻、桃仁、粳米、龙骨、知母、桔梗、葛根、滑石、葶苈、香豉、黄柏、栝楼根、麦门冬、蜀椒、甘遂、猪苓、赤石脂、瓜蒌、苦酒、葱白、蜀漆、吴茱萸、水蛭、虻虫、赤小豆、胶饴、生地黄、白粉、鸡子黄、瓜蒂、文蛤、茵陈蒿、秦皮、白头翁、代赭石、升麻、竹叶、贝母、旋覆花、麻子仁、乌梅、芫花、大戟等。细心的读者可能会发现，仲景方中用之最多的五味药物，恰巧是桂枝汤方中的五味药。由于这一发现，对自古以来的"药食同源论"与桂枝汤为"群方之冠"的说法都是有力的支持。

（2）单见于《伤寒论》的用药15种 依次为：猪胆汁、通草、鸡子白、生梓白皮、葳蕤、海藻、禹余粮、连轺、烧裈、猪肤、人尿、巴豆、天门冬、铅丹、商陆根等。

（3）单见于《金匮》的用药79种 依次为：芎䓖、黄芪、防己、百合、牡丹皮、干地黄、乌头、防风、䗪虫、矾石、薏苡仁、薯蓣、薤白、硝石、橘皮、雄黄、小麦、猪脂、竹茹、艾叶、乱发、鳖甲、射干、瞿麦、苦参、白酒、紫参、曲、真朱、山茱萸、酸枣仁、白蔹、菊花、紫石英、天雄、寒水石、白石脂、泽漆、白前、款冬花、白英、干漆、蛴螬、紫菀、豆黄卷、蒴藋细叶、桑东南根白皮、诃黎勒、败酱、瓜子、蒲灰、羊肉、甘李根白皮、鼠妇、石韦、紫葳、蜂巢、蜣螂、云母、马通汁、葵子、白薇、红蓝花、蛇床子、柏实、干苏叶、盐、狼牙、土瓜根、灶中黄土、柏叶、白鱼、戎盐、椒目、鸡屎白、蜘蛛、王不留行、大麦、新绛等。

2. **经方药物基原分类** 中药尽管品类繁多，但从基原上分析，不离植物、动物和矿物三类。织造（如烧裈）、酿造（酒、醋之属）等，从其基原上分析，亦应归于植物类。《伤寒论》与《金匮》两书应用植物类药121种，动物类药24种，矿物类药19种，合计164种（白粉、新绛未计入）。从以上的统计可知，植物是中药最多的一类，故古今将中药学亦称之为"本草"，道理就在于此。

第五节 《伤寒杂病论》的学术价值

（一）继承了先圣典籍之精华

张仲景在自序中说："勤求古训，博采众方，撰用《素问》《九卷》《八十一难》《阴阳大论》《胎胪药录》，并平脉辨证，为《伤寒杂病论》合十六卷。"在张仲景所处的东汉时期，中国传统文化中的唯物论与辩证法思想已取得了很大成就，从而推动了中医基本理论的发展，其标志是《内经》与《难经》这两部伟大著作的问世，以及伊尹《汤液经法》为代表的经方诸家的涌现。《伤寒杂病论》中的药物大部分载录于《神农本草经》，故历代医家研究仲景处方用药的功效必寻求《本经》。关于仲景学术思想的渊源，晋·皇甫谧在《针灸甲乙经·序》中做过这样的总结："伊尹以亚圣之才，撰用《神农本草》以为《汤液》……仲景论广伊尹《汤液》为数十卷，用之多验。"这明确说明，仲景本伊尹之法，伊尹本神农之经，皆祖述圣人之意也。晋距东汉末年不远，皇甫氏所述仲景学术思想之所本，是完全可信的。

仲景对古代典籍的继承并非搬用，而是"撰用"，即从临床实际出发，融会贯通，为我所用。仲景书极少直接引录古代经文，而是把"古训"消化吸收，将其精华融入到自己的著作中去。

（二）构建了理法方药贯通之体系

上已论及，张仲景学术思想的渊源，其医理、治法及针灸之源是《内经》《难经》；方剂之源是以《汤液经法》为主的经方；药物之源主要是《本经》。

据《汉书·艺文志》记载，汉代及之前中医学分为两大学派：一为"经方十一家"，著书"二百七十四卷"，而"《汤液经法》三十二卷"为其中一部分；一为"医经七家"，著书"二百一十六卷"，而"《黄帝内经》十八卷"为其中一部分。张仲景一方面"勤求古训"，另一方面"博采众方"，把《黄帝内经》等理论成果与《汤液经法》等方药成果相结合，创造性地确立了理、法、方、药融为一体的辨证论治原则，从而使中医学具备了比较完整的思想体系。正是由于这一科学理论，中医学才历经千年而不衰，至今仍保持着强大的生命力，推动着中医学不断地向前发展。

（三）创立了伤寒杂病诊治之典范

在中医学发展的源流中，《伤寒杂病论》对中医学具有承前启后的作用，是热病与杂病辨证论治的纲领。通过对《伤寒杂病论》的学习和研究，掌握仲景医学之精髓，有助于我们上溯《内经》《难经》《本经》，下涉诸家，全面继承和发扬中医学。

1. **承前作用** 清代医家徐大椿说，仲景之书，"乃方书之祖也。其论病，皆本于《内经》，而神明变化之；其用药，悉本于《神农本草》，而融会贯通之；其方，则皆上古圣人历代相传之经方，仲景间有随症加减之法；其脉法，亦皆《内经》及历代相传之真诀；其治病，无不精切周到，无一毫游移参错之处，实能洞见本源，审察毫末，故所投必效，如桴鼓之相应，真乃医方之经也。"（《医学源流论·金匮论》）金元四大家之一的朱丹溪说："圆机活法，《内经》具举，与经意合者，仲景书也。"（《丹溪心法》）上述医家的论述说明，张仲景继承了前人的理论和经验，其著作是集汉代及以前医学之大成。

2. **启后作用** 吴谦等在《订正仲景全书》中说："盖古经皆有法无方，自此始有法有方。启万世之法程，诚医门之圣书！"（《医宗金鉴·卷一》）金元时期的医家王好古指出："唐宋以来，如孙思邈、葛稚川、朱奉议、王朝奉辈，其余名医虽多，皆不出仲景书。又《汤液本草》于孙、葛、朱、王外，添王叔和、范汪、胡洽、钱仲阳、成无已、陈无择等，其议论方定，增减变易，千状万态，无有一毫不出于仲景者。洁古张元素，其子张璧，东垣李明之，皆祖张仲景汤液……仲景广汤液为大法，晋宋以来，号名医者，皆出于此。"（《医垒元戎》）以上两位医家所述，充分说明仲景书的启后作用。

3. **治伤寒杂病之典范** 朱丹溪指出："仲景诸方，实万世医门之规矩准绳也，后之欲为方圆平直者，必于是而取则焉，天地气化无穷，人身之病亦变化无穷，仲景之书，载道者也。医之良者，引例类推，可谓无穷之应用。借令略有加减修合，终难逾越矩度。"朱氏所述使我们认识到，仲景之书自金元时期即视为治疗伤寒杂病之典范，直到今天仍然如此。

（四）注重"治未病"的思想

治未病的思想，体现在未病先防、已病早治、防病传变三个方面。对这三个方面，《内经》有详细论述，仲景书虽论述简略，而治未病的思想贯穿于伤寒病与杂病的诊治以及护理之中。

1. **未病先防** 关于养生防病的思想，《内经》有"上古天真论""四气调神大论"专篇论述，提出了"圣人不治已病治未病"的圣明思想。《金匮要略》第1篇第2条明确指出："若人能养慎，不令邪风干忤经络……"。如何"养慎"呢？仲景没有作具体论述，而主要是论述疾病的诊治。笔者曾收集古今相关文献，总结出养生防病的"五大法宝"，即顺应四时、合理饮食、适量运动、戒烟限酒、心理平衡。详见《中医新生入门》（人民卫生出版社，2008年）第五章“中医如何防病”。

2. **已病早治** 《素问·阴阳应象大论》说：“善治者治皮毛，其次治肌肤，其次治筋脉，其次治六腑，其次治五脏。治五脏者，半死半生也。”这就具体论述了已病早治的重要性。张仲景对早期治疗的思想亦有简要论述，同样是第1篇第2条指出：“……适中经络，未流传脏腑，即医治之。”《伤寒论》对太阳病辨证论治论述得最详细，占了较多篇幅，这是对早期治疗的具体体现。

3. **防病传变** 《金匮要略》第1篇第1条举肝病为例，论述了防病传变的思想。《伤寒杂病论》是一部诊治疾病的著作。张仲景从整体观念出发，将防病传变的思想贯穿于伤寒病六经辨证论治与各科杂病诊治的全过程。

第六节 《伤寒杂病论》的学习方法

一个人要有所作为，就必须认真学习，而讲究点学习方法，更能提高学习效果。学习《伤寒杂病论》应把握哪些学习方法呢？下面谈四点。

一、了解《伤寒杂病论》的写作笔法及其读法

《春秋》的文字，有称之为“春秋笔法”的；《史记》的文字，有名之曰“太史公笔法”的。同样，《伤寒论》《金匮》中的某些行文特点，医家亦有褒之以“仲景笔法”的。探讨“仲景笔法”，对于体会《伤寒论》和《金匮要略》的文学风格、结构特点，尤其是其表达的医学思想，都将有所裨益。现代伤寒学家李培生教授曾撰写“《伤寒论》读法”（《湖北中医杂志》1981，3∶40）。高等医药院校教材《医古文》的主编段逸山先生曾经撰文“略论‘张仲景笔法’及其作用”（《上海中医杂志》1981，3∶37）。拜读以上两文，颇受启迪。以下将两文合而为一，适当删补，略加己意，摘要整理，归纳为11个方面，分述如下。

1. **倒笔** 文中特意颠倒文法或逻辑上的一般顺序，称“倒装文法”，即“倒笔法”。仲景运用“倒笔法”的文字相当普遍，这里只说一说其中有别于一般倒装现象的一个显著特点，就是每每将主治方剂置于条文之末。之所以出现这种现象，是为了体现方书的特点。这种“倒笔法”依据主治方剂前所倒叙之文的不同，可以分为三类。

（1）在主治方剂前，先言服用该方剂后的效果 例如，《伤寒论》第41条曰：“伤寒，心下有水气，咳而微喘，发热不渴，服汤已渴者，此寒去欲解也，小青龙汤主之。”小青龙汤主之，当在“服汤已”句之上。

（2）在主治方剂前，先讲不属于此方主治的另一证候 例如，《伤寒论》第215条曰：“阳明病，谵语，有潮热，反不能食者，胃中必有燥屎五六枚也，若能食者，但硬耳，宜大承气汤下之。”大承气下之应在“胃中……也”句之后。《金匮》第14篇第5条之“越婢加术汤主之”，应当在“假如小便自利，此亡津液，故令渴也”之前。

（3）在主治方剂前，先述误治之状 例如，《伤寒论》第219条在“三阳合病……白虎汤主之”之前，先述“发汗则谵语；下之则额上生汗，手足逆冷”等误治证候。

2. **插笔** 《伤寒论》《金匮》两书，有的条文在紧接的上下文中插叙一些文字。插叙的文字，或为训词解意，如《金匮》第15篇第1条中的“痹非中风”四字；或为申因释疑，如《伤寒论》第217条中的“下之若早，语言必乱”八字。

3. **简笔** 《伤寒论》和《金匮》是语录式文体，条文短小精悍，行文言简意赅，省略现象因之较多。举例如下。

（1）言病而略证 《伤寒论》第177条曰：“伤寒，脉结代，心动悸，炙甘草汤主之。”既然说“伤寒”，必然经历过感受外邪的证候，此条略而未言。又如《金匮》第2篇第1、2条中只言“刚痉”“柔痉”而不述证候，以“痉”字赅之也。

（2）言脉而略证 《伤寒论》第42条曰：“太阳病，外证未解，脉浮弱者，当以汗解，宜桂枝汤。”又如《金匮》第7篇第8条“咳而脉浮者，厚朴麻黄汤主之”与第9条“脉沉者，泽漆汤主之”。

（3）言方而略脉证 《伤寒论》第73条所述“五苓散主之……茯苓甘草汤主之”，两方均未言

其主要脉证。又如《金匮》第15篇第18条曰：“黄疸病，茵陈五苓散主之。”

（4）言主证而略次证 《伤寒论》第136条曰：“伤寒十余日，热结在里，复往来寒热者，与大柴胡汤……”又如《金匮》第7篇第6条曰：“咳而上气，喉中水鸡声，射干麻黄汤主之。”

4. **繁笔** 仲景行文，当少则少，该多则多。少则有“简笔法”，多则有“繁笔法”。多少繁简，都不离一个宗旨，即有利于体现辨证论治的原则。例如，《金匮》第12篇第24条“膈间支饮”的治疗，对其脉证、病史及以往治疗，论述的可谓周详，至“木防己汤主之”，经文似可作结，然而，仲景却又不厌其烦地指出服药之后的效果及复发的处理。虽然着墨较多，但绝无“添足”之嫌，而具有“豹尾”之力。

5. **炼笔** 仲景遣词造句，精炼含蓄，前后照应，上下映衬，使枯燥的经文因之而活泼有味。例如，《伤寒论》第103条中的“反二三下之”之“反”字与“柴胡证仍在者”之“仍”字，皆用得耐人寻味。又如《金匮》第15篇第3条的“此欲作谷疸”一句，为画龙点睛之笔。

6. **喻笔** 比喻是修辞学上的一种辞格。仲景之“喻笔”主要是用以喻症和喻脉，用之往往妙趣横生，恰到好处。先看喻症，如《金匮》第11篇第16条有“肾着之病……腹重如带五千钱”句，以“带五千钱”喻“腹重”。再看喻脉，如《金匮》第10篇第25条曰：“脉紧如转索无常者，有宿食也。”以“转索无常”喻“脉紧”。王叔和感慨脉象“心中易了，指下难明”。然而，仲景之惟妙惟肖的比喻，既心中易了，又指下能明。

7. **设问** 古书多拟问之体，如孔孟等大作，以及《内经》岐黄家言，多采用问对体。《伤寒论》采用问答之词者，如第50条曰：“脉浮紧者，法当身疼痛，宜以汗解之；假令尺中迟者，不可发汗，何以知然？以荣气不足，血少故也。”

8. **引用** 仲景《伤寒杂病论》自序说：所集“撰用《素问》《九卷》《八十一难》《阴阳大论》《胎胪药录》……”仲景书中直接引用古医经者不多，但亦有之。例如，“伤寒一日，太阳受之”（4）与《素问·热论》“伤寒一日，巨阳受之”之文相同。又如，“营行脉中，卫行脉外”（53）与《内经》“营在脉中，卫在脉外”（《灵枢·营卫生会篇》）之文同义，亦与《难经·第三十难》“荣行脉中，卫行脉外”之词相符。

9. **错综** 同一方证，参错互见于《伤寒论》中的例子很多，例如，麻黄汤证有八条内容，用交错的文法，以畅发其义。其第3条曰：“太阳病，或已发热，或未发热，必恶寒，体痛，呕逆，脉阴阳俱紧者，名为伤寒。”这是太阳伤寒之总纲。第35条曰：“太阳病，头痛发热，身疼腰痛，骨节疼痛，恶风，无汗而喘者，麻黄汤主之。”此承接第三条而言，并补叙其主证、主方。第36条曰：“太阳与阳明合病，喘而胸满者，不可下，宜麻黄汤。”则是论二阳合病，病势偏重于表的治法。第37条曰：“太阳病，十日已去，脉浮细而嗜卧者，外已解也；设胸满胁痛者，与小柴胡汤；脉但浮者，与麻黄汤。”此乃示意表证日久之以脉概证法。第46条详述太阳病八九日，伤寒表实之主脉主症俱在，服了麻黄汤后鼻衄而解的机制。综上所述，均是麻黄汤证，但条文参错互见，曲尽其要。

10. **排比** 仲景书的某些条文中，针对相反的病位、病性等不同情况，运用对比的词句来进行分析比较。举例如下。

（1）阴阳对举法 《伤寒论》第7条曰：“病有发热恶寒者，发于阳也；无热恶寒者，发于阴也……”又如第131条曰：“病发于阳，而反下之，热入因作结胸；病发于阴，而反下之，因作痞也……”

（2）表里对举法 《伤寒论》第56条曰：“伤寒，不大便六七日，头痛有热者，与承气汤；其小便清者，知不在里，仍在表也，当须发汗……宜桂枝汤。”举出是否小便清利，以作为辨表里证之依据。

（3）虚实对举法 《伤寒论》第70条曰：“发汗后，恶寒者，虚故也；不恶寒，但热者，实也，当和胃气，与调胃承气汤。”同一发汗后，因病人体质不同，则病机有虚实之不同。

（4）寒热对举法 仲景书有此条与彼条互为对举者。例如，《伤寒论》第227条曰：“自利不渴者，属太阴，以其脏有寒故也，当温之，宜服四逆辈。”第373条曰：“下利，欲饮水者，以有热故也，白头翁汤主之。”一属太阴脏寒，治法当温；一属厥阴热利，治法当清。又如《金匮》

第10篇第3条曰："腹满时减，复如故，此为寒，当与温药。"此与第13条所谓"腹满不减，减不足言，当须下之，宜大承气汤"，其证候类似，但一属实热，一属虚寒。

11. **摹状**　古人常用叠字形容自然界人物之情态。仲景则用叠字以形容疾病之特点。例如，桂枝汤证"啬啬恶寒，淅淅恶风，翕翕发热"；葛根汤证"项背强几几"；承气汤证"濈濈濈然汗出"，皆用叠字以形容疾病之状。

可归之于"张仲景笔法"的不止上述11种，其他就不一一介绍了。每一种"笔法"也不仅上述数例，这里不过是撷其一二，以示隅反之意。

二、明确《伤寒杂病论》的研究思路

面对一本书，如何才能学懂读活，其学习方法、研究思路很重要。笔者认为，《伤寒杂病论》的研究思路有6项原则，分述如下。

1. **以文解论**　文，指古代汉语，特别是医古文知识。俗话说得好："文是基础医是楼"；"文墨不通，难做医工"；"医书一担，儒书一头"。这些明理格言都说明了一个道理：文是医的基础，文理不通医理难明。特别是学习古典医籍，学习"四部经典"，必须要有古文基础。上面谈到的"写作笔法"，即古代汉语知识之一。缺乏古文知识，则很难读通弄懂仲景之书，很难正确理解大论条文之医理。因此，学习中医学，学习仲景书，必须要有古文基础。

2. **以经解论**　经，指《内经》《难经》《本经》。从《伤寒杂病论》自序可知，张仲景的学术渊源"乃勤求古训，博采众方，撰用《素问》《九卷》《八十一难》《阴阳大论》《胎胪药录》，并平脉辨证，为《伤寒杂病论》"。因此，欲诠释《伤寒杂病论》本义，必须在本源上下功夫，即以《内》《难》《本经》等理论来探索张仲景医学思想。例如，《伤寒论》六经辨证之雏形，即《素问·热论》。《金匮》开篇第1条提出的"上工治未病"思想，即禀承《难经·七十七难》。经方中药物的功效可以从《本经》找到切实解释。

3. **以论解论**　张仲景撰写《伤寒杂病论》，显然是先写伤寒部分，后写杂病部分，为了精炼，许多内容是详于前而略于后。因此，学习《伤寒论》与《金匮要略方论》，必须彼此互参。如此以论解论，才会更加切实。例如，《金匮要略》第16篇第12条说："火邪者，桂枝去芍药加蜀漆牡蛎龙骨救逆汤主之。"但"火邪"的前因后果为何？条文未讲。其实，《伤寒论》第112条已明确讲到："伤寒脉浮，医以火迫劫之，亡阳，必惊狂，卧起不安者，桂枝去芍药加蜀漆牡蛎龙骨救逆汤主之。"再比如，《金匮要略·黄疸病》篇第13条说："谷疸之为病，寒热不食，食即头眩，心胸不安，久久发黄为谷疸，茵陈蒿汤主之。"那么，"久久"指多长时间呢？《伤寒论》第260条指出："伤寒七八日，身黄如橘子色，小便不利，腹微满者，茵陈蒿汤主之。"这就明确表明，"久久"即"七八日"，这种时间的估计与临床正相符合。总之，应将"两论"前后贯通，互相发明，其意昭然。

4. **以注解论**　注，指历代医家对《伤寒论》《金匮要略》的注解。历代注释《伤寒论》《金匮要略》的医家都是学验俱丰的名医大家。他们对《内经》《难经》《本经》及仲景之书等经典著作的研究功夫很深，并且具有丰富的临床经验。如此名医注释《伤寒论》《金匮要略》，必然是注有依据，释有渊源，说理透彻，严谨精当，深得仲景本义。此等好注本足供我们研究《伤寒论》《金匮要略》时参考借鉴。历代有关《伤寒论》《金匮要略》的注家注本后文专题讨论。

5. **以心解论**　心，指切身心得体会。借鉴历代医家对《伤寒论》《金匮要略》的注解以加深对条文的理解固然重要，而发挥独立思考的能力亦属必要。学习《伤寒论》《金匮要略》注本的重要性就在于，历代注家对《伤寒论》《金匮要略》条文奥义各有阐发，百家争鸣，能够广开思路；独立思考的必要性就在于，遇到不同注解之处及特别费解的条文能够明辨是非，博采众长，吸取精华，探微索隐，有所发挥。当然，独立思考并非易事，需要博及医源，精勤不倦；需要勤于临证，触发灵感。本书〔大论心悟〕中上百篇古今医家、现代学者及笔者的论文，都是对仲景医学在理论上、在临床上的独到见解，都属于"以心解论"内容。

6. **以新解论**　新，指西医学及新的诊断技术。我们古老的中医学，从秦汉至明清，虽然历代都有发展，但中医学固有的基本理论及诊治方法没有变。西医学的兴起及新的诊断技术的临床应用，为中医学的继承与发展注入了新的生机，也为注释《伤寒论》《金匮要略》提供了新的思路。两书中的许多病症结合西医学及诊断技术加以解释，则更能令人明了；许多方药通过现代研究，则更能证明其科学性。例如《金匮》第12篇第24条木防己汤证颇费解。"膈间支饮"为何"其人喘满，心下痞坚"呢？服了木防己汤之后"虚者即愈，实者三日复发"，这又如何解释呢？笔者临证时遇见一例风湿性心脏病、心力衰竭、心源性肝硬化患者，才对木防己汤证恍然大悟。风湿性心脏病心衰，心病及肺（肺郁血），肺失宣降则"其人喘满"；进一步肺病及肝（体循环静脉郁血），肝充血肿大则"心下痞坚"。服用了具有扶正补虚（强心）、利水散结（利尿）的木防己汤以后，心衰得以缓解，肿大的肝脏回缩变软，再触按之则心下虚软，故曰"虚者即愈"；若病情反复，心衰加重，肝脏又大，故曰"实（心下痞坚）者三日复发"。如此中西医结合，以"新"解经，对于继承和发展中医学不无裨益。本书〔验案精选〕之现代名医、学者及笔者验案之病名，多是中医病名与西医病名对应，以利于读者中西医汇通，在临床上中西医结合。还有，〔实验研究〕是对经方神奇疗效的现代研究，赋予新的解释。

三、研究《伤寒杂病论》的注家注本

上面已论及，《伤寒杂病论》的研究思路之一即"以注解论"。为了便于读者研究《伤寒论》《金匮要略》的注家注本，下面简要加以介绍。

1.**《伤寒论》注家注本简介** 《伤寒论》有注始于宋金时期成无己《注解伤寒论》。明代有方有执《伤寒论条辨》、王肯堂《伤寒证治准绳》、张遂辰《伤寒论集解》等。清代注释《伤寒论》的注家注本众多，例如：喻昌《尚论张仲景伤寒论重编三百九十七法》（简称《尚论篇》）、张志聪《伤寒论集注》和《伤寒论宗印》、张璐《伤寒缵论》和《伤寒绪论》、徐彬《伤寒一百十三方发明》（简称《伤寒方论》）、程知《伤寒经注》、柯琴《伤寒来苏集》、程应旄《伤寒论后条辨》、陈尧道《伤寒辨证》、周扬俊《伤寒论三注》、汪琥《伤寒论辨证广注》、沈明宗《伤寒六经辨证治法》、钱潢《伤寒溯源集》、张锡驹《伤寒论直解》、魏荔彤《伤寒论本义》、尤怡《伤寒贯珠集》、吴谦《医宗金鉴·订正仲景全书伤寒论注》、黄元御《伤寒悬解》、徐大椿《伤寒类方》、沈金鳌《伤寒论纲目》、俞根初《通俗伤寒论》、陈修园《伤寒论浅注》、文通《百一三方解》、章楠《伤寒论本旨》、周学海《伤寒补例》等。上述的注家注本，其研究《伤寒论》的成果不一，体裁多样。有的倡导错简重订，潜心研索，如方有执、喻昌、周扬俊；有的主张维护旧论，逐条注释，如张遂辰、张志聪、陈修园；有的注重方剂研究，解释精义，如徐彬、徐大椿、文通；有的按六经方证，系统解释，如柯琴；有的以法类证，随证论治，如钱潢、尤怡；有的虽论伤寒，涉及温病，如俞根初、章楠；有的专题论述，深入发挥，如周学海。还有，日本丹波父子的《伤寒论辑义》与《伤寒论述义》及现代专家学者聂惠民、王庆国、高飞《伤寒论集解》等，都是较好的集注本。此外，明清温病学家的著作，多是上承《伤寒论》，阐发温病证治，诸如吴又可《温疫论》、叶天士《外感温热篇》、吴鞠通《温病条辨》、王孟英《温热经纬》等。

2.**《金匮要略》注家注本简介** 《金匮要略》有注始于元末明初赵以德《金匮方论衍义》。清代是注释《金匮要略》的鼎盛时期，其内容精湛，流行于世的注本有：徐彬《金匮要略论注》、程林《金匮要略直解》、李彣《金匮要略广注》、周扬俊《金匮玉函经二注》、沈明宗《金匮要略编注》、魏荔彤《金匮要略方论本义》、尤怡《金匮要略心典》、吴谦《医宗金鉴·订正仲景全书金匮要略注》、陈念祖《金匮要略浅注》、唐宗海《金匮要略浅注补正》等。在清代医籍中，有关《金匮》的注释除了上述专著之外，阐述杂病证治之书如喻嘉言《医门法律》、徐大椿《兰台轨范》、张璐《张氏医通》以及王子接《绛雪园古方选注》等，皆释及《金匮》，有很多阐发，足供博览。此外，日本丹波父子的《金匮玉函要略辑义》与《金匮玉函要略述义》、吴考磐《金匮要略五十家注》、黄竹斋《金匮要略方论集注》等，都是较好的集注本。现代也有较好的《伤寒论》《金匮》注本。

3. **推荐几家首先要读的注本** 对一般读者而言，上述那么多注家的注本很难都去阅读，而只能看上几家的注本。哪些注本首先要读呢？先说

《伤寒论》注本。伤寒大家刘渡舟先生说："在熟读白文的基础上，然后就可以看注了。《伤寒论》的注家不下数百之多，看哪一家为好呢？在认识上也不一样。我意先看成无己的《注解伤寒论》为好。因为成注的优点是在学术上不偏不倚，以经解论，最为详明，说理比较中肯。成氏写的还有《伤寒明理论》和《方解》两部书，同《注解伤寒论》鼎足而立，缺一不可。……成氏三书读完后，可以看看徐大椿的《伤寒论类方》、柯韵伯的《伤寒来苏集》、尤在泾的《伤寒贯珠集》。以上的三位注家，在伤寒学中影响很深。他们的注解，或以方归类，或以证归类，或以法归类，角度不同，而殊途同归，可以开拓思路，实有破迷解惑的作用。"(《名老中医之路》第一辑第111~112页)。在《金匮要略》注本中，首推"两大注本"与"两小注本"。所谓两大注本，是指注释比较详细的《金匮要略论注》与《金匮要略编注》；两小注本是指注释比较精炼的《金匮要略方论本义》与《金匮要略心典》。笔者特别推荐：尤在泾的《伤寒贯珠集》与《金匮要略心典》应首先读一读。因为，这是仲景书注本中少而精的代表作。本书精选了尤氏两书的部分内容引录之。

四、领悟《伤寒杂病论》的思想境界

所谓思想境界，指思想所达到的程度。清人王国维《人间词话》说到治学要经过三个境界，我极有同感。他说的第一境界是："昨夜西风凋碧树，独上高楼，望尽天涯路"(是说学者的艰辛和孤独的心境。但做学问就要甘于寂寞，静志澄虑地勤读苦攻)；第二个境界是："衣带渐宽终不悔，为伊消得人憔悴"(是说为了探求学问，苦心思索，不惜身体消瘦)；第三个境界是："众里寻他千百度，蓦然回首，那人正在灯火阑珊处"(是说通过不断地辛勤探索，一旦有所发现，解决了问题后的喜悦心情)。这种对治学境界的形象描写，颇具感染力。

张仲景的思想达到了何等境界呢？这在《伤寒杂病论》自序有表露。曰："怪当今居世之士，曾不留神医药，精究方术，上以疗君亲之疾，下以救贫贱之厄，中以保身长全，以养其生；但竞逐荣势，企踵权豪，孜孜汲汲，惟名利是务；崇饰其末，忽弃其本，华其外而悴其内。皮之不存，毛将安附焉？"这种识破时弊，求真务实，精究方术的精神，确实需要一种境界，一种"淡泊以明志，宁静而致远"的脱俗境界！自序中并说："感往昔之沦丧，伤横夭之莫救，乃勤求古训，博采众方……为《伤寒杂病论》。"这种发自心底的情感，这种博极医源、精勤不倦的精神，这种潜心著述、坚韧不拔的毅力，确实需要一种境界，一种维护苍生，献身事业的崇高境界！

总之，张仲景的思想境界可以归纳为两点：一是道德境界；二是学术境界。一个人要有社会责任心，要有"毫不利己，专门利人"的精神。只有如此，他才能忘我地去工作，才能义无反顾地去追求真理。这种道德境界是事业有成的基础，是干好一切工作的根本。道德境界是美好的理想，即美德。要把美德变成现实，就必须要从事一项工作，研究一项科学，完成一项事业。工作、科学、事业是体现美德的载体。医疗就是一项工作，要做好这项工作，就要深入地研究这门科学，在自己的工作上干出一番事业。张仲景就是具有高尚的美德，就是"精究方术"的楷模，所以为当之无愧的"医圣"。我们要以医圣为榜样，既要讲医德，又要重医术，二者兼备，方为良医。

在此还应明确，从学术层面上来说，《伤寒杂病论》思想境界的高深，就在于术与道的结合，在于术以载道的完美境界！何谓"术"？何谓"道"？术者，知识也。道者，规律也。大论不仅蕴藏着理法方药的宝贵知识，并且蕴含着认识论与辩证法思想。这些有字经与无字经，是后人学之不尽、用之不竭的知识源泉。因此，如果将《伤寒杂病论》融会贯通了，既可以学习理法方药的知识，又可以掌握辨证论治的规律。中医学知识可以比做"鱼"，中医学运用的规律可以比做"渔"。张仲景既授之于鱼，又授之于渔，故《伤寒杂病论》是术以载道的完美著作。这就是大论古而不朽，老而不衰，历代医家研究不尽、光辉永存的奥妙所在。

上部

伤寒论研究大成

辨太阳病脉证并治上

《伤寒论》中对太阳病的辨证论治分上、中、下三篇，共178条。其中上篇占30条。第1~11条主要论述了太阳病提纲证、太阳病分类、病传与不传以及病发阴阳与寒热真假；第12~30条则阐述了太阳中风证、桂枝汤加减证及禁忌证，并举若干误治救逆之法。

太阳，指足太阳膀胱经与手太阳小肠经。足太阳膀胱经，起于目内眦，上额，交巅，络脑，下项，挟脊抵腰，络肾属膀胱。手太阳小肠经，起于手小指外侧，循臂至肩，下行络心属小肠。

太阳病是外感热病的初期阶段。太阳主一身之表，为六经之藩篱，外邪侵袭，太阳首当其冲，故病邪在表所表现的证候，叫做太阳病，以"脉浮，头项强痛而恶寒"为提纲。由于病人体质有强弱，受邪有性质、程度之不同，故反映在证候上，即有伤寒、中风、温病之别。关于太阳病的治疗，原则上应以解表为主（《素问·阴阳应象大论》云："其在皮者，汗而发之。"）。太阳表证有偏虚、偏实之分，太阳伤寒表实证以麻黄汤为主方；中风表虚证以桂枝汤为主方。太阳温病亦属表证，治法亦应解表，但仲景未立方，后人根据其病机，治以辛凉轻透之剂。太阳病如单纯表证并不难治，治疗得当，可迅速痊愈。然而，素有杂病里证而又感受外邪之人，证候复杂，表里、寒热、虚实难以分辨，若诊断不清，治不得法，误汗、误吐、误下、误火等，均可导致难治的坏病。误治后，表邪传里，可发展为阳明、少阳或三阴病。需要说明，《伤寒论》条文一半在太阳病篇，而真正属于太阳病单纯表证证治的条文屈指可数，其绝大部分条文是"伤寒杂病"混杂证候的辨证论治。

尤在泾："伤寒一证，古称大病，而太阳一经，其头绪之繁多，方法之庞杂，又甚于他经，是以辨之非易，然非不可辨也。盖太阳之经，其原出之病，与正治之法，不过二十余条而已，其他则皆权变法、斡旋法、救逆法、类病法也。假使治伤寒者，审其脉之或缓或急，辨其证之有汗无汗，则从而汗之解之，如桂枝、麻黄等法，则邪却而病解矣。其或合阳明，或合少阳，或兼三阳者，则从而解之清之，如葛根、黄芩、白虎等法，亦邪分而病解矣，此为正治之法。顾（按：文言虚词，但）人气体有虚实之殊，脏腑有阴阳之异，或素有痰饮痞气，以及咽燥淋疮汗衄之疾，或适当房室金刃产后亡血之余，是虽同为伤寒之候，不得竟从麻桂之法矣。于是乎有小建中、炙甘草、大小青龙及桂枝二麻黄一等汤也，是为权变之法。而用桂枝、麻黄等法，又不能必其无过与不及之弊，或汗出不彻而邪不外散，则有传变他经及发黄蓄血之病，或汗出过多而并伤阳气，则有振振擗地、肉瞤筋惕等症，于是乎有可更发汗、更药发汗及真武、四逆等法也，是为斡旋之法。且也医学久芜，方法罕熟，或当汗而反下，或既下而复汗，以及温针、艾灼、水潠（喷洒，外治法之一。古代以凉水喷浴使病人降温的方法，似今之擦拭酒精之物理降温法）种种混施，以致结胸痞满，挟热下利，或烦躁不得眠，或内烦饥不欲食，或惊狂不安，或肉上粟起，于是乎有大小陷胸、诸泻心汤、文蛤散等方也，此为救逆之法。至于天之邪气，共有六淫，太阳受邪，亦非一种，是以伤寒之外，又有风温、温病、风湿、中湿、湿温、中暍、霍乱等证，其形与伤寒相似，其治与伤寒不同，于是乎有桂附、术附、麻黄、白术、瓜蒂、人参、白虎等方，此为伤寒类病法也。夫振裘者必挈其领，整网者必提其纲。不知出此，而徒事区别，纵极清楚，亦何适于用哉？兹略引大端于前，分列纲目于后，而仲景之方与法，罔不备举。然而太阳一经，千头万绪，统归一贯，比于百八轮珠，个个在手矣。六经仿此，详见各篇。"（《伤寒贯珠集·太阳篇上·辨列太阳条例大意》）

【原文】 太阳之为病〔1〕，脉浮〔2〕，头项强痛〔3〕而恶寒〔4〕。（1）

【注脚】

〔1〕太阳之为病：可译为"太阳经发病的时

候”。六经病提纲证与杂病中如此语句，皆可照此理解。

〔2〕脉浮：轻取即得。《濒湖脉学》：“浮如木在水中浮。”表病多见脉浮，而里病亦可见脉浮，如《金匮要略方论》（后文皆简称《金匮》）第6篇第4条曰：“……脉浮者，里虚也。”然表证之脉浮为浮紧或浮缓，里虚证之脉浮而沉取少力。

〔3〕头项强痛：即头痛项强。项，后颈部；强，是说颈部活动、顾盼、俯仰感觉发紧而不能自如。“头项强痛”属于分承的修辞方法，而且是错承，即后两项“强痛”交错承接前两项“头项”。

〔4〕而恶寒：“而”，连词；“恶寒”，即怕冷、畏寒之意。外感表证与阳虚里证都可出现恶寒，但二者兼症不同。恶寒与振寒（发冷时全身振动发抖）相类，而振寒为正邪交争于里之象，如《金匮》第7篇第12条：“振寒……为肺痈。”

【提要】 论太阳病提纲证。

【简释】 太阳统理营卫，主一身之表，固护于外，为诸经藩篱。风寒之邪侵袭人体，太阳首当其冲，体表受邪，即为太阳病，亦称表证。邪干于表，正气向外抗邪，故脉应之而浮；风寒外束于表，卫失职司，故恶寒；太阳之经气运行不利，故头痛项强。此为太阳病的主要脉证，凡以下称太阳病者，多包括此脉证。“作为太阳病提纲证，虽未提发热，是因病邪初犯人体时，人体正气有强弱之分，感邪有轻重之别，发热有迟早之不同，故在太阳伤寒初起阶段，由于卫阳被遏，营阴郁滞，仲景提出有一个“或已发热，或未发热”的过程，以示垂诫。但当卫阳伸展，奋起抗邪后，必然会出现发热。发热恶寒是太阳表病的主要证象，而恶寒尤为太阳表病的辨证要点。仲景在提纲证中不云发热而云恶寒，亦是为了醒珍眼目。”（《李培生医学文集》第359页）

按： 本条开头用“之为病”的形式表述，在《伤寒论》六经病诸篇中凡六见，在《金匮要略》中亦有多见。其意义都是举该病之特点，以达到提纲挈领的目的。

【原文】 太阳病，发热，汗出，恶风〔1〕，脉缓〔2〕者，名为中风〔3〕。（2）

【注脚】

〔1〕恶风：即畏风，怕风。章虚谷说：“恶寒必兼恶风，恶风必兼恶寒，但有微甚之别……。”二者的区别：恶风是当风则恶，无风自安；恶寒是身居密室仍觉寒冷。

〔2〕脉缓：缓脉有平脉与病脉之别。平人之脉，其脉如“初春杨柳舞风之象”（杨玄操），“欲从脉里求神气，只在从容和缓中”（《濒湖脉学》）。本条太阳中风之脉缓，是相对于下条伤寒“紧”脉而言。

〔3〕中风：指外感风寒引起的表证。《本事方》卷八云：“今伤风，古谓之中风。”《金匮要略》第五篇对以“半身不遂”为主症的病亦称之为中风。

【提要】 论太阳中风的主要脉证。

【简释】 言太阳病，自当包括第1条脉证。若再有发热、汗出、恶风、脉缓等症，则名中风。人体初受风邪侵袭，营卫失调，卫阳外达与邪相争则发热；风性疏泄，以致卫不外固，营不内守则汗出；汗出腠疏，不胜风袭，故恶风。脉缓是与下条脉紧相对而言，非迟缓之谓。

【原文】 太阳病，或已发热，或未发热，必恶寒，体痛，呕逆（按：《总病论》卷一无“呕逆”二字），脉阴阳俱紧〔1〕者，名为伤寒〔2〕。（3）

【注脚】

〔1〕脉阴阳俱紧：指寸关尺三部脉皆紧，寒邪束表常为浮紧脉。《濒湖脉学》：“举如转索切如绳，脉象因之得紧名。总为寒邪来作寇，内为腹痛外身疼。”紧脉在《伤寒杂病论》主病有三，即主寒、主痛、主实。

〔2〕伤寒：证候名。此指狭义伤寒，专指风寒袭表而引起的表实证。

【提要】 论太阳伤寒的主要脉证。

【简释】 太阳病，寒邪侵犯体表，伤于寒者必恶寒，恶寒为肌体抵御寒邪而肌表紧束，腠理闭拒的反应；寒邪束表，阳气郁闭则发热，曰“或已发热，或未发热”，意在说明发热有迟早的不同，但为必有之症；寒邪外束太阳通体之气，经脉紧缩，营气滞涩，故身体疼痛；寒性收引，筋脉拘急，故脉不缓而紧；寒邪束表，影响胃气和降而上逆，可见呕逆。条文未明言有汗、无汗，与上条比较，自寓无汗之意。见此脉证，即为太阳伤寒。

【方证鉴别】

太阳中风证与太阳伤寒证 二者在全书条文

中多次出现，既有区别，又有联系，其区别表现在以下四个方面：①外感风寒，以受风为主者，名曰“太阳中风”；以感寒为主者，名曰“太阳伤寒”。②感受风寒较轻者为“中风”，较重者为“伤寒”。③素体不同，体质较弱者，容易患中风，即所谓的表虚证，表现为桂枝汤证（见12条）；体质较强者，感受风寒则呈现表实证，即麻黄汤证（见35条）。④中风与伤寒区别的要点是：有汗与无汗，脉浮缓与脉浮紧。

【原文】 伤寒一日，太阳受之，脉若静〔1〕者，为不传；颇欲吐，若躁烦，脉数急者，为传〔2〕也。（4）

【注脚】

〔1〕脉若静：指太阳病初起的脉象表现。“静”是未变之意，与下文“数急”相对。

〔2〕传：指疾病传经、证候变化之义。

【提要】 论伤寒传与不传的脉证。

【简释】 此言伤寒，包括中风在内。伤寒一日，言太阳病初起。脉静是太阳病初起的脉象，即浮缓或浮紧之脉象未变。脉不变故知其病亦未变，即为不传。若有颇欲吐之势，或者表现躁烦之症，而脉象又见数急，是表邪内传的脉证。

按： 此条凭脉辨证，知邪传与不传。脉诊是中医学的独特诊法和宝贵经验，《素问·脉要精微论》曰：“微妙在脉，不可不察。”张仲景及历代医家都很重视诊脉在辨证中的实用价值。可以这样说，不掌握微妙的诊脉技巧，便不能成为合格的中医。

【原文】 伤寒二三日，阳明少阳证不见〔1〕者，为不传也。（5）

【注脚】

〔1〕见（xiàn）：现的古字，即表现。

【提要】 承上条论伤寒之不传的辨证。

【简释】 伤寒二三日，本有传变之可能，若既不见“胃家实”之阳明证候，又不见口苦、咽干、目眩等少阳证候，是疾病未传，证候未变，邪气仍在太阳。

按：《素问·热论》：“伤寒一日，巨阳受之；二日，阳明受之；三日，少阳受之。”受者，感受邪气也。仲景师承《内经》之意而论之。传变的意义，是由外传内，或由此传彼。但传变与否，要凭脉证而定，不必拘于日数。

上条举太阳病而言脉，此条举阳明、少阳病而言证，两条互参，意在说明，临床上要脉证合参，如上条后半段之例。三阳病辨证如此，三阴病亦应如此；热病如此，杂病亦应如此，百病皆然。

【原文】 太阳病，发热而渴，不恶寒者，为温病〔1〕。若发汗已，身灼热者，名风温〔2〕。风温为病，脉阴阳俱浮，自汗出，身重〔3〕，多眠睡，鼻息必鼾〔4〕，语言难出。若被下〔5〕者，小便不利，直视失溲〔6〕；若被火〔5〕者，微发黄色，剧则如惊痫，时瘛疭〔7〕；若火熏之，一逆尚引日〔8〕，再逆促命期〔9〕。（6）

【注脚】

〔1〕温病：为温邪所致的外感热病，属广义伤寒之一。

〔2〕风温：“即温病之坏病，非温病外又有风温也”（程郊倩）。故此与后世温病学所说的“风温”不同。

〔3〕身重：指体倦，为热邪壅盛，正气损伤的反映。非湿邪阻滞所致的身体困重。

〔4〕鼾：熟睡时粗重的呼吸声，俗称打呼噜。此指病理表现。

〔5〕被下、被火：被，遭遇。“被下”指误用了下法。“被火”指误用烧针、火熏、艾灸等火疗法。

〔6〕失溲：溲，大小便。《史记·仓公传》：“令人不得前后溲。”司马贞《索隐》：“前溲，谓小便；后溲，大便也。”结合前文，“失溲”当指二便失禁。

〔7〕瘛疭：俗称“抽风”。瘛，是筋急挛缩；疭，是筋缓纵伸。瘛疭（chì zòng 翅纵）是形容手足时伸时缩抽动不止的状态，是热极生风的证候。

〔8〕一逆尚引日：“逆”，反也，指治法违反病情，即误治。“引日”，延续时日。

〔9〕促命期：指缩短了生存的期限。“促”，缩减，短缺。

【提要】 温病证候及误治后的变证。

【简释】《素问·热论》：“今夫热病者，皆伤寒之类也。”《难经·五十八难》：“伤寒有五，有中风、有伤寒、有湿温、有热病、有温病。”可知温病属广义伤寒病范畴。温病的主要特点是“发热而渴，不恶寒”。这与太阳病中风、伤寒之发热，口不渴，必恶寒的证候不同。温病为热邪，邪热充斥内外，最易伤耗阴津，故起病之初发热的同时，即口微渴，而不恶寒，或微恶寒。

温病的治疗以清热透邪为大法，切忌辛温发散。即使温病初起，邪在肺卫，亦只宜辛凉，若误用麻桂辛温之剂发汗，必致邪热更盛，发热不但不降，反而升高为“身灼热”等变证，名之曰“风温”。风温为病，其证候以身灼热为主症，其脉象必浮数有力，邪热迫津外泄，故自汗出；壮火食气，正气损伤，故身重。病情进一步加重，邪热不仅伤耗气阴，并且“逆传心包”，神识不明，则病人表现“多眠睡，鼻息必鼾，语言难出”等昏迷状态。

上述风温变证，应当用甘寒清热、养阴救液、醒神开窍的方法，切忌用泻下、火攻之法。若不加辨证，妄用攻下，必然促使病情恶化，出现小便不利，甚至两目直视，大小便失禁等危候。若误用火攻，是以热治热，两阳相熏灼，轻者因热伤血分而皮肤微发黄色，重者热极风动，灼伤津液，筋失所养而出现惊痫，时时抽搐。治温病最忌用火，若已被火而复以火熏之，一次误治，尚可延续时日；若一再误治，则病人就有生命危险了！

【大论心悟】

温病证治源流述要

在仲景时代及其前后相近时代，人们认为温病属广义伤寒范畴。例如，《素问·热论》曰：“凡病伤寒而成温者，先夏至日为病温，后夏至日为病暑。”《难经·五十八难》云：“伤寒有五，有中风，有伤寒，有湿温，有热病，有温病。”

从本条与前第1、2、3条及后文第27条（温病初起治疗方法之一）、113条（“形作伤寒……被火……”）、134条（“太阳病，脉浮而动数……医反下之……”）、131条（“病发于阳，而反下之，热入因作结胸……”）等可以看出，仲景早在1800年前就已认识到狭义伤寒与温病在病因病机、证候特点、治疗方法等诸多方面均有重要区别，这些论述对后世温病学的发展极有启发。

关于温病的治疗，论中有桂枝二越婢一汤、麻杏甘石汤、栀子豉汤、白虎汤、三承气汤、白头翁汤及黄连阿胶汤等诸方，但尚嫌不足，应当参考清代叶、薛、吴、王诸温病学家的著述，方为完备。

温病学说是中医学重要的组成部分，经过千百年来无数有识之士的不断努力，才逐渐形成和发展起来，至清代趋于成熟和完善。从目前的概念而论，温病包括了外感四时不同温热病邪所引起的多种急性热病（以急性发热为特点的多种感染性、传染性疾病和非感染性疾病）。不同类型的温病虽各有特点，但存在着共同的性质。例如，在病因方面，虽有“伏气温病”与“新感温病”两大学说，但均为温热病邪。在病机方面，由于温为阳邪，必从火化，故易于化燥伤阴。在证候方面，初起即“发热而渴，不恶寒”；在病变过程中，易于出现神昏谵语、动风痉厥、斑疹、吐衄；病的后期则以伤阴为主。

综上所述，医圣张仲景设立本条，论述了温病发病特点及传变规律之梗概。所述“被下”“被火”，“一逆……再逆”之误，既表明了仲景时代人们对温病的证治规律尚缺乏认识，又有设词御变之意。意在揭示出温病发展过程中不同阶段的证候特征及温热邪气致病的特点，如温热易伤津、耗气、入血、动风及下劫肝肾之阴等，这对后世温病学家提出以卫气营血辨证和三焦辨证为主体的辨证体系有很大的启发作用。（吕志杰）

【验案精选】

1. 温病发热而渴，不恶寒　李某某，男，62岁，工人。4月6日就诊。素日体弱，4月1日外感头痛发热，无汗，翌日周身壮热，不恶寒，口渴引饮，医治数日不效，乃来诊视。脉来洪数，一息六至无滑象，沉取不实，壮热口渴，思饮冰水，舌苔黄褐色，口干燥少津液，大便二日一行，小便赤涩，坐起时稍一费力，即觉气不足用。此证虽属外感，因有伏热，病即发热而渴，但不恶寒，翌日即壮热引饮，延至数日，口干无津，舌苔黄褐。邪热炽盛，已传阳明，乃温病之重症。惟脉虽洪数而无滑象，是其素虚体弱所致，虚中有实，故于邪热炽盛之时，而现不足之象。宜大清邪热，兼扶正气。白虎加人参汤加减治之。处方：党参15g，生石膏末45g，玄参30g，甘草6g，知母9g，枸杞子12g。加水2盅煎剩2盅，分3次温服。连服2剂后，壮热已退，气已较充，惟脉仍有洪象，舌苔仅退一半，气虽较充，尚未恢复原状。因此照原方减量，又服2剂而愈。

（王品山.《广东医学·祖国医学版》1963，1∶35）

2. **温病误治而“直视”便闭** 癸酉三月，邑侯李听翁之外甥刘辑五得染温病，被医误治。遂成烦躁不眠，两目直视，大小便闭，津液枯涸，舌起芒刺，危在顷刻。延医满座，各出心裁，或议温补，或议攻下，纷纷不决。延余往视，因各医议论不同，取决于余。诊其六脉，浮洪兼数，重按无力。所现各症皆因前医误用温散，助其蕴热，耗干津液，已成坏症。此时再用温补，定成亡阴之症，并非实火，攻下不宜。余即拟用人参白虎汤，外加玄参、麦冬、生地、连翘、车前子、花粉滋润之品，生其津液。幸听翁平日信任之，专照方煎服。服后酣眠。次日往，前症俱减大半，仍照原方再服，而热退津回，大小便俱通。随用清润之品调理月余，始痊。然此病入脏最深，拔去匪易，是以需日甚久也。后因马养斋大令之胞弟仲容亦患此病，与前症大略相同，余依用前法而瘳。〔《二续名医类案》（温载之·温病浅说温氏医案）第45页〕

3. **温病误用辛温发汗而成危证** 涪州少牧娄尧廷之太姻母姚姓者，年60余，染患温病，被医误用辛温发散，已成危症。延余诊治，见其两目直视，对烛不见其光，舌起芒刺，昏不知人，身热如火。诊其脉，洪大无伦，重按无力。论法温病目盲者死，俱为不治之症。医乃活人之术，一息未断，岂忍坐视？病家力求挽救，余即慨然自任。即用人参白虎汤，重加玄参、二冬、生地、银花、连翘、花粉、车前子等味，令其浓煎频服。旁有一人请用承气汤以下之，余晓之曰：“承气汤系泻阳明实火。此为温病，乃热邪布散于上焦，宜辛凉润剂以泄其上焦之热。若用下药，必然气脱而死。”次日延视，入门见其欣欣然，有喜色，云：“服此药两碗即得安眠，今日目能见物，并知人事矣。”余随用前方加减出入。次日，泻出黑水，其热如汤。调理月余方瘥。此病若遇庸手，一下必脱，是温病之不可轻于议下也。〔《二续名医类案》（温载之·温病浅说温氏医案）第46页〕

按：上述三例病案，可加深对第6条的理解。案中皆以白虎汤为主方，加入清热解毒、凉血养阴药，体现了治疗温热病（温病可分为温热病与湿热病两大类。上述三例皆属温热病）的主方大法。叶天士《外感温热篇》创立了卫气营血辨证，指出：“大凡看法，卫之后方言气，营之后方言血。在卫汗之可也；到气才可清气；入营犹可透热转气，如犀角、玄参、羚羊角等物；入血就恐耗血动血，直须凉血散血，如生地、丹皮、阿胶、赤芍等物。”此为邪入卫气营血的治疗大法，简明扼要，甚切实用。以上所述病案抓住了温热病辨证论治的要点，都是针对病在气分、波及营血、热伤阴津的病机，以白虎汤加味，均取得起死回生、转危为安的疗效。

还应明确指出的是，所述三例，都直接或间接地论及温热伤阴，津枯便闭。如此便闭，不可攻下，只宜“增水行舟”，三例所用玄参、生地、麦冬之属，皆既能凉血养阴，又能润肠通便。

【原文】 病〔1〕有发热恶寒者，发于阳也；无热恶寒者，发于阴也。发于阳，七日愈；发于阴，六日愈。以阳数七，阴数六〔2〕故也。（7）

【注脚】

〔1〕病：多数医家认为是指广义伤寒病，个别学者认为是“伤寒与杂病统纳其中”。

〔2〕阳数七，阴数六：《易传·系辞上》曰：“天一地二，天三地四，天五地六，天七地八，天九地十。”凡奇数一三五七九象天，偶数二四六八十象地。天为阳，地为阴，所以赋予阴阳于数。

【提要】 论阴阳寒热的辨证纲领。

【简释】 发热恶寒发于阳，无热恶寒发于阴，是根据疾病初期有无发热，以判定病发于阳或发于阴。若感受邪气后，阳气与邪气相争于表，则发热恶寒之症并见，即病发于阳；若邪气侵犯人体，阳气不能与之相争，则无热恶寒，即病发于阴。疾病的愈期，每因受邪的轻重、人体的强弱、治疗的当否而有所不同。此云“发于阳，七日愈；发于阴，六日愈”意义不大，有待研究。

按：历代医家对此条都颇为重视，主张将其移于六经病篇之首，作为六经病辨证的总纲。但对其文义的具体理解则多有争议。归纳诸家之见，大体有六：①认为发于阳与发于阴是辨外感病阳证与阴证的总纲；②认为发于阳是发于阳经，发于阴是发于阴经；③认为发于阳是发于太阳，发于阴是发于少阴；④认为发于阳是风邪为病（风为阳邪），发于阴是寒邪为病（寒为阴邪）；⑤认为发于阳是发于表，发于阴是发于里，⑥现代有的学者认为，句首的“病”字是广义的，泛指百病，伤寒与杂病统纳其中。发于阳指外感病，发于阴指内伤病。此种见解的理论根据是《灵枢·百病始生篇》（“夫百病之始生也，皆生于风雨寒暑，清湿喜怒。喜怒不节则伤脏，脏伤则病起于阴也。”）与《素问·调经论》（“夫邪之生也，或生于阴，或生于阳，其生于阳者，得之风雨寒暑，其生于阴者，得之饮食居处，阴阳喜怒。”）。

上述诸家之见，都是根据阴阳的基本概念，阐发各自对病“发于阳”与“发于阴”的见解，都有一定的临床指导意义。

【验案精选】

无热恶寒证 刘铭彝，二十八岁，天台县知县。病名：阴证伤寒。原因：腊月廿八日，去西乡白坭（ní 泥，地名用字。白坭，在广东省）坦压回，即伤阴寒。症候：恶寒甚剧，战栗动摇，烘以烈火，顷刻不离，舌苔边白中黑而滑。诊断：脉沉而紧，沉紧为寒伤于里，《伤寒论》所谓“无热恶寒者发于阴也”。疗法：初服麻黄汤不应，继服附子理中汤加味，温下理中以祛寒。处方：高丽参一钱，炒白术二钱，淡附片钱半，炒干姜一钱，炙甘草一钱，葱白九枚，生姜二钱。效果：服一剂，即遍身大汗，寒邪悉退而愈。〔《重订全国名医验案类编》（王经邦）第73页〕

廉按：阴证伤寒，多由于病者元阳素弱，不胜阴寒之侵逼，一伤寒即直入阴经，因其身不发热，故俗称阴证伤寒，其实是阴经伤寒也。麻黄汤专治寒伤阳经，宜其不效，幸而转机尚捷，改用附子理中汤加味，扶阳理中，辛温逐寒，一剂即汗出寒退，否则恐吐利厥逆，骤变虚脱之危候矣。

按：《外台》说：“病发热而恶寒者，发于阳；无热而恶寒者，发于阴。发于阳者可攻其外，发于阴者可温其里。发表以桂枝汤，温里宜四逆汤。”《伤寒总病论》亦同。上述病案，佐证了《外台》对第7条的见解。

【原文】 太阳病，头痛至七日以上自愈者，以行其经〔1〕尽故也。若欲作再经〔2〕者，针足阳明，使经不传则愈。（8）

【注脚】

〔1〕行其经：指邪在太阳本经。

〔2〕欲作再经：指邪气将传经于阳明。

【提要】 太阳病自愈之机及预防传经的针法。

【简释】 太阳病包括脉浮，头痛，发热，恶寒等症，今只言头痛，是省文。《素问·热论》：“其不两感于寒者，七日巨阳病衰，头痛少愈（如果病不是阴阳表里两感于寒的，则第7日太阳病邪气渐退，经气渐和，故头痛在短时间向愈）。”这说明，太阳病至七日，正胜邪却，故自愈。若不愈，欲作再经，邪气有欲向阳明传变趋势，则可予先针足阳明经穴。《灵枢·经水》云：“足阳明，五脏六腑之海也，其脉大血多。”由于阳明经多气多血，故针刺其穴位，可调动气血以助正御邪，使邪不再经而病得解。

按：七日是太阳经抗邪之期，勿误解为疾病传变过程，观文中言“行其经尽”，而不言传，可知病历七日于太阳本经行尽，是正气来复，行将告愈。验之临床，感冒者一般7日左右自愈。如果及时正确治疗，病程可缩短为2~3日；如果失治误治，则可延至10日以上，甚至发生传变。

此外，“若欲作再经者，针足阳明”之说，乃以针法为例，提示医家应重视防病传变的“治未病”思想。

【原文】 太阳病，欲解时，从巳至未上〔1〕。（9）

【注脚】

〔1〕从巳至未上：指从9点始至15点之内的6个小时时间。古人用十二地支（子、丑、寅、卯、辰、巳、午、未、申、酉、戌、亥）表示12个时辰，每个时辰相当于今天的2个小时。

【提要】 推测太阳病欲解之时。

【简释】 太阳病正胜邪微，在将解未解之际，预计将解于巳至未上。这段时间日丽中天，阳光普照，是一日之中阳气隆盛之时。太阳病欲解于此时，是因人体阳气得天阳之气的资助（如得麻桂之剂），故病可向愈。征之临床，确有应验。特别是大病久病，与时辰及气候之变化关系更为密切。刘渡舟先生说：“我年幼时学中医，就见过有些老大夫诊病水平很高，对于疾病什么时候加重、什么时候痊愈，有一定预见性。说明这些理论还是比较科学的。”（《刘渡舟伤寒论讲稿》第32页）

【大论心悟】

六经病证“欲解时”机制探讨

《素问·宝命全形论》云：“人以天地之气生，四时之法成。”“天覆地载，万物悉备，莫贵于人”。人是大自然的一部分，人体的阳气随天阳的变化而变化，正常的生理活动与天气相应，异常的病理变化也必然随天气而变。这种相应，这种变化，以年、月、日为周期，亦以一日之中的时辰为周期。本条正是以天人相应为指导思想，预测太阳病欲解之时，有一定临床的意义。

论中其他五经皆有欲解时一条，引录如下：

阳明病，欲解时，从申至戌上。（193）

少阳病，欲解时，从寅至辰上。（272）

太阴病，欲解时，从亥至丑上。（275）

少阴病，欲解时，从子至寅上。（291）

厥阴病，欲解时，从丑至卯上。（328）

方有执说："厥阴属木，王于丑寅卯之三时。正气得其王时，邪退而病解，在六经皆然……"（《伤寒论条辨·辨厥阴病脉证并治》）

《伤寒论讲义》说："预测其他五经病证欲解时辰的机制不尽相同。阳明病'从申至戌上'（15时至21时），提示热盛邪实之证，于阳气衰减之时，可能病邪欲解；少阳病'从寅至辰上'（3时至9时），提示邪结少阳不得舒发之证，于一天阳气升发之时，邪有发越之可能；太阴病'从亥至丑上'（21时至次晨3时）、少阴病'从子至寅上（23时至次日5时）、厥阴病'从丑至卯上'（1时至7时），提示阳衰阴盛证，在夜半至天明稍前稍后，即阳生、阳长之时，有扶正祛邪之机，故病邪欲解。疾病是复杂的，影响病证缓解的因素也有多个方面，了解六经病欲解时辰，深刻理解自然界的阴阳盛衰对病证的预后有不可忽略的影响是必要的。但掌握的太死，或生搬硬套，不仅有泥古不化之嫌，且于实际也无裨益。"（主编李培生，副主编刘渡舟．高等医药院校教材《伤寒论讲义》第13~14页）

刘力红著《思考中医》，对六经欲解时六个条文有详细而深入浅出的解释，应参考之。

总之，六经病欲解时的推断是以天人相应的整体关系为依据。健康时，人体的阴阳消长与自然界的阴阳消长相一致；患病时，自然界的阴阳消长对人体气血阴阳的变化也必然产生一定的影响，这种影响就是预测和推断疾病欲解的理论依据。疾病的欲解虽与自然界阳气盛衰有关，但这只是一个外部影响，只是提供了一定的有利条件，并不是决定的因素，病解与否，决定的因素是内因，是正确的诊治，是邪正进退的情况等。总之，对其欲解时不可过分拘执。

【原文】 风家〔1〕，表解而不了了者〔2〕，十二日愈。（10）

【注脚】

〔1〕风家：家，指久患某病之人。风家，指平素易感受外邪的人。

〔2〕不了了者：指患者表证虽解而身体还不轻爽。《方言·二》："了，快也。"

【提要】 预测风家表解，正复自愈之时。

【简释】 平素容易感受外邪之人，患了太阳病，经过治疗之后，表邪虽解而身体尚未完全康复，病者仍觉身体不爽快，这些不适感不必再治疗，经过一定时日的调养，自然会消失。十二日，乃约略之辞，不可拘泥。这提示外感病缓解之后尚需调养，以防"瘥后劳复"，确有实际意义。

按： 本条所谓"风家"，古今注家认为是指太阳中风（桂枝汤证），或是泛指太阳病患者。笔者认为，仲景书常以"家"字代表某种宿疾，故"风家"是指经常易患中风之人。由于平素卫阳不足，表气不固，则易感受外邪，表解之后，其正气恢复，阴阳自和尚需多待时日，故不能"至七日以上自愈"（8），而至"十二日愈"。

【原文】 病人身大热，反欲得衣者，热在皮肤，寒在骨髓也；身大寒，反不欲近衣者，寒在皮肤，热在骨髓也。（11）

【提要】 举例说明辨寒热真假的要点。

【简释】 病人身大热，反而怕冷，欲穿衣覆被者，是热在外表、寒在内里的真寒假热证；身大寒，反不怕冷，不欲穿衣覆被者，是寒在外表、热在内里的真热假寒证。对如此"寒极似热"与"热极似寒"的证候，一定要四诊合参，综合分析，去伪存真，治病求本。

按： 发热、恶寒是外感病常见的症状，病情单纯者容易辨证，病情危重而证候复杂者，则往往出现假象。本条以寒热为例，根据病人表现的矛盾证候，透过现象而探求本质，以分辨寒热之真假，这对于危重病人的辨证论治极有指导意义。如何四诊合参，辨别寒热之真假，见下列验案。

【验案精选】

1. 真寒假热证

（1）徐国祯伤寒六七日，身热目赤，索水到前，置而不饮，异常大躁，将门牖大启，身卧地上，展转不快，更求入井。一医汹汹急以承气与服。余诊其脉洪大无伦，重按无力。余曰：阳欲暴脱，外显假热，内有真寒，以姜附投之，尚恐不能胜回阳之任，况敢以纯阴之药，重劫其阳乎？观其得水不欲咽，情已大露。岂水尚不能耐用，而反可咽大黄、芒硝乎？天气燠热，必有大雨，此证顷刻一身大汗，不可救矣。于是以附子、干姜各五钱，人参三钱，甘草二钱。煎成冷服。服后寒战戛（jiá 颊。打击）齿有声，以重棉和头覆之，缩手不肯与诊，阳微之状始著，再与前药一剂，微汗热退而安。（《寓意草》）

按：李士材谓："大概证既不足凭，当参之脉理，脉又不足凭，当取之沉候。"观《伤寒论》，凡用四逆汤，其脉多微细欲绝，或沉微，或迟，或不出。此案真寒假热，真虚假实的识证关键在"脉洪大无伦，重按无力"。《伤寒六书》说："凭脉下药至为切当，不问浮沉大小，但指下无力，按至筋骨全无者，必有伏阴，不可与凉药，脉虽洪大，按之无力者，重按全无，便是阴证。"

（2）邢某，男，26岁。主因间断性发热，关节痛5年，伴周身浮肿半年，加重7天，以"狼疮性肾炎"于1980年5月6日收入院。住院半月后，发热复作，体温39℃，时至初夏，虽发热而喜衣被，周身浮肿，阵阵肌肉瞤动，腹胀时痛，手足欠温，神疲头晕，口干不欲饮，大便溏，小便少，舌淡红体胖质润，舌苔腻而罩黄，脉滑数沉取无力。测血压23/14kPa（173/105mmHg）。曾服清热解毒药如银翘散，肌肉注射柴胡注射液、复方氨林巴比妥等，发热不退。因思患者证候与《伤寒论》第84条与316条所述真武汤证颇类似，而其发热特点则为第11条所述真寒假热证，此外，脉滑按之无力，此《濒湖脉学》所谓"滑脉为阳元气衰"之象；舌体胖、质润、苔腻均为阳虚寒湿之征，其舌苔罩黄可断为虚热之象。总之，病机为阳虚水泛而发热，真武汤为对证之方。服药1剂，即汗出热退，体温渐趋正常，诸症遂减。（吕志杰验案）

2. 真热假寒证 患者某某，年四十许，台山人。诊时微热，神气呆，面色焦燥，齿干，舌黄黑，不渴，心烦，四肢厥冷，苦热，频频易其坐卧处，两手反复置石桌，使人扇风不稍停，目不交睫者十余日，大便少，小便黄，无脉。迭经医治，为病日笃。诊下，知其为内蕴大热而有假象，恰如灰掩红炉，所谓不得火之明，而具火之烈者，乃作二方为分治法：一与白虎汤日服，以清肃其伏热；另与栀子豉汤夜服，使坎离交媾而能睡。分头消杀，免其炎热沸腾，致有一发而不可复遏之势。一诊稍宁，三诊告安。（马云衢，等.《广东中医》1963；5:35）

3. 真热假寒，大实有羸状 名医某，1964年12月26日，即冬至节后2日，忽患奇疾。始病似外感小恙，3日后忽然昏迷。气息微弱，面色灰滞，手冷过肘，足冷过膝，头汗淋漓，神识似清似蒙，六脉似有似无。某医断为"伤寒，少阴亡阳，已属弥留，姑拟参附汤，聊尽人事"，李院长邀余会诊，以定取舍。见证果如所云。然则室内秽气扑鼻，颇觉蹊跷。且证情突变，寸口脉乱难凭，摸其下三部之趺阳、太溪、太冲，则沉实有力，一息六至有余。欲观其舌，则病者昏昧，牙关牵紧，乃强刺患者颊车穴，以匙把撬口，未及察舌，口中臭气熏人欲呕，舌面满布黄厚燥苔，中根已黑。询其小便，则如浓茶，亦有臊臭，大便5日未解。扪按小腹板硬，至此，真相毕露。素知患者新中国成立前吸食鸦片20余年，至今仍以樟脑酊维持精力，其脏腑积毒可知。且病在冬至之后，阴虚液亏之体，适值一阳来复，邪从热化、燥化，已由太阳转属阳明腑实。其肢厥乃热深厥深之变；神识昏蒙乃浊气上干神明；头汗黏手，亦属腑实熏蒸。种种见症悉为热闭阳明之腑，而非亡阳厥脱，且真寒证绝无口臭熏人之象。询知前医因牙关紧闭并未察舌。亡阳虚脱，多见手撒尿遗，口开目闭，而"牙关紧"却是实、热、闭证所独有。至此，已可断定前医误诊。遂疏大承气合增液汤急下存阴，腑实一通，上闭即开，无需画蛇添足，再加开窍之品。处方：大黄30g，芒硝20g（分冲），枳实15g，厚朴、生地、玄参、麦冬各30g。煎分2次服，3小时1次。次日诊之，患者仅服药1次，约2小时许，泻下恶臭便1次，被褥狼藉，移时神清而愈。再诊其脉，依然微细如丝。始知其脉为"六阴脉"，虽有大实之候，其脉不变，故难于反映真相。又有一种"六阳脉"，终生洪大数实，虽有虚证，其脉不变。若凭脉断病，不屑下问，何能中病！人之体质禀赋千差万异，虚实真假绝非一目了然。尤其危急重症，至虚而有盛候，大实反见羸状。稍一不慎，即蹈误诊、误治之祸，顷刻之间，生死立判。慎之，慎之！（《李可老中医急危重症疑难病经验专辑》第52页）

4. 真寒假热，至虚有盛候 房管所所长武荣，57岁。1979年12月23日，忽患口、舌、唇部生疮，其症颇奇、颇急。10时发病，11时即满口满舌痛如火灼。仓促之间，向老友某求治，某曰："口舌生疮，小事一桩，心脾积热，不必惊慌。"未及诊脉问病，提笔即疏导赤散与凉膈散合方予服。其方甚轻，生地、连翘各10g，其余皆3~5g。患者于11时30分进头煎，药毕覆杯，立觉火从脐下直冲头面，双唇肿大如桃，舌亦肿痛更甚，且心烦懊憹，莫可名状。约12时半，其子邀诊。见患者面赤如醉，舌肿塞口，诉证不清。出示所服之方，其妻代诉服后变证。按脉洪大无伦，重按则反如游丝，120次/分，视其舌则边缘齿痕累累，有白色溃疡布满边尖。唇肿外翻，迸裂出血。问其二便，则大便干，小便未注意。口中无臭味。询其致病之由，其妻云："年终总结，连续熬夜三晚后得病。"问其渴否？患者摇头。此病颇费踌躇，望闻问切皆不得要领。细玩见症，亦难推翻前医诊断，《内经》明示："诸痛疮疡，皆属于心。"且暴病多实，此病暴急有疔毒之势，是否病重药轻，杯水车薪？犹疑之间，忽见患者扬手掷足，烦躁不可名状。进门时，仓促之间见其面赤如醉，细视之，则鲜艳光亮，如演员之涂油彩状。恍然悟及此与"戴阳证"之面赤如妆同义，惟戴阳证多见于外感临危之际，此则由内伤而来。摸其下肢，果然足膝冰冷。必此公下元久亏，恰值当日冬至阳生，阴不抱阳，龙火上奔无制。前医误作实火，妄用苦寒直折，致光焰烛天，不可收拾。急以大剂附桂八味冲服油桂，以救药误而和阴阳：附子、熟地、生山药、山萸肉各30g，云苓、泽泻各12g，五味子10g，油桂1.5g（冲）。水煎冷服。患者服药1次，1刻钟后安然入睡；2小时许醒来，肿痛皆消，已无丝毫痕迹。次日复诊，口中仍觉麻辣，舌光红无苔，乃阴分受损见证。火不归原，本不当用大剂量附子破阴回阳之品，而前因药误，又不得不用。险证虽退，阴损未复，乃予大剂引火汤（熟地90g，盐巴戟天、天麦冬各30g，云苓15g，五味子6g），2服痊愈。事后追忆，此证确险之又险，虽侥幸治愈，早已汗流浃背。盖其证从表象看，与翻唇疔无异；其烦躁，又与疔毒走黄相去无几；其来势暴急，又似实火。疑阵重重，令人迷惘。若以前医为杯水车薪而投大剂泻火解毒，则后果便不堪设想。火不归源证，若误用苦寒攻下，便有危及生命之险。（《李可老中医急危重症疑难病经验专辑》第287页）

按：在一般情况下，疾病是"有诸内必形诸外"，即寒证表现寒象，热证表现热象。但是，当疾病发展到严重阶段时，内在的病机与外现的证候又可能互相矛盾，如寒证反现热象，热证反现寒象。若医者能在疾病的寒热真假难辨时，善于根据病人的喜恶苦欲及腹诊、全身诊法等来辨识疾病，定能立于不败之地。

【原文】太阳中风，阳浮而阴弱〔1〕，阳浮者热自发，阴弱者汗自出，啬啬恶寒〔2〕，淅淅恶风〔3〕，翕翕发热〔4〕，鼻鸣干呕者〔5〕，桂枝汤主之。（12）

桂枝汤方：桂枝三两（去皮〔6〕），芍药三两，甘草二两（炙），生姜三两（切），大枣十二枚（擘）。上五味，㕮咀〔7〕三味，以水七升，微火煮取三升，去滓，适寒温〔8〕，服一升。服已须臾〔9〕，啜〔10〕热稀粥一升余，以助药力。温覆令一时许，遍身漐漐微似有汗者益佳〔11〕，不可令如水流离，病必不除。若一服汗出病瘥，停后服，不必尽剂。若不汗，更服依前法。又不汗，后服小促其间〔14〕，半日许令三服尽。若病重者，一日一夜服，周时〔13〕观之。服一剂尽，病证犹在者，更作服〔14〕。若不汗出，乃服至二三剂。禁生冷、黏滑、肉面、五辛〔15〕、酒酪〔16〕、臭恶〔17〕等物。

【注脚】

〔1〕阳浮而阴弱：为双关语，既言脉象，又指病机。阴阳以浮沉言，非以寸尺言。其脉象轻取明显，故曰"阳浮"；重按少力，故曰"阴弱"。第95条解释其病机为"荣弱卫强"。

〔2〕啬啬恶寒：怕冷畏缩的样子。

〔3〕淅淅恶风：如寒风冷雨侵犯体表之状。

〔4〕翕翕发热：如羽毛覆盖之温和发热的样子。第192条曰"翕翕如有热状"。

〔5〕鼻鸣干呕者：外邪束表，影响肺窍不利与胃失和降的表现。鼻鸣是鼻塞乍通而发出的声音，可能就是指"喷嚏"之声。联系临床，鼻鸣多见，干呕（恶心）少见。

〔6〕去皮：吴谦曰："桂枝气味辛甘，全在于皮。若'去皮'，是枯木矣，如何有解肌发汗之功？宜删此二字，后仿此。"（《医宗金鉴·订正仲景全书·伤寒论注》）"去皮"二字疑为衍文。

〔7〕㕮咀（fǔ jǔ 府举）：本义用口将药物咬碎。李东垣说："㕮咀，古制也。古无刀，以口咬碎，令如麻豆煎之。"后世则用工具将药制碎。

〔8〕适寒温：使药液之冷热适宜。适，使动用法。

〔9〕须臾：约数，大约"一刻钟"。

〔10〕啜：喝。

〔11〕遍身漐漐微似有汗者益佳：患者服药、喝粥、温覆之后，以全身微微地持续汗出为宜。“漐漐”，指汗出极微，皮肤潮润的样子。“似”字有两解：一是《汉语大辞典》认为，句中“似”字是“助词，一般放在副词后面”，故“微似有汗”即“微微地有汗”。二是《尔雅》释“似”为“嗣也”，即持续之义。《伤寒杂病论》方后注中用“似”字处不少，应认真对待，正确理解。

〔12〕小促其间：稍稍缩短服药的间隔时间。

〔13〕周时：一昼夜二十四小时，称周时。

〔14〕更作服：“更”，再、又。“作”，量词，表示动量，相当于“次”。《聊斋志异·侠女》：“为之洗创敷药，日三四作。”

〔15〕五辛：泛指有刺激性气味的蔬菜。

〔16〕酪：由动物乳汁炼成的食物。

〔17〕臭恶：指不良气味的食物。

【提要】 论太阳中风的证治、药物煎服法及饮食禁忌。

【简释】 太阳中风，概指第1条的“脉浮，头项强痛而恶寒”与第2条的“发热，汗出，恶风，脉缓”等脉证。阳浮而阴弱，即“荣弱卫强”之机与脉浮缓之象。卫阳抗邪，正邪交争，故热自发；营阴弱于内，不能自守，故汗自出。所谓“啬啬恶寒，淅淅恶风，翕翕发热”，是生动形象地描述了太阳中风、风寒束表之证候。此外，外邪束表，肺窍不利则鼻鸣；影响于胃，胃气上逆则干呕。对如此外感风寒营卫不和的证候，应以桂枝汤为主治之。方中桂枝辛温，解肌祛风；芍药酸寒，敛阴和营；生姜之辛，助桂枝以解表；大枣之甘，助芍药以和里；炙甘草味至甘而补中，调和诸药。全方五药配合，刚柔相济，相反相成，是于发汗中寓敛汗之旨，和营中有调卫之功，共奏助正驱邪，安内攘外之效。服用本方，尤须啜粥以助药力，使谷气得充，培养汗源，则微汗而解。柯韵伯对于桂枝汤的临床运用，做了如下论述，他说：“此为仲景群方之魁，乃滋阴和阳，调和营卫，解肌发汗之总方也。凡头痛发热，恶风恶寒，其脉浮而弱，汗自出者，不拘何经，不论中风、伤寒、杂病，咸得用此发汗。若妄汗、妄下而表不解者，仍当用此解肌。如所云头痛发热，恶寒恶风，鼻鸣干呕等病，但见一症即是，不必悉具，惟以脉弱自汗为主耳。”(《伤寒来苏集·伤寒附翼·太阳方总论》)

桂枝汤方后注文的服药法则，除了注重啜粥之外，并可归纳为如下6个方面：①服解表药后，要嘱病人覆被2小时左右，达到全身微微地汗出，不要汗出过多，以免伤正而邪仍不解。②中病即止，不必尽剂。③在6小时内将一剂药服完，每隔2小时服一次，若第一、二次服药后仍不出汗者，第3次服药时间可稍提前。清代温病名家吴鞠通所创的辛凉解表方银翘散，在服药时要求“病重者二时一服”，“轻者三时一服”，即宗仲景之法而来。④对外感重者，要“一日一夜服”，采取日夜连续用药方法，务使药力接续，以驱外邪。⑤外感病服药一二剂，最多服至第3剂即应热退病愈或见效。否则不是辨证不准，就是选方有误，或是病情已变，此时，医者应重新辨证论治。这便是“乃服至二三剂”之义。⑥桂枝汤方后注最后指出“禁生冷、黏滑、肉面、五辛、酒酪、臭恶等物”，这在原则上提出了病人在服桂枝汤时有饮食禁忌问题。推而广之，服用其他方药治病，同样有饮食禁忌的问题。在《伤寒论》其他不少条文的方后注文中说“如桂枝汤法将息及禁忌”，即是此意。上述服药法则，特别是“半日许令三服尽”之法，不仅能提高桂枝汤的疗效，而且应视为治外感病之解表剂的通法。

按： 桂枝汤为仲景群方之冠，功能解表和里，外证得之调和营卫以解表，内证得之调和阴阳以和里，故前人王子接等说桂枝汤是和剂。桂枝汤与麻黄汤之专于发表与三承气之专于泻里者不同。

《伤寒论》涉及桂枝汤的条文除本条外，还有以下28条，即第13、15、16、17、18、19、24、25、26、28、29、42、44、45、53、54、56、57、62、91、95、162、164、234、240、276、372、387条。根据《伤寒论》对本证的叙述，可归纳为：①太阳中风，症见发热、汗出、头痛、恶风、鼻鸣、干呕、脉浮缓或浮弱等。②太阳病汗下后，外证未解。如下之后，其气上冲；伤寒发汗已解，半日许复烦，脉浮数等。③营卫不和，症见常自汗出，或脏无他病，时发热，自汗出而不愈者。④表里证俱在，当先解表者。如伤寒不大便六七日，而头痛有热，小便清者；心下痞而兼恶寒者；阳明病，脉迟，汗出多，微恶寒者；或病人烦热如疟，脉浮虚者；太阴病，脉浮者。⑤表里同病者，先治其里，里和表未解者，如下利清谷或下利腹胀满，服四逆汤后清便自调，仍身体疼痛者；或霍乱病吐利止而身痛不休者。

《金匮要略》涉及到桂枝汤主要有两篇：一是妊娠

病篇第1条治妊娠恶阻；一是产后病篇第8条治产后中风。此外，第10篇第19条有乌头桂枝汤；第17篇第36条与《伤寒论》第372条相同。

【方歌】

辛甘微酸桂枝汤，芍药甘草枣生姜，
解肌发汗和营卫，内病失调和阴阳。
伤寒类方须研究，随证加减明主方。
背诵原文记方歌，术之与道圣书藏。

【方证鉴别】

桂枝汤证与麻黄汤证（35）、大青龙汤（38） 尤在泾："风之为气，能动阳气而泄津液，所以发热，汗自出，与伤寒之发热无汗不同。此方用桂枝发散邪气，即以芍药摄养津气，炙甘草合桂枝之辛，足以攘外，合芍药之酸，足以安内，生姜、大枣，甘辛相合，补益营卫，亦助正气，祛邪气之用也。盖以其汗而邪不出，故不用麻黄之发表，而以桂枝助阳以为表；以其表病而里无热，故不用石膏之清里，而用芍药敛阴以为里，此桂枝汤之所以异于麻黄、大青龙也。"（《伤寒贯珠集·太阳篇上·太阳正治法》）

【大论心悟】

儿科名医董廷瑶运用桂枝汤经验

仲景《伤寒论》以桂枝汤为第一方。小儿体弱，风寒初袭，汗出恶风的表虚证，桂枝汤常可施用；而营卫不和，易汗，低热、无力、纳减之诸症，则桂枝汤加味治之，每可应手。其他桂枝之类方，如桂枝加龙牡汤，可治小儿营虚心悸、汗多如淋者；桂枝加杏朴汤，可治小儿饮冷感邪、大便溏泄、咳嗽微喘者，效果均较满意。小儿寒疝、偏坠疼痛，桂枝加桂汤再加橘荔核等；风邪卒中、胸腹作痛，用柴胡桂枝汤，其效均佳。至于小建中之治小儿虚寒腹痛，黄芪建中之治虚损汗多，更是效如桴鼓。此乃小儿肌肤柔弱，肺脾不足，易见营卫失调之诸症，适用桂枝类方；而其气血未充，中土易伤，每见化源不足之诸病，即为建中类方之所主。吴鞠通云："儿科用苦寒，最伐生生之气也。小儿春令也，东方也，木德也，其味酸甘……故调小儿之味，宜甘多酸少。"在桂枝、建中方里，桂枝、生姜辛温散寒，扶助卫阳而温经暖中，包含少火生气之意；芍药、甘草酸甘相配，和营缓肝而安内攘外，又取酸甘化阴之义；大枣、饴糖甘平滋腻，充裕营液而资生气血，即有益脾抑肝之用。它们的综合，切合小儿阴阳俱稚、肺脾不足而肝木易亢的体质特点，故有其独到之功。此均为长期经历的实践，乃合于小儿之情性而有所体会也。〔《名老中医之路·第一辑》（董廷瑶）第289页〕

伤寒专家陈慎吾谈桂枝汤类方运用

先生认为理解桂枝汤的关键在于"桂枝本为解肌"。肌与脾相合，解肌即能理脾，脾为后天之本。营卫者，皆生于水谷，源于脾胃。营行脉中，则"和调于五脏，洒陈于六腑"；卫行脉外"温分肉，充皮肤，肥腠理，司开合"；营和卫"阴阳相随，外内相贯"。故此，通过桂枝汤的滋阴和阳来达到调理脾胃，以协理全身的阴阳气血。老师常在桂枝汤方中加茯苓、白术治疗水证，其中包括了桂枝甘草汤、芍药甘草汤、苓桂术甘汤、茯苓甘草汤、茯苓桂枝甘草大枣汤等方义。若阳虚有寒者，又于苓术之外加入炮附子，其包括方义有真武汤、桂枝附子汤、去桂加术汤、甘草附子汤等。由一方治多病来看，仅桂枝汤加苓、术、附后所治之病不下数十种之多。下焦阳虚诸证，则加生附子、肉桂；脾阳虚诸证加干姜；脾气虚者，重用生黄芪；心阳虚者，重用桂枝。老师认为炙甘草汤是桂枝汤的变方。若血虚者，可加当归；兼有热者，加丹皮、芍药和生地；血虚寒滞者，即当归四逆汤；血瘀者，可加桃仁、红花等。总之，桂枝汤外可治六淫致病的表证，内可治各科杂病的阴阳气血不和。其辨证要点：表证时，必见桂枝汤的主症主脉；里证时，必无阳明之里热实证，方可应用。〔《名老中医之路·第三辑》（陈慎吾经验，陈大启、孙志洁整理）第283页〕

桂枝汤以"调"为主论

在《伤寒论》与《金匮要略》中，用之最广的方子是桂枝汤。故柯韵伯说：桂枝汤"为仲景群方之魁，乃滋阴和阳、调和营卫、解肌发汗之总方也"。反复研读仲景之书，结合临床实践认识到，桂枝汤具有调和营卫、调补气血、调理脏腑等多种作用，如果概括为一个字，那就是"调"。其调的功效，旨在恢复机体的调节功能，增强机体本身的化生能力，使失调之营卫、气血、脏腑趋于和平。

1. 调和营卫 《伤寒论》第16、53、54条说明，不论有无外感邪气，凡营卫不和证，皆宜桂枝汤"解肌"以调和营卫。其解肌祛邪之功，妙不可言。"凡营卫不和者，得桂枝汤而如神"（陈修园）。

2. **调补气血** 《素问·调经论篇》曰："血气不和，百病乃变化而生。"病之始多为气血失调，桂枝汤调之可也。若失治误治，势必气血渐虚，则应于桂枝汤中加入补益气血之药。

3. **调理脏腑** 气血失调以致气血不足，势必导致脏腑失调甚至脏腑虚衰。其治法，《内经》有"阴阳形气俱不足，勿刺以针，而调以甘药"之说。仲景根据这种原则，创制了一组桂枝汤加减方剂，视不同脏腑的病变，加减变通，以应病情。如损及心者，有炙甘草汤；损及脾者，有小建中汤、黄芪建中汤；损及肾者，有桂枝加龙骨牡蛎汤等。以上四方，皆为桂枝汤加减变通之方。验案见相关条文之后。

综上所述，桂枝汤具有外调营卫，内调气血、脏腑的多种功效。外调营卫着重在"调"，即通过调和营卫，恢复营卫的正常功能，以助正达邪。内调气血、脏腑，仲景常根据复杂的病情，在桂枝汤以"调"为主的基础上加入补益之药，以补促调，调补结合。须知桂枝汤能随着不同性质补药的加入，改变其调治重点，发挥不同效用。例如，加黄芪则益气；加当归、生地则补血；加饴糖则建中；加龙骨、牡蛎则涩精等。总之，桂枝汤的功效以"调"为主，调营卫，调气血，调脏腑。生命在于调和，调和则生，不调则病。桂枝汤灵活变通可调治百病。（吕志杰.《河南中医药学刊》1994，2：20）

【验案精选】

一、伤寒

1. 太阳中风表虚证

（1）里间张太医家一妇病伤寒，发热，恶风，自汗，脉浮而弱。予曰：当服桂枝（按：即桂枝汤）。彼云：家有自和者。予令三啜之，而病不除，予询其药中用肉桂耳。予曰：肉桂与桂枝不同，予自制以桂枝汤，一啜而解。论曰：仲景论用桂枝者，盖取桂枝轻薄者耳，非肉桂之肉厚也。盖肉桂厚实，治五脏用之，取其镇重；桂枝清轻，治伤寒用之，取其发散。今人一例（按：指将桂枝汤误用肉桂），是以无功。（《伤寒九十论·桂枝证第三十一》）

按：此案警示后学，欲用好桂枝汤，首要辨证，亦要辨药。辨证虽明而用药不当，治也无功。目前用桂枝汤，虽以肉桂易桂枝者不多，但桂枝非用其"尖"而用其"木"者却不少。须知枯木怎能具备嫩尖辛甘之功？故而疗效不佳。

（2）汤左，二月十八日。太阳中风，发热，有汗，恶风，头痛，鼻塞，脉浮而缓，桂枝汤主之。川桂枝三钱，生白芍三钱，生甘草钱半，生姜三片，红枣六枚。（《经方实验录》第1页）

原按：大论曰："太阳病，发热，汗出，恶风，脉缓者，名曰中风。"又曰："太阳病，头痛，发热，汗出，恶风，桂枝汤主之。"观此二条，知桂枝汤证又名曰中风。所谓"名曰"者，知前人本有此名，仲圣不过沿而用之。惟严格言之，桂枝汤证四字，其义较广，中风二字，其义较狭。易言之，中风特桂枝汤证之一耳。又此中风非杂病中之中风，又非西医所谓脑溢血、脑充血之中风。中医病证名称每多重复，有待整理，此其一斑耳。至考此所以异证同名之理，盖为其均属风也。中之者浅，则仅在肌肉，此为《伤寒论》之中风。中之者深，则内及经络，甚至内入五脏，此为杂病之中风，所谓风为百病之长也。

仲圣方之药量，以斤两计，骤观之，似甚重。实则古今权衡不同，未许齐观。历来学者考证，达数十家，比例各异，莫知适从。且古今煎法服法悬殊。古者若桂枝汤但取初煎之汁，分之为三，曰一服，二服，三服。今则取初煎为一服，次煎为二服，是其间不无径庭。姑摒此种种勿论，简言之，吾师之用量，大抵为原方之什一（按：什，音义同"十"。什一，即十分之一），例如桂枝、芍药原作三两者，师常用三钱是也。余视证之较轻者，病之可疑者，更减半用之，例如桂、芍各用钱半是也。以此为准，利多弊少。

曹颖甫曰：桂枝汤一方，予用之而取效者屡矣。尝于高长顺先生家，治其子女，一方治三人，皆愈。大约夏令汗液大泄，毛孔大开，开窗而卧，外风中其毛孔，即病中风，于是有发热自汗之症。故近日桂枝汤方独于夏令为宜也。

又按：近世章太炎以汉五铢钱考证，每两约当三钱，则原方三两，一剂当得九钱，再以分温三服折之，每服亦仅得三钱耳。由是观之，原方三两，今用三钱，于古法正无不合也。

（3）余尝于某年夏，治一同乡杨兆彭病。先，其人畏热，启窗而卧，周身热汗淋漓，风来适体，乃即睡去。夜半，觉冷，覆被再睡，其冷不减，反加甚。次日，诊之，病者头有汗，手足心有汗，背汗不多，周身汗亦不多，当予桂枝汤原方：桂枝三钱、白芍三钱、甘草一钱、生姜三片、大枣三枚。又次日，未请复诊。后以他病来乞治，曰："前次服药后，汗出不少，病遂告瘥。

药力何其峻也？”然安知此方乃吾之轻剂乎？（《经方实验录》第2页）

原按：或谓仲圣之“脉证治法”似置病因、病原、病理等于不问，非不问也，第不详言耳。惟以其脉证治法之完备，吾人但循其道以治病，即已绰有余裕。故常有病已愈，而吾人尚莫明其所以愈者。

曹颖甫曰：仲景非不言病因病理也。夫邪风外乘，乃病中风，欲救邪风者，宜桂枝汤，此非病因乎？卫不与营和，乃自汗出。风中肌肉，著于营分，而卫气不伤，故卫强而营弱。行气之卫气不伤，故毛孔自能出汗；行血之营气受困，故肌腠不能作汗，致皮毛与腠理显分两橛（jué 绝。小木桩，此指两端），而不能相合，故曰不和，不和者，不合也。用桂枝汤以发肌里之汗，而营卫自和矣。此非病理乎？读书能观其通，则思过半矣。

2. **太阳中风兼呕吐**　我治一湖北人叶君，住霞飞路霞飞坊。大暑之夜，游大世界屋顶花园，披襟当风，兼进冷饮，当时甚为愉快。顷之，觉恶寒，头痛，急急回家，伏枕而睡。适有友人来访，乃强起坐中庭，相与周旋。夜阑客去，背益寒，头痛更甚，自作紫苏生姜服之，得微汗，但不解。次早乞诊，病者被扶至楼下，即急呼闭户，且吐绿色痰浊甚多，盖系冰饮酿成也，两手臂出汗，抚之潮，随疏方，用：桂枝四钱，白芍三钱，甘草钱半，生姜五片，大枣七枚，浮萍三钱。加浮萍者，因其身无汗，头汗不多故也。次日，未请复诊。某夕，值于途，叶君拱手谢曰，前病承一诊而愈，先生之术，可谓神矣！（《经方实验录》第3页）

原按：一病一证之成，其病因每不一而足。本案示“风”之外，更有“冷饮”，外为风袭，内为饮遏，故见证较前案多一“吐”字，可见病人之证随时变化，决不就吾医书之轨范。而用药可加减，又岂非吾医者之权衡，观本方用生姜五片可知矣。

3. **太阳中风兼下利**　谢先生。三伏之天，盛暑迫人，平人汗流浃背，频频呼热，今先生重棉叠衾，尚觉凛然形寒，不吐而下利，日十数度行，腹痛而后重，小便短赤，独其脉不沉而浮。大论曰：太阴病，脉浮者，可发汗，宜桂枝汤。本证似之。川桂枝钱半，大白芍钱半，炙甘草钱半，生姜二片，红枣四枚，六神曲三钱，谷麦芽炒各三钱，赤茯苓三钱。（《经方实验录·附列门人治验》第4页）

原按：谢君先是应友人宴，享西餐，冰淇淋汽水，畅饮鼓腹。及归，夜即病下利。三日不解，反增剧。曾投轻剂乏效。愚则依证治之，虽三伏之天，不避桂枝。服后果表解利稀（按：利渐止），调理而瘥。

本案不吐而下利，又异于前案，所谓证有变化是也。吐者为胃不和，利者为肠不和。然而能吐能利，胃肠尚有抗毒逐邪之功能，病未得进也。

大论《太阴篇》云：“太阴病，脉浮者，可发汗，宜桂枝汤。”舒氏疑本条有误，当以理中为主，内加桂枝云云。说似有见。然而理中加桂枝为偏里，桂枝汤为偏表，今脉浮，表证重，故宜桂枝汤。况曰“宜”，而不曰“主之”，其宾主层次之分了然矣。

曹颖甫曰：本案桂枝汤证实为太阴病，盖桂枝汤为证见脉浮之本方，虽重棉叠衾，尚觉恶寒，有似麻黄汤证，不知桂枝汤证原自有啬啬恶寒者，况脉浮而不紧，其不为麻黄汤证明矣。因下利之为食滞也，加六神曲、炒谷麦芽，因小便短赤也，加赤茯苓，可以悟随证加减之法矣。

又按：本年（二十五年）六月二十四日起，天时突转炎热，友人沈君瘦鹤于其夜进冰淇淋，兼受微风。次日，即病。头胀，恶风，汗出，抚其额微冷，大便溏泄，复发心悸宿恙，脉遂有结代意。与桂枝，白芍，炙甘草各钱半，生姜一片，红枣六枚切。夜服此，又次早醒来，诸恙悉平。惟心悸未愈，乃以炙甘草汤四剂全瘥。诸方均不离桂枝。又越日，孙椒君以进梅浆，病下利，恶风，冷汗出，头胀，胸闷，骨酸，腿软，不欲食而呕，一如沈君，给方与沈同。惟孙君以午夜市药，药肆不备红枣，任缺之。服后，一时许，热汗漐漐遍体，舒然睡去。翌早醒来，不知病于何时去。然则桂枝汤实为夏日好冷饮而得表证者之第一效方，又岂惟治冬日北地之伤寒而已哉？夫伤寒而必限于北地，北地而必限于冬日，抑何固执之甚邪？使有见我治沈孙之方，而曰：“桂枝生姜皆辛热之品，值此炎令，何堪抱薪救火？甘草大枣又悉甘腻之物，甘增中满，腻能恋邪。若芍药之酸收更属不合。综药五味，乃无一可用者。”若病者无坚决之信仰，聆此评语。得毋弃吾方而不敢服乎？

然而桂枝汤证之病理如何，桂枝汤之药理又如何？至此，不能不有所解说。在余未陈己意之前，姑略引诸家之说，以资参考。……众说纷纭，吾将安从？

虽然，我侪自当从实验中求解决，安可囿于前贤近哲之说，以自锢也哉？今有桂枝汤中风证患者于此，恶风头痛，发热汗出，诸状次第呈现。顾汗出不畅，抚之常带凉意，是可谓之曰“病汗”。设其人正气旺，即自疗功能强者，其发热瞬必加甚，随得畅汗，抚之有热意，于是诸状尽失。可知一切毒素（包括外来之病原物及内壅之排泄物）已随此畅汗以俱去，此所谓“法当汗解”是也。设其人正气不足以致此，则必须假外物或动作以为助，例如啜滚热之茶汤可以助汗，作剧烈之运动，就温水之沐浴，亦皆可以助汗。方法不一，致汗则同。（当炎暑之日，吾人周身舒适无汗之时，偶作此三事，则致汗甚易，可为明证。）及此汗出，病亦寻瘥。然而中风证之重者，又非此简易疗法所可得而几，何况啜水太多，胃不能容，运动就浴，又易伤风，于是乎桂枝汤尚矣。

及服桂枝汤已，须臾，当饮热稀粥一小碗，以助药力，且卧床温覆。一二时许，将遍身漐漐微似汗出，病乃悉去。此汗也，当名曰“药汗”，而别于前之“病汗”也。“病汗”常带凉意，“药汗”则带热意。病汗虽久，不足以去病；药汗瞬时，而功乃大著，此其分也。有桂枝证者来求诊，与桂枝汤，告之曰：“服此汗出，病可愈矣。”彼必曰：“先生，我本有汗也。”夫常人不知病汗、药汗之分，不足为责。独怪一般医家尚有桂枝汤能发汗、能止汗之辩，呶呶相争，无有已时。不知以中风证而服桂枝汤，“先得药汗”，是“发汗”也，“病汗”遂除，亦“止汗”也。是故发汗止汗二说，若以为非，则均非，若以为是，则均是，惜乎未观其通，尚差一筹耳……

4. **太阳中风兼心悸（心房纤颤）** 某男，51岁。1994年2月8日就诊。述昨日外感风寒，恶风发热，时自汗出，心中惮惮，脉浮缓而叁伍不调，苔白。心电图检查示：“快速型心房纤颤”。因临近春节，患者不愿住院，故院外治疗。此太阳中风、营卫不和之证，虽有房颤，亦当先解其外，用桂枝汤、桂甘龙牡汤、茯苓杏仁甘草汤合方。疏方：桂枝12g，白芍12g，炙甘草6g，龙骨30g，牡蛎30g，茯苓15g，五味子10g，杏仁10g，大枣6枚，生姜10g。2剂。嘱药后啜粥温覆取汗，如桂枝汤法将息。结果，1剂后汗出体和，外感遂愈，房颤亦止。观察数月，房颤无复发。（高飞.《国医论坛》1996，6：19）

按：《难经·十四难》曰：“损其心者，调其荣卫。”本案以桂枝汤为主方调和营卫，加龙牡镇心神，与五味子合用并能敛心气，故外邪解除，房颤亦止。

5. **虚人感冒**

（1）某某，男，67岁。经常感冒，往往一两月接连不断，症状仅见鼻塞咳痰，头面多汗，稍感疲劳。曾服玉屏风散，半个月来亦无效果。我用桂枝汤加黄芪，服后自觉体力增强，感冒随之减少。此证同样用黄芪而收效不同，理由很简单，桂枝汤调和营卫，加黄芪固表，是加强正气以御邪；玉屏风散治虚人受邪，邪恋不解，目的在于益气以祛邪。一般认为黄芪和防风相畏相使，黄芪得防风，不虑其固邪，防风得黄芪，不虑其散表，实际上散中寓补，补中寓疏，不等于扶正固表。正因为此，如果本无表邪，常服防风疏散，反而给予外邪侵袭的机会。（《谦斋医学讲稿》第140页）

（2）吴某某，男，47岁，干部。1984年3月10日就诊。病者入春以来，经常感冒，自觉周身不适，酸疼胀痛，关节胀痛，背部如冷水浇样。洒淅恶寒，不发热，鼻塞流清涕，舌苔白润，脉浮而软。拟用桂枝汤加味：桂枝10g，白芍10g，甘草6g，防风6g，威灵仙10g，生姜3片。大枣3枚，嘱服2剂。服药后，病者告谓，身如日浴，温暖如常，诸症如失。遂以原方加生黄芪15g、白术10g，再服2剂告愈（《伤寒实践论》第2页）

原按：南方的春天，每多久雨低温，若素体阳虚之人，在春寒雨季，终日身寒洒淅，诸身酸痛，困重不适，用桂枝汤佐以祛风药，每多获效。桂枝汤治虚人感冒是首选方，本案加入祛风的防风、威灵仙，既可疏风胜湿，又可达表祛邪。表证已罢，再合玉屏风散，使之益气固表与调和营卫并行，以求治本。

按：陈瑞春教授还以桂枝汤加味，治疗下列病症（编者略加整理）：①肩周炎：用桂枝汤治肩周炎，其机制是调和营卫、温通经络，临证可据病症而稍事加味，酌加秦艽、威灵仙祛风，加桑枝、鸡血藤养血通络，加当归、姜黄活血止痛，加川乌、草乌温阳镇痛；若经年久痛，尚可加桃仁、红花等活血祛瘀之品。总以审其症择其药，增强原方功效为宗旨。②夏日腹泻：用藿香正气散治时行腹泻已成习惯，但对夏天的腹泻，尚嫌其表散太过，若用桂枝汤适当加味，健运脾胃，振奋中焦，拨乱反正，有高于藿香正气散之处。③肌肉痛：四肢肌肉疼痛，多责之于风湿痹痛，一般从活血祛风定痛求治。然而，临床上因为营卫不和、气血不足者，用桂枝汤调和营卫，稍佐通经活络的药物，亦为常法之一。④身痒：身痒多责之于血热有风，或是阴虚血亏生风。其实属于营卫不和者，亦不乏其例。其特点是，身痒无明显皮疹，搔抓之后亦无痕迹，亦无阴虚、便结等燥象。故身痒者，不能以凉血祛风药统治。用桂枝汤调和营卫，亦属正治之举，但应佐入疏风止痒药。⑤自汗：自汗出多属营卫失和、卫气不固，可用桂枝汤合玉屏风散；久之可致卫阳虚，可用桂枝加附子汤。⑥盗汗：论中有“男子平人，脉虚弱细微者，喜盗汗”（《金匮》）的记载，未说白天为自汗，晚上为盗汗；醒则为自汗，睡则为盗汗的区别。实际上，临床汗出之病机多属营卫不和。细察其舌质淡，脉象浮缓而无阴虚内热之征，桂枝汤的调和营卫可获效。顺便提出，小儿夜间出汗，如无他病，舌质偏淡者，用桂枝汤加龙骨、牡蛎、浮小麦，治疗多例，亦获显效。

二、杂病

（一）内科病

1. **汗出恶风** 骆某，男，50岁，玉田县公社干部，1971年8月某日初诊。时届盛暑，仍着棉衣棉裤。据云极畏风寒，自汗时时，越出汗越畏风，脱去棉衣即感风吹透骨，遍身冷汗，因而虽盛暑亦不敢脱去棉衣，深以为苦。其人平素纳食少，乏力倦怠，尚无其他症状。我诊为正气虚弱，营卫失调，予桂枝汤5剂。5天后又来诊，已不畏风，能骑自行车来，且已脱去棉衣改穿夹衣，汗也减少，嘱再服3剂。约半个月后带另一病人来……是时已着单衣裤，并且说已不畏风，也不自汗……（《中级医刊》1979，1）

按：本案为杂病营卫失调证，有是证即用是方，方证相对，故服桂枝汤8剂而治愈。

2. 汗证

（1）自汗　林某某，青年渔民，文关岛人。体素健壮。某年夏天午饭后，汗渍未干，潜入海中捕鱼，回家时汗出甚多，自此不论冬夏昼夜，经常自汗出。曾就诊数处，以卫阳不固论治，用玉屏风散及龙、牡、麻黄根等，后来亦用桂枝汤加黄芪，均稍愈而复发。嗣到某医院诊治，疑有肺结核，经X光透视，心肺正常。经过年余，体益疲乏，皮肤被汗浸呈灰白色，汗孔增大，出汗时肉眼可见。汗出虽多但口不渴，尿量减少，流汗时间午、晚多而上午少，清晨未起床前，略止片刻。自觉肢末麻痹、头晕，惟饮食如常，虽未病倒，但不能参加劳动。脉浮缓重按无力。沉思此病起于流汗之际，毛孔疏松，骤然入水，水湿入侵肌腠，玄府骤闭，汗污不及宣泄，阻于营卫之间，开阖失和。其病虽久，脏气未伤，故脉仍浮缓，应微发其汗以和营卫。处方：桂枝梢9g，杭白芍9g，炙甘草3g，大枣7枚，生姜9g。水一碗煎六分。清晨睡醒时服下，嘱少顷再吃热粥一碗，以助药力，静卧数小时，避风。第三天复诊：服药后全身温暖，四肢舒畅，汗已止。仍照原方加黄芪15g，服法如前，但不啜粥，连进2剂，竟获全功。其后体渐健壮，7年未复发。（刘少轩.《福建中医药》1964，5：35）

按：该案辨证论治准确，其服药时间是取效的关键。

（2）头汗　郁某某，女，65岁。2年来头汗溱溱，虽寒冬腊月安静之下亦汗出不止，汗出以前额为多，饮食、二便如常，无其他不适。面色㿠白，脉浮缓，舌尖红、苔薄白。处方：桂枝10g，白芍12g，炙甘草5g，生姜3片，红枣6枚。煎取汁，送吞桑叶末10g，连服3剂，头汗渐减，10天后告愈。（施泽忠.《浙江中医杂志》1979，5:160）

（3）汗出偏沮　孙某某，男，39岁。患者左半身经常出汗，而右半身则反无汗，界限分明。脉缓而略浮，舌苔薄白。辨证：《素问·阴阳应象大论》曰："左右者，阴阳之道路也。"此证脉浮而缓，为虚风在经，荣卫不调，左右气血不和，以致阴阳乖戾而为病。治法：解肌发汗，调和阴阳，调谐气血。处方：桂枝汤。服后啜粥取微汗，从此其病获愈。（《伤寒论十四讲》第57页）

3. 虚劳

（1）刘某，男，18岁，农民，早婚，平素体弱气怯，婚后半年出现腰酸腿软，头晕耳鸣，小便频数而短，渐渐恶寒，双下肢有冷麻感，夏伏天裹棉衣仍感肢冷，动则汗出，纳差腹胀，口中甜腻，夜寐多梦，思色欲动，体质日衰。为此，其妻暂住娘家，患者在家静心疗养，用人参、鹿茸培补也无效。慕刘氏之名而前来诊治。刻见形瘦气怯，面萎神衰，语声低微，两脉沉细而弱，舌质红嫩苔少。脉症合参，谓斯疾因房劳过度，耗气伤精，脏腑功能失调，阴阳亏损所致。理应补肾以培补，但参前医用人参、鹿茸补益之品，未能获效，且以桂枝汤调理阴阳着手。处方：桂枝15g，白芍15g，炙甘草6g，生姜6g，大枣10枚。5剂。二诊：药后诸症大减，病属虚损，自难速效，继服上方加怀山药15g、炒白术12g，补而不滞，善培中焦之土，促后天生化之源，连服7剂，病症去之七八，仅胃纳欠佳，食后脘胀不适，舌淡红，苔薄白，原方减生姜加鸡内金10g，同时加服附桂八味丸，以补肾气，半月后告曰，药后精力充沛，饮食倍增，诸病皆除。（李育龙.《湖北中医杂志》1992，5：6）

（2）高某，女，38岁。素体不足，脾虚胃弱，常易感冒，弱不禁风，医者双补气血，如八珍汤之类，亲友馈赠补品满桌，越补胃纳越差，虚证不除，始邀笔者诊治。劝其杜绝补药、补品，以稀饭青菜为主。处方用桂枝汤加入黄芪益气固表，炒麦芽、谷芽消食，用1克黄连苦味健胃。调治三五日，胃口渐开，食欲日增，心悸，气短，头晕等诸症好转，守方守法服药10余日，虚弱之体渐趋康复。（吕志杰.《河南中医药学刊》1994；2：20）

按：桂枝汤古今应用甚广，临证治例难以累数，用之得当，既能外调营卫，又能内调阴阳，真神方也。

（二）外科病

1. **脑疽病** 虞师舜臣尝曰："一二八之前，闸北有一老妇。其子服务于邮局。妇患脑疽病，周围蔓延，其径近尺许。启其所盖膏药，则热气蒸蒸上冒。头项不能转侧。余与余鸿孙先生会诊之，三日不见大效。四日诊时，天色已晚，见病者伏被中，不肯出。询其故，侍者曰，每日此时恶寒发热汗出。余乃悟此为啬啬恶寒，翕翕发热之桂枝汤证。即用桂枝五分，芍药一钱，加姜草枣轻剂投之。次日，病大减。遂逐日增加药量，至桂枝三钱，芍药五钱，余三味亦如之，不曾加他药。数日后，竟告痊愈云。"（《经方实验录·附列门人治验》第7页）

原按：脑疽，病也。虞、余二先生先用治脑疽法治之，三日不见大效。及察知患者有桂枝汤证，试投桂枝汤，用桂枝不过五分，芍药不过一钱，姜草枣又皆和平之品，谅其为效也当仅矣。然而功出望外，毋怪虞师之惊奇。且用独方而竟全功，更可见惟能识证者方能治病。何况仲圣方之活用，初非限于桂枝一汤，仲圣所以于桂枝汤加减法独详者，示后人以楷模耳。果能将诸汤活而用之，为益不更大哉？由是细研，方知吾仲圣"脉证治法"之真价值。

曹颖甫曰：丁甘仁先生有言，脑疽属太阳，发背属太阳合少阴。二证妄投凉药必死。旨哉言乎！尝记予少时，居江阴东乡之后塍（chéng 丞。田间的土埂子，此指地名），有蒋昆田者，中医也，尝患脑疽，家居不出，三日。先考遇之于市上，问所患，曰，愈矣。问何法治之，曰，桂枝汤耳。问用桂枝几何，曰，四分耳。以四分之桂枝，能愈脑疽，宜虞生用五分之有特效也。惟蒋之证情轻，故四分已足。老妇之证重，故加至三钱。若狃（niǔ 扭。因袭，拘泥）于蒋之四分，而援以为例，设遇重证当用三四钱者则殆矣。

2. **丘疹（弓形红斑）** 徐某某，男，28岁，工人。1962年12月10日初诊。自诉3年来每逢冬季两手背面发疹剧痒，二便自调，饮食如常。检查两手背面有散在性丘状疱疹，突出皮肤表面，如绿豆大，部分融合成斑片，色暗红。舌苔薄白，脉象浮缓。证属风寒外束，湿邪蕴阻，以致营卫不和，治以调和营卫，祛风化湿。处方：桂枝、苍术皮各6g，炒赤芍、丹参各9g，生姜皮、生甘草各3g，红枣5枚。4剂后，丘疹红斑接近消失，痒瘥，苔仍薄白，脉象浮缓。续服4剂，两手背面皮损消退后未见新发，脉舌如前。再以养血和营，原方去姜皮，加鸡血藤9g、红花5g，以巩固疗效。（顾伯康.《浙江中医杂志》1965，5∶30）

按：本例取效的机制在于"桂枝本为解肌"祛风之剂。据本文作者报道，风疹、湿疹、弓形红斑等多种皮肤病，凡秋冬剧，春夏瘥，属风寒外袭、营卫不和者，均可用本方变通施治。若挟湿者，加二活、苍术、防己、赤豆以利湿化湿，兼营血不足者，加当归、丹参、首乌等以养血养阴。

3. **瘾疹（荨麻疹）**

（1）有一次，我看一个老年人，浑身出很严重的荨麻疹，越到夜晚痒得越厉害，睡不好觉。虽然是个小病，上了年纪的人了，也是影响健康的。找过很多大夫，凉血、清热、疏风、解湿毒的方子都服过，白鲜皮、地肤子、苦参、荆芥、防风也都用过，就是不好。我一看，他的脉浮而缓，就问他："你这个疹子除了浑身痒，还有没有其他的病证啊？"他说："我怕风，有时候还发热，发热的时候就出汗，出汗的时候就怕风。"这就和桂枝汤证发热、汗出、恶风、脉浮缓的主症吻合了，所以我毅然开了桂枝汤的原方，并嘱咐他吃药以后喝点儿热粥，盖上被子出点儿汗。果然，他吃药以后汗出了，疹子就退了，后来就掉疹子的皮屑，病就好了。从这个病例，我们可以看出抓主证的重要性。（《刘渡舟伤寒论讲稿》第36页）

（2）冯某某，女，本院学生。患风疹病7年余（西医诊为"荨麻疹"），服中西药后效不显，皮肤瘙痒，时发时止，风疹团块泛现周身。初诊时曾投以当归饮子7剂，不效。二诊时改以麻黄连轺赤小豆汤，又不效。反复再诊，询知恶风明显，易汗出，舌淡有痕，更投桂枝汤加生黄芪，益气固表，调和营卫。处方：桂枝12g，白芍12g，生姜3片，大枣7枚，炙甘草6g，生黄芪12g。连服5剂，疹消痒止。后以四物汤加桂枝以疗其经少色淡，其病亦愈。数年后探望母校，告之其病未发。（《伤寒论临床应用五十论》第207页）

原按：营卫不和可致自汗出，医人皆知。殊不知在表之营卫不和亦可致风疹身痒。《伤寒论》第23条曾云"太阳病……面色反有热色者，未欲解也，以其不能得小汗出，身必痒"，因其为外感风寒所致，故以桂麻各半汤治之。本案非外邪所感，乃杂病之营卫不和，身痒自汗，故投桂枝汤加味而愈，不在解表邪，而旨在调营卫。

上述验案所谓"风疹"，即《金匮要略》第5篇第3条所述"瘾疹"。

（3）姚某某，女，32岁，家务。1964年5月25日初诊。自诉肌肤寒凛已有数年。近年皮肤作痒，如虫行感。检查：皮肤间无明显皮损，划痕试验阳性，舌苔薄，脉浮缓。证属血虚风邪外客，营卫不和，气血失调，以致肌肤失于濡养……治以调和营卫、养血祛风。处方：桂枝4.5g，白芍、当归各9g，生姜2片，大枣5枚，炙甘草3g。服11剂后，肌肤瘙痒减轻，肢体寒凛亦渐温和，续服原方7剂，获愈。（顾伯康.《浙江中医杂志》1965，5∶30）

按：此例即西医学所述的“划痕性荨麻疹”。

（三）妇科病

1. **月经后期** 王右，无表证，脉缓，月事后期而少，时时微恶寒，背部为甚，纳谷减，此为血运迟滞，胃肠虚弱故也，宜桂枝汤以和之。川桂枝三钱，大白芍三钱（酒炒），炙甘草三钱，生姜三片，大枣十二枚。（《经方实验录·附列门人治验》第8页）

原按：……于此有一要点须注意及者，即本案王右服桂枝汤后是否汗出也？曰：不汗出，但觉周身温暖而已。然则桂枝汤果不能发汗乎？曰：发汗与否乃服后之现象。服后之现象等于方药加病证之和，非方药可得而独专也。详言之，桂枝汤必加中风证，乃得“药汗”出；若所加者非中风证，而为如本案之里证（姑名此以别于太阳中风之表证），必不得汗出，或纵出而其量必甚微，甚至不觉也。吾人既知此义，可以泛应诸汤。例如服麻黄汤而大汗出者，必其人本有麻黄汤证；服承气汤而大下者，必其人本有承气汤证。反之，加麻黄汤于承气证，加承气汤于麻黄证，则欲下者未必剧汗，欲汗者未必剧下，有可断言者。然而病之形能既乱，于是坏病成矣。

或问曰：“桂枝汤既能治表证，又能治里证，表里不一，方药却同，亦有仲圣之言可资证明乎？”曰：“师曰：妇人得平脉，阴脉小弱，其人渴，不能食，无寒热，名妊娠，桂枝汤主之。”夫曰“无寒热”，非即无表证之互辞乎？曰“不能食”而“渴”，非即胃肠虚寒，不能化谷食为精微乎？曰“名妊娠”，非即谓无病而更无表证乎？

或又曰：若是论之，桂枝汤直是一首补方，纵令完全无病之人，亦可服此矣。曰：何莫不然？惟严格言之，平素肠胃实热，血压亢进之人，究不甚宜，毋须一试。若夫素体虚寒之老人及妇女服此，诚有意想不到之效力。故仲圣以本汤为温补主方，加桂即治逆气冲心，加附子即治遂漏不止，加龙骨牡蛎即治盗汗失精，加白芍饴糖即治腹中痛，加人参生姜芍药即治发汗后身疼痛，更加黄芪当归即泛治虚劳，去白芍加生地麦冬阿胶人参麻仁，即治脉结代心动悸，无一非大补之方。综计伤寒论中，共一百一十三方，由桂枝汤加减者乃占二十余方。然则仲圣固好用补者也。谁谓伤寒方徒以攻劫为能事乎？

曹颖甫曰：本案桂枝汤证亦当属诸太阴。盖桂枝汤一方，外证治太阳，内证治太阴，仲师于两篇中既列有专条矣，此又何烦赘说！惟以此治太阳证，人所易知，以之治太阳病之系在太阴者，为人所不信，自有此验案，益可见仲师之言，初无虚设矣。夫仲师不云太阴病，腹满而吐，食不下，自利腹痛乎？设太阴病遇浮缓之太阳脉，即桂枝汤证矣。

2. **月经先期伴不孕症** 张某，26岁，初诊于1985年10月7日。婚后3年未孕，月经初潮16岁，一直先期，量多期长，色淡质稀，基础体温双相，卵泡期短，黄体不健。检查：形体消瘦，神疲乏力。肤色苍白，多年来时觉恶风自汗，微微发热，但体温正常，脉浮濡而略数，舌淡红苔薄白腻，腹诊无特殊。治疗：按太阳病中风证论治，投以桂枝汤3剂解肌祛风、调和营卫、温摄经血。桂枝、生白芍、炙甘草各10g，大枣5枚，生姜5片。针刺风池2，风门2。针药后恶风稍减，自汗略敛，发热转微，脉浮濡不数。上方加当归10g、川芎6g。继服7剂。当月经适期来潮，量中，色暗红，偶有恶风自汗。桂枝汤加味，桂、芍量减半守方半月，诸症悉除，停药观察，月经未来而有妊，后足月产一女婴。（娄绍昆.六经辨证治疗不孕症.中华中医药学会第十四届仲景学说学术研讨会，2006∶432）

原按：此案患者，用伤寒六经辨证来分析，属持续多年的太阳中风证，她虽有“恶风自汗，微微发热”等自觉症状，但由于体温正常，就没有引起医家应有的重视。此案治疗时由于严格掌握太阳中风的基本脉症，并且重视患者的体质药证（形体消瘦，肤色苍白，恶风自汗等属于“桂枝体质”）。然后综合各方面的情况，选择了桂枝汤。由于方证契合，针药并用，多年月经先期之病，短期之内一举纠正，随后就出现李梴所论述的“妇人月水循环，纤疴不作而有子”的可喜疗效。

（四）儿科病

1. **伤风** 和寒张奇峰女，周岁余，咳嗽发闷，潮热不乳，虚汗淫淫。迎余视疗，但见小儿鼻窍壅塞，偎藏母怀，此属外感伤风之症。当用仲景桂枝汤：桂枝尖一钱，白芍一钱，甘草一钱，大枣一个（去核），生姜两片。煎成令儿饮两酒杯，病减半，又服两酒杯，诸症皆愈。〔《二续名医类案》（翟竹亭·湖岳村叟医案）第3247页〕

2. **急惊风** 柯某之长子，年1岁半，住云南省昆明市原铁道分局。1922年阴历9月初6日晨，寐醒抱出，冒风而惊，发热，自汗，沉迷，角弓反张，手足抽搐，目上视。指纹赤而浮，唇赤，舌淡白，脉来浮缓。由于风寒阻遏太阳经气运行之机，加以小儿营卫未充、脏腑柔嫩、不耐风寒，以致猝然抽搐而成急惊风证。此为太阳肌表之证，以仲景桂枝汤主之，使中于太阳肌腠之邪，得微汗而解。桂枝 10g，杭芍 10g，甘草 6g，生姜 10g，小枣 7 枚。加粳米一小撮同煎，嘱服后温覆而卧，使得微汗。1 剂尽，即熟寐，汗出热退，次日霍然。（《吴佩衡医案》第 2 页）

按：小儿病多发病急，发展快。本案之要在于急治，倘失治、误治必生变逆。案中方证相符，故一战成功。

3. **漏汗**　李某，男，1 岁半。3 日前因发热，经他医诊为感冒，注射复方氨基比林，口服安乃近后，出现大汗淋漓，体温降至 35℃，面色苍白，精神萎靡不振，呼吸低微，虽补液仍大汗不止，来院急诊。观其指纹青淡不沉，予桂枝汤加味：桂枝、白芍各 4g，枣仁、生龙骨、牡蛎各 5g，甘草 2g，生姜 1 片，大枣 2 枚。水煎频服，2 剂竟愈。（张学文.《浙江中医杂志》1992，9：420）

按：吴鞠通《温病条辨·解儿难·儿科总编》中指出："其用药也，稍呆则滞，稍重则伤……"小儿稚阴稚阳之体，脏腑娇嫩，易虚易实。上述患儿过汗伤及阳气，卫外不固大汗淋漓，虽用补液，仍汗出不止。今用桂枝汤滋阴和阳，固表止汗，加宁心敛汗之枣仁、生龙牡等，收到立竿见影之功。

4. **盗汗（肺部感染）**　曹某某，男，13 岁，学生。1979 年 8 月 10 日就诊。患孩以盗汗多来诊。询其病史，长期寝汗如洗，凡入睡后即遍身汗出，形体瘦小，饮食尚可，二便正常，脉缓弦细，舌苔薄白润。血常规：白细胞 12×10^9/L，中性 0.8，淋巴 0.6。胸透肺纹理增粗，左肺有条状阴影。诊断为肺部感染。拟用桂枝汤加味：桂枝6g，白芍6g，炙甘草3g，生姜3片，大枣3枚，桑白皮 10g，生龙牡各 10g。每日 1 剂，水煎分 2 次服。服 2 剂后，盗汗止，无任何不适，脉缓略弦。血象：白细胞 8×10^9/L，中性 0.6，淋巴 0.2。胸透：肺纹理增粗。药已见效，再进 2 剂，以资巩固。服完 4 剂后，血象正常，胸透肺无异常。停药观察。半年随访，病未复发，一如常人。（《伤寒实践论》第 8 页）

原按：盗汗属于肺部感染或肺门淋巴结核者并不少见，尤以 3~5 岁小孩多见。一般视为炎症，多用西药抗炎、中药清热治疗，但疗效并不理想。本案经诊断为肺部感染，病机证候为营卫不和，故用桂枝汤加味取效。笔者治小儿寝汗多例，以桂枝汤加生龙牡或加浮小麦、凤凰衣，均获良效。

5. **咳嗽（病毒性肺炎）**　张某某，13 个月。患儿咳嗽 20 天，发热 18 天。在某某医院检查诊断为"病毒性肺炎"。经青、链、金霉素及中药宣化清热剂治疗无效，于 1962 年 9 月 1 日转入我院。入院时症状和体征：体温 39℃，精神欠佳，面皖少华，呈慢性病容，不思饮食，微有咳嗽痰声，周身有汗，睡中尤甚，小便不黄，大便三日未行。舌质不红，苔薄淡黄，脉细弱而数。肺部听诊：两肺有散在细小啰音。据此见症，是属肺气不足、营卫失和之象。治宜调和营卫，佐以宣肺化痰。药用桂枝汤加瓜蒌皮、紫菀、川贝、桔梗、冬瓜子。4 剂后发热稍退（38℃左右），呈起伏状，唇周青紫消失，咳嗽减轻；再服 4 剂诸症悉平，体温正常，肺部啰音基本消失。再以轻宣和中之品调理，于 9 月 11 日痊愈出院。（孙溥泉.《陕西中医药》1979，11：37）

按：患儿虽有肺炎之诊，实属中风之证，予桂枝汤加宣肺化痰之品，标本兼治，8 剂而痊愈。因此，临床之际要以辨证为主，有是证则用是药，切不可拘泥于现代医学的病名而贻误治疗。

6. **麻疹**

（1）同病异治案　在跟师应诊中，刘老师反复强调"一证一得"。有一次，出诊天心阁，患者是一对姐妹，同时患麻疹。其姐发热面红，目赤畏光，苔黄纹紫，疹点已现而色红；其妹面白身冷，微微汗出，偎在母亲怀中，苔白纹青，疹点隐隐可见而色淡红。我当时认为都应透疹，都可给以宣毒发表汤。柳老师却说，前者固可，后者断不可！而改用了桂枝汤，并且再三叮嘱病家，只能煎服一次。走出门来，他说这两个孩子当晚都可以出齐疹子，次日果如其言。我对用桂枝汤思而不解。柳老师道："善诊者，先别阴阳；临证时，须知顺逆。慎思之，明辨之，而后方可言立法处方用药。"接着他剖析道：其姐顺证显见，法当辛凉宣透，故用宣毒发表汤以助之，其疹自透；其妹正气不足，营卫失调，表邪未解，疫毒内攻，故用桂枝汤解肌发表，调和营卫，则阴证见阳，其疹必透，若再服一次，就会助热伤阴。这样"一证一得"的学与练，事半功倍，效益明显。〔《名老中医之路·第一辑》第 375 页〕

（2）"桂枝下咽，阳盛则毙"案　我们教研组以前有一个陈慎吾老大夫，他对我们讲过一个

出麻疹的孩子，因为误用了桂枝汤而致死的例子。真是应了“桂枝下咽，阳盛则毙”这句话。（《刘渡舟伤寒论讲稿》第31页）

（五）五官科病

1. **鼻鼽（过敏性鼻炎）** 黄某某，女，29岁，小学教师。1975年1月14日来诊。患者自述：阵发性鼻痒，喷嚏连声，流白色清涕，鼻塞，头痛，反复缠绵两年之久，冬季寒风刺激后尤重。曾经中西医多次治疗未效。处方：桂枝、白芍各9g，炙甘草4.5g，生姜3片，大枣5枚。另加葶苈子15g、蝉蜕9g，二味研末分3次吞服，汤药送下，一日服完。用上方6剂，病者自述已痊愈。（来春茂.《新中医》1978，1：4）

按：《刘完素六书》说：“鼽者，鼻出清涕也。”又说：“嚏，鼻中痒而气喷作于声也。”可知古人所谓鼻鼽与过敏性鼻炎很类似。该案着眼点在“冬季寒风刺激后尤重”。故以桂枝汤为主方调和营卫而收功。

笔者以桂枝汤为主方治疗“鼻炎”亦有经验。患者多为素有慢性鼻炎，因外感风寒而“鼻炎”症状复发或加重，经治表证已轻或已解，而鼻塞流涕等鼻部症状明显，其“脏无他病”，笔者以桂枝汤（桂枝、白芍各15~30g，生姜、甘草各10~20g，大枣6~12枚）合苍耳子散（苍耳子、辛夷、白芷、薄荷各10~15g），再结合辨证适当加味，于近几年来治疗二三十例，多在服用3~5剂即取得明显疗效。

2. **眼病** 梁某某，男，31岁。自述眼不能睁大，干涩怕光，视物不清。眼科诸法治疗3个不效，见其颜面色黄，体质较差，白睛微红不肿，脉象偏弱等征象。确认此非急性风火眼病，不能清热泻实，又不宜大补气血。乃属整体营卫失调、气血不和影响到局部，使目失养。令服桂枝汤3剂，时过1周，基本恢复正常。（门纯德.《山西医药杂志》1979，1：25）

【临证指要】 桂枝汤具有调和营卫、解表和里之功用，其临床用途极为广泛。凡由于营卫失和，或阴阳、气血失调所致的内、外、妇、儿、皮肤、五官等各科疾病，皆可以桂枝汤原方或适当加味治之。方证相对，营卫调和，气血通畅，诸病可愈。

【实验研究】 桂枝汤对体温、汗液分泌、肠道蠕动、免疫功能亢进或抑制等方面均有双向调节作用；本方还有抗病毒、抗炎、镇痛、抑制迟发型超敏反应、增强应激能力等功能。

【原文】 太阳病，头痛，发热，汗出，恶风，桂枝汤主之。（13）

【提要】 承上条论桂枝汤的主治证候。

【简释】 本条所述太阳病四个症状，从头痛、发热、恶风三个症状，难以分辨是中风表虚证还是伤寒表实证，惟汗出一症才是桂枝汤证的突出特点。柯琴：“此条是桂枝本证，辨证为主，合此证即用此汤，不必问其为伤寒、中风、杂病也。今人凿分风寒，不知辨证，故仲景佳方置之疑窟。”（《伤寒来苏集·伤寒论注·桂枝汤证上》）

【原文】 太阳病，项背强几几[1]，反汗出恶风者，桂枝加葛根汤主之。（14）

桂枝加葛根汤方：葛根四两，桂枝二两（去皮），芍药二两，生姜三两（切），甘草二两（炙），大枣十二枚（擘）。上六味，以水一斗，先煮葛根减二升，内[2]诸药，煮取三升，去滓，温服一升。覆取微似汗[3]，不须啜粥，余如桂枝法将息[4]及禁忌。

【注脚】

〔1〕几几：病人项背拘紧不柔和之状，甚者“不能展顾之貌”（尤在泾）。成无已《注解伤寒论》云：“几几，音殊，短羽鸟飞几几也。”

〔2〕内：音义同“纳”，加入之意。

〔3〕覆取微似汗：似，助词，用在动词前相当于“地”；用在名词前相当于“的”。前第12条之所谓“微似有汗”，就是“微微地汗出”；本条的“覆取微似汗”，就是“用被子覆盖患者，让他取得微微的汗液”。后文凡桂枝汤类、葛根汤类、麻黄汤类等发汗解表剂，皆采取“覆取微似汗”的原则。

〔4〕将息：调养，护理，并包括服药法。

【提要】 太阳中风兼太阳经气不舒的证治。

【简释】 太阳之经腧在背，太阳病，邪入于腧而经气不舒，故项背强几几。后文第31条曰：“太阳病，项背强几几，无汗恶风，葛根汤主之。”两条相比较：彼曰“无汗”，为表实证；此曰“汗出”，为表虚证。“项背强几几”多见于太阳病表实证，而今见于表虚证，故曰“反”。如此证候，治宜桂枝汤以解肌，加葛根以疏通经脉之气，而解经腧之邪也。

【方证鉴别】

桂枝加葛根汤证与葛根汤证（31） 桂枝加

葛根汤，如太阳桂枝汤例；葛根汤，如太阳麻黄汤例，而并加葛根者，以项背几几，筋骨肌肉，并痹而不用，故加葛根以疏肌肉之邪，且并须桂、芍、姜、枣，以通营卫之气。(《伤寒贯珠集·太阳篇下·太阳类病法》)

【验案精选】

1. **太阳中风项背强几几** 庚戌，建康徐南强，得伤寒，背强，汗出，恶风。予曰：桂枝加葛根汤证。病家曰：他医用此方，尽二剂而病如旧，汗出愈加。予曰：得非仲景三方乎（按：桂枝加葛根汤，按宋本《伤寒论》次序为太阳上篇第三方）？曰：然。予曰：误矣！是方有麻黄，服则愈见汗多，林亿谓止于桂枝加葛根汤也。予令去（按：谓去方中麻黄）而服之，微汗而解。(《伤寒九十论·桂枝加葛根汤证第十九》)

按：宋本《伤寒论》桂枝加葛根汤中，有麻黄三两，方后注云："臣亿等谨按仲景本论，太阳中风自汗用桂枝，伤寒无汗用麻黄，今证云'汗出恶风'，而方中有麻黄，恐非本意也。第三卷有葛根汤，证云'无汗恶风'，正与此方同，是合用麻黄也。此云'桂枝加葛根汤'，恐是桂枝中但加葛根耳。"当以此说为是，故去麻黄。案中说，"他医用此方"，即葛根汤，方中有麻黄，故服后"汗出愈加"。许氏用桂枝加葛根汤治之，取桂枝汤解肌祛风、调和营卫，葛根可疗伤寒中风头痛，解肌发表，且可鼓舞胃气上行，升津液以濡润经脉，以解项背拘急。方证相对，故"微汗而解"。

2. **杂病项背强几几**

（1）项背强痛 史某，男，37岁，汽车司机。1977年秋开始，头痛，眩晕，眼胀，项强直胀痛及背，牵连双肩酸楚，难以俯仰转侧。驾驶车辆时，头项活动受限，严重影响工作。夜间卧床，必须垫上三个高枕；病重时，闭眼则觉眩晕，甚而被迫睁目不眠。西医查无明显指征，仅血压稍高。经常服用镇痛、安眠剂，无明显效果。1978年9月来诊。诊治：头痛，项背强痛，常自汗出，头项部特别恶风。躺下则头晕，夜卧不宁。1年来，逐渐加重，驾驶汽车日感困难。舌质淡红苔白滑润，脉浮濡。此系风湿外伤筋脉之"项背强几几"，属太阳病"柔痉"。法宜解肌祛风，濡润经脉。以桂枝加葛根汤主之。处方：葛根12g，桂枝9g，白芍9g，炙甘草9g，生姜15g，大枣20g。上方服2剂，诸症悉减。损益再进数剂，嘱其注意冷暖。半月左右病遂告愈。1979年5月17日随访，患者说，经范老治愈后，一直未再犯病，去年11月，驱车万里，远至东北，至今头项再无不适之感。(《范中林六经辨证医案选》第16页)

（2）项背拘紧，下利 刘某某，男，41岁。患病已3月，项背强紧，顾盼俯仰不能自如，自汗出而恶风。问其大便则称稀溏，每日二三次，伴有脱肛与后重等症。切其脉浮，视其舌苔白润。刘老辨脉浮、汗出、恶风为桂枝证；项背拘急而强几几为太阳经腧气血不利所致；大便溏薄，肛肠下坠后重，则为阳明受邪升清不利之象。大论云："太阳病，项背强几几，反汗出恶风者，桂枝加葛根汤主之。"仲景示人，有汗的用桂枝，无汗的用麻黄，故本证当用桂枝汤。项背强急，应加葛根，又大便下利，为"太阳与阳明合病"，而葛根能走上彻下，疏解"二阳"，切为病之所宜。桂枝15g，白芍15g，葛根16g，生姜12g，炙甘草10g，大枣12枚。服药后，不须啜粥，连服7剂，诸症皆爽然而愈。(《刘渡舟临证验案精选》第140页)

原按：本证在项背强急的同时，并见下利，下坠与脱肛，实补原方之所略也。后世有用本方治疗外感不解又有下利之证，每获效验。此外，本方用于治疗恶寒背部痹痛。以及下颌关节炎等，亦有较好疗效。

（3）项背拘紧而痛（颈椎骨质增生）

王某，年48岁，于1976年3月28日初诊。1周来，天气渐暖，患者于稍减衣被后，不明原因发现项背拘紧而痛，甚则转头不灵，曾用"按摩""针灸"治疗后，症状未明显改善而就诊。观其舌苔薄白，脉象稍弦，血沉正常，颈椎X线拍片，证实为第6、7颈椎骨质轻度增生。遂处方：葛根15g，桂枝10g，白芍18g，炙甘草10g，生姜10g，大枣4枚，羌活10g，防风10g。每日煎服1剂，服用3剂后，上述诸症已减大半，又服3剂而愈。(《伤寒论临床研究》第31页)

原按：本方常用于桂枝汤证而兼项背筋肉因失去津液濡养而发生拘急不舒的证候，很有功效。吾于临床常用以治疗颈椎病、落枕及着凉引起的项背筋肉疼痛拘急不舒者。

景玉玺，50岁，两渡小煤矿技术员。1984年12月10日诊。因颈项强痛不能转侧，不能长时间抬头，为减轻痛苦，颈向右歪，致成"斜颈"已半年。X片见颈2、3唇形增生。左臂及手指阵阵麻木，脉涩，舌淡。体质好，别无所苦，径投桂枝加葛根汤合止痉散和营解痉：葛根60g，桂枝15g，白芍90g，炙草30g，鲜生姜10

片，枣10枚，全虫12只与蜈蚣4条（研末冲服）。遵桂枝汤服法，啜粥助汗。上方连进5剂，斜颈消失，疼痛麻木亦愈。（《李可老中医急危重症疑难病经验专辑》第218页）

原按： 余经治骨质增生约300余例，资料散失，难作精确统计。肾主骨，治肾为本。“肾四味”、骨碎补，培元固本，善后服之，可以根治。分部用药：颈椎病，遵仲景法，葛根汤类方专理颈项，疏通太阳经腧，见效最速，主药葛根应60g以上。腰脊病，补肾督，强筋骨；四肢病，益气健脾化湿，以荣四末。寒湿骨痹，乌头汤用至止痛。胸椎病，瓜蒌薤白白酒汤合丹参饮。初治得效，以补阳还五汤大补气血；血肉有情补肾督；强筋壮骨，活血化瘀，虫类通络收功。（《专辑》第223页）

关于“肾四味”，即余常用之枸杞子、酒泡菟丝子、盐水补骨脂、仙灵脾。四药入肝肾，药性和平，温而不燥，润而不腻。益肾精，鼓肾气，温阳无桂附之弊，滋阴无熟地之弊。阴中有阳，阳中有阴，合乎景岳公“善补阳者，须从阴中求阳，则阳得阴助而源泉不竭；善补阴者，须从阳中求阴，则阴得阳升，而生化无穷”之妙。笔者凡遇下元亏损，肾阳虚未至手足厥逆，肾阴亏未至舌光无苔，而属肾气、肾精不足之证，证乃腰困如折，不能挺直，甚则腰弯如虾状，头目昏眩，记忆衰退，阳痿遗精，或小儿遗尿，或老人小便余沥，夜尿频多，足膝酸软或体虚易感冒等，求之于肾，治之效若桴鼓。贫穷病人可代价昂之鹿茸。上四味合盐巴戟肉、盐杜仲、骨碎补、川断、仙茅、沙苑子为“肾十味”，对男女不育、骨质增生、老年前列腺退化性病变、更年期综合征等，随症选用，疗效满意。（《专辑》第180页）

（4）痉证

痉挛性斜颈　王某，男，32岁，1980年8月5日初诊。自诉5小时前，无故突然头呈阵发性、不自主地向右上方倾斜。曾在某县医院注氯丙嗪50mg、庆大霉素8万U，病情无好转，急来我院诊治。既往身体健康，察舌质淡，苔薄白，脉缓。体检：发作时，先是头呈不规则细小的动摇，继则头逐渐向右上侧方倾斜或后仰，下颌向对侧扭转并稍向上，口张难合，两目上翻，并伴有项背强急、自汗、恶风、咽干等。每5~10分钟发作一次。西医诊断：痉挛性斜颈。中医辨证为外邪侵袭，营卫失调，太阳经腧不利，津液不布，筋脉失养。治宜解肌祛风，调和营卫，疏利经脉。方用桂枝加葛根汤：葛根15g，桂枝12g，杭白芍30g，炙甘草10g，大枣5枚，生姜3片。水煎服，日1剂，分2次服。服药2帖，病告痊愈，随访2年未复发。（《伤寒论通释》第45页王立恒医案）

僵人综合征　王某，女，52岁。平素易汗出，1985年10月感下肢抽搐疼痛，渐至颈项强，下肢僵直，不能下地，伴发作性呼吸困难，甚则窒息。经某医院诊断为“僵人综合征”。诊时头项强直，转侧不利，全身瘦弱，面色苍白，言语欠清，神情淡漠，双眼内收外展受限，双胸锁乳突肌、腹肌紧张，四肢张力高，反射活跃，双脚趾向足心拘挛，全身湿润有汗。舌质红，苔薄白，脉弦细。证属营卫不和、筋脉失养，治以桂枝加葛根汤：葛根30g，桂枝、生姜各10g，白芍12g，甘草5g，大枣5枚。连服30剂，汗止，周身有柔和感，加全蝎3g，研末冲服。又服30剂，全身拘急缓解，肌肉松弛柔和，语言清晰，虽有脚趾拘紧，已能下地行走。（《伤寒名医验案精选》）

按： 本案属桂枝加葛根汤的变治法。患者无明显外感诱因，显属杂病范畴。自汗一症，既为营卫不和之反映，同时又是导致诸筋失养的原因。此证虽无发热恶风等表证存在，但已具备了桂枝加葛根汤证营卫不和、津液不布、筋脉失养的病机特征，故投以桂枝加葛根汤。二诊时加入全蝎，意在加强通经活络、息风止痉之力。方证相对，故获良效。如果适当加大剂量，是否会缩短病程，临证应深入探讨。

（5）药毒　某女，14岁，中学生。因食用不洁饮食而出现恶心呕吐，腹泻，为稀水样便，伴有腹痛。在某医务室诊断为“急性肠胃炎”，予口服甲氧氯普胺10mg，每日3次，以及黄连素、诺氟沙星、颠茄等药。服药1天后出现颈项强直，转侧不利。来诊时见患者头歪向一侧，不能转动，异常痛苦，伴有头晕、嗜睡、乏力、周身微汗出等症状。舌质淡红、苔薄白，脉缓。结合患者曾服用甲氧氯普胺，考虑为甲氧氯普胺引起的锥体外系反应。中医属于痉证范畴。予桂枝加葛根汤和营解肌。药用：桂枝8g，白芍10g，大枣10g，生姜3片，甘草6g，葛根20g。2剂，水煎服。上方服用3小时后，颈项强直明显缓解，头部转动基本自如，6小时后诸症消失。以后又遇1例，仍用此方，服用5小时后症状消失。（周东海.《中医杂志》1999，4：199）

原按： 目前，许多西药均有不良反应及毒性，而用中药能解除其不良反应已被人们重视且在临床运用。此病例重用葛根既可解肌，又可解药毒。《神农本草经》即记载葛根“解诸毒”。据现代药理研究，葛根可以增加脑循环血量，能有效地解除“项紧”症。

按： 上述八个案例表明，桂枝加葛根汤可视为治“项背强几几”为主症的多种疾病的专方。笔者亦用本方治疗以项强为主的患者2例，取得疗效。

3. **面瘫（面神经炎）** 张某某，女，26岁。时值炎夏，乘长途汽车返乡，面朝敞窗而坐，疾风掠面，当时殊觉凉爽，抵家却发觉左侧面部肌肉拘急不舒，口眼㖞斜。视其舌苔白而润，切其脉浮。辨为风中阳明经络，正邪相引所致。治当疏解阳明之风邪，兼以缓急解痉为法。桂枝9g，白芍9g，生姜9g，大枣12枚，炙甘草6g，葛根15g，白附子6g，全蝎6g。仅服2剂，汗出邪散而病愈。（《刘渡舟临证验案精选》第138页）

原按：面部为阳明经所行。手阳明经“其支者，从缺盆上颈贯颊”；足阳明经起于鼻之交頞（鼻梁）中，循鼻外入齿挟口，绕承浆，循颐，出大迎，循颊车，上耳前。风中阳明经络，阻碍经络气血不利，经脉拘急，发为口眼㖞斜。正如《金匮要略》所说：“……络脉空虚，贼邪不泻，或左或右，邪气反缓，正气即急，正气引邪，㖞僻不遂。”选用桂枝加葛根汤治疗，在于本方既能解肌祛风以散邪，又能疏通阳明经络以解痉，敷畅营卫，升津滋脉为特长。加白附子、全蝎者，以增强祛风之力。桂枝加葛根汤有双向调节作用，散中有补，通中能润，祛邪扶正。近世多用于治疗颈椎病之头项强痛、冠心病的胸背疼痛等症状，效果理想。

4. **小儿下利（急性细菌性痢疾）** 张小妹，女，1岁。于1961年8月19日发热一日，腹泻10多次，粪便带红白黏液，经昆明市红十字会医院诊断为“细菌性痢疾”收住儿科病房治疗。据住院病例所载，8月22日大便培养报告检出志贺菌。8月22日起用氯霉素治疗。8月24日加用多黏菌素，并加服清热解毒止痢中药。但腹泻不止，体温仍39℃左右（肛温）。8月28日血象，红细胞$3.15\times10^{12}/L$，血红蛋白60g/L，白细胞总数$13.6\times10^{9}/L$，中性0.68，淋巴0.3，单核0.02。病孩住院10日，经用多种抗菌药物及中药治疗，仍未见好转，于8月29日邀余会诊。当日下午诊视，见患儿卧床，正在输液，面红身热，体温40.5℃（肛温），衰弱无神，唇口干燥，眼眶凹陷。但见其母频频喂饮，时闻啼声，气息低弱，不思乳食，自汗出，稍动则易惊惕。询及今日大便已10余次，每次数量不多，红白黏液混杂，小便短少。指纹色赤而浮，舌苔粉白。此系内伤饮食，复感表邪，表证不解，邪气又陷入阳明，遂成太阳阳明合病下痢之证。如过早施用清热止痢及苦寒泻下之剂，易伤里气，若表邪深陷，则痢无止期，此证已属二阳合病，当以解表兼以升提陷入阳明经邪之法治之。建议暂停前面所用中西药物，拟桂葛汤1剂。处方：桂枝10g，葛根10g，杭芍6g，生姜2小片，大枣3枚，甘草3g。当晚喂服2次，至夜有微汗出，身热稍退，体温39℃（肛温）。次晨又煎服第3次，日内照方服完2剂。每次喂药后片刻，均有热汗徐徐外出。于30日晚体温降至37.8℃（肛温），大便终日未见泻痢。9月1日复诊：体温37.2℃（肛温），大便3次，已为粪质，色黄而溏薄，未见脓血状物。其母所述，患儿热退之后不再发惊，能安静，稍进乳食。此时虽然发热已退，腹泻已止，但见面色转淡，嗜卧无神，指纹色淡仅隐隐可见，口唇回润，干渴之状已不见，舌苔转白转润。此系病邪已退，中焦脾胃虚弱，须当调补中气、健运脾胃以善其后，拟归芍理中汤加味治之。上方连服3剂，9月4日诊视，患儿于服药后第二、三日，均未解大便，一切情况尚好，今日大便2次，色黄微溏，体温已平，精神转佳，乳食如常。9月1日和5日曾各取大便标本做细菌培养，均未检出痢疾杆菌，遂调理数日，痊愈出院。（《吴佩衡医案》第26页）

按：本例之病因病机及脉证所见，属“太阳与阳明合病”而以“下利”为主症。病从表陷里者，仍应由里达表，故用桂枝汤通阳和营以解在表之邪，加葛根升提透达，使内陷之邪由表而出，此即“逆流挽舟”之法。之所以疗效快捷，除了方法得当外，关键是“日内照方服完2剂”，此乃仲景桂枝汤服法，不可不师。

【临证指要】 桂枝加葛根汤主治太阳中风表虚证兼项背强几几者并可用于治疗符合本方病机、主症的多种杂病。

【实验研究】 桂枝汤的实验研究详见前文。葛根具有解热、扩张冠状动脉、扩张脑动脉、增加心脑有效血流量、减少耗氧量等作用。

【原文】 太阳病，下之后，其气上冲〔1〕者，可与〔2〕桂枝汤，方用前法〔3〕。若不上冲〔1〕者，不得与之。（15）

【注脚】

〔1〕气上冲……不上冲：气上冲代指表证仍在，不上冲代指表邪内陷。

〔2〕可与：《伤寒杂病论》用方的说法不同，多数曰“主之”，其次曰“宜”，少数曰“宜……主之”，个别曰“可与”。刘渡舟先生认为：“主之”是临证决定的意思，也就是非此方不可。

“宜”和“主之”较为接近，是应该的意思。“可与”和“主之”“宜”就大不相同了，是设法预变的意思，带有一定商榷的口吻。

〔3〕前法：指前条桂枝汤方后的煎服法。

【提要】 太阳病误下后的不同证情及治法。

【简释】 太阳病，应从表解，反用下法，易使邪气内陷致变。证情的关键在于其气上冲与不上冲。成无已说：“太阳病属表，而反下之，则虚其里，邪欲乘虚传里，气上冲者，里不受邪而气逆上与邪争也，则邪仍在表，故当复与桂枝汤解外。其气不上冲者，里虚不能与邪争，邪气已传里也，故不可更与桂枝汤攻表。”（《注解伤寒论》）

【原文】 太阳病三日，已发汗，若吐，若下，若温针〔1〕，仍不解者，此为坏病〔2〕，桂枝不中〔3〕与之也。观其脉证，知犯何逆，随证治之。桂枝（按：《玉函》卷二有“汤”字）本为解肌〔4〕，若其人脉浮紧，发热汗不出（按：《玉函》《千金》《翼方》卷九“汗不出”并作“无汗”二字）者，不可与之也。常须识〔5〕此，勿令误也。（16）

【注脚】

〔1〕温针：是针刺与艾灸合并使用的一种方法，即针刺一定穴位，将艾绒缠于针柄上点燃，使热气透入。

〔2〕坏病：施治不当所致变病。柯琴：“坏病者，即变证也。”

〔3〕不中：不适合。《论语·子路》：“刑罚不中，则民无所措手足。”

〔4〕解肌：“肌，肤肉也”（方有执）。解肌指发肌肉之汗以祛风邪，与麻黄汤发皮肤之汗不同。

〔5〕识：铭记。

【提要】 承上条论太阳病误治而致坏病的处理原则以及桂枝汤的功用与禁忌证。

【简释】 患太阳病历经数日，用发汗，或吐、或下、或温针等法治疗，病仍不解，此为坏病。几经误治的坏病，不可再与桂枝汤。应当仔细观察其脉证，明确其所犯的何种错误，随着误治所造成的坏病证候，进行恰当地治疗。桂枝汤是治太阳中风的主方，为解肌发汗祛邪而设，适用于脉浮缓、发热、汗出等症。若脉浮紧、发热、汗不出，此为太阳伤寒，当用麻黄汤。临床要铭记辨证论治的法则，切勿妄治。

按： 条文“观其脉证，知犯何逆，随证治之”一句，不仅仅是治疗“坏病”的法则，而且是治疗一切疾病的总则。因为，任何疾病，热病也好，杂病也罢，无不根据四诊合参，全面分析病人的临床表现，从而判断病因病机，然后确立治法，并处方、用药。如此“观其脉证，知犯何逆，随证治之”，是中医临床的大经大法，岂能粗略读过！

【原文】 若酒客病，不可与桂枝汤，得之则呕，以酒客不喜甘故也。（17）

【提要】 以酒客为例，提示湿热内蕴者禁用桂枝汤。

【简释】 嗜酒之人，久必伤脾，脾失健运，湿热内生。若酒客患太阳病桂枝证，不可与桂枝汤。若误服桂枝汤辛甘温之剂，辛温助热，味甘酿湿，胃失和降而上逆，则发生呕吐。辛甘温的桂枝汤对酒客家患中风不可用，可辨证采用辛凉透邪、甘淡微苦化湿之法。

【原文】 喘家作，桂枝汤加厚朴杏子佳。（18）

桂枝加厚朴杏子汤方：桂枝三两（去皮），甘草二两（炙），生姜三两（切），芍药三两，大枣十二枚（擘），厚朴二两（炙，去皮），杏仁五十枚（去皮尖）。上七味，以水七升，微火煮取三升，去滓，温服一升。覆取微似汗。

【提要】 论喘家而病太阳中风的治法。

【简释】 “平日素有喘之人，名曰喘家，喘虽愈，而得病又作，审系桂枝证”（陈念祖《伤寒论浅注》卷一）宜用桂枝汤加厚朴、杏仁，解肌祛风以除新邪，利肺降气以治宿喘。

【验案精选】

1. **喘家太阳中风** 吴某，女，6岁，1989年2月初诊。其母代述：因外出玩耍，回家后便鼻塞流涕，继之咳嗽喘闷，汗出，遇风寒加重，舌质淡红苔薄白，脉浮缓。询问病史，曾有过哮喘。查白细胞总数及中性稍高，两肺听诊无湿性啰音，有哮鸣音。辨证：此乃外感风寒，营卫不和，肺气不宣。治法：解肌祛风、调和营卫、宣肺平喘。方药：桂枝6g，白芍6g，杏仁6g，厚朴5g，生姜3片，大枣5枚，甘草3g。水煎，

饭后服，每日1剂。服2剂药后，喘减轻、汗出微，再进2剂而愈。1个月后随访未发。（《伤寒论通释》第49页冯华医案）

2. 太阳中风兼喘咳

（1）刘某某，男，33岁，内蒙古赤峰市人。1994年1月5日初诊。感冒并发肺炎，口服“先锋Ⅳ号”，肌内注射“青霉素”，身热虽退，但干咳少痰，气促作喘，胸闷，伴头痛，汗出恶风，背部发凉，周身肌节酸痛，阴囊湿冷，舌苔薄白，脉来浮弦。证属太阳中风，寒邪迫肺，气逆作喘。法当解肌祛风，降气止喘。桂枝10g，白芍10g，生姜10g，炙甘草6g，大枣12g，杏仁10g，厚朴15g。服药7剂，咳喘缓解，仍有汗出恶风，晨起吐稀白痰。上方桂枝、白芍、生姜增至12g。又服7剂，咳喘得平，诸症悉除。医院复查，肺炎完全消除。（《刘渡舟临证验案精选》第22页）

（2）李某某，女，某大学教授，57岁。1992年3月12日来诊。自诉感冒数天，发热，喘咳，闷气，汗出，自服西药及中成药若干，喘咳发热不减。其汗出恶风甚，不敢在室内走动，动则恶风，舌白脉促急，喘咳无痰，咽无红肿痛，二便无热象，遂投桂枝加厚朴、杏子汤，调和营卫以解肌解表，加厚朴杏仁以下气止喘。处方：桂枝12g，白芍12g，生姜3片，大枣7枚，炙甘草6g，厚朴12g，杏仁12g。服上药3剂，热退汗止喘平。（《伤寒论临床应用五十论》第208页）

原按：桂枝加厚朴杏子汤所治之咳喘，绝无热象可言，这是使用本方的一个注意点。本案是太阳中风证兼喘咳，与第18条“喘家，作桂枝汤，加厚朴杏子佳”的素喘之人患太阳中风证而喘作，虽不尽相同，但其喘咳与太阳中风直接相关，故投之亦愈，既解其表，又定其喘。此类病多发生于体虚之人。

按：例1为太阳中风而余邪未尽证；例2为太阳中风而病邪正盛证，病情虽异，病机相同，方法则一，均获良效。

【临证指要】 桂枝加厚朴杏子汤适宜于太阳中风表虚证兼见肺病咳喘者，如慢性气管炎复感外邪。

【实验研究】 本方有镇咳平喘作用。

【原文】 凡服桂枝汤吐者，其后必吐脓血也。（19）

【提要】 里热盛者禁用桂枝汤。

【简释】 桂枝汤辛温解表且能助阳，里热病证自当禁用。本条以服桂枝汤后吐脓血为例，说明阳热内盛，或湿热蕴结之人，误服辛温之剂，以温助热，可致热伤血络等不良后果。所谓“桂枝下咽，阳盛则毙”，即此之类也。

按：“吐”，可见于病源于胃之呕吐与病源于肺之咳吐。从“吐脓血”三字着眼，吐血来自于胃，而吐脓多来自于肺，若与《金匮》第7篇肺痈病联系起来看，“吐脓血”是病源于肺也。

肺痈早期（表证期）“风伤皮毛”的证候与太阳中风的表现颇相类似，若不治病求因，详加辨证，误服了桂枝汤，则是以温热之药而治热毒内蕴之病，其结果是以热助热，“热伤血脉……热之所过，血为之凝滞，蓄结痈脓”，“其后必吐脓血”。因此，对于里热之人，桂枝汤不宜也，临床应谨记之。

【原文】 太阳病，发汗，遂漏不止[1]，其人恶风，小便难，四肢微急，难以屈伸者，桂枝加附子汤主之。（20）

桂枝加附子汤方：桂枝三两（去皮），芍药三两，甘草三两（炙）（按：据桂枝汤剂量，甘草应为二两），生姜三两（切），大枣十二枚（擘），附子一枚（炮，去皮，破八片）。上六味，以水七升，煮取三升，去滓，温服一升。本云[2]：桂枝汤，今加附子。将息如前法。

【注脚】

〔1〕遂漏不止：遂，因而；漏，指汗漏。

〔2〕本云：校勘语。也称“旧云”。

【提要】 论过汗伤卫阳而表不解的证治。

【简释】 太阳病的治法，虽然以发汗为主，但以漐漐汗出为佳。今发汗太过，伤及阳气，卫阳不固，故遂漏不止，其人恶风；汗漏于外，则津亏于内，故小便难（量少而不畅）；阴阳俱伤，四肢失于阳气的温煦与阴液的濡养，故四肢轻度拘急，屈伸不利。“是宜桂枝汤解散风邪，兼和营卫，加附子补助阳气，并御虚风也。”（《伤寒贯珠集·太阳篇上·太阳斡旋法》）

按：此条遥承第12条“……不可令如水流漓，病必不除”之戒，补出治疗方法。一般来说，桂枝汤发汗，不至于“遂漏不止”。故此条所谓“太阳病发汗”，盖指本为桂枝汤证，却用了麻黄汤峻汗之剂所造成的后果。

【方证鉴别】

桂枝加附子汤证与白虎加人参汤证（26） 柯琴：“漏不止与大汗出不同。服桂枝汤后，大汗出而大烦渴，是阳陷于里，急当滋阴，故用白虎加参以和之。用麻黄汤遂漏不止，是阳亡于外，急当扶阳，故用桂枝加附以固之。要知发汗之剂，用桂枝太过，则阳陷于里；用麻黄太过，则阳亡于外。因桂枝汤有芍药而无麻黄，故虽大汗而玄府仍能自闭，但能使阳盛，断不致亡阳。”（《伤寒来苏集·伤寒附翼·太阳方总论》）

【验案精选】

1. **太阳病发汗太过证**

（1）有一士人，得太阳病，因发汗，汗不止，恶风，小便涩，足挛曲而不伸。予诊其脉浮而大，浮为风，大为虚。予曰：在仲景方中有两证大同而小异，一则小便难，一则小便数，用药稍瘥，有千里之失。仲景第七证云：“太阳病，发汗，遂漏不止，其人恶风，小便难，四肢微急，难以屈伸者，桂枝加附子汤。”第16证云：“伤寒脉浮，自汗出，小便数，心烦，微恶寒，脚挛急，反与桂枝（汤）欲攻其表，此误也。得之便厥，咽中干，烦躁吐逆。”一则漏风小便难，一则自汗小便数，或恶风，或恶寒，病各不同也。予用第七证桂枝加附子汤，三啜而汗止。复佐以甘草芍药汤，足便得伸。（《普济本事方》卷第八）

（2）赵某，35岁，教员。平素阳气衰弱，因患伤寒，发汗后而病不解。医以疏风宣表之剂与之，服后1小时，大汗淋漓，过半日许，而汗仍漐漐不断，心烦躁扰不安，背觉恶寒，脉象虚弱无力，而寸尤甚。通过分析脉症，是知平素阳气不足，而汗剂又过其量，致汗出过多，阳气外越，真阳有欲脱之象。应以桂枝加附子汤与之。处方：附子10g，桂枝10g，芍药15g，甘草10g，大枣10枚，生姜3g。此证之所以亡阳，以汗出过多之故，如不敛其汗，而欲回其阳，恐不能很快达到目的，故方中重用芍药敛汗。1剂而汗减躁安，再剂而病愈。（《伤寒论临床实验录》第43页）

（3）王某，男，29岁，农民。1952年10月12日入院。患者因慢性骨髓炎住院2个月余。一天下午感到怕冷，头痛。医者给予非那西丁0.2g、匹拉米酮0.2g，一次服下，约半小时许，大汗不止，恶风，尿急，但无尿液。急邀中医会诊。检查：形体消瘦，面色萎黄，表情惶恐，全身大汗淋漓，四肢拘急，坐卧不宁，状甚危笃，脉沉微而数。诊为大汗亡阳。处方：桂枝10g，甘草10g，白芍10g，附子10g，生姜1片，大枣3枚。水煎服……当即配药煎服，服1剂汗止而愈。（于鹄忱.《山东中医学院学报》1979，3：59）

2. **阳虚感冒**

（1）顾某，卫气素虚，皮毛不固，动则汗出，忽感风邪，始则啬啬恶寒，淅淅恶风，继则翕翕发热，头项强痛，腰臀酸楚，间以恶心，自汗淋漓。迁延2日，病势有增，四肢拘急，屈伸不利，手足发凉，十指尤冷。延余就诊，见其面带垢晦，怯手缩足，自汗颇多，气息微喘。此太阳表证，卫虚未厥，必需一鼓而克之，否则顾此失彼，难保无肢厥脉沉之虞。乃处以桂枝加附子汤：桂枝9g，白芍12g，炙甘草8g，熟附片15g，生姜5g，大枣10枚。1剂而愈。（余无言.《江苏中医》1959，5：16）

（2）黄某某，女性，23岁，矿区搬运工人。代诉头痛，恶寒发热，身疼呕逆，手足拘挛，厥冷，其夫以为病势急，欲送医院治疗，因经济筹措困难，不得已，邀我诊，视其舌质嫩色淡，微罩白苔，诊其脉沉而弱，汗出肢厥。忖思汗出恶风，头痛发热，呕逆等，为桂枝汤证，手足拘挛，肢厥，属阳虚征象，脉证符合，遂予桂枝加附子汤：桂枝、杭芍、生姜、熟附片各9g，甘草6g，大枣4枚。水2碗，煎至1碗，嘱温服后静卧。当晚1剂服完，次晨步行来诊，自云证已减半，惟头痛身倦，原方再服2剂而愈。（吴秋平《江西中医药》1958，6：39）

3. **多汗形寒** 某，男，40多岁。感冒发热后，因多汗形寒不退来诊。询知头不痛，不咳嗽，四肢不酸楚，但觉疲软乏力。向来大便不实，已有10余年。诊其脉沉细无力，舌苔薄白而滑。有人因自诉感冒，且有形寒现象，拟用参苏饮。我认为参苏饮乃治体虚而有外邪兼夹痰饮的方剂，今患者绝无外感症状，尤其是发热后多汗形寒，系属卫气虚弱，再予紫苏温散，势必汗更不止而恶寒加剧。改用桂枝加附子汤，因久泻中气不足，酌加黄芪，并以炮姜易生姜，2剂即见效。（《谦斋医学讲稿》第140页）

4. **半身多汗** 某，男，34岁，干部，1970年8月6日初诊。患者自1954年起，从头顶起整个右半身，一年四季汗出如珠不止，常觉身寒肢冷、麻痹，头晕目眩，心跳气促，日渐消瘦，足软无力，睡眠不佳，历经中西医治疗，疗效不显。……大便时秘，小便一般。诊见面色无华，表情淡漠，语声低微，脉沉而弱，舌质淡红苔薄白。此为心肾阳气两虚，元气亏损。以桂枝加附子汤为主加味治之。处方：熟附子15g，桂枝6g，白芍12g，生姜12g，大枣15g，炙甘草4.5g，黄芪18g，党参15g，龙骨30g，牡蛎30g。每日1剂。再诊：服上药10剂后，患者精神较好、头晕、心跳、气促、麻痹等症状减轻，但汗出如故，乃将原方药量加重。处方：熟附子45g，桂枝18g，白芍21g，生姜18g，大枣10枚，炙甘草12g，党参30g，龙骨30g，牡蛎30g。每日1剂。三诊：上方共服10剂，服至第7剂后，汗出渐减。因患者过于亏损，乃照上方，每次加母鸡一只与药同煎。除服汤药外，另以鸡肉佐膳。每服药一次，汗即减少，疗效较显。计服药27剂，母鸡20只，至1970年10月病愈。（梁天照.《新医药通讯》1978，2：35）

按：本案取效的经验有三：一是辨证准确，方药得当；二是守方守法，并视病情加重剂量；三是将药补与食补相结合。

5. **十指疼痛** 范某，女。素体弱，感冒后发热微汗出，并十指疼痛，已10余日。诊其脉象沉细。此阳虚体质，感冒后邪未尽去而阳气不能达于四末之故。与桂枝加附子汤。附子初用2.4g，后增至4.5g。共服3剂痊愈。（《伤寒解惑论》第126页）

6. **梦魇** 孙某，女，38岁，工人，2002年7月3日诊。患梦魇已6年，睡眠中常觉心胸憋闷不能呼吸，行将窒息，呻吟呼喊，把家人吵醒。将其唤醒后，身出冷汗，惊魂未定，方知是梦。如是者愈发愈频，常二三日一作。昼日活动、工作皆可，微觉气短，胸闷，心悸乏力。多年求治，皆云“神经官能症”。予地西泮、谷维素、维生素B_1等，未能取效。亲友劝其祈神驱鬼。脉弦缓，此心气不足，胸阳不振，入夜阴盛之时，故尔胸闷憋气，予桂枝加附子汤主之：炮附子12g，桂枝12g，炒白芍12g，炙甘草7g，大枣4枚，茯苓15g，浮小麦30g。7月10日二诊：自服药后，未再出现梦魇，精力较前为佳。继服上方14剂。症除，脉力增。告其已愈，可停药。（《相濡医集》第338页）

原按：出自《肘后方》，属魂魄不守。辨证以桂枝加附子汤壮其心阳，心阳足则梦魇自除。

7. **产后恶风** 杨某，女，35岁，农民。初诊（1976年3月16日）：产后40余日，恶露仍断续未绝，近10余日又增恶风怯冷，不仅全身见风则恶，而且口腔牙齿亦甚怕风，张口时即觉冷风内窜，牙齿发冷难受，动则自汗，食欲尚可。观患者衣着较一般人厚，以巾裹头，在室内亦戴口罩，紧扎裤腿口。前医曾用过归脾汤、桂枝汤等乏效。脉沉细略弦，舌淡红苔白。分析此病乃新产气血亏耗，加之其肾气本虚，无力及时驱尽恶露，又治未得法，故迁延不愈，且进一步发展为真阳内虚、卫阳不固所致。治宜温阳固卫，佐以养血祛瘀，用桂枝加附子汤加味。处方：附片6g，桂枝6g，白芍12g，大枣6枚，炙甘草6g，生姜4片，当归12g，黄芪18g，川芎9g。3剂，水煎服。二诊（3月20日）：恶风显减，口腔牙齿已不恶风，可以不戴口罩，自汗减少，偶尔还有少量恶露流出，脉舌同上。仍守上方增附片3g，益母草21g，6剂，水煎服，并注意调理，遂愈。（《〈伤寒论〉辨证表解》第45页）

8. **鼻衄** 农业局职工孙某某，男性，35岁。10月病鼻衄，出血盈斗，两昼夜不止，曾服寒凉止血剂无效。脉微，口淡，身无热，二便自调，给服桂枝加附子汤，2剂痊愈。（李师舫.《浙江中医杂志》1958，10：35）

按：鼻衄者脉微，口淡，身无热象，二便自调，系阳虚不能摄血之候。以桂枝加附子汤扶阳和营，为治病求本之法。

【临证指要】桂枝加附子汤主治外感误治或内伤杂病之阳气不足、卫外不固所致的病症。

【实验研究】桂枝汤的实验研究详见第12条。附子具有强心、扩张冠脉与肢体血管以及消炎、镇痛等作用。

【原文】 太阳病，下之后，脉促胸满者，桂枝去芍药汤主之。（21）

桂枝去芍药汤方：桂枝三两（去皮），甘草二两（炙），生姜三两（切），大枣十二枚（擘）。上四味，以水七升，煮取三升，去滓，温服一升。本云：桂枝汤，今去芍药。将息如前法。

【提要】论太阳病误下后，胸阳受挫，表证未解的证治。

【简释】太阳病本应采用汗法，反误用下法，挫伤正气，邪气由表欲陷胸中，心胸阳气奋起抗邪，故脉促、胸满等。正气虽然受到误下的挫伤，但表邪尚未内陷，故用桂枝汤去芍药之阴柔，振奋心胸之阳气，宣散在表之邪气。

按：太阳病误下导致“脉促”，后文第34条与第140条有类似记述。这三条“脉促”之义有两种解释：一是指脉来急迫，一是指脉数而时一止。分析三条“脉促”之病机，结合临床之观察，以脉来急促更切合条文本义，其脉数而时一止者亦可用本方。

【验案精选】

胸闷、气短（心肌炎） 李女，46岁。患“心肌炎”，入夜则胸满气短，必吸入氧气始得缓解。切其脉弦而缓，视其舌淡而苔白。辨为胸阳不振，阴霾内阻之证。为疏桂枝去芍药汤，处方：桂枝10g，生姜10g，大枣12枚，炙甘草6g。2剂而症减。后又加附子6g，再服3剂而获愈。（《新编伤寒论类方》第11页）

【原文】 若微恶寒者，桂枝去芍药加附子汤主之。（22）

桂枝去芍药加附子汤方：桂枝三两（去皮），甘草二两（炙），生姜三两（切），大枣十二枚（擘），附子一枚（炮，去皮，破八片）。上五味，以水七升，煮取三升，去滓，温服一升。本云：桂枝汤，今去芍药加附子。将息如前法。

【提要】 承上条论误下后卫阳亦虚的证治。

【简释】 若误下之后，阳气损伤较甚，故不但胸阳受挫而胸满，而且卫阳不足而微恶寒。由于表证未解，阳气已虚，故用桂枝去芍药加附子汤助阳气，祛表邪。

按：《脉经》《金匮玉函经》《千金翼方》及《注解伤寒论》等，皆把第21条与22条连为一条，《伤寒贯珠集》亦如此。

【方证鉴别】

桂枝汤证（12）与桂枝去芍药汤证、桂枝去芍药加附子汤证 柯琴：“桂枝汤阳中有阴，去芍药之寒酸，则阴气流行而邪自不结，即扶阳之剂矣。若微见恶寒，则阴气凝聚，恐姜、桂之力薄不能散邪，加附子之辛热，为纯阳之剂矣。仲景于桂枝汤一减一加，皆成温剂，而更有浅深之殊也。”（《伤寒来苏集·伤寒附翼·太阳方总论》）

【验案精选】

1. **伤寒阴结** 刘景熹，年30余，织布厂经理，住省城。原因：冬月伤寒，误服寒泻药而成。症候：身体恶寒，腹胀满痛，不大便二日。诊断：脉浮大而缓，显系伤风寒中证，医家不察，误为阳明腑症，误用大黄、芒硝等药下之，殊不知有一分恶寒，即表证未罢，虽兼有里证，亦当先治其表，仲景之遗法具在。今因误用寒泻药，以致寒气凝结，上下不通，故不能大便，腹胀大而痛更甚也，幸尚在中年，体质强健，尚为易治。疗法：用桂枝汤去芍药加附子以温行之，则所服硝、黄，得阳药运行，而反为我用也。处方：桂枝尖3g，黑附子3g，炙甘草1.5g，生姜3g，大枣2个（去核）。效果：服药后，未及10分钟，即大泻2次，恶寒腹胀痛均除而痊。〔《重订全国名医验案类编》（刘荣年）第74页〕

按：桂枝去芍药加附子汤，本治太阳病误下之表证，本案既有误下后之表证，又有误用寒泻之阴结，然投之表里证皆效，足见经方之妙用无穷。

2. **伤风夹阴** 查嵩山先生同乡张某，年16岁，暮春感冒，恶寒发热，手足厥冷，左手三部脉浮而弱，右手三部脉迟而弱，余曰：“此伤风而兼夹阴也。”以桂枝附子汤煎成热服，温覆取汗，病者服药后，身稍烦躁，即揭去衣被。次日，又迎余诊，脉仍浮弱，余曰：“天地郁蒸而雨作，人身内烦而汗作，气机之动也。不令汗出，营卫何由得和？风寒何自而解？”用前药再进，透汗而愈。天下有服药不合法，服药不忌口，反归咎于方不对证者，往往类是。〔《二续名医类案》（方南薰·尚友堂医案）第6页〕

3. **胸痹** 王某，男，36岁。自诉胸中发满，有时憋闷难忍，甚或疼痛。每逢冬季则发作更甚，兼见咳嗽、气短、四肢不温、畏恶风寒等症。脉来弦缓，舌苔色白。参合上述脉症，辨为胸阳不振、阴寒上踞、心肺气血不利之证。治当通阳消阴。方用：桂枝9g，生姜9g，炙甘草6g，大枣7枚，附子9g。服5剂，胸满气短诸症皆愈。（《刘渡舟临证验案精选》第38页）

4. **痹证、心悸（风湿性关节炎、病毒性心肌炎、心房纤颤）** 赵某，女，35岁。患风湿性关节炎、病毒性心肌炎、心房纤颤6个多月，在某医院住院5个多月不效。细察其服用药物除西药外，中药有炙甘草汤、生脉散、加减复脉汤等。细审其证，除全身关节肌肉疼痛外，并见心悸胸满，舌苔白，脉促或时促结并见，细察且时有紧脉相兼，背部时有畏寒感。综合脉症，诊为心阳不足，寒湿外客，予桂枝去芍药加附子汤：附子10g，桂枝10g，炙甘草10g，生姜10g，大枣

12g。服药10剂，身痛消失，脉由130次/分减为90次/分，且很少出现间歇。〔《伤寒论通释》（朱进忠医案）第53页〕

按： 房颤的脉象特点：心率快者似促脉；心率慢者似涩脉或结脉。

【原文】 太阳病，得之八九日，如疟状〔1〕，发热恶寒，热多寒少，其人不呕，清便欲自可，一日二三度发，脉微缓者，为欲愈也。脉微而恶寒者，此阴阳俱虚〔2〕，不可更〔3〕发汗、更下、更吐也。面色反有热色〔4〕者，未欲解也，以其不能得小汗出，身必痒，宜桂枝麻黄各半汤。（23）

桂枝麻黄各半汤方：桂枝一两十六铢（去皮）、芍药、生姜（切）、甘草（炙）、麻黄（去节）各一两，大枣四枚（擘），杏仁二十四枚（汤浸，去皮尖及两仁者）。上七味，以水五升，先煮麻黄一二沸，去上沫，内诸药，煮取一升八合，去滓，温服六合。本云：桂枝汤三合，麻黄汤三合，并为六合，顿服。将息如上法。

【注脚】

〔1〕如疟状：指恶寒发热一日二三度发，类似疟病，但发无定时。疟病以恶寒与发热交替出现、发有定时为特点，详见《金匮》疟病篇。

〔2〕脉微而恶寒者，此阴阳俱虚：此指表里俱虚，脉微为里虚，恶寒为表虚。

〔3〕更：再次之意。由此推论，所谓"阴阳俱虚"，是误用汗、吐、下所致。

〔4〕热色：面色潮红的样子。

【提要】 论太阳病八九日，邪虽衰而表未解的证治。

【简释】 太阳病得之八九日，时日较久，病如疟状，表现为发热恶寒，热多寒少，一日二三度发，脉象趋于和缓，其人并无呕吐及大小便失常等传里之变，可知为表证未解而邪已衰，正气抗邪外出欲愈之势。其面色潮红与身痒，皆表邪欲解而未解，邪郁于表而不得小汗出之故。宜用桂枝麻黄各半汤，取其微汗而解。方名桂枝麻黄各半汤，实际为桂枝汤、麻黄汤二方各取三分之一，为发汗轻剂。因本证无汗不得专用桂枝汤，寒少不得专用麻黄汤，故以轻量桂麻合剂，小发其汗，解表而不伤正。尤在泾："夫既不得汗出，则非桂枝所能解，而邪气又微，亦非麻黄所可发，故合两方为一方，变大制为小制，桂枝所以为汗液之地，麻黄所以为发散之用，且不使药过病，以伤其正也。"（《伤寒贯珠集·太阳篇上·太阳权变法》）

原文中所谓"脉微而恶寒者，此阴阳俱虚，不可更发汗、更下、更吐也"，为自注句（《伤寒杂病论》条文中此种文法不少，不可不识）。夹叙夹议于此，意在提示"阴阳俱虚"证与邪郁于表"欲解"证具有类似证候，应注意鉴别，以免误诊误治。

【大论心悟】

师"合方之法"，走创新之路

清朝程钟龄著《医学心悟》，将治病大法归纳成"八法"，即汗、吐、下、和、温、清、消、补。这八法的源头即张仲景的《伤寒杂病论》。其八法之外，论中还有许多治法应引为重视，例如本条桂枝麻黄各半汤，下文第25条桂枝二麻黄一汤、第27条桂枝二越婢一汤，以及后文第146条柴胡桂枝汤等4条所述的合方之法，就是法外之法。所谓"合方之法"，指两个或两个以上的方组合在一起治疗疾病的方法。我们在学习这些合方的汤证条文时，既要师其方，更要师其"合方之法"，临床才能举一反三，弘扬仲景之思想。

刘渡舟先生晚年的一篇论文"古今接轨论"，即讲述如何弘扬仲景之学，如何创新性地思维。所谓"古今接轨"，就是指把经方与时方科学地合方并用。论文中说："从临床出发，用实事求是的态度，把时方与经方进行巧妙地结合，有的用'时方'以补'古方'之不逮，有的用'古方'以补'时方'之纤弱。既对经方有深刻的认识，又对时方有扎实的工夫，如此古方、时方、古今接轨方成为三足鼎立之势。所以看之似旧，而实是当今中医药学创新之壮举。"（《仲景方药古今应用》第798页）

【方证鉴别】

桂枝麻黄各半汤与桂枝二麻黄一汤证（25） 柯琴："太阳病，得之八九日，如疟状，发热恶寒，热多寒少，面有赤色者，是阳气怫郁在表不得越。因前此当汗不汗，其身必痒，法当小发汗，故以麻桂二汤各取三分之一，合为半服而急汗之。盖八九日来，正气已虚，表邪未解，不可不汗，又不可多汗，多汗则转属阳明，不汗则转属少阳，此欲只从太阳而愈，不再作经，故立此法耳。此与前证（按：指第25条方证）大不同，前方因汗不如法，虽不彻，而已得汗，故取桂枝二分，入麻黄一分，合为二升，分再服而缓汗之。此因未经发汗，而病日已久，故于二汤各取三合，并为六合，顿服而急汗之。两汤相合，泾渭分明，见仲景用偶方轻剂，其中更有缓急大小反佐之不同矣。原法两汤各煎而合服，犹水陆之师。各有节制，两军相为表里，异道夹攻之义也。后人算其分两合为一方，与葛根、青龙辈何异？”（《伤寒来苏集·伤寒附翼·太阳方总论》）

【验案精选】

1. **太阳病如疟状**　张某，自述乏力10余天，发热形寒近1星期，卧床4天。下午发热较高，微恶寒。我以芳香疏泄与之，2剂后再诊，热势更高，烦躁夜不安卧，渴不多饮，上腹部有红疹，病似西医之肠伤寒，乃嘱服合霉素，病仍不减。因之，病家改邀他医诊治，亦予合霉素。前后共服百余粒，卧床28天，寒热依然不退，再邀我诊治。病者一般状况尚佳，惟每天发热二三次，发热时则烦躁，皮肤灼热无汗，不恶寒，周身有痒感。因想《伤寒论》第23条原文，觉得症状颇相符合，乃毅然处桂枝麻黄各半汤与之，服后一时许，得汗甚畅。次日，不再发，皮肤潮润而愈。（沈炎南.《新中医》1963，3:39）

按：患者感冒经月，病久邪微，卫阳怫郁，已成太阳轻证。由于邪微阳郁，不得泄越则身痒；正邪抗争，或进或退则寒热阵发。方取小剂量的桂枝汤以和营卫，小剂量麻黄汤以散表寒，方证相对，药到病除。

2. **太阳伤寒兼大便不通**　尝记一亲戚病伤寒，身热，头痛，无汗，大便不通已四五日。予询问之，见医者治大黄、朴硝等欲下之。予曰：尔姑少待，予为视之，脉浮缓，卧密室中，自称其恶风。予曰：表证如此，虽大便不通数日，腹又不胀，别无所苦，何遽便下？大抵仲景法须表证罢方可下，不尔，邪乘虚入，不为结胸，必为热利也。予作桂枝麻黄各半汤，继以小柴胡，汗出，大便亦通而解。（《普济本事方》卷第九）

3. **产后体虚外感**　刘某某，女，30岁。患者产后感冒，迭经中西药治疗无效，已延及30余日。一直发热不解，头痛恶风，厌油纳呆，精神倦怠，四肢乏力，每热退之前出微汗，汗后热退身适，二便正常，夜寐较差，舌质淡苔薄白，脉弱而缓。此产后体虚外感，延久失治，风邪怫郁于表不解之故。宜调和营卫、解肌祛风为治，桂麻各半汤主之。桂枝4.5g，白芍4.5g，生姜3g，炙草3g，麻黄3g，大枣4枚，杏仁3g。水煎服。连进2剂，1剂后发热顿解，2剂后诸恙悉瘳。后来进补气补血之品，而起居饮食一如常人。（周文泉.《重庆医药》1975，4:85）

按：本案处方以小剂麻黄汤微发其汗，以小剂桂枝汤调和营卫，全方虽以祛邪为主，并具有祛邪与扶正兼顾的功效。表解之后以补益之方收功。

4. **小儿伤寒肾囊肿**　庚子秋修辑宗乘家风地先生，职掌文翰，召余归里分任，时先生曾孙笃生，年方五龄，患肾囊肿大，光如水晶，上至少腹，肿满无间，有老医调治旬余，毫不见消，命余诊治。六脉浮紧，头身发热，手足畏寒，舌白不渴，因用麻黄桂枝汤，去甘草，加苏叶、防风、陈皮、赤苓、苡仁煎服，温覆取汗，嘱其连服四剂。先生投以札云：自服药后，每夜四五次长小便，身汗如霖，今早起视囊，只如蛋大矣。小孩子精神渐长，益加快乐，啖饭一碗之多，贤侄可谓识高于顶矣。盖足太阳受病，惟大开鬼门，使膀胱蕴湿水邪尽从皮毛透汗而解，所由愈之速也。〔《二续名医类案》（方南薰·尚友堂医案）第3152页〕

5. **瘾疹（荨麻疹）**　董某某，男，27岁。患者自13岁时外出淋雨后，遍体起荨麻疹，未经治疗2日后自愈。但此后不时频作，诱因不明，仅觉阴天发作显著。每发时避风在炕上覆被静卧，未见效果。出疹时奇痒，虽搔破出血亦不能缓解。1959年来我院门诊多次诊治，曾服用苯海拉明、溴化钙、葡萄糖酸钙、可的松、肾上腺素，以及苯海拉明封闭疗法，并防止诱发本病发作的一切因素，未获效果。1963年12月7日又入我院中医病房治疗。当时胸背、四肢浮肿样大片疹块，两唇及眼睑呈浮肿，皮色苍白，脉微缓，体温36.6℃。实验室检查均正常。服用祛风止痒方药（防风、荆芥、桂枝、地肤子、银花、连翘、蝉蜕、红花、僵蚕、苍术、米仁、白鲜皮、生甘草）而无效。续用四物消风散、升降散、蝉蜕丸，外用生姜擦及针刺列缺、足三里、内关、外关、血海、曲池，以及采用苯海拉明、可的松穴封，仍时发时止。后改用桂枝麻黄各半汤，处方：桂枝6g，麻黄6g，赤芍9g，杏仁6g，生甘草4.5g，生姜6g，大枣3枚。服2剂即获痊愈。停药1周观察，未见复发，于12月26日出院。随访至1964年8月底，未见复发。（梁嵚五，等.《浙江中医杂志》1965，5∶31）

按：本案患者病史三四年，其服用桂麻各半汤之疗效，令人称奇！这就是辨证求因（淋雨后外邪束表）、治病求本的奇妙之处。

6. 太阳伤寒，桂麻各半汤用之不当案 周保善，41岁，江西新建人，住南昌城内。原因：初春积雪未消，晨起窗外闲步，偶感风寒，即伤太阳经。症候：发热头痛，遍体酸疼，项强恶寒，蒙被数层，战栗无汗，病势甚暴。诊断：左寸脉浮紧而数，右关尺两脉亦紧数，脉症合参，知系风寒两伤太阳之经症也。疗法：仿仲景麻桂各半汤主之。盖初伤风寒，法宜发表，故以麻黄为君，杏仁为臣，桂枝解肌为佐，甘草、姜、枣和胃为使。又恐麻黄过猛伤阴，故加白芍以敛阴。处方：净麻黄2.4g（先煎，去沫），桂枝尖3g，光杏仁6g（去皮尖），杭白芍6g，生甘草3g，鲜生姜3片，大红枣4枚。效果：服此药时，令食热稀粥一碗以助药力。始进1剂，得汗热减，各症均已小愈，惟口干思饮，大便不通，寒已化热，改以仲景人参白虎汤加味以逐余邪，原方加白芍、陈皮、薄荷者，亦取行气和血兼凉散之意。又方：潞党参9g，生石膏15g（研细），肥知母6g，生甘草4.5g，白粳米30g外加杭白芍6g，广陈皮3g，苏薄荷1.8g。此方又接进2剂，7日内各症痊愈。〔《重订全国名医验案类编》（陈作仁）第70页〕

廉按：风寒两伤太阳，用麻桂各半汤泄卫和营，固属长沙正法，即寒已化热，口干思饮，且大便秘，邪热已传阳明之候，白虎汤法亦属仲圣薪传，惟案中未曾叙明气虚，潞党参一味，未免用得太骤。

按：本案病因为外感风寒，证候为典型的太阳伤寒证，法当以麻黄汤汗之可愈。却用桂麻各半汤，处方只用“麻黄八分”，反重用“白芍二钱”，如此剂量配伍，岂可一汗而解？必致汗出不彻。正由于汗出不彻，才导致“寒已化热”。转方用白虎汤名曰“逐余邪”，实则为治首方不当之变证，故“廉按”不得要领。

【临证指要】 桂枝麻黄各半汤主治风寒在表之轻证应“小汗出”的病症。

【实验研究】 桂枝汤见前第12条；麻黄见后第35条。

【原文】 太阳病，初服桂枝汤[1]，反烦不解者，先刺风池、风府[2]，却与桂枝汤则愈。（24）

【注脚】

〔1〕初服桂枝汤：桂枝汤煮取3L，分3次服。初服指第1次服1L。

〔2〕风池、风府：风池是足少阳胆经穴位，在项后发际凹陷中；风府是督脉穴位，在项后入发际一寸处。《素问·骨空论》云：“风从外入……大风颈项痛，刺风府。”

【提要】 论太阳中风证邪气较重者，应采取针药并用法。

【简释】 太阳中风证服了桂枝汤，本应病情向愈。今服药后不仅没有汗出病减，反而感觉烦闷，甚至热势加重。观其脉证，此非药不对证，而是因表邪较甚，阻于经络，药不胜病。应先刺风池、风府，以疏通经络，泄太阳风邪。侵入经络之风邪得挫，然后再服桂枝汤以解肌表，即可“遍身漐漐微似有汗”而愈。

按：据高飞博士经验：“凡寒邪束表，郁闭较重者，药后欲汗前，体内阳气得药力相助与邪气相搏，每令人发烦，或欲去衣被，此时可助以热饮。个别患者汗欲出不能者，我常参考《伤寒论》“初服桂枝汤，反烦不解者，先刺风池、风府”之法，按揉患者太阳、风池等穴，疏通经脉，可立使汗出。”（学术讲座资料）

【原文】 服桂枝汤，大汗出，脉洪大者，与桂枝汤，如前法。若形似疟，一日再发者，汗出必解，宜桂枝二麻黄一汤。（25）

桂枝二麻黄一汤方：桂枝一两十七铢（去皮），芍药一两六铢，麻黄十六铢（去节），生姜一两六铢（切），杏仁十六个（去皮尖），甘草一两二铢（炙），大枣五枚（擘）。上七味，以水五升，先煮麻黄一二沸，去上沫，内诸药，煮取二升，去滓。温取一升，日再服。本云：桂枝汤二分，麻黄汤一分，合为二升，分再服，今合为一方。将息如前法。

【提要】 承上条再论服桂枝汤后两种不同的转归与证治。

【简释】 上一条论述了初服桂枝汤汗不出、病不解的处治，此条接着论述服药后汗大出的处理。服桂枝汤，大汗出，脉洪大，若见烦渴，是表邪已入阳明，为白虎汤证；今不见烦渴，是无里热，而脉象洪大者，乃因大汗出时阳盛于外之故，非里热炽盛之洪大脉。由于病邪仍在太阳，故再用桂枝汤，如前法。若形如疟，发热恶寒，一日再发，此为汗后微邪郁于肌表，宜用桂枝二麻黄一汤。此方解肌发汗之力较桂枝麻黄各半汤更微。

【方证鉴别】

桂枝二麻黄一汤证与桂枝汤证（12）、麻黄汤证（35） 柯琴："邪气稽留于皮毛肌肉之间，固非桂枝汤之可解；已经汗过，又不宜麻黄汤之峻攻，故取桂枝汤三分之二，麻黄汤三分之一，合而服之，再解其肌，微开其表，审发汗于不发之中，此又用桂枝后更用麻黄法也。后人合为一方者，是大悖仲景比较二方之轻重偶中出奇之妙理矣。"（《伤寒来苏集·伤寒附翼·太阳方总论》）

【验案精选】

1. 太阳病如疟状

（1）王右，6月22日。寒热往来，一日两度发，仲景所谓宜桂枝二麻黄一汤之证也。前医用小柴胡，原自不谬，但差一间耳。川桂枝15g，白芍12g，生草9g，生麻黄6g，光杏仁15g，生姜3片，红枣5枚。（《经方实验录》第43页）

原按：病者服此，盖被自卧，须臾发热，遍身漐漐汗出，其病愈矣。又，服药时，最好在寒热发作前约一二小时许，其效为著。依仲圣法，凡发热恶寒自一日再发以至十数度发，皆为太阳病。若一日一发，以至三数日一发，皆为少阳病……

曹颖甫曰：少阳病之所以异于太阳者，以其有间也。若日再发或二三度发，则为无间矣。太阳所以异于阳明者，以其有寒也，若但热不寒，直谓之阳明可矣，恶得谓之太阳病乎？固知有寒有热，一日之中循环不已者为太阳病；寒热日发，有间隙如无病之人者为少阳病，此麻桂二汤合用与柴胡汤独用之别也。病理既明，随证用药可矣。

按：曹氏对三阳病主症之鉴别做了简要论述，读者应铭记在心，以指导临床。

（2）刘某某，女，12岁。初春感受风寒，头疼发热。家人为购"平热散"服之，汗出较多，继之热退。然甫一日，又见发热恶寒，其形如疟，上午发一次，下午则发作两次。切其脉浮而略数，视其舌苔薄白而润。辨为发汗过多，而营卫之邪反稽留不解，乃法仲景之桂二麻一汤。桂枝5g，白芍5g，生姜5g，炙麻黄3g，炙甘草3g，大枣3枚，杏仁3g。服药后，微微汗出，嘱其避风慎食，因之而解。（《新编伤寒论类方》第14页）

（3）吴某，女，62岁，患太阳伤寒，服麻黄汤3剂，病势轻减，而寒热有时发作，病仍迁延不愈，症见发热恶寒，头眩自汗，脉浮而软。病势虽不甚重，而一日发作3次，历时约40分钟。当发热恶寒时，身便瑟然无汗，而脉象亦由浮转变为浮数无力。故与桂枝二麻黄一汤。1剂后，诸症大减，2剂则证已霍然。（《伤寒论临床实验录》第47页）

2. 桂枝二麻黄一汤用之不当案 甲子，三月十六日，唐，五十九岁，头风恶寒，脉紧，言謇肢冷，舌色淡，太阳中风。虽系季春天气，不得看做春温。早间阴晦雨气甚寒，以桂枝二麻黄一法：桂枝六钱，杏仁五钱，生姜六片，麻黄（去节）三钱，炙甘草三钱，大枣（去核）二枚（按：为何无芍药？）。煮三杯，先服一杯，得微汗，止后服；不汗再服；再不汗，促役其间。十七日：于原方倍麻黄，减桂枝，加附子三钱，一帖。十八日：照原方服一帖。十九日，诸症悉减，药当暂停以消息之。（《吴鞠通医案》第43页）

按：从复诊"于原方倍麻黄，减桂枝，加附子三钱"分析，本案有三点商讨之处：①患者年近60岁，外感后肢冷，舌淡，其人可能素体阳虚。②患者证候为太阳伤寒证，非太阳中风，结合体质，可考虑用麻黄附子细辛汤之法。③为何先后用药三四剂病始"悉减"而未尽除？想必治法不妥当。

【原文】 服桂枝汤，大汗出后，大烦渴不解，脉洪大[1]者，白虎加人参汤主之。（26）

白虎加人参汤方：知母六两，石膏一斤（碎，绵裹），甘草（炙）二两，粳米六合，人参三两。上五味，以水一斗，煮米熟汤成，去滓。温服一升，日三服。

【注脚】

〔1〕脉洪大：洪脉之象，《濒湖脉学》说："洪脉来时拍拍然，去衰来盛似波澜。"上述可知，洪脉指下盛满，如滔滔之洪波，脉之来时如浪涛拍指，去时似波涛回荡。朱丹溪说："大，洪之别名。"仔细揣度，二者尚有差别：洪脉主热盛，如白虎汤证；大脉主邪盛，如承气汤证。本条曰"脉洪大"，总为邪热盛极之象。《濒湖脉学》共论27脉，有"洪"无"大"脉。

【提要】 承上条续论服桂枝汤后邪入阳明的证治。

【简释】 服桂枝汤大汗出后，津液被劫，里热炽盛，故脉洪大，大烦渴不解，当用白虎加人参汤。本方以白虎汤清阳明之热，加人参以益气生津。凡热性病表现为脉洪大或滑数，高热汗出，烦渴多饮，舌红苔黄，无表证者，白虎汤为主治良方。

按： 白虎加人参汤证除本条外，后文还有第168、169、170、222条，以及《金匮》暍病篇第26条、消渴病篇第12条，详见相关条文病证。

【方证鉴别】

白虎加人参汤证与桂枝汤证（25） 本条与前第25条（前半段）所述脉证相似而不相同，鉴别如下：①两条都说“服桂枝汤，大汗出”，前条仍“与桂枝汤如前法”，可知其虽发汗不当，而仍为表证未解；本条用白虎加人参汤，可知其表证已解，邪入阳明。后第170条明确指出：“……其表不解，不可与白虎汤；渴欲饮水，无表证者，白虎加人参汤主之。”②两条皆为“脉洪大”，而前条是有其名而无其实；本条才是名副其实。洪脉是白虎汤证的主脉。本条处方是白虎加人参汤，可知里热炽盛已伤耗气阴，故脉呈“洪大”而按之软（少力）亦在不言之中。③两条所述的鉴别要点是有无“大烦渴不解”。“大烦渴”三字值得玩味，大者，太也，甚也；渴者，热盛于内，津液耗伤，饮水自救之证也；烦者，有热甚与渴甚两层含义，故大热、汗出亦在不言之中也。④若深入分析，一个单纯的太阳中风表证，即使“服桂枝汤，大汗出”而表证未解，怎能演变为白虎汤证呢？其人必内有蕴热使然。

【验案精选】

1. 气营两燔证 江阴缪姓女，予族侄子良妇也。自江阴来上海，居小西门寓所，偶受风寒，恶风，自汗，脉浮，两太阳穴痛，投以轻剂桂枝汤，计桂枝6g，芍药9g，甘草3g，生姜2片，大枣3枚。汗出，头痛瘥，寒热亦止。不料1日后，忽又发热，脉转大，身烦乱，因与白虎汤。生石膏24g，知母15g，生草9g，粳米1撮。服后，病如故。次日，又服白虎汤，孰知身热更高，烦躁更甚，大渴引饮，汗出如浆。又增重药量，为石膏60g，知母30g，生草15g，粳米2杯，并加鲜生地60g、天花粉30g、大小蓟各15g、丹皮15g。令以大锅煎汁，口渴即饮。共饮3大碗，神志略清，头不痛，壮热退，并能自起大小便。尽剂后，烦躁亦安，口渴大减。翌日停服。至第3日，热又发，且加剧，周身骨节疼痛，思饮冰凉之品，夜中令其子取自来水饮之，尽一桶。因思此证乍发乍止，发则加剧，热又不退，证大可疑。适余子湘人在，曰，论证情，确系白虎，其势盛，则用药亦宜加重。第就白虎汤原方，加石膏至240g，余仍其旧。仍以大锅煎汁冷饮。服后，大汗如注，湿透衣襟，诸恙悉除，不复发。惟大便不行，用麻仁丸6g，芒硝汤送下，1剂而瘥。（《经方实验录》第22页）

原按： 白虎汤证，有由直中天时之热而起者，有由自身积热而起者，有非直起于热，而由寒化热者，即桂枝汤证转为白虎汤证者，若本案所言是也。

仲圣曰：“服桂枝汤，大汗出后，大烦渴不解，脉洪大者，白虎加人参汤主之。”是即由寒化热之明证。本条之意若曰：“有患桂枝汤证者于此，医者认证不误，予以桂枝汤。服汤已，应热退病除，但病者忽大汗出后，反大烦渴不解，脉且转为洪大。是盖其人素有温热，因药引起，或药量过剂所致。但勿惧，可以白虎加人参汤一剂愈之。其属有温热者可以顺便除之，其属药量过剂者，此即补救法也。”本条即示桂枝汤证化为白虎汤证之一例。

人多以桂枝麻黄二汤剂齐称，我今且撇开麻黄，而以白虎合桂枝二汤并论之。余曰桂枝汤为温和肠胃（若以其重要言，当曰胃肠）之方，白虎汤则为凉和肠胃之方。桂枝证之肠胃失之过寒，故当温之，温之则能和。白虎证之肠胃失之过热，故当凉之，凉之则亦能和。和者，平也，犹今人所谓水平，或标准也。失此标准则病，故曰太过等于不及，犹言其病一也。桂枝汤证肠胃之虚寒，或由于病者素体积弱者使然，或由于偶受风寒使然，或更合二因而兼有之。白虎证肠胃之实热，容吾重复言之，或由于病者素体积热使然，或由于由寒化热使然，或竟由直受热邪使然，或竟合诸因而兼有之。来路不一，症状参差。而医者予以方，求其和则同。方药不一，而方意则同。桂枝汤有桂、芍以激血，生姜以止呕，同是温胃。白虎汤之石膏、知母同是凉胃。大枣免胃液之伤，粳米求胃津之凝。余下甘草一味，同是和肠，防其下传。两相对勘，一无遁形。

吾师治白虎汤证之直起于热者，用白虎汤，治白虎汤证之由寒化热者，亦用白虎汤，无所谓伤寒，无所谓温热，是乃仲圣之正传。乃温热家硬欲分伤寒、温热为尔我彼此，谓由寒化热者是伤寒，由热直起者是温热。然则治伤寒之白虎证用白虎汤，治温热之白虎汤证，曷不用其他神汤妙药，而终不脱石膏、知母耶？是故温热伤寒之争，甚无谓也。

按： 本案辨病机以选方药（于白虎汤加生地、花粉之属，即加人参之意），视病情重用石膏由24g增加10倍至240g，此示人以临证之活法。又，“原按”论白虎汤证及桂枝汤证之病机，具有新义，启迪学者。

2. 风温（肺炎） 苏某，48岁，桂平人。高热不退，汗出而渴，呛咳剧烈，咯灰色痰，膺胸刺痛，喘逆气粗，鼻翼煽动。体温40.6℃，白细胞总数18.5×10⁹/L，中性0.85。胸部透视两肺中下部有片状阴影。诊为“肺炎”。脉浮滑数，重按无力，舌苔黄燥，此风温熏蒸肺胃而成，痰热不化之候。乃投白虎加人参汤，加北杏、连翘、牛蒡子、橘络、蛤壳之属，石膏用至120g，一日3次，分服。服后当夜热退至39.2℃，咳嗽烦渴略减。翌日复诊，热退为38.5℃，痰咳大减，喘渴胸痛减半，脉尚浮滑，已无数象，舌苔转润。续按原方出入，石膏改为90g，加枇叶、浙贝之属，第3日诸症基本消失，第四日脉静身凉而愈。（蒋其学.《新中医》1963，3：30）

按：此例为温热熏蒸肺胃而成。用白虎加人参汤加味，重用生石膏以清热利肺。

3. 产后发热

（1）玉锡村林某妻。产后3日，发热不退，口渴，烦躁不安。前医认为“败血攻心”证，以生化汤加减治疗，反增气急，谵语，自汗出。病后二日（即产后五日）请我诊治。患者脉洪大而数，舌质红绛而燥。我与人参白虎汤。处方：生石膏36g，知母9g，潞党参30g，炙甘草6g。嘱以粳米120g用水3大碗煮至微熟为度，取米汤3杯入上药，煎成1杯；剩余米汤留作次煎用（次煎2杯煎1杯），日服2次。时值隆冬季节，病家见方中有石膏，颇为疑惧。盖乡人虽不识药性，但石膏大寒则为群众所共知，且俗例“产后宜温不宜凉”，所以犹豫不敢服用。后经我解释，说明产后宜温乃一般治法，如有特殊情况，则不受此拘限，古人治产后病，亦有用攻下或寒凉者（按：《金匮》中治产后病即用大承气汤以及竹茹、石膏之类）。可见产后不拒寒凉，有古训可资参考。现病者高热，口渴，烦躁，汗出，脉洪数，舌质红绛燥，是因热甚劫津，故前医用生化汤加减，症状反而增剧，便是明证。此证此时，急须清里热，救津液，用人参白虎汤乃依证施药。方中虽用石膏30g余，尚非极量，且先煮粳米作汤，可以扶脾胃养阴液；重用潞党参，能保护元气不致过伤，纵使无效，决不至贻害。病家听后，才半信半疑而去。服1剂后，症状大减，次日按照原方再服1剂而愈。（《伤寒论汇要分析》第112页）

（2）邓某，女性，年26岁，南宁市人。产后6日，大热消渴，便结尿黄，神昏谵语，面赤无汗，体温40.5℃，脉象洪滑带数，重按颇有力，舌苔黄燥。此产褥热证。属阳明温病，乃投白虎加人参汤更加竹茹，石膏初用30g。复诊时神志渐清，热度降为38.6℃，烦渴大减，脉滑不数。减石膏量为60g，续服2剂，热退便畅，胃纳恢复而愈。（雷声.《中医杂志》1964，11：22）

4.“甲亢”术后并发甲状腺危象 杨某，女，26岁，因患“甲亢”病在我院门诊服药后，于1986年4月26日收住院手术治疗。手术顺利。术后24小时左右，患者突然烦躁不安，谵妄，腹泻水样便数次。且高热，口渴喜饮，大汗淋漓。舌红而少津、苔黄，脉数而虚大无力。诊断为“甲亢”术后并发甲状腺危象。中医辨证为阳明热盛，气津两伤。治宜清热除烦，益气生津。遂投：生石膏100g，知母10g，炙甘草6g，粳米15g，人参10g。速煎1剂口服，上症迅速减轻。再投3剂善后，诸症消失，治愈出院。（《伤寒论通释》第227页张博明医案）

按：此案表明，有是证则用是方，方证（病）相对，治必获效。

5. 吐血 郑某，吐血盈碗，孟英脉之，右关洪滑，自汗口渴，稍一动摇，血即上溢，人皆虑其脱，意欲补之。孟英曰：如脱，惟我是问。与白虎汤加西洋参、大黄炭，一剂霍然。（《回春录新诠》第135页）

按：自汗口渴，右脉洪滑，为白虎汤证；吐血盈碗，因邪热内炽，迫血妄行。白虎汤清邪热，加西洋参益气养阴，加大黄炭泄热逐瘀止血。

6. 痿躄（阳明证高热） 张某某，女，24岁，四川郫县红光乡，农民。1960年10月某日于田间劳动后，自觉身热头痛，周身不适，入夜尤甚。次日，某某医院按感冒论治，后改服中药，反复汗出，而热势不减。10余日后，忽感下肢痿弱无力，难以移步，遂来就诊。蒸蒸发热，口干烦渴，身热汗多，不恶寒，反恶热，面赤，舌质鲜红少津，无苔，脉洪大。此系阳明高热不退，肺胃津气两伤，以致筋骨失养成痿。法宜泄热润燥、补气生津，以大剂白虎人参汤加味主之。处方：知母60g，生石膏120g，生甘草15g，粳米30g，北沙参60g，竹茹30g，灯心草1g为引。连服2剂，1剂热势衰，2剂高热退，渐能

独自行走。遂停药，嘱其注意调养，旬日痊愈。（《范中林六经辨证医案选》第 38 页）

按： 患者证候，皆为病邪在里，阳明热盛之象。阳明证高热 10 余日后，何以突然致痿？因其阳旺邪盛，津液大伤，阴津不能濡润手太阴肺，则如《素问·痿论篇》所说："肺热叶焦，发为痿躄。"

7. **牙龈肿痛** 王同学，男，22 岁，2002 级本科生。牙龈肿痛 3 天，口渴喜冷饮，精神疲倦，舌红苔薄黄，辨证为胃热气津损伤。用白虎加人参汤，1 剂痛减，再剂病失。（李赛美.《2004 年全国仲景学说教学研讨会议论文集》第 82 页）

原按： 用白虎加人参汤之前，同学反诘：无大热、大汗、大渴、脉洪大，何以予白虎？答言：重在抓病机，审证求因，审因论治。

8. **西药反应而貌似"阳明热盛证"案（急性多发性神经根炎）** 孙某，女，24 岁，教师。1992 年 7 月 13 日诊。诊为"急性多发性神经根炎"，呼吸已停 5 日，心跳尚存，靠人工呼吸维持生命。会诊时，面赤，舌红，苔干黄起刺，脉洪大，腹软。此属阳明热盛，予白虎加人参汤，鼻饲共服 3 剂，脉症依然如上，加安宫丸 1 粒。至 18 日死亡。（《相濡医集》第 317 页）

原按： 脉洪，面赤，苔黄，予人参白虎汤尚属对症。后悟及，面赤乃大量使用激素所致，脉洪大乃血管活性药物反应。设若无西药，或现一派亡阳之象，当非人参白虎汤所宜。所以，中医辨证时，尚须考虑因用西药所产生的影响，否则易为假象所惑……

9. **温病误用温散，导致危症救逆案**

（1）直视，便闭　癸酉三月，邑侯李听翁之外甥刘辑五得染温病，被医误治。遂成烦躁不眠，两目直视，大小便闭，津液枯涸，舌起芒刺，危在顷刻。延医满座，各出心裁，或议温补，或议攻下，纷纷不决。延余往视，因各医议论不同，取决于余。诊其六脉，浮洪兼数，重按无力。所现各症皆因前医误用温散，助其蕴热，耗干津液，已成坏症。此时再用温补，定成亡阴之症，并非实火，攻下不宜。余即拟用人参白虎汤，外加玄参、麦冬、生地、连翘、前仁、花粉滋润之品，生其津液。幸听翁平日信任之，专照方煎服。服后酣眠。次日往，前症俱减大半，仍照原方再服，而热退津回，大小便俱通。随用清润之品调理月余，始痊。然此病入脏最深，拔去匪易，是以需日甚久也。后因马养斋大令之胞弟仲容亦患此病，与前症大略相同，余依用前法而瘳。〔《二续名医类案》（温载之·温病浅说温氏医案）第 45 页〕

（2）目盲、神昏　涪州少牧娄尧廷之太姻母姚姓者，年六十余，染患温病，被医误用辛温发散，已成危症。延余诊治，见其两目直视，对烛不见其光，舌起芒刺，昏不知人，身热如火。诊其脉，洪大无伦，重按无力。论法：温病目盲者死，俱为不治之症。医乃活人之术，一息未断，岂忍坐视？病家力求挽救，余即慨然自任。即用人参白虎汤，重加玄参、二冬、生地、银花、连翘、花粉、车前仁等味，令其浓煎频服。旁有一人请用承气汤以下之，余晓之曰："承气汤系治阳明实火。此为温病，乃热邪布散于上焦，宜辛凉润剂以泄其上焦之热。若用下药，必然气脱而死。"次日延视，入门见其欣欣然，有喜色，云："服此药两碗即得安眠，今日目能见物，并知人事矣。"余随用前方加减出入。次日，泻出黑水，其热如汤。调理月余方瘥。此病若遇庸手，一下必脱，是温病之不可轻于议下也。〔《二续名医类案》（温载之·温病浅说温氏医案）第 46 页〕

10. **暍病（中暑）** 见《金匮》第 2 篇。

11. **消渴病（糖尿病）** 见《金匮》第 13 篇。

【**临证指要**】白虎加人参汤主治里热炽盛、耗气伤津为主的急性热病与内、妇、儿、外各科杂病。白虎汤之验案见第 176 条。

【**实验研究**】见第 176 条。

【**原文**】太阳病，发热恶寒，热多寒少，脉微弱者，此无阳[1]也，不可发汗，宜桂枝二越婢一汤[2]。（27）

桂枝二越婢一汤方：桂枝（去皮）、芍药、麻黄、甘草（炙）各十八铢，大枣四枚（擘），生姜一两二铢（切），石膏二十四铢（碎，绵裹）。上七味，以水五升，煮麻黄一二沸，去上沫，内诸药，煮取二升，去滓。温服一升。本云：当裁为越婢汤、桂枝汤合之，饮一升。今合为一方，桂枝汤二分，越婢汤一分。

【**注脚**】

〔1〕无阳：尤在泾说："无阳与亡阳不同，亡阳者，阳外亡而不守也，其根在肾；无阳者，阳内竭而不用也，其源在胃。"

〔2〕越婢汤：载于《金匮》第14篇第23条。

【提要】 论外感温邪初起的证治。

【简释】 太阳病，既未误治，又非邪郁日久，而初起便发热恶寒、热多寒少，即发热较重而恶寒较轻，此为外感温邪之卫分证的特点。并可见咽干或咽痛，口微渴等证候。上述病情，既要解表散邪，又不可纯用辛温之剂发汗，宜桂枝二越婢一汤。本方取桂枝汤四分之一、越婢汤八分之一合为一方，为轻疏微散之小剂，微发于不发之中，故曰“不可发汗”。

本条“脉微弱者，此无阳也，不可发汗”一句，历代注家见解不一，各有阐发。章楠认为，此句属倒装文法，他说：“此条经文，宜作两截看，宜桂枝二越婢一汤句，是接热多寒少句末，今为煞句，是汉文兜转法也。若脉微弱者，此无阳也，何得再行发汗？仲景所以禁示人曰‘不可发汗’，宜作煞句读，经文了了，毫无纷论矣。”此说可参。

按： 临床对伤寒表实证应用麻黄汤或大青龙汤，服药后汗已出，恶寒已退，发热已轻，而表邪仍未尽除者，笔者常酌情选用“三个合方”之一。对表邪未解而内有郁热或邪已化热的患者，首选桂枝二越婢一汤。

【方证鉴别】

1. 桂枝二越婢一汤证与桂枝麻黄各半汤证 本条与前第23条皆为太阳病“发热恶寒，热多寒少”，但此为外感温邪，发病初起之证；彼为外感寒邪，“得之八九日”，正气恢复期病邪“欲解”之候。两方证候皆为病轻而邪微者，故皆用复方发汗小剂。

2. 桂枝二越婢一汤证与桂枝麻黄各半汤证（23）、桂枝二麻黄一汤证（25） 吴谦：“桂枝二麻黄一汤，治形似疟，日再发者，汗出必解，而无热多寒少，故不用石膏之凉也。桂枝麻黄各半汤，治如疟状，热多寒少，而不用石膏，更倍麻黄者，以其面有怫郁热色，身有皮肤作痒，是知热不向里而向表，令得小汗，以顺其势，故亦不用石膏之凉里也。桂枝二越婢一汤，治发热恶寒，热多寒少。而用石膏者，以其表邪寒少，肌里热多，故用石膏之凉，佐麻桂以和荣卫，非发荣卫也。今人一见麻、桂，不问轻重，亦不问温复与不温复，取汗与不取汗，总不敢用，皆因未究仲景之旨。麻黄、桂枝只是荣卫之药，若重剂温覆取汗，则为发荣卫之药，轻剂不温覆取汗，则为和荣卫之方也。”（《医宗金鉴》卷三）

【大论心悟】

桂枝二越婢一汤证属温病论

第27条桂枝二越婢一汤证，既未误治，又非邪郁日久，病初便表现“热多寒少”，即发热重而恶寒轻的证候。如此特点，与风寒表证不同。如何理解呢？反复思索，若有所悟，这不就是外感温邪之卫分证的特点吗？桂枝二越婢一汤制剂之妙，实为辛凉解表治法之肇源，为后世温病学派创制辛凉解表法奠定了基础。为了印证自己的见解，查阅相关文献，刘渡舟先生指出：“桂枝二越婢一汤，即桂枝汤与越婢汤的合方，也可以说是桂枝汤加麻黄、石膏，并制小其剂而成。用桂枝汤加麻黄解表开郁，用石膏清阳郁之热。因用量较轻，发汗解表之力较弱，故仍属小汗方之范畴。当表寒部分化热，证见热多寒少，麻黄汤、桂枝汤、大青龙汤都不宜用时，只能选此方辛以透表、凉以清热，因此，带有一定的辛凉解表之意。”（《伤寒论诠解·辨太阳病脉证并治法上》）哦，先生早已领悟到了。但先生对原文证候的解释还是拘于外感风寒，他说：“太阳表证，发热多而恶寒少，表明寒邪束表日久，邪气已有化热之势。”（《刘渡舟伤寒论讲稿》第47页）

大家应该明确，大论原文的前后排列是有联系的。此条与上文第24、25、26三条联系起来，便可以领悟到：三条所述证候之病因病机都是平素内有蕴热，外感风寒之表寒里热证，其里热亦有轻重不同，第24、25条较轻，26条内热较重。如此证候，若于解表散寒方中适当加点清热透邪药，如生石膏、连翘之类，即如桂枝二越婢汤之方法，则不一定表现“服桂枝汤，反烦不解”，或“大汗出，脉洪大”，甚至演变成白虎加人参汤证。

清代温病学家，既继承了仲景思想，又发展了仲景思想，对经方大法有充分的发挥应用。例如，吴鞠通《温病条辨》治温病第1方是“桂枝汤”，第2方是“辛凉平剂银翘散”。这是继承与发展并行的最好说明。我们应该学习温病学家的精神，以继承并发展的学风发掘医圣大论之精华。

【验案精选】

1. 伏气外感 许某，35岁。因内蓄郁热，新寒外束而患病。病初自觉发热恶寒，头痛心烦热，体痛，有时汗出，口干舌燥，面红耳赤，脉象紧而数，曾服辛凉解表剂加味银翘散，汗未出病不解，而寒热加剧。察此证本属内热为外寒所闭，辛凉之银翘等品解表之力甚微，不能宣散表寒，疏达郁热。用麻黄汤虽能疏散，而其辛温之性，助内热而增躁烦。于清热之中而能宣表邪者，为桂枝二越婢一汤。处方：桂枝5g，白芍10g，麻黄8g，连翘12g，生石膏15g，生姜6g，甘草6g。服2剂后，遍身漐漐汗出，发热恶寒已解，身觉轻松，头已不痛，惟心中仍觉烦热，身倦食少，后以清热和胃疏解之品，连进2剂，诸症霍然而解。(《伤寒论临床实验录》第50页)

按：叶香岩《三时伏气外感篇》说："若因外邪先受，引动在里伏热……"即伏气外感。此案所谓"因内蓄郁热，新寒外来而患病"，即属于"伏气外感"。下列案例所谓"秋令燥气早伏，更因冒寒触冷"之病，亦属于"伏气外感"之类。总之，伏气外感与新感温病之区别是：前者先有内伏之邪，又新感外邪而发病；后者乃病邪由表入里之证候。

2. **秋燥** 王某，女，20岁。1963年10月15日初诊：3日前因接触冷水，当即感寒意。昨日上午开始头痛，恶寒发热，寒多热少，伴发咳嗽，咯痰白黏。今晨仍头痛发热(体温38.2℃)，虽得微汗，但尚恶风，喜着厚衣，咳嗽，痰色转赭色，咽痛而干，口渴而不多饮，胃纳欠佳，腰背酸痛(据云今年2月分娩后，因不慎闪挫，以致腰痛至今)，二便自调。形体较瘦，神色尚无异常，舌质无变，苔薄黄而滑，手足欠温，但未至厥冷，六脉滑数。……病发于暮秋入冬之际，天气骤冷，风寒有机可乘，惟其体虚形瘦，应虑秋令燥气早伏，更因冒寒触冷，邪由皮毛袭肺，寒邪与燥邪相搏，营卫失调……应作伤寒太阳证治例，但燥气内伏，又当稍变其制……拟桂枝二越婢一、麻杏石甘汤两方并用，以散寒疏卫，和营清热。处方：桂枝10g，白芍10g，麻黄6g，杏仁6g，甘草6g，生姜6g，生石膏30g，红枣3枚。仅服1剂，除因闪伤腰痛宿疾外，诸症悉除，继以自创"忍冬路通汤"专治其腰痛。(《伤寒论汇要分析》第46页)

3. **邪郁肌表数月** 刘某某，女，10岁。深秋受感，迤至初冬不解，发热恶寒，每日发作数次，脉浮无力，舌质红薄白苔。问其二便正常，饮食尚可。辨为风寒表邪不解，寒将化热而游离于表里之间的轻证。为疏：麻黄、桂枝、芍药、炙甘草、生姜各3g，大枣4枚，生石膏6g，玉竹3g。共服2剂，得微汗而解。(《新编伤寒论类方》第16页)

【临证指要】桂枝二越婢一汤可辨证治疗温病初起(流感、上感)，或服用麻黄汤后的转方之法，或为体虚之人，外感风寒而内有郁热者。

【实验研究】本方具有桂枝汤与越婢汤两方的综合作用，功能解热、抗菌、抗炎、利尿、止咳、镇静、增强免疫等。

【原文】服桂枝汤，或下之，仍头项强痛，翕翕发热，无汗，心下满微痛，小便不利者，桂枝去桂加茯苓白术汤主之。(28)

桂枝去桂加茯苓白术汤方：芍药三两，甘草二两(炙)，生姜三两(切)，白术、茯苓各三两，大枣十二枚(擘)。上六味，以水八升，煮取三升，去滓，温服一升。小便利则愈。本云：桂枝汤，今去桂枝加茯苓、白术。

【提要】论水气内停，表邪不解的证治。

【简释】尤在泾："头项强痛，翕翕发热，无汗，邪在表也。心下满微痛，饮在里也。此表间之邪，与心下之饮，相得不解，是以发之而不从表出，夺之而不从下出也。夫表邪挟夹者，不可攻表，必治其饮，而后表可解。桂枝汤去桂，加茯苓、白术，则不欲散邪于表，而但逐饮于里，饮去则不特满痛除，而表邪无附，亦自解矣。"(《伤寒贯珠集·太阳篇上·太阳斡旋法》)

按：对于本条的理解，历代注家争议较多。关于处方去桂问题，有的注家主张不是去桂枝，而是去芍药，还有的注家主张既不去桂，也不去芍。李培生教授分析说："本条关键在于不是单纯的桂枝汤证，而是外有表邪未解，内有水饮停聚的表里同病证。头项强痛，翕翕发热，是外有表证，桂枝汤证应有汗出，由于本病有水湿停留于体内，阻碍气血流行之机，使汗闭较甚，亦可无汗。如果联系本条前后文看，'有汗'也是可以的。心下满微痛，小便不利，是水饮内停……治法自当外解肌表之邪，内以健脾利水，表里双解。若徒顾解表，里气不通，表亦不和，故服桂枝汤不愈；因病非热实结胸，或里结阳明，而是脾不转输，水饮内停，故用下法罔效。用药当如桂枝汤加苓术，或如《金鉴》所主用桂枝去芍药加苓术。若依原方去桂加苓术，除去桂枝主药，则嫌减轻通阳和表，化气行水之力……由于历代注家对本条争论较大，各人的临床经验和认识又有不同，众说纷纭。

故读者可领会其大意，结合临床实际加以理解。”（《李培生医学文集》第361页）详见下列验案。

【验案精选】

一、伤寒

1. 桂枝去桂加茯苓白术汤验案 《伤寒论》第28条的桂枝去桂加茯苓白术汤，《医宗金鉴》认为去桂是去芍之误。从此，遵其说者大有人在，形成了去桂和去芍的两种观点而纠缠不清。我想通过以下两个病例，证实桂枝去桂加茯苓白术汤确实无误，使这个问题得到澄清。

陈修园（《长沙方歌括》）在清·嘉庆戊辰年间，曾治吏部谢芝田先生令亲的病。症状是头项强痛，身体不适，心下发满。问其小便则称不利。曾吃过发汗解表药，但并不出汗，反增加了烦热。切其脉洪数。陈疑此证颇似太阳、阳明两经合病。然谛思良久，始恍然而悟，知此病前在太阳无形之气分，今在太阳有形之水分。治法，但使有形之太阳小便一利，使水邪去而气达，则外证自解，而所有诸证亦可痊愈。乃用桂枝去桂加茯苓白术汤，服一剂而瘥。

我校已故老中医陈慎吾，生前曾治一低热不退的患者，经他人多方治疗，而终鲜实效。切其脉弦，视其舌水，问其小便则称不利。陈老辨此证为水邪内蓄，外郁阳气，不得宣达的发热证，与《伤寒论》28条的意义基本相同。乃疏桂枝去桂加茯苓白术汤，三剂小便畅利，发热随之而愈。

通过这两个治例，完全可以证实六经和经络脏腑有关，桂枝去桂加茯苓白术汤也是没有错误之可言。（《仲景方药古今应用·刘渡舟教授医论四则》第791页）

2. 桂枝去芍药加茯苓白术汤验案 魏某，男，56岁。素体肥胖，喜饮浓茶，每晨必饮水一壶，始能进早食。一日忽患伤风证，发热恶风，头痛自汗，周身酸楚，胸脘满闷，不思饮食，舌苔白腻，脉象浮缓，脉证合参，谓为太阳中风。因与桂枝汤加减，连进2剂，遍身漐漐汗出，身虽觉爽而冷热不除，脘满如故，食欲不思。因其小便通畅，初未考虑其夹湿。服桂枝汤后，汗出不解，而见其舌苔白腻，胸脘膨闷，有夹湿的表现。问其饮水情况，自言发病后饮水大大减少。因此可知其外邪不解，心下停湿。遂与桂枝去芍药加茯苓白术汤，而另加猪苓、泽泻利水之品以辅之。1剂后，汗出冷热减，而胸脘不满，舌腻稍退；连服3剂则愈。因此知伤风证服桂枝汤而表邪不解，是受停水之影响。在治表之同时，兼治其水，水行而表邪方迅速获愈。（《伤寒论临床实验录》第51页）

按：邢锡波在该书“阐述”中，赞成《医宗金鉴》所谓“去桂当是去芍药”的见解。上述验案，虽说是“与桂枝去芍药加茯苓白术汤，而另加猪苓、泽泻”治愈。实际上如此加减，则成了五苓散为主方了。

3. 桂枝汤加茯苓白术验案 李某，男，58岁，1989年3月14日初诊。患者于1989年春节期间偶感风寒，复伤油腻，致头痛咳嗽，恶寒无汗等症。曾服阿司匹林、安乃近等西药，并迭进中药解表发汗之剂，始终不得汗解，反觉头痛恶寒等症加剧。诊见头痛项强，骨节酸楚，恶寒特甚，虽重裘棉帽毛靴加身，仍啬啬寒颤，伴咳嗽引胸脘掣痛，痰多易咯，初吐白稠痰，继则痰稀如水，脘闷纳呆，舌苔白润根部较厚，脉浮而紧。据脉证分析，当属风寒束表，肺气失宣，遂疏葛根汤加味与服。讵料次日复诊告谓：服药后又啖热粥一碗，并重棉温覆良久，仅觉身热片时，仍未得汗，而诸症如故。余甚疑虑，再三询之，除前证仍在外，尚有小便频涩，量少色黄一症，乃悟为水气内停，太阳经气被阻，不能敷布肌表之故。《伤寒论》云：“服桂枝汤，或下之，仍头痛项强，翕翕发热，无汗，心下满微痛，小便不利者，桂枝去桂加茯苓白术汤主之。”然此例患者，无发热之症，而有恶寒之征，是水停经滞之甚者。故用该方而不去桂，以利通阳，且苓、术得桂枝，其利水之力更胜；复因其咳嗽痰多，纳呆脘闷，又加杏仁、白蔻以利宣化上中二焦气机，助苓、术利水化湿。遂疏方为：桂枝9g，白芍9g，茯苓12g，白术12g，杏仁9g，炙甘草3g，白蔻6g（后下），生姜10g，大枣5枚。水煎2次，取汁混合，分3次温服。3月16日二诊：上方一服约半小时许，小便遂通，半日间共解小便9次，溺清长而无涩滞之苦，恶寒始罢，诸症亦随之而减。今又微咳头胀，前方随证加减，再剂而瘥。（唐伟华，等.《国医论坛》1991，2:封四）

二、杂病

癫痫 王某某，女性，年约五旬。住济南市白马山。患者经常跌倒抽搐，昏不知人，重时每月发作数次，经西医诊断为癫痫，多方治疗无效。后来学院找我诊治。望其舌上一层白砂苔，干而且厚。触诊胃部，痞硬微痛，并问知其食欲不佳，口干欲饮。此系水饮结于中脘。病人迫切要求治疗痫风，不以胃病为重。我想痫风虽然是脑病，但是脑部的这一兴奋灶，必须通过刺激才能引起发作。而引起刺激的因素，在中医看来是多种多样的，譬如用中药治疗癫痫，可以任选祛痰、和血、解郁、理气、镇痉等各种不同的方法，有时都能减轻发作，甚至可能基本痊愈，就是明证。本患者心下有宿痰水饮，可能就是癫痫发作的触媒。根据以上设想，即仿桂枝去桂加茯苓白术汤意，因本症不发热，把桂枝、姜、枣一概减去，又加入枳实消痞，并加僵蚕、蜈蚣、全蝎以搜络祛痰镇痉。处方：茯苓，白术，白芍，甘草（炙），枳实，僵蚕，蜈蚣，全蝎。患者于1年后又来学院找我看病。她说，上方连服数剂后，癫痫一次也未发作，当时胃病也好了。现今胃病又发，只要求治疗胃病云云。因与健脾理气化痰方而去。（《伤寒解惑论》第145页）

按：《临证指南医案》曰："癫痫或由惊恐，或由饮食不节，或由母腹中受惊，以致脏气不平，经久失调，一触积痰，厥气内风，卒然暴逆，莫能禁止，待其气反然后已。"本案分析癫痫发作的病理通俗易懂。其治法一方面用苓、术、芍、草行留饮，一方面加僵蚕、全蝎、蜈蚣息风镇惊；枳实行气消痞，此乃标本兼治之法，方证相对，故连服数剂而控制发作。裴永清《伤寒论临床应用五十论》有以五苓散治癫痫病案，应互参。详见后第71条【验案精选】。

【原文】 伤寒，脉浮，自汗出，小便数，心烦，微恶寒，脚挛急[1]，反与桂枝（按：《注解伤寒论》桂枝下有"汤"字）欲攻其表，此误也。得之便厥[2]，咽中干，烦躁吐逆者，作甘草干姜汤与之，以复其阳；若厥愈足温者，更作芍药甘草汤与之，其脚即伸；若胃气不和，谵语者，少与调胃承气汤；若重发汗，复加烧针者，四逆汤主之。（29）

甘草干姜汤方：甘草四两（炙），干姜二两。上二味，以水三升，煮取一升五合，去滓，分温再服。

芍药甘草汤方：白芍药　甘草（炙）各四两。上二味，以水三升，煮取一升五合，去滓，分温再服。

调胃承气汤方：大黄四两（去皮，清酒[3]洗），甘草二两（炙），芒硝半升。上三味，以水三升，煮取一升，去滓，内芒硝，更上火微煮令沸，少少温服之。

四逆汤方：甘草二两（炙），干姜一两半，附子一枚（生用，去皮，破八片）。上三味，以水三升，煮取一升二合，去滓，分温再服。强人可大附子一枚，干姜三两。

【注脚】

〔1〕脚挛急：小腿肚痉挛拘急。

〔2〕厥：手足逆冷。

〔3〕清酒：米酒。据《唐本草》云：古时酒类"惟米酒入药用"。米酒呈琥珀色，一般称为"清酒"。

【提要】 本条以举例示范的形式论述虚人外感误汗的变证及随证救治的方法。

【简释】 尤在泾："脉浮，自汗出，微恶寒者，虽伤于寒，而表不实，乃桂枝汤证也。然小便数，心烦，脚挛急，则阴虚而里热矣。是当以甘辛攻表，而以甘寒顾里，乃反与桂枝汤，治表而遗里，宜其得之而便厥也。咽中干，烦躁吐逆，皆阴虚阳逆之象，设非以温药徒攻其表，何至此哉？夫既阴虚于下，而又阳逆于上，则必先复阳气，而后复阴气，故作甘草干姜汤甘辛复阳之剂，阳复则厥愈而足温矣。更作芍药甘草汤甘酸复阴之剂，阴生则两脚自伸矣。阴阳既复，而或胃气有未和，因而谵语者，则少与调胃承气汤以和其胃，胃和则谵语止矣。盖甘草、干姜，固足以救虚阳之逆，而亦能伤胃气之和，此咸寒调胃之法，不得不斡旋于阴阳既复之后也。若重发汗，复加烧针，是逆而再逆，其厥逆之象，必有加于前，而补救之法，必非甘草、干姜所能胜任者矣，四逆汤甘辛大热，乃克复阳气之大药也。此条前后用药，温凉补泻，绝不相谋，而适以相济，非深造自得，卓有成见者，乌能及此。"（《伤寒贯珠集·太阳篇上·太阳斡旋法》）

按：本条证治盘根错节，故历代注家见解不一，但不论哪一位注家都难以达到丝丝入扣的解说。笔者认为，此条不一定是客观病例的记述，而是以举例示范的形式，具有设词御变之意，为"随证治之"之范例，体现了辨证论治的法则。

【方证鉴别】

1. **甘草干姜汤证与芍药甘草汤证**　柯琴："甘草干姜汤，得理中之半，取其守中，不须其补中；芍药甘草汤，减桂枝之半，用其和里，不

取其攻表。是仲景加减法之隐而不宣者。”(《伤寒来苏集·伤寒附翼·阳明方总论》)

2. 甘草干姜汤证与桂枝甘草汤证(64) 王子接:“甘草干姜汤、桂枝甘草汤,同为辛甘化阳,而有分头异治之道:桂枝走表,治太阳表虚;干姜守中,治少阴里虚。病虽在太阳,而见少阴里虚证,当温中土,制水寒以复其阳。至于二方分两,亦各有别,彼用桂枝四两,甘草二两,是辛胜于甘;此用甘草四两,干姜二两,为甘胜于辛。辛胜则能走表护阳,甘胜则能守中复阳,分两之间,其义精切如此。”(《绛雪园古方选注·温剂》)

【验案精选】

甘草干姜汤“验案精选”见《金匮》第7篇第5条。

调胃承气汤“验案精选”见后文第70条。

四逆汤“验案精选”见后文第92条。

芍药甘草汤“验案精选”如下。

(一)痉挛证

1. 腓肠肌痉挛

(1)康某某,男,45岁,1980年10月25日诊。有高血压病史10余年。右臂憋胀,右手拇、食指麻木数日。近2天夜间下肢亦憋胀,且阵阵小腿挛急,疼痛难忍,不能行动,前天夜间发作3次,昨夜发作6次,彻夜难眠,脉弦细,舌质偏红苔黄腻,舌体胖有齿痕。《伤寒论》说:“脚挛急,……更作芍药甘草汤与之,其脚即伸。”遂处方:白芍31g,生甘草31g。服药1剂,当夜即痉挛未作,上下肢憋胀亦减,测血压亦有所下降,惟手指麻木如故。观察数日,“脚挛急”未复发。(吕志杰.《四川中医》1986,5:10)

按:此案高血压病日久出现手指麻木,乃中风先兆之象。罗天益说:“凡大指、次指麻木或不用者,三年中有中风之患。”芍药甘草汤酸甘之味,化生阴血,不但使筋脉失养之“脚挛急”得以缓解,且使血不养肝,肝阳上亢之高血压亦下降。

(2)古方之芍药甘草汤,是治疗“脚挛急”一张名方。一日同诸生门诊用之弗效,诸生哗然不知所措。余在原方加羚羊角粉1.8g,钩藤16g(为时方羚羊钩藤汤的主药)。仅服3剂,而痉挛证全瘳。芍药甘草汤,苦甘酸相合,平肝养血,缓急解痉,而用之不效者,病重而药轻也。今用时方之羚羊钩藤汤与之接轨,羚羊角与钩藤入厥阴肝经,而有清肝祛风、舒筋散血之专功。所以能匡芍药甘草汤之不逮。从病理来看两方之治有其统一性,从药味分析来看羚羊角与钩藤则大助芍药甘草汤一臂之力,此所以古今之方必须接轨,事实胜如雄辩也。(《仲景方药古今应用》第799页)

按:该案为刘渡舟先生《古方接轨论》之案例。其古今方接轨法,为治疗“脚挛急”开一新径。

(3)藏某某,男,52岁,炊事员,1980年8月21日就诊。患者平卧或跑步时单侧或双侧腓肠肌痉挛3年多,曾经理疗、针灸、西药治疗,虽能缓解一时,移时而发,现每晚发作2~3次,每次1~30分钟不等,发作时腓肠肌挛急、僵硬、疼痛,不得屈伸,遇热较舒,舌苔薄白,脉沉细。以芍药甘草汤加味,处方:白芍30g,甘草15g,桂枝15g,木瓜10g。3剂止。3个月后复发,又服3剂止,未再复发。(赵玉海.《中医杂志》1985,6:50)

按:据原作者“讨论”所述,以芍药甘草汤酸甘化阴,加入温经通脉的桂枝、敛肝舒筋的木瓜,观察了85例,多能取得远期疗效。

2. 足肿痛、足挛急

(1)四嫂,11月13日。足遇多行走时则肿痛,色紫,始则右足,继乃痛及左足。天寒不可向火,见火则痛剧。故虽甚恶寒,必得耐冷。然天气过冷,则又痛。眠睡至凌晨,而肿痛止,至夜则痛如故。按,历节病足亦肿;但肿常不退,今有时退者,非历节也。惟痛甚时筋挛,先用芍药甘草汤以舒筋。赤白芍各30g,生甘草24g。(《经方实验录》第67页)

拙巢注:二剂愈。

(2)老妈,2月7日。右足行步不良,此有瘀滞也,宜芍药甘草汤以疏之。京赤芍24g,生甘草12g。(《经方实验录·附列门人治验》第67页)

原按:……今人以本汤为小方,不屑一用之者,非也。或姑信而用之,而药量欠重,不效如故,致用而失望者,亦未达一间也。然则究竟芍药之功用为如何?吾友吴君凝轩曰:芍药能活静脉之血,故凡青筋暴露,皮肉挛急者,用之无不效。善哉!一语破千古之奥谜。……抑芍药甘草汤不仅能治痉挛证,凡因跌打损伤,或睡眠姿势不正,因而腰背有筋牵强者,本汤治之同效。余亲验者屡,盖其属于静脉瘀滞一也。缘动脉之血由心脏放射于外,其力属原动而强,故少阻塞。静脉之血由外内归于心脏,其力尽反动而较弱,故多迟滞。迟滞甚者,名曰血痹,亦曰恶血。故《本经》谓芍药“除血痹”,《别录》谓芍药"散恶血"。可知千百年前之古语，悉合千百年后之新说，谁谓古人之言陈腐乎？

按：《经方实验录》为曹颖甫（名家达，号拙巢）生平医案，由其门人姜佐景辑录而成。其案例对芍药甘草汤的发挥应用，其案语对芍药甘草汤的疗效分析，皆能启迪后学。

3. **下肢痉挛** 刘某，男，70岁，农民，1981年11月5日诊。患者5年来常发两手臂麻木酸痛，经某医院检查系由颈椎增生压迫神经所致，遂于2月前在该院做手术，但术后1周即继发两下肢拘挛，两腿蜷缩卧于床上，每至午夜零点以后，腓肠肌痉挛加重而疼痛难忍，虽用热敷，亦难以缓解。患者再至该院询问，医云此种手术多遗有此症，难以治愈，嘱其在家休养，别无他法。患者失望而归，而病情则有增无减，拘挛及疼痛愈甚，以致常欲自杀，屡被劝解而未遂。曾请一中医治疗，予独活寄生汤加减，服20剂无效。今经人介绍，请余往诊。诊其脉弦细，舌淡苔薄白。余因忆及，在1973年，余在昌黎县医院工作时，刘渡舟教授正在唐山地区医院（院址在昌黎县城）举办西医学习中医班，余曾请刘老会诊治疗一位20岁青年工人，该患者因左腹股沟处筋聚成块如鹅卵大，以致该侧下肢拘挛不伸，西医诊为髂窝脓肿，但用针吸，却只有少许血液而无脓液，虽经中西药消炎、活血诸法治疗1个，毫无效验。刘老诊后，仅用芍药甘草汤1剂即愈，肿块消失，下肢屈伸自如，未再复发。今患者刘某，虽为两下肢拘挛，但属筋缩则无异，故仿之而施治。拟方如下：白芍20g，炙甘草15g。1剂，水煎服。翌日复诊，患者大喜，告曰：药后一夜，下肢肌肉未抽未痛，现屈伸自如。余嘱其再服原方4剂。后追访，知患者此病一直未复发。下地参加农业劳动，一切正常。10年后，因他病去世。（《仲景方药古今应用》第701页）

4. **下肢痉挛、双手颤动（脑动脉硬化）** 吴某，男，57岁。1981年5月14日初诊：味、嗅觉减退10年，近3年来基本丧失。舌不辨苦甜，鼻不闻香臭，屡医无效。当月5日劳动时，突然双手颤动，持物乏力，下肢拘急，10余天来手仍不能持重物，拿碗筷容易失手掉落，小腿拘急，步履艰难。有长期大量饮酒史，血压140/90mmHg，某医院诊为"脑动脉硬化"。舌质稍红苔薄白，脉弦细。证属肝血不足，经络闭阻，血行不畅，筋失所养。治宜酸甘化阴，养血荣筋，通利血脉，搜风活络。拟芍药甘草汤加味。处方：白芍50g，甘草30g，僵蚕9g，蜈蚣2条，蝉蜕6g。5月17日二诊：服上药3剂，手颤、下肢拘急已减其大半，能较灵活持筷吃饭，但持重物尚难持久。而对嗅觉丧失尤其生效，已能嗅及香味，尝及苦味。脉弦稍缓，舌正苔薄。仍宗前法，加桑枝20g、小黑豆15g。5月21日三诊：药后味、嗅觉更有好转，临厨房香气扑鼻，进饮食皆知其味，双手持物渐恢复，步履已较稳健。宗原方间断治疗，观察数月，嗅味觉一直正常，劳累后手持重物尚有颤抖现象。（《蒲辅周学术医疗经验继承心悟》第254页）

原按：蒲老认为，病必须先明医理，理不明难以治病求本。此患者为脑动脉硬化症，脑供血不足。临床证候与肝经关系较为密切，肝藏血，主筋，为罢极之本，此案由劳累后突然起病，手足挛急，双手持筷亦易脱落。《内经》云："肝苦急，急食甘以缓之，以酸泻之。"芍药甘草汤正合经意。二药有通利血脉、舒缓挛急之功，故以之为主方。蜈蚣搜风通络，入肝经上行于脑，除血痹，去恶血。僵蚕、蝉蜕升阳中之清阳，祛风而散逆浊结滞之痰。桑枝、小黑豆为先师治疗筋病之验方，有养血柔筋、通络活血之效，结合而用之。服后不但手足挛急得到解除，而且将多年丧失的味、嗅觉恢复正常，确有探讨研究之必要。从《素问·五脏生成篇》"目得血而能视"，则知鼻得血而能嗅，舌得血而能辨味。味、嗅觉丧失者，必有因经络闭塞而血不能荣养清窍者，此案病机大要如此。用芍药甘草汤加味方，使之气血通和，是为治本之法。

5. **手足痉挛（神经性血管痉挛）** 芦某，女，4岁，1981年6月5日诊。患儿七八个月以来，几乎每至傍晚即两脚拘急，痛不可忍，疼时哭闹不安，汗出，持续10~20分钟许，须经家长用力握其两足，疼痛方缓。近2周来挛痛加剧，疼痛时间延长至1~2小时，同时两手亦现拘急。曾经多方求治，诊断不明。检查血钙、血磷均在正常范围。某医院疑为"神经性血管痉挛"，予叶酸、维生素B_6等药物治疗，疼痛不减。视其面色黄白无华，形体瘦弱。素来性情急躁，且常有腹痛喜揉，大便偏干，小溲稍黄，脉象滑数，舌质稍红苔白微腻。此乃肝阴不足，筋脉失养。余按张仲景以芍药甘草汤治疗伤寒误汗痉挛证之意，试拟：大白芍30g，甘草15g。经服上方5剂后，疼痛减半，其母大喜，未料仅此两味，竟有此功

效。后又续服3剂，疼痛消失。1年后随访，此病未复发。(《伤寒论通释》第68页杨梦兰医案)

6. **四肢痉挛** 广西巡抚张叔丹中丞之媳，幼丹先生之夫人，先病肝气，继病肝风，延经数月之久，变成痛风历节。周身筋脉拘挛，其痛也，或在两肩，或在腕臂腿胫之节间，移徙走注不定，行则同流寇，着则为肿痛，其尤甚者，十指拘挛不能使用。邗上名医延之殆遍，气药、风药遍尝无效，适予由浙请假回邗，详参四诊，遍阅诸方，不外行气驱风。其实，肝因血燥而生风，气因络空而窜痛，气愈行而愈横，风愈驱而愈烈。脉来劲急，全无和缓悠扬之态，爰订芍药甘草汤：芍用二两，草用三钱。血充则气和，肝平则风息。一剂内风定，筋急舒，再剂则指能摄而手能握矣。守服十数剂，诸苦悉释。〔《二续名医类案》(杜钟骏·药园医案)第2328页〕

(二)痛证

1. 胃脘痛

(1)急性胃痉挛 朱某，男，17岁。胃脘阵发性疼痛，近日加重，夜间尤甚，呈抽掣样发作，喜按，饮食无碍，二便正常。舌质淡红苔微黄，脉弦略数。诊为"急性胃痉挛"。处方：白芍15g，甘草9g。3剂。第1剂头煎服后痛减，3小时后煎渣再服，症状消失。仅服2剂，痛止而未复发。(刘持年.等.《山东中医学院学报》1979，3:30)

(2)胃神经官能症 范某某，女性，36岁。因情志怫郁，肝旺犯胃，每于郁怒后，辄作胃脘痛，如是已数年。在某医院作钡餐透视：胃及十二指肠未见器质性改变，诊断为"胃神经官能症"。服谷维素等药未效。今春复因郁怒急躁，致胃脘疼痛，有挛急感，喜按，舌苔薄白，脉弦。拟平肝缓急、理气止痛法，以芍药甘草汤加味：白芍9g，甘草4.5g，制香附9g，延胡索6g。连服5剂，胃痛全止。(张德超.《陕西中医》1979，9:31)

(3)十二指肠溃疡 吕某某，女，37岁。20年来间断性胃脘痛牵及两胁，以饥饿时疼痛为甚，伴有嗳气，矢气，纳差，大便燥结，每于情绪波动时即发病。本次发病已历3个月余，西药治疗无效，不能坚持日常工作，乃于1959年8月1日住我院中医病房治疗。入院前钡餐造影见"十二指肠球部龛影"。苔薄白，脉弦，证属肝气犯胃，治宜调和肝胃，给溃疡合剂(杭白芍15g，甘草31g，香附15g)治疗。3剂后痛减……乃继给溃疡合剂治疗，共住院21天，诸症皆消。嘱出院后继服"溃疡合剂"巩固疗效。出院后20余日，复查钡餐，十二指肠球部之龛影消失，已恢复正常工作。(《北京市老中医经验选编》第268页)

(4)上消化道出血 韩某某，男，40余岁。宿患"消化性溃疡"4年，胃脘痛时轻时重，因郁怒致胃络受伤，吐血盈碗，胃痛，脉弦。治宜柔肝缓急，护胃止血。处方：白芍15g，甘草9g，白及30g。浓煎，少量频频缓服。服1剂后，吐血减少。连服2剂，吐血全止，胃痛消失。(刘德超.《陕西新医药》1979，9:31)

按：上述案例，西医诊断之病名不同，而胃脘痛之主症相同。追求病因，多与情志怫郁、肝气犯胃有关，究其病机，实为阴血不足，不荣则痛(阴血不能濡脉络而痛)。故皆以芍药甘草汤治本，前三例佐理气药治标，例四佐止血药以治标。

2. 偏头痛(三叉神经痛)

(1)罗某某，女，64岁。左侧面颊阵发性剧痛2周，某某医院诊断为"三叉神经痛"。近日发作次数更加频繁，每因吞咽或说话而引起剧痛，痛时闭目流泪，翘嘴咬牙，历10余秒钟可得暂停，旋止旋作，精神萎靡，头晕目眩，食饮皆废，脉缓大，舌上无苔中见裂纹。拟养血祛风法(四物汤加细辛、钩藤等)，服2剂效不佳。乃改用芍药甘草汤，方用芍药(酒炒)30g，甘草(蜜炙)12g。服2剂后疼痛若失，惟感痛处尚有麻木感，守原方续服2剂，诸症悉除。7个月来未曾复发。(陈汉雄.《江西医药》1965，7:909)

(2)张某，女，48岁。右侧面颊阵发性烧灼样疼痛3年，曾在某医院诊为"三叉神经痛"，经西药治疗后疼痛可暂时缓解，停药后如故。现每天发作1~3次，心烦易怒，失眠多梦。查：局部无红肿，舌红有裂纹而少苔，脉弦细。投芍药甘草汤加酸枣仁(白芍50g，甘草30g，酸枣仁20g)，服6剂后疼痛明显减轻，再服6剂疼痛消失，1年后随访未复发。(孙桂玲.《河南中医》1998，5:9)

按：据本案作者报道，以芍药甘草汤治疗神经痛(三叉神经痛、坐骨神经痛、肋间神经痛等)59例，证属肝之阴血不足所致者，投芍药甘草汤酸甘化阴，缓急止痛，适当加减，均能取得良效。

3. **手臂痛** 黄某某，男，51岁。左手臂经常疼痛，诸药欠效。诊脉细微，舌质淡红。左手臂色紫有青筋，痛时畏近火，得火则痛剧，痛甚则筋挛。处方：杭白芍30g，赤芍24g，甘草15g。嘱其先服1剂，俟效果明显，可服3剂。病人系外县来诊，索方而去。后于第2年4月间到寓所，述其服药3剂，疼痛遂愈，至今未见复发。（刘振声.《新中医》1977，1∶22）

按：《本经》谓芍药"除血痹……止痛"。血痹者，因虚而致血脉不通也。此例手足色紫为瘀，脉象为虚。因虚致瘀，不荣则痛。故以白芍、甘草补阴血之虚，以赤芍通血脉之瘀，标本兼治，3剂而止。

4. **阴茎抽痛** 曾某，25岁，工人。诉患重感冒愈后几次房事罢，阴茎抽痛不止，服用止痛药虽可暂缓，但不能根除。症见：神疲乏力，口干欲饮，视物昏花，四肢酸软麻木，舌淡红苔薄，脉细弦小数。拟养血柔筋，缓急止痛。投芍药甘草汤：白芍90g，炙甘草10g。服药3剂痛缓，继进6剂告愈。（余军，等.《长春中医学院学报》1995，1∶36）

原按：本患者热病初愈，阴津本已亏虚，又行同房，血耗筋伤，宗筋失荣，致茎筋挛急作痛，用大剂量芍药配甘草，甘缓养阴得以奏效。

5. **痛证（癌症晚期疼痛）** 马某，男，65岁，工人，1993年8月5日诊。山东省某院确诊为"肝癌"，住院治疗4个月，病情有增无减。患者家属要求出院后住我院观察。现因右胁疼痛21天，予盐酸哌替啶100mg/次，2~3次/日，以求止痛。由于药源不能满足而邀笔者会诊。视患者右胁隆起，触之坚硬而痛甚，痛无休止，轻则呻吟，重则哀嚎，彻夜难眠，形羸色青，纳呆腹胀，乏力鼻衄，低热（T：37.8℃），口干，腹壁静脉曲张，舌质鲜红少津无苔，脉沉细弦。综合脉症，诊为肝阴不足，血瘀火旺。瘀缘于燥而成，瘀则脉不通，不通则痛；火旺乃源于阴亏，肝肾同源，肝藏相火，真阴不足，相火妄动，扰经伤络，证发鼻衄。治宜养阴柔肝，缓急止痛，化瘀通经，凉血止血。方用重剂芍药甘草汤加味：生白芍250g，炙甘草60g，生地30g，三七粉6g（冲服）。水煎，分3次服，日1剂。2剂痛缓，3剂痛轻、衄止，以延胡索15g易三七粉，续服2剂，其痛大减，夜可入寐。盐酸哌替啶减至100mg/次，1次/日。连进5剂，停用盐酸哌替啶，精神转佳，饮食渐增。调方为大剂芍药甘草汤加味：生白芍125g，炙甘草30g，生龟甲15g，生鳖甲15g，黄芪30g，茯苓15g，川楝子6g。水煎分8次服，1~3日1剂。于1993年11月17日死于衰竭。（刘昭坤.《河南中医》1997，2∶14）

原按：癌症晚期大多疼痛，剧痛难忍者屡见不鲜。笔者应用芍药甘草汤加味治疗40例，效果满意。芍药甘草汤缓急止痛，而且大有补气养阴之功，对各种癌症晚期患者的"正虚"又确有良好补益之效。各种癌症发病部位虽异，但其晚期机制则基本相似，即正虚邪实，挛急疼痛。正虚以气阴两亏为主；邪实以邪毒内结，血瘀化热为主。其临床表现为剧痛、衰竭。剧痛伤精耗气，促其衰竭益甚。治疗当务之急是缓解疼痛，补益正气，而芍药甘草汤恰是二功兼备，临证放胆重剂投之，鲜有不效者。对于患者既可减轻疼痛之苦，又可延长存活期限，提高生存质量。白芍用量较大时个别患者可致腹泻，分次服或加罂粟壳可减轻其不良反应，并增强止痛效果；甘草用量较大，偶可引起颜面浮肿，停药2~3天可自消，倘病情需要，停药有困难者，可配以茯苓、泽泻即能去其弊。

6. **车祸后，右腿不得屈伸、疼痛** 霍某某，男，18岁，2008年2月下旬的一个午夜出了车祸，由当地县医院转到天津某医院抢救，诊断为脑出血，并多处损伤，虽已脱离生命危险，但右侧大腿弯曲蜷缩，屈伸则痛甚，夜不能寐，痛处无红肿，膝关节尚能活动。请外科专家会诊，考虑为骨盆环单处骨折（拍片结果）后损伤所致。嘱卧床休养，对症处理后疗效不佳。另外，下颌骨骨折，右侧后背皮肉损伤较重。患者为笔者外甥，鉴于上述病情，笔者于出事故十几天后由石家庄市去天津探望患者。当时没有想到用中药治疗，故没有望舌，也没有诊脉，只是希望主治大夫积极治疗。在当天晚上从天津回石家庄的车上，心里还惦记者外甥的病情，回忆起《伤寒论》原文说："脚挛急……芍药甘草汤与之，其脚即伸。"并想到了刘渡舟先生以芍药甘草汤治"下肢拘挛不伸"取得神奇疗效的验案。还想起了现代药理研究芍药甘草汤具有镇痛、镇静、解痉、抗炎等作用。于是萌生了用中药治之的念头，便开了如下处方：白芍30g，赤芍15g，薏苡仁30g，败酱草30g，炮附子10g，甘草20g。日1剂，水煎取4000ml，每日分3次温服。次日上午，电话告之以此方治疗，并嘱其征求主管医生的同意。2日后电话中说：服药1剂，腿痛减轻，但仍不能屈伸。药已对病，嘱继续服用。6

日后电话欣喜相告：疼痛明显缓解，大腿已能屈伸。嘱上方继服5剂，以期病情彻底康复。（吕志杰验案）

按：上方为芍药甘草汤与《金匮要略》治肠痈之薏苡附子败酱散两个小方之合方。虽未察舌按脉，但开具此方依据有四：①芍药甘草汤功效已如上述。②《本经》记载薏苡仁"主筋急拘挛"。③薏苡仁、败酱草并用，功能清热解毒排脓，既针对腿痛"炎症"的可能，又照顾背部皮肉损伤"感染"的现实。④方中附子"其性善走，故为通行十二经纯阳之要药"(《本经正义》)，以振奋周身之阳气。实践证明，此方切中病情，故取得意外疗效！

综观众多文献资料可知，古今医家从芍药甘草汤养血缓急止痛治"脚挛急"受到启发，对本方推而广之，以本方原方或适当加味，用于治疗阴血不足、筋脉失养所致的周身内外上下各个部位的疼痛，都取得满意疗效。故芍药甘草汤可作为治疗阴血虚所致痛证的通治方。为了提高其疗效，尚应辨证用之或适当加味。

芍药甘草汤原剂量为各120g，水煎后分2次温服。目前应用，有的遵照原量而等量应用，但多是重用芍药（一般用白芍），少用甘草。用量范围是：白芍30~90g，炙甘草10~30g。其白芍多生用，或醋制、炒用；甘草多炙用，或生用，皆视病情而定。

【临证指要】芍药甘草汤养阴养血，主治血不养筋所致的腓肠肌痉挛，并可治疗阴血不足所致的多种部位痉挛性痛证及其他多种疾患。

【实验研究】现代对芍药甘草汤做了多方面的实验研究，归纳如下：①对消化系统的影响，对胃肠有双向调节作用（即一方面可松弛痉挛，缓解疼痛，起镇静抑制作用；另一方面又可起兴奋促进作用。表现在芍药甘草汤低浓度时可使胃肠呈兴奋状态，高浓度时却抑制胃肠蠕动）；有泻下作用（生白芍、生甘草泻下显著）；对肝损害有保护作用；有抗炎及抗应激性溃疡作用等。②镇痛、镇静、解痉作用。本方对平滑肌、横纹肌的挛急，不管是中枢性的，或是末梢性的，均有镇静作用。对身体的挛急有效，不仅对表浅性的躯体和四肢的横纹肌，并且对深在的平滑肌性的脏器，如胃、肠、胆囊、输卵管、子宫、膀胱、尿道和血管等都能缓解其挛急，制止其疼痛。③抗炎作用。④对生殖、内分泌有调节作用。⑤抗疲劳与增强免疫作用。⑥平喘与抗过敏作用。

【原文】问曰：证象阳旦[1]，按法治之而增剧，厥逆，咽中干，两胫拘急而谵语。师曰：言夜半手足当温，两脚当伸。后如师言。何以知此？答曰：寸口脉浮而大，浮为风，大为虚，风则生微热，虚则两胫挛，病形象桂枝，因加附子参其间，增桂令汗出，附子温经，亡阳故也。厥逆，咽中干，烦躁，阳明内结，谵语烦乱，更饮甘草干姜汤。夜半阳气还，两足当热，胫尚微拘急，重与芍药甘草汤，尔乃胫伸。以承气汤微溏，则止其谵语，故知病可愈。（30）

【注脚】

〔1〕阳旦：成无己："阳旦，桂枝汤别名也。"喻嘉言说："桂枝汤，遇时令温热，则加黄芩，名阳旦汤。"喻氏之说，可作为桂枝汤证灵活加味之法。阳旦汤证详见《金匮》第21篇第8条。

【简释】尤在泾："此即前条之意，而设为问答，以明所以增剧，及所以病愈之故。然中间语意，殊无伦次，此岂后人之文耶？昔人读《考工记》，谓不类于周官，余于此条亦云。成氏云，阳旦，桂枝汤别名。"(《伤寒贯珠集·太阳篇上·太阳斡旋法》)

按：本条是上条的注文，其文字医理颇费解，笔者赞成以上尤在泾之见解。

辨太阳病脉证并治中

太阳病中篇自第31~127条，共97条。这近百条内容可谓庞杂，仔细分析，可以理出互相联系的10条线索，归纳如下：①太阳伤寒的麻黄汤证及其禁忌证。②补述了桂枝汤所治疗的杂病证候。③太阳病影响于里证，如太阳阳明合病的葛根汤证；伤寒表实而内有郁热的大青龙汤证。④表邪传里，里证为主证，如葛根芩连汤证、麻杏甘石汤证。⑤素有内科杂病，加以外感证，如小青龙汤证、桂枝加厚朴杏子汤证、小建中汤证。⑥太阳病邪循经入腑，如五苓散之蓄水之证、桃核承气汤与抵当汤之蓄血证。⑦余热留扰胸膈之诸栀子豉汤证。⑧太阳病传变为少阳病，如小柴胡汤证、大柴胡汤证、柴胡加芒硝汤证。⑨外邪导致内伤病，如炙甘草汤证。⑩太阳病误治后诸多变证的救治方法，以及诸多杂病与伤寒夹杂病变的随证治之。总之，虽曰“太阳病脉证并治”，实则不止太阳病，更多的是内外兼病，伤寒与杂病夹杂证候的辨证论治。

【原文】太阳病，项背强几几，无汗，恶风，葛根汤主之。（31）

葛根汤方：葛根四两，麻黄三两（去节），桂枝二两（去皮），生姜三两（切），甘草二两（炙），芍药二两，大枣十二枚（擘）。上七味，以水一斗，先煮麻黄、葛根，减二升，去白沫，内诸药，煮取三升，去滓，温服一升。覆取微似汗。余如桂枝法将息及禁忌。

【提要】 论太阳伤寒并经腧不利的证治。

【简释】 风寒伤及太阳经腧，经腧不利则项背强几几；风寒束表，则无汗，恶风，而恶寒、发热、脉浮等，自在不言之中。故用葛根汤发汗以解表，兼通经腧。本方为桂枝汤加麻黄、葛根而成，用治项背强几几，虽发汗而不伤津液，最为适宜。方中主药葛根，《别录》言其“主治伤寒中风头痛，解肌发表出汗，开腠理”；《本经》谓其治“身大热……诸痹，起阴气”，可知葛根在本方中起到发汗散邪、升津舒筋等功用。

按：葛根汤证除了本条与下文第32条外，《金匮要略》第2篇第12条亦有提及：“……欲作刚痉，葛根汤主之。”

【方歌】

项背强几因伤寒，葛根汤中桂枝全，

方中麻黄治表实，合病但呕半夏安。

【方证鉴别】

1. **葛根汤证与桂枝加葛根汤证（14）** 两方证之主症都是项背强几几，而一为太阳中风表实证，症见汗出、恶风、脉浮缓；一是太阳伤寒表实证，症见无汗、恶风寒、脉浮紧。两方皆以桂枝汤调和营卫而解肌祛风，皆加葛根发经腧之汗，缓项背之急。但葛根汤再加麻黄，与葛根相须为用，发散风寒也。

2. **葛根汤证与麻黄汤证（35）** 两方证都是太阳伤寒表实证，而葛根汤证兼经腧不利而项背强几几，或太阳与阳明合病而下利；麻黄汤证兼肺气不宣而喘咳，或胸满。故两方均用麻黄发汗解表，而一用葛根专利经腧，一用杏仁专利肺气。葛根汤用桂枝汤加麻黄、葛根，而不用麻黄汤加葛根者，既发汗祛邪，又不忘保津护正也。

【验案精选】

1. **太阳伤寒** 封姓缝匠，病恶寒，遍身无汗，循背脊之筋骨疼痛不能转侧，脉浮紧。余诊之曰：此外邪袭于皮毛，故恶寒无汗，况脉浮紧，证属麻黄，而项背强痛，因邪气已侵及背俞经络，比之麻黄证更进一层，宜治以葛根汤。葛根15g，麻黄9g，桂枝6g，白芍9g，甘草6g，生姜4片，红枣4枚。方意系借葛根之升提，达水液至皮肤，更佐麻黄之力，推运至毛孔之外。两解肌表，虽与桂枝二麻黄一汤同意，而用却不同。服后顷刻，觉背内微热，再服，背汗遂出，次及周身，安睡一宵，病遂告瘥。（《经方实验录》第14页）

2. **夏日空调伤寒** 患者倪某某，男，50岁，为笔者同事，于2005年6月28日就诊。2日前始觉周身拘紧，无汗，喷嚏，流清涕。曾服快克、速效感冒胶囊等药后仍不汗出，至今病如上述。恶风，而恶寒不明显，周身困重，头晕，恶心欲吐，颈项强几几，脉沉紧，舌淡红苔白润。自述与夜间开空调受凉有关。根据病因与证候，诊为夏日空调伤寒。正合葛根汤证，处以原方：麻黄30g，葛根40g，桂枝20g，白芍20g，生姜30g，大枣10枚，炙甘草15g。水煎取约400ml，分4次少量频服，约2个小时服1次，若汗出病退则停服。当日晚7点与9点各服药1次，约100ml，汗出少，病稍轻，第3次服药约150ml，周身汗出，彻夜不断，晨起时仍有汗，但渐少，诸症基本缓解，惟稍头晕及鼻塞。嘱其停药，清淡饮食以自养。休养一日，身体康复。（吕志杰验案）

按：由于受“温室效应”的影响，全球气温有逐年增高之势，尤以夏日更为明显。近几日烈日高照，石家庄市最高气温达40℃。人们为了避暑，入室即开空调，因此，空调病——夏日伤寒便应运而生。

3. **项强**　章某，男，74岁。1985年11月9日初诊。患者于同年7月底行“前列腺摘除术”后，外感发热，经用中西药后，寒热退，但同时出现双下肢痿软酸痛，行走需人搀扶，颈项牵强疼痛，在外院用中西药2个月余，下肢症渐好转，颈项诸症却有增无减。查：体温35.5℃，痛苦面容，言语清晰，头项左倾，转颈左侧＜60°，右侧＜45°，俯仰均受限。症见身体瘦癯，头项左倾，两侧颈项和枕部僵硬麻木，牵强疼痛，转侧时疼痛益剧，头似不在脖子上，二便自调。舌质淡红，苔薄白，脉细弦。观前医处方多为羌防一类祛风湿止痛或通络养血之品，然患者颈项诸症实属仲圣所谓“强几几”也，其太阳证已跃然眼前，遂处以《伤寒论》葛根汤原方：葛根40g，生麻黄10g，桂枝10g，赤白芍各30g，生甘草10g，生姜3g，大枣12枚。嘱药后稍加被覆以取小汗。上药服2剂后，患者头颈已复端正，精神振奋，谓当日药后略有汗出，颈项部隐感热辣，诸症明显减轻，颈项大松，如释重负。次日药后并无汗出，颈项症豁然若失，转侧裕如，稍感头晕，病既愈，未再处方。1个月后，门诊遇之，谓一切良好。（方承康.《江西中医药》1989，1∶35）

按：此案取得良效，关键是方中重用葛根与赤白芍。

4. **肩背痛**　陈某某，男，37岁。业农。1957年9月8日初诊。5月间起病，肩项背酸痛，卧床不起，不能辗转反侧，曾至某医院及针灸师多次诊疗，病虽已去其半，但因限于经济，无法继续治疗，长期不能生产，倍感痛苦。当时肩背连及腰脊酸痛沉坠，不能仰俯自如，面黄形瘦，周身无力，脉细，苔白薄，无寒热。处方：葛根9g，麻黄2g，桂枝2g，白芍9g，甘草4.5g，生姜9g，大枣5枚。二诊（9月10日）：服药2剂，酸痛已减，腰背拘急已舒，仍宗原方加味。处方：葛根6g，麻黄2g，桂枝2g，白芍9g，苍术4.5g，附片2g，生姜9g，大枣5枚。2剂。三诊（9月12日）：痛蠲过半，转侧俯仰自如。处方：如前加独活6g。（陶春岩.《浙江中医杂志》1958，3∶11）

按：日本人清川立道曰：“此方治外邪项背强急及痉病神效，固不待言，即积年之肩背凝结，往往一汗之后，其病若失。”本案为验证之一。本案处方剂量很小，这与地域有关。南北气候差别较大，故方药剂量不同。

5. **偏头痛**　李某，男，38岁，住北京朝阳区。患顽固性偏头痛2年，久治不愈。经友人介绍，延请刘老诊治。主诉：右侧头痛，常连及前额及眉棱骨。伴无汗恶寒，鼻流清涕，心烦，面赤，头目眩晕，睡眠不佳。诊察之时，见病人颈项转动不利，问之，乃答曰：颈项及后背经常有拘急感，头痛甚时拘紧更重。舌淡苔白，脉浮略数，遂辨为寒邪客于太阳经脉，经气不利之候。治当发汗祛邪，通太阳之气，为疏葛根汤。处方：麻黄4g，葛根16g，桂枝12g，白芍12g，炙甘草6g，生姜12g，大枣12枚。麻黄、葛根两药先煎，去上沫，服药后覆取微汗，避风寒。服3剂药后，脊背有热感，继而身有小汗出，头痛项急随之而减。原方再服，至15剂，头痛，项急诸症皆愈。（《刘渡舟临证验案精选》第134页）

原按：本案为风寒客于太阳经腧，津液不得濡润，经脉气血不利所致。现代研究亦证明，葛根有扩张血管，改善血液循环的作用。服用本方可使寒邪散，经脉通，津液升，荣卫和，则头痛、项强诸症自愈。服用本方之后，常有脊背先见发热，继而全身汗出，这是药力先作用于经腧而使经气疏通、邪气外出的反映，为疾病向愈之佳兆。

6. **表寒证误用辛凉案**　宋某某，48岁，女性，北京市工人。于1980年10月24日，感冒风寒1天后，头痛畏寒流涕，无汗，咽干不咳等，来我院门诊。某医查其舌红苔薄黄，咽红，脉象浮数，遂给予银花15g，连翘12g，桑叶10g，菊花10g，荆芥穗10g，防风10g，薄荷6g，桔梗10g，牛蒡子10g，芦根10g。服3剂后未效，诸症状加重，于10月29日转诊治疗。仍头痛，恶寒无汗，腰脚沉痛，项背发紧，心慌乏力，咽痒而痛，且咳嗽无痰，观其舌红少苔，脉象浮紧而数，此外感风寒，初期虽曾用“辛凉夹辛温法”治疗，由于辛温驱邪药力不足，已经4日，外邪侵入太阳经腧，故项背发紧，且恶寒无汗的表实证仍在，仍宜葛根汤主之。处方：葛根15g，麻黄12g，桂枝10g，杏仁10g，白芍12g，甘草5g，生姜10g，大枣4枚（去核）。服用2剂汗出后，头痛恶寒、腰脚疼痛等症状消失，体温降至正常，只稍有轻度咳嗽，舌质稍红，脉象细弦而稍数。转用清理余邪善后处理而愈。（《伤寒论临床研究》第54页）

【临证指要】 葛根汤主治风寒表证而兼见项强，或下利，或但呕者。方中主药葛根对杂病（如高血压病、颈椎病）项强有良效。

【实验研究】 本方的药理作用主要有以下四点：①具有显著扩张脑血管、增加脑血流量、降低脑血管阻力的作用，这种作用与葛根汤主治“太阳病，项背强几几”相符。②对难治性三叉神经痛及症状性颜面痛，使用葛根汤后，可使西药（卡马西平、镇痛药及三环系抗焦虑药）停用或减量。③20世纪70年代末，发现单味葛根对冠心病、高血压等有较好的疗效。④葛根有明显的解热作用。

【原文】 太阳与阳明合病者，必自下利，葛根汤主之。（32）

【提要】 论太阳与阳明合病自下利的证治。

【简释】 太阳与阳明合病者，为邪盛于外，影响于里，故云“必自下利”。因里证为表病所引起，故治疗仍应侧重在表。用葛根汤发散表邪，表解则里自和。此外，方中葛根可升清止泻，有“逆流挽舟”之效。

【大论心悟】

伤寒合病、并病定义争鸣

《伤寒论》中有关合病原文共七条，其中太阳阳明合病者为第32、33、36条；太阳少阳合病者为第172条；阳明少阳合病者为第256条；三阳合病者为第219、268条；并病，即第48、142、150、171、220条等五条。对伤寒合病、并病之含义，古代注家有不同见解，引述如下。

成无己说：“伤寒有合病，有并病，本太阳病不解，并于阳明者，谓之并病；二经俱受邪，相合病者，谓之合病。合病者，邪气甚也。”（《注解伤寒论》卷三）

吴谦说：“伤寒有六经之证，有六经之脉，证脉井然不杂，则可直指为某经之病。若两经、三经，阴阳混淆，不可以一经名者，或一经未罢又传一经，二经、三经同病，不归并一经者，则名曰合病。或二经、三经同病，其后归并一经自病者，则名曰并病。论中所著合病、并病，虽单举阳经，未及阴经，然阳经既有合病、并病，则阴经亦必有之可知矣。如太阳病脉反沉，少阴病反发热，是少阴、太阳合病也；阳明病脉迟，太阴病大实痛，是太阴、阳明合病也；少阳病脉细而厥，厥阴病呕而发热，是厥阴、少阳合病也。是虽无合病之名，而确有合病之实。且三阳皆有发热证，三阴皆有下利证，如发热而下利，是阴阳合病也。阴阳合病，若阳盛者属阳经，则下利为实热，即论中所谓太阳、阳明，阳明、少阳，太阳、少阳合病者是也。阴盛者属阴经，则下利为阴寒，即论中所谓少阴下利，反发热不死；少阴下利清谷，里寒外热，不恶寒而面赤者是也。盖阳与阳合，不合于阴，为三阳合病，则不下利而自汗出，乃白虎汤证也；阴与阴合，不合于阳，为三阴合病，则不发热而吐利厥逆，乃四逆汤证也。诚以人之脏腑互根，阴阳相合，三阳既有合并之病，则三阴亦有合并之病，不待言矣。”（《医宗金鉴》卷九）上述论注，不但明确了阳经合病、并病的概念，并且由阳经推及阴经，举例说明阴经亦有合病、并病之病，举一反三，可谓善学仲景者也。

方有执说：“并，犹合也。彼此相兼合，而有轻重多寡之不同。谓之并。”（《伤寒论条辨》卷六）

上述成氏与吴氏对合病、并病所下的定义相反，而方氏认为合病、并病的定义很难划分。现今多沿袭成氏见解，其吴氏见解对仲景思想有发挥。

【验案精选】

1. 太阳阳明合病泄泻

（1）刘某，男，4岁，1984年3月5日诊。患儿前日汗后受凉，昨日起肠鸣腹泻，大便清稀带泡沫，日数次，伴见恶寒发热，无汗，鼻塞流涕，纳呆，舌淡红苔薄白，脉浮数。证属外感风寒，影响于里而腹泻，拟解表散寒为治，用葛根汤原方：葛根 12g，麻黄 5g，桂枝 6g，白芍 10g，大枣 3g，生姜 2 片，甘草 3g。药进 1 剂，腹泻减，表证除。再剂，则泻止而痊。（石宜明．《四川中医》1987，1：18）

（2）朱某某，男，12 岁。发热恶寒，头项强痛，汗不出，大便泄泻，苔白。此太阳阳明合病，拟葛根汤。葛根 9g，麻黄 3g，桂枝 4. 5g，白芍 4. 5g，炙甘草 3g，生姜 6g，红枣 5 枚。服 2 剂，病即告愈。（杨志一．《江西医药杂志》1965，9：1010）

（3）甲午岁作客长沙，有劳德扬之媳，产后患病，发热，下利不止，延医诊治月余未愈，几濒于危。请余诊之，脉浮而大，知为太阳与阳明合病，《伤寒》云："太阳与阳明合病者，必自下利，葛根汤主之。"遂用葛根汤加高丽参治之。因久病元气亏故加参，服 1 剂而下利止，服 2 剂发热亦除。复诊：脉转弦涩，弦为余邪移于少阳，涩因产后营气虚，用小柴胡汤加当归治之。服数剂告痊。〔《二续名医类案》（刘世祯・医理探源）第 3024 页〕

按：本案"诊治月余未愈"者，何也？盖产后百脉空虚，外感邪气，内迫阳明，故成"合病"之势，其表邪不解，里气不和，则发热，下利不止。故以葛根汤解表和里，加参扶助正气，立见功效。

（4）孙秋畲妇，产后服生化汤过剂血崩，医以丹栀逍遥散投之，反增恶寒发热、头痛目痛、口燥、鼻干、下利等症，医知有外感，而泥于产后百脉皆虚，宜补不宜解表之说，用补中益气汤，以为稳当，服后崩愈甚，病愈剧。更医，又以为血虚宜养阴，而用知柏地黄汤，进剂，寒战鼓栗，变红崩为白带，下利日数十行，困惫以甚。适予在候补库大使余春庭寓治病，孙与比邻，邀予往诊，自谓病已不治，烦君一决行期早晚耳。至病所，腥秽难闻，焚香强诊，浮部浮洪，沉部紧小，以脉参证，确系太阳阳明合病，主用葛根汤（葛根四钱，麻黄三钱，桂枝二钱，白芍二钱，炙草二钱，生姜二钱，红枣四枚。煮服如仲景法），伊见方中麻黄桂枝同用，惊疑问故，告之曰："尊嫂产后原无病，服生化汤七八剂，酿成内热，乃为血崩，其时必自觉其热，掀去衣被取凉，又受外寒，丹栀逍遥散，虽不对病，而无大碍；补中益气则将寒热之邪，逼之内入；知柏地黄，则更引邪下陷矣。现在病状虽危，而脉之浮洪为风热，紧小为寒闭，确凿有据，何畏乎表（按：指解表方药）？"劝之使服，伊慎重之至，三四次服完一盏，毫无进退，又与一盏，得睡；知药已对证，接服一盏，下利先止，口燥鼻干渐解。次日往诊，紧小渐减，浮洪未退，仍令前方再服 1 剂，是夜微汗周浃，寒热诸痛悉平，惟白崩不止，复诊其脉，右关濡滑，只以白术末和粥与服，五六日后秋畲来舍云："带下白昼甚少，惟夜卧不能安帖，醒时带必大至，据病人云，且多怪梦，体亦增热。"消息其意，知为阴不敛阳，径用桂枝加龙骨牡蛎汤，去桂枝，服 6 剂，骎骎向安，前医来询余，何法治愈，详细道之，且婉劝其读陈修园先生所注书（按：指《伤寒论浅注》），欢欣鼓舞而去，从此用功，亦吾道中勇于迁善之君子也，然而仅矣。〔《二续名医类案》（王廷俊・寿芝医案）第 2977 页〕

按：此案病情复杂，先用葛根汤解表，而"寒热诸痛悉平"，后用桂枝加龙骨牡蛎汤治里，而带下即止。如此功夫，真乃医中高手！其高明之处，就在于诊脉准确，以及治病求因，善辨病机，处方得当矣。

2. 太阳阳明合病泄泻、腹痛　吴妇，忽腹大痛大泻，医投以消滞行气之品，愈甚。予诊脉浮数，且兼表证，知为太阳阳明合病也。但仲景只云下利，并未言痛。然证与书，每每不能恰合，当以意消息得之。仍投以葛根汤，汗出而愈。〔《二续名医类案》（王三尊・医权初编）第 1328 页〕

按：葛根汤治腹痛有专药，即方中芍药。仲景于方后注加减法中，多处曰腹痛者加芍药。

3. 痢疾初起（急性细菌性痢疾）　黄某，女，32 岁。1991 年 9 月 30 日就诊。患者因饮食不洁，致发热下利。初起觉周身不适，旋而恶寒发热，一身俱痛，无汗，缘缘面赤，体温迅即升高，达 39. 7℃，里急，下利十余行，脉紧数，苔白。检验大便见大量脓细胞。虽诊断为"急性菌痢"，但尚属初起，犹具表证。观其脉证，与《伤寒论》"太阳与阳明合病，必自下利"病机无二，遂用葛根汤原方，重用葛根、麻黄。1 剂汗出热退，下利之势亦缓。再以葛根黄芩黄连汤加减 2 剂，利止病愈。（高飞．《中国医药学报》1998，8：56）

原按：细菌性痢疾的通常治法是清利大肠湿热。该患者表里同病而表实为重，则又治当别论。此予大剂发表之后，不但表证得除，邪气内迫之势亦见逆转，从而迅速获愈。

按：此案病因是内伤（饮食不洁），而非外感，故其“表证”乃非表邪所致。

上述六例病情虽有所不同，而皆兼见“下利”则一，均用葛根汤治之而愈。后世称为“逆流挽舟”法，时方常用人参败毒散。

【原文】 太阳与阳明合病，不下利，但呕者，葛根加半夏汤主之。（33）

葛根加半夏汤方：葛根四两，麻黄三两（去节），甘草二两（炙），芍药二两，桂枝二两（去皮），生姜二两（切）（按：《注解伤寒论》作三，为是），半夏半升（洗），大枣十二枚（擘）。上八味，以水一斗，先煮葛根、麻黄，减二升，去白沫，内诸药，煮取三升，去滓，温服一升。覆取微似汗。

【提要】 论二阳合病表证兼呕的证治。

【简释】 尤在泾：“伤寒之邪，在上则为喘满，入里则为下利。两阳合病，邪气盛大，不特充斥于上，抑且浸淫于里，故曰必自下利，其不下利者，则必上逆而呕。晰而言之，合病下利者，里气得热而下行也；不下利但呕者，里气得热而上行也。夫邪盛于外而之内者，仍当先治其邪，葛根汤合用桂枝、麻黄而加葛根，所以解经中两阳相合之邪，其不下利而但呕者，则加半夏以下逆气，而葛根解外，法所不易矣。”（《伤寒贯珠集·太阳篇上·太阳正治法》）

按：第31条为太阳病项背强几几，无汗恶风；32条为太阳与阳明合病而下利；33条为太阳与阳明合病而呕，此三条大同小异，所同者为太阳伤寒证，所异者为项强、下利、呕等兼症不同。故均以葛根汤为主外散风寒，兼呕者，加半夏以降其逆。

联系太阳病上篇，第3条伤寒表实证有“呕逆”；第12条桂枝汤证有“干呕”，皆为太阳病外邪束表，影响到里气不和之故。治病求本，法当解表，表邪解除则里气自和。若素有里病，又感受外邪，表病引起里病复发，则治当表里兼顾。

【验案精选】

1. **太阳阳明合病呕吐** 程女，25岁。初春，寒风料峭，因患感冒，头痛面赤，畏恶风寒，发热呕吐，脉浮，舌苔白润。辨证：阳明经受风寒之袭，引发胃气上逆之证。疏方：葛根12g，麻黄6g，桂枝6g，生姜9g，半夏9g，炙甘草6g，白芍6g，大枣7枚。服2剂，汗出身凉，呕吐不发而愈。（《新编伤寒论类方》第60页）

2. **太阳阳明并病泄泻、干呕** 于某某，男，26岁，1980年10月8日初诊。患者于今晨始觉发热恶寒，身体疼痛，无汗，头痛而胀。在厂保健站就医，予服解热药等。午后约4时许，腹中肠鸣，时作疼痛，继而泄泻，泄下如注，无脓血，无后重滞下，时作干呕，舌红苔薄白，脉浮紧。此系外感风寒，表气郁闭，内迫胃肠。方用葛根加半夏汤：葛根18g，桂枝8g，杭芍8g，麻黄4g，鲜生姜3片，大枣3枚，甘草8g，半夏8g。1剂后遍身微微汗出，表解而利止呕平，其病痊愈。（胡学曾.《浙江中医学院学报》1986，5：22）

3. **外感风寒，内伤肉食** 罗石娣，女，41岁。3月9日发病，恶寒无汗，头痛，项背肩胛痛，恶心，周身抽掣疼痛，脉浮紧，呻吟太息。其家惶恐，急请西医，用镇痛镇静剂注射无效。又延中医用荆防羌独等药丝毫不效。3月13日晨，前往诊视，症如上述。寻思《伤寒论》曰：“太阳病，项背强几几，无汗恶风者，葛根汤主之。”依据条文，遂处方葛根汤。因其食肉后发病，兼有恶心，故加半夏、麦芽、山楂。1剂头煎服后，汗出寒罢痛止。（沈炎南.《广东中医》1963，3：39）

【临证指要】 葛根加半夏汤主治胃肠型感冒或流行性感冒，以发热恶寒无汗、或呕、或利为主症特点。

【原文】 太阳病，桂枝证，医反下之，利遂不止，脉促者，表未解也；喘而汗出者，葛根黄芩黄连汤主之。（34）

葛根黄芩黄连汤方：葛根半斤，甘草二两（炙），黄芩三两，黄连三两。上四味，以水八升，先煮葛根，减二升，内诸药，煮取二升，去滓，分温再服。

【提要】 论里热夹表邪下利的证治。

【简释】 尤在泾：“太阳中风发热，本当桂枝解表，而反下之，里虚邪入，利遂不止，其脉则促，其症则喘而汗出。夫促为阳盛，脉促者，知表未解也。无汗而喘，为寒在表；喘而汗出，为热在里也。是其邪陷于里者十之七，而留于表者十之三。其病为表里并受之病，故其法亦宜表里两解之法。葛根黄芩黄连汤，葛根解肌于表，芩、连清热于里，甘草则合表里而并和之耳。盖风邪初中，病为在表，一入于里，则变为热矣。

故治表者，必以葛根之辛凉；治里者，必以芩、连之苦寒也。而古法汗者不以偶，下者不以奇，故葛根之表，则数多而独行，芩、连之里，则数少而并须，仲景矩矱，秩然不紊如此。”（《伤寒贯珠集·太阳篇下·太阳救逆法》）

按：大论中用葛根者有四方：前葛根汤用之四两；治肝郁奔豚之奔豚汤用葛根五两；治产后中风之竹叶汤用葛根三两；此方用之半斤，即八两之重！治热利方为何重用葛根呢？以“葛根味辛性凉，既可解肌热，又可清肠热，还可升胃肠津气”（刘渡舟）。一药三用，故为君药而重用之，以大力建功。

【方歌】

热利葛根芩连汤，君八臣三草二两，
葛根汤兮芩连方，桂枝证盛白虎良，
麻黄汤证已化热，麻杏甘石最适当。

【方证鉴别】

1. 葛根芩连汤证与桂枝人参汤证（163） 本方证与桂枝人参汤证均为下利兼表证未解，但彼为表里皆寒，以正虚为主；此为表里皆热，以邪盛为著。

2. 葛根芩连汤证与葛根汤证（32） 本方与葛根汤虽均治下利，但葛根汤证为邪气在表，而影响于里，故用桂枝汤加葛根、麻黄以解表为主，表解则利止；本方证虽表邪未解，但以里热证为主，故重用葛根配芩连表里兼治，而着重清解里热以止利。

3. 葛根芩连汤证与大青龙汤证（38）、小柴胡汤证（96） 陆九芝：“阳明之有葛根芩连，犹太阳之有大青龙，少阳之有小柴胡也。太阳以麻黄解表，石膏清里；少阳以柴胡解表，黄芩清里；阳明以葛根解表，黄连清里。表里各不同，而解表清里之法一也。”（录自《伤寒论译释》）

【大论心悟】

葛根芩连汤证新解

古今多数注家认为，葛根芩连汤证是表邪未解而热迫于里的协热利。如此解读，不无道理，而曹颖甫门人的见解，更有新义，引述如下：

“今人每以葛根芩连汤证之利为协热利，实则葛根芩连汤证之利虽属热性，仲圣并未称之为协热利，至桂枝人参汤证之寒性利，反称之为协热而利。盖协热者，犹言夹表热也，此不可不知。

太阳病，当解表。若不予解表，而用治阳明法以下之，则变证。但或从寒化，或从热化，每无定局。正气盛者多从热化，正气衰者则从寒化。仲圣云：‘太阳病，外证未除而数下之，遂协热而利，利下不止，心下痞硬，表里不解者，桂枝人参汤主之。’此从寒化之例也。又曰：‘太阳病，桂枝证，医反下之，利遂不止，脉促者，表未解也；喘而汗出者，葛根黄连黄芩汤主之。’此从热化之例也。本条有余意，有省文，若欲知其详，而不嫌辞赘者，可在‘也’字下，加‘宜葛根汤，若利不止’诸字样，则经旨明矣。意谓桂枝汤证因下伤津，利不止亦伤津，而脉促近于浮，为表未解，故宜葛根汤，以解其表，而养其津。若表解之后，内热甚炽，肺受热灼而喘，汗受热蒸而出者，当用葛根芩连汤以直折之。

余前谓桂枝汤证化热，则为白虎汤证；麻黄汤证化热，则为麻杏甘石汤证，今当续为之说，曰葛根汤证化热则为葛根芩连汤证。征之于临床，考之于经文，历历不爽。”（《经方实验录·附列门人治验》第29页）

以上曹氏门人（姜佐景）见解，其新义可归纳三点：①葛根芩连汤证之下利，应称为“热利”，桂枝人参汤证原称为“协热而利”。②此条“表未解也”之后省略了“宜葛根汤。若利不止”八个字。也就是说，此条有两层意思，即桂枝汤证误下后，表未解而下利，是葛根汤证；表已解，里热转甚，下利不止者，则是葛根芩连汤证。③桂枝汤证与白虎汤证、麻黄汤与麻杏甘石汤证及葛根汤证与葛根芩连汤证这三种相关方证存在着因果关系。上述三点新义，对于读者探讨医圣大论之本义及隐而未发之义颇有启迪。

【验案精选】

1. 协热利（急性胃肠炎）

（1）邓某某，女，7岁。患外感发热数日，发热不退，伴腹泻，大便3~5次/日，其母认为停食着凉，曾接受中西药治疗不效。查其舌红苔白，尿黄口渴，大便臭秽，诊为“协热利”，治以葛根芩连汤加味：葛根9g，黄芩9g，黄连9g，焦三仙各9g，炙甘草3g。嘱其节饮食，服药1剂热退，2剂腹泻止，3剂病愈。（《伤寒论临床应用五十论》第224页）

原按：葛根芩连汤原为治协热利而设。外感表热证兼肠热下利，非此方难除。余以此方治疗这类外感后出现表热证兼热性腹泻患儿甚多，皆应手而效，热退泻止，常叹经方之妙。

（2）曾某某，男，10个月。1964年11月29日入院。其母代诉：身热口渴，腹胀泄泻已7天。患儿7天前，发热吐乳，继而腹泻，每日5~6次，入院住西医儿科病房。入院时粪便检查：色黄，质稀，黏液（+++）；血液检查：白细胞10×10^9/L，中性0.74，淋巴0.26……经用抗生素等药物治疗7天，泄泻未见好转，于12月6日转服中药。现症：大便泄泻稀如水样，色黄而秽，每天4~5次，腹部微胀，按之柔软，小便短赤，身热而渴，烦躁啼哭，形瘦眶陷，唇舌干红苔薄白，指纹紫……方用葛根芩连汤。粉葛根3g，川黄连2.4g，条黄芩2.1g，生甘草1.2g。并予以5%葡萄糖盐水静脉滴注。服后泄泻止，粪成形，热退神佳。（蔡仲默，等.《福建中医药》1966，3：8）

（3）林某某，男，4岁。1955年8月突然发热，呕吐，泄泻，日夜达数十次，口渴欲饮，饮入即吐，泻下初如木樨花（即桂花）状，后为清水，体温：39.6℃，舌苔白。与葛根芩连汤加姜竹茹、益元散、姜半夏、生姜，1剂热稍减，吐泻较瘥，共服3剂痊愈。（张志民.《江西医药》1963，8：21）

（4）某老翁，初秋突发高热，日泻10余次，中西（日医）医共治疗3天无好转，病势危殆，乃约余诊。见其精神恍惚，烦躁气促，遍身炽热有汗，泄下褐色水液而恶臭，腹痛不著，纳呆不吐，溲少而赤，舌质红苔黄腻，脉弦滑而数。当时按太阳阳明合病而夹热下利之表里证论治，以葛根黄芩黄连汤治之，1剂而瘥。〔《名老中医之路·第二辑》（何世英）第136页〕

按：上述四案可知，不论老人、幼儿，只要是表里皆热的协热下利证（急性胃肠炎），葛根芩连汤原方或适当加味，常常是一二剂或二三剂而热退利止，可谓药到病除。

2. **麻疹**　李孩。疹发未畅，下利而臭，日行20余次，舌质绛而苔白腐，唇干，目赤，脉数，寐不安，宜葛根芩连汤加味。粉葛根18g，细川连3g，淮山药15g，生甘草9g，淡黄芩6g，天花粉18g，升麻4.5g。（《经方实验录·附列门人治验》第29页）

原按：李孩服后，其利渐稀，疹透有增无减，逐渐调理而安。湘人师兄亦在红十字会医院屡遇小孩发麻疹时下利，必治以本汤。良佳。又有溏泄发于疹后者，亦可以推治。

麻疹之利属于热者，常十居七八，属于寒者，十不过二三，故宜于葛根芩连汤者十常七八，宜于理中汤或桂枝人参汤者十不过二三。一或不慎，误投汤药，祸乃立至，可不畏哉？

3. **疫喉痧**　周童，年14岁，住中法学堂后面。原因：今春天时不正，喉痧盛行，传染而患已8天。症候：痧虽布而未透足，热势不退，喉关肿腐，颈项左右肿硬疼痛，欲成痧毒，大便泄泻。诊断：脉滑数，舌苔黄。脉症合参，风毒欲达而不能遽达，已有内陷之象也。疗法：先进葛根芩连汤加味，以止便泄，继投败毒汤去牛蒡加玄参，以消痧毒。处方：生葛根4.5g，净蝉蜕2.4g，青连翘9g，苏薄荷4.5g，片黄芩3g，（酒汁），小川连2.1g，（酒洗），生甘草1.5g，炙僵蚕6g，接方：荆芥穗4.5g，薄荷叶3g，炙僵蚕9g，板蓝根4.5g，青连翘9g，象贝母6g，生蒲黄9g，（包煎），赤芍9g，益母草9g，玄参9g，生甘草1.8g，生石膏12g，（研细）。效果：初方1剂，服后即得汗热减，泄泻即止。惟痧毒肿硬益甚，喉关肿腐不脱，汤饮难进。继投接方，并外敷药，痧毒即消，咽喉肿腐亦去，数日而安。〔《重订全国名医验案类编》（丁甘仁）第293页〕

廉按：风毒喉痧，初起即当用荆防败毒汤加减，以表散开达，苦寒清滋等味，一味不可兼杂，使其痧从汗透，病毒自然不留。毒既外泄，喉疫当然轻减，直待痧回肿退，鼻有清涕，遍身作瘰蜕皮，方进凉血清解之味，靡不应手速效。此案亦同此意，稍嫌芩、连苦泄，用得太骤，致有肿硬甚益，汤饮难进之反应。幸而改进败毒，犹得挽回于中道，否则殆矣。故曹心怡《喉痧正的》谓："凡遇风毒喉痧，先以得畅汗为第一要义。"旨哉言乎。

按：此案"先进葛根芩连汤加味"以清透痧毒。虽用芩、连，剂量较少，量无"苦泄"之虞，故处方尚为合理，不属"用得太骤"。

4. **小儿口疮**　孙宝宝，住厅西路。初诊：满舌生疮，环唇纹裂，不能吮饮，饮则痛哭，身热，溲少，脉洪而数，常烦躁不安，大便自可，拟葛根芩连汤加味。粉葛根12g，淡黄芩4.5g，小川连1.8g，生甘草9g，灯心3扎，活芦根1尺。二诊：口疮，投葛根芩连汤，不见大效，宜进一步，合承气法。粉葛根12g，细川连1.8g，生川军6g，生甘草9g，淡黄芩4.5g，枳实4.5g，玄明粉4.5g（分冲）。（《经方实验录·附列门人治验》第30页）

原按：此方服后1小时许，能饮水而不作痛状，夜寐甚安。越宿醒来，舌疮大退，肯吮乳。嘱减量再服，遂愈。乃知大黄内服，却胜冰硼外搽，因此散我固曾用于二三日前也。

葛根汤证化热，为葛根芩连汤证，葛根芩连汤证化热，则为承气汤证。我因失治缓治于先，故补治急治于后，不待其大便闭结，而审其即将闭结，预用硝黄以图之，此急治补治之说也。然设使我能及时重用葛根芩连，又何需乎硝黄？我能及时重用葛根汤，又何需乎芩连？溯本穷源，为医者不当若是乎？

昔我治一妇人，舌尖下发一白点，渐内蚀，饮食辄痛，不能触咸味，尤不可碰热菜。我曰：此属热，宜师白虎汤，服石膏。妇服之数日，腐点不动，而胃纳反差。闻人言，服黄连可效，竟一剂而愈。我乃恍然若闻道，知葛根芩连汤与白虎汤本属并肩，各有主治，不容混淆，设使互易为治，必两不奏功。

曹颖甫曰：葛根芩连汤既为化热而设，服之不效，肠胃燥实即为热病之结果，故佐景谓合承气法为进一步也。

按：白虎汤之石膏善清胃经之热，葛根芩连汤之黄连善清心经之火。心气通于舌，舌疮因心火盛者，黄连清心则舌疮自愈。

5. **脱肛**　车某某，男，52 岁，1984 年 5 月 6 日初诊。脱肛 2 个月余。3 个月前患肝硬化腹水住某院内科，经护肝、利尿、维持水电解质平衡等处理，腹水消退而出院。因便意频频，临厕努挣而使直肠下垂。近年逐渐加剧，始则用手推后可以还肛，以后手推亦难以还纳。曾以补脾益气、升阳举陷之剂，如补中益气汤治疗月余，未见起色。诊见胸闷腹胀，烦热口苦，肢体困重，疲乏神倦，小便短赤，大便秘结，舌边尖红苔中心黄腻，脉弦滑数。四诊合参，当属湿热之邪阻滞肠胃，气机升降失常所致。治以清热化湿，疏利气机。处方：葛根 30g，黄芩 10g，杏仁 10g，黄连 10g，甘草 5g，木香 5g，麻仁 15g。5 剂后复诊，患者胸闷腹胀减轻，大便通畅，便后直肠能自行还纳。药既对证，效不更方，宗上方调理半月，脱肛痊愈。随访 1 年，未见复发。（胡献国 .《北京中医》1987，2：36）

按：脱肛一般用益气升陷法。此案以葛根芩连汤治之而获效，所谓有是证者用是方也。

【临证指要】葛根芩连汤是治疗热利（急性胃肠炎、小儿中毒性肠炎及急性菌痢初起）的神妙良方。此外，验案中辨证治疗麻疹、口疮、脱肛的经验亦应引为重视。

【实验研究】本方有广谱抗菌作用，尤其对大肠埃希菌、痢疾杆菌和伤寒杆菌的抑制力较强。本方还有抗病毒、降温、止泻等作用。

【原文】太阳病，头痛发热，身疼腰痛，骨节疼痛，恶风无汗而喘者，麻黄汤主之。（35）

麻黄汤方：麻黄三两（去节），桂枝二两（去皮），甘草一两（炙），杏仁七十个（去皮尖）。上四味，以水九升，先煮麻黄，减二升，去上沫，内诸药，煮取二升半，去滓，温服八合。覆取微似汗，不须啜粥，余如桂枝法将息。

【提要】论太阳伤寒表实证的证治。

【简释】太阳病，寒邪束于表，卫气被郁，血行不利，不通则痛，故身疼腰痛，骨节疼痛；阳气外浮与邪相争，故发热；邪气外束，阳气不能畅达，故恶风，恶风乃恶寒之互辞；肺合皮毛，皮毛闭塞，肺气不降，故无汗而喘，总由寒邪外束于表所致，以麻黄汤主治之。方中麻黄散风寒，开皮毛，发汗定喘；桂枝通阳，助麻黄增强发汗解表之功；杏仁利肺气止喘；甘草调和诸药，四药相合，共奏解表发汗。宣肺定喘之功。附带说明：方中杏仁 70 个，笔者称其重量为 31g。

按：本条应与前第 3 条合看。第 3 条言体痛，本条则言头痛、身疼、腰痛、骨节疼痛；第 3 条言必恶寒，本条言恶风；第 3 条言脉阴阳俱紧，本条言无汗而喘，两条互参，则麻黄汤证了然于胸。此外，《伤寒论》涉及麻黄汤证的还有如下条文：36、37、46、51、52、55、232、235。

方后注强调服了麻黄汤要“覆取微似汗”，不出汗则无效。至于“不须啜粥”，应当活看，桂枝法必须“啜热稀粥一升余，以助药力”，而麻黄不一定喝粥，但喝点儿温水热粥，亦有益无害。

【方歌】

麻黄汤主发汗矣，杏仁七十三二一，
寒热诸痛无汗喘，伤寒杂病表实宜。

【方证鉴别】

1. **麻黄汤证与桂枝汤证（12）**　两方证均属太阳表证，都以恶寒发热，头项强痛，脉浮为主要脉症。但麻黄汤主治太阳表实证，临床以全身疼痛重，无汗，脉浮而紧，或咳嗽喘息为辨证要点；桂枝汤主治太阳表虚证，临床以全身疼痛轻，汗出，脉浮而缓，或鼻鸣干呕为辨证要点。

2. **麻黄汤证、桂枝汤证、桂麻各半汤证**

（23）、桂枝二麻黄一汤证（25）、麻杏甘石汤证（63） 柯琴：麻黄汤“治风寒在表，头痛项强，发热身痛，腰痛，骨节烦疼，恶风恶寒，无汗，胸满而喘，其脉浮紧浮数者，此为开表逐邪发汗之峻剂也。古人用药用法象之义，麻黄中空外直，宛如毛窍骨节，故能去骨节之风寒，从毛窍而出，为卫分发散风寒之品；桂枝之条纵横，宛如经脉系络，能入心化液，通经络而出汗，为营分散解风寒之品；杏仁为心果，温能助心散寒，苦能清肺下气，为上焦逐邪定喘之品；甘草甘平，外拒风寒，内和气血，为中宫安内攘外之品。此汤入胃行气于玄府，输精于皮毛，斯毛脉合精而溱溱汗出，在表之邪，其尽去而不留，痛止喘平，寒热顿解，不须啜粥而藉汗于谷也。其不用姜枣者，以生姜之性，横散解肌，碍麻黄之上升；大枣之性，滞泥于膈，碍杏仁之速降，此欲急于直达，稍缓则不迅，横散则不峻矣。若脉浮弱汗自出者，或尺脉微迟者，是桂枝所主，非此方所宜。盖此乃纯阳之剂，过于发散，如单刀直入之将，投之恰当，一战成功。不当则不戢而召祸，故用之发表，可一而不可再。如汗后不解，便当以桂枝汤代之。若汗出不透，邪气留连于皮毛骨肉之间，又有麻桂合半与桂枝二麻黄一之妙用。若阳盛于内而无汗者，又有麻黄杏仁石膏、连翘赤小豆等剂，此皆仲景心法也。予治冷风哮与风寒湿三气成痹等证，用此辄效，非伤寒一证可拘也”。（《伤寒来苏集·伤寒附翼·太阳方总论》）

【大论心悟】

麻黄汤证治述要与活用心法

《伤寒论》第35条所述为太阳伤寒表实证的典型证候，人们将其归纳为“麻黄八证”。将这八个症状加以归纳，可概括为八个字四点：寒热（恶寒，发热）、诸痛（头项强痛、身痛、腰痛、全身骨节疼痛等）、无汗、喘咳。掌握了这些要点，也就掌握了麻黄汤的运用要领。

1. **刘渡舟谈麻黄汤之活用** 刘渡舟先生认为：“典型的麻黄汤证在北京地区并不多见，此方在临床上用得也比较少。但是，我国幅员辽阔，气候各异，特别是在高寒地区，正伤寒证却不少见，因此不可轻易废弃此方。同时，麻黄剂的应用还不限于此。首先，麻黄剂治疗诸痛是有效的，特别适用于治疗寒性的疼痛。治疗痹证疼痛的小续命汤、桂枝芍药知母汤等，方中都有麻黄。其次，麻黄剂治喘也有很显著的效果。除了麻黄汤以外，小青龙汤、麻杏甘膏汤以及后世的定喘汤等治喘效方，都以麻黄为主药。现代医学用麻黄素（即麻黄碱）治喘，而早在1700年前的《伤寒论》中就已经广泛地使用麻黄来治喘了，这是了不起的贡献。再次，麻黄剂还能治疗一些由于寒邪闭塞而引起的病证。有医案记载某医治一患太阳伤寒证的难产妇人，投麻黄汤一剂，随着汗出而婴儿落生（按：验案见后）。说明这个难产可能与寒邪闭塞，营卫气血不畅有关。发汗使寒邪去，闭塞开而胎儿自娩。由此可见，即使在伤寒很少见到的北京地区，用麻黄剂治疗感寒所致的疼痛、喘证，以及因于寒邪闭塞所引起的其他病证，还是大有用武之地的。”（《刘渡舟伤寒论讲稿》第55页）

2. **刘氏弟子高飞谈“空调伤寒”活用麻黄汤类方剂** 高飞博士曾谈“空调伤寒证治”问题。他说，空调伤寒的形成，刘渡舟教授认为是暑热难挡，时人贪凉取冷，制冷设备应运而生。空调机一开，飒飒冷风扑面而来，沁人肌肤，暑汗顿消。然则非其时有其气，有些人难免会患空调病。因其常表现为恶寒，发热，身痛，无汗，气喘，脉浮弦或浮紧，舌苔白润，与伤寒表实的“麻黄八证”极为相似，故称其为“空调伤寒”，以资与正令伤寒相区别。

由此可知，一是夏天也有伤寒；二是空调伤寒在病机和临床表现上与正令伤寒略同，自当参照伤寒论治。而医治伤寒，首推麻黄剂。

对此类患者，一般习以麻黄为君药。表现为风寒表实证者，可选用麻黄汤或葛根汤。但有相当多的患者此前多有失治或误治，其发病初期本当辛温发汗，却采用了物理降温或辛凉解表等法，致使迁延不愈，病情已发生变化。因寒邪外束，物理降温更如雪上加霜，使阳气怫郁不得越，形成外寒内热格局者为多，常见缘缘面赤、烦躁、气喘等症，治疗上多采用麻黄石膏剂，如大青龙汤等。

有部分患者，外伤于寒，内伤饮冷，则易挟湿夹饮。其兼饮邪者，渴饮呕利，舌苔滑润，用越婢汤合桂苓甘露饮；兼湿邪者，头重身困，肢节烦痛，苔白而腻，用越婢汤合麻杏苡甘汤。还有些患者郁热较甚，伴有咽赤咽痛，则以麻杏甘石汤中加入连翘、金银花、芦根等味。

曾治疗观察20余例空调伤寒患者，患者年

龄为14~68（平均40.1）岁，病程2~15（平均5.5）天，体温37.5~40.0（平均38.6）℃。经辨证论治后，速者一两个小时即得汗出，体温开始下降，一般6~18小时体温降至正常，身和病愈。但若兼夹湿邪或饮邪者，降温过程则需2~4天，这与湿性黏滞的特点是相符的。

其实不仅伤于空调可致伤寒，如暑季冒雨涉水、寒处作业等，俱可使人罹患伤寒，同样应以伤寒论治。（高飞讲学文稿）

3. 古今名医谈应用麻黄汤经验与活用心法 古今名医大家，善用麻黄汤者不乏其人，用之得当，既治冬日伤寒，又治夏天感寒，还可治伤寒变证及杂病麻黄汤证。其适应证：年龄不分老少，性别不论男女，病程不在新久，病种包括伤寒与杂病，有是证而用是方。麻黄汤治疗诸般病证的神奇疗效与宝贵经验，详见下列“验案精选”。

【验案精选】

一、伤寒

（一）冬季伤寒

1. 古代医家验案一则 娄水张尔和，伤寒第二日，头痛发热，正在太阳。余曰：方今正月，天令犹寒，必服麻黄，两日愈矣。若服冲和汤（按：即九味羌活汤。方药：羌活、防风、苍术各一钱、甘草、白芷、川芎、生地黄、黄芩各一钱五分、细辛七分、姜三片，枣一枚），不惟不得汗，即使得汗，必致传经。遂以麻黄汤热饮之，更以滚水入浴桶置床下熏之，得汗如雨，密覆半日，易被，神已爽矣。至晚索粥，家人不与，余曰：邪已解矣，必不传里，食粥何妨。至明日果愈。不以麻黄汗之，传变深重，非半月不安也。（《医宗必读·卷五·伤寒》）

2. 近代经方大家曹颖甫验案三则

（1）范左。伤寒，六七日，形寒发热，无汗而喘，头项腰脊强痛，两脉浮紧，为不传也，麻黄汤主之。麻黄3g，桂枝3g，炙草2.4g，杏仁9g。（《经方实验录》第10页）

原按： 此吾师早年之方也，观其药量之轻，可以证矣。师近日所疏麻、桂之量，常在三五钱之间，因是一剂即可愈疾。师常诏余侪曰：“予之用大量，实由渐逐加而来，非敢以人命为儿戏也。夫轻剂愈疾也缓，重量愈病也迅。医者以愈病为职者也，然则予之用重量，又岂得已也哉？”

何公度作《悼恽铁樵先生》文中之一节云：“……越年，二公子三公子相继病伤寒殇。先生痛定思痛，乃苦攻《伤寒论》……如是者有年，而四公子又病伤寒，发热，无汗而喘。遍请诸医家，其所疏方，仍不外乎历次所用之豆豉、山栀、豆卷、桑叶、菊花、薄荷、连翘、杏仁、象贝等味。服药后，热势依然，喘益加剧。先生乃终夜不寝，绕室踌躇。迨天微明，乃毅然曰：此非《伤寒论》‘太阳病，头痛，发热，身疼，腰痛，骨节疼痛，恶风，无汗而喘者，麻黄汤主之。’之病而何？乃援笔书：麻黄七分，桂枝七分，杏仁三钱，炙草五分。持方与夫人曰：‘吾三儿皆死于是，今四儿病，医家又谢不敏。与其坐而待毙，曷若含药而亡！’夫人默然。嗣以计无他出，乃即配药煎服。先生则仍至商务印书馆服务。及归，见病儿喘较平，肌肤有润意，乃更续予药，竟得汗出喘平而愈。四公子既庆更生，先生乃益信伤寒方……”（录《现代中医月刊》第二卷第九期）以上所引文字，不过寥寥数行。然而以吾观之，其中含蓄之精义实多。时医遇风热轻证，能以桑菊栀翘愈之，一遇伤寒重恙，遂不能用麻黄主方。罹其殃者，夫岂惟恽氏三儿而已哉？此其一义也。恽先生苦攻《伤寒论》有年，及用轻剂麻黄汤，尚且绕室踌躇，足见医学之难，此其二义也。然此诸义非吾所欲讨究，吾之所求者，借以表白麻黄汤全证耳。

麻黄汤之全部脉证，厥为喘，其甚者鼻煽，两脉浮紧，按之鼓指，头痛，恶寒，无汗，或已发热，或未发热，呕逆，身疼腰痛，骨节酸疼等等。考其简要病理：厥为寒气外犯皮毛，内侵肺脏，肺脏因寒而闭，呼吸不利，故上逆而作喘；肺脏既失职，鼻管起代偿动作，故鼻煽；皮毛因寒而收，排泄失司，故凛冽而恶寒；血液循环起救济，故发热；血运呈紧张，故脉紧；胃受影响，故呕；神经不舒，故痛。若欲求其详，虽长篇累牍难以尽之。但凭脉证以施治，已足以效如桴鼓，此仲圣之教，所以为万世法也！

按： 上述治例为典型的麻黄汤证。上述议论，言真意切，发人深思，示人心法。

（2）黄汉栋。夜行风雪中，冒寒，因而恶寒，时欲呕，脉浮紧，宜麻黄汤。生麻黄9g，川桂枝9g，光杏仁9g，生甘草4.5g。（《经方实验录》第11页）。

拙巢注： 汉栋服后，汗出，继以桔梗15g，生草9g，泡汤饮之，愈。

原按： 麻黄汤全部脉证固如前案拙按所云，但并不谓必如此诸状悉具，乃可用本汤，若缺其一，即不可施也。反之，若病者体内之变化，确属麻黄汤之病理，则虽见证稍异，亦可以用之而效。缘病者体气不同，各如其面，加以受邪有轻重之别，时令有寒热之殊，故虽同一汤证，彼此亦有差池。若前按所引，有喘而无呕，本案所载，则有呕而无喘是也。大论曰：“太阳病，或已发热，或未发热，必恶寒、体痛、呕逆、脉阴阳俱紧者，名为伤寒。”窃谓此“必”字犹言“多”也，并非一定之谓。盖其人胃气本弱，或有湿痰，故牵引而作呕。若夫喘，则实为麻黄汤之主证，较呕者要多多，此吾人所当了然于胸中者也。

按：方中应加入生姜，既止呕，又助麻、桂发汗，可一剂而愈，不必再用桔梗、甘草泡饮。

（3）俞右，住高昌庙维德里一号。伤寒，头项强痛，恶寒，时欲呕，脉紧，宜麻黄汤。麻黄15g，桂枝15g，杏仁9g，生草9g。（《经方实验录》第12页）

原按：病者服此方后，绝不汗出。阅者或疑余作诳言，安有服麻桂各五钱，而无反响者乎？非也，有其故在。缘病者未进药之先，自以为大便不通，误用泻盐下之。及其中气内陷，其脉即由浮紧转为微细，故虽服麻黄汤，而汗勿出。二诊，师加附子以振心阳，救逆而瘥，此不汗出之因于误治者也。余更目睹师治史惠甫君之弟，发热，恶寒，无汗，用麻桂各三钱，1剂，亦绝不汗出。2剂加量，方得微似汗解。其故安在？盖史君弟执业于鸿昌造船厂，厂址临江，江风飒飒，史弟平日督理工场之间，固曾饱尝风露者，此不汗出之因于地土者也。又余在广益医院治一人，衣冠楚楚，发热，恶寒，无汗，头痛，与麻桂各三钱，余药称是。次日二诊，谓服药后，了无变化。嘱再服原方。三诊又然。予疑院中药量不足，嘱改从药铺购服。四诊，依然未汗出，予百思不得其故。及细询其业，曰：“吾包车夫也。”至是，予方恍然。盖若是之人，平日惯伍风寒，本不易受风寒之侵袭。若果受其侵袭，则其邪必较常人为重，此不汗出之因于职业者也。然凡此诸例，其不汗出，犹可理解。余又曾治一妊妇肿病，面目手足悉肿，一时意想所至，径予麻黄汤加味。次日复诊，肿退其半。问曾汗出否？曰，否。问小便较多否？又曰，否。然余未之信也，予原方加减，三日，肿将退净，仍问其汗与小便各如何？则又绝口否认。倘其言果属真切，则若不曰：水化为气，无形外泄，而承认生理学上之所谓“潜汗”，直无理足以释之。嘻，病情万变，固有不可以常理格之者，惟亲历者能信是言。

曹颖甫曰：发热恶寒无汗，而两脉浮紧者，投以麻黄汤，无不应手奏效。辛未六月，有乡人子因事居舍弟裔伯家，卒然觏病，发热恶寒，拥被而卧，寒战不已。长女昭华为疏麻黄汤。服后，汗出神昏，裔伯大恐。不逾时，沉沉睡去，日暮始醒，病若失。大约天时炎热，药剂太重，以致神昏，非有他也。今年阴历十一月初一日，予在陕西渭南县，交通银行行长曹某之弟志松病，发热无汗脉浮紧，予用麻黄6g，桂枝4.5g，生草9g，杏仁3g。服后，微汗出，脉微，嗜卧，热退，身凉，不待再诊，病已愈矣。又记昔在丁甘仁先生家，课其孙济华昆季，门人裴德炎因病求诊于济万，方治为荆防等味，四日，病无增减，亦不出汗。乃招予往诊，予仅用麻黄二钱，桂枝一钱半，杏仁三钱，生草一钱。明日，德炎不至，亦不求再诊，予甚疑之。越日，德炎欣然而来曰，愈矣。予按伤寒始病脉之所以浮紧者，以邪正交争于皮毛肌腠间，相持而不下也。一汗之后，则皮毛肌腠已开，而邪正之交争者解矣。世人相传麻黄多用亡阳，而悬为厉禁，然则病太阳伤寒者，将何自而愈乎？

按：上述治例，一为麻黄汤证误用泻下救误“加附子”之案。二为本麻黄汤证，服药后“绝不汗出”之原因为：“饱经风露者”“包车夫也”，职业使然。三为妊妇肿病，治用麻黄汤加味而肿消，论其“潜汗”之理。四为麻黄汤证，服之后“汗出神昏”者，何也？……如此案例分析，句句真言，字字真金！千金要方，此之谓也。医界学子，岂不用心乎？

3. 现代名医验案二则

（1）刘某某，男，50岁。隆冬季节，因工作需要出差外行，途中不慎感受风寒邪气，当晚即发高热，体温达39.8℃，恶寒甚重，虽覆两床棉被，仍洒淅恶寒而发抖，周身关节无一不痛，无汗，皮肤滚烫，咳嗽不止。视其舌苔薄白，切其脉浮紧有力，此乃太阳伤寒表实之证。《伤寒论》云：“太阳病，或已发热，或未发热，必恶寒，体痛呕逆，脉阴阳俱紧者，名为伤寒。”治宜辛温发汗，解表散寒。方用麻黄汤：麻黄9g，桂枝6g，杏仁12g，炙甘草3g。1剂。服药后，温覆衣被，须臾，通身汗出而解。（《刘渡舟临证验案精选》第1页）

（2）王某某，男，42岁，某厂干部。患者于昨夜发热，体温38.9℃，今晨来诊仍发热，头痛，颈项强直，肢体酸楚而痛，流清涕，心烦欲呕，食减而不渴，脉浮紧，舌苔薄白。此系风寒伤及太阳肤表所致。《内经》云“其在皮者，汗而发之”，照仲景法，当辛温发散，以解表邪，拟麻黄汤加味主之。处方：麻黄6g，桂枝10g，杏仁10g，法夏6g，防风6g，甘草6g，生姜3片。嘱温服而卧，取汗自愈。孰料病者家属畏忌麻黄一药之温，恐燥热伤津，自行将药中麻黄减除，服一碗，未得汗。见其躁烦，热势反增，体温升至39.7℃。继服第二碗，则头痛如裂，身痛如被杖，恶寒较昨日更甚，疑为药不对症，邀余急往诊视，脉来浮紧急促，苔白腻，呼痛呻吟，虽言失治，幸喜表寒证型未变，释明其意，即嘱仍用原方，万不能再去麻黄。经照方服药二次后，温覆而卧，稍顷汗出热退，表邪解，遂得脉静身凉而愈。（《吴佩衡医案》第1页）

原按：世有畏麻、桂如蛇蝎者，以为其性温而易伤津化燥，不知表寒实证无麻黄之辛散，何以开发腠理，驱邪外出；无桂枝之温通，何以助阳温经而散寒？不畏邪之伤于人，而畏药性之辛温，实为姑息养奸之弊也。盖用药不在医家之喜恶，而在于审证之明确，有是证用是药，用之得当，则药到病除；用之不当，易变化莫测。阳热偏胜者，辛温固不宜用；营血不足，里虚内伤等证，亦不宜汗。倘确属寒邪束表之症，当用而不用，反以清凉苦寒抑其热，势必助邪伤正，表寒不解，热势更张，斯时宜以麻桂等剂因势利导，驱邪外出，切勿坐失良机而至表邪传里为患，此乃祛邪即所以扶正之法也。麻黄开玄府，通达腠理；桂枝辛温通阳，助其疏泄；杏仁利肺气，降逆平喘；甘草保中气而生津液。方药化合，专发太阳伤寒肤表之汗，效如桴鼓。

4. **笔者验案** 郭某某，女，28岁，教师，1998年12月10日诊。平素手足心热。于昨日劳累后出现恶寒，发热，体温38.6℃。今日下午加重，请笔者诊治。现恶寒，发热，无汗，全身酸痛，鼻塞，流浊涕，咽部略痛，口干，时咳，体温38.9℃，食欲尚可，二便正常，舌红少苔，脉数急。辨证为素体阴虚，外感风寒，热郁于内。治拟发汗解表，佐以清热养阴法。以麻黄汤加味：麻黄20g，桂枝15g，炒杏仁20g，甘草9g，石膏24g，玄参15g。2剂。日1剂，水煎2遍，每遍煎20~30分钟，合汁分3次温服，约3小时服1次。于下午5点第1次服药，并饮热粥一碗，覆被十几分钟后自觉身上微微汗出；晚上8点服第2次后，热去身凉，体温37.5℃；11点服第3次后入睡，次日早晨醒来自感诸症皆失，周身舒适。上午讲课4学时，因过于劳累，下午又开始恶寒，发热，头身疼痛，继依原法服上方1剂后，诸症霍然而愈。（吕志杰验案）

按：今年（1998年）自入冬以来，气候反常，值大雪时节，却无雪，华北与东北，长城内外，感冒流行，家家户户，机关、学校，皆相染之。西医西药则打针、输液，抗细菌、抗病毒；中医界不学秦汉经典者，常以清热解毒为大法，常用板蓝根冲剂、双黄连口服液、银翘散等方药。轻者三五日，重者七八日，甚至迁延十几日，几十日不愈，如此外感小恙，竟如此难治？否，医之过也！得经方之奇效，可免患者之病苦。笔者验案据《伤寒论》第3、4、35条所述，以麻黄汤加石膏清解郁热，玄参养阴利咽。仅服药1剂即愈，实为的对之方。但因上课劳累，复感风寒，继服1剂又霍然而愈，真神奇之方也。医圣方法岂可弃之不用!

笔者挚友高飞博士师于现代经方大家刘渡舟先生，深得其传。高博士曾应笔者之邀，来我河北医科大学中医学院讲学。讲学中谈到“冬季流感证治”问题。他说：1998年底，一场流感袭击北京，前后持续约3周，患病者约占人群四分之一，一时各医院应接不暇。其临床表现：恶寒，高热，周身疼痛，无汗，其他伴见症状有头痛、咳嗽、鼻塞流涕等，脉多浮弦紧数，有些患者或有咽干咽痛，但大都不伴有咽喉红肿。发病早期，表现出典型的风寒表实证。还有相当多的患者已经西医用抗生素、解热剂或辛凉解表、清热解毒类中药制剂治疗数日而不愈，仍表现出外寒未解之象。以麻黄汤为主拟定处方，加工成浓缩煎剂（每瓶100ml，为成人一日量，嘱分3~4次服用）投入临床，取得非常满意的疗效。经治患者近300例，大多数病人服药1至2次即汗出热退，约八成病人服药后24小时内体温降至正常，仅少数病人需服药2剂。患者热退后，一般恶寒、身痛、头痛等症状解除，若遗有咳嗽等症状，另予杏苏散辈2剂善后。仅有个别患者因超量服药，发汗太过，出现恶风、自汗、头晕、乏力等症状，应嘱患者得汗表解则停后服，不必尽剂。

（二）夏季感寒

1. 时六月，渔船往海取鱼，适雷雨大作，渔人皆着单衣，感寒者十中八九。予舍时从证，尽以麻黄汤加减发汗。有周姓知医道，窃议之，见人人尽愈，诘予曰：“六月用麻桂有本乎？”曰：“医者，意也。仲景必因病立方，且随时定剂，有是病，便服是方，焉可执乎？盖汪洋万里，雷雨大作，寒气不异冬月，况着单衣，感寒为何如哉！故予尽以麻黄汤加减，取汗而愈者，意也，即本也。”〔《二续名医类案》（王三尊·医权初编）第479页〕

2. 秦姓，女，42岁，1942年6月下旬忽患伤寒，时值夏令，恶寒高热，头痛项强，体痛骨痛，周身无汗，脉浮而紧，微有恶心及气急，此真六月伤寒也。询其致病之源，系在电影院中为冷气所逼。以麻黄汤加葛根、藿香主之（生麻黄、川桂枝各9g，杏仁12g，炙草6g，粉葛根12g，广藿香9g）。患者受方后，听信他人对此方的议论而未敢服。嗣后勉服三分之一量，先有微汗，后复无汗而热。复延余诊治，谢以不敏（按：婉转表示不愿意做）。家属改延他医治之不效，复请余诊。见其症候未变，而微有烦躁意，因将原方去藿香，加生石膏15g，1剂而汗出热退神安。〔《名老中医之路·第三辑》（余无言经验，余瀛鳌整理）第307页〕

（三）年老伤寒

1. 陈某某，年六旬。小贸营生。日在风霜雨雪中行走，冬月感寒……病人蒙头而卧，自云头痛甚不能转侧，足筋抽痛，不能履地，稍移动则痛欲死，发热无汗，脉紧有力，乃太阳伤寒证也。即以麻黄汤取汗，果微汗出而头足痛减，稍能进粥食。以其元气素亏，继进桂枝新加汤四剂，痛减，食更增，调理月余，始能外贸。(《古方医案选编》第18页)

按：本案患者证候为风寒中表，卫闭营郁，故予麻黄汤发表散寒。一剂得微汗证减，惟因患者年高正衰，所以改进桂枝新加汤扶正以散余邪。

2. 大银台秦荪江，伤寒第二日，头痛发热，恶寒身痛，无汗而喘。诊脉浮紧，系风寒所伤，寒邪外束，正在太阳，宜用麻黄汤。伊戚云：年衰，恐麻黄猛烈，用荆防芎苏何如？予曰：冬令严寒，必须麻桂发汗，若服荆防，不但不得汗，即使得汗，必致传经变证。遂以麻黄汤热饮之，更于室内多笼火盆熏之，密覆厚被半日，即得透汗，次晨邪退神清。〔《二续名医类案》(吴篪·临证医案笔记)第486页〕

3. 程姓寡妇某，50余岁。患外感2日，发热，恶寒，头痛，遍身骨节酸疼，无汗，微喘，脉浮数。与麻黄汤1剂。处方：麻黄9g，桂枝6g，杏仁6g，炙甘草6g。嘱分作3次温服，每2小时服1次。时同乡前辈程良科先生还健在，见我处方，急来劝阻。他认为老年人气血较虚，不能用大汗法，且寡妇平日多忧郁，虽受外感，也不应即用麻黄汤单刀直入。我感其情意诚笃，乃详为解释云：所言俱对，但此妇素体壮实，平日常亲自主持家务，不能与一般老年气血虚弱之人相提并论。寡妇固须考虑七情忧郁，但当感受外邪时，必须先除其新病。现病者表现麻黄汤证候十分明显，病又是属初起，邪纯在表，正宜趁此时期一汗而解之，如果因循恋邪，反而贻成后患。此方用麻黄9g，分作3次服，每次不过3g，谅不至有过汗之变。程先生听我解说，亦觉有理。后照所嘱服用，仅1剂而愈。(《伤寒论汇要分析》第35页)

4. 孙某某，男，68岁，农民。因操劳过甚，感受风寒，发热头痛，无汗，浑身关节皆痛，已二三日。适其子从部队回家探亲……给服西药土霉素等未效。来诊时症见两脉浮紧带数，舌苔薄白，身灼热无汗，微喘，气息稍粗，自诉骨节酸楚烦疼较甚，似属麻黄汤证。然虑其年高，用此发汗峻剂可能有弊，故对其子言明，嘱其注意观察，症情有变，随时来诊。即处以麻黄汤：麻黄6g，桂枝6g，杏仁9g(杵)，甘草3g。2剂。数日后，其子来告说，服药2剂后病已愈，特来道谢。(江苏新医学院《西医离职学习中医班论文集》第185页，南京铅印本，1977)

按：辨证论治的原则为有是证，用是方。但年高者用麻黄汤发汗峻剂，确应慎重，故本案用量较小，即是此意。

(四)伤寒变证

1. **伤寒而难产** 偶医一产妇，发动六日，儿已出胞，头已向下，而竟不产。医用催生诸方，又用催生之灵符，又求灵神炉丹，俱无效。延余视之，其身壮热，无汗，头项腰背强痛，此寒伤太阳之营也，法主麻黄汤，作一大剂投之，使温覆少顷，得汗热退身安，乃索食，食讫，豁然而生。此治其病而产自顺，上工之法也。(《皇汉医学》第175页)

按：本案疗效，体现中医神功！如此“上工之法”，在当今缺医少药地区仍有用武之地，可惜如此“上工”少矣！

2. **伤寒而失音** 汪某某，以养鸭为业。残冬寒风凛冽，雨雪交加，整日随鸭群蹀躞奔波，不胜其劳。某晚归时，感觉不适，饮冷茶一大盅。午夜恶寒发热，咳嗽声嘶，既而失音。曾煎服姜汤冲杉木炭末数盅，声亦不扬。晨间其父伴来就诊，代述失音原委。因知寒袭肺金，闭塞空窍，故咳嗽声哑。按脉浮紧，舌上无苔，身疼无汗，乃太阳表实证。其声喑者，非金破不鸣，是金实不鸣也。《素问·咳论》云：“皮毛者，肺之合也。”又《灵枢·邪气脏腑病形篇》云：“形寒饮冷则伤肺。”由于贼风外袭，玄府阻闭，饮冷固邪，痰滞清道，治节失职之所致。宜开毛窍宣肺气，不必治其喑。表邪解，肺气和，声自扬也。疏麻黄汤与之。麻黄9g，桂枝，杏仁各6g，甘草3g。服后，温覆取汗，易衣2次。翌日外邪解，声音略扬，咳嗽有痰，胸微胀，又于前方去桂枝，减麻黄为4.5g，加贝母、桔梗各6g，白豆蔻3g，细辛1.5g，以温肺化痰，继进2帖，遂不咳，声音复常。(《治验回忆录》第2页)

按：《灵枢·忧恚无言》篇曰：“会厌者，音声之户也……人卒然无音者，寒气客于厌，则厌不能发，发不能下，至其开阖不致，故无音。”今患者外感风寒，复饮冷茶，以致寒饮相搏，阻塞肺窍会厌，声哑不出，所谓“金实不鸣”。故先予麻黄汤发散表寒、宣通肺气，使邪从外解，1剂见效；续按原方化裁，于辛开之中加入温肺化痰之品，使饮从内消，而声音复常。

3. **伤寒而瘾疹（荨麻疹）** 陈某某，曲阜县人，单身独居。1973年春节前，清晨冒寒到邻村换取面粉。突感身痒，前后身及两上肢，遍起瘾疹，高出皮肤，颜色不红，时抓时起，时起时消，经西医用马来酸氯苯那敏及注射钙剂，均无效。四五日后改找中医治疗。余初用浮萍方，无效。后根据患者有明显感寒之因，遂改用麻黄汤原方。共服2剂，块消痒止，后未再发。（《伤寒解惑论》第148页）

按：患者因感寒，卫闭营郁，故身痒而瘾疹。予麻黄汤泄卫散寒，此治病求因，辨证论治也。

4. **伤寒而发热三年** 郭某某，女，24岁，北京某医院医务人员。1979年3月1日诊。近3年来常有间歇性低热发作。1976年3月感冒发热，曾服用感冒冲剂、四环素等药。其后常患扁桃体炎，自觉经常恶寒发热，关节痛，腋下测体温，一般在37.4~38℃之间，偶尔在38℃以上。曾查血沉25mm/小时，其他如白细胞计数和基础代谢均正常。注射卡那霉素后热暂退，但始终呈间歇性发作。1978年初以后，每日皆发热2次，体温在37.5℃上下，发热原因未查明。现症：恶寒发热，身无汗，上午测体温37.4℃，两膝关节疼痛，面色正常，唇淡红，舌质淡红而润、微紫暗，舌苔黄夹白较腻，脉稍浮紧。此为太阳伤寒表实证。法宜发汗解表，以麻黄汤主之。处方：麻黄10g，桂枝6g，甘草18g，杏仁15g。2剂。3月3日二诊：服药后身觉微汗出，恶寒减，舌紫暗渐退，苔白滑根部微黄，脉细弱微缓，仍有微热。病仍在太阳，但用麻黄汤后发热恶寒皆减，而表现身汗出，脉缓弱，乃营卫失和之象。法宜调和营卫，拟桂枝汤加味。处方：桂枝10g，白芍10g，炙甘草6g，生姜6g，白薇12g，大枣10枚。3剂。3月8日三诊：上方服3剂后热退，2日来均未再发热，体温36.7℃，舌脉均转正常。再少进调和营卫之剂，以巩固疗效。同年7月17日随访，患者说：自第3诊服药后退热以来，至今未再发热，自觉一直良好。（《范中林六经辨证医案选》第1页）

按：本案初诊所见证候，虽病历3年之久，却仍属太阳病，颇似寒热“一日二三度发”的桂麻各半汤证。太阳病缠绵3年未解，亦未传经，故凭脉辨证，仍遵循《素问·阴阳应象大论》所谓“其在皮者，汗而发之”之法，先后以麻黄汤与桂枝汤发汗解肌祛邪，邪去表和而热退。本案辨证的关键是抓住了太阳病恶寒发热这一基本特征，谨遵“在卫汗之可也”（《外感温热篇》）之大法，不计太阳病时日，不拘泥传经之说。如此这般，所当深思。

5. **伤寒兼陷胸** 某女，60岁。1973年夏初诊。受凉发热2周，经某院门诊，未明诊断，按“沙门菌属感染”及“湿温”治疗无效。时值暑天，患者身穿棉衣，诉恶寒甚，发热无汗，头痛体痛，自觉前胸下部硬结一块，欲吐，舌苔黄厚腻，脉弦数。辨证属太阳伤寒，因年迈体虚，正不足以胜邪，表未解而邪已入胸中，形成小结胸。给予麻黄汤合小陷胸汤2剂，汗出而愈。（陆鸿滨.《贵阳中医学院学报》1979，2∶5）

按：本案胸下硬结，舌苔黄腻，为小结胸病。其病因，案语曰为表邪入胸所致。笔者认为，小陷胸病为宿疾，而暑天外感寒凉为新邪，总之为内外兼治之法。

二、杂病

水肿 有一例水肿病人，刘姓，男，33岁。全身浮肿，已届数月，颈项肿胀若首，阴囊积水如斗，二便闭塞不通，喘息胸闷气短，皮肤干涩无汗，食物水浆不进。用西药利尿剂始有效，终无效；大剂健脾、利水、温肾中药不应。脉沉弱，舌质胖淡。请秦老会诊。秦老翻阅以往所用中药处方，泄利之剂，用量极大，水肿不退，二便不下。看来常法已不能奏功。细审病情，气短喘息、表闭无汗这两个症状十分突出，中医理论有“肺为水之上源”之说，水肿治法有“提壶揭盖”之施。毅然用麻黄汤加减，服药2剂，肺气一开，利下小便几千毫升，水肿遂退。病情危殆，治法脱颖，非胸有成竹者，焉能为此。〔《名老中医之路·第三辑》（秦伯未经验，吴伯平整理）第348页〕

原按：秦老的处方大多以稳健著称，理法方药，丝丝入扣，这是秦老运用中医理论认识疾病、处理疾病的普遍规律，是常法。但对于有些疑难病、夹杂症、少见病等，就需要有活泼的思考方法，抓住疾病一二个特征表现，出奇制胜，异兵突起，方可奏效，这是特殊规律，是变法。所谓“医者意也”，可能就是指这一类处理方法。

【临证指要】 麻黄汤是辛温发汗的峻剂，具有发表散寒、止咳定喘、通利小便的作用。凡感冒、流感、支气管炎、支气管哮喘、急性风湿性关节炎、水肿等属伤寒表实证者，均可选用。惟本方开表泄卫作用很强，故凡表虚、阴虚、阳虚、阴阳俱虚者，即使外感风寒，亦不可单独使用麻黄汤，但适当加减变通，亦可运用。

凡寒邪束表、郁闭较重者，服药后得汗之前，体内阳气得药力相助与邪气相搏，易令人发烦，或欲去衣被，此时可助以热饮。个别汗欲出而不能者，参考《伤寒论》“初服桂枝汤，反烦不解者，先刺风池、风府”之法，按揉患者太阳、风池等穴，疏通经脉，可助使汗出。

【实验研究】 麻黄汤具有促进腺体分泌（发汗作用与增加泪腺及唾液分泌的作用）、解热、镇咳、祛痰、平喘、抗炎、抗菌、抗病毒及调整免疫功能等作用。

【原文】 太阳与阳明合病，喘而胸满者，不可下，宜麻黄汤。（36）

【提要】 论太阳阳明合病而表证重的证治。

【简释】 原文既然言“阳明病”，并曰“不可下”，则必然具备阳明可下之证候；又言太阳病及外邪束肺的“喘而胸满”，则必然以表邪为急，急者先治，故曰“宜麻黄汤”。该方解表定喘，胸满自除。

按： 在表里同病的情况下，应先解表，后治里，此仲景一定之法。但是，仲圣还有表里兼治之变法，如后文第38条之大青龙汤证、第40条之小青龙汤证以及《金匮》第10篇第9条之厚朴七物汤证。

【验案精选】

有人病伤寒，脉浮而长，喘而胸满，身热头痛，腰脊强，鼻干，不得卧。予曰，太阳阳明合病证，仲景法中有三证：下利者，葛根汤；不下利呕逆者，加半夏；喘而胸满者，麻黄汤也。治以麻黄（汤），得（汗而）解。（《普济本事方》卷第八）

按： 许叔微所谓“三证”，即第32、33条与此条。

【原文】 太阳病，十日已去，脉浮细而嗜卧者，外已解也。设胸满胁痛者，与小柴胡汤（按：小柴胡汤见第96条）。脉但浮者，与麻黄汤。（37）

【提要】 论太阳病日久之三种转归及随证处理。

【简释】 太阳病过了十日以上，脉浮细而喜安心静卧，是表邪已去，正气尚未全复之状。若见胸满胁痛，为邪传少阳，应以小柴胡汤和之。若见脉浮不变，主病仍在表，表实证候仍在，虽十日以上，仍可与麻黄汤以发汗解表。但病日已久，再用麻黄汤，则应当慎用，故不曰“主之”，而说“与”。

【验案精选】

1. **江南伤寒** 予友沈镜芙之房客某君，十二月起，即患伤寒。因贫无力延医，延至一月之久。沈先生伤其遇，乃代延余义务诊治。察其脉浮紧，头痛，恶寒，发热不甚，据云初得病时即如是。因予：麻黄6g，桂枝6g，杏仁9g，甘草3g。又因其病久胃气弱也，嘱自加生姜3片，红枣2枚，急煎热服，盖被而卧。果一刻后，其疾若失。按每年冬季气候严寒之日，患伤寒者特多，我率以麻黄汤一剂愈之，谁说江南无正伤寒哉？（《经方实验录》第11页）

原按：《内经》一日太阳，二日阳明，三日少阳……之说，殊不足以为训。若本案所示，其人作麻黄汤证，不服药者一月之久，而麻黄汤证依然存在。乃投以麻黄汤，一剂而愈，其效又依然如响。是盖其人正气本旺，故能与邪久持也。

2. **小儿惊厥，治以先下后清，反转为少阳、太阳证** 余在广益医院施诊，曾遇一小儿惊厥之恙。目瞠神呆，大便不行，危在旦夕。迭用承气下之，白虎清之，数日方定。旋竟转为少阳寒热往来之证，予以小柴胡汤加味。如是数日，又略安，意其愈矣。某日偶巡视邻近某善堂，惊见此儿又在就医调理。予更细察其病情，则寒热日数度发，又是麻桂各半汤之证矣。屈指计之，距其起病之日，已近一月。观其病变曲折，仿佛“离经叛道”，是又岂一日二日之说，所得而限之哉？（《经方实验录》第11页）

【原文】 太阳中风，脉浮紧，发热，恶寒，身疼痛，不汗出而烦躁者，大青龙汤主之。若脉微弱，汗出恶风者，不可服之。服之则厥逆[1]，筋惕肉瞤[2]，此为逆也。（38）

大青龙汤方：麻黄六两（去节），桂枝二两（去皮），甘草二两（炙），杏仁四十枚（去皮尖），生姜三两（切），大枣十枚（擘），石膏如鸡子大（碎）。上七味，以水九升，先煮麻黄，减二升，去上沫，内诸药，煮取三升，去滓，温服一升。取微似汗。汗出多者，温粉[3]粉（按：成注本作“扑之”）之。一服汗者，停后服。若复服，汗多亡阳，遂虚，恶风，烦躁，不得眠也。

【注脚】

〔1〕厥逆：指手足冰凉。详见后少阴病篇。

〔2〕筋惕肉瞤：即身体站立不稳，肌肉动掣之虚象。《素问·气交变大论》：“民病飧泄霍乱，体重腹痛，筋骨繇（yáo摇）复（吴昆注：“动摇反复也。”），肌肉瞤酸（肌肉动掣酸痛）。”彼此病因病机不同，彼由暴泄，此由大汗，而损伤津气则一，故证候有类似之处。

〔3〕温粉：即炒米粉。

【提要】论伤寒表实兼郁热的证治及大青龙汤禁忌证。

【简释】风寒之邪外束于表，故见发热，恶寒、身疼痛、不汗出、脉浮紧等表实证。邪实于表，不得汗泄，阳气内郁，郁而化热，热邪内扰，故较上述麻黄汤证又增“烦躁”一症。法当发汗解表，兼清里热，大青龙汤主之。本方由麻黄汤倍用麻黄、甘草，加石膏、生姜、大枣而成。方中重用麻黄，佐桂枝、生姜，以加强发汗解表的作用；取石膏辛寒清透之功，以清里热，除烦躁；甘草、大枣和中，全方共奏解表清里之功。如果误服，势必大汗亡阳，而表现手足厥冷、身体站立不稳、肌肉跳动等坏病证候，所以说“此为逆也”。

【方歌】

大青龙汤桂麻黄，杏草石膏姜枣藏，
伤寒表实兼郁热，溢饮发汗亦此方。

【方证鉴别】

1. **大青龙汤证与麻黄汤证**（35） 柯琴：“太阳中风，脉浮紧，头痛发热，恶寒身疼，不汗出而烦躁，此麻黄证之剧者，故加味以治之也。诸证全是麻黄，有喘与烦躁之别。喘者是寒郁其气，升降不得自如，故多用杏仁之苦以降气；烦躁是热伤其气，无津不能作汗，故特加石膏之甘以生津。然其沉而大寒，恐内热顿除而表寒不解，变为中寒而挟热下利，是引贼破家矣！故必倍麻黄以发表，又倍甘草以和中，更用姜枣以调营卫，一汗而表里双解，风热两除，此大青龙清内攘外之功，所以佐麻、桂二方之不及也。”（《伤寒来苏集·伤寒附翼·太阳方总论》）

2. **大青龙汤证、桂枝麻黄各半汤证**（23）、**桂枝二麻黄一汤证**（27） 方有执：“……大青龙者，桂枝麻黄二汤合剂之变制也，故为并中风寒之主治，较之桂枝麻黄各半汤与桂枝二麻黄一汤，则少芍药而多石膏。去芍药者，不欲其收也。以其无芍药而观之，即麻黄汤加石膏、姜、枣也。姜枣本桂枝汤中有，其制则重在石膏。”（《伤寒论条辨》卷二）

3. **大青龙汤证与桂枝二越婢一汤证** 两方证均为表里同病，表寒里热证，但是，其病情有轻重之异，制剂有峻缓之别。两方虽一味之差，而大青龙汤用麻黄汤倍麻黄加石膏、姜、枣，为解表清里之峻剂；桂枝二越婢一汤只用桂枝汤剂量的四分之一与越婢汤的八分之一合方，为解表清里之轻剂。

【大论心悟】

伤寒分立三纲证治辨

尤在泾对“伤寒分立三纲”学说作过简要述评，言之有理，引述如下：“伤寒分立三纲，桂枝主风伤卫，麻黄主寒伤营，大青龙主风寒两伤营卫，其说始于成氏、许氏，而成于方氏、喻氏。以愚观之，桂枝主风伤卫则是，麻黄主寒伤营则非。盖有卫病而营不病者矣，未有营病而卫不病者也。至于大青龙证，其辨不在营卫两病，而在烦躁一证，其立方之旨，亦不在并用麻、桂，而在独加石膏，王文禄谓风寒并重，闭热于经，故加石膏于发散药中是也。若不过风寒并发，则麻黄、桂枝已足胜其任矣，何必更须石膏哉？须知中风而或表实，亦用麻黄；伤寒而或表虚，亦用桂枝；其表不得泄，而闭热于中者，则用石膏；其无热者，但用麻、桂，此仲景心法也。炫新说而变旧章，其于斯道，不愈趋而愈远哉？”（《伤寒贯珠集·太阳篇上·太阳权变法》）

【验案精选】

一、伤寒

（一）冬季正伤寒

1. 赵仰亭，42岁，江西南昌人，住进贤门外。原因：真伤寒症，迁延日久，寒化为热，津液受伤。症候：头痛项强，大热无汗，口渴引饮，小便短赤，大便旬日不通，异常烦躁。诊断：两关脉洪数鼓指，舌苔边白中黄，似此表证未除，里证又急，即仲景用大青龙汤之候也。疗法：仿长沙圣法两解之，用麻黄发表为君，杏仁助麻黄为臣，以桂枝、甘草、姜、枣解肌为佐，以石膏质重泄热，气腥达表为使，又恐麻黄过猛伤阴，故加白芍以敛阴津。处方：净麻黄2.4g（先煎，去沫），光杏仁9g（去皮尖），桂枝尖3g，生石膏30g，（研细），生甘草4.5g，杭白芍60g，鲜生姜3小片，大红枣5枚。次诊：连进2剂，得汗热减，病热已有转机，惟口渴烦躁未除，又仿仲景竹叶石膏汤加减续进。原方减去半夏者，为不呕也，加白芍、陈皮者，以行气活血，较原方稍灵活也。次方：淡竹叶18g，生石膏18g（研细），潞党参9g，杭寸冬9钱，生甘草4.5g，白粳米30g（以夏布包，同煎），杭白芍6g，广陈皮2.4g，鲜生姜3片。效果：又叠进3剂，各症逐渐就痊。〔《重订全国名医验案类编》（陈作仁）第72页〕

廉按：伤寒失表，自以达表为首要，今仿大青龙法，经用麻、桂，重用石膏，发表清里，双方并进，始能发辛凉解热之汗。服后得汗热减，病有转机。惟热伤津液，继用竹叶石膏汤法清热生津，颇为惬当（即恰当），可谓深得仲景薪传矣。

2. 石某某，男，36岁，河港大队第4小队社员。1965年11月3日初诊。病已3日，恶寒，高热39.5℃，无汗烦躁，头身均痛，脉浮数，舌苔薄白。处方：麻黄、桂枝各4.5g，杏仁9g，生石膏30g，生甘草3g，竹茹4.5g，竹叶30片，鲜芦根2根。水煎服，1剂后，寒热即退，但增咳嗽，原方去麻、桂，加桔梗、桑叶各4.5g，又服1剂，病即痊愈。（刘浩江.《中医杂志》1966，3：23）

按：此例外感高热，具有大青龙汤的典型脉症，故一剂即效。惟药后肺热未清，又增咳嗽，乃于原方去麻、桂，加桔梗、桑叶辛凉疏泄以止咳。临床时应注意本方的变通运用，如恶寒重，无汗，口不甚渴者，可加重麻、桂用量，减少石膏用量；恶寒轻，发热重，有微汗，热甚口渴者，可加大石膏用量，减少麻、桂用量，或于方中加入竹叶、芦根尤妙。

（二）夏季伤寒

1. **伟人感冒，青龙退热病** 1957年7月毛泽东主席在青岛开会期间，感冒，发热、咳嗽，经多方治疗不见好转，经当时山东省委书记舒同推荐我伯父前去赴诊，诊查后认为，毛主席是外感较久，表未解而里蕴热，急需表里双解法，以大青龙汤重剂加减，2剂之后主席即热退病除。保证了毛主席按期参加会议，毛主席赞许说："我30多年没吃中药了，这次感冒总是不好，刘大夫的两剂中药解决了问题。中医中药好，刘大夫的医术也好啊。"从此伯父被指定为毛主席的中医保健医生。同时伯父善治外感之声传遍华夏大地，在广大人民群众及当时老一辈国家领导人中有很高的声誉。（刘培常：怀念我的伯父——名医刘惠民二三事，《中国中医药报》1999年11月19日第四版；黄光华《毛泽东与刘惠民》）

2. **汗出游泳，受寒高热证** 刘某，男，12岁，1965年8月14日初诊。4天前汗中游泳，当晚高热40℃，持续不退，头痛，全身酸紧，无汗，恶心，口渴，烦躁，经用中西药治疗效果不显而来诊。患者神倦，面红，气促，舌苔白厚腻，脉紧而数。证属寒湿束表，化热入里。治以发汗解表，清热除烦，祛湿散寒，调和营卫。处方：麻黄6g，桂枝9g，炒杏仁（捣）12g，知母15g，炙甘草6g，生石膏（研细）25g，山药30g，葛根12g，防风9g，生姜6g，大枣（擘）5枚。水煎2遍，分2次温服。服第1次药半小时后，喝热米汤一碗，过半小时再服第2次药，取汗。本证为寒湿之邪束于肌表，治不得法，有化热入里之象。故用大青龙汤加葛根，解肌发表、清热除烦、调和营卫；加知母、山药，生津止渴兼清里热；加防风祛寒湿之邪。服药2剂，诸症痊愈。（《刘惠民医案》第7页）

3. **途遇暴雨，病热猖獗证** 韩某，男，28岁，1961年7月4日初诊。患者途遇暴风雨，衣裤尽湿，晚餐酒食暴进，当夜寒热交作，烦渴引饮。经中西医治疗，并服银翘散1剂，不效。患者年轻身壮，病热猖獗，上午体温39.5℃，虽值炎暑，被单裹身仍恶寒，肌肤干燥少汗，烦躁不得眠，扬手掷足，大声叫"周身骨痛呀"，"胸口难过呀"，头项强痛，不敢转侧，渴喜热饮，面色赤，痰色白而质稠黏，咳不畅，口淡，舌苔尖白根薄黄，脉浮数有力，大便三天未行。诊为大青龙汤证。处方：生麻黄18.7g，桂枝6g，杏仁9g，甘草6g，生石膏30g（先煎），生姜6g，红枣12枚。1剂，水煎服。当日上午10时煎服1次，汗出不多。下午二时令服2煎，1小时后，汗出由少到多，头上出气如蒸，衫裤尽湿，换衫裤后，去盖身之被单，汗出渐减，夜能安睡。次晨醒来，各症如失。休息一天，恢复工作。（《伤寒论通释》第81页）

4. **暑月纳凉，深夜受寒证** 邓某，男。身体素壮，时值夏令酷热，晚间当门而卧，迎风纳凉，午夜梦酣，渐转凉爽，夜深觉寒而醒，入室裹毯再寝。俄而寒热大作，热多寒少，头痛如劈，百节如被杖，壮热无汗，渐至烦躁不安，目赤，口干，气急而喘。脉洪大而浮紧。此夏令伤寒已化烦躁之大青龙证，为书大青龙一方治之。处方：生麻黄12g，川桂枝12g，生石膏120g，杏仁泥12g，炙甘草9g，生姜9g，鲜竹叶15g。二诊：服昨方，汗出甚畅，湿及衣被，约半小时，渐渐汗少，高热已退，诸症爽然若失。又为处一清理余邪之方，兼通大便，其病果瘥。（余瀛鳌.《江苏中医》1959，5:16）

5. 汗出下井，骤然受寒证 有一位姓邱的医生，在我院旁听《伤寒论》课，当讲到大青龙汤证时，他介绍了用本方的验案一例：他家乡一壮年社员，在抗旱打井时，于遍身汗出如洗的情况下，縋绳下井。井底则寒气逼人，顿时汗消，随之即病。症见发热、恶寒，一身疼痛，烦躁难耐等。邱认为属大青龙汤证，但考虑时值暑夏，又不敢贸然进药。后在其他医生的鼓励与协助下，他给病人开了一张大青龙汤方。仅服1煎，病人即遍身汗出，热退身凉而神安。（《伤寒论十四讲》第67页）

（三）温疫（流行性脑脊髓膜炎）

庄某，女，8岁。1965年3月7日上午初诊。1965年3月6日夜间，突然发热畏寒，头痛项强，喷射性呕吐，吐出宿食、痰涎，周身出现紫色瘀斑，神志时清时昧。体温40.1℃，血象：白细胞28.7×10^9/L，中性0.93、淋巴0.07；脑脊液常规检查：浑浊，乳白色，白细胞1.2×10^9/L，中性0.96、淋巴0.04，糖10mg%以下，蛋白（+++）。初步印象："流行性脑脊髓膜炎"。其家属要求中药治疗。中医诊治：头痛项强甚剧，身热，恶寒，无汗心烦，口渴欲饮，饮则呕吐宿食、痰涎，咽喉红痛，周身遍布紫色瘀斑，肢冷，舌质赤苔薄白，脉浮缓。证属太阳少阴两感。拟大青龙汤加附子。处方：麻黄（去节，先煎，去上沫）9g，桂枝9g，炙甘草9g，光杏仁9g，生石膏45g，熟附片6g，红枣6枚，生姜3片。水煎，每隔2小时服一次。3月8日：服上方2帖后，头痛项强、发热恶寒等症减退，肢冷转温，呕吐亦止。体温降至39.4℃，但紫斑未消。血象：白细胞15.1×10^9/L，中性0.88、淋巴0.12。原方加石膏30g。再服2帖，服法如前。3月9日：诸症已基本消退，但头仍有阵发性轻度疼痛。仍用原方，再服1帖。共服药5帖，诸症均消失，神情活泼。（翟冷仙，等.《上海中医药杂志》1966，3:98）

按：本案从发病时间、年龄、临床表现及检查结果等，都符合典型的流脑之诊断。本病发病急，病情重，治不及时，可危及生命。本案患者以大青龙汤治愈，雄辩证明中医药可治急性病。作者在15年之后又撰文谈"大青龙汤加附子治愈流行性乙型脑炎"。在体会中说：余救治30余例本病患者，无一失败。总结用方经验，应掌握的主症为：壮热无汗，舌润苔白，脉浮或细弱，肢冷。若壮热汗多，烦渴引饮，苔黄糙舌绛，脉洪大者，则非本方所宜，当用白虎之属。（翟冷仙.《江苏中医》1981，4:20）

（四）伤寒脉弱，误用大青龙汤救逆案

1. 服之"筋惕肉瞤"等 乡里市人姓京，鬻绳为业，谓之京绳子。其子年近三十，初得病，身微汗，脉弱，恶风，医者误以麻黄汤汗之，汗遂不止，发热，心痛，多惊悸，夜间不得眠卧，谵语，不识人，筋惕肉瞤，振振动摇，医者以镇心惊风药治之。予视之曰：强汗之过也。仲景云：脉微弱，汗出恶风者，不可服青龙汤，服之则筋惕肉瞤，此为逆也。惟真武汤可救之。仲景云：太阳病发汗，汗出不解，其人仍发热，心下悸，身瞤动，振振欲擗地者，真武汤主之。予三投而大病除，次以清心丸、竹叶汤解余毒，数日瘥。（《伤寒九十论·筋惕肉瞤证第十七》）

2."服之则厥逆"案 欧阳某某，男，50岁，1984年10月9日初诊。患者发热恶寒，身疼痛，烦躁不安，已3日。伴见咳痰稀白，无汗，口不渴，纳差，舌质淡红苔薄黄白相兼，脉沉弱。此为风寒闭遏，郁热于内，当舍脉从症，方选大青龙汤治疗：麻黄12g，桂枝9g，生石膏18g，杏仁9g，炙甘草9g，生姜9g，大枣10枚。一服汗出如洗，身痛虽减，然恶寒更甚，手足冰冷，脉较前更弱。此为发散太过，汗多亡阳之征兆，若不速治，恐有厥逆之变。当急救回阳。投予桂枝9g，熟附片12g，山茱萸12g，炙甘草9g，党参30g。服后厥回汗止而愈。（《伤寒论通释》第83页）

原按：对使用大青龙汤，仲景谆谆告诫："脉微弱，汗出恶风者，不可服之；服之则厥逆，筋惕肉瞤，此为逆也。"盖脉沉主里，弱主虚，如此里虚之证，若用大青龙汤开腠发汗，必致汗多亡阳。本例一念之差，舍脉从症，以致辨证失误，导致汗出亡阳，险象丛生，幸及时治疗，转危为安。此案理应舍症从脉，先用小建中汤或黄芪建中汤之类培补中气，等里气得复，再相应投之大青龙，可一汗而解也。

按：本案“脉沉弱”，可知其素体阳气不足。阳虚之人外感风寒，则为麻黄细辛附子汤证。详见后第301条。

二、杂病

1. **天寒水凉，洗衣而手肿臂疼证** 某女，32岁，北京人。患手肿臂疼之证，经久不愈，颇以为苦。来诊时抬手诊脉亦觉吃力。经各种治疗，皆无效。脉浮弦劲，舌质红而苔水滑，二便饮食均可，经水亦调。问其病因，自述天冷洗衣，水凉而手寒，洗几次后，便觉臂疼手肿，酸楚不支。辨证：水寒之邪，郁遏阳气，不得宣泄，因而气滞水结，与“溢饮”之证相符。因其舌红而绛，身体又壮，故可发汗清热以祛饮。处方：大青龙汤原方。服1剂即汗出而安。（《伤寒论十四讲》第67页）

2. **十八年无汗证** 杨某某，女，35岁，农民。1987年8月31日诊。缘于18年前患麻疹合并肺炎，治愈后，遗留周身无汗，沉重拘紧，两目肿如卧蚕，即使夏暑野外劳动，肌肤仍不汗出，甚或战栗起粟。近1年来日益加重，且时时欲伸臂后仰，上肢拘紧而酸痛，虽经多方诊治，但无起色，遂来就诊。细察皮肤，汗毛倒伏，汗孔不显，舌淡暗苔白腻微黄，脉滑。纵观患者脉证，病虽十几载，但疹后复感外邪，表气郁闭，汗不得泄是其基本病机。《内经》谓：“其在皮者，汗而发之。”又忆医圣《伤寒论》有用大青龙汤治无汗表实之法；《金匮》更有“饮水流行，归于四肢，当汗出而不汗出，身体疼重”，治用大青龙汤之训。因拟大青龙汤加味。处方：麻黄12g，桂枝9g，杏仁9g，生石膏24g，炙甘草6g，生姜6g，大枣6枚，白芍9g，苍术9g。4剂，日1剂，以水900ml，煮取300ml，分3次温服。服药2剂，病无变化。患者自行将后2剂合煎，分3次服，服药后胸背及上肢汗出如珠，上半身肢体顿觉轻快，汗孔显露。二诊：因下肢汗出较少，故以上方去白芍，加炮附子6g通达阳气。又服药6剂，下肢亦絷絷汗出，诸症悉除。（吕志杰，等.《北京中医药大学学报》1991，4：25）

按：大青龙汤原本就是既治伤寒表实里热证，又治杂病溢饮的良方。笔者以此方治疗18年无汗症，乃师“异病同治”之大法，灵活变通而获效。柯韵伯说：“仲景方可通治百病。”确为精辟阅历之谈，此例可见一斑。

【临证指要】 大青龙汤主治冬月、夏季或特殊情况下伤寒而表实里热证，以及流行性脑脊髓膜炎、汗腺闭塞症等符合本方证者。

【实验研究】 本方对多种发热性疾病均有一定的退热作用，对葡萄球菌和大肠埃希菌有一定的体外抑制作用。此外，本方酒浸液对大鼠和猫血压的影响研究发现：小量时血压轻度上升，大量时则血压下降。

【原文】 伤寒，脉浮缓，身不疼，但重，乍有轻时，无少阴证者，大青龙汤发之。（39）

【提要】 论大青龙汤证的不典型脉症，或水湿在表的证治。

【简释】 本条承接上条，两条互参，才能互相发明。上条言“太阳中风”，本条言“伤寒”，中风与伤寒为互辞，皆指外感邪气。上条所言脉症，为风寒束表、郁而化热之典型证候，是述其常；本条所言脉症，则为大青龙汤证之不典型证候，是述其变。知常达变，方能活用、广用大青龙汤。所谓“无少阴证者”，是警示医者，对不典型的大青龙汤，要注意与少阴虚寒证鉴别。

按：此条最难解的是“身不疼，但重”。但者，只也。这身重一症，若联系《金匮·痰饮咳嗽病》篇之溢饮证治就好理解了。该篇第2条曰：“饮水流行，归于四肢，当汗出而不汗出，身体疼重，谓之溢饮。”第23条曰：“病溢饮者，当发其汗，大青龙汤主之，小青龙汤亦主之。”此外，《金匮》论述风湿、风水的主症特点之一都是“身重”。水湿为病，其证候之或轻或重，与气候有关，常是晴天减轻，阴雨天加重，这可解释此条“乍有轻时”。

【验案精选】

1. **青年人不典型大青龙汤证** 何某，男，20岁，河北医科大学中医学院学生。2003年10月12日下午打球时大汗出，后洗热浴，继犯凉风而外感。于13日下午17:00来诊，四诊表现：头晕，鼻塞，无汗，流清涕，周身酸软，体温38℃，心率105次/分，舌红苔薄黄，脉数有力。治用大青龙汤1剂：麻黄30g，桂枝20g，杏仁10g，炙甘草10g，生石膏60g，大枣10枚，生姜30g。嘱其当日分3次温服。14日中午复诊：自述于13日晚分3次温服。19:00服后，周身酸软减轻；20:30服后，头面部汗出，周身微汗；

22∶30服后，头晕，周身酸软等症明显好转，左侧鼻孔出血，血量较少。入睡时，遍身“漐漐汗出”。当夜小便3次（平日无夜尿）。14日7∶00自测体温降至36.5℃，心率70次/分。此时仅见轻度鼻塞，无其他不适，舌质略红苔白微黄，脉正常。改拟桂枝二越婢一汤（桂枝10g，白芍10g，生姜10g，大枣6枚，麻黄10g，生石膏30g）以善后调理。（吕志杰验案）

按：患者将愈之时发生鼻衄者，何也？此后文第46条所谓“剧者必衄，衄乃解，所以然者，阳气重故也”。

2. **老年人不典型大青龙汤证**　程某某，60岁。一日忽发寒热无汗，精神疲倦，神志较模糊。家人屡问所苦，才勉强答以自觉心烦，全身疼痛，难以转侧，有人认为是少阴证，须急用姜、附回阳。家属犹豫不决，请我诊治。我按他的脉象是浮而微数，摸他的两足胫又很热，遂断为大青龙汤证。因患者恶寒发热，无汗，脉浮数，大青龙证的证候群已具。虽然精神疲倦呈嗜睡状态与大青龙汤证的“烦躁”不得眠有异，但这是老年患病、精神不支的缘故，所以患者外表虽无烦躁现象，但却自觉心烦。本病容易被认为少阴病的原因，除上述精神疲倦易被误认为少阴证之“但欲寐”外，尚有身体疼痛难以转侧的症状，但脉象浮而不微细，足胫热而不冷，则与少阴病有很大区别。本证因风寒外束，所以身疼不能转侧；阳热内郁，所以发热而烦，当用大青龙汤双解表里邪热。处方：生石膏30g，麻黄、桂枝、杏仁、生姜各9g，炙草6g，大枣5枚。水煎服。考虑患者年老体虚，发汗太过，可能导致虚脱，故嘱其将药分作3次温服，每2小时服一次，得汗出即停后服。果然服二次便全身微汗出，症状完全消失。（沈炎南.《江苏中医》1963，2∶38）

3. **大青龙汤救误案**　郑某某，女，22岁，某高校学生，于2004年11月4日下午初诊。自诉11月1日晚间骑自行车外出着凉，2日晨起自觉恶寒，继则发热，身如火烤，无汗，咽喉干涩如食过咸之物，咳嗽，头觉沉重稍痛，曾于2日下午在该门诊经某医诊病，但未测体温，疏中药3剂（具体药物不详，据患者诉药有苦味），当日服1剂，仍不出汗；3日又服1剂，身热如故，卧床一日不能上课，盖厚被而背微汗出。现在症：恶寒发热，头沉重而痛，目不欲睁，全身酸软无力，咽中干涩，口干不苦，饮水较多，因穿衣较厚，背有微汗，舌质略暗红苔薄黄，脉沉紧。体温37.9℃，咽后壁有脓点，扁桃体不大。四诊合参，虽经误治，邪仍在表，为外感风寒，内有郁热证。治以发汗解表，兼清透里热。方用大青龙汤加味：麻黄20g，桂枝15g，炒杏仁10g，炙甘草10g，生石膏40g，生姜20g，大枣6枚，桔梗10g，连翘30g。1剂，水煎取500ml，分3次服用（服药之法遵桂枝汤“半日许令三服尽”的原则）。次日电话随访，患者自述：傍晚服用三分之一，须臾饮热粥，盖好被子，约1个小时后，两手心开始出汗，随后上身亦汗出，但量不多，下半身仍有灼热感；约2小时后又饮三分之一，上身汗出比较多，头沉重而痛的症状明显减轻，发热亦基本消退，夜眠较好。患者高兴地说：“我这次终于脱离苦难了！”二诊：患者于5日中午复诊，其发热等诸症明显减轻，舌质略暗红苔微黄，脉浮略数。体温36.7℃，咽后壁脓点消失。因患者汗已出，热已大减，故用桂枝二越婢一汤解肌清透余热，处方：桂枝20g，白芍20g，生姜15g，大枣4枚，炙甘草10g，麻黄10g，生石膏30g，桔梗10g，连翘20g。1剂，煎取500ml，分3次服。2日后随访，患者诸症消失，已正常上课。（吕志杰验案）

按：以《伤寒论》方治外感热病，多为一二剂药到病除，此例便是明证。上述治例，患者所遇前医，未曾仔细询问病因，未能四诊合参，亦未检测体温，仅凭患者所述身热如火烤，便用“热者寒之”之法，这样当然会误诊误治。误治的后果，不但束表之邪未除，反而挫伤正气，使正气不能祛邪于外，风寒郁闭阳气更重，虽盖厚被而背微汗出，亦不能使表邪随之外散。口干多饮，咽中干涩是内热伤津所致；舌质略暗红苔薄黄，提示内已化热；外寒郁闭较重，阳气不能鼓动于外以抗邪，故脉沉紧。此等证候，应速发其汗，故用“大青龙汤发之”。因咽喉干涩故加桔梗以利咽；连翘“味淡微苦，性凉，具升浮宣散之力……能透表解肌，清热祛风……”（《医学衷中参西录·连翘解》），故加之以助大青龙汤透表清热之力。方证相对，故疗效快捷。

【原文】伤寒表不解，心下有水气[1]，干呕，发热而咳，或渴，或利，或噎[2]，或小便不利、少腹[3]满，或喘者，小青龙汤主之。（40）

小青龙汤方：麻黄三两（去节），芍药三两，干姜三两，五味子半升，甘草三两（炙），桂枝三两（去皮），半夏半升（洗），细辛三两。上八味，以水一斗，先煮麻黄，减二升，去上沫，内诸药，煮取三升，去滓，温服一升。若渴，去半夏，加栝楼根一两。若微利，去麻黄，加荛花，如一鸡子，熬〔4〕令赤色。若噎者，去麻黄，加附子一枚，炮。若小便不利，少腹满者，去麻黄，加茯苓四两。若喘，去麻黄，加杏仁半升，去皮尖。且荛花不治利，麻黄主喘，今此语反之，疑非仲景意。臣亿等谨按：小青龙汤大要治水。又按《本草》，荛花下十二水，若水去，利则止也。又按《千金》，形肿者应内麻黄，乃内杏仁者，以麻黄发其阳故也。以此证之，岂非仲景意也。

【注脚】

〔1〕心下有水气："心下"之病位可有两说：一指肺部；一指胃脘。曰为肺部，即《金匮》第12篇第11条所谓的"膈上病痰……必有伏饮"之说也。曰为胃脘，这需要从《内经》去求索。《素问·咳论》有这样一段问答："黄帝问曰：肺之令人咳，何也？岐伯对曰：五脏六腑皆令人咳，非独肺也。帝曰：愿闻其状。岐伯曰：皮毛者，肺之合也，皮毛先受邪气，邪气以从其合也。其寒饮食入胃，从肺脉上致肺则肺寒（按：肺寒则内外合邪因而客之，则为肺咳。肺手太阴之脉起于中焦，下络大肠，还循胃口，上膈属肺）。"总之，"形寒饮冷则伤肺"（《灵枢·邪气脏腑病形》），即外感寒邪，内食生冷，皆可伤及于肺，肺被伤，故发为咳喘等症。

〔2〕噎：指咽喉部气逆梗阻感。

〔3〕少腹：少，通小。少腹，概指下腹部。

〔4〕熬：《说文·火部》："熬，干煎也。"与烘、炒、焙意近。

【提要】论伤寒表不解，心下有水气证治。

【简释】伤寒表不解，心下有水气，概括了外感风寒，内有水饮（肺中伏饮）之病机。如此病机证候，《金匮》第12篇第11条论述最明确。其原文大意是说：痰饮潜伏于肺，肺气不利，故经常可见胸满喘息、咳吐痰涎等症。一旦气候骤变，或外感风寒，引动伏饮，内外合邪，病情加重，不但"满喘咳吐"等伏饮症状加剧，而且并发恶寒、发热、无汗或背痛腰痛等表证。所以用外散寒邪，内蠲水饮的小青龙汤主治。方用麻黄、桂枝发汗解表，兼能宣肺平喘；芍药配桂枝调和营卫；干姜、细辛、半夏温化内积之水饮；五味子敛肺止咳，亦制约温燥药之辛散；炙甘草调和诸药。原文所述或见证候，是水饮潜伏于肺，波及相关脏腑之病变。尤在泾："夫饮之为物，随气升降，无处不到，或壅于上，或积于中，或滞于下，各随其所之而为病，而其治法，虽各有加减，要不出小青龙之一法……加减法。

微利者，水渍入胃也。下利者，不可攻其表，故去麻黄之发表，而加芫花之行水。

渴者，津液不足，故去半夏之辛燥，而加栝蒌之苦润。若饮结不布而渴者，似宜仍以半夏化湿而润燥也。

噎者，寒饮积中也。附子温能散寒，辛能破饮，故加之。麻黄发阳气，增胃冷，故去之。

小便不利，小腹满，水蓄于下也，故加茯苓以泄蓄水，不用麻黄，恐其引气上行，致不下也。

喘者，水气在肺，故加杏仁下气泄肺。麻黄亦能治喘，而不用者，恶其发气也。"（《伤寒贯珠集·太阳篇上·太阳权变法》）

按：小青龙汤证的五种或然症及加减法中，"噎者，去麻黄，加附子"应深入领悟。小青龙汤证的基本病机是"伤寒表不解，心下有水气"，即外寒内饮。方中麻黄止咳平喘之功，取其辛温宣发向上向外之力，这种功力对发越外邪有利，而对下焦阳虚、水寒之气上逆所致的"噎"则不利（《金匮》第12篇第36条："寸脉沉，尺脉微，手足厥逆，气从少腹上冲胸咽。"），故"去麻黄"之发越阳气，"加附子"之补助阳气，确为上工治本之加减法也。

【方歌】

小青龙汤桂芍麻，五味姜辛草半夏，
外寒内饮咳喘病，肺胀化热石膏加。

【方证鉴别】

1. 小青龙汤证与大青龙汤证（38） 两方证同属表里俱病之证，而病机有所不同：大青龙汤证虽热闭于里，但表证为多，以不汗出而烦躁为特点，治以发汗为主；小青龙汤证虽"伤寒表不解"，但饮伏于里为重，以咳喘为特点，治以化饮为主。尤在泾说："大青龙合麻、桂而加石膏，能发邪气，除烦躁；小青龙无石膏，有半夏、干姜、芍药、细辛、五味，能散寒邪，行水饮，而通谓之青龙者，以其有发汗蠲饮之功，如龙之布雨而行水也。夫热闭于经，而不用石膏，汗为热隔，宁有能发之者乎？饮伏于内，而不用姜、夏，寒与饮搏，宁有能散之者乎？其芍药、五味，不特收逆气而安肺气，亦以制麻、桂、姜、辛之势，使不相惊而相就，以成内外协济之功耳。”（《伤寒贯珠集·太阳篇上·太阳权变法》

2. **小青龙汤证与桂枝加厚朴杏子汤证（18）** 两方证均为外邪引动宿疾，肺气上逆，属标本同治之法。然外感表证有虚、实之分，宿疾有喘疾、水饮之别，桂枝加厚朴杏子汤证为表虚，方以桂枝汤解肌祛风，加厚朴、杏子降气定喘；小青龙汤证为表实，方以麻、桂辛温解表，桂、芍调和营卫，细辛、半夏、五味子、干姜温化水饮、敛肺止咳。

【大论心悟】

小青龙汤用途提要与“六辨”经验

小青龙汤是治疗寒饮咳喘的主方祖剂。医圣张仲景于《伤寒论》之本条与下条，用之治疗“伤寒表不解，心下有水气”证候；于《金匮·痰饮咳嗽病》篇之35~41条，用之治疗“咳逆倚息不得卧”等支饮证候，以及正虚之人用之不当出现变证的处治方法。并于该篇第23条曰亦治“溢饮”。此外，于第22篇第7条用之治疗“妇人吐涎沫”。总之，医圣用小青龙汤通治伤寒与杂病所致寒饮咳喘病，可知其用途之广。

古今医家继承和发挥了小青龙汤的临床应用，用之广泛治疗内科病、内科病兼妇人病、小儿病、皮肤病、五官病之小青龙汤证，这丰富多彩的各家独到经验及误用教训，详见下列“验案精选”。

现代研究仲景学说的大家刘渡舟先生善用小青龙汤，总结出用好该方的“六辨”经验，引述如下：

第一，辨气色：寒饮为阴邪，易伤阳气，胸中阳气不温，使荣卫行涩，不能上华于面，患者可见面色黧黑，称为“水色”；或见两目周围有黑圈环绕，称为“水环”；或见头额、鼻柱、两颊、下巴的皮里肉外之处出现黑斑，称为“水斑”。

第二，辨咳喘：可见几种情况，或咳重而喘轻，或喘重而咳轻，或咳喘并重，甚则倚息不能平卧，每至夜晚则加重。

第三，辨痰涎：肺寒金冷，阳虚津凝，成痰为饮，其痰涎色白质稀；或形如泡沫，落地为水；或吐痰为蛋清状，触舌觉凉。

第四，辨舌象：肺寒气冷，水饮凝滞不化，故舌苔多见水滑，舌质一般变化不大，但若阳气受损时，则可见舌质淡嫩，舌体胖大。

第五，辨脉象：寒饮水邪，其脉多见弦象，因弦主饮病；如果是表寒里饮，则脉多为浮弦或见浮紧，若病久日深，寒饮内伏，其脉则多见沉。

第六，辨兼证：水饮内停，往往随气机运行而变动不居，出现许多兼证，如水寒阻气，则兼噎；水寒犯胃，则兼呕；水寒滞下，则兼小便不利；水寒流溢四肢，则兼肿；若外寒不解，太阳气郁，则兼发热、头痛等症。

以上六个辨证环节，是正确使用小青龙汤的客观标准，但六个环节，不必悉具，符合其中一两个主证者，即可使用小青龙汤。关于小青龙汤的加减用药，仲景已有明训，此不一一重复。根据刘老经验，常在本方基础上加茯苓、杏仁、射干等药，以增强疗效。

小青龙汤虽为治寒饮咳喘的有效方剂，但毕竟发散力大，能上耗肺气，下拔肾根，虚人误服，可出现手足厥冷，其面翕热如醉状等不良反应。因此，本方应中病即止，不可久服。一旦病情缓解，即改用苓桂剂类以温化寒饮，此即《金匮要略》“病痰饮者，当以温药和之”的精神。（《刘渡舟临证验案精选》第18页）

细辛用量考究

细辛是一味常用中药，中药学典籍《本经》说：“细辛一名小辛，味辛，温，无毒。治咳逆，头痛，百节拘挛，风湿痹痛，死肌。久服明目，利九窍，轻身，长年。”现代药理研究证实，细辛所含挥发油具有明显的镇痛、镇静、解热、抑菌、抗炎、抗痉厥、局部麻醉等多种作用，但其挥发油中的有毒成分黄樟醚用之过量，则会导致呼吸中枢麻痹等不良反应，甚至死亡。由此可见，古人“细辛不过钱”的戒律有其实践性和科学性。《中华人民共和国药典》规定细辛的内服用量是1~3g。因此，至今医生开方，若细辛用量超过3g，必须特别签字，以示负责。但是，目前有不少临床报道，重用细辛10~30g，最多者用到180g，未发生毒性及不良反应，却收到满意疗效。这就提出了一个不可回避的问题，即医家对细辛的用量为何如此悬殊呢？道理何在？考究如下。

1.**“细辛不过钱”的由来与条件** “细辛不过钱”的说法始于宋·陈承撰写的《本草别说》，原书已佚失。《本草纲目》记载说，“承曰：细辛……若单用末，不可过一钱，多则气闷塞不通者死，虽死无伤。”这就明确规定，细辛不过钱是指“单用末”，即单味用，作散剂服。若用于汤剂加入复方，则另当别论。

需要说明，目前的细辛商品多为全草，而古人用细辛是用其根部。如《名医别录》说：“细辛生华阴山谷，二、八月采根，阴干。”《本草图经》指出：“其根细而味极辛，故名之曰细辛。二、八月采根，阴干用。”还有许多古代本草书籍，在谈及细辛的采集时均说取其根部入药。古人用细辛只“采根”的经验已被现代研究所证实。王智华等（《上海中医药杂志》1987，9:2）经过对细辛根末与全草煎剂所含挥发油及黄樟醚的测定分析后指出：在相同剂量下，细辛根末中的挥发油含量近乎细辛全草煎煮10分钟后的3倍；又在相同剂量下，根末所含挥发油中有毒成分黄樟醚的含量分别是全草煎煮10、20、30分钟的4倍、12倍和50倍（细辛全草煎煮时间越短，其煎液中的黄樟醚含量越高，故与根末中黄樟醚含量的相对倍数越低）。上述说明，根末中的有效成分与有毒成分均明显高于全草煎剂。还需要明确，黄樟醚的挥发性胜于挥发油中主要有效成分甲基丁香酚，所以，经煎煮30分钟后，煎汁中还保存着一定量的有效成分甲基丁香酚，而有毒成分黄樟醚的含量已大大下降，不足以引起毒害。这就提示：细辛服用散末不论是根还是全草，都不可用大量，大量必须入汤剂。

综上所述，所谓“细辛不过钱”应有三个先决条件：一是用单味；二是用散剂；三是用根部。如果是用细辛的全草并加入汤剂复方中，则不必受“细辛不过钱”的限制。为了进一步明确这个问题，有必要对经典医籍进行探讨。

2.**《伤寒杂病论》有关细辛用量的探讨** 《伤寒杂病论》中所有涉及细辛的处方，统计结果是：《伤寒论》用细辛的方剂共6首，其中小青龙汤、当归四逆汤、当归四逆加吴茱萸生姜均用细辛三两；麻黄细辛附子汤用细辛二两；第316条真武汤加减法曰“若咳者，加五味子半升，细辛、干姜各一两……”；乌梅丸用细辛六两。《金匮要略》用细辛的方剂共13首，其中射干麻黄汤、小青龙加石膏汤、苓甘五味姜辛汤、苓甘五味加姜辛半夏杏仁汤、苓甘五味加姜辛半杏大黄汤等5方均用细辛三两；厚朴麻黄汤、大黄附子汤、桂苓五味甘草去桂加干姜细辛半夏汤、桂枝去芍药加麻黄细辛附子汤等4方均用细辛二两；赤丸用细辛一两；白术散后加味法曰“……心烦吐痛，不能食饮，加细辛一两，半夏大者二十枚”；防已黄芪汤后加味法曰“……下有陈寒者加细辛三分”；侯氏黑散用细辛三分。

上述统计可知，仲景用细辛的方剂共19首，有3种剂型。一是入复方汤剂，用量1~3两；二是入复方丸剂；三是入复方散剂。其中以汤剂居多，共15方，丸与散剂各2方。关于汉代与现代药物用量的折合量，考证说法不一，有汉代一两折今3g、10g、15g等不同认识。即以最小折合量计算，汤剂在汉代用1~3两，当今用3~9g，亦并非“细辛不过钱”。而仲景所制丸、散剂之细辛用量，经折算后均少于3g，可见其丸剂与散剂确实是“细辛不过钱”。

仲景用细辛配入复方中，常用于温肺化饮以止咳平喘；或取其激发肾气以驱除邪入少阴之寒邪；或取其通阳之功以化气行水；或取其行滞之效以散结止痛等。但细辛芳香最烈，故其用法用量，最应讲究。

3.**现代临床用大剂量细辛疗效探讨** 当前，用细辛治病多为复方汤剂，其用量之大，大大突破超过了“细辛不过钱”的限制。例如：王华明等（《上海中医药杂志》1981，12:15）报道用小青龙汤治疗痰饮伏肺所致的支气管哮喘，方中用细辛6~9g，或重用9~15g。刘文汉（《中医杂志》1983，2:79）治头痛用细辛30g。刘贵仁（《陕西中医》1991，8:375）治头痛、哮喘、脑梗死、冠心病等，用细辛10~30g，在治疗顽痹（重症类风湿性关节炎）时，重用细辛50~180g，且长服10个月之久。笔者临证，常用细辛6~12g配入复方汤剂，治疗痰饮咳喘、风寒外感、风湿痹痛等阴寒性病证。上述重用细辛治疗各种病证，服药后均未发生过毒副反应，都取得较好疗效。但要明确，重用细辛必须煎煮30~40分钟，这是既取效而又不中毒的奥妙。若“单用末”口服，还应遵守“细辛不过钱”的戒律。何永田（《浙江中医杂志》1984，2:70）采用细辛散剂吞服治疗寒性疼痛，从1g开始，每日递增1g，至4~5g时有胸闷、恶心等。

结语 根据古今医家的临床经验与现代药理研究，细辛用量可以掌握如下原则：若用单味作散剂口服，特别是用其根部，仍应遵守“细辛不过钱”的戒律；若用全草入于复方汤剂，则不必受“细辛不过钱”的限制，但也不是用量越大越好，要结合具体病情掌握用量，如对于沉疴顽疾，小量无效时，可适当逐步加大用量。（吕志杰《河北中医学院学报》1994，3：31）

【验案精选】

（一）内科病

1. 内饮外感咳喘（慢性支气管炎、支气管哮喘）

（1）咳嗽口不渴，当脐痛，而脉细，头常眩晕。此乃手足太阴二经，有寒饮积滞，阻遏清阳之气，不能通达，故一月之中必发寒热数次，乃郁极则欲达也。病将四月，元气渐虚，寒饮仍恋而不化。先以小青龙汤蠲除寒饮、宣通阳气，再议。麻黄、桂枝、白芍、细辛、干姜、半夏、五味子、甘草。

诒按：此内饮而兼外寒之方，一月中寒热数次，或因兼感外邪，则此方的对矣。（《增评柳选四家医案·王旭高医案》第202页）

（2）王某某，男，45岁。患者咳喘已十余载，往往冬发夏愈。今年起，自春及夏频发无度。现值盛夏，尚穿棉袄，夜睡棉被，凛凛恶寒，背部尤甚，咳吐稀痰，盈杯盈碗，气喘不能平卧，苔薄白，脉弦紧。此为风寒外束，饮邪内停，阻遏阳气，肺气失宣。治宜温肺化饮，解表通阳。处方：炙麻黄3g，桂枝9g，姜半夏9g，五味子3g，干姜4.5g，白芍9g，细辛1.8g，白术9g，炙甘草3g。复诊：投青龙剂后，咳嗽已稀，已弃棉衣，畏寒亦减，前既中肯，毋事更张。原方干姜加至6g，细辛加至3g。三诊：青龙剂已服6剂，咳喘全平，已能穿单衣，睡席子，夜寐通宵，为除邪务尽计，原方再服3剂。四诊：诸恙悉减，惟动则气喘，初病在肺，久必及肾，配都气丸常服，以图根除。（顾介山.《江苏中医》1965，10：22）

（3）柴某某，男，53岁。1994年12月3日就诊。患咳喘10余年，冬重夏轻，经过许多大医院均诊为“慢性支气管炎”，或“慢支并发肺气肿”。选用中西药治疗而效果不显。就诊时，患者气喘憋闷，耸肩提肚，咳吐稀白之痰，每到夜晚则加重，不能平卧，晨起则吐痰盈杯盈碗，背部恶寒，视其面色黧黑，舌苔水滑，切其脉弦、寸有滑象。断为寒饮内伏、上射于肺之证，为疏小青龙汤内温肺胃以散水寒。麻黄9g，桂枝10g，干姜9g，五味子9g，细辛6g，半夏14g，白芍9g，炙甘草10g。服7剂咳喘大减，吐痰减少，夜卧能寐，胸中觉畅，后以《金匮》之桂苓五味甘草汤加杏仁、半夏、干姜，以正邪并顾之法治疗而愈。（《刘渡舟临证验案精选》第18页）

（4）余曾治虚性哮喘，病发多年，每冬必犯，发作时病势严重，痰吼气促，不能平卧。余诊其脉，尺沉细无力，寸关部亦都细弱。治以小剂的小青龙汤，加蛤蚧尾一对，分三次服，服后喘息顿减，亦能平卧，连服七八剂，诸症消失。（《伤寒论临床实验录》第66页）

原按：小青龙汤治支气管性哮喘有很好的效果，曾用小青龙汤治愈不同类型的哮喘35例。有的病势严重，乃至窒息，虽输氧、注射肾上腺素，亦不见减轻，后用小青龙汤加减治愈。本方治哮喘，必须善为加减，若不察其寒热虚实，遽投以小青龙汤，恐不一定见效。

2. 寒饮化热哮喘（支气管哮喘） 孙某某，男，57岁。有支气管哮喘病史15年，每逢冬季均发作，近年来一年四季常发。曾投各种西药无效，近10天病情加重，夜间不能平卧，咳嗽剧烈，痰多色黄，黏稠难咯。曾去某医院急诊，给静脉注射氨茶碱，并加沙丁胺醇喷雾吸入，然哮喘未能缓解，仍端坐呼吸，动则气急，身热汗出，脉滑而数，舌质紫暗苔黄腻。两肺密布哮鸣音，未闻及明显湿啰音。胸透提示：肺气肿，右心缘饱满。心电图示：房性早搏伴室内差异性传导及右心肥大。中医辨证：寒痰热化，痰盛壅阻，肺失宣肃。治拟宣肺平喘，清热化痰。处方：重剂小青龙汤加生石膏30g、鱼腥草30g、开金锁30g、鲜竹沥30g（口服），以助清化热痰。上方每日1剂，水煎服。当晚服药1剂后约1小时气喘即平，未见明显出汗，两肺哮鸣音大减，睡眠转佳。翌日精神好转，咳痰易出，气急消失。听诊：两肺哮鸣音消失。再拟原方继服2剂，以后递减本方剂量，并加入补肾纳气、固本培元之品调理。后随访，哮喘未复发。（王华明.《中成药》1983，12：21）

按：此案病机为寒饮化热，临证时小青龙汤证常有如此变化。处方即师《金匮》第7篇第14条小青龙加石膏汤之法。

3. 肺胀 季姓妇，年约三旬，住本镇。原因：乙巳二月，外感风寒，内蓄痰饮，抟结于中，不得下降，致成斯疾。症候：咳喘，倚息不得卧，恶寒发热，头疼身痛，胸闷不舒，心痛彻背。诊断：脉沉而滑，舌苔白腻，此风寒痰饮，内外抟结，肺气不得下降而成肺胀也。疗法：用小青龙汤以驱风寒，合瓜蒌薤白汤以蠲痰饮。处方：麻黄四分，桂枝四分，淡干姜五分，北细辛四分，生白芍钱半，五味子五分，甘草五分，瓜蒌仁三钱（杵），干薤白三钱（白酒洗捣），姜半夏三钱。次诊：服后得汗，而寒热喘息俱平，惟身痛咳嗽未已，易方以桂枝汤和营卫，加干姜、五味子各五分，细辛三分以治咳。效果：一剂效，二剂更瘥，因贫不复延诊，遂渐愈。〔《重订全国名医验案类编》（袁桂生）第86页〕

廉按：小青龙汤为治风寒外搏、痰饮内动之主方，临证善为加减，莫不随手而愈。况合瓜蒌、薤白辛滑涤痰，当然奏效更速。接方桂枝汤加味，修园治身痛咳嗽。凡夹痰饮者，辄用五味、姜、辛，推为神应之妙法，故仲景《伤寒论》《金匮要略》两书，不可不悉心研究也。

按：此案症见“心痛彻背”，可见其肺病日久，累及于心，为心肺同病证。处方用“合方”之法，心肺兼治而获效。该方发表之药剂量较小，故表证未解也。

4. 形寒饮冷咳喘

（1）水浴形寒，致发咳嗽　张志明，住五洲大药房。初诊十月十八日。暑天多水浴，因而致咳，诸药乏效，遇寒则增剧，此为心下有水气，小青龙汤主之。净麻黄钱半，川桂枝钱半，大白芍二钱，生甘草一钱，北细辛钱半，五味子钱半，干姜钱半，姜半夏三钱。张君志明为余之好友，尝患疔毒。自以西药治之，增剧。因就余以中药治愈，乃叹中药之神。自后恙无大小，每必垂询，顾余以事冗，居恒外出，致常相左。某晨，君又贲临，曰：咳嗽小恙耳，何中医久治不瘥？并出方相示，则清水豆卷、冬桑叶、前胡、杏仁、赤苓、枳壳、桔梗、竹茹、牛蒡、贝母、瓜蒌皮、冬瓜子、枇杷叶之属。因询之曰：君于夏月尝习游泳乎？曰：然。君之咳遇寒则增剧乎？曰：然。余乃慰之曰：此证甚易，一剂可愈，幸毋为虑。因书上方与之。越二日，来告曰：咳瘥矣。即为书下方调理焉。二诊：10月20日。咳已痊愈，但觉微喘耳，此为余邪，宜三拗汤轻剂，夫药味以稀为贵。净麻黄六分，光杏仁三钱，甘草八分。（《经方实验录·附列门人治验》第50页）

原按：余屡用本方治咳，皆有奇效。顾必审其咳而属于水气者，然后用之，非以之尽治诸咳也。水气者何？言邪气之属于水者也。如本案张君因习游泳而得水气，其一例也。又如多进果品冷饮，而得水气，其二例也。又如远行冒雨露，因得水气，其三例也。更如夙患痰饮，为风寒所激，其四例也。凡此种水气之咳，本汤皆能优治之。顾药量又有轻重之分，其身热重，头痛恶寒甚者，当重用麻、桂。其身微热，微恶寒者，当减轻麻、桂，甚可以豆豉代麻黄，苏叶代桂枝。其痰饮水气甚者，当重用姜、辛、半、味，因此四者协力合作，犹一药然，吾师用五味尝多至三钱，切勿畏其酸收。其咳久致腹皮挛急而痛者，当重用芍、草以安之。否则，轻用或省除之，奏效不一。要之，小青龙方证，在里为水气，在表为咳（咳之前喉间常作痒），其表证之重轻，初可勿拘，其舌苔亦不必限于白腻，遑论其他或喘或渴或利或噎哉！此皆经验之谈，不必泥于书本者也。本年夏，好友多人皆习游泳，耽之不倦，虽雨天不已，一月前后，十九患咳，余悉以本汤加减愈之。

曹颖甫曰：予近日治丁姓妇十年痰饮，遇寒即剧，日晡所恶寒而喘，亦用此方。方用麻黄三钱，细辛二钱，干姜三钱，白术三钱，半夏三钱，桂枝四钱。服经二剂，咳喘略减，而无汗恶寒如故。再加麻黄二钱，合五钱，细辛加一钱，合三钱，外加杏仁四钱、炮附子四钱，效否待明日方知。然则姜生治张君，两用轻剂而即效者，实由本年新病，不同宿疾之未易奏功也。

按：上述按语议论小青龙汤证“心下有水气”之“水气”之由，并述本方“药量”治用之法，皆经验之谈，学者切识之。曹颖甫先生谈“新病”与“宿疾”疗效之别，此名医经验，诚为可贵。

（2）食冷伤肺，致发咳嗽　张其相兄未出室令爱，首春咳嗽，乃恣食生冷，肺受寒邪，所谓形寒饮冷则伤肺也。前医初作伤风，以苏、前解表，殊不知邪不在表，不知温肺，致寒不解，咳甚吐血。前医见血，遂改用归、芍、丹皮、苏子、杏仁、贝母以滋肺热。服二剂，遂发寒战栗，手足厥冷，身痛腰痛，咳吐冷水，脉沉细紧，表里皆寒。正合小青龙加附子证，用麻黄、桂枝、细辛、赤芍、干姜、附子、半夏、茯苓、杏仁、甘草。二剂手足回温；四剂通身冷汗大出，咳止大半；再去麻黄、附子，二剂痊愈。若泥吐血阴虚，迟疑其间，安得有此速效耶？〔《二续名医类案》（郑重光·素辅医案）第843页〕

按：笔者近日（2009年8月上旬）治一42岁女性患者。主诉咳嗽1个月。病之始因，缘于1个月前天气炎热，吃了几天凉米饭而引发咳嗽。就诊于西医，输液用抗生素，无效。现阵阵咽痒则咳，无痰。诊脉三五不调（听诊为房颤律，110次/分。有风心病史，曾做瓣膜手术），望舌淡暗苔薄腻黄白相兼。想到“形寒饮冷则伤寒”之训，处方以小青龙汤加附子（取麻黄附子细辛汤治喉痹经验）。服药4剂复诊：咽已不痒，咳不再发。初服药咳出黄稠，尔后为稀白痰。小青龙汤既治咳而痰多，又治咳而无痰，神奇之方也。

5. **上盛下虚咳喘** 顾，饮邪泛溢，喘嗽，督损头垂，身动喘甚，食则脘中痞闷，卧则喘咳不得息，肺主出气，肾主纳气，二脏失司，出纳失职。议用早进肾气丸三钱，以纳少阴；晚用小青龙法，涤饮以通太阳经腑，此皆圣人内饮治法，与杂投腻补有间矣。小青龙去麻、辛、甘、芍，加茯苓、杏仁、大枣。（《临证指南医案·痰饮》）

6. **夺精外感咳喘** 封左，诊脉浮紧而弦，舌苔干白而腻，身热不扬，微有恶寒，咳嗽气逆，十四昼夜不能平卧。咽痛淡红不肿，两颧赤色。据述病起于夺精之后，寒邪由皮毛而入于肺，乘虚直入少阴之经，逼其水中之火，飞越于上。书曰：“戴阳重症也。”阅前方，始而疏解，前胡、薄荷、牛蒡、杏、贝之品；继则滋养，沙参、石斛、毛燕、川贝，不啻隔靴搔痒，扬汤止沸。夫用药如用兵，匪势凶猛，非勇悍之将，安能应敌也？拙拟小青龙、二加龙骨汤，一以温解寒邪，一以收摄浮阳，未识能挽回否？尚希明哲指教。蜜炙麻黄五分，川桂枝八分，大白芍三钱，生甘草八分，熟附片钱半，牡蛎（煅）四钱，花龙骨四钱，五味子（干姜三分拌捣）一钱，光杏仁三钱，仙半夏三钱，水炙桑皮二钱，远志八分。（《丁甘仁医案》）

原按：此案病在太阳少阴二经，呈上盛下虚之局。丁氏以小青龙汤温解太阳寒邪，内定喘嗽；以二加龙骨汤匡扶少阴阳气而摄浮阳，如此配合又寓《伤寒论》治太少两感证的麻附细辛汤意。然不用细辛，恐其气盛而味烈，不宜于上盛下虚之证。据载，此药服两剂后，气喘渐平；去麻黄，又服二剂，颧红退，继用平淡之剂调理五六剂而痊。

7. **血证外感痰喘** 松江王孝贤夫人，素有血证，时发时止，发则微嗽。又因感冒变成痰喘，不能着枕，日夜俯几而坐，竟不能支持矣。是时有常州名医法丹书调治无效，延余至。余曰：“此小青龙证也。”法曰：“我固知之，但弱体而素有血证，麻桂等药可用乎？”余曰：“急则治标，若更喘数日，则立毙矣！且治其新病，愈后再治其本病可也。”法曰：“诚然！然病家焉能知之？治本病而死，死而无怨；如用麻桂而死，则不咎病本无治，而恨麻桂杀之矣！我乃行道之人，不能任其咎，君不以医名，我不与闻，君独任之可也。”余曰：“然。服之有害，我自当之，但求先生不阻之耳。”遂与服，饮毕而气平就枕，终夕得安，然后以消痰润肺、养阴开胃之方以次调之，体乃复旧。法翁颇有学识，并非时俗之医，然能知而不能行者，盖欲涉世行道，万一不中则谤声随之。余则不欲以此求名，故毅然用之也。凡举世一有利害关心，即不能大行我志，天下事尽然，岂独医也哉？（《徐大椿医学全集·洄溪医案·痰喘》）

雄（王士雄，字孟英）按：风寒外束，饮邪内伏，动而为喘嗽者，不能舍小青龙为治。案中云“感冒”是感冒风寒，设非风寒之邪，麻桂不可擅用，读者宜有会心也。

按：此案名医法丹书临证处方“顾虑”之心，古代有之，现今亦如此。医生虽有医术，却不能尽心尽责救治病人，此信任危机也！应加强医患之间的信赖关系，尽医道之天职。

（二）妇人病

1. **妊娠哮喘** 郑某某，女，25岁，已婚，云南省人。患慢性哮喘病已14年之久，现身孕4月余，住昆明军区某某医院，于1959年10月9日邀余会诊。询其病史，始因年幼体弱，感风寒而起病，药、食调理不当，风寒内伏，夹湿痰上逆于肺，经常喘咳，值天寒时令尤甚，迄今病已多年，转成慢性哮喘。症见咳嗽短气而喘，痰多色白，咽喉不利，时发喘息哮鸣，面色淡而少华，目眶、口唇含青乌色，胸中闷胀，少气懒言，咳声低弱，咳时则由胸部牵引小腹作痛，食少不思饮，溺短不清，夜间喘咳尤甚，难于平卧入寐，舌苔白滑厚腻，舌质含青色，脉现弦滑、沉取则弱而无力。此系风寒伏于肺胃，久咳肺肾气虚，阳不足以运行，寒湿痰饮阻遏而成是证。法当开提肺寒、补肾纳气、温化痰湿治之，方用小青龙汤加附片。处方：附片100g，杭芍10g，麻黄10g，北细辛6g，干姜30g，桂枝20g，五味子5g，半夏10g，甘草10g。服上方2剂后，咳吐大量清稀白痰，胸闷、气短及喘咳均已减轻，能入睡四五小时，食思见增，唇舌转红而仍微带青色，厚腻白苔退去其半。上方虽见效，然阳气未充，寒湿痰饮尚未肃清，继以温化开提之剂治之。方用四逆、二陈合方加麻、辛、桂，处方：

附片200g，干姜40g，茯苓30g，法夏15g，广陈皮10g，北细辛8g，麻绒10g（蜜炙），上肉桂10g（研末，泡水兑入），甘草10g。服上方后喘咳皆有减少。治法不变，仍用此方，随证加减药味及分量，共服20余剂后，哮喘咳嗽日渐平息。再服10余剂，病遂痊愈，身孕无恙，至足月顺产一子，娩后母子均健康。（《吴佩衡医案》第66页）

原按：昔有谓妇人身孕，乌、附、半夏皆所禁用，其实不然。盖乌、附、半夏，生者具有毒性，固不能服，只要炮制煎煮得法，去除毒性，因病施用，孕妇服之亦无妨碍。妇人怀孕，身为疾病所缠，易伤胎气而不固。因证立方用药，务使邪去而正安，此实为安胎、固胎之要义。《内经》云："妇人重身，毒之何如……有故无殒，亦无殒也。"此乃有是病而用是药，所谓有病则病当之，故孕妇无殒，胎亦无殒也。余临证数十年，思循经旨，多有所验，深感得益不少。

按：妊娠早期，乌、附、半夏应当慎用；晚期，若辨证准确，可放胆用之。如此经验，详见《金匮·妊娠病》篇之"附子汤"相关论述。

2. **半产后感寒咳嗽** 李子立兄令眷，年三十外，半产后未及满月，便乘凉食瓜果，中秋夜乘凉，外感风寒，即咳嗽恶寒，呕吐痰水，又当经水大行之后。前医不辨外感风寒，犹用调经养血补剂；见咳嗽益甚，又疑去血过多，阴虚咳嗽，再用麦冬、贝母，以致表邪不解，内冷益深，恶寒发热，汗出咳喘，坐不能卧，吐不能食，腹胀作泻，遍身麻木，筋骨冷疼，自疑必死，促备终事。急迎救疗，脉浮细而紧，余曰："风寒积冷，表里皆邪，须重剂方解，无足虑也。"以小青龙汤加减，用桂枝、细辛、防风、赤芍、附子、干姜、半夏、茯苓、杏仁、厚朴，二剂得冷汗一身，遂喘定得平卧，如斯八剂，表邪解后，咳喘身痛甫退。旋即里冷发作，腹痛下痢白脓，转用附子、干姜、肉桂，合胃苓汤八剂，冷积消，胃气本厚，故易效也。〔《二续名医类案》（郑重光·李圃医案）第2906页〕

3. **咳喘、痛经** 王某某，女，45岁。素患喘疾近20年，尝以中西药治之，病情时轻时重。近几年发作，有加重之势。由亲戚介绍，请笔者诊治。患者面色黧黑，喘促抬肩，口痰不止，形如泡沫，脉弦尺弱，舌淡紫苔白滑；经来小腹痛甚，经血夹杂紫血块；两肺闻及干、湿啰音。辨证为寒饮伏肺，久病肾虚。治宜虚实兼顾，温肺补肾兼施。以小青龙汤原方各10g以温肺化饮；加熟地45g、当归30g、陈皮10g、茯苓15g。取金水六君煎之意以补肾健脾，治生痰之源。服药4剂复诊，喘咳大减，听诊肺部啰音减少，且正值月经来潮，痛经不甚，血块不多。原方减轻发散药剂量，略加变通，着重从固本调治。（吕志杰验案）

按：此案患者久病哮喘，上盛下虚，取小青龙汤合金水六君煎治之而获效，并意外地起到了调经止痛之功。本方之所以对痛经亦有殊效，既是熟地、当归调补冲任、滋阴和血之功，又是小青龙汤温经散寒之效，相得益彰。

4. **咳喘、闭经** 戴某某，女，30岁。卧床2日，恶寒，发热，无汗。询问病史，1年来常吐痰涎，咳引胸痛，且闭经1年。病者前额肌肤灼热而躯体覆以棉被，脉紧而滑。余以为当务之急，宜解表散寒、温肺化饮是为大法。投以小青龙汤。处方：麻黄、桂枝、半夏、干姜、白芍、五味子各10g，细辛4.5g，甘草5g。水煎服。次日随访至病家，其述服药后汗出、热退、喘咳止、思食。当晚并见月经来潮，经量中等。（罗国良.《新中医》1987，12:17）

按：《金匮·妇人杂病》篇说："妇人之病，因虚、积冷、结气，为诸经水断绝。至有历年，血寒积结，胞门寒伤，经络凝坚。"经文所述，发人深省。夫小青龙汤多温通之品，不仅能温肺化饮以治咳喘，并且能温通气血以调经通闭，故主治寒饮，而闭经亦通。此"异病同治"之法，治此愈彼之例也。

（三）儿科病

1. **内饮外寒而喘咳（支气管肺炎）** 谭某，男孩，7个月。1955年7月上旬，其母抱来就诊。所云：病已10余天，经服中药6天无效。卫生所诊为"支气管肺炎"，打针服西药七八天亦无效。患儿张口喘急，喉中痰鸣，势如拉锯，胸高气满，皮肤灼热无汗，口内多涎，苔薄白而润，指纹浮青，小便清长，大便不泄。时值三伏，脉症合参，系表寒外闭，内夹饮邪，法取小青龙汤辛温散寒逐饮，嘱暂服1剂。越日复诊：予问昨不见来？其母答曰：服先生药，病症好转，昨因天雨，有一谭医问之，为处一方，小儿服至第2煎时，气喘又急，随即手足如冰，两目上翻，牙关紧急，人事昏迷。幸得邻近一老妪，用炒盐揩擦小儿腹胸肚背半时之久，人事稍醒。今烦先生再诊。视其患儿两目不干涩，鼻流清涕，舌淡白，指纹浮青，痰鸣。检阅谭方为葶苈、大黄、枳实、黄芩、胆星、桑皮、杏仁之属，予心中忖度，表寒服此寒凉，何异履霜冰至！表寒未罢，里寒又生，痰水相结，清道阻塞，故昏厥由是而生，寒凉损其胸阳，非桂附姜辛之温热，难以消其阴而复其元阳也。仍以小青龙加乌附，并嘱其母勿食荤腥油腻，以清汤白饭疏洁其乳，使无痰浊凝结，1剂气平热退。三诊：仅有微咳，面色不华，体弱虚怯，改用八味肾气丸加五味子以培真元，嘱服2剂。越日四诊：孩儿诸证悉平，嬉戏如常，指纹淡红，舌红润无苔，投六君调理，转弱为强。（《湖南省老中医医案选》第一集，第4页）

按：在哺乳期间，母病可影响及子。此案在治患儿的同时，"并嘱其母勿食荤腥油腻"，乃子病治母之法。

2. **麻疹发热且喘咳（肺炎）** 杨某某，住昆明大绿水河，有一女生甫半岁。1958年春出麻疹，已恢，忽转"肺炎"，发热喘咳，喉间痰鸣，鼻翼扇动，面转青象，指纹青紫出二关，大便泻绿水，小便短赤。此系疹后元阳内虚，寒痰壅闭，肺肾之气不接，清肃失降而成是证，即以小青龙加附子主之。附片30g（先煎2~3小时），干姜12g，法夏5g，细辛3g，麻黄3g，五味子1.5g，桂尖10g，杭芍6g，甘草6g。服后旋即呕吐涎痰盏许，次日复诊，喘咳稍减，发热已退其半，再以四逆、二陈汤加肉桂，少佐麻绒、细辛主之。附片50g（先煎2~3小时），干姜12g，半夏5g，陈皮6g，茯苓13g，肉桂20g（研末，泡水兑入），甘草10g，炙麻绒3g，细辛2.5g。服后，又吐不少痰涎，喘咳已去十之八九，鼻扇痰鸣已止，大便转黄而溏，小便淡黄，略进稀粥，颜面、指纹已转红润，上方去麻、辛、陈皮，连服2剂而愈。（《吴佩衡医案》第108页）

3. **百日咳**

（1）百日咳一名呷嗽，旧名顿咳，此病带有流行性，患者多为小孩，病势多缠绵难愈。因忆某年寒假回乡，邻村远弯李某老丈偕两孙来诊，云孙儿患百日咳，服草药单方及多种抗生素未效，且愈发愈剧，病已数周。视其大孩7岁，舌白不渴，咳时唾白泡沫痰甚多，仿寒饮治法，用小青龙汤加杏仁、炙紫菀以温肺化饮。其小孩5岁，舌苔薄黄，咳时唾稠痰，汗多，索饮。用治热饮之法，以麻杏石甘汤加浙贝、紫菀、枇杷叶、冬瓜子、芦根以宣肺化痰。二孩服后皆有效。（《李培生医学文集》130页）

按：此案治百日咳，以小青龙汤为主方，或以麻杏石甘汤为主方，都取得良好疗效。这充分体现了辨证论治的原则。

（2）林某某，女，7岁。剧烈阵咳，数十声连续不绝，咳至面色青紫，腰背弯曲，涕泪俱下，须吐出黏痰方告平息。过一二小时，咳声复起，如此反复发作，一昼夜二三十次，绵延月余，累服土霉素等无效。脸有浮肿，食欲不振，严重时咳嗽则吐，舌白喉干，脉紧而滑……因拟小青龙汤与之。处方：麻黄1.5g，桂枝2.4g，细辛1.5g，五味子2.1g，半夏3g，百部3g。守方不变，共服7剂痊愈。（陈玉铭.《福建中医药》1965，5：38）

4. **童子痨** 张某某之子，云南省永仁县人，年8岁。禀赋不足，形体羸弱，平素多病，时有腹痛，多痰慢咳而少食。此先天不足，脾虚不运，阴寒水湿内渍。1922年6月某日，受寒而起病，脉来浮滑，兼有紧象，指纹色淡而青，舌苔白滑、质含青色，涕青，咳嗽而加痰涌，发热，恶寒，头昏痛，喜热饮。缘由风寒表邪，引动内停之寒湿水饮，肺气不利，清肃不降，脾不健运，水湿不化，阻遏太阳经气出入之机，拟小青龙汤加附子助阳解表化饮除痰。处方：附片30g，桂尖10g，麻茸3g，北细辛3g，杭芍6g，五味子2g，小枣7枚，生姜10g。服后得微汗，身热始退，表邪已解，但咳嗽痰多而清稀。此乃寒痰未净，脾肺之气尚虚，守原方去杭芍、麻茸加茯苓10g、白术12g。连进2剂，饮食已如常……此证即所谓"童子痨"也。（吴佩衡医案》第70页）

按：麻茸，即麻黄研至纤维疏松成绒状。

5. **小儿咳嗽，误治转成危症案** 丁伯度司马之子，年甫一龄，于冬日患咳嗽之症。时医用润肺止咳之剂，愈服愈咳。一连十余日，更易数医，愈形沉重。夜间尤甚，一咳百余声，大有不起之势，始延余诊视。见其经纹直透三关，色暗而沉，吼喘不上，鼻孔扇动，神识昏迷，已濒于危。余云："此症系寒入肺窍。因医误用滋润之品，以致寒邪闭錮，清道壅塞，是以如此。"斯时急宜用小青龙汤驱寒外出，其咳自止。伯度晚年得子，见有麻黄、细辛，恐其过于发散，意尚犹豫。余力肩其任，斯时病至危笃，非此方不能挽回。若再用寻常套方，不可救药。伯度见言之确凿，始行与服一剂，而病减去大半。因闭錮太深，三剂痊愈。〔《二续名医类案》（温载之·温病浅说温氏医案）第3305页〕

原按： 盖小儿之病，除痘、麻而外，与大人无异。仲景之方，只要认证的确，用之无不神效。然医不难于用药，而难于认证。又况时医并不读仲景之书，何由知仲景之方？误人不少，良可慨叹！

按： 临床不少学者以小青龙汤为主方，辨证治疗小儿肺病咳喘，都取得显著而可靠的疗效。例如，李学清（《中国中西医结合杂志》1985，5∶276）用小青龙汤为主治疗小儿喘息性肺炎11例（重者结合西药治疗），全部治愈。李继功（《山东中医杂志》1990，3∶48）用小青龙汤适当加减，治疗小儿哮喘性气管炎42例，治愈或显效者40例（占95%）。此外，屈德仓等（《新中医》1992，7∶17）用小青龙汤热敷（用水煎后之药渣，并分次加入适量药液，用薄布包裹后热敷）肺俞、脾俞等背部俞穴区治疗小儿咳喘30例，多数患儿3~5天治愈或显效。如此热敷法发挥了理疗、药疗、俞穴激发等三方面的综合疗效，且患者容易接受，值得推广。

笔者亦有用小青龙汤治疗咳喘哮的经验。如付某，在上初高中的五六年期间，每年其支气管哮喘宿病都因感冒而发作3~5次，笔者多以小青龙汤于2~4日内治愈。现已上大学，不再复发。

追根求源，当年张仲景即以小青龙汤治小儿咳喘，如《金匮》第7篇第14条曰："……小青龙加石膏汤主之……小儿服四合。"

（四）小青龙汤用之不当案

1. 久服小青龙汤而伤阴动血案 治一寒饮作喘患者，予小青龙汤2剂，咳喘颇见效。患者乃接连不断地服了12剂小青龙汤，感到头晕眩瞑，未几而发鼻衄，血流不止，乃到某医院急诊。诊治后鼻衄虽停，因失血过多，而体疲无力，心悸气短，又延诊治而始得其情。显而易见，这是由于过服小青龙汤导致伤阴动血的缘故。《伤寒论》对于大青龙汤的禁忌证，有所论述，如第38条的"若脉微弱，汗出恶风者，不可服之。服之则厥逆，筋惕肉瞤，此为逆也"。然对小青龙汤的禁忌，不像大青龙汤说得那样具体，常引以为憾。后读《金匮要略·痰饮咳嗽病》篇，始发现仲景对小青龙汤的治疗禁忌，以及误服本汤所发生的各种变证，已指出相应的治疗方法，大有"观其脉证，知犯何逆，随证治之"的意义，使人为之一快。（刘渡舟.《中国医药学报》1991，4∶60）

2. 久服小青龙汤而阳气虚脱案 治一咳喘患者，64岁。素有慢性支气管炎。昨日下午锄麦受凉，发生咳嗽，喘息，大口吐清稀白痰，头痛身痛，恶寒发热，体温39.5℃，脉浮，苔白滑。根据脉症，即予小青龙汤：麻黄、白芍、干姜、五味子、甘草、桂枝、半夏、细辛各9g。2剂，水煎服。10日后其子来云：其父病重，邀前往，及至，但见患者汗出不止，面青肢冷，心悸气短，喘咳不得平卧，语音低微，气不接续，舌淡，六脉沉微欲绝。问其原委，其子代诉：上次服了2剂药后，喘咳俱减，病好大半，照原方又服8剂后，反而加重。暗思：小青龙汤治疗喘咳，能起顿挫之功，但对于正虚体弱者不宜久服。因为方中固本扶正力量不足，久服宣散，下元益虚，故出现阳气虚脱之象，治当急于回阳救逆、纳气平喘。方用：炮附子30g，茯苓20g，半夏15g，白术9g，破故纸12g，五味子6g，白芍15g，细辛6g，肉桂6g，干姜9g。3剂。再诊时，各症好转，面有喜色。守原方去干姜，加人参9g、龙骨20g。连服5剂，诸症消失。后以蛤蚧定喘丸调理而愈。（王勤生，等.《河南中医》1991，2∶12）

按： 以上两个医案皆患者自误。医者之过在于没有预先告诫服药的"火候"。误治的教训提醒我们，临床应用小青龙汤，应中病即止，不可久服。对于慢性咳喘，上盛下虚，肾元虚衰之人，若使用小青龙汤，应酌情加减，标本兼顾。

3. 误用小青龙汤以真武汤救逆案

（1）王某某，男，56岁。素有哮喘之证，每逢感冒或过劳即发。今因劳动后汗出当风，回家即觉恶寒发热，喘咳心悸，胸紧如石压，喉中如有物上涌之状，张口吸气。服小青龙汤后，发热而出大汗，头昏眩难以自主，气陷欲脱，面青肢冷，心悸短气，喘咳不得平卧，头昏眩，静则稍好，动则更甚，小便不利，舌质淡，六脉沉微欲绝，为误汗伤阳，水气上逆所致。拟方：炮附片30g，白术12g，白芍12g，茯苓15g，肉桂9g，补骨脂12g，五味子6g，生姜15g。服上药后，各症好转，连服5剂而各症消失，乃以右归丸调理而愈。（《中医杂志》1965，7）

按： 哮喘之证，病因颇多，治法亦自各异，但久病正气多虚。本案初为外感，但其素体正虚，可治标攻邪为主，亦应顾护正气。患者"服小青龙汤后，发热而出大汗"，可知方中麻、桂等辛温发散之品用量较大，大汗出势必伤害已虚之阳气，造成如误服大青龙汤之"厥逆"证。拟方以真武汤加减，振奋真阳而行水邪，其病故愈。

（2）我有一婶娘，孀居有年，素患饮疾，时感外邪，其症恶寒无汗，头身疼痛，胸闷咳喘，脉浮，既不缓亦不紧。再三思之，辨证为外感风寒、内停水饮，开了一张小青龙汤原方。那知药未尽剂即大汗出，胸闷咳喘加重。叔祖父闻讯来诊，急投大剂真武汤救之。我当时还不明白错在什么地方。叔祖父说："误在诊断不详，虚实未分。汝婶素多带下，阴精暗耗，兼尺中脉微，证属气阴两虚，凡见此证此脉断不可汗，仲景早有明示。小青龙汤虽有芍药、五味之缓，亦难任麻、桂、细辛之峻，加之药量过重，错上加错。程钟龄有云：'当汗不可汗，而又不可以不汗，汗之不得其道以误人者'，正此之谓也。汝虽读《医学心悟》，却未彻悟。初诊若能以扶正解表，理气豁痰之参苏饮治之，倒颇为合拍。"我回答说："婶娘是老辈，不便询其经带，尺中脉微，并未细切，既然初治药量已嫌过重，为何真武又须大剂？"叔祖正言斥曰："胸中易了，指下难明，切脉不真倒未可厚非。但是，'妇人尤必问经期，迟速闭崩难意断'。《十问歌》忘记了吗？老辈子就该舍去问诊吗？治病岂能分亲疏？汝婶初治以重剂辛温解表，是犯虚虚之戒；药后大汗出，已有亡阳之兆，必得重剂真武救逆而冀安，所谓'无粮之师，贵在速战'。用药的轻重，当权衡病之浅深、虚实及传变而慎所从违。'谨守病机，各司其属'，经旨昭昭。看来，汝读书不求甚解，只知其然，未追思其所以然，今后须下点苦功夫才行。"他老人家语重心长，历今六十载，言犹在耳。〔《名老中医之路·第二辑》（陈源生）第149页〕

4. 小青龙汤证误补案 黄敬修兄店内，有同事鲍宗海者。因感风寒，喘嗽多日。就彼地某姓老医看视，谓其证属内亏，药与地归参术。予见方劝其勿服。宗海以为伊体素虚，老医见识不谬，潜服其药，是夜喘嗽益甚。次日复往加减，医谓前药尚轻更增黄芪、五味子。服后胸高气筑，莫能卧下，呷呀不休，闭闷欲绝。敬兄询知其故，嘱予拯治。予曰："前药吾原劝其勿服，伊不之信，况加酸敛，邪锢益坚，如何排解。"敬兄云："渠与我同事多年，不忍见其死而不救。"揣摩至再，立方用麻黄、桂枝、细辛、半夏、甘草、生姜、杏仁、葶苈子，并语之曰："此乃风寒客肺，气阻痰凝，因而喘嗽。医不开解，反投敛补，以致闭者愈闭，壅者愈壅，酿成肺胀危证。《金匮》云：'咳逆倚息不得卧，小青龙汤主之。'予于方中除五味、白芍之酸收，加葶苈、杏仁之苦泻者，盖肺苦气上逆，急食苦以泻之，如救眉燃，不容缓待也。"敬兄欣以为然，即令市药，煎服少顷，嗽出稠痰两盂，胸膈顿宽。再服复查，又吐痰涎盏许，喘定，能卧。次剂麻桂等味分量减轻，参入桔梗、橘红、茯苓、苏子，更为调和肺胃而痊。〔《二续名医类案》（程文囿·杏轩医案）第1019页〕

（五）其他

1. 失音

（1）朱师母。伤风骤时音哑。外感风寒，侵袭于肺，太阳之表不解，以致邪内及阴分。少阴之脉循喉咙挟舌本，太阴之脉挟咽连舌本散舌下，厥阴之脉循咽喉之后。外邪搏之，则肺实，肺实则音哑，用小青龙汤两解表里，使风寒之邪去，则肺自用矣。又据《素问·阴阳应象大论》"因其轻而扬之"之义，小青龙汤用量除半夏三钱外，余皆用三分。处方：姜半夏三钱，桂枝三分，白芍三分，炙甘草三分，麻黄三分，生姜三分，五味子三分，细辛三分。开水泡服。（《范文甫专辑》第84页）

（2）郑右。失音多时，前医皆从阴虚着想，不效。舌淡红，苔白，寒邪客于肺卫故也。小青龙汤夜间开水泡服，覆被取汗。（《范文甫专辑》第84页）

按：据原整理者介绍，小青龙汤重用姜半夏三钱以开结化痰利咽，余皆三分，取其轻清之气，发散表邪，以治"金实不鸣"。如此方法，用于治感冒失音，夜间开水泡服，覆被取汗，明晨音即扬，屡获显效。

2. 瘾疹（荨麻疹） 蔡某某，女，40岁。荨麻疹反复发作3年，每逢冬令即发。1周前，全身皮肤突起苍白色风团，以头面、颈项、两手为甚，风团呈地图状分布，剧烈瘙痒，浸涉冷水或吹风受寒后加重，得暖则减，皮肤科诊断为"冷激性荨麻疹"。自觉畏寒恶风，口不渴，苔薄白，脉浮缓，经用桂枝汤及马来酸氯苯那敏治疗未愈。此乃内有伏饮，复因风寒袭表，引动内饮搏于肌肤所致，治以祛风散寒化饮，方选小青龙汤：麻黄12g，桂枝12g，白芍10g，干姜10g，五味子6g，制半夏6g，细辛10g，炙甘草6g。服3剂后，风团渐退，瘙痒减轻，继进5剂而愈。翌年冬天随访，病情稳定无复发。（黄云.《广西中医药》1992，2∶22）

3. 鼻鼽（变应性鼻炎） 患者卢某，女，28岁，职员。3年前游泳受凉后出现发作性喷嚏、鼻痒，大量清涕，日甚一日。1年来又出现眼痒、流泪、头昏等症。3年来服用马来酸氯苯那敏、氯雷他定、泼尼松、地塞米松等药物，均难以控制症状。检查鼻腔黏液样分泌物，鼻分泌物嗜酸性细胞涂片强阳性。诊断："变应性鼻炎"。予小青龙汤3剂。处方：炙麻黄10g，桂枝10g，白芍10g，细辛3g，干姜6g，炙甘草10g，五味子6g，半夏10g。药后症状明显减轻，继服10剂，症状消除，鼻分泌物嗜酸性细胞涂片检查转阴。（马学忠，等.《国医论坛》1996，3：17）

按：本案患者因涉水感寒而发。鼻为肺窍，寒邪外束，侵犯鼻、目诸窍，予小青龙汤宣肺散寒、辛温通窍而获效。

【临证指要】 小青龙汤具有外散风寒、内化肺饮、止咳平喘的显著功效，为治疗肺病寒饮咳喘（外寒内饮、支饮、伏饮）等症的祖剂、主方。该方偏于辛温发散，用之不当，有伐阴动阳之弊，故宜慎用，或随证适当加减用之。

【实验研究】 小青龙汤具有平喘解痉、抗过敏作用，并有利于血液循环，对血流变有一定影响。有研究表明，该方在支气管哮喘各个发病环节上发挥着不同的作用。

【原文】 伤寒，心下有水气，咳而微喘，发热不渴。服汤已渴者，此寒去欲解也。小青龙汤主之。（41）

【提要】 承上条补述小青龙汤主症及服药后向愈之机。

【简释】 内饮外寒，相得不解，气凌于肺，为咳而微喘，发热不渴，应以小青龙汤外解寒邪，内消水饮。若服汤已渴者，是寒外解而饮内行的征象，故为欲解。"小青龙汤主之"六字，当在"发热不渴"句下。

【验案精选】

哮喘（支气管哮喘） 王某某，女，19岁，入京打工妹。患哮喘5年，发则胸闷气喘，张口抬肩，痰稀色白易咳出，每逢着凉或贪凉饮冷而发，舌白脉弦。余初诊时虑其年轻体壮，投以定喘汤，不效。二诊时，病人主动告之：若病将愈则口渴。余忽有所悟，仲景在《伤寒论》中第41条云："……服汤已渴者，此寒去欲解也，小青龙汤主之。"寒饮去则口渴，遂投小青龙汤，去麻黄加杏仁（本仲景治喘之法），加生石膏（因有烦躁）：桂枝9g、白芍9g、细辛6g、五味子9g、干姜9g、杏仁9g、炙甘草6g、法半夏12g、生石膏30g。服上药3剂，哮喘有减，但痰量仍多。上方加陈皮9g、茯苓18g（取二陈汤之义），名为青龙二陈汤。连用7剂，哮喘消失，更以茯桂二陈汤加减调治月余，痰消喘平。（《伤寒论临床应用五十论》第223页）

原按：余以小青龙汤治咳喘，包括西医的慢性支气管炎、支气管哮喘等病，其应用之根据在于舌淡嫩，苔白滑，痰清稀易出。临床体会，小青龙汤治咳喘，病人的稀痰消失较其他方药都快，甚为理想。此方数剂即可见效，咳喘消失后，要更以二陈汤或苓桂术甘汤加厚朴、杏仁等以治其本。余以小青龙汤治哮喘多人，每遵仲景治喘之法，去麻黄加杏仁。若哮喘之人，痰黏稠，或痰黄者，断不可用此方。对痰清稀而多者，每于小青龙汤中加入二陈汤，收效甚好。

按：以上按语所述小青龙汤证之舌、脉、痰辨证要点，该方加减法，善后处方转换法及该方禁用病证等，都是经验之谈，值得效法。但有两点商榷：一是有表证还应用麻黄；二是寒饮化热之痰黄者，应遵仲景之小青龙加石膏汤方法。

【原文】 太阳病，外证未解，脉浮弱者，当以汗解，宜桂枝汤。（42）

【提要】 论太阳病桂枝汤证。

【简释】 尤在泾："太阳外证，即头痛，发热，恶风寒之属，外证未解，宜从汗解。然必审其脉之强弱而施治，若脉浮弱，则是中风阳浮阴弱之候，治宜桂枝汤，助正以逐邪。"（《伤寒贯珠集·太阳篇上·太阳正治法》）

按：纵观第3、46、47、55条典型的麻黄汤证之脉象为"脉浮紧"，而不典型者为第51条所述的"脉浮"。若"脉浮弱者"，宜桂枝汤。由此可知，桂枝汤证与麻黄汤证的鉴别要点：主症是有汗与无汗；主脉是浮紧与浮弱。脉浮弱者，即使无汗，亦不可专用麻黄汤，可用桂麻各半汤。

以上"在连续七条论述麻黄汤以及大小青龙汤这些伤寒表实诸证治之后，从这一条开始又再次论述桂枝汤证治，这就有一个虚实对比，可以深化辨证论治的思想"（刘渡舟）。

【原文】 太阳病，下之微喘者，表未解故也，桂枝加厚朴杏子汤主之。（43）

【提要】 论太阳病误下而引起微喘的治疗。

【简释】 太阳病，当用汗法解表，却用下法而见微喘者，此误下之后，伤及肺气，肺失肃降而上逆。但伤之较轻，邪气尚未传里，犹在表也，故与桂枝汤以解外，加厚朴、杏仁以降气定喘。

按： 本条与第18条相比较：彼为素有喘疾而感受外邪；此为外感表证而误下后致喘。二者喘有新久，成因不同，但总的病机相同，故治法亦相同。

【方证鉴别】

治喘“三方”证治 寒饮渍肺作喘者，小青龙汤主之；肺热壅盛作喘者，麻杏甘石汤主之，两者皆为伤寒表实，不同点，一为肺寒（饮），一为肺热，故温肺、清肺各异。若中风表虚，肺气不利而作喘者，则宜桂枝加厚朴杏子汤主之。

【验案精选】

1. **风寒犯肺（腺病毒肺炎）** 初某某，男，3个月，因发热4天，咳嗽，气促，抽风2次，于1961年2月24日住某医院。住院检查摘要：体温39.4℃，脉搏106次/分，发育及营养中，右肺叩诊稍浊，两肺呼吸音粗糙，有干啰音及小水泡音，以右肺为著。肠鸣音略亢进。血常规：白细胞总数12.9×10^9/L，中性0.68，淋巴0.32。胸透：右肺上下均可见片状阴影，肺纹理模糊。临床诊断：“腺病毒肺炎”。病程与治疗：患儿于2月21日突然发热，咳嗽，有少量痰，伴有腹泻，日四五次，为黄色溏便，精神委顿，吃奶少，2天后咳嗽气喘加重，连续在某门诊治疗，用退热消炎止咳等西药未效，2月24日突发抽风2次，每次持续三四秒钟，两次间隔时间较短，当即住院。症见高热无汗，烦躁哭闹，时有惊惕不安等，先用土、红霉素等西药，并服大剂麻杏石甘汤复以银翘散加味，寒凉撤热，症状未见改善，即停用红霉素。于27日请蒲老会诊，当时高热40℃，仍无汗，面色青黄，咳而喘满，膈动足凉，口周围色青，唇淡，脉浮滑，指纹青，直透气关以上，舌质淡苔灰白，胸腹满。此属感受风寒，始宜辛温疏解，反用辛凉苦寒，以致表郁邪陷，肺卫不宣。治拟调和营卫，透邪出表，苦温合辛温法。用桂枝加厚朴杏子汤加味。处方：桂枝1.5g，白芍1.8g，炙甘草1.5g，生姜2片，大枣2枚，厚朴1.5g，杏仁10粒，僵蚕3g，前胡1.5g。1剂。药后有微汗出，体温渐退，精神好转，喉间有水鸡声，腹仍满，膈动微减，吃奶已好转，仍便溏一日五次，口周围青色稍退，脉滑不数，指纹青色亦稍退，舌淡苔秽白。营卫虽和，但肺气仍闭，湿痰阻滞，宜温宣降逆化痰为治。用射干麻黄汤加减。处方：射干1.5g，麻黄1.5g，细辛3g，法半夏3g，紫菀1.5g，五味子7粒，炙甘草1.5g，炒苏子3g，前胡1.5g，生姜2片，大枣2枚。1剂。服药后体温已降至36.4℃，精神好转，全身潮润，足欠温，腹满已减，二便如前，面色青白，右肺水泡音较多，左肺较少，脉沉滑，舌淡苔退。乃表邪已解，肺胃未和。宜调和肺胃，益气化痰为治。仿厚朴生姜半夏甘草人参汤加味。处方：西洋参1.5g，川朴2.1g，法半夏3g，炙甘草1.5g，生姜2片，橘红1.5g。2剂。药后仅有微咳，呼吸正常，食欲增进，大便日一二次成形，小便多，两肺呼吸音粗糙，少许干啰音，脉沉细而滑，舌正常，无苔。用二陈汤加白前、苏子、枇杷叶、生姜，调肺胃、化痰湿以善其后。连服2剂，停药观察，嘱以乳食调养。于3月8日胸透：右肺片状阴影已部分吸收，临床已恢复正常，病愈出院。（《蒲辅周医案》第188页）

原按： 本例发于早春，乃风寒犯肺之证，前医作春温论治，以大剂麻杏石甘汤合银翘散，寒凉撤热而热不解，因之寒邪郁闭，营卫不通，蒲老宗张仲景“喘家，作桂枝汤，加厚朴杏子佳”，用桂枝解肌以和营卫，厚朴、杏子宽中利肺气，加僵蚕、前胡祛风，宣肺闭，一剂而得微汗，热降喘减，何以知其为风寒犯肺而非春温？蒲老抓住高热无汗、咳而喘满、面青足凉、唇淡舌淡、苔灰白、脉浮滑不数等寒象，知其为风寒犯肺、营卫不和，若是风温，则必见高热汗出、喘而烦躁、面赤唇红、舌赤苔黄、口渴脉数等热象。

按： 患儿病初证候，似为葛根汤证。以“寒凉撤热”方法，势必挫伤正气，故病无改善。蒲老治用先后“三方”，皆宗医圣心法，最后以时方二陈汤加味调治而收功。此案可知蒲老于大论功夫之深厚，故成为临床大家。

2. **喘证** 戊申正月，有一武弁在仪真为张遇所虏，日夕置于舟艎板下，不胜跧伏，后数日得脱，因饱食，解衣以自快，次日遂作伤寒。医者以因饱食伤，而下之。一医以解衣中邪而汗之。杂治数日，渐觉昏困，上喘息高。医者仓惶，罔知所措。予诊之曰：太阳病，下之，表未解，微喘者，桂枝加厚朴杏子汤，此仲景法也……一投而喘定，再投而濈濈汗出，至晚，身凉而脉已和矣。（《伤寒九十论·桂枝加厚朴杏子汤证第三》）

【原文】 太阳病，外证未解，不可下也，下之为逆。欲解外者，宜桂枝汤。（44）

【提要】 论太阳病表证未解者禁用下法。

【简释】 病在表，当用汗法；里实，当用下法。若表证尚在，虽有里证，亦不可下，当先用桂枝汤解表。若误用下法，必致邪气内陷，引起变证，故曰“下之为逆”。

按： 柯琴对本条有深入见解，他说：“外证初起，有麻黄、桂枝之分，如当解未解时，惟桂枝汤可用，故桂枝汤为伤寒、中风、杂病解外之总方，凡脉浮弱自汗出而表不解者，咸得而主之也。即阳明病脉迟汗出多者宜之；太阴病脉浮者亦宜之，则知诸经外证之虚者，咸得同太阳外证未解之治法，又可见桂枝汤不专为太阳用矣。”（《伤寒来苏集·伤寒论注·桂枝汤证上》）

【原文】 太阳病，先发汗不解，而复下之，脉浮者不愈。浮为在外，而反下之，故令不愈。今脉浮，故知在外，当须解外则愈，宜桂枝汤。（45）

【提要】 太阳病汗下后，脉浮者仍当解外。

【简释】 尤在泾：“既汗复下，邪气不从表散，而又不从里出者，以其脉浮而邪在外，故虽复下之，而病不愈也。夫病在外者，仍须从外引而去之，今虽已汗下，而其脉仍浮，知其邪犹在外，故须桂枝汤解散外邪则愈。少阳篇云：柴胡汤证具，而以他药下之，柴胡证仍在者，复与柴胡汤，必蒸蒸而振，却发热汗出而解，与此同意，所当互参。”（《伤寒贯珠集·太阳篇下·太阳救逆法》）

按： 曰“先发汗不解，而复下之”，以一个“先”字，则可能是表里同病。其治则应是先解表，而后治里。为何“先发汗不解”呢？或汗不如法，或病重药轻，或一汗不解尚需再汗。总之，大法不可移，不要乱了方寸。

【原文】 太阳病，脉浮紧，无汗，发热，身疼痛，八九日不解，表证仍在，此当发其汗。服药已微除，其人发烦，目瞑，剧者必衄，衄乃解，所以然者，阳气重故也。麻黄汤主之。（46）

【提要】 论太阳伤寒八九日不解的证治。

【简释】 太阳病，经过八九日不解，其证候仍表现为脉浮紧，无汗，发热，身疼痛等表实证，故仍宜用麻黄汤发其汗。服药后，病情略有减轻，其人突出表现是烦热，畏光，甚则发生鼻衄，衄血后则热邪随之而泄，病亦得解。此种衄血，俗称红汗。“所以然者，阳气重故也”一句，是自注文字，言衄血是由于营中之郁热较重，热伤血络所致。“麻黄汤主之”，应遥接“此当发其汗”后。

按： 太阳病表实证鼻衄，常见于体壮外感者。前第39条后大青龙汤笔者验案即发生鼻衄。

【验案精选】

1. **失汗衄血** 里人秦氏子得伤寒，发热身疼，骨节疼痛，恶风无汗。或者劝其不须服药，待其自安。如是半月矣而病不除，不得已召医治之。医至问日数，又不审其脉与外证，但云已过期矣，不可汗下矣，且与调气药以正气。复延予，予诊其脉，浮涩而紧大，此麻黄证无疑者。但恐当汗不汗，化为衄血，必有是证。言未已，衄血作。予急以麻黄汤与之，继之以犀角地黄汤，血止汗解愈。（《伤寒九十论·失汗衄血证第八十一》）

按： 此案“急以麻黄汤”发汗，解“半月”未解之表邪，“继之以犀角地黄汤”凉血中之热。所以然者，邪束于表，阳郁于里，热邪波及血分，故先解表邪，继之凉血，此等治法，发明仲景所未发也。

2. **小儿咳嗽，鼻衄** 郝仲韬乃孙甫五龄，质颇厚。季春时，患咳嗽痰壅，夜卧烦躁，且不时鼻衄，或点滴，或成流。医治多时，有作肺火，而用栀、芩、知、贝者；有作阴虚，而用归、芍、地黄者，药俱罔效。邀余脉之，知其为寒包热也。经云：火郁则发之。乃重用麻黄汤，表散寒邪，开其腠理，火气得泄，嗽、衄俱除。乃姊长其二龄，亦同时咳嗽、鼻衄，照前法治之，并愈。〔《二续名医类案》（程从周·程茂先医案）第3303页〕

【原文】 太阳病，脉浮紧，发热，身无汗，自衄者愈。（47）

【提要】 承上条再论伤寒表实证自衄者愈。

【简释】 柯琴对本条的解释十分入理。他说：“汗者心之液，是血之变，见于皮毛者也。寒邪坚敛于外，腠理不能开发，阳气大扰于内，不能出玄府而为汗，故迫血妄行而假道于肺窍也，今称红汗，得其旨哉！”（《伤寒来苏集·伤寒论注·麻黄汤证上》）验之临床，太阳病伤寒证，自衄而愈者，虽或有之，但实属个案。这种个案佐证了对高热病人采取针刺放血疗法是符合人体祛邪规律的。

【原文】 二阳并病〔1〕，太阳初得病时，发其汗，汗先出不彻，因转属〔2〕阳明，续自微汗出，不恶寒。若太阳病证不罢者，不可下，下之为逆，如此可小发汗。设面色缘缘正赤者[3]，阳气怫郁[4]在表，当解之熏之。若发汗不彻，不足言[5]，阳气怫郁不得越，当汗不汗，其人躁烦，不知痛处，乍在腹中，乍在四肢，按之不可得，其人短气，但坐[6]以汗出不彻故也，更发汗则愈。何以知汗出不彻？以脉涩故知也。（48）

【注脚】

〔1〕并病：一经病未解，它经又病，两经病证有先后之分谓并病。此处指太阳病未解，而又出现阳明病。

〔2〕转属：病邪由太阳转入阳明。

〔3〕设面色缘缘正赤者：假如患者满面通红的样子。《金鉴》："缘缘，接连不已也。"

〔4〕怫郁：《汉书·邹阳传》颜注："怫郁，蕴积也。"此处引申为阳气被外邪所抑郁。

〔5〕不足言：此句是插入语，指后果可想而知，可译作"不难断言"。《古文虚字集释》卷八："足，犹难也。"

〔6〕但坐：只是因为。尤在泾："坐，犹缘也。"

【提要】 论太阳病发汗不彻的两种转归之证治。

【简释】 本条文字繁复，认真分析可知，条文乃着重论述太阳病发汗不彻而出现的两种转归。其一是太阳病转属阳明。即由于初得太阳病时，虽发其汗，但汗出不彻，太阳病邪不得外解而入里化热，"因转属阳明"。仲景特别提出了"续自微汗出，不恶寒"这两个反映邪入阳明的症状特点。其二是因汗出不彻，病邪仍在太阳。即太阳病经发汗后，因发汗不彻，汗出太少，外邪不得宣散，正与邪争，阳郁于表，可见"面色缘缘正赤"，"其人躁烦"；邪循经行，则痛无定处，乍在腹中，乍在四肢，按之不可得；外邪束表，肺气不宣，则"其人短气"。"以脉涩故知也"，乃自注文句，解说"脉涩"是由于"汗出不彻"，阳气郁遏所致。对"汗出不彻"的表证，"可小发汗"，如桂枝麻黄各半汤。若针对"二阳并病"，内有郁热者，则以桂枝二越婢一汤为宜。对此"二阳并病"，切不可而施用攻下之法，"下之为逆"。

【验案精选】

太阳病 前些天为一位同行看病，病者是左颧部位红肿痒痛，已经用过西药抗菌治疗，但效果欠佳。这么一个病摆在大家面前，你会怎么思考呢？又是红，又是肿，又是痒，一定是要清热，要解毒，要祛风，要止痒吧，过去我可能会是这样一个思路。当时我为这位病人号脉，脉浮取可见，但有涩象，不流利，这是一个什么病呢？这还是一个太阳病，是由于表病汗出不彻，阳气怫郁所致。《伤寒论》第48条就专门讨论到这个问题，治疗的原则是"更发汗则愈"，于是我开了一个麻黄桂枝各半汤的原方，一剂药后红肿痛痒消大半，两剂药后平复如初。（《思考中医》第33页）

【原文】 脉浮数者，法当汗出而愈。若下之，身重心悸者，不可发汗，当自汗出乃解。所以然者，尺中脉微，此里虚，须表里实，津液自和，便自汗出愈。（49）

【提要】 论误下里虚的脉症及处理。

【简释】 脉浮主表，数为有热。浮数之脉，主热在表，应从汗解。若误用下法，徒伤里气，出现身重、心悸、尺中脉微等症，不可再发汗。盖脉微是与脉浮数对比而言，不能理解为阳气衰微之微脉。若真正为阳气衰微，必冷汗出或虚汗不止，岂能不及时救治而等待"表里实，津液自和，便自汗出愈"？

按： 对本条最后所谓"……须表里实，津液自和，便自汗出愈"之理解，尤在泾认为应待其自愈，不可以药治。而顾尚之说："不可发汗者，言不可用麻黄以大发其汗，非坐视而待其自愈也。用小建中以和其津液，则自汗而解也。"笔者认为，两说可以并存，应视误下后之具体病情，或适当调治，或待其自愈。

刘渡舟先生说："在《伤寒论》中，既有冲锋陷阵之法，峻烈凶猛之药，大刀阔斧地只攻病逐邪，也有周全细腻、非常谨慎地遣方用药，还有立足于调养之法，寄希望于正复。这是因病、因人制宜，量虚、量实用方，这些事例称得起辨证论治的典范。"（《刘渡舟伤寒论讲稿》第65页）

【原文】 脉浮紧者，法当身疼痛，宜以汗解之。假令[1]尺中迟者，不可发汗。何以知然？以荣气不足，血少故也。（50）

【注脚】

〔1〕假令：连词，表示假设，即假使、如果的意思。

【提要】 论太阳病尺脉迟者禁汗。

【简释】脉浮紧，主表实，应见身疼痛，宜以汗法解表。如果脉非“阴阳俱紧”（3），而是“尺中迟者”，此为血少，不可以麻黄汤强发其汗，应用小建中汤类补虚发汗。条文“何以知然”以下，是仲景自注句，说明不可发汗之理。

按：上条说尺中脉微不可发汗，此条说尺中脉迟不可发汗。总之，气虚血少者，虽表证未解，不可单纯发汗解表，原则上应扶正补虚与解表祛邪兼顾。

【验案精选】

先建中补虚，后麻黄汤解表案 乡人丘忠臣，寓毗陵荐福寺，病伤寒，予为诊视。其发热头痛烦渴，脉虽浮数而无力，自尺以下不至。予曰：虽属麻黄证，而尺迟弱，仲景云：尺中迟者，荣气不足，血气微少，未可发汗。予于建中汤加当归、黄芪，令饮之。翌日，病者不耐，其家日夜督发汗药，其言至不逊。予以乡人隐忍之，但只用建中调荣而已。及六七五日尺部方应，遂投麻黄汤，啜第二服，狂言烦躁且闷，须臾稍定，已中汗矣。五日愈。（《伤寒九十论·麻黄汤证第四》）

【原文】脉浮者，病在表，可发汗，宜麻黄汤。（51）

脉浮而数者，可发汗，宜麻黄汤。（52）

【提要】论脉浮或浮数主表病，宜麻黄汤。

【简释】以上二条举脉略症，但临证应脉症互参，确为表实证，方可予麻黄汤。

按：外感风寒之初，寒邪束表，必恶寒、体痛、无汗，脉浮紧等，详见前第3、35条所述。正气奋起抗邪，势必发热，此时脉象由浮紧变成浮紧而数，麻黄汤为首选之方；若舌苔由白变微黄，则宜大青龙汤；若表邪未解，肺热已盛，则宜麻杏甘石汤；若脉洪数，舌苔黄，则为太阳病转属阳明，则应予白虎汤。此皆大论成法，学者应心领神会，学以致用。

【验案精选】

郭某，男，42岁，农民。1969年12月某日晨，病发高热，恶寒，头痛甚剧，周身酸楚疼痛，鼻塞流涕，卧床不起，不欲食，其家人邀余诊治。患者平素健壮，其时呈急性病容，面赤气粗，口干，不甚渴，不欲食，体温40.1℃，舌苔薄白，诊其脉，浮紧而数，诊为“太阳伤寒”。其时余临证不久，对太阳伤寒出现脉数，颇为不解，但是斟酌再三，仍诊断为麻黄汤证，遂试投麻黄汤一剂。次日高热见退，恶寒消失，头痛、身疼等症状悉减，病人自感周身轻松，纳佳便调，遂再投一剂，病热已去，继之调养二日而愈。此后，余对风寒外感颇为留意观察，凡遇外感而属风寒者，症见发热恶寒、头痛身疼、脉浮紧者，无不兼有数脉。（《伤寒论通释》第98页）

【原文】病常自汗出者，此为荣气和，荣气和者，外不谐，以卫气不共荣气谐和故尔。以荣行脉中，卫行脉外，复发其汗，荣卫和则愈。宜桂枝汤。（53）

【提要】论杂病常自汗出的成因及治疗。

【简释】病，是指杂病，非指太阳中风病。本病是由于荣卫不和，卫气不固，腠理开泄而病常自汗出。今用桂枝汤复发其汗，调和荣卫，汗出则愈。

按：《灵枢·本脏》篇曰：“卫气者，所以温分肉，充皮肤，肥腠理，司开合者也。”本条所谓“外不谐”，即卫气司开合功能失调，是“病常自汗”的主因。从发病过程来看，所述“营气和”只是与“外不谐”相对而言。试想，病常自汗出而营阴外泄，岂有不弱之理？

【验案精选】

1. **自汗** 一商人自汗证，达半年之久，延医服止涩收敛药如龙、牡之类，约数十帖之多，毫无寸进。请东台虎阜名医王子政治疗，询知患者无发热恶风症状，汗出不止，精神觉得困倦，脉象弱而不振，温剂、收敛药已遍服无效。乃予桂枝汤，不加增减，服五帖而愈。（《伤寒论译释》第502页）

2. **汗出，入水中而病，常自汗出** 林某，男，青年渔民，体素健壮，某年夏天，午饭后汗渍未干，潜入海中捕鱼，回家时汗出甚多，自此不论冬夏昼夜，经常自汗出。曾就诊数处，以卫阳不固论治，用玉屏风散及龙牡、麻黄根等；后来亦用桂枝汤加黄芪，均稍愈而复发。嗣到某医院诊治，疑有肺结核，经X光透视，心肺正常。经过年余，体益疲乏，皮肤被汗浸呈灰白色，汗孔增大，出汗时肉眼可见。自觉肢末麻痹，头晕，惟饮食如常。虽未病倒，但不能参加劳动。脉浮缓，重按无力，汗出虽多，但口不渴，尿量减少。流汗时间，中午及晚多而上午少，清晨未起床前，略止片刻。沉思此病起于流汗之际，毛孔疏松，骤然入水，水湿入侵肌腠，玄府骤闭，汗污不及宣泄，阻于营卫之间，开合失司。其病虽久，脏气未伤，故脉仍浮缓，应微发其汗以和营卫，方用桂枝汤：桂枝梢9g，杭白芍9g，炙甘草3g，大枣7枚，生姜9g。水1碗，煎六分，清晨睡醒时服下，嘱少顷再吃热粥一碗，以助药力，静卧数小时避风。第3天复诊，服药后，全身温暖，四肢舒畅，汗已止，仍照原方加黄芪15g，服法如前，但不啜热粥。连服2剂，竟获全功。其后体渐健壮，7年未复发。（刘少轩.《福建中医药》1964，5:35）

按：此案曾用“桂枝汤加黄芪”，病“稍愈而复发”者，何也？分析原因有二：一是方中不应加黄芪，因黄芪益气固表、卫气不虚者不相宜也。二是服法不当，未按桂枝汤服法及将息。该病“经过年余，体益疲乏……脉浮缓，重按无力”，此自汗日久而卫气已虚，故首用桂枝汤；后加黄芪，病愈后不再复发。这就是辨证论治之巧妙！

【原文】病人脏无他病，时发热自汗出而不愈者，此卫气不和也，先其时发汗则愈，宜桂枝汤。（54）

【提要】论表病里和时发热自汗出的证治。

【简释】本条所述“病人”与上条一样，是指杂病。具体来说，是一个病不在里而在表的患者。里和，故云“脏无他病”；表病，故云“此卫气不和”。先其时（即发热、汗出未发之时）以桂枝汤发汗，旨在使卫气自和，则时发热自汗出亦止。

【验案精选】

1. 时发热自汗出（更年期综合征、自主神经功能紊乱）

（1）曾治一病人，李某某，女，53岁。每天都有两三次发热汗出，患病已1年。查其饮食、二便、睡眠皆佳。曾按阴虚治疗，服药20余剂无效。诊其脉缓软，舌淡苔白，辨为营卫不和之证，遂用桂枝汤原方，只服2剂则热止汗不出。（《伤寒论通俗讲话》第20页）

按：此案是刘渡舟先生验案。先生在《伤寒论讲稿》中注释该条指出：“这类疾患在临床上并不少见，尤以妇女更年期时更为多见，在使用滋阴、助阳、清热、敛汗的方法都难取效时，可以试试桂枝汤，往往都有效。”

（2）李某某，女，56岁，北京市人，于1989年6月27日由其女儿（我院84级本科生）扶持来就诊。自诉：阵阵发热汗出数年，余无明显不适，曾经西医院诊为“更年期综合征”和“自主物神经功能紊乱”，服用中西药治疗，效果不显。查其舌苔白，脉弱，询知大便稀溏，断为营卫失和兼脾虚气弱，投桂枝汤加生黄芪白术治之，调和营卫兼益气健脾。处方：桂枝9g，白芍9g，生姜9g，炙甘草6g，生黄芪12g，白术9g，大枣7枚。服2剂，其汗大减，继服3剂，热退汗止而安。（《伤寒论临床应用五十论》第207页）

原按：调和营卫乃为桂枝汤之首功。营卫不和之自汗出症有外感与内伤杂病之分。外感所致者，即第12条之太阳中风证，营弱卫强；本案属内伤杂病之自汗出，即第54条所云“病人脏无他病，时发热自汗出而不愈者，此卫气不和也”，故用桂枝汤治疗，脾虚加白术；气弱加黄芪。但须指出，临证中妇人在绝经期前后出现“时发热自汗出”者常见，多被诊为“更年期综合征”，其中部分病人因肝郁血虚而有郁热者，治又宜丹栀逍遥散法；阴虚而有伏热者，又宜青蒿鳖甲汤治之，总以辨证论治为原则。

2. 午后低热 朱某某，女，41岁。低热2个月，伴头痛，腰酸，全身酸痛乏力。体检无异常发现，胸部X光检查阴性，结核菌素试验（±），白细胞计数及分类、尿常规、血沉均正常。曾试用阿司匹林、巴甫洛夫合剂、合霉素、链霉素等治疗，低热不退，2月余后，乃转我低热门诊治疗。辨证及治疗：病已4月，午后发热（37.4~38.1℃），暮晚恶寒，出汗，头昏乏力，脉细濡，苔薄白。证属营卫不和，拟调和营卫法，方用桂枝汤加味。药用桂枝、白芍、甘草、生姜、大枣、煅牡蛎等。服药20剂，体温正常，诸症消失，体力增强。最后以复方胎盘片调养气血以善后。（林宗广.《中医杂志》1965，4:1）

【原文】伤寒，脉浮紧，不发汗，因致衄者，麻黄汤主之。（55）

【提要】论伤寒表实失汗致衄，仍须汗解。

【简释】伤寒脉浮紧，应用麻黄汤发汗，使外邪随汗而解。今当发汗而失于发汗，则邪无出路，损伤血络，因而致衄。衄后表实证仍在者，仍应以麻黄汤主之。

按：本条与前第47、46条等三条俱为表实证的衄血，但第47条是未经服药的衄血，其病邪随衄而解，故曰“自衄者愈”；第46条是已经服药而邪热较盛的衄血，其邪亦随衄而解，故曰“衄乃解”。本条所述衄血的特点，尤氏指出：“必欲衄而血不流，虽衄而热不解。”陈修园分析说：“伤寒脉浮紧，不发汗。因致衄者，其衄点滴不成流，虽衄而表邪未解，仍以麻黄汤主之，俾玄府

通，衄乃止。”（《伤寒论浅注》卷一）

【原文】伤寒不大便六七日，头痛有热者，与承气汤。其小便清者，知不在里，仍在表也，当须发汗。若头痛者必衄。宜桂枝汤。（56）

【提要】根据小便清与赤辨表里证治。

【简释】外感病，已经有六七日不大便，并见头痛有热，如属太阳病传入阳明所致的里实热证，可用承气汤下之。但又当验之于小便：小便短赤，知为里热，下之无误；小便清长，知不在里，病犹在表，治宜解表，可用桂枝汤。“宜桂枝汤”，应遥接“当须发汗”句下。“若头痛者必衄”一句，为表证头痛，由于病日较久，热郁于经，伤及阳络而衄血。

按：本条是对一个“不大便六七日，头痛有热”的患者进行太阳病与阳明病的鉴别诊断。联系临床，仔细分析，外感病患者，不大便六七日，岂能绝无里证而纯为表证？是否为如下情况：即一个习惯性便秘的病人（临床男女老少皆有之）感受了外邪。对如此病情如何施治呢？《金匮要略》第1篇第15条讲了一个原则：“夫痼疾加以卒病，当先治其卒病，后乃治其痼疾也。”联系此条，痼疾是便秘，卒病是外邪，治法先后之分自然明白。

【验案精选】

1. **太阳病而大便不通** 儒者吴君明，伤寒六日，谵语狂笑，头痛有汗，大便不通，小便自利，众议承气汤下之。余诊其脉浮而大，因思仲景云：伤寒不大便六七日，头痛有热，小便清，知不在里仍在表也。方今仲冬，宜与桂枝汤，众皆咋（咬住）舌掩口，谤之甚力，以谵狂为阳盛，桂枝入口必毙矣。余曰：汗多神昏，故发谵妄，虽不大便，腹无所苦，和其营卫，必其愈矣。遂违众用之。及夜而笑语皆止，明日大便自通。故夫病变多端，不可胶执，向使狐疑而用下药，其可活乎？（《医宗必读·卷五·伤寒·医案》）

按：案中所谓“谵语狂笑”，非阳明病之谵语，而是太阳病发热所致的说胡话之症。

2. **偏头痛、便秘** 一妇人年四十余，病额角上耳上痛，俗呼为偏头痛。如此五七年，每痛大便燥结如弹丸，两目赤色，眩运昏涩，不能远视。世之所谓头风药、饼子风药、白龙丸、芎犀丸之类，连进数服，其痛虽稍愈，则大便稍秘，两目转昏涩，其头上针灸数千百矣。连年著灸，其两目且将失明，由病而无子。一日问戴人，戴人诊其两手脉，急数而有力，风热之甚也。余识此四五十年矣，遍察病目者，不问男子妇人，患偏正头痛，必大便涩滞结硬，此无他。头痛或额角（承上文省略一个“痛”字），是三焦相火之经及阳明燥金也。燥金胜，乘肝，则肝气郁，肝气郁则气血壅，气血壅则上下不通，故燥结于里，寻至（寻：旋即、不久。至：到）失明。治以大承气汤，令河水煎三两，加芒硝一两，煎残顿令温，合作三五服，连服尽。荡涤肠中垢滞结燥，积热下泄如汤，二十余行。次服七宣丸、神功丸以润之，菠菱葵菜猪羊血，为羹以滑之。后五七日、十日，但遇天道晴明，用大承气汤，夜（有的版本为“另”字）尽一剂，是痛随利减也。三剂之外，目豁首轻，燥泽结释，得三子而终。（《儒门事案·卷七·偏头痛》）

按：此案病因病机是三焦相火及阳明燥金过胜而致肝气郁结，气血壅滞。张氏以大承气汤攻下，使上下通，郁热除，气血调，头痛自愈。更为神奇的是：“无子”而“得三子”；“失明”而“目豁（明）”然。大承气汤有如此神效，治病求本之功也。

【原文】伤寒发汗，已解，半日许复烦[1]，脉浮数者，可更发汗，宜桂枝汤。（57）

【注脚】

〔1〕复烦：《说文》火部释“烦”为“热头痛”。成无己：“烦者，热也。”复烦，指再次出现发热、恶风寒、头痛、脉浮数等表证。

【提要】论太阳病已解而复发的证治。

【简释】尤在泾：“伤寒发汗，解，半日许复烦者，非旧邪去而新邪复乘也，余邪未尽，复集为病，如余寇未尽，复合为乱耳。脉浮数者，邪气在表之征，故可更发其汗，以尽其邪。但以已汗复汗，故不宜麻黄之峻剂，而宜桂枝之缓法，此仲景随时变易之妙也。”（《伤寒贯珠集·太阳篇上·太阳斡旋法》）

按：原文既曰“发汗已解”，那么，“半日许复烦”用余邪未尽解释似乎不太尽理，故古今有的注家认为“半日许复烦”的成因是：发汗之后邪已解，因不慎而复感外邪。验之临床，“半日许复烦”，既有余邪未尽的可能，又有复感外邪的可能，二说并存可也。进一步分析，二说强调的病因有所不同，但病机皆为外证未解，治法“可更发汗”则一。

【验案精选】

太阳伤寒，发汗病不解 患者，男，30岁。

夜读劳倦，汗出中风，因而发热、恶寒、无汗、头痛、周身酸痛，体温38.7℃。服安乃近后大汗出，寒热稍减而病不解，动则汗出，脉浮，舌质偏红苔薄白。病已4日，服银翘解毒丸亦不效。证属发汗太过，表气已虚，余邪未尽。想到《伤寒论》第57条所述，随处方：桂枝30g，白芍30g，炙甘草20g，生姜30g，大枣12枚。水900ml，微火煮取300ml，去渣分日3次温服。病者为求速效，竟1次服下，约半小时后食稀米粥一碗，盖被入睡，2小时后醒来，遍身微似汗出，诸症若失。这正如陈修园所说："凡营卫不和者，得桂枝汤而如神。"（吕志杰，等.《浙江中医学院学报》1998，1：9）

【原文】 凡病〔1〕，若〔2〕发汗、若吐、若下，若亡〔3〕血、亡津液，阴阳自和者，必自愈。（58）

【注脚】

〔1〕凡病：可有两解，一是泛指广义伤寒，二是包括伤寒与杂病。

〔2〕若：前三个"若"字，为无定代词，译为"有的"，所述"发汗""吐""下"，显然都是治法；后一个"若"字为表示假设的连词，所述"亡血""亡津液"为汗、吐、下的结果。

〔3〕亡：两个"亡"字即损伤之义。

【提要】 论凡病阴阳自和者自愈。

【简释】 凡病，若是外感热病而误用发汗、或吐、或下等治法，导致亡津液，或内伤杂病如吐衄、便血、金疮、痈疽、产后、崩漏等病，导致亡血，此时，若经过治疗而病邪已去，则不一定再用药物治疗，可以借助饮食调养、休养等自身调节，以达到阴阳自和，病必自愈。

按："阴阳自和"是指人体在一定条件下的自我调节功能。此即《汉书·艺文志·方技略》所谓"有病不治，常得中医"之机制。古希腊"医学之父"希波克拉底说："病人的本能就是病人的医生，而医生是帮助本能的。"《伤寒论》许多条文（此条与第59、93、94、287、360条等）均讲到，病治到一定程度，就要靠自身的调节功能而达到"自愈"的目的。这种思想发人深思，应当继承与发挥。

【验案精选】

张某，男，35岁。患温病经治疗两月，它证皆除，惟遗有"呃忒"（按：据下文"呃止"，则疑此为"呃逆"之方言）发作不止，饮食俱废，诸医束手，不得已，经人介绍请新民县某老医生专程来治。诊视毕，语其家人曰：此病汗、下之法屡用，津伤而胃气耗，今稀粥尚不能进，况于药乎？嘱浓煎大米令饮其汤，少调洋参末，每日服三次，至第五日，呃止而思食。有魏医者问老医曰：公之方无非是轻描淡写，竟治愈大病，能为余等言耶？老医叹曰：《伤寒论》不云乎？"凡病，若发汗、若吐、若下，若亡血、亡津液，阴阳自和者，必自愈"。此证胃阴虚而气亦耗，阴虚则津少而气逆，气耗则胃弱而不食。若用竹叶石膏汤虽亦对证，虑其胃虚已甚，恐不能运药。改用大米煎汁所以养胃，五谷养胃胜似药物，以其性和而不偏；少加洋参以滋胃之气阴，量少则运，多则滞矣。治法不得不轻描淡写，君以为何如？魏医称善而退。（《伤寒挈要》第103页）

原按：阴阳自和，主要靠机体内部的调节，必要时，还应借助药物及它种疗法，但任何疗法，也只有通过机体内因才能发挥应有作用，达到维持机体阴阳相对平衡，也就是阴阳自和的目的。

【原文】 大下之后，复发汗，小便不利者，亡津液故也，勿治之，得小便利，必自愈。（59）

【提要】 举例说明误治后的症状与对策。

【简释】 大下必阴从下亡，汗多必津从外失，阴津内亏，故小便不利（少），不可盲目的利其小便，应视病邪是否解除，采取不同对策。若病邪已除，可不必再用药物治疗，应"以饮食消息止之"（《金匮·疟病》篇第1条），"得小便利"（本条），"阴阳自和者，必自愈"（上条）。若由于汗、下不当，既损伤正气，又病症未除，甚至病情加重，则当"观其脉证，知犯何逆，随证治之"（16），如后文第60、61、69、93条所述。

【原文】 下之后，复发汗，必振寒，脉微细。所以然者，以内外俱虚故也。（60）

【提要】 误施汗下而内外俱虚的脉症。

【简释】 尤在泾："振寒，振栗而寒也。脉微为阳气虚，细为阴血少。既下复汗，身振寒而脉微细者，阴阳并伤，而内外俱虚也。是必以甘温之剂，和之、养之为当矣。"（《伤寒贯珠集·太阳篇下·太阳救逆法》）

【原文】 下之后，复发汗，昼日烦躁不

得眠，夜而安静，不呕，不渴，无表证，脉沉微，身无大热者，干姜附子汤主之。（61）

干姜附子汤方：干姜一两，附子一枚（生用，去皮，切八片）。上二味，以水三升，煮取一升，去滓，顿服。

【提要】 承上条论误治后阳虚烦躁的证治。

【简释】 尤在泾："大法昼静夜剧，病在肾阴；夜静昼剧，病在胃阳。汗下之后，昼日烦躁不得眠，夜而安静者，邪未尽而阳已虚。昼日阳虚欲复而与邪争，则烦躁不得眠；夜而阴旺阳虚，不能与邪争，则反安静也；不呕不渴，里无热也；身无大热，表无热也，而又无头痛恶寒之表证，其脉又不浮而沉，不洪而微，其为阳气衰少无疑，故当与干姜、附子，以助阳虚而逐残阴也。以上三条（59、60、61），并是汗下后，小便不利者，伤其阴也；振寒，脉微细者，阴阳并伤也；昼日烦躁不得眠，夜而安静者，伤阳而不及阴也，于此见病变之不同。"（《伤寒贯珠集·太阳篇下·太阳救逆法》）

【方证鉴别】

干姜附子汤证与四逆汤证（92） 王子接："干姜附子汤，救太阳坏病转属少阴者，由于下后复汗，一误再误，而亡其阳，致阴躁而见于昼日，是阳亡在顷刻矣。当急用生干姜助生附子，纯用辛热走窜，透入阴经，比四逆之势力尤峻，方能驱散阴霾，复涣散真阳，若犹豫未决，必致阳亡而后已。"（《绛雪园古方选注·温剂》）

【大论心悟】

干姜附子汤证"昼日烦躁"新解

对于本条"昼日烦躁不得眠，夜而安静"一句，古今注家多作如下解释：误施汗下之后，损伤阳气，病人于白天得到天阳相助，尚能与阴邪抗争，故见烦躁而不得眠；晚上阴气用事，阳虚之体无力与盛阴抗争，故见夜而安静。这种解释不无道理。但仔细推敲，认真琢磨，联系上下文及前后条文全面分析，则上述见解有重新认识的必要。

联系前面几个条文：第58条讲发汗、吐、下之后，损伤津液，若病邪已去，勿治之，待"阴阳自知者，必自愈"。第59条是讲"大下之后，复发汗"，损伤津液的一个常见症状——"小便不利"，若病邪已去，"勿治之，得小便利，必自利"。第60条亦是"下之后，复发汗"，伤及表里，列举了内外俱虚的一症一脉，即"必振寒，脉微细"，未明示是否治之。此条同样是"下之后，复发汗"，同样是伤及表里，内外俱虚，下文列举了汗下不当，损伤正气以后的即日证候："昼日烦躁不得眠（此处"眠"字应作"卧"解，即不得安静），夜而安静……"这个昼与夜的病情变化是动态的病机过程，即汗下后之初，正气受到损伤，气血阴阳失调，所以病人有点烦躁不安（与茯苓四逆汤证"发汗若下之，病仍不解，烦躁者"之病机有别）；随着饮食调养、自身调节，到了晚上病情趋于稳定，所以夜晚睡眠还是比较安静的。再下文曰"不呕，不渴，无表证，脉沉微，身无大热者"，是说病邪已去，虽"无大热"，可能有点微热（测体温略高），而"脉沉微"为阳虚之象，故用小剂干姜附子汤善后调治。正如徐大椿所说："此邪已退而阳气衰弱，故只用姜、附回阳。"（《伤寒论类方·四逆汤类》）

通过以上分析，会使我们进一步认识到，学习仲景之书一定要融会贯通，一定要前后条文联系起来去读。因为，大论原文是前后联系，密切相关的。其文法往往是详于此而略于彼。例如：同样是汗下不当之后，第59条曰"小便不利"；第60条曰"必振寒，脉微细"；此条曰"昼日烦躁不得眠，夜而安静"，这三条所述脉症，难道不是详此略彼吗？由于平素体质不同，感受外邪的轻重不同，汗下失序损伤正气的程度不同，故善后处理方法也有所不同，较轻者，采取非药物疗法，可"自愈"；较重者，需要采用方药适当调治，以利康复。以上第58~61条四条，就是因人、因病而采取的不同善后处理方法。

【验案精选】

1. **阴盛似阳证** 李东垣治一人，目赤，烦渴引饮，脉七八至，按之则散，此无根之脉。用姜附加人参，服之愈。（《名医类案·卷五·恶热》）

2. **伤寒格阳证** 冯氏子，年十六。病伤寒，目赤而烦渴，脉七八至。医欲以承气下之，已煮药，而李（按：指李东垣）适从外来，冯告之故，李切脉，大骇曰："几杀此儿！"《内经》有言，在脉诸数为热，诸迟为寒。今脉八九至，是热极也。殊不知《至真要大论》云：病有脉从而病反者，何也？岐伯曰：脉至而从，按之不鼓，诸阳皆然。王注云：言病热而脉数，按之不动，乃寒格阳而致之，非热也。此传而为阴证矣。今持姜附来，吾当以热因寒用之法治之。药未就，而病者爪甲已青，顿服八两，汗渐出而愈。(《名医类案·卷一·伤寒》)

【临证指要】本方为急救回阳之单捷小剂，并可用于治疗暴中风冷、心腹冷痛、霍乱转筋等虚寒之证。对阳虚寒凝咽痛（咽部不红不肿无滤泡增生）疗效亦较好。

【实验研究】参见四逆汤条。

【原文】发汗后，身疼痛，脉沉迟者，桂枝加芍药生姜各一两人参三两新加汤主之。(62)

桂枝加芍药生姜各一两人参三两新加汤方：桂枝三两（去皮），芍药四两，甘草二两（炙），人参三两，大枣十二枚（擘），生姜四两（切）。上六味，以水一斗二升，煮取三升，去滓，温服一升。本云：桂枝汤，今加芍药、生姜、人参。

【提要】论发汗后，身疼痛的证治。

【简释】尤在泾："发汗后，邪痹于外而营虚于内，故身痛不除而脉转沉迟，经曰：其脉沉者，营气微也。又曰：迟者，营气不足，血少故也。故以桂枝加芍药、生姜、人参，以益不足之血，而散未尽之邪。"(《伤寒贯珠集·太阳篇上·太阳斡旋法》)

陈念祖："此言太阳证发汗后，邪已净而营虚也，身疼痛证虽似外邪，而血虚不能养营者必痛也。师恐人之误认为邪，故复申之曰脉沉迟，以脉沉者病不在表，迟者血虚无以荣脉也。方用桂枝汤，取其专行营分，加人参以滋补血液生始之源，加生姜以通血脉循行之滞，加芍药之苦平，欲敛姜桂之辛，不走于肌腠而作汗，潜行于经脉而定痛也。曰新加者，言邪盛禁用人参，今因邪净而新加之，注家谓有余邪者误也。"(《长沙方歌括》卷二)

【大论心悟】

"身疼痛"不同见解之解析

对于本条"发汗后，身疼痛"之病因病机，古今注家有两种不同见解，一种认为是发汗不当，邪气未尽，故仍为"身疼痛"。持此见解的有成无已、郑重光、周扬俊及尤在泾等。一种认为是发汗后，邪已尽去，但由于邪气骤去，血气暴虚，不荣则"身疼痛"。持此见解的有方有执、陈念祖及刘渡舟先生等。哪种见解更合理呢？分析如下。

张璐认为："此本桂枝证误用麻黄，反伤营血，阳气暴虚，故脉反沉迟而身痛也。此脉沉迟与尺迟大异。尺迟，乃元气素虚；此六脉皆沉迟，为发汗新虚，故仍用桂枝和营，加芍药收阴；生姜散邪；人参辅正，名曰新加汤，明非桂枝旧法也。"(《伤寒续论》卷上)钱天来亦认为："此本中风，而误以麻黄汤发其汗。"总之，发汗得当，汗后病解，不会表现"身疼痛，脉沉迟"，不必以新加汤治之。或问曰：表证未解能用人参吗？徐大椿说得好："邪未尽宜表，而气虚不能胜邪，故用人参。凡素体虚而过汗者，方可用。"(《伤寒论类方·桂枝汤类》)这就又引出了一个问题，即本方证可能是素体虚弱之人，感受外邪，发汗不当，邪气未去而正气更虚，故以新加汤扶正与祛邪兼顾。

总之，探讨仲景制方本义，则新加汤是为发汗不当，邪气未尽而设。若发汗之后，邪已尽去，体表之血气虚而"不荣则痛"者，则新加汤为善后调补之良方。

【验案精选】

1. **体虚外感** 朱某，男。体瘦弱，素有遗精病，又不自爱惜，喜酒多嗜好，复多斫丧。平日恶寒特甚，少劳则喘促气上，其阳气虚微，肾元亏损明甚。某冬日，醉酒饱食，风寒侵袭。次日感觉不适，不恶寒，微热汗出，身胀痛。自煎服葱豉生姜汤，病未除。精神不振，口淡不思食，切脉细微乏力。参之前症，则属阳虚感冒，其与麻黄附子细辛汤、麻黄附子甘草汤，两方殊不宜阳虚有汗之本证。遂改用桂枝加芍药生姜人参新加汤，又增附子，并损益分量，斯恰合证情：党参15g，桂枝、芍药、甘草各9g，生姜4.5g。大枣5枚，附子9g。复诊：服3帖后，诸症悉已，食亦略思，精神尚属委顿，脉仍微弱。阳气未复，犹宜温补，处以附子汤加巴戟、枸杞、鹿胶、芦巴补肾诸品，调理善后。(《赵守真医案》)

2. **产后身痛** 兰某某，女，31岁。1993年5月8日初诊。产后1个月，身痛，腰痛，两脚发软如踩棉花，汗出恶风，气短懒言，带下颇多。曾服用“生化汤”5剂，罔效。视其舌体胖大，切其脉沉缓无力。刘老辨为产后气血两虚，营卫不和之证，为疏《伤寒论》“桂枝新加汤”加味，以调和营卫，益气扶营。处方：桂枝10g，白芍16g，生姜12g，炙甘草6g，大枣12枚，党参20g，桑寄生30g，杜仲10g。服药5剂，身痛止，汗出恶风已愈，体力有增。口干，微有腰部酸痛，乃于上方加玉竹12g，再服3剂而愈。（《刘渡舟临证验案精选》第172页）

3. **产后高热** 蔡某，女，29岁，市二院妇产科病员。因妊娠毒血症治疗无效行剖腹产手术。术后高热持续4天，虽用退热药，静滴葡萄糖、氯霉素等，热势不减，体温39.4℃，舌苔薄白，脉浮数，发热，汗出，微恶寒，口不渴。病属手术后气血两伤，卫阳不固，营阴不守，风邪乘袭。治宜调和营卫气血。处方：红参10g，桂枝3g，白芍10g，炙甘草3g，生姜1片，大枣3枚，白薇10g，青蒿5g。服头煎药后，体温由39.4℃降至37.8℃，续服2剂告愈。（张圣德.《江苏医药》1979，1：43）

按：本案为桂枝新加汤之变治法。该证虽无“身疼痛、脉沉迟”，而其发热、汗出、微恶寒、苔薄白、口不渴等表现属桂枝汤证。由于病发于手术后，有失血情况，因而辨为风寒外袭、营卫不和兼气营两虚证，不宜单用桂枝汤，而用桂枝新加汤再加甘寒清虚热之味，调和营卫、扶正祛邪。辨证明确，方药得当，故一服知，再服愈。

【临证指要】 新加汤为发汗后调补之剂，可辨证治疗虚人感冒、产后身痛等。

【原文】发汗后，不可更行桂枝汤，汗出而喘，无大热者，可与麻黄杏仁甘草石膏汤。（63）

麻黄杏仁甘草石膏汤方：麻黄四两（去节），杏仁五十个（去皮尖），甘草二两（炙），石膏半斤（碎，绵裹）。右四味，以水七升，煮麻黄，减二升，去上沫，内诸药，煮取二升，去滓，温服一升。

【提要】 论发汗后热邪壅肺作喘的证治。

【简释】 本为风寒表实证，予麻黄汤“发汗后”，汗虽出而表不解者，可更行桂枝汤。若本为肺有蕴热，又复感外邪，以辛温之剂发汗，发汗之后，表邪已解或未解，而肺热加重者，不可更行桂枝汤辛温之方，而应当采用辛凉之剂。因为症见“汗出而喘”，是邪热迫肺之候；“无大热者”是指发热等在表证候减轻，而肺热证候反加重，必是高热不退，舌红苔黄，脉滑数。应用麻杏甘石汤辛凉宣肺，清热平喘。方中麻黄味辛微苦而温，为肺经专药，能开皮毛，宣肺气；石膏辛甘大寒，清中兼透，石膏用量倍于麻黄，二者寒、温相伍，目的在于清宣肺热，使宣肺而不助热，清肺而不留邪，寓“火郁发之”之意；杏仁宣肺利气；炙甘草调和诸药，四味药相合，清宣降三法俱备。

按：后第162条说：“下后，不可更行桂枝汤，若汗出而喘，无大热者，可与麻黄杏仁甘草石膏汤。”两条或汗或下不同，其为邪入肺中则一，故治法亦同。

【方歌】

麻杏甘石清宣方，肺热咳喘此方良，

儿病温病五官病，寻求根源肺失常。

【验案精选】

（一）温病

1. **烂喉痧（猩红热）**

（1）前年三月间，朱锡基家一女婢病发热，请诊治。予轻剂透发，次日热更甚，未见痧点。续与透发，三日病加剧，群指谓猩红热。当急送传染病医院受治。锡基之房东尤恐惧，怂恿最力。锡基不能决，请予毅然用方。予允之。细察病者痧已发而不畅，咽喉肿痛，有白腐意，喘声大作，呼吸困难不堪，咯痰不出，身热胸闷，目不能张视，烦躁不得眠，此实烂喉痧之危候，当与：净麻黄钱半，生石膏五钱，光杏仁四钱，生草一钱。略加芦根、竹茹、蝉蜕、蚤休等透发清热化痰之品。服后，即得安睡，痧齐发而明，喉痛渐除。续与调理，三日痊愈。事后婢女叩谢曰，前我病剧之时，服药（指本方）之后，凉爽万分，不知如何快适云。（《经方实验录·附列门人治验》第26页）

原按：夫麻疹（按：不应曰“麻疹”，而是热毒外出皮肤呈现的痧疹。详见后“按”）以透净为吉，内伏为凶，尽人所知也。而透之之法却有辨别。盖痧毒内伏，须随汗液乃能外出。而汗液寄汗腺之内，须随身热乃能外泌。故痧前之身热乃应有之现象。惟此种身热亦有一定之标准，过低固不可，过高亦不佳。事实上过高者少，过低者多。故用药宜偏于温，万不可滥用凉剂以遏之。及痧毒正发之时，小儿身热往往过度，与未发前成反比。不知身热过重又妨痧毒之外透。此时热迫肺部则喘急，热蒸汗腺则汗出，热灼心君则神昏，热熏痰浊则干咳，此为麻杏甘石汤之的证，重剂投之，百发百中，又岂平淡之药所能及哉？

疹病之兼喉病者，中医谓之烂喉痧，西医称之曰猩红热。丁甘仁先生擅治此病，其治法大意，略曰喉痧当以痧为本，以喉为标，但求痧透，则喉自愈，可谓要言不烦。而本汤之治喉痧所以得特效者，即此故也。

本汤条文曰："发汗后（又曰下后），不可更行桂枝汤，汗出而喘，无大热者，可与麻黄杏仁甘草石膏汤"云云。而或者欲易之为"无汗而喘，大热者"。不知麻黄汤证，由或未发热进为发热，其证势为由郁而发。麻杏甘石汤证，由身大热转为身无大热，其证势为由表入里。惟其逐渐由表入里，由寒化热，故无汗渐转为汗出。独其喘则必不除。然后知"热喘"二字实为本汤之主证。得此一隅，庶几三反。而经文何必涂改之耶？

按：烂喉痧是一种急性传染病，多发于冬、春两季。由口鼻吸受疫毒之气，与肺胃蕴热相蒸而发。以咽喉疼痛腐烂，肌肤发生红色疹子（丹痧）为主证，故又名"烂喉丹痧"。此外，还有恶寒、发热、头痛等全身症状。本病因具有传染性，能引起流行，故为"疫喉"之一，又称为"疫喉痧"。本病即西医学猩红热。

（2）顾君，年十余岁，在上海南市。原因：从时疫传染而得，患已七天。症候：寒热无汗，咽喉肿痛，牙关拘紧，痧麻布而隐约，甚则梦语如评。诊断：脉郁数不扬，舌苔薄腻而黄，余曰：此疫邪失表，将欲内陷之候也。疗法：非麻黄不足以发表，非石膏不足以清里，急进麻杏甘石汤主之。处方：净麻黄四分，生石膏四钱（研细），光杏仁三钱，生甘草六分。效果：连服两煎，得畅汗，痧麻满布，热解神清，咽喉红肿亦退，数日而安。〔《重订全国名医验案类编》（丁甘仁）第292页〕

廉按：疫喉痧一症，不外乎风寒温热瘟疠之气而已。其症初起，凛凛恶寒，身热不甚，并有壮热而仍兼憎寒者，斯时虽咽痛烦渴，先须解毒透痧为宜，即或宜兼清散，总以散字为重，所谓火郁则发之也，俾汗畅则邪达，邪达则痧透，痧透则喉烂自止，此即是案用麻杏甘石汤之原理也。惟麻黄用于喉痧之理由，曹氏心怡，阐发最详。其喉痧正的云：温疠之邪，郁之深而发之暴，不能自出于表，以至上窜咽喉。苟非洞开毛窍，何以泄其毒而杀其势？此开手所以必用麻黄也……奈近世病家，辄畏麻黄、石膏而不敢服。医者迎合其意，随改用薄荷、蝉蜕、牛蒡、银花、连翘、细辛、芦笋、玉枢丹等，或用葱白、豆豉、紫背浮萍、青蒿脑、紫草、丹皮、青箬叶、鲜茅根、太乙紫金丹等，皆轻清芳烈之品，仿洄溪治温疫之法，服之虽亦能发汗透痧，然总不及麻杏甘石汤之速效。曹氏心怡所谓喉痧一症，历来鲜善治者，以不敢用麻黄畅发其表也。丁君在沪，行道数十余年，医名甚盛，乃敢用数千年历劫不磨之经方，可谓医林之铮铮者矣。

按：何廉臣氏力辨此案疫喉痧以麻杏甘石汤清热透散之理及"火郁发之"之法。如此专方专药，非一般"轻清芳烈之品"所能替代。如此名医之案、按，宝贵之经验，后学岂可忽视？

2. **春温**　曾某某，男，年20岁，住四川省会理县南街。于1924年2月患春温病3日，脉来浮数，发热微恶寒，头疼体痛。面垢，唇赤而焦，舌苔白而燥，尖绛，渴喜冷饮，小便短赤。此系春温病邪热内蕴，外有表邪闭束，遂成表寒里热之证，以麻黄杏仁甘草石膏汤主之。处方：麻黄12g，生石膏30g（碎，布包），杏仁10g，甘草6g。服1剂后，俄而汗出淋漓，脉静身凉，霍然而愈。（《吴佩衡医案》第18页）

3. **秋燥**　尚某之女，年14岁。1924年8月感秋令燥邪，身热头疼，咽干而痛，食物不下，喜饮清凉。脉息弦数，舌尖红，苔白而燥。此为外邪与阳明燥气相合遂成是状。方用麻杏甘石汤加味治之。处方：麻黄10g，杏仁10g，生石膏12g（碎，布包），甘草10g，桔梗10g，连翘6g，寸冬10g。1剂而愈。（《吴佩衡医案》第29页）

4. **白喉**　周增福，年38岁，业商，住干溪。原因：深秋吸受燥气，内伏肺络而不发，至初冬新感暴冷，与所伏之燥火互相冲激，猝乘喉间清窍而发。症候：身痛发热，恶寒无汗，喉间初发白点，继发白块，咽燥无痰，咳则胸痛。诊断：脉左浮紧，右浮数，按之反涩，舌边尖红，苔罩白滑，此肺经伏燥内发，太阳新寒外束也。疗法：吴氏鞠通曰："燥气为病，轻则为燥，重则为寒，化气为湿，复气为火。"故先用麻、杏为君，宣肺气以达皮毛，迅散其外束之新寒。臣以甘、石，石膏为治燥火主药，其气腥，能达表，其性凉，能清里。凡喉间一见白点白块，此病急不容缓，配以炙草之甘缓，一以监制麻黄，一以濡润喉关。切不可误于忌表二字，使外寒与内燥互相牵引也。佐以生莱菔汁，使以鲜枇杷叶者，借其辛润止咳，轻清肃肺耳。处方：麻黄1.5g，光杏仁9g，生莱菔汁2瓢（后煎），生石膏15g，（研细），清炙草1.5g，鲜枇杷叶3大片（去毛筋）。效果：连服2剂头煎，津津微汗，而身痛恶寒除。惟热势大盛，喉间发白未退，遂去麻黄，倍石膏，加西洋参6g，玄参12g，冲鲜银花露、陈金汁各60g，又用活水芦笋、鲜白茅根各60g，先煎代水。连进2剂，白去八九，喉中但觉燥痛。又加鲜生地汁、雅梨汁、淡竹沥各2大瓢，迭服2剂，病遂痊愈。〔《重订全国名医验案类编》（何拯华）第318页〕

廉按：凡时疫白喉起于秋冬之间，遇有新寒外束者，放胆用麻杏甘石汤，颇有捷效。奈近时病家畏麻黄、石膏如虎，以致医不敢用，坐失病机，良堪太息！今援吾友恽铁樵君以证明之，其言曰：小女毛头，才六岁，呼喉痛。视之一边有白腐，如花生仁大，其症状发热恶寒无汗。余于评白喉忌表时，即认定此种症状等于伤寒太阳病，惟此病传变，始终不离咽喉，且舌绛口渴，是温热症状，其脉类洪数，大都无汗，于初起时得汗，则喉痛立减，此表闭阳郁之症也。今不问其喉烂与否，仅解其表而清其热，在法当瘥。其时已夜三钟，不及买药，姑俟明日。乃晨六钟视之，喉间白腐，两边均有，其面积较三钟前增加一倍，病毒进行之迅速，良为可惊，即以麻杏石甘汤予服。而内子见报端广告，有某药房保喉药片，急促往购，每半钟含药一片。向午汗出，傍晚热退，喉间白腐面积缩小，作黄色，微带绿，其不腐处则作殷红色，痛则大瘥，是夜得安寐，翌晨霍然。余深信麻杏石甘汤之中肯，而内子颂保喉药片之功德不止。讵女儿才瘥，十二岁之儿子复病，症状尽同。余已有把握，不复惊惶。然颇欲知保喉药片与麻杏石甘功效孰胜，因勿予药，专服保喉药片。越三钟视之，白腐仍增大，惟不如不服药片者之速，痛亦不甚剧，而壮热无汗则略不瘥减。更进保喉药片，胸闷泛恶，不能受矣。内子惶急，促余予药。余曰：君谓药片佳，故余欲一观其成绩也。内子怒余以目，谓此何等事，乃作隔岸观火态度。余乃令摒保喉片弗服，更两钟，喉痛觉增剧，乃予麻杏石甘汤。喉遂不痛，越宿霍然愈矣。嗣是每值此症，予麻杏石甘，无不效者。

按："廉按"引述恽铁樵将麻杏甘石汤与保喉药片对白喉的疗效做了比较，雄辩地证明了麻杏甘石汤的可靠疗效。

白喉多发于秋冬及春季，是小儿易发的急性传染病之一。其病因为疫疠之气从口鼻而入，侵犯肺胃二经，化燥化火，上熏咽喉所引起。临床表现以咽喉部黏膜上产生一种灰白色不易脱落的假膜及全身中毒症状为特征。在气候干燥的环境更易流行传播，故也称作"疫喉"（疫喉包括"烂喉痧"和白喉，白喉只是其中之一）。

（二）内科病

1. 表寒肺热咳喘

（1）冯蘅荪，嵩山路萼庐帐房。10月29日。始而恶寒，发热，无汗，一身尽痛。发热必在暮夜，其病属营，而恶寒发热无汗，则其病属卫，加以咳而咽痛，当由肺热为表寒所束，正以开表为宜。净麻黄9g，光杏仁12g，生石膏15g，青黛1.2g同打，生甘草9g，浮萍9g。（《经方实验录》第25页）

原按：本案脉案中所谓营卫，盖本《内经》"营气夜行于阳，昼行于阴，卫气昼行于阳，夜行于阴"之说。余则谓本案乃麻黄汤证化热而为麻杏石甘汤证耳。观其恶寒发热无汗身疼，非麻黄汤证而何？观其咳而咽痛，非由寒邪化热，热邪灼津而何？方依证转，病随药除。

桂枝汤证，或以服药故，或以病能自然传变故，可一变而为白虎汤证。同理，麻黄汤证可一变而为麻杏石甘汤证。此可证之以大论。曰："发汗后，不可更行桂枝汤，汗出而喘，无大热者，可与麻黄杏仁甘草石膏汤。"此言本属麻黄汤证，予麻黄汤发汗，孰知药剂太重，竟致肺部转热，虽汗出，而仍喘。浅人无知，见无汗变为有汗，疑麻黄汤证转为桂枝汤证。殊不知身无大热，热反聚于肺脏，而肺脏之邪，并非传于肠胃也。经文俱在，可以覆按。

余前谓白虎汤为桂枝汤之反面，今当续曰，麻杏甘石汤为麻黄汤之反面。此说当更易明了。何者？二汤中三味相同，所异者，一为桂枝，一为石膏。而后知麻黄汤证为寒实，麻杏甘石汤证为热实。攻实虽同，寒热不一。麻黄汤证有喘，麻杏甘石汤证亦有喘。其喘虽同，而其喘之因不一。喘为肺闭，而其所以闭之因不一。人当健时，肺部寒温调匀，启阖合度，无所谓闭。及其受寒则闭，受热则亦闭。闭者当开，故均用麻杏以开之，甘草以和之，而以桂枝、石膏治其原。于是因寒而闭者开，因热而闭者亦开，仲圣制方之旨，于焉大明！

（2）程右。肺素有热，风寒外束，腠理闭塞，恶寒发热无汗，咳呛气急，喉痛音哑，妨于咽饮，痰声辘辘，烦躁不安，脉象滑数，舌边红苔薄腻黄。邪郁化热，热蒸于肺，肺炎叶举，清肃之令不得下行。阅前服之方，降气通腑，病势有增无减。其邪不得外达，而反内逼，痰火愈亢，肺气愈逆，症已入危！急拟麻杏甘石汤加味，开痹达邪，清肺化痰，以冀弋获为幸。净麻黄五分，生石膏三钱（打），光杏仁三钱，生甘草五分，薄荷叶八分，轻马勃八分，象贝母三钱，连翘壳三钱，淡豆豉三钱，黑山栀二钱，马兜铃一钱，冬瓜子三钱，活芦根（去节）一尺，淡竹沥（冲服）一两。二诊：服药后得畅汗，寒热已退，气逆痰声亦减，佳兆也。惟咳呛咯痰不出，音哑咽痛，妨于咽饮，舌质红苔黄，脉滑数不静，外束之邪，已从外达，痰火尚炽，肺炎叶举，清肃之令，仍未下行。肺为娇脏，位居上焦，上焦如羽，非轻不举。仍拟轻开上焦，清肺化痰，能无意外之虞，可望出险入夷。净蝉蜕八分，薄荷叶八分，前胡五钱，桑白皮二钱，光杏仁三钱，象贝母三钱，生甘草八分，轻马勃八分，炙兜铃一钱，冬瓜子三钱，胖大海三个，连翘壳三钱。鲜芦根（去节）一尺，淡竹沥（冲服）一两。三诊：音渐开，咽痛减，咳痰难出，入夜口干，加天花粉三钱，接服四剂而痊。〔《二续名医类案》（丁泽周·丁甘仁医案）第916页〕

（3）张某某，女，41岁，1964年1月16日初诊。半月前感冒，寒热虽不明显，但呛咳甚剧，咳时牵引腹部疼，鼻流清涕而时微恶寒，手足心热，心烦不安，影响睡眠，口干思饮，饮水不能止渴，汗多夜间尤甚，纳谷无味，小便稍黄，大便日行3~5次，成形色黄，经屡服四环素及治咳嗽药，疗效不佳，来门诊治疗。脉右寸浮虚关浮弦尺沉滑、左寸尺沉关弦滑，舌质淡苔白黄腻。结合脉证，由伏寒化燥，肺气失宣，宜辛凉疏泄。处方：麻黄根4.5g，杏仁（去皮）4.5g，生石膏9g，甘草1.5g，五味子（打）2.4g，法半夏6g，知母3g，前胡3g，瓜蒌壳3g，枇杷叶（炙）6g，生姜3片，大枣（擘）2枚，2剂。1964年1月18日再诊：服2剂后，咳嗽减轻，咳声转畅，口渴已微，心烦胸闷皆随之减轻，饮食略增，大便次数减少，小便稍黄，脉弦滑，舌质转红苔薄黄腻，伏寒透达，病势稍减，治宜清解……（《蒲辅周医案》第66页）

原按：患者外感冬令寒邪，失于及时辛散，达邪外出，致使寒邪潜伏，寒郁表闭，肺失清肃，表郁化热，治病求本，当透邪出表，若用凉润清燥热之标，则更冰伏其邪，病必迁延增变，蒲老取麻杏石甘加味，外透肌表，内清郁热，妙在不用麻黄，取用麻黄根代麻黄，因患者多汗，取其和卫止汗，能透能涩。蒲老从临床中体会到麻黄根气辛味涩，具有宣通肺气，固正达邪之功用，灵活运用于表邪未解，热郁汗多类疾患，临床屡用多效，实乃经验所得。

2. **肺热作喘** 张某某，男，18岁，学生。患喘证颇剧，已有五六日之久，询其病因为与同学游北海公园失足落水，经救上岸，一身衣服尽湿，乃晒衣挂于树上，时值深秋，金风送冷，因而感寒。请医诊治，曾用发汗之药，外感虽解，而变为喘息，撷肚耸肩，病情为剧。其父请中医高手疏生石膏、杏仁、鲜枇杷叶、甜葶苈子等清肺利气平喘之药不效。经人介绍，转请刘老诊治。切其脉滑数，舌苔薄黄。刘老曰：肺热作喘，用生石膏清热凉肺，本为正治之法，然不用麻黄之治喘以解肺系之急，则石膏弗所能止。乃于原方加麻黄4g，服1剂喘减，又服1剂而愈。（《刘渡舟临证验案精选》第21页）

3. **咳喘、高热、胸痛（大叶性肺炎）** 邱某，患肺炎，高热不退，咳嗽频剧，呼吸喘促，胸膈疼痛，痰中夹有浅褐色血液，间有谵妄如见鬼状，请我及某医师会诊。患者体温40℃，脉象洪大。我拟给予麻杏甘石汤，某医师不大同意。他认为痰中夹血，难胜麻黄辛散，主张注射青霉素，兼进白虎汤。我说，此证注射青霉素固未尝不可，但用之少量无效，用大量则病家负担有困难；至于用白虎汤似嫌太早，因白虎清热擅长，而平喘止咳之功则不若麻杏甘石汤。此证高热喘促，是热邪迫肺；痰中夹血，血色带褐，胸膈疼痛，均系内热壅盛、肺气闭塞之故。正宜麻黄、杏仁宣肺气、疏肺邪，石膏清里热，甘草和中缓急。经过商讨，遂决定用本方。处方：石膏72g，麻黄9g，杏仁9g，甘草6g。水煎，分3次服，每隔1小时服一次。服完1剂后，症状减十之七八。后分别用蒌贝温胆汤（瓜蒌、川贝母、茯苓、法半夏、陈皮、枳实、竹茹、甘草）、生脉散合泻白散（潞党参、麦门冬、五味子、地骨皮、桑白皮、生甘草）2剂，恢复健康。1955年冬至次年春，某地附近几个乡肺炎流行颇剧。我应用麻杏甘石汤为主方治愈不少患者。（《伤寒论汇要分析》第50页）

按：本案高热、咳剧、喘促、胸痛及痰中带血症，颇似“大叶性肺炎”。案中论及白虎汤与麻杏甘石汤之不同功用，应引为重视。服法“每隔一小时服一次”之经验可效法。这比桂枝汤“半日许令三服尽”的服法，药效更集中，疗效会更快。

4. **哮喘（过敏性哮喘）** 叶某某，女，28岁。1977年10月11日诊。患者因鼻炎诱发过敏性哮喘已8年，秋冬季节发作频繁。近感风寒，身热，有汗，鼻塞多涕，咳嗽气喘，胸膈烦闷，口唇发绀，便秘，口苦而渴，舌苔薄黄，脉浮数。证属风寒在表，肺有郁热，失其宣降。法当宣肺泄热，降气平喘。处方：麻黄3g，生甘草3g，生石膏15g，苦杏仁、桑白皮、瓜蒌皮、苏子各9g，生代赭石30g。服药3剂，气喘平，继续治疗，诸症皆得改善。以后复发，均用该方获效。（池绳业.《浙江中医杂志》1979，8：301）

5. **泄泻** 上海一名贾，年三十余，形气壮实，饮食如常，而苦于泄泻，日五六次，已五月余。遍历名医，投清利、峻攻、固涩、温脾、温肾之剂皆无效果。邀余至上海往诊。余按其脉，右寸独紧，其余皆平，呼吸略气促，便意迫急。余曰：此乃肺移热于大肠之候也。肺与大肠相表里，肺有余热则下移大肠，大肠受之，则为暴注下利。前医治病，未求其本，故而不效也。投以麻杏石甘汤，麻黄用三钱。药后当夜得微汗，次日余按其脉，右寸转平。告曰："此将愈之兆也。"果然，即日泄泻停止。五月之病，安然而愈。(《范文甫专辑》第96页)

原按：此案右寸脉独紧，呼吸气促，此乃邪袭于肺、肺气闭阻之候。肺热下移大肠，故泄泻不止。先生根据"肺与大肠相表里"之理论，辛凉疏达、清肺泄热而获愈。

(三)儿科病

1. 冬温(重症小儿肺炎) 王某某，女，3岁，因发热于1958年12月22日住某医院。住院检查摘要：发育营养中等，体温39.7℃，左肺后下浊音，呼吸音低，全肺满布喘鸣音，有散在中、小水泡音，心跳160~170次/分，肝在右肋下4cm，因不合作，未做神经反射检查。血化验：白细胞总数18.65×10⁹/L，中性0.59，淋巴0.41。病程与治疗：昨晚开始发热，今天喘息烦躁，呼吸困难，面部发青，谵语鼻煽，神识不清，当即给氧气吸入及洋地黄毒苷肌内注射，另在十宣穴放血，并予链霉素。午后3时15分请蒲老会诊：患儿高热烦躁，妄语若狂，面赤额汗，身无汗，腹满不实，气喘息促，脉浮数，舌苔白腻微黄，此属内热外寒，肺气郁闭，因昨日在旅途火车上受热兼感风寒所致，类属冬温。其治在表，宜辛凉透表之法，急开肺闭。主以麻杏石甘汤加味。处方：生麻黄(先煎去沫)3g，杏仁6g，生石膏(先煎)12g，甘草3g，僵蚕6g，桔梗3g，前胡4.5g，莱菔子4.5g，葱白2寸。煎取120ml，分3次热服，4小时一次。夜半以后，喘促渐缓，体温也降至37.5℃，神识完全清醒。至23日再诊时，热已全退，腹亦不满，舌苔减少，脉静身和，惟有微咳，此寒散热越，表里俱解，继以调和肺胃以善其后。处方：鲜苇根15g，桑白皮6g，杏仁6g，瓜蒌仁9g，橘红3g，苦桔梗、浙贝各4.5g，苏叶3g，莱菔子4.5g，枇杷叶6g，煎取同前。药后肝大已缩小在右肋下只剩2cm，至25日痊愈出院。(《蒲辅周医案》第166页)

原按：本例虽属冬温重证，西医诊断系重症肺炎，但获得早期治疗，兼之首从宣透，故使外寒内热一剂而解。再服调和肺胃药两剂而完全正常。本例特点为发病快、症势险，幸先经西医急救处理。从中医诊治而言，若失首从宣透之机，见其烦躁若狂，早用苦寒冰伏，则可能导致变证蜂起，或误用单纯辛温，亦可能变生癫狂衄血。可见"用中西两法治疗"，特别是早期正确治疗，不仅可以提高疗效，而且可以防止变证的发生。

2. 风温犯肺(腺病毒肺炎)、急惊风 闻某某，男，3个月，因高热无汗而喘已5天，于1960年4月27日住某医院。住院检查摘要：肺部叩诊有浊音，听诊有水泡音。血化验：白细胞总数14.1×10⁹/L，中性0.46，淋巴0.54，体温40℃以上，肝脏肿大，呈堵塞性呼吸，二度缺氧，神识昏迷，时而抽风。病程与治疗：曾予冬眠合剂、冰袋、氧气吸入等治疗。29日请蒲老会诊，患儿仍高热不退，灼热无汗，喘急气促，胸高膈扇，昏迷抽风，唇绀面赤，舌红苔白，脉浮数。此由风温犯肺、卫气郁闭。未出3日急宜解表，宜凉解之剂以解表开闭，并结合洋地黄治疗、补充血浆、输液及氧气吸入等措施。处方：麻黄1.5g，杏仁3g，生石膏9g，甘草1.5g，前胡1.5g，桔梗1.5g，僵蚕3g，牛蒡子3g，竹叶3g，葱白2寸。速服2剂。复诊：患儿虽然仍高热昏迷，喘急、气促，但周身皮肤微润，抽风减少，舌仍红，苔转微黄，脉尚浮数，用原方减去桔梗、葱白，加钩藤3g以息风，莱菔子3g，炒苏子2.4g以降气，进一剂。三诊：热渐降，喘渐平，神识昏迷亦渐清醒，已不抽风，唯咳嗽痰多，舌红减，苔亦稍退，脉不浮而数，由表邪已解，肺闭已开，但痰尚甚，继以泄热降气化痰之剂。处方：桑白皮4.5g，杏仁3g，炒苏子2.4g，前胡2.4g，莱菔子3g，厚朴1.5g，化橘红1.5g，茯苓3g，甘草0.9g，苇根9g。2剂。四诊：患儿热已退清，喘亦不作，神清面荣，诸症基本解除，惟余轻度咳嗽，乃以调和肺胃之品2剂，调理而愈。(《蒲辅周医案》第181页)

原按：高热抽风、昏迷喘促，是小儿肺炎的严重证候。初起虽用冬眠合剂和冰袋镇静退热，而诸症未见好转。究其病机，全由表邪郁闭、卫气不通、肺气不开，以致神昏，并非病邪已犯心营，故用麻杏石甘汤加味直解其表，宣肺开闭，连进三剂始获表解闭开。凡六淫外邪，表闭证多见此候，若不详审，误作邪入心营，进清营、清宫者有之，进牛黄、至宝者有之，则诛伐无过，徒伤正气，表闭终不解除，而成内闭之危，临床者宜慎思之。此案于会诊时，因患儿高热喘急，昏迷抽风，曾结合西医紧急处理（输液、输氧、药物洋地黄等），为中医治疗创造有利条件。由此可见，中西医结合在处理危重症方面的特殊重要性。

按：此案辨证要点为舌诊，舌红而未绛，苔白而未变，故可辨证为“表邪郁闭、卫气不通、肺气不开”，而“并非病邪已犯心营”。故用“宣肺开闭”之方法。

蒲辅周先生是现代临床大家，其理论功底深厚，临床经验丰富，善治内、妇、儿等各科病。上述两例验证了中医药对儿科病的良效，并说明中西医结合的重要性。

3. 高热、急惊风（急性肺炎） 坛镇槐树塬村王成章之子出生4个月，1990年1月7日深夜2时，夫妻二人抱患儿来家求治，手持医院病危通知，跪地不起，余急下床扶起。询知因“急性肺炎”高热抽风入院，历一昼夜不能控制。患儿高热昏迷，体温39.7℃，牙关紧闭，角弓反张，两目上翻，痰壅鼻翕，频频抽搐，约5~6分钟1次。唇指青紫，四肢厥冷，体若燔炭，紫纹直透命关。证属风热犯肺，痰热内结，热极动风，邪陷心包。急以三棱针点刺手足十指（趾）尖、双耳尖、百会、大椎出血。患儿大哭出声，全身汗出，四肢回温，以毫针飞针点刺涌泉、合谷、人中，雀啄术刺素髎约1分钟，患儿苏醒，抽搐亦止。令先服羚麝止痉散1g，加麝香0.3g。为疏清热息风、宣肺涤痰、开窍止痉之剂。令其持余亲笔信去城关院夜班药房取药：生石膏30g、麻黄、杏仁、甘草、丹皮、紫草、天竺黄各10g，芦根30g，蚤休15g，竹沥20ml，葶苈子10g。大枣10枚，3时许余亲为煎药，此时患儿已能吮乳。3时15分取药汁60ml，至天亮服药35ml、散剂3次而愈。所剩药汁弃去不用。给散剂2次量，以防余热复炽。夫妻二人欢天喜地而去。(《李可老中医急危重症疑难病经验专辑》第71页)

原按：急惊风为儿科四大症之一，属儿科常见急危重症。多发于1~5岁之婴幼儿。1岁以下，发病尤多。来势凶险，瞬息万变。若处置不当，轻则转为慢惊，演变为癫痫、弱智痴呆，重则危及小儿生命。本证多属实证、热证。小儿稚阴稚阳，脏腑娇嫩，脏气轻灵，传变最速，一拨便转，痉愈亦快，故宜急症急治。先以针刺解热开窍止痉，阻断病势传变。针刺一毕，病退一半。辨证既准，方剂宜大。小量多次，按时给药，以保持血药浓度。穷乡僻壤，配药不易，宁可多备少服，掌握分寸，中病即止，剩药弃去不用，不可急用无备，延误病机。

本例病儿，因合并急性肺炎，故以麻杏石甘汤为主。其中生石膏、丹皮、紫草，三药合用可代犀角，退高热奇效。蚤休为清热解毒、息风定惊要药，可治一切毒蛇、毒虫咬伤、疔疮恶毒，解毒力最强，可清除入血之病毒而护心醒脑，又独有止痉功效，故为方中主药。竹沥、竺黄、葶苈清热泻肺涤痰，芦根清热养阴。羚麝止痉散（羚羊角3g，麝香1g，蝎尾12只，蜈蚣2条。为末，分3次服）为余急救小儿高热惊风开窍醒脑常备药。轻症单服立效，不必配服汤剂。若小儿有窒息之险，另加麝香0.3g立解其危。因麝香不仅能兴奋呼吸中枢，且能辟秽醒脑，缓解大脑缺氧。故余经治本病数百例，多数在10小时内痉愈，无一例有后遗症。若因乳积化热而致本病，则与保和丸合方化裁；里实者，釜底抽薪，加大黄5g，另泡汁兑服，得泻则去之。小儿急惊，不外风、热、痰、食为祟，上方加减可以通治。

按：以上针刺救急与处方用药的宝贵经验，很值得效法。

4. 风哮 朱姓儿，年9岁，住朱家湾。原因：素有奶哮，由风伤肺而发。症候：初起恶寒发热，面赤唇红，继则痰涎上壅，喉中如水鸡声，或如拽锯，鼻煽口干，二便不利。诊断：脉右浮滑搏数，左浮弦，舌苔黄白相兼，脉症合参，此由于痰火内郁，风寒外束。《内经》所谓“肺病者，喘咳逆气，身热不得卧，上为喘呼”是也。疗法：非麻黄不足以开其肺窍，非石膏不足以清镇痰火，故以为君；然痰为有形之物，故又以橘、半、蒌、枳为臣，辛滑涤痰，化浓为薄，化薄为无；佐以杏仁下气降痰，使以甘草调和诸药也。处方：麻黄五分，光杏仁钱半，生石膏四钱（研细），清炙草五分，广皮红一钱，姜半夏钱半，瓜蒌仁四钱（杵），生枳壳一钱，生姜汁四滴，淡竹沥两瓢（分冲）。效果：一剂知，二剂诸症皆减，后用清金丹（莱菔子一两拌炒，猪牙皂五钱研细，姜汁、竹沥打面粉糊丸，如绿豆大，每服十丸，朝晚各一次，用金橘铺一枚，剪碎泡汤送下），调理旬日而痊。〔《重订全国名医验案类编》（何拯华）第57页〕

廉按：小儿奶哮，往往由患儿伤风，乳母不知忌口，凡荤酒油腻盐醋酸咸姜椒辛辣芥菜面食等一概乱啖，以致乳汁不清，酝酿而成，成则颇难除根。此案汤丸二方，确切病情，宜乎投之辄效，惜近世畏麻黄石膏如虎，不肯放胆照服耳。

5. 麻疹热毒内闭

（1）肖翁三郎心成兄，幼时出麻疹，冒风隐闭。喘促烦躁，鼻扇目阖，肌肤枯涩，不啼不食，投药莫应。翁商于予，见其势濒危，谓曰：“此麻闭急证，药非精锐，蔑能挽救。”方疏麻杏石甘汤与之。一服肤润，麻渐发出。再服周身麻出如痱，神爽躁安，目开喘定。继用泻白散，清肺解毒。复用养阴退阳之剂而愈。予治麻闭危候，每用此方获验。盖麻出于肺，闭则火毒内攻，多致喘闷而殆。此方麻黄发肺邪，杏仁下肺气，甘草缓肺急，石膏清肺热。药简功专，所以效速。可见仲景方，不独专治伤寒，并能通治杂病也。〔《二续名医类案》程文囿·杏轩医案）第3159页〕

（2）余某，男，2周岁。患麻疹已5日，身热不退，咳嗽音嘶，面垢舌赤，头面麻疹隐隐而不透达，有壅闭内陷之势，下肢和胸背，已隐晦不清，前医曾与辛凉透表之剂，如薄荷、蝉蜕、前胡、白前，连服3剂，疹点仍不明显，而体温下降，神疲气促，大便溏泄，烦躁不宁，脉象细数，是邪已内陷，若不速用宣邪透疹之剂，则热邪内陷肺中，而喘促立作矣。遂以麻杏石甘汤与之，以宣邪透疹。处方：麻黄4.5g，杏仁6g，生石膏12g，甘草6g，另佐以紫背萍6g，前胡6g，银花10g，连翘6g，葛根6g。服药后1小时，烦躁不宁剧，此是汗剂宣邪外出之先兆；体温增高，面色缘缘正赤，此是热邪和疹毒有外达之趋向；其烦躁不宁，少顷必行汗出，而疹可随之外透。2小时后，果然絷絷汗出，而麻疹遍身殷红，身热渐退，呼吸调匀，连服2剂，疹已遍体显露，身凉气爽，便亦不泄，调养数日而愈。（《伤寒论临床实验录》第77页）

（3）陈某某，男，7岁。1959年11月10日就诊。患者发热咳喘已6天，前天在保健站诊为“麻疹”初期，服药后汗出很多，早晨面部即现红点。嗣因不慎受凉，致疹点忽隐不见，恶寒发抖，气喘，烦躁不安，热甚渴饮，谵语神昏，面及胸部疹点宛若蚤斑，疹色紫暗不泽。喘促鼻煽，颧赤，口干，舌质红苔薄白燥而不润，唇绀，呛咳声嘶，喉有痰声。按之身热肢厥。体温41℃。此是正虚邪实，热毒内闭。急宜扶正祛邪，清泄热毒。处方：麻黄4.5g，杏仁9g，生石膏18g，甘草4.5g，苇茎15g，玄参15g，生地15g。一日1剂，匀4次分服。次日复诊：喘逆已平，疹点渐现，色赤红活，以原方去杏仁，加银花、连翘各6g。服后疹透脚底，病得转危为安，渐次痊愈。（陈玉铭.《福建中医药》1965，2：38）

按：麻疹俗称“痧子”，是小儿常见的一种传染病，由于感受时邪疠毒所引起，疫毒主要侵犯肺胃。初起先见肺卫风热症状，以咳嗽、眼结膜红赤、畏光、眼泪汪汪为其特征。皮疹出现时，疹点先从耳后、发际及颈部出现，渐及颜面全身，疹点与疹点之间可见正常的皮肤为其特点。

刘渡舟先生说：麻杏甘石汤“治疗肺热作喘效果很好，尤其对小儿麻疹并发肺炎属于肺热者更有可靠的疗效。根据临床经验，肺热重者，可加羚羊角粉；痰热壅盛，痰鸣气促者，可加黛蛤散或鲜枇杷叶；喘而大便不下者，可加瓜蒌皮、炙桑皮；大便燥结者，可加大黄，使下窍通则上窍利而喘自愈；肺气不利，憋气胸闷者，可加甜葶苈以泻痰热。如果麻疹不透，疹毒内陷，以致喘促不安、鼻翼煽动，唇甲紫绀，可用五虎汤（就是麻杏甘石汤加上等好茶叶），同时用三棱针点刺耳背紫色络脉出血，往往都有效。总之，只要随证化裁，多能获得良好的治疗效果”。（《刘渡舟伤寒论讲稿》第72页）

6. **尿频** 杨某某，男，7岁。1974年8月17日初诊。家长代诉：患儿小便频数已4年余，迄今未愈。1970年7月某日，因患感冒发热，咳嗽，经服中西药后发热减退，但咳喘未获痊愈，继而出现小便频数，每天小便数十次，量少，致患儿无法坚持学习而停学，曾在本市各医院用中西医药治疗无效，因来就诊。现症：患儿每天小便70~80次，无尿痛、尿血及腰痛等症，小便色微黄，化验小便无异常。入睡后，小便亦不自遗，咳吐黄色稠痰，口渴，汗出，不发热，面瘦，颜色正常，饮食稍差，精神尚可，大便正常，舌质红苔薄黄白有津液，脉大数而右脉更大。此为肺热郁结，肺气宣降失常，影响膀胱失约而成尿频之证。治宜清宣肺气。拟麻黄杏仁甘草石膏汤加味。处方：麻黄4.5g，生石膏12g，杏仁9g，桔梗9g，淮山药18g，甘草3g。日1剂……先后三诊，服上药11剂后，小便已不频数，与健康人同样。舌苔脉象均已正常，改用四君子汤，调理脾胃收功。（成都中医学院附属医院.《资料选编》第117页，1976年）

按：此案尿频4年，治病求因，病始因外邪犯肺；治病求本，现为肺热郁结。麻杏甘石汤对上述病情是的对之方，故下病治上而获效。

（四）五官病

1. **失音**

（1）乙丑二月初二日，朱。右脉洪数有力，金实无声，麻杏石甘汤证也。奈已为前医发汗，麻黄未便再用，议清音汤加石、杏。半夏六钱，苦桔梗六钱，石膏六钱，杏仁粉五钱，苇根五钱，生甘草二钱。水五杯，煮成二杯，渣再煮一杯，分三次服。初三日，肺脏本热，为外风所搏，实而无声，究系麻杏石甘之法为速。生石膏一两，麻黄（去节）五钱，炙甘草三钱，杏仁泥六钱，半夏五钱。初四日，右脉之洪数有力者已减其半，而音亦渐开，仍用麻杏石甘加半夏一帖。生麻黄（去节净）三钱，生石膏一两，杏仁霜七钱，姜半夏七钱，炙甘草三钱，甘澜水八碗。煮成三碗，分三次服。以后病减者减其制。（《吴鞠通医案》第120页）

（2）1977年冬，治夏庄23岁青年李爱琴，声哑不出已3日，以手指喉，泪流满面。干咳无痰，喉间辣痛，大渴引饮，舌红少津，脉细而数，寸部不扬。当年冬，应寒反温，风热上受，肺气闭阻，所谓“金实不鸣”，宜肺滋燥，其音自出。处方：生石膏30g，麻黄、杏仁、桔梗各10g，胖大海、蝉蜕各15g，牛蒡子10g，芦根30g，花粉、玄参各18g，木蝴蝶、诃子、甘草各10g，粉葛根30g。上药煎服1次，汗出咳止，稍能出声，安睡一夜，次晨已能讲话。又进二煎，下午5时已如常人。患者喜不自胜，一早即来门诊道谢。（《李可老中医急危重症疑难病经验专辑》第293页）

原按：余用上法，曾多次治愈县剧团、程玉英剧团演员多人。无条件煎药者，开水冲泡，加冰糖代茶饮亦佳。轻症去石膏麻杏，加薄荷、桑叶各6g，亦有效。

2. **鼻渊（慢性鼻窦炎）** 林某某，22岁，学生。患者鼻塞、脓涕、涕臭已10年左右。1955年曾经某医院施行上颌窦手术未愈，于今年10月来我院就诊。处方：麻黄6g，杏仁6g，生石膏72g，生甘草3g，地龙干7个。服4剂后，症状显著好转，连服16剂后，症状全部消失。（福建省人民医院五官科.《福建中医药》1959，3：42）

按：上述医院五官科以“麻杏石甘汤加地龙干治疗鼻渊（慢性鼻窦炎）11例”，取得疗效。

3. **目赤** 宁波眼科名医姚和清先生，医术超群，门庭若市。一日有双目红赤患者来诊，经治周余，未见进退，和清先生急矣。经再三探问，知患者尚有内疾。和清先生深信先生医术，乃谓之曰：你有内病，可请范老先生治之。先生诊之，断为肺火上蒸，随拟麻杏石甘汤全方，连服3剂，目疾即愈。和清先生拜访范老，内科方何以能疗目疾？先生答曰：中医之整体观念，辨证论治也，眼科医者亦不可惑也。从此，和清先生勤于经典，熟读《内》《难》，也常用内科方治目疾，而获奇效。其侄姚渭木欲习眼科，和清先生命其拜范老为师，先攻内科，再专目疾。（《范文甫专辑》第138页）

按：“内科方何以能疗目疾？”如此问答，是“中工”必须要思考的问题。弄明白了，就向“上工”迈进了一步。

【临证指要】 麻杏甘石汤主治邪热壅肺所致的肺病（肺炎）证候，并可治伤寒、温病、五官病等符合本方证者。

【实验研究】 本方具有镇咳、祛痰、平喘、解热、抗炎、抗菌及抑制病毒等作用，对免疫功能亦有一定的调节作用。

【原文】 发汗过多，其人叉手自冒心[1]，心下悸[2]，欲得按者，桂枝甘草汤主之。（64）

桂枝甘草汤方：桂枝四两（去皮），甘草二两（炙）。上二味，以水三升，煮取一升，去滓，顿服。

【注脚】

〔1〕叉手自冒心：“冒”作“覆盖”解。即两手重叠覆按在自己的胸前。

〔2〕心下悸：心下，指心中；悸，自觉心动。

【提要】 论过汗损伤心阳的证治。

【简释】 汗为心液，发汗过多，损伤心阳，心脏失去阳气的温煦而空虚无主，故心中悸动不宁；虚则喜按，故病人叉手按于心前区。宜用桂枝甘草汤补助心阳。方中桂枝辛甘而温，补助心阳；炙甘草甘温，益气补中，二味合用，辛甘化阳，为补益心阳之单捷小剂，可振奋心胸之阳气。

【方证鉴别】

桂枝甘草汤证与麻黄汤证（35）、桂枝汤证（12） 柯琴：“此补心之峻剂也……桂枝本营分药，得麻黄、生姜，则令营气外发而为汗，从辛也；得芍药，则收敛营气而止汗，从酸也；得甘草，则内补营气而养血，从甘也。此方用桂枝为君，独任甘草为佐，以补心之阳，则汗出多者，不至于亡阳矣。姜之辛散，枣之泥滞，固非所宜。并不用芍药者，不欲其苦泄也。甘温相得，气和而悸自平，与心中悸而烦、心下有水气而悸者迥别。”（《伤寒来苏集·伤寒附翼·太阳方总论》）

【验案精选】

1. **心悸、汗出** 马元仪治沈康生夫人。病经一月，两脉虚浮，自汗，恶风，此卫虚而阳弱也。与黄芪建中汤一剂，汗遂止。夫人身之表，卫气主之，凡所以温分肉，实腠理，司开合者，皆此卫气之用，故《内经》曰："阳者，卫外而为固也。"今卫气一虚，则分肉不温，腠理不密，周身毛窍有开无合，由是风之外入，汗之内出，其孰从而拒之，故用黄芪建中汤以建立中气而温卫实表也。越一日，病者叉手自冒心间，脉之虚濡特甚，此汗出过多而心阳受伤也。仲景云，发汗过多，病人叉手自冒心，心下悸者，桂枝甘草汤主之。与一剂良已。(《续名医类案·卷十五·汗》)

2. **心悸、眩晕、身瞤动（自主神经功能紊乱）** 于某某，女，40岁。北京市某商店职工。1973年初，自觉眩晕。至1976年病情加重，心悸，手麻，上肢震颤。某某医院诊断为"自主神经功能紊乱"。长期服中药调补，疗效不显。初诊：1978年10月13日。心悸，气短，胸闷，眩晕，纳呆，夜卧不宁，背畏寒，膝关节疼痛，肩臂肌肉时有颤抖。月经提前1周，色暗，有瘀块。面浮肿，舌淡苔白滑，脉沉细。病情虽错综复杂，主证乃少阴心肾阳衰，法宜温通心阳，益火之源，以桂枝甘草汤加味主之。处方：桂枝10g，炙甘草20g，制附片30g（久煎），生姜30g。4剂。二诊：10月17日。服上方后，心悸头晕减，余证如前。原方再进4剂。三诊：10月23日。心悸、头晕、失眠、乏力，均明显好转。但仍面浮，背凉，关节痛，肌肉震颤。上方加麻黄10g、辽细辛3g，以散经络之寒湿。服3剂。四诊：10月28日。自觉胸中宽舒，关节痛减。守原法，加炮姜、血余炭各30g，再进5剂，以温经逐瘀而生新。五诊：11月17日。心悸、头晕基本消失，余证均已好转。令再服5剂。1979年5月10日随访，病未复发。(《范中林六经辨证医案选》第127页）

原按：本例心悸诸证，病情交织错杂。但其主证乃手足少阴心肾虚衰之病变。正如《伤寒明理论》所说："其气虚者，由阳气虚弱，心下空虚，内动而为悸也。"其病根又在于肾阳不振，不能升腾上济于心所致。始终以补肾气、通心阳为治。故投桂枝甘草汤加味，以桂枝为君，入心助阳；甘草佐之，以补中气；二者相得，辛甘合化，则有温通心阳之功。真气之根既藏于肾，故加附子，大补命门火种，配生姜开提散郁，逐阴行阳之意也。因兼有经络之寒郁，故少佐麻黄、辽细辛。肾气旺而气血和，诸症即可迎刃而解。

按：本案之病机证候与真武汤证相类，其病情较桂枝甘草汤证为重，处方加味皆以辨证为主，可师可法。

3. **心悸、眩晕（体质性低血压）** 秦某某，男，46岁。因头晕、乏力4年，近20余日加重，于1978年7月30日住院。4年来血压一直偏低，伴有头晕，眼花，失眠多梦，健忘，周身乏力，心悸，心前区压迫感，曾用过西药治疗无效。测血压85/58mmHg。体检无其他异常。诊断："体质性低血压"。入院开始用西药治疗，血压及症状不见好转而改为中药：甘草15g，肉桂15g，桂枝15g，五味子25g。水煎，早晚服2次。4日后血压有所上升，症状减轻，1周后血压升为110/85mmHg，症状消失，睡眠明显好转，自觉周身有气力，精神愉快。巩固治疗1周出院。后未复发。（刘永会.《黑龙江医药》1979，2：59）

按：据刘正才报告（四川省军区后勤部：中医资料选编，第82页，内部资料，1975）：以桂枝甘草汤加肉桂，每日1剂，开水冲泡，频频代茶饮，治疗38例低血压症获得疗效。

4. **心悸而痛** 林某，男，39岁。1960年8月10日门诊。自述心悸而痛，喜按，多天来服许多止痛药均罔效，大小便正常，时有自汗出。诊其六脉微缓，苔白滑，断为虚痛。用桂枝甘草汤（桂枝18g、炙甘草9g）顿服，服后痛即消失。（胡梦先.《福建中医药》1964，5：封3）

5. **心悸而畏寒** 某，58岁，女，消瘦，体质虚弱，在冬天温暖室内仍需用被炉，如果突然把被炉拿掉，就加重心悸，坐立不安。如果不躺下，就会更加痛苦。投与桂枝末0.6g、甘草末0.3g后，心跳遂渐渐平静，而且30分钟后，还能干活。这种情况不是一次，而是数次。什么时候用桂枝甘草末，都能收到又快又好的疗效。心悸发作时，如不立即服药，不仅心悸更加厉害，还会发生呕吐。（殷晓明译.《汉方与临床》第25卷）

按：此案剂量很小，因由有二：一是，改汤剂为散剂；二是，日本汉方家用中药剂量极小，这值得研究。

6. **青紫舌** 患者全舌青紫，伴四肢欠温，平素畏寒，苔薄白，脉沉细。证属心阳不振，脉络瘀滞，治拟温补心阳，宗仲景桂枝甘草汤。药用桂枝36g，炙甘草18g。服10剂。再诊，患者服药后病情明显好转，效不更方，原方再进20剂。月余后随访，患者舌体已与常人无异。（凌荣荣.《陕西中医》1996，1：28）

按：本案为桂枝甘草汤方的变治法。心主血脉，舌为心之苗，心阳充沛，鼓动有力，气血流畅，舌体得养则淡红而润。今心阳虚损，鼓动无力，心苗瘀阻不通而见舌青紫。是证虽与条文有异，但舌、脉、症同参，辨为心阳不振，病机一致，故投桂枝甘草汤随手取效。

7. **脉缓（心动过缓）** 桂枝与甘草同用能复心阳，义本《伤寒论》。桂枝能和营通阳，甘草既能养营补虚，又能宣通经脉，二味并用，刚柔互济，心阳渐复，对心动过缓当有效。心动过缓之由，总因心阳不足，心脉不通使然，一般均有心悸怔忡，胸闷气短，头晕目眩，甚则昏仆，脉细缓无力，或细涩，或浮缓等见症。但有用此方不效者，我以为关键在于桂枝之用量是否得当，若拘泥于常规，药力不及，则难取显效，或致无效。只有大剂量使用，方可收理想之疗效。我治心动过缓症，用桂枝一般从10g开始，逐步递增，常用至24g，最多用30g，直服至心率接近正常。若患者口干舌燥时，则将已用剂量略减2~3g，续服以资巩固。（朱良春.《中医杂志》1985，2：13）

【临证指要】桂枝甘草汤原方或适当加味，可用于治疗心阳不足所致的心悸（心动过缓）、心痛、眩晕（低血压）、自汗等病症。

【原文】发汗后，其人脐下悸者，欲作奔豚[1]，茯苓桂枝甘草大枣汤主之。（65）

茯苓桂枝甘草大枣汤方：茯苓半斤，桂枝四两（去皮），甘草二两（炙），大枣十五枚（擘）。上四味，以甘澜水一斗，先煮茯苓减二升，内诸药，煮取三升，去滓，温服一升，日三服。

作甘澜水法：取水二斗，置大盆内，以杓扬之，水上有珠子五六千颗相逐，取用之。

【注脚】

〔1〕奔豚：病证名。患者自觉有气由小腹上冲心胸，甚至上冲咽喉，有如小猪奔跑之状，故称奔豚。详见《金匮·奔豚气病》篇。

【提要】汗后心阳虚欲作奔豚证治。

【简释】上条曰“发汗过多”，伤及心阳，引发心悸。本条曰“发汗后，其人脐下悸者”，亦因过汗损伤心阳，上不制下，火不制水，肾气发动，故见脐下悸动，此欲作奔豚。治用茯苓桂枝甘草大枣汤，此培土制水以止悸之方。

按：〔验案精选〕见《金匮·奔豚气病》篇第4条。

【原文】发汗后，腹胀满者，厚朴生姜半夏甘草人参汤主之。（66）

厚朴生姜半夏甘草人参汤方：厚朴半斤（炙，去皮），生姜半斤（切），半夏半升（洗），甘草二两（按：成注本有“炙”字），人参一两。上五味，以水一斗，煮取三升，去滓，温服一升，日三服。

【提要】论脾虚气滞腹胀满的证治。

【简释】发汗后，腹胀满者，多是素有脾虚气滞而腹胀满（具有腹满时减、复如故、按之不痛等特点）之人，因新感外邪而施发汗之方法，新邪解而故病依旧。厚朴生姜半夏甘草人参汤为消补兼施之剂。方中重用厚朴苦温为君，下气除满；生姜、半夏辛温为臣，宣通胃气；少用人参、甘草甘温，补益脾气。诸药配伍，补而不滞，消而无伤，以消为主，以补为辅，适合于脾虚气滞者。

【大论心悟】

第66条“腹胀满”不同见解述评

对于本条“腹胀满”之成因，古今注家有三种见解：多数医家认为是由于发汗而伤其脾气所致。少数医家认为是脾气素虚，与发汗无关，如柯琴说：“不是妄汗，以其人本虚也。”（《伤寒来苏集·伤寒论注》卷二）章楠则认为：本为“气虚多痰之人，发汗后阳气外越，浊气内壅不行而腹胀满”（《伤寒注本义》卷五）。联系临床，笔者倾向后两种见解。因为，四季脾旺之人，感冒后发汗，一般不会发生“腹胀满者”。

总之，“临床上对汗下后或未经汗下而见脾虚气滞之腹胀满证，都可选用厚朴生姜半夏甘草人参汤”（刘渡舟）。

《金匮·腹满寒疝宿食病》第9条曰：“病腹满，发热十日，脉浮而数，饮食如故，厚朴七物汤主之。”这是讲新旧同病之表里兼治法，而本条是讲旧有腹满又新感外邪之先解表后治里法。仅彼此二条即可领悟：伤寒中有杂病，杂病中有伤寒。

【验案精选】

1. 腹胀满

（1）慢性胃炎　尹某某，男性，患腹胀症，自述心下胀满，日夜有不适感，是属虚胀症。投以厚朴生姜半夏甘草人参汤（厚朴12g，生姜9g，半夏9g，炙甘草6g，党参4.5g）。经复诊1次，未易方而愈。（《岳美中医案》第41页）

原按：腹胀一症，有实有虚，实者腹坚硬，拒按而痛，舌苔黄厚或滑腻，是食积或秽滞，宜小陷胸汤或消导、攻下剂。虚者腹虽胀而按之柔软，且喜按压，按下去也不作痛，即痛也很轻微，舌无苔或稍有薄白苔，是胃功能衰弱，致食物有所残留、分解、产气，壅塞于胃中而作胀。这个病例，既主诉腹胀满，且为按之不痛，是属虚胀，故投以此汤即迅速收到效果。“胀非苦不泄”，厚朴味苦性温，通泄脾胃之气分，用作主药；“满非辛不散”半夏辛温和胃，生姜辛通滞气，用作辅药；人参鼓舞胃气，主治心下虚痞胀满，佐以甘草滋胃生津。通补兼施，法颇完密。适应证：“慢性胃炎”等病腹胀满者；发汗后或下后腹胀者，均验。

（2）慢性萎缩性胃炎　李某，女，45岁，1995年8月20日初诊。上腹部胀满不适3年余，饥饿、饱餐后均不舒服，每年夏秋季加重，晚上胀满不适更甚，以致晚餐不能食，伴倦怠乏力，胃部隐隐作痛，面色萎黄，舌质淡苔薄白，脉沉缓。胃镜检查示：“慢性萎缩性胃炎”。B超显示：肝胆未见异常。辨证属脾胃虚弱，气滞不运。治宜温运脾胃，宽中除满。处方：厚朴15g，法夏12g，党参12g，怀山药15g，炙甘草6g，生姜8g。每日1剂，水煎服。上方服6剂后，病人腹胀满明显减轻，继服10剂，临床症状全消。嘱再服香砂六君子丸1月。后胃镜检查示：胃黏膜大部为橘红色，仅胃窦部尚有轻度充血，病获临床治愈。（李琼.《河南中医》2000，6∶15）

按：本案患腹胀已历3年余，综合分析，为脾虚湿滞之证，正与厚朴生姜半夏甘草人参汤证病机吻合，故投之迅速取效。然该证毕竟病程较久，脾虚深痼，若不巩固疗效，恐其复发，故以香砂六君子丸善后，终获全力。此案提示，久病初愈，巩固疗效尤为重要。

（3）胃次全切除术后　叶某某，男，39岁，1977年8月10日就诊。患者行“胃次全切除术”后，恢复良好。惟出院后逐渐感觉脘腹痞满，嗳气频作，大便不畅，虽少食多餐以流质软食为主，亦感痞闷不饥，病情日渐明显。脉象细弱，舌白润。病者虽属手术之后腹胀满，但与《伤寒论》“发汗后，腹胀满”对照，病因虽不同，而病证相同，故用厚朴生姜半夏甘草人参汤加味论治：党参12g，法半夏9g，枳壳6g，厚朴9g，炙甘草6g，佛手片9g，广木香6g，生姜3g。服5剂后自觉气往下行，腹胀、嗳气大减。继则每隔1~2日服1剂，经2个多月，一切正常。1年后随访，腹胀未发作，消化良好，体略发胖。（陈瑞春.《中医杂志》1977，6∶35）

按：此案处方剂量与原方有别，加入枳壳、佛手、木香行气，无非原方重用厚朴之法。原方既已对证，不必加减。

（4）慢性肝炎

白某，男性，39岁，于1964年1月24日初诊。患慢性肝炎6年，两胁间歇性疼痛，大腹胀满，纳食乏味，嗳气频频，肠鸣矢气，大便溏薄，一日2次或隔日一行，曾先后5次住院。经保肝、丙酸睾丸酮等治疗后，均可获暂时效果，工作一紧张辄又复发。曾用柴胡疏肝散等方治疗，亦无显著效果。诊得六脉虚迟无力，舌胖大苔腻而浮。起病于早年饥饱劳役，脾胃升降失职，健运无权，恰与《金匮要略》“呕而肠鸣，心下痞者，半夏泻心汤主之”之证相符，则予：法半夏9g，萸炒连3g，枯黄芩9g，干姜片6g，炙甘草6g，潞党参9g，大枣4枚。二诊：1964年2月29日，前方日服1剂，1月来纳差、肠鸣、矢气等症状已大为减轻，但仍有腹胀胁痛，舌脉同前，拟《伤寒论》厚朴生姜半夏甘草人参汤：厚朴9g，生姜6g，半夏6g，党参9g，炙甘草6g。三诊：又服药20剂，腹胀大减，基本消失，除胁有隐痛之外，余症均除，脉象较前有力，精力充沛，出院返四川工作，嘱再服一段时间半夏泻心汤及补中益气丸为善后调理。（《岳美中医案》第60页）

原按：本例慢性肝炎的治疗，亦与一般常法不同，患者断续病程6年，腹胀纳差，肠鸣便溏，六脉虚迟无力，舌胖大等症，虽有胁痛，按疏肝理气法用柴胡疏肝散治疗不效，则说明非“肝胃不和型”，而为脾胃阳虚之证，先用半夏泻心汤以“辛开苦降法”为治，经服药月余纳差嗳气肠鸣等症大为好转，然腹胀不效，六脉如前，则说明脾阳衰惫转甚。《伤寒论》：“发汗后，腹胀满者，厚朴生姜半夏甘草人参汤主之。”所谓“发汗后”是指其病因为汗后伤及脾阳所致，本例虽未发汗，但病程6年之久，具有明显脾阳虚衰，顽固性“腹胀”，六脉虚迟无力。病因虽异，其证候相同，故改用厚朴生姜半夏甘草人参汤之后，20余剂即又进一步获得明显效果。

我曾经在一个传染病院会诊一位慢性肝炎病人，主诉就是腹胀难忍，午后更重，自己觉得有气壅滞在腹部，上下不通，嗳气不出，放屁不能，要求医生解除他这个腹胀之苦。于是，我就开了这个方加减治疗，使胀满得以缓解。在用厚朴生姜甘草半夏人参汤的时候，应该注意厚朴、生姜要等量而且用量要大，参、草用量宜小，反之则胀满难除。(《刘渡舟伤寒论讲稿》第74页)

2. **妊娠恶阻**　王某某，26岁。1963年4月3日初诊：月经2月未行，不纳不饥，口多涎沫，胸腹胀满，大便溏薄，面色苍白，脉细滑无力，舌苔白。予香砂平胃散加炮姜，谷芽。4月8日复诊：诸恙较前略好，用厚朴生姜半夏甘草人参汤，连服3剂，诸症消失，于同年10月分娩。(余胜吾.《浙江中医杂志》1965，8：26)

按： 此案脉证所见，为中虚寒饮之病机。该方中生姜、半夏即小半夏汤，乃化饮止呕之良方要药；厚朴苦温，温中理气，上三味合用，具有辛开苦降调中之妙；少用甘草、人参以扶助中气。全方标本兼顾，重在治标，方证相对，故疗效显著。

【临证指要】 厚朴生姜半夏甘草人参汤主治脾虚气滞之腹胀满。可用于治疗慢性胃炎、慢性肝炎及消化功能紊乱等病症符合本方证之病机者。

【原文】 伤寒，若吐若下后，心下逆满，气上冲胸，起则头眩，脉沉紧，发汗则动经，身为振振摇者，茯苓桂枝白术甘草汤主之。(67)

茯苓桂枝白术甘草汤方：茯苓四两，桂枝三两(去皮)，白术、甘草(炙)各二两。上四味，以水六升，煮取三升，去滓，分温三服。

【提要】 论内饮而外感误治的证治。

【简释】 素有内饮，复感外邪，治当兼顾。若误施吐下，损伤脾胃之阳，可致内饮复发或加重，饮停于中而气逆于上，则见“心下逆满，气上冲胸，起则头眩，脉沉紧”；若单纯发汗，伤动经气，经脉失养，可致身体振颤摇动。治用苓桂术甘汤通阳健脾制水。方中茯苓淡渗利水；桂枝通阳降冲；白术、甘草补脾制水。全方温而不燥，利而不峻，为温化痰饮主方之一，在此则为救逆之方法。

【方证鉴别】

苓桂术甘汤证与真武汤证(82)　吴谦：“身为振振摇者，即战振身摇也。身振振欲擗地者，即战振欲坠于地也。二者皆为阳虚失其所恃，一用此汤，一用真武者，盖真武救青龙之误汗，其邪已入少阴，故主以附子，佐以生姜、苓、术，是壮里阳以制水也；此汤救麻黄之误汗，其邪尚在太阳，故主以桂枝，佐以甘草、苓、术，是扶阳以涤饮也。至于真武汤用芍药者，里寒阴盛，阳衰无依，于大温大散之中，若不佐以酸敛之品，恐阴极格阳，必速其飞越也；此汤不用芍药者，里寒饮盛，若佐以酸敛之品，恐饮得酸，反凝滞不散也。”(《医宗金鉴》卷二)总之，阳虚饮停所致证候，轻者用苓桂术甘汤；重者用真武汤。

【大论心悟】

刘渡舟师徒谈论苓桂术甘汤的运用

1. **苓桂术甘汤治心病述要**　傅延龄总结了导师刘渡舟先生用苓桂剂治疗心脏病的经验，引述如下。

(1) *在辨证方面*　刘氏经常强调，临床辨证要着眼主证，把握关键。心脏病之属于水气上冲者，其临床表现有以下一些特征。

一是水舌，即舌质淡嫩，舌苔水滑。这是由于阳气虚弱、水饮从下而上，津液不化所致。

二是水色，即面色黧黑或面呈水斑，多见于天庭、鼻柱两侧、两颧、两颐、颏部的棕褐色或黑褐色斑点，其色暗滞，由于水之色黑，水邪为患，故面色黧黑，且水寒久客，荣卫凝泣，故面生水斑。这种色象在临床上往往被认为是瘀血征象。

三是脉沉弦，沉脉主病在里，为阳气不振，弦脉主饮，二者皆属于阴脉，反映水寒为病。自觉症状如水气凌心则悸，阻闭心胸之阳则胸闷、短气、喘息。又，水为阴邪，阳虚为阴病，夜晚阴气当令而阳气减退，故胸闷等症有入夜加重之倾向。另外，水气上冲则头晕目眩、咽噎耳鸣、面目虚浮，这是常见表现，故亦可作为辨证的重要指征。

(2) *在施治方面*　刘氏主张，水气上冲性心脏病的治疗应以苓桂剂为主方。所谓苓桂剂，是指经方中以茯苓、桂枝配伍为主药的方剂，苓桂术甘汤为其基本方，为苓桂诸剂之冠。无论是冠心病、风心病，还是肺心病或心肌炎，只要其表

现具备水气上冲之特征，皆可以苓桂剂化裁使用。（傅延龄.《中国医药学报》1990，4：55）

2. **苓桂术甘汤治“水气上冲”病症** 裴永清说：吾师刘渡舟教授善用本方治疗属于水气上冲的心脏病（包括冠心病、风湿性心脏病等），余承师意，结合临证观察，水气上冲之见证甚多，上犯于头则头晕目眩、耳鸣耳聋；逆阻于肺则咳喘（常加厚朴、杏仁、半夏、陈皮治之）；水气凌心则心悸胸闷气短；痹阻胸阳则胸痛；上扰于咽则喉咽不利，有梅核气感，诸多之情，仲景概称为“气上冲胸”，乃省文也，学者当悟之。临床上用苓桂术甘汤治愈梅尼埃综合征，梅核气、慢性支气管炎等见有水气上冲者报道屡见，皆善学善用者。如能再结合《金匮要略·痰饮病咳嗽病》篇“心下有痰饮，胸胁支满，目眩，苓桂术甘汤主之”，对该方的临床应用会更全面些。（《伤寒论临床应用五十论》第222页）

3. **苓桂术甘汤活用心法** 苓桂术甘汤温中降逆之功效，长于治疗痰饮内留、水气上冲证。刘渡舟先生根据自己的临床经验，提出了苓桂术甘汤的加减法，切合实用，引述如下：临床如果对苓桂术甘汤灵活加减，效果十分好：痰湿特盛者，可与二陈汤合方使用；眩晕重者，可加泽泻；兼见面热、心烦者，是阳气与水气相搏而有虚热的表现，可加白薇；兼血压高者，可加牛膝、红花、茜草；兼见脉结代者，去白术，加五味子；兼咳喘、面目浮肿、小便不利者，去白术，加杏仁或薏苡仁；兼夜寐、惊悸不安者，加龙骨、牡蛎等等……苓桂术甘汤的治病范围很广泛，加减化裁也很灵活，但减药味时通常都是去白术，而保持茯苓、桂枝、甘草不动，这就是所谓的“苓桂剂”。（《刘渡舟伤寒论讲稿》第75页）

【验案精选】

1. **气上冲胸至咽** “心下逆满”，指胃脘部因气上逆而感觉胀满，同时还有“气上冲胸”的感觉。关于气上冲这个证候，临床上还可以见到冲至咽喉部而有憋气、窒息感觉者。我在京西城子煤矿带学生实习时，一位学生接诊了一个老妇人，主诉咽中似有一物堵塞，吐之不出，咽之不下，根据病情开了四七汤，连服几剂没效。我一看，舌苔水滑，六脉俱弦，还有气上冲的感觉，等到这个气冲到咽喉部时，就觉得堵闷特别严重，而且有心慌、心跳等症。我诊断为水气上冲，换了苓桂术甘汤，只吃了一剂就有效。临床上类似病例并不少见，只不过这一例较为典型而已。（《刘渡舟伤寒论讲稿》第74页）

2. **眩晕**

（1）梅尼埃综合征 郭某某，女，48岁。患头晕一年多，每于饮食不适，或者受风寒时即发作。头晕时目眩，耳鸣，脘闷，恶心，欲吐不得，食欲减退，不喜饮水，甚时不能起床。脉缓，舌淡苔白。证属脾胃阳虚，中气虚衰，致水气内停，清阳不得上升，浊阴不得下降。治以苓桂术甘汤2剂后，头晕及烦满、恶心，皆有好转。后宗此方制成散剂，日服12g，服1月痊愈，以后未复发。（《经方发挥》第97页）

原按：眩晕为临床常见症状之一，病因多端，病机复杂，本例因痰饮停于中焦，致升降失司，清阳不升，浊气不降，痰浊上蒙清阳，遂致“起则头眩”而晕，故用苓桂术甘汤治疗获效。此外，本方还可以治疗痰厥头痛、头晕。这种头痛头晕的特点是：痛时目眩、耳鸣、烦闷、恶心、甚则呕吐，得吐则头痛能稍微缓解。从表现的这一系列现象看来，颇似现代医学的“梅尼埃综合征”。以苓桂术甘汤为主，酌加半夏、天麻之类治之，常获捷效。

（2）链霉素中毒性眩晕 曹某，男，52岁，工人，1991年8月30日初诊。于半年前，因患结核性胸膜炎，注射链霉素20支（计链霉素10g）时开始出现轻度眩晕，注射至36支时出现重度眩晕，耳鸣，听力减退，时恶心呕吐，视物晃动，如坐舟车，步履蹒跚，踏地发软，曾多方救治，服中西药罔效。检查：罗姆伯格征阳性，向左侧倾斜，但指指、指鼻试验正常，睁眼并足不能站立，必须两足相距一尺多远方能站立片刻，苔白腻，脉滑。拟诊：眩晕。证属痰湿中阻。处方：茯苓18g，桂枝18g，白术18g，甘草12g，泽泻45g。服12剂，症状明显好转，走路较稳，视物微动，苔薄白，继服前方30剂，诸症消失，随访1年未复发。（赵性荣.《河南中医》1997，6：12）

按：本案因链霉素中毒所致，以眩晕为主症。四诊合参，为痰饮内停证。故用苓桂术甘汤加大剂量泽泻健脾利水而获奇效。

3. **胸痹心痛**

（1）冠心病、心肌梗死 陆某某，男，42岁。因患“冠心病心肌梗死”住院。经治疗2月，病情未减，症状为心前区疼痛，憋气，心悸，恐怖欲死。每当心痛发作，自觉有气上冲于喉，气窒殊甚，周身出冷汗。脉弦而结，舌淡苔白。证系心阳虚衰，坐镇无权，水气上冲，阴来搏阳，而使胸阳痹塞，而心胸作痛；水气凌心，则心悸而动；心律失调，则脉弦而结；阴霾密布，胸阳不振，故胸中憋气而喉中窒塞；水邪发动，肾阳失于约束（肾之志为恐），其人所以恐怖欲死。治以通阳下气，利水宁心。药用：茯苓18g，桂枝9g，白术、炙甘草各6g，龙骨、牡蛎各12g。服3剂，心神转安，气逆得平。但脉仍结，自觉畏寒而腿冷。说明心脾之阳得复，水气亦减。今肢冷畏寒，肾阳之虚使然，治当扶阳消阴，驱寒镇水。方用附子、白术、生姜、白芍、桂枝各9g，茯苓12g，炙甘草6g。服3剂，下肢转温，已不畏寒，但脉结与心悸未复，胸痛有时发。证属心阳不足而使血脉不利。宜补心阳之虚兼化水饮之邪。方用：茯苓12g，桂枝9g，肉桂3g，五味子、炙甘草各6g。上方连服6剂，脉不结而心不悸，胸痛亦止，经心电图检查，已大有好转，乃出院服药调理。（《伤寒挈要》第114页）

按：活血化瘀法为目前治疗心脏病的常用法则之一。而本案证候颇似苓桂术甘汤证，故以辨证论治为主，取得疗效。以心为“阳中之太阳”，心阳虚衰，水气上冲，正合苓桂术甘汤主治。此《金匮》所谓“温药和之”之法。

（2）冠心病　周某某，男，48岁，北京塑料十九厂干部。患胸闷，气短，胸痛7年余，曾在协和医院诊为“冠心病”。病休2年多，服西药维持，不敢上楼或骑自行车，动则心悸心慌。查病人面色萎白不华，形体虚胖，舌大体厚苔滑，脉沉弦，大便偏溏，下肢浮肿。诊为心脾气虚水气上冲之证。遂书苓桂术甘汤加味：茯苓30g，桂枝12g，白术12g，半夏15g，陈皮9g，郁金12g，香附9g，丹参12g。服药7剂后，自觉良好，连用本方30余剂，病人自觉病状已失，能骑自行车前来就诊。继以原方加减而不脱苓桂术甘之义，调治3个月，病人正常工作，并去协和医院复查，心电图正常。上班工作2个月左右，因劳而病发，心律不齐，脉结代，更以原法统方调治2个月，心律正常，恢复工作，病愈后扶持其母来诊眼病（见下案），告之病未复发，健康工作。（《伤寒论临床应用五十论》第221页）

4. 视物不清（飞蚊症）　李某某，女，68岁，北京人，其子患冠心病，服中药治愈。遂有心服中药诊治眼病。双目视物不清，时有“飞虫”或“苍蝇翅”等，治疗多年不愈。查其舌大苔水滑，膝下肿，大便溏，脉沉弦，诊为“水气上冲”，蒙闭清窍，治用苓桂术甘汤加茜草10g、红花10g。服药20余剂，双目视物正常，停药。半年后，病人出现双视现象，观其舌脉同前，仍以原法统方调治月余而愈。随访2年，病未发。（《伤寒论临床应用五十论》第222页）

5. 支饮（先天性二尖瓣关闭不全）　周某某，女，25岁，务农。1975年9月5日初诊。患者为先天性二尖瓣关闭不全，从小到大，其口唇、手指紫暗。诊时所见，病者面色紫红，口唇乌黑，手指呈杵状，稍事活动则现胸闷气息不匀，脉缓参差不齐，舌淡润紫暗色。苓桂术甘汤加味：茯苓20g，桂枝10g，白术10g，炙甘草10g，生黄芪20g，党参15g，丹参15g。每日1剂，久煎浓汁，2次分服……服前方15剂后，患者面色红润，重现青春少女的芳容，口唇乌黑全消，手指仍为杵状，但颜色红润，活动有力，胸闷消失，精力充沛，劳动增强，脉缓有力，舌红淡润。嘱其继服前方，加黄芪为30g，隔日服1剂。先后共服50余剂，后随访近期疗效满意。（《伤寒实践论》第164页）

按：此案用苓桂术甘汤加黄芪、党参、丹参，旨在益气健脾、温通心脉，故取得近期疗效。

6. 呕吐（幽门狭窄）　卢老太太，身体矮瘦，患心下水饮已数年。平日心下觉寒，稍胀满，西医确诊为“幽门狭窄”。过五六日头晕，呕吐清水，吐尽方休。如此反复数年，愈演愈重，近又犯病而住院。服中西医止呕药无效。余考虑其胃寒积饮，积久则吐，且心下有时逆满，与苓桂术甘汤证近似，此非温阳涤饮莫治。因久病寒甚，稍加干姜。拟方如下：茯苓30g，桂枝10g，焦白术24g，炙甘草10g，干姜5g。嘱服3剂，以观后效。时隔10余日，其夫告余，仅服2剂，呕吐立止，近2日仅有泛酸感。拟前方量减半并加吴茱萸、黄连少许，煅牡蛎12g，常服。（岳美中.《江苏医药》1979，1:27）

7. 便秘　陈某某，女，52岁。大便秘结，五六日一行，坚如羊屎，伴有口干渴，但又不能饮，自觉有气上冲，头晕，心悸，胸满。每到夜间则上冲之势明显，头目昏眩更甚，周身轻度浮肿，小便短少不利，面部虚浮，目下色青，舌胖质淡苔水滑。此证为心脾阳虚，水气上乘阳位，水气不化，津液不行，则大便秘结而小便不利；

水气上冲，阴来阳搏而心悸、眩晕、胸满；水饮流溢，浩浩莫御，则身面浮肿。治法：温通阳气，伐水降冲。方药：茯苓30g，桂枝9g，白术9g，炙甘草6g。服2剂则头晕、心悸与冲气均减，此为水饮得温药之运化而减轻。乃于上方更加桂枝3g，助阳以消阴；泽泻12g，利水以行津。服2剂，口干去，大便自下，精神转佳，冲气又进一步好转。转方：桂枝9g，茯苓24g，泽泻12g，猪苓9g，生姜9g，附子9g，白芍9g。服至3剂，诸症皆除，面色转红，从此痊愈。（周凤梧.《山东中医学院学报》1977，1：22）

按：本案辨证论治，堪称巧思。仲景在《金匮》第17篇有利小便以实大便之法，本案则是利小便以通大便。可见中医治法，奥妙无穷。而立法依据当以辨证为准。

8. **咳而遗尿** 姜某某，女，35岁，农民。患者于1962年6月生产一孩（第4胎），产后匝月，感受寒邪，引起咳嗽。病经1个月之后，咳嗽时小便点滴而出，夜间咳嗽尤甚，小便淋漓尤多。曾经中西医治疗，未见显效。胸部X线透视正常。听诊两肺底部有稀疏湿性啰音，未见其他异常病变。就诊时病已逾16个月，咯痰不多而色白，舌苔薄白，脉象弦细。处方：茯苓15g，桂枝6g，白术9g，甘草3g。服药3剂症大减，服6剂咳止，遗尿亦愈。（邹维德.《上海中医药》1963，9：22）

按：《金匮》第7篇第5条有"……必遗尿，小便数，所以然者，以上虚不能制下故也"之论。此案用苓桂术甘汤取效，为培土生金之法。

9. **痿证（小儿麻痹）** 冀某某，男，7岁。患者发热数日，即出现下肢软弱无力，不能站立，更不能行走。诊断为"小儿麻痹病"。针灸治疗2个月，下肢活动稍有好转，但还不能独立行走，需人扶持。要求服中药治疗。就诊时见患儿下肢浮肿，按有凹陷，并有振振摇的现象，不时呕出清水，按之心下胀满，似有痛感。此为痰饮停聚中焦，当时先以温药化痰饮为主，并未考虑到下肢痿弱。遂先以苓桂术甘汤投之，以轻剂除痰消肿。讵料服4剂后，患儿下肢肿消，居然行动也有好转，这实是意外收获，后即照此方加当归、川芎等，共服1个月，患儿步健如常，惟跑步时容易摔倒。（《经方发挥》第98页）

原按：此案患儿脾胃阳虚，水饮内停，阳气不能达于下肢，使筋脉失于温煦濡养，以致痿弱无力不能自持。用苓桂术甘汤之所以获效，是本方蠲水饮、通阳气，使水饮去而阳气复，筋脉得以温润，恢复了筋脉的正常作用。

【临证指要】 苓桂术甘汤可用于治疗中焦饮停所致的脾胃、心、肺病变。其辨证关键是舌淡嫩苔水滑，脉沉弦，若心脏病患者，其面色黧黑或面呈水斑。

【实验研究】 本方具有抗心律失常、改善心肌缺血、促进心衰恢复、抑制交感神经兴奋、改善免疫功能以及祛痰止咳、镇静、抗炎、抗过敏、抗缺氧、健胃等多种作用。

【原文】 发汗，病不解，反恶寒者，虚故也，芍药甘草附子汤主之。（68）

芍药甘草附子汤方：芍药、甘草各三两（炙），附子一枚（炮，去皮，破八片）。上三味，以水五升，煮取一升五合，去滓，分温三服。

【提要】 论虚人误发其汗的证治。

【简释】 发汗病不解，反恶寒，此恶寒非表邪不去，而是素体本虚所致"畏寒"，故云"虚故也"。本证是阳虚阴亦不足，故用芍药甘草附子汤治疗。方中附子辛热，温经复阳以实卫气；芍药、甘草酸甘化阴以养阴血。此方即前第29条主治"脚挛急"的芍药甘草汤加附子而成，三药配合，成阴阳双补之剂。

【验案精选】

1. **发汗太多致虚** 张某，男，40岁，1986年8月21日就诊。时值酷暑盛夏，而病者却厚衣加身，仍打寒颤。自述因天热贪凉，夜宿树下，晨起即感恶寒头痛，身痛，鼻塞流涕，自认为感冒，遂购阿司匹林3片服之，半小时后，大汗淋漓，良久方止。自此，觉气短懒言，倦怠乏力，畏寒怕冷，蜷卧欲被，动则汗出，半月未愈。舌红苔白，脉沉迟无力。此乃大汗伤阳耗阴所致。治以扶阳益阴。方药：白芍12g，炙甘草10g，附子15g。服2剂，四肢转温，汗出停止，病愈体安。（《伤寒论通释》第117页）

2. **脚挛急** 郭某某，女，64岁，会计。2001年11月30日诊。体质较胖，有风湿性关节炎十几年，两腿沉重，冷痛，屈伸不利，轻度浮肿。七八年以来，间断性小腿抽筋，近半年日渐加重，多为夜半后1~5点发作，持续时间短则几十分钟，长则几个小时，下地行走可缓解，上床后又加重。经多种中药西药治疗都不能缓解。饮食尚可，但食后腹胀，大便不爽，日2~3次，小便正常，舌质淡苔稍黄，脉沉迟按之少力。治用芍药甘草附子汤，益阴扶阳以缓挛急。处方：白芍30g，炙甘草30g，炮附子25g。日1剂，水煎分日3次温服。服药1剂后，夜半后小腿抽筋减轻，服2剂未发作，且下肢痛、重、冷亦好转。（吕志杰验案）

按：患者年老体衰，四诊合参，为阴阳俱虚之象，阴血亏虚则不能濡润筋脉；阳气不足则不能温煦血脉。夜间属阴，夜半后阴气盛，寒性收引，故小腿挛急。芍药甘草附子汤，方证相符，故疗效显著。

【原文】发汗，若下之，病仍不解，烦躁者，茯苓四逆汤主之。（69）

茯苓四逆汤方：茯苓四两，人参一两，附子一枚（生用，去皮，破八片），甘草二两（炙），干姜一两半。上五味，以水五升，煮取三升，去滓，温服七合，日二服。

【提要】论汗下后阴阳两虚而烦躁的证治。

【简释】汗下后，病仍不解，反增烦躁，乃病已转属少阴。因误汗外虚阳气，误下内虚阴液，阴阳俱虚，水火不济，故生烦躁，治用茯苓四逆汤。本方功能回阳益阴，兼伐水邪。方用四逆汤回阳救逆，加人参、茯苓补气益阴，宁心安神。吴谦说："茯苓感太和之气化，伐水邪而不伤阳，故以为君；人参生气于乌有之乡，通血脉于欲绝之际，故以为佐；人参得姜、附，补气兼以益火；姜、附得茯苓，补阳兼以泻阴；调以甘草，比之四逆为稍缓和，其相格故宜缓也。"（《医宗金鉴》卷三）

按：本条叙述过简，若以方测证，可知本方证为虚人外感，误施汗下而转属少阴。再以病机推测证候，应并见畏寒、肢冷、下利、脉微细等。

【方证鉴别】

茯苓四逆汤证与干姜附子汤证（61） 两方证同属误治后烦躁，而彼为汗下后阳气大虚，昼日烦躁，夜晚安静；此是汗下后阴阳两虚，昼夜烦躁。因此，彼则专于扶阳，此则扶阳兼救阴液。试问，汗下虚其表里者同，而误治后病机有所不同，何也？体质不同使然。

【验案精选】

1. **亡阳竭阴烦躁证** 段某某，素体衰弱，形体消瘦，患病年余，久治不愈。症见两目欲脱，烦躁欲死，以头冲墙，高声呼烦。家属诉：初起微烦头疼，屡经诊治，因其烦躁，均用寒凉清热之剂，多剂无效，病反增剧。面色青黑，精神极惫，气喘不足以息，急汗如雨而凉，四肢厥逆，脉沉细欲绝。拟方如下：茯苓30g，高丽参30g，炮附子30g，炮干姜30g，甘草30g。急煎服之。服后，烦躁自止，后减其量，继服10余剂而愈。（周连三，等.《中医杂志》1965，1：28）

2. **疟疾误治虚脱证** 马某某，82岁。1956年诊治。久患疟疾，触邪而发，六脉沉弦，寒热往来，发作有时。发则高热谵语，胸满闷而痛。曾用大柴胡汤治疗，服后下利虚脱，急请抢救。证见：虚脱，倒卧在地，面色苍白，下利黑屎满身，牙关紧闭，不能言语，仅有微息，六脉沉微欲绝，四肢厥逆。处方：茯苓30g，炮附子24g，炮干姜15g，人参15g，甘草5g。急煎服之。1剂泻止足温，能言气壮，六脉来复。继服3剂，其疟亦随之而愈。（周连三，等.《中医杂志》1965，1：28）

3. **癫狂证** 李某某，女，41岁，于1961年7月诊治。因和爱人争吵而发病，初起喧扰不宁，躁狂打骂，动则多怒，骂詈日夜不休，经医用大剂大黄、芒硝泻下，转为沉默痴呆，舌白多津，语无伦次，心悸易惊，头疼失眠，时喜时悲，四肢厥冷，六脉沉微。处方：云苓30g，党参15g，炮附子15g，干姜15g，甘草12g，牡蛎30g，龙骨15g。服3剂后，神志清醒，头痛止，四肢温。改用苓桂术甘汤加龙骨、牡蛎，服10余剂而愈。（周连三，等.《中医杂志》1965，1：28）

按：《难经》有"重阴者癫"，"重阳者狂"之论。《金匮要略》第10篇第12条有"阴气衰者为癫，阳气衰者为狂"之说（两个"衰"字作"重叠"解。详见《金匮》）。本案初病狂疾，因过服寒凉攻下，损其阳气，虚其中土，阳虚可致痰凝，中虚必失降浊之力，痰湿阴浊填塞于上，因而由狂致癫之变。用茯苓四逆加龙、牡温肾培土，镇惊降浊。转方以苓桂术甘汤加味调理而愈。

4. **阳虚外感误治证** 李某某，女，35岁，农民。1966年诊治。患者素阳不足，外感寒邪，发热恶寒，寒多热少，入夜尤甚，常增被而不暖。初用辛凉解表，继用苦寒泄下，以致病重，卧床不起已3月矣。现证：面色晄白无华，精神恍惚，形体消瘦，凉汗大出，面颊汗满下流，语声低微，气息奄奄，四肢厥逆，六脉欲绝。处方：茯苓30g，炮附子30g，潞党参15g，干姜

15g，甘草15g。上方2日内连服7剂，汗止足温，六脉来复。继服20余剂而愈。（周连三，等.《中医杂志》1965，1∶28）

5. **月经过多** 姬某某，女，45岁，干部。1964年7月诊治。自诉，乳子年余，月经淋沥不断，经量过多，继发眼疾，目昏，视物不清，剧烈疼痛，特来诊治。眼目红肿，内有白翳，其泪满眼，睁目则下流，剧烈疼痛，头晕目眩，面色青黑，舌白多津，精神萎靡，肢节困疼，腰疼如折，腹疼如绞，四肢欠温，六脉沉微。证属虚寒。宜温肾阳，补脾胃，疏肝木，滋荣血。处方：茯苓30g，炮附子15g，干姜15g，甘草15g，党参15g，桂枝15g，首乌15g，白芍15g。服药2剂，痛止，月经恢复正常。改服苓桂术甘汤加白芍、首乌、丹皮。4剂翳消病愈。（周连三，等.《中医杂志》1965，1∶28）

按：此案病因为月经过多，气随血失，进而阴阳俱虚。辨证要点为舌脉及精神萎靡，此《伤寒论》第281条所谓“少阴之为病，脉微细，但欲寐也”。其眼目红肿，则为水不涵木，木火上炎于窍之征。本案为治病求本之范例。

周连三先生为现代名医，善用经方治疗各种疑难杂病及重症。上述四案，足见周氏认证之准确，经方之神效。

6. **喘促（肺心病、心力衰竭）** 1964年，有一肺心病患者住院治疗，经中西药调治后，病情好转。某晚，适余值班，黎明前，护士来唤，云此肺心病患者突见张口呼吸，端坐床头而不能卧。余急给氧，气略平。但四肢渐冷，至天明，冷更甚，手逾肘、足过膝，端坐而张口呼吸更甚，痛苦异常，舌淡，脉数，余遂与其他中医共商拟茯苓四逆汤加减予服。约经二三小时，冷势即减，气亦平，迨中午，已能平卧矣。（《老中医医案医话选·何志雄医案》第292页）

按：此案突变证候，为“心力衰竭”的典型表现。该方实有强心利尿之功，故用之转危为安。

【临证指要】 茯苓四逆汤主治阴阳两虚重证，或热病与杂病由于施治不当，阴阳骤虚而以阳虚为主者。

【实验研究】 参见第92条四逆汤。

【原文】 发汗后，恶寒者，虚故也；不恶寒，但热者，实也，当和胃气，与调胃承气汤。（70）

按：调胃承气汤方，见前第29条。

【提要】 论发汗后虚实不同的两种变证及实证的治疗。

【简释】 发汗后虚实变证之根由，常与病人的体质有关。若为体虚之人，感受外邪，发汗不当，伤阳损阴，则易变为虚证，故本条曰：“发汗后，恶寒者，虚故也。”若为阳盛之体，或内有郁热，辛温发汗，病邪则易从热化而变为阳明实证。故本条又曰：“不恶寒，但热者，实也。”由于胃家实尚轻，故曰“当和胃气，与调胃承气汤”。本方功能泻热和胃，润燥软坚。方中大黄苦寒，泄热去实，推陈致新；芒硝咸寒，润燥软坚，通利大便；炙甘草味甘气温，既能和中，又能缓硝、黄峻下，三味相合，泻下阳明燥热结实而不损胃气。

按：仔细研读《伤寒论》中有关调胃承气汤证的原文（第29、70、105、123、207、248、249条）便可认识到，仲景用调胃承气汤有两法：一是“少少温服之”，意在荡除燥热，调和胃气；一是“顿服之”，则重在泄下燥热内结。

【方歌】

大黄芒硝炙甘草，调胃承气燥热消；
腑气壅滞小承气，枳朴大黄缓下好；
腑实重证大承气，枳朴硝黄峻下妙；
热病杂病胃家实，腑气一通乐逍遥。

【方证鉴别】

调胃承气汤证、小承气汤证（208）、大承气汤证（208） 三承气汤证涉及原文数十条，内容以阳明病篇为主，并见于太阳病篇（5条）、少阴病篇（3条）、厥阴病篇（1条）。三承气汤证均为燥热内结、腑气不通，皆可见身热、汗自出、不恶寒、反恶热等阳明外证，而必见便秘、心烦、舌红苔黄、脉大等阳明内证。三方证燥热有微甚、内实有轻重、证情有缓急、制方有大小。以调胃承气汤证→小承气汤证→大承气汤证之序，阳明腑实证是由轻而重。其调胃承气汤证以燥热内结为主；小承气汤证以腑气壅滞为主；大承气汤则为典型的阳明腑实重证，且有燥热劫阴之虞。三承气汤之脉象以大而有力或沉实为特点，舌象为舌红苔黄，甚则苔黄燥起刺。三方之制，均用大黄“荡涤肠胃”为主，而大承气汤以芒硝润下，枳实、厚朴疏通气机，其力猛，故曰大，为峻下剂；小承气汤无芒硝，但有枳、朴，则下趋之势缓，故曰小，为缓下剂；调胃承气汤去枳、朴之苦辛，加甘草之甘缓，其力尤缓，取其调和胃气，为轻下剂。

【验案精选】

一、伤寒

（一）伤寒阳明燥结证

1. 李君长子年十九岁，四月病伤寒九日，医作阴证治之，与附子理中丸数服，其证增剧，更医又作阳证，议论差互，不敢服药，决疑于罗。罗至宾客满坐，罗不欲直言其证，但细为分解，使自度之。凡阳证者，身须大热，而手足不厥，卧则坦然，起则有力，不恶寒，反恶热，不呕不泻，渴而饮之，烦躁不得眠，能食而多语，其脉浮大而数者，阳证也；凡阴证者，身不热，而手足厥冷，恶寒蜷卧，面向壁卧，恶闻人声，或自引衣盖覆，不烦渴，不欲食，小便自利，大便反快，其脉沉细而微迟者，皆阴证也。今诊其脉沉数得六七至，夜叫呼不绝，全不得睡，又喜饮冰水，阳证悉具，且三日不见大便，宜急下之，乃以酒煨大黄六钱、炙甘草二钱、芒硝五钱，煎服。至夕下数行，去燥粪二十余块，是夜汗大出，次日又往视之，身凉脉静矣。（《宋元明清名医类案·罗谦甫医案》）

2. 沈宝宝，上巳日。病延四十余日，大便不通，口燥渴，此即阳明主中土，无所复传之明证。前日经用（番）泻叶下后，大便先硬后溏，稍稍安睡，此即病之转机。下后，腹中尚痛，余滞未清，脉仍滑数，宜调胃承气汤小和之。生川军二钱（后入），生甘草三钱，芒硝一钱（冲）。（《经方实验录》第38页）

3. 李某，男，62岁，1989年7月12日诊。病初发热无汗，头痛身痛，自服土霉素、对乙酰氨基酚等治疗4天后，寒热虽罢，而突发眩晕，如坐舟车，日晡晕甚，喘冒不能平，乡医院曾予西药对症处理，未见效果。刻诊，头晕头痛，面赤烘热，烦躁不安，口干多饮，大便三四日未行，小便黄赤，舌红苔黄燥，脉沉实。证属阳明热结，浊气上冲，发为眩晕，治以通腑清热，降浊定眩，方予调胃承气汤：大黄（后下）、芒硝（冲服）各10g，甘草5g。服2剂，大便通畅，眩晕立平。（《伤寒论通释》第293页）

（二）温病

1. **战汗后胃实**　梁堂村，梁其材，年30余。于四月间患疫，数治不愈，迁延十日，请余诊视时，见家人环绕哭泣。余诊得肾脉细弱无力，心脉甚虚，脾肺脉涩，知是阴虚血少，不能作汗。吴又可云："养阴即是发汗。"用六味四物汤（六味地黄汤合四物汤），略加生津液之味（麦冬、玄参、花粉、甘草），服五帖，忽得战汗，身热已退，惟饮食不能多进，胃脘按之疼痛，乃表证虽解，里证未除也，用调胃承气汤一帖，下秽物碗许，干粪枣大者十余枚，数日平复。〔《二续名医类案》（翟竹亭·湖岳村叟医案）第193页〕

按：关于"战汗"，《温疫论》各篇提到颇多，更在"战汗"专论中对战汗的发生机制、战汗与温疫病转归的关系以及战汗应注意事项等，做了专题论述。战汗是先振战而后汗出的症状，为急性热病病程中正邪相争的一种临床表现。当外邪侵袭人体后，始终存在着正气与邪气的相互斗争，在一定的条件下机体调动体内一切力量与病邪作激烈的斗争，可以发生战汗，若正气能战胜邪气，则病邪随战汗而解，疾病向愈，这是一种好现象；若正不胜邪，战栗而不能出汗，说明邪气有内陷的趋势，或者虽汗出而正气也随之外脱，都属危重之证。吴氏有"厥回，汗出者生；厥不回，汗不出者死，以正气脱，不胜其邪也"和"战而不复，忽痉者必死"等论述，就是说明战汗的种种不同转归。其预后好坏的根本，是取决于人体正气的强弱，这对指导临床辨证施治，确有一定意义。吴氏认为在战汗发生时，旁人切勿扰动患者，但要注意保暖。后世医家王孟英在《温热经纬》中说："将战之时，始令多饮米汤或白汤……以助其作汗之资"，孔毓礼认为"战而不得汗者，以人参生姜汤助正以取汗"，均可作为临床参考。

2. **伏热化燥**　王珊卿，年32岁，住漕桥。原因：立夏后多食米糕，食积化火，触动伏热而暴发。前医用消导药二剂，病热反剧。症候：身灼热，汗自出，不恶寒，反恶热，口渴引饮，谵语发狂，便闭溺涩，苔厚焦黑。诊断：脉洪数实而有力，脉症合参，此伏热化燥，《伤寒论》所谓"阳明之为病，胃家实"；"表里皆热，热结在里"是也。疗法：仿喻西昌硝黄甘膏汤，急下存阴例，以救济之。处方：元明粉三钱（后冲），生川军四钱，生石膏一两（研细），生甘草五分。次诊：一剂而略便燥屎，狂热渐减，再剂而燥便甚多，热退不渴，神疲嗜卧。醒后神识转清，舌红微干，脉虚数，改用吴氏五汁饮，养胃阴以善后。次方：甘蔗汁、雅梨汁、鲜芦根汁各两大瓢，生荸荠汁、生藕汁各一大瓢。重汤炖温服。效果：连服三日，诸症皆平而瘥。〔《重订全国名医验案类编》（毛凤冈）第246页〕

廉按：热病者，纯热无寒之伏气，发于春者为瘅热，发于夏者为热病。热化火，火就燥，理当急下存阴。方用喻氏硝、黄、甘、膏，药虽四味，泻火清燥，面面圆到，一击而中。此素有定见于中，乃不为临歧所炫。

按：此案首方实乃调胃承气汤加石膏，为承气汤、白虎汤合方活用之法。

3. **燥疫白喉**　李式平，忘其年，住本乡。原因：素禀阴虚，染时行燥疫而发。患此十余日，自知不起，流涕求救。症候：喉燥纯白，咳吐黏涎，鼻塞颔肿，口干便秘。诊断：脉缓滑而大，舌苔白厚带灰而糙，此伏火内盛，燥毒外引，酿成时疫白喉也。疗法：用调胃承气汤以荡涤肠胃宿垢实热，合养阴清肺汤以润燥活痰，佐以郁李仁破大肠气滞，使以枳壳直达幽门。处方：生川军钱半（酒洗），元明粉二钱（后入），生甘草一钱，北沙参四钱，原麦冬三钱，鲜生地五钱，粉丹皮三钱，京川贝三钱（去心），苏薄荷一钱，生白芍二钱，郁李仁二钱，生枳壳一钱。效果：叠进两剂头煎，便下如脓，自觉喉间黏涎划然而下，所患若失，而舌苔犹现灰色，再进一剂而退。继用前方去硝、黄、枳壳、郁李仁、薄荷等五味，加玄参四钱，养阴清肺、壮水制火而痊……十余年来，已验之人，历历不爽。如病人畏忌大黄，可用元明粉拌捣瓜蒌，每奏奇功。初下每如常粪，再下则变红中杂黏液胶滞，后复黄粪为邪尽。若红黑色为未愈，仍宜守方下之，不变黄不止，既变黄又不可不速止，此为秘诀。〔《重订全国名医验案类编》（尹小闰）第317页〕

（三）热病“阳盛格阴，大实有羸状”误治案

患者乃一壮年男子，病热旬日不愈，渐至神志昏昧，口不能言，身不能动，目不欲睁，四肢厥冷，时发惊悸，周围稍有声响，则惊悸汗出，阖家惊慌，迎治不迭。观前医处方，皆从虚治，养心阴，益心阳，安神定志诸法，用之殆遍。余诊之，见患者昏昏如愦，问之不答，然六脉皆沉伏有神，且舌红少津，根有黄褐厚苔；以手切腹，觉脐下有痞块灼手，用力切按，则患者皱眉作禁。据证思索，知属阳极似阴，大实有羸状。其所以惊悸汗出者，乃因胃家燥热结实，内热熏迫，上扰神明，累及心阳所致。病本在于阳盛，故用大剂调胃承气为主，泻阳邪之有余，少佐附子护心阳之不足，因得泻下燥屎数枚，惊悸止，神气清，调理旬日而安。〔《名老中医之路·第一辑（赵金铎）》第198页〕

二、杂病

（一）内科病

1. **高热待查**　张某，男，53岁，干部。1977年4月22日诊。高热40℃，入院后又持续10天。曾做了各种检查，未明确诊断，依然是“高热待查”，用过多种高级抗生素，热依然不退，请余会诊。症见：灼热无汗，头痛肢凉，口舌干燥，腹胀满疼痛拒按，大便已7日未解，舌红苔燥黄，脉沉实数，此典型的阳明腑实，予调胃承气汤加味：生大黄12g，芒硝30g，玄参30g，生甘草6g。2剂，6小时服一煎。下午开始服药，仅服1剂即解大便，初为便硬，后为溏便，共便3次。腹胀痛顿轻，周身微微汗出，身热渐降。至夜半体温已降至正常，翌晨病若失，嘱余剂停服，糜粥调养，勿油腻厚味，恐食复。（《相濡医案》第343页）

原按：阳明热结，身热燔灼，必逐其热结。腑气通，气机畅，津液乃布，反见津津汗出，此乃“正汗”，标志里解表和，故身热渐退。热退之后，疲乏无力，乃壮火食气所致。此时切忌厚味滋补，恐为食复。

2. **咯血（空洞性肺结核咯血）**　朴某，女，34岁，朝鲜族人，1978年5月12日诊，患肺结核已13年，两肺共有3处空洞，咯血盈碗而入院，入院已5日。先后予维生素K、肾上腺色腙片、止血纤溶芳酸、垂体后叶素等，出血仍不断，一日数次咯血或成口咯血，或一次半碗余。中医会诊：大便7日未解，腹硬满按之痛，舌苔黄燥，脉沉数实。予调胃承气汤：生川军10g，芒硝15g，炙甘草6g。仅服一煎，大便即下，咯血立止。后予清热、通腑、养阴之剂，痰中血丝亦无。（《相濡医集》第318页）

原按：此例咯血，因阳明腑实所致。肺与大肠相表里，气化相通。腑气不通，浊热上蒸于肺，肺气不降，气逆帅血而上，故咯血。予调胃承气通其腑，泻其浊热，肺之肃降之令行，气降则血降，故血立止。

3. **胃痛（十二指肠溃疡）**　杨某某，女，32岁。1987年3月17日诊。胃痛反复发作8年，消化道钡餐证实为“十二指肠溃疡”。今春胃痛复发，服益气、养阴、制酸、止痛等药20余剂，疗效不佳。现胃脘部灼热样持续性疼痛，夜间痛甚，喜按，恶心不欲食，食已即吐，口干苦不欲

饮，大便9日未行，溲黄，舌红苔薄黄，脉弦细。证属胃阴不足，肠腑不通。拟胃痛治肠，通腑治标法。处方：大黄12g，芒硝、炙甘草各6g，白芍18g。以水600ml，煎取200ml，放入芒硝，再微煎令沸，分5~6次少少温服之。服药后，当晚大便通，便下如羊屎，便后胃痛减，食已不吐。改拟甘寒养阴润肠以治本。（吕志杰.《四川中医》1991，8:28）

按：此例患者胃虚而肠实，本着"六腑以通为用"；"以通为补"；"胃宜降则和"等法则，用调胃承气汤加白芍治之，胃肠和降，大便通，痛减吐止。妙在少与频服，则承气之剂为调胃之方。

4. **便秘（肠梗阻、乙状结肠癌）** 谢某，男，70岁。大便不通1个月，只感腹胀，但无便意，无矢气。曾清洁灌肠有少许便块。查：腹部胀大，按之沿结肠硬满，压痛不明显。诊断："肠梗阻"，原因待查。法当先治其标，以大剂量调胃承气汤原方煎汤（后入芒硝），分次（每次约大黄20g、芒硝20g、炙甘草10g）反复保护灌肠。每次灌肠后能解出粥状便，半日许便尽腹空。乙状结肠镜示："乙状结肠下段癌"。（《仲景方药古今应用》第524页）

按：此例患者年老气衰，结肠积满粪便，恐口服难以奏效，故采取灌肠法，"下病下取"而取效。

5. **便秘　胁痛** 沈某之夫人，年39岁，因体壮肝旺，又复平素嗜酒，湿热蕴蓄于胃肠之间。骤现大热，头目眩痛，身有潮汗，三日后，热势更重，面赤唇红，左胁胀痛，心烦欲狂，时有呓语，口渴腹胀，大便燥结，3日未行，小便灼热，脉象弦数而沉实鼓指，舌尖边红苔色灰黄而厚。脉证相参，知为热邪陷入阳明，扰及心包，应以调胃承气汤，扫荡瘀滞之热邪。因有胁痛，胁为肝之部位，以弦为肝之脉象，显系肝有郁热壅滞。因佐以疏肝清热之品。处方：大黄10g，芒硝10g，柴胡3g，龙胆草12g，丹皮10g，甘草6g。服药后，下燥屎数枚，继以硬便，身热骤减，神志清爽。连服2剂，继续溏泻数次，腹部不胀，食欲渐展，而左胁已不疼痛。后以清热和胃之剂，调理而愈。（《伤寒论临床实验录》第85页）

6. **蛔厥（蛔虫性肠梗阻）** 王姓，女，73岁。1961年11月24日住我院西医内科病房。先患泄泻2天，日下数十次，经西医治疗而愈。继而出现腹胀，二便不通，腹胀痛，以致痛极汗出，烦躁不安，呕吐黄色稀水，先后吐出蛔虫4条。西医诊断："蛔虫性肠梗阻"。因患者体质虚弱，外科会诊后，认为不适于手术治疗，至11月29日，邀中医会诊。患者口唇干燥，烦躁不安，呕吐不止，所吐尽属黄色稀水，且有粪便臭味，腹胀如鼓，脉象沉细，舌苔黄厚。证属蛔厥。但正气不足，邪气有余，虽痞满燥实俱备，但体虚未宜猛下，宜以调胃承气汤和之。处方：生大黄9g，元明粉9g，生甘草3g。服药后，至下午2~12时，大便4次，粪色先黑后黄，中夹蛔虫7条，呕吐止，腹胀消，当晚即进牛奶少许，次日即进流质饮食，病情好转，旋即出院。（姚兴华.《上海中医药杂志》1966，2:62）

按：此例因蛔虫阻塞肠道，致阳明腑实。但因年高体弱，不可猛下，只宜用轻下剂调胃承气汤，一剂便通虫下，很快痊愈。

（二）妇人病、小儿病、眼病、皮肤病

1. **临产期伤寒胃实** 王某，女，22岁，初诊1933年9月。妊娠九月，已临产期，感患伤寒，先寒后热，二三日后，但热不寒，午后高热，自汗口渴，哭叫肚痛，烦躁不安，时又神昏谵语，诊其脉滑数有力，右关鼓指，询其旬内起居饮食，其母诉云，发热后两次吃老鸡蛋七枚，七八日，发热不退，大便亦不解。按其脉症，妊娠临产感患伤寒，内有宿垢而成胃实，症颇危急，遂予佛手散合调胃承气汤化裁：当归一两五钱，川芎三钱，甘草一钱五分，锦纹二钱，芒硝二钱（另包冲服）。嘱服一帖。服后至半夜大便半盂，次晨天明神志转清，产生一男，稍进糜粥半碗，安神熟睡。（《伤寒论通释》第294页）

原按：患者届临产期，突患伤寒，又误伤食滞，致邪热化燥，而成阳明腑证。是时燥屎临肛，胎儿已临产门，互相阻碍。肠胃失其更虚更实，故气机不得上下，何能解便、生产？选调胃承气汤意在缓攻，不伤胎儿，方内芒硝咸寒润燥软坚，炙草以缓和大黄急下之性。又，佛手散即芎归汤。丹溪云，催生只用佛手散，最稳当，又捷快。故选用二方化裁，恰中病情。

2. **赤面红斑病（远心性环状红斑症、急性发热性嗜中性白细胞增多症）** 患儿张某某，女，6岁，黑龙江大庆油田人。于1985年6月30日由其父母陪护来京诊病：患儿面色红赤，上至额，下至颏旁及耳前，面如涂朱，下午重，傍晚时发热，体温波动在38℃上下，病已3年。曾到上海、广州及沿途大医院求医，诊断为"远心性环状红斑症""急性发热性嗜中性白细胞增多症"

等，医治无效。归途至京，来门诊就诊。查患儿整个面部通红如丹，并且在面赤的基础上散在有直径约2cm左右的深红色环状圈，略高出皮肤，不痛不痒，大便秘结，小便黄，舌尖红绛苔黄，脉弦滑数。辨证为阳明胃肠积热郁蒸于阳明经脉所致，正《伤寒论》第48条所言“面色缘缘正赤者，阳气怫郁在表”之证。遂投调胃承气汤加大青叶治之：元明粉4g（分冲），酒军3g，炙甘草3g，大青叶9g。水煎服，日1剂，分3服。7月4日二诊：服上药3剂后，大便已通，傍晚潮热已无，面赤有减。效不更方，继投前方，酒军减为1.5g，元明粉减至3g，加葛根6g。7月8日三诊：服上药3剂后，面赤消失如常人，患儿只觉面部灼热，余无不适。治以调胃承气汤合升阳散火汤合方之义，小其制：元明粉1.5g（分冲），酒军1.5g，炙甘草2g，柴胡3g，升麻1.5g，羌活1.5g，赤白芍各4g，葛根6g。水煎服，日1剂，日3服。药后诸症皆愈，返回大庆，于1985年12月底，家长来信告其女之病未发。（《伤寒论临床应用五十论》第214页）

原按：《伤寒论》中论面色赤的条文有3处：第317条内真寒外假热，阴盛格阳的通脉四逆汤证中的“其人面色赤”（其赤如饰）；第48条二阳并病后转属阳明的“面色缘缘正赤”；第206条“阳明病，面合色赤”。可见面色赤有真假寒热之分。本案面赤责于阳明，后加葛根者，取“火郁发之”，并引药入阳明经脉之中之义。笔者曾用调胃承气汤加减治愈燎面症数人（病人自觉面部灼热如火燎之感），因阳明经脉与面部关系十分密切。

按：《金匮·痰饮咳嗽病》篇第40条说：“若面热如醉，此为胃热上冲熏其面，加大黄以利之。”可佐证上述验案论治之得当。

3. **眼目不爽** 清代太医院院判张仲元治慈禧案：脉息左关沉弦，右关沉滑有力，肝胃气道欠畅，蓄有积热，是以眼目不爽，食后嘈杂，谨以古方调胃承气汤调治。酒军八分，元明粉六分，甘草五分。（《慈禧光绪医案选议》）

4. **疣（传染性软疣）** 杜某某，女，30岁，工人。初诊：1983年6月4日。主诉：面颈四肢起皮疹瘙痒月余。现病史：患者于1月前面部、颈部及四肢皮肤起丘疹，日渐增多，奇痒难忍，某院确诊为“传染性软疣”，经西药治疗2周无效，转请该院中医治疗，服药6剂无变化。诊查：遍身散在丘疹，以四肢、颈项部尤甚。形状大小不一，大如绿豆，小如粟米，丘疹底边部发红，高凸部呈浅褐色，皮肤可见抓痕，身上时有热感，心烦，少寐，纳呆，脘腹满闷，大便干结，五六日一行，小便黄赤，量少，口干渴喜冷饮，但饮而不多，口气臭秽，舌质红少津，苔黄燥，脉沉而有力。辨证：胃肠积热，腑气不通，热邪熏蒸，蕴于皮肤。治法：泻热通腑。处方：调胃承气汤加味：大黄15g（后下），芒硝10g（分两次冲服），生甘草6g，板蓝根10g，地肤子12g。嘱1剂煎2次，合汁分日2次服。二诊：服上方3剂，泻下稀便数次，脘腹满闷已减，丘疹明显减退，诸症减轻，惟尚有皮肤瘙痒，此余邪未尽，应防邪热复聚，以原方减量服3剂，诸症悉除，食欲转佳，大便日行一次，丘疹尽退而痊愈，观察半年亦无复发。（《刘亚娴医论医话》第52页）

原按：……该例传染性软疣，西医认为乃病毒所致，以泻热通腑而取效，诚如张子和所云：攻下可使肠胃洁，腐秽去，气血流，营卫昌。可见攻下得宜可调动人体抗邪能力。在皮肤病的治疗中，通腑气去积热，畅气血以荣肌肤亦为不可忽视之法。

【临证指要】 调胃承气汤主治阳明燥结所致的胃肠病及燥热上冲所致的头面五官病症。

【实验研究】 本方促进胃肠蠕动，并有抗炎、改善微循环等作用。若大便久留，水分被吸收，某些成分不断分解释放出酸性物质，使大便逐步凝结成酸性硬块。方中芒硝呈碱性，又具高渗性，能使水分向肠腔内渗透；大黄能刺激肠壁增强蠕动；甘草有肾上腺皮质样作用和解毒作用，故能促进受损的肠壁恢复功能。

【原文】 太阳病，发汗后，大汗出，胃中干，烦躁不得眠，欲得饮水者，少少与饮之，令胃气和则愈。若脉浮，小便不利，微热消渴者，五苓散主之。（71）

五苓散方：猪苓十八铢（去皮），泽泻一两六铢，白术十八铢，茯苓十八铢，桂枝半两（去皮）。上五味，捣为散，以白饮和服方寸匕，日三服。多饮暖水，汗出愈。如法将息。

【提要】 论发汗后胃中干与蓄水证两种证候的调治。

【简释】 此条自“令胃气和则愈”一句之前后，应分为两段。第1段所述“太阳病，发汗后，大汗出”，是“胃中干”的原因；而胃中津液干涸又是“烦躁不得眠，欲得饮水者”的原因。下文“少少与饮之，令胃气和则愈”一句，是针对发汗伤津、胃燥较轻的饮水补液自治疗法。

第2段曰：“若脉浮，小便不利，微热消渴者”，是外有太阳表证、内有膀胱蓄水证。有表邪故脉浮，微热；内有水饮，气化不行，故消渴，小便不利。与五苓散化气行水，表里两解。猪苓、泽泻利水于下，茯苓、白术健脾利湿，桂枝通阳化气，五药共为散剂，以白饮和服，使膀胱津液得以通调，外则输津于皮毛，内则通行于上下，自然小便利，口渴除。观方后云“多饮暖水，汗出愈”，则本方不但有利水之功，且具有发汗之用，可知五苓散为太阳经腑两解之法。

按：本条把发汗后引发的两种变证并列：一为“胃中干”（发汗伤津之故）而渴欲饮水，与水则愈；一为水蓄于下而“消渴”，利水则愈。同一口渴症而治法不同，其前者为生理现象，为善后调理法；后者为病理表现，应辨证论治。

《伤寒论》本条与下文第72、73、74条及后文第141、156、244、386条等，都是论述或涉及五苓散证，以本方主治太阳蓄水证、水逆证等。在《金匮》第12篇第31条，则以五苓散治疗痰饮病“脐下悸，吐涎沫而癫眩”者。综合《伤寒杂病论》五苓散证可知，本方证以蓄水证为病机要点，而表证则为或然证。

裴永清对五苓散证是否一定兼有表邪问题有如下见解：有人或问，《伤寒论》中五苓散方后注有云“多饮暖水，汗出愈”，既谓“汗出愈”，岂不是必兼表邪之明证？诚然，有表邪者必汗出而解，但反过来，汗出而解者不一定都是表邪，这又必须从《内经》中找答案。《内经》言“三焦膀胱者，腠理毫毛其应也”，因此，汗出既是解表邪的一个途径和标志，同时也可以是膀胱气化复司，三焦水道通利的一个契机。三焦为“水道”，膀胱为“水腑”，膀胱气化不利则水饮内停，三焦不畅，小便不利。一旦膀胱气化复司，津气布敷，三焦通畅，内则小便得利，外则可见汗出，此皆饮邪之去路，气化复司之征象。故而我们不能把“多饮暖水，汗出愈”六句拘泥于专指解表，而把五苓散证死于必兼表证之下。（《伤寒论临证指要五十论》第7页）

【方歌】

二苓白术五苓散，重用泽泻桂为半，
太阳蓄水水逆证，通阳化气利小便。

【大论心悟】

五苓散证前后原文互参则用途广矣

五苓散证是太阳经病传腑的蓄水证，这已被古今医家所公认。但问题是，水蓄下焦膀胱，理应具备其局部病变少腹满或少腹里急，而仲景在71~74条中皆不言者，何也？此省文于前而详述于后也。后第126条和第127条曰：“伤寒有热，少腹满，应小便不利……”；“太阳病……小便少者，必苦里急也”。把第71~74条同第126、127条结合起来学习，互文见义，则对五苓散证的认识就比较全面了。将《伤寒论》《金匮要略》中五苓散所治之证候归类分析，便会明了，五苓散不仅治疗太阳蓄水证，尚可治疗渴欲饮水、水入则吐的“水逆”证（第74条）；水饮内停而致的“心下痞”证（第156条）；水渍肠中的“水泻”证（第159条）；水饮上逆于头而致的“癫眩”（《金匮要略》痰饮病第31条）；水饮之邪乱于胃肠而发的“霍乱”（第386条）。如此归纳分析，对于我们认识和掌握五苓散功用及其所治病证，定会大有益处，开拓了视野，扩展了思路。

【验案精选】

一、伤寒

1. 蓄水证 吕某，48岁，患外感证，发热恶寒，肢体酸痛，自汗出，心烦腹胀，小便不利，四肢浮肿，两腿胫部按之凹陷，口干，舌苔白腻，脉象浮软，此系表邪外袭、水饮停蓄之证，因与五苓散变散剂为汤剂。处方：桂枝10g，猪苓12g，泽泻15g，白术10g，茯苓15g。服后令饮热水一杯，以助药力，温覆以取微汗。1剂后，汗出寒热减，小便稍畅，腹部轻松，而心烦较重，脉象略数，此系邪已化热。桂枝为辛温之品，能助热增烦，因外邪已解，遂减桂枝为5g，加滑石15g、大腹皮12g，以清热消胀利水。连进3剂，小便通畅，口亦不干，四肢肿消，腹亦不胀而愈，因此知五苓散之用桂枝是取其疏散表邪。（《伤寒论临床实验录》第86页）

按：《本经疏证》总结桂枝之功效说：“盖其用之之道云：曰和营，曰通阳，曰利水，曰下气，曰行瘀，曰补中。”由此可知，桂枝之功并非只是“疏散表邪”。

2. 水逆证 马某，男，体健硕。因外出饱食归家，呕吐狼藉，旋而头痛寒热，心烦作渴，饮后复吐，气逆上冲，彻夜无眠，初服成药，继而延医，医迭更而病日甚，水药皆不能入口，坐卧不宁，历四五日，精神委顿不堪。诊之，其气咻咻，舌上黄燥，腹微满，膀胱苦急，小便不利，脉浮，断其为水逆证。该证寒热头痛，仍属太阳范围，气咻由于腹满，腹满由于小便不利，无非水气不能敷布所致。即以五苓散与之。无何，急足至，谓所服之药仍不纳，奈何？余悟此间五苓散虽对，但属汤剂，汤，荡也。既为水逆，以水济水，安得不拒？即着将药研细末，以白饮和服，由3g而至6~9g，服后令饮暖水以助其四布，如法以施，其气渐降，汗稍出，小便稍利，寒热暂退，表里之症俱除矣。(《伤寒论通释》第125页)

按：本案要点有三：四诊合参，舍舌从症，一也；佐证了五苓散治水逆证的疗效，二也；论证了五苓散本来剂型、服法的奥妙，三也。五苓散治水逆证见后第74条。

二、杂病

（一）内科病

1. **遗尿** 吴某某，女，65岁，退休干部。病者身体瘦小，有冠心病史，下肢轻度浮肿，小便每晚4~5次，并有自遗现象。除外糖尿病。尿常规检查正常，肌酐、尿素氮均为正常值范围。自觉症状：精神稍差，饮食正常，白天尿量稍偏多，晚间少则3~5次，多则7~8次，影响睡眠，脉缓弱，舌体胖润苔白滑。拟用五苓散加味：茯苓15g，白术15g，猪苓10g，泽泻10g，肉桂10g，芡实20g，益智仁10g。水煎日服1剂，分2次温服。服2剂后，夜尿减至1~2次；服完10剂，夜尿每晚1次，不再自遗，临床痊愈。继之以金匮肾气丸巩固。随访半年，病未复发。(《伤寒实践论》第76页)

原按：老年尿多，本属肾气不足，虚不固摄。用五苓散加减，方以肉桂温补肾阳，白术、茯苓补脾，泽泻、猪苓利水，加益智仁、芡实固涩纳肾。临床验证多例老年尿多病者，疗效均满意。

2. **漏汗** 储某某，女，60岁，退休干部。1999年8月15日初诊。病者自绝经后出汗甚多已近10年。有医者谓其属更年期综合征、自主神经功能紊乱。中西药均用过很多（西药不详），如玉屏风散、凤凰衣、生龙牡及浮小麦等不计其数，未能取效。就诊时，病者头颈、胸背、腰部、四肢等全身性汗出如水淋漓，且头眩耳鸣，面色苍白，精神疲惫，饮食正常，大便成形，小便少，脉浮缓而弱，舌苔薄白。血常规、血压、B超肝胆、心电图、胸片均正常。疏方桂枝汤合玉屏风散加味……二诊：服前方3剂后，仍出汗，遂改三仁汤加味……三诊：服上药9剂，小有效益，但仍汗出，其汗淡而不黏，似水渗出，肌肤清冷，自觉形寒怕冷，小便少，口淡舌滑，脉缓而弱。遂改五苓散加味：白术10g，泽泻10g，猪苓10g，茯苓20g，桂枝10g，生黄芪15g，防风10g，浮小麦30g。每日1剂，嘱服7剂。四诊：9月10日。病者谓当天服第1剂后，小便特多，溺后全身温暖，汗随之而止，全身清爽，精神舒畅，耳鸣减轻，扪之肌肤温和，脉缓有力，舌淡红润。嘱再进方7剂。五诊：9月20日。病者告谓，汗出已止。嘱再服5剂，以资巩固。2000年2月随访，漏汗未再复发。(《伤寒实践论》第146页)

原按：本例漏汗接诊后以常法玉屏风散类未效，三仁汤略有寸功，因而悟及此病属水气病，水饮聚散无常，郁遏卫阳，故身寒汗出溺短，以五苓散化气利水，得小便快利而敷布正常，营卫和则汗自止。

3. **痰饮** 某生之父，素有饮茶之癖，日久化为湿痰，咳呕痰多，频吐不尽。自拟二陈汤，虽有好转，终不根治。我语生曰：治当通阳利小便，方能除其痰根。疏五苓散加化痰之品，随手而愈。(《新编伤寒论类方》第118页)

4. **癫痫** 我曾治河北晋县一王姓男青年，患癫痫，虽屡用苯妥英钠等抗癫痫药物，不能控制发作。自述发病前感觉有气从下往上冲逆，至胃则呕，至心胸则烦乱不堪，至头则晕厥，人事不知，少顷则苏醒。小便频数，但排尿不畅，尿量甚少。脉沉滑，舌质淡嫩，苔白。我辨为太阳膀胱蓄水，水气上逆，冒蔽清阳之证，以利水通阳，温养心肾之法治疗。方用泽泻18g，茯苓12g，猪苓10g，白术10g，肉桂3g，桂枝10g。连服9剂，癫痫发作竟得以控制。临床实践证明，对于阳虚水泛型的癫痫病，还可用真武汤治疗，或以五苓散与真武汤合方使用，皆有良好的疗效。(《刘渡舟伤寒论讲稿》第79页)

（二）妇人病

1. **癃闭**

（1）子宫摘除术后小便不通 某，24岁。住院号203。1963年3月4日中午入院。妊娠分娩时期已超过2天。经检查……子宫底界限不明显，胎位不清，胎心消失，阴道有少量流血，子宫颈软，宫口开2指，胎儿先露未触及，右下腹部穿刺有陈血，诊断为“子宫破裂”，当晚7时即行剖腹，摘除子宫及左侧输卵管、卵巢，手术经过顺利，手术后留置导尿管。术后第4天试拔导尿管，因膀胱麻痹不能自解小便，又继续用导尿管及热敷，肌内注射维生素B和士的宁，均未见效，于术后第8天转中医治疗。患者头昏，少腹胀痛，小溲不通，口渴不欲饮，大便正常，舌苔薄白微腻，脉象濡缓。证属手术后脾胃不和，膀胱气化不行，州都之官失职……治以和脾利水，气化膀胱。方用五苓散加味。处方：茯苓、猪苓、泽泻、白术各9g、桂枝2.4g、大腹皮、木通各4.5g、车前子6g、广木香、防己、生甘草各3g。服药1剂而愈，于3月15日出院。（陈美凤，等.《浙江中医杂志》1963，7：13）

按：本案加味虽多，多为利水药，以加强五苓散利水之功。

（2）肿瘤术后小便不通　朱某某，女，49岁。绝经5年，以阴道出血1月余，白带多而住院。妇科检查：宫颈呈菜花状突起，接触出血。经病理活检，诊断为“宫颈鳞状上皮癌（1期Ⅲ级）”。入院后先用放射线治疗，于1963年3月7日在全麻下进行广泛性子宫切除术。术后伤口愈合尚佳，但腹胀尿闭较甚。经肛门排气、导尿，虽腹胀消失，然小便仍不能自己排出。曾用针灸、热敷、理疗、导尿、坐浴等各种疗法，均无效。因术后尿闭48天不能自行排尿，乃邀中医会诊。患者饮食欠佳，气弱懒言，自觉气不能下达，无力小便，舌质淡苔白腻，脉象虚大。辨证：脾肺气虚，膀胱气化不行。治以补气利水。方选春泽汤加味：生黄芪60g，党参12g，白术6g，茯苓15g，猪苓12g，泽泻12g，桂枝4.5g，车前子12g（布包），大枣5枚。服药当晚患者即自行小便6次，但尿量不多。服药3剂，日尿量达1400ml。复诊予原方去党参加白糖参6g、滑石18g、大腹皮12g、生姜皮4.5g。并配合针刺治疗……于5月23日痊愈出院。（刘茂甫.《江西医药》1964，6：267）

按：春泽汤为《证治准绳》之方，即五苓散加党参。本案舌脉症所见，为气虚不能化气行水所致的小便不通，故重用黄芪与党参相合以治本，五苓以治标。标本兼治，方证相对，立见神功。

（3）妊娠小便不通　常熟长田岸某姓妇，妊娠四月，小溲点滴不通。某妇科进以鲜生地、龙胆草、青麟丸等寒凉之品，小溲秘之更甚，已有三日。余诊其脉，沉细而涩，少腹胀痛。余曰：此胞阻（按：疑为“转胞”之误。《金匮·妇人杂病》篇有“此名转胞不得溺也”之句。“溺”音义同“尿”）也。被寒凉凝滞膀胱，无阳不能化气而出。即将葱二斤，煎水熨洗少腹，略能小便。即进五苓散。桂枝一钱，猪苓、赤苓、泽泻、白术各二钱。研粗末，煎沸滤清饮之。仍不能通畅，而少腹痛势稍减。将前方去桂枝易肉桂一钱，服法依前，服后小便通畅而愈。如曰胎前忌热，专用寒凉，杀人在反掌矣。〔《二续名医类案》（余听鸿医案）第2927页〕

2. **血崩（功能性子宫出血）**　杨某某，女，35岁，1978年5月12日诊。患者素体肥胖，月经过多，先后无定期，经期7天，淋漓不绝，今日中午突然小腹剧痛，经血暴崩如注，经某医院用止血药、输液等急救处理无效，转请余诊治。证见面色苍白，四肢冰冷，头汗如珠，口吐浊沫，小腹剧痛，喜按，舌质淡胖嫩，边有瘀点，苔白微腻，脉涩。实验室检查：血红蛋白6.5g/dl。诊断：“暴崩（功能性子宫出血）”，证属痰湿中阻胞宫。治以益气止血，通阳利湿。方拟五苓散加晒参10g、阿胶10g（烊化兑服）、三七10g（研末冲服）。2剂。5月14日复诊：精神大振，四肢转温，血崩缓停，原方续服5剂，漏血尽止而愈。（张祥福.《湖南中医杂志》1989，6：19）

按：此案妇人血崩以五苓散为主方治之，构思可谓巧妙。其妙在不是见血治血，巧在治病求本，标本兼顾。患者血崩之本为何？舌脉症所见，为阳虚湿盛之体，水湿累及血病之变。《金匮·水气病》篇论及妇人月经病与水气病的关系，其第20条曰：“……先病水，后经水断，名曰水分，此病易治。何以故？去水，其经自下。”先病水湿（水与湿，异名而同类），可导致经闭，而此例患者是先病水湿，由于某种诱因导致了血崩。处方以五苓散通阳利水（通阳化气，渗利水湿），加人参大补元气，阿胶、三七止血补血，为治病求本，标本兼治之方法，故取良效。

（三）儿科病

1. **消渴症（小儿尿崩症）**　冠某某，男，5岁。1999年5月1日初诊。患孩口渴、尿多已1年之久，经省内外儿科专家多次检查，确诊为“尿崩症”。接诊所见：患孩发育正常……脉缓有力，舌质淡润苔薄白。询及治疗经过，西药尿崩停；中药滋补肾气、收涩膀胱方药用之甚众。治拟化气利水与收涩法，五苓散加味：白术5g，泽泻5g，猪苓5g，茯苓10g，桂枝3g，桑螵蛸6g，芡实10g。每日1剂，分2次服。当晚在旅店煎服1剂，整晚既未喝水，亦未小便，家长十分高兴。后每日1剂，仍守前方。但自第3天又开始渴饮、尿多……于是将五苓散加味（上述原方）研末，每日早晨空腹米汤冲服5g，另用参苓白术散加味研末冲服，每日5g……2001年2月20日。相隔1年多，患儿身高增长，身体结实，饮食、睡眠正常。病情稳定，可以视为临床痊愈。但尿比重仍很低，未作其他处理，仍以上述两法继续观察。（《伤寒实践论》第242页）

原按：用五苓散治尿崩症，是在温化膀胱之气，气化则水化……五苓散的服用方法，是取得疗效的重要因素。初起大半年五苓散是用汤药，后因煎药麻烦，家长提出有何办法替代？于是想起《伤寒论》中五苓散的用法是将五苓散研粗末，以米汤冲服。故将五苓散的服法改汤为散，经短暂的一星期观察，其疗效好于汤剂，以后2年中用五苓散研末冲服，疗效堪称满意。笔者在其他病例中用五苓散，以米汤冲服散剂，疗效确实好于汤剂，可见仲景书中所载的用法，值得进一步去验证和总结。

2. **小儿遗尿**　吴某某，女，13岁，学生。1987年4月6日就诊。患儿经年尿床，每晚必尿1~2次，且量多。采用各种方法，从下午即控制饮水，夜间唤其起床小解，依然无效。查体：小儿发育良好，体形偏胖，智力发育正常，性格偏于内向，少言寡语。除有尿床疾苦，其他体征无据可查。尿常规正常，尿比重正常。脉缓有力，舌苔薄白而润。拟以五苓散加味：白术10g，桂枝6g，泽泻6g，猪苓6g，茯苓12g，远志6g。水煎，每日1剂分2次服。嘱服3剂，以观动静。服1剂药后，当晚自行起床小解，未尿床。服完3剂，未再遗尿。半年后，又出现遗尿1~2次，自觉疲乏，脉缓有力，舌苔白润。尿常规正常。仍守原方加菖蒲6g，嘱服5剂，遗尿自止，病告痊愈。至今3年未复发病。（《伤寒实践论》第74页）

原按：五苓散化气利水，气化则水化，气机布化正常，则遗尿自止。笔者用此法治疗多例，其年龄小的7~8岁，大的25~28岁，均获得很好的疗效。

3. **小儿水疝**　何某某，男，6个月。成都某局职工之子。1960年8月，患儿连日来哭啼不休，饮食大减，面青黄，体消瘦，父母不知何故。某日突然发现小儿阴囊肿胀，如鸡子大，似水晶，重坠，少腹按之有水声，急来求诊。此为寒湿凝聚，经脉不通，气滞于下，水湿浸渍于阴囊。法宜化气行水、温肾散寒，以五苓散加味主之。处方：猪苓、茯苓、泽泻、白术、桂枝各6g、上肉桂3g。上方服1剂，肿胀消，疼痛止。（《范中林六经辨证医案选》第34页）

原按：疝病之名，始于《内经》。但与今日西医所谓之疝气，涵义不尽相同。后世医家对疝病的命名更加繁多，但对其发病尤侧重于厥阴肝经，故有“诸疝皆归肝经”之说，治法多以温肝疏木为主。本例小儿水疝，主要为寒湿凝滞阴器，膀胱气化失常，气之所积，久而不散，水液停聚，致阴囊肿痛。故投以五苓散，以除水蓄之疝颇效。不仅小儿或男子水疝可用，妇女类似之病变亦可移用。如一青年妇女，小腹凉麻，下阴重坠，阵阵抽引疼痛。范老从手足太阳同时入手，以五苓散加重二桂于利水之中，大宣阳气，药服两剂亦愈。

4. **小儿水泻**　王某，女，1岁6个月，1987年3月24日就诊。患儿2天来发冷发热，鼻塞流涕，出汗，昨夜又泻下水样便4次，今晨泻下4次，尿少，舌淡苔白厚，指纹淡。体温36.4℃。证属外感风寒，水湿内停，气化失常。治当健脾祛湿，兼以解表。方用五苓散：泽泻6g、猪苓、茯苓、白术各3g，桂枝2g。服1剂后，腹泻止，鼻塞已通，舌苔转薄。服2剂而诸症悉除。（《伤寒论通释》第402页）

（四）外科病

癃闭（直肠癌术后尿闭）　1982年3月17日，山医二院外科病房。张坊林母，67岁。直肠癌术后尿闭15天，导尿失败。面色泛白，气怯神倦，少腹胀急，尿道如刀割样痛，创口愈合迟缓，纳呆食少。脉细弱，苔白滑。证属高年重病耗伤，肺气虚不能通调水道，当先扶正。予补中益气汤，用生芪60g，加白蔹10g，益气化腐生肌，加速创口愈合。药后神旺思食，有尿意，烦渴，多饮。水蓄下焦，膀胱气化不行。予五苓散合验方新编通淋散（川牛膝、乳香），加交泰丸（川连、肉桂）蒸动膀胱气化；止痉散、麝香通下窍：桂枝、白术各10g，茯苓30g，猪苓、泽泻各15g，川牛膝30g，乳香3g，川连、肉桂各10g，全虫12只，蜈蚣1条，麝香0.2g（后三味研末，热黄酒送下）。进头煎后以艾条温灸气海、关元半小时，已有尿意，续进二煎，又温灸40分，4小时许尿通而愈。（《李可老中医急危重症疑难病经验专辑》第155页）

（五）皮肤病

湿疹　国某某，男，64岁，农民。1975年3月16日就诊。患者两上肢及颈项部生湿疹已2年多，虽迭经治疗，服中西药甚多，疗效不显，时轻时重。本次发作已月余，症见两上肢及颈部密布粟粒样疹点，渗水甚多，点滴下流，轻度瘙痒。身微恶寒，汗出较多，口干饮水，大便正常，小便略黄，舌苔薄白，脉濡缓。证属阳虚不能化气利水，湿邪郁于肌表，津液但能向上向外，外出皮毛，而通调水道功能迟滞。治宜温阳化气利水。方用五苓散：茯苓15g，桂枝9g，泽泻9g，白术9g，苡仁24g（代猪苓）。水煎服。3月19日复诊：服药3剂，患处渗水明显减少，全身出汗基本停止，恶寒消失，口干减轻。此是阳化水降，原方再服3剂。1年后随访，未见复发。（《伤寒解惑论》第126页）

【临证指要】 五苓散主治气化不利而水湿停聚所致的内、妇、儿、外、五官及皮肤等各科病症。其病机以太阳蓄水证为主，但水饮为患，变动不居，故可表现身体内外上下不同部位的病变。其辨证以舌淡苔白滑或白腻为要点。

【实验研究】 五苓散的利尿作用缓和而持久，并有整体调节作用。五苓散具有振奋膀胱的收缩功能，即“通阳化气行水”作用，所以可治疗“蓄水证”。此外，本方还有降压作用、防治尿路结石作用，并且对肾功能不全有一定的防治作用。

【原文】 发汗已，脉浮数，烦渴者，五苓散主之。（72）

【提要】 承接上条，补述蓄水证的脉症。

【简释】 本条指出使用发汗法以后，病人脉象浮数，说明太阳病表证未解。吴谦：“脉浮数之下当有‘小便不利’四字，若无此四字，则为阳明内热口燥之烦渴，白虎汤证也……今小便不利而烦渴，是太阳腑病，膀胱水蓄，五苓证也。故用五苓散，如法服之，外疏内利，表里均得解矣。”（《医宗金鉴》卷二）

【原文】 伤寒，汗出而渴者，五苓散主之；不渴者，茯苓甘草汤主之。（73）

茯苓甘草汤方：茯苓二两，桂枝二两（去皮），甘草一两（炙），生姜三两（切）。上四味，以水四升，煮取二升，去滓，分温三服。

【提要】 辨下焦蓄水与中焦停水证治的鉴别。

【简释】 伤寒汗出而渴，为水蓄下焦，气化不行，水不化津，津不上承，故渴，应以五苓散化气行水。若水停中焦，水津尚能敷布者，则不渴，故用茯苓甘草汤温胃化饮。本方用茯苓淡渗利水，桂枝通阳化气，生姜温胃散水，甘草和中。

按： 前文第71、72条已概括了五苓散的主要脉症，即脉浮或浮数、消渴或烦渴、微热、小便不利等。本条则是用对比的方法，以渴与不渴鉴别五苓散证与茯苓甘草汤证。据后第356条所谓“伤寒，厥而心下悸，宜先治水，当服茯苓甘草汤”之论述，该方证亦应有“心下悸”。

【验案精选】

心下悸 阎某某，男，26岁。患心下築築然动悸不安，腹诊有振水音与上腹悸动。三五日必发作一次腹泻，泻下如水，清冷无臭味，泻后心下之悸动减轻。问其饮食、小便，尚可。舌苔白滑，脉象弦。辨为胃中停饮不化，与气相搏的水悸病证。若胃中水饮顺流而下趋于肠道，则作腹泻，泻后胃饮稍减，故心下悸动随之减轻。然去而旋生，转日又见悸动。当温中化饮为治，疏方：茯苓24g、生姜24g、桂枝10g、炙甘草6g。服药3剂，小便增多，而心下之悸明显减少。再进3剂，诸症得安。自此之后，未再复发。（《刘渡舟临证验案精选》第94页）

原按： 本案脉证，主胃中停饮无疑，根据仲景治水之法，处以茯苓甘草汤温胃化饮获效。本方为苓桂术甘汤去白术加生姜而成，因生姜有健胃化饮行水之功，用于水饮停胃，与气相搏，阻碍气机所致的“厥而心下悸”之证，甚为切中，故生姜为本方治疗主药，剂量一定要大，起码是15g以上。病重者亦可改之用生姜汁冲服。本证的特点是水饮停滞于中焦胃腑，而非下焦之水邪，故治疗总以温中暖胃，通气化饮为法。

【临证指要】 茯苓甘草汤主治胃中停饮所致的心下悸或水气凌心所致的心悸。以脉弦，舌苔白滑为辨证要点。

【原文】 中风发热，六七日不解而烦，有表里证，渴欲饮水，水入则吐者，名曰水逆，五苓散主之。（74）

【提要】 论水逆的证治。

【简释】 尤在泾：“太阳风邪，至六七日之久而不解，则风变热而传里，故烦而渴。有表里证，即身热烦渴之谓。渴欲饮水，水气不行，而反上逆则吐。名水逆者，言因水气而逆，非火逆、气逆之谓。故当以五苓散，辛甘淡药，导水

而泄热也。”（《伤寒贯珠集·太阳篇上·太阳权变法》）

【大论心悟】

五苓散证“水逆”病机不同见解剖析

“水逆”病机为何？据原文所述是“有表里证”。其主症为何？原文曰是“渴欲饮水，水入则吐”。表证是太阳表证，这没有争议。而对于里证的认识，古今注家见解不一，分述如下，并加以剖析。

1. **里证的病位在膀胱** 程应旄曰：“中风发热，标受邪也，六七日不解而烦，标邪转入膀胱矣，是谓犯本。犯本者，热入膀胱，其人必渴，必小便不利，是为太阳经之里证。有表复有里，宜可消水矣，乃渴欲饮水。水入则吐者，缘邪热入里未深，膀胱内水邪方盛，以故外格而不入也，名曰水逆。”（《伤寒论后条辨》卷五）持此见解的还有汪苓友等注家。刘渡舟先生也持此说，认为“有表里证”，是太阳表证不解，“邪气随经入腑，以致经腑俱病”，并分析说：“这一条提示我们，水性润下，火性炎上，是事物的普遍性。但是，当膀胱蓄水、小便不利、下窍不通之时，水邪也可犯于上而发生种种上逆的病证，是事物的特殊性。”（《刘渡舟伤寒论讲稿》第79页）

2. **里证的病位是中焦** 邵仙根说：“水逆者，其人必素有水气，中宫之阳气不宣，邪水凝结于内，水饮拒绝于外，既不外输元府而为汗，又不上输于口舌而渴饮，亦不下输膀胱而小便不利，此水逆所由名也。”（《伤寒指掌》卷三）黄元御说：“渴欲饮水而水入则吐者，是有里水瘀停也，此名水逆。由旧水在中，而又得新水，以水济水，正其所恶，两水莫容，自得逆上也。”（《伤寒悬解》卷三）

3. **里证的病位含糊不清** 尤在泾的注解就是如此。还有成无已、柯韵伯、吴谦等注家的注释，都是对里证的病位含糊其辞。

以上哪种见解更符合仲景本义，更切合临床呢？分析如下：《金匮·妇人杂病》篇第19条讲的是肾虚而膀胱蓄水证，名曰“转胞不得溺”，即尿潴留而小便不通。其水气不能下行，浊气上逆的表现是“烦热不得卧，而反倚息”，并未“水逆”证候，还特别说明“饮食如故”。而本条讲的“有表里证”，其表证是新感，而里证很可能是宿疾，即邵氏说的“其人必素有水气”；黄氏说的“旧水在中”，由于新感引动宿疾，而表现“水逆”证候。更为有意义的是，明确了“水逆”证之病位，对于我们认识五苓散的功效及中宫停饮呕吐的治法颇有启发。我们会由此领会到：五苓散化气利水的功效不仅主治太阳病邪随经入腑、膀胱蓄水的经腑俱病证，并且可治疗中焦素有水饮，复感外邪的“水逆”证以及暴饮伤中证，详见下列验案。

【验案精选】

1. **水逆证** 何某某，男，54岁，农民。春季，复修江堤，气候甚暖，上午劳动口渴，肆饮凉水；下午天气骤变，又冒风雨，旋即发热汗出，口微渴，肢软神疲，延医诊治，与银翘散加减，表热稍减，渴反转增，口不离杯，犹难解渴。医又与白虎汤加生津药等，非惟口渴不减，且见饮水即吐，胸闭气喘。遂更他医，与行气宽胸、清热止吐之剂，仍无寸效。如期六七日，乃邀余治。脉微浮有力，舌苔微黄而润，身热不扬，面容暗淡，气促胸闭，随饮随吐。询其二便，小便短赤，大便如常；询其饮食，稍进干食，尚不作呕。细推此证，虽似实热，实为蓄水，否则干食何由能纳？《伤寒论》云：“渴欲饮水，水入则吐者，名曰水逆。”正属斯病。且《内经》云：“劳则气耗，热则气散。”其始劳动口渴，大饮凉水，体内气化，先已有亏；继而保护失宜，更冒风雨，体表欠和，致使元真之气不能化水成津，故渴欲饮水，饮不解渴，更以旧水不行，新水难入，故水入即吐而干食能纳。前服银翘疏解，辛凉散热，有伤体气；白虎生津，甘寒腻滞，抑遏胸阳；行气清热，苦辛开泄，耗损中气，俱非中的之方，无怪愈医愈变。此际化气行水，自为正法，然身热不扬，犹有表湿，拟五苓散改白术为苍术，表里兼顾，处方：桂枝6g，炒苍术9g，猪苓6g，泽泻9g，云苓9g。一服即瘥。（《湖北中医医案选集》第一辑，第17页）

按：患者初因劳作伤阳，暴饮留中，继又触冒风雨，新凉外加，致使体热不得泄越。银翘、白虎俱与病机不合，故药效难期。五苓化气行水，兼能解表，切合病机，故效如桴鼓。

2. **烦渴吐泻** 胡永隆之子3岁，其弟久隆之子4岁，时当夏季，患烦渴吐泻之症，俱付幼科医治，病势转剧，惟永隆求治于余。视其汗出烦躁，饮水即吐，泄泻迸迫，小便短赤，舌干芒刺，中心黄苔甚厚，时时将舌吐出。细为思之，与仲景所谓太阳中风，发热六七日，不解而烦，有表里证，渴欲饮水、水入即吐，名曰水逆，治与五苓散者相符。但此症烦热蓄盛，三焦有火，宜加苦寒之味，引之屈曲下行，妙在剂中之桂，为膀胱积热化气之品，又合热因寒用之旨，庶几小便通而水道分清矣。以猪苓、茯苓、泽泻、白术、肉桂、黄连、栀仁。二剂而愈。(《谢映庐医案》)

3.**"水逆"呕哕(慢性胃炎)** 何某某，男，27岁，北京某大饭店汽车司机。临床表现为每早晨起床后呕哕难忍，但无吐物，涕泪俱下，平时胃脘部满闷不适，口渴饮后易呕哕，食后胃脘不适加重，曾在某医院做胃镜检查，诊为"慢性胃炎"，服用西药无效，改用中药香砂养胃丸、疏肝和胃丸均罔效。余诊之，询知小便不利，呕哕之物以水为主。查其舌淡苔滑，脉沉弦。投以五苓散加生姜、半夏。7剂后诸症若失，调理10余剂停药。(《伤寒论临床应用五十论》第80页)

【原文】 未持脉[1]时，病人手叉自冒心，师因教试令咳而不咳者，此必两耳聋无闻也。所以然者，以重发汗，虚，故如此。发汗后，饮水多必喘，以水灌[2]之亦喘。(75)

【注脚】

〔1〕持脉：以手切脉。

〔2〕灌：同"盥"，用凉水洗浴。

【提要】 论重发汗后的心肾阳虚证候以及形寒饮冷伤肺之理。

【简释】 本条采用望、问、闻三诊合参，详审发汗太过致虚之候。"病人手叉自冒心……两耳聋无闻"，切其脉，是虚象，法当以补剂温养，并善于护理。若汗后伤津，求救于水，宜少少与饮之。而不加节制，饮水过多，水停于胃，水寒射肺，故喘。或以水灌洗之，水寒之气外伤皮毛，内侵于肺，肺气不宣，亦喘。此形寒饮冷则伤肺之义。

按：《素问·金匮真言论》："南方赤色，入通于心，开窍于耳，藏精于心。"《灵枢·脉度》："肾气通于耳，肾和则耳能闻五音。"可知本条"耳聋"一症，是由于重发汗后，心阳虚损，并伤及肾气，精气不得上通于耳故也。耳聋一症，此论因虚所致者，后第264条曰"少阳中风，两耳无所闻"。

【原文】 发汗后，水药不得入口，为逆；若更发汗，必吐下不止。发汗吐下后，虚烦[1]不得眠，若剧者，必反复颠倒，心中懊憹[2]，栀子豉汤主之；若少气[3]者，栀子甘草豉汤主之；若呕者，栀子生姜豉汤主之。(76)

栀子豉汤方：栀子十四个(擘)，香豉四合(绵裹)。上二味，以水四升，先煮栀子得二升半，内豉，煮取一升半，去滓，分为二服，温进一服(得吐者，止后服)。

栀子甘草豉汤方：栀子十四个(擘)，甘草二两(炙)，香豉四合(绵裹)。上三味，以水四升，先煮栀子、甘草取二升半，内豉，煮取一升半，去滓，分二服，温进一服(得吐者，止后服)。

栀子生姜豉汤方：栀子十四个(擘)，生姜五两(切)，香豉四合(绵裹)。上三味，以水四升，先煮栀子、生姜取二升半，内豉，煮取一升半，去滓，分二服，温进一服(得吐者，止后服)。

【注脚】

〔1〕虚烦："虚"，非指正气之"虚"，乃是与有形之"实"邪相对而言。"虚烦"，虽无实邪，却是残热余邪内郁，故"烦"字，言胸脘烦扰不安也。

〔2〕反复颠倒，心中懊憹：比虚烦更甚，为身不得安、心不得安、无可奈何之状，不仅烦扰不宁，甚则恶心欲吐。

〔3〕少气："少气和短气不同，少气是呼吸微弱，自觉气不够用；短气是呼吸促迫，又有阻隔。因此，少气为虚，短气为实"(刘渡舟)。

【提要】 论发汗后伤及胃阳与发汗吐下后热扰胸膈的治疗。

【简释】 前文已论及，发汗不当，或伤心阳(第64条)，或伤脾阳(第67条)，或伤肾阳(第69条)等。本条曰"发汗后，水药不得入口，为逆"，为伤及胃阳也。上述四者，必素有旧病，发汗只是诱因。

吴谦说："未经汗吐下之烦，多属热，谓之热烦；已经汗吐下之烦，多属虚，谓之虚烦。不得眠者，烦不能卧也。若剧者，较烦尤甚，必反复颠倒，心中懊憹也……因汗吐下后，邪热乘虚客于胸中所致。既无可汗之表，又无可下之里，故用栀子豉汤，顺其势以涌其热，自可愈也。”（《医宗金鉴》卷二）栀子豉汤功能清宣郁热，除烦透邪。方中栀子苦寒泄热，清心除烦；香豉气味俱轻，宣热和胃。二药相合，清宣互济，发散火郁而除烦，为清宣心胸郁热之良剂。如果兼见少气者，加入甘草以益气和中；如果兼见恶心欲吐者，加入生姜以降逆和胃止呕。

按：关于方后注“得吐者，止后服”之说，后世医家有争议。有人认为本证乃火郁于胸膈证，药后火郁得开，正气得伸，驱邪外出，故作吐而解。并指出火郁愈甚，懊侬愈重者，药后得吐的机会也愈多。亦有的注家不同意药后作吐之说，因为栀子、豆豉均无涌吐作用。还有人主张把“得吐者，止后服”改为“得汗者，止后服”，理由是本方为清宣之剂，而有解表作用。临床实践证明，服栀子豉汤有吐者，有不吐者，有汗出者，亦有不汗出者，故不可强调一面。

【方歌】

热扰胸膈栀豉汤，少气甘草呕加姜；
气滞腹满加枳朴，误下中寒干姜良。
微苦微辛透郁热，叶氏颇善用此方。

【大论心悟】

虚烦、心中懊侬辨

条文中说发汗、吐、下后，轻则引发虚烦不得眠，重则引发反复颠倒，心中懊侬。那么，虚烦是一个什么样的症状呢？懊侬又是一个什么样的症状呢？这是本条的疑点与难点。李心机《伤寒论通释》的见解耐人寻味，将其部分内容略加删改，引述如下。

后文第375条有云：“按之心下濡者，为虚烦也。”注意，“心下”的部位是指胃。《金匮要略·水气病》篇第21条云：“医以为留饮而大下之，气击不去，其病不除，后重吐之，胃家虚烦……”这里讲得很清楚，是“胃家虚烦”，说明虚烦的部位在“胃家”。而“胃家虚烦”，一不是虚，二不是烦，不是所谓的神志症状，而是胃失和降、受纳腐熟功能失调。关于虚烦，成无己《伤寒明理论》有一段论述讲得比较清楚，惜为后世人所未闻。他说：“虚烦之状，心中温温然欲吐，愦愦然无奈，欲呕不呕，扰扰乱乱，是名烦也，非吐则不能已也。”成无己之“非吐则不能已”说得好！此处之“烦”，是恶心，是胃脘搅扰纠结之状。虚烦，是胃脘部搅扰纠结、饥饿空虚、欲吐不吐之感。因胃失和降，故卧不安寐而“不得眠”。

恶心这个术语，《内经》及仲景书中未见，但并不能说那个时代不存在这个症状。恰恰相反，仲景书对恶心这个症状表述得十分贴切，如“温温欲吐”“欲吐不吐”“似呕不呕”“心中温温液液”等，都是对“恶心”的精确而贴切地描述。

在仲景书中，“烦”字有三义。它的最一般的含义就是心烦，或心里烦躁。其次是表述严重程度、苦恼难忍的意思，如论中的“烦渴”“疼烦”等。其三是表述恶心，即胃脘搅扰翻腾而欲吐之状。

再说“懊侬”，后世人多把“懊侬”讲成“烦闷殊甚，难以名状”；或“心里烦郁特甚，使人有无可奈何之感”；或“心中烦郁至甚，扰乱不宁，莫可言喻”；或“心中烦乱不安至甚”云云。这些解释大同小异或无异，都把懊侬讲成是心中烦躁至甚，是神志方面的症状。但是本论第238条有云“心中懊侬而烦”，仲景把“懊侬”与“烦”并列对举，说明在仲景的理论思路中“懊侬”并无“烦”意。因此，可以得出结论：懊侬不是心中烦乱不宁及其类同的说法。那么，懊侬的病位不在心，而是何脏何腑之如何症状呢？在这一点上，许叔微深得仲景要旨，他说：“伤寒懊侬意忡忡，或实或虚在胃中”，把“懊侬”这个症状定位于胃，无疑是正确的。

实际上，《伤寒论》本身已经对“懊侬”做出了自己的注解，惜未被后世人关注。《伤寒论·辨不可发汗病脉证并治》有云：“伤寒头痛，翕翕发热，形象中风，常微汗出，自呕者，下之益烦，心懊侬如饥”。本条亦见于《金匮玉函经》和《脉经》。这一句“心懊侬如饥”讲清楚了两个问题，一是能引发饥饿感的当是胃，所以此处之“心”是指“胃”而言；二是“懊侬”的感觉是“如饥”。胃脘部的“懊侬如饥”，只能是“嘈杂”感，而不可能是所谓的烦躁不宁或其他什么症状。由于胃失和降，卧不安寐，故“反复颠倒”实属“不得眠”之甚者。（《伤寒论通释》第127~128页）

笔者基本赞同李心机教授的上述见解。“虚烦”“懊侬”的病位虽不一定是绝对在胃，或可由胃病上及心胸，或就是热扰心胸证，但综合分析原文，探求仲景本义，其病位主要在胃是可以肯定的。需要进一步思索的是，为何“发汗吐下后”会引发栀子豉汤证呢？结合临床，考虑再三，可以归纳为以下三点原因：①药物因素。纵览《伤寒杂病论》之处方，凡是方中用麻黄，其煎煮法皆注明“先煮麻黄，去上沫，内诸药”。古人有其“沫令人烦”之说。笔者临床常用麻黄剂治风寒外感，有的病人服药（煎药不去上沫）后出现恶心或心烦的反应。吐剂与下剂多峻烈之品，服之后难免伤及胃气，胃被伤则可演变为栀子豉汤证。②杂病因素。即素有内伤杂病，又感受外邪，是此内外兼病，宜先治外感卒病，外邪或解或不解，皆可演变为栀子豉汤证。③误治因素。由于误诊误治，汗、吐、下三法运用不当，引发栀子豉汤证。

陈亦人对栀子豉汤证治的探讨

陈亦人先生对栀子豉汤证治做了深入探讨，略加整理，节录如下。

栀子豉汤的作用是清宣郁热，不是吐剂，适用于胸膈郁热证。

由于论中栀子豉汤一类方剂后面都有“得吐者，止后服”的医嘱，因而大多把本方作为吐剂，如成无己说：“酸苦涌泄为阴，苦以涌吐，寒以胜热，栀子豉汤相合，吐剂宜矣。”方有执说：“所以用栀子豉，高者因而越之之法也。”柯韵伯说：“热在上焦，用栀子豉汤吐之。”王晋三说：“栀豉汤，吐剂之祖方也。”又说：“栀豉汤、瓜蒂散，宜可决壅也。”但是，征之临床，使用栀子豉汤很少发生涌吐，可见涌吐之说不符实际。既然很少发生涌吐，为什么《伤寒论》又有“得吐者，止后服”的医嘱呢？这是因为热郁胸膈，病位偏上，服栀子豉汤后，胸膈郁热得开，可能发生涌吐，这种吐是胸膈郁热得开的反映，决不等于栀子豉汤就是吐剂，例如服小柴胡汤后，“上焦得通，津液得下，胃气因和，身濈然汗出而解”，能说小柴胡是发汗剂吗？可见，服栀子豉汤得吐，只是一种可能，而决不是必然。然而得吐则胸膈郁热可除，不需再服，所以应“止后服”，以避免过剂伤正。

……如上所述，热郁胸膈，就是热郁于胃，但是，为什么不称胃而称胸膈？因为胸膈乃部位概念，固然与胃有关，但不完全相等，还包括心、肺、肝、食道在内，这些脏器有郁热，栀子豉汤都可以治疗。胸膈的范围较广，而胃的范围较狭，所以直至目前，还沿用着热郁胸膈这一病机概念。

栀子豉汤两味药成方，主药为栀子，佐药为豆豉，佐药可以不用，主药必不可少，观栀子厚朴汤、栀子干姜汤皆无豆豉可证。清宣胸膈郁热，何以独取栀子，不用其他苦寒药如黄芩、黄连等？周岩指出：栀子“为心肺肝胃三脏一腑之药……体轻入气，而性阴又入血，其治在心肝胃者多，在肺者少”。并分辩说：“苦寒涤热，而所涤为瘀郁之热，非浮散之热，亦非坚结之热。”（《本草思辨录》）这对理解栀子豉汤的作用有所帮助，但是究竟怎样掌握运用，还缺乏明确标志。惟叶天士具有卓识，首先提出了“轻苦微辛，能开上痹”，说明了栀子豉汤的配伍特色与作用意义。接着又提出“微苦以清降，微辛以宣通”，说明其清宣作用固然在上，但不是涌泄，而是清降，是使在上之热清降下行，这就从根本上纠正了栀子豉汤为吐剂的错误。

论中讨论栀子豉汤证共有 7 条原文，其中 4 条见于太阳病篇；2 条见于阳明病篇；1 条见于厥阴病篇，全部是在使用其他治法之后。例如，第 76 条为“发汗吐下后”；77 条为“发汗，若下之”；78 条为“大下之后”；221 条为“若下之”；228 条为“下之”；375 条为“下利后”。如上所述，似乎全属于误治之后，其实不是绝对的，要点在抓住主症，明确病机。关于它的主症，太阳病篇已经说得十分清楚，就是“虚烦不得眠”，“若剧者，反复颠倒，心中懊侬”。由于热郁气滞不舒，轻则自觉“胸中窒”，甚则自觉“心中结痛”，这又属于栀子豉汤证的旁证。关于“虚烦”，栀子豉汤证的虚烦不是有形实邪致烦，《伤寒论》本身已经提出了证据，厥阴病篇 375 条“下利后更烦，按之心下濡者，为虚烦也”，不但说清楚了“虚”字的涵义，而且补充了栀子豉汤证的腹诊要点。可见学习《伤寒论》必须纵横联系，前后互参，才能避免局限片面。阳明病篇所载的两条栀子豉汤证，皆冠以阳明病，并且皆是下后，照一般说法，似应为阳明病误治变证，实际仍然属于阳明病的一种证型，并非变证。就是太阳病篇与厥阴病篇的栀子豉汤证，以六经来分，也属于阳明病，而决不是太阳病或厥阴病。尽管分见于三处，而病机则是完全一致的。但是，每一条条文都有各自的重点，例如太阳病篇对栀子豉汤证的论述已经比较完备，但阳明病篇又补充出许多新的内容，使得栀子豉汤证的辨证内容更加完备。一是“舌上苔”，栀子豉汤证为胸膈热郁气滞，所以舌上必然具有微黄薄腻苔，如果舌净无苔，就不是栀子豉汤证。二是“饥不能食”，胃热则饥，气滞则不能食。三是“头汗出”，由于郁热熏蒸而致。四是“手足温”，因为在里之热郁蒸，也可出现身体有热，但是身虽热而手温，表明里热尚不太甚，所以也有诊断意义。至于“胃中空虚，客气动膈”，主要说明胃气损伤、热陷气郁的病机。栀子豉汤证与大结胸证虽然轻重有别，而形成的机制有其一致之处，所以大结胸证也有相同的论述，但本证仅是无形郁热，心下不硬不痛，文中提出“不结胸”，正是为了鉴别。(《〈伤寒论〉求是》第51~54页)

叶天士对栀子豉汤的运用述要

关于栀子豉汤证候特点，陈亦人先生的分析如上述。陈氏并对叶天士运用栀子豉汤的经验做了归纳总结，略加整理，节录如下。

栀子豉汤是治疗无形邪热郁于胸膈而致虚烦懊憹的有效方剂……而临床上像虚烦懊憹那样典型的证候固然会有，但毕竟不是太多，而且也不一定是汗吐下后。因此，要想达到理论密切联系实际，更好地运用该方，仅据《伤寒论》所叙述的症状，远远不够，必须进一步领会它的精神实质。叶氏以他的丰富经验，对该方的具体运用，做出了巨大贡献。首先，他对该方的作用有深透的理解，如：解其陈腐郁热，宣其陈腐郁结等。其次，对栀子豉汤证的病机有全面的认识。仅从《临证指南医案》运用该方治疗的37案来看：既用于外感如风温、暑湿、秋燥等，又用于杂病如眩晕、脘痞、心痛等；气分郁热证固然用之，嗽血、吐血证亦间用之；上中焦病用之，下焦病亦间用之，甚至邪热弥漫上中下三焦亦用之。这就大大扩充了该方的运用范围。由于该方仅有栀子、豆豉两味，叶氏在运用时，每佐入一些微苦微辛的药物，意取“微苦以清降，微辛以宣通”，这更使得栀子豉汤的作用大为增强，从而提高了疗效。

……至于随证加味，不但不会降低栀子豉汤的价值，相反，更能加强其作用，从而更推广了该方在临床上的运用。叶氏在栀子豉汤轻清宣泄的理论指导下，突出了微苦微辛能开上痹的论点，因而他在运用时，每每加入杏仁、蒌皮、郁金之类，如有26案用了杏仁，23案用了郁金，21案用了蒌皮。这样，就大大提高了栀子豉汤的疗效。如欲加强清宣肺气之力，选佐桔梗、紫菀、枇杷叶、桑叶、枳实、降香、半夏、生姜、蔻仁、厚朴、延胡等；欲增强清热作用，选用羚羊角、连翘、石膏、竹叶、黄芩、黄连、丹皮、竹茹等；欲兼以渗利，选佐苡仁、通草、滑石、苓皮、赤小豆等；欲兼以滋阴，选佐沙参、石斛、花粉等；他如芳化开窍的菖蒲、活血去瘀的桃仁等，都可以随宜选用。这些也有一定的规律可循，果能触类引申，灵活运用，就可逐渐达到左右逢源的境地。(《〈伤寒论〉求是》177~183页)

【验案精选】

一、伤寒

1. 发汗后反复颠倒 袁某某，男，24岁。患伤寒恶寒，发热，头痛，无汗，予麻黄汤1剂，不增减药味，服后汗出即瘥。历大半日许，患者即感心烦，渐渐增剧，自言心中似有万虑纠缠，意难摒弃，有时闷乱不堪，神若无主，辗转床褥，不得安眠，其妻仓惶，恐生恶变，乃复迎余，同往诊视。见其神色急躁，面容怫郁，脉微浮带数，两寸尤显，舌尖红苔白，身无寒热，以手按其胸腹，柔软而无所苦，询其病情，曰：心乱如麻，言难表述。余曰无妨，此余热扰乱心神之候，乃书栀子豉汤1剂：栀子9g，淡豆豉9g。先煎栀子，后纳豆豉。一服烦稍安，再服病若失。(《湖北中医医案选集》第一辑，第18页)

按：此例汗后表解，余热留扰胸膈，致心乱如麻之候。予栀子豉汤清宣胸中余热，一剂而安。

2. 发热、反复颠倒、心中懊憹

(1) 王某某，男，28岁。先患外感，身热不解，继而心烦殊甚，坐卧不安，辗转反侧，难于成眠，心中愦愦而无可奈何。全家惶惶因来医治。其脉数而苔黄，问其大便不秘，小便则色黄，此乃“虚烦”之证。为疏：生山栀三钱，淡豆豉三钱。服药不久，心胸烦乱尤甚，继而上涌作吐，吐时一身出汗而病愈。(《伤寒挈要》第74页)

(2) 沈某，男，30岁许，小学教师。患热性病，发热三四日不退，烦满欲吐，不食，口渴喜热饮，医初以为表寒，投辛温疏解等药无效。延先父诊之，身热不退，烦渴不宁，欲吐，自觉心胃间有说不出的难过感，喜饮置于火炉上的热茶，且须自壶嘴中不时啜之始觉松快，小便短赤，舌苔白而滑，脉数而有力。先父诊毕语予曰：从心胃部烦满不安，按之柔软，烦渴不眠，欲吐及舌脉表现，乃懊侬症……主以经方栀子豉汤。处方：生栀仁9g，淡豆豉18g。如法煮汤，分2次温服。翌日复诊，热退脉平，诸症若失，仅精神疲软，食思不振耳。以其体质素弱，改进补中益气汤，以善其后。（熊梦.《江西医药杂志》1965，5：633）

3. **寒热往来，反复颠倒** 1952年6月，赤锡乡方某，患病二三日，寒热往来，心烦喜呕，脉弦，少阳证毕呈。我拟小柴胡汤与服。方某原籍福州，受“柴胡发散”俗说影响颇深，一见此方，顾虑重重。谓我是经方派，用药不适合福州人体质，遂另请他医诊治。医断为暑邪夹湿证，用芩、夏、蔻、青蒿、果仁、朴花、竹茹、苡米、芦根之类加减。服药3剂，寒热虽有稍减，但心烦更甚，而至欲吐又不得吐，捶胸揭衣，坐卧非是。《伤寒论》所谓“反复颠倒”在他身上表现十分典型。至第4日（即服用前医第3剂药后，此时医已辞去），又请我诊治，但又怕我用伤寒方，故一再叮咛，他素有痰湿症，前医诊断尚合，惜用药较轻，要我照前方略予加减。诊其脉仍弦且稍大，寒热往来尚未解除，而最难忍受者是胸胁满闷、膈间懊侬不舒、难以名状。我以为此病乃栀子豉与小柴胡汤合并证。非小柴胡汤不能解其半表半里之邪，非栀子豉不能除其心中懊侬（病人自称膈间）；但病者却不愿服伤寒汤方。为更快解除病者疾苦，我不得不施“瞒天过海”之计（因系至交，故敢如此放肆）。我拟温胆汤加荷叶、白蔻、扁豆花一方，而实际给药是小柴胡汤去参、夏、大枣合栀子豉汤（因我开设诊所，自行配药）。处方：香豉9g，生栀子6g，北柴胡6g，黄芩6g，炙甘草3g，生姜3片。去人参、大枣，为恐其恋邪；去半夏，因此证非降逆所能解决，去之还可发挥栀子豉汤轻宣作用。并嘱咐家属，病者服药后若呕吐，可让其吐尽勿惧。病者服药只十几分钟，果然大吐。吐出物除食物残渣外，大半是痰涎酸水，吐后胸中觉舒。且因大吐之际兼发微汗，寒热症状也因而解除。次日，我才对其道明真相。（《伤寒论汇要分析》第107页）

4. **心悸（病毒性心肌炎）** 陈某，男，13岁。1983年11月5日初诊。1周前感冒发热，家长给服感冒药后好转（药名不清）。5天前晚上发热又起，仍给服前药，但热不退，且见心烦，心悸，寐差。经某医院西医检查：体温37.8℃，心率132次/分，第一心音稍弱，各瓣膜区未闻及杂音，心界不增大。心电图检查：Ⅰ度房室传导阻滞，T波低平，诊断为“病毒性心肌炎”。因家属不同意住院，门诊医生给予青霉素等抗生素、维生素C、腺嘌呤核苷三磷酸、乙酰辅酶A等，治疗3天，症状无改变，故来就诊。现症：发热，烦闷，心悸，寐差，纳呆，恶心呕吐，二便正常，舌苔薄黄，脉数。证属邪热内羁、热扰心神，治宜清宣邪热、宁心除烦。处方：山栀子10g，淡豆豉15g，淡生姜3g，姜竹茹6g。3剂后，心烦，心悸，恶心呕吐见减，仍纳差，苔薄黄，脉稍数，守上方加鸡内金6g、怀山药15g。再进2剂后，心烦，心悸，恶心呕吐止，饮食渐增。复查心电图为窦性心律。予一味薯蓣饮调理善后。（魏蓬春.《新中医》1985，3：46）

按：本病起于感冒，是外邪入里化热，热邪郁于胸膈，上扰心神，犯及胃腑，故治法亦取清宣郁热，降逆和胃。体现了中医异病同治的原则。

5. **小儿烦扰不得眠（麻疹后余热未净，留扰胸膈）** 本人曾治一幼儿（1周多岁），麻疹后发热已退，但烦扰殊甚，其父母日夜轮流抱着患儿，依然哭闹不眠，连续3次去儿童医院门诊，都认为无病，未做处理。根据患儿唇红而干，手心热，小便黄，舌红苔薄腻微黄，脉小数，断为疹后余热未净、留扰胸膈，因治以清宣郁热。处方：栀子6g，豆豉6g，银花6g，连翘6g，干芦根15g。1剂，水煎频饮，药后烦止得寐。（《〈伤寒论〉求是》第53页）

6. **风温、心中懊侬** 叶，风温入肺，肺气不通，热渐内郁，如舌苔（按：疑指有薄黄微腻之苔），头胀，咳嗽，发疹，心中懊侬，脘中痞满，犹是气不舒展，邪欲结痹，宿有痰饮，不欲饮水，议栀豉合凉膈方法。山栀皮、豆豉、杏仁、黄芩、瓜蒌皮、枳实汁。（《临证指南医案·卷五·风温》）

二、杂病

1. **心中懊侬、欲吐** 赤锡乡郑某，胃脘疼痛。医治之，痛不减，反增大便秘结，胸中满闷不舒，懊侬欲呕，辗转难卧，食少神疲，历七八日。适我下乡防疫初返，过其门，遂邀诊视。按其脉沉弦而滑，验其舌黄腻而浊，检其方多桂附、香砂之属。此本系宿食为患，初只须消导之品，或可获愈，今迁延多日，酿成“夹食致虚”，补之固不可，下之亦不宜。乃针对“心中懊侬”“欲呕”二症，投以栀子生姜豉汤（生栀子9g，生姜9g，香豉15g）分温作2服。嘱若一服吐，止后服，再议。病家问价值，我说：一角左右足矣。病家云：前方每剂均一元以上，尚未奏效，今用一角之药，何足为力？请先生增药。我笑答云：姑试试，或有效，若无效再议未迟。病家半信半疑而去。服后，并无呕吐，且觉胸舒痛减，遂尽剂。翌日，病家来谢，称服药尽剂后，诸症均瘥，昨夜安然入睡，今晨大便已下，并能进食少许。（《伤寒论汇要分析》第106页）

2. **倒经** 王某，女，19岁，本院学生。1989年11月10日诊。患者近3个月以来常鼻出血，服消炎止血药无效。近1周来出血量增多，甚则鼻孔中滴注而下，用棉球堵塞而不止。余诊其脉，觉寸关间滑数有力；继按其剑突下部位，诉有明显的憋闷及疼痛感；询其近半年来夜间睡眠反复辗转，心烦，历2小时始能入睡。遂疏方：山栀10g，淡豆豉10g。3剂，水煎服。3日后患者复诊，诉服1剂后，鼻出血即止。更有趣者，患者告曰，她已半年未来月经，服药1剂后，月经亦同时来潮。可见，患者鼻出血乃属“倒经”。此后，患者鼻出血未发，月经一直正常。（《仲景方药古今应用》第509页）

【临证指要】 栀子豉汤“微苦以清降，微辛以宣通”，具有清透郁热之功。主治热病、杂病导致的胸膈（心肺胃肝）郁热证。临床表现为虚烦、懊侬及或然症，舌偏红苔微黄薄腻，脉滑或数或弦或浮者，皆可以本方或加减治之。如何加减呢？详见后文栀子厚朴汤、栀子干姜汤及上述叶天士经验。

【原文】 发汗，若下之，而烦热，胸中窒者，栀子豉汤主之。（77）

【提要】 论热郁胸中，气机不畅的证治。

【简释】 发汗或攻下之后，邪热内扰，导致烦热，胸中窒。烦热即上条虚烦加重之意；胸中窒为邪热壅滞气机而窒塞不通之感。病情比上条较重，病机却相同，故亦以栀子豉汤主治之。

【原文】 伤寒五六日，大下之后，身热不去，心中结痛者，未欲解也，栀子豉汤主之。（78）

【提要】 论火郁而心中结痛的证治。

【简释】 “伤寒五六日，大下之后，身热不去”，是说感受外邪，邪气在表，误施攻下，表证仍在。“心中结痛”是大下之后损伤胃气之症。结痛不但有窒塞感，而且有疼痛感，是气滞血郁、郁而化火所致。心中结痛较第76条之“心中懊侬”，77条之“胸中窒”为重。根据“火郁发之”的原则，仍以栀子豉汤主之，外以透散表热，内以清泄郁火。

【方证鉴别】

栀子豉汤证与大陷胸汤证（135） 柯琴：“病发于阳而反下之，外热未除，心中结痛，虽轻于结胸，而甚于懊侬矣。结胸是水结胸胁，用陷胸汤，水郁则折之也（按：“水郁折之”见于《素问·六元正纪大论》。折者，逐导渗通之义）。此乃热结心中，用栀子豉汤，火郁则发之也。”（《伤寒来苏集》卷三）

【原文】 伤寒下后，心烦腹满，卧起不安者，栀子厚朴汤主之。（79）

栀子厚朴汤方：栀子十四个（擘），厚朴四两（炙，去皮），枳实四枚（水浸，炙令黄）。上三味，以水三升半，煮取一升半，去滓，分二服，温进一服（得吐者，止后服）。

【提要】 论热扰胸膈兼腹满的证治。

【简释】 伤寒误下，多致虚寒，然亦有邪热内陷者。今既心烦且腹满，为热与气结，壅于胸腹之间；“卧起不安”即第76条“反复颠倒”之互辞，乃“虚烦不得卧”之剧者。故以栀子厚朴汤清热除烦，行气消满。本方证邪热内陷较栀子豉汤证为深，故不用豆豉之宣透；但尚未形成阳明腑实，故不用大黄之攻下。

【验案精选】

1. **心烦腹满、卧起不安（神经官能症）** 曹某某，女，72岁，住东城区首体南路。1995年10月26日初诊。心烦懊侬持续2年，近有逐渐加重之势。西医诊断为“神经官能症”，给服镇静安神药，未见好转，转请中医治疗。刻下心烦苦不堪言。家人体恤其情谨慎扶持，亦不能称其心，反遭斥呵。烦躁不安，烦急时欲用棍棒捶击胸腹方略觉舒畅。脐部筑动上冲于心，筑则心烦愈重。并有脘腹胀满如物阻塞之感，伴失眠、惊惕不安、呕恶纳呆、大便不调、溺黄、舌尖红苔腻、脉弦滑。辨证：火郁胸膈，下迫胃肠。立法：宣郁清热，下气除满。处方：栀子14g，枳实10g，厚朴15g。服7剂药后，心烦减半，心胸豁然畅通，性情渐趋平稳安静，夜能寐，食渐增，获此殊效，病家称奇，又自进7剂。复诊时仍有睡眠多梦，口舌干燥，口苦太息，小便黄赤等热未全解之症。转方用柴芩温胆汤合栀子枳实厚朴汤，清化痰热。治疗月余而病除。（《刘渡舟临证验案精选》第47页）

【原文】伤寒，医以丸药大下之，身热不去，微烦者，栀子干姜汤主之。（80）

栀子干姜汤方：栀子十四个（擘），干姜二两。上二味，以水三升半，煮取一升半，去滓，分二服，温进一服（得吐者，止后服）。

【提要】论热扰胸膈及误下中寒的证治。

【简释】伤寒表证，医以丸药大下之，误下之后表邪未解而身热不去，邪热内陷而致微烦。治用栀子干姜汤，清胸中之热而温肠胃之寒。因证有微烦，故用栀子；因大下肠胃必冷，故用干姜。此为寒热并用的方剂。

按：原文中所述的“医以丸药大下之”“丸药”为何药？柯韵伯说：“攻里不远寒，用丸药大下之，寒气留中可知”（《伤寒来苏集》卷三）。刘渡舟先生说：“汉代流行的一些泻下药，一种是巴豆制剂，为热性泻下药，另一种是甘遂制剂，为寒性泻下剂。”（《刘渡舟伤寒论讲稿》第83页）笔者以为，上述两家见解都值得商榷。在《金匮要略》第23篇之杂疗方，有一个“三物备急丸（大黄、干姜、巴豆）”，此丸是一个寒热并用的峻烈大下之剂。

以上五条，第76条论述栀子豉汤证之主症特点及或然症；77、78两条论述栀子豉汤证之变症，三条所述，病机相同，但病情有轻重，故证候有所不同，虽皆以栀子豉汤主之，而剂量可酌情增减，或适当加味。第79、80两条则病机有变，或为热扰胸膈兼阳明气滞，或为热扰胸膈且太阴虚寒，故治法为之变，皆仍以栀子之轻苦清泄郁热，或并用行气之枳、朴，或并用干姜之温中。试问，病因皆由表证误下，何以有不同之变证？盖成因有二：一是误下之法有别；二为体质使然，如下文“病人旧微溏者”。

【验案精选】

肝热脾寒证 黄某，男，成人。1977年夏病泄泻，服抗生素后，利止而腹胀，食则更甚，且时作呕，口苦，舌绛苔微黄，却不渴，胸腹痞胀，发热烦躁，大便正常，小便清利。分析病情，乃由泄泻伤脾胃，使寒湿积中，造成食入则胸腹胀；舌绛，口苦，苔微黄，乃肝胆之热上扰胸膈，而发热烦躁致呕。根据《伤寒论》第80条“伤寒，医以丸药大下之，身热不去，微烦者，栀子干姜汤主之”。栀子9g，干姜9g。水煎服。服3剂后诸症减轻，又服6剂而愈。（《伤寒论通释》第132页孙溥泉医案）

【原文】凡用栀子汤，病人旧微溏者，不可与服之。（81）

【提要】栀子汤的禁忌证。

【简释】栀子为苦寒之药，易伤脾胃而滑大肠。上述第76~80条等五条诸栀子汤证，若病人旧日脾阳素虚，大便微溏者，不可与服之，以免栀子之类的苦寒药更伤已虚之脾阳。如此上有郁热、下有脾寒之病情，单纯栀子汤不可用，但可仿用上条的栀子干姜汤寒热并用之法。

【原文】太阳病发汗，汗出不解，其人仍发热，心下悸，头眩，身瞤动〔1〕，振振欲擗〔2〕地者，真武汤主之。（82）

真武〔3〕汤方：茯苓、芍药、生姜各三两（切），白术二两，附子一枚（炮，去皮，破八片）。上五味，以水八升，煮取三升，去滓，温服七合，日三服。

【注脚】

〔1〕身瞤动：眼皮跳动叫“瞤”，瞤与动是同义连用，身瞤动是说局部或全身肌肉掣动（颤抖）。“身瞤动”与第38条“筋惕肉瞤”义近。

〔2〕振振欲擗地者：振，摇动。这里的“振振”是摇摆不定的意思。擗，当作“躄”，即仆倒，“欲躄地”即站立不稳之状。此句与第67条“身为振振摇者”义近。

〔3〕真武：本名玄武（宋代因避讳而改），古代神话传说为北方司水之神。本方以玄武命名，寓镇水之意。

【提要】论太阳病误汗，阳虚水泛的证治。

【简释】太阳病本当发汗，若发汗不及时或汗不如法，都将发生不同的变证。本条说的是素体阳虚而有水气病者，又感受外邪，汗不得法更伤阳气证候。尤在泾："发汗过多，不能解太阳之邪，而反动少阴之气，于是身仍发热，而悸、眩、瞤动等症作矣。少阴之气，水气也，心属火而水乘之，故悸；头为阳而阴加之，故眩；经脉纲维一身，以行血气，故水入之则振振瞤动也。擗，犹据也，眩动之极，心体不安，思欲据地以自固也。此与阳虚外亡有别，阳虚者，但须四逆以复阳，此兼水饮，故必真武以镇水。方用白术、茯苓之甘淡，以培土而行水；附子、生姜之辛，以复阳而散邪；芍药之酸，则入阴敛液，使汛滥之水，尽归大壑而已耳。"（《伤寒贯珠集·太阳篇上·太阳斡旋法》）

按：真武汤证还见于后文第316条，应互参。本方为温阳利水剂，主治阳虚而水气为患者，若仅阳虚而无水泛之证候，恐不是真武汤证。

【方歌】

温阳利水真武汤，术附苓芍配生姜，

阳虚水泛诸般病，身痛阳虚参易姜。

【方证鉴别】

1. **真武汤证与附子汤证（304）** 两方证之本皆阳气虚衰，而具体病机、证候不同。本方证重在寒水泛滥，水性流动，无处不至，见症多端，尤以小便不利、肢肿为主症；附子汤证重在寒气凝滞筋脉，以身体、骨节疼痛为主症。真武汤以附子、茯苓、白术、白芍配生姜，温散水气，利水消肿；附子汤亦用之"四味"而配人参，峻补元阳、散寒止痛。两方仅一味之差，功效有别。

2. **真武汤证与苓桂术甘汤证（67）** 两方证均为阳虚而兼水饮证，但本方证病位主要在肾，阳虚较重，为水气泛溢周身，治法温肾利水；彼之病位主要在脾，阳虚较轻，为水饮停于局部，治法温脾化饮。

3. **真武汤证与附子汤证、桂枝加附子汤证（20）、芍药甘草附子汤证（68）** 张璐："真武汤方本治少阴病水饮内结，所以首推术、附，兼茯苓、生姜，运脾渗湿为要务，此人易所明也。至用芍药之微旨，非圣人不能。盖此证虽曰少阴本病，而实缘水饮内结，所以腹痛自利，四肢疼重，而小便反不利也，若极虚极寒，则小便必清白无禁矣，安有反不利之理哉？则知其人不但真阳不足，真阴亦已素亏，若不用芍药顾护其阴，岂能胜附子之雄烈乎？即如附子汤、桂枝加附子汤、芍药甘草附子汤，皆芍药与附子并用，其温经护荣之法，与保阴回阳不殊，后世用药，能获仲景心法者，几人哉？"（《伤寒缵论·少阴上篇》）

【验案精选】

一、伤寒

1. **病发寒热间日而作、眩晕、身瞤动** 西码乔梓阁王捷庵二令媳，年二十余，四月患病，直至九月初间，历易名手数辈，百治莫效，奄奄一息，已预备凶器。余在孙府，再三敦请，至其家，有张君润之陪余诊视，告余曰：初病发寒热，间日一次，咳而微喘，身疼，头眩晕，饮食渐减，肢体软弱，心中动悸，所服方药甚杂，如建中汤、桂枝汤、桂枝加龙骨牡蛎汤，而养阴平肝之方不可记忆，渐至身瞤动，手足搐搦，粒米不进，心跳神惫，卧不能起，如弱证矣。余进内诊脉，搐搦无定，其夫执持手膊，任余诊之，脉则似有似无，阳微实甚，面色白而微黄，舌苔薄白而润有水气，体瘦如此，皮肤尚润，寒热均在干支阴日，逢阳日则稍安，亦可略进米饮。余商曰：此极重水气病也，《伤寒》曰：心下有水气，干呕发热而咳。又曰：咳而微喘，发热不渴。又曰：其人仍发热，心下悸，头眩，身瞤动，振振欲擗地者，皆水病也，此证俱见矣。水气入经络，故搐搦振颤；水气凌心，故动悸头眩；时久又为药误，故阳气衰微；神疲倦怠，得干支之阳以助之则发，得干支之阴以劫之则重，是本体阳微求助于天时之阳气也。若补阳驱水尚可救治，为开真武汤加细辛一钱与服，竟日有起色，得获痊愈。〔《二续名医类案》（姚龙光·崇实堂医案）第1487页〕

2. 发热、汗出、眩晕、身瞤动 张某某，男，34岁，1963年11月17日诊治。素体虚弱，外感风寒，服解表药后高热退，但午后潮热不退，继服辛凉解表之剂，则发热渐高，持续不退，又投凉药泻下，则大汗不止，诸法救之无效，抬院诊治。症见：形体消瘦，精神萎靡，汗出如雨，担架衣被浸湿，低热仍不退，筋脉拘急，眩晕不能站立，二便均无，四肢厥冷，脉沉细。此表阳不固，虚阳外越。治宜温阳固表。处方：炮附片（先煎）、白芍、白术、茯苓各60g，生姜30g。大剂频频饮之，汗出稍止而神气复，继服上方7剂，汗止，发热亦随之而愈。（周连三，等.《中医杂志》1978，12：17）

3. **发热、水肿、身瞤动（狼疮性肾炎）** 患者，男，26岁。主诉间断性发热，关节痛5年，伴周身浮肿半年，加重7天，以“狼疮性肾炎”收入院。住院半月后，发热复作，体温39℃，时至初夏，虽发热而喜衣被，周身浮肿，阵阵肌肉瞤动，腹胀时痛，手足欠温，神疲头晕，口干不欲饮，大便溏，小便少，舌淡红体胖质润苔腻而罩黄，脉滑数沉取无力。血压172/105mmHg。曾服清热解毒药如银翘散，肌肉注射柴胡注射液、安痛定等，发热不退。因思患者证候与《伤寒论》第82条与316条所述真武汤证颇类似，而其发热特点则为第11条所述真寒假热证，即“病人身大热，反欲得近衣者，热在皮肤，寒在骨髓也……”此外，脉滑按之无力，此《濒湖脉学》所谓“滑脉为阳元气衰”之象；舌体胖、质润、苔腻均为阳虚寒湿，其舌苔罩黄可断为虚热之象。病机为阳虚水泛而发热，真武汤为的对之方。处方：炮附子15g，白术、白芍、茯苓各12g，生姜皮18g，竹叶6g。水煎分日3次温服。服药1剂，即汗出热退，体温渐趋正常，诸症遂减。（吕志杰，等.《浙江中医学院学报》1998，1∶9）

4. **小儿高热**　秦某，女，1岁8个月。1周前感冒，高热微咳，曾服阿司匹林，小儿克感敏冲剂，汗出热减，继而复热。又服中药辛凉解表剂1剂，初则似可，夜半热势骤起，体温达40.5℃。家长惶恐，邀余诊治。患儿气色不华，气息均匀，神倦纳呆，四肢不温，发热日轻夜重，舌淡体胖苔中心至根部黑润，素喜汗出，余无异常。余踌躇再三，勉为疏方：制附子、白芍各3g，茯苓、白术各6g，生姜2片。当晚服1煎后，体温徘徊在38℃左右，次日中午服完，体温正常且稳定。（《伤寒论通释》第134页）

5. **误治案**　吴孚先治赵太学，患水气咳嗽而喘，误作伤风，概投风药，面目尽肿，喘逆愈甚。曰：风起则水涌，药之误也，以真武汤温中镇水，诸症悉平。（《续名医类案·卷十四·喘》）

二、杂病

（一）内科病

1. **咳嗽**　孟英治其令叔王丈，高年痰嗽，喘逆碍卧，肢冷颧红，饮食不进。与真武汤而安。（《回春录新诠》第95页）

按：痰嗽之证，大致新病在脾肺，久病在肾。在上者为实，在下者多虚。其虚非阳虚即阴虚，且多兼夹痰饮。此案王孟英用真武汤温阳治水之剂，不外乎“病痰饮者，当以温药和之”之大法。

2. **滞下**　一叟，患滞下，色白不黏，不饥不渴，腹微痛而不胀。孟英切脉，迟微。进大剂真武汤加人参而愈。（《回春录新诠》第264页）

按：滞下为痢疾之古称。其病因多为饮食不洁。初起以下利赤白，里急后重，腹中痛等邪实证为特点。此案“色白不黏”，不饥不渴，乃虚寒之证。况高年而脉象迟微，必是阳微而气弱。故用真武汤加人参，大补脾肾之阳气，治病求本，不治痢而痢自愈。

3. **眩晕（高血压病）**

（1）马某某，女，70岁，1964年4月17日初诊。发现高血压病已3年。头晕，头痛，耳鸣不聪，劳累则加重，形体日渐发胖，小便有时失禁，晚间尿频，痰多，怕冷，手足偏凉，饮水则腹胀，饮食喜温，不能吃生冷。血压230/118mmHg。六脉沉细右甚，舌偏淡苔滑。属阳虚水泛，治宜温阳镇水，健脾化痰。处方：川附片6g，茯苓9g，生白术6g，白芍6g，生姜4.5g，法半夏9g，生龙牡各12g。4月25日复诊：头晕减轻，睡眠好转，血压210/108mmHg，自觉症状明显减轻。（《蒲辅周医疗经验》第176页）

原按：此为阳虚寒湿盛之高血压病，年已70岁，尿频，小便失禁，四肢欠温，肾阳衰退，故用温阳镇水的真武汤加味。痰多用半夏，虽与附子相反，病情需要，却起相反而相成的作用。

按：《金匮》第10篇第10条之附子粳米汤，即附子与半夏并用。

（2）患者黄某某，女性，49岁，干部。1990年3月15日就诊。患者有高血压病史，血压持续在（170~190）/（90~110）mmHg之间。屡用复方罗布麻片、利舍平、降压灵、复方降压片、硝苯地平等药，但血压未能降至正常。近半年来，病者感觉精神萎靡，头目眩晕，全身疲惫，身形恶寒，比常人怕冷，经常下肢浮肿，小便短少，食欲减退，脉象沉细弱，舌体胖大苔白润滑。综上诸症，病属肺脾气虚、肾阳不足，拟益气补脾、温阳利水为法。处方拟真武汤加味：制附片10g，红参6g，茯苓20g，白术10g，白芍10g，生黄芪15g，牛膝10g，灵磁石15g（先煎），生姜3片。每日1剂，试投2剂。服上药2剂后，病者精神明显好转，自谓全身有一种温煦之感，食欲增进，小便量增，浮肿消退，血压150/80mmHg，脉沉缓有力，舌苔薄白。服上药有效，嘱守方再进。又服药5剂后，病者告谓，其病如失，身体轻爽，浮肿消尽，饮食正常。脉沉缓有力，舌苔正常，血压135/75mmHg左右，遂嘱停药观察。半年后随访，未服降压药，血压正常。(《伤寒实践论》第101页)

按：治高血压病，辨证准确，寒热温凉之方法均可用。笔者曾辨证以补阳还五汤为主方，重用黄芪为主药，治疗高血压病取得疗效。

4. 水气病

(1)风心病、心力衰竭　孙某，男，53岁。1991年5月25日初诊。患者有风湿性心脏病史，近因外感风寒，病情加重。心动悸，胸憋喘促，咳吐泡沫状白痰而量多，昼夜不能平卧，起则头眩，四末厥冷，腹胀，小便短少，腰以下肿，按之凹陷不起，食少呕恶，大便干结，视其口唇青紫，面色黧黑，舌白滑，脉结。西医诊为“风湿性心脏病，充血性心力衰竭，心功能Ⅳ级”。刘老辨为心、脾、肾三脏阳虚阴盛而水寒不化之证。治当温阳利水，方用真武汤加味。附子10g，茯苓30g，生姜10g，白术10g，白芍10g，红人参6g，泽泻20g。服3剂后，小便增多，咳嗽锐减，心悸腿肿见轻。续用真武汤与苓桂术甘汤合方，温补心、脾、肾三脏，扶阳利水。附子12g，茯苓30g，生姜10g，白芍10g，白术12g，桂枝6g，炙甘草10g，党参15g，泽泻15g，干姜6g。服上方10余剂，小便自利，浮肿消退，心悸，胸闷等症已除，夜能平卧，惟觉口渴。转方用春泽汤：党参15g，桂枝15g，茯苓30g，猪苓20g，泽泻20g，白术10g。巩固疗效。(《刘渡舟临证验案精选》32页)

原按：水为阴，其代谢依赖肺、脾、肾三脏的气化功能，其中尤以肾气为关键。若肺失宣降，不能通调水道；脾失健运，不能运化水湿；肾失开合，不能化气行水，则可致水湿内停而发为水气病。而三脏之中，因“肾主水”“为胃之关”，关门不利，则聚水而成病。本案为脾肾阳衰阴盛，水气不化，水寒之邪由下而上，从内致外，由表及里，或上或下，浩浩乎泛滥成灾。若水气上凌于心，则见心悸动，胸憋闷；水随少阴经上射于肺，则咳嗽、痰多，不能平卧；水气上攻于胃，则呕吐食少；水饮上犯清窍，则头目眩晕；膀胱气化不利，则小便不畅。治疗之法：一要温补肾阳，二须利其水邪。真武汤功专扶阳消阴，驱寒镇水……本方对肺源性心脏病、风湿性心脏病续发心力衰竭的肢体浮肿、心悸、腹胀，都有可靠的疗效。

(2)慢性肾功能衰竭　沈某某，男，40岁，工人。全身浮肿约6年。患者于1952年受凉后发现全身浮肿，曾到某医院检查，诊断为“肾炎”，住院治疗半个月肿消而出院。后又复发，住某医院治疗约1年半无效而转他院。诊断为“慢性肾炎”，经多方治疗无效，遂来我院诊治。全身浮肿，自觉头晕，恶心，呕吐，不思饮食，腹胀满，腰膝酸重，小便色黄量少，大便正常，颜面苍黄，精神颓靡，声音嘶浊，脉象沉细而弦，全身凹陷性水肿，下肢尤甚。血压200/100mmHg。化验检查：非蛋白氮242mg%；酚红试验26.5%；尿蛋白(++++)，红细胞3~6个/HP，管型2~3个/HP。审其脉症，显系肾阳衰微，寒水不行，上凌于心而成……证属石水。治宜益火之源，以消阴翳法挽救之。方用真武汤。仅服药10余天，非蛋白氮即降到93.3mg%，水肿近于消失。继续服用，并间服金匮肾气汤。出院时症状完全消失，非蛋白氮为47.5mg%；尿蛋白(+)，红细胞3~5个/HP，管型0~1个/HP；酚红试验45%。(董晓初，等.《天津医药杂志》1963，11:715)

(3)浮肿　康某某，男性，患四肢浮肿，易冷，下肢尤甚，小便少，小腹作胀，脉沉微。投予真武汤：茯苓12g，白术12g，炒白芍9g，炮附子9g，生姜9g。4剂后，小便见多，再续予数剂，浮肿见消，惟夜间下利，改用实脾饮以止泻，兼防浮肿再现。(《岳美中医案》第64页)

原按：真武汤为回阳去水之重剂，是少阴经方之主方……适应证：一般生机不足，代谢功能低下，“水气”停滞下腹部，目眩心悸，手足易冷，下泻水样便等。曾用此方治慢性肾炎晚期之尿毒症，症见头晕心悸、肉瞤动、呕逆、小便不利(头晕心悸是水气上凌；肉瞤动是水袭肌肤；呕逆是胃受水毒之干扰；小便不利是膀胱尿潴留而不下，都合乎少阴病有水气之征)。投以真武汤能使小便通利，使一系列症状减轻。

5. 喘证、咳嗽　王某某，女，61岁，患者有慢性咳喘病史，逢寒病作，时值秋末冬初，其病发作，喘急抬肩，动则喘息更甚，伴有咳嗽，吐痰色白，稀痰量多，形瘦神惫，时而汗出，观其面有微绛，舌苔薄白，脉沉弱无力。投二陈、青龙皆不收效，后服白果定喘汤，但只能缓解，不能根除，停药病仍作，百医不效。余诊之曰：此乃肾中真阳不足，水寒射肺也。痰生于饮，治痰必驱其饮。处方：真武汤重用茯苓60g，加干姜60g、细辛2.4g。服1剂知，2剂病大减。咳喘已平，吐白痰仍多，纳食不佳。用前方加五味

子6g、白术9g，3剂而痊愈。（夏洪生.《哈尔滨中医》1965，2:53）

6. **哮喘、便秘** 刘某某之父，年过六旬。1924年9月，病已月余，六脉沉迟无力，舌苔白腻，喜热饮，咳嗽哮喘而多痰。腹胀且痛，不思食，大便秘结20日不更衣，小便赤而长，夜难入寐，精神极弱。查前所服方药，均以清热消食降气为主，且以硝、黄峻剂通下之，仍不能便，其势较危。此系脾肾阳虚，中土失运，痰湿水饮阻逆于肺，清肃不降，致痰喘咳嗽，传导失司，无力输送。加之阳虚则气不化津，无以滋润肠道，致成气虚寒凝之便秘不通，此太阴、阳明经气不相传也。宜扶阳温化主之，拟真武汤加味：处方：附片100g，茯苓30g，白术20g，杭芍10g，干姜30g，北细辛6g，五味子5g。1剂见效，2剂后喘咳约去十之六七，3剂照原方去杭芍，服后痰喘咳嗽若失，略进饮食。转方以四逆汤加茯苓、上肉桂、砂仁、黄芪。处方：附片100g，干姜50g，茯苓50g，砂仁10g，上肉桂10g（研末，泡水兑入），黄芪60g。上方服1剂后，是晚便意迫肛，解出干结黑色粪便半痰盂许，腹中顿觉舒缓。然因年老气虚，解便时用力过盛，旋即昏晕不省人事。急诊之，气短欲绝，脉沉迟无力，但见白苔已退，唇舌已转红润，此乃气虚下陷之故。当即以煎好之汤药喂服。俄顷，人事已省，脉转有神。原方连服3剂，食增神健，咳喘不作，二便通达。（《吴佩衡医案》第65页）

按：此案重用附子，应先煎，以解其毒性。

7. **消渴病（糖尿病）** 王某，男性，36岁。曾因口渴多饮，在某医院查空腹血糖186mg/dl，尿糖（+++），诊断为“糖尿病”。口服各种降糖药，并求中医治疗，病情时好时坏，1983年10月求余诊治，患者面色㿠白，精神不振，头晕目眩，口渴欲饮，饮而不解，夜间尤甚，尿频，腰膝冷痛，阳痿，气短懒言，脉沉细无力，舌苔白腻质淡。查空腹血糖275mg/dl，尿糖（+++）。此属气虚肾亏之证，治宜益气温阳，方用真武汤：附子20g，干姜20g，茯苓50g，白芍50g，白术30g。守方服10剂，诸症渐消，空腹血糖80mg/dl，尿糖正常，脉沉缓，舌淡苔白，嘱其服用金匮肾气丸2个月以巩固疗效。〔《当代名医临证精华·消渴专辑》（秦景武验案，刘立昌、桑淑贤整理）第10页〕

8. **全身震颤（神经官能症）** 张某某，女，47岁。1976年4月28日初诊。患者于产后40天始觉两臂震颤，以后逐渐加重，发展至全身不自主震颤，已2个半月，阵发性加剧，影响睡眠及进食。曾多次就医，各方求治不验，曾在某医学院附属医院检查，神经系统无异常，诊断为“神经官能症”，服西药不效，也服过中药补气养血、柔肝舒筋、疏肝理气、平肝潜阳等剂，亦不见效果。病人就诊时不能稳坐片刻，并伴有舌颤，言语不利，憋气，以长息为快，食欲差，舌质尖略红左侧有瘀斑苔白，两手脉俱沉滑弱。治宜温阳镇水。方用真武汤加味：茯苓30g，白术24g，制附子12g，白芍15g，生姜12g，桂枝9g，半夏12g，生龙牡各30g，炙甘草6g。水煎服，2剂。4月30日复诊：自述服第1剂药后，于当日下午6时许，颤动基本停止，腹内鸣响。当晚又进第2剂，颤动停止，夜来睡眠明显好转。惟有时自觉头有阵阵轰鸣。上方白芍改用30g，加钩藤12g、磁石30g。再服3剂，以巩固疗效。（《伤寒解惑论》第126页）

按：本案识证关键是抓主症，即身瞤动；辨病机，即阳虚。处方得当，立见功效。

9. **失眠** 张某某，男，35岁，木工。1968年8月27日初诊。患失眠6~7年。现在每天至多能入睡2小时，甚则彻夜不眠。自觉迷糊，头晕心悸，胃纳不好，尿时黄，腰困，记忆力减弱，肌肉跳动，舌质红苔淡黄稍腻，脉右虚弦、左沉细缓。辨证：肾阳衰微，水气凌心。治以温阳利水。方用真武汤：茯苓、白术、白芍、附子、生姜。上方服2剂，即能睡7~8小时。（蒋天佑.《山西医药杂志》1976，3:20）

按：本案舍舌从脉，凭脉辨证，治病求本，方药得当，故患者安然入睡。

10. **舌红无苔主阳虚案** 一老妇，76岁，右半身麻木，膝以下冷，脚肿不能穿鞋，渴不思饮，漱水即唾。睡醒一觉，舌干不能转动，心悸头眩，难再入睡，脉迟细舌干红无苔。予大剂人参真武汤，3剂后肿退，寐安，舌上生出薄白苔，津液满口，又予大剂补阳还五汤加附子30g，白芥子10g，全虫3g，蜈蚣2条。6剂后麻木亦愈。（《李可老中医急危重症疑难病经验专辑》第61页）

原按：本案例涉及到中医舌诊中令人困扰的一则难题，即关于无苔舌的主病。凡舌面无苔而干，或中心剥蚀如地图，或舌红如柿，可见裂纹，各家皆主阴虚。但临床所见，不少气虚、阳虚甚至亡阳危证中，也出现这样的舌象，本案即是一则典型病例。我一生所遇此类舌证抵牾的病例，不下200例，全数按主证以相应的方药而愈。

按：中医学对临床上四诊不符时，有“舍脉从症，舍症从脉”之说。笔者曾撰写“四诊合参，舍舌从脉从症论”。刊载于《河北中医学院学报》1995年第2期。四诊从舍，即由表及里、去伪存真、治病求本的分析过程。

（二）妇人病、小儿病及头面五官病

1. 不孕、带下 孙某，27岁，初诊：1985年3月7日。婚后5年未孕，白带清稀量多，西医诊为宫颈炎、子宫发育不良、卵巢功能低下所致之不孕症。其基础体温单相。现症：神疲，下睑暗黑，全身肌肉不时跳动，心悸气短，大便溏软不成形，下肢沉重，经前略有凹陷性水肿，月经经期稍延后，月经量少色淡而稀，脉濡细，舌淡形大有齿痕苔白厚。腹诊：全腹膨满，按之软弱缺乏弹力，脐上腹部主动脉的搏动应手。证属少阴阳虚水泛。投大剂真武汤：附片30g（先煎半小时），白芍12g，茯苓30g，白术15g，生姜5片。10剂，并嘱其每日用艾条自灸脐上动悸处（水分穴）15分钟。灸、药后，白带减少，其他诸症亦减轻。再以原方投服50剂，至6月初，测基础体温，出现排卵体温；7月底，已知妊娠。因左少腹有轻微压痛，时有下肢浮肿，又给予当归芍药散，间断性服药2个月。1986年3月果然临盆，产1男婴。（娄绍昆．六经辨证治疗不孕症．中华中医药学会第十四届仲景学说学术研讨会，2006：435）

原按：患者一派少阴真火虚衰、肾阳不振、水气四泛之证，故白带清稀而多、肢冷肌悸、心悸便溏。据“月经周期前半月为阴，后半月为阳”（赵松泉语）的理论，可把基础体温低水平单相诊为阳气不振的潜证。据脉症投真武汤，重用附、术，并加自灸水分穴，得致天明日丽阴霾尽化而大奏功。笔者认为腹证不仅是选方的依据，其所在部位亦是针灸治疗的重要位置。在治疗此案的过程中深深地体会到患者的主要脉症与《伤寒论》中的少阴病的“心下悸，头眩，身目瞤动”，及“腹痛，小便不利，四肢沉重疼痛，自下利者，此为有水气……真武汤主之”环环相扣，依证投方，而获功效。

按：不孕，古人称为“无子”。不孕的病因，可概括为两类：一是，先天性生理缺陷；二是，后天之病变。后天因素，可归纳为四个方面，即肾虚、血虚、痰湿、肝郁等。这诸多因素，都可以引起冲任不调、不能摄精受孕。上述治例，以肾阳虚为本，水湿为标，故以真武汤治之而受孕。

2. 急惊风（肺结核） 杨某某，男，1岁半。于1974年2月28日发现结核（Ⅱ型），住院2个月，烦热不退，体温常在38~40℃之间。讵料突于夜间惊风抽搐，斜视天吊，连接2天反复发作数次，无可奈何。家长自动携儿出院，信心丧失，坐以待毙。一日我路过其家，顺便邀诊。诊见患儿正气虚弱，面色青晦，手足蠕动，神疲呆滞，舌质淡苔白，两手指纹色淡青，已透关射甲。似属纯阴无阳之危象，宜真武汤合参附，以回阳救脱。处方：附片12g，茯苓5g，白芍3g，白术5g，生姜5g，红参5g。服上方1剂，平稳。附片加量，进2剂，症状大有转机，抽风已止，体温正常，神色转佳，目珠灵活。再进2剂，逐渐有神，思饮食，能言语，有笑容。惟病久瘦弱，继以参苓白术散方脾肺兼顾。半年后X光胸透复查已痊愈……迄今5岁半，身体健康。（来春茂．《云南中医学院学报》1979，1：43）

3. 头痛夜发 曾治一司机李某某，男，32岁。患头痛病，每在夜晚发作，疼痛剧烈，必以拳击头部始能缓解，或服用止痛片。问起病原因，他说：夏天开车，因天气炎热，常在休息时痛饮冰镇汽水或啤酒，每日无间，至秋即觉头痛。问除头痛外，尚有何不适？答：两目视物常有黑花缭乱。望其面色黧黑，舌质淡嫩苔水滑，脉沉弦而缓。此阳虚水泛、浊阴上窜、清阳被蒙则眩，阴阳相争故头痛。以真武汤加味：附子12g，生姜12g，茯苓18g，白术9g，白芍9g，桂枝6g，炙甘草6g。服6剂，头痛大减。继服苓桂术甘汤4剂，巩固疗效而痊愈。（《伤寒论通俗讲话》第70页）

4. 上午目赤（慢性结膜炎） 米某某，男，14岁，学生。1976年6月就诊。发病半年多，每日清晨开始，两目红赤，目珠发困，视物模糊。中午后，眼睛红赤全退，视物亦清，逐日如此，不稍变化。经眼科检查为“慢性结膜炎”。用药无效，延请中医，用过多种法则，亦未有验，遂休学求医。诊脉略沉，舌淡苔白，无他症状可据。自诉以前每服一种药时，均出现胃纳不佳，心下胀满，头目晕眩。查阅以前服过之药，诸如泻白（散）、龙胆泻肝（汤）、荆防、桑菊、冬地、玄参之类。因思上午为阳气用事之时，病发于此时，非阳盛即阳虚，根据现在脉象及过去用药，投以真武汤加细辛，以辛温回阳。2剂后，忽然痊愈。至今4年，随访未发。（王与贤．《浙江中医杂志》1980，4：181）

【临证指要】真武汤为温阳利水之主方，临床用途很广，热病与杂病，凡具备阳虚水泛的舌脉特点（舌淡嫩而胖、舌苔白滑或灰黑，脉沉细微或浮大无根），皆可以本方治之。尤其是慢性心肾功能衰竭之病，本方更为适宜。

【实验研究】真武汤对“肾阳虚”模型温阳利水的机制得到证实；对阳虚水泛患者的血液流变学、脂质代谢及血糖均有改善作用；能改善心力衰竭（增强心肌收缩力，改善心功能，促进血液循环，改善心衰之肾脏的泌尿功能）及肾功能；对延缓衰老有一定作用（能增加老年小鼠耐疲劳及抗缺氧能力）；肾虚经闭者，实验证明真武汤加味有调节内分泌、建立月经周期及温煦卵巢功能等作用。

【原文】咽喉干燥者，不可发汗。(83)

【提要】咽喉干燥者禁汗。

【简释】咽喉为三阴经脉所循之处。若阴津亏少，不能上滋咽喉，故干燥。对此类阴亏之人，虽有风寒表证，亦不可单纯使用辛温发汗之剂治疗，应于解表剂中酌加育阴利咽之品，或甘寒清热之药。

【原文】淋家[1]，不可发汗，汗出必便血[2]。(84)

【注脚】

〔1〕淋家：素有淋病，名曰淋家。《金匮要略》第13篇有“淋病”之名。

〔2〕便血：此条是指尿血。

【提要】淋家禁汗。

【简释】淋家多为下焦蓄热、阴津素亏，虽有外感，亦不能纯用汗法。若发汗不当而伤阴，不但阴津愈亏，更惧热邪内迫，伤及血络，引发尿血等症。

按：淋病以尿痛、尿频、尿急及小腹里急等为特点，甚者可并发恶寒发热等类似外感的症状（西医诊为“泌尿系感染”）。对此，断不可误诊为是外感太阳表邪而发其汗，当以治淋为主。古人有“淋属少阳”之说，即指淋病患者伴有寒热如疟之少阳病热型。笔者曾辨证以小柴胡汤为主方治淋病而取效。笔者临床还观察到，淋家外感，单纯发汗解表，确会导致淋病复发。如此教训，印证了本条的临床警示作用。

【原文】疮家[1]，虽身疼痛，不可发汗，发汗则痓[2]。(85)

【注脚】

〔1〕疮家：指久患疮疡之人。

〔2〕痓：《金匮要略》第2篇有“痉病”之名，其病因之一即曰：“疮家，虽身疼痛，不可发汗，汗出则痉。”

【提要】疮家禁汗。

【简释】久患疮疡者，气血已伤，虽有表证，不可单纯发汗。施用汗法不当，则阴液受伤更甚，筋脉失其濡养，必发生筋脉强直，肢体拘挛的痉病。

按：《金匮要略》第18篇第1条曰：“诸浮数脉，应当发热，而反洒淅恶寒，若有痛处，当发其痈。”第4条曰：“肠痈者……发热……恶寒……大黄牡丹汤主之。”这就使我们领悟到，身体内外发生疮痈，由于气血郁滞，热毒壅盛，正邪相争，亦可表现为类似感受外邪之发热恶寒等症。若不加辨别，误认为表证，错施汗法，遗害无穷！这正如成无己所说：“疮家身疼如伤寒，不可发汗，发汗则表气愈虚，热势愈甚，生风，故变痓也。”(《注解伤寒论》)

【原文】衄家[1]，不可发汗，汗出，必额上陷脉[2]急紧，直视不能眴[3]，不得眠。(86)

【注脚】

〔1〕衄家：素易鼻出血的人。

〔2〕额上陷脉：《灵枢·九针十二原》有“针陷脉则邪气出”一句。“陷脉”，指孔穴在筋骨陷中而言。“额上陷脉”，指额上两侧凹陷处之脉。

〔3〕直视不能眴（xuàn 炫）：《说文解字》：“眴，目摇也。”义为目光不定。此指两目呆滞而不灵活。

【提要】衄家禁汗。

【简释】津血同源。衄家，阴液必不足，虽有表证，亦不可单纯发汗。若发汗不当则阴液重伤，筋脉失其濡养，则可表现额上陷脉急紧，目直视不能转动以及夜卧不安等证候。

按：《金匮要略》第16篇第4条与本条相同。

【原文】亡血家[1]，不可发汗，发汗则寒栗而振[2]。(87)

【注脚】

〔1〕亡血家：泛指久病失血之人。“亡”，丢失之义。

〔2〕寒栗而振：由于畏寒战栗而身体振颤。

【提要】 亡血家禁汗。

【简释】 平素阴血极度亏损的亡血者，虽有表证，不能单纯发汗。若发汗不当，既伤阴血，又伤阳气，身体失其温煦，则呈现寒栗而振的证候。尤在泾：“疮家、衄家，并属亡血，而此条复出亡血家者，该吐、下、跌仆、金刃、产后等证为言也。”(《伤寒贯珠集·太阳篇上·太阳权变法》)

按：《金匮要略》第16篇第9条曰：“亡血不可发其表，汗出即寒慄而振。”与本条类同。

【原文】 汗家重发汗，必恍惚心乱〔1〕，小便已阴疼〔2〕，与禹余粮丸〔3〕。(88)

【注脚】

〔1〕恍惚心乱：神志模糊而心中慌乱不安。

〔2〕阴疼：指尿道疼痛。

〔3〕禹余粮丸：本方失传，待考。

【提要】 汗家禁汗。

【简释】 汗家，临床有自汗、盗汗之分，总为平素常易汗出之人，此类人必阴阳失调，甚至阴阳俱虚。若再发其汗，重伤阴液，心无所养，神无所藏，则恍惚心乱；阴竭于下，小便后虚火下注而疼痛。如此者应用禹余粮丸治之。尤在泾：“禹余粮，体重可以去怯，甘寒可以除热，又性涩，主下焦前后诸病也。”(《伤寒贯珠集·太阳篇上·太阳权变法》)

【原文】 病人有寒，复发汗，胃中冷，必吐蚘。(89)

【提要】 病人素体虚寒者禁汗。

【简释】 病人有寒，谓其人素有脾胃虚寒。如此阳虚之体，感受外邪，若不顾体虚，只是发汗，更伤阳气，其里寒更甚，而致胃中虚冷，有蛔虫之患者可致吐蛔。如此证候，“宜理中汤送乌梅丸可也”。(《医宗金鉴》卷四)

【大论心悟】

宿病“诸家”感受外邪禁汗辨

上述第83条至第89条的“咽喉干燥者”“淋家”“疮家”“衄家”“亡血家”“汗家”“病人有寒”等病证，皆论述素体正气亏虚之人，感受外邪，皆不可发汗之例。这七条从不同角度阐明了两点：一是，人的体质有所不同，若阴本虚而反发汗，势必阴液更伤；阳本虚而反发汗，势必阳气愈损。二是，汗虽为津液所化而属阴，但汗出于外必须依赖于阳气的蒸化，此即《素问·阴阳别论》所谓：“阳加于阴，谓之汗。”若不当汗而汗之或发汗太过，则既伤阴，又伤阳，不可不慎用汗法。

总之，诸里虚病证兼表证，自当分辨其里虚之病性，并视其轻重缓急，先里后表，或是先表后里，或采用滋阴解表、助阳解表、益气解表等诸表里并病之法治之。详见前后相关条文。

【原文】 本发汗而复下之，此为逆也，若先发汗，治不为逆。本先下之而反汗之，为逆，若先下之，治不为逆。(90)

【提要】 论表里同病的先后缓急治则。

【简释】 尤在泾：“此泛言汗下之法，各有所宜，当随病而施治，不可或失其度也。如头痛发热恶寒者，本当发汗而反下之，是病在表而治其里也，故曰逆；腹满便闭恶热者，本当下之而反汗之，是病在里而治其表也，故亦为逆。若审其当汗而汗之，或当下而下之，则何逆之有？《外台》云：表病里和，汗之则愈，下之则死；里病表和，下之则愈，汗之则死。不可不慎也。”(《伤寒贯珠集·太阳篇下·太阳救逆法》)

按：本条中之“下之”，并非专指下法，实赅除汗法外之攻邪诸法而言。举凡泻火热、逐瘀血、利水邪等，皆可谓之“下”。

【原文】 伤寒，医下之，续得下利清谷不止，身疼痛者，急当救里；后身疼痛，清便自调者，急当救表。救里，宜四逆汤；救表，宜桂枝汤。(91)

【提要】 再论表里同病的先后缓急治则。

【简释】 本条与上条一样，亦论表里同病的治则，但病情有所不同，上条为里实证，本条为里虚寒证。条文是说在素体正气不足的情况下感受外邪，医者误用下法，导致下利清谷又复发生，此时虽表证未解，但里证为急，急者先治，应先治其里，后治其表。所谓“救里，宜四逆汤；救表，宜桂枝汤”，只是举例而言。

按：推究以上两条大意，可知仲景治伤寒之表里同病的总则为四个字——急者先治。即表证急者，应先解表；里证急者，应先治里。这比“急则治其标，缓则治其本”的法则更明确，更易掌握和运用。

此条部分内容与《金匮》第1篇第14条同。

【原文】病发热头痛，脉反沉，若不瘥，身体疼痛，当救其里，宜四逆汤。（92）

按：四逆汤方，见前第29条。

【提要】论表里同病先治里虚的原则。

【简释】病发热头痛是太阳表证，脉反沉是里脉，表证而见里脉，治疗时当顾及里虚，应发汗温经并施。若不瘥，是里气虚寒为甚，虽有身体疼痛的表证，当先救其里，宜四逆汤。四逆汤不仅回阳，并能散寒，虽非解表之方，却有解表之功。

【方歌】

回阳救逆四逆汤，生附炙草与干姜，

阳虚诸病此为主，随证加减系列方。

【方证鉴别】

四逆汤证与通脉四逆汤证（317）、四逆加人参汤证（385）、茯苓四逆汤证（69）、干姜附子汤证（61）、甘草干姜汤证（29）、白通汤证（314）、白通加猪胆汁汤证（315）、通脉四逆加猪胆汁汤证（390） 包识生："四逆，回阳之方也。以干姜温气，则上焦之阴寒散而外阳回矣；以附子温水，则下焦之阴寒散而内阳长矣。得甘草之和中，则姜附之力合，上下连成一气，而阳日当空，表里之阴霾自散。按汗、吐、下、火，误用之则阳亡，而现四肢厥逆，故名曰四逆汤也。加重姜附名通脉四逆，治阴盛格阳无脉之重证；加参则兼救阴；加参、茯名茯苓四逆，并可救阴制水；去甘草则名干姜附子汤，则热力愈强；去附子名甘草干姜，专回上焦气分之阳；去甘草加葱白，名白通，使内脱之阳，藉葱外达，热力更雄猛快捷也；白通加猪胆、人尿，胆可入肝，尿能入肾，苦咸味寒之品，引阳入阴，阴阳并救也；通脉加胆，亦是此意。"（《伤寒方讲义》）

【大论心悟】

四逆汤及其类方治急症运用述要

千般疢难，当病情发展到阳气衰微、阴寒内盛之垂危阶段时，回阳救逆为施治大法，四逆汤为代表方剂。本方证在太阳病、阳明病、太阴病、少阴病、厥阴病、霍乱病等各篇都有论述。张仲景对四逆汤的运用，归纳如下：一是误汗亡阳证（29）。二是表里同病，里虚寒盛证（91、92、372）。三是少阴寒化、心肾阳虚证（323、324）。四是太阴、厥阴虚寒证（277、353、354、377）。五是霍乱阳气虚衰证（388、389）。六是阴盛格阳证（225）。

阳衰阴盛，变化多端，见症不一，处方亦当灵活变通以切合病情，故仲景以回阳救逆的四逆汤为基本方，创制了一系列的类方。例如，四逆加人参汤（385）、茯苓四逆汤（69）、通脉四逆汤（317）、通脉四逆加猪胆汁汤（390）、白通汤（314）及白通加猪胆汁汤（315）等七方。其中四逆汤、通脉四逆汤亦载于《金匮》第17篇。诸方的鉴别在于：四逆汤主温阳；白通汤及通脉四逆汤主温通；四逆加人参汤与茯苓四逆汤温阳救阴并重；白通加猪胆汁汤（并加人尿）与通脉四逆加猪胆汁汤皆加入反佐药。七方证均属阴证、里证、寒证、虚证，但因临床证候不尽相同，故方药有别。

历代医家以四逆汤为主方，救治了无数危急重病与疑难痼疾，详见下列"验案精选"。其他四逆汤类方验案详见相关原文。要注意四逆汤类方证之验案的互参。

四逆汤治杂病运用要点

范中林老中医擅长以四逆汤治疗急症与各科疑难杂病。他谈到阳虚寒盛证的诊断要点、四逆汤剂量的配伍要点及服药后反应的深刻认识等，都是十分宝贵的经验，引述如下：

《伤寒论》中的四逆汤，为回阳救逆的主方，但根据范老多年的临床经验，其作用不局限于此，除阳虚欲脱、脉微欲绝等典型四逆证以外，还可广泛用于一切阴盛之病人。从伤寒六经辨证来看，大凡三阳病中某些变证、坏证、三阴病中之虚寒证，皆可酌情用之。在临床上如何准确地、灵活地运用四逆汤，关键在于严格掌握阳虚阴盛疾病的基本要点。除上述典型的四逆证以外，这些要点大体上还包括：舌质淡苔润有津，面色晦暗无泽，神疲，恶寒，四肢清冷，口不渴，或渴而不思饮，或喜热饮，大便不结，或虽大便难而腹无所苦，或先硬后溏，夜尿多，脉弱等。

在准确辨证的前提下，还必须严格掌握用药配伍和剂量轻重。附子用量应针对病情恰如其分，并须久煎一个半小时以上，附子无姜不燥，干姜的用量须灵活掌握。在阳虚阴盛而未至四逆，舌质虽淡而不甚，苔虽白而不厚的情况下，干姜可酌情少用；反之可多加，直至与附子等量。甘草的用量不超过附子的一半，大体与干姜相等。必须指出，阳虚阴盛之人，初服辛温大热之品，常有心中烦躁，鼻出黑血，喉干，目涩或赤，咳嗽痰多，面目及周身浮肿，或腹痛泄泻，或更加困倦等，此并非药误，而是阳药运行，阴去阳升，邪消正长，从阴出阳之佳兆。服药后比较理想的反应，是周身暖和，舌质和面色均现红润。此时即用少量滋阴之品，以敛其所复之阳，阳得阴敛，则阳有所依，自然阴阳互根相济，邪去正安。（《范中林六经辨证医案选》第145页）

四逆汤加味重用救治心衰真言录

李可老中医以大剂量四逆汤为主方救治心力衰竭的成功经验发人深省。笔者将其“经验专辑”相关内容适当整理，摘要引述如下。

我从事中医临床46年，在缺医少药的农村，运用自创破格救心汤成功地治愈了千余例心衰重症，并使百余例在现代医院已发病危通知书的垂死病人起死回生。

1. 四逆汤加味方解 ①方剂组成：附子30~100~200g，干姜60g，炙甘草60g，高丽参10~30g（另煎浓汁兑服），山萸肉60~120g，生龙牡粉，活磁石粉各30g，麝香0.5g（分次冲服）。②煎服方法：病势缓者，加冷水2000ml，文火煮取1000ml，5次分服，2小时1次，日夜连服1~2剂；病势危急者，开水武火急煎，随煎、随喂，或鼻饲给药，24小时内，不分昼夜频频喂服1~3剂。③方剂的创制与思路：本方始创于20世纪60年代初期，经40年临证实践，逐渐定型。本方脱胎于《伤寒论》四逆汤类方、四逆汤衍生方参附龙牡救逆汤及张锡纯来复汤（山萸肉60g，生龙牡粉各30g，生杭芍18g，野台参12g，炙甘草6g），破格重用附子、山萸肉加麝香而成……1961年7月，当笔者救治一例60岁垂死老妇时，患者四肢冰冷，测不到血压，摸不到脉搏，仅心口微温，呼吸、心跳未停，遂破格重用附子150g于四逆加人参汤中，武火急煎，随煎、随喂，1小时后终于起死回生。按现代药理实验研究，附子武火急煎1小时，正是其毒性分解的高峰。由此悟出，对垂死的心衰病人而言，附子的剧毒，正是救命的仙丹。我一生所用附子超过5000kg之数，经治病人在万例以上，垂死病人有24小时用附子500g以上者，从无一例中毒。本方中炙甘草一味，更具神奇妙用，既能解附子的剧毒，蜜炙之后，又具扶正作用（现代药理实验研究，炙甘草有类激素样作用，而无激素之弊）……近贤张锡纯认为：“凡人元气之脱，皆脱在肝。故人虚极者，其肝风必先动，肝风动，即元气欲脱之兆也。”（古人论肝，皆与高级神经活动相关，亦即现代之脑危象出现前兆，为全身功能衰竭之最后转归）张氏盛赞“萸肉救脱之功，较参、术、芪更胜。盖萸肉之性，不独补肝也，凡人身阴阳气血将散者皆能敛之”，故“山萸肉为救脱第一要药”。……破格救心汤增强了仲景先师四逆汤类方回阳救逆的功效。破格重用附子、山萸肉后，使本方发生质变。麝香、龙牡、磁石的增入，更使本方具备了扶正固脱、活血化瘀、开窍醒脑、复苏高级神经功能，从而救治呼吸循环衰竭，纠正全身衰竭状态，确有起死回生的神奇功效。

2. 功效与主治 本方可挽垂绝之阳，救暴脱之阴。凡内外妇儿各科危重急症，或大吐大泻，或吐衄便血、妇女血崩，或外感寒温、大汗不止，或久病气血耗伤殆尽……导致阴竭阳亡，元气暴脱，心衰休克，生命垂危（一切心源性、中毒性、失血性休克及急症导致循环衰竭），症见冷汗淋漓，四肢冰冷，面色㿠白或萎黄或灰败，唇、舌、指甲青紫，口鼻气冷，喘息抬肩，口开目闭，二便失禁，神识昏迷，气息奄奄，脉象沉微迟弱，一分钟50次以下，或散乱如丝，雀啄屋漏，或脉如潮涌壶沸，数急无伦，一分钟120~240次以上，以及古代医籍所载心、肝、脾、肺、肾五脏绝症和七怪脉绝脉等必死之症，现代医学放弃抢救的垂死病人，凡心跳未停，一息尚存者，急投本方，1小时起死回生，3小时脱离险境，一昼夜转危为安。

3. 临床应用原则 应用本方，要严格遵循中医学辨证论治法则，胆大心细，谨守病机，准确判断病势。脉证合参，诸症若见一端，即宜急服。凡亡阳竭阴之端倪初露，隐性心衰的典型症状出现（如动则喘急、胸闷，常于睡中憋醒，畏寒肢冷，时时思睡，夜尿多，以及无痛性心肌梗死之倦怠乏力、胸憋自汗等）急投本方平剂；亡阳竭阴之格局已成，急投本方中剂；垂死状态，急投本方大剂。服药方法，急症急治，不分昼夜，按时连服，以保证血药浓度，有效挽救病人生命，极重症24小时连服3剂。（《李可老中医急危重症疑难病经验专辑》第1~6页）

重用附子抢救危症之“靠山”

面对命在旦夕的垂危病人，应该用四逆汤抢救，但是，敢不敢重用起死回生的附子？胆子要大的“靠山”是谁？《中国中医药报》一篇记者的采访回答了这个问题。摘要如下：

虽然李可以前只是一个县级民间名医，但其打破常规重用附子达200g之多救治危急重病的经验，一度在网上热传，也给相对沉闷的中医气氛带来了震撼。附子有毒，用多了会出问题的，所以药典明确规定附子常规用药10~15g。在春节前夕，记者终于见到这位用药让人胆战心惊、疗效让人目瞪口呆的李可先生……患者对附子的一次偶然误服且3小时后起死回生让李可大受震撼。那是一个西医院放弃治疗的心衰濒死的老年女患者，出院回家后她的儿媳妇一面悲伤地为老人准备寿衣等事项，一面找到李可再试试。那时患者昏迷厥冷，脉是摸不到了，血压也没有了。李可处方用四逆汤变方3剂，附子用到45g，告诉家属若能活过来再找他。本身就不识字的儿媳妇在悲恸和慌乱中将3剂药一起煎煮，半天内给婆婆灌了下去，3个小时后老人居然活过来了，还能坐起来。李可见患者家人是当天来谢而不是3天后颇感意外，问明缘由后发现附子已用到135g，这对其震动极大……

李可能超常规运用自创破格救心汤也与时代和环境有很大关系。李可当年所在城关医院院长杨万勇不是学医出身，而是武装部长转职。他也观察患者服药后的动静，看患者渐缓渐生，就对药房说，以后李可的方子就按他开的量抓吧。有时候签字的是公安局长，这回要抢救的是公安局长的亲属，公安局长有些犹豫，但还是签了。更重要的是大家亲眼所见李可挽救了患者……谈起中医的发展，李可显得很激动。他强调，如果真心实意地想复兴中医，就要给适合中医发展的条件和环境。中医不经过痛苦就不会有质的发展。希望中医教育能按照中医的模式，希望中医临床和科研多实干，少空谈。（常宇.《中国中医药报》2008年2月20日第4版）

按：现代名老中医善用四逆汤，重用附子治疗危急重症，不仅李可先生一人，在下列“验案精选”中吴佩衡、范中林两位先生用附子的剂量非常之大，最大至400g！如此大剂量，古今罕见！附子用量大，必须久煎1~4小时，用量越大，应煎煮时间越长，以分解其毒。关于吴氏、范氏两位先生及诸名医、学者运用四逆汤救治急症与杂病的经验，详见下列验案。

【验案精选】

一、伤寒

1. 发热不退——阴盛格阳证 这里向大家介绍20世纪70年代的一个病案：病人是个老干部，发热40多天不退，请过很权威的西医会诊，用过各类抗生素，但是体温始终不降，也服过不少中药，病情仍不见改善。在这样的情况下，就把我们学院属下的名老中医都请去大会诊，林老也是被请的其中一位。名老荟萃，当然要各显身手，各抒己见。正当大家在聚精会神的四诊，在聚精会神地辨证分析的时候，林老被病人的一个特殊举动提醒了。当时正是大热天，喝些水应该是很正常的，但是病人从开水瓶把水倒入杯后，片刻未停就喝下去了，难道开水瓶装的是温水吗？林老悄悄地触摸一下刚喝过水的杯子，杯子还烫手。大热天喝这样烫的水，如果不是体内大寒这绝不可能。仅此一点，一切都清楚了。于是林老力排众议，以少阴病阴寒内盛格阳于外论治，处大剂四逆汤加味，药用大辛大热的附子、干姜、肉桂，服汤1剂，体温大降，几剂药后体温复常。（《思考中医》第209页）

原按：从以上这个病例中，大家应该能够体会到中西医的一些差别，西医的诊断也好，治疗也好，都是按照这个理化的检查结果办事。中医她也注重客观的存在，比如这个脉弦、脉滑，脉象很实在地摆在那里，这个中医很重视。但是，中医有时更关心那些主观上的喜恶。一个口渴，西医会关心他一天喝多少磅水，喜冷喜热西医完全不在乎。一个发热，西医只关心它的温度有多高，是什么热型，弛张热还是稽留热？至于你恶寒还是恶热，它可不在乎。如果作为一个中医，你也完全不在乎这些主观上的因素，那很多关键性的东西你就会丢掉……

2. 狂证——阴证误下暴脱证 昔诊一男，约20余岁，系一孀妇之独子，体质素弱。始因腹痛便秘而发热，医者诊为瘀热内滞，误以桃仁承气汤下之，便未通而病情反重，出现发狂奔走，言语错乱。延余诊视，脉沉迟无力，舌红津枯但不渴，微喜热饮而不多，气息喘促而短，有欲脱之势。据此断为阴证误下、逼阳暴脱之证，遂拟大剂回阳饮（即四逆汤加肉桂）与服。处方：附片130g，干姜50g，上肉桂13g（研末，泡水兑入），甘草10g。服后，当天夜晚则鼻孔流血，大便亦下黑血。次日复诊则见脉微神衰，嗜卧懒言，神识已转清。其所以鼻衄及下黑血者，非服温热药所致，实由于桃仁承气汤误下后，致血脱成瘀，今得上方温运气血，既已离经败坏之血，不能再行归经，遂上行而下注。嘱照原方再服1剂。服后，衄血便血均未再出，口微燥，此系阳气已回，营阴尚虚，继以四逆汤加人参连进4剂而愈。方中加人参者，取其益气生津养阴以配阳也。(《吴佩衡医案》第31页)

按：本案四诊合参，舍舌诊而重脉诊为着眼处。

3. **真脏病（急性重型肺脓疡）** 海某某，女，19岁。因病住昆明某医院，邀余会诊。患者行剖腹产失血过多，经输血抢救后，突然高热40℃以上。经用青霉素、链霉素等治疗，数日体温下降，但一般情况反见恶化，神识昏愦，出现严重呼吸困难，白细胞高达20×10^9/L以上，因病情危重，不敢搬动，故未做X线检查。当时西医未做出明确诊断，继续以大量广谱抗生素治疗，并配合输液及吸氧，均未效。延某医投以麻杏石甘汤1剂，病情更趋险峻，西医会诊亦提不出有效方案，乃延余诊视。患者神志不清，面唇及舌质青紫灰暗，鼻翼扑扑煽动，呼吸忽起忽落，似潮水往复，十指连甲青乌，脉弦硬而紧，按之无力而空。盖此病已入厥阴，肝肾之阴气内盛，非传经病，乃系“真脏病”，心肾之阳衰已极，下焦之真阳不升，上焦之阴邪不降，一线残阳将绝，已现衰脱之象，危殆费治，惟有扶阳抑阴，强心固肾，尽力抢救垂危。主以大剂回阳饮（即四逆汤加肉桂）。处方：附片150g，干姜50g，上肉桂10g（研末，泡水兑入），甘草20g。因附片需要先煨三四小时，方能煨透无毒，故让患者先服上肉桂泡水，以强心急救之。并预告病家，服此方后可能有呕吐反应，如呕吐之后喉间痰声不响，气不喘促，舌质色转红，尚有一线生机可以挽回。……患者情况好转，可以搬动，经X线检查发现双肺有多个大小不等的圆形空间，内容物已大半排空。血液细菌培养报告：检出耐药性金黄色葡萄球菌。西医最后诊断为：耐药性金黄色葡萄球菌性“急性严重型肺脓疡”。拟方：附片150g，干姜50g，广陈皮8g，杏仁8g（捣），炙麻茸（按：将麻黄研至纤维疏松成绒状）8g。连服4剂，1周后诊视，患者喜笑言谈自如，精神饮食业已恢复，病状若失，至此痊愈。(《吴佩衡医案》第48页)

按：此案系真脏病，病情垂危，先后五诊，服药10余剂，皆以大剂四逆汤为主方，适当加味，取得起死回生之效。五诊每剂用附片150~200g，干姜50~100g，如此大剂重量，古今罕见，令人“目眩然而不瞚（同“瞬”，眨眼），舌挢然（翘起的样子）而不下”。读者对此等重剂治重病之经验，既要学习，但又不可盲从。须知附子有大毒，用之不慎，便会中毒。此案用大剂而不中毒的妙法，是把附片“煨透”，且与大剂干姜同用亦能解其毒。据统计，1949年前四种杂志中含有附子的392个处方，附子的用量（汤剂，每日剂量）最少1.2g，最大150g。处方用量大小，各有道理。

4. **寒疟** 阎某之妻，患疟证20余日，每日午后发作，先寒而后热，寒甚则颤栗鼓颔，热退则汗出如洗，发作之时头痛如劈，饮食不进，呕吐酸苦涎沫，大便溏泻，两胁撑胀而痛，惟喜滚饮。脉细迟无力，舌苔白滑，质含青色。曾服消食清热平肝等10余剂未效。此乃阳气内虚，阳不胜阴，肝邪夹寒水之气上逆，午后之时，阴盛阳虚，真阳被阴邪格拒，浮越于外，遂成是状。拟四逆汤加味治之。处方：天雄片60g，干姜30g，公丁香5g，上肉桂10g（研末，泡水兑入），法夏12g，茯苓30g，甘草6g。并嘱先吞乌梅丸2粒，是晚服药1剂，次晨又1剂，午后遂不复作。后照原方加砂仁10g，2剂而愈。(《吴佩衡医案》第30页)

按：天雄为附子或草乌头之形长而细者。

5. **呕吐、泄泻（急性胃肠炎）** 袁某，女，30岁。患急性胃肠炎，烦渴欲饮，食则吐，下泻水样便，日十数次，已2日。诊见：神疲，面色苍白，眼凹，舌干，肤失弹性，四肢厥冷，脉沉细数，血压60/40mmHg。此系阳虚阴盛，治应回阳救逆，急输生理盐水，同时急煎四逆汤加味：制附子9g，干姜15g，炙甘草30g，枳实30g。服药1剂，血压即正常（100/70mmHg），四肢转温，又2剂而愈。(赵棣华.《广西中医药》1982，4：17)

按：据现代药理研究，枳实有显著而迅速的升压作用。临床可辨证用之治疗心源性休克。

二、杂病

（一）内科病

1. **舌强（脑震荡后遗症）** 王某某，男，60岁。内蒙古某厂干部。1970年末，在架设变压器时，被钢丝撞击头部，当即昏迷约8分钟，急送当地某某医院，诊为“急性脑震荡”……1976年5月开始觉舌干、舌强，说话不灵，下肢沉重，后逐渐发展至左上肢厥冷麻木。到1979年2月，出现神志恍惚，气短，动则尤甚，纳呆，病情加重。同年11月内蒙古某医院诊断为“脑震荡后遗症”，转北京治疗，于1980年1月3日来诊。现舌强，舌干，难以转动，尤其晨起为甚，须温水饮漱之后，才能说话，舌苔干厚，刮之有声。纳差，畏寒，左上肢麻木，活动不灵，下肢沉重无力，左肢较甚。7年来双足反觉热，卧时不能覆盖，否则心烦不安。步履艰难，扶杖可以勉强缓行数十米，动则喘息不已。小便清长频数。面色黄滞晦暗，眼睑浮肿，精神萎靡。舌质暗淡、少津、伸出向左偏斜，苔灰白腻，脉沉。此为少阴阳衰阴盛证，以四逆汤主之。处方：制附片60g（久煎），干姜30g，炙甘草30g。服完1剂，半夜醒来，自觉舌有津液，已能转动，遂情不自禁，唤醒陪伴说：舌头好多啦，我能说话了！起床后，下肢沉重感亦减轻。服完2剂，舌强、舌干、转动困难之症显著减轻。守原方再进5剂，舌强、舌干进一步好转，左上肢麻木、畏寒减轻，舌根部尚有强硬感，仍稍觉气短，眼睑浮肿，食少寐差，舌淡苔白。少阴寒化已深，又累及太阴脾阳衰惫，以四逆、理中合方加减为治。服5剂，舌强、舌干已愈大半，诸症显著好转，继服数剂，以巩固治疗。（《范中林六经辨证医案选》第124页）

按：此例脑外伤，酿成后遗症多年。辨证属少阴寒化，阳衰阴盛，投以四逆汤而获特效。

2. **中风后遗症（脑血管意外）** 陈某某，女，65岁。成都市某公司职工家属。平素身体尚好，未患过大病。1963年10月间，正从事家务劳动，忽觉头似重物压顶，旋即昏仆，不省人事。急邀某中医来诊，用温针刺百会穴，约15分钟，苏醒。左侧上下肢已偏瘫，口歪斜，流清涎不止，成都某某中医院诊为：“中风”。某医院确诊为：“脑血管意外”。其后，由中医诊治，病未发展。每年秋冬开始卧床，直到次年春，天暖后可扶床缓慢移步。1971年入冬以来，病势沉重，畏寒蜷卧，重被覆盖，左侧手足仍厥冷，头部发木，如盛盒内，左侧偏枯，骨瘦如柴，脸面浮肿，面色苍白，舌质淡苔白腻。半身不遂多年，阳气日衰，属少阴寒化，阴寒内盛，阳虚水泛已极。急须回阳救逆，化气行水，以四逆汤并真武汤加减主之。处方：制附片120g（久煎），干姜60g，炙甘草60g，白术30g，茯苓30g，炮姜60g，上肉桂15g（冲服）。上方服1剂后，全身发痒，如虫爬行。连服4剂，身上开始感觉轻松，头木之感渐消。上方随证加减：遇有外感风寒、关节疼痛，加麻黄、桂枝、细辛；阳气渐回，则姜、附酌减。其后，又酌加人参、黄芪、当归、菟丝子等，以增强助阳益气，活血养血之效。如此坚持服药半年，面色渐转正常，浮肿消退，食欲倍增，四肢变温，精神好转。1972年4月已能起床，依靠拐杖或他人搀扶，能缓缓移步；到同年7月，即可丢掉拐杖而行。1979年11月23日追访：患者已73岁，向来访者兴奋地介绍，从1972年底，在冬季继续服些温阳补肾药，7年来再未卧床不起。这几年一直能料理家务。（《范中林六经辨证医案选》第132页）

原按：中风之发生，总不外乎阴阳失调、气血逆乱。本例初诊时，患者已成中风后遗症，偏枯达8年，病势沉重，显然不能按一般中风之常规论治。观其诸症，少阴寒化，阴盛阳衰已极。故投大剂四逆，随证加减，始终按少阴寒化证论治。

3. **黑疸（胆汁性肝硬化）** 方某某，男，28岁，未婚，河南省人，昆明军区某部战士。患者因肝脾肿大，全身发黄已8年，曾先后住昆明军区某医院及省市级医院治疗，效果不显著，继而出现腹水肿胀，腹围达98cm，黄疸指数高达100U，经军区医院行剖腹探查，取肝脏活体组织做病理检验，证实为“胆汁性肝硬化”。遂于1959年7月由市级某医院转来中医学院门诊部就诊。余见患者病体羸瘦，面色黄暗晦滞无光，巩膜深度黄染，周身皮肤亦呈深暗黄色，干枯瘙痒而留见抓痕。精神倦怠，声低息短，少气懒言，不思食，不渴饮。小便短少，色深黄如浓茶水，腹水鼓胀，四肢瘦削，颜面及足跗以下浮肿，两胁疼痛，尤以肝区为甚。扪之，肝肿大于右肋沿下约2横指，脾肿大于左肋沿下约三横指。脉沉取弦劲而紧，舌苔白滑厚腻而带黄色。因阳虚水寒，肝气郁结不得温升，脾虚失其运化，湿浊阻遏中焦，胆液失其顺降，溢于肌肤，故全身发黄。阳虚则湿从寒化，水湿之邪泛滥于内，脾阳失其运化，日久则成为腹水肿胀之证。肤色黄暗不鲜，似阴黄之象。此病即所谓“阴瘅证”。法当扶阳抑阴，舒肝利胆，健脾除湿为治则。以四逆、茵陈五苓散加减治之。处方：附片100g，干姜50g，肉桂15g（研末，泡水兑入），吴萸 15g（炒），败酱草 15g，茵陈 30g，猪苓 15g，茯苓 50g，北细辛 8g，苍术 20g，甘草 8g。二诊：服上方 10 余剂后，黄疸已退去十之八九，肝脾肿大已减小，小便色转清长，外肿内胀渐消，黄疸指数降至 20U，面部黄色减退，已渐现润红色，食欲增加，大便正常，精神转佳。然患病已久，肝肾极为虚寒，脾气尚弱，寒湿邪阴尚未肃清，宜再以扶阳温化主之。处方：附片 150g，干姜 80g，茵陈 80g，茯苓 30g，苡仁 20g，肉桂 15g（研末，泡水兑入），吴萸 10g，白术 20g，桂尖 30g，甘草 10g。三诊：服上方 6 剂后，肝脾已不肿大，胁痛若失，小便清利如常，面脚浮肿及腹水鼓胀已全消退，饮食、精神倍增，皮肤及巩膜已不见发黄色。到市级某医院复查，黄疸指数已降至 3U。脉象和缓，舌苔白润，厚腻苔已全退。此水湿之邪已除，元阳尚虚，再拟扶阳温化之剂调理之，促其正气早复，以图巩固效果。处方：附片 150g，干姜 80g，砂仁 15g，郁金 10g，肉桂 15g（研末，泡水兑入），苡仁 30g，佛手 20g，甘草 10g。服上方七八剂后，患者已基本恢复健康。1 年后询访，肝脾肿痛及黄疸诸症均未再发作。（《吴佩衡医案》第 52 页）

原按：以上病证，实由阳虚水寒，寒湿内滞，肝气郁结不舒所致。阳虚则水邪泛溢，肝郁则易克伐脾土，脾虚不能健运，湿从寒化，而至肝脾肿大、腹水、黄疸诸证丛生。余所拟用各方，旨在温暖肾寒、疏肝解郁，健运脾湿、化气行水。寒湿内滞之证，施以温化之剂，犹如春和日暖，冰雪消融，故能治之而愈。

按：此案与《金匮要略·黄疸病》篇关于黑疸的成因、证治及预后之论述相类。如此痼疾，本案不到 1 个月而治愈，其关键是辨证论治得当，并与患者年轻如春有关。

4. **胸痹心痛（冠心病心绞痛？）** 杨某，年 50 余，某年 2 月患胸痹心痛证，曾服桂附理中汤，重用党参、白术并加当归，服后病未见减。每于发作之时，心胸撮痛，有如气结在胸，甚则痛彻肩背，水米不进；痛急则面唇发青，冷汗淋漓，脉息迟弱，昏绝欲毙，危在旦夕。此乃土虚无以制水，阳衰不能镇阴，致下焦肝肾阴邪夹寒水上凌心肺之阳而成是状。然寒水已犯中宫，骤以参、术、当归之峻补，有如高筑堤堰堵截水道，水邪无由所出之路，岸高浪急，阴气上涨，势必凌心作痛。斯时不宜壅补过早，法当振奋心阳，使心气旺盛，则阴寒水邪自散矣。方用四逆汤合瓜蒌薤白汤加桂。处方：天雄片 100g，干姜 30g，薤白 10g，瓜蒌 10g，公丁 10g，上肉桂 10g（研末，泡水兑入），甘草 5g。1 剂痛减其半，2 剂加茯苓 30g 以化气行水，则痛减七八分，3 剂后胸痛若失。（《吴佩衡医案》第 56 页）

5. **便秘** 从叔多昌，年四十余岁，住本乡。原因：初患大便不利，医者每以滋润药服之，久之小便亦不利。肚腹饱胀渐上，胸膈亦痞满不舒，饮食不入，时时欲呕。前后服药已数月，疾益剧。最后有一医，谓当重用硝黄大下，连进 3 剂，大小便益闭塞不通，身体益困疲不支。余适自馆归，两家距离半里许，促往诊。症候：面色惨晦，形羸瘦，起居甚艰，舌苔厚而灰白。诊断：切脉沉迟而紧，呼余告曰：自得疾以来，医药屡更，而势转殆，吾其不起矣……疗法：大剂破阴通阳，温散寒结，以急救之。处方：乌附一两五钱，北姜（按：即干姜）一两五钱，老生姜一两，粉甘草一两五钱。煎就冷服。写方甫毕，多叔曰：如此猛烈热药，分量又极重，入口岂能下咽。余曰：入口不甚辣，后当自知，可无赘言，嘱其煎成冷服，每日当尽三剂，少必两剂，切勿疑畏自误。窃窥多叔犹有难色，即促速购药，余当在此守服，保无他虞。顷之药至，即嘱其子用大罐多汲清水，一次煎好，去渣俟冷，分三次进服。次诊：前方究以疑畏，不敢频进，至夜仅服完一剂。次早呕少止，膈略舒，可进糜粥。是日服药始敢频进，尽两剂，其明日呕已止，胸膈顿宽，索糜粥，食如常人。余因语之曰：今日当不复疑余药矣。即应声曰：甚善甚善，当频服，求速愈。三诊：余因馆事未便久旷，病根深锢，恐难克日收效，又于原方外加半硫丸二两，每日侵晨（按：指天快亮的时候）用淡姜汤送下三钱，分三日服完而归。效果：归后第四日，天甫明，即遣人召。入门握余手曰：得毋骇乎，余乃示尔喜信耳。自相别之次日，见先日服药三剂，吞丸三钱，毫无热状，腹胀亦稍宽舒，食量加，体愈畅。除服汤三剂外，遂将丸药之半，分三次吞服，功效益著，其明日又如前汤丸并进，丸药完矣。今天未明，而腹中作响，似欲更衣者，即命小儿扶如厕，小便先至，大便随出，先硬后溏，稠黏不断，顷刻约半桶，病如失矣。所以急于告者，使尔放心。即留晨餐……遂为立通脉四逆加人参汤，善后而别。〔《重订全国名医验案类编》（萧琢如）第 204 页〕

廉按：大便闭结，食少脉微，谓之阴结，前哲多以半硫丸治之而愈。此案初方，大剂破阴通阳，虽为温散寒结，实则救硝黄寒泻之误，服尽两剂，呕止胸宽，而大便仍闭，后加半硫丸二两，每日姜汤送下三钱，丸药完而大便随出，则其阴结之所以得通者，全在温润大肠之硫黄也明矣……

按：半硫丸出自《太平惠民和剂局方·卷之六》。功能“除积冷，暖元脏，温脾胃，进饮食。治心腹一切痃癖冷气及年高风秘、冷秘或泄泻等，并皆治之。半夏（汤浸七次，焙干，为细末）、硫黄（明净好者，研令极细，用柳木槌子杀过）各等份，以生姜自然汁同熬，入干蒸饼末搅和匀，入臼内杵数百下，丸如梧桐子大，每服空心，温酒或生姜汤下十五丸至二十丸，妇人醋汤下”。半硫丸具有温肾逐寒，通阳泄浊之功效。主治老年虚冷便秘或寒湿久泻等病症。

6. **泄泻** 吴崇奇治疗一患者，肠鸣腹泻，下利清谷，日4~5次，伴有腹痛，形寒肢冷等。曾服理中汤、四神丸等药，不效。四诊合参，证为脾肾俱虚，阳气衰微，阴寒内盛。治以回阳救逆止泻。用本方（即四逆汤）加赤石脂50g，水煎服。6剂而愈。(《伤寒论临床辨略》)

7. **消渴** 1964年我侍诊时曾见他治一消渴患者，男性，口渴引饮，饮而复渴，前后半年，服滋阴清热药如六味地黄、玄麦甘桔等50余剂无寸效，舌苔黄腻，脉沉弱。先父改用茵陈四逆汤，1剂而渴止大半，3剂而基本痊愈，后用参苓白术散小剂煮服以资巩固。事后先父说：“虽舌苔、口渴属热象，但服滋阴清热药50余剂无寸效，加之脉象沉弱，显见阳衰不能蒸腾水气。若果系阴亏，50余剂虽不能全好，亦必有所进展。前治者虽未见效，都是我的老师，所谓前车之鉴。放胆用茵陈四逆汤是背水一战，既温中又化湿，湿去热必孤。即使热不去，亦可转属阳明，但实者易治，虚者难为也。”〔《名老中医之路·第三辑》(蒲辅周经验，蒲志孝整理）第192页〕

8. **坏病、痼疾、虚劳** 陈某某，男，28岁。解放军某部医生。病史：1971年，到西藏某地执行任务，长期风餐露宿而致病。开始自觉指尖、手掌、下肢关节咯咯作响，继而面肿，心悸，腰痛，彻夜不眠。某部医院曾按“肾炎”治疗一段时间。后又改服清热解毒之品，包括犀角、羚角等。逐渐行走乏力，神疲纳呆。其后按“肝肾虚损，气血亏耗”论治，服滋补之剂，曾出现脑内如鸣、头顶发脱、心悸加重、动则气喘、身出冷汗、肢体皆痛、四肢麻木等症。至1977年1月3日，自觉口内从左侧冒出一股凉气，频吐白泡沫痰涎，胸中如有水荡漾，左耳不断渗出黄水，听力减退，走路摇摆不定。血压70/50mmHg。同年5月22日，突然昏倒。急入某某医院，住院治疗3月，未查明病因。面部及双下肢浮肿加重，头昏胀难忍，转送某某医院会诊。左半身痛、温觉明显减退，左上肢难举，提睾反射消失，悬雍垂向左弯曲，舌向左偏。结论为：“左半身麻木，感觉障碍，左上肢无力，水肿待诊。”数年来，服中药千余剂。1977年9月，转来就诊。初诊：面部与双下肢肿胀，左半身及手足麻木，四肢厥冷，脑鸣，头摇，神疲，心悸，失眠，记忆力及听力减退，身痛，胁痛，口中频频冒冷气，吐大量泡沫痰涎，纳呆，大便稀薄，小便失禁，舌质暗淡胖嫩边缘齿痕明显，苔白滑厚腻而紧密，脉沉细。此为少阴寒化，迁延日久，阴盛阳微，气血亏损，已成“坏病”。法宜回阳救逆，化气行水。以四逆汤、真武汤加减主之。处方：制附片120g（久煎），干姜60g，生姜120g，炙甘草30g，茯苓30g，白术30g，桂枝10g，辽细辛6g。二诊：上方服20剂，脑鸣消失，心悸好转，面部及下肢浮肿显著消退，小便失禁转为余沥。多年“痼疾”初见成效，守原方续服。三诊：服10剂后，口中已不冒凉气，神疲、肢冷、纳呆、便溏均有好转，但仍不断吐白沫，余证尚无明显改善。少阴阳衰日久，沉寒痼冷已深，积重难返。法宜益火消阴，温补肾阳，以四逆汤加上肉桂，嘱其坚持服用。可连服四五剂后，停药2天再服，直至身体自觉温暖为止。并配服自制坎离丹。处方：制附片60g（久煎），干姜30g，炙甘草30g，上肉桂10g（冲服）。上方连服半年，全身肿胀消退，摇头基本控制，身痛和手足麻木显著减轻，心悸明显消失，吐白沫大减，二便正常。血压回升到120/80mmHg，身体逐渐恢复正常。1979年11月20日随访：于1978年下半年病基本痊愈，重新走上工作岗位。(《范中林六经辨证医案选》第129页）

原按：本例患者，病情较重，迁延日久，加以误补误治，日益恶化。初诊时为三阴俱病，五脏虚损：心悸失眠，神疲肢冷，舌淡胖嫩，为手少阴心阳虚弱；头摇、脑鸣、发脱、胁痛，为足厥阴肝血亏损；浮肿、纳呆、便溏，为足太阴脾土虚甚；口中频冒冷气，吐大量泡沫痰涎，为手太阴肺气内伤；四肢厥逆，小便失禁，精神萎靡，记忆力和听力减退，为足少阴肾阳衰微。身痛、左半身及手足麻木，为风寒湿长期留滞肌肉经络，逐渐深入筋骨，正气日虚，精血耗损。可见，患者全身性之里虚寒证十分明显。病情虽复杂，其癥结实属少阴寒化，心肾阳微，尤以肾阳衰败为甚。所谓“五脏之伤，穷必及肾”。故抓住根本，坚持回阳救逆，益火消阴，大补命门真火，峻逐脏腑沉寒，守四逆辈，连服半载，多年痼疾始得突破。

按：此案因辨证不准，施治不当，病经七年，已成坏病。多年痼疾，半年治愈，全在辨证准确，方法得当。此案可知，四逆汤类，既是救急之方，又是补虚之剂，伤寒与杂病，用之得当，皆有神奇之功。

（二）妇人病

1. 厥证——经期受寒，直中少阴 苏某妻，30余岁。月经期中不慎以水冲身，夜间忽发寒战，继则沉沉而睡，人事不省。脉微细欲绝，手足厥逆。当即针人中及十宣出血，血色紫暗难以挤出。针时能呼痛，并一度苏醒，但不久仍呼呼入睡。此因阴寒太盛，阳气大衰，气血凝滞之故。急当温经散寒，挽救阳气。拟大剂四逆汤，处方：炮附子25g，干姜12g，炙甘草12g。水煎嘱分4次温服，每半小时灌服1次。病者家属问：此证如此严重，为何把药分作4次，而不1次服下使其速愈？我说：“正因其症状严重，才取重药缓服办法，其目的为使药力缓缓振奋阳气，而驱散阴寒，譬如春临大地，冰雪自然溶解，如果1剂顿服，恐有‘脉暴出’之变，譬如突然烈日当空，冰雪骤解，反致弥漫成灾。”服全剂未完，果然四肢转温，脉回，清醒如初。（《伤寒论汇要分析》第141页）

按：患者经期血室空虚而着水，致使阴寒直中少阴，而发神昏厥逆。予四逆汤重剂缓服，温暖少阴，渐驱寒邪，病遂愈。

2. 崩漏——经期劳伤，冲任失守 杨某某，女，41岁，住昆明市正义南路教子巷。1953年秋，适值月经来潮，因抬重物用力过猛，骤然下血如崩。先后经二医诊治，皆云血热妄行，服用清热、凉血、止血之剂，血未能止，迁延10余日，以致卧床不起，延余诊治。患者面色蜡黄、精神疲倦，气短而懒言，不思饮食，手足不温。经血仍淋漓不断，时而如潮涌出，皆清淡血水兼夹紫黑血块，腰及小腹酸胀坠痛。舌质淡苔薄白少津，脉沉涩。此乃阳气内虚，冲任不守，气不纳血，血海不固，致成崩漏之证。方用回阳饮（即四逆汤加肉桂）加人参扶阳固气。处方：附片120g，吉林红参9g，炮黑姜9g，上肉桂9g（研末，泡水兑入），甘草9g。服2剂后，流血减少其半，血色淡红，瘀块减少，呼吸已转平和，四肢回温，饮食稍增，能进藕粉少许。照原方加炒艾15g，阿胶24g（烊化，分次兑服），炒白术9g，侧柏炭9g。连服3剂后，流血大减，仅为少量淡红血水，精神饮食增加，面色已转润泽，舌质显红润苔薄白，脉缓弱，已能起床。阳气回复，气血渐充，欲求巩固，仍须与甘温之剂调补之。以四逆当归补血汤加味气血两补。处方：附片90g，黄芪60g，当归30g，干姜15g，上肉桂12g（研末，泡水兑入），炒艾15g，阿胶12g（烊化，分次兑服），甘草9g。连服5剂，流血全止，精神、饮食基本恢复，颜面唇舌已转红润，脉象和缓，已能下床活动。惟气血未足，阳神尚虚，走动稍感头昏，腿软，继取四逆当归补血汤加上肉桂、砂仁，服20余剂，气血恢复，诸症获愈，恢复健康。（《吴佩衡医案》第78页）

按：《景岳全书》有一个四味回阳饮，主治“元阳虚脱，危在顷刻者”。其方药组成为：人参一二两，制附子二三钱，炮干姜二三钱，炙甘草一二钱。此方实为四逆加人参汤而重用人参为君药，以大补元气。本案首方谓“用回阳饮加人参”，亦即四味回阳饮加肉桂。处方以“扶阳固气”为大法，此乃古圣贤所谓“有形之血不能速生，无形之气所当急固”之大经大法也。本案辨证准确，方法得当，血崩立止，危证得救。

3. 闭经、不孕症——元阳不足，冲任虚寒 宋某某，女，27岁，河南人，住昆明郊区呈贡飞机场。患者禀赋素弱，婚后多年未孕。初始月经参差不调，每月均需用中西药物调治，方能应期而潮。但每次行经，量少而黑，少腹坠胀冷痛。如是两三年后，经血渐少以至闭结。后又继用中、西药物治疗，并行人工周期法以诱导之，前后内服中药数百余剂，均未获效，迄今已经闭6年之久。患者于1959年7月到云南中医学院附设门诊部就诊。症见面色萎黄不泽，精神倦怠，少气懒言，毛发稀疏而焦黄。自月经闭止以来，常感头昏耳鸣，心中烦闷。日间困倦思睡，入夜又不能安眠。口淡无味，不思饮食。腰膂酸痛，腿膝酸软无力，手足厥逆，少腹亦感冰冷不适。脉象沉涩，舌质淡嫩、色暗夹瘀、苔薄白而润。此系元阳不足，冲任俱虚，血寒气滞，胞宫寒冷所致。阳虚生寒，气虚易滞，血寒则凝。血寒气虚，瘀滞难行，百脉不荣，经血无源，故而闭止，亦不孕育。故当温扶下元，温经活血，散寒暖宫。自拟验方益元暖宫汤治之。处方：附片100g，当归15g，丹参15g，桂枝12g，吴萸9g，炙香附12g，细辛6g，赤芍9g，炒艾叶12g，干姜15g，甘草9g。服上方3剂后复诊，腹部疼痛减去七八，少腹冰冷感觉减轻，尚有坠胀感。食思增进，手足四肢回温，心中已不烦闷，夜已能熟寐。脉仍沉涩，舌质淡、瘀暗稍减、苔薄白。继上方温化之剂加红花5g以助温经活血之功，并嘱服药时滴酒少许为引，以促其温行血脉之效。告知患者，如服药后诸症均见好转，惟腰及少腹又复酸胀痛者，为月经欲潮之兆，幸勿疑误。上方连服8剂，果如余言。于原方中去赤芍加川芎9g、阿胶15g（烊化兑服），连服5剂，经水即潮，先行者为黑色血块，继则渐红。次日，腰腹疼痛随之缓解，行经五日而净。继以八珍汤加香附、益母、炒艾等调补气血。连服10余剂后，面色毛发润泽，精神眠食转佳。其后月经通调，应时而潮，1年后顺产一子。（《吴佩衡医案》第76页）

按：本案经闭、不孕之根是元阳不足。处方以四逆汤为主，重用附片温扶下元以治本。如此治病求本方法，我辈应认真学习。

4. **小产——失血过多，阳气随脱** 张志明氏曾治一患者，妊娠4个月，因营养不良，劳动过度，1个月来，不时胎动漏红，未与治疗，终致腰酸，腹大痛而小产。卧床，下部仍流血不止，先是血块，后是鲜红血水，面色苍白，小腹冷痛，手足不温，神疲懒言。舌红无苔，脉沉细无力。用四逆汤（制附30g，干姜、炙甘草各24g）加阿胶、蕲艾、党参，急服1剂。服药2小时后，言流血减少，腹痛减轻，四肢转温。嘱当晚原方再进1剂。次日晨精神好转，进食。又服胶艾四物汤2剂而愈。（《伤寒论方运用法》）

（三）男子病

1. **阴茎抽缩证** 罗某某，男，50岁。夏日天热，汗出颇多，自觉躁热而渴。夜又行房，口渴更甚。乃瓢饮凉水甚多。未几，觉小腹窘痛，阴茎也向里抽缩，手足发凉。自觉病情严重，乃邀余诊。切其脉沉而弱，视其舌淡嫩而苔白。此乃少阴阳虚而复受阴寒之重证。处方：附子12g，干姜10g，炙甘草10g，小茴香6g，荜澄茄6g。服1剂则痛止而病安。（《伤寒论十四讲》第117页）

2. **淋病（前列腺炎）** 张某某，男，57岁，某电影制片厂导演。病史：1961年冬，在某地农村，睡新修湿炕而致病。初起一侧睾丸肿大。坐立行走均疼痛难忍，因未能及时就医而日益加重。某医大附院确诊为“前列腺炎”……从1977年4月至8月，开始采取中西医各种方法治疗：化疗、超声波理疗、热水坐浴、针灸、按摩等，同时服清热解毒利湿等中药150多剂。但自觉症状有增无减，并发展至阳痿，全身瘫软，步履艰难，终于被迫全休。1977年8月20日来诊，按少阴阳衰阴盛证论治，治疗三个月病愈。初诊：恶寒蜷卧，肢体痿软，神靡，头晕，失寐，食欲大减（每餐只进30g）。睾丸坠胀及少腹，生殖器常感凉麻疼痛，小便浑浊频数，阳痿。面色萎黄暗黑，舌质淡白，全舌白苔密布，根部苔淡黄厚腻，脉象沉微细。此为少阴阳衰、阴寒内盛，法宜补阳温肾、散寒止痛。以四逆汤加上肉桂主之。川附片120g（久煎），干姜120g，炙甘草60g，上肉桂15g（研末冲服）。连服3剂，少腹和睾丸坠胀疼痛减轻，小便色转清，尿频也好转，阳气渐复，原方附子、干姜减至60g；再加茯苓、炒白术，以健脾除湿，继服30剂，头晕、失眠、恶寒、乏力及少腹、睾丸坠胀均进一步减轻，生殖器凉麻之感亦较前轻微。二诊：恶寒神靡，生殖器凉麻痛等症进一步好转。舌质稍现红润，黄白厚腻之苔已减。惟少阴心肾两脏，心主血主火；肾为水火同宫之脏，藏真阴真阳之气。患者全身性虚寒证。不仅伤及肾阳，同时累及肾阴。法宜继续温补肾阳，兼顾其阴，再佐以温中健脾为治，以四逆并理中加味之。处方：川附片60g（久煎），干姜60g，炙甘草60g，党参30g，上肉桂10g（研末冲服），冬虫夏草15g，宁枸杞30g，菟丝子30g，云苓20g。服药10余剂，诸症继续好转。其后，根据病情加减，姜附减至30g，又服10余剂。三诊：经检查，前列腺炎基本痊愈；同时，多年来之低血压、头昏、失眠等症，亦均消失；饮食骤增，精神大振。后以壮阳益肾、养心安神之剂，配成丸药，缓缓调养，以巩固疗效。处方：川附片120g，上肉桂30g，朱砂15g，冬虫夏草30g，琥珀20g，麝香0.3g，宁枸杞30g，肉苁蓉30g，柏子仁30g，菟丝子30g。每日服2次。每次1g。1977年12月初，病愈而恢复工作。（《范中林六经辨证医案选》第145页）

按：本案西医诊断为“前列腺炎”，但整个诊治过程并非局限于局部，而是着眼整体，据脉症诊断为少阴阳虚阴盛证，用四逆汤加味变通治之而愈。若非精通仲景方法，焉能如此？

（四）小儿病

1. **麻疹危证（重症肺炎）** 陶某某，年32岁，江西人，住上海，有四子一女，于1932年3月值麻疹流行，将其长、次两子（7~9岁）送往苏州躲避。孰料去后出麻疹，误服寒凉之药相继夭亡。三、四两子，约2~4岁，在上海亦患麻疹，住某广东医院治疗。病至严重时，该院诊断为："肺炎"，延余到该院诊视。两孩均同卧于小床内，麻疹虽免（按：指退除），但发热不退，喘咳痰鸣，满口涎痰随时流出口外，不知曾服何药。见喂入黄果水时，仍从口中外流。颜面青暗（阴象外露），两颧发赤（虚阳外泄），唇色青紫，指纹青黑出二关，脉搏紧急（寒极之象），大便鹜溏（水寒土湿，木邪贼土），乳食不进（胃中虚寒，司运失权）。该院认为病势严重，别无他法，已感束手。余诊视后，当即告以病势危笃，已成三阴寒极之症，寒痰内壅，真阳外泄，有风动或衰脱之势，急宜扶阳抑阴、温逐寒痰为主。若服后涌吐寒痰，系病除之兆。如热退喘平，尚可转危为安。倘若缓治或再施寒凉之药，必危殆无救。渠因长、次两子已夭亡，三、四两孩又复病重，惊慌不已，要求设法抢救，万分信任，纵虽不起，决不怨言。遂拟四逆二陈汤加丁香、肉桂，少佐麻辛，分量加重，与两孩同服（因其病情相同，故共服1剂）。处方：附片100g，干姜24g，肉桂10g（研末，泡水兑入），法夏10g，广皮6g，茯苓15g，细辛3g，公丁香6g，炙麻绒3g，甘草10g。此方服后，均呕吐涎痰碗许，自汗淋漓，大便泄泻。次日复诊，发热已退十之七八，喘平十之五六，口中涎沫减去十之八九，喉间痰鸣亦减去其半，略进乳食。照原方加量去麻辛治之。处方：附片130g，干姜36g，肉桂10g（研末，泡水兑入），化橘红6g，茯苓15g，法夏10g，公丁香6g，甘草10g。服后，又各吐涎痰碗许。第3日复诊，已脉静身凉，喘平泻止，眠食较佳，咳减十之六七，颜面及指纹青紫均退。照原方去公丁，加细辛、五味、黄芪，连进3剂，诸病痊愈。（《吴佩衡医案》第104页）

2. **发热（重感冒）** 某男，1岁。其母代诉，7天前发热，经西医诊断为重感冒，用百尔定、青霉素、链霉素等药治疗，数天后发热终未退。症见两目无神，闭目嗜睡，四肢厥逆，脉浮大无根，心肺正常，腹部无异常。体温39.5℃，白细胞19.8×10^9/L，中性0.8，淋巴0.15。诊断为阴盛格阳证。法宜温中回阳，兼以散寒。方用通脉四逆汤：干姜2.4g，附子1.5g，甘草1.5g。水煎冷服。药后患儿熟睡4小时。醒后精神好，四肢不冷，眼神灵活。体温37℃。化验白细胞8.4×10^9/L，一切症状消失而痊愈。（许云斋.《中医杂志》1962，2:14）

按： 不论年老年幼，凡外感风寒之邪而阳气虚衰者，皆可以四逆汤治之，本方辛甘大热，既能温助阳气，又能发散寒邪，一方两用，真乃妙剂。

3. **泄泻**

（1）一女，年八九岁。患下利，日趋沉重。医以利湿止泻剂治之，服药反四肢厥冷，以为不治矣，遂置于地。邀余诊视之，为四逆证也。予以四逆汤，嘱抬之上床，小心灌药，下利渐减。明日复诊，复与前药，泻止厥愈，五六日复原。（《新中医》1958，5:54）

（2）徐某某，男，7个月，1963年8月7日门诊。因母乳不足，每日喂米糊3次，2个月前喂米糊过饱，腹胀吐泻，发高热，西医治疗后，热退，腹泻昼夜达10多次，继续服用西药6天无效，改中医治疗8天，腹泻减至每日四五次，因小儿服药不便而停药。2天前因受凉，腹泻加重，每日七八次稀粪便，如蛋白汤，精神萎靡，夜间啼哭不宁，来门诊治疗。当时舌苔白而少津，四肢逆冷，断为脾肾虚寒、邪热留恋胃肠，予四逆汤加黄连煎剂，每次8ml，4小时一次。次日复诊，精神好转，大便次数减少至四五次，四肢已温，继服3天而愈。（江万顷.《浙江中医杂志》1964，8:14）

按： 四逆汤乃温暖脾肾之方，黄连乃清热厚肠之药。凡属脾肾有寒、胃肠湿热留恋之疾，均可用此法治疗。据本文作者报道：用四逆汤加黄连治疗小儿腹泻70例，治愈66例。5个月以下的患儿每次服本方煎剂3~5ml；6个月~10个月患儿每次服5~8ml；1岁至1岁半患儿每次服8~10ml。每4小时服一次。其煎法是先将制附子1.5g，干姜、甘草各9g，加水350ml，微火煎至150ml，再加入黄连9g，仍用微火煎至80ml，过滤后加入冰糖适量，煮沸后备用。

（五）五官科病

1. **婴儿目赤肿痛** 1923年腊月，朱某某之次子，诞生10余日，忽目赤而肿，乳后即吐，大便色绿，夜啼不休。舌白，指纹含青。因儿母素体虚寒，小儿先天禀赋不足，脾阳虚弱，健运失司，无以制水，里寒夹肝气横逆而侮脾，元阳不潜，附肝而上，冲及于目，此虚阳浮越所致。法宜回阳收纳为要，拟附子甘草汤加生姜治之。处方：附片10g，甘草3g，生姜2小片。服1剂，啼声止，2剂则目肿渐消，大便转黄，如此4剂痊愈。（《吴佩衡医案》第91页）

原按：世习一见目病赤肿，动辄言火，其实不尽如此。眼科病证，名目繁多，括其要，总不离乎外感、内伤两法以判之。不论内外感伤，若见目赤肿痛、雾障羞明，其证各有虚实寒热之不同，必须按六经、八纲之理明辨施治，不可固守一法以邀幸中。余非专于目疾者，然其治法要领，经旨互通矣。

按：案中对患儿之病联系母体诊之，如此遗传因素切不可忽略，许多病都与家族史有关。所处之方何不就是四逆汤（生姜易干姜）之方法？

2. **鼻衄**　刘某某，男，5岁。成都市某厂职工之子。1948年春，其父亲来就诊时说："小儿一人在家，中午忽发现他鼻出血不止，倦怠无力，躺在椅上，面色苍白。曾频频用凉水冷敷，流血反而加剧，急请范老诊治。"患儿精神萎靡，四肢逆冷，唇舌淡白。此为少阴寒证，阳气衰微，不能摄血，阴气较盛，势必上僭。徒止血，岂能止？法宜壮阳驱阴，温经摄血。急投四逆以救其里。处方：天雄片30g，炮姜30g，炙甘草20g。嘱急火煮半小时许，先取少量服之；余药再煮半小时，续服。1剂未尽，血立止。傍晚，患儿在院内玩耍如常。（《范中林六经辨证医案选》第105页）

3. **齿衄**　王某某，男，年32岁，患龈缝出血已久，牙床破烂，龈肉萎缩，齿摇松动，且痛而痒，屡服滋阴降火之品罔效。余诊之，脉沉弱无力，舌质淡苔白滑，不思水饮。此系脾肾气虚，无力统摄血液以归其经。齿为骨之余，属肾，肾气虚则齿枯而动摇。脾主肌肉，开窍于口，脾气虚而不能生养肌肉，则龈肉破烂而萎缩。气者，阳也。血者，阴也。阳气虚则阴不能潜藏而上浮，阴血失守而妄行于血脉之外。法当扶阳以镇阴，固气以摄血，俾阴阳调和则血自归经而不外溢矣。拟方潜阳封髓丹加黑姜、肉桂治之。处方：附片60g，西砂仁20g（研），炮黑姜26g，上肉桂10g（研末，泡水兑入），焦黄柏6g，炙甘草10g，龟甲13g（酥，打碎）。服1剂稍效，3剂血全止，4剂后痛痒若失。连服10剂，牙肉已长丰满，诸症全瘳。（《吴佩衡医案》第88页）

原按：附子、肉桂温补下焦命门真火，扶少火而生气，砂仁纳气归肾，龟甲、黄柏敛阴以潜阳，黑姜、炙草温中益脾，并能引血归经，故此方能治之而愈。余遇此等病症，屡治屡效。如见脉数饮冷，阴虚有热者，又须禁服也。

按：此案以四逆汤为主方，其干姜易为炮黑姜，取之温而不燥，炮黑入血止血。

4. **喉痹（慢性咽炎）**　李某某，男，36岁。四川三台县某厂干部。1971年5月，咽部有异物感，吞咽不利，并伴有项强，胸满，肩酸，背痛等症。某某医院诊为"慢性咽炎"，服用炎得平、六神丸、四环素类，并外用冰硼散治疗，病势不减。后续服清咽利膈、泄热解毒中药约半年，咽喉病患益重，并出现恶寒身痛，胸憋气短，胃腹胀痛，完谷不化等症。自疑"癌"变，思想包袱沉重。于1972年2月22日来蓉求治。现咽痛，吞咽如有阻塞，胸满，纳呆，便溏，头痛，咳痰，四肢清冷，舌质偏淡苔微黄滑，脉弱无力。此病乃过服凉药，以致阳气虚微，因肾阳虚衰，阴气上腾，痰湿上干清道，日久凝聚较深，致喉痹难愈。以大剂四逆汤，壮阳驱阴，加上肉桂温营血，助气化，益火消阴，散寒止痛。处方：制附片120g（久煎），干姜60g，炙甘草30g，上肉桂12g（冲服）。3剂，咽痛痹阻之症基本消失，精神大振。久病气血皆亏，应培补脾肾，以理中丸加阴阳平补之品为丸，嘱其缓服。月余后，其友来告，患者已病愈上班。1979年8月3日追访，至今良好。（《范中林六经辨证医案选》第122页）

（六）其他

1. **阴疽核肿**　朱某某之母，49岁，住昆明市珠玑街342号。1952年8月，右颈脖处起核如鸡蛋大，肿硬疼痛，肤色如常，咽口津则痛彻耳咽，饮食难下，神惫无力，曾到某医院诊视，诊断为炎症化脓，需要开刀排脓，否则听其自然出头而已。渠因惧怕开刀痛楚，来舍就诊于余，脉舌均为阳虚阴寒之象，断为阴疽结核之证，以温化疏通之剂。处方：附片100g，干姜30g，细辛6g，败酱50g，苡仁50g，通草6g，桔梗10g，甲珠10g，延胡索12g，炙香附12g，甘草12g。3剂后，核肿消散。（《吴佩衡医案》第92页）

按：此案实为以四逆汤治本，并针对阴疽核肿之标症，加入疏通之药。

2. **下肢胀痛（慢性血栓性静脉炎）** 杨某某，男，32岁，昆明人，省建筑工程局工作。1959年10月以来，双下肢小腿部血管胀痛，皮色发青双足冰冷，终日不能回温，稍多行走，则足软无力，胀痛难忍，步履维艰。昆明某医院诊断为“慢性血栓性静脉炎”，疗效不显。该院医生建议手术治疗，病者不愿接受，因而改服中药。余视之，认为此系阳气内虚，寒湿凝滞下焦，阳不足以温煦筋脉，遂致寒凝血瘀，血脉不通而作痛。察其脉沉迟而涩，舌质含青而杂有瘀斑瘀点，主以温肾助阳、行瘀通络之法。处方：附片80g，干姜30g，桂枝50g，北细辛10g，伸筋草10g，桃仁10g（捣），红花8g，甘草8g。初服则胀痛更甚，再服觉痛麻兼作，疑之，遂来复诊。余告之，此乃阳药温化运行、行瘀通脉之效果，再服无妨。照原方去桃仁加羌活9g、白芷9g，连服2剂则疼痛渐除，双足回温。三诊：在原方基础上加散寒除湿活络之剂调治之，数剂而愈。（《吴佩衡医案》第96页）

按：此案以四逆汤治阳气内虚之本，加行瘀通络药以治寒凝血瘀于下肢之标。案中所述服药后反应之机制，为经验之谈。

【临证指要】 四逆汤为回阳救逆的祖剂及主方之一。主治热病转阴、杂病虚损之阳虚寒盛证，特别是少阴心肾阳虚者。其脉沉迟或浮或弦或弱，甚者脉微欲绝，舌质多淡或淡青色或淡红而嫩，苔白滑或白腻。西医学所述的多种衰竭性危急重病，皆可辨证以本方为主救治。

【实验研究】 四逆汤的药理作用归纳如下：①强心作用（可增强心肌收缩力，增加冠脉血流量，其强心作用对异常心律具有良好的双相调节效应）。②抗休克作用（对各种类型的休克，如心源性休克、中毒性休克、失血性休克、血管栓塞性休克、单纯缺氧性休克、小肠缺血损伤性休克等都有明显作用）。③抗缺氧作用。④抗氧化作用。⑤抗动脉粥样硬化作用。⑥中枢性镇痛、镇静作用。⑦镇痛抗炎作用。⑧增强免疫功能作用。

药效学研究证明，四逆汤的药效强度与剂量呈正相关，镇痛效应强度随时间的延长而衰减。

毒性研究表明，附子的毒性在四逆汤中降低了30倍，提示本方的配伍具有合理性。

【原文】 太阳病，先下而不愈，因复发汗，以此表里俱虚，其人因致冒[1]，冒家汗出自愈。所以然者，汗出表和故也。里未和，然后复下之。（93）

【注脚】

〔1〕冒：指头目昏蒙如物覆盖。《金匮要略》第21篇所论产后病有“郁冒”之病。其病因为新产妇人“亡血复汗”，外感风寒。

【提要】 论太阳病汗下失序因致冒的治法。

【简释】 尤在泾：“下之则伤其里，汗之则伤其表，既下复汗，表里俱虚而邪仍不解，其人则因而为冒。冒，昏冒也，以邪气蔽其外，阳气被郁，欲出不能，则时自昏冒，如有物蒙蔽之也。若得汗出，则邪散阳出，而冒自愈。《金匮》云：冒家欲解，必大汗出也。然亦正气得复，而后汗自出耳，岂可以药强发之哉？若汗出冒解，而里未和者，然后复下之，以和其里，所谓里病表和，下之而愈是也。”（《伤寒贯珠集·太阳篇下·太阳救逆法》）

【原文】 太阳病未解，脉阴阳俱停一作微，必先振慄汗出而解。但阳脉微者，先汗出而解；但阴脉微一作尺脉实者，下之而解。若欲下之，宜调胃承气汤。（94）

【提要】 论太阳病战汗而解的脉诊及机制。

【简释】 本条承接上条，应上下互参，彼此发明，以释其义。本条曰“太阳病未解”，即上条“太阳病，先下之而不愈，因复发汗”而未解。“以此表里俱虚”，故“脉阴阳俱停”。邪气未去，正气已虚，邪正相持，“其人因致冒”；正邪相争，“必先振慄汗出而解”，此即战汗之象。须知上条所说的“冒家”，岂能不治而“汗出自愈”耶？必赖助正达邪之法，方能战汗而解。尤在泾：“然本论云：‘尺中脉微者，不可下。’此又云：‘但阴脉微者，下之而解。’盖彼为正虚而微，此为邪退而微也。脉微则同，而辨之于邪与正之间，亦未易言之矣。”（《伤寒贯珠集·太阳篇上·太阳权变法》）

按：本条脉理，颇值得品味。所谓“脉阴阳俱停”“阳脉微”“阴脉微”，都是现实的脉象，体现了真实的病情。若脱离了具体的病机，则难免误解。“太阳病未解”，为何“脉阴阳俱停”呢？一个“停”字，寓含着正邪相持，争战之前的一时性休整之脉象（吴谦认为是

"三部沉伏不见"），譬如拳击时要把拳头收回来以积蓄力量。蓄积能量之后，正邪相争，正气驱邪外出，"必先振栗汗出而解"，其脉变为和缓。一个"先"字，埋下了伏笔，若正邪相争，正气驱邪下出，则必"下之而解"。是汗之而解，还是下之而解，既是方药之功力，更是人体的本能。须知"防病治病是人的本能"。而良医之高明处就是帮助病人的本能，因势利导，战胜疾病。

【验案精选】

战汗 我年轻的时候在大连看过一个患者，一位姜姓男子的爱人生完孩子以后发高热不退，时值盛夏，为了避免产后受风，他的老母亲把门窗都堵上了，还让儿媳妇穿棉裤、棉袄，捂得很热。我一看，高热，脉洪大，舌苔黄。自述口渴而婆婆不让喝水。我令患者喝水，并开门窗通气。时间不长，患者就出现了寒战，脉也转沉了，然后出一身汗，热势就退了。这是由于津液不足，战汗没有汗源，喝水补充汗源就可战汗作解了。（《刘渡舟伤寒论讲稿》第89页）

【原文】太阳病，发热汗出者，此为荣弱卫强[1]，故使汗出，欲救邪风[2]者，宜桂枝汤。（95）

【注脚】

〔1〕荣弱卫强：此即第12条"太阳中风，阳浮而阴弱"之义。外邪袭表，卫阳奋起而抗邪于外，故曰"卫强"；肌表受邪而失其固密，营阴外泄而汗出，故曰"荣弱"。

〔2〕欲救邪风："救"，即治疗或解除的意思。"邪风"，即风邪。

【提要】论太阳中风荣弱卫强的证治。

【简释】尤在泾："此即前条（53）卫不谐，营自和之意，而申其说。救邪风者，救卫气之为风邪所扰也。然仲景营弱卫强之说，不过发明所以发热汗出之故，后人不察，遂有风并于卫，卫实而营虚，寒中于营，营实而卫虚之说。不知邪气之来，自皮毛而入肌肉，无论中风伤寒，未有不及于卫者，其甚者，乃并伤于营耳。郭白云所谓涉卫中营者是也。是以寒之浅者，仅伤于卫；风而甚者，并及于营；卫之实者，风亦难泄；卫而虚者，寒犹不固。无汗必发其汗，麻黄汤所以去表实而发邪气；有汗不可更发汗，桂枝汤所以助表气而逐邪气。学者但当分病证之有汗、无汗，以严麻黄、桂枝之辨，不必执营卫之孰虚孰实，以证伤寒、中风之殊。且无汗为表实，何云卫虚？麻黄之去实，宁独遗卫？能不胶于俗说者，斯为豪杰之士。"（《伤寒贯珠集·太阳篇上·太阳正治法》）

按： 此条对整个太阳病的辨证论治具有承前启后的作用。"太阳病篇到了这条，关于伤寒中风，麻黄、桂枝、大小青龙、葛根五个汗法，张仲景已经都交代了，表里缓急也谈了，禁汗法也谈了，发汗法也谈了。除了蓄血的腑证在后边讲以外，表证都已经讲完了。后面就要讲邪气由太阳之表往半表半里传变的小柴胡汤证了。这一条既总结以前，又指导以后。"（《刘渡舟伤寒论讲稿》第89页）

【原文】伤寒五六日，中风，往来寒热[1]，胸胁苦满[2]，嘿嘿不欲饮食[3]，心烦喜呕[4]，或[5]胸中烦而不呕，或渴，或腹中痛，或胁下痞硬，或心下悸、小便不利，或不渴、身有微热，或咳者，小柴胡汤主之。（96）

小柴胡汤方：柴胡半斤，黄芩三两，人参三两，半夏半升（洗），甘草三两（炙），生姜三两（切），大枣十二枚（擘）。上七味，以水一斗二升，煮取六升，去滓，再煎取三升，温服一升，日三服。若胸中烦而不呕者，去半夏、人参，加栝楼实一枚。若渴，去半夏，加人参合前成四两半，栝楼根四两。若腹中痛者，去黄芩，加芍药三两。若胁下痞硬，去大枣，加牡蛎四两。若心下悸、小便不利者，去黄芩，加茯苓四两。若不渴，外有微热者，去人参，加桂枝三两，温覆微汗愈。若咳者，去人参、大枣、生姜，加五味子半升、干姜二两。

【注脚】

〔1〕伤寒五六日，中风，往来寒热："伤寒"与"中风"为互文，皆指感受外邪。"往来寒热"指患者五六日以来，恶寒发热时轻时重，寒热往来如疟状。疟病证治，详见《金匮》第四篇。

〔2〕胸胁苦满：胸胁胀满难受。"苦"，具有"为动"用法，即胸胁为胀满所苦（难受）。

〔3〕嘿嘿不欲饮食：嘿同默。"嘿嘿"，形容词，即表情沉默，不欲言语。此句形容病人对饮食反应淡漠，没有食欲的样子。

〔4〕心烦喜呕："心"，在仲景书中有两个含义：一指五脏之心，一指六腑之胃，本条是指胃。"心烦"即胃中搅扰纠结貌（《史记·乐书》有云：

“水烦则鱼鳖不大。”注曰：“烦，犹数搅动也。”）。“喜呕”，呕而觉快，故曰喜。

〔5〕或：“或者，未定之辞，以少阳为半表半里，其气有乍进乍退之机，故其病有或然或不然之异。”（尤在泾）

【提要】论小柴胡汤主治证候与或然症的处理。

【简释】感受外邪五六日，近日表现往来寒热，胸胁苦满，嘿嘿不欲饮食，心烦喜呕等症。由于邪正相争，故往来寒热，即邪气盛则恶寒发热加重，正气胜则寒热减轻；邪气壅于少阳之经，故胸胁苦满；邪气郁于少阳之腑，胆气犯胃，胃失和降，故嘿嘿不欲饮食，心烦喜呕。柯琴说：“寒热往来，病情见于外；苦喜不欲，病情得于内。看苦、喜、不欲等字，非真呕、真满、不能饮食也；看往来二字，见有不寒热时。寒热往来，胸胁苦满，是无形之半表；心烦喜呕，默默不欲饮食，是无形之半里。”（《伤寒来苏集·伤寒论注·卷三》）小柴胡汤为和解表里之主方，主治“半在表半在里”（148）之证候。《本经》曰柴胡“治心腹肠胃中结气，饮食积聚，寒热邪气，推陈致新”；黄芩主“治诸热”，柴、芩合用，一散一清，清透并用，外解半表之邪，内清半里之热，故而和解少阳；半夏、生姜调理胃气，降逆止呕；人参、甘草、大枣益气和中，既扶正以助祛邪，又实里以防邪入；柴胡配半夏，犹能升清降浊；生姜合大枣，更可调和营卫。本方诸药为伍，寒温并用，升降协调，扶正祛邪，有疏利三焦，宣通内外，调达上下，和畅气机的作用。虽不用汗、吐、下三法，而达到祛邪之目的。

条文所述小柴胡汤证或然症之病机及随症加减之方义，引录尤在泾注释如下：

“胸中烦而不呕者，邪聚于膈而不上逆也。热聚则不得以甘补，不逆则不必以辛散，故去人参、半夏，而加栝楼实之寒，以除热而荡实也。

渴者，木火内烦，而津虚气燥也，故去半夏之温燥，而加人参之甘润，栝楼根之凉苦，以彻热而生津也。

腹中痛者，木邪伤土也。黄芩苦寒，不利脾阳，芍药酸寒，能于土中泻木，去邪气，止腹痛也。

胁下痞硬者，邪聚少阳之募。大枣甘能增满，牡蛎咸能软坚，好古云：牡蛎以柴胡引之，能去胁下痞也。

心下悸，小便不利者，水饮蓄而不行也。水饮得冷则停，得淡则利，故去黄芩，加茯苓。

不渴，外有微热者，里和而表未解也。故不取人参之补里，而用桂枝之解外也。

咳者，肺寒而气逆也。经曰：肺苦气上逆，急食酸以收之，又曰：形寒饮冷则伤肺，故加五味之酸，以收逆气，干姜之温，以却肺寒。参、枣甘壅，不利于逆，生姜之辛，亦恶其散耳。”（《伤寒贯珠集·少阳篇·少阳正治法》）

【方歌】

小柴胡汤半参黄，扶正祛邪甘枣姜，
外感内伤诸般病，根系少阳此方良。
阳明合病加芒硝；大柴胡治胆腑方。

【大论心悟】

伤寒与杂病小柴胡汤证治概要

在《伤寒杂病论》中，小柴胡汤证分布甚广，《伤寒论》有关原文共19条，其太阳病篇最多，计12条（37、96、97、98、99、100、101、103、104、144、148、149条），其他篇依次为：阳明病篇3条（229、230、231条）；少阳病篇1条（266条）；厥阴病篇1条（379条）；阴阳易瘥后劳复病篇1条（394条）。《金匮要略》有关小柴胡汤证的条文是：黄疸病篇第21条；呕吐哕下利病篇第15条（与《伤寒论》第379条文字相同）；产后病篇第2条。从上述条文的分布综合分析可以认定：小柴胡汤为治疗少阳病的主方，而并非仅限于少阳病。其证治“上可及于头目，中可见于胸胁，下可达于血室，外可解太阳之表，内可和阳明之里”（《伤寒论临床应用五十论》第104页）。小柴胡之所以有如此广泛之用途，就在于本方功能调理枢机，通畅三焦，扶正达邪。随证加减，可表可里，可气可血，变化无穷。上述第96条方后注中列举的7个加减之法，乃举例而言。《伤寒论》中的第103、104、107、147条四个小柴胡汤类方，何不就是小柴胡汤的加减之法？而第146条的柴胡桂枝汤，则是小柴胡与其他方的合方应用。后世医家师小柴胡汤随证加减之法、合方变通应用之成绩，详见下列陈慎吾先生、张琪教授的运用经验及“验案精选”。

陈慎吾先生对小柴胡汤的运用经验

现代名医陈慎吾先生临床擅用经方，尤其对

小柴胡汤临床运用有独到之处。除少阳病外，尚有内、外、妇、儿各科杂病，每用必效，人所公认，堪称一绝。今特介绍如下，以利后学。

1. **外感热病** 不论是《伤寒论》所说之少阳病，还是今天所说的病毒引起的流感、肺炎、腮腺炎等等，只要见到少阳病的主症、主脉皆可用小柴胡汤治之，疗效显著。如果是高热不退，可加生石膏、金银花、板蓝根等清热解毒之品。

2. **小儿病** 幼儿为稚阳之体，脾胃之气尚未充实，故多见小柴胡汤证。该方祛邪而不伤正，对小儿肺炎常用此方加石膏、杏仁、橘皮；若大便不通者，可加枳实、瓜蒌以通腑气；百日咳者，加竹茹、茯苓、青皮、陈皮、桔梗；消化不良者，加枳实或枳壳。小儿发热时易使阴血不和，常加一味芍药以和之。

3. **肝病** 急慢性肝炎、肝硬化、肝硬化腹水等患者，用小柴胡汤治之均获良效。急性肝炎兼有黄疸的，多症见口渴、小便不利、黄疸、腹胀满等，用本方与茵陈蒿汤或五苓散合方。若是无黄疸型肝炎，用小柴胡汤随证加减皆效。血虚型的慢性肝炎症见口苦，胸满，食少，呕吐，心烦，胁下痞硬，腹部喜按时，用本方合当归芍药散治疗。若是血瘀型的慢性肝炎，症见口苦，心烦，胸腹满痛拒按时，用本方合桂枝茯苓丸治疗。两胁疼痛较剧时，加香附、郁金或玄胡索，腹胀满重者加厚朴，其余随证加减。肝硬化腹水，腹水去后，多用小柴胡汤做善后调理。此种治法疗效尚属满意。此外，治阿米巴性肝脓肿用本方加鸦胆子。

4. **胆与胰疾患** 两胁下痛，其性属于少阳证者，用小柴胡汤加减。

5. **外科病** 如瘰疬患者，用小柴胡汤加海藻、昆布、牡蛎等软坚散结。乳疮重者用本方合小金丹或犀黄丸消癥散结；轻者用本方加赤芍、丹皮、芒硝、当归、桃仁活血化瘀。

6. **五官科病** 如少阳耳聋可单用小柴胡汤；若兼有水气上冲者可与苓桂术甘汤合方；目赤甚或红肿，本方加生石膏；鼻渊证用本方加桔梗、辛夷、薄荷辛透开窍；口腔糜烂、咽喉肿痛，用本方与桔梗汤合方，或加生石膏、栀子等，皆可奏效。

7. **妇科病** 小柴胡汤除可治热入血室外，若是由于肝胆情志不遂引起的气血不和、血虚或血瘀者，亦多用本方随证加减。（陈大启，等《北京中医》1987，1：3）

仲师小柴胡汤为治少阳病的主方，随着药物加减的变化，有大柴胡汤、柴胡加芒硝汤、柴胡加龙骨牡蛎汤、柴胡桂枝干姜汤、柴胡桂枝汤等六方。老师认为，理解小柴胡汤的关键是第97、230条："血弱、气尽，腠理开，邪气因入，与正气相搏，结于胁下。""可与小柴胡汤，上焦得通，津液得下，胃气因和。"小柴胡汤是宣上、通下、和中之方，通过此法可以达到调理气血阴阳。该方临床治疗范围甚广，主病甚多，可用于治疗少阳病及妇科、儿科等病，更可推广以治耳、目、口、鼻、咽喉、心、肺、肝、脾、胆、胰、胃肠等部的疾患。只要见本方之主症，辨证不误，用本方适当增减，皆可治愈。辨证要点：少阳内寄相火，受邪后易郁而化热，见口苦、咽干、目眩之症；若有阴证机转，不可单用本方。但本方加减之后，又属另立一法，如柴胡桂枝干姜汤。〔《名老中医之路·第三辑》（陈慎吾经验，陈大启、孙志浩整理）第285页〕

张琪教授运用小柴胡汤及石膏、大黄治疗高热的经验

张琪教授是当代著名中医学家，张老运用经方治疗顽固性高热均取得良好疗效。现将其临床经验，略加整理，节录如下。

高热一般起病急剧，为临床内科急危重症之一，以体温骤升（大多超过39℃）、周身灼热、烦渴、脉数等症状为主要临床特征，高热可由多种原因引起，西医各种急性感染以及各种慢性感染的急性发作，均可导致高热的发生，临床合理应用抗生素的同时给予对症及支持治疗，一般疗效较好。临床求治于中医的高热病人，大多为西医常规治疗无效的顽固性高热，其中有很大一部分为急危重症患者以及疑难杂症病人。张老认为内科高热的辨证要点，主要是辨外感与内伤、区别虚证与实证、辨别热型和区分寒热真假等四个方面。

张老临床应用小柴胡汤加生石膏治疗各种外感高热不退，屡用屡验。张老认为柴胡和解退热，对外感发热有泻热透表之功效，为退六经邪热之要药，量大则泻，量少则升，柴胡剂量必须大于党参，如果与党参、甘草等量，则不能退热。生石膏用量一般50~75g，病情严重者可4~6

小时服药1次。用党参是为了补益正气，加强其驱邪外出之力，现代药理也证明，益气扶正药能够激活人体网状内皮系统的吞噬活性，改变机体应激状态，提高机体对各种有害刺激的防御能力。柴胡经现代药理证实，具有明显的解热、抗炎、抗菌、抗病毒作用，并能够保肝利胆降血脂，同时还具有镇静、镇痛和镇咳作用。

在对发热的治疗上，张老使用次数最多的就是柴胡，世人多有"柴胡性燥劫阴"之说，在治疗发热时多避之不用。张老认为柴胡具有疏解肝胆，畅利三焦的作用，为利枢机之药。三焦气机不畅，升降出入之机受阻，伏邪不得宣透外达，则发热不退，热势缠绵。张老认为柴胡虽疏解肝气，能开气分之结，但不能清气分之热，故配伍黄芩协之以清热，高热加生石膏。张老使用小柴胡汤加减化裁治疗发热，凡临床表现发热恶寒、舌苔白、脉浮数、恶心欲吐者，皆可用之，不必拘泥于往来寒热者。张老对柴胡用量较大，一般皆在20g以上，不仅未见劫阴助热之弊，反而屡用屡效，实为退热之良药。

对于各种原因引起的体温调节中枢功能失常所导致的中枢性高热，临床上往往由于颅内感染、脑出血、硬膜下出血、脑梗死、颅脑外伤、中暑以及各种药物中毒所引起。临床表现为体温持续39℃以上，病人体表无汗，且双侧程度不对称，可以出现相对缓脉，或血常规白细胞正常。这时应用常规物理降温，以及一般解热药和糖皮质激素类药大多无效，冬眠疗法又有诸多不良反应。张老认为这时应用大剂量生石膏（50~200g）、生大黄（15~50g）迎头痛击，如此清热解毒与通腑泻热，不仅可以有效退热，而且能够充分减少并发症，提高病人生存质量，有效改善预后。经过大量临床实践证明，疗效肯定。（孙元莹，等．张琪教授运用经方治疗高热经验介绍．中华中医药学会第十三届仲景学说学术研讨会，2006，171）

按：以上张琪教授谈了运用小柴胡汤之主药柴胡以及生石膏、大黄的经验，很值得学以致用。在《神农本草经》中，讲到有两味药有"推陈致新"之功，一是大黄，一是柴胡。何谓"推陈"，即祛除身体内陈腐之病邪；何谓"致新"？病邪去而康复，人体自然焕然一新。三味皆为祛邪主药，但功效有别：大黄既是气分药，又是血分药，用之得当，有"将军除暴安良"之功；柴胡既清热，又疏理气机，以调气见长；石膏辛甘而寒，为清透邪热之首选良药。三味药运用得好，祛邪之药思过半矣。

【验案精选】

一、伤寒

1. 往来寒热

（1）万密斋治胡晏，年五十。病伤寒，十六日不解，其症乍寒时，即以衣被厚覆，蒙头而卧，不胜其寒；乍热时，即撤去衣被，暴露其身，更用扇，不胜其热。如此一日夜十余次，医皆不识。万至告以症状可怪，邀诊其脉。曰：不必诊，此易知耳。夫恶寒病在表也，何以无头痛症？恶热痛在里也，何以无渴及便溺不利症？此病在半表半里，阴阳混乱也。阴气乘阳则恶寒，阳气乘阴则恶热，宜用小柴胡以治其半表半里之邪，栀子、豆豉以治其阴阳错杂之邪。服之，寒热不再作而愈。（《续名医类案·卷一·伤寒》）

（2）邢某某，男性，14岁，学生。1977年8月30日诊。着凉后发热5天，于某医诊为"感冒"，因青霉素过敏，应用链霉素、卡那霉素、复方阿司匹林等及其他解热镇痛剂，如银翘解毒片、桑菊感冒片等辛凉解表成药治疗均不效，体温反而继续上升达40.0℃，发冷发热，寒热夹杂，多为先恶寒后发热，有汗热不退，咽中稍痛，舌尖稍红苔薄白，脉象弦数。咽部稍红，扁桃体Ⅰ度肿大。时值当地"流行性感冒"盛行。此证虽已发病5日，少阳证仍在，仍宜用小柴胡汤和解法治疗。柴胡15g，黄芩10g，半夏10g，党参10g，生甘草9g，生姜10g，大枣4枚（去核）。上药煎服1剂后，发热即退；连服3剂后，发热恶寒等症状消失未发。观其舌苔稍腻，脉象缓和。此半表半里之邪已去，邪去正衰，给予香砂六君子汤加炒三仙2剂为之善后。（《伤寒论临床研究》第137页）

2. 感冒后两个月下午低热不退 我曾治一女成年病人，症状为胸胁满胀，胃脘堵闷，食欲不振，口苦耳鸣，下午低热，有时恶心，二便正常，月经正常，舌苔薄白，脉象右手滑中带弦，左手弦。病已近2个月，经西医院检查，诊为低热待查。询其病史为在一次感冒发热时，自购一些治感冒药服了几次，热渐退即上班工作，二三天后下午仍发热，并且症状越来越多，曾到几家医院诊治未效。据此症状结合脉象、病史，诊为少阳证。投用和解少阳之法，以小柴胡汤加减。处方：柴胡12g，黄芩10g，半夏10g，生姜3片，炙甘草3g，枳壳10g，枳实6g，瓜蒌30g，川连5g，桔梗6g。水煎服。进5剂病去大半。再以上方去枳实，加陈皮10g、生麦芽10g、香稻芽10g，又进4剂而痊愈。(《焦树德临床经验辑要》第405页)

3. **少阳与阳明合病** 陆养愚治周雨峰。头痛身热，又舟行遇风几覆。比至家，胁大痛，耳聋，烦渴，谵语，医来诊，忽吐血盘许。医曰：两尺不应，寸脉者死。况两尺乃人之根蒂，今不起，根蒂已绝，孤阳上越，逼血妄行，据症脉不可为矣，辞去。陆至，血已止而喘定，脉之两寸关弦而微数，两尺果沉而不起。盖证属少阳，弦数宜矣，胁痛耳聋，亦少阳本症，两尺不起，亦自有故。经云：南政之岁，阳明燥金司天，少阴君火在泉，故不应耳。吐血者，因舟中惊恐，血菀而神慑，为热所冉也。谵语者，三阳表证已尽将三阴也。先以小柴胡和之，俟坚实而下之，旬日当愈。因与二剂，明日胁痛减，耳微闻，但仍谵语，胸膈满闷，舌上薄黄苔，仍以小柴胡加枯梗、黄连，日服一剂。二日胸膈少宽，而苔黑有刺，大便不行约七日矣，乃以润字（按：疑为“肠”字之误）丸三钱，煎汤送下，至夜更衣身洁，诸症顿失。后去枳桔加归芍，调理旬日而起。(《续名医类案·卷一·伤寒》)

按：此案患者病因先是外感，后因船欲翻而惊恐，恐其尚有宿病，新病引发旧病，故显现复杂病情。四诊合参而辨证，以少阳病为主，故“先以小柴胡汤和之”；其“大便不行约七日矣”等阳明里实证，故后“以润肠丸三钱，煎汤送下”。如此方法，即后文第104条“先宜服小柴胡汤以解外，后以柴胡加芒硝汤主之”之大法也。

4. 湿温如疟

(1)秦某，男，32岁。因尿血住某医院。经西医治疗，尿血已愈，欲将出院，忽然发热，体温在39.6~40℃之间。西医检查：心肺(-)，肝脾不大，肥达反应(-)，未查出疟原虫。二便自调，经注射各种抗生素，高热仍持续不退，急邀先生出诊。患者头痛身疼，发热而汗自出，又时发寒战，其状如疟，口中干渴欲饮。视其舌苔白黄厚腻，切其脉弦细而数。发热每于日晡时分为高。辨为“湿温”之邪横连膜原，又犯少阳、阳明两经。方用柴胡12g，黄芩9g，生石膏30g，知母10g，苍术10g，草果3g。服1剂即热退，再剂则诸症皆愈。(《刘渡舟临证验案精选》第14页)

原按：湿温病，邪伏膜原。膜原，始载于《素问·疟论》：“邪气内薄于五脏，横连膜原。”对于膜原的部位，后世医家说法不一。一般多认为是居夹脊之前，肠胃之后的位置。病邪侵此既不在经络，又不在脏腑，而是在经络与胃交界的半表半里部位。此证高热，汗出，口渴，似阳明热证；而发生的寒战，头身作痛，舌苔厚腻，又似湿遏少阳横连膜原之象。夫热为阳邪，湿为阴邪，两邪纠缠不清，进退于表里之间，故其邪甚为难解。其脉弦属少阳，故用柴胡、黄芩清透少阳半表半里之邪热；口渴，汗出为阳明，而用石膏、知母以清阳明气分之热；胸满，舌苔厚腻、日晡热为湿盛之证，故取达原饮之苍术、草果苦温化湿，理气开结。此证热连阳明而湿连太阴，必须治从少阳，少阳枢机一转，则热清湿化，表里之邪方解。某生随诊在侧，问曰：师之方不为温病所载，而何所本耶？先生笔曰：此方乃“柴白合方”加苍术、草果而已，其源盖出于仲景之法，孰云无所本耶？

(2)肖某，女，16岁，学生，2002年6月14日初诊。外院会诊：发热20余日不退，体温在38~39℃左右，经医院查白细胞数及分类正常，心肺肝脾经B超、心电、CT检查均未发现异常，血沉正常，怀疑红斑狼疮，亦未定。曾用多种抗生素如先锋头孢等，均未收效，发热时起时伏，迁延不退。6月14日应家属要求，请中医会诊。现症：发热不退，两颧红，胸满，烦躁不安，恶心不欲食，便秘尿赤，舌苔白腻，脉象弦数。考虑病者20余天发热不退，时起时伏，经医院系统检查均无结果，根据胸满，呕恶，舌苔白腻，脉象弦数，当属感受外邪、迁延不解、邪入之深、痰湿内蕴化热，应予疏解外邪、化痰浊、清热之剂，小柴胡汤加味主治。处方：柴胡20g，半夏15g，黄芩15g，太子参15g，常山15g，草果仁15g，生石膏50g，甘草15g，生姜15g，大枣3枚。水煎服。6月17日复诊：服上方3剂，体温下降至36.7℃，连续3天未再上升，病人呕恶止，有食欲，能进少量食物，大便已行，舌苔渐化转薄，脉象滑而不数，至此外邪已除，湿浊见化，以上方去石膏，加陈皮15g，后经复诊已痊愈。(张琪.漫谈《伤寒论》柴胡汤类方证治及应用.中华中医药学会第十三届仲景学说学术研讨会，2005：161)

原按：此例为外邪深入夹内蕴痰湿热邪，用小柴胡汤以疏解外邪，加草果仁、常山合半夏以化痰浊，石膏以清热邪，使外邪除痰浊化，则发热退，诸症痊愈。此方余采用小柴胡汤合达原饮意，达原饮为吴又可治疗邪伏膜原之有效方剂，余用与小柴胡汤合用治外邪夹痰浊者，屡用屡效，辨证着眼在舌苔厚腻，凡夹痰浊者必用草果仁；痰浊化热又须用石膏，石膏不仅清热，尤善有解肌之功，与柴胡合用更能增强解肌除外邪之效。余多年治疗外感病有内热，验其舌燥脉数，发热不退者，重用石膏，稍加解表之药，无不收效，尤以柴胡与石膏合用，服药后汗出即愈。

常山一药，《本草纲目》谓“治寒热诸疟……”；《伤寒论》不见，惟《金匮》有蜀漆散，治“疟多寒者，名曰牝疟，蜀漆散主之。”蜀漆为常山之苗，功能祛痰截疟，与常山同。笔者临床经验，凡定时发热之寒热，多夹痰浊，前人所谓疟，即指现代医学之疟疾，也包括一切外感定时发作之寒热，用小柴胡汤疏解外邪，常山蠲除痰浊，用之皆效。余平生用之甚多，大多奏效，上仅举一案以举隅。

感冒，包括病毒性感冒、流行性感冒等，凡感冒表现恶寒发热（有的出现往来寒热，有的出现定时发热），胸满呕逆，胁肋满痛，或发热迁延不退，舌苔白，脉弦滑或弦数。小柴胡汤可疏解外邪，清里热，扶正气，用之可以随手奏效。日久化热或热邪较甚者，于原方加生石膏、银花、连翘。余治此类病甚多，不必局限于往来寒热，只见发热恶寒、胸胁满、呕逆即可用之。

按：上述治例及经验，师从仲景之法，治用仲景之方，合用温病之剂，以切合病情。

5. 疟病寒热往来（疟疾）

（1）间日疟　患者李某，男性，30岁，1966年10月17日初诊。自3个月前1966年7月7日发现疟疾，隔日一发，头晕，无力，耳鸣，口苦，食欲不振，经某医院用奎宁等多种抗疟药物治疗不效。于8月1日首次来诊，遂给予小柴胡汤加味。患者取药归后未服，只恐中药不效而又去某医院服抗疟西药治疗，又治疗3个多月仍不愈，于10月17日又来门诊。当时正值恶寒后发热之中，遂查耳血并找到“间日疟”原虫。舌苔薄白，脉弦而数，又处以小柴胡汤加味：柴胡10g，黄芩10g，半夏12g，党参10g，炙草6g，生姜10g，大枣4枚（去核），常山4.5g，草果10g。将每剂药煎好两煎，嘱其在寒热发作前2小时服第1次药取微汗，服后经30分钟不汗者再服第2次以助取汗。服用2剂后，其寒热发作时间由下午3点改到上午11点开始发作寒热，但程度较前大为减轻。又服2剂药后，已终止寒热发作，口唇出现葡形疱疹，且已部分结痂。舌苔薄黄稍腻，脉弦数象减轻，此间日疟经治疗后，疟发已止，而有痰湿化热之势，遂给予苍术白虎汤合三仁汤加减，又服2剂后诸症状消失而愈，且愈后观察多年未发。（《伤寒论临床研究》第138页）

（2）三日疟　王某某，男，22岁，陕西人，护士。于1955年8月间某日下午，突然四肢无力，全身疲惫，膝关节疼痛。翌日下午8时左右，高热达40℃，经注射百龙及口服奎宁，当晚12时许，大汗淋漓，体温下降而解……以后每隔3日或5日即发病一次，症状同前。1955年共计发作4次，均以前法治疗，约半月左右渐愈。1956年6月2日又发病，症状同前，3日发作一次，全身无力，食欲大减，重病面容，服盐酸氯胍仍未能制止发作。经采血检查，发现“三日疟”原虫，确诊为三日疟，建议服用中药。处方：党参9g，柴胡6g，半夏6g，条芩4.5g，甘草3g，大枣3枚，干姜3g，葛根9g，常山9g，草果6g，槟榔6g，乌梅3枚。于发病前3~4小时将上药头煎服下，继之即煎服第2煎。遂1剂治愈。经1957年及1958年观察，未再复发。（刘光汉.《中医杂志》1959，4:41）

按：《金匮要略·疟病》篇附方之一，为柴胡去半夏加栝楼根汤（即小柴胡汤去半夏加栝楼根），主“治疟病发渴者，亦治劳疟”。以上二例治验可佐证，小柴胡汤为治疟病主方之一，常山、草果为治疟病专药，这体现了专方与专药合用以治专病的宝贵经验。治疟方药特别讲究服药时间，《疟病》篇第4条方后注曰“未发前以浆水服半钱”，可见上述验案皆有宗法。

6. 形似柴胡证（人工流产后感染性发热　败血症）　患者宋某某，女性，37岁，住某医院。病史：妊娠4月半。因坐凳不慎跌倒，以致阴道流血，于8月22日急诊入院。检查外阴正常，子宫颈外口松弛，内口闭合，宫底脐下一横指，胎音不好，阴道有血，给以保胎治疗，次日阴道流血增多，似月经样，即人工流产，手术经过顺利，但术后随即发高热，口服四环素，而高热寒战，连续4天不退，体温39.6℃，当时诊断为晚期感染性流产、败血症，连续用过土、金、链霉素及多黏菌素和中药柴胡桂枝汤加减数剂，体温于9月1日渐降至正常，但患者自觉症状仅腹痛减轻，其他无好转，身困胸闷，不思饮食，头晕，9月3日体温又升高，畏冷发热，周身酸痛，用抗生素皆不敏感，体温日益增高，9月7日体温39.7℃，西医会诊认为产后感染未能控制，据检查炎症不是仅限于子宫内膜，已进入肌层及结缔组织，胎盘残留不下，主张手术摘除子宫，家属及本人未同意而于9月8日请求蒲老会诊：体温39.7℃，自诉寒热往来日数发，发寒时四肢亦发凉，热蒸时汗出不彻，胸闷，腹微满，少腹按之痛，头痛不眩，全身酸楚，不思饮食，口苦口干不欲饮，恶心呕吐一次，吐出所食之物，大便先干后稀不畅，小便黄，恶露尚有少量，为稀薄脓样，脉象模糊，浮沉皆无力，舌质暗红，苔黄白秽厚满舌，神色不衰，语音清亮，按症实脉虚，神色不衰是实非虚，当舍脉从症，因小产正虚，湿热蕴伏，以致复发热，形似柴胡证，但脉不弦，胁不满，张仲景虽云小柴胡证“但见一症便是，不必悉俱”，但其主要证候非属足少阳经证而似手少阳证，表现三焦郁闭之象，治宜调和三焦，疏解湿热。处方：茯苓皮9g，杏仁6g（去皮），苡仁12g，白豆蔻3g（打），茵陈9g，猪苓6g，法半夏6g，滑石块12g，黄芩3g（酒炒），晚蚕沙12g（包煎），白通草4.5g，淡竹叶6g，2剂，每剂煎2次共取300ml，分4次服……9月15日四诊：体温正常，大便每日1次，纳食增加，味和，精神渐振，腹胀已微，时有矢气，阴道已不流脓样液，脉和缓，舌质正红苔退净，停药观察以饮食休养10余日出院，不久恢复健康参加工作。（《蒲辅周医案》第143页）

原按：本例为人工流产继发感染，炎症不仅局限于内膜而波及子宫肌层结缔组织，胎盘残留未出，对各种抗生素皆不敏感，西医会诊主张手术摘除子宫，而中医根据脉证，审证求因，非产后热入血室，乃产后蕴伏湿热为病，患者流产小产已8次，由于谨防再度流产，先多睡少活动，时逢长夏，阴雨尤多，居处卑湿，久而伤气，湿邪蕴伏，复因损伤动胎，西药保胎无效，继则人工流产，正气再损，蕴伏湿热之邪乘虚而发，三焦郁闭，营卫不通，虽脉象模糊，浮沉无力，但神色不衰，故当舍脉从症，据汗出热不解，热而不烦，周身困倦酸疼，胸膺发闷，少腹微满，小便黄，大便先干后稀，舌苔秽厚腻，口干不欲饮，诸症皆为湿热郁闭之象，拟调和三焦，疏解表里，达邪外出，服一剂药后里通表和，肌表之邪由潮汗而解，蕴积肠胃之湿由下泄而出，体温随即降至正常。中医认为郁闭已开，三焦通畅，湿不遏郁，其热自除，服2剂后体温稳定，诸症悉减，但恶心，食不知味、腹微痛，故去清里之黄芩，去宣泄之竹叶、晚蚕沙，加厚朴、藿梗、神曲，重点转向调理肠胃，1剂后饮食加味，精神好转，脉转沉缓有力，秽腻苔退而未净，湿热之势虽衰，余邪未彻，去苦降之杏仁、淡渗之通草，加陈皮、稻芽和中健胃以冀恢复脾胃功能，脾胃健强，营卫调和，三焦通利，余邪即可消除，服3剂后，脉象缓和，舌质正常，苔退净，精神、饮食、二便俱正常，停药观察嘱病者以饮食调养，病去强之以药反伤胃气，患者颇遵医嘱，不久恢复健康而出院。

按：本案病史、四诊及西医检查详备，认证切脉望舌十分精确。其辨证要点为“形似柴胡证，但脉不弦，胁不满……其主要证候非属足少阳经证而似手少阳证，表现三焦郁闭之象，治宜调和三焦，疏解湿热”。由于辨证准确，治法得当，方证相对，使如此危症转危为安。此案处方为三仁汤加减。此案使我们领会到，善治热病者，必然是《伤寒论》与温病学说兼通。

7. 小柴胡汤误用案 太守刘云亭患伤寒，发热，面红唇赤，面壁蜷身而卧。诸医以小柴胡汤、解毒汤之类，数剂弗效。诊之，六脉浮大无力。此命门无火也（按：脉与症相参为戴阳证）。以人参、附子、沉香，服之立愈，三服全安。（《续名医类案·卷一·伤寒》）

二、伤寒与杂病相关

1. 眩晕（高血压病）、感冒 王某某，女，59岁，农民。2004年9月12日就诊。患者腹痛时发数年，与饮食有关。近3日阵发性身体发冷，测体温偏高，眩晕，头痛，口苦，舌紫苔白薄腻满布，脉沉弦。有高血压病史11年，今日上午11点血压170/110mmHg，经常服用降压药尼群地平。处方：小柴胡汤（柴胡20g，黄芩10g，半夏10g，党参15g，炙甘草10g，生姜20g，大枣10枚）加白芍30g，丹皮20g，石决明20g。代赭石20g，9月30日复诊：昨日下午4点、晚上7点和10点分别服药一次。4点服药后卧床休息2小时，醒来即感病情好转。今日眩晕明显减轻，头痛、口苦亦轻，恶寒未发作。舌偏紫，苔腻较前好转，脉弦。原方再服1剂，上述症状明显减轻，测血压142/86mmHg。改用滋水清肝饮（即六味地黄汤加柴胡、黄芩、当归、栀子等）标本兼治。（吕志杰验案）

按：患者目眩、口苦，为少阳病提纲证；阵发性身体发冷，属寒热往来的特点；平素腹痛时发为其或然证之一。对于小柴胡汤的运用，第101条说：“伤寒中风，有柴胡证，但见一证便是，不必悉具。”此例患者的主要脉症与少阳病相类，故以小柴胡汤加味治之。疗效称奇的是，不但外感症状迅速缓解，而且血压亦明显下降（西药用量未变），腹痛缓解。这体现了中医辨证论治的重要性和独特疗效。

2. 水肿（慢性肾炎、肾功能不全）、感冒 朱某某，男，25岁，某医院休养员。患慢性肾炎多年，全身轻度浮肿，中等度腹水，肾功能被严重破坏，排尿一日只有600~700ml。某日因沐浴复感外邪发热，体温高达40℃，由院方采用合霉素、青霉素等治疗，发热仍持续不退，尿量受高热影响，更行减少，浮肿与腹水亦同时增进。面部潮红，苔黄，汤水入口即吐，口渴口苦，寒热往来，微汗出，大便稀溏，一日数次。揣测病情，少阳之症悉具，急则治标，先解少阳之邪，用小柴胡汤加减：柴胡 18g，黄芩 9g，黄连 6g，半夏 6g，党参 12g，栝楼根 12g，陈皮 4.5g，炙甘草 4.5g，生姜 3 片。连服 2 剂，体温降至正常，尿量亦增加，由每日 500ml 增至 3200ml，浮肿及腹水亦显著减退。（张琴松.《福建中医药》1964，6：封 3）

按：小柴胡汤既能和解少阳以退热，又能疏通三焦以利水，故本案高热退且水肿消。

3. **产后发热（产后感染）** 刘姓，女，28 岁，第 1 胎足月自娩，产前血压 150/100mmHg，曾一度发痉。产后第 7 天，体温突然上升至 39.6℃。恶露无臭气。白细胞 13.4×10^9/L，中性 0.85。曾用抗生素治疗 3 天无效，症见恶露虽少，未净，腹不胀痛，寒热往来，连日不解，头面浮肿，口苦作恶，胸痞，时太息，舌淡红苔薄腻，脉弦数。肝阳素旺，复因产后血室空虚，邪乘虚入，居于肝胆之经，少阳之气不和，营卫失调。拟下方：醋炒柴胡 2.4g，姜半夏 9g，炒黄芩 4.5g，人参四片（吞），全当归 9g，炒白芍 4.5g，紫丹参 9g，粉甘草 1.5g，益母草 9g，炒黑荆芥 2.4g，生姜 1 片。服上药 1 剂，得汗热减；服 2 剂热退（37.4℃）；服 3 剂后热罢。最后以和养之剂调治，服药 8 剂收效。（沈衡甫，等.《上海中医药杂志》1965，10：14）

按：此案处方剂量较小，这与南方地理环境有关。据作者所述，以小柴胡汤治疗产后发热 8 例，体温都超过 38℃，最高者达 39.6℃，发热原因均系产后感染。发热持续天数为 3~6 天不等。应用中药日期，自产后起 3~11 天不等，诊前均已用过西药如各种抗生素等，其中 5 例经用西药效果不显，3 例用西药后高热已有下降趋势，但仍有头晕或头痛、胸闷口苦，或见泛恶纳呆等症。治用小柴胡汤加减，结果：8 例中退热最快者服药 2 剂，最慢者 5 剂，平均 3 剂。

4. **气郁发热（皮肌炎后遗症）** 陈某某，女，36 岁。1993 年 6 月 2 日初诊。患者 1 年前因高热，全身不适，眼睑皮疹，下肢肌肉剧痛无力，某医院诊为“急性皮肌炎”收入住院，经治疗肌肉疼痛基本痊愈。但出院后，每日低热不止，体温在 37~38℃之间波动，胸胁满闷，心烦，夜寐不安，身体虚羸，频频外感。舌边尖红苔白，脉弦。证属少阳气郁发热之证，治当疏肝解郁，本“火郁发之”之义。处方：柴胡 16g，黄芩 10g，半夏 12g，生姜 10g，党参 10g，炙甘草 10g，大枣 7 枚，当归 15g，白芍 15g。共服 7 剂，热退身爽，诸症亦安。（《刘渡舟临证验案精选》第 11 页）

原按：本案断为“气郁发热”，其辨证眼目有二：一是胸胁满闷，心烦不寐，此为少阳枢机不利，气郁不疏之象；二是舌边尖红，脉弦。低热不退又为肝胆之郁热不得宣畅之所致。治疗这种发热，既不能滋阴壮水以制阳光，也不能苦寒直折以泻壮火，惟宗《内经》“火郁发之”“木郁达之”之旨，以疏达发散郁火为法，投小柴胡汤治疗，本方为治气郁发热之代表方剂，因久病之后，发热不止，必伤阴血，故加当归、白芍以养血滋阴，兼柔肝气。

5. **热病后复视** 李某，男，30 岁。患温病发高热，后遗双目复视，用过不少中西药治疗无效，内科医生曾怀疑过是脑部疾患，患者非常焦虑。就诊时除复视外，尚有头晕、口干、耳鸣等症，脉数，无苔。考虑是邪热久羁于少阳之经，损伤其阴液，肝阳之火熏蒸于眼目，而产生复视，试给予小柴胡汤加减 2 剂。处方：柴胡 12g，黄芩，党参，甘草，玄参，麦冬各 15g，半夏 6g，生姜 10 片，枣 5 枚，杭菊花 30g。服 2 剂后，目中所见两物的距离有明显的缩短；守方共服 6 剂，复视痊愈。（《经方发挥》第 18 页）

6. **热病后呕逆** 王某某，女，17 岁。患温病发热十数日，热退后，各种证候也相继消失，惟遗留心烦不宁，呃逆频频，有声无物，欲吐不得，用中西止呕药皆无效。凡三日三夜无暂止时，痛苦异常。诊断为胆气不得下降，引起胃气上逆，治以小柴胡汤加陈皮、竹茹、伏龙肝，以和解少阳，清利胆腑。1 剂减轻，3 剂痊愈。（《经方发挥》第 23 页）

7. **杂病（淋证）似热病**

（1）急性肾盂肾炎 王某某，男，36 岁。病起突然寒战高热，头晕胸闷，泛恶欲吐，腰酸，溲行涩痛，舌苔薄黄，脉象弦数。体温 40.5℃。血象：血细胞增高。尿常规：有蛋白，红细胞少许，有大量脓细胞。小便培养：革兰阴性杆菌（+）。治疗：初起予疏解清热之剂……服药 2 剂，壮热虽减，但转为寒热往来，即予小柴胡汤加黄柏、知母各 9g，海金砂 15g。连服 4 剂，寒热即

净，最后病理尿消失。（俞济人.《江苏中医》1961，2:26）

按：淋证热型颇似少阳病，故古人有“淋属少阳”之说。此案以小柴胡汤治淋证而获得疗效。笔者治例如下。

（2）泌尿系感染　阮某某，女，52岁，退休工人。2005年1月15日就诊。10天前表现尿频，尿急，尿道疼痛而灼热，发热，腰部空痛，且手足心热，烦躁，口苦，舌偏暗苔薄黄腻，脉沉细少力。平时胃口较弱。3日前做尿常规检查：白细胞（+），上皮细胞（+++）。处方：小柴胡汤（柴胡20g，黄芩10g，半夏10g，党参15g，炙甘草10g，生姜20g，大枣10枚）加猪苓15g，茯苓30g，泽泻15g，滑石15g，竹叶5g。服药4剂后（1月19日）患者尿道症状均有好转，小便次数减少，尿量增多，腰空痛亦减轻。服药6剂后（1月21日），患者上述症状明显减轻。服药11剂后（1月26日），患者淋证表现消失，腰部空痛及心烦口苦等症状消除。复查尿常规已正常。（吕志杰验案）

按：小柴胡汤是和解少阳的主方，少阳统辖胆与三焦，三焦为决渎之官，乃水气通行的道路。邪入少阳，影响三焦水道通调，就会导致气化失常而表现小便不利。小柴胡汤证的或然证之一即“小便不利”。此患者舌苔薄黄腻，表明湿热蕴结下焦，所以治用小柴胡合用猪苓汤去阿胶加竹叶利水泄热通淋。方证相对，故取得可靠疗效。

三、杂病

1. 定时发病

（1）早餐后发热恶寒2年　杨某某，男，54岁。成都市居民。1960年10月来诊。近2年来，每日早餐后发热，体温38℃左右，汗出较多，持续约2小时，热退汗止，即觉畏寒。眩晕，口苦咽干，胸胁苦满，心中烦躁，舌质红苔白微黄腻，脉弦数。经某医院检查，发热原因不明，治疗未见好转。此为少阳证发热，法宜和解少阳，以小柴胡汤加减主之。处方：柴胡24g，黄芩10g，法夏15g，沙参15g，甘草10g，知母15g，石膏30g，牡蛎24g，陈皮9g，茯苓12g。上方服1剂，热退，诸症悉减。嘱其停药，调养数日而愈。其后，患者与范老常来往，知其病未复发。（《范中林六经辨证医案选》第47页）

原按：此病虽迁延2年，则如《伤寒论》所谓“柴胡证仍在者，先与小柴胡汤”。兼有郁热之象，故去姜、枣，加知母、石膏以清之。又因胸胁苦满较甚，夹有湿邪，故加牡蛎、陈皮、茯苓，以渗湿化滞散结。

（2）午后寒热往来4年　孙某某，男，20岁。1992年1月8日就诊。患低热，鼻衄已4年之久，累服中、西药治疗无效。患者每于午后寒热往来，其特征是：先是恶寒，头痛，继之发热，体温徘徊在37.5~38℃之间，随之则鼻衄不止，衄后则头痛，发热随之减轻。面色萎黄，形体消瘦，纳差，口苦，问其二便尚可，舌边红苔白腻，脉弦细。辨为少阳经郁热内伏，迫动营血，血热妄行之证。治宜和解少阳邪热，清火凉血止衄。柴胡15g，黄芩10g，水牛角15g，丹皮12g，白芍20g，生地30g。服7剂，寒热不发，鼻衄亦止。惟口苦，脉弦仍在，又与小柴胡汤加白芍、丹皮而愈。（《刘渡舟临证验案精选》第12页）

按：本案处方取小柴胡汤之主药柴胡、黄芩合犀角地黄汤。方歌曰：“犀角地黄芍药丹，血热妄行火邪干，斑黄阳毒均堪治，或益柴芩乃伐肝。”本案善师古代圣贤之方法，无伤寒、温病门户之见，熔经方、时方于一炉，以切合临床之实际，故取良效。

（3）下午寒热往来3个月　范某某，男，37岁。发热3个多月，上午37℃左右，下午逐渐增高，体温在38~39℃之间，先恶寒后发热，形成往来寒热之象，入夜逐渐下降。乏力倦怠，口苦咽干，胃脘闷胀不适，有时恶心、纳差、大便干、小便黄赤。经检查肝功能、胆汁引流均未见异常，使用多种抗生素未见疗效，乃邀会诊。除上述症状外，舌质红苔黄腻，脉细弦而数……辨证为表里不和，湿热内蕴。以和表里，清湿热为治。方用小柴胡汤加茵陈。服药6剂，热退病除。病人除感疲倦外，无其他不适，予五味异功散收功。（祝谌予.《中级医刊》1979，10:46）

（4）食后喘作数月（神经性哮喘）　白某某，女，49岁，锦西水泥厂职工，因每于饭后气喘胸闷，发作甚剧，为此不能正常进餐，只好将食物纳口中反复咀嚼数十次后自然消尽咽下。曾为此求医于广州、上海、北京等地，医治数月不愈，痛苦万状。曾诊断为“自主神经功能紊乱”“神经性哮喘”等。余诊之：询知其病发生于恼怒之后，症见胸闷不适，善叹息，脉弦，苔白。每于食后喘作，无其他明显不适。余思《素问·阳明脉解篇》“阳明厥则喘”之训，认定本证为肝郁气滞，气郁在肝，气逆于胃，气阻于肺，又因肝之经脉挟胃，上贯膈，遂发食后气喘胸闷。治以小柴胡汤加减，疏肝和胃。柴胡10g，黄芩10g，半夏15g，生姜6g，党参6g，杏仁10g，枳实10g，炙甘草6g。服3剂不效。余再诊之，仍以为是，继投原方将柴胡用量加至25g，服3剂后病愈。2年后该患者之夫出差至京，特面告其妻病愈未发。（《伤寒论临床应用五十论》第90页）

原按：通过本病例，可以说明两点：一，小柴胡汤确有疏肝和胃之良功；二，使用小柴胡汤，方与病证相符，但若药量不当，或是柴胡之用量不妥，亦难奏效。仲景所载小柴胡汤原方中的柴胡用量为“半斤”（约合今日24g左右），应当引起注意。目前，大有“柴胡劫阴”之说，遂使一些医者畏劫阴之说而多避之不用。或虽用而量亦微，轻至3g或6g，不知此量用以升举中气可偕参芪之行，佐归芍以疏肝柔肝之用，若用之清解肝胆郁热，何能奏效？余临证常用小柴胡汤加减治疗内、妇、儿各科，其成人一般用量多在10~12g左右。倘若典型的肝胆气郁之患，又常用至25g左右，获效甚捷，从未见劫阴之弊。倘若病家素有肝阴亏损，舌红，脉细者，自当慎用柴胡，而一般香附、川楝子等理气疏肝之品亦当少用，不独柴胡耳。若肝郁而阴不足者用柴胡，其用量要轻，并须配鳖甲、白芍、当归等养阴血之品。

（5）秋末咳嗽40年　孙某某，女，47岁，家庭妇女。1970年来诊。从小咳嗽至今，历40年，每年秋末发作，冬季较甚，夏季自愈。在发作期间，昼轻夜重，甚则难以入眠，痰多而稀，喉咙发痒，其神色形态无明显病容。窃思此病已数十年，患者服药较多，不见效果，一般治咳之剂均已用过，若不另想方药，恐难取效。忆起陈修园《医学实在易》治咳论中有云：“胸中支饮咳源头，方外奇方勿漫求，更有小柴加减法，通调津液治优优。”考虑用此方较为合适。遂欣然疏方，以观其效。处方：柴胡9g，半夏9g，黄芩9g，党参9g，五味子9g，甘草6g，生姜9g，大枣4枚。水煎服。服上方1剂即能安然入睡，服4剂后咳嗽已去大半，继服数剂而咳止。（张磊.《河南中医学院学报》1979，4：31）

（6）申时热发痛作　彭璞山令郎，年二十，患腹痛。每日申刻发热，腹乃大痛，上及胸胁，烦躁不安，夜不成寐，至天明则热退痛止，无汗，微渴。余见其色黑而瘦，两脉弦数无力，饮食不进，不能起床。念多日前所服药，均术、附、香、砂之类。因语之曰：此木为土郁，木来克土，则腹痛而及胸胁者，肝脾部位也。至申酉便发者，木气已困，至金气得令之时，木气又为金伤，而不甘于受制，则热发痛作，因木以愈困而愈横也。少阳、厥阴经证，无不皆然。为用小柴胡汤加酒白芍五钱，二剂热退痛减，四剂痊愈。〔《二续名医类案》（姚龙光·崇实堂医案）第1222页〕

（7）每晚发热及左乳下痛　毛某，年十几岁，一日肩舆至余馆，形色瘦暗，须持掖乃能行。问之则曰：患儿每晚发热，汗出，左乳下痛，夜不能寐，卧病学舍已三月矣。医者皆谓虚劳，治愈剧，未审有方救济否？脉之弦结，舌苔淡白，即令解衣，视乳下皮色如常，又不觉冷热，以手按之则愈痛。余曰：“痛处是否受伤？”曰：“未也，惟三年前与同学戏，为其推压案角，正着乳下，患处疼痛，以药敷治而愈，至今年则未受何伤。”余曰：“病根在此，瘀血内伏，不发痈即成痨，迄今图之，保无他虑。”授小柴胡加归、芍、桃仁、红花、荆芥炭、玄胡索、青皮，嘱其服药后，以大便下尽黑粪为度，逾一月，以书来谢，曰：“药完三剂，下黑粪甚多，病如失矣。”〔《二续名医类案》（萧伯章·遁园验案精选）第2709页〕

按：本案辨“瘀血内伏”之要点有四：有“推压”外伤史，一也；望之“形色瘦暗”，二也；问之“每晚发热”，三也；“以手按之则愈痛”，四也。小柴胡汤为治定时发病之专方，加入治血行气药，瘀血从大便而去，病如失矣。

（8）手足心刺痛，子夜加重　张某，女，21岁，河北望都县人。2001年7月13日诊。主诉手足心刺痛半个月，在子夜前后（23点~3点）加重，日间较轻。舌淡苔薄白，脉细而少力。查血红蛋白6g。琢磨再三，忽有所悟，考虑手足为人体之末端，阴阳之气交接于此，而子夜正是天地阴阳之气消长之时，其枢机不利，故此时病加重。治用交通阴阳法。处方：柴胡30g，黄芩10g，清半夏10g，党参10g，生姜20g，大枣10枚，炙甘草10g。4天后电话随访：服药2剂明显减轻；服4剂后，子夜已不再发作手足心刺痛。（吕志杰验案）

2. 高热

（1）无名高热　1972年治一男性中年病人，主诉为反复发作性发高热已近2年。每于发作时先感发冷，继则发热，并咳吐血痰，体温高达39℃以上，共发热3~4天或1周，用抗生素治疗2~3天，即可退热。但过7~10天则仍发作如前。如此反复发作已近2年。经多家医院多次做心肺等检查，均未见异常，亦未能治愈。本次来就诊时，已是发作后的第六七天，自觉又要发作。舌质、舌苔均未见异常，脉象双手均弦。据其定时寒热，六脉皆弦，诊为少阳郁热之证，治用和解少阳，清热凉血法。以小柴胡汤加减。处方：柴胡22g，黄芩12g，半夏9g，党参12g，地骨皮12g，青蒿12g，白薇12g，生地12g，白及9g。水煎服，初诊投3剂。二诊时，情况良好，已距上次发作10余天，一直未再发作，六脉弦象渐退，仍投上方，减柴胡为12g，再服3剂。又过8天后追访，病已痊愈，未再发热。又过20多天，再去家中随访，一直未再复发，也没有欲发病的感觉，正常上班，精神健旺。(《焦树德临床经验辑要》第405页）

原按：小柴胡汤在临床上很常用，我曾以本方随证加减治愈不少疑难病证。

（2）过敏性休克高热　荣某某，男，52岁，售货员。患者于1983年2月22日因患门静脉性肝硬化，合并上消化道出血、腹水而住院，拟手术治疗。3月30日由静脉输入血浆200ml后，出现寒战、心悸、恶心、呕吐、头痛、高热（体温升至40℃以上），脉搏140次/分钟，血压80/30mmHg。诊断为“过敏性休克”。即刻注射盐酸异丙嗪片、肾上腺素、地塞米松、多巴胺、阿拉明等抢救。虽已抢救7天，但仍要用浓度较大的升压药（在5%葡萄糖500ml中加多巴胺100mg、阿拉明40mg，滴速25滴/分钟），才能维持血压90/60mmHg，体温为37.5℃，口腔内及舌上溃疡，尿多不能控制，病情危重，故于4月5日特请我急去会诊。时见患者胸胁苦满，口苦咽干，寒热往来，头晕恶心，不思饮食，口舌生疮，颊内及上腭均有白色疱疹，小便黄而量多（3170ml/日），舌苔白厚腻，脉细无力。辨证分析：此证系邪居少阳，阴阳失调，虚火上炎而致。治宜和解少阳，燮理阴阳，引火归原，佐以清心热之法。选用小柴胡汤加减：柴胡12g，黄芩10g，半夏10g，党参20g，沙参9g，生地10g，木通6g，紫肉桂2g，连翘10g，川黄连6g，升麻6g，地骨皮6g。服上方1剂后，升压药物用量减少亦能维持血压正常，呼吸平稳。4月8日二诊：服2剂药后，口腔溃疡减轻，尿量减少（1700ml/日），能进饮食，口疮已结痂。舌苔尚白厚，脉略弦。再守原法，上方去升麻，加竹叶9g、佩兰12g。3剂继服。4月11日已不用升压药物，患者血压仍稳定在正常水平，体温、小便正常，余证均除。(《焦树德临床经验辑要》第356页）

原按：对本例患者的抢救，我并没有着眼于选择具有“升压”作用的药物，如麻黄、附子、肉桂、桂枝等，而是从整体观念出发，根据四诊所得，分析其证候特点，知其为邪居少阳而采用了小柴胡汤加减。阴阳气血趋于平衡，血压也自然得到了恢复。

我从医50余载，在方剂的灵活运用方面，积有一些心得体会，常把经方、时方、验方、单方的长处结合起来创组新方。以上就是我灵活运用小柴胡汤的治例之一。

（3）胆管癌术后高热　芦某，男，61岁。患者因纳呆腹胀，全身黄疸进行性加重1月，在某医院外科诊断为“胆管癌”。于1994年5月17日住院。原拟行胆总管切除术，术中因癌肿扩散，改行胆囊切除，体外胆汁引流，部分胆汁回输，术后黄疸减轻，但刀口愈合不良，术后第8天出现寒战高热，发作有时，查疟原虫排除疟疾。用多种抗生素、支持疗法等治疗1月余发热不退，于7月15日转入我院。入院后诊为内伤发热，投以苦寒清热、益气养阴之剂治疗10余日，体温仍不降，仍于每日下午或晚上寒战高热，体温高达40℃，口苦咽干，胸脘痞满，纳呆食少，全身皮肤发黄，舌红苔黄，脉弦。笔者考虑患者久病术后，正气不足，感受风寒之邪后无力祛邪外出，化热入里伏于少阳经脉发为本病，投以小柴胡汤加减：柴胡15g，黄芩12g，半夏12g，太子参20g，青蒿20g，丹皮15g，茵陈30g，甘草6g，生姜3片，大枣5枚。日1剂，水煎服。服药2剂，体温下降至38℃，诸症皆减。续服5剂，体温正常，但仍纳呆食少，全身黄疸，改投他方治疗。（孟中安，等．经方辨治顽固性高热三则．中国中医药学会第二届仲景学术思想研讨会，1995：370）

3. **肝胆气郁证**

（1）腹痛　邑东台屯村蒋某，年将弱冠，患腹痛证，时痛时止，痛时手足皆青，冷汗涔涔，呼天喊地，求死不得。诊其脉知系肝气郁结，木不条达。遂用小柴胡汤：酒炒柴胡120g，白芍60g，香附30g，当归18g，青皮15g。水煎服。1剂稍轻，4剂痊愈。〔《二续名医类案》（翟竹亭·湖岳村叟医案）第1254页〕

（2）胁痛、吐血　本城内吴姓女，年十九岁。被诬奸情事，出堂就审，女恃理直气壮，触犯县尊，恼羞变怒，横加严刑拷打，任死不屈，三堂后无二词。大冤昭雪归家，愤恨郁怒，大病在床，两胁疼如刀刺，时上冲心，口吐鲜血。每日夜四五发，每一次辄疼死，约半小时方能苏醒。诸医治法，均是止血止疼之药，服二十余剂罔效，后事已备，待死而已。又过三日，病仍旧，无奈请余诊疗。诊得肝脉沉弦有力，直冲至寸部，脾脉滑数微虚，知属郁怒伤肝，木旺土衰，脾虚生痰。此证应疏肝调气为主，清利脾热化痰为标，用小柴胡汤重剂加减：柴胡240g（酒炒），白芍60g（酒炒），法半夏10g（姜炒），香附12g（酒炒），郁金10g，乌梅3个，牙皂3g。水煎服。服一帖病去三四，共服四帖，诸症消除。〔《二续名医类案》（翟竹亭・湖岳村叟医案）第2221页〕

按：上述两案，腹痛之甚，痛不欲生；胁痛发作，疼至欲死。病重则药量应大，但两案柴胡之重，量大惊人而疗效卓著！学者临床，辨证准确，治疗得当，但疗效不佳时，可效法此案，适当加大方药剂量，以期增效。

（3）痛经　郝某某，女，22岁，学生。肝气素郁，经常胸胁发满，胃脘作痛，每至月经来潮之时，小腹拘挛作痛，月经色黑有块，舌苔薄白，脉弦细。此乃肝气郁结、血脉受阻所致，宜疏肝和血止痛。处方：柴胡12g，赤白芍各10g，炙甘草6g，党参6g，生姜10g，半夏10g，当归尾12g，泽兰10g。连服6剂，诸恙皆瘳。（《刘渡舟临证验案精选》第91页）

按：本案治宗小柴胡汤方后注所云："若腹中痛者，去黄芩，加芍药三两。"对妇女肝郁气滞而月经不调以及痛经者有良效。处方重用赤白芍，加泽兰、当归尾以活血通经为佳。

（4）阳痿　李某某，男，32岁。年龄虽壮，却患阳痿。自认为是肾虚，遍服各种补肾壮阳之药，久而无功。视其两目炯炯有神，体魄甚佳，而非虚怯之比。切其脉弦有力，视其舌苔则白滑略厚。除阳痿外，兼见胸胁苦满，口苦，心烦，手足冰冷。细询患病之由，乃由内怀忧恚心情，久而不释，发生此病。肝胆气郁，抑而不伸，阳气受阻，《伤寒论》所谓"阳微结"也。气郁应疏之达之，而反服补阳壮火之品，则实其实，郁其郁，故使病不愈也。当疏肝胆之气郁，以通阳气之凝结。柴胡16g，黄芩10g，半夏14g，生姜8g，党参10g，炙甘草10g，白芍15g，枳实12g，大枣7枚。仅服3剂而愈。（《刘渡舟临证验案精选》第119页）

原按：……肝主筋，其经循阴器；肾藏志，为作强之官，技巧出焉。肝肾一体，乙癸同源，肝胆气郁，疏泄不利，阳气受阻，则使阳痿不举。王节斋说："少年阳痿，有因于失志者……"本案选小柴胡汤与四逆散合方，必以斡旋机为要，使枢机一开，阳痿可愈矣。

（5）耳鸣　治大司马，因怒耳鸣，吐痰作呕，默默不欲食，寒热胃痛。余用小柴胡汤，合四物加陈皮、山栀、茯神，服之而愈。〔《二续名医类案》（齐秉慧・齐有堂医案）第3429页〕

（6）往来寒热　李某某，女，29岁。2006年3月5日初诊。主诉：1周前因生气出现心烦，烦重时欲减叫，胸胁胀闷，往来寒热，体温不高，冷时必须厚衣盖被，热时则脱衣揭被，打开窗户，恶心不欲食，睡眠不安，咽干唇燥，口苦，自服感冒药、消炎药、天王补心丹无效而来诊。查舌质淡红苔薄黄，脉弦。切胃脘胁下稍胀硬。诊为小柴胡汤证，治以和解少阳，选用小柴胡汤原方：柴胡20g，黄芩15g，人参15g，半夏15g，炙甘草15g，生姜15g，大枣12枚。3剂。每剂水煎2遍，取汁400~500ml，再煎成300~350ml，分2次早晚服。上方只服3剂，诸证悉除，偶有轻微心烦胸闷，嘱用舒肝丸调理，并注意调节情志。（张友堂．运用方剂辨证方法诊治疾病的体会．中华中医药学会第十四届仲景学说学术研讨会，2006：178）

原按：本例患者属典型的小柴胡汤证，临床上如此典型的往来寒热并不多见，本患者因生气后肝胆疏泄失职，邪气乘机侵犯少阳，以致正邪相争，互有胜负，加之枢机不利，胆火上炎，脾胃运化和升降功能失职，故出现小柴胡汤证的典型症状。

按：此例可知，热病邪入少阳多见往来寒热如疟，而杂病肝胆气郁，枢机不利，亦可见寒热往来。热病与杂病，病机相同，治疗方法亦同。

（7）瘿病（甲状腺功能亢进症）　黄某，女，29岁，以心悸、手颤、多食、消瘦2月为主诉来诊。刻见：形体消瘦，急躁易怒，心悸，手颤，多食易饥，多汗烦热，眠差多梦，颈部肿大，眼球稍突出，大便每日3~4次，舌红苔薄黄，脉弦数。甲功五项：T_3、T_4、FT_3、FT_4均明显升高，TSH ＜ 0.01。诊为肝郁火旺之瘿气。予柴胡12g，黄芩12g，栀子12g，太子参30g，白芍20g，郁金12g，石膏30g，知母12g，生地15g，五味子10g，酸枣仁20g，麦冬15g。每日1剂，连用2月后，诸症缓解，甲功五项稍高，继续调理。（廖世煌．用《金匮要略》方法治甲亢的体会．中华中医药学会第十四届仲景学说学术研讨会，2006：407）

原按：甲亢初起或复发初期，多数患者为肝郁火旺证候，随着病情的发展，逐渐出现脾虚或肝肾虚证候。治法：疏肝清火，凉血化痰。方药：小柴胡汤加减：肝火甚者加龙胆草、栀子；多食易饥合用白虎加人参汤；眠差多梦合用酸枣仁汤；多汗加浮小麦、五味子、糯稻根；手颤加牡蛎、石决明。甲状腺肿大加猫爪草、山慈菇。

按：甲状腺功能亢进症简称甲亢，指甲状腺的高功能状态，其特征有甲状腺肿大、基础代谢增加和自主神经系统的失常。廖教授以中医药为主，中西医结合治疗甲亢积累了经验。上述经验可参考应用。

4.“有柴胡证，但见一证便是，不必悉具”

（1）胁痛　尤某某，女，50岁。患者周身游走憋痛3年多，月经前较重。近1年多来日有发展，两胁部疼甚，步履艰难，稍一行动即需家人扶持，咳嗽、吸气、翻身转侧时疼不可忍。脉弦数，舌质深红两侧沿有瘀斑，两胁下痛不可触。治以小柴胡汤加当归、川芎、丹皮理气解郁，活血化瘀。加减化裁共服20余剂，两胁疼痛基本消失，惟四肢疼痛未愈。（《经方发挥》第25页）

（2）头晕　田某某，男，40岁，教师。患者在建校时被椽木击伤头部，曾昏迷半个月之久，经抢救治疗苏醒后即遗留头晕症，不论坐、卧、行走，头不敢转动，否则即天旋地转，有摇摇欲仆之势，晕甚时耳鸣、恶心、呕吐，已达4年之久。经医院多方治疗未愈。患者面白无华，神情呆钝，易于惊恐，间作失眠、心悸，有时因心悸而致夜不得入睡，记忆、智慧锐减。经服小柴胡汤加当归、川芎、白芷等，共治疗2个月痊愈。（《经方发挥》第22页）

按：以上二案，例1为气滞血瘀，肝脉失和，以小柴胡汤加活血药而痛止。例2为脑震荡后瘀阻清窍，肝胃失和，以小柴胡汤加当归、川芎活血化瘀，白芷芳香通窍而获效。

（3）磨牙　周某某，男，16岁，中学生。1981年4月2日就诊。病者学习、生活均正常，无明显病态。惟夜间磨牙，其磨牙的势态，竟可吵醒同房间的小同学，日复一日，同学有异议，故来求治。察其体态健壮，惟自觉疲劳，精神较差，口苦，咽干，舌淡红，脉缓有力。姑拟小柴胡汤加味试治：柴胡10g，太子参15g，黄芩10g，法半夏10g，炙甘草5g，大枣3枚，浮小麦20g，生龙牡各15g，郁金10g。水煎，每日1剂，分2次服。嘱服5剂。时隔3个月，偶遇其父，告之，孩子服5包药后，磨牙即消失，亦未反复，未再服药，甚赞中药之神奇！（《伤寒实践论》第29页）

按：本案患者所诉之症，除磨牙之外，惟一可以作为用小柴胡汤的根据，是“口苦，咽干”。把磨牙与口苦、咽干联系起来，可知磨牙为少阳胆火亢旺所致，故用小柴胡汤治之而愈。

（4）少阳病（黑色素瘤）　举一个近期看的病例，这个病人是专程从桂林赶来就诊，西医诊断是“黑色素瘤”，恶性程度很高的肿瘤。手术以后，又广泛地转移，已转移至肺脏和腹腔。最近3个月来疼痛非常厉害，要吃强效止痛药，打吗啡最多也只能顶3个小时。不打麻醉剂，不服止痛药，晚上根本没法睡觉。近来又出现恶心呕吐，一点东西也不想吃，口很苦。以上这些就是病人的证。……除了上述的这些证以外，右脉沉细弱，左脉弦细略滑，二便还可以。从这些证里，你明白了什么？你看到了什么？西医说这是黑色素瘤的广泛转移，你不要也跟着叫黑色素瘤，这个与中医的病名风马牛不相及。从上述这些证，提示它应该与少阳相关，属少阳病的可能性大。一个口苦，一个默默不欲饮食，一个心烦喜呕，一个脉弦细，少阳病的很多证据都齐备了，对这样一个病你不从六经去考虑，你不从少阳去考虑，你只考虑它黑色素瘤，那你就上当受骗了。这个病就从少阳去考虑。但是，病人的舌苔白厚腻，六气中还兼湿，所以，从少阳挟湿去考虑。开了小柴胡原方加上《和剂局方》平胃散，再加了一味浙贝和卷柏，就是这么一个简单的方子。方开出去以后，不到三天就有了反馈，病人的丈夫给我打电话，说服药以后的效果非常好，疼痛大大减轻，这两天不用打吗啡，也不用服止痛药，晚上能够安然入睡，而且呕吐基本消除。（《思考中医》第186页）

原按：大家想一想，对于这样一个高恶性程度的肿瘤病人，姑且不论她以后的走向会怎么样，单就这个疗效就很不一般了。吗啡和强效止痛剂都难以减轻的疼痛，一个小小的柴胡汤、平胃散就给大大地减轻了，这说明一个什么问题呢？这只能说明证的重要，只能说明辨证的重要，只能说明随证治之的重要。在你看来这是一个黑色素瘤转移引起的疼痛，而在我看来这是少阳的问题。少阳出了问题，那这个少阳领地的气血流通就会发生障碍，就会出现不通，不通则痛。你现在调整了少阳，少阳的问题解决了，少阳领地的气血流通没有障碍了，它怎么还会疼痛？而你凭什么知道这是少阳的问题呢？凭的就是这个证。中医不能丢掉辨证。中医的证值得我们花大力气去研究，《伤寒论》讲辨病脉证，病主要通过脉证来反映、来把握。张仲景提到一个很重要的治病原则就是："观其脉证，知犯何逆，随证治之。"

【临证指要】 小柴胡汤是一个扶正祛邪、和解少阳的良方，临床上热病、杂病及热病与杂病相关之病，只要具有小柴胡汤证，以本方或适当加减治之，无不取效，故古今医家皆喜用之。应用本方须明确以下三个方面：①小柴胡汤适应病证。后文第101条："伤寒中风，有柴胡证，但见一证便是，不必悉具。"所谓"一证"，是指反应小柴胡汤证的部分证候及第265条所述的"脉弦细"。②小柴胡汤应用要点。若单纯少阳经病证，方证相应者，即用原方；若具备少阳经病证的主要病机与主症，而兼见其他经的病证，亦可以本方加减治之。凡正虚邪实，气血不和，阴阳失调所致的各种病证，只要具有少阳病，柴胡证，皆可酌情以本方加减治之。③小柴胡汤加减大法。本方配伍体现了三法：一为祛邪，药物为柴胡、黄芩，可酌情加其他祛邪方药；二为扶正，药物为人参、炙甘草、大枣，可酌情加其他扶正方药；三为和胃，药物为半夏、生姜，可酌情加其他和胃方药。

【实验研究】 本方具有解热、抑菌、抗炎、和肝、利胆、镇痛、抗惊、增强免疫、抑制变态反应、防止动脉硬化及调节胃肠功能等多种作用。上述作用，也佐证了小柴胡汤广泛的临床用途。

【原文】 血弱气尽，腠理开，邪气因入，与正气相搏，结于胁下。正邪分争，往来寒热，休作有时，嘿嘿不欲饮食，脏腑相连，其痛必下，邪高痛下，故使呕也，小柴胡汤主之。服柴胡汤已，渴者属阳明，以法治之。(97)

【提要】 承上条论小柴胡汤证的病因病机。

【简释】 "血弱气尽，腠理开，邪气因入"这三句是讲病因的，即在正气不足、气血虚弱、腠理不固的情况下，邪气因得乘虚而入。"与正气相搏，结于胁下"二句，是释小柴胡汤证"胸胁苦满"；"正邪分争，往来寒热，休作有时"三句，是释"往来寒热"；"脏腑相连，其病必下，邪高痛下"三句，是释"默默不欲饮食，心烦喜呕"。少阳病四大主症具备，自当以小柴胡汤主之。服小柴胡汤之后，"渴者属阳明"，是少阳证罢，转属阳明，自当辨证以治阳明病之法治之。需要鉴别的是：小柴胡汤证或然症之一有"若渴"，为木火内郁，属兼症；此所谓"渴者"，为胃热伤津，属主症。

【原文】 得病六七日，脉迟浮弱，恶风寒，手足温，医二三下之，不能食，而胁下满痛，面目及身黄，颈项强，小便难者，与柴胡汤，后必下重；本渴饮水而呕者，柴胡不中与也，食谷者哕。(98)

【提要】 论病人素虚而外感，误下致变的柴胡疑似证。

【简释】 得病六七日，脉浮弱，恶风寒，颈项强，为表证仍在；而脉迟，"手足自温者，系在太阴"(278)。如此脾阳素虚者，感受风寒，表里同病，法当温中解表为宜。若认为实证而误用下法，导致脾胃更虚，则不能食；土虚木郁，肝胆失其条达疏泄之性，则胁下满痛，或胆汁不循常道而泛滥，则面目及身黄；脾失运化水湿之职，水不下行，则小便难，如此证候，可与柴胡桂枝干姜汤(147)之太阳、少阳、太阴三病兼治法。若与"大柴胡汤"下之，再伤中阳，脾气下陷，可致"下重"。

"本渴饮水而呕者"，指水病言，亦不可误认为柴胡证之呕。水饮病若误与柴胡汤，方不对证，伤及胃气，可致"食谷作哕"等症。

按： 本条谓脾气虚寒所致"面目及身黄"，不可"与柴胡汤"。后文第231条曰："一身面目悉黄"可"与小柴胡汤"。《金匮要略·黄疸病》篇指出："诸黄，腹痛而呕者，宜柴胡汤。"对小柴胡汤治黄疸的适应证应综合分析。

【原文】 伤寒四五日，身热恶风，头项强，胁下满，手足温而渴者，小柴胡汤主之。(99)

【提要】 三阳病证俱见，治从少阳。

【简释】 伤寒四五日，症见身热，恶风，颈项强，属太阳；胁下满，属少阳。手足温而渴，属阳明。三阳证见，治可用小柴胡汤和解少阳为主，并兼顾表里，如前第96条随证加减之法。例如，内有口渴，去半夏之温燥，加栝楼根以清热生津；外有表邪，去人参之补里，加桂枝以发汗解表。如此加减，则更加切合本条证候。

【原文】 伤寒，阳脉涩，阴脉弦，法

当[1]腹中急痛，先与小建中汤，不瘥者，小柴胡汤主之。(100)

小建中汤方：桂枝三两（去皮），甘草二两（炙），大枣十二枚（擘），芍药六两，生姜三两（切），胶饴一升。上六味，以水七升，煮取三升，去滓，内饴，更上微火消解，温服一升，日三服。呕家不可用建中汤，以甜故也。

【注脚】

〔1〕法当：译作“按照病机必定是……”，为肯定语气，意在揭示脉症之间的必然联系。前第 50 条并曰：“脉浮紧者，法当身疼痛。”

【提要】 论腹中急痛的先后缓急治疗。

【简释】 太阳伤寒之脉应当浮紧，若反见阳脉涩，阴脉弦，即脉象浮取涩滞少力，沉取弦劲，此为脾土已虚而肝木乘之之脉，势必腹中急痛。治法应先与小建中汤建中养营，缓急止痛，以扶正补虚。脾虚得补，腹痛缓解，则病愈。若仍然不愈，改用小柴胡汤疏肝利胆，但应知其加减之法，即“若腹中痛者，去黄芩，加芍药三两”。此条方证为肝木乘脾土之机，先与小建中，后与小柴胡之法，是《金匮》首篇所述“见肝之病，知肝传脾，当先实脾”治则的典型范例。

按： 小建中汤证，后第 102 条亦论及，而对其论述最详的是《金匮》虚劳病篇第 13 条。在该条中，笔者对小建中汤证有不同于古今医家的见解。

【方证鉴别】

小建中汤证与桂枝汤证（12） 王子接：“建中者，建中气也。名之曰小者，酸甘缓中，仅能建中焦营气也。前桂枝汤是芍药佐桂枝，今建中汤是桂枝佐芍药，义偏重于酸甘，专和血脉之阴。芍药、甘草有戊己相须之妙；胶饴为稼穑之甘，桂枝为阳木，有甲己化土之义；使以姜、枣助脾与胃行津液者，血脉中之柔阳，皆出于胃也。”（《绛雪园古方选注·和剂》）

【验案精选】

腹痛、胁痛 我在临床看这种病，这两种情况都有，有腹中急痛者，也有胁下急痛者……不要单看一个腹的方面，胁痛的也可以先用小建中，后用小柴胡。我带同学《伤寒论》实习，看一个肝炎病人，他就是胁痛，吃了好几付小柴胡汤，胁痛都解决不了，人也没有劲儿了，不爱吃东西。脉弦而软，跳的还没有劲儿。后来就想到这一条了，说是先用小建中，后用小柴胡的，那是指肚子痛说的，肚子痛和胁痛差一点儿，反正他是虚，“急食甘以缓之”，“急食辛以散之”。《内经》治肝有两个法儿，要肝虚了，肝里血不足了，肝急了，血不能养肝，“急食甘以缓之”，吃甜药；要肝气郁积了，就要吃辣药，“辛以散之”。甘以缓之，辛以散之。一个是治气的，一个是治血的。我就给开了一个小建中汤。吃了就见好，胁就不痛了，后来吃了 30 付，这病就好了。不光这样，化验肝功能也都有好转。（《刘渡舟伤寒论讲稿》第 99 页）

按： 小建中汤治其他诸病【验案精选】见《金匮》第 6 篇第 13 条；小柴胡汤见前第 96 条。

【原文】 伤寒中风，有柴胡证（按：《玉函》卷二“柴”上有“小”字），但见一证便是[1]，不必悉具。凡柴胡汤病证而下之，若柴胡汤证不罢者，复与柴胡汤，必蒸蒸而振[2]，却[3]复（按：成注本无“复”字）发热汗出而解。(101)

【注脚】

〔1〕有柴胡证，但见一证便是：证、症，古字作證；近现代以来，证、症从證字分化出来，《现代汉语词典》把證作为证、症的异体字或繁体字。在中医学中，以“证”字表述证候，包括病机、症状、脉象等；以“症”字表述具体的症状。基于简化字的规范应用，并依据医理，“有柴胡证，但见一证便是”中之两个“证”字，第一个“证”是指证候与病机而言，故应当用“证”字；而第二个“证”是指一个具体的“症状”，如头痛、发热等（此注脚参考了李心机《伤寒论通释》）。笔者此书对“证”与“症”两个字的使用，就是依据上述原则。

〔2〕蒸蒸而振：水气上升叫“蒸”，此指正气借助药力而振奋之象。

〔3〕却：副词，表示继续或重复，相当于“再”。

【提要】 论太阳病有小柴胡证之柴胡汤的使用法与误下后服柴胡汤的机转。

【简释】 本条应分两节理解，第一节自条文始至“不必悉具”，表述运用小柴胡汤的原则。条文曰：“伤寒中风，有柴胡证”，是言在太阳病发病过程中出现了柴胡汤证。成因是外感风寒，正气不足，即由于“血弱气尽，腠理开，邪气因入，与正气相搏”（97）而形成的柴胡证。因此，所谓“有柴胡证，但见一症便是，不必悉具”，是指太阳病“有柴胡证”，而不是少阳病“有柴胡证”。“一症”为何？一症不是限定某一个症状，而是指在病人身上反映出小柴胡汤证（病机）的一二个或若干个不确定性的症。

第二节指出柴胡汤证虽下之而不罢者，复与柴胡汤的机转。凡是柴胡证而误用下法，若柴胡证仍在时，还可再用柴胡汤。误下后正气较弱，抗邪乏力，得柴胡汤之助，则正气振奋起来，等发热汗出之后，病症就能解除。

【大论心悟】

“有柴胡证，但见一证”新解

学习本条，有两个问题必须搞清楚：一是小柴胡汤证与少阳病是不是一个概念；二是“有柴胡证，但见一症便是，不必悉具”的深刻含义。李心机对这两个问题有自己的见解，摘要引述如下。

小柴胡汤虽然能够治少阳病，但小柴胡汤证却不同于少阳病，两者概念不同。在《伤寒论》中，有关小柴胡汤证的论述，散见于太阳病篇、阳明病篇、少阳病篇、厥阴病篇以及阴阳易瘥后劳复病篇中。后世注家多把小柴胡汤证误称或混同于少阳病，这种认识在《伤寒论》研究史上颇有影响。溯其源，这种混淆当始于方有执，方氏把太阳病篇中的第96条“伤寒五六日，中风，往来寒热……”认为是少阳病。至喻昌时，“将治少阳之法悉归本篇”，此后，注家们多把有关小柴胡汤应用的条文移窜于少阳病篇内。由此在《伤寒论》研究史上，注家们多根据自己的理解，把有关柴胡汤证的条文和少阳病篇的条文混编在一起，认为柴胡证就是少阳病，少阳病就是柴胡证。这种认识背离了仲景书的原旨。

“有柴胡证，但见一症便是，不必悉具”。“一症”是指什么症状？注家们莫衷一是。要了解“一症”的含义，还须从什么是“悉具”入手。纵观《伤寒论》有关小柴胡汤条文，除了第96条之外，用小柴胡汤的指征是：太阳病，十日已去之胸满胁痛（第37条）；伤寒四五日之胁下满（第99条）；伤寒之脉弦，腹痛（第100条）；热入血室之寒热发作有时（第144条）；伤寒五六日，阳微结之头汗出，微恶寒，手足冷，口不欲食，大便硬，脉细（第148条）；呕而发热（第149条、第379条）；阳明病之胸胁满不去（第229条）；阳明病之胁下硬满，不大便而呕（第230条）；阳明中风之脉弦浮大，胁下及心痛、耳前后肿（第231条）；少阳病之胁下硬满，干呕不能食，往来寒热（第266条）；伤寒十三日不解之胸胁满而呕（第104条）；伤寒瘥后之更发热（第394条）等等。从中可见，小柴胡汤证的具体症状何其多！如果上述症状都必须具备，这不符合疾病规律，也是完全不可能的。因为，在不同的状况下，其病机反应的表现形式不同，具体症状也就不同。从这个角度讲，上述这些小柴胡汤的应用指征，在一个具体病人身上，不仅“不必悉具”，更主要的是不可能“悉具”，或者根本就不存在所谓的“悉具”。由此可以得出结论，“悉具”只是认识上理想化的追求，是不存在的。“不必悉具”是仲景对“悉具”的否定，是告诫不要寻求“悉具”。诊断一个小柴胡汤证，虽然让所有的具体症状都具备是不可能的，但几个症状并存却是常见的。总之，条文所谓的“一症”，不是指一个症状，而是指能反映小柴胡证病机的若干个症状。（《伤寒论通释》第150~151条）

裴永清的见解与李心机类同，摘要归纳如下：研读仲景之文，不可断章取义。原文第101条句首言“伤寒中风”，句尾论“汗出而解”，我们仔细推敲便不难看出，仲景明明白白讲的是一个外感风邪或寒邪或兼受风寒之邪的病人，在外感病情过程中（即太阳表病过程中）如果兼“有柴胡证，但见一证”，如口苦、胸胁满闷、往来寒热、心烦喜呕等，这种外感就可以用小柴胡汤治疗，不必等到小柴胡汤证全部出现时再想到使用小柴胡汤。条文的主体是针对“伤寒中风”的外感而言，尤其是“伤寒中风，有柴胡证……”的“有”字，是伤寒或中风证情中“有柴胡证”，不是针对少阳病而言。陆渊雷《伤寒论今释》对本条早有真知灼见，陆氏对本条加按云：“所谓伤寒中风，盖指太阳之伤寒中风言之……本节所云柴胡一证，亦宜就太阳病上求焉。”因此，我们应该学会运用小柴胡汤治外感病，以补麻、桂、银、桑之剂之不及。在运用小柴胡汤治外感时，仲景在第96条小柴胡汤方后注中，对见有“若不渴，外有身热者，去人参，加桂枝”之言，是示人以法。我们师其法，因其寒热而进行加减，如见寒者加桂枝；见热者酌加银花、连翘、桑叶、菊花之属；里热甚口渴者，宜加生石膏、芦根；咽痛者，宜加蝉蜕、薄荷、牛蒡子；兼咳嗽者加杏仁。尚须指出，如果一个外感病人既见发热恶寒等太阳表证，又兼有欲呕，心下撑闷不舒等少阳证，而太阳证和少阳证又各居一半时，这时就应该选用后文第146条的柴胡桂枝汤来治疗了。(《伤寒论临床应用五十论》第93~94页)

按：笔者基本赞同以上两位学者的见解。

论外感病中的典型证候、过渡证候与混杂证候

潜心学习《伤寒论》，并结合临床，我们便可以明白：在外感病发病过程中，既有六经病各自范围之内的典型证候，又有六经病之间的“过渡证候”，更有宿有种种杂病又感受外邪的混杂证候。不悟透这一点，就难以理解《伤寒杂病论》编写体例与条文的内涵。桂枝汤证(35)、葛根汤证(31)、麻黄汤证(35)、大青龙汤证(38)等，都是太阳病范围的典型方证。小青龙汤证(40)、五苓散证(74)及少阳病篇、阳明病篇、三阴病篇的许多方证，都是宿有杂病又感受外邪的混杂证候。而本条所述的“伤寒中风，有柴胡证”，是讲得太阳病不解，初传少阳的过渡证候，是用小柴胡汤加减还是用柴胡桂枝汤(146)，要视具体病情而定。

【验案精选】

战汗　鲁某，男，46岁。患感冒已六七日之久，恶寒，头痛而胁下满，欲吐，其脉浮弦，舌苔白滑不燥，余辨为太阳与少阳气郁不舒，而有并病之象。避麻桂不用，以遵少阳发汗谵语之诫，为疏小柴胡汤原方而制大其服。仅服一剂，病人突然出现寒栗，肢体抖动不止，其脉沉伏不起，余察情验脉，知其将作“战汗”而有拒邪外出之兆。嘱饮热水一杯，未几则由寒变热，继之通身大汗如洗，而病愈矣。(《伤寒论通释》第196页)

按：此案为太少并病之象，应用柴胡桂枝汤是否更切合？

【原文】伤寒二三日，心中悸而烦者，小建中汤主之。(102)

【提要】伤寒里虚心中悸而烦的证治。

【简释】伤寒二三日，必见外感证候，不言者，省文也。但曰“心中悸而烦”者，伤寒里虚则悸，邪扰则烦，可知其人里气素虚，外邪扰之。虽有表证而不重，里虚较甚应急治，故先以小建中汤建中养营，兼调营卫。建中之后，里证消减，表邪不解，仍当发汗。“心中悸”而建中，则必有脾虚证候，不言者，亦省文也，与前文第100条及《金匮》虚劳病篇小建中汤证互参可知。若以心虚为主的“脉结代，心动悸”，则应如后文第177条之法，以炙甘草汤主之。尤在泾：“……仲景御变之法如此，谁谓伤寒非全书哉？”(《伤寒贯珠集·太阳篇上·太阳权变法》)

【原文】太阳病，过经十余日，反二三下之，后四五日，柴胡证仍在者，先与小柴胡汤；呕不止，心下急，郁郁微烦者，为未解也，与大柴胡汤下之则愈。(103)

大柴胡汤方：柴胡半斤，黄芩三两，芍药三两，半夏半升(洗)，生姜五两(切)，枳实四枚(炙)，大枣十二枚(擘)。上七味，以水一斗二升，煮取六升，去滓，再煎，温服一升，日三服。一方，加大黄二两。若不加，恐不为大柴胡汤。

【提要】论少阳腑证的证治。

【简释】太阳病传入少阳，谓之过经。十余日中二三次误下，下后四五日，柴胡证仍在者，仍应先用小柴胡汤和解少阳之经证。若服小柴胡汤后，有呕不止、心下急、郁郁微烦等证候，这是因为屡下之后，病邪入里，已演变为少阳腑证(详见**【大论心悟】**)，故用大柴胡汤和解少阳兼泄里热。本方是由小柴胡汤加减而成。因少阳未解，故仍用柴胡剂；已见里实，故去人参、甘草之补虚，加枳实、大黄、芍药以涤除里热。尤在泾：“与大柴胡以下里热则愈……大柴胡有柴胡、生姜、半夏之辛而走表，黄芩、芍药、枳实、大黄之苦而入里，乃表里并治之剂。而此云大柴胡下之者，谓病兼表里，故先与小柴胡解之，而后以大柴胡下之耳。盖分言之，则大小柴胡各有表里，合言之，则小柴胡主表，而大柴胡主里，古人之言，当以意逆，往往如此。”(《伤寒贯珠集·少阳篇·少阳权变法》)

按：大柴胡汤证除本条之外，还有后文第136条、165条，以及《金匮》第10篇第13条，应互参。

【方歌】

大小柴胡去参草，枳实大黄与芍药，
热结在里急腹症，推陈致新通腑好。

【大论心悟】

大柴胡汤证是少阳腑证辨

笔者于20年前撰写了此文，刊载在杂志上。至今仍持此见解。略加修改，全文转录，供大家讨论。

目前高等医药院校使用的《伤寒论》《金匮要略》讲义及历代不少医家，均认为大柴胡汤证为少阳病兼阳明里实证，大柴胡汤是和解与通下并用剂。笔者反复琢磨，若有心悟，见解不同，故不揣浅陋，辨析如下。

1. **大柴胡汤证的病因、病机、病位、病症辨** 《伤寒论》第103、136、165条说明，大柴胡汤证的病因是太阳病邪传入少阳。病机是“热结在里”。病位在“心下”“心中”。病症是“往来寒热”，“呕不止，心下急，郁郁微烦”或“心中痞硬，呕吐而下利”。《金匮》第10篇第12条指出其腹诊为“按之心下满痛”。

2. **大柴胡汤证与小柴胡汤证辨** 第266条明确指出小柴胡汤证的病因是“本太阳病，不解，转入少阳……”。可见大、小柴胡汤证的病因是相同的，不同的是，小柴胡汤证为邪气弥散在少阳经，大柴胡汤证为邪气集中于少阳腑。所以然者，以少阳经邪气不从枢外出，反从枢内入其腑。第103条所谓“柴胡证仍在者”，是指小柴胡汤证，故“先与小柴胡汤”；服汤之后，反见“呕不止，心下急，郁郁微烦者”，为病邪深入胆腑，胆热横逆，波及于胃，胃气上逆则呕。此非阳明里实证，不可误认为邪传阳明。

3. **大柴胡汤证与少阳病兼阳明里实证辨** 第104条说：“伤寒十三日，不解，胸胁满而呕，日晡所发潮热……潮热者，实也。”这就不但指出了少阳病兼阳明里实证的症状，并且点出了阳明里实的辨证要点。其治法，“先宜服小柴胡汤以解外，后以柴胡加芒硝汤主之”。柴胡加芒硝汤的煎服法亦类承气汤之法。再看大柴胡汤证，察无阳明里实之证，亦非承气汤煎服之法，不可视为兼阳明里实证。两相对照，是非自明。

4. **大柴胡汤证与阳明腑实证辨** 假如说大柴胡汤证是少阳病兼阳明里实证，那么，里实证的表现何在呢？若以“心下急”“心中痞硬”“心下满痛”为据，则令人费解。阳明腑实证虽曰“胃中有燥屎”（238），实际上不在胃中，而在大肠，以《灵枢·本输篇》曰“大肠小肠皆属于胃”。就阳明腑实证的腹部症状而言，调胃、大、小承气汤证分别是：或“腹胀满”（249）；或“腹大满不通”（208）；或“腹满痛”（241）、“绕脐痛”（239）。其胀、满、痛皆在腹中，绕脐之所，即肠之位，并非心下。《汤本求真》论其腹诊说：“承气之腹候，心下宽……以脐部为中心，而坚满于其上下左右，心下及下腹部常无变化。”（《皇汉医学》下篇第243页）

上述四点足以表明，大柴胡汤证是少阳胆腑病波及阳明证候。下面通过对大柴胡汤之治法与方药的分析，可以进一步辨别该方证非“兼阳明里实证”。

5. **大柴胡汤治法辨** 第103条说：“与大柴胡汤下之则愈。”就此“下之”两字，易使人误解是承气汤攻下之法。对其“下之”两字应当活看，陈修园指出：“与大柴胡汤下之，下其邪气，而不攻其大便，则愈。”（《伤寒论浅注》卷一）尤在泾更明确指出：“与大柴胡以下里热则愈。”观方后煎服法与小承气的“若更衣者，勿服之”；大承气的“得下，余勿服”之戒迥异，而与小柴胡汤的煎服法则相同。此亦可佐证“下之”之义与承气汤法不同。

6. **大柴胡汤方药辨** 关于大柴胡汤方中有无大黄，历代诸家考证不一，认识不同，尚难定论。但或有或无，均无不可，临床之时，需辨证取舍。即使用之，亦非大小承气之用。认为大柴胡汤证是少阳病兼阳明里实证的医家，无不认定方中有大黄，亦无不认定大黄属承气之用，而其失误恰在于此。须知小承气汤中大黄四两，配枳、朴之气药，相得益彰，当然可攻泻阳明。大承气汤中更加芒硝，且加大枳、朴用量，攻下之力更猛。而大柴胡汤中大黄仅用二两，更以八两柴胡为君，且配半夏之温燥，生姜之辛散，大枣之甘缓，虽配伍枳实、芍药，亦不足言泻下之剂也。许叔微解释大柴胡汤用大黄的说法最中肯，他说：“大黄荡涤蕴热，伤寒中要药。王叔和云：若不用大黄，恐不名大柴胡。”（《普济本事方》卷第八）至于大柴胡汤的方义，吴谦说：“柴胡证在，又复有里，故立少阳两解之法。以小柴胡汤加枳实、芍药者，解其外以和其内也；去参、草者，以里不虚也；少加大黄，所以泻结热也；倍生姜者，因呕不止也。”（《医宗金鉴》卷五）此论可谓恰到好处。

综上所述，大柴胡汤证的病因病机病位是太阳病传入少阳，邪热蕴结于胆腑。其治法是和解少阳，清泄里热，使在经之邪假道太阳汗之，在腑之热假道阳明下之。大小柴胡汤皆主治少阳病“半在表半在里”（148）之证候，属于半表则为经，属于半里则为腑。大柴胡汤治重于“半里”，故曰“下之”。若结合现代医学来分析，仲景所述大柴胡汤证很可能是急性胆囊炎或胆囊结石等证候，临床实践亦证实大柴胡汤对胆囊疾患等急腹症有良效。理论必须联系实际，因此，为大柴胡汤证正名是有必要的。（吕志杰.《仲景学说与临床》1986，3~4：30）

【验案精选】

1. **胁痛（急性胆囊炎、慢性胆囊炎急性发作、胆结石）**

（1）胁痛及胃、痛不可忍　患者李某某，女，54岁。右胁疼痛，掣及胃脘，痛不可忍，满床乱滚，汗出淋漓，惟注射盐酸哌替啶方可勉强止痛。其人体肥，面颊潮红，舌根黄腻，脉沉弦滑有力。问其大便已四五日未解，小便黄赤，口苦泛恶，不能饮食。经西医检查，诊断为“胆囊炎”，亦不排除“胆结石”。据我分析，实为肝胃气火交郁，气血阻遏不通，故胁、脘疼痛难耐，大便不通，苔黄腻，脉有力，主里已成实，非攻下不能已。为疏：柴胡18g，黄芩9g，半夏9g，生姜12g，白芍9g，陈皮12g，枳实9g，生大黄9g，生牡蛎12g，郁金9g。药煎成，分3次服，一服痛止，安然入睡；再服，大便解下甚多，心胸甚爽，疼痛未发，口苦、恶心皆除，切其脉转软，换方用调理肝胃之法获效。（《伤寒论通俗讲话》第105页）

（2）胁痛日剧、二便不利　吴某，男，52岁，1962年6月22日就诊。10日前，原因不明，突感右胁隐隐作痛，日渐增剧，近日竟至局部不敢触按，身体不敢伸直。口苦而臭，渴不欲饮，食欲锐减。小便时清时赤，大便量少难通。舌苔白腻微黄，脉沉弦数。治拟疏肝利湿，与小柴胡汤加川楝、郁金、茵陈、栀子等进退，连服4剂无效。6月27日再诊：胁痛仍然，小便欠利，大便难通，里急后重感。舌苔转黄浊，脉象如前。此证为湿热内蕴，木郁不达。其服药未效者，恐系病重药轻之故。盖小柴胡汤虽能和解少阳，疏泄肝胆，而此证湿热秽浊之邪盘踞已深，但事疏解，无所裨益；所加茵陈、栀子虽能清利湿热，但邪盛之时若不配合疏导之品亦难发挥其效用。因改与大柴胡合茵陈蒿汤加减。处方：北柴胡9g，生大黄12g，枯黄芩9g，半夏9g，白芍9g，枳实6g，绵茵陈48g，山栀子9g，车前草30g，郁金9g。6月28日：服药后胁痛减轻，大便畅通两次，气味奇臭，小便畅行，里急后重解除。但舌苔仍黄浊，脉象如前。湿热虽未尽除，可喜的是气机已转，当再步前法。按前方再服1剂，胁肋疼痛消失，余症均除。（《伤寒论汇要分析》第92页）

（3）胁痛、腹胀、便结　公安局干部景宏元，45岁，1985年8月17日夜邀诊。患者剧烈右胁痛3日，县医院B超确诊为“胆结石”，胆囊内有大小不等之结石6个，大者如玉米粒，小者如红豆。已定手术，本人要求先服中药试治。刻诊患者痛发正剧，便结腹胀，尿频急痛。先以针刺清泻胆经郁火，予阳陵泉透阴陵泉，行泻法，约10分钟剧痛缓解。患者嗜酒，喜食肥甘，脉滑数搏指，苔黄厚，证属湿热积久化火，胆石阻滞胆道，予清热利胆排石：柴胡25g，白芍45g，赤芍30g，枳实、郁金、滑石、海金沙、大黄各30g，黄连、栀子、木香各20g，桃仁泥、甘草各15g，川牛膝30g，乳香3g，鸡内金10g与醋玄胡索5g研粉冲服，芒硝15g（分冲），大叶金钱草120g，煎取600ml，早晚分服，3剂。8月21日二诊：上方服后每日泻下胶黏、灼热大便2~3次，痛止。去芒硝，大黄减为10g，继服3剂。8月25日三诊：共服药6剂，B超复查，结石化为泥沙状。食纳、精神已如常人。嘱每日服鸡内金粉21g，以金钱草60g煎汤分3次送服，10剂痊愈。追访至1997年，一切如常。（《李可老中医急危重症疑难病经验专辑》第137页）

原按：急性胆囊炎及胆囊结石胆绞痛发作，疼痛剧烈，阳陵泉为胆经下合穴，止痛效果极好。或以复方盐酸氯丙嗪1支，穴位注射，效果亦好。余以上法针药并施，经治数十例急性胆囊炎，均一次治愈，无复发。胆囊结石有的可以彻底排除，有的仍有结石，或溶解为泥沙后再缓为排除，经治后临床症状消失，免除了手术。

按：有一位60多岁的乡村医生，擅长治结石病。笔者虚心向这位医生请教治结石的经验。他说：治胆结石用大叶金钱草效果好，剂量要大；治肾结石用小叶金钱草。以上李氏治胆结石重用大叶金钱草120g，这就不谋而合了。我查阅了《中药大辞典》（150页），大叶金钱草主产四川，性味甘淡平（有曰性寒凉）。功用清热，利湿，消肿，解毒。主治黄疸、水肿、胆结石、肾结石、膀胱结石、跌打损伤、疔疮肿毒等。该书转载临床报道：治疗胆结石，每日用大叶金钱草2两至半斤煎服，对肝胆结石有一定效果。某些病例治疗后不仅临床症状消除，肝功能恢复正常，且X线亦见结石消失。本品亦用于治疗泌尿系结石，同样有效。临床应用大都配成复方，以增强效果。

（4）胁腹剧痛、呕吐不止　吴某某，男，47岁，汽车司机，北京人。于1984年10月3日夜间突然呕吐不止，右胁下及胃脘部剧痛，伴有发热，体温38.5℃，当即去某医院急诊。诊断为“胆结石并发胆囊炎”。B超报告胆囊内多个结石。医院建议住院治疗。患者因素有“风湿性心瓣膜病”，曾开胸做二尖瓣剥离术，恐于手术，转诊于中医。查：右胁疼痛拒按，心下拘急疼痛拒按，呕吐不止，口苦便干，尿黄，舌苔厚腻而黄，治以大柴胡汤加减：柴胡24g，黄芩12g，枳实12g，清半夏15g，生姜15g，大黄6g，白芍15g，金钱草30g，鸡内金12g，海金砂30g（布包）。服药1剂后，呕吐基本消失，便通病减；3剂后剧痛消失。仍本原法，以大柴胡汤加减治之30余剂，无明显不适，停药并恢复工作。半年后，忽一日夜间病发如初，呕吐甚剧，面白汗出，心下及右胁剧痛难忍，涕泪俱出，舌红苔黄，脉弦有力，便干口苦，诊为肝胆郁热，胃气不和。仍投以大柴胡汤治之，1剂后吐止，3剂后疼痛基本消失，微感胃脘阻塞不通，继投原方加减，治疗年余，经西医检查，胆囊炎已愈，结石渐少。停药观察2年，健康工作。（《伤寒论临床应用五十论》第212页）

原按：本案即第103条所云“呕不止，心下急，郁郁微烦……大柴胡汤下之则愈”。病人呕吐不止，饮食不得下咽（包括妊娠呕吐重者），如果医生选方用药与病相符，病人服药则不发生呕吐，往往药入吐止，临床实践屡验。大柴胡汤可治胆囊炎、胆囊结石、胰腺炎等属肝胆郁热和胃肠燥结者，与大承气汤、大陷胸汤等均治疗西医学所谓“急腹症”之良方，岂可谓中医不治急病！

（5）胁痛发作、乍寒乍热　何某某，女，66岁，右上腹反复疼痛40余年，复发10天，伴畏寒，发热，呕吐。西医诊断：“慢性胆囊炎急性发作，胆囊结石”。经西药保守治疗无效，急行手术。但行硬膜外麻醉时，迅速出现急性循环衰竭，被迫中止手术。越二日，仍高热不退，腹痛加重，乃邀会诊。症见右胁绞痛，硬满拒按，乍寒乍热，口苦呕逆，大便秘结，舌红苔黄厚粗糙少津，脉滑数……为少阳郁热在里而兼阳明之大柴胡汤证。法宜清胆泻胃，投大柴胡汤合金铃子散，1剂热退，痛减便通，呕逆口苦止。继以清胆和胃，调理旬日而愈。迄今患者年过八旬，尚能料理家务。（姜尔逊.《新中医》1983，2：34）

（6）胁腹绞痛、振寒发热　沙某，女，38岁。患胆囊炎数年，近因夫妻不和，气郁化火而急性发作。入院五六天以来，振寒发热，右上腹绞痛，恶心呕吐，不思饮食，脉弦滑数，舌红苔黄腻。检查右上腹部有压痛和肌紧张，墨菲征阳性。查血象示：白细胞增多。先用蒿芩清胆汤，效不佳；改拟大柴胡汤。处方：柴胡24g，黄芩、清半夏、枳实、大黄各12g，白芍、生姜各15g，大枣6枚。日1剂，水煎，分5~6次少量频服，以防呕吐。服1剂呕止热降痛轻，大便2次；2剂后诸症大减。原方减少用量，再服3剂，以泄余热。服完3剂，基本治愈，改拟小柴胡汤善后调理。（吕志杰验案）

按：大柴胡汤之主药柴胡，《本经》曰“主心腹肠胃中结气，饮食结聚，寒热邪气，推陈出新”。用之非足量不能建功。笔者30年前上大学时随诊于张凤池老师（当时近60岁），张老对笔者说，重用柴胡18~24g退热效果好。笔者辨证用之，确有灵验。现代药理研究已证实，柴胡有解热、镇静、镇痛、抗炎及抗流感病毒等作用。还有，大黄用量虽亦偏大，但并非后下，则泻下不峻，大便秘结与否皆可用之，以泻里热。

2. 胃痛

（1）急性胰腺炎　王某，男，42岁，某公司负责人，2004年8月19日初诊。患者素有嗜酒史，1周前突然上腹剧痛，夜间睡眠中痛醒，入某医院检查，经B超、CT检查确诊“急性胰腺炎”，给予抗生素及阿托品、止痛药，经1周治疗痛稍缓解，但仍时有上腹部剧痛，经家属要求为之会诊。病患体消瘦，上腹痛，胁痛彻后背，恶心，干呕，不欲食，体温38.5℃，大便秘，舌苔白燥，脉象弦数。据上述证候分析为肝热气郁、胃腑实热内结，宜大柴胡汤疏利肝胆、泻热和胃之法。处方：柴胡25g，黄芩15g，大黄10g，枳实15g，半夏15g，赤芍15g，丹皮15g，桃仁15g，银花30g，连翘20g，甘草15g，生姜15g，大枣3枚。服药3剂，病人家属来询问，谓现大便已泻，所泻之便污秽稠黏，上腹痛大轻，体温36.4℃，病人现思食物，可否继服此方？嘱继服3剂观察，大便所下稠黏污秽乃热邪下行之兆，但未转溏，邪热仍未净，故宜继续下之。服药3剂后，病人在家属陪同下，自行来门诊，谓大便日1次，转为正常便，腹胁痛均除，能进饮食，舌苔转润，脉弦滑。原方加减调治而愈。（张琪．漫谈《伤寒论》柴胡汤类方证治及应用．中华中医药学会第十三届仲景学说学术研讨会，2005：163）

按：此案对服药后大便变化的解释言之有理，学有渊源。叶天士《外感温热篇》曰："……伤寒大便溏为邪已尽，不可再下；湿温病大便溏为邪未尽，必大便硬，慎不可再攻也，以粪燥为无湿矣。"

（2）胃溃疡出血　贾某某，男，60岁。患胃溃疡多年不愈，近因气恼又复发作，胃脘痛剧，呕吐酸苦，夹有咖啡色物，不能进食，大便已5天未解。西医诊为"胃溃疡，有穿孔可能"，建议手术治疗，其家属不肯。舌苔黄腻，脉弦滑有力。辨证：肝火郁于胃，灼伤阴络，腑气不通。处方：柴胡12g，黄芩9g，半夏9g，大黄6g，白芍9g，枳实6g，生姜12g，大枣4枚。服1剂，大便畅行3次，排出黑色物与黏液甚多，而胃脘之痛为之大减，呕吐停止，但觉身体疲倦。后以调养胃气之剂收功。（《伤寒论方医案选编》第141页）

3. 腹痛（痉挛性腹痛）　魏某，男，30岁，1976年10月18日初诊。自述阵发性腹中绞痛数年。数日一发，发无定时，发时腹中绞痛难忍，必撕咬异物以求强忍，痛解后一如常人。一次，在卧室中又旧病突发，见木柜上有古铜钱一枚，迅即取口中咬嚼，不意铜钱立即被咬碎，疼痛亦随之逐渐缓解。缓解后再咬铜钱，则无力咬破，身心亦无异常。此后便四处寻集铜钱，随后携带数枚，遇病发即咬此物。说罢即从衣袋中取出当天上午咬碎的铜钱以示。患病期间，曾四处求医，然百无一效……此证病位虽在胃肠而病机实关乎肝。观其舌绛苔黄，切得六脉弦滑，诊为"痉挛性腹痛"。辨为肝气暴张，疏泄不及，木横侮土之证，立缓急解痉泻火疏郁法以治之。方用大柴胡汤。上方服1剂后，此证即数年未再复发。（《伤寒论通释》第154页）

4. 咽喉痛　汪兆初之女年十七，患咽喉疼痛，不利声语，大便五日不通，医用甘桔汤，加黄柏、知母、玄参不效。又医用四物滋阴之类，亦不效。请治于余，予乃用大柴胡汤倍加酒大黄，一剂而痊。或曰："此何术也？"予曰："此手阳明实热，火炎上焦故也。盖咽喉乃肺之标，大肠乃肺之腑，今五日不更衣，阳明之热极矣，故邪反干肺金。今医乃用前述甘桔汤加味，所谓求标而舍本，其何能济？徒扬汤止沸，何以奏功？予乃直泻阳明之热实，窃釜底抽薪之法耳。"〔《二续名医类案》（程从周·程茂先医案）第3488页〕

5. 寒热往来

（1）振寒壮热数日　白某，女，39岁，农民。平素体质健壮，因与邻居发生口角，盛怒，两日未食，夜间亦不能入睡，3日后患伤寒证。初起寒热往来，头眩不能起立，两胁膨满，食物作呕，当身冷时，四肢厥逆，虽覆棉被，犹战栗鼓齿，历20分钟，便身发壮热，口渴、心烦不宁，发热最高时常伴发谵语。脉象弦数，舌苔白腻。因与小柴胡汤加清热之剂，服药后遍身漐漐汗出，而寒热之势稍减……大便四日未行，腹胀胁痛，口干少津，舌苔黄燥，心中烦躁不宁，辗转床头，不能入寐，脉象弦数有力，此仍少阳表邪未解，因肝中郁热伤津，又复陷入阳明，因与加味大柴胡汤。服药后大便连下2次，腹部胀满顿减，胸胁亦觉松畅，寒热不甚明显，心烦少定，亦能入睡，后去大黄，原方连服2剂，诸症减轻，饮食增加，后以清热和胃疏肝之剂，连服6剂而愈。（《伤寒论临床实验录》第108页）

（2）振寒高热半年　郑某某，女，24岁，农民。自诉间断高热半年余，开始为"感冒"，发热恶寒，继转高热（39~40℃）持续20多天。曾在他处检查心肺及血象均正常，服大量抗生素及解热剂不效……给服激素，1周后体温下降，波动在37~38℃之间，持续2个月，曾反复数次高热。诊时发现左颈部有3个肿大的淋巴结，服异烟肼和注射链霉素2个月，高热仍间断发作。现症：每天午后高热（39~40℃），无汗，每发前先冷后发热，伴口苦，咽干，脘腹满闷，大便干，呈球状，小便黄赤。舌红苔黄而燥，脉象弦实有力。辨证为少阳阳明同病。治以和解少阳，清热于阳明。予大柴胡汤2剂。复诊时热退症除，未再给药。3个月随访未复发。（张俊杰．《天津医药》1978，2：73）

按：间断高热，"每发前先冷后发热"，此非外感，必内有郁热，故"与大柴胡汤以下里热则愈"。

6. 发热（膈下脓肿）　杨某某，患溃疡病急性穿孔及全腹膜炎，经非手术综合治疗有所好转，已能进半流质饮食。入院后第6天体温升高，波动在39℃左右，右季肋部有压痛及肌紧张，脉弦数有力，舌苔黄厚。腹部平片：右侧膈肌升高，膈下有液体平面。诊为膈下脓肿。用大柴胡汤加减，每日2剂。2天后体温降至正常，局部疼痛减轻。服药3周后脓肿消失。（天津中医学院中医研究班外科小组等.《天津医药杂志》1961，1:1）

7. **肠痈（慢性阑尾炎急性发作）** 王某某，女，28岁，工人。1964年8月21日初诊。病人3天来食欲不佳，胃脘不适，恶心，腹胀，便秘。近1天脐周疼痛，有时剧痛。舌苔薄黄，脉数。麦氏点压痛、反跳痛阳性。血象：白细胞12×10^9/L。诊断："慢性阑尾炎急性发作"。属于中医肠痈病。方用大柴胡汤加味：柴胡25g，枳实10g，大黄10g，黄芩7.5g，半夏15g，白芍15g，牡蛎25g，川楝子25g，生姜3片，红枣5枚。水煎服，每剂分3次服。服药4剂而愈。（张国卿.《辽宁中医》1978，1:38）

8. **黄疸、痞满（慢性肝炎）** 姬某，男性，年33岁。患"慢性肝炎"，经某医院治疗已1年余，仍有轻度黄疸不退，谷丙酶高达1570U/L，于1971年6月15日会诊。切其脉左关浮弦，右脉滑大，望其舌中部有干黄苔。自诉胁微痛，心下痞满。综合脉舌证候，是少阳阳明并病而阳明证重。选用大柴胡汤，治少阳蕴热之黄疸与阳明痞结之胀满，更辅以涤热散结专开心下苦闷之小陷胸汤。处方：柴胡9g，枳实6g，白芍9g，川军6g，清半夏9g，黄芩9g，生姜12g，大枣4枚（擘），糖瓜蒌30g，川黄连3g。水煎服，7剂。6月22日复诊：弦滑脉见减，舌黄苔见退，残余黄疸消失，痞满稍舒，谷丙转氨酶降至428U/L，是方药已对证，续进10剂，谷丙转氨酶正常，出院。（《岳美中医案》第59页）

原按：……这一病例，按中医辨证，左脉浮弦为柴胡汤证，右脉滑大为陷胸汤证，因之取大柴胡汤与小陷胸汤合剂治之，残余黄疸很快消失，脘满亦基本解除，同时谷丙转氨酶亦随之下降至正常。由此见到经方若用之得当，确能取到如鼓应桴的捷效。

按：《金匮要略·黄疸病》篇第21条："诸黄，腹痛而呕者，宜柴胡汤。"此案可知，医圣古法可指导现代临床。

9. **郁证** 《续建殊录》：一商人，志气郁郁，呕不能食，平卧数十日，自心下至胁下硬满，按之则痛，时时呃逆，夜则妄语，无热状，脉沉微，乃与大柴胡汤，服后下利黑物，诸证痊愈。（《金匮要略今释》第170页）

按：本案"志气郁郁"，可知病因情志不悦，肝胆失其疏泄。诸症皆大柴胡汤证，"无热状"为外无热象，必内有郁热。但"脉沉微"为虚象，与证不合，应四诊合参，有所取舍，透过假象，抓住本质。需要明确，"反关脉"者寸口部多沉微；更有甚者，西医学所说的"多发性大动脉炎（亦称缩窄性大动脉炎）"，可致上肢无脉症。如此特殊情况，脉象不足为凭。

10. **狂证（精神分裂症）** 李某某，女，20岁。新产将20天。因事与邻人口角，气恼之余而精神失常，骂人摔物，有时瞋目握拳，作击人之状，但不付诸行动。口中唱叫，烦躁不眠7昼夜，夜目不交睫而精神更加亢奋。西医诊为"精神分裂症"，与盐酸氯丙嗪、盐酸苯海索等药无效。患者两目发直，唇舌红绛，舌苔黄腻，脉弦滑有力。问其家人，大便已数日未下。发病后恶露已尽，脘腹疼痛拒按。辨证：气火交郁，热与血结，腑气不利，浊热上熏，使人发狂。处方：柴胡12g，半夏9g，赤芍9g，大黄9g，枳实9g，生姜12g，竹茹9g，栀子9g，丹皮12g，桃仁12g，郁金9g，陈皮9g。服1剂，大便泻下甚多，皆为黏秽之物。当夜即思睡，呼之不醒，足睡一日夜，醒后则精神已慧，恍如梦境，恶露随之而下，竟愈。（《伤寒论方医案选编》第145页）

11. **阳痿** 张某某，男，29岁，某大学职工。1985年6月9日初诊。自诉已婚4年，婚后性生活正常。近半年前因与妻子发生吵闹，恼怒之余又饮冰镇啤酒数杯，斯后阳痿不举，但有性生活要求。曾在数家医院"阳痿专科门诊"治疗，服中药近百余剂而不效。索取其服药方视之，几乎均为补肾壮阳之品，如仙灵脾、巴戟天、枸杞、紫河车之属。望其面色潮红，体质壮实，声宏气粗。询其口苦心烦，尿黄便干。舌红苔黄，脉弦有力。诊为肝郁有热兼胃肠燥结。投以大柴胡汤治之：柴胡16g，大黄4g，枳实10g，黄芩10g，半夏12g，白芍12g，大枣5枚，生姜6g。服药5剂后，便通口苦减，阳痿有所好转，嘱其暂停房事以静养，待痊愈后再阴阳交。遂继服大柴胡汤原方，大黄减为2g，6剂后诸症消失，阳痿痊愈。（《伤寒论临床应用五十论》第213页）

原按：阳痿一证，多从肾论治，或补其阳，或益其阴，或阴阳俱补。本例阳痿则非肾虚所为，乃肝气郁而为热的郁热之患，肝经脉“入毛中，过阴器”。肝主宗筋，前阴为“宗筋之所会”，故肝郁热阻则可发生阳痿。可见阳痿一病，不可盖以肾虚论之，妄用温补。

按：此案充分体现了治病求因（恼怒伤肝）、治病求本（肝郁热结）的神奇疗效。

12. **怪病** 一男子恒怵惕怯悸，凡所触目虽书画器物悉如枭首，或如鬼怪，故不欲见物。然有客访之，则一日如亲故，其人归去，则恋恋悲哀，瞻望不止。如是数月，百事咸废，于是求治于先生。先生诊之，胸腹有动，心下硬满，大便不通，剧则胸间如怒涛，其势延及胸胁，筑筑现于皮外，乃与大柴胡汤加茯苓、牡蛎。服数剂后，秽物屡下，病减十之七八。既而头眩频起，更与苓桂术甘汤，不日而旧疴如洗。（《皇汉医学》第318页）

【临证指要】 大柴胡汤主治肝胆气郁，“热结在里”所致的急慢性胆囊炎、急性胰腺炎等急腹症，从个案报道到几十例乃至上百例报道，疗效确实，治愈率高。此外，凡肝郁热结所致的各科杂病，用之均有神奇的疗效。

【实验研究】 大柴胡汤具有调节胃肠功能、保肝利胆、抗胃溃疡、影响胃酸调节机制及对急性胰腺炎有保护作用，并能降血脂、抗动脉粥样硬化、抑制脂肪肝、改善钙与磷的代谢，且有抗炎、抑菌（葡萄球菌、大肠埃希菌）、解痉、解热、镇痛、镇吐等作用，对血液流变学具有双向调节作用。

【原文】 伤寒十三日不解，胸胁满而呕，日晡所发潮热〔1〕，已而微利〔2〕。此本柴胡证，下之以（按：《伤寒贯珠集》“以”作“而”）不得利，今反利者，知医以丸药下之，此非其治也。潮热者，实也。先宜服小柴胡汤以解外，后以柴胡加芒硝汤主之。（104）

柴胡加芒硝汤方：柴胡二两十六铢，黄芩一两，人参一两，甘草一两（炙），生姜一两（切），半夏二十铢（本云五枚，洗），大枣四枚（擘），芒硝二两。上八味，以水四升，煮取二升，去滓，内芒硝，更煮微沸，分温再服。不解，更作。

【注脚】

〔1〕日晡所发潮热：一日之中的下午三时至五时发热加重。“晡所”，即晡时，为昼夜十二时辰序的申时。

〔2〕已而微利：随即微微下利。下利的原因是下文说的误用“丸药下之”使然。

【提要】 论柴胡汤证误用丸药下之后阳明里实的证治。

【简释】 伤寒十三日不解，有向里传变之势，胸胁满而呕，日晡所发潮热等症，是少阳兼阳明里实之证。病兼里实，大便应见秘结，今反下利，此是误用丸药所致（许叔微：“余见俗医用小丸药巴豆以下邪毒而杀人者，不可胜数。”）。丸药不能荡涤肠胃实邪，药力反留中不去，致微利不止。虽微利而病不解，柴胡证依然存在。潮热为里实之证候，但因少阳之邪未解，故先用小柴胡汤以外解少阳，再用柴胡加芒硝汤以治里实。此方只取小柴胡汤三分之一，分量很轻，如此剂量之用意不在祛邪，而在善后调理（已先服小柴胡汤解外），其重点在加芒硝咸寒软坚润下，以除胃肠之燥实。

【方证鉴别】

柴胡加芒硝汤与大柴胡汤 两方鉴别要点有二：一是病机，前者为少阳经邪兼阳明实证；后者是少阳胆腑郁热证。二是用药与用量，前者用小剂量的小柴胡汤善后调治，重点在加芒硝润下燥实；后者以小柴胡汤去参、草之补，加三味泄实之药，总为疏理肝胆胃肠之郁热，使胆腑蕴结之邪假道阳明而祛除。

【验案精选】

1. **少阳经邪兼胃家实** 梁某，于辛卯三月。患寒热往来，头痛，口苦渴，微有咳，服小柴胡汤诸症已退，惟六七日不大便，复见头痛，日晡时有潮热。延余诊，拟小柴胡加芒硝汤一服，其痛若失。（《伤寒论通释》第157页）

2. **少阳病转为阳明内实证** 焦某某，女，2岁，开始寒热不食，恶心，口渴，延医治疗予小柴胡加石膏汤。两日后往来寒热变为午后潮热，而余症同前，乃请老师治疗，投以承气汤，嘱一服利，止后服。下燥屎后，诸症霍然。盖因发热初期，大便未行，而寒热经日不解，热灼津液，津亏热盛，内热结实，而成燥屎。得承气泄热涤邪，开结通便，热去结散，便通津复而病愈。此案诊断要点在于潮热一症：“潮热者，实也。”〔《名老中医之路·第三辑》（陈慎吾经验，陈大启、孙志洁整理）第286页〕

3. **热入血室、便秘** 郑某某，女，29岁，工人。患者因月经来潮忽然中止，初起发热恶寒，继即寒热往来，傍晚热更甚，并胡言乱语，天亮时出汗，汗后热退，又复恶寒，神倦，目赤，咽干，口苦，目眩，胸胁苦满，心烦喜呕，不欲饮食，九天不大便。脉弦数，舌苔白。经某医院血液检查疟原虫阳性，诊断为"疟疾"。按疟疾治疗无效。追询病史，据云，结婚已多年，未曾生育，过去月经不正常，一般都是推迟三四个月来潮一次，经期甚短，经量又少，继即恶寒发热，虽经服药治疗，但未能根治。此次也是月经来潮后发生寒热。处方：柴胡9g，黄芩9g，半夏9g，党参9g，生姜9g，炙甘草6g，大枣6枚，芒硝9g（另冲）。加清水2杯，煎取半杯，一次服。当日上午10时服药后，下午4时许通下燥屎，所有症状解除。后嘱购买当归流浸膏常服，月经即复正常。至今4年未见复发，并生育2个女孩。（陈全忠.《福建中医药》1964，1：43）

按：据脉证分析，其寒热如疟发于月经中止之时，且已九天不大便，显系热入血室兼燥屎内结之候。予柴胡加芒硝汤和解少阳兼下燥屎，1剂即愈。本例西医曾诊为疟疾，按疟疾治疗无效，可见疟疾诊断可疑。

【临证指要】 柴胡加芒硝汤主治胃肠燥实兼少阳经证余邪未尽者。此方可辨证治疗发热性疾患伴有里实便秘，或习惯性便秘正气偏虚者。

【实验研究】 参见小柴胡汤条。方中之芒硝含大量的硫酸钠，少量的氯化钠、硫酸镁、硫酸钙等无机盐。硫酸钠在水中虽可溶解，但其中某些离子不易为肠壁吸收，在肠内形成高渗状态而阻止肠内水分的吸收，从而使肠内保持大量水分，肠内容物稀软，引起肠蠕动亢进而致泻。因其不刺激肠壁，故热性病或其他脏器有炎症性便秘时，皆可使用。其高渗性导泻作用，一来可抑制细菌在肠道内的繁殖及促进毒素的排出；二来可防止细菌及腐败产物的自身中毒。由于芒硝的作用及柴胡、黄芩的抗炎、抑菌、抗过敏的联合作用，故对于一些细菌、病毒及其他致病性微生物引起的发热性疾病兼有便秘时，用此方治疗效果极佳。

【原文】 伤寒十三日（按：《伤寒来苏集》《伤寒贯珠集》"日"下有"不解"两字），过经，谵语者，以有热也，当以汤下之。若小便利者，大便当硬，而反下利，脉调和者，知医以丸药下之，非其治也。若自下利者，脉当微厥（按：《伤寒来苏集》卷三"微"下无"厥"）；今反和者，此为内实也，调胃承气汤主之。（105）

【提要】 论太阳转入阳明病误治后的证治。

【简释】 伤寒十余日，已由太阳过经转入阳明而见谵语，是里有实热之征，当用汤药下之。若见小便利者，津液偏渗，其大便当硬，脉象当沉实，才是脉证相合。今大便反利，脉调和者，此因误服丸药下之，治法不当所致。丸药性缓留中，不能迅除实热，药力不去，下利不止。由此可见，凡攻下阳明实热，宜速不宜迟，宜汤不宜丸。若自下利者，脉当微。今脉不微而反调和，知非虚寒之自下利证，乃丸药之过；虽有下利，实热未除，为热结旁流之证，法当通因通用，仍用调胃承气汤主治。

按：本条系辨阳明病误治后，脉证仍属内实，应以调胃承气汤主治之。文中"若自下利者，脉当微"句，是夹叙太阴虚利与阳明实利之虚实对举，以作比较。"知医以丸药下之，非其治也"句，是审证求因法。两"若"字，是假设举例；两"反"字，言变证变脉。

【验案精选】

便秘、目昏 可能大家也想了，我们学这两条没有用了，现在也没有丸药下之了，汉朝那时候有那个药，现在没有了，学这个不就没有用了吗？也不见得没有用。比如在农村或者在一些小的地方，就连北京都有，大便一秘结了，就有人出偏方，上药房去买些番泻叶，喝一喝以泻泻大便。吃了番泻叶，大便下来了，虽然是没吃巴豆丸药，实际上意思一样。他虽然是大便下来了，燥热没有去，番泻叶解决不了实热、燥热的问题。我在湖北还遇到一个脑膜炎后遗症患者，伤阴了，肝肾之阴不往上滋养了，两个眼睛看东西模模糊糊，阴虚有热大便就干燥，我给他治不用增液承气，主要是养阴增液，他那个大便下得慢，生地、麦冬、玄参增液，大便当然下得慢了。那天我没在病房，一位西医同志看了，嗨，刘老师这也太慢了，整些泻利盐就灌上去了，那可就快了，大便呼呼就下来了，下来后，病人眼睛看东西都看不见了，泻利盐就跟芒硝一样，它伤阴哪，那还得了？所以这些地方都是有启发的，是不是？（《刘渡舟伤寒论讲稿》第111页）

按：后世温病学家创立的"增液承气汤"，既用调胃承气汤治病因（胃肠燥热），又用增液汤那三味以顾本（燥热伤阴），如此标本兼顾之方，是对医圣泻下法的发展。此案提示给我们的经验和教训是：对于阴虚便秘患者，泻下必更伤阴，"养阴增液"才是良策。

【原文】 太阳病不解，热结膀胱[1]，其人如狂[2]，血自下，下者愈。其外不解者，尚未可攻，当先解其外。外解已，但少腹急结[3]者，乃可攻之，宜桃核承气汤。（106）

桃核承气汤方：桃仁五十个（去皮尖），大黄四两，桂枝二两（去皮），甘草二两（炙），芒硝二两。上五味，以水七升，煮取二升半，去滓，内芒硝，更上火微沸，下火，先食[4]温服五合，日三服。当微利。

【注脚】

〔1〕热结膀胱：指邪热与瘀血聚结于下焦。膀胱，泛指下焦。

〔2〕如狂：神志异常之轻者，表现神志躁扰不宁。

〔3〕少腹急结：下腹部拘急或伴有硬满疼痛。

〔4〕先食：饭前空腹时服药，利于药到病所。

【提要】 论下焦蓄血轻证的证治。

【简释】 太阳病表邪不解，化热入里，与血结于下焦。血蓄下焦，故少腹急结；心主血脉，并主神明，邪热与瘀血互结，上扰心神，故其人如狂。对本证的治疗，其表证不解者，当先解表，不可先攻逐瘀血；外邪已解，只有蓄血证的表现，即可用桃核承气汤攻下瘀热。本方以调胃承气汤荡涤里热，方中大黄又"主下瘀血、血闭"（《本经》），加桂枝、桃仁通络活血，诸药合用，具有泄热攻瘀之效。条文所谓"血自下，下者愈"一句意在说明，邪热初结于下焦，病情较轻，血热互结之邪有下行之势，法当因势利导，攻下瘀热则愈，非不治而自愈也。

【方证鉴别】

桃核承气汤证与承气汤证（208）、五苓散证（71） 吕震名："主用桃仁以利瘀，承气以逐实，使血分之结热，亟从下夺，与三承气之攻阳明胃实者不同。方主攻里，而仍用桂枝者，用以分解太阳随经之热……此与五苓散同为太阳腑病立治法，膀胱为太阳之腑，热伤膀胱气分则蓄溺，当导其热从小便而解；热伤膀胱血分则蓄血，当导其热从大便而解。"（《伤寒寻源·下集》）

【验案精选】

一、伤寒

1. 热结膀胱之蓄血轻证

（1）外邪随经入里，热与血结　李君，年20余岁，住湘乡。原因：先患外感热病，诸医杂治，症屡变，医者却走，其父不远数十里踵门求诊。症候：面色微黄，少腹满胀，身无寒热，坐片刻，即怒目注人，手拳紧握伸张，如欲击人状，有顷即止，嗣复如初。诊断：脉沉涩，舌苔黄暗，底面露鲜红色。诊毕，主人促疏方，并询病因。答曰：病已入血分，前医但知用气分药，宜其不效。内经云：血在上善忘，血在下如狂。此症即伤寒论热结膀胱，其人如狂也。疗法：当用桃仁承气汤，速通其瘀。处方：光桃仁三钱，生锦纹三钱（酒洗），元明粉二钱（分冲），紫瑶桂五分，清炙草七分。效果：1剂知，2剂已。嗣以逍遥散加丹、栀、生地，调理而安。〔《重订全国名医验案类编》（萧琢如）第254页〕

（2）病后蓄血发狂　房镜堂客游省垣，抱病归，神识不清，言语善恶不避亲疏，登高而呼，弃衣而走，治经旬日不应。细审之，每当少腹硬满难耐时，其证更甚，乃知蓄血发狂也。外用熨法，内服桃核承气汤。是夜小便下血一瓶，狂少定。服近二十剂，小便渐次清白，病乃痊愈。〔《二续名医类案》（朱增藉·疫证治例）第1576页〕

（3）小产后瘀血停蓄　邓君之妻，年24岁，住湘乡。原因：小产后患伏热，杂治不痊。检阅前方，皆与症反，势已濒危，其夫仓皇乞诊。症候：身大热多汗，少腹硬痛，痛处手不可近，溲便皆不通利。诊断：脉弦数，舌色红而苔白，此瘀血停蓄为患也。疗法：本宜桃仁承气汤，以病久人困，虑其难于胜受，乃变通用四物汤去地黄，加桃仁、红花、肉桂、醋炒大黄，以缓通之。处方：归尾4.5g，赤芍9g，川芎3g，光桃仁6g，片红花3g，紫瑶桂1.5g，醋炒生川军4.5g。效果：1剂下黑粪甚多，痛减七八，再剂而愈。〔《重订全国名医验案类编》（萧琢如）第255页〕

廉按： 王孟英谓热入血室有三症：如经水适来，因热邪陷入而搏结不行者，此宜破其血结；若经水适断，而邪乘血舍之空虚以袭之者，宜养营以清热；其邪热传营，逼血妄行，致经未当期而至者，宜清热以安营。此案热入血室，由瘀热互结不行，自应活血通络，以破其结。方用四物汤加减，较之桃仁承气，虽为和缓，而桃、红、桂、军等四味，通瘀亦颇着力，宜其投之辄效也。

按：服药后，上案曰“小便下血”；此案曰“下黑粪”，可见下焦蓄血或从大便出，或从小便去。

（4）流行性出血热　王某某，男，32 岁，1983 年 11 月 26 日确诊为“流行性出血热”（少尿期、危重型）入院。11 月 23 日，开始恶寒，发热，恶心呕吐，烦躁不安。入院后主诉：周身乏力，头痛，腰痛，口渴喜凉饮。小便少、色黄，大便秘结、色黑。查体：酒醉貌，眼结膜充血、水肿，口唇发绀，鼻衄，皮肤有瘀点，少腹急结，舌红绛，苔黄而干，脉滑数。中医辨证：太阳传经，瘀热在里，热与血结于下腹，故“其人如狂……少腹急结”，诊为太阳“蓄血”证。投桃核承气汤加水蛭，处方：桃仁 20g，桂枝，甘草各 15g，大黄 30g，芒硝，水蛭各 10g。连服 4 剂，诸症消失治愈。（《伤寒金匮教学文集》第 13 页）

2. **伤寒坏病，两腰偻废而痛**　张令施乃弟伤寒坏证，两腰偻废，卧床彻夜痛叫，百治不效，求诊于余。其脉亦平顺无患，其痛则比前大减。余曰：痛非死证，但恐成废人矣。此证之可以转移处，全在痛如刀刺，尚有邪正互争之象。若全然不痛，则邪正混为一家，相安于无事矣。今痛觉大减，实有可虑，宜速治之。病者曰：此身既废，令安从活，不如速死。余蹙额欲为救全，而无治法。谛思良久，谓热邪深入两腰，血脉久闭，不能复出，只有攻散一法，而邪入既久，正气全虚，攻之必不应，乃以桃仁承气汤，多加肉桂、附子二大剂与服，服后即能强起。再仿前意为丸，服至旬余全安……（《寓意草》）

3. **热入血室发狂**　桃源熊求才妻，因人盗笋，赴林中呼号怒骂，归即发狂，乱言无次，遂至纵火持刀，无所忌惮。家人扃锁内室，絷其手足，咸称邪祟，迎余诊视。令其夫烧圆石一枚，置勺中，再令扶坐，解其缚，以醋浇石，使烟气入鼻，乃得安寝就诊。其脉关滑尺数，余曰：“此因经期适至，大呼大怒，气从上升，热入血室，瘀血直冲，故发狂妄证，实阻经，非祟也。”投以桃仁承气汤加犀角、羚羊角、归尾、红花、丹皮、玄胡索、郁金、牛膝，三剂经血下行，其病如失。次年春月，获生子焉。〔《二续名医类案》（方南薰·尚友堂医案）第 1572 页〕

按：此案“以醋浇石”熏鼻疗法，是否意在酸入肝而柔肝止狂耶？

二、杂病

（一）内科病

1. 狂证

（1）惊吓发狂　住毛家弄鸿兴里门人沈石顽之妹，年未二十，体颇羸弱。一日出外市物，骤受惊吓，归即发狂，逢人乱殴，力大无穷。石顽亦被击伤腰部，因不能起。数日后，乃邀余诊。病已七八日矣，狂仍如故。石顽扶伤出见。问之，方知病者经事二月未行。遂乘睡入室诊察，脉沉紧，少腹似胀。因出谓石顽曰：“此蓄血证也，下之可愈。”遂疏桃核承气汤与之。桃仁一两，生军五钱，芒硝二钱，炙甘草二钱，桂枝二钱，枳实三钱。翌日问之，知服后黑血甚多，狂止，体亦不疲，且能啜粥，见人羞避不出。乃书一善后之方与之，不复再诊。（《经方实验录》第 78 页）

原按：狂止体不疲者，以病者体弱不甚，而药复适中病也。即使病者体气过虚，或药量过剂，致下后疲惫者，不妨用补剂以调之。病家至此，慎勿惊惶，反令医者不克竟其技也（按：反使医生不能施展其医技）。

（2）久郁癫狂　王某某，女，21 岁，未婚，沛县城关公社人。患母介绍：女性沉默，不好言语，其嫂强悍，素不与女睦，女如稍忤嫂意，辄即疾言诟詈，女每吞声饮泣，不与计较，同居约半载，女胸感不舒，每于无人处呻吟。迨至 1963 年 6 月，精神渐渐失常，有时泣有时歌，有时痴坐有时狂走，颠三倒四，语言无伦，初至某医院诊断为“癫狂”病，即按痰浊迷窍、肝火躁动治疗，施以镇肝宁神涤痰之药罔效。延至7月上旬，病势严重，饥不知餐，渴不知饮，逾垣跃屋，裂衣骂人，裸体，不避亲疏，又坠井一次，跳河两次，家人怕再发生事故，锁门不让出户，7 月 10 日，其兄绳缚小板车上，载来我院就诊。按其脉洪数有力，面泛潮红，双眸炯炯，口燥唇干，眼珠丝红，又结合其母所介绍的情况，诊断为癫狂病。由于情志不畅，郁火内发，血并于阳，肝胃热盛所致。因以桃仁承气汤，先泻其邪热，使肝火自熄。处方：大黄 21g（后下），芒硝 15g（冲服），甘草 6g，桃仁 12g，桂枝 3g。服后得大便，势略平。7 月 11 日复诊：续服原方 1 剂。明日其兄来说：神志基本清楚，已知索饮，并道疲困，浑身痛，胸中塞闷，头重脚轻。此为热退未净、痰气闭滞之象，仍用原方减半，加礞石9g、沉香3g，配药2剂。于8月初9日患母来告：自连服2剂之后病即痊愈，因而未再服。但恐旧疾复发，将请先生再开一方。嘱将原方再进2剂。（赵建东.《江苏中医》1965，7：37）

按：狂证多由七情所郁，郁久化火，心肝之火暴张，则神明逆乱而为狂。《内经》所谓“诸躁狂越，皆属于火”。本案便是例证。故以桃核承气汤泄下瘀热，狂证遂愈。

（3）忧思致狂　黄某某，女，30岁。因孩子患病忧劳过度，一日忽然精神失常，终日骂詈，狂扰不安，口干舌绛，大便4日未通，按其少腹胀满坚硬，断为下焦热结证，用大剂桃仁承气汤：桃仁30g，大黄45g，甘草15g，桂枝9g，芒硝6g。煎汤灌下（仅灌半剂）。周时下黑粪五六枚，精神安定，再经调理数天，恢复正常。（丘敏.《福建中医药》1964，5：43）

2. 中风（脑梗死）　刘某，男，83岁。1993年11月1日初诊。有冠心病及心房纤颤病史。2个月前卒倒，CT检查诊为“脑梗死”，伴脑积水，脑萎缩。刻下行路蹒跚，步履维艰，跌仆频频。患者性情急躁，夜寐不安，少腹胀满，小便频数量少，大便干燥，数日一行。舌质紫暗边有瘀斑，脉大有结，按之不衰。辨为瘀热与血相结之桃核承气汤证。桃仁14g，桂枝10g，炙甘草6g，芒硝3g（后下），大黄3g。3剂，饭前空腹服。二诊：服药后泻下如猪肝色粪便，少腹胀满顿消，纳食增加，夜寐安然。舌仍有瘀斑，脉有结象，又见手足不温，此为血瘀气滞不相顺接所致，转方用四逆散加桃仁、红花、丹参以理气解郁、活血化瘀。服5剂，手足转温，舌脉如常，跌仆未发。（《刘渡舟临证验案精选》第129页）

按：年过八旬，竟用如此攻逐之方而获效，可知不要只顾及年老多虚，而忽略辨证论治。

3. 淋证（膀胱癌）　刘某某，男，52岁，工人。1971年3月经某医院检查确诊为“膀胱癌”，因症状加重于1972年11月30日来诊。症见尿血、尿痛，伴排尿滞涩难通，甚则排尿终末疼痛难忍而有恐惧感。患者一般情况尚佳，大便有时干燥。脉沉滑，舌质紫暗苔腻。尿检：蛋白（++++），白细胞（+++），红细胞满视野。证属膀胱蓄血……治以活血化瘀、利尿解毒。方用桃仁承气汤加蒲公英30g，银花30g，竹叶5g，石韦30g，半枝莲30g。水煎服。二诊：服上方3剂，从尿中排出如豆子大暗褐色胶状凝血块数枚，随后排尿疼痛明显减轻，但小腹部仍隐隐作痛。尿检：蛋白（+），白细胞（++），红细胞1~4/HP个。按上方加五灵脂10g。水煎服。三诊：又服3剂后，排尿疼痛基本消失，小腹及阴茎根部触痛亦明显减轻，尿色转清，尿量增加，诸症好转。嘱继服上方20剂，以巩固疗效。随访半年，病情稳定。（陈士奎.《福建医药杂志》1980，2：24）

4. 癃闭（前列腺肥大、尿潴留）　吴某，男，65岁。1988年4月30日初诊。半年来常在尿后有尿意未尽感，尿次增多，尿流无力，淋沥不尽。曾在某医院肛检：两侧前列腺肥大如鸽卵，纵沟消失，诊为“前列腺肥大症”。坚持服“尿通”等药。自昨起小便不通，刻诊少腹胀急难忍，大便欲解不得，神志欠清，躁扰不安。虽经导尿，亦只能取快一时。舌红有瘀点苔薄黄，脉沉而涩。辨证为血瘀气滞，膀胱不利，水道不通。治以活血化瘀，导热下行。予桃核承气汤：桃仁20g，生大黄12g，桂枝，甘草，芒硝各6g。服1剂后，约半时许，大便得下，小便亦行，躁扰不安转为喃喃自语；继服1剂，翌日神志清楚，二便如常。（陈宁勇.《四川中医》1992，2：48）

5. 头痛（三叉神经痛）　李某，女，67岁。1977年4月15日就诊。患三叉神经痛6年，反复发作，发作时头痛难忍，牵连牙齿，口难张开，号叫呻吟。病人体质尚佳，表情痛苦，大便秘结。脉弦涩，舌瘀斑苔腻。证属血瘀头痛。用桃仁承气汤加川芎：桃仁15g，大黄10g，芒硝10g，桂枝10g，甘草15g，川芎20g。水煎服。服药2剂后，大便通，头痛止，经月余未见发作。第2次复发时，脉证同前，又投上方3剂获效。继后未见发作。（陈士奎.《福建医药杂志》1980，2：24）

按：此案以桃核承气汤治头痛，充分体现了“治病必求于本”的大法。若只是头痛治头，脚痛治脚，不求根本，岂能取得如上之神效？此案辨证要点是舌脉之瘀血征象及便秘、体实。

（二）妇科病

1. 闭经

（1）闭经如狂，少腹硬满　赵某某，女，25岁，包钢职工家属。1971年8月27日初诊。由爱人代诉：患者自今年5月结婚后，月经即未来潮，自认为怀孕。后经某医院妇产科检查，并非怀孕。即用调经药，医治10余天，月经仍不来潮而停药。后三日，于夜间陡然烦躁不安，时哭时笑，骂詈奔走，经中西医调治，疗效不显。患者家庭史中无患癫狂病者。诊见少腹硬满，小便通利，舌质红尖端有紫点苔黄，脉象沉弦而结。据此脉证，乃肝气郁结，气滞血阻，冲任失调，瘀血阻滞于子宫，经闭如狂。遂选用桃仁承气汤加味，处方：桃仁9g，大黄9g，桂枝6g，炙甘草6g，赤芍9g，丹皮12g，茯苓9g，玄明粉6g（冲服）。1剂，水煎饭前服。8月29日二诊：患者服药后，大便数次，睡眠好转，其他症状也减轻，已不骂人和奔走，脉渐有缓象，两尺尤显。又按前方予2剂，服法同前。9月4日三诊：自诉服第4剂药的第1次煎药后，于9月3日夜间9时左右，少腹疼痛，又大便一次，遂即月经来潮，内有黑紫色血块。现诸症消失。再诊其脉，结脉消失，脉象和缓。遂嘱其停药1周再诊。9月12日四诊：脉象缓和，经尽病愈。从此停药，膳食静养。（孙明谦.《新中医》1975，2:32）

（2）闭经如狂，少腹急痛，二便不利　王某某，女，45岁。于1934年8月12日邀诊。自诉：小腹急痛难忍，大便已有十二日欲解不出，小溲淋漓，叫痛之声壮厉，惊震四邻，遍请上海名妇科治之无效……余见其面色无华，神志烦扰，辗转床褥，不得安眠，有如狂之象。腹诊，以手指按压其小腹部，腹壁紧张，指下有凝滞抵抗之状，不允许重按，按之更痛。问诊，经事如何？答已五月不行，腹中微有上冲欲动之状。舌色红，脉象沉结。余以拒按，声壮有力，便秘溲涩，脉沉结，皆为属实之象，诊断为蓄血证。治法根据内经“实则泻之，可导而下”之义，遂用桃核承气汤：桃仁9g，大黄9g，甘草3g，桂枝6g，芒硝18g。嘱其先服一帖，以观验否。翌日家属来告喜曰：服昨晚之药，至夜先腹中鸣响，忽然大下黑色黏胶之粪，小便亦利，痛苦若失。病者现已安眠不醒。复诊：见其腹部仍有微痛，神志已安，如狂之状消失，令其续服一帖。三诊：饮食渐进，精神稍振，处以归芍六君子汤二帖作病后调理。果霍然而安。（卢海鹏.《江苏中医》1960，6:41）

（3）肝郁闭经　吴某，女，28岁。在月经来潮时，因与人生气，月经骤然中止。嗣后，即腹部胀痛，两胁膨闷，时发冷热，其疼痛之甚，如同刀刺，坐卧不宁，胀闷欲死，腹部按之有压痛，脉沉紧。因知此证系月经当来潮之时，受情绪之波动，使血液壅滞不行。古人谓痛则不通，通则不痛，欲治其痛，必先通其经。遂拟以通经破瘀下血之剂，加味桃仁承气汤与之。处方：桃仁泥12g，生锦纹6g，桂枝尖3g，嫩柴胡6g，玄胡索索10g，当归尾15g，红花12g，粉甘草3g，京三棱10g。服药后腹部胀痛顿减，冷热稍退，夜间亦能安眠。连服2剂，月经来潮，下有大量黑色之血液，腹胀全消，精神清爽，后以调经养血化瘀之剂，调经而愈。（《伤寒论临床实验录》第112页）

2. **倒经**　曹右，住林荫路。初诊：10月22日。经事六七月不来，鼻衄时作，腹中有块，却不拒按，所以然者，鼻衄宣泄于上故也。阙上痛，周身骨节烘热而咳，此病欲作干血，以其体实，宜桃核承气汤加味，上者下之也。川桂枝6g，制川军9g，枳实6g，桃仁泥12g，生甘草4.5g，牛膝6g，全当归6g，大白芍6g。二诊：10月23。骨节烘热已减，咳嗽亦除，癥块已能移动，不如向之占据一方矣。服药半日，见效如此，非经方孰能致之？（《经方实验录·附列门人治验》第78页）

原按：桃核承气汤亦余所惯用得效之方也。广益中医院中，每多藜藿之妇女，经停腹痛而乞诊。其甚者更见鼻衄或吐血，所谓“倒经”是也。余苟察其非孕，悉以本方加减投之，必下黑污之物而愈，本案特其一例耳……

3. **早产后腹痛，其人如狂**　王某某，女，30岁，已婚，农民。于1975年11月24日就诊。因早产后小腹作痛，伴腰痛，继见悲伤欲哭，时又大笑，不能自主，劝说不止，遂来诊治。患者体质尚佳，时而言语不休，诉说胸中憋闷，小腹作痛，时又沉默寡言，问不答话。脉沉实有力，舌质淡红苔白。证属早产后下焦蓄血，小腹作痛，其人如狂。投以桃仁承气汤加麦芽。水煎服。服3剂后复诊，如狂之症消除，只觉小腹微微作痛，胸中郁闷。再投桃仁承气汤加麦芽、香附、百合。又服3剂而愈。（陈士奎.《福建医药杂志》1980，1:24）

4. **小产后腹痛下血**　陈某某，女，22岁。妊娠7月小产，少腹时痛，痛必下血，或见血块，经西医用各种止血剂注射无效。中医用补血剂等亦未奏效。脉带浮芤，有贫血面容，但病由小产而来，腹痛下血，且有血块，前医用补血药不效，显系蓄瘀，乃投桃仁承气汤。桃仁15g，大黄12g，甘草9g，芒硝9g，肉桂9g。每天1剂，每剂分3次服，徐徐饮下。连服6天，后下一物如肉块，血遂止。调补数天，恢复健康。（丘敏.《福建中医药》1964，5∶43）

5. **产后癃闭（产后大面积阴道血肿）** 王某某，36岁，农民。3月10日入院。主诉：产后10天小便闭结不通。现病史：患者于3月1日顺产第三胎，新法接生。产后第3天自觉下身不适，小腹胀痛，小便不通，经服用合霉素2日无效，又经导尿及注射青霉素等治疗，自觉症状有所减轻，但小便仍不能自解。乃来住院治疗。现症：小便点滴不通，小腹急结胀痛，头晕。不经导尿则痛苦万分，呻吟不已，彻夜不眠……腹部触诊，于左肾区向腹股沟可触及条形肿块，质软稍有压痛。心肺（-）。舌润无苔，脉沉细略数。最后诊断为"阴道大面积血肿"，压迫膀胱及尿道而致尿闭。根据大面积血肿，经十数天不但未能渐自吸收，反有继续出血蔓延趋势，针药不能取效，只有劝其转院用手术治疗。患者拒不转院，才拟用中药治疗。证系瘀血蓄结下焦而致膀胱受迫，宜用通瘀破结法治之。用桃仁承气汤加味。处方：桃仁6g，大黄12g（后下），朴硝6g（后下），桂枝9g，甘草3g，当归9g，红花6g，西党参9g，三七9g。水煎2次，分2次服，2剂。患者服药后竟下瘀块2L余，小便亦随之而通，诸症消失而痊愈。（曾志恢.《中医杂志》1965，10∶45）

按：产后易虚，治宜补之，本案却用攻法取效，此乃辨证论治及腹诊（妇科检查）之功也。

6. **产后阴挺（Ⅲ度子宫脱垂）** 尹某某，女，38岁，营业员。1963年4月19日初诊。患者于1962年12月22日临盆，缘胎盘残留致大出血，人工取出残留物而血渐止，其后恶露时有时无，色紫暗有块，卧床二旬。起床后即觉阴部有物脱出，初如鸽卵，渐大如鹅卵。妇科检查为"Ⅲ度子宫脱垂"，建议手术，患者惧而拒绝，乃至某医院处服中药40余剂，无显著好转。诊得脉象弦数，左三部紧涩。舌质青紫苔黄腻少津。颧红唇绀，神呆腹胀，瘀阻气滞，升降失常，当升不升，宫脱如卵，宜降不降，胯间锐痛。冲任络脉失调，厥阴经气失宣，瘀不去则新血不生，血不行则气陷难举。拟理血以行气，参清热以散结。处方：醋炒大黄、玄明粉、条芩炭、红花、粉甘草各9g，桃仁、地榆炭、连翘、莲房炭各12g，桂枝3g，净银花18g，全瓜蒌24g，煨枳实30g。5月5日四诊：三投理血行气，经来量多色暗，脱垂之子宫已收。（陆文彬，等.《浙江中医杂志》1966，5∶27）

按：本案方法，以桃核承气汤加味，更加切合病情。先后四诊，服药10余剂，皆重用枳实30g，值得深究。实验研究表明，枳实可使胃肠运动收缩节律增强。临床辨证选方并重用枳实对内脏脱垂（如胃下垂及本案子宫脱垂）有殊功。其妙用源于《金匮》水气病篇枳术汤。

【临证指要】 桃核承气汤主治下焦蓄血轻证，其证候特点为"少腹急结，其人如狂"。凡热病及内科、妇科等各科多种疾病过程中具有瘀热互结证候者，皆可使用本方或适当加味治之。

【实验研究】 本方具有解热、抗炎、促进肠蠕动及泻下作用，并能延长出凝血时间、抑制血栓形成和血小板凝聚、影响血液流变学（临床应用可降低血黏度、改善血液流变学指标）、改善脑缺氧（降低大白鼠脑含水量）、改善肾功能（改变氮质血症）、利尿及抗惊厥等作用，还可提高机体免疫功能，且对利多卡因引起的毒性及不良反应有较好的防治作用。

【原文】 伤寒八九日，下之，胸满烦惊，小便不利，谵语，一身尽重，不可转侧者，柴胡加龙骨牡蛎汤主之。（107）

柴胡加龙骨牡蛎汤方：柴胡四两，龙骨、黄芩、生姜（切）、铅丹、人参、桂枝（去皮）、茯苓各一两半，半夏二合半（洗），大黄二两，牡蛎一两半（熬），大枣六枚（擘）。上十二味，以水八升，煮取四升，内大黄切如棋子，更煮一两沸，去滓，温服一升。本云：柴胡汤，今加龙骨等。

【提要】 论少阳病兼表里上下俱病的证治。

【简释】 尤在泾："伤寒下后，其邪有并归一处者，如结胸、下利诸候是也。有散漫一身者，如此条所云诸证是也。胸满者，邪痹于上；小便不利者，邪痹于下；烦惊者，邪动于心；谵语者，邪结于胃，此病之在里者也。一身尽重，不可转侧者，筋脉骨肉，并受其邪，此病之在表者也。夫合表里上下而为病者，必兼阴阳合散以为治，方用柴胡、桂枝，以解其外而除身重；龙、蛎、铅丹，以镇其内而止烦惊；大黄以和胃气，止谵语；茯苓以泄膀胱，利小便；人参、姜、枣，益气养营卫，以为驱除邪气之本也。如是表里虚实，泛应曲当，而错杂之邪，庶几尽解耳。”（《伤寒贯珠集·太阳篇下·太阳救逆法》）

【方歌】

小柴胡加龙牡汤，苓桂铅丹与大黄，

诸药半量去甘草，精神病变宜此方。

【方证鉴别】

柴胡加龙骨牡蛎汤与桃核承气汤 为什么这一条和桃核承气汤互相连接？我个人体会，这些病都有精神上的问题，桃核承气汤是讲狂，精神如狂，这一条讲惊。狂和惊是两个不同的症状了，但是都是一些精神上的问题，这里就有互相鉴别、互相区分的意义，这是第一点。第二点，桃核承气汤是少腹急结，这一条是胸满，有上下对比的意义。第三点，桃核承气汤是小便自利的，而这一条是小便不利……更重要的是，一个是在血分有病，热与血结；一个是少阳的气机不利，而是在气分有病，气和血还都是有联系的。（《刘渡舟伤寒论讲稿》第116页）

【验案精选】

一、伤寒

少阳病误治而烦惊、谵语 穆某，49岁。患少阳伤寒七八日，寒热往来，胸腹烦满，头眩，医者误认为疟疾，以常山截疟饮服之，汗出多而病不解。后连换数医，统以辛温疏散之品，以迫其汗，汗出多而寒热仍不退。迁延至14日，仍胸胁满而不思食，口干而不欲饮，精神困倦，卧床不起，昏愦中有时烦惊，谵语，有时清醒，转动困难，大便燥结，脉弦细而微，舌苔淡黄干燥少津。此本小柴胡汤证，而医者误以疏表发汗之剂，劫夺津液，以致病邪未退，而正气先伤。应速以宣邪清热、安神镇惊之剂，遂拟柴胡加龙骨牡蛎汤与之。处方：嫩柴胡6g，条子芩10g，京半夏10g，生龙齿15g，生牡蛎15g，朱茯神12g，吉林参6g，生川军6g，铅丹3g，生姜5片，粉甘草10g。送服局方至宝丹半丸。服药后，身漐漐汗多，寒热稍减，而烦惊亦宁，精神亦渐清醒。连服2剂，大便数次，寒热退，精神清爽，食欲增加，夜间亦能入睡。后去川军与局方至宝丹，连服5剂，诸症痊愈。（《伤寒论临床实验录》第114页）

二、杂病

（一）内科病

1. **惊怖** 尹某某，男，34岁。胸胁发满，夜睡呓语不休，且乱梦纷纭，时发惊怖，精神不安，心中烦热，汗出而不恶风，大便经常秘结。问其患病之因，自称得于惊吓之余。视其人精神呆滞，面色发青，舌质红而苔黄白，脉来沉弦有力。辨为肝胆气郁兼阳明腑热，而神魂被扰，不得潜敛所致。处方：柴胡12g，黄芩9g，半夏9g，生姜9g，铅丹5g（布包紧），茯神9g，桂枝5g，龙骨15g，牡蛎15g，大黄6g（后下），大枣6枚。服1剂大便畅通，胸胁满与呓语除，精神安定，不复梦扰。惟欲吐不吐，胃中似嘈不适，上方再加竹茹、陈皮服之而愈。（《伤寒挈要》第226页）

原按：癫痫、精神分裂症、小儿舞蹈症，如果有胸胁满闷、口苦心烦、大便不爽等症时，本方疗效甚为理想。惟方中有铅丹，须用纱布包紧，药量又不宜大，同时也不可长期服用，以防止铅中毒。

2. **惊悸** 詹某某，男，36岁。1963年3月16日初诊。据述几月来左胸膺隐隐作痛，易惊，入睡时尤甚，常因惊惧不能入寐，心悸闻响声增剧，有时心悸略减，即左侧委中跳动；委中不跳，心悸又剧。口苦，大便干结，溲赤，畏冷，舌苔薄，脉细涩。处方：柴胡、桂枝、甘草各2.4g，半夏、黄芩各4.5g，石决明、牡蛎各12g，大黄、广丹各1.2g，龙骨6g，生姜3片，大枣3枚。连服3剂，入睡时不惊恐，心悸已，委中不跳。（《浙江中医杂志》1964，7：19）

3. **气厥** 黄某，女，年30许。为人所殴，经外科调治，但小腹处之伤痛未止。转见午后潮热，谵语，憔悴日甚，仰卧难动，昏不知人。医者谓其“死血落孔”，术穷听天。其家翁为其办身后事。请余决旦暮以易箦。斯时患者面色青黄，目闭，唇微红，气咻咻然，声虽微而詈申申，力虽弱而手提提，其有蕴结于中而形于外可知。脐下痞满，瘀肿未消，按之其容有蹙。据其亲属云，起事月余不见潮信，小便少，数日不大便，灌水可入口，时似畏缩，又或喝骂状。脉之，则小紧，断其为伤后正虚邪实、错杂混淆之坏证，所幸未绝者。以气短而非喘，小便少而不遗，脉小紧而未乱耳。《伤寒论》所谓“胸满烦惊，小便不利，谵语，一身尽重，不可转侧者”，此也。即与柴胡加龙骨牡蛎汤，入桃仁9g，去半夏之辛温，以辰砂易铅丹，参、枣养正气，柴胡推陈致新。服后，腹中辘辘转声，下黑色臭秽之溏便盈碗，声大呻，腹满消，谵语止。再服去桃仁、大黄，热退神气清。转用芍药甘草汤加丹皮、丝瓜络、柴胡，已能起床。复服丽参数次而愈。（《伤寒论通释》第161页）

4. 狂证（神经官能症） 吴某某，女，43岁。四川省郫县团结乡小学，教员。长期失眠多梦，易动怒，多气郁，偶有神志恍惚之象。某某医院曾诊断为“神经官能症”。1974年9月，因工作与同志争吵，一怒之下，突然昏倒。苏醒后，神志不清，语言错乱，亲疏不分，见人詈骂不休，急来求诊。刚进诊室，就将医生和病人大骂一通，语无伦次。胸满，阵阵呃气，眼神微呆滞，面赤，唇红，便秘，脉弦数，舌质红苔微黄而腻。此为少阳证癫狂，法宜和解泄热、重镇安神，以柴胡加龙骨牡蛎汤加减主之。处方：柴胡12g，龙骨60g（先煎），黄芩12g，党参12g，桂枝6g，茯苓12g，法夏12g，生大黄10g（后下），牡蛎60g（先煎），大枣15g，赭石60g（先煎）。服2剂，夜可安睡，神志渐清，呃逆亦止。守原法加减续服3剂，病愈。1979年7月24日追访：从病愈以来，再未复发。（《范中林六经辨证医案选》第48页）

原按：《素问·通评虚实论》云：“癫疾、厥狂，久逆之所生也。”《素问·宣明五气论》云：“邪入于阳则狂……搏阳则为巅疾。”柴胡加龙骨牡蛎汤，本用治太阳伤寒误下后，胸满惊烦、谵语等症。后世常以此方治狂、痫诸病，今验之临床，确有效验。

按：此案去有毒之铅丹，重用并加赭石镇静安神，应当参考。

5. 癫证（精神分裂症） 彭某某，女，26岁，未婚，职工。头痛，昼夜不眠，精神恍惚，语无伦次，惊惧避人，独居暗处，郁郁不乐，遇事多猜疑，口干苦，大便燥结已数年，2~4日1行。舌质微红苔黄薄而腻，脉弦而数。西医诊为“精神分裂症”。拟柴胡加龙骨牡蛎汤加胆星、菖蒲，并仿甘麦大枣汤意。柴胡15g，黄芩12g，法夏9g，党参24g，生姜9g，大枣15g，茯苓12g，桂枝6g，生白芍24g，生龙牡各24g，赭石24g，大黄3g，胆星9g，菖蒲9g，炙甘草9g，小麦30g。服20余剂而瘳。（夏睿明.《重庆医药》1977，2：14）

6. 季节性精神异常

（1）冬季发狂3年　李某某，女，35岁。患者平素善愁易怒，郁郁寡欢。1960年冬季起，自觉微畏风寒，浑身不适，随即失眠魇梦，继即精神失常，四五日后狂躁大作，打人骂人，撕衣裸体。至1961年3月后渐复常态。入冬原病又作，经4月余，前症又渐消失。1962年11月中旬又复发，当时适余下乡，乃邀诊。患者已3日不眠，服西药安眠药无效，言语举止异于常人。面赤，畏风，便秘，溲赤，脉弦细，舌苔薄。处方以柴胡加龙骨牡蛎汤加减……药后即能入睡，连服3天，语言不乱，诸症已趋正常。后以该方去姜、枣、大黄、广丹，加生地、生铁落、龙胆草、夏枯草。服5剂。月余来院门诊，一切如常人，惟易烦躁，纳呆。续给甘麦大枣汤加五味子、枣仁、龙齿、珍珠母等常服。至今1年未见复发。（陈华鹰.《浙江中医杂志》1964，7：20）

（2）春季精神失常数年　回忆起来，笔者于10年前曾接治一精神失常的30多岁女性患者，其几年来每至春季复发。我四诊合参，结合春季发病的特点，以小柴胡疏达春升之气，合用六味地黄汤滋水涵木，加生龙牡、珍珠母镇浮盛之阳，服药10余剂而缓解。来年春季复发很轻。（吕志杰验案）

7. 癫痫

（1）张某，女，8岁。幼儿时患惊风治愈后，5岁始常在昼间一时性失神，频频点头，或持物落地，约1分钟即如常人，照常玩耍。平时易哭闹，烦躁夜不安眠，不欲饮食，大便溏软，屡用中西药无效。诊脉细弦，舌淡红无苔，面色不华，神识正常。证系阴痫（阴痫多呈小发作，少年患者居多），痰浊内伏、肝脾失调。治以平肝息风，安神定痫。药用：柴胡5g，生龙骨15g，生牡蛎15g，清半夏5g，茯苓15g，黄芩5g，白术10g，丹参10g，桂枝5g，全蝎3g（研末冲服），灵磁石20g，生姜5g，大枣3枚。进药6剂，仅发病1次极轻微，续服10剂未再发病。停汤剂，服五味止痫散（全蝎、僵蚕、丹参、蜈蚣、蝉蜕各等份，研细末，每次3g，早晚各1次，儿童酌减），每次2g，早晚各1次，连服1个月未发病。予六君子汤合四逆散加钩藤研末炼蜜为丸，每丸重3g，早晚各服1丸，以疏肝健脾、理气化痰、扶正祛邪，巩固疗效。连服3个月余未再发病。停药观察半年，

一切正常。〔《当代名医临证精华·癫狂痫专辑》(李寿山验案)第126页〕

(2)谢某某,男,22岁,1963年4月16日初诊。据诉幼时曾患“脑膜炎”。18岁忽患癫痫,发时周身抖战,不省人事,良久始醒。以后渐发渐重,或几日一作,或日二三发。发作时浑身麻木,仆地,不省人事,全身僵直,向右侧抽搐,口吐涎沫,喉间痰鸣如猪羊叫,时有遗尿。半年未参加劳动,终日由其老母伴随,以防不测。当时面潮红,头晕,便秘,时欲呕,自觉畏风烘热。脉弦数,舌红苔中腻。用温胆加珍珠母、龙齿、龙胆草、地龙等,服3剂后,舌苔稍薄,呕吐减,余症如前。改用柴胡加龙骨牡蛎汤:党参、龙骨、茯苓各9g,柴胡、桂枝、黄芩、大黄各4.5g,半夏6g,牡蛎12g,甘草、广丹各3g,生姜3片,大枣3枚。连服3剂。3天内仅发一次,发时症状减轻,再以原方去桂枝、广丹,加全蝎、大黄各1.5g,明矾2.4g。连服10余剂。第3次来诊时,距七八华里不需伴随。据述半月来仅发一次,症状又比前减轻三分之二。再以原方加减续服10余剂。3个月后随访,知已参加劳动,停药后仅因过度疲劳发作2次,发作时仅目直视,微抽筋,几分钟即已。(钱无龙.《江苏中医》1965,3:4)

按:徐灵胎《伤寒论类方·柴胡汤类》说柴胡加龙牡汤“能下肝胆之惊痰,以之治癫痫必效”。

8. **眩晕** 周某某,男,60岁。1960年3月2日初诊。自诉3日前半夜突然呕吐清水涎沫不止,只觉天翻地覆,屋旋物转,卧则稍安,不能坐起,起则眩仆。已更2医,服药都无效果。乃为诊察,按脉弦劲上溢,苔薄白少津。卧不能动,动则呕吐益剧。予素知其人体本阴亏,认为系肝阳上逆之候,乃以柴胡龙牡汤加减:柴胡6g,半夏6g,西党12g,桂枝4.5g,茯神9g,白芍12g,龙,牡各18g,生姜9g,大枣9g,赭石9g。服1剂稍安,2剂诸症消失。(周文俊.《江西医药》1963,6:14)

按:《内经》曰:“诸风掉眩,皆属于肝。”本案患者脉症为典型的肝阳上亢。处方用龙骨、牡蛎、赭石镇肝阳,柴胡、桂枝调肝气,白芍养血柔肝以治素体阴亏之本。

9. **胸痹(冠心病早搏)** 李某某,女,58岁,大学教授。1978年12月20日就诊。病者已确诊为“冠心病”,近因工作较忙,夜寐不宁,多梦烦惊,胸闷,心慌不安,频发早搏,每分钟5~7次,心情烦闷,郁郁不舒,以叹息为快,食纳不香,大便不畅。脉弦缓间歇频作,舌淡苔白薄。血压130/85mmHg。拟以小柴胡汤加味:柴胡10g,党参15g,黄芩10g,法半夏10g,郁金10g,炙甘草5g,生龙牡各15g,灵磁石15g,酸枣仁15g,知母10g。每日1剂,分2次服,嘱服7剂。二诊,12月30日:服前方7剂后,诸症大减,精神明显好转,夜寐安静,心慌胸闷减轻,早搏偶见,脉缓较有力。饮食增进,二便正常,舌苔薄白润。拟守原方加丹参15g,每日1剂,水煎,分2次服。次年春节后来访,告之服前方20余剂停药,心悸已完全消除,早搏平息,近期疗效满意。(《伤寒实践论》第35页)

原按:《伤寒论》柴胡加龙牡汤所治心悸怵惕在临床上与早搏最为相似,病机属肝魂不宁。笔者临床均以小柴胡汤加龙、牡,不用《伤寒论》原方,疗效尚可。用本方治早搏,临床应用的机会甚多,且多能取得近期的满意疗效。究其原理,实为镇肝宁神之功。因肝魂不宁,波及心神,故出现早搏、胸闷等表现。对这种原因的早搏不能用活血化瘀法,只能用疏肝健脾、宁心安神法。

(二)儿科病

1. **小儿舞蹈症** 一男孩,患小儿舞蹈症,久治不愈。肢体躁动不安,夜间少寐而烦,脉来弦滑,舌苔黄腻。辨证:肝胆气火交迸而阳气不潜。处方:柴胡加龙骨牡蛎汤原方。服药3剂后,烦躁得安,病减而能寐。遂去铅丹加生铁落,再进3剂而康复。(《伤寒论十四讲》第108页)

2. **梦惊**

(1)陈某某,女,11岁。身体修长,状如十四五岁,性情较躁急。据家属代诉:近年来睡眠时常魇噩梦惊起或外出,如无噩梦,每日午夜亦呀呀惊叫。处方:柴胡、桂枝、龙胆草各2.4g,黄芩、半夏各3g,茯苓、龙骨各3g,广丹、大黄各1.5g,牡蛎12g,生姜3片,大枣3枚。2剂病已,连服10剂,至今数月未见发作。(《浙江中医杂志》1964,7:19)

原按:本方治疗痰饮内结及肝胆失调所引起的惊悸及癫、狂、痫,确有一定效果。悸,包括心悸,或心下、脐下及胸腹悸动。惊,包括易惊、恐惧、精神不安。加减方法:①肝火亢盛:加夏枯草、龙胆草等,以清肝经郁热;或加白芍、龟甲等,以柔肝缓急;大黄可易当归龙荟丸以泻肝火。②阳明实热，或癫狂剧作：重用生大黄或去人参，大势已挫则大黄少用或不用。③瘀血重：大黄醋制，或加桃仁、五灵脂之类。④顽痰蓄结：选加郁金、明矾、白芥子、全蝎之属以搜痰，或重用生铁落以坠痰镇惊。⑤心烦不宁：选加朱砂、夜交藤、枣仁之属以安神志。⑥惊悸大定，即应去大黄，或续以甘麦大枣汤加枣仁、远志、龙齿之属，以柔养肝经、安定心神。⑦没有柴胡证迹象者，去柴胡部分不用。不属痰饮内结，则应另行考虑其他方剂，但此类痰结往往无明显迹象可寻，可试用本方二三剂，若服后无任何效果，则应转用其他方法。

按：上述加减七法及“试用本方”之法，确实是经验之谈，颇见临床功夫，很值得学习。

（2）治予八女，年六岁，寒热往来，每于梦中惊叫而醒，爬上人身，且哭且怕，至十余夜，不能瞑目，将合眼即大叫大哭。维时予南署外回，归家妇语以故。余曰：“此为胆虚热乘。”用小柴胡汤去黄芩（未见口苦咽干不用黄芩），加白茯神、远志宁心安神，竹茹开郁，真琥珀定惊。一剂而安。语云：熟读王叔和，不如临证多。信然！〔《二续名医类案》（齐秉慧·齐有堂医案）第3388页〕

按：此案所处之方，实为活用柴胡加龙骨牡蛎汤之法。

【临证指要】柴胡加龙骨牡蛎汤主治肝胆气郁所致的惊悸（神经官能症等）、癫狂（精神分裂症等）等精神病变及其他内科病，并可治疗癫痫及小儿梦惊、舞蹈病等。

【实验研究】本方具有延长睡眠时间、抗痉挛、降低体温等作用，还具有抗高脂血症、抗氧化作用，并有较好的防止动脉硬化作用。

【原文】伤寒腹满谵语，寸口脉浮而紧，此肝乘脾也，名曰纵〔1〕，刺期门〔2〕。（108）

【注脚】

〔1〕纵：五行顺势相克，如木克土太过，名曰“纵”。“纵者，以脾土本受木制，而木邪放纵无忌也”（章楠）。

〔2〕期门：穴名。在乳直下二寸处。成无已：“期门者，肝之募，刺之以泻肝经盛气。”

【提要】肝邪乘脾的证治。

【简释】腹满谵语似阳明证，脉浮而紧似太阳脉，但腹满谵语而无潮热，脉浮紧而无志证，自与太阳、阳明病有异。《脉经》云：“浮而紧者名曰弦，弦为肝脉。”《内经》云：“脾主腹。”又云：“肝主语。”以此推之，腹满谵语是肝木乘脾土所致，名曰“纵”。治法当刺期门，因期门为肝之募，故刺之以泄肝邪。

【原文】伤寒发热，啬啬恶寒，大渴欲饮之，其腹必满，自汗出，小便利，其病欲解，此肝乘肺也，名曰横〔1〕，刺期门。（109）

【注脚】

〔1〕横：五行相克的反向叫“横”，亦即相侮，如木侮金。“肝木受肺制，而反乘肺，如下犯上之横逆，故名横也”（章楠）。

【提要】肝邪侮肺的证治。

【简释】发热恶寒似太阳证，大渴腹满似阳明证，但发热恶寒不见头项强痛，大渴腹满而无潮热便秘，自与太阳、阳明病有异，而是由于肝邪侮肺。肺主皮毛，肺受肝邪则毛窍闭塞，故发热，啬啬恶寒（亦有将“发热，啬啬恶寒”释为外感表邪者）；木火刑金，津液劫炽，故渴欲饮水；肺失通调水道，故小便不利而腹满。“自汗出，小便利，其病欲解”是倒装句法，应放在“刺期门”之后。本病肝邪侮其所不胜，名曰“横”，故刺期门以泻肝邪。肝邪得泄，肺不受侮，毛窍通畅则自汗出，水道通调则小便利，故其病为欲解。

按：为何在讲了少阳病、柴胡证之后，紧接着这两条讲肝病的问题呢？意在提示肝胆相连，发病时可互相影响。并指出肝胆病既能影响脾胃，又能影响到肺以及三焦。总之，人是一个整体，一旦患病，某脏之病可影响他脏，故诊治疾病一定要有整体观念。

【原文】太阳病二日，反躁，凡（按：成注本作“反”字）熨〔1〕其背（按：“反躁、反熨其背”六字，《脉经》作“而烧瓦熨其背”；《玉函》作“而反烧瓦熨其背”。）而大汗出，火热入胃，胃中水竭，躁烦，必发谵语。十余日，振慄，自下利者，此为欲解也。故其汗从腰以下不得汗，欲小便不得，反呕，欲失溲，足下恶风，大便硬，小便当数，而反不数及不多；大便已，头卓然〔2〕而痛，其人足心必热，谷气下流故也。（110）

【注脚】

〔1〕熨：即热熨疗法，将药物炒热或砖瓦烧

热，以布包之，放在身上某一部位，以祛寒镇痛或取汗散寒。

〔2〕卓然：特异的样子。

【提要】 太阳病误火坏证及正复欲解的证候。

【简释】 尤在泾："太阳病二日，不应发躁而反躁者，热气行于里也，是不可以火攻之，而反熨其背，汗出热入，胃干水竭，为躁烦，为谵语，势有所必至者。至十余日，火气渐衰，阴气复生，忽振栗，自下利者，阳得阴而和也，故曰欲解。因原其未得利时，其人从腰以下无汗，欲小便不得者，阳不下通于阴也；反呕者，阳邪上逆也；欲失溲，足下恶风者，阳上逆，足下无气也；大便硬，津液不下行也，诸皆阳气上盛，升而不降之故。及乎津液入胃，大便得行，于是阳气暴降而头反痛，谷气得下而足心热，则其腰下有汗，小便得行可知。其不呕不失溲，又可知矣。"（《伤寒贯珠集·太阳篇下·太阳救逆法》）

【原文】 太阳病中风，以火劫发汗，邪风被火热，血气流溢，失其常度。两阳[1]相熏灼，其身发黄，阳盛则欲衄，阴虚小便难，阴阳俱虚竭，身体则枯燥，但头汗出，剂颈而还[2]，腹满微喘，口干咽烂，或不大便。久则谵语，甚者至哕，手足躁扰，捻衣摸床。小便利者，其人可治。（111）

【注脚】

〔1〕两阳：指邪风与火热之邪，因二者皆属阳。

〔2〕剂颈而还：指汗出到颈截止。成无己："三阳经络至颈，三阴至胸中而还。但头汗出，剂颈而还者，热气炎上，搏阳而不搏于阴也。"《说文·刀部》："剂，齐也。"剂通齐。

【提要】 火劫发汗引发的坏病证候及预后。

【简释】 太阳中风属表病，治当汗解。今误用火劫发汗，邪风被火热迫劫，气血受伤，运行失常，因而病变丛生。风为阳邪，火亦阳热，两阳相熏灼，可致其身发黄（前第7条有"若被火者，微发黄色"之语；《金匮·黄疸病》篇第8条论"火劫发黄"证候，应互参）。热伤阳络则鼻衄；阴被热灼则小便难；气血两虚，阴阳俱虚竭，身体则枯燥；火热之气上蒸则见但头汗出，颈部以下无汗；热邪影响肺与胃肠则腹满，微喘或不大便；火淫于内则口干，咽烂。久则谵语，甚则病深胃逆致哕，以及手足躁扰，捻衣摸床等阴竭阳越之危候。病至此时，若小便自利，知津液未亡，化源未绝，尚可图治，故云"小便利者，其人可治"，此示人治热性病须存津液之旨。

按：我们应该认识到，《伤寒论》中不少条文讲得就是温病，只不过是没有明文说明而已。就说这一条吧，虽曰"火劫发汗"引发的坏病，实际上很可能就是温病。不然的话，一个"太阳病中风"，即使火疗法不当，岂能引发这么多严重后果呢？

本条所述误用"火劫"致变诸候，多属病情危重，预后不良之象，实为临床经验的总结。例如，"甚者至哕"一症，《素问·宝命全形论》篇说："病深者，其声哕。"就是说，人在病情深重而胃气将绝时，有的病人就会表现呃逆。

【原文】 伤寒脉浮，医以火迫劫之[1]，亡阳[2]，必惊狂，卧起不安者，桂枝去芍药加蜀漆牡蛎龙骨救逆汤主之。（112）

桂枝去芍药加蜀漆牡蛎龙骨救逆汤方：桂枝三两（去皮），甘草二两（炙），生姜三两（切），大枣十二枚（擘），牡蛎五两（熬），蜀漆三两（洗去腥），龙骨四两。上七味，以水一斗二升，先煮蜀漆减二升，内诸药，煮取三升，去滓，温服一升。本云：桂枝汤，今去芍药，加蜀漆、牡蛎、龙骨。

【注脚】

〔1〕火迫劫之：指用烧针、瓦熨之类强迫发汗。

〔2〕亡阳：此指损伤心阳。

【提要】 论伤寒火劫发汗损及心阳的证治。

【简释】 尤在泾："阳者，心之阳，即神明也。亡阳者，火气通于心，神被火迫而不守。此与发汗亡阳者不同，发汗者，摇其精则厥逆，筋惕肉瞤，故当用四逆；被火者，动其神则惊狂，起卧不安，故当用龙、蛎，其去芍药者，盖欲以甘草急复心阳，而不须酸味更益营气也。与发汗后，其人叉手自冒心，心下悸，欲得按者，用桂枝甘草汤同意。蜀漆，即常山苗，味辛，能去胸中邪结气，此证火气内迫心包，故须之以逐邪而安正耳。"（《伤寒贯珠集·太阳篇下·太阳救逆法》）

按：本条方证，原为桂枝汤证，以火劫发汗，损伤心阳而致神气浮越证候。此方难以理解的药物是蜀漆。蜀漆乃常山之苗，二药功用大同小异，可以取代。临床用之，常借其涌吐以达祛痰之功。《本经》说常山“主伤寒寒热，温疟，胸中痰结吐逆”。谓蜀漆“主疟及咳逆寒热”。

心阳损伤，心神浮越，为何用祛痰的蜀漆呢？刘渡舟先生道破了天机，他说：“心阳虚了，阴气用事了，那么它就产生痰水，这个痰水也必然影响心神，所以发生惊狂。”（《刘渡舟伤寒论讲稿》第124页）这就是常说的“痰迷心窍”了。如此看来，本方证是一个亡阳夹痰的证候。救逆汤一是补助心阳，二是镇静安神，三是祛痰开窍，如此功效之方，岂可小视？

【大论心悟】

救逆汤涌吐治心悸（心律失常）辨

医者皆知炙甘草汤治“脉结代，心动悸”，而鲜知救逆汤亦治心律失常。本方之功，以蜀漆（常山）为主，其机制已被实验研究及临床观察所证实。

据报道：多种心脏病、心律失常（风心病快速房颤、病毒性心肌炎频发房早、高心病频发房早及阵发房颤等）所致的心悸、胸闷、气短、乏力、脉促或结等证候的四例患者，在常规西医处理及中药治疗效果不佳的情况下，改拟救逆汤与炙甘草汤合方化裁（常山用3~12g）治之，均取得控制心律失常之疗效。（谢志云．《新疆中医药》1986，4：6）

另据报道：常山、蜀漆……如用量稍多，常致恶心、呕吐。如此反应也常是产生效果的标准。临床上曾遇到卒发重症心悸不宁，气短，四肢不温，脉来疾数，指下不易计数（如心律＞160次/分，心电图检查为室上性阵发性心动过速）者，用中西药治疗未能控制，用本方通阳镇惊安神，因无蜀漆，遂用常山，急煎服之，药液入胃，移时恶心呕吐，吐出痰液及部分药汁，心动过速即恢复正常，心悸顿失，诸症均减。继以加减出入之方，巩固以防再发。临床体会，救逆汤控制心动过速疗效满意，确有“救逆”之功。（《中医杂志》1980，11：58）

按：涌吐以治心悸、脉疾取得捷效，似乎不可思议，盖病因痰浊扰心者，常山主治“胸中痰结”，服之后“吐逆”（《本经》），吐以祛痰，故心悸顿失，脉疾自和。

汗、吐、下三法是中医学治病祛邪的专利、特长。目前，汗、下二法常用，而以吐法治病者很少了！吐能祛邪，吐法能治怪病，而怪病多痰也。正巧，常山、蜀漆是祛痰性涌吐药，以蜀漆为主的救逆汤治疗心悸（心律失常）有待深入研究。

【验案精选】

1. 热病误治

（1）伤寒误治而惊狂不安　彭某，男，58岁。患伤寒证11日，虽经发汗数次，而发热恶寒不解，身体困倦不支，食欲不思，夜不能寐，口燥舌干，脉象浮软。此系过汗损伤阴津，而外邪不解，阳气已伤。此时应以扶阳益阴之法，辅以宣邪外达之剂，助正以祛邪。医者不知，认为阳虚而邪不透，与以辛温补阳散邪法治之，参附和荆防并用。服药后，心中烦躁，惊狂不安，辗转床头，起卧叫喊。余诊其脉，细数而浮，按之无力，舌质绛而少津……若不速为挽救，则一阵大汗，将变为虚脱之证矣。遂与桂枝去芍药加蜀漆牡蛎龙骨救逆汤。因患者汗出不禁，防止大汗淋漓造成虚脱，故处方时未去芍药。处方：桂枝5g，生牡蛎15g，生龙骨15g，蜀漆6g，芍药12g，茯神15g，生姜3g，小枣15枚，甘草10g。嘱其连煎2剂，隔4小时服1次。服药后精神逐渐安静，略能入睡，惊狂之象不再发作。然胃呆仍不能食，遂以此方加养胃育阴之品，连服4剂，症状好转，食欲渐展。连服20余剂，始恢复正常。（《伤寒论临床实验录》第117页）

按：本案虽非火法劫汗，但发汗太过，复以温燥辛散之品等，与火迫劫汗相类，故取该方治之获效。

（2）暑温误治而肢背极冷　胡纫秋，于酷热时偶有不适，医用柴、葛、香薷药散之，反恶寒胸痞。更医用枳、朴、槟榔以泻之，势日剧。延孟英视之：自汗不收，肢背极冷，奄奄一息，脉微无神。曰：禀赋素亏，阳气欲脱，此必误认表证使然。予救逆汤加参、芪服之渐安，继以补气生津，调理匝月而痊。（《回春录新诠》第36页）

按：本案患者因禀赋素亏，酷热耗气伤阴而致病，法当清暑热、养气阴，反用发表药以伤卫，更用通里药以耗气，造成肢厥背冷，奄奄一息之逆证。以救逆汤加参、芪益气而渐安。此案阳气欲脱而不用干姜、附子者，因辛热太过故也。

2. 惊恐致病

（1）惊恐、不寐　梁某，男，36岁。1964年6月1日初诊。病因大惊而起，日夜恐惧不安。晚上不敢独宿，即使有人陪伴，亦难安寐而时惊醒；白天不敢独行，即使有人陪伴，也触目多惊而畏缩不前。每逢可怕之事（即使并不是可怕的事也常引以为怕），即自发呆而身寒肢厥，拘急并引入阴筋，手足心出汗。发作过后，则矢气尿多。

饮食减少，舌淡苔白，脉弦。投以桂枝汤去芍药加龙骨牡蛎等（桂枝 12g，炙甘草 24g，生姜 9g，大枣 6 枚，生龙骨 50g，生牡蛎 50g，远志 9g，桂圆肉 100g，小麦 100g），连服 3 剂，夜寐渐安，恐惧感明显减退，发呆次数大减，可以独自外出行走，不再需人陪伴，但时当夏令，犹穿夹衣，自汗恶风。上方加入生黄芪 15g、白芍 9g。再进数剂而病获痊愈。（《金匮要略阐释》第 475 页）

按：本案为万友生教授治例，用救逆汤去蜀漆，加大量龙眼肉、小麦以补益心脾，方证相对，故获良效。该案可师可法有两点：一是，治病求因，活用经方；二是，认证准确，剂重量大。

（2）惊恐、奔豚气　刘某某，男，11 岁。患者于 2 天前被同学惊吓后，遂心惊动悸，胆怯怕人，入夜尤甚，不敢入睡，稍寐则惊叫，必得家人伴之，自觉时有一股热气从少腹上冲，发作时难以忍受，每次发作时间很短。伴目干，盗汗，畏寒，舌淡苔薄白，脉弦细。诊为心虚惊悸气冲证。治以桂枝去芍药加蜀漆龙骨牡蛎救逆汤：桂枝 6g，生姜 3 片，大枣 3 枚，炙甘草 6g，常山 6g，生龙牡各 10g，代赭石 6g。上方服 6 剂，诸症若失。（姜建国，等.《黑龙江中医药》1986，1：12）

按：《金匮要略·奔豚气病》篇明曰奔豚气病“从惊恐得之”，本案证治可以互证。

（3）脏躁、痰郁　董某某，男，28 岁，包头人。因精神受刺激而成疾。自称睡眠不佳，心中烦躁，并有三幻（幻听、幻视、幻觉）症状，有时胆小害怕，有时悲泣欲哭，胸中烦闷，自不能已。切其脉弦滑，视其舌苔白腻而厚。辨为痰热内阻，上扰心宫，肝气复抑所致。疏方：蜀漆 6g，黄连 9g，大黄 9g，生姜 9g，桂枝 6g，龙骨 12g，牡蛎 12g，竹茹 10g，胆星 10g，菖蒲 9g，郁金 9g。服 2 剂而大便作泻，心胸为之舒畅。上方减去大黄，又服 3 剂，突然吐出痰涎盈碗，从此，病情好转。后用涤痰汤与温胆汤交叉服用而获愈。（《新编伤寒论类方》第 26 页）

3. **心悸（心律失常）**

（1）心悸（冠心病、房颤）　某女，68 岁。胸闷心慌 3 年余。曾在某医院诊断为“冠心病心房纤颤”。经治疗症状稍好转，但房颤未消除。近 1 月来头晕、心悸、气怯等症加重，伴胸脘气闷，纳少，心胸懊侬，症状以夜间为甚。服双嘧达莫、地高辛等，症状不能减轻。舌淡红体胖苔薄，脉细、至数不调。来诊时体检：心率 120~130 次 / 分，心律不齐。血压 160/90mmHg。心电图提示：①心房纤颤；② ST-T 改变。辨证为心阳不足，心神失养。治当通阳镇惊安神，以桂枝去芍药加蜀漆牡蛎龙骨救逆汤加减治之。处方：桂枝 10g，蜀漆 10g，龙骨、牡蛎各 30g，党参、麦冬各 15g，干姜 3g，大枣 6 枚，五味子 5g。服上药 7 剂后，胸闷心慌明显好转，脉律较前齐，但夜间心悸仍小作，疲乏气急等症仍有，续进 7 剂。至 3 周后复诊时，诉心悸等症状消失，稍有胸闷、倦怠、乏力。复查心电图：窦性心律，正常心电图。再进原方合炙甘草汤化裁以巩固。（《伤寒论通释》第 166 页）

（2）心悸（室性早搏）　有路姓中年患者，每日午后先微恶寒，旋即热作，并汗自出，历两小时许，热与汗渐止，心中怵惕，惴惴不安，多方求治，未尝一效。脉之，则三五动辄一止。此桂枝去芍药加蜀漆牡蛎龙骨救逆汤证也。因我处药房不备蜀漆，而易以常山。并嘱之曰：“此方虽与汝证相合，然非常用者，效与不效，必来复诊。”越二日，路欣然而至，曰：“药一帖，次日发热汗出俱止，惊悸亦大减。”脉之，仅稍涩，继服两帖，后未再作。三年之疾，一旦霍然，由是更知经方之妙，不可胜言。（胡连玺.《上海中医药杂志》1985，1：34）

【临证指要】救逆汤主治心阳损伤，痰迷心窍，或惊恐等情志因素扰乱心神所致的证候。此外，心悸（心律失常）证治不可忽视本方之特殊疗效。

【实验研究】救逆汤具有发汗解热、健胃制酸、抗疟、抗流感病毒、减低兴奋性等作用。方中蜀漆为常山幼苗，常山具有奎尼丁样作用，可用于房性和室性心律失常，对于窦性心动过速的效果较好。动物实验和临床观察发现，常山可以延长 Q-T 间期和 P-R 间期、使 QRS 波加宽，其作用很像奎尼丁，而且与血中药的浓度是平行的。本药的不良反应有头晕、乏力、胃肠道不适，偶有皮疹、发热、视力模糊。

【原文】形作伤寒[1]，其脉不弦紧而弱，弱者必渴。被火必谵语。弱者发热脉浮，解之当汗出愈。（113）

【注脚】

〔1〕形作伤寒：作，像也，似也。庾信《登

州·中新阁》："石作芙蓉花影，池如明镜光。"

【提要】形似伤寒而实为温病的脉证与治法。

【简释】尤在泾："形作伤寒，其脉当弦紧而反弱，为病实而正虚也。脉弱为阴不足，而邪气乘之，生热损阴，则必发渴。及更以火劫汗，两热相合，胃中燥烦，汗必不出而谵语立至矣。若发热脉浮，则邪欲出表，阴气虽虚，可解之，使从汗而愈，如下条桂枝二越婢一等法。若脉不浮，则邪热内扰，将救阴之不暇，而可更取其汗耶？"（《伤寒贯珠集·太阳篇上·太阳权变法》）

【大论心悟】

温病"形作伤寒"论

"形作伤寒"，形者，像也，似也。病人形体的证候表现像是伤寒，而实际上是不是伤寒呢？更确切一点说，是不是太阳伤寒呢？四诊合参，虽然在症状上类似外感风寒的恶寒发热等，但"其脉不弦紧而弱（弱非虚弱之弱脉，弱是相对"弦紧"有力之脉而言）……必渴……发热，脉浮"。这就比较清楚了，患者是恶寒轻、发热重、脉浮（数）、口渴等。这是什么病？这不就是最前面第6条讲得"温病"吗？再联系此条前面的几条原文，什么"反熨其背"（100），什么"火劫发汗"（111），什么"火迫劫之"（112），以及后文第114~117条的"以火熏之""用火灸之"等"火逆"坏证，综合分析，便可以作出判断，这些条文讲的都是温病，是温病证候而治不得法。

如上所述，可以作出如下的推论，在仲景生活的东汉时期，一般医生对温病缺乏认识，故采取了一些不适当的火攻疗法治温病。若以火热之法治温热之病，势必造成助热、伤阴等"火逆"坏证！一般医生如此，就是当年的张仲景对温病的证治也不一定十分清楚。圣人不是完人，但圣人终归是圣人，仲景的高人之处有两点：一是实事求是，如实地记述了误治的经过以及误治之后的变证。二是提出了某些纠误救逆的方法。例如，此条所说的"解之当汗出愈"，就是一个治疗诸邪在表的大法。即使病自内发，而病邪有外达之机者，治当发汗透邪于外。这即后世温病学家叶天士说的温邪"在卫，汗之可也"，以及《外感温热篇》贯穿的"透"邪之法的理论渊源。

说明一下，此文是本书付梓前第3次修改时撰写的。在此之前，笔者已经有了上述认识。这次修改，又系统学习、参考了《伤寒论集解》《刘渡舟伤寒论讲稿》。这才知道，古人对此条多是顺文解义，而个别注家已认识到"形作伤寒"是"温病之似伤寒者也"（钱天来）。刘渡舟先生也指出"这是温病"。笔者当初的见解有了古今大家的支持，故撰写此文，供大家讨论。

【原文】太阳病，以火熏之，不得汗，其人必躁。到经不解，必清血，名为火邪。（114）

【提要】误用火熏，火邪下迫而便血。

【简释】尤在泾："此火邪迫血，而血下行者也。太阳表病，用火熏之而不得汗，则邪无从出，热气内攻，必发躁也。六日传经尽，至七日则病当解，若不解，火邪迫血，下走肠间，则必圊血。圊血，便血也。"（《伤寒贯珠集·太阳篇下·太阳救逆法》）

【原文】脉浮热甚（按：《玉函》卷二"甚"作"盛"），而反灸之，此为实。实以虚治，因火而动，必咽燥吐血。（115）

【提要】误用灸治，火热上炎致咽燥吐血。

【简释】尤在泾："此火邪迫血，而血上行者也。脉浮热甚，此为表实，古法泻多用针，补多用灸，医不知而反灸之，是实以虚治也。两实相合，迫血妄行，必咽燥而唾血。"（《伤寒贯珠集·太阳篇下·太阳救逆法》）

按：脉浮主表，而热甚于里，充斥内外，亦可见脉浮，故"脉浮热甚"一句，既可为风寒表实而郁热于内者，又可为温病热甚而充斥内外者，分辨之要在于追求病因，四诊合参，全面分析。

【原文】微数之脉，慎不可灸。因火为邪，则为烦逆，追虚逐实[1]，血散脉中，火气虽微，内攻有力，焦骨伤筋，血难复也。脉浮，宜以汗解，用火（《脉经》卷七、《玉函》卷二、《翼方》卷十并作"而反"）灸之，邪无从出，因火而盛，病从腰以下必重而痹，名火逆[2]也。欲自解者，必当先烦，烦乃有汗而解。何以知之？脉浮，故知汗出解。（116）

【注脚】

〔1〕追虚逐实："追"与"逐"在这里有增加病势之意，即使正虚者益虚，邪实者更实。

〔2〕火逆：误用"火灸"法治疗引起的变证。

【提要】误用灸法的火逆变证。

【简释】本条的中心句是"微数之脉，慎不可灸……脉浮，宜以汗解"。即脉浮数，为阳热病邪浮盛于表之象，应采用清透之方从汗而解，慎不可灸之以助阳热。条文所述"用火灸之，邪无从出，因火而盛"，"追虚逐实，血散脉中，火气虽微，内攻有力，焦骨伤筋，血难复也"，皆为自注句，是陈述误用"火灸"所致"火逆"证的病机。而所述"因火为邪，则为烦逆……病从腰以下必重而痹"，则是论述火灸之邪所致"火逆"之病症。条文从"欲自解者"至最后，是对自愈过程的表述。一个"欲"字，是在预测，预测一种正气恢复，阴阳自和而向愈的可能。但病至"焦骨伤筋"等"火逆"证候，岂能不治自愈呢?

按：通过以上第114~116条这三条对于火逆证的论述，我们可以悟出这样的思想，即张仲景不但重视保护阳气，而且重视保护阴血。而伤阳的多是寒凛之邪，伤阴的多是温热之邪。因此可以断定：这三条病情的"本来面目"是温病。而"火熏""火灸"只是诱因而已。

【原文】烧针[1]令其汗，针处被寒，核起而赤者，必发奔豚，气从少腹上冲心者，灸其核上各一壮，与桂枝加桂汤，更加桂二两也。(117)

桂枝加桂汤方：桂枝五两(去皮)，芍药三两，生姜三两(切)，甘草二两(炙)，大枣十二枚(擘)。上五味，以水七升，煮取三升，去滓，温服一升。本云：桂枝汤，今加桂满五两。所以加桂者，以能泄奔豚气也。

【注脚】

〔1〕烧针：亦称火针，是一种特殊的针刺法。其方法是将金属针的尖端烧红后，迅速刺至人体一定部位的皮下组织，并迅速拔出(笔者记得在35年前上高中时，曾亲眼看见一位民间医生采用祖传"烧针"——火针疗法，治疗颈部淋巴结核，即将做针线活之针体在酒精灯上烧红后，刺入结核内，确有一定疗效)。

【提要】论烧针取汗引发奔豚的证治。

【简释】尤在泾："烧针发其汗，针处被寒者，故寒虽从汗而出，新寒复从针孔而入也。核起而赤者，针处红肿如核，寒气所郁也。于是心气因汗而内虚，肾气乘寒而上逆，则发为奔豚，气从少腹上冲心也。灸其核上，以杜再入之邪，与桂枝加桂，以泄上逆之气。"(《伤寒贯珠集·太阳篇下·太阳救逆法》)

按：【验案精选】见《金匮·奔豚气病》第3条。

【原文】火逆下之，因烧针烦躁者，桂枝甘草龙骨牡蛎汤主之。(118)

桂枝甘草龙骨牡蛎汤方：桂枝一两(去皮)，甘草二两(炙)，牡蛎二两(熬)，龙骨二两。上四味，以水五升，煮取二升半，去滓，温服八合，日三服。

【提要】因烧针而烦躁的火逆证治。

【简释】"心为阳中之太阳"(《灵枢·阴阳系日月》)，若因病误施烧针，火气内攻，损伤心阳，心神浮越，致生烦躁，名曰火逆。对火逆证候误用下法，为已误再误。因烧针烦躁者，用桂枝甘草龙骨牡蛎汤以救急，方中桂枝、甘草辛甘化阳以复心阳之气，龙骨、牡蛎重镇潜敛以安烦乱之神。

按：古今注家对本条有不同见解。笔者认为，本条应与前述有关条文互参，如前第116条曰："用火灸之，邪无从出，因火而盛……名火逆也。"所谓"用火灸之"，"之"为代词，代什么呢?可理解为"针"，即用"火灸"针刺在人体上的"针"。故"用火灸之"即采用"烧针"法。也就是说，是因为用烧针而造成"火逆"证。如此推理，则本条的"烧针"与"火逆"是一个因果关系，即因烧针而造成火逆证。本条的"因烧针烦躁者"一句是一个自注句，即补述了火逆的病因是"烧针"，火逆的证候之一为"烦躁"。

【验案精选】

1. **心悸** 宋君与余同住一院，时常交谈中医学术。一日，宋忽病心悸，悸甚而神不宁，坐立不安，乃邀余诊。其脉弦缓按之无力，舌淡而苔白。余曰：君深夜写作不辍，而不知休息，日夜相继，内耗其心，心阳虚浮而神不敛之所致。乃书桂枝9g，炙草9g，龙骨12g，牡蛎12g。凡3剂而病愈。(《新编伤寒论类方》第29页)

按：《素问·六节藏象论》："心者，生之本，神之变也……为阳中之太阳，通于夏气。"今"因烧针"而伤及心阳者已罕见，但各种原因伤伐心之阳气，如发汗太过、劳心过度、过服苦寒、禀赋虚弱、年老阳虚等，均可导致心阳虚而心悸，叉手自冒心，体疲无力，少气懒言，脉来缓弱等，可用桂枝甘草汤治疗。病甚者心神不敛，心悸而烦躁者，治用桂枝甘草龙骨牡蛎汤。

2. **烦躁如狂** 凌某，男，12岁，1968年1月28日初诊。发热10余天，经服中西药治疗，已热退身凉。但从此多汗，延续数十天未止，始见倦怠乏力，继则躁扰不安，语无伦次，深夜狂呼出走，摩拳弄棒，不避亲疏，欲作伤人，屡投中西药，狂态不减，乃邀余往诊。见病孩盘膝而坐，喃喃自语无休止，面色苍白，舌质淡苔薄白，脉细不数。此过汗伤心，心阳浮越之征。盖汗为心液，过汗不仅伤津耗血，同时亦耗心中阳气，心阴伤损，心阳浮动，乃使如狂。止其汗，即敛其阴，阴气内守，阳气乃固，予通心固摄法，拟桂枝甘草龙骨牡蛎汤。处方：桂枝、炙甘草各10g，龙骨、牡蛎各20g。1月29日二诊：服1剂药后，入夜能入睡数小时，晨起已不复自语。惟默不作声，表情呆滞，偶尔一笑而已。药已中鹄，无庸更辙，嘱原方再进3剂。2月1日三诊：四进桂甘龙牡汤后，语言举止如常，但夜寐心烦。病愈七八，惟心神未安，予滋心安神法，拟养心汤原方，调治10余天而愈，随访15年，未见复发。(《伤寒论通释》第171页)

3. **癫证（精神分裂症）** 刘某，男性，21岁，大学生，1979年5月18日初诊。1978年入大学后因功课紧张，致夜不能眠，继之终日若有所思，神疲痴呆，时有单独发笑，动作重复，怕见人，畏上街，好照镜子，幻听幻想，默默不语，已4周余，学院校医诊断为“精神分裂症”，经治罔效，动员休学治疗。目前纳少眠差，两便尚可。检查：神志痴呆，低头不语，舌正红苔薄白，脉弦无力。拟诊为忧思太过，导致心气不足，心神浮越，故时有惊恐、幻听幻想、神呆等现象。治当助心阳，镇惊安神。药用桂枝10g，甘草6g，龙骨40g，牡蛎40g，紫石英60g，生白芍10g。7剂。二诊：药进3剂，症状初感好转，服7剂后，夜眠渐安，动作重复显少，幻听幻想亦减，纳食尚可，两便如常，神志较前明显好转，问诊可以对答，但不流利，舌正红苔薄白，脉弦而无力。守前方，再进7剂。三诊：药后症状消失，眠食俱佳，基本如平人，遂嘱在家安心休养，继续治疗，守上方连进60余剂，症状未发。（邓启源，等.《江西中医药》1998，1：35）

按：本案因学习紧张、思虑过度而致病，以神志痴呆、幻听幻想为主诉，表现虽与心悸烦躁不同，而病机皆由于心气不足、神明失常所致，故以桂枝甘草龙骨牡蛎汤治之获效。

【临证指要】 桂枝甘草龙骨牡蛎汤主治各种原因伤及心阳所致的心悸、烦躁，甚至癫狂之状。

【原文】 太阳伤寒者，加温针[1]，必惊也。（119）

【注脚】

〔1〕温针：是在应用针法的同时附加温热刺激的一种疗法。即在针入皮下的针体部用艾绒燃烧，使热气通过针体传入体内，达到治病目的。这与上二条“烧针”法有所不同。

【提要】 太阳伤寒，误用温针的变证。

【简释】 太阳伤寒为病邪在表，应当用汗法，反用温针以迫汗，温针火气内攻，耗阴损阳，扰乱心神，轻则烦躁，重则惊狂。

【大论心悟】

火疗法致逆诸条证候的思考

从以上第110~119条所述可知，火疗法（瓦熨、火熏、火灸、烧针、温针等）是中国古代的物理疗法，在汉代颇为流行。用之得当，确能治疗某些寒性疾病及特殊病变。若误施于其禁忌病证，必然导致各种变证，即“火逆”诸证。

如今，上述的各种火疗法已逐渐被淘汰或改革，因此，火逆所致的变证也少见了。但是，并不因此就失去了学习火逆诸条的意义和价值。现在重温仲景论火逆诸条，应注意不要就事论事，拘泥于原文之中，要积极地扩展辨证思维，跳出条文之外，引申其义，大凡阴虚之体或是温热病患，切不可误用辛温燥烈之药，否则伤阴动血也在所难免。同时，诸条火逆证所表现的气血受伤，阴阳失调的病理变化及证候特点，如“吐血”“清血”“血散脉中”“从腰以下必重而痹”及热扰神明证等，往往在临床许多疾病中都可以见到。因此，研究并探讨这些具有临床意义的病理机制、证治法则，并以此为借鉴，必然有助于提高辨证论治的水平。

【原文】 太阳病，当恶寒发热，今自汗出，反不恶寒发热，关上脉细数[1]者，以医吐之过也。一二日吐之者，腹中饥，口不能食；三四日吐之者，不喜糜粥，欲食冷食[2]，朝食暮吐，以医吐之所致也，此为小逆[3]。（120）

【注脚】

〔1〕关上脉细数：关上候脾胃，脉“细”为因吐伤津致虚之象，“数”为因虚所致，即后第122条所谓的“数为客热”，必数而少力。

〔2〕欲食冷食：“欲食”只是一种意向，“欲食冷食”是吐之伤胃，胃生虚热之象，虽欲“冷食”而不能食。结合上文，患者对米面之粥都不喜食，怎能进食冷食呢？

〔3〕小逆：虽因误治引起病变，但不严重，故曰“小逆”。

【提要】太阳病误吐所致“小逆”证候。

【简释】太阳病，应当有恶寒发热等表证，现在病人反不恶寒发热，只是表现自汗出，关脉细数，何也？“以医吐之过也”。即本来为太阳病，应发汗散邪，医生反用了吐法，呕吐时胃气势必向上向外，能发越阳气，引发汗出，亦寓有散邪之功。但吐法又势必损伤胃气，故曰“医吐之过也”。吐之伤胃有轻重之分，轻者，胃中有饥饿感，却食欲不振；重者，患者连糜粥也不欲食，却想吃点凉的食物。上述吐之伤胃证候只是“小逆”，若脾胃受损严重，可致“朝食暮吐”，参见《金匮》第17篇。

按：表证呕吐确可发汗。吐而汗出后有两种预后：一是，若单纯为太阳病表证，吐之汗出，表邪随汗而散，可汗出病解。二是，若为表里同病，或热盛于内，吐后热降，只是缓解一时，但旋即复升，应随证治之。

【验案精选】

感冒——素有内热，外感风寒，服药呕吐而汗出 杨某，女，21岁，河北省石家庄市某高校学生，于2005年12月22日初诊。自诉昨日因穿着不慎感风寒，今日周身疼痛，乏力，恶寒发热，鼻塞流清涕，咽干。上午体温37.3℃，于本门诊注射退热剂，口服阿莫西林、康泰克等药，汗出较多，疗效不佳。现病情如前述，脉数偏滑，舌红苔黄。体温38.1℃，心率123次/分。视：咽后壁色红，扁桃体不大。拟大青龙汤加味，麻黄24g，桂枝15g，炒杏仁10g，甘草10g，生石膏50g，丹皮20g，生姜10g，大枣6枚，连翘30g，大青叶15g，玄参15g，赤芍15g，大黄5g。2剂，每剂水煎后，服如桂枝汤之法。电话随访，自诉当晚8时服药一次，即覆被取汗，汗未出；10时又服一次，方法如前，患者于11时突觉恶心欲吐，随即呕吐所食之物及少量药液，汗亦出，即卧床休息。次日晨起后服剩余三分之一药，诸症消失。随后将第2剂于一日内分4次温服，恢复健康。（吕志杰验案）

【原文】太阳病吐之，但太阳病当恶寒，今反不恶寒，不欲近衣，此为吐之内烦也。（121）

【提要】此条与上条虚实对比，论太阳病误吐转属阳明燥热的证候。

【简释】太阳表病，当汗不当吐。吐虽或可解表，但吐后损伤胃津，津伤化燥生热，故反见不恶寒，不欲近衣等内热病情。

按：前第70条说：“发汗后，恶寒者，虚故也；不恶寒，但热者，实也。当和胃气，与调胃承气汤。”彼此两条互参，此条之“内烦”，盖本为阳盛之体，胃中燥热，太阳病误吐只是诱因。

【原文】病人脉数，数为热，当消谷引食，而反吐者，此以发汗，令阳气微，膈气虚，脉乃数也。数为客热，不能消谷，以胃中虚冷，故吐也。（122）

【提要】此承前第120条，注解朝食暮吐及数脉病机。

【简释】尤在泾：“脉数为热，乃不能消谷而反吐者，浮热在上，而虚冷在下也。浮热不能消谷，为虚冷之气，逼而上浮，如客之寄，不久即散，故曰‘客热’。是虽脉数如热，而实为胃中虚冷，不可更以寒药益其疾也。”（《伤寒贯珠集·太阳篇上·太阳斡旋法》）

按：本条与《金匮》第17篇第3条雷同，是论述胃反呕吐之病机证候的条文之一。

【原文】太阳病，过经十余日，心下温温[1]欲吐，而胸中痛，大便反溏，腹微满，郁郁[2]微烦。先此时自极吐下者[3]，与调胃承气汤。若不尔者，不可与。但欲呕，胸中痛，微溏者，此非柴胡汤证，以呕，故知极吐下也（按：《翼方》卷九无“若不尔”以下30字）。（123）

【注脚】

〔1〕温温：通“愠愠”，即气机郁遏不通。此指欲吐不能。

〔2〕郁郁：郁闷不舒的样子。

〔3〕先此时自极吐下者：在此之前假如大吐大下了的。此句正对下句“若不尔者”。“自”，连词，表示假设。“极”，极点，最高限度。“极吐下”，是使动用法，即使吐下达到最高限度。此外，“吐下”二字可理解为偏义复词，若极下，则不能再“与调胃承气汤”。

【提要】太阳病误用吐下的变证及救逆法。

【简释】太阳病，表证已去，谓之过经。十余日后，心下温温欲吐，欲吐时，气逆而胸中痛，本证似已转入少阳。惟少阳大便不溏，而大便溏兼见腹满者，颇似太阴脾虚，而又不应郁郁微烦，故云“反溏”。这是因为极度吐下之后，胃受伤，津液干，胃结成实，中气被阻，上逆不得降，故欲吐；且吐下伤中，阳明尚有余热，故便溏、腹满微烦并见。与调胃承气汤和之，则诸症自除。或不因极度吐下之故，虽有欲呕，胸中痛，似少阳柴胡证，而微溏、腹满则为虚候，非柴胡证，更不可与承气汤。何以辨之，由于综合观察欲呕等以下诸症，故知以前受极度吐下所伤。

按：前已述及，自第110~119条是论“火逆”诸证及救治三方。而第120、121、123条这三条，则是论太阳病误吐的变证。

【原文】太阳病六七日，表证仍在，脉微而沉[1]，反不结胸[2]，其人发狂者，以热在下焦，少腹当硬满；小便自利者，下血乃愈。所以然者，以太阳随经，瘀热在里故也，抵当汤主之。（124）

抵当汤方：水蛭（熬）、虻虫各三十个（去翅足，熬），桃仁二十个（去皮尖），大黄三两（酒洗）。上四味，以水五升，煮取三升，去滓，温服一升。不下，更服。

【注脚】

〔1〕脉微而沉：本条方证“脉微”非虚证微弱之脉象，为血蓄于里，气血阻滞，脉道沉滞之状。

〔2〕结胸：为证候名称。详见后文第130~141条结胸证治。

【提要】论太阳蓄血重证的证治。

【简释】本条说“所以然者，以太阳随经，瘀热在里故也”一句，为自注句。“抵当汤主之”应接在“下血乃愈”之后。条文曰太阳病至六七日，为表邪入里之期。若表病尚在，脉当见浮，今脉微而沉，虽有表证，凭脉知邪已陷于里。邪虽陷入，因不在上焦，故反不结胸。其人发狂，是热在下焦与血相结所致。太阳病邪随经入里，血气阻滞，故脉微而沉；瘀热结于少腹，故少腹硬满。惟少腹硬满证，有蓄水与蓄血之别。若小便自利，则属蓄血；若小便不利，则是蓄水。属瘀血者，下血乃愈，抵当汤主之。方中水蛭、虻虫直入血络，善能破血逐瘀，其力峻猛；桃仁活血化瘀；大黄泻热导瘀。四味组方，为攻逐瘀血之峻剂。

【方歌】

水蛭虻虫抵当汤，峻攻桃仁与大黄。
重证蓄血或久瘀，轻证桃核承气方。
下焦瘀热少腹硬，精神失常病发狂。

【方证鉴别】

1. 抵当汤蓄血证与五苓散蓄水证（71） 两方证皆是太阳病邪热随经入腑的下焦病变。两方证皆有少腹胀满的表现，所不同之处：一为水与热结，膀胱气化失常，必小便不利，并有烦热，消渴及水逆等证候；一是血与热结，病位不在膀胱，故小便自利，必有其人如狂，甚则发狂等蓄血急症，或“有久瘀血，故令喜忘”（237）等精神失常证候，以及经水不利等妇人瘀血证。

2. 抵当汤（丸）与桃核承气汤证（106） 两方证亦皆是太阳病邪热随经入里，瘀热在下焦。症见“少腹急结”（106），甚则“少腹当硬满”等腹证，并见“其人如狂”（106），甚则“其人发狂”等精神失常表现。两方证的鉴别有二：一是，此证较重而彼证较轻；二是，“前桃核承气，乃治瘀血将结之时，抵当乃治瘀血已结之后也”（《伤寒论类方·承气汤类》）。

【验案精选】

一、伤寒

1. 蓄血证 张意田治角江焦姓人。七月间患壮热舌赤，少腹闷满，小便自利，目赤，发狂，已三十余日。初服解散，继则攻下，但得微汗，而病终不解。诊之，脉至沉微，重按疾急。夫表证仍在，脉反沉微者，邪陷入于阴也，重按疾急者，阴不胜其阳，则脉流转疾，并乃狂矣。此随经瘀血，结于少腹也，宜服抵当汤。乃自为制虻虫、水蛭，加桃仁、大黄煎服。服后下血无数。随用熟地一味，捣烂煎汁，时时饮之，以救阴液；候其通畅，用人参、附子、炙草，渐渐服之以固真元。共服熟地两斤余，人参半斤，附子四两，渐得平复。(《续名医类案·卷四·热病》)

按：治法先用抵当汤以攻瘀血，后用熟地"以救阴液"，再用参、附"以固元气"。如此先攻后补之法，补仲景所未备，全在临证时变通。

2. **便血证（伤寒肠出血）** 沈某，女，43岁。伤寒20多天，经中西药治疗，发热渐渐下降，病似有好转。但自前天起，发热又升高，体温39℃，口渴不饮，神志昏糊，烦躁不安，少腹满拒按，大便2~3次/日，色黑便易，小便自利。脉象沉而数，舌苔焦黄而干燥。请西医会诊，确诊为"伤寒肠出血"。中医为热入血分，血热妄行论治。用犀角地黄汤1剂，药后热未下降，腹满未减，下血依然，狂躁不安，病情加剧。此乃瘀热结于下焦，《伤寒论》谓之蓄血。病极危险，非清热祛瘀，不能去其瘀热。因此拟以抵当汤加减。密切注意大出血而虚脱。处方：生大黄10g（后下），桃仁6g，水蛭5g，犀角0.6g（水磨和服），生地20g，赤芍10g，丹皮6g。服药1剂，大便下黑粪3次，少腹胀满减轻，高热渐降，神志渐清，躁狂已平，瘀热已告衰退，病情暂脱险。治用原方去桃仁、水蛭，加甘草4g、麦冬20g，清除余热留瘀。服药2剂，出血基本控制，热邪退尽，气阴将复，原方去大黄、犀角，加玄参甘寒生津益阴，以善其后。(张谷才.《辽宁中医杂志》1980，8:13)

二、杂病

1. **干血劳** 余某某，男，30岁。平素嗜酒如命，曾多次饮酒过量住院治疗。曾在香港东华医院留医，治疗30多天未见好转。当时腹大如瓮，在绝望中返回故里，又请专治臌胀的中医诊治两旬，腹胀痞结如故，两足又见浮肿，自以为必死，故弃而不医。后由其岳父介绍，邀余出诊。面色灰暗枯槁，形瘦骨立，行动蹒跚。闻其声则语音重浊，问之则曰大便困难，小便黄赤，胃呆懒食。察其舌，质绛而苔白，腹则胀且实，青筋暴露。按右腹则硬如石，叩腹壁则卜卜有声。切其脉则沉涩而实，症颇重笃。辗转思维，以沉涩之脉为里部蓄瘀，但久病乃见实脉，是邪虽盛而正未衰。当初饮酒过量，酒湿潜入血分，血凝则肝络不通，瘀结而成癥病。拟攻下逐瘀为治，宗仲景抵当汤法：虻虫12g，制水蛭12g，生大黄30g，桃仁30g。服上药3剂，服后每日大便10余次，自觉腹部略松，病情已有好转之机。再照前方加当归30g。嘱连服4剂。服药4天来，大便下黑粪及瘀血甚多，腹胀续减，右腹癥块亦为缩小。脉仍沉涩，颜面微赤而带黄色，小便微黄，胃尚未健，防其邪去正伤，拟前方加党参15g、黄芪15g。嘱服4剂。后将二味各增至30g，又服4剂。病人颜面光彩，胃纳略增，腹胀及癥块全部消失，两足已无浮肿，脉象沉微而濡，拟大补气血以善其后。(《广东医学·祖国医学版》1963，3:30)

按：本案颇似《金匮·虚劳病》第18条所述干血劳病。而彼为因虚致瘀，故用大黄䗪虫丸攻瘀与补虚兼顾；此为"邪虽盛而正未衰"，故治疗先用抵当汤着重攻瘀，后用攻补兼顾方以收功。

2. **癫狂** 宋某某，女，18岁。患癫狂，目光异常，时而若有所思，时而若有所见，时而模仿戏剧人物，独自动作吟唱。入夜尤剧，妄言躁狂欲走。病至半月，病势笃，卧床不起，饮食不进有数日。脉之，六部数疾，尺滑有力。按之，少腹上及脐旁坚硬急结。询其经事，家人回答初得病时正值经期。大便周余未解，小溲尚通。舌暗红干燥。乃曰："王氏《脉经》说'尺脉滑，血气实，妇人经水不利，……宜……下去瘀血'。脉症合参，属瘀热发狂，急宜泄热破瘀。"疏抵当汤：桃仁25g，大黄10g，水蛭10g，虻虫10g。适缺虻虫，嘱先服下观察。翌日诊视，药后大便得通，症无进退。曰："证属瘀热发狂无疑，抵当汤何以不效？殆缺虻虫之故。"仍用前方，亟令觅得虻虫。时值夏月，家人乃自捕虻虫20余枚合药。服后三时许，果从前阴下瘀血紫黑，夹有血丝血块，大便亦解胶黑之屎。令以冰糖水饮之，沉沉睡去，嘱勿扰唤。翌晨，神清索食，惟觉困乏。疏方：生地、白薇、丹参、莲心、荷叶、琥珀调之，竟愈，未再复发……现已婚生子，未再复发。(黄晓华，等.《上海中医药杂志》1980，3:18)

按：经方之精在于制方严谨，方中之药，不用则已，用则必须，本案便是例证。因此，用经方虽可适当变通，但不可随意加减，以免失其原方功效。

3. **瘀血发热（肺癌骨转移）** 陈某某，男，38岁，黑龙江林甸县人。1987年9月14日因患

“右肺鳞状上皮癌（7cm×7cm）并发骨转移”，致使左臂肱骨癌，肾转移，住中日友好医院接受化疗和放疗。治疗期间出现高热不退，体温波动在39~40℃之间，经用一般退热药治疗不效，采用激素静脉点滴，控制体温。但激素一停则体温复升，激素用量有渐增之势。病势日危一日，家属欲将病人送回故乡，苦于体温不下，不能出院行程。其弟为我院硕士研究生，欲求中药退其热。查病人头发全秃（放疗、化疗有关），面色苍白无华，语言轻微，周身无力，小便黄，大便干，头不疼，无鼻塞流涕等感冒征兆，脉沉弦，舌苔黄，舌质暗，舌底有明显瘀络瘀斑，唇色暗紫，手足指趾甲均呈蓝紫色。诊为“瘀血发热”，书抵当汤加减，因病久体虚加太子参治之：生水蛭12g，川军2g，桃仁12g，䗪虫12g，太子参30g。服上药1剂后，翌晨病人小便尿血（肉眼血尿），但无尿频、尿痛、尿急等不适，反觉尿后轻松。此正“瘀热在里”，“下血乃愈”之候，继投原方1剂，血尿已无，体温降至36.3℃，热退。（《伤寒论临床应用五十论》第215页）

原按：瘀血导致发热，用抵当汤治其瘀血发热，乃仲景之训。论中第126条云：“伤寒有热，少腹满，应小便不利，今反利者，为有血也，当下之，不可余药，宜抵当丸。”笔者承其训，以抵当汤治之，果真“下血乃愈”，是瘀血可致发热之明证。

4. 瘀血发狂（暴发性精神分裂症） 李某某，女，18岁，1987年10月24日初诊。其母代诉：女儿在1985年2月正值月经行经期，被父怒打，致使月经断而不行，于6月27日女儿出现幻听幻视，常看到门窗上有人手及骷髅等物，不得安卧，当即去医院，诊为“暴发性精神分裂症”，服用奋乃静等药物治疗1个月左右，幻听幻视消失，复学后不久其病复发，并吵闹无常，停学治病。2年来月经闭而不来，少腹痛，身抖动，舌苔厚腻罩黄，舌质紫绛，舌底瘀络甚重，大便干结，小便短黄，脉沉弦。诊为肝郁气滞、经血瘀闭、内夹痰热、蒙闭心神所致，治以柴芩温阳汤加桃仁、红花。服药7剂，二诊时其症无改善，又改投丹栀逍遥散加菖蒲、郁金治之，服药7剂后仍无效。三诊时笔者忽有所悟，此瘀血发狂之候，遂书逍遥散合抵当汤6剂治之：当归15g，赤芍12g，柴胡10g，茯苓30g，白术10g，生水蛭12g，大黄6g，䗪虫12g（无虻虫），桃仁15g。水煎服，日1剂。四诊时，病人精神转安，时有腹痛，月经仍未至，继投上方加川牛膝18g、坤草18g。服用9剂。五诊时病人已能独立步行外出，但仍口服奋乃静，其量已减少至四分之一。更以上方加生地18g，连服12剂。六诊时，病人月经来潮，量甚少，诸症均减，继服原方10剂。七诊时，病人主诉无明显不适，改服丹栀逍遥散加桃红，服用40余剂。于1988年5月，病人停用西药，精神正常。改汤为丸，服加味逍遥丸月余，月经按期而至，量可，停药观察，2年后其弟前来诊病，询知该患者病未发。（《伤寒论临床应用五十论》第216页）

原按：论中太阳蓄血证有如狂发狂之症，乃表邪不解入里而成。本案则为五志所伤而经闭不行，同样可致精神失常，亦瘀血发狂之候。名医印会河教授曾撰专文论说抵当汤法治精神病。仲景为后人治疗精神失常开拓了活血化瘀这一法门，不可不省。

5. 外伤蓄血证 樊某某，女，46岁。1974年9月21日初诊：患者由车撞致脑外伤昏迷，经某医院治疗24天，仍神志昏迷。右手无意识动作，左手及两下肢不能活动，脉弦数，舌苔干腻。头脑受伤，血瘀阻络，拟醒脑活血通络，投通窍活血汤原方加菖蒲、郁金、至宝丹。二诊：神志时清时昧，头痛烦躁狂叫，日夜不休，便秘腹痛，舌苔转淡黄腻，脉弦小数。骤受撞伤，瘀热凝阻，有如《伤寒论》蓄血如狂之症，与阳明热盛发狂不同，拟抵当汤加味，化瘀清神。方用水蛭、虻虫各9g，桃仁12g，当归18g，山栀15g，红花9g，生川军6g（后入），鲜石菖蒲15g，郁金、茯苓各9g。三诊：前投抵当重剂加味，服至第4剂时，左手及两下肢已能活动，故7剂后又服10剂，烦躁狂叫大为减轻，神识渐清，但不能言语，昨日便软3次，腹痛已止，舌苔黄腻，脉弦小。脉络血瘀渐化，惟湿热尚阻中焦，再拟活血和中而化湿热。黄连温胆汤合通窍活血汤（去麝香）加菖蒲、蔻仁。此后，烦躁惊叫除，神志渐清，但时有幻觉，据证予活血清神、和中舒胃以及调补气阴，佐以清化之剂治疗，症除病愈。先后共调治50余天。〔《名老中医之路·第二辑》（张伯臾）第199页〕

原按：《伤寒论》蓄血膀胱是指太阳腑证，瘀热在里，可见“如狂”一证。而与本例发狂，虽病变部位不一，然病机雷同，皆瘀热犯于神明所致。且抵当汤方用水蛭、虻虫，峻猛破瘀逐血，又合桃仁、大黄破血荡热，导瘀下行，颇合本病治则，故我广其意而用于本例治疗，收到了满意的疗效。

6. **眼病（中心性视网膜炎）** 刘某某，女，天津人。患病已2年。自称在产后受风，从此眼疼、少寐、视力开始下降。先从右眼开始，视力从1.2降至0.1。西医眼科诊为“中心性视网膜炎”，眼底水肿，黄斑区呈棕黑色病变。除眼病外，其人经常背部作痛，小腹右侧疼痛，每届经期，则两腿发胀，且记忆衰退而善忘，每日惊怕不安。切其脉弦滑有力，视舌质绛而有瘀斑。辨证：下焦蓄血，肝失所禀，肝开窍于目，故视力降低而善忘。治法：活血化瘀，逐旧生新。处方：桃仁15g，大黄10g，丹皮10g，虻虫6g，炒水蛭6g，赤芍6g。甫服一帖，而发生后脑疼痛，且伴有跳动之感。然后，小腹作痛，大便泻下，小便溺出血样物甚多。顿感头目清晰，记忆好转，喜出望外。转方用血府逐瘀汤加石决明、茺蔚子。服6剂，视力恢复等于常人。经眼科检查，黄斑区的棕黑色病变已变浅变小。其功效之捷，出人意料。（《伤寒论十四讲》第93页）

按：后第237条曰：“有久瘀血，故令喜忘。”此案虽以眼病为主症，但辨证从整体出发，四诊合参，宗仲景方法而获得奇效！

7. **妇人病蓄血证** 妇人病蓄血证涉及热入血室、痛经、闭经、十月怀胎等，以抵当汤治之取得良效。具体病案详见《金匮·妇人杂病》篇第14条。

【临证指要】 抵当汤主治热病蓄血证（主症特点为少腹硬满发狂或如狂等精神失常表现）及各科杂病瘀血证。本方为攻逐瘀血之峻剂，对至危至重之病，用之得当，疗效神奇。

【实验研究】 抵当汤能显著降低全血黏度、血浆黏度及红细胞压积，纤维蛋白原含量亦降低。还有，该方治疗老年期血管性痴呆实验研究表明，该方有改善记忆作用，并改善血液流变学和微循环。这证实了治“久瘀血……喜忘”（237）的宝贵经验。

【原文】 太阳病，身黄，脉沉结，少腹硬，小便不利者，为无血也；小便自利，其人如狂者，血证谛[1]也，抵当汤主之。（125）

【注脚】

〔1〕谛：证据确凿。

【提要】 本条以小便利否辨蓄血与蓄水证。

【简释】 尤在泾：“身黄，脉沉结，少腹硬，水病、血病皆得有之。但审其小便不利者，知水与热蓄，为无血而有水，五苓散证也。若小便自利，其人如狂者，乃热与血结，为无水而有血，抵当汤证也。设更与行水，则非其治矣。仲景以太阳热入膀胱，有水结、血结之分，故反复明辨如此。”（《伤寒贯珠集·太阳篇上·太阳斡旋法》）

按：此条论及“身黄”，关于黄疸证治，详见阳明病篇茵陈蒿汤证（236、260）、栀子柏皮汤证（261）、麻黄连翘赤小豆汤证（262）及《金匮·黄疸病》篇。

【验案精选】

身黄（黄疸型肝炎） 丁某，男，49岁，1977年6月13日诊治。半年前患传染性黄疸型肝炎，黄疸消退后，形瘦面黄，身黄如熏，查黄疸指数在正常范围，服补益气血药多剂无效。症见两目暗黑，肌肤微热，五心烦热，失眠多怒，腹满食少，大便不畅，小便自利而时黄时清，脉沉涩，舌瘦有瘀斑。此瘀热于内，治宜化瘀泄热。方用：水蛭、桃仁、大黄各90g，虻虫30g。共为细末，蜂蜜为丸，每服3g，日3次。初服泻下黑便，饮食增加，心烦止。续服夜能入眠，身黄渐去，药尽病愈。（唐祖宣.《上海中医药杂志》1981，5∶27）

【原文】 伤寒有热，少腹满，应小便不利，今反利者，为有血也，当下之，不可余药[1]，宜抵当丸。（126）

抵当丸方：水蛭二十个（熬），虻虫二十个（去翅足，熬），桃仁二十五个（去皮尖），大黄三两。上四味，捣分四丸。以水一升煮一丸，取七合服之。晬时[2]当下血，若不下者，更服。

【注脚】

〔1〕余药：指不可用其他药、别的药，下句明曰“宜抵当丸”。

〔2〕晬时：即周时，一昼夜的时间。“晬时”一语，见于《灵枢·上膈》篇。

【提要】 承前两条再论蓄血证的治疗方法。

【简释】 伤寒有热，少腹满是邪在下焦。若为膀胱蓄水证，应见小便不利；今小便反利，知为蓄血，仍当用峻下瘀血法，宜抵当丸。“虽有瘀血，不至如狂之甚，不可用其余快利之药，止宜抵当汤小其制为丸，连滓煮服，缓缓下之，此又法外之法也”（黄宝臣《伤寒辨证证集解》卷二）。

抵当丸药物与抵当汤相同，惟方中水蛭、虻虫的剂量减少，改汤为丸，力缓而持久，取峻药缓攻之义。尤在泾："……此条证治，与前条大同，而变汤为丸，未详何谓。尝考其制，抵当丸中水蛭、虻虫，减汤方三分之一，而所服之数，又居汤方十分之六，是缓急之分，不特在汤丸之故矣。此其人必有不可不攻，而又有不可峻攻之势，如身不发黄或脉沉结之类，仲景特未明言耳。有志之士，当不徒求之语言文字中也。"（《伤寒贯珠集·太阳篇上·太阳斡旋法》）

按：太阳蓄水证与太阳蓄血证的腹诊同为少腹满或少腹急结，一为水蓄于下，一为血结于下，辨证之要点在于小便利与小便不利。仲景于上文第125、126条详辨蓄血与蓄水之别。抵当汤（丸）证见于上文第124、125、126条以及后文第237、257条，分别论述了瘀血发狂、瘀血发黄、瘀血发热、瘀血善忘、瘀血大便硬等诸证特点。归纳起来，可以大大丰富我们对瘀血病的辨证论治。

【验案精选】

1. 闭经

（1）常熟鹿苑钱钦伯之妻，经停九月，腹中有块攻痛，自知非孕。医予三棱、莪术多剂未应，当延陈保厚先生诊。先生曰：三棱、莪术仅能治血结之初起者，及其已结，则力不胜矣。吾有药能治之，顾药有反响，受者幸勿骂我也。主人诺。当予抵当丸三钱，开水送下。入夜，病者在床上反复爬行，腹痛不堪，果大骂医者不已。天将旦，随大便下污物甚多，其色黄白红夹杂不一，痛乃大除。次日复诊，陈先生诘曰：昨夜骂我否？主人不能隐，具以情告，乃予加味四物汤调理而瘥。（《经方实验录》第84页）

（2）常某，女，23岁。体质素弱，因肝气抑郁，月经三月未行，腹胀，消化不良，身倦无力，脉象沉涩，此系肝气郁滞，瘀血不行。因平素脾胃虚弱，不任攻下，遂改用寓攻于补之法。用补气健脾胃之剂以益其虚，抵当丸以破其瘀。攻补兼施，瘀邪祛而正不伤。处方：炒白术10g，生山药24g，台党参12g，生箭芪18g，生地黄18g，桃仁泥15g，生水蛭12g，生锦纹6g，红花12g，甘草6g。共为极细末炼蜜为丸10g重，每服1丸。服药1剂后，腹胀全消，2剂而月经来潮。后以养血化瘀之剂，调理而愈。（《伤寒论临床实验录》第126页）

按：此案之因虚致瘀之经闭，《金匮》第6篇第18条称之为"内有干血"，后世称为"干血劳"。

2. 积证（结核性腹膜炎） 王某，男，24岁，工人，1961年9月18日初诊。在本所病房住院，脐左侧有一块状物，大如鞋底，有明显压痛，痞而不舒，午后潮热盗汗。西医诊为"结核性腹膜炎（干性）"，历经抗结核药治疗无效，脉象弦滑。本症坚硬而不移位，当属积证。必以消坚化积为主治。观其人体质尚健，初用三棱、莪术、鸡内金等数剂，积块不缩，症状不减，因思此属陈久积血、营阴气血受阻，非寻常化积药所能治，必须用峻剂方能取效。用生水蛭25g研面，每次2.5g，日2次。服药后自觉腹部有气体向下移动，硬痛减轻。继用前药硬块明显缩小，但连续按常规服用此药则效不显，考虑此属药轻病重，须水蛭与虻虫合用方能进一步收效，遂拟抵当丸方。处方：水蛭100g，虻虫25g，桃仁25g，大黄15g。研面蜜丸为梧桐子大，每次服10g。服药后，硬块逐渐缩小，从10月16日服本药，至11月8日，硬块完全消失而痊愈。（《张琪临证经验荟要》第406页）

按：此案说明，中医治病从单味药过渡到复方，确能提高疗效。这是经验的结晶，是中医科学的一大飞跃！

3. 血吸虫病、脾大 蒋某某，女，29岁，家庭妇女。因患肺结核病，在用异烟肼治疗期间，肺尖部有啰音，心率快，并发现脾肿大肋下4指，由于大便孵化几次都找到毛蚴，因之迫切要求治疗……当时就试用仲景抵当丸，每次5~6g，饭前1小时吞服，每日2次，共服18天。在服药期间，并无下血、便泄及其他反应，反觉食欲渐趋旺盛，未用其他中西药物，脾脏减小，大便孵化几次均呈阴性……（刘雨农.《浙江中医杂志》1958，12：20）

【原文】 太阳病，小便利者，以饮水多，必心下悸；小便少者，必苦里急也。（127）

【提要】 以小便利否，辨水停的部位。

【简释】 本条提示，水停中焦证与水停下焦证的鉴别要点：一是辨小便的利与不利，小便利者，属水停中焦；小便量少而不利者，为水蓄下焦。二是辨病位，心下悸，为水停中焦；小腹里急，属水蓄下焦。当然，水停中焦与下焦的鉴别还有其他条件，当结合相关条文，综合分析。

辨太阳病脉证并治下

太阳病下篇自第128~178条，共51条。下篇承接上篇、中篇相关内容，论述的主要内容可分4个部分。

一、结胸证治。包括热与水结的大陷胸汤证（134）、大陷胸丸证（131）；热与痰结的小陷胸汤证及寒实结胸的三物小白散证（141）。

二、类结胸证治。包括脏结证（129、130）；太少并病的柴胡桂枝汤证（146）；胆热脾寒的柴胡桂枝干姜汤证（147）；妇人热入血室证（143、144、145）等。这些病证或在病因，或在症状上与结胸证有相似之处，故汇于一篇之中论述，以资鉴别，以提高辨证论治的能力。

三、痞证证治。主要包括无形邪热痞塞于中的大黄黄连泻心汤证（154）；热痞兼阳虚的附子泻心汤证（155）；寒热错杂之脾虚夹痰的半夏泻心汤证（149）；脾虚夹饮的生姜泻心汤证（157）以及脾虚下利的甘草泻心汤证（158）。由于瓜蒂散证（166）、旋覆代赭汤证（161）、大柴胡汤证（165）等证候中亦表现心下痞硬，故与"五泻心汤证"杂糅在一起讨论，示人总以辨证论治为主。

四、外邪内侵病证治。例如，热结在里，表里俱热的白虎加人参汤证（168、169、170）；太少合病的黄芩汤证（172）；上热中寒的黄连汤证（173）；风湿滞留肌腠或关节的"三附子汤"证（174、175）。最后是"伤寒、脉结代，心动悸"之炙甘草汤证（177），至此，太阳病篇的全部内容结束。

【原文】问曰：病有结胸[1]，有脏结[2]，其状何如？答曰：按之痛，寸脉浮，关脉沉，名曰结胸也。（128）

何谓脏结？答曰：如结胸状，饮食如故，时时下利，寸脉浮，关脉小细沉紧，名曰脏结。舌上白苔滑[3]者，难治。（129）

按：尤在泾《伤寒贯珠集》将128、129两条合为一条。

【注脚】

〔1〕结胸：成无己说："结胸者，邪结在胸。"据后文所述，结胸病位或"为水结在胸胁"（136），而主要是邪结于心下。参见后文第134、135及137条内容。

〔2〕脏结：是脏气虚衰、阴寒凝结所致的病症。

〔3〕舌上白苔滑：即舌苔白滑。章楠曰：此为"阳败而阴浊之邪凝结，故为难治也"。

【提要】两条自设问答辨结胸与脏结的脉症、鉴别及脏结预后。

【简释】尤在泾："此设为问答，以辨结胸、脏结之异。结胸者，邪结胸中，按之则痛；脏结者，邪结脏间，按之亦痛。如结胸者，谓如结胸之按而痛也。然胸高而脏下，胸阳而脏阴，病状虽同，而所处之位则不同。是以结胸不能食，脏结则饮食如故；结胸不必下利，脏结则时时下利；结胸关脉沉，脏结则更小细紧；而其病之从表入里，与表犹未尽之故则又无不同，故结胸、脏结，其寸脉俱浮也。舌上白胎滑者，在里之阳不振，入结之邪已深。结邪非攻不去，而脏虚又不可攻，故曰难治。"（《伤寒贯珠集·太阳篇下·太阳救逆法》）

【原文】脏结无阳证，不往来寒热（按：赵本注："一云寒而不热。"《脉经》同），其人反静，舌上苔滑者，不可攻也。（130）

【提要】承上条补述脏结的证候及治禁。

【简释】尤在泾："邪结在脏，必阳气内动，或邪气外达，而后可施攻取之法。若无阳证，不往来寒热，则内动外达之机俱泯，是以其人反静，其舌苔反滑，邪气伏而不发，正气弱而不振，虽欲攻之，无可攻已。盖即上文难治之端而引其说如此。"（《伤寒贯珠集·太阳篇下·太阳救逆法》）

【原文】病发于阳而反下之，热入因作结胸；病发于阴而反下之，因作痞也。所以成结胸者，以下之太早故也。结胸者，项亦强，如柔痓[1]状，下之则和[2]，宜大陷胸丸。(131)

大陷胸丸方：大黄半斤，葶苈子半升(熬)，芒硝半升，杏仁半升(去皮尖，熬黑)。上四味，捣筛二味，内杏仁、芒硝合研如脂，和散，取如弹丸一枚，别捣甘遂末一钱匕，白蜜二合，水二升，煮取一升，温顿服之，一宿乃下，如不下，更服，取下为效。禁如药法[3]。

【注脚】

〔1〕柔痓：证候名。见《金匮·痓湿暍病》篇第2、11条。

〔2〕下之则和：此句是插笔，是言用了大陷胸丸后，攻除了水热互结之邪，则胸中和而项自舒之意。

〔3〕禁如药法：指饮食禁忌、用药注意事项同常规之法。

【提要】论结胸与痞证的成因以及热实结胸偏于上的证治。

【简释】“病发于阳而反下之”，是说病在于表，表为阳，治当发汗解表，而反用下法，致使邪热内陷，与痰水有形之物相搏，结于上焦，因而成为结胸之证。“病发于阴而反下之”，是说病在里，里为阴，如里非实证，则亦不可妄下，如不当下而下，则必损伤脾胃之气，使升降失常，气机滞塞，因而导致心下痞。结胸言“热入”，而痞证不言者，以结胸为病发于阳(表)，而痞证则为病发于阴(里)故也。结胸有大小，邪结有高下。本证为大结胸病邪偏于高位者。结胸邪结偏高，为何表现“项亦强，如柔痓状”？如何理解大陷胸丸之方义？尤在泾说：“……痓病之状，颈项强直。结胸之甚者，热与饮结，胸膈紧贯，上连于项，但能仰而不能俯，亦如痓病之状也。曰柔而不曰刚者，以阳气内陷者，必不能外闭，而汗常自出耳。是宜下其胸中结聚之实，则强者得和而愈。然胸中盛满之邪，固非小陷胸所能去，而水热互结之实，亦非承气汤所可治，故与葶苈之苦、甘遂之辛，以破结饮而泄气闭；杏仁之辛、白蜜之甘，以缓下趋之势，而去上膈之邪；其芒硝、大黄，则资其软坚荡实之能……大陷胸丸，以荡涤之体，为和缓之用。盖以其邪结在胸，而至如柔痓状，则非峻药不能逐之，而又不可以急剂一下而尽，故变汤为丸，煮而并渣服之，即峻药缓用之法。峻则能胜破坚荡实之任，缓则能尽际上迄下之邪也。”(《伤寒贯珠集·太阳篇下·太阳救逆法》)

【大论心悟】

衷中参西解读结胸病的脉证并治

名医潘澄濂借助西医学来探讨结胸病的病因、证候及治法，颇能开拓思路，切近临床，故略作整理，引述如下。

《伤寒论》说：“病发于阳，而反下之，热入因作结胸……所以成结胸者，以下之太早故也。”据条文所述，结胸证似因过早应用攻下而造成的。但是结胸证的治疗，恰恰是采用大陷胸汤的峻下。这样，前后似有矛盾，不易理解。我认为，从《伤寒论》对结胸证的描述来看，既说“舌上燥而渴，日晡所小有潮热，从心下至少腹硬满而痛，不可近者”(137)。又说“结胸无大热者，此水结在胸胁也”(136)。据此可以推测，结胸证的实质似乎是指胸腔或腹腔有大量渗出性或漏出性积液。病变的主要部位是在胸腔，亦可想象。

试就胸腔积液而论，临床上以渗出性胸膜炎较为常见(当然，可能还有其他疾病)。以渗出性胸膜炎来说，其病变开始阶段，往往先出现恶寒发热，或胸胁疼痛、咳嗽等表证作为前驱。《伤寒论》对有表证者，一般先解表，表解乃可攻里。所以，我认为文中“病发于阳”的“阳”字，可能是指结胸证的开始阶段有恶寒发热等表证而言。因此，认为不宜过早攻下，并认为过早攻下会损伤正气，于病不利。但是，渗出性胸膜炎由于炎症的进展，其恶寒、脉浮之类的表证可以自罢。相反，胸膜积液增多，则肺部压迫症状，如胸闷、胸痛、气急或咳嗽等，势必加重，而且热型也往往转变为弛张热。古代尚无X线的检查，又无穿刺抽液的方法，却认识到“此为水结在胸胁也”，采用具有泻下作用的大陷胸汤(或丸)，诱导积液排泄，借以减轻胸部之压迫。这种治法虽古老，以当时历史条件来说，殊属可贵。由此可见，《伤寒论》结胸证先认为不宜下之过早，嗣后，仍以攻下而取效，此实非因攻下过早而造成结胸，也不是结胸证不宜攻下，而是因为病变的发生和发展阶段有表里证之不同，故治法有先表后攻之分寸，这亦是显示辨证论治之特点。诸如此类，引用西说解释，借助他山，义理易明，较之以经解经，迈出了一步。〔《名老中医之路·第二辑》（潘澄濂）第485页〕

按： 从第129~137条9个条文来看，结胸病位有高低，邪结在胸者，颇类似“渗出性胸膜炎”的发病过程，以上潘氏已经论及。若邪结在腹，如原文所说的“心下痛，按之石硬”（135），甚至“从心下至少腹硬满而痛，不可近者”，这又是何病呢？笔者认为，这很类似多种病变导致胃、肠穿孔而造成的“局限性腹膜炎”或“弥漫性腹膜炎”之腹诊特点，后文有验案为证。

【验案精选】

1. **结胸（肺脓肿、包裹性脓气胸）** 金某某，女，10岁，1961年2月10日入院。发病半个月，喘，胸痛痰臭，便秘，右肺上部叩浊，听诊有空洞呼吸音。右二肋间隙有直径2.5cm大包状隆起，随呼气向胸壁突出，吸气则不见，触之剧痛。X光：纵隔及大气管左移，右肺为弥漫性阴影。西医诊断：“肺脓肿、包裹性脓气胸”。用大剂量抗生素及抽脓引流等法治疗，症状仍剧。中医辨证：身无大热，但头汗出剂颈而还，心下满，痛及胸胁，短气烦躁，心中懊侬，口干燥，舌苔黄，脉沉紧，属大结胸证，用大陷胸丸。方剂：大黄、芒硝、葶苈各15g，杏仁10g，甘遂2.5g。服3剂后排稀便，除隆起部触痛外，其他自觉症状消失，后治愈出院。（《伤寒金匮教学文集》第12页）

2. **伏饮** 天津罗某某，素有茶癖，每日把壶常饮，习以为常。身体硕胖，面目光亮，每以身健而自豪。冬季感受风寒后，自服青宁丸与救苦丹，病不效而胸中硬痛，呼吸不利，项背拘急，俯仰为难。经人介绍，乃请余诊。其脉弦而有力，舌苔白厚而腻。辨为伏饮踞于胸膈，而风寒之邪又化热入里，热与水结于上，乃大陷胸丸证。为疏：大黄6g，芒硝6g，葶苈子9g，杏仁9g，水2碗、蜜半碗，煎成多半碗，后下甘遂末1g。服1剂，大便泻下2次，而胸中顿爽。又服1剂，泻下4次。从此病告愈，而饮茶之嗜亦淡。（《新编伤寒论类方》第81页）。

按：“伏饮”病名见于《金匮·痰饮病》篇第11条，为“膈上病痰”之证候。

3. **癫痫** 一少妇，幼年即罹癫痫。数月发作一次，症状较轻，虽经调治，获效甚微。近2月发作尤频，或三五日一发，或一日一发，或隔日一发。发则四肢抽搐，昏不识人，口吐涎沫，一刻钟方可缓解，旋又酣睡，醒后自觉头痛头晕。今又发作，急来邀诊。诊见：昏仆于地，两目上窜，牙关紧闭，颈项强直，四肢抽搐，头汗大出，发如水洗，但“剂颈而还”，躯体无汗，喉中痰鸣。此乃痰热交结，蒸迫于上，太阳经气不利。予大陷胸丸9g灌服。2小时后，大泻痰浊。10余年后又见此妇，自云服药后，终未复发。〔《当代名医临证精华·癫狂痫专辑》（洪哲明）第169页〕

原按： 洪哲明一生于伤寒学致力尤勤，年甫而立即以善治伤寒而名噪城邑。善用经方，师古不泥，每标新见。其治癫痫，以大陷胸丸攻逐荡涤痰热，后予运脾祛痰之剂调理，每获良效。

【原文】 结胸证，其脉浮大者，不可下，下之则死。（132）

【提要】 论结胸证脉浮大者禁下。

【简释】 尤在泾：“结胸证，原有可下之例，如大陷胸汤及丸诸法是也。若其脉浮大者，心下虽结而表邪犹盛，则不可迳与下法，下之则脏气重伤，邪气复入，既不能受，又不可制，则难为生矣。故曰下之则死。”（《伤寒贯珠集·太阳篇下·太阳救逆法》）

【原文】 结胸证悉具，烦躁者亦死。（133）

【提要】 论结胸证失下之危候。

【简释】 尤在泾：“伤寒邪欲入而烦躁者，正气与邪争也。邪既结而烦躁者，正气不胜而将欲散乱也。结胸证悉具，谓脉沉紧，心下痛，按之石硬，及不大便，舌上燥而渴，日晡所潮热，如上文（按：指第134~137条之大陷胸汤证）所云是也。而又烦躁不宁，则邪结甚深而正虚欲散，或下利者，是邪气淫溢，际上极下，所谓病胜脏者也，虽欲不死，其可得乎？”（《伤寒贯珠集·太阳篇下·太阳救逆法》）

按： 本条之“亦”字是承上文而言。两条合看可知，结胸病当下，但必须具备应下之证候，这个“火候”必须把握好，下之早了不行，晚了也不行。太早了引邪内陷，太晚了邪气必大伤正气，故皆曰主“死”。如何把握结胸病攻下之机呢？必须品味原文。

【验案精选】

结胸危症 郁某，热逾半月，自胸次胀及少腹，痛而不可抚摩，便秘溺赤，舌黑口干，自汗烦躁，六脉弦强无胃。曰：此恙酷似伤寒大结胸证，结胸烦躁，无药可医，无药可治。越二日便行（按：指大小便失禁）而殁（死）。前人但云夺胃汁，而未及于结胸，因结胸证不多见耳，然不可不知也，故谨志之。（《伤寒论通释》第184页）

【原文】太阳病，脉浮而动数，浮则为风，数则为热，动则为痛，数则为虚，头痛发热，微盗汗出，而反恶寒者，表未解也。医反下之，动数变迟，膈内拒痛，胃中空虚，客气动膈，短气躁烦，心中懊憹，阳气内陷，心下因硬，则为结胸，大陷胸汤主之。若不结胸，但头汗出，余处无汗，剂颈而还，小便不利，身必发黄。（134）

大陷胸汤方：大黄六两（去皮），芒硝一升，甘遂一钱匕。上三味，以水六升，先煮大黄取二升，去滓，内芒硝，煮一两沸，内甘遂末，温服一升。得快利，止后服。

【提要】辨太阳病误下造成结胸证或发黄的病变。

【简释】尤在泾："脉浮动数，皆阳也，故为风为热为痛。而数则有正为邪迫，失其常度之象，故亦为虚。头痛发热，微盗汗出，而复恶寒，为邪气在表，法当发散，而反下之，正气则虚，邪气乃陷。动数变迟者，邪自表而入里，则脉亦去阳而之阴也。膈内拒痛者，邪欲入而正拒之，正邪相击则为痛也。胃中空虚，客气动膈者，胃气因下而里虚，客气乘虚而动膈也。短气躁烦，心中懊憹者，膈中之饮，为邪所动，气乃不舒，而神明不宁也。由是阳邪内陷，与饮相结，痞硬不消，而结胸之病成矣。大陷胸汤则正治阳邪内结胸中之药也。若其不结胸者，热气散漫，既不能从汗而外泄，亦不得从溺而下出，蒸郁不解，浸淫肌体，势必发黄也。"（《伤寒贯珠集·太阳篇下·太阳救逆法》）

【方歌】

峻下逐水大陷胸，大黄芒硝甘遂冲，
再加杏仁葶苈子，水蜜煮丸法缓攻，
结胸病位胸或腹，水热互结硬满痛。

【方证鉴别】

大陷胸汤证与大承气汤证（208） 两方证都是病情危重的里实热证，而前者热与水结，病在胸腔或腹腔之内（如胸膜炎、腹膜炎）；后者热与屎结，病位在肠（如肠梗阻）。尤在泾说："……大承气专主肠中燥粪，大陷胸并主心下水食。燥粪在肠，必藉推逐之力，故须枳、朴；水食在胃，必兼破饮之长，故用甘遂。且大承气先煮枳、朴，而后内大黄；大陷胸先煮大黄，而后内诸药。夫治上者制宜缓，治下者制宜急，而大黄生则行速，熟则行迟，盖即一物，而其用又有不同如此。"（《伤寒贯珠集·太阳篇下·太阳救逆法》）

【验案精选】

一、伤寒

1.《经方实验录》治结胸一案与转录二案

（1）小儿不典型结胸病　沈家湾陈姓孩年十四，独生子也，其母爱逾掌珠。一日忽得病，邀余出诊。脉洪大，大热，口干，自汗，右足不得伸屈，病属阳明。然口虽渴，终日不欲饮水，胸部如塞，按之似痛，不胀不硬，又类悬饮内痛。大便五日未通。上湿下燥，于此可见。且太阳之湿内入胸膈，与阳明内热同病。不攻其湿痰，燥热焉除？遂书大陷胸汤与之。制甘遂一钱五分，大黄三钱，芒硝二钱。返寓后，心殊不安。盖以孩儿娇嫩之躯，而予猛烈锐利之剂，倘体不胜任，则咎将谁归？且《伤寒论》中之大陷胸汤证，必心下痞硬而自痛，其甚者或有从心下至少腹硬满而痛不可近为定例。今此证并未见痞硬，不过闷极而塞，况又似小儿积滞之证，并非太阳早下失治所致。事后追思，深悔孟浪。至翌日黎明，即亲往询问。据其母曰，服后大便畅通，燥屎与痰涎先后俱下，今已安适矣。其余诸恙，均各霍然。乃复书一清热之方以肃余邪。嗣后余屡用此方治愈胸膈有湿痰，肠胃有热结之证，上下双解，辄收奇效。语云，胆欲大而心欲小，于是益信古人之不予欺也！（《经方实验录》第69页）

原按：……细考本汤证显属阳明，其由太阳传来者居多，不必定由误下所致。盖太阳发汗不畅，表证虽罢，而宿水积浊，留恋膈上，又加阳明之燥热，闭结于下，炎炎上熏，致湿浊凝为痰涎，欲吐不能，故胸闷特甚。细考其完全见证，厥为发热，不恶寒，但恶热，面目赤，喉中有痰声，痰黏而稠，苦咯之不出。胸闷之外，甚者微痛，不欲饮，即饮而不多，脉大而实，大便三日以上未行，苔黄腻，不咳者多，其胁或痛或不痛。故必用甘遂，方能祛膈间之浊痰，必用硝黄，方能除上炎之阳热，若但用硝黄，不用甘遂，则湿浊上居，下热得其掩护，将不肯去……

大论本汤方下云："上三味，以水六升，先煮大黄，取二升，去滓，内芒硝，煮一二沸，内甘遂末，温服一升，得快利，止后服。"至吾师之用本方，病者常将三药同煎，不分先后，亦不用末，服后每致呕吐痰涎，继而腹中作痛，痛甚乃大便下，于是上下之邪交去，而病可愈。窃按甘遂用末和服，其力十倍于同量煎服，吾师常用制甘遂钱半同煎，以治本证。若改为末，量当大减，切要切要。甘遂服后之反应，互详下列悬饮案……

（2）结胸死证，起死回生案　先贤余听鸿云："泰兴太平洲王姓妇，始而发热不甚，脉来浮数，舌苔薄白，因其发热，投以二陈苏叶等，其舌即红而燥，改投川贝桑叶等，其舌又白。吾师兰泉见其舌质易变，曰：此证大有变端，使其另请高明。女姓以为病无所苦，起居如常，谅无大患。后延一屠姓医诊之，以为气血两虚，即服补中益气两三剂，愈服愈危，至六七剂，即奄奄一息，脉伏气绝。时正酷暑，已备入木。吾师曰：王氏与吾世交，何忍袖手，即往视之。见病人仰卧正寝，梳头换衣，备入木矣。吾师偕余细视，面不变色，目睛上反，唇色尚红，其形似未至死。后将薄纸一张，盖其口鼻，又不见鼓动。气息已绝，按脉亦绝。吾师左右踌躇，曰：未有面色不变，手足尚温而死者！后再按其足上太冲、太溪，其脉尚存。曰：未有见足脉尚存，而手脉已绝者！必另有别情，即将其衣解开，按其脘中，石硬而板重。力按之，见病人眉间皮肉微动，似有痛苦之状。吾师曰：得矣，此乃大结胸之证也！非水非痰，是补药与热邪搏结而成，医书所未载也。即书大黄一两，芒硝三钱，厚朴三钱，枳实三钱，莱菔子一两，瓜蒌皮一两。先煎枳朴莱蒌，后纳大黄滤汁，再纳芒硝滤清。将病人牙关挖开，用竹箸两只，插入齿中，将药汁渐渐灌入，自午至戌，方尽一剂。至四更时，病人已有气息，至天明，稍能言语，忽觉腹中大痛。吾师曰：病至少腹矣，当再服原方半剂，腹大痛不堪，下燥屎三十余枚，而痛即止。后调以甘凉养胃。"（《经方实验录》第72页按中转录《诊余集》）

原按：此乃大陷胸证之变局，大陷胸汤之活用，神而明之，竟能起九死于一生，为医者不当若是乎？

（3）结胸危症，大承气不应，大陷胸汤建功自治案　王季寅先生作《同是泻药》篇曰："民十八四月某日，狂风大作，余因事外出，当时冒风，腹中暴疼。余夙有腹疼病，每逢发作，一吸阿芙蓉，其疼立止。不料竟不见效，服当归芍药汤加生军1剂，亦不应。时已初更，疼忽加剧，家人劝延针医。余素拒针，未允所请。至午夜，疼如刀绞，转侧床头，号痛欲绝。无何，乃饮自己小便一盅，始稍安。已而复作，状乃如前。黎明家人已延医至矣，遂针中脘以及各穴，凡七针。行针历五小时，痛始止。据该医云，腹部坚硬如石，针虽止疼一时，而破坚开结，非药不克奏功。因拟顺气消导之方。余不欲服，家人再三怂恿，勉进一剂，病不稍减。翌日，家人仍欲延前医。余坚辞曰：余腹坚硬如石，决非顺气化痰所能奏效，惟大承气或可见功，因自拟生军三钱，枳实二钱，厚朴三钱，芒硝五分。服后，时许，下积物甚多，胸腹稍畅。次日，胸腹仍觉满闷硬疼，又进2剂，复下陈积数次。元气顿形不支，因改服六君子汤3剂。后元气稍复，而胸腹满疼，仍自若也。更服大承气2剂，不惟疼痛丝毫未减，腹中满硬如故，而精神衰惫，大有奄奄欲毙之势。因念攻既不任，补又不可，先攻后补，攻补兼施，其效犹复如此。生命至是，盖已绝望矣！谈次，忽忆伤寒小结胸病，正在心下，按之始痛，大结胸则从心下至少腹硬满，不待按，即痛不可近。余之初病，即胸腹坚硬如石，号痛欲绝者，得毋类是？惟大结胸以大陷胸汤为主治，此汤之药仅大黄、芒硝、甘遂三味。硝黄余已频服之矣。其结果既如上述，加少许甘遂，即能却病回生耶？兴念及此，益彷徨无以自主。既思病势至此，不服药即死，服之或可幸免，遂决计一试。方用生军二钱，芒硝五分，甘遂末一分。药既煎成，亲友群相劝阻，余力排众议，一饮而尽。服后，顿觉此药与前大不相同，盖前所服硝黄各剂，下咽即觉药力直达少腹，以硝黄之性下行最速故也。今服此药，硝黄之力竟不下行，盘旋胸腹之间，一若寻病者然。逾时，忽下黑色如棉油者碗许，顿觉胸中豁朗，痛苦大减。四五剂后，饮食倍进，精神焕发。古人所谓用之得当，虽硝黄亦称补剂者，于斯益信。惟此汤与大承气汤，只一二味出入，其主治与效力有天渊之别，经方神妙，竟有令人不可思议者矣！嗣又守服十余剂，病已去十分之九，本可不药而愈。余狃于前服此汤，有利无弊，更服一剂，以竟全功。讵药甫下咽，顿觉心如掀，肺如捣，五脏鼎沸，痛苦不可名状。亟以潞参一两，黄芪五钱，饴糖半茶杯，连服2剂，始安。余深奇同是泻药，初服硝黄，则元气徒伤，继加甘遂，则精神反形壮旺。故详述颠末，而为之记。”（《经方实验录》第73页按中转录《医界春秋》）

原按：本篇实有无上之价值。何者？病人服医者之药，每不能详言服后之变化，惟有医者服自疏之药，乃能体察周详，言之有物。观王先生之言：“今服大陷胸后，硝黄之力竟不下行，盘旋胸腹之际，一若寻病者然。”可谓一言发千古之秘，胜于后世注家之书，徒以空谈为依归者！此实验之所以可贵也。

曹颖甫曰：药不由于亲试，纵凭思索理解，必有一间未达之处。予昔服生附子，一身麻痹，至于洞泄秽浊之水，不能自禁，久乃沉沉睡去，比觉（按：意指等到醒来），而二十余日之泄泻竟尔霍然。若夫大陷胸汤，予但知令上膈湿痰，并中下燥屎俱去耳，且甚不解下后之更用硝黄，今观王君自记，始知硝黄与甘遂同煎，硝黄之性即与甘遂化合，而为攻治上膈湿痰之用，固不当失之毫厘也！

按：上述先贤余听鸿之诊病、王季寅先生之自治，皆重腹诊，此乃医圣仲景之真传，切切铭刻在心，指导临床。“大陷胸汤与大承气汤，只一二味出入，其主治与效力有天渊之别，经方神妙，竟有令人不可思议者矣！”

大陷胸汤之药煎煮法原本为“……先煮大黄……内芒硝……（再）内甘遂末……”曹氏改为“将三药同煎，不分先后，亦不用末，服后……而病可愈”。此种用法亦可以效法。

王季寅先生自治案，外出冒风只是诱因，必有痼病宿疾，只是略而未言。素有“医不自治”之说，非也，此案便是自治案例。其叙述病情之详实，历历在目！治疗经过之周折，惊心动魄！一二味药出入之神效，令人称奇！如此“山重水复疑无路，柳暗花明又一村”之验案，发人深省……谁说中医不能治疗急性病？未得其术也。

2\. 结胸证病位不同二案

（1）结胸在胸（渗出性胸膜炎） 康某，男，52岁。身体素健，11月间，因患伤寒而发热，恶寒，头痛，身倦，虽服疏表发汗之剂，不汗出，而冷热不解。五六日胸部骤觉满闷疼痛，口干苔腻，饮食减少，两脉弦滑，寸部尤甚。根据其发病的过程，现有的症状，系结胸证。因病情不重，拟小陷胸汤与之，连服2剂，病情不少减，而胸部疼痛不能就枕，同时有肢身发冷热、呼吸困难、心中烦躁等，凭脉审症，系典型的大陷胸汤证。为了进一步确诊，遂令其赴医院就诊，经过西医反复检查，胸部透视，确诊为胸膜炎。谓胸腔积液颇多，影响肺之呼吸，故气短不足以息，遂疏加味大陷胸汤与之。处方：大黄10g，瓜蒌仁24g，芒硝10g，广郁金10g，制甘遂面1.5g（冲服）。示病人甘遂面宜早晨空腹时服，因其对胃刺激性颇强，如食后服之，不但效果不好，有时可能引起呕吐。服药后，水泄七次，胸部硬满轻松，而呼吸亦觉通畅，饮食增加。因此药药性剧烈，连服恐伤中气。遂令其服此药1剂后，继服疏胸和胃之药2剂。俟胃气稍复，再以加味大陷胸汤与之。交替服用3次，而胸中硬满消失，疼痛亦较前顿减，呼吸自如后，以疏胸通络清热之剂，调理而愈。后至医院检查，经过透视，证明胸腔积液已全部消失，身体恢复正常。（《伤寒论临床实验录》第130页）

原按：结胸证，古人认为是外邪因误下之后，陷入胸中。热邪内陷，是造成结胸的主要原因。水的停潴，是热邪致病的产物。经验证明，方中甘遂用法以送服药末（如原法）为佳，若煎服用量10g亦不如药末1.5g之疗效。

（2）结胸在腹（十二指肠溃疡并发穿孔，弥漫性腹膜炎） 李某某，男，18岁，学生。1975年9月24日急诊入院。主诉：持续性上腹剧痛2小时，呕吐1次（约100ml）。有胃痛史3年，经常发作，近1周来发作频繁，每于饥饿及进食后引起上腹作痛，经治疗无效。体检：体温37℃，脉搏84次/分，血压130/80mmHg。舌红苔白，脉弦滑。呻吟不已，屈曲卧位。头颈、心肺正常。腹式呼吸消失，全腹均有明显紧张，上腹有明显压痛及反跳痛，肝脾触诊不满意。肝浊音界消失，移动性浊音（–）。肠鸣音弱，脊柱四肢（–）。实验室检查：白细胞13×10^9/L，中性0.94，腹腔穿刺为黏稠黄色脓性液体（15ml），反应呈碱性，镜检见白细胞满视野，红细胞1~2/HP。X线检查：右膈下有游离气体。西医诊断：“十二指肠溃疡并发穿孔，弥漫性腹膜炎”。中医辨证：水热互结，证属结胸。治疗经过：24日晚10时住院，给予禁食、胃肠减压、输液、针刺止痛、半坐位。25日体温38.3℃，全腹痛减轻，满腹均有肌紧张表现，压痛反跳痛以下腹为重。肠鸣音未恢复。舌苔黄腻。处方：生甘遂面0.9g，大黄0.6g，芒硝0.3g。三味共为细末，一次服下。1日2次。26日服药后，稀便四次，腹痛减轻，腹膜炎体征消失，体温渐退，再服上药一次，逐渐恢复。（北京市第六人民医院外科中西结合病房.《急腹症通讯》1977，1：7）

按： 据上述医院外科报道：用甘遂硝黄散治疗急性腹膜炎40例，治愈38例，中转手术、死亡2例；治疗肠梗阻40例，治愈38例，中转手术1例，死亡1例。

3. 痉病（脑膜炎） 何某某，男，3岁。于1938年诊于重庆。病发热气急，呕吐频频，迷睡昏沉，咬牙面青，角弓反张，手足抽搐，胃脘坚硬如石，病情险恶。其父母惊慌万状，手足无措，曾抱孩至医院请求急诊，经化验检查，诊断为“脑膜炎”，必须住院医治。其父母因所需费用太巨，一时无法筹措，故服中药。乃书一大陷胸汤：制甘遂0.9g，大黄4.5g，芒硝4.5g（冲），前后连进3剂（制甘遂加至1.5g，大黄、芒硝各加至6g），服后下粪水及痰涎甚多，抽搐止，呼吸平，病有转机。续与甘寒生津之剂而告痊愈……（张挚甫.《哈尔滨中医》1960，11:56）

二、杂病

（一）内科病

1. 胸闷、便秘——湿痰阻于胸中，燥屎结于大肠 袁茂荣，六月十九日。病延一月，不饥不食，小便多而黄，大便阙，但转矢气，脉形似和，脏无他病，下之当愈，上膈有湿痰，宜大陷胸汤。生川军五钱后入，制甘遂二钱先煎，元明粉三钱冲。（《经方实验录》第74页）

原按： 有名袁茂荣者，南京人，年44，以卖面为业，其面摊即设上海民国路方浜桥顺泰当铺前人行道旁。体素健，今年六月间忽病，缠绵床笫者达一月之久，更医已屡，迄未得效。胸闷异常，不能食，两旬不得大便。一身肌肉尽削，神疲不能起床。半月前，胯间又起跨马疽，红肿疼痛，不能转侧，至是有如千斤重量负系其间。自问病笃，无可为已。曰：“有能与我峻剂剧药者，虽死，无怨也！”史君惠甫与茂荣居相近，怜其遇，慨然邀师诊。师至，按脉察证，曰：“此易耳。不能食者，湿痰阻于上膈也；不大便者，燥屎结于大肠也。湿痰阻于上者，我有甘遂以逐之；燥屎结于下者，我有硝黄以扫之。一剂之后，大功可期，勿虑也。”故师径用大陷胸汤如上载，但嘱服初煎一次已足。

茂荣以经营为生，性甚敏悟，虽不明医理，顾知此为剧药，必难下咽。因俟药汁稍凉，闭目凝睫，满欲一口而尽饮之。但药汁气味过烈，勉啜二口，辄不能续进，余其小半而罢。服后，呕出浓痰，且觉药力直趋腹部，振荡有声，腹痛随作，欲大便者三四次，卒无所下。至夜三鼓，腹痛更剧，乃下燥屎五六枚，随之溏粪。据云屎粪积于纸制香匣中，满二匣。予尝诘之曰：“何不用便桶耶？”曰：“际此衰疲之时，尚有何能力起床耶？况家无长物，故权假烟匣作便桶耳。”予为之莞尔。

翌早，茂荣一觉醒来，方入妙境。向之胸闷如窒者，今则渐趋清明，昨之腹痛如绞者，今则忽转数平。而胯间之疽亦崩溃而脓出，重痛大除，盖内证愈而外疽无所附也。于是思食，能进粥一碗。喜悦之情无以复加，盖其与粥饭绝缘者，已一月有余，不意得重逢时也。后溃疽由西医调治十日，即告收功，不劳吾师之再诊矣。茂荣性情诚恳，而言语滑稽，予与惠甫崇景曾共访之，故知其病情稔……

夫大陷胸汤号称峻剂，世人罕用之，抑亦罕闻之，而吾师则能运之若反掌，抑亦何哉？曰：此乃40年临诊之功，非骤可得而几也。苟强求之，非惟画虎不成，类犬贻讥，而人命之责实重也。予尝谓仲圣方之分类，若以其峻否别之，当作为三大类。第一类为和平方，补正而可去邪者也。姑举十方以为例：则桂枝汤、白虎汤、小柴胡汤、理中汤、小建中汤、炙甘草汤、吴茱萸汤、小青龙汤、五苓散、当归芍药散等是。若是诸汤证，遇之屡，而辨之易，故易中而无伤。第二类为次峻方，去邪而不伤正者也。并举十方以为例：则麻黄汤、大承气汤、大柴胡汤、四逆汤、麻黄附子细辛汤、大建中汤、大黄牡丹汤、桃核承气汤、葛根芩连汤、麻杏甘石汤等是。若是诸汤证亦遇屡而辨易，但当审慎以出之，为其不中则伤正也。第三类乃为峻方，是以救逆为急，未免伤正者也。举例以明之：则大陷胸汤、十枣汤、三物白散、瓜蒂散、乌头汤、皂荚丸、葶苈大枣泻肺汤、甘遂半夏汤、甘草粉蜜汤、抵当汤等是。若是诸汤证，遇之较鲜，而辨之难确。用之而中，已有伤正之虞，不中，即有坏病之变，可不畏哉？佐景（按：曹颖甫学生姜佐景）侍师数载，苦心钻研，于第一类和平方幸能施用自如；于第二类次峻方则必出之以审慎，亦每能如响期应；独于第三类峻方，犹不敢曰能用。即遇的（按：为真实，实在之义）证，亦必请吾师重诊，方敢下药。此乃治医者必经之途径，不必讳饰。是故医士有能用第一类方，而不能用第二类第三类方者，有能用第一类第二类方，而不能用第三类方者，未闻有能用第三类方，而不能用第一类第二类方者也。然则今有初学医者焉，毫无用方经验，见本案大陷胸汤证，惊其神而识其效，越日，偶遇一证，与本证相似，乃遽投以重剂大陷胸汤，可乎？吾知其未可也。是故治医之道，法当循序而渐进，切勿躐等以求功。多下一分苦功夫，方增一分真本事。阅者能体斯旨，方为善读书者。

曹颖甫曰： 世人读仲景书，但知太阳误下成结胸，乃有大陷胸汤证，而不知未经误下，实亦有结胸一证，而宜大陷胸汤者。夫伤寒六七日，热实，脉沉紧，心下痛，按之石硬，及伤寒十余日，热结在里，无大热，此为水结在胸胁，二条皆示人以未经误下之结胸，读者自不察耳。予谓太阳传阳明之候，上湿而下燥，苟肠中燥火太重，上膈津液化为黏痰，结胸之病根已具，原不待按之石硬，然后定为结胸证。即水结在胸胁，胸中但见痞闷，而不觉痛者，何尝非结胸证也？此方予十年来验案甚多，一时不能追忆，暇时当检出之，以供快览。

按：以上曹颖甫师生之议论，语重心长，情真意切，其宝贵经验，颇能启迪后学。曹氏对杂病结胸证的认证经验是：湿痰阻于胸中，“但见痞闷，而不觉痛”，并有“肠中燥火太重”之不大便。附列医话所述：结胸“内证愈而外疽无外附也”。这是多么难得的经验哪！

2. 臌胀——大实有羸状　范某某，女，22岁。成都市龙泉区长风乡，农民。2岁时开始患腹胀，其后发展到全身皆肿，肌肉变硬。下阴常流黄水，臭味异常。10多年来，病魔缠身，其父为之四处求医，未见显效。1969年8月，前来就诊。现腹胀如鼓，胸胁满闷，皮色苍黄，全身肌肤胀硬。大便常秘结，所下如羊粪，已四日未行；下阴不断渗出臭黄水。舌质深红苔黄燥，脉沉实有力。此为阳明腑证兼水热互结。法宜峻下热结，兼逐积水，以大承气并大陷胸汤加味主之。处方：生大黄18g，厚朴30g，枳实30g，芒硝30g，甘遂15g（冲服），芫花15g（冲服），桑皮60g。先服1剂，泻下燥屎十余枚，并臭秽黄水甚多，腹部硬胀消失大半。续服1剂，胸腹肿胀皆消，全身肌肤变软，下阴外渗之黄水亦止。因自觉病势顿减，加以客居成都，经济困难，遂自行停药回家。不久患者邻友来告，已康复如常。1979年7月追访，病愈结婚，并生一子。10年来身体一直很好。（《范中林六经辨证医案选》第41页）

原按：患者虽病程颇长，因正值青春，素体阳旺。胸腹胀满，皮色苍黄，大便秘结，舌红苔燥，脉沉实有力，显然属阳、属热、属里、属实。正所谓“大实有羸状”。再观之大便硬结如羊屎，几日未行，应为阳明腑实、痞满燥实俱备无疑。然此证又现全身肌肤肿胀，从心下连及少腹，胀满尤甚，同时下阴流黄水而恶臭，皆为热结水积之象，即燥热结胸之证。由此形成阳明腑实为主，太阳结胸相兼，邪实病深，错综复杂之局面。热结须峻下，积水宜攻逐，病重不可药轻。因此，大承气与大陷胸汇成一方，大剂猛攻之，取其斩关夺隘之力。

按：臌胀系内科之重证。本案辨证之准，方药之峻，疗效之著，非胆大心细的经方大家不可为也。

3. 胃痛——按之石硬

（1）某年春，邻村范陈塆陈德厚兄来，云其长子大章，在某市百货商店当学徒，近来患胃病，疼痛异常，经该市几大名医诊治殆遍，无大效。惟中有徐某进硝黄下剂，服后痛势暂止，但须臾又发，至今已服此方多剂，未知能否再服，并请处方施治。愚曰：此病颇杂，未经确切诊断，实不敢贸然处方。但硝黄服之太多，未能铲除病根，似当从其他方面考虑为好。越一周，陈偕其子买棹归里，急来邀诊，愚触诊其中脘部结硬而疼痛拒按，此在未剧烈发作时如此，若发作剧时，痛甚至不可耐受，躁扰不宁。并述惟服硝黄类下药，得下后痛势可暂时缓解，然越时又痛作如前。脉弦紧，舌苔黄，口干思饮而不能多饮，体质健硕，可耐受许多下药，而元气未离。然此证正《伤寒论》之热实结胸也。水热结实，病久已成窠囊，硝黄能泻下燥实，而不能破其水结。当宗仲景法，用大陷胸汤原方，庶水热结实，一齐尽蠲。惟煎服法须根据现有病况，而略为变通。遂与生大黄15g，开水泡半小时；继用元明粉15g，用大黄汁调，化开；再用以上药汁一半，服时另调入醋炒甘遂末2g，分一半合药汁吞下。药物不用煎煮法，因病位正在心下，义取泻心水渍法意也。初一服，无动静。越2小时后，续如前法，进服第二次药。服后患者忽痛甚而厥，暴下水液及燥粪多枚。病家急邀往诊，至则病人神识已清醒，自云：“得下后胸中甚快，按之已不甚痛。”因令其糜粥自养，停药二日，以观病情变化。越二日，再诊，胃痛已止，并能进食，再与香砂六君子汤去甘草合入少量控涎丹调服。意于和胃中兼破水结，攻宿积，攻补兼施，以靖余波。数剂后止药而病痊愈。（《李培生医学文集》第133页）

（2）患者，男，41岁，1988年4月9日初诊。胃痛十余载，每年发作四五次，近年来，发作尤频。曾在某医院做钡餐和胃镜检查提示为“溃疡”。此次发作已月余，服中、西药未效。现症：胃脘部灼热疼痛，按之坚硬，压时痛甚，心烦嘈杂，口干不欲饮，大便7日未行，潮热微咳，自觉食管、胸部如啖蒜，神疲纳呆，舌红苔黄白厚腻，脉弦滑略数。证属痰热水湿互结、气机阻滞，治宜泻热逐水、破结通腑，方用大陷胸汤：大黄、芒硝（烊化）各12g，甘遂末3g（分3次吞服）。服药3次，得快利，疼痛十去其七，余症大减，后用清热化湿行气之品以善其后。（蒲平.《天津中医》1990，3：19）

（二）*妇科病*

妇人病结胸证（卵巢囊肿合并蒂扭转）　胡某某，女，82岁。腹部包块时聚时散，伴便秘近20年，常服大黄浸泡液或果导片导泻。1993年2月下腹包块增大如鹅卵，下腹隐痛，经乡医院诊治后建议到上级医院手术。诊见患者腹痛剧烈，低热，口渴，便秘，无尿，平卧全腹膨大，有隆起呈球形且表面光滑，边界清楚。触按下腹肌紧张并有压痛。叩诊脐周为浊音，腹两侧呈鼓音，无移动性浊音。体温38℃。导出少量混浊尿后，诸症未消。B超检查提示腹腔内有20.0cm×3.0cm巨大囊肿。西医诊断："卵巢囊肿并蒂扭转"，建议立即外科手术。子女虑及年事已高，请求笔者以中药治疗。根据患者以上见症及舌红苔黄腻、脉沉紧有力的分析，此属腹部水热互结兼阳明腑实重证。遂予大陷胸汤泻热逐水。处方：大黄10g，芒硝10g，甘遂10g。先煎大黄10g，去滓后放入烊化之芒硝10g再煎令沸，放置待温后冲服甘遂末1g。服药当晚，大便泻下如水注，量多，小便通利，腹膨隆消除。触按腹肌变软，无压痛，下腹可扪及鸡蛋大包块。仍照原方减半量，服10剂而愈。随访2年未复发。（罗继林.《浙江中医杂志》1995，12：537）

【临证指要】 大陷胸汤主治水热互结在胸腹的急性热病（如胸膜炎、腹膜炎）及杂病。主症是胸胁满闷、"膈内拒痛"或"心下痛，按之石硬"，甚至"从心下至少腹硬满而痛，不可近者"，大便燥结，脉沉实。凡具有结胸证者，即应以大陷胸汤治之。当机立断，用之得当，该方具有转危为安之功，起死回生之效！

【实验研究】 本方能明显促进肠内容物的推进，有增强肠蠕动和很强的导泻作用，并具有利尿（类似呋塞米的利尿作用）、保护肾功能（该方可促进尿闭动物排尿，减少尿毒症性胸腹水。促进利尿可加速毒物排泄，减轻$HgCl_2$对肾脏的损害程度，对肾脏具有某种保护作用，如促进再生，或加强肾组织的防卫功能等）以及提高免疫功能（该方对机体非特异性免疫功能有增强作用）等。

【原文】 伤寒六七日，结胸热实，脉沉而紧，心下痛，按之石硬[1]者，大陷胸汤主之。（135）

【注脚】

〔1〕石硬：是形容腹壁紧张之甚如石板状。

【提要】 论未经误下的大陷胸汤证。

【简释】 "伤寒六七日"是言病因；"结胸热实"是言病位与病性；"脉沉紧，心下痛，按之石硬"是言结胸热实之典型脉症。沉脉主里，沉紧并见，主水主痛。水热互结于胸膈，阻滞不通，故心下痛，按之石硬，大陷胸汤主之。方中甘遂辛苦寒，既能泄热，又能逐水破结；芒硝咸寒软坚；大黄苦寒，荡涤实邪，推陈致新。病情急，故方亦峻。方后云"得快利，止后服"，是告诫中病即止，勿使过之，伤其正也。

【原文】 伤寒十余日，热结在里，复往来寒热者，与大柴胡汤；但结胸，无大热者，此为水结在胸胁也，但头微汗出者，大陷胸汤主之。（136）

【提要】 大柴胡汤证与大陷胸汤证之辨别。

【简释】 感邪日久，"热结在里"，为大柴胡汤证与大陷胸汤证的共同病因病机。鉴别要点是：若邪热结于少阳，以往来寒热为特点，病势偏于半表少阳之经，则如第96条所述之证候，宜小柴胡汤；偏于半里少阳之腑，则如第103、165条所述之证候，宜大柴胡汤。若无形邪热与有形水邪结于胸胁、心下或腹部，此为结胸证，其证候如上文与下文所述。此条曰身"无大热者"，是说既无少阳病之往来寒热，又无阳明病之蒸蒸发热；"但头微汗出者"，乃结于胸中之水热不得外泄，郁蒸于上也。故用大陷胸汤以除水热之结。

【方证鉴别】

大陷胸汤证与大柴胡汤证（103） 两方证都是"热结在里"的实证，但前者是热与水结，病邪弥散于胸腔或腹腔；后者是邪热蕴结在少阳胆腑，影响及胃。两方证都有心下证候，前者为"心下痛，按之石硬"，具有腹膜炎之典型的板状腹体征；后者为"呕不止，心下急"，"按之心下满痛"，但尚未至石硬之严重程度，是胆囊炎、或胃炎、或胰腺炎等炎症反应。中西结合，辨证识病准确，方药得当，才能充分发挥中医药优势。

【原文】 太阳病，重发汗而复下之，不大便五六日，舌上燥而渴，日晡所小有潮热，从心下至少腹硬满而痛，不可近者，大陷胸汤主之。（137）

【提要】 论阳明腑实证与结胸证之辨别。

【简释】 虽曰"太阳病"，只不过"形似伤寒"，而本非外感。故发汗不愈，又重发汗，再汗不愈，复加攻下，致津液重伤，邪热内陷。症见“五六日不大便，舌上燥而渴，日晡所小有潮热”，颇似阳明腑实证，但“从心下至少腹硬满而痛不可近者”，则非阳明腑实证而为结胸证。所谓“硬满而痛”，既包含胀满疼痛的自觉症状，又含有按之石硬的体征。尤其是“不可近者”，更突出了腹痛之严重及腹诊之特点，故以大陷胸汤主治。

【原文】 小结胸病，正在心下，按之则痛，脉浮滑者，小陷胸汤主之。(138)

小陷胸汤方：黄连一两，半夏半升（洗），栝楼实大者一枚。上三味，以水六升，先煮栝楼，取三升，去滓，内诸药，煮取二升，去滓，分温三服。

【提要】 论小结胸病证治。

【简释】 小结胸病病位“正在心下”；主症为胃脘“按之则痛”，不按常觉痞满；“脉浮滑者”，主痰热互结较轻浅之象。本证与大陷胸汤证对比：病势较缓，病情较轻，病位局限，故谓之“小结胸病”。小陷胸汤栝楼实为主药，甘寒清热涤痰开结而兼润下、活血止痛之功；黄连苦寒，以清泄心下之热；半夏辛温，涤痰化饮而散结，三药合用，清热涤痰开结。徐大椿有一个简明的鉴别要点，他说：“大陷胸汤所下者，蓄水；此所下者，为黄涎。涎者，轻于蓄水而未成水者也。”（《伤寒论类方·承气汤类》）

【方歌】

瓜蒌连半小陷胸，正在心下按之痛，
痰热互结诸般病，脉滑苔腻此方中。

【方证鉴别】

小结胸汤证与大结胸汤证 钱天来：“此因陷入之热邪较轻，故治法亦变其制而为小陷胸汤也。然其小也，非若小承气之减其制而曰小，亦非若小青龙之变其法而曰小也。此所谓小者，名同而药实不同，药虽不同而用意则同，用意虽同而其功用又不同也。夫邪结虽小，同是热结，故以黄连之苦寒主之，寒以解其热，苦以开其结，非比大黄之苦寒荡涤也；邪结胸中则胃气不行，痰饮留聚，故以半夏之辛温滑利，化痰蠲饮而散其结也；栝楼实，李时珍谓其甘寒不犯胃气，能降上焦之火，使痰气下降，盖亦取其滑润也，亦非比芒硝、甘遂之咸寒逐水之峻也。然半夏、栝楼，皆取其滑者，何也？盖滑乃十剂之一，谓滑可去着也。着者，有形之邪，留着于胸膈肠胃之中，无形之邪留着于经络脏腑之间也。古人云，着而难去者，以滑去之，如油之洗物也。此方之制，病小则制方亦小，即《内经》所云：有毒无毒，所制为主，适大小为制也。”（《伤寒溯源集》卷三）

【验案精选】

一、伤寒

（一）小陷胸病

1. 何新之，亦儒医也，患感旬日，胡士扬诊谓：“势欲内陷”。举家惶惶。渠表弟沈悦亭亦工岐黄，而心折（内心佩服）于孟英，因拉孟英视之，呃忒苔腻，便秘痰多，心下拒按。持其脉，右手洪大滑数。与小陷胸汤加沙参、菖（蒲）、贝（母）、（紫）菀、薤（白）、（竹）茹、杏（仁）、旋（覆）、枇（杷叶）之类，数剂而安。继以甘凉，二旬后，得大解而瘥。（《回春录新诠》第7页）

按： 观其脉症，为素有胃疾，复因“患感”，内外合邪，痰热中阻，窒塞气机，肺与大肠皆因之不利也。治以小陷胸汤加肃肺调气药，数服而安。然前因邪热内灼，津液受累，失其润泽之功，故大便枯涩而难下。继以甘凉之药“增水行舟”，腑气自通。

2. 患者，男，50岁。先发热10天，退热后20天不饮，不食，不语，仰卧，昏睡而不闭目，有时长出气，半月无大便，舌苔白腻遍布，两手俱无脉。中西医均拒绝治疗，已备好衾椁，等待气绝。余按邪热内陷，痰热郁结，阻滞中脘，气机痞塞论治，而予小陷胸汤原方。服后2小时，病人即能闭目深睡，减少了长出气。翌晨突然坐起，诉饥饿，索食物，家人反而惊惧，以为“回光返照”。疑惧稍定，姑与之食，见其食后又安睡，知其已有生望，于是由惧转喜，而邀复诊。继续以小陷胸汤加元明粉予之，翌日得畅便。由此神态自如，其病若失。〔《名老中医之路·第二辑》何世英）第137页〕

原按： 经方用之得当，效如桴鼓，这是历代医家共同的体验。

（二）温病

1. **春温** 濮树堂室，怀妊五月，患春温。口渴善呕，壮热无汗。旬日后，始浼孟英视之。见其烦躁谵语，苔黄不燥，曰：痰热阻气也。病不传营，血药禁用。试令按其胸次（按：意指“心下”），果然坚痛。而大解仍行，法当开上。用小陷胸汤加石菖蒲、枳实、杏（仁）、贝（母）、（竹）茹、栀（子）、（连）翘等药，芦菔（即莱菔）汤煎服。服二剂，神情即安。四帖后，心下豁然。然心腹如烙，呕吐不纳。改投大剂甘寒，加乌梅，频啜渐康。秋间得子亦无恙。（《回春录新诠》第19页）

按：王氏谓此病属春温。春温属于伏气温邪，初病即可见渴、呕等里热之症，至于传变，亦多不按卫气营血次序。此案“亦如伤寒中少阳病也”。其壮热口渴，为气分热炽之征；善呕者，因枢机不利，肺胃不和；虽有烦躁谵语，乃温邪夹痰浊而蒙蔽清阳，非温邪入营，故“血药禁用”。细辨此病之机，其胸次坚痛，呕、渴、烦躁、谵语，皆因“痰热阻气”，气机失于旋运。王氏谓“法当开上”。用小陷胸汤加味苦泄辛开，宣通气道，涤除痰热，服二剂“神情即安”，四剂“心下豁然”。至于用药后出现心腹如烙，胃纳不馨，是病后津液之虚，故以大剂甘寒而酸之药，取其酸甘化阴、清养肺胃之义。

2. **伏暑（流行性乙型脑炎）** 王某某，男，28岁，住某医院已3日，确诊为“流行性乙型脑炎”。住院检查摘要（略）。病程与治疗：会诊时，已服辛凉苦寒数剂，高热不退（体温40.2℃），头痛无汗，目微赤，胸腹满微硬，大便未行，鼻塞，舌苔中心秽干无津，舌质不绛，口不渴，尿少，嗜睡，但神志清，微烦，脉浮，右大于左。总观脉证乃胃阴已伤，表里郁闭之候。详询病程经过，在入院前，误服辛温药2剂，胃阴被劫；入院后，又进辛凉苦寒，热邪被遏。因议其证：脉浮头痛鼻塞，壮热无汗是表邪郁闭之象，胸腹满微硬，微烦，苔干，大便未行，乃里闭之征，治宜急救胃阴、宣通表里、俾郁闭之邪热从表里两解，此权变之法，合宜而施之。处方：瓜蒌仁（打）15g，黄连4.5g，炒枳实6g，玄参9g，鲜芦根24g，青连翘9g，银花6g，郁金6g，香豆豉15g，葱白（连须）3寸，紫雪3g（冲）。服后，大便利，浑身微汗出，热退；次日复诊体温降至37℃，烦除睡安，舌上津回，诸证悉平，脉象缓和。继以益胃养阴之品，连进3剂，一切正常，胃纳亦佳，遂停药以饮食调理，痊愈出院。（《蒲辅周医案》第95页）

原按：此证初起头痛寒热，由伏暑夹湿感新秋凉风而发，医者认为寒疟，误用常山、桂枝辛温之剂，病势转剧。入院后经检查诊断为流行性乙型脑炎，又误于辛凉苦寒并进，结果造成表里俱闭的局面。我们根据脉浮头痛、高热无汗乃表闭，胸腹满微硬乃里结，必须法用双解。但又因非大实满，不可与承气；舌津已干，不可再发其表，惟宜清解，故主以小陷胸解胸中微结之热，复发葱、豉引导郁热从表而出，佐以玄参生水，银翘、苇茎、郁金皆微苦微辛轻宣之品，不再耗津，使以“紫雪”，直透三焦，虽不用表里双解正法，而直收表里两解的成效。并且能使里结自通而不碍正，表闭自透而不伤津，此乃法外求法。说明治病不能死守一方一法，必须灵活运用“辨证论治”。

二、杂病

（一）内科病

1. **痞证** 贾某某，女，19岁，河北医大中医学院学生，2008年10月26日初诊。主诉：时有胃脘胀满，大便不畅3年，加重1个月。患者3年前，因饮食不节而出现胃脘胀满，严重则胃痛，纳食不佳，厌食生冷，时有呃逆。胃镜示：“浅表性胃炎”。调理月余而基本缓解，尔后时有复发。近1个月来，由于情志因素而复加重，故来就诊。自诉胃脘胀满，食后尤甚，感觉食物积留胃中而不化，大便不干，但排便不畅。舌质略暗红苔薄黄腻，脉弦细略滑。触诊其胃脘部轻微压痛，余无异常。先后四诊，首用半夏泻心汤，再用厚朴生姜半夏甘草人参汤，三用平胃散等为主方，加减治疗4周近1个月，疗效始终不佳。在最后1周期间，笔者修改本书之书稿至第138条小陷胸汤证，参考了《刘渡舟伤寒论讲稿》，联系到上述患者，若有所悟，故五诊时以小陷胸汤加味，处方：瓜蒌60g，清半夏10g，黄连10g，佛手10g，香橼5g。7剂。六诊：服上方3剂后，胃脘胀满逐渐减轻，大便较前畅快；服完7剂，感觉食后胃中已不胀满，大便畅快。笔者暗自感叹，经方用之得当，真是疗效如神！守方再用7剂，以巩固疗效。（吕志杰验案）

按：据刘渡舟先生《讲稿》所述：该方主药瓜蒌大者一枚约60g之重。临床该用此大量而用小剂量，则疗效不佳。还有，瓜蒌不仅祛痰，并且润下，若联系到《金匮》治胸痹以瓜蒌为主药，便可领悟，该药还有点活血通滞止疼之功。

2. **胃痛**

（1）孙某某，女，58岁。胃脘作痛，按之则痛甚，其疼痛之处向外鼓起一包，大如鸡卵，濡软不硬。患者恐为癌变，急到医院作X光钡餐透视，因需排队等候，心急如火，乃请中医治疗。

切其脉弦滑有力，舌苔白中带滑。问其饮食、二便，皆为正常。刘老辨为痰热内凝、脉络瘀滞之证。为疏小陷胸汤：糖瓜蒌30g，黄连9g，半夏10g。此方共服3剂，大便解下许多黄色黏液，胃脘之痛立止，鼓起之包遂消，病愈。(《刘渡舟临证验案精选》第95页)

原按："心下"，指胃脘。观本案脉证，正为痰热之邪结于胃脘，不蔓不支的小结胸证……刘老认为：①瓜蒌在本方起主要作用，其量宜大，并且先煎。②服本方后，大便泻下黄色黏涎，乃是痰涎下出的现象。③本方可用于治疗急性胃炎、渗出性胸膜炎、支气管肺炎等属痰热凝结者。若兼见少阳证胸胁苦满者，可与小柴胡汤合方，效如桴鼓。

(2)杨某，男，45岁。主诉：平素嗜酒，长期在高温车间工作，又兼饥饱不时，久之遂成胃痛。一日胃痛发作，数天不止，辗转不安，心下灼热疼痛不可按，口渴尿黄，便溏不爽，呕恶食不下，口中秽气逼人，苔黄厚腻，脉滑而数。前医所处方率多广皮、木香、香附、良姜、枳壳之属。予小陷胸汤，药仅半夏、黄连、全瓜蒌三味，连服5剂，痛遂止，苔退后，渐进食。此后每于发病时自用此方药二三剂，即可缓解。其他胃痛患者，服他药不效转用此方而愈者亦不少。因此号称"胃痛三味方"，遂广为流传。(《伤寒论通释》第191页)

3. **头痛、眩晕(高血压病)** 孙某，男，45岁，工人。1986年7月20日诊。患者平日身体健壮，今日来诊诉，1周来头痛且胀，眩晕欲吐，胸闷，心烦，夜间难以入睡，面色发红。乍观此症，颇似肝阳上亢所致。测其血压为188/109mmHg。询其平日血压高否，却答曰：一直血压正常。余颇为不解。继诊其脉滑数有力，尤以右关浮滑而数；再视其舌，为舌红苔中根黄厚而腻。综合脉舌所见，乃胃热夹痰湿交阻之象。于是，询其近来饮食、二便情况，方知近1月来经常进食大量酒肉，大便偏干，常2日一次，小便尚正常。可见，此病乃饮食积滞化生痰热，郁阻中焦，令阳气不降所致。令其解衣，再按其中脘处，果然压痛明显。此恰为《伤寒论》所云："小陷胸病，正在心下，按之则痛，脉浮滑者，小陷胸汤主之。"遂拟：半夏15g，黄连10g，瓜蒌30g。3剂，每日1剂，水煎服。3日后患者来诊，诉服药后大便下黄色痰涎状物甚多，头痛、头晕随之逐渐减轻以至消失。再测其血压为128/86mmHg。嘱其续服4剂，血压恢复正常，以后未再复发。(《仲景方药古今应用》第657页)

4. **呕吐(抗癌药胃肠反应)** 张某，男，56岁。反复呕吐3天，于1993年7月16日就诊。患者因晚期食道癌，使用丝裂霉素、长春新碱、呋喃氟尿嘧啶等抗癌药物治疗，用药后反复出现恶心呕吐，上中腹胀痛不适，3天来进食则呕，滴水未进，迭经西药镇静、止呕、消炎等无效，邀请中医会诊。症见呕吐清水痰涎，胸腹满闷，按之疼痛，舌暗红边有瘀斑苔黄滑。拟小陷胸汤加枳实主之。处方：黄连6g，瓜蒌15g，法半夏、枳实各10g。服3剂呕减，能进米汤，效不更方，又进3剂诸症悉平。(林少东.《新中医》1995，2：50)

5. **吐血(食道憩室)** 女性，45岁，3天前因中上腹部不适，隐隐疼痛而呕吐。初起为呕吐胃内容物或见有黄色黏稠液体，以后呕吐次数增多，每日2~3次，呕吐物内见有血液，少量汗出，口干不欲多饮，脉濡滑，舌红苔根黄腻。胃镜检查发现有"食道下端憩室"。拟诊为痰热交阻、灼伤血络、胃失和降，取清热化痰、降逆宁络之法。处方：黄连6g，姜半夏10g，全瓜蒌15g。5剂。复诊：服药后呕吐好转，但胃脘部仍有不适感，续用六君子汤合小陷胸汤加减而愈。(李家榕.《中国中医急症》1995，5：220)

6. **久疟** 高瑞生令弟，疟久不痊，形消不食，医谓虚也。投补药而更增自汗。孟英诊之，脉弦滑，脘下聚气，投小陷胸加竹茹、旋(覆)、枳(实)以开痰结，渐能纳谷，继以清养，病去肌充。(《回春录新诠》第296页)

按：疟因暑发居多，又疟多兼痰。久疟不愈，元气必伤。此案久疟，形消不食，投补药而反增自汗，知非纯虚之证。所谓"脘下聚气"，必有心下痞闷，与"脉弦滑"合参，乃以小陷胸汤加味"开痰结"，调理气机，待邪去继以清养。标本先后，治法井然，故"病去肌充"而愈。

(二)妇人病

1. **妊娠恶阻** 橘泉治一孕妇，先患恶阻，呕吐痰沫，经某医注射黄体荷尔蒙等，呕稍减，一日因感冒夹食滞，发热，咳嗽，胸闷，心下痛，欲呕不吐，懊侬不安，通宵不眠。余诊之，心下有压痛，脉浮滑，舌白腻，以小陷胸汤，2剂而安，继以小半夏加茯苓汤数剂，恶阻泛恶等悉痊。(《古方临床之运用》)

2. **乳痛(急性乳腺炎)** 杨某某，32岁，兰州市人，团结新村小学教员。1978年5月8日初诊。患者于初产后2月患“急性乳腺炎”，经多方治疗无效，遂来求诊。诊病时，右侧乳腺明显肿大，局部红肿发硬，疼痛难忍，脉数。方用小陷胸汤：全瓜蒌9g，半夏6g，黄连3g。水煎分2次服，3剂。二诊：患者服上药后，红肿开始消散，疼痛减轻，但脉仍数，故仍用上方，再服3剂。三诊：服上药后，诸症消失。（《古方新用》第57页）

按：张锡纯说：瓜蒌“善治乳痈。瓜蒌两个，山甲二钱煎服”。刘渡舟先生在《讲稿》中谈及自己治乳痈的经验说：妇科病乳痈，就是乳腺炎，红肿疼痛，体温高，一阵冷一阵热，中医有一个比较好的方子，就是用瓜蒌。我在临床也用过，大瓜蒌1个，酒当归15g，白芷6g，乳香、没药各3g，萱草10g，甘草10g，用一半黄酒一半水煮，效果很好。这样来看，就是瓜蒌这个药有消炎的作用、有活血的作用。

按：萱草（根）性味甘，凉。《滇南本草》中记载萱草根“治乳结肿硬痛，乳汁不通，乳痈，乳岩，攻痈疮……”

【临证指要】小陷胸汤为主方或适当加味，主治痰热互结于中。症见心下痞，按之痛，或不按即痛，脉浮滑或滑数，舌苔黄腻为特点的胃病（急慢性胃炎、胃与十二指肠溃疡、胃窦炎、胃神经官能症）等杂病以及温病。

【原文】太阳病二三日，不能卧，但欲起，心下必结，脉微弱者，此本有寒分（按：《玉函》卷三、《脉经》卷七、《翼方》卷九“寒”下无“分”字）也。反下之，若利止，必作结胸；未止者，四日复下之，此作协（按：《玉函》《翼方》及成注本“协”并作“挟”）热利也。（139）

【提要】论太阳病而本有寒饮，误下而致结胸或协热利的病变。

【简释】太阳病二三日，是邪尚在表，同时复见不得卧，但欲起，则心下必有病邪结聚。今脉微弱，知其人阳气不足，素有寒饮积于心下。治当解表兼温化痰饮，乃属正治。医见心下结，误用下法。下后表邪内陷胸膈，寒邪与饮邪相结，则造成寒实结胸（141）。如医见利未止及心下痞硬，以为邪未尽去，复用下法损其正气，外热夹里寒，势必造成里虚协热下利证。此证虽未出方治，似与桂枝人参汤同义，可以互参。

【原文】太阳病下之，其脉促，不结胸者，此为欲解也；脉浮者，必结胸；脉紧者，必咽痛；脉弦者，必两胁拘急；脉细数者，头痛未止；脉沉紧者，必欲呕；脉沉滑者，协热利；脉浮滑者，必下血。（140）

【提要】本条以脉测证，详述太阳病误下诸多变证。

【简释】尤在泾：“此因结胸，而并详太阳误下诸变。谓脉促为阳盛，而不结于胸，则必无下利痞满之变，其邪将从外解。若脉浮者，下后邪已入里，而犹在阳分，则必作结胸矣。脉紧者，太阳之邪，传入少阴之络，故必咽痛，所谓脉紧者属少阴，又邪客于足少阴之络，令人咽痛，不可内食是也。脉弦者，太阳之邪，传入少阳之经，故必两胁拘急，所谓尺寸俱弦者，少阳受病，其脉循胁络于耳故也。脉细为气少，数为阳脉，气不足而阳有余，乃邪盛于上也，故头痛未止。脉沉为在里，紧为寒脉，邪入里而正不容，则内为格拒，故必欲呕。脉沉滑者，热胜而在下也，故协热利。脉浮滑者，阳胜而阴伤也，故必下血。经曰：不宜下而更攻之，诸变不可胜数，此之谓也。以下并太阳下后之证，而或胸满，或喘，或烦惊谵语，或胁痛发黄，是结胸、痞满、烦躁、下利外，尚有种种诸变如此。”（《伤寒贯珠集·太阳篇下·太阳救逆法》）

【大论心悟】

以脉定证与以脉测证论

仲景脉诊有其独特的学术思想体系，很值得深入研究。刘渡舟先生《讲稿》针对第140条提出了一个论断。他说：“这一条是论述太阳病误下后，‘以脉测证’之法……但是，‘以脉测证’和‘以脉定证’是不一样的。”有什么不一样呢？笔者收集相关条文，探讨如下。

1. **以脉定证论** 所谓以脉定证，即凭借脉诊就可以分辨阴阳，判断病证，确定治疗。

（1）以脉分辨阴阳、分辨表里脏腑 《伤寒论·辨脉法第一》首条即以脉分阴阳。原文以问答式表述说：“问曰：脉有阴阳，何谓也？答曰：凡脉大、浮、数、动、滑，此名阳也；脉沉、涩、弱、弦、微，此名阴也。凡阴病见阳脉者生，阳病见阴脉者死。”第18条曰：“寸口脉浮为在表，沉为在里，数为在腑，迟为在脏……”此伤寒之内外脏腑之分，以浮沉迟数为大纲，若杂病则应另当别论。杂病阴阳之分，表里之辨有何纲领呢？《金匮》第9篇第1条曰：“夫脉当取太过不及。”太过属阳，邪盛之脉；不及属阴，正虚之象。经曰：“邪气盛则实，精气夺则虚。”第6篇第4条曰：“……脉弱者，里虚也。”浮脉属阳，主表证，为何又曰：“里虚也”？此伤寒与杂病之分，外感脉浮有力，主表实；内伤脉浮无力，主里虚。

（2）*以脉分辨六经病与杂病* 《伤寒论·伤寒例第三》第90条是典型的六经辨证，是以脉定病。原文曰：“尺寸俱浮者，太阳受病也，当一二日发，以其脉上连风府，故头项痛，腰脊强。尺寸俱长者，阳明受病也，当二三日发，以其脉夹鼻络于目，故身热，目疼，鼻干，不得卧。尺寸俱弦者，少阳受病也，当三四日发，以其脉循胁络于耳，故胸胁痛而耳聋。此三经皆受病，未入于府者，可汗而已。尺寸俱沉细者，太阴受病也，当四五日发，以其脉布胃中，络于嗌，故腹满而嗌干。尺寸俱沉者，少阴受病也，当五六日发，以其脉贯肾络于肺，系舌本，故口燥舌干而渴。尺寸俱微缓者，厥阴受病也，当六七日发，以其脉循阴器，络于肝，故烦满而囊缩。此三经皆受病，已入于府，可下而已。”联系临床来解读条文，三阳病之脉象，确实是太阳病以浮脉为主（第1条曰：“太阳之为病，脉浮，头项强痛而恶寒。”）；阳明病以长大脉为主（第186条曰：“伤寒三日，阳明脉大。”）少阳病以弦细脉为主（第265条曰：“伤寒，脉弦细，头痛发热者，属少阳。”）。而三阴病的脉象则比较复杂。举几种杂病主脉如下：《金匮》第6篇第3条曰：“夫男子平人，脉大为劳，极虚亦为劳。”此虚劳病两大纲脉。第7篇第1条曰：“脉数虚者为肺痿，数实者为肺痈。”此肺痿病与肺痈病虚实之辨。第14篇第1条曰：“风水，其脉自浮……”；第3条曰：“寸口脉沉滑者……名曰风水。”此论水气病风水证初起与加重不同之主脉。第10条曰：“脉气等诸沉，当责有水，身体肿重……”此脉证合参，指出典型的水气病之主脉是沉脉。

（3）*以脉确定治疗方法* 例如，第46条曰：“太阳病，脉浮紧，无汗，发热，身疼痛……麻黄汤主之。”第42条曰：“太阳病，外证未解，脉浮弱者，当以汗解，宜桂枝汤。”此辨浮脉以区别麻黄汤与桂枝汤之用。再比如阳明病证治，第170条曰：“伤寒，脉浮，发热无汗，其表不解，不可与白虎汤；渴欲饮水，无表证者，白虎加人参汤主之。”白虎汤证的主脉是“脉洪大”或“脉滑”。例如，第26条曰：“服桂枝汤，大汗出后，大饮渴不解，脉洪大者，白虎加人参汤主之。”第350条曰：“伤寒，脉滑而厥者，里有热，白虎汤主之。”再比如少阴病证治，第315条曰：“少阴病，下利，脉微者，与白通汤。”这指出微脉是少阳病阳气虚衰之主脉。再比如厥阴病证治，第351条曰：“手足厥寒，脉细欲绝者，当归四逆汤主之。”脉细欲绝为厥阴血虚寒凝之主脉。若“……脉微欲绝者，通脉四逆加猪胆汁汤主之。”（390）

总之，以脉定证，脉症合参，辨证论治，是仲景书的主线，也是中医学的主要特色之一。

2. 以脉测证论 所谓以脉测证，即凭借脉诊分析、预测证候。

《伤寒论·辨脉法第一》第27条曰：“诸浮数脉，当发热，而反洒淅恶寒，若有痛处，饮食如常者，蓄积有脓也。”此条凭脉推测到“当发热”，但何种病因导致的发热呢？下文说明，必须要联系症状才能判断。

《平脉法第二》第55条“问曰：曾为人所难，紧脉从何而来？师曰：假令亡汗，若吐，以肺里寒，故令脉紧也。假令咳者，坐（按：因为）饮冷水，故令脉紧也。假令下利，以胃虚冷，故令脉紧也。”此条三个“假令”，推测“紧脉”主病非止一端，客寒外袭与虚寒内生皆可致紧脉。

《平脉法第二》第37条“问曰：上工望而知之，中工问而知之，下工脉而知之，愿闻其说。师曰：病家人请云，病人苦发热，身体疼，病人自卧。师到，诊其脉，沉而迟者，知其瘥也。何以知之？若表有病者，脉当浮大，今脉反沉迟，故知愈也。假令病人云，腹内卒痛，病人自坐。师到，脉之，浮而大者，知其瘥也。何以知之？若里有病者，脉当沉而细，今脉浮大，故知愈也。”章楠注解本条说：“邪在表，脉必浮大，反沉迟者，故知其邪退而愈也。然此明其大端，非定理也。如太阳下篇，有头痛发热身痛之表邪而脉反沉，为阴证见阴脉，用四逆汤救里者，故必兼审外证，方可断之……腹痛者，阴邪内结，脉当沉细，若反浮大，其气已通，故知其病愈也。上条表邪，此条里邪，皆凭其脉而明其大端也。”（《伤寒论本旨·卷八·脉证合参》）

辨六经病脉证并治之以脉测证的原文不再列举。只从以上《伤寒论·辨脉法》与《平脉法》，以及这第140条便可以表明，凭脉可以测证，但是否推测的准确，必须脉症合参。因为，一脉可见数病，数脉又可见一病。只有脉症合参，才能更准确地诊断病证，才能将脉诊落到实处。

综上所述，“以脉定证”与“以脉测证”是仲景脉诊的重要内容，但不是全部，还有的条文是以脉解释病机，或鉴别病证，或确定治法，或判断预后。总之，脉诊是中医学最具特色的诊病方法。要成为一位名副其实的好中医，就必须掌握好脉诊。仲景书为我们学好脉诊，四诊合参，辨证（病）论治奠定了坚实的基础，应当深入学习和研究。

【原文】 病在（按：《外台》卷二“在”下有“太”字）阳，应以汗解之，反以冷水潠[1]，若灌之[2]，其热被劫不得去，弥更益烦[3]，肉（按：《玉函》卷三、《脉经》卷七“肉”并作“皮”）上粟起，意欲饮水，反不渴者，服文蛤散。若不瘥者，与五苓散。寒（按：《玉函》《脉经》“寒”上并有“若”字）实结胸，无热证者，与三物陷胸汤，白散亦可服（按：《玉函》“与……服”十二个字作“与三物小白散”；《总病论》卷三作“三物白散方”。尤在泾说：“本文‘小陷胸汤’及‘亦可服’七字，疑衍。”）。（141）

文蛤散方：文蛤五两。上一味，为散。以沸汤和一方寸匕服，汤用五合。

三物白散方：桔梗三分，巴豆一分（去皮心，熬黑，研如脂），贝母三分。上三味为散，内巴豆，更于臼中杵之，以白饮和服[4]。强人半钱匕，羸者减之。病在膈上必吐，在膈下必利。不利，进热粥一杯；利过不止，进冷粥一杯。

【注脚】

〔1〕潠：喷。即用冷水喷淋身体，是古代一种退热疗法。

〔2〕若灌之：或以水浇灌，亦古代退热疗法。

〔3〕弥更益烦：烦热更重。“弥”“更”“益”同义，皆指更甚之意。“烦”，热的意思。

〔4〕白饮和服：“白饮”，米汤。三物白散入米汤调和服下。

【提要】 论表证误用冷水潠灌引起变证的证治以及寒实结胸的证治。

【简释】 病在表，以汗解之，自属正治，反用冷水潠之、灌之，以劫其热，表热被阻，不能发越，故弥更益烦，肌肤冷缩，皮上粟起，意欲饮水而反不渴。此表邪不解，阳郁于里，有渐欲化热之势，当以文蛤汤清热解表。服本方后，病如不愈，而见口渴，小便不利，是水停不化，又当以五苓散解表利水。若痰饮结聚胸中成实，无口燥烦渴等热象，故称寒实结胸，症见胸中或心下硬满疼痛而拒按，呼吸不利，大便不通，或痰涎壅盛，呆滞不语，舌淡苔白滑或白腻，脉沉弦或沉迟。治法自不同于热实结胸。寒实结胸，非热药不足以驱其寒，非峻药不足以破其结，故用三物白散温下之剂。吴谦说：“是方也，治寒实水结胸证，极峻之药也。君以巴豆，极辛极烈，攻寒逐水，斩关夺门，所到之处，无不破也；佐以贝母，开胸之结；使以桔梗，为之舟楫，载巴豆搜逐胸邪，悉尽无余。膈上者必吐，膈下者必利。然惟知任毒以攻邪，不量强羸，鲜能善其后也。故羸者减之，不利进热粥，利过进冷粥。盖巴豆性热，得热则行，得冷则止。不用水而用粥者，借谷气以保胃也。”（《医宗金鉴》卷一）

按： 三物白散中巴豆不仅有强烈的泻下作用，还有一定的催吐作用。服药后，病在膈上，寒实邪气可因其高而吐越之；病在膈下，寒实邪气可随其势而泻利之。由于巴豆对胃肠有强烈的刺激作用，吐下易伤胃气，故用“白饮和服”。原方用量为“强人半钱匕”，“半钱匕”折合成现代剂量约0.75g。临床用之，可先用0.3~0.5g，不“中病”再加大用量。用此方的关键在于巴豆的炮制，为减低毒性，大多制成巴豆霜用。巴豆霜制法：取净巴豆仁碾碎，用多层吸油纸包裹加热微烘，压榨去油后碾细，过筛。

文蛤，即海蛤之有文理者。文蛤一味为散，仅有止渴清热利小便的作用，无解表功能，用于本证，不切合。应以《金匮》第17篇第19条之文蛤汤为是。

【方歌】

寒实结胸白散方，桔梗贝母巴豆霜，
肺痈积液急喉风，吐利去病为适量。

【验案精选】

1. 寒实结胸

（1）小儿急性肺炎　某幼，5岁，患肺炎，于发病后第8天往诊。据其家属称，某权威西医诊断为“急性肺炎”。当时青霉素正风行一时，每4小时注射一次，连续注射数昼夜，发热已退，呼吸也平静了。可是患儿旋呈无欲状态，不饮也不食，不叫、不哭、不闹，也不眠。肛温36.7℃，脉沉弦而滑，舌苔满布白腻，时有恶心干呕。大便虽不通行，但腹部按压亦无抵触感。惟按及胸脘时，患儿颜貌呈苦闷状，当即投以玉枢丹，灌药后悉呕出，病情不动不变，筹思无策。时在夏季，患儿裸卧床上，任令触诊，注视其呼吸，有时间以大息，胸胃部有窒闷感，胃部叩诊有浊音，乃作结胸治，以桔梗白散小量（每次0.3g）频频灌服，吐出再灌，乘势取其呕吐痰涎，药后果得呕出黏痰甚多，继而大便泻下黏涎，旋即出声哭闹，翌日复诊时，体温升至38.5℃，咳嗽，乃以小青龙汤加减治疗而愈。（叶橘泉.《江苏中医》1961，8:40）

按：青霉素性寒凉，大量用之虽能退热，却导致寒实结胸证。如此这般，类似第131条所述的“病发于阳而反下之……”寒下冰伏其邪，故作寒实结胸。三物白散辛烈之性，破冰开结，使“大地回春”，患儿回生也。

（2）慢性支气管炎　郑某，70余岁。素嗜酒，并有慢性气管炎，咳嗽痰多，痰湿恒盛。时在初春某日，暴食酒肉后，即入床眠睡，翌日不起，至晚出现昏迷，询之瞠目不知答。因其不发热，不气急，第3天始邀余诊。两手脉滑大有力，满口痰涎黏连，舌苔厚腻垢浊，呼之不应，问之不答，两目呆瞪直视，瞳孔反应正常，按压其胸腹部，则患者蹙眉，大便不行，小便自遗，因作寒实结胸论治。用桔梗白散1.5g，嘱服3回，以温开水调和，缓缓灌服。2次灌药后，呕吐黏腻胶痰样物甚多，旋即发出长叹息样呻吟声。3次灌服后，腹中鸣响，得泻下2次，患者始觉胸痛、发热、口渴，欲索饮，继以小陷胸汤2剂而愈。（叶橘泉.《江苏中医》1961，8:40）

2. 肺痈（肺脓肿）

（1）吴某某，男，17岁。患者于1星期前，突然寒战，旋发热，伴有咳嗽，右胸部痛，吐粉红色痰，经注射青霉素无效，第4日吐臭痰，乃来诊。患者体温39.8℃，咳嗽，右胸部痛，寒热有汗不解，呼吸短促，痰臭令人掩鼻，花红色，量不多，食入呕吐，舌苔不厚，大便不畅，脉数滑，予断为“肺痈”。处方：巴豆0.18g（去油），桔梗1.5g，贝母1.5g。为末1次服，约4小时，呕吐花红脓碗许，大便泻下十数次之多，患者顿觉轻爽，翌日清晨索饮米汤，下午复诊，体温已恢复正常，善后用山药4.5g，天麦冬各9g，白及9g，甘草1.5g，阿胶9g（烊化和服），玉竹9g。4剂痊愈。1周后，已能参加劳动。（徐则先.《江苏中医》1956，2:36）

（2）钱某某，男，28岁。咳嗽，胸痛已40多天，近日痰有臭气。患者于1月半前在田间工作回来，觉怕冷发热，伴有咳嗽，四肢疼痛，即延中医诊治，服药数剂后，怕冷，四肢痛解而咳嗽甚剧，夜难成寐，发热不退，精神困疲，以致卧床不起。经20多天的中药治疗，咳嗽渐减，晚上较能入睡，一般情况较好，乃能离床，但体温时有波动，胸仍有隐痛，痰中虽无血液而增臭气，多药调理，效力不佳，前来诊治。体温37.8℃。咳嗽不甚剧，痰色稀黄，量中等，略有臭气。口干，脉数，舌被黄腻薄苔。营养较差。诉胸有隐痛，诊为“肺痈”。经予苇茎汤、葶苈大枣泻肺汤、桔梗汤、泻白散加减，以及犀角、醒消丸等治疗，未见显示改善，乃停止诊治。1周后又来诊，热升至39.2℃，痰中臭气加重，痰量增多，杂有脓状，胸闷不畅，神疲乏力，凡事扫兴，食欲殊差，见其病势转剧，测其病灶化脓可能正在加重，乃试用桔梗白散之峻剂。处方：巴豆霜0.18g，象贝0.9g，桔梗0.9g。共研，开水送服，嘱服后泻不已吃冷粥一碗。下午服药，至晚大便泄泻10余次，服冷粥一碗而泻止。次日病者很高兴地告诉我服药后热已退，咳嗽大减，痰无臭气，胸中甚畅，诸恙如释。检查体温37.3℃。脉平，舌净。偶有咳嗽，而无臭痰，精神表情都良好。为处肃肺化痰剂，以搜余患……迄今壮健如常人。（王焕庭.《中医杂志》1955，4:25）

（3）钱某某，男，32岁。咳嗽3个月，伴有发热。患者于3月前患伤风咳嗽，因不甚重而未服药，其后咳嗽不已，胸中觉有隐痛，且觉发热，乃延中医诊治，咳嗽发热时轻时重，不得退解。约1月后稀白痰渐转黄色，并发觉有臭气。因服药甚少效，且于午后发热较增重，乃疑为肺结核而服些营养品，卧榻静养。经友人介绍，乃来邀诊。午后2时许出诊：诉胸部不畅有隐痛。

体温 38℃。比较消瘦，面色憔悴，呈久病贫血貌。咳不甚剧，吐稀黄痰，有臭气，量不多。舌红润无苔，脉数。家人无结核病史。拟诊：①肺痈。②肺结核。处甘凉清肺剂：南沙参、北沙参、细生地、麦冬、石斛、杏仁、茯苓、山药、桃仁、苡仁、冬瓜子。服 8 剂后，咳嗽较好，精神略有进步，能坐船来门诊，但胸中隐痛未除，痰中臭气依然。体温 37.8℃。诊断为“肺痈”。考虑用桔梗白散，但顾虑其体力较差，不任药力之吐泻而踌躇者再，后决用较轻之剂量：巴豆霜 0.15g，桔梗 0.9g，象贝 0.9g。共研，开水送吞，嘱服后泻不止吃冷粥。翌日复诊，谓服药后大便欲解不畅，症情未觉减轻，亦未觉有其他副作用，乃加重剂量：巴豆霜 0.24g，象贝 1.2g，桔梗 1.2g。次日患者诉服药后，大便泻了八九次自已，精神未因泄泻而疲，反觉诸恙都已减轻，因此颇为欣慰。检查：热退，脉静，舌仍红润。略有咳嗽，无臭痰。处清养药 2 剂，从此告痊。（王焕庭 .《中医杂志》1955，4：25）

按：《金匮》第 7 篇附方之一《外台》桔梗白散，即《伤寒论》三物白散。于 20 世纪五六十年代以三物白散治肺痈报道较多，疗效良好。以上徐氏治例是典型肺痈。王氏所治两例患者都是不典型的肺痈，都在肺痈后期应用桔梗白散。前者用于病延一个半月，体温骤升，病灶化脓进行之时，而体格较壮健。后者病延 3 个月，体格较虚弱，初疑有肺结核，但抓住了胸痛痰臭等肺痈特点，诊断为肺痈，而后放胆用之。方后注曰服白散后“病在膈上必吐，在膈下必利”。两例服后都泻 10 次左右，无吐，并且都在泻后诸恙顿释，未有任何不良反应。其奏效之神速，非亲自经历，难以相信！

3. 胸腔积液

（1）任某，男，25 岁，1981 年 12 月 25 日入院。患者素嗜烟酒，并有胸膜炎病史。其人痰湿素盛，时值寒冬，劳动后汗出脱衣受凉而病，遂发胸胁胀痛，痛甚如锥刺，咳嗽痰多，泛恶欲呕，伴有头晕目眩，纳食不馨，大便未行，无发热气急，曾用中西药治疗 10 余日，无明显好转，而住院治疗。症如上述，舌淡红苔白厚，脉弦滑有力。证属寒实结胸，治当温下寒实、涤痰破结。用《伤寒论》三物白散。处方：巴豆霜 5g，贝母 15g，桔梗 15g。上 3 味共研末，每次服 1.5g，温开水调服。病人当日服 1.5g，腹泻稀溏便 4 次。次日上、下午，各服 1.5g，先腹痛灼热，肠中鸣响，继之泻下稀水便中夹有痰涎样白冻 6 次。之后，头晕目眩，泛恶、欲呕消失，胸痛好转，咳痰减少。观患者病邪尚盛，正气未伤，舌脉同前，故继用散剂 3 日，腹泻达 30 余次之多。患者泻后虽觉乏力，但食欲增加，胸部仍有隐痛，白苔转薄，脉细缓，即停服散剂，投以六君子汤善后，共住院 13 天，诸症消除，痊愈出院。（《伤寒论通释》第 195 页王治强医案）

（2）王某，男，年 26 岁。素有咳嗽气促，呕吐黏涎，夏历 11 月间，天气骤寒，朔风凛冽，因感寒而咳嗽转剧，呼吸喘促，胸部胀满拒按，大便溏，小便清澈，饮食不思，咳嗽不能平卧，舌苔湿润，脉象沉郁，重按有力，据脉诊证，认为属寒实结胸，应用疏胸豁痰之剂。患者谓因感寒而增剧，用攻泻之剂，恐不相宜，以致因循三日未能用药。谓如系感受外寒，脉应浮紧，或浮弦，今脉不浮而反沉，不滑而反郁，是寒痰郁滞，肺气不宣之明证。如用疏表散寒之剂，必致胸阳愈伤，而寒痰之壅滞必益甚。因患者犹豫而不敢服，后令其至某医院就诊，经过检查，确诊为胸腔大量积液，肺受水之壅迫，所以咳嗽喘促，呕吐黏涎，遂要求仍服中药，因予三物白散。处方：桔梗 15g，浙贝 15g，巴豆霜 0.6g。共研调末分 3 次服，每晨空腹白水送服 1 次。隔 3~4 日服一次，当中每日服 1 剂疏肺止嗽涤饮汤，处方：干姜 10g，茯苓 15g，葶苈 6g，浙贝 10g，半夏 10g，瓜蒌 12g，紫菀 10g，白芥子 6g，杏仁 10g。服三物白散后 30 分钟，恶心作呕，吐出黏涎约一茶杯，隔 1 小时，便腹痛作泻，连续水泻 4 次，约计泻水样便有 1500ml，后杂以涎液。胸中顿觉舒适而咳喘已减，亦能平卧安眠。下午服疏肺止嗽涤饮汤，咳喘逐渐恢复，共服三物白散 2 次，汤药 4 剂，后以疏肺豁痰健脾止嗽之剂，调理而愈。（《伤寒论临床实验录》第 136 页）

4. 急喉风（急性喉炎合并喉不完全梗阻）

（1）某男，2 岁，面白体胖，5 天前出现鼻塞，流清涕，2 天来有犬吠样咳嗽，声音嘶哑，呼吸迫促，以“急性喉炎，合并喉不完全梗阻”收住院。会诊时见：体温 36.5℃，呼吸 48 次 / 分，呼吸困难，吸气时长而费力，在天突、缺盆、心窝部有深度吸气性下陷，喉中痰鸣，颇似曳锯，语言难出，汤水难下，大便三日未行，活动或哭闹时更见面色发灰，烦躁不安，额上出汗等。脉细数，指纹青紫，已透关射甲，舌苔薄白，手足触之稍凉，诊为“急喉风”，辨证为寒痰阻塞。急用三物白散0.15g，吹入咽部，5分钟后即开始呕吐痰涎，量多，2小时后又连续腹泻2次，呼吸困难等症状开始好转，额汗渐止，并逐渐能平卧安睡。以后虽尚有轻度呼吸急促和喘鸣症状，因急喉风的危急症状已解除，故停用三物白散，改用宣肺理气化痰药调理。共住院5天，痊愈出院。（《北京中医学院学报》1991，4：27）

按：本例病人，因痰涎阻塞气道则喘鸣声嘶；痰阻脉络则指纹青紫；阴寒内盛、阳气衰微则面灰，肢冷，烦躁不安，甚至额上汗出。在这种危急情况下，三物白散能涌吐喉中痰涎，使喉头水肿减轻，化险为夷。

（2）一男子，冬月发喘急，痰迫咽喉，肩息欲死，投桔梗白散一钱，吐痰涎二三合而愈。（《古方便览》）

【临证指要】 三物白散（《外台》桔梗白散）为治疗急症、怪病的神方。凡寒实内结所致的痰饮结胸、肺痈成脓及其他病证属于痰实为主者，皆可用本散治疗，使病在膈上者吐之而去，在膈下者泻利而出，一举荡除邪气，药不嫌其峻，缓剂则无功也。为了慎重起见，对本散应先从小量开始（每次0.3~1g）。若泻利不止，《伤寒论》明文“进冷粥一杯”。《外台》则曰：“饮冷水一杯则定。”

【原文】 太阳与少阳并病，头项强痛，或眩冒，时（按：《翼方》卷九无“时”字）如结胸，心下痞硬者，当刺大椎第一间[1]、肺俞[2]、肝俞[3]，慎不可发汗。发汗则谵语，脉弦，五日谵语不止，当刺期门[4]。（142）

【注脚】

〔1〕大椎第一间：第一间就是大椎穴。大椎穴在第7颈椎和第1胸椎棘突之间的凹陷处。

〔2〕肺俞：肺俞穴在第3、4胸椎棘突之间的凹陷处各旁开一寸五分。

〔3〕肝俞：肝俞穴在第9、10胸椎棘突之间的凹陷处各旁开一寸五分。

〔4〕期门：为肝的募穴，在胸部乳头直下，第6肋间隙，前正中线旁开4寸。

【提要】 论太阳与少阳并病治用针刺法。

【简释】 太阳病未罢而并及少阳，称为太少并病。头项强痛属太阳，眩冒属少阳。如结胸状，心下痞硬者，是邪气内结。此证非发汗能解，当采用刺法，因督脉总督诸阳，故刺大椎；肺与皮毛相合，故刺肺俞；以肝与胆相合，故刺肝俞以调和少阳。如误用发汗，热邪入于肝经则谵语、脉弦；若五日谵语不止者，当刺期门以泄肝邪。肝之邪热去，谵语自止。

【原文】 妇人中风，发热恶寒，经水适来，得之七八日，热除而脉迟身凉，胸胁下满，如结胸状，谵语者，此为热入血室也，当刺期门，随其实而取之。（143）

妇人中风七八日，续得寒热，发作有时，经水适断者，此为热入血室，其血必结，故使如疟状，发作有时，小柴胡汤主之。（144）

妇人伤寒，发热，经水适来，昼日明了，暮则谵语，如见鬼状者，此为热入血室，无犯胃气及上二焦，必自愈。（145）

按：以上三条论述热入血室证治。这三条并见于《金匮·妇人杂病》篇第1、2、3条。此三条【简释】【验案精选】等详见《金匮》。

刘渡舟先生在《讲稿》中说：这三条都是讲“热入血室”证。为什么在这地方添了三个“热入血室”？一个原因是它有结胸的类证，另外它和少阳有关系。张仲景写的文章它有一个内在的联系性，结胸讲水结，少阳讲气郁，那么妇人中风，伤寒热入血室，讲血了，由血影响气，也讲到气血闭结。所以水的关系、气的关系、血的关系，这样在辨证论治里才互相对比，互相发挥，可以提高我们辨证论治的思维和视野，很有意义。这三条的“热入血室”，病因是不同的，有经水适来，也有经水适断，这是一个不同。第二个不同，有发热的，有不发热的，要记住这是个重点。第三个是有胸胁闷的，有往来寒热的，有晚上说胡话的，这三个症状的不同，治疗也就不同。把这三点抓住了，热入血室就掌握了。

【原文】 伤寒六七日，发热，微恶寒，支节烦疼，微呕，心下支结，外证未去者，柴胡桂枝汤主之。（146）

柴胡桂枝汤方：桂枝一两半（去皮），芍药一两半，黄芩一两半，人参一两半，甘草一两（炙），半夏二合半（洗），大枣六枚（擘），生姜一两半（切），柴胡四两。上九味，以水七升，煮取三升，去滓，温服一升。

【提要】 论太阳与少阳并病的证治。

【简释】 伤寒六七日，病邪已入少阳，而太阳外证未罢。“发热，微恶寒，支节烦疼”，是太阳桂枝证；“微呕，心下支结”，是少阳柴胡证。本条叠用两“微”字，说明太阳证恶寒微，发热不重；肢节烦痛而无周身疼痛；少阳证微呕比心烦喜呕轻；心下支结与胸胁苦满同类而较轻。总之，本条证候表证虽不去而已轻，里证虽已见而未甚，为太阳少阳并病之轻者，故取桂枝汤之半，以解太阳未尽之邪；取小柴胡汤之半，以解少阳之微结，为太阳少阳双解之小剂。

【方歌】

柴胡桂枝减半汤，外证未罢入少阳，

肝病癫痫与高热，兼治外感与内伤。

【方证鉴别】

柴胡桂枝汤证与桂枝汤证（12）、小柴胡汤证（96） 王子接：“桂枝汤重于解肌，柴胡汤重于和里，仲景用此二方最多，可为表里之权衡，随机应用，无往不宜。即如肢节烦疼，太阳之邪虽轻未尽；呕而支结，少阳之病机已甚。乃以柴胡冠于桂枝之上，即可开少阳微结，不必另用开结之方；佐以桂枝，即可解太阳未尽之邪；仍用人参、白芍、甘草，以奠安营气，即为轻剂开结之法。”（《绛雪园古方选·和剂》）

【大论心悟】

中外学者论柴胡桂枝汤治青少年癫痫

据日本汉方医报道：用柴胡桂枝汤治疗癫痫病，大部分得到较好的效果。从1969~1975年7年间，共接诊癫痫患者433例。其中治愈125例，加上发作明显减少者，合计194例有效。另外的239例由于各种原因中途停药。举2例如下：例一：10岁女孩发病已7年。经常连续大发作，服上药2个月后发作消失，观察7年未复发。例二：16岁男孩，发病已5年。一直反复发作，服上药4个月后停止发作，观察3年未复发。从以上病例来看，柴胡桂枝汤和一般抗癫痫药不同。一般抗癫痫药是作用于神经系统的，而柴胡桂枝汤基于“证”的观点，可以使体质失调和功能不调者得到调整，因此二者有根本的不同，可以认为后者是属于根治疗法。在脑电图的改善方面：433例中有181例接受过脑电图检查，其中123例做了脑电图与临床症状的对比观察，当发作停止后，脑电图的癫痫波完全消失者占46%，仍残存者占38%。从本方治疗作用来看，服药后既控制了癫痫的发作，又有改善性格和体质的作用。那些慌张不安的小孩可以变成安静的小孩，学习成绩也提高了。夜尿症、喘息症、扁桃体炎、过敏性鼻炎等并发症，也常常同时治愈了。因此，作者认为本方是治本的。在目前抗癫痫药物治疗进展不大的情况下，从中医中药方面寻找可能有效的突破口，是当前医学的动向。（相见三郎.广西中医学院张培珠摘译.杨世忠校.《汉方研究》1976，54：209）

日本神奈川齿科大学营谷英一教授经过临床实验证实，柴胡桂枝汤对癫痫有很好的疗效。他对22例服用西药无效的患者改用柴胡桂枝汤治疗，有19名患者的病情得到明显好转。按体重每公斤服用1g柴胡桂枝汤，能够百分之百地控制癫痫的发作。（《中药科技报》1988，6：16）

中国有学者以柴胡桂枝汤加味治疗癫痫84例，总有效率为94%。临床体会到本方对学龄前期、学龄期及青年期之患者疗效较好。（曾文长.《陕西中医》1990，7：293）

中外临床观察及研究证实，柴胡桂枝汤治疗癫痫有确切的疗效。笔者临床治例观察到，长期服用本方确能控制癫痫发作，尚能增进食欲。癫痫为一难治病，中西医均无特效方法，柴胡桂枝汤有上述疗效已是可贵。这些经验可知，诊治癫痫要本着辨证与辨病相结合的原则，掌握专方专药，守方守法，或适当加味，并辅以生活调理，疗效始佳。

此外，柴胡桂枝汤可治“腹型癫痫”，见后验案。

【验案精选】

一、伤寒

（一）太少合病

1. 高热3个月（反应性淋巴细胞增多症） 患者，男，15岁。1976年1月间初诊。高热缠绵已逾月。家住外地，遍治无效，始来京就医。奔走京市各大医院，复经多方检查，结果依然为“发热待查”。热终不退，言下大失所望，不禁怅然，所持中医处方概为石膏、紫雪、黄芩、黄连、银花、连翘、桑叶、菊花、生地、玄参清热解毒之类。询之，患者初病，倦怠违和，寒热体痛，以为感冒，未足介意，继后热升，持续39℃以上，午后尤甚。自是发热必恶寒，虽时自汗，热亦不为汗衰，热甚并不思饮。左耳后有核累累，按之亦不甚痛。脾大肋下1cm，肋弓下自称有困闷之感。心中时烦，不思饮食。1974年曾有类似发热，北京某医院诊为“反应性淋巴细胞增多症”。曾予抗生素，体温不降，后加“泼尼松”热退出院。据以上病情分析，此儿证属伤寒，寒束于表，失于温散，表证未解，里热未实，盘踞于半表半里之间，故胸胁苦满。左耳有核，少阳行身之侧也。少阳病柴胡证，但见一症便是，不必悉具也。本可以小柴胡汤即可。然每微恶寒，知发热虽久，而表证仍未尽，故取柴胡桂枝二汤各半主之。处方：柴胡9g，半夏9g，黄芩9g，党参30g，甘草6g，生姜2片，大枣5枚，桂枝6g，白芍9g。6剂后，得微汗，高热顿衰，午后热低至37.1℃左右，汗亦减少，耳后核也遂消。胃纳有加，表达里疏，长达三逾月之高热竟告霍然，姑存此案，以示伤寒与温病有别。（魏龙骧．《中医杂志》1978，12：14）

按：此例高热缠绵已逾3月，久治罔效。究其不效之因，由于辨证不明，盲目滥用清热解毒之药。据整个病情分析，此例当属太少并病，患者初病伤寒，失于温散，致表邪未尽，内传少阳。表邪不解则发热，汗出，微恶寒，体痛；邪留少阳则胸胁苦满，左耳有核，心烦少食。故用柴胡桂枝汤两解太、少之邪而高热顿衰。

2. **高热20日**　郑某，女，30岁，1986年9月20日以发热待查入院。入院后曾拟诊为伤寒、疟疾、肝炎等，但做相关检查，均未发现异常，曾先行试验性治疗21天，罔效。体温多在39.5℃左右，尤以下午1点左右为甚。后请中医科会诊。刻诊：患者寒战高热（39.6℃），伴有头痛，全身关节疼痛，胃脘胀满，纳呆，小便黄，大便正常，舌苔白质淡红，脉弦数。辨证为太少合病，治以表里双解法，拟柴胡桂枝汤加减。药用：柴胡24g，黄芩24g，桂枝15g，白芍15g，党参15g，甘草10g。水煎服，每日1剂。服2剂后，体温降至37.6℃，头痛、身痛亦减。继服2剂，自觉诸症悉除，胃纳渐佳，无不适感，体温稳定在36℃左右，于翌日痊愈出院。（陈汝润．《山东中医杂志》1992，2：36）

3. **高热4日（流行性出血热）**　刘某，男，26岁，已婚，江西省高安县人，农民，1988年12月18日（第4病日）入院。起病即发热（体温40.1℃），恶寒，往来寒热，头痛腰痛，恶心纳差，渴喜热饮，小便短赤，大便数日未行，无“三红”症，眼球结膜轻度充血，咽部明显充血，可见少数针尖样出血点，全身皮肤未见出血点，舌红苔白厚润，脉弦细。证属伤寒少阳病兼太阳所致，法当和解兼汗，方用柴胡桂枝汤：柴胡40g，桂枝、白芍、甘草、黄芩、半夏、生姜、党参各15g，红枣6枚。水煎。直肠点滴250ml，口服“出血热饮料”（以鲜茅根汁为主要成分），静滴“清开灵”20ml，补液1000ml。经上述处理后，体温迅速由40.1℃下降至37.7℃，以至35.6℃，并越过低血压与休克期，而直接进入多尿期，住院5天，痊愈出院。（万友生．《河南中医》1992，5：221）

（二）产后病

1. **产后寒战高热**　刘某某，女，21岁。武汉市人，营业员。患者于5月3日足月顺产一男婴。5月6日上午6时许，突发寒战，头昏痛，体温达40.4℃。化验：红细胞4.01×10^{12}/L，血红蛋白78g/L，白细胞17.2×10^{9}/L，分类计数：中性0.8，酸性0.02，淋巴0.18。用青霉素、链霉素后体温稍降，但当日下午，又突发寒战，两腿抽搐疼痛，头昏痛，口唇发绀，体温达41.2℃，大汗，稍缓后又发寒战一阵。血压98/60mmHg。即急请中医科会诊。自述：上午突发寒战，继之高热，冷汗甚多，头昏，两侧太阳穴痛，目胀，全身疼痛不适，口苦而干，欲呕，大便整日未行，小便尚畅。诊其脉浮数，舌淡红苔白微腻。为产后外感风寒，太少两阳并病之候。以解肌透表，调和营卫，兼以和解少阳之法治疗。处方：桂枝6g，白芍6g，甘草6g，生姜6g，大枣4枚，柴胡6g，沙参9g，半夏3g，黄芩6g，葛根9g。水煎，1次服。服药后次日，身痛已解，头痛减，不恶风，体温恢复正常（36℃），但自汗甚多，口苦而干，舌红而苔腻微黄。此表邪已解，而余症未清，仍宗原法减葛根，加丹皮9g、花粉9g、知母4.5g、麦冬6g。1次服。三诊时，自觉诸症悉除，胃纳渐佳，无不适感，体温稳定在36℃左右，停用中药，于翌日痊愈出院。（梁福煌．《广东医学·祖国医学版》1963，1：33）

按：《伤寒论》云：“血弱气尽，腠理开，邪气因入。”本案产后百脉空虚、风寒之邪乘虚侵入，导致太阳少阳并病证候。以柴胡桂枝汤化裁，解肌祛风、和解少阳，具有“一箭双雕”之妙，扶正达邪之功，故仅服2剂而高热退。

2. **产后受风，遗留畏寒（神经官能症）**　张某，女，34岁，1990年7月20日初诊。1989年春产后受风，出现恶寒发热身疼，经治好转，但遗留全身怕冷症状，盛夏亦须毛衣加身，经查血沉、抗链“O”、血象、尿常规等无阳性所见，西医诊断为“神经官能症”，经多方治疗，效果不佳。刻诊：体温36℃左右，患者仍穿两件毛上衣，下着绒线裤，其形体偏胖，面色青滞无华，行走步履自然。询其所苦，言怕冷，汗出，身疼，每遇天气变化时加重，时有乏力，偶见恶心但不呕吐，心下闷胀，纳食、睡眠及二便尚可，脉弦长按之无力，舌稍红苔薄白，月经前后无定期，行经时腹痛并有瘀血块。此乃外邪侵入太少两经，阳气郁遏不伸所致。治用柴胡桂枝汤：柴胡15g，桂枝12g，白芍12g，甘草6g，黄芩10g，法半夏12g，党参15g，生姜10g，大枣10g。水煎服5剂，怕冷减轻，不需厚衣；又进15剂，诸症全消，身和如常人。（赵崇学.《国医论坛》1991，6：15）

（三）小儿病

1. **高热惊厥** 胡某某，女，5岁。于1962年8月31日以高热惊厥急诊入院。经内儿科多方抢救，渐渐好转，但高热始终不退，虽迭进葡萄糖盐水，合霉素、链霉素、土霉素、匹拉米酮、复方奎宁及酒精擦浴等法治疗，收效甚微。化验室检查：肥达反应阴性，疟原虫经4次检查未能找到，重氮反应阴性，肝功能正常。9月7日开始邀中医会诊。病人连续发热8天，体温持续在37.2℃至40℃之间，上午热低，下午热高，每发热前往往肢寒，热无定时，有时夜间亦发高热。脉象浮弦、按之无力，舌质红、苔薄中略黄、边尖俱剥。论病程已过一候，论病机仍有太阳未解之邪，论高热起伏，为正邪胜复少阳寒热往来之象。察合舌脉，此类证候当为太少二阳并病。取柴胡桂枝汤法。处方：软柴胡、淡黄芩、潞党参、法半夏、鲜生姜、肥大枣、炙甘草、桂枝、炒白芍、青蒿梗、鲜荷叶。水煎服，取少量多次服法，服2剂而热退至38℃，诸恙因此大减，再2剂而体温趋于正常。守方不变，先后共服中药6剂，旋以饮食调理而病愈。（陈伯涛.《江苏中医》1964，10：14）

2. **恶寒发热汗出如疟** 王某某，女性，11岁，学生，1977年9月23日初诊。因感冒发热已4~5天，曾服用复方阿司匹林、羚翘解毒片、桑菊感冒片、银翘解毒等发汗，汗后热不退，体温波动于38.0℃~39.0℃之间，每日常有先恶寒后发热，继之汗出等反复出现的经过。观患者体质稍差，舌苔薄白，脉弦而数。肝于肋下2指而无压痛，脾未触及。肝功正常。给予柴胡桂枝汤原方服用：柴胡12g，桂枝10g，太子参12g，黄芩10g，半夏10g，白芍10g，甘草6g，生姜6g，大枣4枚（去核）。每日煎服1剂，服药1剂后则热退，连服3剂后一直未再发热，只稍食欲不振。于9月27日二诊时观之，舌苔薄白，脉转和缓。此病后脾虚，改予香砂六君子汤调理脾胃为其善后而愈。（《伤寒论临床研究》第203页）

原按： 笔者于临床常用柴胡桂枝汤加减治疗普通感冒、流行性感冒、未明原因的低热、迁延性肝炎、慢性肝炎、早期肝硬化或门脉性肝硬化腹水消失后，或周围性面瘫（面神经炎）等，均有一定效果。

按： 上述验案，多为体温40℃以上的高热患者，皆辨证以柴胡桂枝汤治之，温覆微汗出而热退病解。可知该方为治高热良方之一。

3. **小儿痄腮（急性腮腺炎）** 李某，男孩，5岁。1964年2月患腮腺炎，已四五日，发热恶寒，两腮于耳下赤肿疼痛。其母用臭灵丹叶捣烂外敷，另服六神丸，效果不明显，反觉服六神丸后腹中冷痛不适，延余诊视。初诊，患儿寒热未退，两腮仍肿痛，腹内亦痛，不思饮食，精神疲惫。脉弦细，舌苔薄白，根部稍显黄腻。此乃风寒外袭，邪遏太阳少阳两经，经气受阻，脉络不通所致，亦属太少二阳合病之证。拟用桂枝、柴胡合方加味治之。处方：柴胡6g，黄芩6g，明党参9g，桂枝9g，杭芍6g，法夏6g，生姜3片，大枣3枚，板蓝根9g，甘草6g。服1剂，发热退，恶寒减轻，两腮肿痛消退大半，腹痛亦止，已思饮食。脉细缓，舌根部黄腻苔已退。继上方去黄芩加甲珠6g，败酱草6g，连服2剂而愈。（《吴佩衡医案》第95页）

按： 患儿痄腮“于耳下赤肿疼痛”，病在少阳，因足少阳胆经循行于耳周，故以柴胡剂疏通之而获效。

二、杂病

1. **肩背疼痛（肩周炎）** 于某某，男，43岁。1993年11月29日初诊。左侧肩背疼痛后胀，左臂不能抬举，身体不可转侧，痛甚之时难以行走，服西药“强痛定”可暂止痛片刻，旋即痛又发作，查心电图无异常，某医院诊为“肩周炎”，病人异常痛苦。刘老会诊时，自诉胸胁发满，口苦，时叹息，纳谷不香，时汗出，背部发紧，二便尚调。视舌质淡，不通则痛也。治当并去太少两经之邪，和少阳，调营卫，方选柴胡桂枝汤加片姜黄：柴胡 16g，黄芩 10g，半夏 10g，生姜 10g，党参 8g，炙甘草 8g，桂枝 12g，白芍 12g，大枣 12 枚，姜黄 12g。服 3 剂，背痛大减，手举自如，身转灵活，胸胁舒畅。续服 3 剂，诸症霍然而愈。（《刘渡舟临证验案精选》第 143 页）

原按：刘老认为，治疗肩背痛当抓住太阳、少阳、督脉三经。肩部为少阳经，肩痛多用小柴胡汤和解；背部为太阳经，背痛可用桂枝汤治疗。久痛入络者，其血必结，可加片姜黄、桃仁、红花、川芎等药活血通络止痛。若背痛连及腰部，头身困重而苔白腻，妇女兼见白带量多者，常用羌活胜湿汤而取效。案中所用柴胡桂枝汤，以小柴胡汤和解少阳经中之邪，以桂枝汤解肌调和营卫，以解太阳经中之邪。

临床上，刘老常用柴胡桂枝汤治疗以下几种疾病，疗效较佳：①慢性肝炎、早期肝硬化：症见肝脾肿大，腹胀，胁痛如刺，面色黧黑，舌质紫暗，边有瘀斑，脉来沉弦。化验检查见 A/G 倒置，TTT 增高等。常用本方去人参、大枣，加鳖甲、牡蛎、土元、茜草、红花等软坚化瘀之品，坚持服药一两月，每收良效。②肝气窜证：患者自觉有一股气在周身窜动，或上或下，或左或右，或前或后。凡气窜之处，每有疼痛和发胀之感。若以手拍打痛处，还可见嗳气、打嗝，其后症状缓解。本证以老年妇女较多见。③风痹夹肝郁证：风湿性关节炎肢节烦痛的同时，兼见胸胁苦满或胁背作痛者，每有很好的疗效。

2. **发作性浮肿（血管神经性水肿）** 邢某某，女，32 岁，干部。患浮肿 1 年多。每天多次发作，肿时则肌肤虚浮，面部潮红，手足心微痛，肿消后则一如常人。经多次检查，无任何异常发现。西医诊为“血管神经性水肿”，西药治疗无效，中药亦曾服过健脾利水和益气之剂，均毫无效果。患者体质尚好，舌苔正常，饮食、二便均可，但脉象乏力。据证分析，既非水肿，又非虚肿，此乃营卫不和，三焦气化失调之证。遂投以小柴胡汤合桂枝汤加龙骨、牡蛎治之。处方：柴胡 9g，黄芩 9g，半夏 9g，党参 9g，桂枝 9g，白芍 9g，甘草 6g，生龙骨 30g，生牡蛎 30g，生姜 9g。大枣 3 枚，服上方 3 剂，发作次数减少。再服 6 剂，症状基本消失。又按原方继服而愈。（张磊.《河南中医学院学报》1979，3 : 1）

按：本案浮肿为发作性，属少阳枢机不利的特点之一，故以小柴胡汤为主方而获效。

3. **手足厥逆（雷诺病）** 李某某，女，37 岁。患者自诉平素四肢冰冷，尤以上肢为重。每遇生气或寒冷刺激后双手十指发冷、麻木、疼痛，继则皮色由苍白变青紫，最后变为潮红，数分钟后恢复。今晨因生气上述现象发作，就诊时其双手十指正呈青紫色，摸之冰冷。同时伴有胸闷气短，心烦易怒，舌质淡苔白，脉弦而沉。为肝气郁结、气血不和之证，遂投柴胡桂枝汤治之。处方：柴胡 16g，黄芩 10g，半夏 12g，生姜 12g，桂枝 12g，白芍 12g，党参 10g，炙甘草 10g，大枣 7 枚。服药 7 剂后复诊：四肢厥冷、手麻、手疼等症大减。雷诺现象未发作，效不更方，仍服柴胡桂枝汤 7 剂而愈。（路军章.《北京中医学院学报》1991，1 : 21）

原按：雷诺病是一种由于血管功能紊乱所引起的肢端小动脉阵发性痉挛性疾病。属于中医学“四肢逆冷”的证候范围。一般认为多由于阳气不足，阴血虚弱，外受寒邪，阴阳气不相顺接所致。治疗多用当归四逆汤等温阳补血通脉之剂。本例患者开始亦用当归四逆汤，然服药十余剂未效，后改用柴胡桂枝汤竟获奇效。

按：本例为刘渡舟先生治验，学生整理。雷诺病多发于女性，尤其是神经异常者。在寒冷季节中发作较重。验案中明示本病因生气而发，故以小柴胡汤调畅气机，桂枝汤调和营卫，合方治之，正对此病，故而效佳。

4. **肢麻（自主神经紊乱、神经官能症）** 李某，女，37 岁。患四肢麻木年余，曾在某医院诊为“自主神经紊乱”“神经官能症”等。查询病人，心烦易怒，口苦咽干，四肢麻木，关节酸楚不适，舌白脉弦，诊为营卫气血不调，投以柴胡桂枝汤：柴胡 12g，黄芩 9g，清半夏 12g，党参 12g，桂枝 9g，白芍 9g，生姜 6g，炙甘草 6g，大枣 5 枚。服药 7 剂，诸症皆除。改以逍遥散调治其痛经。（《伤寒论临床应用五十论》第 225 页）

5. **胁痛（早期肝硬化）** 张某某，男，29 岁，公安人员。患早期肝硬化半年余。乏力纳呆，呕恶不食，食难用饱，两胁胀痛，消瘦明显，尿黄口苦，舌白质暗，脉弦不畅，诊为肝郁血滞兼气血不和，投以柴胡桂枝汤加味：柴胡 12g，黄芩 9g，党参 12g，清半夏 12g，生姜 9g，桂枝 9g，白芍 9g，茜草 9g，䗪虫 9g，炙甘草 6g。服药 7 剂后，自觉周身已不乏力，饮食有增，胁痛有减，自购原方连用 30 余剂，已无任何不适。促其去医院检查，结果正常，继以原方再进 30 剂后停药。3 年后遇见病人，其面色佳，精神

好，健康无病。（《伤寒论临床应用五十论》第225页）

原按：柴胡桂枝汤原为太少并病证而设。笔者体会其意，小柴胡汤调畅气血而疏肝和胃，桂枝汤调和营卫，小柴胡汤与桂枝汤相合则大具疏通气血调和营卫之良能。举凡气血营卫之行涩而不畅之轻者，可选用本方调治。本此意，用此方调治诊断为"早期肝硬化"尚未出现腹水、呕血便血，肝功尚未失代偿者，愈非一人。

按：刘渡舟先生在《讲稿》中说：用柴胡桂枝汤治疗"慢性肝炎、早期肝硬化，加上一点儿红花、茜草类的活血药，加上点鳖甲、牡蛎类的软坚药……效果很好。"该治例医者裴永清是刘老研究生，故其经验必有师承关系。

6. **失眠** 郑某某，男，37岁。患不寐已半载之久，经多方治疗均无显效。憎寒，盗汗，心悸，懊侬，脉象沉缓。予柴胡桂枝汤加合欢皮、当归，服14剂而愈。（徐明标.《浙江中医杂志》1983，5：223）

按：此案为徐堇侯老中医用柴胡桂枝汤治疗失眠的经验，颇有新义。《难经·十四难》说："损其心者调其营卫。"而营卫出入，常以少阳为枢转。柴胡桂枝汤中桂枝汤善调营卫，小柴胡汤善和枢机，营卫调、枢机和、则不寐自愈。

7. **癫痫**

（1）原发性癫痫 刘某，女，19岁。诉5年前因生气而出现典型癫痫大发作，后反复发作，在多家医院检查，诊断"原发性癫痫"。经用中西医各种疗法无效。近来癫痫3~5天发作一次，轻度口苦，两胁胀，舌稍红苔薄黄，脉略弦数。脑电图有位置不定的零散棘波。证属肝气郁结，化火生风，上扰神明所致癫痫。治以疏肝解郁，降逆散结。处方：柴胡15g，桂枝、半夏，党参各10g，白芍20g，黄芩15g，甘草5g，生姜3片，大枣5枚。水煎服，每日1剂，共服150剂而愈。其中服60剂后癫痫10天发作1次，至90剂后一直未发作，查脑电图未见棘波，又服60剂，巩固疗效，随访1年未复发。（兰景宽.《辽宁中医杂志》1990，5：36）

（2）腹型癫痫 李某某，女，8岁。3个月前开始阵发性腹痛，恶心呕吐，泄泻，每日2~3次，曾拟诊"急性肠胃炎"，服药后好转。1周后又出现脐周腹痛，诊为"蛔虫病"，给服驱虫药，未见排虫。以后腹痛继续发生，时在上腹部，或脐下或两胁，但以脐周为主，诊为"胆道蛔虫症""胆囊炎""胰腺炎"等，屡治无效。后经某儿童医院脑电图检查，2次发现癫痫波型，乃确诊为"腹型癫痫"。经用苯巴比妥等抗惊厥药物治疗，仍时有腹痛阵作，迁延2月余，遂改服中药。症见阵发性脐周腹痛，持续半小时，自行缓解，发作时神志迷糊，终止后肢软乏力，嗜睡，1小时后即如常人。舌苔薄，脉细弦，初拟平肝息风、化痰定痫法，药用全蝎、蜈蚣、石菖蒲、钩藤、白芍、甘草、制半夏、陈皮、远志、白蒺藜等。连服14剂，病无进退，腹痛仍2~3日一作。遂用柴胡桂枝汤加减，药用柴胡、制半夏、黄芩、党参、香附各9g，桂枝4.5g。白芍15g，甘草6g，生姜2片，大枣5枚。服14剂后复诊：2周来腹痛仅发作2次，症状也较前轻缓，继服上方，白芍改20g。原方续进计32剂，1个月来未见腹痛，食欲增加，智力如同龄儿童。为巩固疗效，嘱上方每2日服1剂。2月后，每3日服1剂。如此持续半年余而停药。复查脑电图已恢复正常，随访2年腹痛未发。（王庆其.《浙江中医杂志》1986，3：127）

原按：腹型癫痫临床较少见，初起极易误诊，须经脑电图检查后始得确诊。本案初用镇肝息风、化痰定痫法不应手，后思日本人用柴胡桂枝汤治癫痫的报道，其立法依据是癫痫发作时多有胸腹部挛急，两胁苦满，涌吐涎沫等，类似于小柴胡汤证。本案腹痛以脐周为主，偶亦涉及两胁，且伴呕吐等，颇相类似，遂以原方柴胡桂枝汤重用白芍加香附投治而获效。又，癫痫系顽疾，切不可痛止药停，嘱续进药半年余，得以控制发作。临床实践中发现，柴胡桂枝汤用治其他类型癫痫，效果不够理想。

按：本例腹型癫痫以阵发性腹痛为主症，此证与《外台》柴胡桂枝汤主"治心腹卒中痛"（详见《金匮》第十篇附方）符合。古人不一定有腹型癫痫的认识，却认识到本方治卒腹痛这一规律。

【临证指要】柴胡桂枝汤具有表里兼治，疏利肝胆，调补脾胃等功效。主治外感发热较久、表证不解，并见肝、胆、脾、胃症状而正气偏虚者。凡感冒、肝胆疾患、胃肠病、癫痫、神经官能症及更年期综合征等病证，皆可辨证以本方治之。

【实验研究】 本方作为桂枝汤与小柴胡汤的合方，其药理作用不单单是小柴胡汤和桂枝汤药理作用的简单叠加，而是在两方的基础上又有新的功效。例如，本方具有抗惊厥、抗抽搐作用（抗癫痫效果非同于一般的抗癫痫药和镇静药）及对脑缺血的保护作用；具有抗胃黏膜损害作用；对胰腺细胞有保护作用，可预防胰腺炎的复发；对肝损伤有修复作用；还具有增强免疫功能（防治反复呼吸道感染）、抑制肿瘤、抗炎（对急、慢性炎症均有效）、抑菌（抑制葡萄球菌和大肠埃希菌）及抗衰老等多种作用。

【原文】伤寒五六日，已发汗而复下之，胸胁满微结，小便不利，渴而不呕，但头汗出，往来寒热，心烦者，此为未解也，柴胡桂枝干姜汤主之。(147)

柴胡桂枝干姜汤方：柴胡半斤，桂枝三两（去皮），干姜二两，栝楼根四两，黄芩三两，牡蛎二两（熬），甘草二两（炙）。上七味，以水一斗二升，煮取六升，去滓，再煎取三升，温服一升，日三服。初服微烦，复服，汗出便愈。

【提要】论误治后太阳病邪传入少阳证治。

【简释】尤在泾："汗下之后，胸胁满微结者，邪聚于上也。小便不利，渴而不呕者，热胜于内也。伤寒汗出，周身漐漐，人静不烦者，为已解；但头汗出而身无汗，往来寒热，心烦者，为未欲解。夫邪聚于上，热胜于内，而表复不解，是必合表里以为治，柴胡、桂枝，以解在外之邪；干姜、牡蛎，以散胸中之结；栝楼根、黄芩，除心烦而解热渴；炙甘草佐柴胡、桂枝以发散，合芩、瓜蒌、姜、蛎以和里，为三表七里之法也。"(《伤寒贯珠集·少阳篇·少阳权变法》)

按：柴胡桂枝干姜汤系小柴胡汤化裁而成。方中柴胡、黄芩合用和解少阳之邪，加桂枝以散未尽之表邪；加干姜以助误下所伤之阳；加栝楼根以复汗下所伤之津；加牡蛎以消胸胁之结。因不呕故去半夏，胃气不虚故去人参、大枣之壅补，仍用甘草调和诸药。此亦疏利少阳之方，故初服正邪相争而见微烦，复服则表里之阳气通，汗出而愈。

【大论心悟】

柴胡桂枝干姜汤证有无水饮内停辨

古今注家有的认为，柴胡桂枝干姜汤是少阳证兼水饮内停。如唐宗海说："已发汗，则阳气外泄矣，又复下之，则阳气下陷，水饮内动，逆于胸胁，故胸胁满微结，小便不利；水结则津不升，故渴。此与五苓散证，同一意也。"(《伤寒论浅注补正》卷一）此说似乎有理，实则无据。第96条小柴胡汤方后注加减法曰："若心下悸，小便不利者，去黄芩，加茯苓四两……"仲景凡是治疗水饮内停之小便不利，皆用茯苓而不用黄芩。此方用黄芩，不用茯苓，说明无水饮内停。再者，原文所述"渴而不呕"与第74条五苓散证之"渴欲饮水，水入则吐，名曰水逆"者不同。此为汗下伤津之口渴，彼为水不化津之口渴，故此方不用半夏之止呕吐而用栝楼根甘寒生津止渴，亦小柴胡汤加减之定法也。

【验案精选】

1. **腹胀（慢性肝炎）** 刘某某，男，35岁。缘患肝炎住某传染病医院。突出的症状是腹胀殊甚，尤以午后为重，坐卧不安，无法可解，遂延余会诊。切其脉弦缓而软，视其舌质淡嫩而苔白滑。问其大便情况，则每日两三行，溏薄而不成形，小便反少，且有口渴之证。辨证：肝病及脾，中气虚寒，故大便虽溏而腹反胀。此病单纯治肝、治脾则无效，须肝脾同治，方可对证。治法：疏利肝胆，兼温脾寒。处方：柴胡10g，黄芩6g，炙甘草6g，桂枝6g，干姜6g，花粉12g，牡蛎12g。连服5剂而腹胀痊愈，大便亦转正常。后用调肝和胃之药而善后。(《伤寒论十四讲》第108页）

原按：本方由小柴胡汤减人参、大枣、半夏、生姜，加干姜、桂枝、牡蛎、天花粉而成。治胆热脾寒证。用本方和解少阳兼治脾寒，与大柴胡汤和解少阳兼治胃实相互发明，可见少阳为病影响脾胃时，需分寒热虚实不同而治之。余在临床上用本方治疗慢性肝炎，肝胆余热未尽而又伴有太阴脾家虚寒，症见胁痛、腹胀、便溏、泄泻、口干者，往往有效。若糖尿病而见少阳病证者，本方亦极合拍。

2. **乳癖（乳房纤维瘤？）** 王某某，女，39岁，干部。1975年3月21日初诊。患者自述乳房胀闷不适已半年余。近1个月来发现乳房有肿块，经前乳房胀痛加剧，肿块明显胀大；经后乳房胀痛减轻，肿块明显缩小。情绪郁闷时，胀痛加重，心情舒畅时，则胀痛暂缓。伴胸胁胀满，口苦、咽干，经期、二便正常。检查：六脉弦滑，舌体偏胖、边红如锯齿状、苔白有津。左乳房处上方有一肿块如核桃大，触之质坚韧，略有痛感，推之可移，边界不清。肿块近处，有黄豆大数粒小肿块。右乳房中上方稍偏外侧，有一肿块如大枣状，触之有痛感，质略硬。两腋下淋巴结不肿大。证属：肝郁气滞，痰湿凝结，而成乳癖。治宜疏肝清热，温化痰湿，软坚散结。方宗柴胡桂枝干姜汤。柴胡、黄芩各9g，桂枝、干姜各4.5g，天花粉21g，生牡蛎15g，炙甘草9g。每日1剂，水煎服。服上方20剂后，两侧乳房肿块全消，自觉症状消失而痊愈。3年后随访，未见复发。（乔保钧.《新医药学杂志》1979，1：33）

【临证指要】柴胡桂枝干姜汤主治少阳病兼见"阴证机转"的胆热脾寒证。本方可辨证治疗外感病较久与内伤杂病如慢性肝炎、胆囊炎、胃肠病、糖尿病、疟疾等及妇人病。

【原文】伤寒五六日，头汗出，微恶寒，手足冷，心下满，口（按：《准绳》无"口"字）不欲食，大便硬，脉细者（按：吴谦曰"'脉细'当是'脉沉细'，观本条下文'脉沉亦在里也'之'亦'字自知。"），此为阳微结[1]，必有表，复有里也。脉沉，亦在里也。汗出为阳微，假令纯阴结[2]，不得复有外证，悉入在里，此为半在里半在外也。脉虽沉紧（按：吴谦曰"'沉紧'当是'细'字，本条上文并无'紧'字，如何说'脉虽沉紧'，'虽'字何所谓耶？"），不得为少阴病。所以然者，阴不得有汗，今头汗出，故知非少阴也，可与小柴胡汤。设不了了者，得屎而解。（148）

【注脚】

〔1〕阳微结：既有轻微的太阳表证，又有轻微的阳明里证。《辨脉法第一》："脉有阳结、阴结者，何以别之？答曰：其脉浮而数，能食，不大便者，此为实，名曰阳结也。"

〔2〕纯阴结：阳虚寒凝引起的大便燥结。《辨脉法第一》："脉有阳结、阴结者，何以别之？答曰：……其脉沉而迟，不能食，身体重，大便反硬，名曰阴结也。"

【提要】论阳微结的脉证治法及与纯阴结的鉴别。

【简释】本条是仲景在叙述一个病案，大意是说：阳微结证，表证未罢但不重，故仍微有恶寒。里有郁热，熏蒸于上，故头汗出；血气不能达于四末，故手足冷；气机不调于内，故心下满，不欲食，大便硬，脉沉而细。较之阳明腑实燥结之证，此证热结尚轻，表证未解，故称"阳微结"。论中"必有表复有里"与"半在里半在外"，皆是对举之词，意在说明阳微结证的病机特点为既有表证，又有里证，热虽结于里但病势轻浅，汗下之法均非所宜，可与小柴胡汤和解表里。设里气未和，病人尚不了了，自当微通其便，可与调胃承气汤，"得屎而解"。上述阳微结的证候与"纯阴结"应加以辨别。"阳结""阴结"为古代病名，目前临床已不再沿用。

按：此条所谓"必有表，复有里"和"半在里半在外"之"阳微结"，与我们通常所称的少阳病的"半表半里"不同。本条的"半在外"乃指证情中有"微恶寒"等太阳表证，即病邪中有一半在太阳；"半在里"乃指证情中有"心下满，口不欲食，大便硬"这一阳明里热初结之情，即病邪中有一半在阳明。既有太阳表证，又有阳明里证，故谓"必有表复有里"。所以，不能将小柴胡汤治疗的"阳微结"证误认为是少阳病。换句话说，"阳微结"证与少阳病有别。弄清"阳微结"证的真相，无论在理论上还是在实践上，都有其实际意义。

【验案精选】

阳痿 李姓病人，男，32岁，年虽壮，却患阳痿。自认为是肾虚，遍服各种温补壮阳之药，久而无功。视其两目炯炯有神，壮魄甚佳，而非虚怯之比。切其脉弦而有力，视其舌苔则白滑略厚。除阳痿外，兼见胸胁苦满、口苦、心烦、手足冰冷，细问患病之由，乃因内怀忧恚心情，久而不释，而生此病，此乃肝胆气郁，抑而不伸，阳气受阻，所谓"阳微结"也。气郁应疏之达之，而反服用补阳壮火之品，则实其实，郁其郁，故病不愈也。当疏肝胆之气郁，以疏通阳气之凝结。处方：柴胡16g，黄芩10g，半夏14g，党参10g，炙甘草10g，白芍15g，枳实12g，生姜8g，大枣7枚。仅服3剂而愈。（《刘渡舟临床验案精选》第119页）

按：本案病因与条文所述不同，但病机相类，故师先圣治热病之法以治杂病。此善悟仲景大法者也。处方用小柴胡汤合四逆散，疏通气机，解其郁而获效。

【原文】伤寒五六日，呕而发热者，柴胡汤证具，而以他药下之，柴胡证仍在者，复与柴胡汤。此虽已下之，不为逆，必蒸蒸而振，却发热汗出而解（按：自"柴胡汤证具……而解"之42字与前101条文字相类）。若心下满而硬痛者，此为结胸也，大陷胸汤主之；但满而不痛者，此为痞，柴胡不中与之，宜半夏泻心汤（按：《玉函》卷三"半夏"上无"宜"字，"汤"下有"主之"二字）。（149）

半夏泻心汤方：半夏半升（洗），黄芩、干姜、人参、甘草（炙）各三两，黄连一两，大枣十二枚（擘）。上七味，以水一斗，煮取六升，去滓，再煎，取三升，温服一升，日三服。

【提要】论柴胡、陷胸、泻心汤证的证治。

【简释】柴胡汤证误下后有三种病变：第一，言呕而发热为柴胡证具，虽误下而证未变，所以仍用原方治疗；第二，言误下转为结胸的证治；第三，言误下转为痞满的证治。尤在泾："结胸及痞，不特太阳误下有之，既少阳误下亦有之。柴胡汤证具者，少阳呕而发热及脉弦口苦等证具在也。是宜和解，而反下之，于法为逆。若柴胡证仍在者，复与柴胡汤和之即愈，此虽已下之，不为逆也。蒸蒸而振者，气内作而与邪争胜，则发热汗出而邪解也。若无柴胡证，而心下满而硬痛者，则为结胸；其满而不痛者，则为痞，均非柴胡所得而治之者矣。结胸宜大陷胸汤，痞宜半夏泻心汤，各因其证而施治也。按，痞者，满而不实之谓。夫客邪内陷，即不可从汗泄，而满而不实，又不可从下夺，故惟半夏、干姜之辛，能散其结；黄连、黄芩之苦，能泄其满；而其所以泄与散者，虽药之能，而实胃气之使也。用参、草、枣者，以下后中虚，故以之益气，而助其药之能也。"（《伤寒贯珠集·太阳篇下·太阳救逆法》）

【方歌】

半夏泻心用连芩，干姜甘草枣人参，
寒热错杂心下痞，辛开苦降补中分；
水气致痞君生姜；下利脾虚甘草君；
上热下寒呕与痛，黄连汤中桂易芩。

【大论心悟】

半夏泻心汤类方之病机属脾寒胃热辨

该条的半夏泻心汤证与后文第157条生姜泻心汤证、第158条的甘草泻心汤证，伤寒学者认为是属于寒热错杂、脾胃升降失司、气机痞塞于中所致的心下痞证。但是，如果在此基础上再进一步求之，何谓寒热错杂？寒热之邪错杂于何处？是在脾还是在胃？裴永清回答了这些问题。略作整理，摘录如下。

裴氏说：首先需要明白，心下痞证的成因，尤其是上述三个泻心汤证的心下痞的成因，是脾与胃的升降之机不利所致。脾主升，胃主降，若脾之升与胃之降两方面失调，则气机痞塞于中，出现心下痞证。换言之，心下痞证的成因关系着脾和胃两方面，所以我们在认识半夏泻心汤证、生姜泻心汤证、甘草泻心汤证的寒热错杂之情时，既不能离开脾，亦不能离开胃，非单纯责于脾之不升或单纯归咎于胃之不降，而应该同时考虑。认识寒热之邪错杂于中也应如此。在人体五脏六腑之中，不存在寒与热两种性质截然相反的邪气同时共存于同一脏或同一腑中的。肺热就不存在肺寒，肝热就不会同时又有肝寒，余脏皆此。因此，首先应明了，所谓"寒热错杂于中"，绝不是寒与热两种邪气同时存在于脾或胃，而是寒与热两种病邪分别存在于脾和胃，存在于不同的脏腑之中。以药测证，是研究伤寒学的一大方法。半夏泻心汤、生姜泻心汤、甘草泻心汤三方中，均有辛热之干姜和苦寒之黄芩、黄连。仲景用干姜温中补脾阳（见理中汤），以黄芩、黄连清胃热（见大黄黄连泻心汤和泻心汤等）。所以，所谓半夏泻心汤的寒热错杂心下痞，实际上是脾寒与胃热两个方面的错杂。脾寒则清阳不升而腹泻下利，胃热不降则呕，脾胃升降之机失司则气机痞塞于中，心下痞乃成。因而寒热错杂的心下痞证之临床表现为上见呕，中见痞，下见利。只不过呕明显者，乃半夏泻心汤证；下利较重者，为甘草泻心汤证；干噫食臭，胁下水气，腹中雷鸣者，为生姜泻心汤证……笔者在临床实践中，凡遇病人自觉胃脘中灼热，欲食凉（此胃热之候），然而食凉后腹中不适，或胀或泄（此脾虚寒之候），可见舌红苔腻质嫩，脉弦，典型病人尚可见胃脘部堵塞不通。如此表现多属半夏泻心汤类证候。这类病人又常被西医诊为"慢性胃炎"（以浅表性慢性胃炎和萎缩性胃炎多见）。此类胃病，从四诊看，既有寒象，亦有热候，故其治疗不得法，实为棘手。若能通晓仲景半夏泻心汤类方寒温并用之治，多能获得满意疗效。（《伤寒论临床应用五十论》第167页）

按：刘渡舟先生讲解这一条说：半夏泻心汤证的心下痞，古人叫"痰气痞"。痞者塞也，就是痞塞了，阴阳之气痞塞也，具体说是脾胃的升降之气在这里痞塞了，堵住了，交通不利了，治疗得调和脾胃，所以这个方子叫和解之方。脾属于寒的，胃属于热的，各代表阴、阳一方，黄芩、黄连降胃气之逆，它往下来，苦降；干姜、半夏这个辛药，能够散脾气之寒；再加上甜药，人参、甘草补中益气，调和脾胃，补中气……这个病包括近代医学的急性、慢性胃炎，也包括一些溃疡病，还有肝炎，

只要是有这些症状，心下痞，寒热升降之气不和，这个方子都有效。（《刘渡舟伤寒论讲稿》第176~178页）

裴永清为刘渡舟先生研究生。由此看来，上述见解是有师承关系的。笔者赞成以上见解，读了有“痞塞”顿开之感。

半夏泻心汤证治规律的研究

李氏查阅1989年以前的古今医学文献千余部，从中找出半夏泻心汤用于治疗心下痞的病案（全部为个案）159例。根据统计结果，半夏泻心汤治疗心下痞诊治规律如下：①男女均可发病，以男性居多。各年龄组均有发病，以40~59岁年龄组发病率最高。②诊断指标为，主症：心下痞塞，恶心呕逆，大便不调，厌食纳呆。或然症：肠鸣，神倦乏力，胃脘隐痛，口苦，舌红或淡，苔黄白而腻，脉弦或数、滑、细。③运用半夏泻心汤的基本原则是：寒温并用苦降辛开甘调，以恢复中焦斡旋之职为根本目的。常用药量每味6~15g。可根据病情适当加减。④本证广泛涉及中西医多种疾病，但中医辨病机不离脾胃损伤，升降失常，痰湿内生，寒热互结。在现代医学领域里，最多见于各种消化系统疾病。（李宇航.《北京中医》1991，5：11）此外，还有一篇关于半夏泻心汤证证治古今验案精选305例统计分析（张艳，等.《辽宁中医杂志》1991，2：7），文章得出与上文类似结论。

【验案精选】

1. 痞证（慢性胃炎）

（1）半夏泻心汤证心下痞叫痰气痞，内里有痰，有没有根据？以前我对这个问题都不太相信，反正古人就这么一说呗，反正因为它有半夏了，有半夏就说有痰，叫痰气痞。有一次治一个病人，司机，好喝酒，就得了这个心下痞，恶心呕吐。脉弦而滑，按之无力，“脉弦滑”就属于有痰饮，“按之无力”是脾胃虚，又是心下脾胃的呕吐，这是半夏泻心汤证。半夏泻心汤的原方就上去了，吃完了以后，他是个司机，说话也很直，说“吃过药就好了，行了，我的病好了”，我说“怎么的”？他说：“这里不堵得慌了，药还挺有劲的，吃药以后拉了一些痰沫子，拉了一些就好了。”我一听，这不是痰下去了嘛。吃小陷胸汤拉黄涎，吃半夏泻心汤能拉那个白色的，是痰的那种东西，所以《医宗金鉴》就管它叫“痰气痞”，是有实际基础的。（《刘渡舟伤寒论讲稿》第178页）

（2）辛某，女性，37岁，小学教员，患腹胀，干呕，大便不畅已有3年之久，曾先后用香砂六君、逍遥散、柴胡疏肝散、加味保和、理中、四君子汤等中药百余剂未效。于1979年8月25日来诊。病人自述脘腹胀满，朝缓暮急，干呕肠鸣，大便二日一行，先硬后溏，不吐酸，不胃痛，曾在当地医院初步诊断为“慢性胃炎”。查肝脾不大，胃脘有胀气，喜按，舌质淡暗、苔白腻、根稍黄，脉沉弦、尺脉较细无力。辨其证为脾虚湿困，寒热中阻为患。处以半夏泻心汤原方：半夏9g，黄芩9g，干姜6g，党参9g，炙甘草6g，黄连3g，大枣4枚。服药3剂后，脘腹胀满明显好转，干呕大减，苔由白腻稍黄转为薄白，但舌质仍暗，宗原方加当归、赤芍各10g，香附、玫瑰花各12g，又服9剂，诸症皆除。（《金匮要略临床研究》第514页）

（3）笔者素体健壮，消化功能良好。在大学毕业后的10来年在学院附院内科工作，因过度劳心，加之饮食失常而致心下痞闷。1987年作胃镜检查报告：“浅表性胃炎”。曾请原《伤寒论》教研室主任岳伟德教授（已于1992年病故）诊治，处半夏泻心汤，服之显效。（《金匮杂病论治全书》第381页）

按：据报道（《山东中医学院学报》1989，6：31）对75例心下痞病人进行胃镜分析，除1例正常，1例胃癌外，余73例均为胃炎。由此推论，心下痞多为胃部炎症引起，其中以浅表性胃炎居多。心下痞偏寒者，多为局部贫血、缺血、微循环障碍的慢性炎症；偏热者为组织充血、水肿、局部代谢增强之急性炎症，或慢性炎症的急性发作。

2. 胃痛

（1）胃、十二指肠溃疡　治一工人，男，34岁，有肝炎、胃与十二指肠溃疡史，胃痛发作2周，持续剧痛4天，恶心、呕吐酸水。西医检查：上腹剑突下压痛，未及包块，肝胆区无压痛。用阿托品、盐酸异丙嗪片肌内注射，疼痛未止，转服中药，根据形瘦色萎，脘腹痞塞，疼痛拒按，气窜吐逆，嗳呃，饮食不进，苔薄黄腻，脉沉细弦，诊断为中虚气滞、木横侮土，治以苦泄辛开、益气平肝。方用：党参10g，干姜6g，川连3g，枳实10g，白芍10g，延胡索10g，川楝子6g，丹参15g，乌贼骨10g。复诊：据诉服头煎药后，满腹响动，脘痛即觉减轻，服3剂药后，脘痛全除。

惟尚不欲食，苔薄微黄，脉沉细。前方化裁续进3剂，痛未再发。(《〈伤寒论〉求是》第35页)

原按：本案是以苦泄辛开甘补为治，加入金铃子散与乌芍散清热平肝，更加丹参活血和络，竟收到显效。可见原文所述泻心证的特点，脘痞不痛，也并非绝对。

按：据大量文献资料统计及笔者临证体会，胃炎的临床表现以“心下痞”为主症；胃、十二指球部溃疡以“胃脘痛”为主。但不论是胃炎还是溃疡病，只要病机属于中气虚而寒热错杂者，半夏泻心汤皆有良效。据报道(《中医杂志》1980，2:17)：对280例溃疡病按中医辨证分型治疗，其中属寒热错杂的142例，以半夏泻心汤为主方，并设对照组观察，结果：半夏泻心汤组疗效优于对照组。

(2)胃窦炎、胃黏膜脱垂症　韩某，男，46岁。因胃脘部非节律性疼痛，伴烧灼感，嗳气，恶心呕吐反复发作1年，服“胃仙–U、复方铝酸铋片”等药效不显。于1991年9月12日初诊：面色无华，舌尖赤苔薄黄，脉弦数。X线钡餐检查显示：胃蠕动增加，胃窦部黏膜粗乱，增粗的胃黏膜皱襞通过幽门进入十二指肠，十二指肠球部呈“香蕈状”变形。西医诊断：“胃窦炎、胃黏膜脱垂”。中医诊断：胃脘痛(寒热错杂型)。以寒热并调，辛开苦降为法。半夏泻心汤加味：姜半夏12g，黄连9g，黄芩12g，干姜6g，党参18g，炙甘草6g，大枣3枚，苏叶6g，佛手9g，厚朴12g，煅瓦楞15g。服药6剂，胃脘痛减轻，上腹部灼热感，嗳气，恶心呕吐缓解。守方继服12剂，上述症状消除。共服药34剂，于1991年10月16日再复诊：面色红润，舌淡红苔薄白，脉沉弦。复查X线钡餐：胃张力、蠕动正常，胃窦部黏膜增粗，无黏膜皱襞进入十二指肠，球部形态正常。停药后随访半年，未复发。(姚保泰.《河南中医》1994，5:279)

按：胃黏膜脱垂症是较难治疗的疾病。本案胃黏膜脱垂较为严重，证属寒热错杂，故用半夏泻心汤寒热并调，加苏叶之芳香开胃，佛手、川朴、瓦楞之行气制酸，使中焦脾胃之气健旺，诸症得除，故收良效。据本文作者经验，该方加减用于继发性胃黏膜脱垂症，收效甚佳；对于原发性胃黏膜脱垂症，疗效欠满意，有待进一步探讨。

3. 呕吐

(1)白血病化疗消化道副反应　阮某某，男，41岁。因患急性粒细胞性白血病2年，曾先后5次来我院接受化疗。本次住院时其末梢血幼稚细胞高达95%，骨髓中幼稚细胞占97%。入院后用VEAGD方案化疗。第1疗程开始后，病人渐出现消化道副反应，症见食欲不振、纳差、食量减少、恶心、继之呕吐、不能进食、舌质暗淡体胖大、边有齿痕、苔黄厚腻、脉沉细滑。遂投以半夏泻心汤。处方：法半夏12g，干姜6g，黄芩10g，黄连3g，党参15g，大枣5枚，炙甘草6g。服药6剂，舌苔转为薄白，恶心、呕吐明显减轻，食欲转佳。以后在上方基础上，随证加减药味及药量，共进药40余剂，使患者一直保持良好食欲。(韦云，等.《中医杂志》1987，4:61)

(2)高血压病、鼻癌、呕吐　陈某某，女，59岁。有高血压病、鼻癌病史。眩晕十几年，时轻时重。近10天来不能食，食则必吐，靠输液维持生机，胃脘痞闷，喜温喜按，脉弦细略数，舌偏红少苔有裂纹。舌脉乃胃阴不足之象，治以半夏泻心汤加沙参、麦冬、石斛等养阴药。日1剂，小量多次频服，服4剂则呕吐渐止而进食。(吕志杰验案)

按：以上两案，皆病入“膏肓”之患，然有胃气则生，无胃气则死，以半夏泻心汤养脾气和胃气，标本兼治，呕止食进则能维持生命。

(3)妊娠恶阻　嵊城朱茂盛店主妇，瑞英年30有奇，妊娠六七月，一闻谷气即呕恶，连声不断，不得饮食者20余日。有谓胎气上逆，以安胎为主，用苏梗、枳壳、砂仁、白术、黄芩等味者；有谓脾胃虚弱不能容受而然，以安胃为主，用四君加广皮者；有谓阴中火虚，气不归元，用景岳理阴煎者。杂投无效，求治于余。诊脉两手弦数，谓曰：“此乃体质虚弱，触动肝气，所以木郁生火，心阳因之上亢。治宜半夏泻心汤加乌梅，取其辛以开之，苦以降之，补以运之，酸以收之，始中病情。”……余谓一剂而呕立止，二剂而进米饮，三剂而能食粥，效可预。服之果如所言。〔《二续名医类案》(徐守愚·医案梦记)第2882页〕

4. 泄泻

(1)急性泄泻(急性肠炎)　梁某某，女，31岁。因出勤时渴甚，遂在河里饮生水，抵家，觉肠鸣腹痛，继之以腹泻日十余行，曾先后经中、西医药治疗，腹泻如常，腹中肠鸣更甚，痞满不舒，所下为黄色水液，奔波下注，转请中医治疗，其下利更多，病情急剧发展。症状：六脉小数，心下痞，肠鸣，持脉未毕，病者则须大便，口干欲引饮，喜凉，舌边白中现微黄，肠鸣辘辘可闻，腹部疼痛，体温38.6℃。印象：生水寒气下干肠道，心下郁热不舒，属胃热肠寒之证，宜通上下、交阴阳。处方：半夏泻心汤，果1剂而泻愈病痊。（《伤寒论选读》第59页）

按：据本文作者报道，辨证用本方治疗腹泻173例，取得良效。

另据报道：以半夏泻心汤加减治疗“急性肠炎”100例。腹泻每日5次以上者，原方黄连剂量加倍；发热重者加葛根9g；呕吐或腹中冷痛者加生姜5g；腹胀者加枳壳、木香各9g。每日1剂，若服药无明显缓解者加服1剂，治疗3日。结果：治愈78例，好转14例，无效8例。（《浙江中医杂志》1985，4:155）

（2）*术后泄泻* 数年前因“胃溃疡”做手术，以后左右肋弓疼痛，经常肠鸣、下利，误认为手术粘连，并发胆囊炎，用柴胡、桂枝及四逆无效，给予半夏泻心汤粉剂1g，日服3次，15天而愈。（《汉方临床》1976，9:32）

按：本案以半夏泻心汤小量粉剂治愈肠鸣，下利。用经方原方原量小剂，是日本汉方医的用药特点。

腹泻是消化道肿瘤术后常见的并发症之一，严重影响术后康复，同时也削弱了机体抗癌能力。因此，积极治疗术后腹泻值得重视。据报道（杨瑞合.《山西中医》1992，3:10）：上述腹泻用抗生素类药物多难奏效，用半夏泻心汤合四君子汤治疗43例均治愈。

5. 腹胀、胁痛（慢性肝炎） 徐某某，男性，42岁，军人。病程较久，1958年8月起，食欲不振，疲乏无力，大便日2~4次，呈稀糊状，腹胀多矢气，曾在长春某医院诊断为“慢性肝炎”，治疗10个月出院。此后因病情反复发作，5年中先后4次住院，每次均有明显之肠胃症状，1964年元月住入本院，8月7日会诊，经治医师谓：肝功能谷丙转氨酶略高150~180U/L之间，其他项目均在正常范围内，惟消化道症状，8个月来多次应用乳酶生、复方氢氧化铝、消胀灵、薄荷脑、次碳酸铋、黄连素、酵母片、四环素等健胃、消胀、止泻与制菌剂治疗，终未收效。现仍食欲不振，口微苦，食已胃脘满闷腹胀，干噫食臭，午后脘部胀甚，矢气不畅，甚则烦闷懒言，大便溏，日2~4次，多至5次，无腹痛及下坠感，精神疲惫，不欲出屋活动，睡眠不佳，每夜3~4小时，少至2小时，肝区时痛，望其体形矮胖，舌苔白润微黄，脉沉而有力，右关略虚，为寒热夹杂、阴阳失调、升降失常的慢性胃肠功能失调病症，用半夏泻心汤以调和之。处方：清半夏9g，党参9g，干姜4.5g，炙甘草4.5g，黄芩9g，黄连3g，大枣4枚（擘）。以水500ml煎至300ml，去滓再煎取200ml，早晚分服，日1剂。药后诸症逐渐减轻，服至40余剂时，患者自作总结云：月余在5个方面均有明显改善，食欲增进，食已脘中胀闷未作，腹胀有时只轻微发作，此其一；精力较前充沛，喜欢到院中散步或做些其他活动，时间略长也不感疲劳，此其二；大便基本上一日1次，成形，消化较好，大便时能随之排出多量气体，甚畅快，此其三；肝区疼痛基本消失，有时虽微微发作，但少时即逝，此其四；睡眠增加，夜间可5~6小时，中午亦可睡半小时许，此其五。多年久病，功效有进展。后因晚间入睡不快，转服养心安神之剂……（《岳美中医案》第55页）

原按：本病例为一肝炎所致的肠胃功能失调，此次住院以来，虽曾反复的而且较长时间地应用西药治疗，均未获得满意效果，中药治疗后，短期内症状即基本消失，反映中药对调整肠胃功能有一定作用，惟诊断治疗必须丝丝入扣。

6. 失眠、痞证 李某某，女，年约六旬。失眠症复发，屡治不愈，日渐严重，竟至烦躁不食，昼夜不眠，每日只得服安眠药，才能勉强略睡一时。当时我院在曲阜开门办学，应邀往诊。按其脉涩而不流利，舌苔黄厚黏腻，显系内蕴湿热。因问其胃脘满闷否？答曰：非常满闷。并云大便数日未行，腹部并无胀痛。此即“胃不和则卧不安”也。欲使安眠，先应和胃。处方：半夏泻心汤加枳实，傍晚服下，当晚酣睡一整夜，满闷烦躁亦大见好转。又连服数剂，食欲恢复，大便畅通，一切恢复正常。（《伤寒解惑论》第144页）

按：中焦脾胃为四运之轴，升降之枢，本案患者即由于湿热中阻、升降不利、阴阳不能交泰而失眠。用半夏泻心汤加枳实泄热导滞、舒畅气机，使湿热去，气机畅，胃气和，则卧寐安。

7. 治湿温“一药之师”案 某年端午节过后，同塆刘培义之弟患湿温，延龚某诊治，服药至十余剂而无效，刘来县请吾父一决，并度父老病不能远行，先请龚医将病情、脉象、舌苔经过一一细载，请为斟酌。父审视毕，谓余曰：“照龚方（内有芩、连、半夏等药）加干姜一味可也。盖湿温痞、呕、泻利，有同于伤寒胃不和。湿郁热蒸，中焦不和，则湿热二者，愈益纠缠不解，故前人有抽茧剥蕉之喻。仲景半夏泻心汤，用芩、连清热，姜、夏燥湿，借用于湿温，可谓面面俱到。若今人只敢用寒凉药而不用辛热药，未免遗却一面，遂至不效矣。”刘持方归，服此方数剂，竟愈。以后愚临证时，对于湿温，有时施用此法亦有效验。然而患者舌苔黄燥，或中心带剥，或舌质红绛，谨防胃阴受损，干姜辛热，仍不可用。清·张聿青《医案》治湿温，有此类型一案，可以作为殷鉴。至于人参、甘草、大枣等药，助湿酿热，如遇湿热蕴隆，亦宜酌用。（《李培生医学文集》第307页）

原按：昔人评议文章，有增移一字而词句清顺，气势陡振，琅然可诵，即所谓“一字之师”。吾谓中医治病，若辨证既明，立法、遣方亦不误，惟用药不能丝丝入扣，设有贤达为之指点一二，加入对证之药，则疗效卓著，其作用当不亚于一字之功，此即吾所谓“一药之师”。

【临证指要】半夏泻心汤主治脾寒胃热、虚实夹杂所致的心下痞，或呕吐，或下利等消化系统疾病。该方提示了一个调补中焦的大法，即寒热并用、辛开苦降、调补中焦。此法寒药以清热，热药以温中，辛开以升运脾气，苦降以承顺胃气，甘味药以补中（脾之阳气不足者重用人参、干姜，少用芩、连。若胃阴不足者加甘寒养阴药如麦冬、石斛、沙参等），其用量应灵活变通，药物可适当加味。男女老幼，用之得当，皆获良效。

【实验研究】半夏泻心汤对胃肠道的作用有以下6点：①对胃肠运动有双向调节作用。②对炎症性腹泻有止泻作用。③对胃黏膜慢性炎症有消炎作用。④对应激性溃疡有抑制作用。⑤对幽门螺旋杆菌有杀菌作用。⑥对抗癌药所致消化道症状有改善作用。此外，本方对内窥镜检查所见胃黏膜糜烂、充血、水肿、出血等慢性胃炎表现有改善作用。

【原文】太阳少阳并病，而反下之，成结胸，心下硬，下利不止，水浆不下（按：《补亡论》卷五“下”作“入”），其人心烦。（150）

【提要】论太少并病误下成结胸证。

【简释】尤在泾：“太阳病未罢而并于少阳，法当和散，如柴胡加桂枝之例，而反下之，阳邪内陷，则成结胸，亦如太阳及少阳误下之例也。但邪既上结，则当不复下注，乃结胸心下硬，而又下利不止者，邪气甚盛，而淫溢上下也。于是胃气失其和，而水浆不下，邪气乱其心，而烦扰不宁，所以然者，太少二阳之热，并而入里，充斥三焦心胃之间，故其为病，较诸结胸有独甚焉。仲景不出治法者，非以其盛而不可制耶？”（《伤寒贯珠集·太阳篇下·太阳救逆法》）

按：此条较费解，故尤氏虽然作了解释，但最后也提出了疑问。成无己说：太少并病误下后“二经之邪乘虚而入，太阳表邪入里，结于胸中为结胸，心下硬；少阳里邪，乘虚下干肠胃，遂利不止”。章楠的解释与尤氏类似，并认定此“为难治之坏病也”。刘渡舟先生秉承了成氏之说，并进一步分析说：“结胸病大便是秘结的，甚至是结胸似阳明，‘不大便六七日，日晡所小有潮热’……这个结胸似太阴，还‘下利不止，水浆不下’。”为何此条为结胸病似太阴病呢？笔者认为，必是素体本虚，或本为虚劳病，复感外邪，误下之而致此条虚实夹杂危候。因与上条有鉴别意义，故附列于此。

【原文】脉浮而紧，而复下之，紧反入里，则作痞。按之自濡，但气痞耳。（151）

【提要】论痞的成因与症状特点。

【简释】脉见浮紧，为病在表，治当发汗。今反下之，损伤胃气，外邪乘虚内陷而成痞。证见按之柔软不痛，此为无形之气结，故曰“气痞”。

【原文】太阳中风，下利，呕逆，表解者，乃可攻之。其人漐漐汗出，发作有时，头痛，心下痞硬满，引胁下痛，干呕，短气，汗出不恶寒者，此表解里未和也，十枣汤主之。（152）

十枣汤方：芫花（熬）、甘遂、大戟上三味，等份，各别捣为散。以水一升半，先煮大枣肥者十枚，取八合去滓，内药末。强人服一钱匕，羸人服半钱，温服之，平旦服。若下少病不除者，明日更服加半钱，得快下利后，糜粥自养。

【提要】论水饮停聚胸胁的证治。

【简释】本条虽曰“太阳中风”，其实并非外感风寒，而是悬饮病初起，正邪相争于内，营卫失和于外之类似太阳中风证候。透过表象抓本质，悬饮病的辨证要点是“引胁下痛”，即病位在胸胁。胸中停饮，肺气不利，故短气；水停胸胁，肺失肃降，肝失疏泄，胃气不和，中气不利及大肠传导失常，故心下痞硬满、下利、呕逆等。治病求本，治病求因，急者先治，本因饮停胸胁，急在饮邪不去而正气不支，故以攻逐水饮为当务之急，十枣汤主之。方中甘遂善行经隧之水，大戟善泄脏腑之水，芫花善消胸胁伏饮痰癖，合而用之，为逐水饮、消肿满之峻剂。由于三药皆有毒，故用大枣十枚为君，于峻下逐水之时不忘顾护胃气。方后云“平旦服”，即清晨空腹服用，使药力速行。“糜粥自养”，此快利后，借谷气以补养正气之意。

按：伤寒与杂病互参，中医与西医汇通，本条所述饮停胸胁证候，即《金匮·痰饮咳嗽病》所述的“悬饮”。悬饮病十枣汤证与西医学所述的“胸膜炎”颇类似。其病因复杂，以结核性胸膜炎最多见，病初表现为干性胸膜炎，进一步发展则为渗出性胸膜炎。十枣汤对渗出性胸膜炎有良效。现代学者有的将十枣汤中三味药等量为末，装入空心胶囊，服1.5~4.5g，1日1次，清晨空腹枣汤送服。如此服法，可减轻其伤胃呕吐，腹痛等不良反应。用量以中病为度（服药后大便日泻5~6次），不可连续服用。

【方歌】

大戟芫遂三猛将，送服钱匕十枣汤，
咳唾牵引胁下痛，峻下逐水粥自养。

【大论心悟】

治悬饮（渗出性胸膜炎）
良方——十枣汤

在20世纪五六十年代，以十枣汤治疗渗出性胸膜炎的报道较多，均取得理想疗效。其中，吴怀棠之经验比较具体，摘要如下。

近年来我们在临床上遇到胸膜炎合并胸腔积液的病例时，经给予十枣汤内服并结合原发病的治疗，治愈的病例已达数十人。发现十枣汤排除胸腔积液的效力宏大而迅速。对于因积液潴留所引起的一般症状，均能很快得到缓解，且在适当的剂量内反复使用，亦未见有任何严重的不良反应发生。经验得知，十枣汤一方不但是治疗胸腔积液的有效良方，更可贵的是本方内服具备了迅速、安全、简便、经济的优点，可用以代替胸腔穿刺术的抽水而达到排除积液的目的，是一首值得推荐的良方。（吴怀棠，等.《上海中医药杂志》1956，4∶28）

吴氏自发表了十枣汤治疗胸腔积液的报告后，引起医界同仁和病家的注意。2年多来，先后收到各方面的来信，对有关问题答复如下：①十枣汤消除积液是属于对症治疗，不能解决胸膜渗出或漏出液的发病原因及其病变，必须配合其他的疗法。②大戟、甘遂、芫花应生研使用，最好临时研末服用，效力最强，放置较久往往因药性散失而降低疗效。③服后应见的药性作用是：大约相隔1小时左右，先感上腹部不适，轻度眩晕或略有泛恶，继而腹中鸣响攻痛，痛势渐向下移，最后大便泻下稀水，一般5~6次，多者8~9次，如仅有1~2次，应认为未达预期效果，次日应稍增其量，再服一次，泻下的同时，或见通身微汗。如服药后发生剧烈呕吐，这是药物的不良反应，应予以处理。呕吐的原因或未用枣汤，或用量过大，或为过敏。服十枣汤的时间宜清晨空腹以枣汤送服，目的是为了取效迅捷，顾护胃气，减少不良反应。④关于剂量，原则上应按原方三味等份合用，各用0.9g，体弱者0.6g。⑤继服方法，如服药后症状缓解，但X线复查积液未尽者，可按原方再服。⑥服十枣汤后症状缓解者，应定期复查。⑦孕妇患者也可服用。⑧对包裹性胸腔积液有一定效果。⑨对脓胸效果不好。（吴怀棠.《江苏中医》1958，7∶13）

按：上述资料表明，十枣汤治疗悬饮（渗出性胸膜炎），用之得当，疗效显著，胜于西医穿刺疗法，值得大力推广。

【验案精选】

1. 悬饮（渗出性胸膜炎）

（1）刘某某，患者胸膈胀满，气促喘急，面微浮肿，自服宽胸调气药不效。转请西医诊治，诊断为“胸腔积液”。胸腔积水甚多，曾抽水数百毫升，暂获轻松，但不久又反复如前。自觉疗效不佳，来我所详述病程，要求治疗。脉弦滑，胸脘胀痛，喘息不安。西医诊断为胸水，即中医之悬饮内痛，病名虽殊，其理则同。此为中阳不振，水不运化，结聚胸膈，因而胀痛，呼吸转侧均觉困难。在治疗上，惟当峻攻其水，十枣汤、大陷胸汤，皆为本证方剂，但大陷胸汤适合胸水及肠胃积热而大便不利者。本病仅为水饮结胸，肠无积热，则以十枣汤为宜：甘遂2.4g，大戟、芫花各3g。研末，另大枣10枚煎汤送下，分2次冲服。服竟，峻下四五次，连服2日，胸不胀满，气亦不喘，此胸腔积水经攻逐从大便去也。后以《外台》茯苓饮健脾利水，续服半月，遂告无恙。（《治验回忆录》）

（2）宋某某，男性，18岁，学生。7天前感冒，形寒发热（39℃），流涕，稍咳，痰少，咽喉不适，声音嘶哑，呼吸时胸痛，服退热剂，体温不退。体检：右胸前区第4肋以下语颤减弱或消失，叩诊呈浊音，听诊呼吸音减弱或消失，X线透视右侧第3肋以下胸腔积液。诊断：悬饮（中医）。渗出性胸膜炎（西医）。治则：逐水祛痰法。处方：甘遂、大戟、芫花各等份，研末。用法：原则规定6天为一疗程，第1天1.5g，以后每天增加0.3~3g为止。装胶囊，大枣5~10枚煎汤，每晨空腹送吞上药。服十枣汤一疗程（6天），诸症消失，X线透视积液消除。随后由西医方法调理，休息3个月后，复查亦为阴性。（《金匮要略选读》第102页）

（3）徐某，女。因咳嗽少痰，左侧胸痛，呼吸困难，发冷发热6天入院。入院前3天上述症状加剧。体检：营养、精神差。舌苔厚腻，脉弦滑。呼吸较急促，在左胸前第2肋间隙以下语颤消失，叩呈浊音，呼吸音消失。X线透视积液上缘达前第2肋间，心脏稍向右移位。穿刺抽液50ml，黄色半透明，李凡他试验（++），蛋白55g/L，白细胞2.55×10^9/L，淋巴0.88，中性0.12，未找到结核菌；血沉40mm/小时。根据上述情况合乎中医所说的悬饮，其病属实证，因此，以逐饮祛邪法，用十枣汤：大戟、芫花、甘遂各0.9g。上三味，研成极细粉末，肥大红枣10个破后煎汁，在上午10时空腹送服。药后1小时腹中雷鸣，约2小时左右即大便稀水5次。依法隔日1剂，投3剂后，体温正常，胸畅，胸痛减半，左前3肋以下仍呈浊音，呼吸音减低，X线胸透复查，积液降至第3肋间以下。继服原方4剂，体征消失，血沉5mm/小时，X线胸透：积液完全吸收，住院26天病愈出院。（张志雄，等.《解放军医学杂志》1965，2:15）

按：本案作者以“中药十枣汤治疗渗出性胸膜炎51例”，多数患者治愈或显效。治疗方法：十枣汤是分别将大戟、芫花、甘遂研末（以粉剂为最佳）备服。另以大枣10~15个破后煎汁300ml。服法为上午10时空腹先服枣汤一半。5分钟后再将药末（三药各三份较合适）伴枣汤送下，隔日1次，以4~6剂为度。治疗渗出性胸膜炎51例。结果：胸水在11日内改善者96%，在20日内完全消失者达88.2%，积液平均消失时间为16.2日。治疗过程中，患者均有大便稀薄、次数频繁现象。不良反应极轻微，仅腹痛19例，恶心呕吐6例。体会：十枣汤剂型以粉剂最佳，其疗效远较水剂和丸剂为好，剂量则以大戟、芫花、甘遂各0.9g较合适，既能充分泻下，又能减少不良反应。

2. 水臌

（1）邑北十二里寨，贾世道年三十余，腊月患水臌证，将近两月。迎余治疗，但见周身臃肿，肾囊肿如斗，腹皮欲裂，小便极涩，饮食减少，脾胃二脉虚细，肾脉劲弦。按病状脉象合论，二者俱在不治之例。余辞欲去，伊妻跪下涕泣告余曰：“吾家上有七旬老母，下有三子，长者十二岁，次者八岁，小者在抱。家无隔宿之粮，栖于土室之中。倘吾夫去世，合家零落矣。”余闻此言，忽动恻隐之心，谓伊曰：“此是水臌证，极难调理，至少服药需数十帖，或可望愈。”伊妻恳其堂兄，其堂兄慨然允诺曰：“请先生费心调治，至于药资，鄙人担任。”余用仲景十枣汤：甘遂三钱，大戟二钱，芫花五分，红枣十个。早晨服下，至午水下倾盆。后用金匮肾气汤少为加减，服三十八帖而痊。〔《二续名医类案》（翟竹亭·湖岳村叟医案）第1655页〕

（2）邑庠生王楚才之侄，年五十，患水臌证，家贫甚，就诊于余。肺脾肾三部脉，皆虚细无力，此因饥饱劳役亏损而成，非先攻后补不可。先用十枣汤攻水后，用肾气汤补虚，服二十帖渐获平复。逾年前证又发，复迎余治，病势脉伏更不如前，辞不治。楚才苦求勉为之治，余想一方。十枣汤合肾气汤煮红枣令食，每日数次，泻水甚多，共食枣一斤余，诸症如失。〔《二续名医类案》（翟竹亭·湖岳村叟医案）第1655页〕

（3）邑南十二里杨大庄，李清河之妻，年39岁，患水臌证，业已三月。迎余往诊，肺脉沉滑，胃脉沉滞，肝脉弦急。腹肿如抱瓮，腿肿似冬瓜。按之如泥，窝而不起。此证得之郁怒伤肝，木旺克土，土伤肺弱，因此肺气不能下降于膀胱。经云：“膀胱者，州都之官，津液藏焉，气化则能出矣。”今气不能化水，留于腹中而臌证成矣。治宜平肝补脾，渗湿攻水。方用白术三钱，茯苓六钱，茯苓皮四钱，冬瓜皮三钱，葶苈子三钱，甘遂二钱，醋炒芫花一钱五分，大戟一钱五分，扁豆五钱，薏苡仁五钱，芡实四钱。水煎服。连服三帖，病去六七。经云“大毒治病衰其半而止”，后改八珍、十全大补汤加减，二十余帖而愈。〔《二续名医类案》（翟竹亭·湖岳村叟医案）第1655页〕

按：以上三例水臌，例一先用十枣汤逐水，后用肾气汤补虚；例二以“十枣汤合肾气汤煮红枣令食”，颇有巧思；例三以十枣汤三味逐水药与健脾渗湿合方煎服，或原方，或加味，或先攻后补，或攻补兼施，临证皆可师可法。

3. **吐酸** 李某某，男，27岁，农民。患者于2年前，于劳动遇冷水后得胃病，以后经常胃痛，吃冷食则痛更甚，且多呕吐酸水，并感胃部胀满，历时已有年余。给予十枣汤。处方：大戟、芫花、甘遂各0.45g（均研为末），大枣10枚。先将大枣煮汤2碗，早晨空腹时服一碗，候1小时后，再将上药末投入另一碗枣汤内服下。在未泻之前先感到呕恶、嘈杂，约2小时始下泻二三次自止，泻后疲倦；2剂后，胃酸锐减；再服1剂，酸水消失。给服红枣粥，并用下方：党参、白术、茯苓各9g，橘红、半夏各4.5g，大枣10枚。水煎服，3剂。痊愈。经追访未见复发。（林映青.《福建中医药》1963，3：42）

按： 本案作者用十枣汤（按上述用法）治胃酸过多症14例，全部治愈无复发。

【临证指要】 十枣汤为峻下逐水之方，主治多种疾病引起的胸腔积液、腹水及全身性水肿，如结核性渗出性胸膜炎、肝硬化腹水、肾炎水肿等。必须强调指出，十枣汤为逐水峻剂，用之要中病即止，勿忘“保胃气，存津液”。关于十枣汤的煎法、服法、剂量、服药后反应及善后调护等诸多问题，详见方后注及相关内容。

【实验研究】 十枣汤有强烈的泻下作用。方中甘遂、大戟的有效成分均为不溶于水的脂类物质，临床亦观察到散剂的疗效优于煎剂，这证明仲景煎服法是科学的。此外，芫花尚有利尿及镇咳祛痰作用。

【原文】 太阳病，医发汗，遂（按：《来苏集》卷二“遂”作“仍”）发热，恶寒，因（按：《脉经》卷七、《玉函》卷二、《翼方》卷九、《来苏集》均无“因”字）复下之，心下痞，表里俱虚，阴阳气并竭，无阳则阴独，复加烧针，因胸烦，面色青黄，肤𥆧者，难治；今色微黄，手足温者，易愈。（153）

【提要】 论汗下烧针致虚的变证和预后。

【简释】 太阳病，发汗，仍发热恶寒，是发汗不当，徒虚表阳而病亦不解。医见病不解，复用下法，下之虚其里，表邪随下内陷，以致心下痞，此属虚痞。汗下使表里俱虚，表为阳，里为阴，故“阴阳气并竭”之“阴阳”也是表里的意思，“竭”字可理解为“竭乏”。医不知其虚，“……又加烧针，虚不胜火，火气内攻，致胸烦也。伤寒之病，以阳为主，其人面色青，肤肉𥆧动者，阳气大虚，故云难治；若面色微黄，手足温者，即阳气得复，故云易愈。”（《注解伤寒论》）

【原文】 心下痞[1]，按之濡，其脉关上浮者，大黄黄连泻心汤主之（按：《翼方》卷九《伤寒》上注云：“此方必有黄芩。”）。（154）

大黄黄连泻心汤方：大黄二两，黄连一两。上二味，以麻沸汤[2]二升渍之须臾，绞去滓，分温再服。

【注脚】

〔1〕心下痞：心下指胃脘部，胃居心之下，故曰“心下”。痞者，满闷气塞不通之感，与下文“按之濡”连读，即第151条所谓“气痞耳”。濡为按之软，与第135条之“按之石硬者”正相反。

〔2〕麻沸汤：滚开的沸水。钱潢：“曰麻沸汤者，言汤沸时泛沫之多，其乱如麻也。”

【提要】 论热痞的证治。

【简释】 心下痞，按之濡，即自觉心下胃脘部有堵闷痞塞之感，而腹诊按之柔软；其脉关上浮者，浮主阳邪，关候中焦，联系上文，以方测证，为无形热邪结聚于心下。除上述脉症外，还可兼见心烦，口渴或口苦，舌红苔黄，治用大黄黄连泻心汤泄热消痞。方中大黄、黄连均系苦寒之品，本方用法不取煎煮，而以麻沸汤浸泡一会儿，绞汁温服，取其气味俱薄，轻扬清淡，其泄痞之功即寓于泻热之内，热去结开，则痞塞自消。

按： 宋·林亿于方后加按语云：“臣亿等看详：大黄黄连泻心汤，诸本皆二味。又后附子泻心汤，用大黄、黄连、黄芩、附子，恐是前方中亦有黄芩，后但加附子也，故后云附子泻心汤，本云加附子也。”又《千金翼方》注云：“此方必有黄芩。”林亿、《千金翼方》的年代较《伤寒论》为近，持论当有所本，且《金匮要略》第16篇第17条的“泻心汤”亦有黄芩。故古今多数注家认为大黄黄连泻心汤应有黄芩。

【方歌】

大黄黄连泻心汤，沸汤渍药味轻扬，

无形邪热心下痞，恶寒汗出附加上。

【方证鉴别】

《伤寒论》大黄黄连泻心汤与《金匮》泻心汤 二方主治证候、煎服法不同。此方主治“心下痞，按之濡，其脉关上浮者”，为无形邪热痞结于心下之热痞证。治法清热消痞，其治在气。

其煎服方法不是用水煎煮，而是“以麻沸汤二升，渍之须臾，绞去滓，分温再服”。意在薄其味，味“薄则通”（《素问·阴阳应象大论》）。彼方主治“心气不足，吐血、衄血”，为肺胃蕴热，热邪迫血妄行的有形出血证。治法泄热止血，其治在血。其煎服方法是“以水三升，煮取一升，顿服之”。意在厚其味，“味厚则泄”（《素问·阴阳应象大论》）。要知道药物的气味，就得亲自尝一尝。笔者品味过上述二方大黄的不同煎法，优质大黄用滚开的“麻沸汤”泡一会儿，待凉至可入口时品一品气味，既有茶叶的清香之气，又有咖啡的苦味。若大黄浸泡时间久了，或水煎一二十分钟后，则是苦浊的气味了。这就是“味厚则泄，薄则通”之道理所在，就是二方不同煎法治气、治血的妙义所在。

【验案精选】

1. 热痞

（1）自主神经功能紊乱　王某某，女，42岁。患者心下痞满，按之不痛，不欲饮食，小便短赤，大便偏干，心烦，口干，头晕耳鸣。西医诊为“自主神经功能紊乱”。其舌质红苔白滑，脉来沉弦小数，此乃无形邪热痞于心下之证。治当泄热消痞，当法《伤寒论》大黄黄连泻心汤之法。大黄3g，黄连10g。沸水浸泡片刻，去滓而饮。服3次后，则心下痞满诸症爽然而愈。（《刘渡舟临床验案精选》第96页）

（2）胃神经官能症　樊某，女，56岁。患者2月前患感冒，治愈后出现胃脘痞满胀闷、膨隆，食后更甚，经X线钡餐及肝胆B超检查，均无异常发现，西医诊断为“胃神经官能症”。服药2个月无效，就诊于笔者。见胃脘部膨隆，按之濡软，食欲差，大便不畅，舌质红苔黄厚，脉滑数。处以大黄黄连泻心汤：大黄5g，黄连5g，黄芩5g。沸水浸渍，作茶频服，每日1剂。3天后膨隆胀满如失，又处原方3剂善后。本方妙在服法，水煎服则泻肠道有形之热实，沸水浸渍则清胃脘无形之邪热。（梁风云，等.《河南中医》1995，2∶13）

2. 胸痹心痛（冠心病、心绞痛、左心衰竭、心肌梗死？）　孙某某，女，67岁。1983年10月11日初诊。嗜烟几十年。阵发性心下痞，甚则胸骨后憋闷而痛2年，加重半个月，以冠心病、心绞痛、左心衰竭入院。住院半月以来，用温胆汤合冠心Ⅱ号（丹参、川芎、红花、赤芍、降香）加减治之无效，病日甚。心痛发作时，口含硝酸甘油、异山梨酯、硝苯地平等不能很快缓解。肌内注射盐酸哌替啶、罂粟碱亦不能控制发作。服普萘洛尔，心率仍快。现频发心下痞，甚则胸骨后及心前区憋闷而痛，向左肩、臂、背、颈部传导，20~30分钟方能缓解，伴恶心，呕吐，大汗出，面苍白，血压180/80mmHg，心率加快至124次/分，心律不齐。心电图检查：窦性心动过速，室性早搏。且口干口苦，食则呕恶，诱发心痛，小便不利，大便不爽，带下色黄腥臭，舌暗红、苔薄黄腻、水滑、龟裂，脉促无力。诊断：“心肌梗死先兆？”辨证：痰热中阻，升降悖逆，浊气攻心，心脉痹阻。治拟心病调中法。处方：大黄10g，黄连、黄芩各6g。用滚开水渍之须臾，分3次温服。服药1剂，大便4次，质溏，而心痛发作明显减少。连服7剂，心痛发作控制。饮食可，二便调，带下少，诸症缓解，出院调养。1个月后随访，偶发心下痞，能自行缓解。（吕志杰.《中医杂志日文版》1989，5∶51）

按：中医治疗冠心病，常常根据其本虚标实的基本病机，补心气、助心阳、补益肝肾以治本，宣痹通阳、清热化痰、活血化瘀以治标。方法得当，常可取效。上述治例，为心病重症，如此辨证“立法”处方，完全是受到《伤寒论》第154条的启发，煎煮亦遵仲景法。

临证有这样的情况，冠心病便秘者，由于排便困难而诱发心绞痛甚至心梗。由此可见，心病通腑法不可废。

3. 血证　详见《金匮》第16篇第17条【验案精选】。

【原文】心下痞（按：《玉函》卷三“心”上有“若”字），而复恶寒汗出者，附子泻心汤主之（按：《总病论》卷三作“大黄黄连泻心汤内加附子”）。（155）

附子泻心汤方：大黄二两，黄连一两，黄芩一两，附子一两（炮，去皮，破，别煮取汁）。上四味，切三味，以麻沸汤二升渍之须臾，绞去滓，内附子汁，分温再服。

【提要】　承接上条论热痞兼表阳虚证治。

【简释】　本条所述“心下痞”与上条同意，“而复恶寒汗出者”，以方测证，则是表阳虚。本方功能泻热消痞，扶阳固表。此方妙在“三黄”以汤渍，附子专煮，合汁再服。陈尧道说：“心下痞，故用三黄以泻痞，恶寒汗出，故用附子以回阳。无三黄则不能去痞热，无附子恐三黄益损其阳，热有附子，寒有三黄，寒热互用，斯为有制之兵矣。”（《伤寒辨证》卷四）尤在泾对此方煎法解释的更为入理，他说：“方以麻沸汤渍寒药，别煮附子取汁，合和与服，则寒热异其气，生熟异其性，药虽同行，而功则各奏，乃先圣之妙用也。”（《伤寒贯珠集·太阳篇下·太阳救逆法》）

【验案精选】

1. 上热下寒证

（1）宁乡王生，年近二十，肄业中学。原因：得外感数月，屡治不愈。取视前所服方，皆时俗清利搔不着痒之品。症候：胸满，上身热而汗出，腰以下恶风，时夏历六月，以被围绕。诊断：脉弦，舌苔淡黄，此上热下寒症。时医不能知之，余遵张仲景古方治之，不必疑阻，保无他虞。疗法：与附子泻心汤，清上温下。处方：黑附块一钱（煮取汁），生川军一钱，小川连六分，片黄芩六分。右三黄以麻沸汤渍之，须臾绞去滓，纳附子汁，分温再服。效果：阅二日复诊，云：药完二剂，疾如失矣，为疏善后方而归。〔《重订全国名医验案类编》（萧琢如）第262页〕

廉按：……此案症虽与《伤寒论》所载同中有异，而其为上热下寒则一也，故借用附子泻心汤正合。妙在附子专煮，扶阳煖下，欲其熟而性重；三黄汤渍，开痞清上，欲其生而性轻也。

（2）韩某某，男，28岁，未婚，宁夏回族自治区人。患背热如焚，上身多汗，齿衄，烦躁不安。但自小腹以下发凉，如浴水中，阴缩囊抽，大便溏薄，尿急尿频，每周梦遗二到三次。在当地易数医治疗无效，专程来京请刘老诊治。视其舌质偏红，舌苔根部白腻，切其脉滑而缓。刘老曰：此上热下寒之证，治当清上温下。然观病人所服之方，率皆补肾固涩之品，故难取效。刘老处以附子泻心汤：黄芩6g，黄连6g，大黄3g（沸水浸泡十分钟去渣），炮附子12g（文火煎40分钟，然后兑“三黄”药汤，加温后合服）。药服3剂，大便即已成形，背热减轻，汗出止，小腹转暖，阴囊上抽消失。又续服3剂而病愈。(《刘渡舟临证验案精选》第7页）

原按：人体的水火阴阳藉赖脏腑气机运动的升降出入，周济于表里上下，维持着一个相对的平衡。一般而言，火在上而下行以温水寒，水在下而上升以济火热；阳卫外以守阴，阴守内以助阳。从本案的脉证分析，显为上热下寒、水火不能上下交济所致。病变的焦点则在于上焦热盛，盛则亢，亢则不下行，则下寒无火以温，故呈现上热下寒的病理局面。徒用补肾固涩之法，则隔鞋搔痒，定难取效，治当清上热而温下寒，而用附子泻心汤……服此方则热得三黄而清，寒得附子而温，阴阳调和，水火既济，其寒热错综复杂之证自愈。

2. 内热外寒

（1）心下痞、泄泻　张某，男，27岁。每天诵账目至深夜，心劳体倦，胃脘渐次不适，痞满胀闷，食谷不化，飧泄，每日登厕七八次。恶寒肢凉，汗出气短，病及两年，屡治罔效。诊见羸弱瘦削，面色无华，舌淡脉细，处以建中、理中、四神诸方，调治半月，寸功未得。细审此证，虽羸弱气短，但语音不低，双目有神，脉虽细，但重按有力。详询病史，胃脘痞满，心中烦热先于腹泻。姑且投附子泻心汤，以温阳泻痞：大黄10g，黄连19g，附子15g。大黄、黄连沸水渍过，浸一夜取汁，附子煎汁，合而服之。服药一时许，脘胀作痛，继之下血紫暗，约两小碗。胃脘部即觉凉爽舒适。翌日腹痛即止。方悟及此证乃胃脘血瘀，以致胃失和降，脾失胃气之济，辄而下陷，因之痞满下利。嘱以糜粥调理，面色渐红润。(《伤寒论通释》第211页）

（2）吐血（上消化道大出血）　岳某，女，48岁。1985年9月25日诊。素患“胃痛”病，曾做胃肠钡餐X线摄片，诊断为“胃溃疡”。2天前胃痛复发，自服“去痛片”等药后，病情加重，反增呕吐，初为食物残渣，昨晚突然呕吐鲜血，夹有血块，吐后冷汗淋漓，畏寒，今晨又吐血一次后，突然昏厥，急来就诊。诊见面色苍白，声低气弱，冷汗淋漓，汗出黏手，口干苦，心下痞满胀痛，但腹部按之柔软，胃脘部有压痛，便干色黑如柏油，棉被裹身，四末厥冷，舌苔黄燥，脉浮大中空。证属邪热内郁，伤及血络，血随气逆，气随血脱。治以“釜底抽薪”，益气温阳。用附子泻心汤泻热温阳，寒热并举，加参、芪益气固摄以扶正。处方：熟附片50g（先煎半时），黄连、黄芩、大黄、党参各15g，黄芪30g，甘草10g。水煎分3次服。服1剂后，血止呕停，痞痛诸症均减，能进食稀饮。再服1剂后，以参苓白术散加减收功。随访2年，未复发。（李英武.《四川中医》1989，2：22）

原按：《血证论》说：“血入胃中，则胃家实，虽不似伤寒证，以胃有燥屎，为胃家实证；然其血积在胃亦实象也。”治疗上又指出：“必亟夺其实，釜底抽薪，然后能降气止逆，仲景泻心汤主之。”本案胃出血之后，往往气随血脱，导致瘀热郁于内，阳气脱于外，故必须兼以温阳固脱方为合拍。本案以呕吐鲜血，心下痞满，冷汗淋漓，脉浮大中空为辨证要点。

【原文】 本以下之，故心下痞，与泻心汤，痞不解，其人渴而口燥，烦（按：《脉经》卷七无“烦”字），小便不利者，五苓散主之。（156）

【提要】 论水饮内停心下痞的证治。

【简释】“本以下之，故心下痞”。是说心下痞的成因，来自于太阳病误下。“与泻心汤，病不解”，说明此心下痞既非热痞，亦非寒热错杂之痞。其人并见渴而口燥、烦、小便不利等症，此为水饮内停、津布失常之象，故用五苓散化气行水自愈。

【验案精选】

心下痞（慢性胃炎） 胡某某，男，38岁，1988年4月24日初诊。自觉胃部如有物梗塞于中，按压无痛，已7个月左右，诊为“慢性胃炎”，曾服用过香砂养胃丸、健脾丸及其他汤药。大便尚可，小便少，舌大苔滑，脉沉弦。诊为“心下痞”，属水饮内停所致“水痞”，治以化气行水之法。处方：茯苓30g，桂枝10g，白术10g，猪苓15g，泽泻18g，厚朴3g，陈皮3g。服上药3剂后症减，又以原方继进6剂而收全功。（《伤寒论临床应用五十论》第209页）

原按： 五苓散原为太阳蓄水证而设。仲景在第156条用五苓散治心下痞（又称“水痞”），这一经验值得借鉴。其辨证论治之要点在于小便不利和舌苔水滑，脉沉弦。余以五苓散为主，时而加生姜（取茯苓甘草汤之义），治疗这类因水饮内停的“心下痞”证（常被诊断为“慢性胃炎”），收效满意，继以健脾丸善后（改丸成汤剂服用）。

【原文】 伤寒汗出，解之后，胃中不和，心下痞硬，干噫食臭〔1〕，胁下有水气，腹中雷鸣，下利者，生姜泻心汤主之。（157）

生姜泻心汤方：生姜四两（切），甘草三两（炙），人参三两，干姜一两，黄芩三两，半夏半升（洗），黄连一两，大枣十二枚（擘）。上八味，以水一斗，煮取六升，去滓，再煎取三升，温服一升，日三服。

【注脚】

〔1〕干噫食臭：《金匮》第11篇第18条：“……中焦气未和，不能消谷，故能噫耳。”“干噫”于后第161条曰“噫气”。噫气，俗称“打饱嗝”。《说文》：“噫，饱出息也。”《景岳全书·杂证谟》：“噫气，饱食之息，即嗳气也。”“臭”：气味的总称。

【提要】 论中焦不和水气不化致痞的证治。

【简释】 本条所述，是言素日“胃中不和”，复感外邪，施以发汗法，汗出表解，里病不除之证候。所谓“心下痞硬”，属于气机痞塞较重者；并见干噫食臭，肠鸣下利者，是胃肠俱病之候。治用生姜泻心汤。本方为半夏泻心汤加生姜四两、减少干姜为一两而成。吴谦：“名生姜泻心汤者，其义重在散水气之痞也。生姜、半夏散胁下之水气；人参、大枣补中州之土虚；干姜、甘草以温里寒；黄芩、黄连以泻痞热，备乎虚、水、寒、热之治，胃中不利下利之痞，焉有不愈者乎？”（《医宗金鉴》卷二）

【验案精选】

1. 痞证（慢性胃炎）

（1）潘某，初患头痛，往来寒热，余以小柴胡汤愈之，已逾旬矣。后复得疾，诸药杂治益剧。延诊时云：胸中痞满，欲呕不吐，大便溏泄，腹中水奔而响，脉之紧而数。疏生姜泻心汤，旁有少年谓：黄连、黄芩凉药，干姜、生姜热药，人参补药，何一方混杂乃尔？余曰：方出《伤寒》，仲景明言胃中不和，心下痞硬，干噫食臭，腹中雷鸣下利者，生姜泻心汤主之。吾乃照录原方，毫无加减，既患寒热混杂之症，必用寒热错杂之药。其人语塞而退。已而一剂知，二剂愈。阅日复延诊，其人从旁笑谢曰：日前轻慢乞恕，今乃知古方之不可思议也。余笑颔之而去。〔《二续名医类案》（萧伯章·遁园医案）第2378页〕

按： 此案属于医话类医案。所述疗效，正如林亿等在《金匮要略方论·序》所言：“尝以对方证对者，施之于人，其效若神。”

（2）胡某某，男性，患“慢性胃炎”。自觉心下有膨闷感，经年累月当饱食后嗳生食气，所谓“干噫食臭”；腹中常有走注之雷鸣声。体形瘦削，面少光泽。认为是胃肠功能衰弱，食物停滞，腐败成气，增大容积，所谓“心下痞硬”；

胃中停水不去，有时下走肠间，所谓“腹中雷鸣”。以上种种见症，都符合仲景生姜泻心汤证，因疏方予之：生姜12g，炙甘草9g，党参9g，干姜9g，黄芩9g，黄连3g（忌用大量），半夏9g，大枣4枚（擘）。以水8盅，煎至4盅，去滓再煎，取2盅，分2次温服。服1周后，所有症状基本消失，惟食欲不振，投以加味六君子汤，胃纳见佳。又俞某某，患慢性胃炎，具有“心下痞硬，干噫食臭，腹中雷鸣”之证候，投以生姜泻心汤，不日而愈。（《岳美中医案集》43页）

原按：……（生姜泻心汤）适应证：应用于慢性胃炎、消化不良下利、胃酸过多症、胃扩张等具有此证候者。

（3）潘某某，女，49岁，湖北潜江人。主诉心下痞满，噫气频作，呕吐酸苦，小便少而大便稀溏，每日三四次，肠鸣辘辘，饮食少思。望其人体质肥胖，面部浮肿，色青黄而不泽。视其心下隆起一包，按之不痛，抬手即起。舌苔带水，脉滑无力。辨为脾胃之气不和，以致升降失序，中挟水饮，而成水气之痞。气聚不散则心下隆起，然按之柔软无物，但气痞耳。遵仲景之法为疏生姜泻心汤加茯苓。处方：生姜12g，干姜3g，黄连6g，黄芩6g，党参9g，半夏10g，炙甘草6g，大枣12枚，茯苓20g。连服8剂，则痞消大便成形而愈。（《刘渡舟临证验案精选》97页）

按：刘渡舟先生《讲稿》中说：“《医宗金鉴》吴谦、钱斗保等人认为，生姜泻心汤应当加上茯苓……四钱……效果较好。”据本方证候，加上茯苓健脾气、利水气，定能提高疗效。

（4）张某，女，19岁。1986年9月1日初诊。起病月余，心下痞满不舒，昼轻夜重，子夜时尤甚，至黎明下利后始安，痞满发作时嗳气口臭，口干，不欲饮食，面色萎黄，行走无力，苔薄黄而干，脉沉。证属胃虚，水饮食滞停于心下，寒热互结，升降失调，气机壅滞。治宜和胃消痞，宣散水气。生姜泻心汤主之：生姜15g，炙甘草、党参、黄芩、半夏各10g，黄连、干姜各4g，大枣10枚。服3剂后，痞满减轻，已能进食，腹中雷鸣、下利消除，继服4剂告愈。（刁金山.《浙江中医杂志》1988，2：75）

按：本案作者辨证以“生姜泻心汤治疗心下痞证245例”，取得良效。

【原文】 伤寒中风，医反下之，其人下利，日数十行，谷不化，腹中雷鸣，心下痞硬而满，干呕，心烦不得安。医见心下痞，谓病不尽，复下之，其痞益甚，此非结热，但以胃中虚，客气上逆，故使硬也，甘草泻心汤主之。（158）

甘草泻心汤方：甘草四两（炙），黄芩三两，半夏半升（洗），大枣十二枚（擘），黄连一两，干姜三两。上六味，以水一斗，煮取六升，去滓，再煎取三升，温服一升，日三服。

臣亿等谨按：上生姜泻心汤法，本云理中人参黄芩汤，今详泻心以疗痞。痞气因发阴而生，是半夏、生姜、甘草泻心三方，皆本于理中也。其方必各有人参，今甘草泻心中无者，脱落之也。又按《千金》并《外台秘要》，治伤寒𪍿食，用此方皆有人参，知脱落无疑。

【提要】 论误下伤中，痞利俱甚的证治。

【简释】 伤寒或中风，本应汗解，医误用下法，误治的后果有二：一是邪热内陷，二是损伤脾胃之气。脾胃虚损，腐熟运化失职，饮食水谷不得消化而下注，故其人下利日数十次而完谷不化，腹中肠鸣如雷；胃中虚客气上逆，故干呕而烦不得安；脾胃不和，升降失常，气机痞塞，故心下痞硬而满。医见心下痞硬而满，误以为下之未尽而复下之，使胃气益虚，痞塞益甚。条文自注曰：“此非结热，但以胃中虚，客气上逆，故使硬也。”故以甘草泻心汤主之。本方即半夏泻心汤重用甘草。“方以甘草命名者，取和缓之意也。用甘草、大枣之甘，补中之虚，缓中之急；半夏之辛，降逆止呕；芩、连之寒，泻阳陷之痞热；干姜之热，散阴凝之痞寒。缓中降逆，泻痞除烦，寒热并用也。”（《医宗金鉴》卷二）本方治误下后胃气更虚，痞利俱甚之证，故用人参以和中补虚为宜。

按：据“臣亿等谨按”及《金匮》治狐惑病之甘草泻心汤有人参，则该方用人参无疑。尤氏注此条曰“不用人参之增气”之语，不妥。

【方证鉴别】

半夏泻心汤证（149）、生姜泻心汤证（157）、甘草泻心汤证 三方所主治的证候、病机、方药组成大致相同，都是用于治疗寒热错杂于中，气机痞塞，脾胃升降失职而致的心下痞、呕而肠鸣下利之证，但同中有异，所同者，以半夏泻心汤为基本方，均以黄芩、黄连，苦寒降泄，清中焦之热；干姜、半夏，辛温开通，除中焦之寒；辅以参、枣、草甘温补中，益脾胃之气，共奏辛开苦降、寒热并调、和胃消痞之功。所异者，半夏泻心汤证以心下痞，呕逆较著，故以半夏为主，重在和胃止呕消痞；生姜泻心汤证因兼有水饮食滞，以干噫食臭为主，故于半夏泻心汤中加生姜四两，干姜减为一两，重在宣散水气，和胃降逆；甘草泻心汤证，脾胃虚弱较甚，以干呕而烦，腹中雷鸣，下利日数十行，谷物不化为主，故于半夏泻心汤中增炙甘草至四两，以增补中缓急之力。总之，三方大同小异，是治疗消化系统疾病之良方。

【大论心悟】

和剂“六方”之“去滓再煎”有待研究

半夏泻心汤、生姜泻心汤、甘草泻心汤、小柴胡汤（96）、大柴胡汤（106）及旋覆代赭汤等六方区别于其他诸方的特殊煎法是，水煎之后，“去滓，再煎”。如此煎煮，使药性合和，共奏和解之功。“六方”如此特殊煎法有何特殊功效，有待现代研究加以说明。

上述六方，虽主治证候有所不同，而功效却有一个共同点，即皆属于和剂。何谓“和剂”？《景岳全书》说：“和方之剂，和其不和者也。凡病兼虚者，补而和之；兼滞者，行而和之；兼寒者，温而和之；兼热者，凉而和之，和之为义广矣。”《医学心语》曰：“……和之义则一，而和之法变化无穷焉。”总之，明确了和方之义，抓住主症与病机而制方，并可随宜加减，使之更加切合病情。

【验案精选】

1. 呕吐、下利、心下痞（急性胃肠炎） 于某，女，36岁，1983年9月15日初诊。患者素体强健，1个月前，因夜间睡眠着凉，翌晨6时许突然感到腹痛，肠鸣，随即腹泻呈水样便，40至50分钟泻下一次，泻如暴注下迫状，频频呕吐水样物，住院诊为“急性胃肠炎”。治疗3天，病情好转出院。出院后两日，复吐泻不止，吐出为黄绿样水，泻下不化之物，又第2次住院治疗6天，呕吐、腹泻止。出院后复因食冷，吐泻复作，呕吐食物，有时夹有血样物，泄下水粪夹杂，时有完谷不化，伴胃脘胀闷，食则甚，形体消瘦，面色萎黄，脱水貌。舌尖红、边有齿印、苔白厚微黄，脉沉、关上弦滑。脉症合参，为中气虚，寒热不调，脾胃升降失职所致。治当缓急补中，和胃消痞止泻。以甘草泻心汤治疗。处方：甘草60g，干姜45g，大枣30枚（去核），黄连15g（捣），半夏100g，黄芩45g。上药加水2000ml，煎至1000ml，去滓再浓缩至500ml，分3次服，日服3次。服1剂后，呕吐即止，胀满即轻，又继服2剂，大便成形，日行3次，再服2剂而诸症皆除，未再复发。（《伤寒论通释》第215页）

按：本案特点是处方剂量大，遵原方煎法。由此启示：临床辨证论治而疗效不著，可酌情加大剂量，并注重煎法。本案半夏用量特大，若不去滓再煎久煮，则难免中毒。

2. 急性泄泻（低血钾） 刘某，女，65岁，1990年8月15日诊。患者腹泻2天，呈水样便，有黏液，日10余次，心下痞满较甚，乏力，心悸气短，舌淡红苔白腻，脉沉细。心电图提示：低血钾。便常规提示：白细胞8~10个/HP。处方：甘草12g，党参10g，半夏6g，黄芩6g，黄连6g，干姜9g，枣5枚。3剂，诸症皆平，复查心电图恢复正常，便常规未见异常，告愈。（沈海萍.《河北中医》1991，6：32）

原按：甘草泻心汤证与严重腹泻导致的低血钾证很相似，上述病症，不论有无表证误下，只要下利后，里虚胃弱、心下痞满、心烦不安便应用此方治疗，收效颇佳。

3. 腹痛、泄泻（肠道易激综合征） 李某，男，38岁，干部，1991年5月6日就诊。患腹痛，腹泻反复发作2年半，以左下腹痛为甚，肠鸣增强，泄泻常于餐后出现，泻后腹痛减轻，无发热，发病后体重减轻4kg，曾先后做过12次粪便检查，均无异常发现，屡用诺氟沙星、土霉素、磺胺脒等治疗无效。曾到广州市某医院做纤维结肠镜检查，提示肠管痉挛时间延长，收缩频繁，未发现器质性病变，诊断为“肠道易激综合征”。舌淡苔黄白相兼，脉弦滑。处方：炙甘草、清半夏各12g，干姜、大枣各10g，黄连5g，党参、白芍各20g。水煎服，每天1剂。用药至3周后，症状已明显减轻，再用药2周，病告痊愈。经随访1年，未有复发，体重恢复正常。（万志成.《新中医》1994，9：25）

按：该案作者用“甘草泻心汤加减治疗肠道易激综合征23例”，均取得较好疗效。

4. 不寐、痞证 张某某，女，58岁，1989年6月14日入院。患者4年来夜不能寐，每晚服地西泮或水合氯醛等西药，才能入睡 2~3 小时，但稍闻声响，便醒而不寐，屡治鲜效。近 20 天来彻夜不寐，虽加倍服用地西泮，亦目不能瞑，不得卧，心烦易躁，疲倦乏力，胸脘痞满嘈杂，口干苦，纳呆不食，身体消瘦，面色不华，舌苔黄，脉沉细。乃脾胃虚弱，寒热蕴结中焦，上扰心神所致。治宜调理中焦，开结除痞，以甘草泻心汤化裁。处方：甘草 18g，黄芩、半夏、内金、陈皮、干姜各 10g，党参 15g，黄连 5g，大枣 4 枚。服药 1 剂后，自觉胸脘痞满顿开，思食，睡眠略有改善，余思药中病机，守方继进，先后共服 20 余剂，睡眠安稳，窗外电闪雷鸣仍能安然入梦，余症悉除。（李秀华．《四川中医》1990，5：30）

按：本案受《素问·逆调论》“胃不和则卧不安”启发，以甘草泻心汤加味，药证合拍，故收良效。

5. **经期下利、不孕症** 李某，32 岁，初诊于 1985 年 5 月 7 日。继发性不孕 5 年，1980 年 9 月流产后，月经后发，量中色淡质稀，1 周净。基础体温测定双相，呈阶梯性上升，月经周期 60 天，卵泡期长达 44~45 天，黄体期仅 8~9 天。每次行经期，漉漉肠鸣，水样腹泻，经净后逐渐复常，平时胃胀痞满，嘈杂嗳气，便溏不成形，眠欠安而心烦，时发口疮，脉弦，舌淡红苔薄黄腻。腹诊：心下痞满而硬，背部至阳穴处强压痛，按之而舒。遂投甘草泻心汤：炙甘草、半夏各 10g，黄芩、干姜各 5g，黄连 3g，大枣 5 枚，党参 10g。15 剂。并嘱其自我按压至阳穴，每日 12 次，每次半分钟。二诊时，心下痞硬减轻，经期腹泻次数大为减少，至阳穴压痛稍见减轻，大便偏软，酌减分量，守原法治疗。末次月经在 1985 年 7 月 2 日来潮，经期仍投原方，月经净后停药观察。9 月底，妇检已妊，来年 5 月，生 1 女孩，全家欢喜不尽。（娄绍昆．六经辨证治疗不孕症．中华中医药学会第十四届仲景学说学术研讨会，2006：433）

【临证指要】 甘草泻心汤于《金匮》第 3 篇为治疗狐惑病的主方。其他主治病症参见半夏泻心汤条。

【原文】 伤寒，服汤药，下利不止，心下痞硬。服泻心汤已，复以他药下之，利不止，医以理中与之，利益甚。理中者，理（按：《总病论》卷三、《翼方》均作“治”）中焦，此利在下焦，赤石脂禹余粮汤主之。复不止者，当（按：《总病论》卷三“当”下有“以五苓散”四字）利其小便。（159）

赤石脂禹余粮汤方：赤石脂一斤（碎），太一禹余粮一斤（碎）。上二味，以水六升，煮取二升，去滓，分温三服。

【提要】 论下焦滑脱不固的治疗方法。

【简释】 本条乃御变立法，因变出方，可以看成是仲景对下利病的辨证论治，即中虚寒热错杂的下利，用甘草泻心汤治之；中焦虚寒夹湿的下利，用理中汤（丸）治之；下焦滑脱不固的下利，用赤石脂禹余粮汤治之；小便不利，水走大肠的水泻，当用利小便的方法，五苓散治之。总之，下利之病机不同，施治各异。赤石脂禹余粮汤以赤石脂甘温，能治泄利肠澼；禹余粮味甘无毒，能治赤白下利。此二药不但有收涩固脱之功，亦有入脾扶正之义，合而成方，相得益彰。柯琴解释本方说：“二石皆土之精气所结……实胃而涩肠。用以治下焦之标实，以培中宫之本也。此症土虚而非火虚，故不宜于姜、附……凡下焦虚脱者，以二物为本，参汤调服最效。”（《伤寒来苏集·伤寒附翼》）

【验案精选】

1. **老年下利** 封翁年逾古稀，恙患泄泻，屡进温补脾肾诸药，淹缠日久，泻总不止，招余诊视，曰，尊翁所患乃泻久肠胃滑脱之候也。《十剂》云，补可去弱，涩可去脱，泻久元气未有不虚，但补仅可益虚，未能固脱。仲景云：“理中者理中焦，此利在下焦，赤石脂禹余粮丸主之。”李先知云，下焦有病，须用余粮赤石脂。况肠胃之空，非此不能填，肠垢已去，非此不能复其黏着之性。喻昌治陈彦质、浦君艺，泻利久而不愈，用此俱奏奇功。遂于原方内加入石脂、余粮，服之果效。（《伤寒论通释》第 216 页）

按：此案所患为久泻，“屡进温补脾肾诸药”而不止。读医圣书，师仲景法，“遂于原方内加入石脂、余粮，服之果效”，真乃一药之师也。

2. **婴儿下利** 林某某，男，2 个月。患儿系第 2 胎足月顺产，出生 10 天后因母乳不足，添食米糊等，遂大便无序，日 15~20 次之多，稀如水样，杂不消化物及少许黏液。曾先后用新霉素、庆大霉素、呋喃唑酮、乳酶生、复方维生素B以及中药四白散，四苓散数剂，治疗50余天，不见好转。现症：大便日10多次，稀如水样，杂不消化物，无黏液及脓血，小便欠利，厌食，嗳气，面色皖白，睡时露睛，腹无胀满，舌质淡红苔薄白。粪常规：黏液少许，脓球少许；粪培养：未培养出致病菌。处方：赤石脂9g，禹余粮6g，石榴皮15g，鸡内金2个，麦芽9g，莲子15g，潞党参15g，白术6g，茯苓9g，粉甘草2.1g。二诊：服药2剂，大便减至日5次而稀溏，纳食稍增，予原方去赤石脂。三诊：服上方2剂，大便日2~3次，纳食增加。予补中健脾佐以固涩剂以善后。（萧诏玮.《福建医药卫生》1977，1:51）

3. **虚劳病误治而下利** 杨乘六治徐氏妾。劳倦发热，时作微热，倦怠嗜卧，下午更甚。医用发散两剂，咳嗽不绝，胁痛如锥，更用清金泻火，泄利不止，不食不寐者旬日。脉之浮分细软，沉则缓大，面色皖白，眼光散大，舌胖嫩淡白而滑，两手厥冷。此劳倦伤脾，气虚发热。初时若用补中益气，一二剂即愈。乃误药致咳嗽痛利，胃阴被劫于前，中气重伤于后。乃拟人参、熟地、白术各一两，附子、炮姜各三钱，赤石脂、禹余粮、炙甘草各五钱。浓煎大碗，徐服至一碗即睡去，已刻至戌分始寤，咳利俱除，胁痛如失，能进粥饮。服用前药，胃气渐开，用调中益气，生金滋水而愈。（《续名医类案·卷十·内伤》）

4. **下利危证、脱肛** 陈彦质患肠风下血近三十年，体肥身健，零星去血，旋亦生长，不为害也。一冬忽然下血数斗，盖谋虑忧郁，过伤肝脾。肝主血，脾统血，血无主统，故出之暴耳。彼时即宜大补急固，延至春月，则木旺土衰，脾气益加下溜矣。肝木之风与肠风交煽，血尽而下尘水，水尽而去肠垢，垢尽而吸取胃中所纳之食，汩汩下行，总不停留，直出如箭，以致肛门脱出三五寸，无气以收。一昼夜下利二十余行，苦不可言。面色浮肿，夭然不泽，唇焦口干，鼻孔黑煤，种种不治所共睹矣。仆诊其脉察其症，脾脏大伤兼以失治旷日，其气去绝不远耳。阴阳两竭之余，偏驳之药既不可用，所藉者必参术之无陂，复气之中即寓生血，始克有济。乃先以人参汤调赤石脂末服之，稍安；次以人参、白术、赤石脂、禹余粮为丸，服之痊愈。（《伤寒论通释》第216页喻嘉言医案。参考《古今医案按·卷二·泄泻》做了适当删改）

按：此案喻氏“以人参汤调赤石脂末”补涩小方与“四药”为丸补涩之剂，治下利“阴阳两竭”危重之病而转危为安。其中奇思妙想，中医真理，值得三思。

5. **脱肛、下利** 陈某某，男，56岁，职员。1960年12月16日初诊。患者于10年前，因便秘努责，导致脱肛，劳累即坠，甚至脱出寸余，非送不入。继之并发痔疮，经常出血，多方医治不愈。按脉虚细，舌淡，形体羸瘦，肤色苍白，精神委顿，腰膝无力，纳食滞呆，大便溏泄。证属气虚下陷，脾肾阳微。以赤石脂禹余粮汤固肠涩脱为主，加温补脾胃，升提中气药。处方：赤石脂、禹余粮各15g，菟丝子、炒白术各9g，补骨脂6g，炙甘草、升麻、炮干姜各4.5g。服3剂后，直肠脱出能自收入，粪便略稠。继服3剂，直肠未脱出肛门，大便正常，食欲增加。后随症略为损益，续服6剂，脱肛完全治愈，如黑枣大的痔疮亦缩小为黄豆大。1年后来诊……询知脱肛未复发。（邱寿松.《浙江中医杂志》1966，2:22）

按：上述医案可知，赤石脂禹余粮汤为涩肠固脱之基础方，可辨证合用适当方剂，或加入适当药物。

【临证指要】 赤石脂禹余粮汤主治下焦虚寒所致的大便滑脱不禁以及气虚下陷所致的脱肛。由于本方纯系固涩治标之剂，故应辨证合用治本之方法，以提高疗效。

【实验研究】 方中禹余粮内服能吸附消化道内毒物，如磷、汞、细菌毒素及食物异常发酵的产物等。本品对炎性肠黏膜有保护作用，一方面减少异物刺激，另一方面吸附炎性渗出物。内服对胃肠道出血亦有止血作用。

【原文】 伤寒吐下后，发汗，虚烦〔1〕，脉甚微，八九日心下痞硬，胁下痛，气上冲咽喉，眩冒，经脉动惕者〔2〕，久而成痿。（160）

【注脚】

〔1〕虚烦：李心机综合分析《伤寒论》（76、375条）与《金匮》水气病篇第21条（“……胃家虚烦”）等有关论述，认为“虚烦是胃脘部搅扰纠结，饥饿空虚感，欲吐不吐，恶心之状”。

〔2〕经脉动惕者：“惕”似当作“愓”，通“荡”。动荡，即不平静、不安定。

【提要】 论伤寒误治致虚及失治致痿。

【简释】 虚烦见于伤寒吐下后复发汗，为津液不足之征；脉甚微，为阳气衰微之候。经过八九日，正气自复者，其病当愈。今见"心下痞硬、胁下痛、气上冲咽喉、眩冒"等症，是阳气虚而阴气逆也。汗吐下后，不独阳伤，阴亦受损，以致气血已亏，正气难复，经脉失养，必动惕不安，久而失治，则肢体痿废矣。

【原文】 伤寒发汗，若吐，若下，解后，心下痞硬，噫气不除者，旋覆代赭汤主之。(161)

旋覆代赭汤方：旋覆花三两，人参二两，生姜五两，代赭一两，甘草三两（炙），半夏半升（洗），大枣十二枚（擘）。上七味，以水一斗，煮取六升，去滓，再煎取三升，温服一升，日三服。

【提要】 论痰气痞的证治。

【简释】 高学山说："人身上焦之阳，极贵充足，则是晴明太虚，万里无凝，一切山泽江海阴霾之气，伏藏而不敢外露，以太阳照临之威，下逼之也。倘阳光失德，则江海吐气，山泽呈云，郁乎满空者，痞之象也。今上焦之阳，汗则虚于外驰，吐则虚于上涌，下则虚于大泄，皆能招致下焦之阴，逐渐上升，故心下痞硬而噫气。"（《伤寒尚论辨似·太阳中篇》）成无己说："硬则气坚，咸味可以软之，旋覆之咸，以软痞硬；虚则气浮，重剂可以镇之，代赭石之重，以镇虚逆；辛者散也，生姜、半夏之辛，以散虚痞；甘者缓也，人参、甘草、大枣之甘，以补胃弱。"（《注解伤寒论》）

按： 关于旋覆代赭汤方名两味药的功效与剂量之妙义，刘渡舟先生在《讲稿》中指出："这两个药合在一起，一利（利肝气、利肺气）一镇（镇肝气），一个是疏利的，一个是潜镇的，这样肝气就不上逆了，所以这两味药是主药……"并强调说：该方代赭石的剂量很小，是用一两；生姜量大，是五两。这个比例记不清楚，就要影响疗效。什么道理呢？因为主症是心下痞硬，噫气不除，"所以在方里重用生姜，健胃消痞，去痰饮，旋覆花疏肝利肺散结，少用一点儿代赭石镇肝下气就可以了。代赭石本身是一个重坠之药，如果代赭石用的剂量过大，它就直走下焦……病在中焦，而治在下焦，把药味一下子都领到下焦去了，所以就没有效了。"

【方歌】

痞噫旋覆代赭汤，半参枣草再煎良，

疏肺镇肝治痰饮，妙在一赭五两姜。

【方证鉴别】

旋覆代赭汤证与生姜泻心汤证（157） 两方证均为伤寒误治，脾胃之气受损，而见心下痞硬、噫气之症。但生姜泻心汤证不仅中气受损，且肠间有水气，寒热错杂之邪阻滞心下，故在心下痞硬的同时并见干噫食臭，腹中雷鸣下利，治用生姜泻心汤，寒温并用，辛开苦降，和胃散水，而痞利自除。本方证是伤寒误治后脾胃受损，胃中不和，痰浊内生，肝气横逆，致气机痞塞，肝胃气逆。主症为心下痞硬，噫气不除，虽噫气而无食臭，亦无肠鸣下利，故以旋覆代赭汤补中和胃、化痰蠲饮、镇肝降逆为治。

【验案精选】

1. 痰饮 谷之不入，非胃之不纳，有痰饮以阻之耳。是当以下气降痰为法。代赭之用，先得我心矣。旋覆代赭汤。

诒按： 识既老当，笔亦爽健。

邓评： 功夫纯熟，自能意到笔随。（《增评柳选四家医案·尤在泾医案》第40页）

2. 痰凝气滞 因气生痰，痰凝气滞而中焦之道路塞矣。由是饮食不得下行，津液不得四布，不饥不食，口燥便坚，心悸头晕，经两月不愈。以法通调中气，庶无噎膈、腹满之虑。旋覆代赭汤加石菖蒲、枳实、陈皮。

诒按： 论病则源流俱彻，用药则标本兼到，细腻熨贴，传作何疑？

邓评： 此等识见，超出寻常，好在不因以下数证而误用滋补。（《增评柳选四家医案·尤在泾医案》第40页）

3. 呃逆（膈肌痉挛）

（1）龚某某，男，70岁，干部，1964年4月21日诊。患肺结核已多年。因痰中带菌而住某医院治疗，自4月5日起呃逆频作，嗳声响亮，有时自觉气从小腹或胁肋部上冲咽喉，其气带有臭味，偶然伴有胸闷塞憋气，胃纳减少，稍多吃更不舒适，形体较瘦，性情常易急躁，大便每日两次成形，小便略黄，曾用多种西药治疗。蒲老诊其脉沉细弦微数，舌质暗苔秽腻，据脉证分析属肝胃气逆，宜疏肝和胃降逆。处方：旋覆花（布包）9g，代赭石（布包醋制三次）9g，茯苓9g，法半夏6g，广陈皮4.5g，竹茹6g，柿蒂6g，炒麦芽6g，苏梗6g，伏龙肝30g（另包）开水泡浸1小时取汁煎药。3剂。4月24日再诊：服药后好转，呃逆明显减轻，饮食略好转，二便正常。脉沉弦数，舌质正常，苔减退，续宜和胃降逆，原方加宣木瓜3g、降香1.5g，3剂。4月28日三诊：服上药1剂后嗳气已平，亦无气上冲现象，纳谷尚少一点，因肺部不健已多年，轻微咳嗽，有少量泡沫痰，脉弦细有力，舌质淡苔薄黄腻，逆气已平，宜调肺胃，疏利痰湿善其后……服后嘱以食物调理，停药观察，病未复发。（《蒲辅周医案》第39页）

原按：呃逆为胃气失降，肝气上逆之故。首当分清虚实寒热及有无兼夹，哕声响亮频密相连为实，若声音低微半时一声为虚。暴起多实，久病多为不良之兆。寒者口和身凉，逆气清冷，舌淡，脉沉迟；热者口渴烦躁，舌红、脉滑数；夹食则有脘腹胀满等象。该患者性素急躁，心情不畅，引动肝气上逆，故胃气不降而为呃；肝脉循少腹布胁肋，厥气横逆，所以自觉有气从少腹或胁肋上冲，频频发作。其脉沉虽细而弦微数，其纳虽减而舌苔却现秽腻，属实非虚，但亦非有形之实邪为患。蒲老以疏肝和胃降逆为治，借用旋覆代赭汤灵活加减，因中气不虚，故去参、草、枣，加陈皮、竹茹、茯苓、苏梗、柿蒂、伏龙肝等，和胃理气，投3剂后呃逆明显减轻，继用原方加降香、木瓜续服三剂，诸证皆愈。说明治病分清虚实是提高疗效的关键。

（2）黄某某，女，25岁，归国华侨，云南某大学学生。患呃逆已1年余，曾经多方治疗，效果不显。每于精神紧张之时，呃逆更甚，自觉胃中饱闷，时有逆气上冲，气冲有声，声短而频，不能自制。近来逐渐加剧，以致情绪不安，心情烦闷，睡眠差，影响听课学习。1964年夏，患者来中医学院就诊于余，呃逆频作，面色少华。舌淡质嫩、苔腻微黄，脉象沉缓而弦。《景岳全书》曰："致呃之由，总由气逆。"此系阳虚胃寒，中焦气机升降失调，寒气上逆，胃气不降所致。治宜温中降逆，调和气机，方用旋覆代赭汤加味。处方：旋覆花9g，代赭石12g，法夏9g，明党参12g，砂仁9g，厚朴9g，生姜3片，大枣5枚，甘草6g。服2剂后，呃逆减少，间隔时间有所延长，脘闷气逆亦感减轻。患者自知服药有效，情绪亦好转，睡眠、饮食均有改善。脉沉缓，关部尚弦，苔薄白而润。继以温中益气，和胃降逆治之。用前方，明党参增至30g，加入公丁香3g、柿蒂6g，连服4剂，呃逆不再发作。（《吴佩衡医案》第60页）

原按：若久病之人，突发呃逆，则为脾肾之气将绝，宜以大剂回阳降逆，如吴萸四逆汤、白通汤、人参干姜附子汤之类，以求挽回生机。若徒治其标而忽弃其本，不但呃逆难止，生命亦难保无虞矣。

按：上述两个验案之按语，都论及呃逆在判断久病危候之预后的意义。笔者对此亦有临床经验，详见《金匮》第17篇第22条。

4. 呕吐

（1）呕吐重症　倪庆云病膈气。十四日粒米不入咽，始吐清水，次吐绿水，次吐黑水，次吐臭水，呼吸将绝。医已歇手，余适诊之，许以可救。渠家不信，余曰：尽今一昼夜，先服理中汤六剂，不令其绝，来早转方，一剂全安。渠家曰：病已至此，滴水不能入喉，安能服药六剂乎？余曰，但得此等甘温入口，必喜而再服，不需过虑。渠诸子或庠或弁亦知理，折金曰，既有妙方何不即投见效，必先与理中然后乃用，此何意也？余曰《金匮》有云，病人噫气不除者，旋覆代赭石汤主之。吾于此病，分别用之者有二道：一者以黑水为胃底之水，臭水为肠中之水，此水且出，则胃中之津液，久已不存，不敢用半夏以燥其胃也。一者以将绝之气，止存一系，以代赭坠之，恐其立断，必先以理中分理阴阳，俾气易于降下，然后代赭得以建奇奏绩。乃用旋覆花一味，煎汤调代赭石末二茶匙与之，才一入口，即觉其气转入丹田矣。十四日衣不解带，目不交睫，惫甚，因图脱衣安寝，冷气一触，复呕，与前药立止。思粥令食半盏，渠饥甚，竟食二盏，少顷已食六盏，复呕，与前药立止。又因动怒，复呕，与前药立止，后不复呕，但困倦之极，服补药二十剂，丸药一斤，将息二月始能远出。（《伤寒论通释》第218页）

按：此案为清代名医喻嘉言验案。喻氏治之针对危重病情，先用理中汤，后以旋覆花煎汤调代赭石末，立见功效。但尔后反复发作，守方守法，转危而安。此等功夫，非良医莫为。

（2）妊娠呕吐（早期妊娠）　李某某，女，29岁。1976年夏初诊。月经3月未潮，1月前出现恶心呕吐，喜酸择食等，经妇科检查诊为"早期妊娠"。近几天症状逐渐加重，呕吐痰涎，饮食不进，头晕眼花，神疲肢倦，今晨早饭后突然晕倒，大便干燥，小便黄，口干，苔白腻，脉滑。证属胃气虚弱，痰浊内阻。治宜益气和胃，降逆化痰。处方：党参9g，生半夏9g，旋覆花9g（包煎），代赭石12g，竹茹6g，芦根15g，麦冬9g，生姜9g，灶心土30g。先煎灶心土，取其澄清液再煎余药，每日1剂。服上方2剂，呕吐渐止，大便通畅，惟食量仍少。原方加焦山楂9g。

又进2剂，诸症皆消。（王法德.《山东医药》1978，5:21）

5. **嗳气** 苗某，男，25岁，农民，1970年冬月初诊。患者刚刚与父母分家，家贫如洗，夫妻商量明早上山打柴，用以烧早饭。次日清晨，房门一开，遍地大雪，患者顿时失态狂笑，笑毕大哭，神志失常。其后呆滞木然，嗳气频作，不欲纳食。查其舌淡苔白滑，脉弦稍滑。证属气机失调，痰饮壅遏，上蒙清窍。治以降气和胃，安神定志，方用旋覆代赭石汤加生铁落：党参12g，旋覆花12g（包），代赭石30g（先煎），生铁落30g（先煎），半夏12g，生姜12g，甘草6g，大枣6枚。水煎服。服3剂后，虽神清，但仍木然，嗳气势减。上方加丁香10g、郁金12g，又3剂，诸症悉愈，神态如常。（《伤寒论通释》第219页）

6. **痞证、呕吐（直肠癌根治术后急性胃扩张）** 某男，66岁。因患直肠癌于1964年10月15日在本院接受直肠癌根治术。术后第3天，自觉脘腹痞满，第5天起，出现恶心呕吐，吐出绿色苦水，呃逆，心悸，气喘，脉结代。腹胀时插入胃管能抽出大量液体，抽液后症状即可减轻，诊为“急性胃扩张”。采用持续胃肠减压，改变体位，输液等疗法，治疗15天，病情无好转趋势……全身情况日见衰弱，术后16天开始用中药治疗。脉象虚滑，舌红苔黄厚腻。证属胃肠气机不和，胃气上逆。治以和胃理气降逆法。拟旋覆代赭汤加减：代赭石12g（先煎），旋覆花9g（包），人参须6g，制於术9g，仙半夏9g，山药9g，炒枳壳6g，焦山楂9g，焦六曲9g，煨木香3g，大腹皮9g，茯苓9g，姜川连3g，炒杷叶9g。服药1剂后，矢气频作，脘腹得舒，抽出胃液量明显减少。次日再进1剂，脉象已较有力，舌苔厚腻渐化，下午拔出胃管，进流质饮食……此后稀便颇多，遂于健脾理气药中加煨葛根，服药后症状渐消，痊愈出院。（章叔赓.《上海中医药杂志》1966，2:63）

7. **胁痛、痞证、嗳气（慢性肝炎）** 杨某某，男，62岁。患“慢性肝炎”自觉肝区刺痛已2个月。纳食则胀，食后嗳气，夜常失寐，体重减轻，四肢无力，脉来弦滑，舌苔黄腻。巩膜无黄染，肝肋下2cm，有明显压痛，脾未触及。肝功能：黄疸指数5U，硫酸锌浊度18U，麝香草酚浊度14U；转氨酶120U。超声波：肝波较密。证属七情内伤，久郁气抑，气抑则血运不畅。治宜疏肝利气，培土养肝。方用旋覆代赭汤去生姜，加延胡索、广郁金、枳壳、合欢皮。服上药12剂，肝痛减轻，睡寐较安。后予八珍汤调理，诸症皆消，肝功能及超声波检查均属正常。（罗伟根.《浙江中医杂志》1978，2:20）

8. **眩晕、呕吐** 夏某某，女，15岁，学生。1958年患脑膜炎后，眩晕健忘未得根治。此次伤风诱发旧病，来势颇盛，头晕且痛，眼黑而昏，闭目不能视物，如坐舟中，动则眩而扑地，虽夹腋亦不能行走，时时作呕，由同学背负来诊。诊见两目微红，舌苔白滑，脉象弦细而迟。此为肝虚风动，脾湿生痰，风痰相结，蒙蔽清窍，虽兼外感，究系实少虚多。治以敛浮镇逆、育阴潜阳、运化痰浊兼疏外感。方用旋覆代赭汤加芍药、钩藤、菊花。一昼夜进药2剂，次日午后即能起床，脉症显著好转。续与原方，1周获愈。后用滋养培补之剂，调理而愈。（陈松筠.《浙江中医杂志》1966，7:30）

【临证指要】 旋覆代赭汤主治胃虚气逆、痰气交阻、肝气乘之所致的嗳气、呃逆、呕吐及心下痞等中焦气机升降失常的病变。

【原文】 下后，不可更行桂枝汤，若汗出（按：《来苏集》卷二作“无汗”）而喘，无大（按：《来苏集》卷二“大”上无“无”字）热者，可与麻黄杏子甘草石膏汤。（162）

【提要】 论表证误下后邪热内陷于肺的证治。

【简释】 本条证治同第63条，前条是汗后，本条是下后，汗下虽殊，其邪热迫肺而喘则一，故皆与麻杏甘石汤清透肺热。方中麻黄与石膏的用量比例应十分斟酌，如肺热盛而汗出者，应重用石膏，少用麻黄；肺热不盛而无汗者，应重用麻黄，少用石膏。

按： 麻杏甘石汤【验案精选】等，详见第63条。

【原文】 太阳病，外证未除而数下之，遂协（按：《脉经》《玉函》《翼方》“协”并作“挟”）热而利[1]，利下不止，心下痞硬，表里不解者，桂枝人参汤主之。（163）

桂枝人参汤方：桂枝四两（别切），甘草四两（炙），白术三两，人参三两，干姜三两。上五味，以水九升，先煮四味，取五升，内桂，更煮取三升，去滓，温服一升，日再夜一服。

【注脚】

〔1〕协热而利：表证误下，导致下利不止而挟表邪。"热"字当作"邪"字解。"协热利"之称又见前第139、140条。

【提要】里虚寒挟表邪而作协热利的证治。

【简释】太阳病，外证未除而数下之，下后表邪内陷，里虚挟外邪而下利不止，其心下痞硬者，此痞属虚属寒，虚则中气不运，寒则阳气不通，因而痞硬，治用桂枝人参汤表里兼治。该方即理中汤（甘草加一两）温中补虚以止利；桂枝后下以解表。如此"先煎四物，后内桂枝，使和中之力饶而解肌之气锐，于以奏双解表里之功"（柯琴）。

按：所述"利下不止，心下痞硬"虽与"数下之"误治有关，但多是素有脾胃病之人。

【方证鉴别】

桂枝人参汤证与葛根芩连汤证（34） 柯琴："太阳病，外证未解而反下之，遂协热而利，心下痞硬，脉微弱者，用桂枝人参汤。本桂枝证，医反下之，利遂不止，其脉促，喘而汗出者，用葛根黄连黄芩汤。二证皆因下后外热不解，下利不止，一以脉微弱而心下痞硬，是脉不足而症有余；一以脉促而喘反汗出，是脉有余而症不足，表里虚实，当从脉而辨证矣。弱脉见于数下后，则痞硬为虚，非辛热何能化痞而软硬，非甘温无以止利而解表，故用桂枝、甘草为君，佐以干姜、参、术，先煎四味，后内桂枝，使和中之力饶而解肌之气锐，是又于两解中行权宜法也。桂枝证，脉本缓，误下后而反促，阳气重可知，邪束于表，阳扰于内，故喘而汗出，利遂不止者，此暴注下迫，属于热，与脉微弱而协热利者不同。表热虽未解，而大热已入里，故非桂枝、芍药所能和，亦非厚朴、杏仁所能解矣，故君气轻质重之葛根，以解肌而止利，佐苦寒清肃之芩、连，以止汗而除喘，用甘草以和中，先煮葛根，后内诸药，解肌之力优而清中之气锐，又与补中逐邪之法迥殊矣……仲景制两解方，补中亦能解表，凉中亦能散表，补中亦能散痞，凉中亦能止利，若失之毫厘，差之千里矣。"（《伤寒来苏集·伤寒附翼·太阳方总论》）

【验案精选】

1. 协热利

（1）1959年，余带领学生到揭阳县防治麻疹，设简易病床数十张，收治病情较重之病孩。内有一女孩，3岁许，疹子已收，身热不退，体温39℃，头痛恶寒与否不得而知，下利日10余次，俱为黄色粪水。脉数无歇止，舌质尚正常。遂诊断为麻疹后热毒不净作利。与葛根芩连汤加石榴皮。服后体温反升至39.5℃，仍下利不止。嗅其粪味并无恶臭气，沉思再三，观病孩颇有倦容，乃毅然改用桂枝人参汤，仍加石榴皮，一服热利俱减，再服热退利止。（沈炎南.《新中医》1963，3∶40）

按：此案叙症如行云流水，辨证得失清澈透明，取效之神奇体现了治病求本之重要。谁说中医不科学？此案便是当头一棒！

（2）霍某，女，63岁。素有脾胃衰弱之证，因感寒而身冷发热，头痛无汗，心下痞满，医者用辛温解表之剂，而佐以苦寒消痞之法。服药后，汗未出，表不解，而溏泻数次，痞闷加剧，渐至不欲进食，腹痛肢厥，脉象沉微，舌苔滑润。此乃脾阳素虚，因误用苦寒，而邪转内陷。由于脾阳不运，故痞益甚，下利不止。为今之治，宜疏散表邪，温健中州，因疏桂枝人参汤与之。处方：桂枝10g，炒白术10g，野党参10g，干姜10g，甘草6g。服药后，啜稀粥1杯，以助药力。服药2剂，身见小汗，而冷热消，痞轻，下利已减。连服5剂，痞消泻止，诸症痊愈。（《伤寒论临床实验录》第156页）

按：此案为脾虚之人，复感外寒，表里同病。其病机、证候颇似条文所述，方证相对，即用原方。服药后啜粥，为桂枝汤法，借用此，确能增效。

2. **胃痛（十二指肠球部溃疡）** 谭某某，男，36岁。1973年9月17日初诊。患者素患胃痛，反复发作，经胃肠钡餐检查，诊断为"十二指肠球部溃疡"，近月来胃脘隐隐作痛，经常发作，以饭后二三小时及夜间尤痛。右上腹部有明显压痛及痞闷感，口淡无味，时泛清水，胃纳欠佳，神疲乏力，大便正常，小便较多，脉迟弱，舌质淡苔薄白。此为胃虚气寒。治按温中散寒，方用桂枝人参汤。处方：党参15g，白术15g，干姜9g，炙甘草9g，桂枝12g（后下）。9月24日二诊：服上方3剂后，胃痛减轻，纳食稍增，时觉脘闷欲吐，脉舌如前。照上方加法半夏9g以温胃止吐。10月29日三诊：服上方3剂，胃痛已止，饮食如常。但停药后胃痛又复发，痞闷喜按，小便较多，脉迟细，舌淡苔薄白。仍照上法治之，拟第一方减桂枝3g。服药3剂后痛止。以后按上方继续治疗，服至胃痛消失。不再复发。（广东中

医学院编.《老中医医案选·刘赤选医案》第32页）

按：本案辨证论治准确，故收效较快。"但停药后胃痛又复发"，此为"器质性"病变的共同特点。法当继续服药以巩固治疗，彻底治愈（溃疡愈合），则不再复发。

3. **风寒夹湿证误用寒凉救逆案（腺病毒肺炎）** 傅某某，男，年龄10个月。因10多天来咳嗽痰多、发热，于1961年5月8日住某医院。住院检查摘要：体温40.3℃，发育营养尚佳，精神差，呼吸急促，咽红肿，扁桃腺略大，肺部叩诊有浊音，两肺呼吸音粗糙，右肺有中小水泡音。血化验：……咽拭子病毒分离为Ⅲ型腺病毒。胸透：两侧肺纹理增多，粗厚模糊，于其间可见少量片状阴影，肺门阴影著明。临床诊断："腺病毒肺炎"。病程与治疗：患儿于4月27日突然高热，连续抽风2次，由急诊住入附近医院，1天后热退，第3天出院，回家后即发热，体温在38.5~40.3℃之间，服退热剂后，体温暂降至正常，不久又上升较高，服土霉素、磺胺等药物4天无效，咳嗽渐增，喉间有痰声，逐渐呼吸加快，喘促，鼻煽膈动，持续40~40.3℃高热而无汗，烦躁，唇干，食欲不振，口渴能进热饮，恶心吐涎，大便日5~8次，色微青，夹水而溏，小便少。入院第2天起即用大剂麻杏石甘汤及银翘散加减送服紫雪丹1.2g，继用青蒿鳖甲汤加减送服犀角、羚羊粉每天1.2g。5月13日请蒲老会诊：咳嗽气促，喉间痰声辘辘，面及四肢浮肿，胸腹濡满，面浮色黄，眼白珠色青，额热有微汗，手足冷，指纹隐伏，脉沉濡，舌淡苔腻色灰黑。此证由本体湿甚，因感风邪，风湿搏结，加之寒凉过剂，以致中阳失运，肺卫不宣，属正虚邪实之候。治宜温通两太阴为主，兼开太阳，主以桂枝人参汤与二陈汤合剂。处方：桂枝3g，西洋参3g，炒白术3g，干姜2.4g，炙甘草3g，法半夏4.5g，茯苓6g，橘红2.4g。1剂。14日二诊：服药后周身微汗出，矢气常转，体温已降至正常，腹胀减，喘平而烦躁，下利大减（每日3次，色正常，微黄），喉间尚有痰声，睡眠安定，唇润，四末少和，脉象沉微滑，舌质淡，灰黑苔见退。仍属阳虚夹痰之证，继宜温化为治。处方：西洋参3g，炒白术3g，干姜1.5g，炙甘草1.5g，法半夏4.5g，橘红1.5g，桂枝1.5g，细辛0.9g，五味子10粒。1剂。15日三诊：腹满全消，四肢温和，面部微浮肿，大便日2~3次，不溏，微咳有痰，饮食转佳，脉沉缓，舌质正常，苔再减。仍以原方去桂枝加大枣3枚，健脾益肺，以善其后。服2剂症状消失，停药以饮食调养，观察4天，胸透复查肺炎有吸收，尚有部分间质性改变，临床一切恢复正常而出院。（《蒲辅周医案》第195页）

原按：本例因湿胜之体而受风邪，本风湿搏结之证，早用寒凉过剂，中阳受伤，肺卫不宣而成阳郁表闭，里虚邪陷，故蒲老用桂枝人参汤合二陈汤，以温通两太阴，兼开太阳，利痰湿，服后疗效显著。何以断定为风湿搏结和苦寒伤中？蒲老则抓住高热无汗，喘咳气促，痰声辘辘，四肢浮肿，胸腹濡满，舌淡苔腻而灰黑，脉沉濡等症脉，知其本性湿胜，外受风寒，风湿搏结，苦寒过早，伤其中阳。说明治病不仅明其因，还要识其本，病随体异，古人早有启示，临床都须作全面分析。

按：蒲老先生是现代临床大家。其辨证论治功夫之深厚，此案便是铁证！细心读之，必能增长见识，增强临证功夫。

【临证指要】桂枝人参汤主治中焦虚寒伴有表证，或误用苦寒方药，损伤脾阳者。

【原文】伤寒大下后，复发汗，心下痞，恶寒者，表未解也，不可攻痞，当先解表，表解乃可攻痞。解表，宜桂枝汤；攻痞，宜大黄黄连泻心汤。（164）

【提要】论热痞兼表证未解的标本缓急治法。

【简释】尤在泾："大下复汗，正虚邪入，心下则痞，当与泻心汤如上法矣（按：指第158条甘草泻心汤证）。若其人恶寒者，邪虽入里，而表犹未罢，则不可径攻其痞，当先以桂枝汤解其表，而后以大黄黄连泻心汤攻其痞。不然，恐痞虽解，而表邪复入里为患也，况痞亦未必能解耶？

按，伤寒下后，结胸、痞满之外，又有懊憹、烦满、下利等证。盖邪入里而未集，而其位又高，则为懊憹；其已集而稍下者，则为结胸及痞；其最下而亦未结者，则为下利。"（《伤寒贯珠集·太阳篇下·太阳救逆法》）

按：原文曰"大下后……心下痞……攻痞……宜大黄黄连泻心汤"，可知其大下非苦寒攻下，亦可知古人攻下不一定只用苦寒药。参见《金匮》第23篇"三物备急丸"。

【原文】伤寒发热，汗出不解，心下痞硬，呕吐而下利者，大柴胡汤主之。（165）

【提要】论伤寒“热结在里”的证治。

【简释】高学山说：“此条阳明少阳之并病也。”（《伤寒尚论辨似》）伤寒发热，汗出不解，为表邪未解匿于少阳之象；心下痞硬，呕吐而下利，为里实郁热之征。故“以大柴胡汤开达少阳，通利阳明，双解表里之邪，自可愈也”（章楠）。

按：《伤寒贯珠集》无该条。此条应与前第103、140条互参。大柴胡汤【验案精选】见第103条。

【原文】病如桂枝证，头不痛，项不强，寸脉微浮（按：《脉经》作“寸口脉微细”。《翼方》作“寸口脉浮”），胸中痞硬（按：《圣惠方》“硬”作“满”），气上冲咽喉不得息者，此为胸有寒也（按：《千金》卷九该句作“此以内有久痰”），当吐之，宜瓜蒂散。（166）

瓜蒂[1]散方：瓜蒂一分（熬黄），赤小豆一分。上二味，各别捣筛，为散已，合治之，取一钱匕。以香豉一合，用热汤七合，煮作稀糜，去滓，取汁和散，温顿服之。不吐者，少少加[2]，得快吐，乃止。诸亡血虚家，不可与瓜蒂散。

【注脚】

〔1〕瓜蒂：瓜蒂散中之瓜蒂为葫芦科植物甜瓜的果蒂。于6~7月间，采摘尚未老熟的果实，切取果蒂，阴干。《本经》：“瓜蒂味苦，寒，有毒……病在胸腹中，皆吐下之。”

〔2〕少少加：逐渐增加。“少少”即“稍稍”。

【提要】论痰邪停留胸中的证治。

【简释】病如桂枝证，言有发热汗出等症，但头不痛，项不强，知非表证。寸脉微浮，主病在上；胸中痞满，气上冲咽喉不得息者，仲景自注曰“此为胸有寒也”，此“寒”字应理解为“痰”，即痰邪阻于胸中。《素问·阴阳应象大论》曰：“其高者，因而越之。”即病邪偏于上，有上越之势，法当因势利导，采用吐法，宜瓜蒂散。方中瓜蒂味极苦，性升催吐；赤小豆味酸性泄，兼能利水。二药配伍，有酸苦涌泄之功。豆豉轻宣辛散，载药上行，助瓜蒂催吐。本方使壅阻胸脘之痰食邪气，吐之而解。

按：《伤寒论》此条及后第355条以本方治疗寒痰结聚胸中，病如桂枝证，头不痛，项不强，寸脉微浮或乍紧，胸中痞硬，气上冲咽喉不得息，心下满而烦，饥不能食，若胸中阳气被遏，不能布达于外，还可见手足厥冷。此外，本证还可见痰塞喉中，不能言语，懊侬不安，欲吐不能等症。

《金匮》第10篇第24条曰：“宿食在上脘，当吐之，宜瓜蒂散。”

【验案精选】

1. **喘** 信州老兵女三岁，因食盐虾过多，得齁喘之疾，乳食不进。贫无可召医治，一道人过门，见病女喘不止，便使取甜瓜蒂七枚，研为粗末，用冷水半茶盏许，调澄，取清汁呷一小呷。如其言，才饮竟，即吐痰涎若黏胶状，胸次既宽，齁喘亦定。少日再作，又服之，随手愈。凡三进药，病根如扫。此药味极苦，难吞咽，谓之曰甜瓜蒂，苦诚然。（《名医类案·卷三·喘》）

按：此验案用甜瓜蒂为末服之，亦瓜蒂散之法。

2. **眩晕** 某女，38岁。眩晕，不胜劳作，历时7载，伴胸中烦满，时时欲吐，多年来屡治罔效，详审病历后发现，病情每逢春末夏初为甚，初秋至冬减轻。诊其寸口脉滑，症见眩晕欲吐，说明病在上焦，为痰阻之证。根据“大法春宜吐”“其高者因而越之”的原则，因势利导，改用吐法，方用瓜蒂散1剂，服后令其大吐痰涎，7年顽疾一吐获愈。（《伤寒论通释》第224页）

3. **狂证（精神分裂症）** 张某，男，59岁。因平素性情暴躁，更加思虑过度，经常失眠，后遂自言自语，出现精神失常状态，有时咆哮狂叫，有时摔砸杂物，嘻笑怒骂变动无常。如此情况延续月余，家中杂物摔砸已尽，渐至见人殴打，因此锁闭室中，不敢令其出屋，百般医疗，均无效果。邀余处方，余谓古人对精神错乱的认识，谓系痰涎蒙闭清窍，须用催吐之剂，使痰涎涌出，方能有效，余遂疏瓜蒂散与之：瓜蒂10g，豆豉10g，赤小豆30g。煎汤顿服，连进2剂，其呕吐黏涎3次，毫不见效。后因房门锁开，乘机窜出，竟将邻人殴伤，并将所有杂物尽行砸碎，因此家中苦闷无法维持，一再强余设法治疗。余因与患者之子相知素深，遂以大剂瓜蒂散与之：苦瓜蒂21g，赤小豆30g。煎汤顿服。服后隔半小时即开始作呕，连续两昼夜共20余次，尽属黏涎，自呕吐开始便不思饮食。1天后现周

身困顿不欲活动，困睡之第3天忽然清醒，后以豁痰通窍安神之剂，调理而愈。（《伤寒论临床实验录》第158页）

原按： 瓜蒂散为催吐剂，催吐药在应用上会给患者增加痛苦，所以在临床上很少应用。余曾用瓜蒂散治精神错乱的患者三例，以上治例疗效很好，二例无效。

按： 以上邢锡波先生认准狂证为"痰涎蒙闭清窍"之古训，而瓜蒂散为涌吐痰涎之峻剂的主方。邢氏将瓜蒂散变通应用治疗精神病，取效迅捷。值得注意的是，本案初用小剂量并不见效，而加大剂量后，吐出痰涎甚多，疗效始彰。但大剂量瓜蒂易使人中毒，甚则引起患者死亡，故本案切勿轻率模仿，以免引起不良后果。

4. 厥证

（1）某女，素无病，忽一日气上冲，痰塞喉中，不能语言。此饮邪横塞胸中。当吐之。投以瓜蒂散，得吐后，即愈。（易巨荪.《广东中医》1962，9：32）

（2）周某某，女，41岁。1972年4月25日初诊。患雷诺病已3年，每遇寒冷而作。经服温阳和活血化瘀药物，肢端痉挛好转，供血改善。近因惊恐而致失语，四肢紫绀加重，厥冷如冰，时呈尸体色。经先后用低分子右旋糖酐和镇静药物，以及中药宁心安神、祛痰开窍之剂无效。饮食不进，卧床不起。症见面色苍白，精神呆滞，不能言语，以笔代言，胸闷烦躁，欲吐不能，肢体色白，苔白厚腻，脉滑有力，两寸独大。此痰浊壅塞上脘，急则治其标，先宜涌吐痰浊。方用瓜蒂、赤小豆、白矾各9g。水煎服。服后先吐痰浊碗余，继则泻下臭秽溏便，遂即能言，肢冷好转，而雷诺现象亦减轻。（唐祖宣.《浙江中医杂志》1980，12：556）

原按： 惊恐之后，脏腑功能失调，痰浊内生，阻塞于上，则胸闷烦躁，两寸独盛；清窍被蒙，则语言难出；清不能升，浊不能降，阳郁不达，则四肢厥冷如冰。状似阳微寒盛，而实非也。"邪气加诸身，速攻可也"，故以瓜蒂散加味投之，果获良效。

5. 甜瓜蒂中毒致死案 崔某某，女，32岁。患者既往健康。近3年患神经官能症。数日来自觉心烦，郁闷，未用其他药物，仅用民间偏方干甜瓜蒂约50g，水煎药液半碗，于1973年8月5日晨7时许服下。服药后约10多分钟，出现呕吐，初吐物为黏液水、食物，继而吐绿水、血水，呕吐频繁，吐物总量达1000ml。当天午后一时许来诊，即刻住院治疗。入院检查：体温37℃，脉搏摸不清，血压测不到；发育正常，营养中等，神志清醒，面色苍白，大汗，略烦躁，口唇轻度发绀，瞳孔等大正圆，对光反应存在，颈软，心界不大，心音低弱，心率130次/分，律整，未闻及杂音，两肺呼吸音正常，腹部平软，胃脘部压痛，肝脾未扪及，四肢末梢发凉，神经系统无异常。心电图：ST段Ⅱ、Ⅲ、avF、V_1、V_3及V_5均明显下降；T波倒置；ST段avR上升；Ⅱ高耸，Ⅲ、avF及V_5也略高。入院后经多方抢救无效，于8月6日零时10分死亡。（娄香云，等.《中医杂志》1976，12：15）

【临证指要】 瓜蒂散涌吐主治痰阻胸中、痰迷心窍所致的眩晕、喘证、狂证、厥证及宿食在胃（详见《金匮》第10篇）等病变。瓜蒂有毒，使用过量或不当可发生中毒，甚至导致死亡。此外，有报道一味甜瓜蒂散吹鼻与口服，均可治疗黄疸病，详见《金匮》第15篇附方。

【实验研究】 实验动物内服瓜蒂的主要成分甜瓜素后，有呕吐及下利的症状，但皮下注射或静脉注射则无此反应。因此可知甜瓜素只有刺激胃感觉神经后，才能够反射性地兴奋呕吐中枢而引起呕吐和下利。甜瓜素0.02g/kg以上的剂量给犬喂服，可引起强烈呕吐，终至呼吸中枢麻痹而死亡。以2.5mg/kg注于家兔静脉，亦可致死。

【原文】 病（按：《玉函》卷三"病"下有"者，若"二字）胁下素有痞[1]，连在脐旁，痛引少腹，入阴筋者，此名脏结，死。（167）

【注脚】

〔1〕素有痞：《金匮》第11篇第20条曰："病有积、有聚……积者，脏病也，终不移；聚者，腑病也，发作有时，展转痛移，为可治。"互相参照，再结合下列验案二则分析，此条之"素有痞"，为痞聚之甚者也。

【提要】 论三阴脏结证候及预后判断。

【简释】 三阴经脉分布于胁下脐旁少腹。病胁下素有痞，连在脐旁，痛引少腹入阴筋者，或因伤寒邪气入里，或由七情不调、饮食不节等诱因，引动素痞痼疾，加重病情，使脏真之气结而不通，故死。尤在泾："脏结之证……既深且久，攻之不去，补之无益，虽不卒死，亦无愈期矣，故曰死。"（《伤寒贯珠集·太阳篇下·太阳救逆法》）

【验案精选】

1. **脏结** 马某，中年人。中秋节前，午餐后因食果饵而引起腹痛，发自两胁，下趋少腹，自申至戌，疼痛如掣，辗转呻吟，举凡内服外敷之药均不应，乃着其兄到舍就诊。见其面色青黄，额上微汗，言而微，呻声已转弱，当由于疼痛过甚所致。手足冰冷，舌白无苔，脉沉微，意其外肾必收缩，探之果然。以三阴经脉相交于腹胁，阳气衰微，阴寒凝聚，厥阴为风木之脏，其势向下，阴筋受凝寒惨慄之殃，此为脏结之危候。仲师谓："病胁下素有痞，连在脐旁，痛引少腹入阴筋者，此名脏结，死。"其阳虚当非一日，舌白已露一斑，果饵之食，特诱因耳。除着其炒老姜、葱头热熨外，即与通脉四逆汤：泡天雄 30g、干姜 21g、炙草 9g。嘱其连服 2 帖。归后拈书复对，《金匮》谓"入腑则生，入脏则死"。入腑入脏为气机转变使然，因无定律，系念不已。越晨，闻敲门之声甚厉，着妇出应，知复邀诊，当下心戚戚，意其病必入脏而成定局，操刀之咎，恐难室谗人之口。急问其病情何若？对以能睡，病况好转，逖听之下如释重负。复往诊之，已能起行，只有余痛未泯耳！与真武加龙、牡之轻剂而愈。（马云衢，等.《广东中医》1963，3：33）

按： 本条虽有脏结的脉证记载，但未出具体方治。此案外熨与内服兼治的方法，可补仲景之未备，特录出，以供临床参考。

2. **痞块** 喻嘉言治袁聚东，年二十岁，腹生痞块，卧床数月，日进化坚削痞之药，渐至毛瘁肉脱，面黧发卷，殊无生理。姑请一诊，以决生死远近耳，无他望也。余诊时，先视其"块"，自少腹至脐旁，分为三歧，坚硬如石，按之痛不可忍，脉只两尺洪盛，余俱微细。谓曰：此由见"块"医"块"，不究其源而误治也。初起时块必不坚，以峻猛之药攻之，至真气内乱，转获邪气为害，如人厮打，扭结一团，迸紧不散。其实全是空气聚成，非如女子月经凝而不行，即成血块之比。观两尺脉洪盛，明是肾气传于膀胱，膀胱之气本可下传于前后二阴而出，误以破血之药，兼破其气，其气遂不能转运，而结为石块。以手触摩则愈痛，情状大露，若是血块，得手则何痛之有？此病本一剂可瘳，但数月误治，从上至下，无病之地亦先受伤，姑用补中药一剂，以通中下之气。然后用大剂，内收肾气，外散膀胱之气，以解其相厮相结，约计三剂可痊愈也。于是先以理中汤加附子五分，服一剂，块减十之三；再用桂附一大剂，腹中气响甚喧，顷之，三块一时顿没。戚友共骇为神，再服一剂，果然痊愈，调摄月余，肌肉复生，面转明润。每遇天气阴寒，必用重衣厚被盖覆，不敢起身。余谓病根尚在，盖以肾气之收藏未固，膀胱之气化未旺，兼之年少新婚，倘犯房室，其块复作，仍为后日之累，更用补肾药加入桂附，多用河车为丸，取其以胞补胞，而助膀胱之化源也。服之竟不畏寒，腰围渐大，年余且得子。（《续名医类案·卷十·痞》；《古今医案按·卷八·积块》）

【原文】 伤寒，若吐，若下后，七八日不解，热结在里，表里俱热，时时恶风，大渴，舌上干燥而烦，欲饮水数升者，白虎加人参汤主之。（168）

【提要】 论热结在里，热盛津伤的证治。

【简释】 伤寒吐下后，津液被夺，经七八日，热邪集结在里，故大渴，舌上干燥而烦，欲饮水数升；由于内热炽盛，迫津外泄而汗出，肌腠疏松，卫外不固，故时时恶风。所谓的"表里俱热"，即热盛于里，气达于表，邪热充斥内外，弥漫周身之热象。此为阳明经证伤津较重者，用白虎加人参汤清泄里热，兼益气阴。若"热结在里"的程度进一步加重，则不仅"时时恶风"及下条所述的"背微恶寒"，并可呈现第 350 条所述的"脉滑而厥"之热深厥亦深证候。

【原文】 伤寒，无大热，口燥渴，心烦（按：《玉函》《翼方》"心烦"并作"而烦"，连上读），背微恶寒者，白虎加人参汤主之。（169）

【提要】 承上条再论白虎加人参汤的证治。

【简释】 尤在泾："无大热，表无大热也；口燥渴心烦，里热极盛也；背微恶寒，与时时恶风同意。盖亦太阳经邪，传入阳明胃腑，熏蒸焦膈之证。故宜白虎加人参，以彻热而生津也。"（《伤寒贯珠集·阳明篇上·阳明正治法》）

【原文】 伤寒，脉浮，发热无汗，其表不解，不可与白虎汤；渴欲饮水，无表证者，白虎加人参汤主之。（170）

【提要】 论白虎汤禁用证和应用重点。

【简释】 尤在泾："前二条，即著白虎之用，此条复示白虎之戒，谓邪气虽入阳明之腑，而脉证犹带太阳之经者，则不可便与白虎汤，与之则适以留表邪而伤胃气也。而又申之曰：'渴欲饮水，无表证者，白虎加人参汤主之。'其叮咛反复之意，可谓至矣。"（《伤寒贯珠集·阳明篇上·阳明正治法》）

按： 本条之目的在于强调一点：不论白虎汤或白虎加人参汤，必须在无表证的情况下方可使用。论中只提"渴欲饮水"，是为了突出重点，属于省文法。

吴鞠通在《温病条辨·卷一上焦篇》中进一步明确了白虎汤的治禁，他指出："白虎本为达热出表，若其人脉浮弦而细者，不可与也；脉沉者，不可与也；不渴者，不可与也；汗不出者，不可与也；常须识此，勿令误也。"吴氏的这个补充，完全符合《伤寒论》精神，足供参考。

【验案精选】

误用石膏救治案 刘渡舟先生讲解本条，讲述了自己年轻时行医误用石膏的救治经历。其中既有教训，又有经验，引录如下：白虎汤什么时候可用？一定得"热结在里"，热邪集结在里，表已经解了……当医生的要注意啊，不要一发热就用石膏，卫分之热的时候不能用石膏，那个时候是阳气闭郁，应该发汗。我就犯过这个错误，表邪不解就用了石膏了。旧社会我在大连当过职业医生。有一个患者是女性，姓周，发热，是表不解的发热。我也没分风寒、风热，就给她开银翘散加石膏，吃了热不退，这家对我还是挺信任的，过去看过病，都好了，这回还找我。再看一回吧，又一看，还感觉石膏用的劲小了，所以石膏剂量又加大，热还是不退，还有点儿神昏谵语，这我就没有辙了。大连和山东是一海之隔，烟台有一位老大夫姓方，就请人家来了。人家就问了"你们没找当地医生看吗？"说"找了，找刘渡舟看的"，把药方拿出来看看吧。一看，老大夫直晃脑袋，说他用石膏用得太早了。所以叶天士为什么讲卫气营血？是有道理、有层次的。你在卫分的时候用气分药能好吗？就冰伏了，像冰，把邪气伏在里了。这怎么办？现在邪气都闭郁到这样的程度了，发越不出来。

这个老大夫有经验，说"你这样，你家里有没有养过鸡？找个公鸡。把公鸡找出来，拿个小刀把那个鸡冠给划开，拿个小碗接点鸡冠血，带点儿黄酒，把它摊开了，放点儿蜂蜜，热黄酒、蜂蜜、鸡血一和，给她喝下去，喝完以后，盖被出汗，就这么样了"。盖了被，喝了鸡冠血，有黄酒，还有蜂蜜，这个人就出了汗，汗出以后前胸出了一大片白色像针尖大小的白瘾疹，不是白痦，没有浆，热退，病就好了。这事我都不知道，他的男人后来告诉我的。以后我看《本草纲目》，《本草纲目》有颜氏家传方治麻疹不出、豆疹不出有这么个方，就有鸡冠血，就这个方。

从那以后我用石膏就非常谨慎了。不要一开方就把石膏用上去了，得分在什么阶段。再学习《伤寒论》张仲景这一句话"伤寒脉浮，发热无汗，其表不解者，不可与白虎汤"，就感觉非常亲切。岳美中岳老说《伤寒论》有法有方，"法"是什么？这些地方就叫"法"。什么叫"可"？什么叫"不可"？给你分析出来两方面的问题，就有法了，就有所遵从了。（《刘渡舟伤寒论讲稿》第204页）

按： 上述用鸡冠血酒治误用石膏冰伏表邪有如此神效，令人惊奇！笔者查阅了《本草纲目》，在《本草纲目·禽部·第四十八卷》之"鸡"条目中有论"鸡冠血"的功效，李时珍这样说："鸡冠血，用三年老雄者（按：指三年红色公鸡的鸡冠血），取其阳气充溢也。风中血脉则口僻㖞，冠血咸而走血透肌，鸡之精华所聚，本乎天者亲上也……高武《痘疹正宗》云：鸡冠血和酒服，发痘最佳。"上述表明，红色公鸡的鸡冠血能透发痘疹，还能治面瘫口㖞（主治项中说，丹雄鸡血"涂颊，治口㖞不正"）。以上所述老大夫变通应用，并能救治表证错用石膏等凉药之误。

白虎加人参汤〔验案精选〕等项内容详见第26条。

【原文】 太阳少阳并病（按：《玉函》《翼方》《圣惠方》"并"并作"合"），心下硬（按：《脉经》《玉函》《翼方》"心下"并有"痞"字），颈项强而眩者，当刺大椎、肺俞、肝俞，慎勿下之。（171）

【提要】 论太少并病的针刺疗法。

【简释】 成无己："心下痞硬而眩者，少阳也；颈项强者，太阳也。刺大椎、肺俞，以泻太阳之邪，以太阳脉下项挟脊故尔；肝俞以泻少阳之邪，以胆为肝之腑故尔。"（《注解伤寒论》）太少并病可用柴胡桂枝汤，详见第146条。"太阳少阳并病"的论述亦见第142、150条，应互参。

【原文】 太阳与少阳合病，自下利者，与黄芩汤；若呕者，黄芩加半夏生姜汤主之。（172）

黄芩汤方：黄芩三两，芍药二两，甘草二两（炙），大枣十二枚（擘）。上四味，以水一斗，煮取三升，去滓，温服一升，日再夜一服。

黄芩加半夏生姜汤方：黄芩三两，芍药二两，甘草二两（炙），大枣十二枚（擘），半夏半升（洗），生姜一两半（一方三两，切）。上六味，以水一斗，煮取三升，去滓，温服一升，日再夜一服。

【提要】 论太阳少阳合病下利或呕的治疗。

【简释】 此条名曰"太阳与少阳合病"，其实是由于饮食不洁或不节，损伤胃肠，邪热内迫于里，则下利，邪热壅遏营卫则表现恶寒发热，周身酸楚等"状如太阳病"。由于热在里而不在外，故与黄芩汤以清里热。方中黄芩、芍药之苦以撤热和阴，甘草、大枣之甘以调中。为后世治热利之主方。若胃气上逆而呕者，可加半夏、生姜以降逆止呕。

按： 刘完素《素问病机气宜保命集》之芍药汤，即黄芩汤去大枣合大黄黄连泻心汤并加行血调气药（当归、槟榔、木香、肉桂）而成，为痢疾初起者而设。汪昂《医方集解》称黄芩汤为"万世治痢之祖方"。《兰台轨范》谓黄芩汤乃治"热痢之主方"。

条文所谓"下利"，包括了后世医家所述的"泄泻"与"痢疾"两病，详见《金匮·呕吐哕下利病》篇。

【方歌】

黄芩汤中芍甘枣，热痢泄泻初起好，

若呕半夏生姜加，振寒发热非在表。

【验案精选】

1. **痢疾（急性细菌性痢疾）** 王某，男，30岁。患者病初恶寒，后则壮热不退，目赤舌绛，烦躁不安，便下赤痢，微带紫暗，腹中急痛，欲便不得，脉象洪实。余拟泄热解毒，先投以黄芩汤：黄芩15g，白芍12g，甘草3g，红枣3枚。服药2剂，热退神安痛减，后改用红痢枣花汤，连服3剂获安。（倪少恒.《江西医药杂志》1965，5:1012）

按： 此案之案语说"患者病初恶寒"，非表证之"恶寒"，而为里证之"振寒"。说得更明确一点，即痢疾初起，热毒郁结于里，营卫失和于外之证。

2. **腹痛、泄泻（急性肠炎）**

（1）罗某，女，年21岁。因饮食不节，当风露宿，诱发腹痛下利，水泄无度，心烦厌食，恶心，头眩，赴医院就诊，确诊为"急性肠炎"。与磺胺药连服数次，而腹痛水泻不见减轻，因邀余诊，其脉沉弦而数，腹部阵痛，便泄每日约16~17次，口燥心烦，饮食无味，小便短赤，舌苔黄腻。脉证相参，此即中医所谓之协热下利，予加味黄芩汤。处方：黄芩12g，芍药18g，猪苓10g，茯苓12g，生苡仁15g，泽泻10g，藿香10g，甘草3g。服药2剂后，腹痛减而便泄已轻，小便通畅，后以清热利水止泄之剂调理而愈。（《伤寒论临床实验录》第163页）

原按： 热邪内陷，袭于肠中则为协热下利。如兼侵入胃，则发生吐逆。即吐而复下利，古人把这种症状列入霍乱之中。所以，霍乱门有急性胃肠炎，也包括食物中毒。

按： 水泻与湿密切相关，"治湿不利小便，非其治也"。治水湿之泻常以五苓散为主方。本案即黄芩汤加利水药。

（2）高某，男，成人，1977年6月因急性肠炎而腹泻，吃西药呋喃唑酮后腹泻次数减少，但仍有头痛、发热、口苦、胸胁苦满、腹胀等症，尤其饭量大减，时有恶心呕吐，舌淡苔微黄，脉弦。应用黄芩加半夏生姜汤加味：黄芩18g，白芍12g，甘草9g，大枣6个，半夏9g，生姜9g，白头翁30g。水煎服，服3剂诸症消失而愈。（《伤寒论验案精选集》第156页）

3. **便血** 鼻痒心辣，大便下血，形瘦，脉小而数，已经数年。黄芩、阿胶、白芍、炙草。

诒按： 此阴虚而有伏热之证，方特精简。

邓评： 此方系黄芩汤加阿胶。用古能化，有得心应手之趣。

孙评： 心辣，是热伏于营见证。（《增评柳选四家医案·尤在泾医案》第73页）

按： 黄芩汤本治下利，此案加阿胶养阴清热止血，以治下血，师古而不泥古。

【临证指要】 黄芩汤主治邪热内迫阳明所致的下利（急性细菌性痢疾、急性肠炎）。临证可辨证加味，如黄芩加半夏生姜汤。

【实验研究】 黄芩汤具有抑菌、抗炎、解热、解痉、镇痛、镇静等作用。

【原文】 伤寒胸中有热，胃中有邪气，腹中痛，欲呕吐者，黄连汤主之。（173）

黄连汤方：黄连三两，甘草三两（炙），干姜三两，桂枝三两（去皮），人参二两，半夏半升（洗），大枣十二枚（擘）。上七味，以水一斗，煮取六升，去滓，温服，昼三夜二。

【提要】 论上热下寒腹痛欲呕吐的证治。

【简释】 尤在泾："此上中下三焦俱病，而其端实在胃中。邪气即寒淫之气，胃中者，冲气所居，以为上下升降之用者也，胃受邪而失其和，则升降之机息，而上下之道塞矣。成氏所谓'阴不得升而独治其下，为下寒腹中痛；阳不得降而独治于上，为胸中热欲呕吐'者是也。故以黄连之苦寒，以治上热，桂枝之甘温，以去下寒，上下既平，升降乃复。然而中焦不治，则有升之而不得升，降之而不得降者矣，故必以人参、半夏、干姜、甘草、大枣，以助胃气而除邪气也。此盖痞证之属，多从寒药伤中后得之，本文虽不言及，而其为误治后证可知，故其药亦与泻心相似，而多桂枝耳。"（《伤寒贯珠集·太阳篇下·太阳救逆法》）

【方证鉴别】

1. **黄连汤证与半夏泻心汤证（149）** 黄连汤即半夏泻心汤去黄芩加桂枝。二方药物仅一味之差，但主治各有不同。半夏泻心汤治脾寒胃热，结于心下，夹有痰气，以心下痞满，呕吐为主；黄连汤治寒热之邪分踞上下，以腹中痛，欲呕吐为主。

2. **黄连汤证与小柴胡汤证（96）** "此论少阳三焦之气游行于上中下也。上焦主胸，中焦主胃，下焦主腹……"（张锡驹《伤寒直解》卷三）"热在于上，寒在于下，三焦之气不通，欲呕吐者，不得少阳之枢机而出也。宜小变柴胡汤之制，以桂枝易柴胡，黄连易黄芩，干姜易生姜。名黄连汤主之，所以清热降逆温胃散寒，亦和解之意也。"（黄宝臣《伤寒辨证集解》）此亦"泻心之变方，而又与泻心取义不同"（吕震名《伤寒寻源》下集）。

【验案精选】

1. **呕吐** 陈某某，男，25岁。久泻愈后，又复呕吐，医者以为虚也，进以参、术、砂、半；又以为热也，复进竹茹、麦冬、芦根，诸药杂投，终属无效。其症身微热，呕吐清水，水入则不纳，时有冲气上逆，胸略痞闷，口不知味，舌尖红燥苔腻，不渴，脉阴沉而阳则浮数（按："阴"指关脉，"阳"指寸脉），乃上热中虚之证。治之以黄连汤。此用姜、桂、参、草温脾胃而降冲逆，黄连清胸热，伴半夏以止呕吐，为一寒热错综之良方。服药后呕吐渐止，再剂，证全除，能进稀糜，后用五味异功散加生姜温胃益气而安。（《治验回忆录》第41页）

2. **痢疾（慢性细菌性痢疾？）呕吐** 徐州李某某，呕吐而大便作痢，日三四行，里急后重，有红白黏液。病经一载，各处就医而病不愈。因事来京，经朋友介绍，让我为之诊治。脉弦而滑，按之无力，舌红而苔白，此乃寒热错杂之证。若只治其一，或以寒治热，或以热治寒，皆不能奏效。当寒热并用，仿黄连汤法，拟方：黄连9g，干姜9g，桂枝9g，半夏9g，人参6g，炙甘草6g，大枣7枚。前后共服6剂，一载之疾，从此而愈。（《伤寒论通俗讲话》第57页）

3. **泄泻（非特异性溃疡性结肠炎）、腹痛、胁痛** 林某某，男，52岁。1994年4月18日初诊。患腹痛下利数年，某医院诊为"非特异性溃疡性结肠炎"。迭用抗生素及中药治疗，收效不显。刻下：腹中冷痛，下利日数行，带少许黏液。两胁疼痛，口渴，欲呕吐，舌边尖红苔白腻，脉沉弦。辨为上热下寒证，治以清上温下，升降阴阳，为疏加味黄连汤。黄连10g，桂枝10g，半夏15g，干姜10g，党参12g，炙甘草10g，大枣12枚，柴胡10g。服药7剂，腹痛，下利，呕吐明显减轻，但仍口苦，口渴，胁痛，又用柴胡桂枝干姜汤清胆热温脾寒，服7剂而病愈。（《刘渡舟临证验案精选》第104页）

4. **胁痛（慢性胆囊炎）、胃痛、痞证** 罗某某，男，48岁。1971年3月就诊。病者胃脘疼痛牵引右胁下，痞满不舒，食后腹胀，有时大便溏软，厌油……失于寒温则呕吐，痞满更甚。经钡餐透视，排除溃疡病。经胆囊造影，证实为"慢性胆囊炎"。脉象弦缓，舌质淡红苔白黄腻。拟用黄连汤加味：黄连6g，干姜6g，法半夏9g，党参12g，炙甘草6g，桂枝6g，大枣3枚，瓜蒌壳15g，郁金9g。服3剂药后痞满大减，舌苔转为薄白微黄而润。再进5剂，饮食增加，厌油好转。继服原方20余剂，病告痊愈。2年后偶逢，询及病未复发。（陈瑞雪.《新医药学杂志》1977，6∶37）

5. **胃痛、呕吐** 王某某，男，45岁。1965年8月30日诊。患者于1965年8月29日晚间，突然胃脘疼痛，呕吐不已，呕吐物初为食物，后为痰沫，次晨呕出绿色胆液，饮水即呕，乃来我院门诊。按其痛处在脐上部。脉象弦数，舌尖边赤苔黄薄。证属胸中有热，胃中有寒，寒热不调，阴阳升降失常。法当和解。处方：黄连3g，淡干姜2.4g，法半夏9g，潞党参9g，川桂枝3g，甘草2.4g，大枣3枚。嘱服一帖，徐徐饮之，以防将药呕出。8月31日复诊：药后呕吐已止，惟脘部尚有微痛。仍宗原方，以巩固疗效。5个月后随访，并未复发。（丁荣川.《江苏中医》1966，6:26）

6. 腹痛、泄泻

（1）某女，20岁许。产后弥月，时觉不爽，面色不华，浮浮如有风状，寒热往来，微呕，小腹痛，时时微嗽。脉象左关弦、右寸虚洪、两尺俱沉而兼涩。余察其种种征象曰：虽是产后，客有风邪，症只在少阳一经。但当时患者正延请某医为之诊治，故余诊而未治。越八九日，患家来请，谓其病由轻转重。余视之，面色晦暗，仰卧不敢稍动，大腹满痛，干呕心烦，四五日未进饮食，寸关脉盛，尺脉沉数。详诘之，患者初病，曾服八珍汤，其后腹痛转剧，前医谡正可胜邪，正气旺邪气自退，又连进5剂，乃转暴泄，又谓此系脾阳不足，又进理中汤2剂，泻未止而大腹满痛，卧床不起矣……细思之，此乃客邪未去，阳明积热，清阳不升，浊阴不降。急应解其邪，清其热、和其中气，是为正治。处方：黄连9g，干姜9g，半夏9g，人参6g，桂枝9g，大枣5个。水煎服。病人已数夜未眠，投以黄连汤后竟沉沉睡去，次晨醒来，自诉身倦无力，其他疾苦恍然若失，能进食，再服1剂，病愈。（李西园.《哈尔滨中医》1963，6:59）

按：此案产后发病，初起病“只在少阳一经”。因前医误用“八珍汤……理中汤”温补之剂，演变成黄连汤证。柴胡汤证与黄连汤证有何关联呢？邵仙根说：“黄连汤与小柴胡俱是枢机之剂，而为和法。小柴胡和其表里；黄连汤和其上下，同一和法，而有横直之不同也。”（《伤寒指掌》邵评）

（2）王某某，暑天食凉物而致腹痛，里急后重，便下如白脓，腹部喜温，服复方新诺明病情缓解。但尔后食凉物则复发。曾化验大便：大量白细胞、脂肪颗粒。多次服用复方新诺明、黄连素、呋喃唑酮，疗效不佳。病情时发时止1年之久。近日又因饮食不慎，腹痛，下利又复发，以黄连汤原方，服3剂利止痛解，随访几年，未再复发。感叹经方之神！（吕志杰验案）

【临证指要】黄连汤主治上热下寒，胃失和降所致的呕吐、泄泻、痢疾、胃痛、腹痛、胁痛等胃、肠、胆的病变。

【原文】伤寒八九日，风湿相搏，身体疼烦，不能自转侧，不呕不渴，脉浮虚而涩者，桂枝附子汤主之；若其人大便硬，小便自利者，去桂加白术汤主之。（174）

桂枝附子汤方：桂枝四两（去皮），附子三枚（炮，去皮，破），生姜三两（切），大枣十二枚（擘），甘草二两（炙）。上五味，以水六升，煮取二升，去滓，分温三服。

去桂加白术汤方：附子三枚（炮，去皮，破），白术四两，生姜三两（切），甘草二两（炙），大枣十二枚（擘）。上五味，以水六升，煮取两升，去滓，分温三服。初一服，其人身如痹，半日许复服之，三服都尽，其人如冒状，勿怪。此以附子、术并走皮内，逐水气未得除，故使之耳，法当加桂四两。此本一方二法：以大便硬、小便自利，去桂也；以大便不硬、小便不利，当加桂。附子三枚恐多也，虚弱家及产妇，宜减服之。

【简释】尤在泾：“伤寒至八九日之久，而身痛不除，至不能转侧，知不独寒淫为患，乃风与湿相合而成疾也。不呕不渴，里无热也。脉浮虚而涩，风湿外持而卫阳不振也。故于桂枝汤去芍之酸寒，加附子之辛温，以振阳气而敌阴邪。若大便坚，小便自利，知其人在表之阳虽弱，而在里之气自治，则皮中之湿，所当驱之于里，使从水道而出，不必更出之表，以危久弱之阳矣。故于前方去桂枝之辛散，加白术之苦燥，合附子之大力健行者，于以并走皮中而逐水气，此避虚就实之法也。”（《伤寒贯珠集·太阳篇下·太阳类病法》）

【原文】风湿相搏，骨节疼烦，掣痛不得屈伸，近之则痛剧，汗出短气，小便不利，恶风不欲去衣，或身微肿者，甘草附子汤主之。（175）

甘草附子汤方：甘草二两（炙），附子二枚（炮，去皮，破），白术二两，桂枝四两（去皮）。上四味，以水六升，煮取三升，去滓，温服一升，日三服。初服得微汗则解。能食、汗止复烦者，将服五合。恐一升多者，宜服六七合为始。

【简释】尤在泾："此亦湿胜阳微之证，其治亦不出助阳驱湿，如上条之法也。盖风湿在表，本当从汗而解；而汗出表虚者，不宜重发其汗；恶风不欲去衣，卫虚阳弱之征，故以桂枝、附子助阳气，白术、甘草崇土气，云得微汗则解者，非正发汗也，阳胜而阴自解耳。"（《伤寒贯珠集·太阳篇下·太阳类病法》）

按：以上第174、175条两条，于《金匮要略·痉湿暍病》篇第23、24条重出，只个别文字有出入。这两条所述，非风寒之邪外感，实乃杂病之"湿病"风湿相搏于体表而阳虚的证治。笔者〔简释〕与诸家〔验案精选〕等，详见《金匮·痉湿暍病》篇。

【原文】伤寒，脉浮（按：《九十论》第三十七无"浮"字）滑，此表有热，里有寒（按：《伤寒来苏集·伤寒论注》"寒"作"邪"字），白虎汤主之。（176）

白虎汤方：知母六两，石膏一斤（碎），甘草二两（炙），粳米六合。上四味，以水一斗，煮米熟汤成，去滓，温服一升，日三服。

【提要】论阳明病表里俱热的证治。

【简释】吴谦："王三阳云：经文'寒'字，当'邪'字解，亦热也。其说甚是。若是'寒'字，非白虎汤证矣。此言伤寒太阳证罢，邪传阳明，表里俱热，而未成胃实之病也。脉浮滑者，浮为表有热之脉，阳明表有热，当发热汗出；滑为里有热之脉，阳明里有热，当烦渴引饮。故曰：表有热里有热也，此为阳明表里俱热之证，白虎乃解阳明表里之俱热之药，故主之也。不加人参者，以其未经汗、吐、下，不虚故也。"（《医宗金鉴·订正伤寒论注·阳明全篇》）

【方证鉴别】

白虎汤证与调胃承气汤证（70） 王子接："白虎汤，治阳明经表里俱热，与调胃承气汤为对峙，调胃承气导阳明腑中热邪，白虎泄阳明经中热邪。"（《绛雪园古方选注·寒剂》）

【大论心悟】

《伤寒论》"寒"字有广义与狭义之分论

统计一下，仲景论述白虎汤病机的条文有三条：第168条论白虎加人参汤证已明言"热结在里，表里俱热"；第350条论白虎汤证热厥证候言"里有热"；在此条不再提"表里俱热"或"里有热"了，而是说"里有寒"。这一个"寒"字，发人深思，示人联想。

系统学习《伤寒杂病论》，从整体上理解了张仲景的医学思想，便可以领悟，仲景书中"伤寒"之"寒"字有广义与狭义之分。广义而言，"寒"当"邪"字解；狭义之"寒"字，即六淫之一的寒邪。悟透了这一点，领会了这个精神，就不会认为此条"里有寒，必系传写之误"（郑重光《伤寒论条辨续注》卷三）了。

仲景书"寒"字当"邪"字讲非只这一条，还有其他条文。例如，第166条曰："……此为胸有寒也，当吐之，宜瓜蒂散。"这里边的"寒"字也是泛指病邪。"吐之"何物呢？是有形之痰浊，或宿食等。在《金匮要略》第1篇第3条论面部望诊曰："色黄者，胸上有寒……"面色黄与"寒"的因果关系怎么想也不好联系，实际上这个"寒"字也是泛指"邪"。究竟是什么病邪，需要对具体病人具体分析，才能明确诊断。

以上分析，明白了"寒"字与"邪"字的关系，即广义之"寒"应理解为"邪"。而有的条文"邪"字又应理解为狭义之"寒"。如前第173条的黄连汤证曰："伤寒胸中有热，胃中有邪气……"以方测证，这一条的"邪"字应理解为"寒"，指的是阴寒之邪气，故用干姜等温热之药。

"寒"字当"邪"字解，不但见于仲景之书，而且见于先秦诸子之书。例如，《孟子·告子章句》有这样一句话："吾退而寒之者至矣。"其大意是说，我和大王相见的时间太少，我一退隐回家，"寒之者"就涌到他身边。联系上下句可以判断，所谓"寒之者"是正义的反面——邪气。《孟子》书里还有一句话，即"寒者致瘀"，这个"寒"字也应理解为"邪"字更确切。

总之，在仲景时代，"寒"字与"邪"字可以通用，可以互释。但必须明白，仲景之书的"寒"字是有广义与狭义之分的。是广义的还是狭义的，要具体分析。《伤寒杂病论》书名之"寒"字，肯定是广义的。原文之中反复论述的"伤寒"之"寒"，多是泛指邪气，是广义的，或是专指寒邪，是狭义的。此条曰"里有寒，白虎汤主之"这个"寒"字，肯定是泛指邪气，具体一点，是专指热邪。

白虎汤中石膏的功用、剂量与剂型

白虎汤是张仲景治疗阳明病热证的主方，温病学家将其视为清气分热的良方。本方用之得当、疗效卓著。而要用好白虎汤，就要在辨证论治的基础上，明确方中石膏的功用、剂量和剂型。笔者曾总结过医家这方面的经验，摘要如下。

1. **功用**　白虎汤以石膏为主药，故欲知白虎汤之主治，须知石膏之功用。《本经》曰："石膏味辛微寒，无毒。主中风寒热，心下逆气，惊喘，口干舌焦，不能息，腹中坚痛，除邪鬼，产乳，金疮。"《别录》曰："石膏味甘大寒，无毒。主除时气头痛身热，三焦大热，皮肤热，肠胃中膈热，解肌发汗，止消渴，烦逆，腹胀，暴气喘急，咽热。亦可作浴汤。"《长沙药解》说："石膏清心肺，治烦躁，泄郁热，止燥渴，治热狂、火嗽，收热汗，消热痰，止鼻衄，调口疮，理咽痛，通乳汁，平乳痈，解火灼，疗金疮。"从上述古代文献可知，石膏不但治外感热病之热，而且治内伤杂病之热，以其"辛能解肌，甘能缓热，大寒而兼辛甘，则能除大热"（《本草经疏》），为清透实热之首药。

2. **剂量**　石膏为矿石类药，质重，20~30g不过一大撮。临床用量，小量十几克，中量几十克，大量几百克。必须明确，石膏除大热，必重用始能奏效。

3. **剂型**　当今多用汤剂，而古代亦用于丸剂与散剂。例如，《金匮要略》治"妇人乳中虚，烦乱呕逆"的"竹皮大丸"即有石膏。近代名医张锡纯善用散剂，认为石膏研细末冲服可增加效力数倍，他指出："其退热之力一钱可抵煎汤者半两。"张氏对热退复燃者，汤剂重用五六两，并送服散剂一两许，"其热即可全消"。还需要明确，用石膏清热必须生用。煅石膏收敛，多作外用以收疮敛肌。（《金匮杂病论治全书·附翼》第689页）

陈亦人论白虎汤证

陈亦人教授曾撰文综述《伤寒论》有关白虎汤证的内容及名医运用白虎汤的经验。摘录其部分内容如下。

白虎汤为辛凉重剂，能够清热保津、达热外出，是治阳明胃热津伤的主方。一般以"四大"为审证依据，似乎简单扼要，便于掌握，实际比较机械，临床不会如此典型，所以并无多大价值。论中有关白虎证的条文仅有8条（太阳病篇5条，即第26、168、169、170、176条；阳明病篇2条，即第219、222条；厥阴病篇1条，即第350条），内容很简要，绝没有机械的论述，而是通过对寒热疑似、虚实模糊病情的讨论，体现了具体分析的辨证方法，因此，对临床实践富有指导意义……很明显，大烦渴与舌苔干燥是白虎加人参汤证中的最关键症状，只要具有这两个主证，即使没有大热、大汗、脉洪大，也应使用白虎加人参汤……

如上所述，不难看出白虎汤与白虎加人参汤主治的主要区别在于津伤程度的轻重，然而怎样才能准确地运用？论中还不够具体，后世医家对此有较多的补充，如明代吴又可说："白虎汤辛凉发散之剂，清肃肌表气分之药也。"又说："若下后热减不甚，三四日后精神不慧，脉浮者，宜白虎汤汗之。服汤后，不得汗者，因津液枯竭也，加人参，覆卧则汗解。"近代张锡纯说："伤寒法，白虎汤用于汗吐下后当加人参。究之脉虚者即宜加之，不必在汗吐下后也。愚自临证以来，遇阳明热炽，而其人素有内伤，或元气素弱，其脉或虚数，或细微者，皆投白虎加人参汤。"以上皆名医经验之谈。（《〈伤寒论〉求是》第55~58页）

儿科名医赵心波以白虎汤治儿科温病经验

赵老认为，儿科温病重在热毒，往往是表里俱热，上下同病，神昏或惊厥或出血，皆因热盛所致。他说："余伯陶云，'阳明之火蒸腾入脑神即昏矣，是则神经之昏，乃是神经受热，仍由阳明而来。盖人迎胃脉，由胃过颈后入脑，悍气即循此脉上冲'。这是经验之谈。"赵老治疗小儿温病清气分之热，首选白虎汤合清瘟败毒饮，即使症见神昏，抽搐，也不离清气法。例如，一例暑温（乙型脑炎）患儿，高热，神昏，抽搐，脉细数略浮，舌质微红苔薄黄。赵老辨证为表邪未解，里热已炽，热极生风。用银翘散合白虎汤加减为主治疗，同时加紫雪散，经治3天体温正常，6天痊愈出院。赵老十分强调指出：温热病引起的抽风主要是热毒引起，所谓肝风内动也是高热引动，治疗必须以清热解毒为主，平肝息风仅仅是辅助治疗。〔《名老中医之路·第三辑》（赵心波经验，闫孝诚、赵璞珊整理）第393页〕

【验案精选】

一、伤寒

（一）高热

1. **热厥**

（1）吕某某，男，48岁，农民。初秋患外感，发热不止，体温高达39.8℃，到本村医务室注射“氨基比林”等退热剂，旋退旋升。四五日后，发热增至40℃，大渴引饮，时有汗出，而手足却反厥冷，舌绛苔黄，脉滑而大。此乃阳明热盛于内，格阴于外，阴阳不相顺接的“热厥”之证。治当辛寒清热，生津止渴，以使阴阳之气互相顺接而不发生格拒。急疏白虎汤：生石膏30g，知母9g，炙甘草6g，粳米一大撮。仅服2剂，即热退厥回病愈。（《刘渡舟临证验案精选》第6页）

原按：热厥的辨证特点是发热在前，手足厥冷在后。本案厥冷，发热，口渴，脉滑大，为阳热郁遏于气分，阳气不能外达，正如《伤寒论》所说：“伤寒脉滑而厥者，里有热，白虎汤主之。”白虎汤大辛大寒，善于清解气分之热，无论伤寒还是温病，凡邪热不解，口渴，脉洪大，或阳热内盛格阴于外，手足厥冷等，皆可使用。

（2）患者某某氏，年40许，台山人。诊时微热，神气呆，面色焦燥，齿干，舌黄黑，不渴，心烦，四肢厥冷，苦热，频频易其坐卧处，两手反复置石桌，使人扇风不稍停，目不交睫者10余日，大便少，小便黄，无脉。迭经医治，为病日笃。诊下，知其为内蕴大热而有假象，恰如灰掩红炉，所谓不得火之明，而具火之烈者，乃作二方为分治法：一与白虎汤日服，以清肃其伏热；另与栀子豉汤夜服，使坎离交媾而能睡。分头消杀，免其炎热沸腾，致有一发而不可复遏之势。一诊稍宁，三诊告安。（马云衢，等.《广东中医》1963，5∶35）

按：在一般情况下，疾病内在的病机与外现的证候是统一的，即寒证表现寒象，热证表现热象。但是，当疾病发展到严重阶段时，内在的病机与外现的证候又可能出现互相矛盾的情形，寒证反现热象，热证反现寒象。只有医者能在病者的寒热属性真假难辨时，善于辨识疾病本质，才能立于不败之地。

2. **热盛神昏（昏迷）** 史某某，女，38岁，甘肃人，社员。1963年8月7日请出急诊，至则病人已陷入昏迷3小时，发热已2日，急性热性病容，体质营养均良好，全身多汗，皮肤湿润，体温40.5℃，手足微冷，心跳急速，口腔干燥，白色薄苔，脉滑而有力。腹诊：腹部紧张度良好，无抵抗、压痛。告以病重，须住院。来院后静脉注射25%葡萄糖100ml。为处白虎汤原方。6小时后病人诉口渴，饮凉水，少量频服，次日神志清楚，诉头痛乏力，体温38.5℃；续服前方，病情续有好转；第3日恢复常温，能下床大小便；继与前方5日量，住院1周，痊愈出院。（雷声.《中医杂志》1964，11∶22）

按：患者高热，多汗，昏迷，腹诊无压痛，脉滑有力，此属无形燥热充斥阳明，热盛神昏证候，故予白虎汤治之有良效。

3. **反复高热** 某女，约30岁。高热反复发病数月之久。曾采用多种抗生素、激素及中药治疗，热势时起时伏。近来又复发热，医院输液打针治之不退，转求笔者诊治。诊其发热（体温39.6℃），头痛，口渴，脉滑数，舌绛红苔黄等证候。显系阳明气分热盛，久病波及血分，为气血两燔之证。治用白虎汤清透邪热，加银花、连翘以解毒，再加丹皮、生地以凉血。服药3剂而热退身凉（体温37.5℃），惟头晕，时呕欲吐，食欲不振，改拟竹叶石膏汤（3剂）善后调治。数日后及2个月后两次相告，热退不复升矣。（吕志杰验案）

（二）温病

1. **风温** 余因公晋省，途次资州莲池铺，在彼暂憩。因茶社人满，即在药店少坐。见一老媪来店诊脉。气喘吁吁，须臾饮茶数次，面赤气粗。其医处以温散之方，携药而去。余曰：“此媪之病，此方恐非所宜。”其人讶，曰：“阁下必能知医。”余曰：“略知皮毛。”其人虚心，即求指示。余曰：“虽未诊脉，观其外象，乃属风温之症。此病最忌温散。”渠曰：“其媪系我舍亲，已服表药两剂，其热渴俱不能退。既属知医，敢求赐一良方。”余曰：“此白虎汤证也，外加玄参、麦冬、生地、花粉、连翘等味，可服二剂。”其人即照方拣药，将前方立刻换回。余即前进。嗣后折回，问及此事，渠云：“即服足下之药而愈。”并云：“从此知治温之法矣。”感甚！〔《二续名医类案》（温载之·温病浅说温氏医案）第128页〕

2. **暑温** 慈溪天生杨先生，馆江湾镇。时值盛暑，壮热头痛，神昏发斑，狂乱不畏水火，数人守望，犹难禁止，甚至舌黑刺高，环口青暗，气促眼红，谵语直视，迎余往治。余见众人环绕，蒸汗如雨，病狂躁无有休息，寻衣摸床，正在危候，强按诊脉，幸尚未散，急取箸头缠绵，用新汲水抉开口，凿去芒刺，即以西瓜与之，犹能下咽，乃用大桶置凉水，浇湿中间空地，设席于地，扶患者卧上，再用青布丈许，摺作数层，浸湿搭在心间，便能云：顿、入、清、凉、世、界六字，语虽模糊，亦为吉兆。遂用大剂白虎汤与服，加黄芩、山栀、玄参。半日之间，狂奔乱走，目无交睫，此药入口，熟睡如泥，乡人尽曰：休矣。余曰：此胃和而睡着也，不可惊觉。自日中至半夜方苏，其病遂愈。〔《二续名医类案》(李用粹·旧德堂医案）第456页〕

3. 春温

（1）春温病误用辛温而成阳明经热证　王某某，男，年25岁，住四川省会理县北关，于1924年2月患温病已4日，前医以九味羌活汤加葛根、柴胡、紫苏等与服之，服后汗出未解，发热更甚。延余诊视，病者壮热，恶热而烦渴喜冷饮，头疼，但头汗出，面赤而垢，鼻干而喘，唇赤口燥，苔黄而无津，小便短赤，大便三日不解。此系春温病误用辛温发汗，耗伤阴液而成阳明经热之证，以人参白虎汤加寸冬治之。处方：生石膏一两（碎，布包)，知母七钱，沙参五钱，寸冬四钱，甘草二钱，粳米三钱。连服二盏，竟仰卧而寐，数刻则全身大汗淋漓，热势渐退。次日复诊烦渴已止，脉静身凉，继以生脉散加生地、杭芍，1剂霍然。(《吴佩衡医案》第18页）

（2）春温病饮冷水治愈案　李某某，女，年五旬，住四川省会理县南乡农村。于1920年2月患春温病已五日，延余诊视之时，见其张目不寐，壮热烦渴而饮冷，舌苔白厚而燥，舌尖绛，唇焦齿干，脉来洪数，恶热头痛，小便短赤。据云已服发表之剂未愈。查前所服之方，系用羌活、独活、苏叶、荆芥、防风、柴胡、葛根之剂。服后但见头汗出，身热尤甚，气粗而喘，烦渴引饮。余诊后断为春温病误用辛温发散、耗劫阴液所致，急须清热养阴生津为治。因患者居处远乡僻壤，药材缺乏，未能如愿配方，但见患者烦渴索饮之状，遂与冰凉之冷水任意饮之。患者饮一碗尽，自言心中爽快，又求再饮，饮至四碗，顿觉清凉不烦，竟然闭目熟睡。俄顷，则见汗出淋漓，湿透内衣。约半个时辰后再诊，已脉静身凉，津液满口，诸症悉除。(《吴佩衡医案》第20页）

原按：春温初起，客邪内传与阳明燥气相合，误投辛散发表，不但邪不得解，反致伤阴劫液，内热燔炽，水源涸竭。今得冷水相济，补阴救焚，从而阴阳调平，气机通达，则汗出而引邪外散。此为饮冷水救阴液之例，当与人参白虎汤清热生津救焚之意谋同，故能获此良效。

温热病证，内热如焚，真阴欲竭之际，急需清凉之剂以济之。西瓜汁、鲜梨汁，甚至清凉冷饮，皆可以滋添阴液。但见某些病家或医者，习俗为常，以为凡病皆须忌生冷，戒之最严，虽病热者苦索无已，尚不知其相宜而须投之。实热病情，以硝黄石膏为治，其效若灵，滋阴、清热、苦寒之品，在所必用，又何须拘禁于生冷哉？

按：此案说明，适当的饮食疗法也可治病。在医疗条件具备时，治病还是以药物治疗为主，但不可忽视适当的饮食辅助疗法。《金匮·疟病》篇就明文指出在针药治疗的同时，“以饮食消息止之”。

4. 伏邪

（1）伤寒兼伏热　马朴臣，年过五旬，业商，住奉天大西边门内。原因：家本小康，因买卖外国银币票，赔钱数万元，家计顿窘，懊悔不已，致生内热。仲冬因受风，咳嗽声哑，有痰微喘，小便不利，周身漫肿。愚用越婢加半夏汤，再加凉润利水之药而愈。旬日之外，又重受外感。症候：表里大热，烦躁不安，脑中胀疼，大便间日一行，似干燥，舌苔白厚，中心微黄。诊断：脉极洪实，左右皆然，此乃阳明腑实之症。凡阳明腑实之脉，多偏见于右手，此脉左右皆洪实者，因其时常懊悔，心肝积有内热也。其脑中胀疼者，因心与肝胆之热，夹阳明之热上攻也。疗法：当用大剂寒润，微带表散，清其阳明胃腑之热，兼以清其心肝之热。处方：生石膏四两（不可煅，用煅者则伤人)，知母一两，甘草四钱，粳米五钱，青连翘三钱。煎至米熟，取清汤三茶盅，分三次温饮下，病愈后停服。说明：此方即白虎汤加连翘也。白虎汤为伤寒病阳明腑热之正药，加连翘者，取其色青入肝，气轻入心，又能引白虎之力，达于心肝以清热也。效果：一剂服完，其热稍退，翌日病复还原。连服五剂，生石膏加至八两，病仍如故，大便亦不滑泻。至第六剂，生石膏仍用八两，将汤药服后，又用生石膏细末二两，俾蘸梨片嚼服之，服至两半，其热全消，病遂愈。〔《重订全国名医验案类编》(张锡纯）第87页〕

廉按：和田东郭云：石膏非大剂则无效，故白虎汤、竹叶石膏汤，其他石膏诸方，其量过于平剂。世医不知此意，为小剂用之，譬如一杯水救一车薪火，宜乎无效也。吾国善用石膏者，除长沙汉方外，明有缪氏仲淳；清有顾氏松园、余氏师愚、王氏孟英，皆以善治温热名。凡治阳明实热之症，无不重用石膏以奏功。今用石膏由四两加至八两，看似骇然，然连服五六剂，热仍如故，大便亦不滑泻，迨外加石膏细末用梨片蘸服又至两半，热始全消而病愈，可见石膏为凉药中纯良之品，世之畏石膏如虎者，可以放胆而不必怀疑矣。

（2）伏暑　王某，女，年38岁。由于夏令劳碌过度，暑邪内伏，至深秋九月感新凉而身发壮热，无汗，口渴引饮，唇焦口燥，舌质红，苔灰燥，诊其脉两手洪大。此暑热内伏，因外感而诱起伏热，证候属于阳明之经。因表邪郁闭，应于白虎汤内加解肌宣表之剂，宣表邪以清内热。处方：生石膏30g，肥知母12g，粉甘草6g，粳米15g，银花12g，青连翘12g，薄荷10g。服药1剂后得汗热减，3剂后诸证痊愈。（《伤寒论临床实验录》第169页）

5. **温毒**　董某，男，24岁。肺胃蕴热，深入血分而遍身发斑。初起大热无汗，周身皆赤，而现大小不一斑点，神志昏闷，夜间有时谵语，口渴溺赤，大便燥结。舌苔黄燥、尖边绛紫，脉象左弦数右洪数。脉证合参，知为热毒炽盛，气血两燔之候。应以白虎汤清肺胃之热，加银花、玄参、犀角以凉血解毒化斑。处方：生石膏30g，肥知母12g，粳米15g，银花18g，润玄参18g，犀角片3g，粉甘草6g。服药2剂，得微汗而身热畅解，神清烦止，斑亦见退。3剂后赤斑均退，脉象已变为虚弦而较数。后以清余热养阴之剂调理而愈。（《伤寒论临床实验录》第170页）

6. **白喉**　金某，男，28岁。因平素嗜酒而蕴热，秋燥之季，白喉盛行而感之。初起恶寒发热，头目眩痛，腰背胀痛，全身骨关节疼痛，咽喉燥痛，继则周身壮热，咽喉疼痛加剧，势不可忍。喉间有白块现糜烂状态，外周微肿，口干而渴，头部剧痛，声音嘶哑，不能发音，目赤唇焦，气逆喘急，气热而臭，神志烦闷，睡卧不宁。诊其脉左洪而弦，右脉浮数。体温40.5℃。经医院诊为“白喉重证”。因以白虎汤合仙方活命饮加减，以清热解毒利咽。处方：生石膏30g，肥知母15g，粳米12g，玄参18g，板蓝根15g，金银花15g，青连翘15g，马兜铃10g，蒌仁10g，生地24g。外用瓜霜散加牛黄频吹（西瓜霜0.3g，飞朱砂1g，冰片0.3g，人中白0.6g，西牛黄0.6g，雄脂1g。研极细吹喉内白点上）。连服2剂，身热大减，神识清爽，唇舌渐润。5剂后白喉已退，咽润津复，略能言语。后以清热解毒，生津利咽之剂，连服20余剂，病除食进，元气恢复。（《伤寒论临床实验录》第169页）

7. **烂喉痧**　任某，女，年32岁。平素阴虚阳亢，初夏因受外感，前医误用辛温发散之剂，致病势加剧。头痛面赤，咽喉焮红肿痛，两侧溃烂肿大，口渴欲饮，因咽喉疼痛汤水难下，心中烦躁不安，周身壮热，皮肤殷红，皮下隐约有痧疹，大便秘结，小便赤涩。诊其脉数大无伦，舌质绛紫而无苔。由于阴液虚损与热毒壅闭，病势至为严重，急治犹可挽救。因与白虎汤加解毒利咽之剂。处方：生石膏30g，肥知母12g，润玄参15g，金银花15g，青连翘12g，板蓝根12g，净蝉蜕6g，牛蒡子12g，薄荷10g，甘草6g，鲜茅根30g。服后温痧遍布，而身体发热，烦躁，不得眠，喉痛难忍，复服原方，并外吹锡类散加研牛黄、冰片、薄荷吹喉中，每日3次。2剂后，温痧透齐，身热渐退，夜寐甚安，咽喉肿痛已消失大半。此时已能进稀糜，后以清热解毒利咽之剂，调理而愈。（《伤寒论临床实验录》第169页）

8. **燥痉**　陈秀山之幼子，年三岁，住奉天小西边门外。原因：外感燥热而发。症候：周身壮热，四肢拘挛，有抽掣之状，渴嗜饮水，大便干燥。诊断：婴儿脉不足凭，当舍脉从症，知系燥热引动其肝经风火，上冲脑部，致脑气筋妄行，失其主宰之常也。疗法：直清阳明为主，佐以息风舒筋。处方：生石膏一两，生甘草一钱，薄荷叶一钱，全蜈蚣二条，肥知母三钱，生粳米二钱，钩藤钩三钱。煎汤一盅，分两次温饮下。效果：一剂而抽掣止，拘挛舒。遂去蜈蚣，又服一剂，热亦退净而愈。〔《重订全国名医验案类编》（张锡纯）第207页〕

廉按：《内经》谓“阳明之上，燥气治之”。故凡燥热致痉，即《伤寒论》阳明热盛，习习风动之候。此案直清阳明为主，佐以息风舒筋，却是正治。惟蜈蚣性温微毒，病家每不敢服，然据张氏药学讲义云：蜈蚣性有微毒，而专善解毒。凡一切疮疡诸毒，皆能消之，其性尤善搜风，内治肝风萌动、癫痫眩晕、抽掣瘛疭、小儿脐风；外治经络中风，口眼歪斜，手足麻木。用时宜带头足，去之则减力，且其性原无大毒，故不妨全用也。

9. **温疫**

（1）暑湿并重（流行性乙型脑炎）　王某某，男，9岁，1956年8月23日住某医院。诊断为“流行性乙型脑炎”。住院检查：（略）。病程及治疗：8月19日发病，高热，头痛，嗜睡，次日发现神识不清，23日入院，已见昏迷，体温

39.6℃，无汗，目赤，无大便，小便黄，脉象浮洪有力，舌苔黄腻，确为暑湿并重之证，拟用辛凉重剂。处方：生石膏60g，知母6g，银花9g，连翘9g，淡竹叶9g，甘草6g，粳米9g，淡豆豉30g，葱白5寸，鲜芦根30g。次日，体温38℃，目赤已退，仍昏睡，未出汗，小便黄，大便仍未行，口不渴，舌苔黄腻，脉仍浮数有力，是暑湿之邪尚伏而未去，宜清暑利湿。处方：生石膏30g，滑石15g，茯苓皮9g，杏仁6g，香薷6g，鲜藿香9g，郁金6g，连翘9g，黄芩6g，白通草4.5g，茵陈9g，神曲9g，淡竹叶9g。服药之后，汗出热解，体温降为36.8℃，神识清楚，脉亦缓和，予以清热和胃之剂。处方：茯苓皮9g，苡仁12g，蒺藜9g，钩藤（后入）9g，连翘9g，桑枝15g，生稻芽12g，鲜荷叶30g。服后食欲恢复，余证皆愈。次日出院。（《蒲辅周医案》第82页）

原按：本例暑湿弥漫三焦，营卫闭塞，汗腺不通，热不得解，故先予辛凉解表，新加白虎中复以葱、豉，防其内犯，而热去湿伏仍宜宣透，乃更以二香与正气散加减，服后湿泄热透，引邪外达，遂无惊厥之患。从这里使我们体会到，温病虽然忌汗，而于清解之中，辛开宣透之药仍不可少。

（2）大热脉缓（肠伤寒） 莫某，男，32岁。患大热病，住某医院1周，确诊为“肠伤寒”。诊见面色晦黄，肌肤秽浊，神志昏妄，循衣摸床，便溏下血，小便赤涩，舌质深紫、黑苔干裂，脉象洪缓困顿，体温39℃。证属危殆，勉为救治。亟投白虎汤，石膏用至150g，一日5次分服，两日平平。第3日反增发狂，予镇定用药。第4日神志稍清。第5日下血下利均止，黑苔渐退，脉洪缓匀整，神志全清，乃减石膏量为每剂120g，第9日基本好转，胃纳渐佳，再减石膏为60g，续服2日愈。（《伤寒论通释》第266页）

原按：石膏性乃微寒而非大寒，味微辛而气轻，善于透发体内之蕴热；其性凉而微寒，故又善清阳明之热而令胃津得复。基于上述观点，先生对石膏及以石膏为主药的白虎汤，临床应用得心应手，独具匠心。他认为，凡热病而有洪滑脉象，唇舌质红，苔白稍粗涩，口略有渴意，无恶风寒的严重表证（如间见轻微恶风或恶寒象不拘忌），可以放手应用。虽然仲景明确指出以有汗、热、烦、渴等症为使用白虎汤的条件，但不须刻板完全符合才可以用，如能掌握病机，体察其将出现这些证候的先兆时，便预先施用，收效特别快捷满意，往往病势凶险，一剂顿挫，病即霍然。至于病情演变到如《伤寒论》所云谵语遗尿，脉滑而厥的真热假寒证时，固须投以大剂白虎汤，一剂不足，继之以二三剂，甚至连服五七剂才能获救外，就是一般较严重的大热病，也须用至相当的重剂，和连续服用至足量，始能获满意疗效。

按：以上验案，守方九日病情才“基本好转”，这需要学验俱丰，胆大心细的“镇定”心态。按语所述石膏之性味、功效特点及白虎汤运用之适应证候，非有阅历者，不能道此真言，很值得效法。

10. **战汗** 余姻侄世职马荣升，年十六龄。于夏初陡患温病，身热如火，头晕，鼻衄，即延余诊视。审其脉洪数。余告之曰：“此名温病，症实凶猛。若见发热，误认为寒，辛温一投，危亡立至。”……余始用清凉散二剂，散其表热，衄止头轻。随现口渴便闭，继用白虎汤加玄参、生地、枳、桔等味，以荡其内热。服两剂，忽而寒战，继之以大汗淋漓，湿透重衣，汗后酣然大睡，四肢冰凉。其母惶灰，恐其气脱，赶余往视。余询其出汗情状，见其脉静身凉，因晓之曰：“此汗系服凉药而出，并非发出之汗，乃大吉之征，非脱象也。任其熟眠，不可惊觉。”果然酣睡一夜。次日晨早，大便已通，泻出稀屎，其热臭非常。调理至十四日之久，复行发热，前症俱作，较先略轻。其母深怪自不谨慎致有此变。余曰：“此乃温病之常，不足怪也。”仍用前法增减疗治。又复战汗而解。至二十余日，又复发热，余曰：“因病深重，此三反也。”仍前调治，复汗而解，随用清润之品以善其后，缠绵直至两月之久，始能扶杖而行。此次若非病家信任之专，余何能尽其挚爱之忱。修园曰：“医本无权，而任医之人有权。”同患此病，死者数人。其母深感再造，余亦乐不可支。〔《二续名医类案》（温载之·温病浅说温氏医案）第46页〕

按：此案为温病急症，服白虎汤战汗而“脉静身凉”；十四日后又复发热，“复战汗而解”；二十日后再发热，“复汗而解”。如此“三战三解”，若病家不信任，医家无本领，岂能有此起死回生之效哉？

（三）疟病

1. 许氏妇，患间疟，寒少热多，不饥大渴，善呕无汗，脉滑而弦，孟英投白虎汤加花粉、柴胡而愈。（《回春录新诠》第289页）

周按：热多、大渴、善呕而寒热往来，为阳明、少阳两经合病。而以阳明症候为重。故以白虎汤为主，清阳明气分之热，加花粉祛痰止渴，用柴胡兼理少阳，引邪外出而解。

2. 吴西瀍患疟，寒微热甚，旬余不愈。孟英诊之，脉滑而长。疏大剂白虎汤与之。渠兄濂仲云：沈、顾二君，皆主是方，屡服无效。孟英索方阅之，汤虽白虎，而石膏既少且煨，兼不去米。因谓其兄曰：汤虽同，君药已重用，而去米，加花粉、竹茹等，其力不同科矣。濂仲大悟，服之寻愈。此可以见服药不可徒有汤头之名也。(《回春录新诠》第290页)

周按：此案邪虽盛而体未虚。沈、顾二医辨证之法，亦不为误。惜对前人处方之义，未能深入讲求，用药于君臣佐使之间，不能恰合病情，徒有汤名，并无实效。经王氏调整配伍，则力不同科矣。思古人因病立方，加减出入，俱有深意存焉，若不明辨病因病机，以及方药之所以能治其病之理，徒知执成方以应病，即令方证无讹，若增减之药与方意病情相左，亦譬如"哀家蒸黎"，必大失本真。

按：此案前医处方虽不为误，而无效之因是"石膏既少且煨"。

二、杂病

（一）妇人病

妊娠热病 曾医房婢，怀孕三月而患热病，求予药。吾见其口燥心烦，渴欲饮冷者，阳明里热也。法宜白虎汤以撤其热；汗出恶热，大便秘结者，胃实也。法宜调胃承气汤以荡其实；口苦咽干者，少阳腑证也。法宜黄芩以泻腑热；舌苔干黑，芒刺满口者，内火烁干精液，阴欲竭之征也；腹微痛，而胎欲动者，热邪逼及胞胎也。若不急行驱阳救阴之法，胞胎立坏，不可为矣。即用白虎汤合调胃承气汤加黄芩一剂，而热势略杀，再投一剂，泄下二次，结去津回，诸症皆愈，其胎立安。此但治其病，不必安胎而胎自无不安也。〔《二续名医类案》(齐秉慧·齐友堂医案)第2937页〕

（二）其他

1. **疖** 濮妪，于酷热之秋，浑身生疖如疔，痛楚难堪，小溲或秘或频，大便登圊则努挣不下，卧则不能收摄。人皆谓其虚也。孟英诊脉滑数，舌紫苔黄而渴。予白虎汤加花粉、竹叶、栀子、白薇、紫苑、石斛、黄柏，十余剂而痊。(《回春录新诠》第389页)

周按：诸痛痒疮，皆属于热。此以白虎汤治疖如疔，治溺涩之奇用，盖此乃辨证而非对症也。

此案系湿热之邪，蕴聚阳明。因阳明一经，多气多血，《素问·热论》称之为十二经之长，正因其经气之独盛，故其病也，属实属热之证居多。其外主肌肉，邪郁于肌肤腠理，阻遏营卫之流行，蒸腐气血津液，或成痰成脓，或发为痈疽肿毒。此案遍身生疖，大便实而难出，脉象滑数，舌紫苔黄而渴，明明是热郁为实，不知何因人皆谓其虚？审证之误，莫过如此。王氏于此病用白虎汤，系针对阳明之郁热而言，加白薇、栀子、黄柏、竹叶等药，增强清火解毒之力；花粉、紫苑清金祛痰。盖因肺能通调水道，又与大肠相表里，其小溲或频或秘，或大便难下，皆痰阻气机，通调失职，故用此以肃上开下也。另以石斛配合花粉止渴生津，兼顾阴液，如法服之，果愈。

2. **两目肿痛** 江萝花如君，患两目肿痛，不能略张。医投风药，昏谵欲厥。浼孟英诊之，脉至洪滑，大渴，便秘，予：白虎汤二剂，霍然。(《回春录新诠》第397页)

按：脉至洪滑而大渴便秘，虽未载舌苔如何，其为阳明气分之实热可知。且两目肿痛，乃热浊内壅，不能下泄而冲上窍所致。故王氏以辛凉重剂之白虎汤，清阳明独胜之热，单刀直入，二剂即得霍然而愈。此病目肿，便秘，脉至洪滑，似可投以承气通下，作"釜底抽薪"之计，然而不用者，以其虽有便秘，但兼滑脉，且无腹满硬痛；里热虽盛，尚未结实，不宜攻伐"无过之地"。可见下法在温病治疗方法中，虽属重要手段之一，然临床亦须持谨慎态度，不可滥用。

按：白虎汤加人参汤〔验案精选〕等项内容，详见第26条及《金匮》第2篇第26条、第13篇第12条。

【临证指要】 白虎汤的主治病证可归纳为热病与杂病两大类。本方治疗外感热病具有广泛的适应范围，不论是传染病还是非传染病；细菌感染还是病毒感染，只要辨证属于正邪交争的气分热盛，或波及血分，以白虎汤为主方，重用生石膏，都有确切的疗效。各科疑难杂病及危急重症，只要是以里实热为主的病变，均可以白虎汤为主，适当加味，疗效可靠。

【实验研究】 白虎汤的退热功用是肯定的。其退热作用与石膏含钙密切有关，而肠道对石膏中钙吸收的多少则是影响退热作用强弱的重要因素。现在已知钙离子有很强的中枢抑制作用，能抑制出汗和烦渴感，从而解除白虎汤证。石膏有效成分的煎出率与粉碎度（粉碎愈细煎出率愈高）及水溶剂的多少（石膏增加剂量应相应多加水）密切有关。据报道，白虎汤水煎剂上清液的退热效果甚微，退热的有效成分为混悬液，故方中必用粳米（或以山药代之）才能更好地发挥生石膏的作用。另据报道，知母配石膏，能增强石膏的溶解度，二者有协同作用。总之，白虎汤的功用是全方四味药相互配合的结果，只不过是有的起主要作用，有的起辅助作用，有的起媒介作用。

【原文】 伤寒，脉结代，心动悸，炙甘草汤主之。（177）

炙甘草汤方：甘草四两（炙），生姜三两（切），人参二两，生地黄一斤，桂枝三两（去皮），阿胶二两，麦门冬半升（去心），麻仁半升，大枣三十枚（擘）。上九味，以清酒[1]七升，水八升，先煮八味，取三升，去滓，内胶烊消尽，温服一升，日三服。一名复脉汤。

【注脚】

〔1〕清酒：中国造酒历史悠久。据《唐本草》云，酒类中“惟米酒入药用”（烧酒是元代发明的，故经方所用之酒为米酒无疑）。米酒呈琥珀色，一般称为“清酒”，现今可用黄酒代之。经方还用一种“白酒”，详见《金匮》第9篇之瓜蒌薤白白酒汤。

【提要】 论外感之后出现“心动悸，脉结代”的证治。

【简释】 条文冠以“伤寒”二字，意在说明其“心动悸，脉结代”是由外感引起，即感受外邪数日之后，表证未解或已解，却表现结脉或代脉，或时结时代，心中悸动不安，可并见心前区憋闷或隐痛，气短，乏力等症。所以然者，外邪乘虚内传于心（太阳与少阴为表里，太阳受邪，若少阴内虚，则病邪内传），“心者，生之本”（《素问·六节藏象论》），心受损伤，故心动悸；“心主身之血脉”（《素问·痿论》），心受损伤，血脉失充，气血不继，故脉结代。治用炙甘草汤滋阴养血，通阳复脉。古今注解该方最入理者，当数柯韵伯，引述如下：“……用生地为君，麦冬为臣，炙甘草为佐，大剂以峻补真阴，开来学滋阴之一路也。反以甘草名方者，藉其载药入心，补离中之虚以安神明耳。然大寒之剂，无以奉发陈蕃秀之机，必需人参、桂枝佐麦冬以通脉，姜、枣佐甘草以和营，胶、麻佐地黄以补血，甘草不使速下，清酒引之上行，且生地、麦冬，得酒力而更优也”（《伤寒来苏集·伤寒附翼·卷下》）。炙甘草汤煎煮法为“以清酒七升，水八升”，只煮取三升，如此久煎则药力醇厚，酒力不峻，为虚家用酒之法。据现代药理研究报道，加酒久煎，利于药物有效成分析出，且地黄、麦冬乃阴柔之品，得酒之辛通，使补而不滞，故有“地黄麦冬得酒良”之说。

按：《金匮》第6篇之“附方”《千金翼》炙甘草汤：“治虚劳不足，汗出而闷，脉结悸，行动如常，不出百日，危急者十一日死。”《千金翼》炙甘草汤之方药用法与《伤寒论》炙甘草汤完全相同，故实为仲景方。还有，《金匮》第7篇附方《外台》炙甘草汤：“治肺痿涎唾多，心中温温液液者。”这就启示后人，炙甘草汤还可用治杂病以虚为主者。

【方歌】

炙甘草汤参桂姜，阿枣麻仁麦地黄，

邪少虚多心之病，养阴复脉第一方。

【大论心悟】

炙甘草汤脉证发微

曹颖甫《经方实验录》在“炙甘草汤证”验案后所加按语，对炙甘草汤证之脉证的独到见解，发前人所未发，颇能启迪后学，转录如下。

“余用本方，无虑百数十次，未有不效者，其症以心动悸为主。若见脉结代，则其证为重，宜加重药量。否则，但觉头眩者为轻，投之更效。推其所以心动悸之理，血液不足故也，故其脉必细小异常。妇女患此证之甚者，且常影响及于经事。动悸剧时，左心房处怦怦自跃，不能自已。胆气必较平时为虚，不胜意外之惊恐，亦不堪受重厉之叫呼。夜中或不能成寐，于是虚汗以出，此所谓阴虚不能敛阳也。及服本汤，则心血渐足，动悸亦安，头眩除，经事调，虚汗止，脉象复，其功无穷。盖本方有七分阴药，三分阳药，阴药为体，阳药为用。生地至少当用六钱，桂枝至少亦须钱半，方有效力。若疑生地为厚腻，桂枝为大热，因而不敢重用，斯不足与谈经方矣。

炙甘草汤证脉象数者居多，甚在百至以上；迟者较少，甚在六十至以下。服本汤之后，其数者将减缓，其缓者将增速，悉渐近于标准之数。盖过犹不及，本汤能削其过而益其不及，药力伟矣。又血亏甚者，其脉极不任按，即初按之下，觉其脉尚明朗可辨，约一分钟后，其脉竟遁去不见，重按以觅之，依然无有。至此，浅识之医未有不疑虑并生者。但当释其脉，稍待再切，于是其脉又至。试问脉何以不任按？曰：血少故也。迨服本汤三五剂后，脉乃不遁，可以受按。此皆亲历之事，绝非欺人之语。依理，一人二手，其脉当同。然而事实上不尔，左右二脉每见参商。脉理之难言，有如是者。”（《经方实验录》第61页）

按：对以上曹颖甫之见解，真能细心研读，心领神会，则仲景心法，中医精髓，自会成竹在胸，临证不惑也。

历代医家及现代学者对炙甘草汤都极为重视，应用甚广。该方治疗因虚为主的“脉结代，心动悸”，以及各科杂病及热病伤阴者，运用得当，皆有疗效。

炙甘草汤加减治温病

左季云对炙甘草汤运用的诸多方面都进行了分析、归纳。现将该方加减治温病的内容摘录如下。

炙甘草汤用治温病名加减复脉汤 ①温病脉虚大，手足心热甚于手足背者，本汤去参、桂、姜、枣之补阳，加白芍收三阴之阴，故名加减复脉汤。以复脉汤复其津液，阴复则阳留，庶不至于死也。在仲景治伤于寒者之结代，自取参、桂、姜、枣，复脉中之阳，若治伤于温者之阳亢阴竭，即不得再补其阳也。②温病耳聋，病系少阴，与柴胡汤者必死。六七日以后，宜复脉辈，复其精，肾开窍于耳，脱精者，耳聋，不用柴胡者，以此药劫肝阴故也。③劳倦内伤，复感温病，六七日以外不解者，宜复脉法。身不热而倦甚，仍加人参。④温病已汗而不得下，已下而热不退，六七日以外，脉尚躁盛者，重与复脉汤。⑤温病误用升散，其脉结代，甚则脉两至者，重与复脉。虽有他证，后治之。⑥汗下后，口燥咽干，神倦欲眠，舌赤苔老，与复脉汤。⑦热邪深入，或在少阴，或在厥阴，均宜复脉汤。二经均宜复脉者，以乙癸同源故也。

望舌辨证用炙甘草汤 ①淡红无神，或干而色不荣者，不可用寒凉药，宜炙甘草汤。叶天士《外感温热篇》云：此乃胃津伤而气化无液也。王士雄曰：淡红无色，心脾气血素虚也。更加干而色不荣，胃中津液亦亡也，故宜炙甘草汤，以通经脉，其邪自去。②舌绛光亮者，法宜去姜、桂，加蔗浆、石斛、饴糖，此胃阴伤也，故宜急用甘凉濡润之品。③胃肝肾阴枯极无神，色现猪腰者，舌绛而光亮，绛而不鲜，甚至干晦萎枯者，或淡而无色，如猪腰样者，此胃肝肾阴枯极而无神气者，宜本方加沙参、玉竹、鸡子黄、生龟甲等类甘平濡润以救之。（《伤寒论类方法案汇参》468~471页）

论炙甘草汤治心律失常

现代名老中医朱良春说：炙甘草汤加减可用于急性热病后期心阴损伤，如叶天士、吴鞠通的复脉法，也可用于阴虚型虚劳。各种原因引起的心律失常而证见阴虚或气阴两虚者，用仲景原方有良效，可以补气滋阴，养血复脉。同时，还可以用于心房纤颤及心房扑动、风湿性心脏病而出现心律不齐，伴见心悸气短、脉细弱结代者，也可用于手心多汗（手心为心包络所主，心包络为心之外卫，汗为心液，多汗乃心阴不足，故宜益气敛阴以止汗）及舌裂（舌为心苗，阴血不足，则舌生裂纹），亦有佳效。方中人参不宜入煎剂，而以研粉吞服为好，不必用大量，一般每次1.5~3g即可。（《伤寒论通释》第177页朱良春医论）

论炙甘草汤疗效之关键在于剂量

岳美中老中医通过一则治例与学生的对话，讨论了用好炙甘草汤应注重其剂量。引述如下：

忆及在1945年时，曾治愈一心动悸脉结代之患者。当时同学王继述在侧，曾讨论用炙甘草汤治此病之究竟，他有整理笔记，现节录在下面：刘某某，男性，患脉结代心动悸症。初就诊于某医，服药3剂未效，来师处求治。师索观某医之方。则是仲景炙甘草汤。诊其脉，结代；问其自觉症，心动悸，的确是炙甘草汤证，因何不效？见师凝视细审前方，递给于我说：“你来看，此方证既对，因何不效？”我看了许久，不知所对，请示于师。师曰：“此所用方虽完全取于仲景，但还有一间未达，关键在于用量上。仲景方药不传之秘在于用量，随处可以体会得到，而此方尤显。”……问曰：“此方以胶、麦、麻、地、草、枣为补益营血，以参、姜、桂、酒为补益卫气，使阳行阴中，脉得以复，则已有领会。惟用阴药则大其量，而阳药用量反不及其半，还不能理解。”所问正是关键处。阴药非重量，则仓卒间无能生血补血，但阴本主静，无力自动，必凭借阳药主动者以推之挽之而激促之，才能上入于心，催动血行，使结代之脉去，动悸之证止。假令阴阳之药平衡，则濡润不足而燥烈有余，如久旱之禾苗，仅得点滴之雨露，立见晞干，又怎能润枯泽槁呢？此方煮服法中以水酒浓煎，取汁多气少，其用意也是可以理解到的。用量的多寡，在一个方剂里的配伍上极为重要，因它有相互依存、相互促进、相互制约的作用，需要后学细心体会，才能得到……炙甘草汤适应证：心悸亢进（或有脉结代者）、皮肤枯燥、容易疲劳、手足烦热、口干、大便秘结等。（《岳美中医案集》第65页）

【验案精选】

一、伤寒

1. 伤寒脉结代，心动悸（病毒性心肌炎）

（1）少年　吕某某，女，11岁。1978年5月30日初诊。1977年1月患感冒后心悸，汗多，气短，神疲等症不除，经某医院心电图检查，诊为“病毒性心肌炎”。口服普萘洛尔、维生素B_6、维生素C、地西泮等药。1年来，服药后则心悸好转，停药则心悸又作，甚则汗出，不能活动，特来门诊求治。患者心悸，面白，气短，神倦，口渴咽干，舌红，脉细。心率100次/分。心电图示“窦性心律不齐”。证属病久气虚，汗多阴伤，气阴两亏。治当气阴两补，宗生脉散合炙甘草汤加减。处方：党参9g，麦冬9g，五味子9g，炙甘草6g，桂枝9g，黄芪9g，白芍9g，阿胶9g（烊化），生姜2片，大枣5枚。先后共服药60余剂，自觉症状消失，心电图示大致正常，基本告愈。（刘弼臣.《新医药学杂志》1979，2:3）

（2）青年　高某某，女，24岁，学生。1989年10月7日诊。患者感冒发热5天后感觉心悸，胸闷，气短，乏力等，心电图检查：频发室性早搏呈短阵二联律。以“病毒性心肌炎”收住某院。住院采用中西药治疗1个多月，虽有好转，但心悸时发时止，病情时轻时重，自动出院，转由笔者治疗。症见心悸，胸闷，气短，乏力，头晕，少寐，食少，脉缓无力时结时代，舌淡红嫩少苔。治以炙甘草汤加减，处方：炙甘草15g，党参18g，桂枝12g，生地50g，麦门冬15g，阿胶（烊化）9g，生姜12g，大枣15枚，桑寄生24g，炒枣仁15g。服药3剂后心悸等症状减轻；守方服用15剂，心悸等症状明显好转，脉和缓偶有结象，舌淡红苔薄白。查心电图：窦性心律，偶发室性早搏。前方略加减化裁，服药近1个月，病情缓解，症状消除。复查心电图正常。随访半年，在学业劳心过度或感冒时偶发心悸。（吕志杰验案）

（3）壮年　卢某某，女，35岁，干部。1984年12月5日初诊。主诉起病于同年3月，在感冒后出现早搏，每分钟5~6次，胸闷心悸，气短乏力，心电图检查示“偶发性室性早搏”。9个月来，曾去数家大医院专科就诊，前后用过炙甘草汤（一般用量）、生脉散、养心汤、甘麦大枣汤，以炙甘草汤服用时间最长，达2~3月之久，西药用过维拉帕米、新福甘、氯化钾、律齐片等。自诉人参也服了不少，但早搏始终未消失过。11月份以来，症状加重，早搏每分钟10次以上，心电图示“频发性室性早搏呈二联律”。曾住院静脉滴注丹参注射液、口服加减炙甘草汤（常用量）治疗3个月，早搏有所控制，但未消失，自动要求出院。刻下自觉胸闷气短，心悸怔忡，面色萎黄，神疲倦怠，夜寐梦扰，心烦口干，舌质淡少苔，脉细数结代。诊断为“病毒性心肌炎”。属阴血亏损型。处以原方原量炙甘草汤（按：见下列“按”中处方）2剂，交代清楚煎服法，并停用一切中西药物。5天后复诊，诉当天配了药煎成已是下午2时，吃了第1服，晚上临睡吃了第2服，第2天上午吃第3服，服药后略感头昏，想睡觉，并有轻微的肠鸣及腹泻。服药后的第2天自觉症状缓解，第3天将倒出的药渣又煎煮一次，分2次服用，当天自觉早搏消失。第4天开始煎服第2剂药。第5天，复查心电图正常。为巩固疗效，1周服药1剂，坚持2个月后停药，再查心电图正常，随访至今未见复发。（周龙妹.《上海中医药杂志》1989，5:36）

按：周龙妹用炙甘草汤原方原量原煎服法治疗病毒性心肌炎并发各种心律失常24例，服药最少1剂，最多4剂，有效率达87.5%。药物剂量据柯雪帆等用古代衡器（权）和量器直接核算（上海中医药杂志，1983，12:36）所得结论：1斤=250g，1两=15.625g，1升=200ml。处方：生地250g，炙甘草60g，生姜45g，党参30g，桂枝15g，麦冬45g，麻仁60g，大枣30枚，阿胶30g，黄酒1000g。煎服法：先将上述前8味药浸泡于1600ml水中近2小时，然后加入黄酒急火煎煮，滚开后改为文火，约煎3小时，大约煎到600ml时，去药渣加入早已浸泡烊化的阿胶，搅拌均匀，此时药汁像稠厚的糖浆，分早、中、晚3次服用。休息1~2天再服第2剂，此间可将留下的药渣再煎服一次。本组24例，有90%以上在接受本法治疗前也服用过为期不短的炙甘草汤及加减炙甘草汤，然效不显著。究其原因，主要在于药物的剂量与是否用酒方面。酒能活血行气，助长宣痹通阳之力，因此，黄酒是不可忽略的药味之一。这么大的量，是否能承受？本组有半数服药后略有头昏，想睡觉，但能耐受。本方剂量之大，也是临床不多见的，经本组观察，生地用量250g，服后略有肠鸣，轻度腹泻，余无不适。从本组的疗效来看，经方的配伍、剂量、煎服法皆寓精义，不可忽略。炙甘草汤具有益心气、补心血、养心阴、通心阳的作用，即阴阳气血兼顾，通补兼施，但侧重于补阴血，生地用量250g，是不可忽略的主药，本方虽然通治阴阳气血不足之心悸，但对阴血不足引起的脉结代、心动悸更为适宜。

2. **肺痿、脉结代** 吴某某，20岁。咳嗽多痰，微有寒热，缠绵数月，形体日羸，举动气促，似疟非疟，似损非损，温凉补散杂投，渐至潮热，时忽畏寒，嗽痰食少，卧难熟睡。因见形神衰夺，知为内损，脉得缓中一止，直以结代之脉而取法焉。此阳衰阴凝之象，营卫虚弱之证。谛思结代之脉，仲景原有复脉汤法，方中地黄、阿胶、麦冬正滋肾之阴以保金；人参、桂枝、生姜、清酒，正益心之阳以复脉。用以治之，数月沉疴，一月而愈……世人惟知仲景为治伤寒之祖，抑知更为治虚劳之祖乎？（《谢映庐医案》第57页）

按：《金匮》第7篇【附方】之一是“《外台》炙甘草汤：治肺痿涎唾多，心中温温液液者”。笔者对此证治曾百思不得其解。读此案始领悟到，《外台》所谓“肺痿”，是心病及肺证候，故以炙甘草汤主治。这是对仲景方的发挥应用。

本案分析病机抓住根本；分析方药不落俗套；守方守法，治愈沉疴，真良医也。

3. **温病后期，气津枯竭（重症迁延性肺炎）** 张某某，女，1岁，因发热咳嗽已5日，于1959年1月24日住某医院。住院检查摘要：体温38℃，皮肤枯燥，消瘦，色素沉着，夹有紫癜，口四周青紫，肺叩浊，水泡音密聚，心音弱，肝大3cm。血化验：白细胞总数4.2×10^9/L，中性0.61，淋巴0.39，体重4.16kg。诊断：①重症迁延性肺炎。②三度营养不良。③贫血。病程与治疗：入院表现精神萎靡，有时烦躁，咳嗽微喘，发热，四肢清凉，并见拘紧现象，病势危重，治疗1个半月，虽保全了生命，但褥疮形成，肺大片实变阴影不消失，体重日减，使用各种抗生素已1月之久，并多次输血，而病儿日沉困，白细胞总数高达38.4×10^9/L，转为迁延性肺炎，当时在治疗上非常困难。于3月31日请蒲老会诊，症见肌肉消瘦，形槁神呆，咽间有痰，久热不退，脉短涩，舌无苔，属气液枯竭，不能荣五脏，濡筋骨，利关节，温肌肤，以致元气虚怯，营血消烁，宜甘温咸润生津，并益气增液。处方：干生地12g，清阿胶9g（另烊），麦门冬6g，炙甘草9g，白芍药9g，生龙骨9g，生牡蛎12g，制龟甲24g，炙鳖甲12g，台党参9g，远志肉4.5g，浓煎300ml，鸡子黄1枚另化冲，童便1小杯先服，分2日服。连服3周后，大便次数较多，去干地黄、童便，加大枣3枚（劈）、浮小麦9g，再服2周痰尚多，再加胆星3g，天竺黄6g。自服中药后，病情逐渐好转和恢复：不规则发热，于2周后体温逐渐恢复正常；肺大片实变阴影逐渐消失；用药1周后，褥疮消失，皮肤滋润，色青沉着减退，1个半月后，皮下脂肪渐丰满；体重显著增加；咳嗽痰壅消失；食欲由减退到很好；由精神萎靡，转为能笑、能坐、能玩。于同年5月8日痊愈出院。（《蒲辅周医案》第176页）

原按：……本例属温病久羁，气阴两伤，迁延2月之久，已成阴虚液涸虚怯之危候，非大剂三甲复脉汤甘温咸润之品并用，不足以填补其虚，若不长期坚持以“阳不足者温之以气，阴不足者补之以味”的原则，则难达到效果，故本例服药2周后虚热始退，1个半月后气液始充，形神始复。

按：本案处方为蒲老先生针对患儿病危之病机，融伤寒方（炙甘草汤、黄连阿胶汤、白通汤类）与温病方（加减复脉汤类）于一方治之，才使患儿转危为安，这显示了其深厚的理论功底与丰富的临床经验。所处之方，是以三甲复脉汤为主方。该方载于《温病条辨·下焦篇》，为吴鞠通针对温病“热邪深入下焦”，“真阴欲竭”的病机特点，以炙甘草汤（一名复脉汤）“去参、桂、姜、枣之补阳，加白芍收三阴之阴，故云加减复脉汤”。该方吴氏又适当加减，曰一甲、二甲、三甲复脉汤。“一甲复脉汤方即于加减复脉汤内，去麻仁，加牡蛎一两”；“二甲复脉汤方即于加减复脉汤内，加生牡蛎五钱、生鳖甲八钱”；“三甲复脉汤方即于二甲复脉汤内，加生龟甲一两”。古今医家用古法而不拘用古方，善于化裁也。

4. **温病误补，阴虚伏热，战汗而解** 蒲老回忆30年前，有同道苟君年35岁，其人清瘦，素有咳嗽带血。仲春受风，自觉精神疲乏，食欲不振，头晕微恶寒，午后微热，面潮红，咳嗽。众皆以本体阴虚，月临建卯（农历二月），木火乘金为痨，以清燥救肺为治，重用阿胶、二冬、二地、百合、沙参、二母、地骨皮、丹皮之类，出入互进。至4月初，病势转增，卧床不起，渐渐神识不清，不能语言，每午必排出青黑水一次，量不多，予以清稀粥能吞咽。适蒲老于4月中旬返里，其妻延诊，观其色苍不泽，目睛能转动，齿枯，口不噤，舌苔薄黑无津，呼吸不畅，胸腹不满硬，少尿，大便每日中午仍泻青黑水一次，肌肤甲错，不厥不痉，腹额热，四肢微凉，脉象六部皆沉伏而数。蒲老断为阴虚伏热之象，处以复脉去麻仁加生牡蛎、西洋参，一日1剂〔炙甘草18g，白芍12g，干生地18g，麦冬（连心）18g，阿胶（烊化）15g，生牡蛎30g，西洋参9g。流水煎，温服，日2次，夜1次〕。服至10剂后，病势无甚变化。诸同道有的问蒲老，是否"只此一法"？蒲老答："津枯液竭，热邪深陷，除益气生津，扶阴救液，别无良法。"蒲老坚持让患者服至15剂而下利止，原方去牡蛎续服至20剂，齿舌渐润，六脉渐达中候，服至23剂，脉达浮候，其人微烦。是夜之半，其妻请蒲老出诊，说病有变，往视，四肢厥冷，战抖如疟状，脉闭，乃欲作战汗之象，嘱仍以原方热饮之，外以热敷小腹、中脘、两足，以助阳升，希其速通。这时正胜邪却，得汗则生；邪胜正却，不汗则危。不一会汗出，烦渐息。次日往视，汗出如洗，神息气宁，脉象缓和，仍与复脉加参，大汗三昼夜，第四日开始能言，又微黏汗三旦夕，自述已闻饭香而口知味。继以复脉全方加龟甲、枸杞、西洋参，服10余剂，遂下床第行走，食欲增强，终以饮食休息之而渐次恢复。蒲老曰："掌握初诊，是临床的重点，凡初诊必须详审有无新感，若有新感，无论阳虚、阴虚之体，必先解表，庶免遗患。今既因误补，邪陷正却而气液两伤，非持续性养阴生津之剂，使正气有可能与病邪一战而复，不能奏功。"（《蒲辅周医案》第101页）

按：此案是追忆式医案。所述之教训是："若有新感，无论阳虚、阴虚之体，必先解表"，不可滥用补药。其宝贵经验是："邪陷正却而气液两伤"者，应辨证用扶正之剂，使正气渐渐恢复，始能与病邪相争，可望战汗而解。

5. 伤寒误治救逆案 罗谦甫治一人，年五十余，中气本弱。至元庚辰，六月中，病伤寒八九日。医见其热甚，以凉剂下之，又食梨三四枚，痛伤脾胃，四肢冷，时昏愦。罗诊之，其脉动而中止，有时自还，乃结脉也。心亦悸动，吃噫不绝，色变青黄，精神减少，目不欲开，蜷卧，恶人语，以炙甘草汤治之。成无已云：补可去弱，人参、大枣之甘，以补不足之气；桂枝、生姜之辛，以益正气；五脏痿弱，荣卫涸流，湿剂所以润之，故用麻仁、阿胶、麦门冬、地黄之甘，润经益血复脉通心是也。加桂枝、人参急扶正气，生地黄减半，恐伤阳气，剉一两剂服之，不效。罗再思脉病对，莫非药陈腐而不效乎？再于市铺选尝气味厚者，再煎服之，其病减半，再服而愈（琇按：辨药亦要著）。凡药，昆虫草木，生之有地；根叶花实，采之有时。失其地，性味少异；失其时，气味不全，又况新陈不同，粗精不等，倘不择用，用之不效，医之过也。《内经》云：司岁备物，气味之专精也。修合之际，宜加意焉。（《名医类案·卷一·伤寒》）

按：此案必素有心病，因伤寒误治而旧病复发。罗天益以主治"脉结代，心动悸"之专方炙甘草汤治之，加重桂枝、人参用量，生地黄减半，则更切合病情。而服之不效，为何故？"药陈腐"之过也。由此提醒医者，临床辨证准确，处方得当，其疗效不佳者，应考虑到药物的优劣等因素对疗效的影响。

二、杂病

（一）内科病

1. 脉结代、心动悸

（1）律师姚建现住小西门外大兴街，尝来请诊，眠食无恙，按其脉结代，约十余至一停，或二三十至一停不等，又以事繁，心常跳跃不宁，此仲师所谓心动悸、脉结代，炙甘草汤之主证也，因书经方与之，服10余剂而瘥。炙甘草四钱，生姜三钱，桂枝三钱，潞党参二钱，生地一两，真阿胶二钱（烊冲），麦冬四钱，麻仁四钱，大枣四枚。（《经方实验录》第59页）

原按：大论原文煎法，用清酒七升，水八升，合煎，吾师生之用本汤，每不用酒，亦效。惟阿胶当另烊冲入，或后纳烊消尽，以免胶质为他药粘去。余用阿胶至少六钱，分两次冲，因其质重故也。

曹颖甫曰：阳气结涩不舒，故谓之结；阴气缺乏不续，故谓之代。代之为言，贷也，恒产告罄，而称贷以为主，其能久乎？固知《伤寒论·太阳篇》所谓难治者，乃专指代脉言，并非指结脉言也。

按：据笔者临床体会，用本方加不加酒，都有疗效。但依据原文煎法加入黄酒100ml，能防止重用生地黄所导致的便溏之弊，且有增效之功。

（2）唐左，初诊十月二十日。脉结代，心动悸，炙甘草汤主之，此仲景先师之法，不可更变者也。炙甘草四钱，川桂枝三钱，潞党参三钱，阿胶珠二钱，大麻仁一两，大麦冬八钱，大生地一两，生姜五片，红枣十枚。（《经方实验录》第59页）

原按：唐君居春申，素有心脏病，每年买舟到香港，就诊于名医陈伯坛先生，先生用经方，药量特重，如桂枝、生姜之属动以两计。大锅煎熬，药味奇辣，而唐君服之，疾辄良已。今冬心悸脉结代又发，师与炙甘草汤，服至三五剂，心悸愈，而脉结代渐稀，尚未能悉如健体。盖宿疾尚赖久剂也。君又素便秘，服药则易行，停药则难行，甚须半小时之久，故师方用麻仁一两之外，更加大黄三钱……

（3）昔与章次公诊广益医院庖丁某，病下利，脉结代，次公疏炙甘草汤去麻仁方与之。当时郑璞容会计之戚陈某适在旁，见曰：此古方也，安能疗今病？次公忿与之争。仅服1剂，即利止脉和。盖病起已40余日，庸工延误，遂至于此。此次设无次公之明眼，则病者所受苦痛，不知伊于胡底也。（《经方实验录》第60页）

原按：本案与前案同例，惟一加麻仁，一去麻仁，均具深意，古方不能疗今病，逼肖时医口吻，第不知何所据而云然。

曹颖甫曰：玉器公司陆某寓城隍庙引线弄，年逾六秩，患下利不止，日二三十行，脉来止无定数。玉器店王友竹介余往诊。余曰：高年结脉，病已殆矣。因参仲圣之意，用附子理中丸合炙甘草汤去麻仁，书方与之。凡五剂，脉和利止，行动如常。

按古方之治病，在《金匮》《伤寒》中，仲师原示人加减之法，而加减之药味，要不必出经方之外，如阴亏加人参而去芍药，腹痛加芍药而去黄芩，成例具在，不可诬也。如予用此方，于本证相符者则用本方，因次公于下利者去麻仁，遂于大便不畅者重用麻仁，或竟加大黄；遇寒湿利则合附子理中；于卧寐不安者，加枣仁、朱砂，不过随证用药，绝无异人之处，仲景之法，固当如此也。

2. 胸痹、心悸

（1）冠心病心绞痛　吕某某，男，80岁，河北省文安县人，农民，2005年4月5日初诊。冠心病10余年。近半个月前因家务事心情不畅，心病复发，胸骨后憋闷紧缩感，并短气不足以息，甚至有濒死感，每次持续10分钟左右，多在后半夜发作。纳呆食少。经乡村医生输液治疗后，病情无缓解。舌质偏暗红苔薄黄腻，脉弦时结，两尺较弱。拟炙甘草汤加减：炙甘草15g，党参20g，桂枝10g，生地40g，麦冬30g，桑寄生30g，瓜蒌30g，薤白10g，丹参15g，甘松10g，生姜10g。黄酒100ml入煎。5剂，水煎服。4月10日患者家属电话告知，服药5剂后，仅白天发作一次，但很轻微。嘱守方继服5剂。4月15日电话告知，凌晨5~6点时有发作，心胸发紧感，但较前明显减轻，口含速效救心丸很快缓解，纳可。改为桂枝甘草汤合生脉散：党参30g，麦冬30g，五味子10g，桂枝30g，炙甘草15g。4剂，水煎服。4月21日早8时电话随访，患者自诉服上方5剂后病情稳定，今晨发作1次，但较轻微，口含急救药后很快缓解。但服上方后，时感胃脘痞闷，守上方合橘枳姜汤。5月10日患者电话致谢，告知诸症悉除，惟觉少力。嘱其饮食调养，精神内守。（吕志杰验案）

按：此例患者年事已高，病程较长，久成虚劳，故为“虚劳不足”。其发病特点为典型的心绞痛发作。阴血虚不能敛阳故脉弦，不能充盈血脉故时结，两尺偏弱是肾虚的表现；阴血虚兼夹瘀血、痰浊，故舌质偏暗红苔薄黄腻。方用炙甘草汤加减，去阿胶、麻仁，加瓜蒌宽胸开结化痰，薤白通阳散结，丹参养血活血，甘松既善治脉结又能健胃。诸药合用共起养心阴、温心阳、活血化痰之功，故初诊服药后即取得疗效。但因为患者年老，病程较长，故其病情缓解较慢，或时有反复，此在所难免。经随证（症）变法处方，坚持服药，终归病情稳定。

（2）高血压病、冠心病心绞痛

李某某，女，74岁，天津市蓟县人，农民，2004年3月30日初诊。自诉高血压病10年余，冠心病心绞痛数年，多年服降压药等。近几年阵发性心前区憋痛（持续2~3小时），连及后背，头晕时甚，少寐，大便日1次稍稀，舌紫，脉弦按之少力。彩超示：冠心病。血压：180/100mmHg。拟炙甘草汤加减：炙甘草12g，党参15g，桂枝10g，麦冬30g，生地40g，炒枣仁20g，桑寄生30g，丹参10g，川芎5g，瓜蒌15g，生姜15g，大枣6枚。黄酒100ml入煎。10剂，水煎服。笔者2005年4月1日回乡时，患者复诊：诉服上方10剂后，诸症明显减轻，一年来一直未复发。复查血压：140/80mmHg。近日时感心前区隐隐作痛，时发时止。脉弦虚，舌暗苔薄白腻，上方加薤白10g，7剂。1周后电话随访病情缓解。（吕志杰验案）

按：年高久病者，临床表现常不典型。此例患者病程较长，就诊以阵发性心前区闷痛为主，即“汗出而闷”之症；虚阳上亢，故头晕时甚；心阴不足，心神失养，故少寐；心阳虚无力推动血行故舌紫；脉弦而按之少力提示以本虚为主。所以辨证为心阴阳两虚兼夹瘀血阻滞。故以炙甘草汤加减治之。于原方去火麻仁，加瓜蒌以宽胸散结，炒枣仁以养血安神，丹参、川芎以养血活血。由于方证相对，加减得法，故不但心病显效，而且血压亦下降至正常水平。

笔者临床观察到，虚性血压高，正虚得到恢复，血压随之正常，且停药后血压仍能较长时间保持稳定。以上验案便是例证。

（2）刘某某，男，70岁，离休干部。患高血压病、冠心病20余年，近3年来常觉心悸、短气，心电图示频发室性早搏8~12次/分。近半月来心悸，头晕等症加剧，服普萘洛尔、美西律等药物，未效，于1988年3月29日入院。查：血压170/110mmHg，心率72次/分，律不齐，心电图示："频发室性早搏，15~18次/分，呈三联律；右束支完全性传导阻滞；ST–T改变。"症见心悸短气，头晕无力，舌质淡，脉结代，给予利多卡因等抗室性心律失常药物，治疗3个月，疗效不显，而投炙甘草汤治疗，生地60g，炙甘草、麦冬各20g，党参、火麻仁各10g，桂枝、生姜、阿胶（烊化）各15g，大枣20枚。3剂，日1剂，水煎服。服后仍未见效，思仲景之法，遂加重其量，生地150g，炙甘草50g，生姜、红参（另炖）各15g，麦冬30g，桂枝、麻仁、阿胶（烊化）各20g，大枣30枚。用水1500ml，清酒500ml，煎2遍，共取汁500ml，日分3服。服3剂后自觉症状好转，无明显不良反应，仅感困意较重，心电图示室性早搏4~6次/分，无三联律，症状日渐好转，方中增入苦参15g。续服5日后，心悸、头晕消失，气息平和，复查心电图，示偶发室性早搏0~1次/分。再续服6剂后，心电图无早搏出现，心律整齐，随访至今未复发。（邓可平.《新中医》1990，8：41）

原按：本例病久体虚，其心悸气短、头晕无力、脉结代等均为气虚血少、阴阳俱虚所致，乃炙甘草汤主治之证，但由于药物剂量不足，未遵古煎制，故而疗效平平，思仲景明训，增加药物剂量，且加酒煎煮，服后迅速奏效，足见古方剂量及煎法之重要。方中苦参有抗心律不齐的作用，为辨病与辨证相结合的用药方药。

（3）风心病

卢某某，男，47岁，干部。胸闷气促，心悸而烦，夜寐不安，心率50~30次/分，心律不齐。某医院诊断为"风湿性心脏病，Ⅱ度房室传导阻滞"。舌质胖嫩苔薄滑，脉沉细滑，结代频频。证系心阴心气两虚。治宜益气补血，养阴复脉。拟生脉散合炙甘草汤加减：党参15g，麦冬12g，五味子9g，炙甘草9g，阿胶9g（烊化），桂枝12g，丹参15g，当归9g，夜交藤24g，柏子仁9g（去油），红枣5枚，黄酒30g（入煎）。水煎服。服3剂后即感头胸舒适，一直未发病，睡眠好转，脉沉弦，未见结代。心电图揭示：窦性心律，大致正常。追访15个月，基本上坚持工作，偶感胸闷脉缓，即服上方可得缓解。（刘冠军.《哈尔滨中医》1965，1：33）

按：本案舌象为阳虚水泛证，不宜用阴柔之药，故去掉方中之生地、麻仁。

张某某，女，56岁，1988年2月9日初诊。患者经常心悸气短10余年，时轻时重，兼见失眠多梦，口干咽燥，手足麻木，双膝关节酸痛，大便干燥，10天前上述症状突然加重，求治于周老（周次清）。症见精神不振，形瘦面黄，两颊潮红，舌质淡红有齿痕，少苔，脉结代。心率60次/分，律不齐，二尖瓣听诊区闻及Ⅳ级收缩期杂音，心电图示："频发室上性早搏"。血沉6mm/小时，抗"O"500U。证属气血不足，心阴阳俱损的心悸证。治宜通阳复脉，滋阴养血。方用炙甘草汤加减：炙甘草12g，桂枝9g，人参5g（先煎），麦冬10g，生地45g，炒枣仁30g，阿胶6g（烊化），丹参25g，生姜3g，大枣10枚。投药10剂，诸症渐减，体力增加，但舌脉无变化，守方调理月余，诸症皆除。心电图示："偶发房性早搏"。随访2年，病情稳定。（张教景，等.《中医杂志》1994，7：409）

3. 心悸（心律失常）

（1）频发室性早搏　徐某某，女，37岁。1976年1月26日初诊。患室性早搏已三四年。每晚静卧（尤其是向左侧卧）即作，有时出现二三联律。每当精神激动时则剧作，脉搏每分钟80跳，而早搏多达20~30次，并感心悸，胸闷微痛，夜寐多梦，咽喉口舌干燥，大便偏结，舌少苔。投以炙甘草汤：炙甘草30g，党参15g，桂枝4.5g，生姜3片，红枣5枚，生地60g，麦冬30g，阿胶6g，麻子仁9g，白酒2匙。连服10余剂而痊愈。随访多年，未见复发。（《伤寒论方医案选编》（万友生）第219页）

按：本案重用炙甘草、生地的经验，值得重视。

（2）室上性心动过速、阵发房颤、偶发室早　张某某，女，45岁，天津市蓟县人，农民，2005年4月1日初诊。自诉7年前一次夜间噩梦惊醒后心悸，大汗出，胸中憋闷不适。此后，心悸时发。数月来心悸频作，近1个月来几乎每日均有心悸发作，一直服用西药抗心律失常的药物，但仍不能控制发作。且症见双目干涩，飞蚊征，月经提前，量多，有血块，左乳下常隐痛，入睡困难，噩梦纷纭，时有便秘。4个月前曾于北京安贞医院与阜外医院检查后诊断为“室上速”，建议手术治疗，患者拒绝手术。后又于天津胸科医院诊断为“房颤，室上速”。今经天津市蓟县人民医院查动态心电图诊断为“室上速、阵发房颤、偶发室早”。舌质偏暗红苔薄白，左脉弦细，右脉缓略弦（当时心悸未发作，若发作，则脉象或促、或结或涩）。血压100/60mmHg。拟炙甘草汤加减：炙甘草15g，生地40g，麦冬30g，太子参15g，西洋参5g，桂枝10g，桑寄生20g，炒枣仁20g，火麻仁10g，五味子5g，生龙牡各20g，生姜10g，大枣10枚，黄酒100ml（入煎）。7剂，水煎服，日1剂，分日3夜一次服。患者1周后来电话说，服药期间，心悸未作，夜眠好转，大便通畅，精神爽快。嘱守方再服7剂。4月19日：电话自诉又服上方7剂后，心悸未发。停药3日，加之稍有劳心，心悸复发。嘱其再按原方服7剂。4月29日第3次电话告知，病情稳定。（吕志杰验案）

（3）窦性心动过缓　杨某，女，30岁，农民，1982年5月5日初诊。患者10天前在齐齐哈尔市某医院行甲状腺大部切除术。术后即觉心悸气短，就诊时动则喘甚，汗出，以致不能行走。面色苍白，四末不温，虚烦少寐，舌淡苔少，脉弱而缓，不易触及。心率每分钟47次，心电图检查诊断为“窦性心动过缓”。问其平素体质虽弱，尚能操持家务。遂用炙甘草汤加减治疗。处方：炙甘草、党参、桂枝、生地各15g，麦冬、五味子、阿胶各10g，生姜15g，大枣10枚。药购至家后患者见药包甚小，自忖不能治此重症，不欲服用，经家属劝说乃服之。然而服药1剂之后，即觉心悸气喘大减，并能下床活动。服至3剂，已能从事家务劳动。再诊时面白透红，四肢温暖，脉虽沉弱，但易触及，心率增至每分钟66次。仍用原方3剂，诸症悉平。3个月后访之，知已能务事农田，心率每分钟72次。（王天辉.《实用中医内科杂志》1996，2：25）

（4）左前半传导阻滞、阵发性房颤　韩某，男，42岁，1980年8月28日初诊。今年5月初，突然发生心悸，胸闷，憋气，心前区痛，脉律不整。经常发作，持续时间长则1~2小时，短则3~5分钟，有时突然晕倒，曾在某医院心电图诊断：“左前半阻滞、快速性房颤”。经静注毛花苷C、吸氧、口服心可定，能暂时控制，但仍经常复发。刻诊，心悸，胸闷，气短，乏力，心烦，失眠，头晕，舌质淡红苔薄白，脉弦细数，发作时脉见促象。血压140/110mmHg，心率70次/分，律整。发作时心率100~110次/分，心律绝对不整。心尖区可闻及Ⅱ级收缩期杂音。心电图示：①左前半阻滞。②发作性房颤。治疗：先从养血安神、清热除烦入手，投酸枣仁汤加丹参7剂，未效。补之不受，疑胸闷，憋气，心前区痛为邪实，使用理气活血之柴胡疏肝散15剂，仍不效。房颤时作，一次竟持续5小时，经吸氧、静注毛花苷C 0.4ml始缓解。心率90次/分，偶发房性期前收缩，加服普萘洛尔30~40ml/日，延至10月21日，始终未能控制病情。后思之再三，患者心悸，眩晕，乏力，时有脉促，系阴虚阳浮，此乃病之根本，于是改方药为：炙甘草30g，党参30g，桂枝12g，炒枣仁30g，生地24g，麦冬24g，当归12g，阿胶12g（烊化），紫石英30g。日1剂，连服18剂，心悸、胸闷等症消失。观察1月，房颤未再复发，心率70次/分左右，出院。（《伤寒论通释》第237页）

4. 肺痿（甲状腺功能亢进症）　张某某，女，62岁，1988年1月19日初诊。患“甲亢”7年余，常服甲流咪唑等药，近半年来症状加重，服用甲巯咪唑症状不减，服中药亦未效。即刻诊察：甲状腺肿大如鸡卵，喘息，咳吐涎沫，心悸，自汗，乏力，易饥，舌尖红苔薄黄，脉细数。此为亡津肺痿，治当滋阴生津，用炙甘草汤化裁。处方：炙甘草20g，党参、阿胶（烊化）、麦冬各15g，桂枝5g，生地黄80g，柏子仁、生姜各10g，大枣30枚。水酒各半煎，首服3剂，诸症俱减，守方再进7剂，除甲状腺肿大如前外，诸症悉除，至今未复发。（《新中医》1992，11：44）

按：肺痿之论，详见《金匮要略》第7篇。该篇附方转录了《外台》用炙甘草汤“治肺痿涎唾多”之记载。本例患者甲亢多年，自汗亡津，咳吐涎沫，证属肺痿，药证相当，故愈数年痼疾。

（二）头面五官病

1. 眼病

（1）青盲（青光眼）　张某某，女，57岁。1953年9月9日初诊。早岁，右眼病青盲失明。近年，左眼亦感昏惶，视物如在云雾，眼前萤星满目，时而白光发如电闪，红光发如火焰红白相衬，飞舞眩惑，因致头目晕眩，睛痛眉骨酸楚，心烦不安。病名神光自现，阳光越散，亦“青盲”之象也。脉象沉细，舌中光绛。责之阴精亏损，虚阳不潜，心神不安，孤阳飞越，故而光发散乱，不得内敛。治宜补阴益血，宁神潜阳。方用炙甘草汤加龙骨、牡蛎。数服上方，病情大有好转，红白二光几乎消失。但云雾尚见，当予补益收功，仍予炙甘草汤。（姚芳蔚.《广东中医》1963，6:28）

（2）视惑（视物变形）　徐某某，男，46岁。1960年12月2日初诊。得病月余，视物模糊，如纱遮睛，且视直如曲，视大为小，此名“视惑”。舌淡中绛，脉来沉细而迟。病由心阴不足，阳气衰微，营卫俱虚，神光失序乱散。治宜阴阳双补，佐固涩以敛浮散之气。方用炙甘草汤加龙骨、牡蛎。二诊：神光发于心，心阴不足，阳气又亏，阴阳两亏，气血不达，故而神光失序，飞越乱散。前进益阴通阳之剂，目视已见好转，眼前黑影减少，再予上法，方用炙甘草汤以玉桂（按：为“肉桂”之异名）易桂枝。三诊：共治1月，情况良好，目视恢复正常，眼前黑影消失，视物亦正，舌绛亦化，惟脉来仍感不足。当再予原方以治。（姚芳蔚.《广东中医》1963，6:28）

（3）暴盲　沈某某，女，47岁。1957年10月22日初诊。左眼突然失明，一月于兹。当初先见黑丝垂下，以后逐渐加多。最近一片漆黑，卒物不睹，眼酸痛干涩，头亦晕眩。症类目衄。舌淡脉细。良由血瘀睛中，光华无法发越。治宜滋阴养血，佐以固涩。方用炙甘草汤去桂、姜加黄芩、地榆。二诊：仅服5剂，疼痛缓解，目视亦见。平日操劳过度，责之劳损伤阴，水不制火，故而冲动阴分之血，溢于络外。改用壮水滋阴养血为主。方用杞菊地黄丸（汤）加黄芩、阿胶、地榆。三诊：目光恢复，视物清晰，病根虽去，还防复发。方用一甲复脉汤。嘱避免操劳，节约目力，方保无虞。（姚芳蔚.《广东中医》1963，6:28）

按：本案年龄及发病特点，可能是中风所致左眼突然失明。中风者多有高血压病史，该病多见眩晕，患者“头亦晕眩”可证。

（4）两目肿痛　一妇人，两目皆红而肿，不能见亮光，且痛不可忍，眼科治疗半月不愈。余曰：盖虚极，真阳上越也。以炙甘草汤全方，内中用安桂3g，5帖而瘥，50帖而愈。（《范文甫专辑》第124页）

按：本例目赤而痛，乃虚火上越所致，故用炙甘草汤滋水涵木，引火归源，目疾自愈。

（5）两目干涩（视力疲劳症）　王某，女，23岁。1996年5月20日诊。素体消瘦，两目干涩酸胀4年余，看书疲劳后尤甚，眼科诊断为“视力疲劳症”。自述2个多月前患“病毒性心肌炎”。现心悸，脉结，气短，乏力，舌嫩红少苔，脉结。心电图检查：窦性心律，室性早搏。拟炙甘草汤加减治之，处方：炙甘草15g，党参12g，桂枝、阿胶（烊化）各10g，麦冬18g，生地45g，五味子9g，大枣12枚。服药5剂见效，15剂显效，心悸等症状基本消失，而久治不愈的目干涩亦缓解。（吕志杰，等.《实用中医药杂志》1997，5:33）

按：本案治心悸却对目涩亦有此神效，则在意料之外。究其缘由，以肝藏血，开窍于目，肝血不足，势必目涩，方中重用生地黄滋补肝血，木荣则目润，故目涩遂愈。

2. 面瘫（面神经炎）误治案　翟孝良，49岁，供销社采购员。1983年2月23日初诊：1982年12月27日晚8时许，与人闲坐，忽觉眼跳，舌硬，说话漏风，左眼不能闭合，嘴向右歪斜，大渴引饮，服牵正散类方20余剂，重用防风30g、全虫15g，累计共用防风405g，全虫300g；白附子等辛燥药剂必用，不效则加量。延至元月24日，渐渐头眩，心悸怔忡，身软神疲，夜不成寐，食不知味。脉涩无力，50动内止歇达7~8次，舌红无苔而干，时觉心动神摇，坐卧不安。心电图见“频发室性早搏”。夜尿特多，约十一二次，而嘴眼歪斜更甚。患者素体阴虚，复加劳倦内伤，日日奔波，中气大虚，致内风妄动，嘴眼歪邪，本与外风无涉。医者只见局部，忽视整体，见病治病，过用风药，致气阴两伤，已成坏病。既已出现“脉结代，心动悸”之炙甘草汤证，则当以炙甘草汤救阴复脉。处方：炙草60g，生地250g，红参15g（另炖），桂枝、麦冬各45g，阿胶30g，火麻仁60g，鲜生姜45g，大枣30枚。以黄酒500ml，水2000ml，文火煮取600ml，入阿胶烊化，日分3服。针刺补中脘、足三里，弱泻内关。3月1日二诊：上药连进5剂，针灸1周，诸症已退七八，舌上生薄白苔，已不甚渴，尿已正常。两手一百动内偶见一二止歇，脉仍细涩无力，且觉脐下有动气上奔感。是阴虚于下，冲脉不安其位。改投《温病条辨》三甲复脉汤，大滋真阴，潜阳息风宁络。加红参助元气，紫石英、活磁石镇冲脉，协调上下：炙草、生地、白芍各18g，阿胶、麻仁各9g，麦冬、牡蛎各15g，生鳖甲24g，生龟甲30g。红参15g，紫石英、磁石各30g。3剂。加灸牵正、颊车、地仓、承浆、鱼腰、鱼尾、四白、阳白，左头角麻木处，梅花针轻扣。3月6日三诊：诸症均愈，早搏消失，六脉和匀流利，精神食纳均佳。经治12日，药误变证得安。面瘫亦愈八九。遵养正邪自退，治风先治血，血行风自灭之理，予补阳还五汤加味，益气养血活血助肾善后。于夏季遇于街头，病愈之后，体质大胜从前。（《李可老中医急危重症疑难病经验专辑》第39页）

【临证指要】炙甘草汤"一名复脉汤"，为"治邪少虚多，脉结代之圣方也"（《医门法律》卷六）。凡营卫气血俱虚，以阴虚为主的心病及其他许多热病与杂病，都可以用炙甘草汤原方或适当加减治之。

【实验研究】本方有肯定的抗心律失常作用，快速与缓慢者均有效，对"阴虚"者效果更好。本方还能降低室颤发生率、对病态窦房结综合征有一定的治疗作用、对骨髓造血有保护和修复作用，并有一定的抗衰老作用。

【原文】脉按之来缓，时一止复来者，名曰结。又脉来动而中止，更来小数，中有还者反动[1]，名曰结，阴也。脉来动而中止，不能自还，因而复动者，名曰代，阴也。得此脉者，必难治。（178）

【注脚】

〔1〕反动：即复动，指脉搏恢复搏动。

【提要】承上条论结代脉的特点及预后。

【简释】尤在泾："脉来数，时一止复来者，名曰促。脉来缓，时一止复来者，名曰结。结者，邪气结滞，而脉之行不利也。又结与代，相似而实不同，结脉止而即还，不失至数，但少差迟耳；代脉止而不还，断已复动，有此绝而彼来代之意，故名曰代，而俱谓之阴者，结代脉皆为阴，故谓之结阴、代阴也。凡病得此脉者，攻之，则邪未必去而正转伤；补之，则正未得益而邪反滞，故曰难治。仲景因上条脉结代，而详言其状如此。"（《伤寒贯珠集·太阳篇上·太阳权变法》）

按：结代脉以脉在搏动中有间歇（停跳）为主要特点，为心律失常室性早搏或房性早搏的表现。中医学论述间歇脉主要有三种，即结脉、代脉、促脉。其中促脉为数而中止；结脉为缓而中止；代脉为动而中止，不能自还，因而复动者。后世医家还有一种见解，即止无定数，无规律的为结脉；止有定数，有规律的为代脉。李士材说："结脉之止，一止即来（按：为房性早搏特点）；代脉之止，良久方至（按：为室性早搏特点）。《内经》以代脉之见，为脏气衰微，脾气脱绝之诊也。惟伤寒心悸、怀胎三月，或七情太过，或跌仆重伤，又风家、痛家，俱不忌代脉，未可断其必死。"以上李氏所述，诚经验之谈。临床实践证明：结脉或代脉不仅见于病人，亦可见于个别健康者；不仅见于虚证，亦可见于痰食阻滞、跌仆重伤、七情惊恐等实证。故对文末"得此脉者，必难治"的预后判断应活看。

小　结

太阳病是风寒之邪致病的初期阶段，以"脉浮，头项强痛而恶寒"为提纲，体现人体肌表受邪，正邪相争，太阳经气不利之证候。邪在表者，汗而发之，发汗可祛邪。辛温解表法是为风寒表证而设，若误用汗法或发汗不当或发汗太过，势必损伤正气，耽误病情，引发诸多变证。但仲景举例甚多，应常识勿误。

《伤寒论·辨太阳病脉证并治》分上、中、下三篇，首论太阳病本证之正治法，而以更多的条文论述太阳病兼证与变证的治疗，并论及太阳病类似证。分述如下。

1. **太阳病本证** 可分为三种证候：一是太阳中风证，以汗出、脉浮缓为特点，病机是表虚而营卫失和，治法解肌祛风、调和营卫，主方桂枝汤。二是太阳伤寒证，以无汗、脉浮紧为特点，病机是表实而营卫闭郁，治法发汗解表、宣肺定喘，主方麻黄汤。三是太阳病轻证，以患病时日较久，恶寒发热时轻时重为特点，病机是邪郁不解，治以轻剂发汗，主方桂枝麻黄各半汤、桂枝二麻黄一汤。仲景对太阳病本证三种证型，使用轻重不同的辛温解表剂，提示病邪在表，汗法是正治之法，但要根据病证的轻重，分别使用或峻或缓之剂，总以病人遍身微微汗出为佳，既不能发汗不彻，又不可发汗太过。

2. **太阳病兼证** 举例而言，或兼典型的太阳经输不利（项背强几几），如桂枝加葛根汤证、葛根汤证；或兼外邪犯肺（咳喘），如桂枝加厚朴杏子汤证、小青龙汤证；或兼外邪影响胃肠（呕利），如葛根汤、葛根加半夏汤证；或兼胸阳被扰（胸满），如桂枝去芍药汤证、桂枝去芍药加附子汤证；或兼里热（烦躁等），如大青龙汤证、桂枝二越婢一汤证；或兼营气不足（身痛），如桂枝加芍药生姜各一两人参三两新加汤证；或兼表阳虚（漏汗），如桂枝加附子汤证。兼证对主证言，虽属次要，亦当兼顾，即在治疗主证方中加减施治。

3. **太阳病变证** 太阳病治不及时或汗不如法，或误用涌吐、攻下及各种火疗治法，则每致变证蜂起。传经之变证，仲景举例论述甚多，分述如下。

（1）太阳病发生邪热内蕴的变证 若心中懊憹，虚烦不得眠者，为无形邪热留扰胸膈的栀子豉汤证；若汗出而喘，身无大热者，为邪热壅肺的麻黄杏仁甘草石膏汤证；若下利，脉促者，为表证未解而邪热传里的葛根黄芩黄连汤证；若下利或呕吐者，为邪热内迫肠胃的黄芩汤证及黄芩加半夏生姜汤证；若以心下痞，按之濡，其脉关上浮者，为无形邪热蕴结于中焦的大黄黄连泻心汤证。上述种种，多属外邪犯表，因失治或误治而变生里热之证，应表里兼治，或以清热为主。

（2）太阳病演变成实证 如热实结胸证与寒实结胸证。热实结胸证为水热相结，以心下硬满，甚至从心下至少腹硬满而痛为主症，以大陷胸汤、大陷胸丸为主方。寒实结胸证为寒痰水饮结聚于胸脘，以胸中或心下硬满而痛为主症，三物小白散为主方。上述结胸病多为危急重证，治之不当或不及时，预后不良。此外，还有痰与热结于心下的小陷胸汤证。

（3）太阳病失治，或误用汗、吐、下火逆而损伤正气，造成虚证 若为心虚证，可分别表现以心悸、烦躁、惊狂不安为主症的桂枝甘草汤证、桂枝甘草龙骨牡蛎汤证、桂枝去芍药加蜀漆牡蛎龙骨救逆汤证；也可因心阳虚而下焦寒邪上冲，出现以气从少腹上冲心胸为主症的桂枝加桂汤证；或心阳虚欲作奔豚，以脐下悸为主症的茯苓桂枝甘草大枣汤证；或邪少虚多，以脉结代，心动悸为主症的炙甘草汤证。若为脾虚证，可见以心下逆满、气上冲胸、起则头眩、脉沉紧为特点的茯苓桂枝白术甘草汤证；也可见表邪不解，并见心下满微痛，小便不利的桂枝去桂加茯苓白术汤证；或见脾虚气滞，以腹胀为主症的厚朴生姜半夏甘草人参汤证；或见脾虚营弱，以腹中拘急疼痛或心中悸而烦为主症的小建中汤证；或见脾虚协热（表邪）下利的桂枝人参汤证等。若为肾阳虚证，可见虚阳外扰，以昼日烦躁不得眠，夜而安静为主症的干姜附子汤证；或见烦躁，肢厥，下利，脉微为主症的茯苓四逆汤证；亦可见阳虚水泛，以小便不利，头眩，身瞤动，振振欲擗地为主症的真武汤证。此外，还有辛甘化阳、酸甘化阴、阴阳并补的甘草干姜汤证、芍药甘草汤证、芍药甘草附子汤证等。

（4）太阳病随经之变，引起蓄水证或蓄血证 蓄水证以小便不利，微热消渴，或烦渴，甚至“水逆”为特点，主要病机是膀胱气化不利而水蓄下焦，治法通阳化气利水，主方为五苓散。蓄血证以小便自利，小腹急结硬满，神志失常，脉象沉涩或沉结等为特点，主要病机是邪热与血结于下焦，治法攻逐瘀血，随蓄血之轻、重，分别选用桃核承气汤、抵当汤、抵当丸。蓄水与蓄血证同为有形之邪停于下焦，其主要区别点是小便通利与否，并应综合四诊表现认真分辨。

（5）太阳病因治不及时，或汗不如法，或误治演变为寒热错杂，虚实兼夹证 例如：以痞并见恶寒汗出为主症的附子泻心汤证；以痞、呕吐为主症的半夏泻心汤证；以痞、干噫食臭为主症的生姜泻心汤证；以痞、下利日数十行为主症的甘草泻心汤证；以痞，噫气不除为主症的旋覆代赭汤证；以腹中痛、欲呕吐为主症的黄连汤证等，皆以寒热并用，扶正祛邪为大法。

此外，对火逆伤阴证，仲景虽论述欠详，有证无治，但对后世医家也不无启发。

总之，太阳病的兼证、变证多种多样，是多种原因引发的，必须审病求因，治病求本，辨证论治，用原文的话说，即“观其脉证，知犯何逆，随证治之”。总以祛除病邪，扶助正气，使阴阳自和为目的。

4. 太阳病类似证 主要方证有二：一是十枣汤证，其患者初病有头痛发热、汗出等表现，此为痰饮病初起，正邪相争于里，营卫失调于表之证候，不是太阳中风证。二是瓜蒂散证，虽“病如桂枝证”，实为痰饮停留于胸膈之病证。二方证与太阳病类似，不可误认为太阳病而妄施汗法。此外，温病初起证、湿病在表证、暍病夹湿证等，都与太阳病有类似之处。上述类似病证，必须认真鉴别，明确辨证，谨防误诊、误治。

笔者多年的临床观察与学习心得，越来越明确地认识到：以上所述的太阳病兼证、变证及类似证，多为宿有内伤杂病而复感外邪证候，或病本在内而类似外感，若误诊、误治，势必加重病情，甚至造成“坏病”，对如此以内伤为主，或外感为主，或本为里证却疑似兼表证之证候，诊治必须倍加审慎，方不致误。

辨阳明病脉证并治

《伤寒论》对阳明病的辨证论治是第179~262条，共84条。

阳明，指足阳明胃经与手阳明大肠经。足阳明胃经，起于鼻旁，下循鼻外，入上齿中，还出挟口环唇，下交承浆，循颊车，经耳前，上发际，至额颅；其支者，从大迎前下人迎，循喉咙，入缺盆，下膈属胃络脾；其直行者，从缺盆下循胸腹而至足。手阳明大肠经，起于食指，循臂外侧前缘上肩，下入缺盆，络肺，下膈，属大肠。

本篇首先以“太阳阳明”“正阳阳明”“少阳阳明”叙述了阳明病的成因，继之以“胃家实”三字高度概括了阳明病之里实热证的病机特点。

阳明病可概括为两大类型：一为经证，即燥热亢盛，肠胃尚无燥屎阻结，表现身大热、汗出、不恶寒、反恶热、烦渴不解、脉洪大等证候，以清法为主，如白虎汤之类；二为腑证，即燥热之邪与肠中糟粕相搏结而成燥屎，腑气不通，表现潮热、谵语、腹满硬痛或绕脐疼痛、大便硬结、手足濈然汗出、脉沉实有力、舌苔黄燥或焦裂起刺等证候，以下法为主，如三承气汤之类。此外，润下法及导法，亦列入本篇。总之，阳明病里实热证的治疗原则，以清热、攻下为主，不可施用发汗、利小便等法。

上述之外，本篇还有湿热发黄的“治黄三方”；热扰胸膈的栀子豉汤证；水热互结的猪苓汤证；胃虚气寒的吴茱萸汤证及阳明蓄血证等。这提示，阳明病以里实热证为主，尚有其他病变需要辨别，适当治疗。

尤在泾说：“太阳病从外入，是以经病多于腑病，若阳明则腑病多于经病，以经邪不能久留，而腑邪常聚而不行也，故仲师以胃家实为阳明正病。本篇先列腑病于前，次列经病于后，遵先圣之法也。而经病有传经、自受之不同，腑病有宜下、宜清、宜温之各异，详见各条，要皆不出为正治之法也。此为上篇，凡四十九条。其次则为明辨法，盖阳明以胃实为病之正，以攻下为法之的，而其间有经腑相连，虚实交错，或可下，或不可下，或可下而尚未可下及不可大下之时，故有脉实、潮热、转矢气、小便少等辨及外导、润下等法。又其次为杂治法，谓病变发黄、蓄血诸候，非复阳明胃实及经邪留滞之时，所可比例，或散或下，所当各随其证而异其治者也。此为下篇，凡三十三条。”（《伤寒贯珠集·辨列阳明条例大意》）

【原文】问曰：病有太阳阳明，有正阳阳明，有少阳阳明，何谓也？答曰：太阳阳明者，脾约是也；正阳阳明者，胃家实是也；少阳阳明者，发汗、利小便已，胃中燥烦实（按：《玉函》卷三、《翼方》卷九“燥”下并无“烦实”二字），大便难是也。（179）

【提要】 阳明病按成因不同可分为三类。

【简释】 本条自设问答，说明阳明病的成因有三：一是素有脾约病（详见第247条），又感受外邪，称之为“太阳阳明”；二是既无太阳病，又无少阳病，而是阳明经自病而成胃家实，称之为“正阳阳明”；三是少阳病误用发汗、利小便，损伤津液而导致胃燥便难，称之为“少阳阳明”。

【验案精选】

1. **太阳阳明病** 一豪子郭氏，得伤寒数日，身热头疼，恶风，大便不通，脐腹膨胀，易数医。一医欲用大承气，一医欲用大柴胡，一医欲用蜜导，病家相知，凡三五人，各主其说，纷然不定。最后请予至，问小便如何？病家云：小便频数。乃诊六脉，下及趺阳，脉浮且涩，予曰：脾约证也，此属太阳阳明。仲景云：太阳阳明者，脾约也。仲景又曰：趺阳脉浮而涩，浮则胃气强，涩则小便数，浮涩相搏，大便则硬。其脾为约者，大承气、大柴胡恐不当，仲景法中麻仁丸不可易也。主病亲戚尚尔纷纷。予曰：若不相信，恐别生他证，请辞，无庸召我。坐有一人，乃弟也，逡巡曰：诸君不须纷争，既有仲景证法相当，不同此说何据？某虽愚昧，请终其说，诸医若何，各请叙述。众医默默，纷争始定。予以麻仁丸百粒，分三服，食顷间尽，是夕大便通，中汗而解。（《伤寒九十论·脾约证第八十二》）

按：若其人素有大肠之液亏而大便难，今人称谓“习惯性便秘”。如此患者再感受外邪，则属“太阳阳明者，脾约是也”。

2. **少阳阳明病** 表热九日，有汗不解，舌绛起刺，烦渴引饮，间作寒战之象，热甚下午，至夜神志时糊，脉洪无力。阳明经分之邪，又传少阳，阳明腑分之滞，灼伤津液，极似大柴胡证，而与脉情不符。细绎病情，正虚津竭。既非陷里之神糊，如何香开（按：指芳香开窍法）？致使内传，欲其腑滞能通，必俟津回液复。拟宗仲圣人参白虎汤意，参入景岳柴胡煎，庶与脉证符合。诸先生以为何如？参须一钱，柴胡四分，石膏七钱，鲜石斛七钱，玄参一钱，竹叶三钱，麦冬一钱五分，黑山栀一钱五分，知母一钱五分。

诒按：于虚实进退之间，惨淡经营，良工心苦。

邓评：此等病，非熟玩仲景书者不能道只字，学者宜三反焉。惟其烦渴脉洪，知非陷里之神糊。惟其洪而无力，故用石膏，更佐以参、麦。而又间作寒战，故必加柴胡以和解。面面周到，切实不肤。

孙评：表邪未化者，必先表而后里，此方是也。此等方真不愧临时应变，岂草率者所能学步乎？

再诊：汗热烦渴已减，舌绛淡而尖刺已少，津液稍回，正气较振，脉数未平，神志已爽。少阳、阳明之表分既清既泄，而腑分之滞尚待清润育阴而下也。切勿因滞而遽投荡涤。审证二字，其难其慎，临时应变，平日之工夫也。生地四钱，知母一钱五分，银花一钱五分，赤芍一钱五分，麻仁三钱，瓜蒌仁三钱，花粉一钱五分，丹皮一钱五分，鲜霍石斛一两。

诒按：此取增液以行宿滞之意。

邓评：至此而脉数未平，阴伤故也。此方以下腑滞，即增水行舟之意。盖右脉非弦实者，慎不可遽投荡涤。

孙评：银花、赤芍易以鲜首乌、地骨皮何如？（《增评柳选四家医案·张大曦医案》第362页）

3. **正阳阳明病、头痛** 背诵原著，学习理论是重要的，是基础，但理论必须与临床实践相结合，才能加深对理论的理解，也才能变成有用的活的理论。如《伤寒论》中“胃家实”一语，开始父亲引经据典，反复讲解，但理解还是不深。以后随父见习，见一位病人头痛，家父却投以大承气汤，遂问其理。父云：“病人便秘拒按，苔黄脉洪，是阳明经行于前，故病人头痛部位在前。用大承气汤以泻其实邪，邪去正复，头痛自然可愈。”至此才真正悟出“胃家实”之意。更加认识到理论与实践相结合的重要性。〔《名老中医之路·第二辑》（张珍玉）第211页〕

【**原文**】阳明之为病，胃家实是也[1]。（180）

【**注脚**】

〔1〕阳明之为病，胃家实是也：“阳明为病”是个主谓词组，主语“阳明”和谓语“为病”间加助词“之”字，取消句子独立性，表示语意未完，让读者等待下文。“胃家实是也”也是个主谓词组，主语“胃家实”，谓语“是”。“是”即“此”“这”的意思，它是指示代词作谓语，用来复指前边的“阳明之为病”。这种复指昭示了阳明病的特点——胃家实，反过来说，胃家实就是阳明病的特点。阳明病的原因可能不止一个，但要强调的是“胃家实”。

【**提要**】论阳明病提纲。

【**简释**】《灵枢经·本输篇》云：“小肠大肠皆属于胃。”故“胃家”包括胃肠而言。关于“胃家实”致实之由，柯韵伯的解释很详实，他说：“阳明为传化之腑，当更实更虚，食入，胃实而肠虚；食下，肠实而胃虚，若但实不虚，斯为阳明之病根矣。胃实不是阳明病，而阳明之为病，悉从胃实上得来，故以胃家实，为阳明一经之总纲也。然致实之由，最宜详审：有实于未病之先者；有实于得病之后者；有风寒外束热不得越而实者；有妄汗吐下重亡津液而实者；有从本经热盛而实者；有从他经转属而实者。此只举出病根在实，而勿得以胃实即为可下之症。按，阳明提纲与《内经·热论》不同。《热论》重在经络，病为在表；此以里证为主，里不和即是阳明病。”（《伤寒来苏集·伤寒论注·阳明脉证上》）

【**原文**】问曰：何缘得阳明病？答曰：太阳病，若发汗，若下，若利小便，此亡津液，胃中干燥，因转属阳明[1]。不更衣[2]，内实，大便难者，此名阳明（按：《玉函》卷三作“为阳明病”）也。（181）

【**注脚**】

〔1〕转属阳明：联系后文第185条分析，“转属”是说太阳病邪尚未全解，而病邪已入里化热，并见阳明病证候。

〔2〕更衣：解大便之雅称。

【提要】论太阳病误治亡津液转属阳明。

【简释】尤在泾："胃者，津液之腑也，汗、下、利小便，津液外亡，胃中干燥，此时寒邪已变为热，热，犹火也，火必就燥，所以邪气转属阳明也。而太阳转属阳明，其端有二：太阳初得病时，发其汗，汗先出不彻，因转属阳明者，为邪气未尽，而传其病在经；此太阳病，若汗，若下，若利小便，亡津液，胃中干燥，因转属阳明者，为邪气变热，而传其病在腑也。此阳明受病之因也。"(《伤寒贯珠集·阳明篇上·阳明正治法》)

按：对此条最后"不更衣，内实，大便难者，此名阳明也"一句，注家见解不一，可归纳为三：一是异名同义说。如成无己说："古人登厕必更衣，不更衣者，通为不大便。不更衣，则胃中物不得泄，故为内实。胃无津液，加之蓄热，大便则难，为阳明里实也。"(《注解伤寒论》)二是异名异义说。如吴谦说："为胃实之病者有三：曰不更衣，即太阳阳明脾约是也；曰内实，即正阳阳明胃家实是也；曰大便难，即少阳阳明大便难是也。"(《医宗金鉴》卷四)三是浅深不同说。如魏荔彤说："虽然，阳明固病矣。而其病亦有浅深不同，故其证亦不一。"(《伤寒论本义》卷四)三者哪种见解更符合本义呢？笔者赞成第一成氏注解。此条首句"何缘得阳明病"承上条"胃家实"句而来。论太阳病治法不当，"外邪不解，徒伤津液，及邪内人，燥结转甚"(周扬俊.《伤寒论三注》卷四)，故曰"此名阳明也"。

【原文】问曰：阳明病外证云[1]何？答曰：身热，汗自出，不恶寒，反恶热也。(182)

【注脚】

〔1〕云：《广雅·释诂》："云，有也。"

【提要】论阳明病外证的证候特点。

【简释】此承上文阳明病内证之实，复申明阳明病外证证候特点。柯琴说："阳明主里，而亦有外证者，有诸中而形诸外，非另有外证也。胃实之外见者，其身则蒸蒸然，里热炽而达于外，与太阳表邪发热者不同；其汗则濈濈然，从内溢而无止息，与太阳风邪为汗者不同。表寒已散，故不恶寒；里热闭结，故反恶热。只因有胃实之病根，即见身热自汗之外证，不恶寒反恶热之病情。"(《伤寒来苏集·伤寒论注》)

按：此条提示人们，阳明病腑实证虽以有形内实为主，其内实反映于外，必有阳明病"外证"表现，内外合参，确诊无疑。

【原文】问曰：病有得之一日，不发热而恶寒者，何也？答曰：虽得之一日，恶寒将自罢，即自汗出而恶热也。(183)

【提要】论初得阳明病的证候特点。

【简释】"病"字为上条阳明病之简称。承上文"不恶寒，反恶热"，明确指出亦有得之一日而恶寒者。而此之"恶寒"，非太阳表证恶寒，乃阳明病初，阳气内郁，卫气失和，故微微恶寒而不发热。其进一步发展，胃家盛实，热邪蒸发于外，故"恶寒将自罢，即自汗出而恶热也"。

按：此条所云"恶寒"，绝大多数注家皆认为"此以太阳伤寒传入阳明之外证言"。惟程应旄说："初得阳明，表气被阻，故亦有不发热而恶寒证，须臾即化热矣，邪不关表故也。"(《伤寒论后条辨》卷七)笔者赞同程氏见解。

【原文】问曰：恶寒何故自罢？答曰：阳明居中主土也，万物所归，无所复传，始虽恶寒，二日自止，此为阳明病也。(184)

【提要】承上条论恶寒自罢的原因。

【简释】章楠曰："此言正阳阳明之证，由阳明本经受邪而入腑者也。以阳明阳气最盛，故其邪初感虽有恶寒，得之一日，寒即随阳化热而恶寒自罢，即自汗出而发热也。良以阳明居中土，万物所归，邪既由阳明之经而受，随即顺道入腑，不复再传他处，故名正阳阳明为胃家实也。"(《伤寒论本旨》卷三)

【方证鉴别】

六经病恶寒证　六经病均有恶寒，惟阳明主燥，阳明病为阳热亢盛极期，故初起恶寒(恶寒之机见第183条之"按")而迅速自罢，此为阳明辨证要点。太阳病则是恶寒与发热并见，有一分恶寒未去，则有一分表证。少阳病则呈往来寒热之象，如不经治疗，则恶寒发热时轻时重，迁延日久。三阴病阴寒证多是畏寒而不发热，即使发热也是"热在皮肤，寒在骨髓也"(11)，不用温里回阳之剂，则恶寒鲜有自罢者。

【原文】本太阳初得病(按："初得"二字，与"病"字误倒)时，发其汗，汗先出不彻[1]，因转属阳明也。伤寒(按：《玉函》卷三、《翼方》卷九"伤寒"并作"病"字)发热无汗，呕不能食，而反汗出濈濈然[2]者，是转属

阳明也。（185）

【注脚】

〔1〕彻："彻者，尽也，透也。"（程应旄），"除也，言汗发不对，病不除也"（方有执）。

〔2〕汗出濈濈然：热而汗出，连绵不断的样子。

【提要】论太阳病转属阳明的两种成因。

【简释】本条阐述太阳病转属阳明的原因有二：一是太阳病初起，当用汗法治疗，若发汗不彻，外邪入里化热，因而形成阳明病；一是伤寒并未误治，而反汗出濈濈然者，是转属阳明也。此即太阳病篇第4条所谓"颇欲吐，若躁烦，脉数急者，为传也"。传的原因，是因素体胃阳偏盛，或素有邪热内蕴。

按：本条论述了太阳病转属阳明的两种情况。此外，还有因发汗太过亡津液而转属者，如前第181条与后第245条所述。

【原文】伤寒三日，阳明脉大。（186）

【提要】论阳明病主脉。

【简释】《素问·脉要精微论》曰："大则病进。"大脉为阳盛之脉，阳明病乃正邪俱盛的阶段，为里实热证。阳明病有经证与腑证之分，故此"阳明脉大"应有二义：病邪在经，脉洪大而偏浮；病邪入腑，脉大而沉实。

【方证鉴别】

大脉当辨虚实　大脉之诊，有虚实之分。实证脉大，大而有力，如本条所述；虚证脉大，大而无力，如《金匮》虚劳病篇第三条所谓的"脉大为劳"。

【原文】伤寒，脉浮而缓，手足自温者，是为系在[1]太阴。太阴者，身当发黄。若小便自利者，不能发黄。至七八日，大便硬者，为阳明病也。（187）

【注脚】

〔1〕是为系在太阴：此句是指示代词作主语，复指其前"者"字词组包含的内容。"系"，连属之义。

【提要】论太阴病转属阳明腑证。

【简释】脉浮而缓，本为表证，然无发热恶寒外候，而手足自温者，是邪已去表而入里，以脾脉主缓故也。邪入太阴，太阴主湿，湿郁化热，湿热蕴蒸，溢于肌表，身当发黄。若小便自利，湿有出路，则不能发黄。若经历七八日，小便自利，大便坚硬者，是胃家实之阳明病。此条论太阴病与阳明病相互转化的关系。太阴与阳明同属中土，但一属阳土主燥，一属阴土主湿。太阴与阳明同为里证，但一为里实热证，一为里虚寒证。燥湿可以互化，寒热可以演变，虚实可以转换。太阴病当脾阳恢复时，既可发生如太阴病篇第278条所述暴烦下利向愈的机转，又可由湿化燥，由寒变热，由虚转实，由阴出阳，形成本条所述的阳明病。

按：本条自"伤寒"至"七八日"38字，与太阴病篇第278条基本相同，只是末尾不同：此条曰"大便硬者，为阳明病也"；彼条曰"虽暴烦下利日十余行，必自止，以脾家实，腐秽当去故也"。

【原文】伤寒转系[1]阳明者，其人濈（按：《玉函》卷三"濈"下叠"濈"字）然微汗出也。（188）

【注脚】

〔1〕转系：钱潢说："转者，以此转属于彼，即传经之谓也。系，连属也。"《鬼谷子·中经》陶注："系，属也。"

【提要】承上文论伤寒转系阳明的主症。

【简释】"伤寒"，当属广义，应理解为外感疾病的总称，并非专指太阳伤寒。前第185条说："伤寒……汗出濈濈然者，是转属阳明也。"本条又说："伤寒转系阳明者，其人濈然微汗出也。"两条都是强调，濈然汗出是阳明病的主症特点之一。

【验案精选】

1. 麻疹后高热汗出　孙某某，女，3岁。出麻疹后，高热不退，周身出汗，其汗出情况，即一身未了，而又出一身，随拭随出，可以目见。因思仲景所说"濈然汗出"证何其似也。患儿口渴唇焦，饮水不辍，切其脉滑数，视其舌则见薄黄。辨证：为阳明气分热证，迫津外渗所致。治当清热生津，以防痉厥之变。处方：生石膏30g，知母6g，甘草6g，粳米一大撮。服1剂，即热退身凉，汗止而愈。（《伤寒论十四讲》第81页）

2. 外伤后便秘汗出　张某，女，42岁，农民。素体健，1978年秋，拉车送肥，不慎失足跌倒，架子车下滑，一侧车轮从其腹部轧过，当即感腹痛、腰痛、尿血，遂送我院附属医院外科住院就诊。经检查，一侧肾脏受损，但不严重，给予益损化瘀止血之剂治疗，次日血尿止，腰不痛，精神好转。但患者手足及胸腹汗出绵绵不断，乃邀我会诊。查患者腹中隐痛，脉缓，手足及胸部自汗不止，别无所苦，乃断为营卫不和。书方桂枝汤2剂，服后无效。再诊时问患者大便情况，告知自外伤至今，已4日未大便。因思《伤寒论》云："伤寒转系阳明者，其人濈然汗出也。"又，"不更衣，内实，大便难者，此名阳明也。"此病人手足及胸部濈然汗出不断，加之大便困难及腹痛，阳明主症已备，脉缓乃邪实于里，脉道滞塞所致，前辨之营卫不和乃误也。遂改用调胃承气汤加桃仁、红花等化瘀药。处方：大黄9g，芒硝18g（冲），炙甘草6g，桃仁9g，红花9g，当归尾12g，赤芍9g。服1剂后，大便即通，汗出全止。继予养血活血之剂，调理3日而安。（《伤寒论通释》第244页）

【原文】 阳明中风，口苦咽干，腹满微喘，发热恶寒，脉浮而紧。若下之，则腹满，小便难也。（189）

【提要】 论阳明病表邪未解，当慎用下法。

【简释】 尤在泾："口苦咽干，阳邪内侵也。腹满微喘，里气不行也。发热恶寒，表邪方盛也。夫邪在里者已实，而在表者犹盛，于法则不可下，下之则邪气尽陷，脾乃不化，腹满而小便难矣。此阳明自中风邪，而表里俱受之证，是以脉浮而紧。盖太阳脉紧，为表有寒；阳明脉紧，为里有实。前第三十条（按：指第201条）云：阳明病，脉浮而紧者，必潮热，发作有时，意可参考。"（《伤寒贯珠集·阳明篇上·阳明正治法》）

【原文】 阳明病，若能食，名中风；不能食，名中寒。（190）

【提要】 以能食与否辨阳明中风与中寒。

【简释】 阳明中风，风为阳邪，容易化热，能助胃阳消谷，故能食。阳明中寒，寒为阴邪，易伤胃阳，不能腐熟水谷，故不能食。阳明病之能食与不能食，与胃气的强弱有一定关系。此以能食与否辨中风中寒，非绝对之辞。

按：尤在泾："论中凡言阳明中风、阳明病若（按："若"于此表示选择关系，可译"或""或者"）中寒及少阳中风、太阴少阴厥明中风等语，皆是本经自受风寒之证，非从太阳传来者也，学者辨诸。"（《伤寒贯珠集·阳明篇上·阳明正治法》）

【原文】 阳明病，若中寒者，不能食，小便不利，手足濈然汗出，此欲作固瘕（按：《玉函》卷三、《翼方》卷九"固"并作"坚"；《明理论》卷上"固"作"痼"），必大便初硬后溏。所以然者，以胃中冷，水谷不别（按：《圣惠方》卷八"别"作"化"）故也。（191）

【提要】 论阳明中寒欲作固瘕病证。

【简释】 平素胃阳不足，复感寒邪，中焦阳虚，以致脾胃受纳、腐熟、转输水谷的功能失常，所以不能食、小便不利；中阳不足，不能固护于四末，可出现手足濈然汗出；胃中虚冷，水谷不化，若大便初硬后溏，此欲作固瘕。"固瘕者，寒气结积也"（成无己）。

【方证鉴别】

阳明病"手足濈然汗出"（本条与第208条）辨 阳明病，不能食，手足濈然汗出，小便数，大便硬，为腑实燥结，当用下法。本证不能食，手足濈然汗出，小便不利，大便初硬后溏，为胃中虚冷，水谷不别，当用温中健脾之剂。同为阳明病，证候类似，但一属实热，一属虚寒，其脉象、舌苔、证候自有不同。

【原文】 阳明病，初欲食，小便反不利，大便自调，其人骨节疼，翕翕如有热状，奄然发狂，濈然汗出而解者，此水不胜谷气[1]，与汗共并，脉紧则愈。（192）

【注脚】

〔1〕水不胜谷气：即正邪交争，正胜邪退。"水"，泛指寒湿之邪；"谷气"，泛指正气。

【提要】 论湿痹可战汗而解。

【简释】 本条名曰"阳明病"，实则为《金匮》第2篇第14条所谓"湿痹"之候。由于水湿之邪留滞于体表，故"骨节疼，翕翕如有热状"；水湿之邪内困脾胃，脾之运化失职，导致膀胱经气不利，故"小便反不利"；"初欲食"，"大便自调"，说明病情尚轻；"奄然发狂"是神志症状，为正邪交争时表现烦躁不安等症，结合"濈然汗出而解"一句，可理解为战汗的过程。因而脉紧为战汗前之脉象，所谓"脉紧则愈"，即正邪（正气与水湿之邪）交争，"水不胜谷气"，最终正胜邪却，病邪随汗而解。

【原文】阳明病，欲解时，从申至戌上〔1〕。(193)

【注脚】

〔1〕从申至戌上：指从15时（点）始至21时末之内的时间段。

【提要】预测阳明病欲解时。

【简释】阳明之气，旺于申酉戌，此时正气得助，正能胜邪，故其病欲解。

按：六经病皆有“欲解时”各一条，其综合探讨见第9条。

【原文】阳明病，不能食，攻其热必哕，所以然者，胃中虚冷故也。以其人本虚，攻其热必哕。(194)

【提要】论胃中虚冷误下后的变证。

【简释】阳明病，胃中虚冷不能食者，若误认为属胃家实而用攻下实热的方法，势必导致胃败气逆而哕（呃逆）。

【原文】阳明病，脉迟（按：《金匮》第15篇第3条“迟”字后有“者”字），食难用饱，饱则微（按：《金匮》“微”作“发”字）烦头眩，必小便难（按：《金匮》“必”字在“小便”两字后），此欲作谷瘅。虽下之，腹满如故，所以然者，脉迟故也。(195)

按：本条于《金匮要略·黄疸病》篇第3条重出，文字基本相同。条文之着眼点在于“此欲作谷疸”一语。也就是说，该条乃论述谷疸发生之前的病机和脉症。笔者对该条的见解详见《金匮》。

【原文】阳明病，法（按：《翼方》卷九“法”作“当”）多汗，反无汗，其身如虫行皮中状者，此以久虚故也。(196)

【提要】论久虚之人患阳明病的外证。

【简释】尤在泾：“阳明者，津液之府也，热气入之，津为热迫，故多汗。反无汗，其身如虫行皮中状者，气内蒸而津不从之也，非阳明久虚之故，何致是哉？”（《伤寒贯珠集·阳明篇下·阳明明辨法》）

【方证鉴别】

阳明病与太阳病无汗、身痒辨 本条与第23条证候同有身痒一症，但彼为邪郁肌表不能透达，治宜小发汗以祛邪；此为正虚液亏不能作汗，治当养津液以扶正。

【原文】阳明病，反无汗而小便利，二三日呕而咳，手足厥者，必苦头痛；若不咳，不呕，手足不厥者，头不痛。(197)

【提要】论阳明病邪气表里上下进退之机。

【简释】尤在泾：“无汗而小便利，邪不外散，而气但下趋也。二三日呕而咳者，邪复从上行也。手足厥者，气仍不外达也，故必苦头痛。所以然者，下趋而极，势必上行，外达无由，上攻必猛也。若不咳不呕，则气且下行。手足不厥，则气得四达，何至上逆而头痛哉？读此，可以知阳明邪气上下进退之机。”（《伤寒贯珠集·阳明篇上·阳明正治法》）

【原文】阳明病，但头眩，不恶寒，故能食而咳，其人咽必痛。若不咳者，咽不痛。(198)

【提要】论阳明中风热邪上逆的证候。

【简释】尤在泾：“但头眩不恶寒，能食而咳者，阳明风邪变热，聚于胃而逆于肺也。咽居肺上，故必咽痛。若不咳者，肺不受热，则咽必不痛。不恶寒而头眩者，气方外淫而不内炽，亦何至能食而咳哉？”（《伤寒贯珠集·阳明篇上·阳明正治法》）

【原文】阳明病，无汗，小便不利，心中懊憹者，身必发黄。(199)

阳明病被火，额上微汗出而小便不利者，必发黄。(200)

【提要】以上两条论阳明病湿热发黄与误用火法的发黄证。

【简释】尤在泾：“邪入阳明，寒已变热，若更被火，则邪不得去，而热反内增矣。且无汗则热不外越，小便不利则热不下泄，蕴蓄不解，集于心下而聚于脾间，必恶热为懊憹不安。脾以湿应，与热相合，势必蒸郁为黄矣。额上虽微汗，被火气劫，从炎上之化也，岂能解其火邪哉？”（《伤寒贯珠集·阳明篇下·阳明杂治法》）

按：尤在泾将以上两条合注。关于黄疸病的病因病机，详见《金匮》第15篇。

【原文】阳明病，脉浮而紧者，必潮热，发作有时。但浮者，必盗汗出。(201)

【提要】论阳明病脉浮紧与但浮的辨证。

【简释】尤在泾："太阳脉紧，为寒在表；阳明脉紧，为实在里。里实则潮热，发作有时也。若脉但浮而不紧者，为里未实而经有热，经热则盗汗出。盖杂病盗汗，为热在脏；外感盗汗，为邪在经。《易简方》用防风治盗汗不止，此之谓也。"（《伤寒贯珠集·阳明篇上·阳明正治法》）

按：此条所述为已入阳明之证，而未离太阳之脉，法当随证以辨脉，不可据脉以定证。

【原文】阳明病，口燥，但欲漱水不欲咽者，此必衄。（202）

【提要】论阳明热在血分致衄的辨证。

【简释】尤在泾："阳明口燥，欲饮水者，热在气而属腑；口燥，但欲漱水不欲咽者，热在血而属经，经中热甚，血被热迫，必妄行为衄也。"（《伤寒贯珠集·阳明篇上·阳明正治法》）

【方证鉴别】

热病与杂病口燥辨 本条曰"阳明病，口燥，但欲漱水不欲咽"；《金匮》第16篇第10条说："病人胸满，唇痿舌青，口燥，但欲漱水不欲咽……为有瘀血。"一为杂病瘀血所致，一为热病热在血分所致，主症之"口燥"相同，而其病因病机及兼症有所不同，所当细辨。

【原文】阳明病，本自汗出，医更重发汗，病已瘥，尚微烦不了了者，此必大便硬故也。以亡津液，胃中干燥，故令大便硬。当问其小便日几行，若本小便日三四行，今日再行，故知大便不久出。今为小便数少，以津液当还入胃中，故知不久必大便也。（203）

【提要】论汗、小便、大便三者的关系。

【简释】尤在泾："阳明病不大便，有热结与津竭两端，热结者，可以寒下，可以咸软；津竭者，必津回燥释，而后便可行也。兹已汗复汗，重亡津液，胃燥便硬，是当求之津液，而不可复行攻逐矣。小便本多而今数少，则肺中之水精不直输于膀胱，而还入于胃腑，于是燥者得润，硬者得软，结者得通，故曰不久必大便出，而不可攻之意隐然言外矣。"（《伤寒贯珠集·阳明篇下·阳明明辨法》）

【原文】伤寒呕多，虽有阳明证，不可攻之。（204）

阳明病，心下硬满者，不可攻之，攻之利遂不止者死，利止者愈。（205）

阳明病，面合色赤[1]，不可攻之。必（按：《玉函》卷三"必"上有"攻之"二字）发热，色黄者，小便不利也。（206）

【注脚】

〔1〕面合色赤：即满面通红。成无己："合，通也。"

【提要】以上三条论阳明病不可攻下之例。

【简释】尤在泾："阳明虽有可下之例，然必表证全无而热结在肠中者，方可攻之。若呕多者，邪在膈也；心下硬满者，邪未下于胃也（按："胃"字应理解为"肠"）；面合赤色者，邪气怫郁在表也，故皆不可攻之。攻之则里虚而热入，其淫溢于下者，则下利不止；其蓄聚于中者，则发热，色黄，小便不利；其或幸而不死者，邪气竟从下夺而愈耳，然亦难矣。"（《伤寒贯珠集·阳明篇下·阳明明辨法》）

按：以上三条论不可攻之证，此后三条言可攻之三承气汤证。原文前后连贯，读者应详审之。

【原文】阳明病，不吐不下，心烦者，可与调胃承气汤。（207）

【提要】论正阳阳明病腑实心烦证治。

【简释】尤在泾："病在阳明，既不上涌，又不下泄，而心烦者，邪气在中土，郁而成热也。经曰：土郁则夺之。调胃承气，盖以通土气，非以下燥屎也。"（《伤寒贯珠集·阳明篇上·阳明正治法》）阳明病"心烦即谵语之根，甚则谵语。此亦大承气之初证也"。（黄元御.《伤寒悬解》卷六）

【验案精选】

心烦不寐 昔年余遇一少妇产后三旬，烦扰不宁彻夜不寐，凡中药安神养心之剂，毫无寸效，西药用大剂量氯丙嗪始能朦胧2小时，醒后仍心烦不安，迎余往诊。见其辗转床笫，不能安卧，舌苔白燥质赤，脉沉滑搏指。因思此属"胃家实"，《内经》谓："胃不和则卧不安。"《伤寒论》谓："阳明病，不吐不下，心烦者，可与调胃承气汤。"殆指斯类，因与调胃承气汤，处方：大黄15g，芒硝10g（冲），甘草10g。服药1剂，腹痛下泻一次，夜能入睡3小时；继服1剂，大便下泻二次，稀便色污极臭，此实热下夺之佳兆，从此夜能安寐，舌苔化，脉亦和缓。继以滋阴安神养心之剂而瘥。(《张琪临证经验荟要》第383页)

原按：胃肠实热于儿科尤多见，凡儿童夜间不能安睡，扬手掷足，不愿着衣被，手足心热，鼻孔赤，舌燥脉滑，便秘溲黄，予小剂量调胃承气汤频频饮之，大便通利诸症自除。儿童除惊吓外，鲜有情志之扰，不能安睡多属饮食不节，肠胃积热，此方颇宜。

【原文】 阳明病，脉迟，虽汗出，不恶寒者，其身必重，短气，腹满而喘，有潮热者，此外欲解，可攻里也（按：《玉函》卷三、《翼方》卷九“里也”并作“其里”）。手（按：《脉经》卷七“手”上有“若”字）足濈然汗出者，此大便已硬也，大承气汤主之。若汗多，微发热恶寒者，外未解也（按：《脉经》无“若汗……解也”十三字），其热不潮，未可与承气汤。若腹大满不通者，可与小承气汤，微和胃气，勿令致大泄下。(208)

大承气汤方：大黄四两（酒洗），厚朴半斤（炙，去皮），枳实五枚（炙），芒硝三合。上四味，以水一斗，先煮二物，取五升，去滓，内大黄，更煮取二升，去滓，内芒硝，更上微火一两沸，分温再服。得下，余勿服。

小承气汤方：大黄四两（酒洗），厚朴二两（炙，去皮），枳实三枚（大者，炙）。上三味，以水四升，煮取一升二合，去滓，分温二服。初服汤当更衣，不尔者尽饮之。若更衣者，勿服之。

【提要】 辨阳明病可攻与不可攻及大小承气汤的区别运用。

【简释】 条文可分三段解释：第一段从“阳明病，脉迟”至“大承气汤主之”，论迟脉用大承气汤的机制。此处的脉迟，是相对于白虎汤证脉滑而言，必沉实有力，为腑气不通、脉道郁滞不利所致。虽汗出却不恶寒，为表证已解。症见身重，短气，腹满而喘，有潮热及手足濈然汗出，知里实已成，故可用大承气汤攻下。本方能承顺胃气下行，使塞者通，闭者畅，故名“承气”。关于大承气汤方义，吴谦解释说：“诸积热结于里而成痞满燥实者，均以大承气汤下之也。满者，胸胁满急䐜胀，故用厚朴以消气壅；痞者，心下痞塞硬坚，故用枳实以破气结；燥者，肠中燥屎干结，故用芒硝润燥软坚；实者，腹痛大便不通，故用大黄攻积泻热。然必审四证之轻重，四药之多少适其宜，始可与也。”(《医宗金鉴》卷四）大承气汤煎法颇有深义，本方先煎枳、朴，“取五升，去滓，内大黄，更煮取二升，去滓，内芒硝，更上微火一两沸，分温再服”之煎法具有深刻道理（详见后“方证鉴别”）。此外，应用本方要中病即止，“得下，余勿服”。

第二段从“若汗多，微发热恶寒者”至“未可与承气汤”。此段是说，如仍有发热、恶寒的证候，为表证未解，当慎用下法。其热不潮，是热未入里，不仅禁用大承气汤，其他承气汤皆不可用。

第三段从“若腹大满不通者”至“勿令致大泄下”。此段论述了不用大承气汤而用小承气汤的原因。假如表证已解，应该攻下，但只有腹大满不通，虽腑实而燥结不甚，只宜小承气微和胃气。本方较大承气汤少芒硝，枳、朴用量亦少，且大黄不后下，药力自比大承气汤为轻。

【方歌】

大承气汤、小承气汤方歌与第70条调胃承气汤合编，见前第70条。

【方证鉴别】

1. **大承气汤证与小承气汤证** 柯琴说：“治阳明实热，地道不通，燥屎为患，其外症身热汗出，不恶寒反恶热，日晡潮热，手足濈濈汗出，或不了了；其内症六七日不大便，初欲食反不能食，腹胀满，绕脐痛，烦躁谵语，发作有时，喘冒不得卧，腹中转矢气，或咽燥口干，心下痛，自利纯清水，或汗吐下后热不解，仍不大便，或下利谵语，其脉实或滑而数者，大承气汤主之。如大便不甚坚硬者，小承气汤微和之。如大便燥硬而证未剧者，调胃承气汤和之。若汗多微发热，恶寒未罢，腹未满，热不潮，屎未坚硬，初硬后溏，其脉弱或微者，不可用。夫诸病皆因于气，积物之不去，由于气之不顺，故攻积之剂必用行气之药以主之。亢则害，承乃制，此承气之所由。又病去而元气不伤，此承气之义也。夫方分大小，有二义焉：厚朴倍大黄，是气药为君，名大承气；大黄倍厚朴，是气药为臣，名小承气。味多性猛，制大其服，欲令泄下也，因名曰大；味少性缓，制小其服，欲微和胃气也，故名曰小。二方煎法不同，更有妙义：大承气用水一斗，先煮枳朴，煮取五升，内大黄者取三升，内硝者，以药之为性，生者气锐而先行，熟者气钝而和缓，仲景欲使芒硝先化燥屎，大黄继通地道，而后枳、朴除其痞满，缓于制剂者，正以急于攻下也。若小承气则三物同煎，不分次第，而服只四合，此求地道之通，故不用芒硝之峻，且远于大黄之锐矣，故称为微和之剂。”（《伤寒来苏集·伤寒附翼》）

2. 大、小、调胃（29、70）三承气汤 大承气汤、小承气汤、谓胃承气汤等三方，俗称“三承气汤”。《伤寒论》对此三方的区别应用很有分寸及讲究，三承气汤均以大黄为主药，大承气汤主治痞、满、燥、实、坚俱全之阳明热结重证，攻下之力颇峻；小承气汤不用芒硝，枳、朴用量亦减，且三味同煎，故攻下之力较轻，主治阳明热结之轻证；调胃承气汤不用枳、朴，虽后纳芒硝，但大黄与甘草同煎，故攻下之力较上二方缓和，主治阳明燥实而痞满不甚之证。李中梓说：“承气有三种，用者大须审酌，必真有大热大实者，方与大承气汤；小热小实者，可与小承气汤；若但结热而不满坚者，仅与调胃承气汤，此为合法适宜也。若病大而以小承气攻之，则邪气不伏；病小而以大承气攻之，则正气必伤。”（《伤寒括要》卷下）

【大论心悟】

《伤寒杂病论》大小承气汤证原文概述

《伤寒论》记载大承气汤首见于本条，此外，在阳明病篇的第209、212、215、217、220、238、240、241、242、251~256等15条原文中均明确论及大承气证；少阴病篇第320、321、322条论及少阴急下之证；厥阴病篇论及“厥深者热亦深……应下之”。上述表明，热病阳明腑实证及少阴病、厥阴病热甚伤阴、腑气不通者，皆应以大承气汤急下之。记载小承气汤亦首见于本条，此外还有第209、213、250、251、374条等。

《金匮》对大承气汤的应用有4篇：在第2篇第13条用之治疗痉病里热壅盛证；第10篇第13条治疗腹满里实证，第21、22、23条用之治疗宿食在肠证；第17篇第37、38、39、40条用之治疗下利实热证；第21篇第3、7条用之治疗产后“胃实”证。上述表明，各种杂病，凡临床表现为里热成实者，均可考虑以大承气汤下之。《金匮》对小承气汤的应用只有第17篇第41条。

陈亦人论三承气汤的运用原则

关于阳明病下法的正确运用，陈亦人做了详细分析，认真归纳。笔者略作整理，节录如下。

1. 阳明腑实证的一般辨证 阳明腑实辨证主要根据四个方面：一是二便情况，大便多日不通，小便次频量多，所谓“小便数，大便因硬”（250），“须小便利，屎定硬”（251）；二是出汗情况，如“阳明病，其人多汗，以津液外出，胃中燥，大便必硬”（213）。尤其是手足汗出，乃燥屎已成的征象，“手足濈然汗出者，此大便已硬也”（208）；三是发热情况，如“蒸蒸发热者，属胃也”（248），甚则“日晡所发潮热”（212）；四是腹部情况，如“腹满痛”（254）、“绕脐痛”（239）、“腹满不减，减不足言”（255）等。第一、二方面，就尿与汗以测知肠燥的程度；第三方面，突出阳明腑实证的发热特征；第四方面，则是阳明腑实证的腹诊。四者俱备，腑实证当然可以确诊，但是只要在大便多日不通，结合热型或腹诊，亦不难确诊为阳明腑实证。在腑实证已经确诊的前提下，还须进一步辨别证情的轻重，根据病情选方，才能提高疗效。通常是参考患者的进食情况，如能食，表明腑实程度尚轻；不能食，表明腑实程度严重。再者是参考脉象，如脉象滑疾，为燥结未甚；脉象迟实，为燥结已甚。腑实较轻的，只可用小承气汤，腑实剧重的，必须用大承气汤。

2. “慎重”与“果断”，是正确运用下法不可偏废的两大原则 下法是驱邪的重要手段之一，运用得当，则邪去正安，病情可立即好转；运用失当，则反伤正气，病势必更加严重。怎样才能正确运用？仲景示人用下法必须慎重又应果断的原则。在证情疑似难辨或邪实正虚的情况下，强调用下法必须慎重；当证势急剧，下缓则不通而阴竭，则主张用下法必须果断，只有当机立断，峻剂急攻，才有可能挽救垂危，稍有犹豫，就会贻误病机。阳明病篇对此有比较详细的论述，极有指导意义。例如三急下证，就是果断用峻下的实例。少阴病篇所载的三急下证，尽管临床表现与阳明三急下证不同，但应当急下的病机大体相同，也可参考。总之，慎重与果断，都是证情的需要，应全面理解，正确把握，从而提高下法的效果。

3. **“中病即止”与“连续用攻”，是使用下法应当注意的另一原则** 凡是攻邪之剂，都应当恪守“中病即止”的原则，如大承气汤方后有“得下，余勿服”，小承气汤方后有“若更衣者，勿服之”等，目的只有一个，那就是防止过剂伤正。但也不是绝对的，有时不但不是停后服，而且主张连续攻下，如“阳明病下之，心中懊憹而烦，胃中（当作肠中）有燥屎者，可攻”（238）。又如“大下后，六七日不大便，烦不解，腹满痛者，此有燥屎也。所以然者，本有宿食故也，宜大承气汤”（241）。如此下后复下，完全是根据病情的需要，体现了“除邪务尽”的思想。（《〈伤寒论〉求是》第59页）

古今医家对承气汤的变通应用概要

自张仲景创制三承气汤之后，后世医家在临证中根据病情的需要，师承气汤之方法，从多方面加减化裁，衍化出各具特点的承气汤，这是对三承气汤证的发展。笔者将这些内容概述如下：

1. **古代医家对三承气汤的变通应用** 大致可以归纳为两大类：

第一，攻下与解毒、凉血、活血药合方。即于承气汤中酌情配伍清热解毒、泻火凉血及活血行气药，如黄芩、黄连、黄柏、栀子、石膏、知母、生地、赤芍、桃仁、莱菔子等。方如大黄汤、三黄汤、三黄丸、解毒承气汤、导赤承气汤、白虎承气汤、复方大承气汤。

第二，攻邪与扶正兼顾。即于承气汤中适当加入益气养血的人参、海参、当归，或者加入滋阴增液的生地、玄参、麦冬等，方如黄龙汤、新加黄龙汤、增液承气汤。

大承气汤经过上述多方面的衍化，则功效由原来的峻下热结，发展到泻热解毒、泻火凉血、清气攻下、活血攻下、补气养血攻下及增液攻下等方面。主治范围也由原来的单纯阳明腑实证，扩大到兼气分热毒证；热毒蕴蒸于肌肤（发痈）的表里同病；热结胃肠而波及血分的气血同病；邪实正虚的虚实夹杂证。然而，变化虽多，总以承气汤证的主因（热结于胃肠）、制方大法（荡涤胃肠热结）、主药（大黄）三个基本要素为主。所治病证亦总是以阳明腑实证为主，根据其复杂的病情变化而加减化裁。这种“师其法而不泥其方”的精神，是善用经方的具体体现。

2. **当代对大承气汤的广泛应用** 近几十年来，中医及西学中工作者吸取古人经验，在辨证（病）论治思想指导下，把中医辨证与西医辨病结合起来，把三承气汤广泛应用于临床，疗效卓著，取得多方面的成果。题录如下：①破伤风；②急性呼吸衰竭。③肠梗阻。④阑尾炎。⑤纤维结肠镜检查前清洁肠道。⑥胆道疾病。⑦腹部术后肠胀气。⑧胰腺炎。⑨泌尿系结石。⑩急性脑血管疾病。⑪ 精神分裂症。⑫ 损伤性腹胀。⑬ 产后尿潴留。⑭ 小儿高热。⑮ 小儿肺炎等。上述急腹症及内、妇、儿等各科疾病，凡临床表现为肠腑热结者，皆可以本方或适当变通治之，方证相对，必获卓效。

3. **使用三承气汤的注意事项** 沈括《良方》自序说：“医诚艺也，方诚善也，用之中节也。”大承气汤用之中节，诚为峻下热结之良方。但用之不当，不仅无功，反而致害。注意事项如下：①表证未解，里未成实者，不宜用之。②“若病未危急而早下之，或虽系危急而下药过之，则又有寒中之患”（《医方考》）。③若邪重剂轻，则邪气不负；邪轻剂重，则正气转伤，当以中病为宜。④寒实内结证当用温下法，苦寒攻下自非所宜。⑤虚实夹杂证当用攻补兼施法。⑥阳明腑实伴有兼夹证（如血瘀、虫积等）者，应配伍治兼夹证药物。总之，方必对证，才为良方。（《金匮杂病论治全书·附翼》第643页）

腹 诊 论

腹诊即腹部的触诊。人体的大部分脏腑都在腹部。因此，许多疾病只有结合腹诊，才能做出正确诊断。从前面第103条之“大柴胡汤证是少阳腑证辨”那篇论文，以及此条〔验案精选〕的第一个名医验案，都论证了腹诊对正确诊断疾病的重要性。

本书编著至此，必须要探讨仲景诊断疾病的一个重要诊法——腹诊。腹诊是仲景医学的重要组成部分。诊脉、望舌固然是中医学的两大特征，而腹诊同样是中医学的重要诊法。人们议论中医时常说，中医治病就靠“三个指头，一个枕头”。这种议论有两种含义：一是褒义，即赞扬中医脉诊的功夫，脉诊的神奇！一是贬义，即讽刺中医太守旧！只凭诊脉怎能正确诊断所有的疾病呢？客观而论，对脉诊或绝对依赖，或完全否定都是极端而片面的。应该明确，一个高明的中医，他的诊病辨证靠四诊，靠四诊合参。其中“切诊”就包括了“腹诊”，我们的医圣张仲景就是如此。要全面地继承仲景医学，就要重视腹诊。大论中如何腹诊，腹诊在临床上有哪些实用价值？笔者总结了“三辨”，分述如下。

1. **辨病性** 病性指疾病的虚与实、寒与热。《金匮》第10篇第2条曰：“病者腹满，按之不痛为虚，痛者为实，可下之。舌黄未下者，下之黄自去。”此条表明，腹诊按之痛与不痛，是辨别虚实的一个要点。腹诊辨虚实的另一个要点，就是濡软与硬满。《伤寒论》第151条曰“按之自濡，但气痞耳”；第154条曰“心下痞，按之濡”；第347条曰“不结胸，腹濡”；第375条曰“按之心下濡”，都是从腹诊的濡软来辨无形之“虚”。如何从腹诊的硬满来辨有形之“实”，下面辨病位会明了这个问题。

2. **辨病位** 病位指疾病的部位。举例如下：①“三承气汤”证的病位在哪？第213条曰“腹大满不通”；第251条曰“腹胀满”；第243条曰“腹满痛”；第241条曰“绕脐痛”，其胀、满、痛皆在大腹，绕脐之所，即肠中之病也。②小陷胸汤证的病位在哪？第138条曰“正在心下，按之则痛”，即胃中之病也。③大陷胸汤证的病位在哪？第134条曰“心下因硬，则为陷胸”；第135条曰“心下痛，按之石硬”；第149条曰“心下满而硬痛”；第137条曰“从心下至少腹硬满而痛，不可近者”。这是什么病？用西医学的话来说，心下局部的病位，是“局限性的腹膜炎”；从心下至少腹广泛的病位，是“弥漫性的腹膜炎”。④大柴胡汤证的病位在哪？《金匮》第10篇第12条曰“按之心下满痛”；《伤寒论》第136条曰“热结在里”；第103条言其主症是“呕不止，心下急，郁郁微烦”，当然，还有“往来寒热”等。这是什么病？很可能是急性胆囊炎或急性胰腺炎。⑤桃核承气汤证与抵当汤证的病位在哪？第106条曰“少腹急结”；第124条曰“少腹当硬满”；第125条曰“少腹硬”，总之，是下腹部脏器之病变。⑥木防己汤证的病位在哪？《金匮》第12篇第24条曰“膈间支饮，其人喘满，心下痞坚……”请问，膈间支饮，怎么能造成上为喘而胸满，心下痞闷而坚硬的病变呢？“喘满”与“痞坚”是什么关系呢？如果不做腹诊，你能知道心下有形的“坚”吗？这几个问题的答案，详见《金匮》此条〔大论心悟〕。以上这些例文，足以说明腹诊辨病位的重要性。

3. **辨轻重** 凡病有轻重之分。同一种病，病的轻重关系着处方的剂量、剂型及疗效、疗程。以上述的大陷胸汤证为例，按之心下硬与石硬有无轻重之别？有。再以抵当汤（丸）证为例，“少腹硬”（125）与“少腹满”（126）有无轻重之别？有，故前者用抵当汤，后者用抵当丸。再看半夏、生姜、甘草三泻心汤证（149、157、158），十枣汤证（152），旋覆代赭汤证（161），桂枝人参汤证（163），大柴胡汤证（165）等，都有一个共同的腹部症状，即“心下痞硬”。这诸多方证的心下痞硬以及大陷胸汤证的心下硬满有无轻重之分？有，肯定有。只有区别轻重以及分辨虚实，明确病位，才能更准确地有的放矢，提高疗效。

最后说明，以上论腹诊，并没有把仲景医学之腹诊内容全部囊括，只是举例而言。读者应举一反三，意识到腹诊的重要性与必要性，并用诸实践。不要以为中医学与西医学诊断方法截然不同，而是有同有异。我们中西医工作者应该互相学习，取长补短，共同发展，以利苍生。有何异同呢？以腹部检查为例，中医叫“腹诊”，西医叫“触诊”。历史地看，中医是腹诊的鼻祖，西医继承并发展了腹诊的手法及内容，谓之“触诊”。切脉是中医的专长，西医对“脉学”的认识有待研究。

总之，作为一名现代中医，应坚守的原则是：衷中参西，守住自己的阵地，发挥自己的优势、专长与特色，并要与时俱进，学习吸收现代科学与现代医学的优秀成果，发展自己。

【验案精选】

一、伤寒

（一）伤寒阳明腑实证

1. **阳明腑实，阳证似阴，脉厥体厥** 社友韩茂远，伤寒，九日以来，口不能言，目不能视，体不能动，四肢俱冷，众皆曰阴证。比余诊之，六脉皆无，以手按腹，两手护之，眉皱作楚，按其趺阳，大而有力，乃知腹有燥屎也。欲与大承气汤，病家惶惧不敢进。余曰：吾郡能辨是证者，惟施笠泽耳。延至诊之，与余言若合符节，

遂下之，得燥屎六七枚，口能言，体能动矣。故按手不及足者，何以救此垂绝之证耶？（《医宗必读·卷五·伤寒》）

按：“腹诊”是仲景学说的精华之一，切不可忽视，故笔者做“腹诊论”。若临证只诊脉不按腹，而脉象又不足为凭者，则易造成误诊及误治，此案便是典型例证。

2. **神昏**

（1）苏州柴行倪姓，伤寒失下，昏不知人，气喘舌焦，已办后事矣。余时欲往扬州，泊舟桐泾桥河内，适当其门，晚欲登舟，其子哀泣求治。余曰：此乃大承气汤证也，不必加减，书方与之。戒之曰：一剂不下则更服，下即止。遂至扬月余而返，其人已强健如故矣。古方之神效如此。凡古方与病及证俱对者不必加减；若病同而证稍有异则随证加减，其理甚明。而人不能用，若不当下者反下之，遂成结胸，以致闻者遂以下为戒，颠倒若此，总由不肯以仲景《伤寒论》潜心体认耳。（《洄溪医案·伤寒》）

（2）张秀慧妻春月得病，大热，便闭，绝食七日，舌黑唇焦，神昏僵卧，呼之不应，举家号泣，治棺相待。余因游览，偶过其门，迎入诊视。尺脉只一丝未绝，面红如醉，遂以大承气汤加生地服之，下结粪数枚，四肢稍动，方能言语，复以滋阴生血之药连进旬余，乃得复旧。〔《二续名医类案》（方南薰·尚友堂医案）第1405页〕

3. **下利**

（1）同社王月怀，伤寒至五日，下利不止，懊侬目胀，诸药不效。有以山药茯苓与之，虑其泻脱。余诊之，六脉沉数，按其脐则痛，此协热自利，中有结粪，小承气倍大黄服之，得结粪数枚，诸证悉安。（《医宗必读·卷五·伤寒》）

按：本案与仲景所述“下利谵语者，有燥屎也，小承气汤主之”之病机、证候正相符合。“下利”者，燥屎内结而浊水旁流也；“懊侬”与“谵语”者，皆热扰神明所致也；脉象沉数与腹诊“按其脐则痛”，为阳明腑实证无疑。故以小承气汤倍用大黄治之而愈。

（2）梁某某，男，28岁。住某医院，诊断为“流行性乙型脑炎”。病已6日，曾连服中药清热、解毒、养阴之剂，病热有增无减。会诊时，体温高达40.3℃，脉象沉数有力，腹满微硬，哕声连续，目赤不闭，无汗，手足妄动，烦躁不宁，有欲狂之势，神昏谵语，四肢微厥，昨日下利纯青黑水，此虽病邪羁踞阳明，热结旁流之象，但未至大实满，而且舌苔秽腻，色不老黄，未可与大承气汤，乃用小承气汤法微和之。服药后，哕止便通，汗出厥回，神清热退，诸症豁然，再以养阴和胃之剂调理而愈。（《蒲辅周医案》第94页）

原按：此患者症见腹满微硬，谵语欲狂，热结旁流，目赤肢厥，身热无汗，脉沉数有力，乃里闭表郁之征，虽屡用清热、解毒、养阴之剂，而表不解，必须下之。下之则里通而表自和，若泥于温病忌下之禁，当下不下，里愈结而表愈闭，热结精伤，则会造成内闭外脱。

4. **渴喜冷饮**　胡某之媳，夏月患外感证，延诊时已七日矣。切脉弦数搏指，壮热谵狂，面目都赤，舌黑便秘，腹痛拒按。诊毕，令先取冷水一碗与服，某有难色。予曰：“冷水即是妙药，饮之无伤。盖欲观其饮水多寡，察其势轻重耳。”其姑取水至，虽闻予言，必尚犹豫，勉倾半盅与饮。妇恚曰：“何少乃尔。”予令尽碗与之，一饮而罄。问曰：“饮此何如？”妇曰：“其甘如饴，心地顿快。吾日来原欲饮水，奈诸人坚禁不与，致焦烦如此。”予曰：“毋忧，今令与汝饮，但勿纵耳。”因谓胡某曰：“汝媳病乃极重感证，邪踞阳明，已成胃实。”问所服何药？某出前方，乃小柴胡汤也。予曰：“杯水能救车薪之火乎？即投白虎泻心，尚是扬汤止沸耳。”某曰：“然则当用何方？”予疏大承气汤与之。某持方不决。邻人曰：“吾妇昔病此，曾服此方得效。”于是取药煎服。夜间便行两次，次早腹痛虽止，他证依然，改用白虎泻心及甘露饮三方出入，石膏用至四两，芩、连各用数钱，佐以银花、金汁，驱秽解毒。数日间，共计用药数斤，冷水十余碗，始得热退病除。众皆服予胆大。予曰：“非胆大也，此等重证，不得不用此重剂耳。”〔《二续名医类案》（程文囿·杏轩医案）第1261页〕

按：本案予患者冷水服之，与《温疫论》中“舍病治弊”一节所述颇相类同。吴又可说：“一人感疫，发热烦渴思饮冰水，医者以为，凡病须忌生冷，禁止甚严，病者苦索勿与，遂致两目火迸，咽喉焦燥，不时烟焰上腾，昼夜不寐，目中见鬼无数，病剧苦甚，自谓但得冷饮一滴下咽，虽死无恨。于是乘隙匍匐窃取井水一盆，置之枕傍，饮一杯，顿觉清亮；二杯，鬼物潜消；三杯，咽喉声出；四杯，筋骨舒畅；饮至六杯，不知盏落枕旁，竟而熟睡，俄而大汗如雨，衣被湿透，脱然而愈。盖因其人瘦而多火，素禀阳藏，始则加之以热，经络枯燥，既而邪传表，不能作正汗而解，误投升散，则病转剧，今得冷饮，表里和润，所谓除弊便是兴利，自然汗解宜矣。更有因食、因痰、因寒剂而致虚陷疾不愈者，皆当舍病求弊，以此类推，可以应变于无穷矣。”吴氏所谓“舍病治弊”是说不去治疗原发病，而是矫正因用药、护理（包括饮食宜忌）不当所造成的弊害，实为补偏救弊的一种治法。这种治法，即“除弊便是兴利”之意。但是，在病邪尚盛的情况下，不能“舍病”单纯去治弊，而是应该治病和治弊相结合，才能更有利于助正祛邪。

（二）温疫阳明腑实证

1. 施幼声，卖卜颇行，年四旬，禀赋肥甚，六月患时疫，口燥舌干，苔刺如锋，不时太息，咽喉肿痛，心腹胀满，按之痛甚，渴思冰水，日晡益甚，小便赤涩，得涓滴则痛甚，此下证悉备，但通身肌表如冰，指甲青黑，六脉如丝，寻之（重按）则有，稍轻则无，医者不究里证热极，但引陶氏全生集（明·陶节庵《伤寒全生集》），以为阴证。但手足厥逆冷过肘膝，便是阴证，今已通身冰冷，比之冷过肘膝更甚，宜其为阴证一也；且陶氏以脉分阴阳二证，全在有力无力中分，今已脉微欲绝，按之如无，比之无力更甚，宜其为阴证二也；阴证而得阴脉之至者，复有何说，遂主附子理中汤。未服，延予至，以脉相参，表里互较，此阳证之最者，下证悉具，但嫌下之晚耳。盖因内热之极，气道壅闭，乃至六脉如无，此脉厥也。阳郁则四肢厥逆，若素禀肥盛，尤易壅闭，今亢阳已极，以至通身冰冷，此体厥也。急投大承气汤，嘱其缓缓下之，脉至厥回，便得生矣。其妻闻一曰阴证，一曰阳证，天地悬隔，疑而不服。更请一医，指言阴毒，须灸丹田，其兄叠延三医续至，皆言阴证，乃进附子汤，下咽如火，烦躁顿加。逾时而卒（不久死亡）。（《〈温疫论〉评注》第183页）

按：上述病案载于《温疫论》中“体厥”一节之后。“厥”指厥冷而言，但有手足、四肢厥冷和全身厥冷之程度轻重的不同，亦有寒热虚实之异。温疫病高热情况下突然出现全身厥冷、脉搏细伏，是热极似寒的假象，故有“热深厥亦深，热微厥亦微”之说。这与寒邪直中三阴所生之厥逆和元气大亏阴阳离决之虚脱，实有原则性差别。在治法上清热泻实，还是温阳救逆亦绝然不同。病例施某六月患疫见“口燥舌干，苔刺如锋”，此属热证；“咽喉肿痛……小便赤涩，得涓滴则痛甚”，此亦热盛之象；“心腹胀满，按之痛甚”，此阳明腑实证据，所以吴氏指出“下证悉备”，是抓住了疾病的本质，确有见地。本证虽有身冷脉伏，实系热深厥深。有些医生置一派热证于不顾，仅凭全身厥冷一点而引陶氏有关辨别阴证的论点，实偏执一端。热极再用大热之药，下咽即毙，临床应引以为戒。

《温疫论》还有“论阳证似阴”一节，引录原文如下：“凡阳厥，手足皆冷，或冷过肘膝，甚至手足指甲皆青黑，剧则遍身冰冷如石，血凝青紫成片，或六脉无力，或脉微欲绝，以上脉证，悉见纯阴，犹以为阳证何也？及审内证，气喷如火，龈烂口臭，烦渴谵语，口燥舌干，舌苔黄黑或生芒刺，心腹痞满，小腹疼痛，小便赤色，涓滴作痛，非大便燥结，即大肠胶闭，非协热下利，即热结旁流，三焦悉见阳证，所以为阳厥也。粗工不察，内多下证，但见表证，脉体纯阴，误投温剂，祸不旋踵……”吴氏本节对阳证似阴的论述十分精辟，辨证非常细致，值得重视。本节所论是对《内经》的深刻发挥。《内经》说：“重阴必阳，重阳必阴”“重寒则热，重热则寒”，这是指寒证发展到极点，会见到热的假象；热证到了极点，也会出现寒的假象。这些证候的出现，一般表明疾病发展到危重的关头，辨证尤宜仔细，不要被假象所惑。

2. 朱海畴者，年四十五岁，患疫得下证，四肢不举，身卧如塑，目闭口张，舌上苔刺，问其所苦不能答，因问其子，两三日所服何药，云进承气汤三剂，每剂投大黄两许不效，更无他策，惟待日而已，但不忍坐视，更祈一诊。余诊得脉尚有神，下证悉具，药浅病深也。先投大黄一两五钱，目有时而小动，再投舌刺无芒，口渐开能言。三剂舌苔少去，神思稍爽。四日服柴胡清燥汤（载于“下后间服缓剂”一节中。处方为：柴胡、黄芩、陈皮、甘草、花粉、知母、姜枣煎服），五日复生芒刺，烦热又加，再下之。七日又投承气养荣汤（载于“解后宜养阴忌投参术”一节中。处方为：知母、当归、芍药、生地、大黄、枳实、厚朴、加生姜煎服），热少退。八日仍用大承气，肢体自能少动。计半月，共服大黄十二两而愈。又数日，始进糜粥，调理两月平复。凡治千人，所遇此等，不过三四人而已，姑存案以备参酌耳。（《〈温疫论〉评注》第56页）

按：吴又可《温疫论》在“因证数攻”（按：指用攻下法治病，只要有下法的适应证，就可用攻下逐邪，而且可以反复多次运用）一节后附录上述病案。其“因证数攻”正文说：“温疫下后二三日，或一二日，舌上复生苔刺，邪未尽也。再下之，苔刺虽未去，已无锋芒而软，然热渴未除，更下之，热渴减，苔刺脱，日后更复热，又生苔刺，更宜下之。余里周因之者，患疫月余，苔刺凡三换，计服大黄二十两，始得热不复作，其余脉证方退。所以凡下不以数计，有是证则投是药，医家见理不透，经历未到，中道生疑，往往遇此证，反致耽搁。但其中有间日一下者，有应连下三四日者，有应连下二日间一日者，其中宽缓之间（按：指暂缓用下药期间），有应用柴胡清燥汤者，有应用犀角地黄汤者。至投承气，某日应多与，某日应少与，其间不能得法，亦足以误事，此非可以言传，贵乎临时斟酌。”强调下法是吴氏治疗温疫病的主要方法之一。他主张“因证数攻”，“凡下不以数计”，竟毅然决定提出“下后”“再下之”“更下之”“更宜下之”，这种有邪必逐、除寇务尽的观点，确是治疗温疫病的有得之见。吴氏善用下法而不妄用下法，强调“有是证则投是药”，并指出在数次攻下之间要有间歇期，要讲究用量的多少，在停用下药期间要根据情况适当地间服清泄余热、调和胃气、养阴凉血的不同方剂等等。所有这些，充分体现了辨证论治的特点。

3. 壮热神糊，陡然而发，脉数大而混糊无序，舌垢腻而层迭厚布，矢气频转，小溲自遗，脘腹痞硬，气粗痰鸣。既非寻常六气所感，亦非真中、类中之证。观其濈濈自汗，汗热而不黏指，转侧自如，四体（即四肢）无强直之态，舌能伸缩，断非中风。设使外感，何至一发便剧，而安能自汗？倘守伤寒先表后里，下不嫌迟之例，是坐待其毙矣。亦曾读吴又可先里后表，急下存阴之论否？盖是证也。一见兰斑，则胃已烂，而包络已陷，迅速异常！盍早议下，尚可侥幸，诸同学以为然否？厚朴一钱，大黄八钱，黄芩一钱，枳实一钱，槟榔一钱，草果四分，知母一钱五分，陈皮一钱。

诒按：论证明确，方亦老当，绝无帮贴肤凑之弊。

邓评：脉之混糊，舌之垢腻以及壮热神糊陡然而发，故知其为疫邪无疑。矢气痞硬等见象，乃夹积之征；小溲自遗，缘神糊之极；而至气粗痰鸣，危险极矣。有邪盛而正气不胜之势，故亟亟乎仿又可先生先里后表、急下存阴之法，迟必不救。或者曰脉不滑实，苔不焦黄，何以用下法？不知治疫与常感不同，且疫邪之脉，大都混糊，用下不拘，即用犀、羚、石膏之类，亦不拘于脉也。

孙评：认病分清，良工心苦。里滞过急者，是当先里后表，此法之变也。法虽从达原饮化出，然非老手及历练深者，岂可轻于一试。

再诊：神志得清，表热自汗，腹犹拒按，矢气尚频，便下黏腻极秽者未畅，小水（按：即小便）点滴如油，脉数略有次序，舌苔层布垢浊。胃中秽浊蒸蕴之势，尚形燔灼。必须再下，俟里滞渐楚，然后退就于表。吴又可治疫之论，阐发前人所未备，甚至有三四下，而后退走表分者。若作寻常发热论治，岂不谬乎！大黄五钱，枳实一钱五分，玄明粉一钱五分，厚朴一钱，银花二钱，知母一钱五分，细川连五分，丹皮一钱五分，滑石三钱。

诒按：此等证，有下至三四次而后清者，必须有胆有识，方能奏功。后二方亦层次井井，的是老手。

邓评：此所谓疫者，即湿热夹秽毒之邪也，非清化轻剂所能治。前方用达原合小承气法，虽不能息其燔蒸，惟神志得清，已属效机耳。甚至有三四下而退表分者，因疫证恒有之，即伏温之深者，亦每每有之。孟英论伏邪如抽蕉剥茧，层出不穷者是也。

三诊：大腑畅通，悉是如酱如饴极秽之物。腹已软而神已爽，表热壮而汗反艰。舌苔半化，脉数较缓，渴喜热饮，小水（便）稍多。此际腑中之蒸变乍平，病已退出表分。当从表分疏通，先里后表之论，信不诬也。柴胡五分，枳实一钱，通草一钱，紫厚朴七分，法半夏一钱五分，连翘一钱五分，橘皮一钱，赤苓三钱，大腹皮一钱五分，藿香一钱。

邓评：惟其表热壮而汗反艰，知邪已退出表分，故凡时邪病未退而汗多泄者，皆里热郁蒸、邪不外达之咎，须随其源而清泄之，断不可因汗而投敛补。得敛补则邪火愈炽而汗泄愈多，学者不可不知。

四诊：表热随汗就和，舌苔又化一层，脉转细矣，神亦倦矣。病去正虚之际，当主以和养中气，佐轻泄以涤余热，守糜粥以俟胃醒。慎勿以虚而早投补剂，补之则反复立至也。桑叶一钱五分，石斛三钱，扁豆三钱，神曲一钱五分，丹皮一钱五分，豆卷三钱，甘草三分，橘白一钱，薏仁三钱，半夏曲一钱五分。

邓评：此疫邪伏于膜原之界，亦须逐层化解，故至此而舌苔又化一层矣。层次碧清，步伐井然。岂浅学者所能望其项背。

孙评：四案议论均透切之至，用药亦非躁急者所可虚拟。（《增评柳选四家医案·张大曦医案》第365页）

按：本案先后四诊，初诊首方用小承气合达原饮；再诊复下用大承气汤加味；三诊疫邪秽毒已由里退表，所处之方为因势利导，透邪外出之法；四诊病去正虚而余热未清，所处之方即竹叶石膏汤之法也。通览本案治疫之方之法，即师先圣仲景，又学后贤又可，灵活变通，非如此功夫，何以治如此之重病！此外，三家评、按亦发明颇多，皆经验之谈，值得学习。

4. 马某某，男，30岁，成都人，住四川省会理县北街。1920年3月患瘟疫病已七八日，延余诊视，见其张目仰卧，烦躁谵语，头汗如洗，问其所苦不能答，脉象沉伏欲绝，四肢厥逆，遍身肤冷，唇焦齿枯，舌干苔黑，起刺如铁钉，口臭气粗，以手试之，则口气蒸手，小便短赤点滴，大便燥结已数日未通。查其前服之方，系以羌活、紫苏、荆芥、薄荷、山楂、神曲、枳实、厚朴、栀子、黄连、升麻、麻黄及葛根等药，连进4剂，辛散发表过甚，真阴被劫，疫邪内蕴与阳明燥气相合，复感少阴君火，热化太过，逼其真阴外越，遂成此热深厥深，阳极似阴之证，苟不急为扑灭，待至真阴灼尽，必殆无救，拟下方治之。处方：大黄26g（泡水兑入），生石膏30g，枳实15g，厚朴15g，芒硝10g，知母12g，生地60g，黄连10g。服1剂，病情如故；服2剂后大便始通，脉息沉而虚数，但仍神识朦胧，问不能答；照方再服2剂，连下恶臭酱黑粪便，臭不可当，其后口津略生；又照原方再服2剂，大便始逐渐黄而溏，舌钉渐软，惟舌中部黑苔钉刺尚硬，唇齿稍润，略识人事，始知其证索饮而渴。进食稀粥少许，照前方去枳实、厚朴，加天冬、麦冬各15g，沙参20g，生地12g，甘草6g，将大黄分量减半。连进4剂后，人事清醒，津液回生，苔皮渐退而唇舌已润，惟仍喜冷饮。继以生脉散加味，连服3剂而愈。（《吴佩衡医案》第11页）

原按：阳明急下之证，患者已严重昏愦不省人事，不能询及渴饮与否，如症见壮热面赤，口气蒸手，唇舌焦燥，鼻如烟熏等则实热证情已具，即当急下，切勿迟疑，以免贻误病机，证变难挽。

按：本案救治之方为大承气汤加清热解毒、凉血养阴药。其攻下之力不可谓不猛，连服7剂才病有转机。由此可知，伤寒与温疫之下法有所不同也。

（三）四时温病

1. **风温时毒**　周恒和妇，年五十二岁，住徐舍市。原因：吸受风温，误服辛热。症候：头面赤肿，壮热便闭，谵语昏狂，口大渴，舌鲜红，溲赤而短。诊断：两脉洪数有力，已成阳明热盛之候。疗法：先用釜底抽薪法，后用清凉品以消热毒。处方：生川军五钱，元明粉三钱，生甘草一钱，济银花五钱，小枳实五钱，青连翘三钱，玄参五钱。次诊：服一剂，下大便二次，色黑而坚，后少溏薄，尚有昏谵。次方：生川军一钱，白池菊二钱，大青叶三钱，济银花五钱，冬桑叶二钱，天花粉五钱，生粉草一钱，活水芦根一两，生绿豆一两（煎汤代水），羌活八分，紫雪丹五分（开水先下）。三诊：服一剂热减，再剂肿全消。惟津亏热不退，不能眠，甘寒复苦寒法。三方：天麦冬各三钱，鲜生地五钱，小川连五分，鲜石斛三钱，济银花五钱，鲜竹叶三十片，大玄参三钱，汉木通八分，生绿豆一两，丝瓜络三钱，辰砂染灯心一十支。效果：一剂热清得眠，三剂痊愈。〔《重订全国名医验案类编》（过允文）第16页〕

廉按：识既老当，方亦清健，是得力于河间一派者。

2. **春温**

（1）春温误治　杨春芳，年48岁，南昌人，住广润门外。原因：房事过劳，时届春令，无以应生发之气，致发春温重症。误服辛温发表等剂，病日加重，延误旬日。症候：壮热不退，汗多口渴，大便旬余不通，舌苔黑生芒刺，病势危险已极。诊断：脉左右俱洪数鼓指，合参病势现象，察其前服各方，知系春温误药所致。症已至此，非大剂滋阴，兼涤肠，不及挽救。疗法：议以增液承气法，重用玄参、生地、麦冬为君，以滋水养阴，合大承气汤，以急下存津，此亦破釜沉舟之意也。处方：润玄参六钱，鲜生地六钱，杭麦冬五钱（去心），生川军三钱，川厚朴二钱，炒枳实二钱，元明粉二钱（冲），次诊：一剂，大便即通，热渴俱减，险象已除，遂改以复脉汤去姜、桂续进。细生地六钱，杭麦冬五钱，杭白芍三钱，阿胶珠三钱，生甘草二钱，火麻仁三钱（去壳，捣）。效果：服二剂，热渴均愈，惟胃阴不足，正气尚亏，又进益胃汤加减，以为善后调理。北沙参四钱，润玉竹三钱，细生地四钱，杭麦冬三钱，抱木茯神三钱，粉甘草二钱，鲜青果四枚（剖破，若无青果时不用亦可）。煎成后去渣，加上冰糖五钱烊化，频频服之，服四剂而痊愈。〔《重订全国名医验案类编》（陈作仁）第230页〕

廉按：春温误治，至舌黑而生芒刺，症势已险，方用增液承气法救误，确有巨功。惟续进减味复脉汤，稍嫌太骤。当先进益胃汤为合法，俟胃阴复而胃气健，然后用复脉法滋填收功，较为适当。

按：次诊处方为复脉汤去参、桂、姜、枣加白芍而成，既有“滋水养阴”之功，又有润肠通便之意，廉按言“稍嫌太骤”，不妥。

（2）春温夹食　张修臣子，年十二岁，住广德北乡。原因：初因伤风发热，头痛自汗，不寒而渴，余投以麻杏甘石汤，加薄荷、银花，一剂即愈。后因误食鲫鱼半碗，其症复作，他医进以辛燥，病转剧。症候：目肿如桃，头痛如劈，烦躁谵语，大渴引饮，潮热自汗，小便短数，大便不通，胃胀拒按。诊断：脉象滑实，舌绛苔燥，合病因脉症参之，此胃实证也。夫外邪初解，胃气必虚，正宜清淡滋养，以生津液，乃不戒于口，恣食荤腥，停滞于胃，复进辛燥，助阳耗液，食积得阳明燥化，致胃经所统属之地，皆结实不通。故目肿头痛者，阳明燥火上冲也。烦躁谵语者，胃热上蒸神明也。大渴引饮者，胃津竭而求救于水也。潮热者，阳明旺于申酉，实则得旺而剧也。自汗者，津液外泄也。小便短数者，津液下逼也。大便不通者，肠有燥屎也。病既内外皆实，自宜急下，以泻悍热之气，而救将绝之阴也。疗法：以大承气汤原方，先煎枳、朴，继纳大黄，次入芒硝，盖取生者气锐而先行，熟者气钝而和缓之义，欲使芒硝先化燥屎，大黄继通地道，而枳、朴除其积滞，皆所以通泄大肠而逐热也。处方：厚朴五钱，枳实四钱，大黄四钱，芒硝三钱。以水三碗，先煮枳、朴取二碗，去滓，纳大黄，煮取一碗，去滓，纳芒硝溶化，顿服。效果：服一剂，下燥屎数十枚，诸恙霍然，令以米饮调之，一周而愈。〔《重订全国名医验案类编》（钱存济）第231页〕

廉按：案语多所发明，选方极为确切，非精研《伤寒论》，胆识兼全者不办。

3. 伤暑

（1）伤暑积热化泻　郑友嘉，年十二岁，住汕头。原因：初因伤暑发热，腹痛水泻。服济众水而泻止，热与痛更甚。继服香薷饮，病益增剧。改服白虎汤等药，亦不觉其效，病延七八天。症候：午后热甚，夜分谵语，舌苔黄厚焦燥，口渴引饮，脐腹绞痛。诊断：脉沉滑数，右手重按实而有力，此阳明实证，化为痛泻也。《伤寒论》曰："阳明病，谵语有潮热，反不能食者，胃中必有燥屎五六枚也。"盖胃有支络上通于心，故热盛蒸心则为谵语，燥屎在大肠则腹痛，午后潮热者，阳明旺于申酉之时也。初因伤暑自泻，邪有去路，乃其吉兆。反遽止之，留于肠胃，劫烁津液。苟非急下救阴，则燎原之势，安能遏乎？疗法：仿三一承气汤加减，经云："热淫于内，治以咸寒，火淫于内，治以苦寒。"故君大黄之苦寒以泻热，臣芒硝之咸寒以软坚，更佐甘草之和，以缓硝黄直下之性，俾肠胃积热，皆得从容下行，复使以枳实行气宽中，直达幽门，俾积热速从大肠排泄也。处方：生大黄三钱，粉甘草钱半，枳实一钱，芒硝四钱。上药前三味，先煎去滓，再纳芒硝，更上火微煎令沸，分二次温服。次诊：服后三小时，大便下坚粪数枚，再服余药，少顷秽粕杂下，腹痛顿止，是夜谵语不作。余热未净，改用甘寒退热法。复方：生石膏三钱，白知母二钱半，甘草五分，粳米一百粒，淡竹叶二钱，生芦根三钱，原麦冬三钱。煎汤，日服一剂。效果：三日而痊，稀粥淡养数天，平复如常。〔《重订全国名医验案类编》吴宗熙）第265页〕

廉按：积热化泻，夏令最多，必先通因通用，此为自然疗法。若反其道而行之，变症百出，病势之常也。此案辨证处方，颇有胆识，学者深可为则。

（2）暑热食积成痢　张惟慎，年二十五岁，住南通。原因：内有宿食，兼夹暑热。症候：里急后重，初起红白相兼，继则纯赤，滞下腹疼，苔黄溺赤，呕逆不食。诊断：脉象滑数，滑有宿食，数即热征，滑而兼数，暑热食积互蕴肠胃，闭塞不通，致成噤口赤痢。疗法：此时祛暑不及，消食不遑（闲暇。不遑，没有功夫），惟有釜底抽薪一法，以冀秽毒下行，或可挽回。处方：生大黄三钱，枳实二钱，厚朴钱半，元明粉三钱（冲），川黄连一钱，金银花三钱，鲜生地五钱，原麦冬三钱，玄参三钱，连翘三钱。效果：一剂平，二剂微效，三剂大效，后调理半月而安。〔《重订全国名医验案类编》（丁佑之）第371页〕

廉按：暑毒赤痢，夏秋最多，釜底抽薪，却是去痢之捷法。方用大承气汤加银、翘、川连，已足攻其病毒，其中增液法，似嫌用得太早。

4. 湿温化燥成实　有一次遇一湿温病人（相当于今之肠伤寒，当时氯霉素未发明，不论用中、西药物，病死率均较高），虽当壮年，但精神极萎，高热神昏已10天，渴不喜饮，白痦布满胸腹，腹满纳少，大便已数日未行，舌红苔黄腻。我先以三仁汤合连朴饮治疗不效，后改苍术白虎汤加减投与，发热始终不退。以往老师教导我：湿温的治疗效果很慢，不求有功，但求无过，以守为主，不宜攻伐。因湿性黏腻，最难骤化，欲速则不达。且湿邪与温相合，或从阳化热，或从阴变寒，且湿温即使治疗得当，但变证蜂起，甚难预测，故用药以稳为主，不宜用猛攻之剂，以免万一病人不幸死亡，引起法律纠纷。这是老师的经验之谈，以往他吃过这方面的亏，被人敲诈去不少钱财。所以我看丁师治疗湿温，也是以三仁汤、苍术白虎汤、葛根芩连汤、甘露消毒丹等方加减，四平八稳，疗效甚慢，病人常一候、二候、三候（30天）才能步入坦途。加上又限制饮食（忌口），病人愈后只剩下皮包骨头，头发全脱，恢复甚慢，少则半年，多则数年才能复原。

我想打破常规，见此人有腹满便结，壮热无汗，形体尚壮，属于阳明胃家实，试以大承气汤合黄连解毒汤加藿香，发热即大减，再以连朴饮合甘露消毒丹加减治愈。时间较之以往缩短很多，病人愈后不久即恢复工作。似这样不断地实践，逐步形成自己独到的经验，我认为这是每一个学医者必须经过的磨炼过程，不然纵读万卷书，还是无用。〔《名老中医之路·第一辑》（陈耀堂）第250页〕

5. **肺燥胃实致咳** 陈周溪，年近四旬，身体强盛，广德屠幸税经理，住本城。原因：时值秋燥司令，先房事，后宴会，酒罢当风而卧，醒则发咳。症候：干咳无痰，胸膺板闷，胃脘拒按，口干喜冷，日晡发热，夜不安寐。诊断：六脉强直有力，舌苔黄燥，合病因脉象断之，乃肺燥胃实也。先以清燥活痰药投之，不应。继以消导豁痰药治之，转剧。此由时值燥令，胃肠积热化燥，燥火横行，宜其无济也。疗法：大承气汤合调胃法，君以苦寒荡积之大黄，佐以咸寒润燥之芒硝，臣以苦辛开泄之朴、实，少加甘草以缓硝黄之峻为使。处方：川锦纹一两（酒洗），川卷朴三钱，炒枳实三钱，玄明粉三钱，生甘草钱半。上药先煎，后纳玄明粉，俟玄明粉溶化，去滓顿服。效果：服一剂，下燥屎数十枚，其病霍然。改用清燥救肺汤二剂，以善其后。〔《重订全国名医验案类编》（钱存济）第186页〕

廉按：燥之一证，有由风来者，则十九条内“诸暴强直，皆属于风”是也；有由湿来者，则十九条内“诸痉项强，皆属于湿”是也。风为阳邪，久必化燥，湿为阴邪，久亦化燥，并且寒亦化燥，热亦化燥，燥必由他病转属，非必有一起即燥之证，《内经》所以不言燥者，正令人于他症中求而得之，由是而证以经文，及《伤寒论》各病，则凡六经皆有燥证。嘉言所制清燥救肺汤一方，独指肺金而言，断不足以概之。若言六经之燥，则惟阳明一条，最为重候。盖手足阳明之胃大肠，正属燥金，为六气之一，而可独指肺金为燥哉？嘉言惟不识十九条之皆可以求燥证，故不知十九条之所以无燥证耳。至补出秋燥一层，自有卓见，不可没也。此案却合胃大肠燥金为病，清燥消滞，其何济乎！断证既明，放胆用三一承气汤，苦温平燥，咸苦达下，攻其胃肠燥实，善后用清燥救肺，先重后轻，处方用药，步骤井然。

（四）热病战汗

1. **春温战汗** 王皱石广文令弟，患春温，始则谵语发狂，连服清解大剂，遂昏沉不语，肢冷如冰，目闭不开，遗溺不饮，医皆束手。孟英诊其脉，弦大而缓滑，黄腻之苔满布，秽气直喷。投：承气汤加银花、石斛、黄芩、竹茹、玄参、石菖蒲，下胶黑矢甚多。而神识稍清，略进汤饮。次日，去（芒）硝、（大）黄，加海蛇、芦菔（按：为“莱菔”之异名。是十字花科植物“莱菔”的新鲜根。与“莱菔子”功用主治类似）、黄连、石膏，服二剂而战解肢和，苔退进粥，不劳余力而愈。

继有张镜江邀（孟英）治叶某，又钱希敏之妹丈李某，孟英咸一下而瘳。惟吴守旃之室暨郑又侨，皆下至十余次始痊。今年时疫盛行，医多失手，孟英随机应变，治法无穷，救活独多，不胜缕载。（《回春录新诠》第23页）

按：温邪不从外解，又未逆传，必致里结，法当攻下。柳宝怡云：“邪热入胃，不复他传，故温热病之热结胃腑，得攻下而解者，十居之七。”于此可见，下法在温病治疗中具有重要功用，所述王皱石弟一案，属于伏气温病，因邪从里发，故始则谵语发狂，此乃热结阳明腑实之证，不从卫分循次传来。苔黄腻，秽气喷人，须投承气汤合清热豁痰之药，使病邪转到气分，得战汗透解。须知温病与伤寒不同，温病因湿热内停者，大便本不干结，若峻猛下之，气阴随伤，湿邪仍胶结不去，故只宜轻法频下之。叶天士明确指出：“伤寒大便溏为邪已尽，不可再下；湿温病大便溏为邪未尽，必大便硬……以粪燥为无湿矣。”

2. **温疫战汗** 张某某，男，年30岁，住四川省会理县东门外。1924年3月，感瘟疫之邪而病，服前医之方香苏散合升麻葛根汤加羌活、枳壳、白芷、防风、黄芩等二剂未效。病已八九日，延余诊视，壮热烦渴饮冷，谵语烦躁，大便不通，小便短赤，脉来洪数，舌苔黄而生芒刺，唇赤而焦，鼻如烟煤而干燥。此系瘟疫邪气传里入腑之证，邪热内甚，形成亢阳灼阴，真阴涸竭，急当釜底抽薪以救真阴。拟白虎合承气汤方加味治之。处方：生石膏30g，知母13g，生甘草6g，白粳米13g，寸冬16g，生大黄13g（泡水兑入），芒硝10g，厚朴13g（炒），枳实13g（炒，捣碎），生地13g。服后下出硬结燥屎一次。次日复诊：病状已减，壮热较退，口津略生，因嘱照原方再进一剂。三日复诊：服药后又解润大便3次，身热退去其半，谵语止，烦渴已减。拟用加味人参白虎汤，养阴生津并除余热。处方：人参24g，生石膏24g（碎，布包），知母12g，寸冬15g，生地15g，黄连5g，玄参10g，枳壳12g，大黄6g（泡水兑入），甘草6g，粳米1撮。服后当晚夜半，忽而肢冷畏寒，继则抖战不可忍，旋即大汗如洗，热退肤冷，脉微欲绝。斯时病家惶恐不已，促余再诊，视之则患者脉来缓弱，舌润，口生津液，渴饮已止，呼吸平和。当即告之，此名“战汗”，为病退之兆，切勿惊扰，但可温覆，否则战汗出而中止，病当不愈。4日清晨续诊：唇舌润，苔皮脱（按：黄苔剥脱），津液满口，已脉静身凉。大病悉退，进稀粥2碗，继以生脉散加当归、生地、杭芍养阴生津，服2剂而愈。（《吴佩衡医案》第16页）

原按：“壮火食气”为本病之癥结所在。邪热太盛，亢阳灼阴，真阴涸竭，患者已危在旦夕，今得凉下连进，邪热溃退，真阴来复，正气胜邪，“战汗”实为病愈佳兆。吴又可《瘟疫论·战汗》曰：“……忽得战汗，经气输泄，当即脉静身凉，烦渴顿除。”证诸临床，乃切实之经验。

3. **妊娠温疫战汗、尸厥** 蓉城东隅大慈寺侧，近机匠妇赵氏，怀孕弥月（即满月），得晚发疫，过十八日矣。日日服药，病转增剧，乃延余诊。入其门，诸医满座，见予至，去者半，留二人焉。予召机匠至前，详询所苦，拉杂道之，引入内室，见病妇卧地上，盖单被，离尺许，热气蒸人，面红黑，口裂，鼻息粗壮，唤使举手诊脉，不动；知已耳聋，伊夫以手势示之，忽摇头大叫，掀去单被，体赤露不知羞耻。脉得沉洪而实，见两乳伸缩，不禁大惊，语曰：“病于申酉时当死，此时辰初，犹可用药挽救，然非大下不为功。”留者两医曰：“温疫实证当下；孕妇敢下耶？下不大小俱伤耶？”予曰：“妇之罹此危也，皆诸公固执误之耳。明明阳明热证，当热未团结，白虎汤可解；今已恶候齐备，延至申酉阳明旺时，邪热亢极，津液尽倾，不死何待？且不见乳之伸缩乎？男子厥阴绝，舌卷囊缩而死；女子厥阴绝，舌卷乳缩而死。趁此一线未绝，姑尽吾技，以对病者，心乃安也。”急书大承气与之（大黄四钱，厚朴八钱，枳实五钱，芒硝三钱。用水先煮枳、朴，去渣入大黄，复去渣，再入芒硝，俟化与服），两医咋舌而退。予亦乘车而返。坐未定，伊夫奔来，谓诸医先告药店：“王寿芝所开系送终汤，万不可卖，卖必招祸。”予愤极，自撮一剂，复命与同至病所，督令煎服，坐视之。异哉！异哉！药不香也，病妇闻之，大呼：“好香药！好香药！”予知闻药而香，胃气未绝，即大佳兆。煎成，妇又大呼：“快与我吃。”伊夫掬一小碗灌之，顷又索药，予令与一大碗，且告以刻许，当得战汗，战时尔勿畏，汗出热退，病人必欲上床卧，卧或两三日，断不可惊醒，俟自醒大泻，病自解知。伊云：“先生施恩小坐，替予壮胆。”连连叩头，见之实不忍走，而腹号甚，令煮饮食我。饭未熟，病妇四肢乱动，口眼翕张，而大摇颤颤约两三刻，汗如雨下，热乃渐退；退尽手如冰，口无气而人死矣。斯时也，若母若姨若姊若妹一齐奔出，大哭大闹大骂，门外观者，目瞪耳语，老妪嫩妇，如观戏剧，而其夫乃请予走，余亦心摇目眩，耳聋口干，固不肯走。起而诊脉，脉乍时一动，动而复止，目又续动，大声呼曰：“众人且息，听予一言。若辈谓若死，若顷刻复生何以谢我？”其母曰：“谢线绉袍褂两套。”语际，病者大呻，若姨若姊若妹狂奔入室，恐尸走也。予起复诊，脉续续出，又告之曰：“病者再呻，必语欲上床卧，乃可扶起。”果应言而长呻，其气缓，其音平，谓：“何掷我地下。”予促其夫扶之上床，乃去。见老妪嫩妇指予偶语，不闻何说，归始早餐。噫嘻！名医岂易为哉！次日，其夫尚以睡为死，复来问故。予曰：“前言，睡当二三日，汝回静候，不死也。”果二日半乃醒。泻一次，又睡一日，醒大泄如注，腹馁思食。与粥，不欲，欲酸菜汤下饭。其夫来询，问再以何药，予曰：“不必药，少与饮食，自此无恙矣。”一月后以一豚、一雉、一鸭来谢，问袍褂，曰：“先生怜我怜我！”予笑遣之。〔《二续名医类案》王廷俊·寿芝医案）第2869页〕

原按：陈古愚曰：承气汤有起死回生之功，惟善读仲景书者，方知其妙。俗医以滋润之芝麻油、当归、郁李仁、肉苁蓉代之，徒下其粪而不能荡涤其邪，则正气不复，不能大泄其火，则真阴不复，往往死于粪出之后。于是咸相戒曰：润肠之物，尚能杀人，而大承气汤更无论矣。甚矣哉！大承气汤之功用，尽为彼庸耳俗目掩也。

张隐阉曰：伤寒六经，只阳明少阴有急下证，盖阳明秉悍热之气，少阴为君火之化，在阳明而燥热太甚，缓则阴绝矣。在少阴而火气猛急，弗战将自焚矣。非肠胃之实满也，若实在肠胃者，虽十日不更衣，无所若也。仲师所云急下六症，若究省不到，不敢急下，致病此者，鲜有能生之。且予常闻之曰：痞满燥实坚五证皆备，然后可下，噫！当下者，全不在此五证。

一阳明实证耳，孰不知用此方？而注意护胎，遂固执不敢与，以致不得汗，不得下，胃气将枯竭而死，不知经云：有故无殒，亦无殒也，衰及其半而止。金针度人，专为此等重证而言，予用此汤，看似放胆，其实成竹在胸，故敢肩此重任。服后手足乱动，口眼翕张者，阴气大至，脏腑通也。顷时战汗，亦阴阳凑拍，水气周遍，自内达表也；热退手如冰、口无气者，邪热退尽，正气续生，一时转轮不及也。幸此妇身体壮实，胎气稍固，可以听其药力旋转，热退正复，临危而安。若在膏粱罗绮中，剥丧太过，即用此药，亦必邪退而正不复，真死矣。医须眼明手快，胆大心细，方能济事。且《伤寒论》明训：传经三次，至十八日必死。此妇不死，有天幸焉！事后思之，不胜战栗！当时气盛，孟浪成功；在今日阅历久，顾忌多，亦不敢矣。后闻此妇满十二月，方生一子，良由病后虚弱，故羁迟耳。

按：此案叙述诊治过程惊心动魄！其认证施治之胆识，我辈望尘莫及！应发奋努力，继承中医精华。

二、杂病

（一）内科病

1. **痿证** 太学朱修之，八年痿废，更医累百，毫末无功。一日读余《颐生微论》，千里相招。余诊之，六脉有力，饮食若常，此实热内蒸，心阳独亢，证名脉痿。用承气汤，下六七行，左足便能伸缩。再用大承气，又下十余行，手中可以持物。更用黄连、黄芩各一斤，酒蒸大黄八两，蜜丸，日服四钱，以人参汤送。一月之内，去积滞不可胜数，四肢皆能展舒。余曰，今积滞尽矣，煎三才膏十斤与之，服毕而应酬如故。（《医宗必读·卷十·痿》第317页）

2. **心痛** 方左。病延二候，阙上痛，渴饮，大便八日不行，脉实，虽今心痛彻背，要以大承气汤主治。生川军四钱后入，小枳实四钱，中川朴一钱，芒硝二钱后入，全瓜蒌五钱。（《经方实验录》第32页）

拙巢注：下后胸膈顿宽，惟余邪未尽，头尚晕，乃去硝黄，再剂投之，即愈。

原按：大论曰："问曰：阳明病外证云何？答曰：身热，汗自出，不恶寒，反恶热也。"此概统白虎承气而言之。若求大承气汤之全部症状，当为：一，大便不行，腹痛拒按，此以胃中有燥屎故也。二，阙上痛，《内经》以阙上属喉间病，此概以气色言之，若阳明燥气上冲及脑，则阙上必痛，其不甚者则但胀耳。三，右髀有筋牵掣，右膝外旁痛，此为吾师所独验而得之者。四，脉洪大而实，然亦有迟者。五，日晡潮热。他若舌苔黄燥厚腻，大渴引冷，当在应有之例。然而不过言其常耳，若下列诸案所引，则其变也，知常知变，乃可与言大道。

吾师善用诸承气汤，历年治阳明实证，十九痊愈。吾师之用药也，麻桂膏黄，柴芩姜附，悉随其证而定之，绝不似世之名家，偏凉偏热，以执一为能事者。余敢曰：凡仲圣所某某汤主之云者，此皆一剂知，二剂已之方也，倘能药量适合，则一帖愈病，原属平淡无奇之事，安足怪者？而《伤寒论》中之阳明病占全书篇幅四之一，于承气汤尤反复推论，其详备明确远出三阴诸方之上，然则硝黄之用，复有何疑者？阅者能明此旨，是为知吾师者，是为知仲圣者。

按：阳明腑实证"虽今见心痛彻背"，仍以大承气汤治之，为治病求本之旨，乃千古不移之法。全瓜蒌必因标症"心痛彻背"而加。

3. **胃心痛（急性胰腺炎）** 郑某某，女，23岁。1973年3月9日诊。昨日中午过食油荤，入夜上腹部剧烈疼痛，拒按，并向腰部放射，恶心欲吐，口干便秘，今起发热38℃，白细胞17.1×10^9/L，中性0.82，血淀粉酶1600U，脉小弦，苔薄黄腻。湿热互阻中焦，不通则痛，急拟清热解毒通腑法，方以大承气汤加减。生大黄9g（后下），元明粉9g，枳实9g，生山楂15g，红藤30g，败酱草30g。后两味煎汤代水煎药。服1剂腹痛除，热退，白细胞及血、尿淀粉酶均正常。（《张伯臾医案》第51页）

按：急性胰腺炎颇类似中医胃心痛、脾心痛等证。据张伯臾先生报道，用大承气汤加减（大黄、芒硝、枳实、山楂、红藤、败酱草），治急性胰腺炎128例，其中除两例经尸检证实属坏死性胰腺炎治疗无效外，其余均在短期获得痊愈。腹痛消失时间平均为2.4天，血尿淀粉酶恢复正常分别平均为3天。此外，对由饮食诱发的急性胰腺炎，发病在2~4小时以内，取压舌板催吐法，获效甚捷。

4. **腹痛、呕吐** 邑南聂王村刘某妇，年二十余，八月间患腹痛，痛时呕吐不止，渴思饮冷，业已数月，服药罔验。延余往诊，胃脉洪大有力，余脉和平，经曰："火胜则痛"，此因胃中积热，火炎土燥之故。用大承气汤加减：大黄五钱，玄明粉三钱，枳壳三钱，生石膏五钱，生地六钱，玄参六钱，黄连三钱，黄芩四钱，甘草二钱。水煎服。一剂轻，再剂痊愈。〔《二续名医类案》（翟竹亭·湖岳村叟医案）第1254页〕

5. **呃逆** 毕镇华君，年二十岁。10月13日诊。原因：平时体壮，肠胃蓄热，大便艰滞，近服补药，热遏气壅成呃。证候：呃逆连声，气从腹升，潮热便闭，脉滑舌红。诊断：肠胃热蕴，误补气滞成呃，此乃实热证也。疗法：用大承气汤加味，降热化积。若泥于冷呃之说，而用温降，何异抱薪救火乎！处方：生锦纹三钱，枳实一钱，川朴一钱，元明粉三钱，莱菔子三钱，橘皮一钱，竹茹三钱，乌梅一钱，川连一钱。次诊：10月14日。便解，热退呃止，脉弦，舌淡红。气机仍未调畅，脘满，用苦辛降逆，和中平肝法。服后气调，胃苏病痊。〔《二续名医类案》（魏长春·慈溪魏氏验案类汤初集）第1301页〕

6. **噎膈** 余姨母55岁，患噎膈证，自觉咽喉间有物挡塞，吐之不出，咽之不下，气上冲逆，嘈杂难受，饮食减少，形容憔悴，日吐痰涎约碗许。招余诊治，诊得胃脉沉实有力，肺脉洪大，此是子母俱实之证。肺主肃杀下降，脾主津液，肺气不降，则脾之津液不能独行，津液化为痰涎。究其本源，实因大肠之燥而成，余用大承气汤服一帖，大解二次，下干粪30余枚，坚硬如石子，病去二三。又服二帖，燥粪已尽，后见溏便，诸症十全。此证倘作真噎膈治之不愈，死者无言，医者不醒，必归咎于命。命之一字，乃医家借口，以谢病人，告无过者也。〔《二续名医类案》（翟竹亭·湖岳村叟医案）第1420页〕

7. **痢疾** 丁某某，男，47岁，干部。1965年三伏天，腹中绞痛，下痢红白，红多白少，里急后重，一夜间解大便30多次。形体壮实，面色潮红兼见垢腻，渴喜冷饮，小便短赤。口唇干红，舌边尖俱红苔黄厚，六脉滑数有力。拟“通因通用”法为治。投大承气汤，清泻肠胃实热。处方：大黄15g，厚朴9g，枳实9g，元明粉12g（冲服）。水煎，分2次服完。服药1剂，下痢一夜间减为4次，里急后重亦大减。再服1剂，泻下两次水样大便后，诸症进一步减轻，惟患者感觉困倦乏力。考虑大肠余热未清，改用葛根芩连汤善后，药已诸症消失，恢复健康。（周克照.《中医教学》1977，2:28）

按：本案采取开门逐邪法，邪毒去，病即愈。

8. **喘咳（慢性支气管炎肺气肿合并感染）** 汪某，男，65岁，退休工人，1981年10月18日初诊。西医诊断：“慢性支气管炎肺气肿合并感染”。咳喘倚息不得卧，喉中哮鸣音，咳黄痰，用中西平喘药俱无效。入某医院住院用大剂量抗生素、给氧，稍缓解，但仍喘咳不休，呼吸困难，不能平卧，呻吟不止。邀余会诊，如上述证候，面青唇紫，舌苔干黄，脉象滑数，大便七日未行。因思大肠与肺互为表里，上下相应，肺气肃降，则大肠腑气通畅，反之大肠壅滞便秘亦可使肺气受阻，宜大承气汤增味，通腑泻热。处方：大黄20g，芒硝15g，枳实15g，川朴15g，葶苈15g（布包），麦冬20g，杏仁15g，黄芩15g，沙参15g，甘草10g。水煎，日2次服。10月22日二诊：服上方3剂，大便下泻3次，黏秽污水样便，咳喘大减，能平卧入睡，痰白，呼吸较前通顺，痰鸣音大减，苔白，脉滑。继以清肺化痰之剂治之而安。（《张琪临证经验荟要》第385页）

原按：余遇类似本案多例，凡喘咳兼便秘者，皆用通腑泻热法治之。大便通则喘咳减。可见肺与大肠相表里，有实践意义。

9. **狂证、痰闭清窍** 张某，女，19岁。因思虑过度，经常失眠，后遂言语失常，见人詈骂，不避亲疏，饮食亦不规律，有时食不知饱，有时终日不食。心烦不宁，有时绕街狂跑，掖（用手扶着别人的胳膊）之不回。发作已有月余，越延越重。诊其脉，右侧沉滑有力，大便3~4日一行，根据其症状和脉象，断为痰涎蒙闭清窍，用通闭清热之大承气汤加豁痰之品。处方：生大黄20g，枳实12g，厚朴10g，元明粉12g，瓜蒌30g，菖蒲12g，广郁金10g。连服2剂，每日溏泄2~3次，无明显的效果，后将大黄加至30g，服药后每日便泄7~8次，服至3剂，已疲惫不欲起立，精神逐渐清醒，不似以前狂言乱语及心烦不宁之情况，后以镇逆化痰和胃之剂，调理而愈。（《伤寒论临床实验录》第197页）

10. **阳明实证误用温补案** 王某，48岁。先病痢疾，后转泄泻，医者不察其湿热存在，过用温补，兼之饮食未节，复致便闭腹痛，又用《千金方》之紫丸下之，虽得稀便而不多，胀痛仍未减，由于内之积滞犹存也。易医，又不察此，反认病由痢转泻，且经攻逐，脾胃已伤，其胀与痛者，虚与寒也，治以理中汤。日二帖，十余日，病益增，且由下利稀黄水而至完谷不化，更认证属火虚，药不敌病，禀于《伤寒论》少阴篇“利不止”与“下利清谷”之说，再进四逆、白通辈，不仅完谷未已，而烦躁有加，幸其体健尚能耐此催折耳。因循月余，始迎余治。诊脉沉数有力，目珠微布红丝，多黏液，舌燥黄而粗，口干，不多饮，腹胀痛如前，拒按，饮食如常，能行动，日下利完谷数次，兼有稀黄水，气味腥，小便短黄，四肢温和等等。由此辨认，明系热结在里之实证。盖其病由痢转泻，乃病理机转之良好现象，乘势清解即愈，而反用温涩，以助其虐，故腹胀痛。而紫丸之下，非其治也，只能荡除其积而不能清理其热，热久又复燥结，故日下稀黄水，乃如伤寒阳明之热结旁流也。证属阳明内结，热邪极盛，惟下焦重而上焦轻，用药宜有分别，今以大承气汤攻其燥屎，加竹叶、栀子解其烦热，是合上下而治之：大黄12g，芒硝（兑）、枳实、厚朴、栀仁、竹叶各6g。又以病久体虚之故，备煎参麦汤以防变。前药服后，腹痛增剧，下稀粪半桶，杂有坚块，遂得胀消痛止，而精神顿爽，并无虚脱之象，止前药，进参麦汤以扶正气。但舌尚黄燥，小便尤黄，时便稀黄水，而内热尚待肃清，乃于前方略为更易，以滋阴清热和胃之类，进退服食半月获安。（《伤寒论通释》第287页）

按：本案确有虚实难辨之症（如下利完谷不化），但望舌、按脉及腹诊证候，则为阳明腑实之真象。治病求本，下之即安。

11. **宿食病** 见《金匮要略》第10篇。

（二）妇人病

1. **妊娠阳明腑实、神昏** 某年夏，曾治一刘姓妇，怀孕7月，受感发热，自服姜椒汤取汗无效。延医诊，又与辛温发散药，热益甚。迁延数日，邀诊，至则见病人神识昏沉，肌肤扪之大热，但手足冷，胸腹板实，烦闷，辗转不宁。其胎儿在腹中跃动，虽隔衣而隐约可见。舌苔干而老黄，脉沉而弦劲有力。小便短赤，大便起病至此，未得一畅通。断为温邪在表，未得凉解宣散，又用辛温助热，促使病机内传，但病邪不逆传于心脑，而顺传于阳明胃腑，尚是不幸中之幸。然而燥热结实，壅于肠道，苟不急为疏导通下，则阳亢阴竭，必至危及生命。惟硝、黄气味俱厚，善于趋下，与胎有碍；又恐一下之后，变证蜂起。当时将实际情况告知病家后，其翁坚请设法，并云病势至此，服药倘有不测，亦无怨尤，更不必顾及胎儿。乃用生厚朴、生枳实各10g，先煎；再用酒洗川大黄15g，开水泡汁兑入；又用元明粉15g，随药分3次化服。服1剂腹部觉痛，大便未通。又处前方1剂，服头煎即宿粪随下，热势较和。后续下腐臭积垢多次，厥始温，热渐退，病人始知人事，而大渴不已。乃用竹叶石膏汤去半夏，加花粉、知母、芦根之属，以肃清肺胃余邪，约10剂，病始愈。愈后周身并发暑疖多处，仍处清凉解毒药与服，而胎儿幸勿恙，延至秋初即产。《内经》谓“有故无殒”，斯可信也。（《李培生医学文集》第200页）

2. **腹痛（卵巢囊肿蒂扭转？麻痹性肠梗阻）** 万某，女，28岁，1992年6月3日初诊。阵发性腹痛2天，停经4个月，已确定早孕。2天前突感右下腹阵发性剧痛，进行性加重住院。体检记录：体温38.5℃，心肺（-），腹部膨胀，拒按，右下腹有压痛，麦氏点无压痛，未扪及肠型及蠕动波，肠鸣音减弱，肝脾未触及。B超发现右侧卵巢有囊肿约7cm×5cm×4cm，疼痛难忍，当日手术切除。次日腹部胀痛加剧，肠鸣音减弱，诊断为“急性麻痹性肠梗阻”，经禁食、胃肠减压，症状未减，乃请我会诊。患者痛苦面容，腹部膨胀而痛，口渴唇干喜冷饮，时伴恶心，胸闷，小便短赤，大便五天未行，夜寐不安，舌红苔黄少津，脉滑数。中医诊断为腹痛。由阳明腑实，气机阻滞，肠道传化失职而致。治宜大承气汤，荡涤积滞，宽肠理气。处方：大黄12g（后下），芒硝10g（冲），枳实6g，厚朴6g。1剂，水煎服。服后腹痛加剧，即频转矢气，尔后排臭之粪便甚多，顷刻腹痛腹胀大减，精神、胃纳好转。继以健脾调中安胎以善后。（蒋玉珍.《江西中医药》1995，增刊:28）

按：有卵巢囊肿的患者“突感右下腹阵发性剧痛”为卵巢囊肿蒂扭转的特点。术后腹痛加剧则与肠梗阻有关。

3. **胎死腹中** 安某，女，30岁。妊娠6个月，在溽暑天气，因中暑而发热，面红齿燥，斜目弄舌，神昏厥，口臭喷人，手足瘈疭，腹热如烙，舌胀出口约有半寸，便结尿无。诊其脉，寸关洪数鼓指，两尺沉细如无，舌质青紫，边尖鲜红如朱。此乃暴热深入血分，损伤胎气，口臭舌青为胎死之征。如今之治，宜先下死胎，清热毒，或可治愈。全家同意堕胎，遂以大承气合犀角地黄汤与之。处方：生大黄15g，元明粉10g，枳实12g，厚朴10g，赤芍药15g，犀角15g，鲜生地30g，丹皮12g，甘草3g。连服2剂胎落，果已臭烂，形色青紫，患者神志清醒，身热已退，舌色青紫已逐渐消失，尺脉亦起。后以养阴活血通络之剂，调理而愈。（《伤寒论临床实验录》第197页）

（三）儿科病

1. **高热、下利** 李某某，男，5岁。发热40天，经服大量白虎汤及羚羊、犀角，并注射青霉素等均罔效。现症：高热，唇红面赤，气粗而喘，口大渴，烦扰，舌苔黄燥，脉数。每小时泄泻10余次，纯为臭秽水样便。余取大承气汤与服，服后续下坚实燥屎20余枚，旋即热退泻止，

诸症均安。（胡梦先.《天津医药杂志》1961，8：224）

按：白虎汤及羚羊、犀角，确为清热解毒之神方灵药，但只能清无形之邪热，不能除有形之燥屎，若攻下燥屎，大承气汤才为良方。

2. **咳嗽、潮热** 张某，男，3岁。患儿受凉伤食，发热汗出，气逆咳嗽，病已7日。曾服疏表理肺之药数剂，病仍不解，每日午后壮热尤甚，彻夜咳嗽不休，不能合目，小便黄少，大便秘结三日，舌苔微黄而燥，指纹色紫，脉滑数。此表邪不解，入里化热，而成阳明燥实之候。当上病下取，釜底抽薪，急下存阴以拯津液，宜大承气汤急下之。处方：大黄6g，枳实3g，厚朴6g，芒硝6g，玄参3g，甘草3g。水煎服。上方服1剂，当晚咳嗽大减，能食入睡，翌晨得大便，下燥屎1次，午后咳嗽、高热亦平，竟1剂收功。（熊寥笙.《重庆医药》1975，5：85）

（四）外科病

1. **手术后阳明腑实证（肠梗阻）** 陈某某，男，35岁。急性坏疽阑尾炎切除术后3天，出现肠梗阻症状，其腹部胀满，阵发性疼痛，饮食不下，大便秘结，肠鸣亢进，下腹部胀痛，以左下侧为甚。脉弦数，苔黄干厚。辨证：属里实热，气血郁滞。宜攻里通下，投以大承气汤加黄芩，1剂。服后半小时呕吐，乃改用大承气汤灌肠。注入后不久，排出多量大便，症状减轻。次日再灌肠1剂，大便通畅，症状消失，恢复饮食。（郑国柱.《新医学》1975，4：212）

按：本案之经验是，口服而吐，不能进药者，采用灌肠疗法。

2. **神昏（撞伤颅内血肿）** 赵某，男，75岁。1995年5月17日入院。患者因恼怒而卒然倒地，不省人事，约5分钟后神识渐清。当时右额角被撞伤，留有2cm×2cm大小的瘀肿，无恶心呕吐，无二便失禁，无肢体运动障碍。半小时后进入昏睡状态，呼之能醒，醒后复睡，头痛较剧，家人未给服用任何药物，于发病24小时后送入医院。入院时患者意识模糊，头痛，口角略歪斜，躁烦不安，舌质暗苔黄腻，脉弦数。既往患癫痫病10余年，经治未愈，偶有发作，血压增高2年。查体：神志不清，压眶反射存在，右侧瞳孔扩大，对光反射迟钝，口角略歪斜，余皆为（-）。体温：37.5℃，血压：150/90mmHg，头部CT示：①硬膜外血肿，②脑内血肿。单纯西药治疗，抗炎、降颅压、降压及纠正电解质紊乱等法，病情未见好转，于入院第7天血压升高至172/120mmHg，体温：39.5℃。患者呈昏睡状，不时谵语，大便7日未行，腹部胀满，绕脐疼痛，拒纳饮食，舌质暗红苔黄燥，脉沉实。入院第8天，给以小承气汤：大黄15g，枳实25g，厚朴20g。水煎服；大黄40g，水煎250ml灌肠。当日夜间大便1次，量多。次日，大便5次，已无发热，无腹部硬满，无腹痛，无躁烦，无谵语，测血压131/71mmHg，体温：36.5℃，舌质暗苔黄，脉沉细。第10日，患者神识转清，双目转动灵活，能进饮食。5月30日，患者右侧瞳孔对光反射灵敏，脑疝症状有所改善。6月5日患者病情好转出院。（苏海燕.《内蒙古中医药》1996，1：23）

按：本例患者病变在上部头颅，但大便7日未行，腹部胀满，时有谵语，已形成阳明腑实之证。热毒之气不能下行，血之与气并走于上，则为大厥。口服小承气汤，并以大黄煎水灌肠，内外并投，大便得下，气血下行，神志转清，病情好转。此所谓“上病治下”，釜底抽薪之法也。

3. **跌仆瘫痪（不完全性截瘫）** 吉某，男，22岁。1个月前，患者从6m高处跌下，当即腰部剧痛，双下肢不能活动，翌日，二便闭。X光摄片示：腰Ⅰ椎呈楔形改变，椎体压缩约2/3，并向后凸畸形。送某医院住院治疗。入院后一直靠灌肠、导尿排出二便。治疗月余，病情无好转。查：腰Ⅰ椎部后凸畸形，压痛明显，右下肢肌力Ⅰ级，右踝下垂，左下肢肌力0级，肛门、提睾、双膝和跟腱反射均消失。少腹部可触及到多个硬性包块，二便闭，舌质红苔微黄厚腻，脉沉细有力。证属腑气不通，浊气内扰，清阳不升，四肢失养。急投小承气汤以通腑气，使浊阴降，清阳升，肢体得以温煦充养。药用：大黄（后下）25g，厚朴15g，枳实10g。服药3小时后，自觉腹部有气躁动，翌日再进上方加车前子10g、木通15g。服2剂后，解出数枚燥屎团块，小便亦能自行排出，同时右下肢肌力恢复到4级，左下肢肌力恢复到3级。尔后服虎潜丸数剂，1月余后，步行出院。半年后随访，患者已参加生产劳动。（张生权.《四川中医》1988，2：44）

4. **瘾疹（荨麻疹）** 周某某，男，46岁，1973年11月13日诊。因食鱼蟹，当夜全身出现大小不等淡红皮疹，瘙痒难忍，伴有发热，头晕，纳呆，腹痛，舌红苔黄腻，脉弦数。诊为“荨麻疹”。用马来酸氯苯那敏等药未效，以大承气汤攻下。处方：生大黄（后下）、元明粉（冲）各12g，枳实、制川朴各9g。1剂后，泻下稀便，疹块顿时大减，次日再进1剂而愈。（陆安锡.《浙江中医杂志》1983，1∶40）

按：瘾疹之名，首先于《金匮》第5篇第3条，曰："邪气中经，则身痒而瘾疹。"此病与体质因素密切相关，往往是过敏体质，加以诱因而发病。此案辨证论治，以大承气汤通腑泄热推陈致新而疹消。

（五）五官病

1. **失音**　李某，男，25岁。平时高声嚷叫，长年累月，酿成失音，曾就诊于某医院，胸片和血、尿常规均示正常，大便难行。西药消炎抗菌及中药润肺生津之品不间断调治月余，患者精神不振，用手指口，发不出声，将自已写好的一张纸递与我：饥不欲食，腹部不适，夜寐不宁，大便1星期未解，小便赤少，已失音1月余，痛苦难当，求医生好好为其诊治。察其面赤，舌红苔黑有芒刺，脉沉洪数，刻下诊为金实不鸣，拟大承气汤。方药：大黄15g，枳实15g，芒硝15g。厚朴10g，1剂，停用其他中西药物。二诊：药后约3小时，患者陆续排出大便3次，量多，色黑，其味秽臭，当晚腹部舒适，夜寐安宁，声门渐开……适当加减，复诊两次而声出。（黄连根.《河南中医》2001，3∶9）

2. **乳蛾（急性扁桃腺炎）**　余某，男，5岁，于1987年9月4日初诊。其母代诉：咽痛3天，在当地医院予肌内注射青霉素、口服六神丸治疗，效果不显。刻下吞咽不利，喉核红肿，不咳，口臭，烦渴喜冷饮，纳少，小便色黄，大便干结，4日未行，舌质红苔黄厚，脉滑数。查：体温38.6℃，咽部充血，两侧扁桃体Ⅲ度肿大。血象：白细胞12.4×10^9/L，中性0.74，淋巴0.26。治宜通腑泻火，方选大承气汤：生大黄8g（后下），厚朴、枳实各10g，芒硝6g（冲服）。1帖后泄下热臭便4次，热度正常，咽痛明显减轻，饮食见增，前方去芒硝，加玄参、麦冬各10g，继进1帖而收功。（秦亮.《陕西中医》1989，5∶219）

3. **口疮**　陆某，女5岁，于1987年10月29日初诊。病起3日，舌尖及颊内见有7枚黄白色的溃烂点，大小不等，疼痛拒食，烦躁，口臭流涎，溲赤便秘，舌红苔黄腻，脉滑数，体温37.5℃，曾用西药治疗罔效。血象：白细胞1.06×10^9/L，中性0.72，淋巴0.28。治宜通腑泻火，方投大承气汤。药服1帖，解稀便5次，其味热臭，烦躁止，口臭除，前方去大黄、芒硝，加连翘10g、川连1.5g，继服1帖，口疮向愈。（秦亮.《陕西中医》1989，5∶219）

4. **牙痛**　张某某，女，23岁。于1988年2月患牙痛，头痛头昏，不思饮食，痛不得眠。检查：牙无龋齿，左下第一、第二磨牙牙龈红肿充血，予青霉素、庆大霉素、安痛定肌内注射5天无效，要求中药治疗。询知病人腹胀，4天未解大便，左下腹可扪及硬结粪块。辨证：热结阳明、风火牙痛。即用大承气汤2剂，服第1剂后解下燥屎10余枚，腹胀大减，牙痛减轻；第2剂后续之泻下恶臭大便，周身舒服，牙痛止，告愈。（王国勤.《新中医》1990，3∶44）

5. **头痛**　见第179条验案。

按：以上五例验案，根据"病在上，取之下"（《素问·五常政大论》）的法则，辨证以大承气汤通腑泄热降火，"釜底抽薪"而火熄病愈。

【临证指要】大承气汤主治热病与杂病具有阳明腑实重证或热毒内盛者。西医学所述的各科许多危急重症与慢性疾病，皆可借助本方攻下之功以祛除病邪。方证相对，腑气一通，燥屎、热毒遂去，诸病可除。

小承气汤与大承气汤临床应用相类似，但主治的病证较轻。

【实验研究】本方具有增强肠蠕动，扩大肠胃容积，改善肠管血液循环及降低毛细血管通透性等作用。此外，该方还具有抗炎、抗微生物、解热、保肝、降酶、降尿素氮、利胆、排石、止血及改善脑出血之脑水肿等多种作用。临床研究，本方对术后患者能有效地促进胃肠功能的恢复，防止术后肠粘连；对急性脑出血患者有明显的免疫调节作用；治疗急腹症的药理作用与其改善机体免疫功能有关。

【原文】阳明病，潮热，大便微（按：《来苏集》卷三无"微"字）硬者，可与大承气汤；不硬者，不可与之。若不大便六七日，恐有燥屎，欲知之法，少与小承气汤，汤入腹中，转矢气〔1〕者，此有燥屎也，乃可攻之；若不转矢气者，此但初头硬，后必溏，不可攻之，攻之必胀满不能食也。欲饮水者，与水则哕。其后发热者，必大便复硬而少也，以小承气汤和之。不转矢气

者，慎不可攻也。(209)

【注脚】

〔1〕转矢气：指从肛门排出的气体，俗称“放屁”。“矢”通“屎”。舒诏说：“矢气二字，从前书中皆云失气，此误也，缘矢字误写出头耳。盖矢与屎同，矢气者屁，乃矢之气也。且失字之上无转字之理，转乃转运也，以其气由转运而出，若果失字，夫何转之有？确为矢字无疑。”(《伤寒集注·卷五》)

【提要】 辨燥屎已成未成、可下不可下以及大小承气汤的使用法。

【简释】 尤在泾：“阳明病，有潮热者，为胃实；热不潮者，为胃未实。而大承气汤，有燥屎者，可与；初硬后溏者，则不可与。故欲与大承气，必先与小承气，恐胃无燥屎，邪气未聚，攻之则病未必去，而正已大伤也。服汤后，转矢气者，便坚药缓，屎未能出，而气先下趋也，故可更以大承气攻之。不转矢气者，胃未及实，但初头硬，后必溏，虽小承气已过其病，况可以大承气攻之哉？胃虚无气，胀满不食，所必至矣。又阳明病，能饮水者为实，不能饮水者为虚，如虽欲饮，而与水则哕。所谓胃中虚冷，欲饮水者，与水则哕也。其后却发热者，知热气还入于胃，则大便硬，而病从虚冷所变，故虽硬而仍少也，亦不可与大承气汤，但与小承气微和胃气而已。盖大承气为下药之峻剂，仲景恐人不当下而误下，或虽当下而过下，故反复辨论如此。而又申之曰：‘不转矢气者，慎不可攻也。’呜呼！仁人之心，可谓至矣。”(《伤寒贯珠集·阳明篇下·阳明明辨法》)

【原文】 夫实则谵语，虚则郑声〔1〕。郑声者，重语也。直视〔2〕谵语，喘满者死，下利者亦死。(210)

【注脚】

〔1〕郑声：指虚弱的患者语声低微，语言重复。《素问·脉要精微论》说：“言而微，终日乃复言者，此夺气也。”

〔2〕直视：《金匮》第1篇第3条说：“其目正圆者，痉，不治。”直视与正圆，表述不同而证候则一，皆指两目直视睁大正圆如鱼眼(瞳孔散大，对光反射很弱，甚至消失)，为精气亡绝之象。

【提要】 辨谵语与郑声及其死候。

【简释】《素问·通评虚实论》说：“邪气盛则实，精气夺则虚。”谵语多由邪热亢盛，扰乱神明所致，表现为声音气粗，胡言乱语。郑声为精气衰乏，不能自主所致，表现为语声低微，语言重复，时断时续。若谵语者并见两目直视，是精气衰竭，不能上注于目之危候；如果再见气喘(极度呼吸困难)胸满，为元气离根，气脱于上之危候；假如更见下利(大便失禁)，为气脱于上，液竭于下，为阴阳离决之候。《金匮》第7篇第3条曰：“上气面浮肿，肩息，其脉浮大，不治，又加利尤甚。”应互参。

【原文】 发汗多，若重发汗者，亡其阳〔1〕，谵语〔2〕，脉短〔3〕者死，脉自和〔4〕者不死。(211)

【注脚】

〔1〕亡其阳：指过汗伤阳。

〔2〕谵语：上条言“实则谵语”，而“此见谵语不尽胃实，心神虚乏亦谵语也”(唐宗海)。

〔3〕脉短：《脉诀》：“短脉，不及本位。”汗多亡阳，并亡心液，血气虚少，故脉短涩。

〔4〕脉自和：指脉与病相应，非“阴阳自和”之谓。

【提要】 凭脉辨亡阳谵语之吉凶。

【简释】 所谓“发汗多，若重发汗者，亡其阳”，是言阳虚之人，汗多则亡阳；阳气外亡，心气内乱，神明无主，故谵语。此与阳盛之体，发汗过多，转属阳明，“胃家实”而谵语不同。曰“脉短者死；脉自和者不死”，此言汗多亡阳谵语，凭脉而决其死生也。

【原文】 伤寒，若吐、若下后，不解，不大便五六日，上至十余日，日晡所发潮热，不恶寒，独语如见鬼状〔1〕。若剧者，发则不识人，循衣摸床〔2〕，惕而不安〔3〕，微喘直视，脉弦者生，涩者死；微者〔4〕，但发热谵语者，大承气汤主之。若一服利，则止后服。(212)

【注脚】

〔1〕独语如见鬼状：即谵语之甚者。

〔2〕循衣摸床：为神识不清时，两手不自主地摸弄衣物或床沿，为病情危重之候。

〔3〕惕而不安：神识不清，一惊一乍的表现。

〔4〕微者：与前述阳明腑实危候之“剧者”相比较轻者。

【提要】 论阳明腑实危候及死生之脉。

【简释】 尤在泾：“吐下之后，邪气不从外解而仍内结，热入胃腑，聚而成实，致不大便五六日，或十余日也。阳明内实，则日晡所发潮热，盖申酉为阳明王时，而日晡为申酉时也。表和里病，则不恶寒，伤寒以恶热为里，而恶寒为表也。热气熏心，则独语如见鬼状，盖神藏于心，而阳明之络通于心也。若热甚而剧者，发则不识人，循衣摸床，惕而不安，微喘直视，是不特邪盛而正亦衰矣。若脉弦，则阴未绝而犹可治；脉涩，则阴已绝而不可治，所谓伤寒阳胜而阴绝者，死也。其热微而未至于剧者，则但发热，谵语，不大便而已，是可以大承气下之而愈也。一服利，止后服者，以热未至剧，故不可过下，以伤其正耳。”（《伤寒贯珠集·阳明篇上·阳明正治法》）

【大论心悟】

阳明腑实重病证候论

此条与前第209条对比合参可知，阳明腑实证采用下法，操之过急，下之太早不行，但应当下却不急时攻下，下之太晚也不行。下之早，其泻下药伤正气；下之晚，邪热亦伤正气。此条是讲阳明腑实重证，当下不下，拖延较久，下之太晚而表现的危急证候。阳明腑实证表现“谵语”已经是较重了，而此条曰“独语如见鬼状”，则较谵语更重。“若剧者，发则不识人，循衣摸床，惕而不安，微喘直视”，则是最危最重之候，是燥热伤阴，五脏之阴皆涸竭之候。脾胃之阴涸竭，损及心阴，心神失守，故不识人，循衣摸床；肝肾阴竭，故惕而不安，直视；肺阴涸竭，肺气亦将衰竭，故微喘。此曰微喘，非病之轻微，而是肺气衰微危重之候。病情危重至此，必有两种预后，立即泻下存阴，还有起死回生之机；稍时拖延，神医金丹，难以回天！故曰：“脉弦者生，涩者死。”

【验案精选】

1. 阳明悍热证（昏迷） 黄某某，15岁。4日患发热，口渴，咳嗽，大便三四日一行，医10余日不愈，始延余诊。以大柴胡汤退热止咳，5月4日热退尽，可食饭，惟青菜而已。6日晚，因食过饱，夜半突然腹痛甚，手足躁扰，循衣摸床，撕咬衣物，越日午刻延诊。诊时手足躁扰，惕而不安，双目紧闭，开而视之，但见白睛，黑睛全无，其母骇甚，惊问何故？余曰：“此阳明悍热也，慓悍滑疾之气上走空窍，目系为其上牵而黑睛为之抽搐，故只见白睛也。”其母曰：“可治否乎？”余曰：“急下则可医，如救焚之效，稍缓则无及也。”即立大承气汤一剂，嘱其速煎速服，务必大下乃有生机。其母畏惧，留余座医。三时服药，四时未下，再与大承气汤1剂；五时依然未动，再照此方加重其量；7时许，腹中雷鸣，转矢气，知为欲下之势，当乘机直鼓而下，惟大承气汤已服数剂，始欲下而未下，遂嘱其将全数药渣煮，半敷脐上，半熏谷道，不及20分钟即下泥浆状黑粪一大盆。一般大承气所下为水，此连服数剂而仅下泥浆，其悍热之凶险可知。下后，手足安静，宁睡一宵。次早诊之，人事虽醒，两目依然白睛。悍热已退，大势安定，毋庸再下。但热极伤阴，燥极伤络，阴伤无以荣筋，故目系急而睛未下耳，当清热养阴为要。遂拟竹叶石膏汤去半夏加竹茹，或黄连阿胶汤，或芍药甘草汤加竹茹、丝瓜络，交替煎服，15日黑睛仅露一线，十六七日再露一半。18日晨，黑睛全露，并能盼顾自如，再调理数日而愈。（黎庇留.《广东医学·祖国医学版》1963，1：36）

按： 本案属阳明热极危候。由于实热内结，腑气不通，则腹痛甚；热极神昏，则手足躁扰，惕而不安；邪热牵引目系，则黑睛上吊。医者三投大承气汤，并且在燥屎欲下未下之时，灵活地将药渣“半敷脐上，半熏谷道”，因势利导而收全功。此案作者匠心独运，临危不乱，可为后学者效法。

2. 日晡所发潮热年余 李某，女，40岁，1985年4月就诊。患者间断性低热年余，发热多在下午3时许，有时夜间亦作，体温37~38℃之间，曾按阴虚治疗而无效。内服消炎药和中药清热剂，其热可停，五六日或十余日复作，用攻下剂可使发作间隔时间延长。由于时间已久，其效不显，改为输液，其热可暂停，如此反复年余，多次检查原因不明。经查除胆囊收缩功能差外，无异常发现，邀余诊治。症见低热37.5℃，口干舌燥，食少不馨，心烦腹满，大便秘结，三至五日一次，有时下硬粪数枚，入梦则喃喃自语，如见鬼状，舌红苔黄，脉沉实有力。根据《伤寒论》212条“不大便五六日，上至十余日，日晡所发潮热”为阳明腑实证的论述，予以大承气汤1剂。处方：大黄12g（后下），芒硝15g（沸化），厚朴12g，枳实9g。服药后2小时许，腑气转动，肠鸣辘辘，大便日行8次，所下之物为污浊之水和硬粪。陈积已除，脉静身和，其病获愈。（《伤寒论通释》第259页）

【原文】阳明病，其人多汗，以津液外出，胃中燥，大便必硬，硬则谵语，小承气汤主之。若一服谵语止者，更莫复服。（213）

【提要】论阳明病多汗致胃家实证治。

【简释】阳明病，汗出多，则津液外泄，里必津亏，因此大便转硬。多汗是胃燥之因，便硬是谵语之根，由于燥结未甚，故用小承气汤主之。

【原文】阳明病，谵语，发潮热，脉滑而疾者，小承气汤主之。因与承气汤一升，腹中转气者，更服一升；若不转气者，勿更与之。明日又不大便，脉反微涩者，里虚也，为难治，不可更与承气汤也。（214）

【提要】论阳明腑实轻证的证治及禁例。

【简释】阳明病谵语潮热，属里实可攻之证；脉滑为热实，疾则燥结未甚，故主以小承气汤。服小承气汤一升后，腹中转矢气者，为有燥屎，可更服一升；若不转矢气者，乃无燥屎，不可更服。明日若仍不大便，脉反不滑而涩，不疾而微，微涩脉是气血里虚之象。不大便当下，而里虚又不可下，施治颇棘手。清代吴鞠通《温病条辨》之新加黄龙汤为攻补兼施之方，是对仲景医学的发展，应当参考。

按：本条所述脉证非单纯热病阳明证，必有内伤杂病因素。

【原文】阳明病，谵语，有潮热，反不能食者，胃中必有燥屎五六枚也；若能食者，但硬耳。宜大承气汤下之。（215）

【提要】论阳明腑实燥结微甚的辨别。

【简释】燥屎与便硬，二者有轻重之分。本条“若能食者，但硬耳”为插笔。阳明病谵语，是里热炽盛上扰神明所致；潮热，为邪热归于阳明已成腑实的特征。徐大椿说：所谓“能食非真欲食，不过粥饮犹可入口耳。不能食，则谷气全不可近，肠胃实极故也，宜大承气汤下之”。（《伤寒论类方·卷二》）

按：本证“不能食”和第190条的“不能食名中寒”者不同。本证是因腑实太甚而胃气不行，彼则由于胃寒而不能化谷，故本证宜攻下而彼则宜温补。若中寒不能食误用攻下，必引起变证，如第199条所谓“阳明病不能食，攻其热必哕”，便是因中焦虚寒，误用苦寒攻下所致。

【方证鉴别】

大承气汤证与小承气汤证　对阳明腑实证是应用大承气汤还是小承气汤，根据本条精神及相关条文，结合临床，可从以下五点来辨别：一是潮热、谵语之轻重；二是大便燥结之微甚；三是能食还是不能食；四是脉滑还是脉实；五是舌苔黄还是黄燥。腑实证之重者，大承气汤峻下之；轻者，小承气汤缓下之。

【原文】阳明病，下血谵语者，此为热入血室，但头汗出者，刺期门，随其实而泻之，濈然汗出则愈。（216）

【提要】论阳明病热入血室的证治。

按：本条并见于《金匮·妇人杂病》篇第4条，【简释】见《金匮》。

【原文】汗出，谵语者，以有燥屎在胃中，此为风也。须下者，过经[1]乃可下之。下之若早，语言必乱，以表虚里实故也。下之则愈，宜大承气汤。（217）

【注脚】

〔1〕过经：太阳病表证与阳明病里实证并见，若表证已罢，里证独见者，叫做过经。

【提要】阳明里实而表证未罢者不可下之。

【简释】尤在泾：“汗出谵语，谓风未去表，而胃已成实也，故曰有燥屎在胃中。又曰：此为风也，须下之，过经乃可下之。见胃实须下，而风未去表，则必过经而后可下。不然，表间邪气又将入里，胃益增热，而语言错乱矣。表虚里实，即表和里病之意，言邪气入而并于里也。《外台》云：里病表和，下之则愈，汗之则死。故宜大承气以下里实。”（《伤寒贯珠集·阳明篇下·阳明明辨法》）

【原文】伤寒四五日，脉沉而喘满，沉为在里，而反发其汗，津液越出，大便为难，表虚里实，久则谵语。（218）

【提要】论“表虚里实”成因与证候。

【简释】脉沉为邪结在里，喘满亦因里实。病在里，反误发其汗，汗出伤津，则津液不能濡润肠道，故大便难。此本为“里实”证，由于误汗造成“表虚”，若里实不除，燥结日久，浊气扰心，故发谵语。

按：本条与上条，同有“表虚里实”句，上条表虚为表邪未解，本条表虚指因误汗而致表气已虚。

以上第213、214、215、217、218条等五条，论述了阳明病可下与不可下之证候，以及小承气汤与大承气汤的不同适应证。

【原文】三阳合（按：《病源》卷七作“并”）病[1]，腹满身重，难以转侧[2]，口不仁[3]，面垢[4]，谵语遗尿。发汗则谵语（按：《玉函》卷三“谵语”下有“甚”字）；下之则额上生汗（按：《九十论》第三十五“生汗”作“汗出”），手足逆冷。若自汗出[5]者，白虎汤主之。（219）

【注脚】

〔1〕三阳合病：即太阳、少阳、阳明三经同时发病。实则“此本阳明病而略兼太少也”（柯韵伯）。

〔2〕难以转侧：由于热盛伤气，身体沉重而懒于活动。

〔3〕口不仁：指口中不和，食不知味。

〔4〕面垢：面部如蒙尘垢，并有油性。

〔5〕自汗出：“谓非误发其汗之汗，故名自汗出”（章楠）。“其自汗出者，三阳经热甚也”（成无己）。

【提要】论三阳合病偏重于阳明经证的治疗及误治变证。

【简释】三阳合病，由于热邪内盛，腑气不通，经气不利，故腹满身重，难以转侧；胃热炽盛，津液被灼，浊气上蒸，故口不仁，面垢；热扰神明，故谵语；热迫膀胱，故遗尿；热蒸肌腠，故自汗。总之，热邪充斥上下内外，故以白虎汤主之。若妄行发汗，则津液外泄，里热愈炽，谵语愈甚；若误下之，则阴竭而阳无所附，故额上汗出，手足逆冷。

【验案精选】

1. 三阳合病

（1）城南妇人，腹满身重，遗尿，言语失常。他医曰：不可治也，肾绝矣。其家惊忧无措，密召予至，则医尚在座。乃诊之曰：何谓肾绝？医家曰：仲景谓溲便遗失，狂言反目直视，此谓肾绝也。予曰：今脉浮大而长，此三阳合病也，胡为肾绝？仲景云：腹满身重，难以转侧，口不仁，谵语，遗尿，发汗则谵语，下之则额上生汗，手足厥冷，白虎证也。今病人谵语者，以不当汗而汗之，非狂言反目直视。须是肾绝脉，方可言此证。乃投以白虎加人参汤，数服而病悉除。（《伤寒九十论·遗尿证第六十一》）

（2）光禄卿吴玄水患伤寒，头痛腹胀，身重不能转侧，口中不和，语言谵妄，有云表里俱有邪，宜以大柴胡下之。余曰：此三阳合病也，误下之，决不可救。乃以白虎汤连进两服，诸症渐减，更加花粉、麦门冬，二剂而安。（《医宗必读·卷五·伤寒》）

2. **三阳合病历经半年之久**　某，男，70岁。某年秋患伤寒证，不治久而化热，便难溲赤，头常晕……渐加剧，不能起坐，坐则房屋旋转。发热间或恶寒，继则昏瞀，发则口木舌强不能言，手足亦不能动，耳聋，呼之无所闻，目灼灼直视，约需1小时始复常态。时谵语……曾数就医，均以老年体虚，治当滋补，服药无效，病反日进。其中有认为病有热象，当用清凉者，投之小效。迁延至春不愈，后来我处诊治。脉六部洪滑，舌苔黄厚，口渴引饮。见其病杂且重，以其病久势急，不可草率，经查阅《伤寒论》阳明篇三阳合病一条，颇觉相近，治当用白虎汤加味。处方：鲜茅根120g，生石膏60g，知母，花粉各15g，粳米9g，甘草6g。服药后病人顿觉清爽，眩晕大减，是日昏瞀仅发二次，但脉之洪滑不减，知其蕴热尚炽，非一二剂所能肃清，原方加量：鲜茅根250g，生石膏120g，知母，花粉各24g，党参15g，甘草9g，粳米1匙。先煎茅根取汤去渣，再入余药，煎取清汤3碗，每小时服1碗，日尽1剂。2天后身即不重，耳不聋，转侧自如，昏瞀已不发。又服六七剂，口亦不渴，舌苔渐薄，大便亦通。更进5剂，头晕始去。嘱慢慢糜粥自养，又10日，已能扶杖出门活动。（张方舆.《天津医药》1979，8：357）

按：此案“秋患伤寒证……至春不愈”，病历半年之久。带着问题学《伤寒论》，此为提高临床水平的好方法。辨证论治，以重剂白虎汤加甘寒生津药，方证相对，疗效立竿见影！

【原文】二阳并病[1]，太阳证罢，但

发潮热，手足漐漐汗出，大便难而谵语者，下之则愈，宜大承气汤。(220)

【注脚】

〔1〕二阳并病：既有太阳表证，又有阳明里证。孙鼎宜曰："'并'通作'合'，两《汉书》注，凡'并'字通训"合"，是汉人语本如此也。'并病''合病'实即一证，读《论》中并合病诸章自见，必分同起者为合病，归并者为并病，殊失。观太阳、少阳并病，《病源》作合病，其明证也。"此说可参。

【提要】二阳并病，转属阳明腑实的证治。

【简释】尤在泾："此太阳并于阳明之证。然并病有并而未罢之证，虽入阳明，未离太阳，则可汗而不可下，如本篇第39条(按：指第48条)之证是也。此条为并而已罢之证，虽曰并病，实为阳明，故可下而不可汗。潮热，手足漐漐汗出，大便难，谵语，皆胃实之征，故曰：'下之则愈，宜大承气汤'。"(《伤寒贯珠集·阳明篇上·阳明正治法》)

【原文】阳明病，脉浮而紧，咽燥口苦，腹满而喘，发热汗出，不恶寒，反恶热，身重。若发汗则躁，心愦愦[1]，反谵语；若加温针，必怵惕[2]，烦躁不得眠；若下之，则胃中空虚，客气动膈，心中懊侬，饥不能，舌上胎者[3]，栀子豉汤主之。(221)

【注脚】

〔1〕愦愦：心乱貌，即心中烦乱不安。《广韵·十八时》："愦，心乱也。"

〔2〕怵惕：恐惧貌，即恐惧惊慌。《慧琳·音义》卷三十二："怵惕，惧也。"

〔3〕舌上胎者：即舌苔。张石顽说："舌胎之名，始于长沙，以其邪气结里，如有所怀，故谓之胎。"(《伤寒绪论》)周学海云："……一谓之苔，如地上生苔也。"(《形色外诊简摩·卷下》)关于栀子豉汤证的舌苔之象，钱潢分析说："舌上胎，当是邪初入里，胃邪未实，其色犹未至于黄黑焦紫，必是白中带黄。"(《伤寒溯源集》)

【提要】论三阳合病而偏于阳明热证，误治后的各种变证及误下后热扰胸膈的证治。

【简释】腹满而喘，发热汗出，不恶寒，反恶热，身重等，皆为阳明病热证。若兼见脉浮而紧(太阳病主脉)，咽燥口苦(少阳病主症)，则为三阳合病。条文首冠"阳明病"，且叙述详细，联系219条，可知本条实为三阳合病而偏重于阳明病热证。若误用辛温发汗，则津愈伤而热愈炽，出现心愦愦，甚则谵语。若误以温针发汗，是以热助热，热扰心神，则怵惕、烦躁不得眠。若误以腹满为胃实而竟下之，下后则胃虚，客气乘虚扰于胸膈之间，出现心中懊侬不安，舌上胎等热郁胸膈证候，治用栀子豉汤以清上焦之热。

【原文】若渴欲饮水，口干舌燥者，白虎加人参汤主之。(222)

若脉浮发热，渴欲饮水，小便不利者，猪苓汤主之。(223)

猪苓汤方：猪苓(去皮)、茯苓、泽泻、阿胶、滑石(碎)各一两。上五味，以水四升，先煮四味取二升，去滓，内阿胶烊消，温服七合，日三服。

【提要】以上二条承接上条论误治后的白虎加人参汤证与猪苓汤证。

【简释】尤在泾："浮而紧，阳明表里之脉然也。咽燥口苦，腹满而喘，发热汗出，不恶寒，反恶热，身重，阳明入里之证然也。是为邪已入里而气连于表，内外牵制，汗下俱碍。是以汗之而邪不能出于表，则躁，心愦愦然昏乱而谵语；火之而热且扰于中，则怵惕烦躁不得眠；下之而邪不尽于里，则胃气徒虚，客气内动，心中懊侬。若舌上胎白者，邪气盛于上焦，故与栀子豉汤，以越胸中之邪，所谓病在胸中，当须吐之是也。若渴欲饮水，口干舌燥者，则邪气不在上而在中，故以白虎加人参，以清胃热，益胃液，所谓热淫于内，治以甘寒也。若脉浮发热，渴欲饮水，小便不利者，邪热不在上、中，而独在下，故与猪苓汤，以利水泄热，兼滋阴气，所谓在下者，引而竭之也。"(《伤寒贯珠集·阳明篇下·阳明明辨法》)

按：尤在泾将三条(221、222、223)合注。柯韵伯指出，三条"连用五'若'字，见仲景设法御病之详。栀子豉汤所不及者，白虎汤继之；白虎汤不及者，猪苓汤继之，此阳明起手之三法。所以然者，总为胃家惜津液，既不肯令胃燥，亦不肯令水渍入胃耳"。(《伤寒来苏集·伤寒论注·阳明脉证》)

【方歌】

猪苓汤方各一两，苓泽滑石阿胶烊。

利水泄热并育阴，病本肾脏与膀胱。

呕咳心烦不得眠，二便不利喝饮浆。

【大论心悟】

古今医案猪苓汤证统计分析

1. 古今中外医案119例猪苓汤证统计分析

（1）病史　119例病案中有病史记载者84例，发病时间从2天到30年不等。在占全部病例近70%的泌尿系统疾病中，以病史超过半年的慢性病患者为多。这与病邪久稽化热伤阴有关。

（2）诱因　从诱发原因看，发病或引致疾病复发的原因有外感、产后、术后、过度疲劳、体质衰弱、慢性炎症等。

（3）症状、舌、脉统计结果　119例病案中常见症状依次为：尿频急涩痛，小便短少，渴欲饮水，血尿，腰痛，发热等。常见舌脉为：舌红少苔或黄苔或白腻苔，脉沉细数。

（4）主要疾病　在119例病案中，有80例属泌尿系统疾病，占67%，其中尿路感染性疾病尤为多见。（谷言芳，等.《实用中医内科》1991，1:14）

2. 61例猪苓汤证验案统计分析

本文采用现代杂志或医著中记载的61例猪苓汤有效病案，这些病例都是诊断明确、病例记录切实可靠、疗程及疗效清楚的原始个案资料。在61例病案统计中，共有症状48个，出现次数较多的前5个症状依次为：小便不利，心烦失眠，尿血，腰酸痛，口渴。常见舌脉为：舌红或红绛，脉数、细、沉、弦。下面，将猪苓汤证的主症及舌脉特点分析如下。

（1）猪苓汤证主症特点　①小便不利：在61例病案资料统计中，小便不利的症状出现率明显高于其他诸症。这里所讲的小便不利，是指广义上的小便失常，而不单指小便排出的不畅利感。从资料中看到，小便不利的表现包括：尿频、尿急、尿量较少，或癃闭、小便失禁、尿出不畅而时续时断，或伴有尿道淋沥涩痛，或排尿时间延长，或尿而不尽等。由此可见，凡是尿量减少或是伴有排尿过程中的异常，都可称为小便不利。②心烦失眠：此症的出现率仅次于小便不利。小便不利和心烦失眠的同时出现是猪苓汤证的特点。③尿血：包括肉眼血尿和镜下血尿，尿血反映了下焦有热，阴络受损。④腰酸痛：腰部酸软疼痛，绵绵不休，腰酸痛是直接说明猪苓汤病位的明证。⑤口渴：包括口干、咽干、口苦而干、唇燥及口渴能饮、口渴不欲饮、口干烦渴喜饮而水入则呕、夜间渴甚、口有微渴等多种表现。⑥或然症：资料中有一定数量且与猪苓汤证之病机有密切联系的症状称为或然症，如浮肿、发热、疲倦、食少、呕恶、下利、少腹痛或胀等。

（2）猪苓汤舌象特点　舌红或红绛反映了阴虚有热的病机，为本证的主要舌象。苔少或无苔反映了阴虚的一面，而白苔则反映了水湿停蓄一面。刘渡舟教授对本证之白苔（主要是白滑苔）尤为重视，认为这是体内停水的主要舌苔特点，因而在临证时常以舌质红而苔白滑作为辨猪苓汤证的舌象特征。

（3）猪苓汤证脉象特点　脉以数、细、沉、弦为主。细主阴虚，数主有热，脉沉主病在里。这和《伤寒论》第298条“少阴病，脉细沉数，病为在里，不可发汗”的精神完全符合。弦脉的意义有二：其一，弦脉主水饮；其二，少阴阴虚，不能涵养肝木，肝失滋荣亦可见弦脉。

通过资料统计所得出的猪苓汤证之脉症特点，从总体而言，这与《伤寒论》中猪苓汤证的表现是一致的，说明《伤寒论》关于猪苓汤证的证治论述具有临床实用价值。同时还应看到，现代临床医家十分重视腰酸痛、尿血这两个症状，并对舌脉做了补充，从而使人们能比较全面地把握猪苓汤证的临床表现。（张清苓.《北京中医学院学报》1991，3:14）

【验案精选】

（一）内科病

1. 淋病（慢性肾盂肾炎、泌尿系感染、乳糜尿）

（1）高某某，女性，干部，患慢性肾盂肾炎，因体质较弱，抗病功能减退，长期反复发作，久治不愈。发作时有高热，头痛，腰酸，腰痛，食欲不振，尿意窘迫、排尿少、有不快与疼痛感。尿检查：混有脓球，上皮细胞，红、白细胞等。尿培养：有大肠埃希菌。中医诊断属淋病范畴。此为湿热侵及下焦。法宜清利下焦湿热。选张仲景《伤寒论》猪苓汤。因本方为治下焦蓄热之专剂。即书原方予服。处方：猪苓12g，茯苓12g，滑石12g，泽泻18g，阿胶9g（烊化兑服）。水煎服6剂后，诸症即消失。（《岳美中医案集》第16页）

原按： 猪苓汤能疏泄湿浊之气而不留其郁滞，亦能滋润其真阴而不虑其枯燥，虽与五苓散同为利水之剂，一则用术、桂暖肾以行水，一则用滑石、阿胶以滋阴利水。日本医生更具体指出治“淋病脓血”；加车前子、大黄，更治尿血之重证。

（2）张某，女，32岁，1980年1月21日诊。晨起小便淋涩，尿道刺痛，少腹坠胀，身寒颤栗，舌红苔薄，脉浮弦。小便检查：蛋白（+++），白细胞满视野，红细胞（++）。乃湿热蕴蓄下焦、膀胱气化不利，宜清热通淋、凉血止血，投猪苓汤加桔梗6g、茜草10g、白茅根15g。2剂后症状缓解，少腹仍胀；续服2剂痊愈。（陈应贤，等.《浙江中医杂志》1982，10：448）

（3）鞠某某，男，25岁，军人。1975年12月27日住院。1975年10月始见尿呈白色，伴有尿频、尿急，未予介意。继感腰痛，症状渐重，住卫生所治疗20余天好转出院。出院后上述症状再度出现，特来诊治。舌质淡苔薄白，脉象沉细，左肾叩击痛（+），余未发现特殊。化验：血微丝蚴（-），嗜伊红细胞10%。尿：蛋白（+++），白细胞1~3/HP，红细胞（+++），乳糜尿（+）。诊断：乳糜尿（膏淋）。处方：阿胶9g（烊化），茯苓12g，泽泻12g，滑石12g，猪苓12g。水煎服，每日1剂。服上方10剂，尿化验转为正常，乳糜尿转阴，停药观察，未见复发，治愈出院。（中国人民解放军第159医院内科.《河南中医学院学报》1978，1：48）

2. **尿血（局灶性肾炎等）**

（1）陈某某，男性，28岁，职工，1966年8月12日初诊。患者自去年11月14日发现肉眼血尿，腰痛，但未见浮肿，当时伴以咽痛发热，曾于某医院及某中医医院治疗均不效，尿蛋白（+）~（++），无肉眼血尿时则镜下尿中红细胞偏多，经治年余不减。每次发热咽痛及体力劳动后均可使血尿加重，于今年5月2日无奈进行了扁桃体摘除。术后至今已3个多月仍无效果，久坐则腰痛，走路则腿痛，休息1年多来体重增加而病不愈，食欲尚好，睡眠不佳，舌苔薄白，脉象细，两脊肋角无叩击痛。尿中蛋白微量，白细胞0~1/HP，红细胞70~80/HP，上皮0~1/HP。P. S. P试验60%。尿培养有白色葡萄球菌，细菌计数3000/ml，格列试验阴性。爱迪计数（12小时内），白细胞880000/HP，管型110000/HP，上皮细胞14444/HP。血沉8~22ml/（1~2）小时。予服用当归四逆汤、内托生肌散等治疗1月余不效，于9月12日腰痛增剧，舌脉如前。尿中红细胞70~布满/HP，白细胞0~1/HP，颗粒管型偶见，遂改用猪苓汤：猪苓12g，泽泻12g，茯苓15g，阿胶10g（烊化），滑石18g（包煎）。每日煎服1剂，服用12剂后，在服药过程中曾感冒1次，舌苔稍薄腻，脉细。尿蛋白微量，白细胞0~2/HP，红细胞20~30/HP。服用18剂后，腰痛明显减轻，尿中红细胞8~12/HP，白细胞2~4/HP。服用24剂后尿常规基本转为正常，蛋白（-），白细胞0~2/HP，红细胞2~4/HP。遂停药观察，同年11月15日及1967年3月1日复查尿常规均正常。观察至1972年11月11日，先后复查5次，并观察12年未发。（《伤寒论临床研究》第290页）

原按： 猪苓汤为治疗阴虚下焦湿热的良方，常用于治水热互结，内热伤阴引起的阴虚夹湿热的发热，烦渴饮水，小便不利，血淋或尿血属于阴虚有热者。急性泌尿系感染，或肾盂肾炎，或肾炎属于阴虚有热者，灶性肾炎，或血尿待诊，不论肉眼或镜下血尿均可酌情使用。这里要强调指出一点，在治疗慢性肾盂肾炎或泌尿系统感染时，因大肠埃希菌致病者，岳美中老师及余等经验，要连续服药3个月以上，且方中药物不必加减，往往可以使尿中细菌阴转而获临床治愈。

按： 以上按语所述“三个月”疗程等经验，应熟记在心，以指导临床。

（2）张某某，男，30岁。由于夏日长途跋涉，暴于烈日之下，又无水可饮，次日即发现尿中带血，到午后排出的全是血尿，不能畅利解出，并有热涩感。诊得脉象大而数，舌上少津，口渴能饮，身热微汗。证属热邪深入下焦血分，血络受伤，服猪苓汤再加黄柏、知母、栀子、木通。连服3剂痊愈。（《经方发挥》第41页）

按： 据报道，以猪苓汤为主方加味治疗尿血（包括肉眼血尿和镜下血尿，可见于现代医学的泌尿系感染、结石、前列腺炎及肾炎）68例，取得良效。治疗方法：全部服用中药，以猪苓汤为基本方。膀胱热盛者加白茅根、大黄；心火盛者加木通、生地、山栀；虚火所致者加黄柏、旱莲草；脾虚者加党参、白术；房劳者加狗脊、益智仁、黄柏；气滞血瘀者加川楝子、白芍、琥珀粉、益母草。每日1剂，水煎，分2次服。结果：治愈46例，好转14例，无效8例，总有效率为88.2%，疗程最短者6天，最长者65天，平均疗程18天。（王启祥.《国医论坛》1991，4：12）

3. **腰痛（肾结石）** 潘某某，男，36岁，业商兼农。性嗜酒肉，1955年夏在田间操作，突然左腰疼痛，向左下腹部放射，尿意频频，呕恶冷汗，继则休克，不省人事，历半小时始苏，痛止仅感疲乏。此后常觉左腰酸痛，亦未发现其他症状，至11月间因疲劳又剧发一次，自觉症状悉如首次，但较首次略轻，历1小时后自愈。1956年4月13日下午又复剧发，邀余诊治，当时以猪苓汤嘱服2剂，服后排下黄豆大结石1枚，续服2剂痊愈，尔后未复发。（陈玉林.《浙江中医杂志》1958，2:34）

按：本案服药2剂即排出结石之特效，临床少见。笔者曾治肾结石一例，服药1剂即排出结石，更属罕见，附录如下：孟某某，女，21岁，学生。1986年3月21日诊。2个月前发生阵发性左侧肾区绞痛，并向左少腹部放射，伴有恶心、呕吐、汗出、腰痛后出现血尿。经省二院摄腹部平片提示：左肾区可见结石阴影。昨天腰痛复发，半小时方缓解。现症：左腰酸胀、隐痛，小便黄赤，月经2月未至，左肾区有叩击痛，舌红苔薄黄，脉滑略数。查B超：左肾盂处可见0.4cm×0.6cm的强光斑，其后方有声影，提示左肾结石。尿检：红细胞10~15/HP个。诊断："左肾结石"。治法：利水通淋排石，活血调经。处方：石韦、滑石、白茅根、生地、牛膝各15g，木通、瞿麦、王不留行、红花各10g，萹蓄、香附各12g，金钱草24g，海金砂20g。日1剂，并嘱多饮水。服药1剂，次日小便时感到痛窘迫难忍，小腹下坠，随之排出如大米粒大小的结石一块，呈菱形，深褐色，质坚硬，结石排出后疼痛渐消。复查B超：结石消失。尔后继服调经药，腰痛无复发。（吕志杰.《四川中医》1986，10:25）

4. 癃闭（先天性输尿管狭窄、肾积水） 陈某，男，17岁，1977年1月16日诊。患者于20日前以右下腹剧痛，小便不利，而住入某医院。经X线腹部平片诊为"先天性输尿管狭窄、肾积水"。治疗3周，未见明显好转。医生建议施行手术，家属要求试用中药治疗一段时间再作决定。承主治医师同意，乃住院服中药治疗。就诊时，右下腹部隐痛，腰痛明显，站立困难。小便频急，淋漓不畅，24小时总尿量不及300ml。面及下肢轻度浮肿，精神萎靡，唇红，舌质偏红苔微黄，脉细弦略数。诊为溺癃。证属膀胱气滞，约而不通，水道不行；气滞则血郁络阻，故腰腹痛甚；小便不利，水无去路，溢于肌肤，而为肿胀；气滞血郁，久则化热伤阴，故唇舌均红而脉呈数象。治拟滋化源，利膀胱，佐以理气祛湿而不伤阴之药，猪苓汤加减主之。处方：猪苓、阿胶各9g，滑石、川楝子、茯苓各15g，琥珀、木通各6g。2剂。1月18日二诊：小便较利，尿量约较前增多一倍，腰痛减轻，但有恶心感。脉舌同前。证已少减，药颇中的。虑前方阴药过多，理气不足，仍步前法，加理气镇呕之品，并宜因势利导，使无上逆之虞。上方加砂仁4.5g，竹茹9g，瞿麦、冬葵子各15g。3剂。1月21日三诊：小便畅通，除感腰微痛外无其他不适。宜酌去通利之品，加补肾益气之药善后。处方：猪苓、阿胶、枸杞各9g，茯苓、滑石、川楝子、生地、淮山药、黄芪、冬葵子各15g，琥珀6g，砂仁4.5g。5剂。至同年4月下旬询悉，患者服完上药5剂后，诸症解除，自动出院，在家自按原方续服5剂，即下乡参加生产劳动。于今5年余，未见复发。（《伤寒论汇要分析》第115页）

按：据报道，用猪苓汤加味治疗肾积水30例，多数患者服药20余剂，肾积水消失。（朱克俭，等.《河北中医》1987，5:10）

5. 水气病（慢性肾炎） 崔某某，男，14岁，学生。1973年7月15日初诊。自诉患"慢性肾炎"，眼睑及面部微肿，胫跗俱肿，腰酸体疲，下午两颧潮红，小便短少，舌微红，脉细数。尿常规：蛋白（++），红细胞（+），白细胞（+）。方用猪苓汤：猪苓、茯苓、泽泻各12g，滑石24g，阿胶12g（烊化）。清水煎服。服上方9剂，症状好转，尿常规未见异常。停药7天后，病又复发，尿蛋白（+）。再服猪苓汤6剂，痊愈。随访2年，未有复发。（《伤寒论方医案选编》第295页）

6. 心悸（结核性心包积液） 刘某某，男，64岁。患者发热38.8℃，心悸，胸满憋气。经北京某大医院确诊为"结核性心包积液"。周身浮肿，小便不利，虽服利尿药，仍然涓滴不利。听诊：心音遥远。叩诊：心浊音界向左下扩大。给予抗痨药物治疗，同时输入白蛋白。经治2周有余，发热与水肿稍有减轻，惟心包积液反有增无减，虽经穿刺抽液急救，但积液随抽随涨，反使病情逐渐加重。医院已下病危通知书。经友人蒋君介绍，延请刘老会诊。症见低热不退，心悸胸满，小便不利，口渴欲饮，咳嗽泛恶，不欲饮食，心烦寐少，脉来弦细而数，舌红少苔。刘老根据舌红，脉细，心烦，尿少的特点，以及咳、呕、渴、肿的发病规律，辨为少阴阴虚，热与水结之证，治以养阴清热利水疏结之法，乃用猪苓汤。猪苓20g，茯苓30g，泽泻20g，阿胶12g（烊化），滑石 16g。服药至第 3 剂，则小便畅利，势如澎水，而心悸、胸满、憋闷等症明显好转。刘老认为方已中鹄，不事更改，应守方再进，而毕其功于一役。服至 20 余日，经检查：心包积液完全消尽，血压 120/75mmHg，心率 70 次 / 分，心音正常，浮肿消退，病愈出院。（《刘渡舟临证验案精选》第 114 页）

7. **暍病** 黄某，男，40 余岁。某夏因长途步行，受烈日曝晒，回家时，自觉头眩，口渴，短气，发热，但又怕风不敢揭衣，少腹急迫，小便短而频数，尿色如血，脉浮大。拟猪苓汤合六一散与服。处方：茯苓 15g，泽泻 12g，猪苓 9g，阿胶 9g（另炖），滑石 60g，甘草 4.5g。水煎。服后，所有症状全部消失。（《伤寒论汇要分析》第 115 页）

原按：本证系由伤暑而起。因暑热内袭，肺先受邪，阴分大亏，故呈现口渴，发热，短气。化源告竭，热蕴膀胱，故少腹急迫、小便短赤频数。暑热内闭，上扰清窍，故头眩。肺主皮毛，肺气失司，腠理疏松，故怕风不敢揭衣。此与桂枝证自汗出卫阳不固之恶风有别，与真寒假热之“欲近衣”也根本不同。方中重用滑石，为使其入肺通膀胱，调化源；配合二苓、泽泻利水，使暑热从小便而去；佐以阿胶养阴，甘草调中气，缓急迫，所以只服 1 剂而愈。

（二）妇人病

1. **子肿** 野氏乃政年十八，妊娠弥月，胎水渐盛，遍身洪肿，下体尤甚，口舌生疮烂坏，不能啖盐味。日啜稀粥仅一二碗，小便赤涩，大便隔日一解，脉滑数有力。医以为胃虚不能摄水，与参术等药，势殆危剧，遂邀予治之。予曰，胎水夹湿热者，非胃虚也。投以猪苓汤加车前子、黄连、栀子……服五六日，逐渐小水快利，肿胀稍散，口中亦和，饮啖复常。因改用紫苏和气饮加白术、黄芩，至月尽而诞，母子两全矣。〔《二续名医类案》（浅田惟常·先哲医话）第 2923 页〕

2. **产后癃闭（急性尿潴留）** 阚某某，23 岁，业医。新产未久，小便癃闭，小腹胀痛拘急，心烦渴饮，但以尿闭故，不敢稍饮。病急投诊，先是西医利尿剂，无显著效果，惟导尿方可缓解一二。越三日，又因导尿所致尿道口肿大，痛苦难当，乃邀余会诊。视其舌质红而无苔，脉来洪数无伦。据悉，初由癃闭而胀急，继转胀急而拘痛。病系产后血虚，阴阳失调，膀胱气化不利，水热搏结使然。取育阴利水法，宗仲景猪苓汤意，加乌药、小茴以行气，俾使阴阳互根，小便自然通利无阻。顿服一剂溲利；再剂，尿溲如注，胀痛除；三剂病乃瘥。（《湖南省老中医医案选》第一集第 81 页）

按：据报道，用猪苓汤加味治疗产后癃闭 20 例，取得良效。20 例均系产后下腹部胀急，疼痛，不能自行排尿，虽经西药、局部外敷、诱导按摩、针灸、导尿等方法处理仍无效者。均为第 1 胎。剖腹产 2 例，会阴侧切 10 例，其他 8 例；其中留置导尿管仍不能排尿者 10 例。治疗方法：猪苓、泽泻各 12g，茯苓、车前子（包煎）、滑石各 15g，阿胶 10g（烊化），白茅根 30g。随症加减：儿枕痛（按：产后瘀血凝滞所致的腹痛名“儿枕痛”）者加蒲黄、五灵脂；气虚显著者加党参、黄芪；血虚便秘者加当归、肉苁蓉。每日 1 剂，水煎服，取 400ml，分 2 次服。如病重者，每日 2 剂。结果：20 例全部治愈。其中服药 1 剂后能自行排尿者 14 例，服 2 剂者 4 例，服 3 剂者 2 例。体会：产后癃闭属于西医学之产后急性尿潴留，是产科常见的并发症之一。本症与产后亡血伤津，瘀血内阻有关。用仲景滋阴利水之猪苓汤加味治疗产后癃闭，是古方今用之法。（柴有华.《陕西中医》1991，5:209）

3. **产后泄泻** 崔某某，女，35 岁。因产后患腹泻，误以为脾虚，屡进温补，未能奏效。视其舌质红绛，苔薄黄，切其脉沉而略滑。初诊以其下利而又口渴，误作厥阴湿热下利，投白头翁汤不甚效。至第 3 诊时，声称咳嗽，少寐，下肢浮肿，小便不利，大便每日三四次，口渴欲饮水。思之良久，乃恍然大悟，此证非虚非湿，乃猪苓汤（咳、呕、心烦、渴）之证。何况下肢浮肿，小便不利，水证之情具备无疑。遂疏：猪苓 15g，茯苓 20g，泽泻 15g，滑石 16g，阿胶 10g（烊化）。此方服 5 剂，腹泻止，小便畅利，诸证悉蠲。（《刘渡舟临证验案精选》第 174 页）

4. **经行泄泻** 马某某，女，42 岁。1993 年 8 月 11 日初诊。患经行泄泻数年，多方调治不愈。患者平日大便正常，每次行经，便作泄泻，质稀如水。口干而渴，小溲窘迫，夜不得寐，寐则梦多，两腿自感沉重如铅。本次月经来潮量多夹有血块。视其舌红苔白，脉来弦细。辨为阴虚生热，热与水结，代谢失序，水液下趋大肠作泻，治当育阴清热利水，为疏猪苓汤原方：猪苓 20g，茯苓 30g，阿胶 10g（烊化），泽泻 20g，滑石 16g。服 3 剂，泄泻即止，小便自利，诸症随之而愈。（《刘渡舟临证验案精选》第 160 页）

原按：本案经行泄泻伴见小便窘迫，夜寐不安，口干而渴，舌红等症，显为阴虚水热互结之猪苓汤证。《伤寒论》第 319 条说：“少阴病，下利六七日，咳而呕渴，心烦不得眠者，猪苓汤主之。”少阴阴虚，阴虚生热，水热互结，下趋大肠则泄泻；津不上承则口渴；水不济火，心肾不交则睡眠不安。故用猪苓汤育阴清热利水。

【临证指要】 猪苓汤主治水热互结于下焦兼伤阴所致的多种泌尿系统疾患，如慢性肾盂肾炎、泌尿系感染、泌尿系结石、前列腺炎、肾炎、肾结核、肾积水及产后尿潴留等。猪苓汤育阴泄热利水法与真武汤、苓桂术甘汤等温阳化气利水法相对应，确立了治疗虚性水气病的两大法则。猪苓汤配伍严谨，不可随意加减，以免影响原方疗效，这是应用古方的一个原则。

【实验研究】 本方有明显的利尿作用，同时有保钾作用，并能改善代谢性酸中毒。其利尿作用以不破坏机体水盐平衡为特点，其利水消肿的原理与其对肾素–血管紧张素–醛固酮系统的影响密切相关。在动物实验中，猪苓汤及适当加味，对肾炎（系膜增生性肾炎、急性肾盂肾炎、急性药物间质性肾炎等）有改善作用，对肾功能不全有治疗作用，对尿路结石及膀胱癌有抑制作用。

【原文】 阳明病，汗出多而渴者，不可与猪苓汤，以汗多胃中燥，猪苓汤复利其小便故也。（224）

【提要】 承上条论猪苓汤的禁忌。

【简释】 尤在泾：“上条于脉浮发热，渴而小便不利之证，既著猪苓汤之用矣。此条复示猪苓汤之戒，谓虽渴欲饮水，而汗出多者，则不可以猪苓利其小便。所以然者，汗之与溺，同出而异归者也……汗出既多，胃液已耗，而复以猪苓利之，是已燥而益燥也，故曰不可与猪苓汤。”（《伤寒贯珠集·阳明篇下·阳明明辨法》）

【原文】 脉浮而迟，表热里寒，下利清谷者，四逆汤主之。（225）

【提要】 论真寒假热证治。

【简释】 钱天来：“此与少阴、厥阴里寒外热同义。若风脉浮而表热，则浮脉必数；今表虽热而脉迟，则知阴寒在里，阴盛格阳于外而表热也。虚阳在外故脉浮；阴寒在里故脉迟，所以下利清谷。此为真寒假热，故以四逆汤祛除寒气，恢复真阳也。若以为表邪而汗之，则殆矣。”（《伤寒溯源集》卷六）

【方证鉴别】

四逆汤证脉沉（92）与脉浮辨 四逆汤证之脉，脉沉为之常，脉浮为之变。第92条说：“病发热头痛，脉反沉，若不瘥，身体疼痛，当救其里，宜四逆汤。”此为表里同病，以里虚证为急重，当先救里之法。而第301条说：“少阴病，始得之，反发热，脉沉者，麻黄细辛附子汤主之。”则为阳虚外感而表里兼治之法。本条所述“脉浮而迟，迟与下文“下利清谷”合参，为里气虚寒之典型脉症；“脉浮”主表，此曰“浮而迟”，则“表热”已不是表证之发热，而是虚阳外浮之发热。如此发热，不可散之，应急温之，宜四逆辈。

【原文】 若胃中虚冷，不能食者，饮水则哕。（226）

【提要】 承上条论胃中虚冷证。

【简释】 上条所述阳虚里寒，为全身性虚寒证；本条则为中焦局部虚寒证。由于脾胃阳虚，不能腐熟运化水谷，故其人饮食减少，甚者不能食；饮入于胃，胃阳不化，水寒之气逆于上则为哕。“宜理中汤加丁香、吴茱萸，温而降之也。”（《医宗金鉴》卷四）

【原文】 脉浮发热，口干鼻燥，能食者则衄。（227）

【提要】 论阳明经热盛证候。

【简释】 足阳明胃之经脉，起于鼻旁，环口，循于面部。脉浮，发热，口干鼻燥，说明阳明经中有热；邪只在经而未入腑，胃气尚和，故能食；邪热盛于阳明之经，不得外越，热迫血行，血随经上逆，而为鼻衄。邪热可随衄血而得以外泄，故衄血亦有向愈之机。

【原文】 阳明病下之，其外有热，手足温，不结胸，心中懊憹，饥不能食，但头汗出者，栀子豉汤主之。（228）

【提要】 论阳明病下之后余热未除的证治。

【简释】 阳明病属里实证，下之当愈。今下后邪热未尽，无形热邪留于胸膈，故出现心中懊憹、似饥非饥、嘈杂不能食等症；但头汗出者，胸中之热熏蒸于上所致。故用栀子豉汤清透胸膈余热。本条实为对第221条“若下之”之后栀子豉汤证的补述。

【原文】 阳明病，发潮热，大便溏，小

便自可（按：《圣惠方》《准绳》“可”并作“利”），胸胁满不去者，与小柴胡汤。（229）

【提要】论阳明少阳兼病的证治。

【简释】钱天来说：“此阳明兼少阳之证也。邪在阳明而发潮热，为胃实可下之候矣。而大便反溏，则知邪虽入而胃未实也。小便自可，尤知热邪未深，故气化无乖而经邪尚未尽入也。胸胁满者，邪在少阳之经也。少阳之脉循胁里，其支者合缺盆，下胸中。胸胁之满未去，其邪犹在半表半里之间，故为少阳阳明。然既曰阳明病，而独以少阳法治之者，盖阳明虽属主病，而仲景已云：‘伤寒中风，有柴胡证，但见一证便是，不必悉具。’故凡见少阳一证，便不可汗、下，惟宜以小柴胡汤和解之也。”（《伤寒溯源集》卷六）

按：以上第220~228条等九条围绕阳明病论及并病、合病、类病、杂病及误治变证的随证治之。从本条至第231条这三条，是论阳明少阳兼病，治从少阳的和法。

【原文】阳明病，胁下硬满，不大便而呕，舌上白胎者，可与小柴胡汤。上焦得通，津液得下，胃气因和，身濈然汗出而解。（230）

【提要】承上条再论阳明少阳兼病的证治与服小柴胡汤后的病理机转。

【简释】不大便，为阳明病，而胁下硬满，呕，舌上苔白，则属于少阳证。以小柴胡汤治之，服药后，少阳之经气通畅则胁下硬满缓解；上焦得通，津液得下则大便行；胃气因和则呕止；枢机一转，元气振奋，则濈然汗出而解。“此亦阳明兼少阳之证也”（钱天来），应与上文互相发明。

按：以上两条，应与第104条所述“先宜服小柴胡汤以解外，后以柴胡加芒硝汤主之”之法互参。

【验案精选】

便秘、胸胁苦满 《伤寒论》第230条用小柴胡汤以治阳明病不大便之例，余尝疑之。1984年夏，带研究生实习，治一韩姓女，年52岁，患大便干结已有年余，每三四日始解大便一次，必登厕努责，以致衣里汗湿，力竭声嘶，大便虽下而人已疲惫不支，除便秘外，尚有胸胁发满，口苦心烦等症，其脉弦直，苔则白滑，余分析其症，便秘系属阳明，胸胁发满，口苦脉弦，则又属少阳，观其舌苔而不黄，则与230条文意相符，故不用承气汤，而用小柴胡汤，以察文中“津液得下”之言。患者连服3剂，不惟胸胁之满已除，而大便也爽然而下，每日一解，恢复正常。此则“上焦得通，津液得下”之谓，何其妙哉！（《伤寒论通释》第275页）

【原文】阳明中风，脉弦浮大而短气，腹都（按：《总病论》卷二无“都”字。《来苏集》卷三“都”作“部”）满，胁下及心痛[1]，久按之气不通，鼻干，不得汗，嗜卧，一身及目悉黄，小便难，有潮热，时时哕，耳前后肿[2]，刺之小瘥，外不解[3]，病过十日，脉续浮者[4]，与小柴胡汤。（231）

脉但浮，无余证者，与麻黄汤。若不尿，腹满加哕者，不治[5]。（232）

【注脚】

〔1〕心痛：非指五脏之心痛，实指六腑之胃痛，乃胆气犯胃所致。

〔2〕耳前后肿：三阳之脉，循绕耳前后，邪盛于经，故肿。

〔3〕外不解：指太阳、少阳病邪不解。三阳外与内相对，外谓太少，内谓阳明。

〔4〕脉续浮者：“此条所中之气兼有温邪在内，故脉弦浮大……脉续浮者，尚接弦大之浮”（程应旄）。“续浮，谓续得浮，故与小柴胡，从和解也”（方有执）。这与后文“脉但浮”之“但”字不同，但者，只也。

〔5〕病过十日……不治：张锡驹：“‘病过十日’直贯至‘不治’句，盖言病过十日，又当三阴受邪，若脉续浮者，不涉于阴，仍欲从少阳之枢而出也，故与小柴胡汤以转其枢；脉但浮，无他余之证者，欲从太阳之开而出也，故与麻黄汤以助其开。若不能从太阳之开、少阳之枢，逆于三阴之分，则不尿、腹满加哕矣。夫不尿则甚于十日前之小便难也，加哕更甚于十日前之时时哕也。枢转不出，逆于三阴，故为不治。”（《伤寒直解》卷四）

【提要】以上二条论三阳合病证治及不治之危候。

【简释】尤在泾：“此条虽系阳明，而已兼少阳；虽名中风，而实为表实，乃阳明少阳邪气闭郁于经之证也。阳明闭郁，故短气腹满，鼻干，不得汗，嗜卧，一身及面目悉黄，小便难，有潮热；少阳闭郁，故胁下及心痛，久按之气不通，时时哕，耳前后肿。刺之小瘥，外不解者，脉证少平而大邪不去也。病过十日而脉续浮，知其邪犹在经，故与小柴胡和解邪气。若脉但浮而无少阳证兼见者，则但与麻黄汤发散邪气而已。盖以其病兼少阳，故不与葛根而与柴胡；以其气实无汗，故虽中风而亦用麻黄。若不得尿，故腹加满，哕加甚者，正气不化而邪气独盛，虽欲攻之，神不为使，亦无益矣，故曰不治。”（《伤寒贯珠集·阳明篇上·阳明正治法》）

按：尤在泾将第231、232条两条合注。《脉经》《金匮玉函经》《千金翼方》及《注解伤寒论》等，均将这两条合为一条。此条证候复杂，虽归纳为“三阳合病”，实则病涉“三阴受邪”。虽曰“与小柴胡汤……与麻黄汤”，实则示人以法，仅举例而言。“凡仲景立法无方之条，皆是此等阴阳错杂，表里混淆之证，但教人俟其病势所向，乘机而施治也”（《金鉴》）。

刘渡舟先生《讲稿》认为，这两条讲的证候，结合临床分析，其重点描写的是黄疸病证候及预后。如此不良预后，很可能是瘟黄、疫黄，即严重肝胆病。笔者赞成如此分析。

【原文】阳明病，自汗出，若发汗，小便自利者，此为津液内竭，虽硬不可攻之，当须[1]自欲大便，宜蜜煎导[2]而通之。若土瓜根[3]及大（按：《脉经》卷七、《翼方》卷九并无“大”字）猪胆汁[4]，皆可为导。（233）

蜜煎导方：食蜜七合。上一味，于铜器内，微火煎，当须凝如饴状，搅之勿令焦著。欲可丸[5]，并手捻作挺，令头锐，大如指，长二寸许，当热时急作，冷则硬。以内谷道中，以手急抱，欲大便时乃去之。

土瓜根方：已佚。

猪胆汁方：大猪胆一枚，泻汁，和少许法醋。以灌谷道内，如一食顷[6]，当大便出宿食恶物。甚效。

【注脚】

〔1〕当须：尚须，还要等待。“当”通“尚”。

〔2〕蜜煎导：导，引导，有因势利导之义。如津伤便秘者，将滑润类药物纳入肛门，引起排便，叫做导法。蜜煎导，即将食用蜂蜜制作成“栓剂”，以纳谷道（肛门）中，取其甘平无毒，滋阴润燥，局部用之更有润滑作用。

〔3〕土瓜根：土瓜一名王瓜。土瓜根气味苦寒无毒，富含汁液，将其捣汁灌肠通便，方书多有记载。

〔4〕猪胆汁：为苦寒而润之品。

〔5〕欲可丸：要做成适当的药丸。

〔6〕一食顷：相当于吃一顿饭的时间。

【提要】论阳明病导法。

【简释】阳明病，本自汗出，更发汗，则津伤于外而液竭于内，津液不能濡润肠道，故大便干硬。大便虽硬，与阳明热实燥结者不同，故不可攻。须待病人自欲大便，即硬便下近肛门，难以排出时，取因势利导之法，用蜜煎润燥导引。“蜜煎外导者，胃无实邪，津液枯涸，气道结塞，燥屎不下，乃蜜煎导之，虽曰外润魄门，实导引大肠之气下行也”（王晋三《绛雪园古方选注》）。或用猪胆汁，“取其苦能胜热，滑能润燥”（《本草纲目》），与少许醋同用者，“似欲借醋以刺激其肠壁而促进其蠕动”（《经方实验录》第86页），使大便排出。

上述三种治法可分为两类：一是蜜煎导，为栓剂通便法，此法适用于硬便近在肛门处，便意窘迫而不能排出，即“当须自欲大便”者；二是土瓜根或猪胆汁，为灌肠通便法，此法既适用于大便干结迫于肛门者，又可用于便结之部位较高者。以上两法，至今仍在变通应用。

按：条文凡言“小便自利”，皆指小便正常。本条大便“虽硬而小便自利，是内实而非内热矣”（柯琴）。若内热耗津，势必小便不利（少）。

【大论心悟】

导法治热病、杂病良方——猪胆汁灌肠法

刘渡舟先生在《讲稿》中说：“中医学在后汉时期就有了导便之法了，是医学上的一个突破。根据中外医学史的考证，中国的导便之法，先于世界其他国家500年。”

笔者认为，蜜煎导方制法、用法都不方便，目前可以使用较方便的“开塞露”代之，一般门诊药店都有。而猪胆汁的特殊功用是其他灌肠导法所不能替代的。据报道：使用猪胆汁灌肠通便法治疗多种原因导致的便秘394例，取得良效。①用法：新鲜猪胆汁经高压蒸汽消毒或煮沸消毒10分钟，冷藏。成人60~100ml，儿童30~40ml，

加温至37℃左右做保留灌肠。②适应证：腹部手术后大便困难者；产妇便秘；手术后气胀；麻痹性肠梗阻。③结果：394例病人多数经半小时左右可排便，少数病人需延长至2小时。便量多而自感舒适者382例（97%）。6例肠梗阻病人应用胆汁灌肠后，梗阻现象在短时间内解除，未采用其他方法处理。④疗效机制：猪胆汁之作用能助胰液消化、刺激大肠蠕动，并是一种天然抗毒剂，减少肠内腐败物等。（上海市第十人民医院外科.《中医杂志》1957，8：431）。

据笔者了解，上述这种简、便、廉、验的导法在近几十年来很少应用了！这值得重新重视起来，并用于实践。

猪胆汁治疗热病与杂病的奇特疗效见下列验案。

【验案精选】

蜜煎导验案

1. **热病便秘**　庚戌仲春，艾道先染伤寒近旬日，热而自汗，大便不通，小便如常，神昏多睡。诊其脉，长大而虚。予曰：阳明证也。乃兄景先曰：舍弟全似李大夫（按：见“汗后疮疡证第七十四”），又属阳明，莫可行承气否？予曰：虽为阳明，此证不可下。仲景阳明自汗，小便利者，为津液内竭，虽坚不可攻，宜蜜兑导之。作三剂，三易之，先下燥屎，次泄溏，已而汗解。（《伤寒九十论·阳明蜜兑证第七》）

2. **杂病便秘**　汪某，女，68岁。大便经常7~8日不行，甚至十几日便秘不行，往往脘腹胀满，饮食不思。服用泻药之后，每觉气短，心悸，食物更不消化，因对泻药怀有戒心。诊其脉象细弱而尺沉涩，此是气血俱虚、阴津枯竭之证，下之不但伤胃，而且损津。处方：蜜煎导便，隔三日导便一次。用蜜煎后，隔半小时即溏泄一次，不但无胀满之患，而食欲逐渐好转，患者甚觉满意。以后经常使用，半年未断，而健康遂日渐恢复。（《伤寒论临床实验录》第207页）

猪胆汁验案

一、热病

1. **高热、神昏、痉厥（乙脑并发肺炎）**　杨某，女，6岁，6月9日急诊入院。因高热、嗜睡3天，抽搐昏迷半天，诊为重型“乙脑”并发肺炎。体温：40.3℃，脉搏134次/分。呈嗜睡昏迷状，面色红赤，惊厥，阵抽，呼吸促（42次/分），心率快，律整，双肺有干湿性啰音。克氏征、巴氏征阳性。入院后经降温、冬眠、脱水、中西药综合治疗，于第2天起用猪胆汁50ml（用生理盐水配成1:4新鲜猪胆汁液）灌肠，每天1次。在当天猪胆汁灌肠后，排出绿黑色大便及蛔虫10条，住院第3天抽搐停止，热退神清，肺部啰音及咽喉痰鸣音减弱。灌肠6次，住院10天，痊愈出院。（彭治平，等.《新中医》1975，2：45）

按：本案所用猪胆汁味苦性寒，既具滋润导下之力，又有清热化痰之功，故在乙脑合并肺炎治疗中奏效。本案以猪胆汁配生理盐水，而不“和少许法醋”，为变通配伍法。

2. **热病之后便秘**　王某，女，12岁，1958年9月20日诊。前患伤寒发热二候，经治得愈，热退已10多天，但9天来未解大便，无腹痛、腹胀不适等感觉，近2天来，日晡小有热，略觉口渴……脉症互参，系热病之后，津液日亏，不能濡润大肠，故大便硬而不下，在服用中药同时，又延西医用50%甘油30ml灌肠，隔日1次，共2次，在灌后均有腹部剧烈阵痛，约半小时方减，治疗8天，大便仍未通。因翻阅《伤寒论》有猪胆汁外导一法，即用大猪胆2枚，取汁盛放碗中，隔汤炖透消毒，用时加开水，以50%胆汁40ml灌肠，灌后并无腹痛，30分钟左右大便一次，下圆形结粪10多枚，隔5小时许，又便出10多枚及粪便甚多，腹中粪块消失而愈。（《伤寒论通释》第279页）

二、杂病

1. **便秘**　门人张永年述其戚陈姓一证，四明医家周某用猪胆汁导法奏效，可备参究。其言曰：陈姓始病咯血，其色紫黑，经西医用止血针，血遂中止。翌日病者腹满，困顿日甚。延至半月，大便不行。始用蜜导不行；用灌肠法，又不行；复用一切通大便之西药，终不行。或告陈曰：周乡周某良医也。陈喜，使人延周，时不大便已一月矣。周至，察其脉无病，病独在肠，乃令病家觅得猪胆，倾于盂，调以醋，借西医灌肠器以灌之，甫灌入，转矢气不绝。不逾时，而大便出，凡三寸许，掷于地，有声，击以石，不稍损。乃浸以清水，半日许，盂水尽赤。乃知向日所吐之血，本为瘀血，因西医用针止住，反下结大肠，而为病也。越七日，又不大便，复用前法，下燥矢数枚，皆三寸许，病乃告愈。予于此悟蜜煎导法惟证情较轻者宜之。土瓜根又不易得。惟猪胆汁随时随地皆有。近世医家弃良方而不用，为可惜也。（《经方实验录》第86页）

原按：本案见《伤寒发微》，以其可备一格，故特转录于此。凡大便多日未行，甚至在十日以上，又不下利清水者，是盖燥矢结于直肠部分。矢与肠壁黏合甚切，故愈结愈不能下。此时倘用硝、黄以治之，不惟鞭长莫及，抑将徒损胃气，伐其无辜，此导法之所由作也。蜜煎导法为轻，但能用之合度，亦每克奏肤功（按：也每能收到治标之功效。肤，表面的）。友人黄君有祖母，年已九十余龄矣。遘（相遇，此指患病）病旬日，不大便，不欲食，神疲不支。群医束手，不敢立方。卒用灌肠器，灌入蜜汁。粪秽既下，诸恙竟退，获享天年，此其例也。近者药房制有甘油锭，施用较便，可以为代。倘用二三锭后，依然无效者，不妨续施。因肠壁热甚者，二三锭尚不敷濡润用也。若蜜汁或锭皆不胜任，则须用猪胆汁。盖人之胆汁本有润肠之功，今以猪胆为代，亦所谓脏器疗法之变局也。

猪胆汁须和醋少许者，似欲借醋以刺激其肠壁，而促进其蠕动。故蜜、锭之制，有时亦加以少许皂角末，实同此意。皂角粉少许吹入鼻孔中，即作喷嚏，其刺激之功为何如？

按：如上所述，猪胆汁方清而兼润，治顽固性大便不通有特效。如此简、便、廉、验之良方，不可弃之不用。

2. **腹痛、呕吐（粘连性肠梗阻）** 林某某，女，49岁，家庭妇女。1956年1月26日因腹痛及呕吐10余次而入院（病员于1954年3月3日在其他医院施行阑尾切除术，于手术后2周出院）。入院时体检：中度失水，腹部中度膨胀，鼓音，肠鸣音亢进，腹部有压痛，但腹肌无紧张。X光平片显示：腹部小肠充气及有液平面。临床印象为部分"肠梗阻"，手术后粘连所致。入院即使用胆汁灌肠2次以及一般支持疗法，灌肠后效果良好，症状逐渐消失，病人于6天后出院。（上海市立第十人民医院外科.《中医杂志》1957，8∶431）

【临证指要】 蜜煎导法（栓剂）主治津枯便秘，尤以老人、小儿及体虚者为宜。

猪胆汁方（灌肠法）清而兼润，适应证为术后便难及气胀、产后便难、麻痹性肠梗阻等病症，较蜜煎导药源丰富，方法简便易行。

【原文】 阳明病，脉迟[1]，汗出多，微恶寒者，表未解也，可发汗，宜桂枝汤。（234）

阳明病，脉浮，无汗而喘者，发汗则愈，宜麻黄汤。（235）

【注脚】

〔1〕脉迟：章楠说："脉迟与脉缓相类。"

【提要】 以上二条论阳明病兼太阳病的证治。

【简释】 尤在泾："此二条，乃风寒初中阳明之证，其见证与太阳中风、伤寒相类，而阳明比太阳稍深。故中风之脉，不浮而迟；伤寒之脉，不紧而浮。以风寒之气，入肌肉之分，则闭固之力少而壅遏之力多也。而其治法，则必与太阳少异。见有汗而恶寒者，必桂枝可解；无汗而喘者，非麻黄不发矣。"（《伤寒贯珠集·阳明篇上·阳明正治法》）

【原文】 阳明病，发热汗出者，此为热越，不能发黄也。但头汗出，身无汗，剂（按：《玉函》卷三、《脉经》卷七、《翼方》卷九并作"齐"）颈而还，小便不利，渴引水浆者[1]（按：《总病论》卷二"水"下无"浆"字；《补亡论》卷六"引"作"饮"），此为瘀热在里[2]，身必发黄，茵陈蒿汤主之。（236）

茵陈蒿汤方：茵陈蒿六两，栀子十四枚（擘），大黄二两（去皮）。上三味，以水一斗二升，先煮茵陈减六升，内二味，煮取三升，去滓，分三服。小便当利，尿如皂荚汁状，色正赤。一宿腹减，黄从小便去也。

【注脚】

〔1〕渴引水浆者：指口渴却避开水浆不饮的患者。联系上下文，此为湿热内蕴，口渴反饮水不多的特点。"引"：避开，退却。《史记·李将军列传》："且引且战，连斗八日。"古今注家多释"引"为"饮"，这就与避开之义正相反。

〔2〕瘀热在里：指湿热疫毒蕴结于血分。"瘀"与"郁"二字概念不同，瘀指血分病；郁指气分病。

【提要】 论瘀热在里而发黄的证治。

【简释】 尤在泾："热越，热随汗而外越也，热越则邪不蓄而散，安能发黄哉？若但头汗出而身无汗，齐颈而还，则热不得外达；小便不利，则热不得下泄；而又渴饮水浆，则其热之蓄于内者方炽，而湿之引于外者无已，湿与热得，瘀郁不解，则必蒸发为黄矣。茵陈蒿汤苦寒通泄，使病从小便出也。"（《伤寒贯珠集·阳明篇下·阳明杂治法》）

按： 本条应与后第260条及《金匮·黄疸病》篇相关条文结合起来研究。茵陈蒿汤证的病机是“瘀热在里”，即湿热疫毒蕴结于血分。症见一身面目皆黄，色鲜如橘，伴脘腹满胀，纳呆呕恶，厌油腻，口渴心烦，振寒发热，心胸不安，小便不利而赤，大便不调，舌红苔黄腻，脉滑数等。

关于本文与前后条文之间的联系，裴永清说：在研究《伤寒论》时，要特别注意条文的排列顺序及前后之间的有机联系，以帮助我们正确理解原文，这是前贤及现时伤寒大家刘渡舟教授所力主的研究方法之一。研究茵陈蒿汤也不例外。以第236条茵陈蒿汤证条文在论中所处位置上分析，已可反映湿热发黄是气分病兼以伤血的证候。该条前的第234条和第235条是病邪初入阳明，在阳明经轻浅的气分证，故仲景“宜”麻、桂两方治之（乃遵《素问·热论》中“三阳经络皆受其病而未入于脏腑者，故可汗而已”之旨），该条后的第237条则是“阳明病，其人喜忘者，必有蓄血……本有久瘀血”的抵当汤证。而第236条茵陈蒿汤证介于麻、桂证和抵当汤证之间，恰是邪由轻浅的气分证向久瘀血重证过渡阶段的瘀热伤血的证候，是邪从气分往血分深入发展中的一个证候，故谓“瘀热在里，身必发黄，茵陈蒿汤主之”。（《伤寒论临床应用五十论》第132页）

黄疸病的辨证论治详见《金匮·黄疸病》篇。茵陈蒿汤〔验案精选〕等内容，见该篇第13条。

【原文】 阳明证，其人喜忘者，必有蓄血〔1〕。所以然者，本有久瘀血，故令喜忘，屎虽硬，大便反易，其色必黑者，宜抵当汤下之。（237）

【注脚】

〔1〕蓄血：本条指瘀血停留。

【提要】 论杂病蓄血的证治。

【简释】 “瘀血是病根，喜忘是病情，此阳明未病前症，前此不知，今因阳明病而究其由也”（《伤寒来苏集·伤寒论注》）。所谓“本有久瘀血”，是审病求因，追述病史也。“屎虽硬，大便反易，其色必黑者”，必有出血溢于肠中，与燥屎混杂而下之证候。曰“宜抵当汤”，是示人以法，以久瘀血，非抵当汤之攻逐而不能下之。

【方证鉴别】

阳明蓄血证与太阳蓄血证（124、125） 太阳蓄血证因“太阳随经，郁热在里”“热结膀胱”，故有如狂，或发狂等证候；阳明蓄血证，是因素有瘀血，与热邪相结，故令喜忘，二者成因不同，而蓄血扰乱神志则一。辨太阳蓄血证在小便之利与不利，辨阳明蓄血证在大便之黑与不黑、难与不难。

【验案精选】

喜忘 魏某某，女，30岁。于1969年患精神分裂症，住医院用电疗与胰岛素等法，病减轻而未痊乃出院。自觉头皮发紧，如有一铁箍勒在头上，并且言听视动，随过随忘，一点记性都没有。患者两目呆滞，神情淡漠，经期正常，惟少腹甚痛，舌苔白腻，脉沉滑有力。辨证：古人云：瘀血在下使人发狂，瘀血在上使人善忘。况有痛经为甚，脉来沉滑，故知其人有瘀血而为患。处方：生大黄9g，桃仁12g，水蛭6g（炒），虻虫6g，柴胡9g，半夏9g，服2剂大便泻下不甚重，似有小效而不显著。转方：桂枝6g，桃仁12g，大黄9g，丹皮9g，蒲黄6g，五灵脂6g，赤芍9g，茯苓24g。服2剂，泻下较多，头上的铁箍感觉已去，善忘转减，患者大喜，认为有了治愈希望。再转方：大黄9g，桃仁15g，芒硝6g（后下），丹皮6g，赤芍9g，炙甘草6g，郁金9g，蒲黄9g。服2剂，泻下污血秽物甚多（共泻6次）。所奇者其人体不疲，饮食不衰，而善忘十愈其八，患者欲返回河南，为疏血府逐瘀汤6帖以资巩固，由是而病瘳。（《伤寒挈要》第203页）

按：《刘渡舟伤寒论讲稿》说明：首方是抵当汤加柴胡疏肝，半夏祛痰；二方是桂枝茯苓丸加味；三诊是活血化瘀及芳香开窍法。

【原文】 阳明病，下之，心中懊憹而烦，胃中有燥屎〔1〕者，可攻。腹微满，初头硬，后必溏（按：《玉函》卷三“必溏”作“溏者”）〔2〕，不可攻之。若有燥屎者，宜大承气汤。（238）

【注脚】

〔1〕燥屎：燥屎与便硬有所不同，燥屎必因热结，便硬或因津亏。仲景对肠中有燥屎的诊断方法，于后文第239、241、242条有详细补述。

〔2〕初头硬，后必溏：原文还简称“初硬后溏”，其病机与治禁，参见第191、209、251条。

【提要】 论阳明病下后可攻与不可攻之候。

【简释】 本条最后一句“若有燥屎者，宜大承气汤”，应在“可攻”句下，为倒装文法。阳明病胃实，下之当愈。此证下后，却出现心中懊憹而烦及腑实证之候，必是下法不当，肠中仍有燥屎，宜大承气汤攻之。若腹满不甚，知热尚未结实，其大便初硬后溏，切不可攻。便溏与便硬相对而言，可理解为大便软。此与脾虚所致的“初头硬，后必溏”不同。

【原文】 病人不大便五六日，绕脐痛，烦躁，发作有时者，此有燥屎，故使不大便也。(239)

【提要】 论阳明腑实燥屎内结之证候特点。

【简释】 此承上文“若有燥屎者，宜大承气汤”而来，明辨有燥屎之证候特点。病人不大便五六日，是邪热入里、归于阳明所致；绕脐痛，是燥屎内结、阻塞肠道、气滞不通的主症特点之一；燥屎内结，燥热上扰，故令烦躁；绕脐痛，烦躁时轻时重，或时发时止，故曰发作有时。

按：《伤寒论》条文中，凡用大承气汤，必辨其有无燥屎。所举燥屎有关证候，如潮热、谵语、手足濈然汗出、服小承气汤后转矢气等。本条言“绕脐痛”为有燥屎。围绕肚脐的是什么？是升结肠、横结肠、降结肠，总之是结肠，是结肠里有燥屎，故绕脐痛，如此定病位，何等准确！临床阳明腑实重证之证候多端，医者当知大承气汤证全部相关条文，全面分析，方不致误。

【原文】 病人烦热，汗出则解，又如疟状，日晡所发（按：《总病论》卷二“发”下有“潮”字）热者，属阳明也。脉实者，宜下之；脉浮虚者，宜发汗。下之，与大承气汤；发汗，宜桂枝汤。(240)

【提要】 凭脉辨表里虚实之法。

【简释】 病人烦热，病在太阳，则汗出即解；若如疟状，日晡所发潮热，则属阳明。是病在太阳，还是病在阳明，既要辨症，又当辨之于脉，下文即辨脉以明表里虚实与治法。

【方证鉴别】

疟病、如疟状（23）、潮热　疟病典型发作是：“先寒后热，热止汗出”，“日作”“间日而作”等“蓄（休止）作有时”。详细证治见《金匮·疟病》篇。第23条所述“太阳病，得之八九日，如疟状……”，是言太阳表证，恶寒发热，时轻时重，或时发时止，如疟病之发作，但似是而非，非疟病之典型发作特点。潮热者，发热如潮水一样有定时也。潮热与如疟虽皆似疟病，但二者的区别是：但热不寒者，为潮热；恶寒发热，一日二三度发者，为如疟状。

【原文】 大下后，六七日不大便，烦不解，腹满痛者，此有燥屎也。所以然者，本有宿食故也，宜大承气汤。(241)

【提要】 论下后燥屎复结的证治。

【简释】 阳明腑实重证，经大下之后，如大便通利，燥屎得下，则脉静身凉，知饥能食，病自可愈。今大下之后，六七日又不大便，并见烦不解、腹满痛等症，此为下后邪热未尽，胃气未复，则六七日所进食物，与邪热相合而成为宿食。所谓宿食者，即胃家实之互辞。曰“宜大承气汤”，是示人以法，亦可酌情用小承气汤或调胃承气汤。

【验案精选】

宿食　黄某，初患外感，诸医杂治十余日，疾益剧，延余治疗。病者自云肚腹硬痛，手不可按，傍晚身微热，汗出，手足较甚，小便黄，大便不利，粒米不入口已三日矣。审视舌色鲜红，苔黄不甚燥，脉沉实搏指。取阅前所服方，多杂乱无章。余疏大承气汤方授之。阅日，复延诊，余意其服方有效也。继乃知余去后，主人究疑药峻，另用他医方，益剧。病者亦深怨家人之不用余方具以告。乃就大承气原方增加分量，约以连进两服，大便当行，万一不行，则宜再进，切勿疑畏而去。阅二日，仍延诊，则云昨晚药完两服，下黑粪甚多，今晨进稀粥少许，各症十愈七八。为改用大柴胡减轻大黄，又两剂，黑粪始尽，病如失。最后仍请疏调养方。或谓，大承气证当见谵语，此证何以无之？大承气系腹有燥屎，先生乃断为食积，敢问所以？余曰，《伤寒论》云：“六七日不大便，烦不解，腹满痛者，此有燥屎也。”其下又申之曰：“所以然者，本有宿食故也，宜大承气汤。”又于阳明少阳合病条下云：“脉滑而数者，有宿食也，宜大承气汤。”若《金匮》宿食篇，主用大承气者甚许，不必赘述。盖宿食与燥屎一而二，二而一，相去一间。至谵语有无，可不必拘。盖仲景原有阳明病潮热，大便微硬者，可与大承气之文，亦不执定谵语也。此证若再延一二日，必发生谵语、见鬼之症，必至循衣摸床，微喘直视，陷于阴绝之死证。(《遁园医案》)

【原文】 病人小便不利，大便乍难乍易，时有微热，喘冒不能卧者，有燥屎也，

宜大承气汤。(242)

【提要】论燥屎内结的证治。

【简释】本条综合分析，病人小便不利，为里热津伤所致；大便乍难乍易，为燥屎内结而旁流时出也；时有微热，潮热之互辞，惟较轻耳；喘冒不能卧者，腑气不通，浊气上逆之候。"有燥屎也"，此为"点睛"之笔。望其舌，必黄燥；切其脉，必实大；触其腹，必拒按，诸如上述，方宜大承气汤攻之。

按：以上第238~242条这五条，是从不同角度阐述了阳明腑实、燥屎内结之大承气汤证候。这些证候，或典型，或不典型，示人在辨证识病之时，应知常而达变也。

【原文】食谷欲呕，属阳明也，吴茱萸汤主之。得汤反剧者，属上焦也。(243)

吴茱萸汤方：吴茱萸一升(洗)，人参三两，生姜六两(切)，大枣十二枚(擘)。上四味，以水七升，煮取二升，去滓，温服七合，日三服。

【提要】论阳明中寒证治。

【简释】以方测证，所述"食谷欲呕"，是胃气虚寒所致，故以吴茱萸汤主之。该方以吴茱萸温肝暖胃，降逆下气；重用生姜温胃散寒，长于止呕；人参、大枣补虚和中。全方暖肝和胃，补中泄浊，降逆止呕。汪琥："呕为气逆，气逆者必散之，吴茱萸辛苦味重下泄，治呕为最；兼以生姜，又治呕圣药，非若四逆中之干姜守而不走也……"(《中寒论辨证广注》卷上)

按：吴茱萸汤证除本条外，还有后文少阴病篇第309条、厥阴病篇第378条及《金匮》第17篇第8、9条，应互参。据《伤寒论》和《金匮》记载，本方可用于下列4种病证：①阳明胃寒，食谷欲呕。②少阴吐利，手足逆冷，烦躁欲死。③厥阴头痛，干呕，吐涎沫；④胸阳不足，阴寒上逆，呕而胸满。许宏曰："干呕，吐涎沫，头痛，厥阴之寒气上攻也；吐利，手足逆冷者，寒气内甚也，烦躁欲死者，阳气内争也；食谷欲呕者，胃寒不受食也。此以三者之症共用此方者，以吴茱萸能下三阴之逆气，为君；生姜能散气，为臣；人参、大枣之甘缓，能和调诸气者也，故用之为佐使，以安其中也。"(《金镜内台方义》卷八)

【大论心悟】

吴茱萸汤"得汤反剧者"为服药反应说

对于第243条所述服了吴茱萸汤"……得汤反剧者，属上焦也。"古今注家注本多解释为上焦有热，不可用吴茱萸汤。而部分注家提出了"服药反应"说，值得重视，引述如下。

1. **寒盛格阳说** 程应旄说："……得汤反剧者，寒盛格阳，不能下达，再与吴茱萸汤则愈。"(《伤寒论后条辨》卷八)

2. **从阴出阳说** 陈念祖说："胃主容谷，今食谷欲呕者，属阳明胃气虚寒也，以吴茱萸汤主之。若得此汤而呕反剧者，人必疑此汤之误，而不知阳明与太阴相表里，其食谷欲吐者，是阳明虚甚，中见太阴，为中焦之胃气虚寒也。服吴茱萸汤之后反剧者，是太阴虚回，中见阳明，为上焦之胃口转热也。此为从阴出阳，寒去热生之吉兆，可以析其疑曰，太阴湿土喜得阳明之燥气，其病机属上焦而向愈也。《书》曰：若药不瞑眩，厥疾不瘳，其斯之谓欤？"(《伤寒论浅注》卷四)

3. **服药后反应说** 邓氏用本方加味治头痛、干呕、吐涎沫等十数例，观察到服药后有20%出现反应，或初服有反应，再服则安然；或剂量轻而阴寒重有反应，如重用反而无反应，其常见反应症状：头痛增加，或眩晕，或欲呕，或觉身体麻痹，或觉烦热等。快则30分钟复原，慢则需5~6小时才逐渐消失，故服药后宜睡卧，勿劳动，可减轻反应。(邓鹤芝.《新中医》1958，6:1)

以上程氏、陈氏对"得汤反剧者"表述的语言不同，其大意与现代学者邓氏的临床观察相同，即"服药反应"，亦即《尚书·说命》所谓"药弗瞑眩，厥疾勿瘳"。

儿科陈芝圃老中医应用吴茱萸汤的经验

儿科陈芝圃老中医应用吴茱萸汤治疗中焦虚寒、浊阴上逆所致的呕吐，取效甚著。用本方之辨证要点为面色苍白，手足不温，呕吐日久，吐出物清淡少臭，或朝食暮吐，舌淡苔白滑，脉沉迟而弱。对本方药物的用量，陈老强调生姜之量应倍吴萸，即：吴茱萸1.5g，党参1.5g，生姜3g，大枣2枚。加水200~250ml，煎取80~100ml，分次频服。全方药味简而不杂，淡而不厚，对一些顽固性呕吐，确有明显的止吐功效。吐甚者可少佐黄连取其辛开苦降，或加半夏、丁香以加强降逆温散之力。(天津中医医院儿科继承小组.《中医杂志》1979，2:48)

吴茱萸汤证证治规律的研究

通过对吴茱萸汤证古今验案精选246例的统

计分析，初步认识到吴茱萸汤证的证治规律，得出如下结论：①吴茱萸汤证男女均可发生，以女性居多；各年龄组均可发病，以31~45岁者为多；四季中以冬季发病最多。②吴茱萸汤证的诊断指标为：呕吐，头痛，四肢不温，舌淡苔白润，脉沉、弦、迟、弱、缓。③吴茱萸汤证的基本病机是肝胃虚寒，浊阴上逆。④临床应用，多原方不变，以党参代人参，多以3剂见效。⑤吴茱萸汤多用于高血压、青光眼、胃肠炎等病证属肝胃虚寒者。（初杰，等.《中医杂志》1991，2：15）

【验案精选】

1. 呕吐（神经性呕吐、幽门痉挛、瀑布状胃）

（1）杨某某，男，42岁。偶尔食不适时即呕吐，吐出未经消化之物及黏沫，吐出量并不多，为此未引起足够的重视，如此延续了将近10年。近1年多以来病情加重，发展为每日饭后隔1~2小时，即频频呕吐不休，天气寒冷时尤其严重。曾用过不少止呕和胃健脾药，未曾获效。现手足厥逆，消化迟滞，脉沉而迟。治以吴茱萸汤。处方：吴茱萸12g，人参6g，生姜30g，大枣5枚。服3剂后，呕吐减十分之五六。继服3剂呕吐又复发到原来的程度，经询问才知道因当时未找到生姜，而以腌姜代替，不仅无效反而使病情反复。后配以生姜再进4剂，呕吐减十分之七八，饮食增加，手足厥逆好转。宗此方化裁，共服20余剂，呕吐停止。观察1年来，未见复发。（《经方发挥》第144页）

按：本案之要在于说明用吴茱萸汤必须用生姜，而且要重用，否则会影响止呕效果，甚至无效。

（2）运某某，女，25岁。于1年前开始呕吐，最初症状较轻，日益加重，方始求医，某医院诊断为“神经性呕吐”。但经中西医多方治疗，呕吐不见好转。现症见：每于饭后即吐，吐出少量食物和稀水，淡而无味，吐前无恶心，也无痛苦，食欲尚可，二便正常，但伴有周身乏力，脉沉，舌淡苔白。治以温中补虚，降逆止呕。处方：吴茱萸9g，太子参15g，生姜9g，大枣5枚，半夏15g，茯苓15g。服3剂吐止。（张俊杰.《新中医》1978，1：31）

（3）田某，男，2个月。于生后即见呕吐，多在进乳或饮水后约4~5分钟即喷吐而出，吐物清淡无臭，延50余天呕吐未止，在某医院诊为“幽门痉挛”。予解痉镇吐剂治疗无效。诊见患儿面色晦暗，精神委顿，形体瘦弱，哭声低微。检查：心肺无异常，腹胀而软，可见逆蠕动波形，舌淡苔白，指纹淡红。证属脾胃虚寒，浊阴上逆，治以温胃降逆止呕。处方：吴茱萸、党参各0.6g，生姜1.2g，大枣1枚，黄连0.3g。水煎至50ml。服药2剂，呕吐减轻，继进2剂吐止。（张崇，等.《中医杂志》1978，2：48）

（4）姜某某，女，40岁。1个多月来食后即呕，有时所食之物全部呕出，饮水亦呕，四肢倦怠，脉虚细，舌淡苔白，手足冷，口中觉冷而不渴，腹软。《伤寒论》云：“食谷欲呕者，属阳明也。”此系胃气虚寒，不能腐熟水谷，又兼浊阴上逆。用吴茱萸汤加丁香6g，服2剂，呕止。后因食欲不振，四肢倦怠，改用六君子汤调理。（刘金发.《福建中医药》1964，5：25）

（5）某男，30岁，已婚。患者自1956年起，偶有不定时恶心呕吐，吐出未消化食物。在1957年3月，转为每晨发作，先有腹胀感，继以喷射性呕吐，吐出黄色黏液，吐酸，每次持续10~40分钟，吐后舒适轻快，饮食如常，无不适感……先后曾用制酸剂、镇静剂、解痉剂、针灸、电睡眠、理疗、盐酸普鲁卡因封闭、静脉封闭以及改变生活条件与作息时间等多种疗法，曾服中药旋覆代赭石汤、六君子汤、理中汤、左金丸、四神丸等加减治疗，最多者达百余剂，有时呕吐稍轻，但不久又复发如前。曾请外科会诊数次，均建议剖腹检查，未经同意而止。1960年4月1日住院治疗。入院后体检与实验室检查，无特殊发现。经胃液分析：游离酸及总酸度均显著增高达145°~150°，且呈急升曲线。胃肠造影：胃显示瀑布型（胃窦及十二指肠球部向下，胃位置极高，大弯最低界在髂骨嵴上七横指，大弯与小弯无任何颠倒现象，胃轮廓整齐，无特异发现），诊断为“瀑布状胃”。治疗经过：根据病史，起病已3年余，呕吐涎沫，面色呈红紫而稍晦，语声虽响亮而气似短促，脉沉弦细，按之稍弱……脉证合参，显属阴证、虚证无疑。根据症状与《伤寒论》厥阴篇“干呕，吐涎沫、头痛者，吴茱萸汤主之”颇相吻合……予大剂加味吴茱萸汤。处方：吴茱萸24g，生姜30g，大枣12枚，法半夏12g，党参30g。服1剂后呕吐即止，原方再服20余剂，追踪观察3月余，未见复发。（张金山，等.《浙江医学》1960，5~6：261）

按：上述五例验案表明，年龄不论长幼，病程不论长短，凡临床表现以呕吐为主，若辨证为脾胃、肝胃虚寒而浊阴上逆者，皆可用吴茱萸汤治之，无不取效。

2. 吐利、手足厥冷、烦躁欲死

（1）夏某某，男，40岁。素患胃疾，又食生冷瓜果，初始脐痛，稍顷则恶心呕吐，兼有大便泄泻如水状，一日10余次，从早到晚频吐不止约20余次，吐物初见水食，后为黏沫，面色苍白，四肢厥冷，身倦，言语低微，精神恍惚，两脉弦细无力，舌质淡红苔薄白而润。证属胃中虚冷，中阳不振。拟吴茱萸汤1剂，水煎分3次服下，每半小时服1次。第2天复诊，脉来见缓，呕吐已止，上述症状均消失。再用香砂六君子汤养脾胃以善后，4天后，患者体健如常。（吴庆虹，等.《上海中医药杂志》1964，10∶14）

（2）郭某某，女，62岁。上吐下泻，厥逆无脉，泻下清水，转筋。用通脉四逆汤，并注射葡萄糖盐水后，泻减，脉现微细，但烦躁呕吐甚剧，手足厥冷，此属阴寒浊气上逆。治宜吴茱萸汤，处方：吴茱萸15g，高丽参9g，生姜24g，大枣4枚。服1剂后，症减，再服1剂，诸症愈。改用理中汤加减，调理善后。（《新中医》1964，5）

按：以上二案，颇似《伤寒论》309条所述"少阴病"吴茱萸汤证，方证相对而获捷效。

3. 头痛、干呕、吐涎沫

（1）张某某，男，30岁。患重感冒后引起头痛，疼痛剧烈难忍，并时时烦躁，恶心呕吐，吐出物皆痰涎之类，恶寒而不发热，手足不温，自觉口、鼻、齿冰冷难忍，脉沉迟，舌淡苔滑。从脉症看为中焦虚寒，复感外邪，引起浊阴之气上逆于清阳所致。以吴茱萸汤，服1剂后，头痛顿减，呕吐恶寒也有好转。守方共服3剂痊愈。（《经方发挥》第145页）

（2）陈某某，女，28岁，教师。病起于1958年秋，因工作夜以继日，思索费神，致一度数日未能入睡，当时尚能支持，至工作告毕，便觉头晕眼花，继而颠顶刺痛难忍，旋即呕吐清涎甚多，历3小时之久，方慢慢缓解。阅1月，病症复发，其后经常失眠，精神疲惫，平均每月必作头痛一次，症状大致如前。曾就诊于省人民医院及精神医院，内服西药及电疗未效，渐渐发作更为频繁，至1962年初平均每2~3天发作一次，经期前后尤为剧烈，严重影响工作，诊其脉细弱，舌质淡苔薄白而润。颠顶痛者，阳气不足，寒从厥阴经脉而上攻也；呕吐涎沫者，胃中虚冷，寒浊上逆也；胃虚之人，谷气不运，无以生化气血，故脉现细弱而舌色淡也。遵仲景法，主以吴茱萸汤：吴茱萸9g，生党参9g，生姜18g，大枣4枚。服3剂后，眩晕减轻，睡眠稍佳。二诊照前方加重用量：吴茱萸15g，党参15g，生姜30g，大枣6枚。上方共服6剂，经水来潮，头痛亦未复发，余症续减。但其面色无华，眼睑苍白，触之手足冷，乃转用当归四逆合吴茱萸汤，以补中降浊、温通血脉。服后又配6剂，并嘱用当归9g，生姜适量煲羊肉常服，以善后调理。半年后欣喜相告：头痛未发。（刘赤选.《广东医学·祖国医学版》1964，4∶36）

（3）刘翁某某，年古稀，体矍铄，有颅痛癖，时吐清涎，每届天气转变，遂发头痛，而以颠顶为剧，服温药则愈。近因家务繁忙，头痛较增，咳剧涎多，不热不渴，畏寒特甚，杂服诸药罔效。昨来迎诊，切脉细滑，舌润无苔，口淡乏味，证同上述。若从其头痛吐涎畏寒等象观测，由于阳气不振、浊阴引起肝气上逆之所致。正如《伤寒论》所谓"干呕，吐涎沫，头痛者，吴茱萸汤主之"。且其年高体胖，嗜茶增湿，胃寒失化，水泛成痰，外表虽健，而内则虚寒痰涎也。治以吴茱萸汤，温中补虚，降逆行痰，颇与证情适合。党参八钱，吴茱萸二钱，生姜五钱，大枣五枚。连进五帖，头痛、吐涎渐减，而小便清长，较昔为多，此缘阴寒下降，阳气上升，中焦得运，决渎复常耳。药既见效，原方再进四帖，诸症尽失。改用六君子汤加干姜、砂仁温脾益气，善后调理。（《治验回忆录》）

（4）杨某某，女，53岁。患者于13年前产后患偏头痛，呈阵发性头晕，头顶胀痛，同时伴有呕吐涎沫，甚或吐出胆汁样物。每次发作常需卧床休息，短则二三天，长则1周，始能恢复，伴见食欲不振、失眠。初起数月一发，后逐渐加频，近半年来，每月发作三四次，病状加剧，食不下咽，必须卧床。初服止痛药有效，近数年来历经治疗无效。中医诊断：偏头痛（顽固性）。患者头痛连脑，目眩，干呕吐涎沫，时发时止，体胖，脸色白，舌净，脉弦细。辨证为厥阴肝经头痛，厥阴寒浊上扰清窍。宜吴茱萸汤升清降浊，加归芍养肝为治，处方：吴茱萸12g，党参15g，生姜12g，大枣8枚，当归9g。白芍12g，每日1剂，连服2剂，症状大减，再服3剂痊愈。追踪观察5个月，未见再发。（陈绍宗.《福建中医药》1964，5∶25）

（5）张某某，女，48岁，北京人，某军医院药剂师，患头痛10余年，时发时止，发时头痛甚剧，病人以手拔其头发，或以头撞屋墙，伴有呕吐，吐出涎水若干，曾经中西药多方治疗，均未收效。余初诊时，因患者自诉头痛时前额内热痛，食凉则小安，继而又作，切其脉弦，始以小柴胡汤加减不效。建议做“脑CT”，但检查报告为“疑脑萎缩”，诊为“头痛待查”。先后七诊，病情仍未见减轻，曾用丹栀逍遥散法、川芎茶调散法、白薇汤法等。八诊时，忽然省悟，此头痛乃痛甚则呕吐涎水，恰合“干呕，吐涎沫，头痛者，吴茱萸汤主之”之意，遂投吴茱萸汤治之，不料服药5剂，头痛呕吐俱失，病人大喜，告曰：“药物效，太难吃”。余思良久，查其方，方中无大枣，遂加之，再投5剂。病人诸症全除，药亦不难吃，从此之后，余每用吴茱萸汤时，必用大枣，不敢轻易舍去，否则药虽效而太难吃。又，余用吴茱萸汤治肝寒犯胃或胃虚寒呕吐时，常加茯苓和半夏，取小半夏加茯苓汤之义，方中生姜必重用10g至15g，效果甚佳。（《伤寒论临床应用五十论》第221页）

（6）钟表匠某姓患头痛，常以帕缠头，发时气火上冲，痛而欲死。外敷凉药，内服清火顺气之品，可以暂安。旋愈旋发，绵延数年。因与友人修理钟表，病发，托其转求诊治。见其痛楚难堪，头面发红，但六脉沉细，左关伏而不见。乃厥阴肝经真阳不足，虚火上泛。用清热顺气，只可暂救燃眉，不能治其根本，是以时发时愈。遂用吴茱萸汤以补肝阳，两剂而愈。迄今数年，并未再发。假寒假热，实难分辨，但治病必求其本，乃可除根耳。〔《二续名医类案》（温载之·温病浅说温氏医案）第2364页〕

按：以上六例，多具有第378条所述“干呕，吐涎沫，头痛者，吴茱萸汤主之”的特点。其头痛部位多在颠顶，亦可为全头或偏头部；其年龄或为青壮年，或为中老年；其病因有外感诱发者，但多为内伤所致；其病机皆为肝胃虚寒、浊阴之气上逆，故皆以吴茱萸汤治之而“立竿见影”，疗效称奇！

4. 头痛（梅尼埃综合征）、眩晕（高血压病）

（1）黄某某，女，34岁。成都市某商店职工。1970年以来，经常患头痛，眩晕，干呕，甚则晕倒，经数家医院皆诊断为“梅尼埃综合征”。1972年1月来诊。头顶痛甚，干呕，吐涎沫，眩晕时天旋地转，如坐舟中，四肢无力，手足清冷，面色萎白无华，舌淡润少苔，脉微细。此为肝胃虚寒、浊阴上逆，病属厥阴寒逆头痛眩晕。法宜暖肝温胃、通阳降浊，以吴茱萸汤主之。处方：吴茱萸10g，潞党参20g，生姜30g，红枣30g。上方服4剂，呕吐止，头痛、眩晕明显减轻，但仍眩晕。其所以眩晕者，因其病在肝，而其根在肾。宜继进温补脾肾之剂，以理中汤加味缓缓服之。处方：潞党参20g，炒白术18g，炙甘草15g，干姜30g，制附片30g（久煎），茯苓15g，上肉桂10g（研末冲服）。服20余剂，诸恙悉安。1979年7月追访，自从痊愈以来，再未重犯，始终坚持全勤。（《范中林六经辨证医案选》第162页）

原按：患者之证候，其标在胃寒，其病在肝寒，其根在肾寒，故先后投以燠土、暖肝、温肾之剂，病去根除而晕痛皆止。

（2）万某某，男，51岁。患高血压数年不愈，血压240/140mmHg，头晕甚而颠顶时痛，并有沉重感，头皮麻木，切以指甲，不知痛痒，两目迎风流泪，四肢麻痹无力，精神疲倦，怯寒甚（遇天寒风大时，即不敢外出），如果受寒则胸脘隐痛，口淡出水，饮食减少而喜热恶冷，时或嗳气吐酸，大便时闭时通，或硬或溏，但溏粪时多而色淡黄，小便有时不利，色多清白，声重而不扬，面色晦暗而浮肿，唇舌之色亦然，脉弦甚而迟。辨证为厥阴阴盛阳虚，木邪侮土，土虚不能制水，浊阴或随阴风冲逆而上泛，或随木郁气滞而内结。治以温降法，方用吴茱萸15g，生姜15g，红枣15g，党参9g，另吞黑锡丹3g。4剂后血压下降，头晕渐减，原方加青木香15g。5剂后头晕续减，颠顶痛除，头皮不甚麻木，血压降至180/110mmHg。改用阴阳兼顾法，济生肾气汤化裁，服后症状又重，大便三日未行，复用吴茱萸汤加旋覆花、代赭石，药后便通神爽，原方加重分量，处方：吴茱萸24g，生姜18g，红枣60g，党参15g，旋覆花24g，代赭石24g。连进12剂，头晕消除，头皮麻木痊愈，面色转明润，浮肿甚微，二便正常，惟血压未降，因此加重代赭石为60g，又进10余剂，诸证全除，血压恢复至140/80mmHg。（万友生.《江西医药》1963，7：19）

按：此案以吴茱萸汤化裁治疗高血压病，抓住厥阴阴盛阳虚、浊阴上逆之病机，取得良效。在治疗过程中改用阴阳兼顾法，以济生肾气汤化裁，随证转方，似乎不错，可是服后症状又重，复用吴茱萸汤加味，又获效果。通过总结正反两方面的经验，坚持使用本方加味并加重剂量，痼疾得瘳，于此可见，辨证准确并非易事！案中药物剂量较大，乃是根据病情需要，不能视为常规。

（3）陈某，男，49岁。症见头痛以颠顶为甚，伴眩晕，口中多涎，寐差，面色黧黑，舌苔水滑，脉弦迟无力。此由厥阴水寒上犯清阳所致。吴茱萸15g，生姜15g，党参9g，大枣12枚。服药2剂，头痛止，惟寐仍不佳，改用归脾汤3剂而安。（《经方临证指南》第126页）

5. **尸厥** 武昌周某室，年三十八。体质素弱，曾患血崩，平日常至余处治疗。此次腹部不舒，就近请某医诊治，服药后腹泻，病即陡变，晕厥瞑若已死，如是者半日许，其家已备后事，因族人以其身尚微温，拒入殓，且争执不休，周不获已，托其邻居来我处婉商，请往视以解纠纷，当偕往。病人目瞑齿露，死气沉沉，但以手触体，身冷未僵，扪其胸膈，心下微温，恍惚有跳动意，按其寸口，在若有若无间，此为心体未全静止，脉息未全厥绝之症。族人苦求处方，姑拟参附汤：人参一钱，附子一钱。煎浓汁，以小匙微微灌之，而嘱就榻上加被。越二时许，复来邀诊，见其眼半睁，扪其体微温，按其心部，跳跃较明晰，诊其寸口，脉虽极弱极微，亦较先时明晰。予曰：真怪事，此病可救乎？及予扶其手自肩部向上诊察时，见其欲以手扪头而不能，因问："病人未昏厥时曾云头痛否？"家人曰："痛甚。"因思仲景云：头痛欲绝者，吴茱萸汤主之。又思前曾患血崩，此次又腹泻，气血不能上达颠顶，宜温宜冲动，因拟吴茱萸汤一方：吴茱萸三钱，人参一钱五分，生姜三钱，大枣4枚。越日复诊，神识渐清，于前方减吴萸之半，加人参至三钱。一周后病大减，用当归内补建中汤、炙甘草汤等收功。（《冉雪峰医案》第16页）

按：厥阴乃阴尽阳生之地。此例前患血崩，继病腹泻，以致阳随液脱，根本动摇，头失温养则痛剧，生阳欲绝则昏厥。患者病情垂危，幸遇起死回生之良医，先予参附汤回阳救逆，待病有转机后，及时投以吴茱萸汤温扶生阳，一剂神志渐清，转用扶助正气之方法以收功。

6. **缩阳** 王某某，男，44岁，工人。1981年5月4日初诊。体质素健，3个月前睡卧湿地，引起腰痛阳痿，继则阴茎及阴囊向上挛缩，喜热怕冷，时急时缓，伴少腹寒冷拘急，甚觉痛苦，饮食、二便正常。经中西医多方诊治乏效。诊得舌淡红苔白腻而滑，脉寸微尺弦。双睾大小正常，阴茎上缩。脉证所见，考虑为肾阳不足、寒湿内困。予金匮肾气丸改汤加蛇床子连服6剂，病未稍减，反增痞满，溏泻，纳呆，口苦，苔腻更甚。因思辨证似不误，何以不效而反增它症？思之再三，认为前阴属肝肾所主，今病者阴挛囊缩，少腹寒冷拘急，遇温则缓，乃病在筋脉，因于寒湿，是寒邪直中厥阴，故用肾气丸不效且有腻膈之变。改方祛除寒湿之邪，以复肝肾之阳。投吴茱萸汤加减，药用：吴茱萸25g，党参15g，炒白芍20g，炙甘草10g，干姜10g，大枣5枚。服3剂药后少腹寒冷拘急大减，阴挛囊缩亦缓，痞满、溏泻、口苦皆除。原方续服3剂，病去七八，腻苔全退，脉转弱滑。守方吴茱萸减为15g，干姜易生姜，续服3剂，阳事能举，诸症霍然。〔《当代名医临证精华·男科专辑》（李寿山经验）第104页〕

7. **阴烦** 伍某某，女，32岁。患者胃脘疼痛，呕吐水涎，入夜烦躁难忍，坐卧不安，头疼而眩冒，脉弦缓无力，舌淡苔白而水滑。初诊辨为胃气虚寒，投香砂六君子汤，但效果不显。再诊始悟烦躁，吐涎是吴茱萸汤之见症。遂开是方2剂，服之而愈。（《伤寒论通俗讲话》第125页）

按：本案明辨病机，抓准主症，方证相对，故而效佳。患者"入夜烦躁难忍"，即第309条所谓"烦躁欲死者"，此乃夜晚阴盛之时，阴寒之体与阳气交争之象。此外，李氏（《中医药研究》1990，1∶17）曾用吴茱萸汤治阳虚阴盛之"阴烦"患者，"彻夜烦躁不得眠"，服药1剂后当夜安然入睡。

8. **子夜腹痛（十二指肠球部溃疡）** 曾治闫某某，男，37岁。患"十二指肠球部溃疡"已1年有余，某医院外科建议手术治疗。其病发作，常于半夜12时左右左下腹胀痛，呕吐反酸，周身寒战，头目眩晕。察脉弦缓，舌质淡嫩苔白而润。从舌脉看，反映了肝胃寒邪上逆之象。子夜为阴盛之极，故病发腹痛，呕吐；阴来搏阳，故寒战。为疏吴茱萸汤：吴茱萸12g，生姜12g，党参9g，大枣12枚。服2剂，诸症皆减，惟大便干，原方加当归9g，服12剂，病愈。（《伤寒论通俗讲话》第94页）

9. **胃痛（慢性胃炎）** 陈某，男，40岁，工人，1982年3月15日初诊。素罹慢性胃炎，近日加重，胃脘隐痛，吐清水，脉沉弦，舌滑润，胃纤维镜内窥黏膜水肿。据证脉分析属于胃中虚寒、浊阴上逆之证，宜吴茱萸汤加味主治。处方：吴茱萸15g，党参15g，红枣5枚，生姜15g，公丁香10g，半夏15g，甘草10g。水煎服。3月22日复诊：连服6剂，胃脘已不痛，吐止食欲增加，诸恙悉除，继以调理脾胃之剂以善其后。(《张琪临证经验荟要》第388页)

原按：阳明病为胃家实，吴茱萸汤所以列入阳明篇者，乃仲景昭示后人，胃家实之反面尚有胃家虚寒。一实一虚，一热一寒，令人当知辨证对照，临证不至于含混。笔者治疗慢性胃炎、胃肠官能症等病，见胃脘痛胀，吐清水或稀涎，或干呕，面色晦，脉沉迟，或沉弦，手足冷，舌润口和等用吴茱萸汤颇效。此方适用于胃气虚寒，浊阴上逆之证。

10. 吴茱萸汤证剂量不当案 乙卯年除夕之际，母亲患头痛甚剧，痛位偏重颠顶，手足逆冷，胸口冷痛，时欲作呕，脉微几不应指，我认定是吴茱萸汤证，乃放胆原方书之。孰料药后病增而吐剧。惶然不解，求教于叔祖父。叔祖父曰："辨证无误，方亦对路，而药后病剧者，吴萸之量过重耳。汝母素弱，得大剂辛烈之吴萸，故格拒不入，我寻常用吴萸恒嘱病家泡淡入煎，汝正疏忽于细微之处。现仍以原方，吴萸量减其半，泡淡，并加黄连五分以制之、导之，汝母之疾可一剂而安。"我遵嘱处理，果药到病瘥。〔《名老中医之路·第二辑》(陈源生)第149页〕

【临证指要】 吴茱萸汤用于肝胃虚寒，浊阴上逆所致的内、妇、儿及眼科等各科病症，具有良好的止呕、止痛等效果。若方证相对，即用原方，并应采用原方剂量比例，必要时可适当加味变通。少数患者服本方之后有反应，应告之静养，不必惊慌。此外说明，吴茱萸是一味止痛良药，可用于治疗各科疾病所致的多种痛证，其内服、外用，汤剂、散剂，皆有止痛功效。

【实验研究】 本方有以下四方面的作用：①在消化系统方面有止吐(拆方研究结果：吴茱萸汤四味药复方止吐最佳)、止泻、抗溃疡及抑制胃酸作用。②在循环系统方面有强心、抗休克及改善微循环作用。③在神经系统方面有镇痛及一定的镇静作用。④可增强机体免疫功能。

【原文】 太阳病，寸缓关浮尺弱，其人发热汗出，复恶寒，不呕，但心下痞者，此以(按：《脉经》卷七"以"作"为")医下之也。如其不下者，病人不恶寒而渴者，此转属阳明也。小便数者，大便必硬，不更衣十日，无所苦也。渴欲饮水，少少与之，但以法救之。渴者，宜五苓散。(244)

【提要】 太阳病误下变证与转属阳明之辨。

【简释】 本条内容重在辨证：一辨表证误下成痞与其不下转属阳明；二辨阳明经病与津亏便硬均非承气汤证；三辨胃燥口渴与停水口渴。领会其大意可也。

按：张锡驹曰："此章凡七节(按：指第244条至250条)，皆论太阳阳明也。首节统论转属之意；次节甚言津液之不可亡；三节、四节言亡津液而遂成胃热脾弱之证；五节言发汗后转属阳明；六节言吐后转属阳明；七节总言发汗、吐、下皆能转属阳明，皆所以亡津液也。"(《伤寒直解》卷四)

【原文】 脉阳微〔1〕而汗出少者，为自和也；汗出多者，为太过。阳脉实〔2〕，因发其汗(按：《病源》卷八"汗"后重"汗"字)，出多者，亦为太过。太过者，为阳(按：《病源》"阳"下有"气"字)绝于里〔3〕，亡津液，大便因硬也。(245)

【注脚】

〔1〕脉阳微："微以中风之缓言"(方有执)。

〔2〕阳脉实："实以伤寒之紧言"(方有执)。

〔3〕阳绝于里：因发汗太过，津伤于外，阳亡于内。沈又彭说："卫气为阳，人之所知也；津液为阳，人之所未知也。《经》云：上焦出气，宣五谷味，熏肤充身泽毛，若雾露之溉，是谓气。卫气即津液也，故在外之津液少，则曰无阳不能作汗；在内亡津液，则曰阳绝于里。要之言阳也，即言卫气也，即言津液也。"(《伤寒论读》)

【提要】 论汗多津伤而便硬。

【简释】 本条通过"脉阳微"与"阳脉实"；"汗出少"与"汗出多"对比，论述汗多伤津而大便硬的病机。即不论是太阳中风"脉阳微"，"汗出多"而"太过"，还是太阳伤寒"阳脉实"，发汗过多而"太过"，都会导致津液耗伤，肠道失其濡润而大便硬。最后一句"太过者，为阳绝于里，亡津液，大便因硬也"，是对本条的总结。

【原文】 脉浮而芤〔1〕，浮为阳，芤为阴，浮芤相搏，胃气生热，其阳则绝〔2〕。(246)

【注脚】

〔1〕脉浮而芤：脉轻取浮大，重按中空，为阴血不足而阳气浮盛之象。

〔2〕其阳则绝："绝者，非断绝、败绝之绝，言阳邪独治，阴气虚竭，阴阳不相为用，故阴阳阻绝而不相流通也。"（钱天来）

【提要】论胃热津亏的脉症。

【简释】尤在泾："脉浮为盛于外，脉芤为歉于内，浮为阳，谓阳独盛也；芤为阴，谓阴不足也，浮芤相搏，阳有余而阴不足也。胃液枯竭，内虚生热，虽有阳气，无与为偶，亦如上条之意也，故曰'其阳则绝'。"（《伤寒贯珠集·阴阳篇上·阳明正治法》）

【原文】趺阳脉浮而涩，浮则胃气强，涩则小便数，浮涩相搏，大便则硬，其脾为约[1]，麻子仁丸主之。（247）

麻子仁丸方：麻子仁二升，芍药半斤，枳实半斤（炙），大黄一斤（去皮），厚朴一尺（炙，去皮），杏仁一升（去皮尖，熬，别作脂）。上六味，蜜和丸，如梧桐子大，饮服十丸，日三服。渐加，以知[2]为度。

【注脚】

〔1〕其脾为约："约，约束也。犹弱者受强之约束，而气馁不用也"（尤在泾）。

〔2〕知：指病愈，或服药已见效。《方言·卷三》："知，愈也。南楚病愈者谓之瘥，或谓之间，或谓之知。知，通语也。"《素问·刺疟篇》："一刺则衰，二刺则知，三刺则已。"

【提要】论脾约的脉证并治。

【简释】趺阳脉，即足背动脉，在冲阳穴处，主候脾胃。趺阳脉浮而涩，浮是举之有余，为阳脉，主胃气强盛；涩是按之滞涩而不流利，为阴脉，主脾阴不足。由于胃中燥热，损及脾阴，脾不能为胃行其津液，而偏渗膀胱，所以出现小便短数，大便秘结，此为脾约证。治以麻子仁丸。方中麻子仁、杏仁、白芍养脾阴，大黄、枳实、厚朴泄胃实，共奏润燥通便之效。

【验案精选】

1. 大便坚、小便数

（1）男子冠心病、糖尿病　姚某，男，58岁。患冠心病10年余，糖尿病5年余。7日前因劳倦过度，心前区疼痛加剧，大便不通，小便频数，饮食减少，心胸烦闷，先后经3次灌肠输液，大便干如羊屎，坚硬如石，继则又秘结不通。患者拒绝再做灌肠通便，除前述症状外，形体消瘦，面色萎黄，胸痛彻背，自汗出，舌质红绛、边有瘀斑，苔黄燥，脉细数。心电图提示：冠状动脉供血不足。化验尿糖（+++）。此属脾阴不足，燥热内结。治宜泻热逐瘀，润肠通便。方用：酒大黄、厚朴各15g，杏仁10g，枳实12g，白芍20g，大麻仁、蜂蜜（冲服）各30g。服1剂，大便畅通，余症明显好转。继服益气养阴剂善后，心绞痛次数减少，尿糖（+）。于次年6月大便又干，仍投上方，服后即愈。（唐祖宣.《浙江中医杂志》1985，4：174）

按：临证体验，冠心病患者，可因大便秘结，排便用力而诱发心绞痛发作。因此，冠心病患者应保持大便通畅。又，糖尿病久治不愈，会发生多系统的并发症，冠心病即为常见并发症之一。

（2）妇人神经性尿频　巨某某，女，42岁。小便次数增多6个多月，达每小时4次之多，并常失禁，苦不堪言，难以坚持工作。屡验尿常规正常，西医诊为"神经性尿频"。曾用中、西药及针刺治疗，均未获得满意效果。初诊：尿频，日解小便达40余次，夜间小便3~4次，口苦而燥，夜寐不宁，大便干结，舌苔薄黄而糙，脉弦细。视前医处方多为补涩剂，如缩泉丸、桑螵蛸散、补中益气汤、六味地黄汤等，亦有从湿热下注论治者。其实此类似脾约证。方用麻仁丸以润肠通便，佐以摄尿。处方：火麻仁15g，杏仁9g，生白芍9g，生大黄9g，枳壳5g，厚朴5g，覆盆子15g，桑螵蛸12g。服药3剂后，大便次数增多而质稀，小便次数显著减少，每小时排尿1次，余症亦减。用药中肯，遂将原方大黄改用制大黄6g，又服4剂，诸症痊愈。数月顽疾，1周而瘳。（吴小波.《上海中医药杂志》1985，2：36）

（3）小儿尿频、便秘　刘某，男，13岁。近月来小便频数，日10余次，有时多达20余次。量少色清，小腹隐痛，口干，自汗，胃纳不振，舌苔薄黄少津，脉浮小而细。初投桑螵蛸散加减，3剂不效。后用清热通淋之剂亦未效，细询病史，知近日大便秘，始悟为脾约证。处方：火麻仁12g，大黄7g（后下），白芍10g，杏仁、枳实、厚朴各8g。服药2剂，尿次已减，尿量增多，纳食转佳，大便微溏。嘱守原法，生大黄易熟大黄，继服2剂，小便正常，大便日行一次，食欲、精神转佳。继用健脾滋肾之法善后。（《伤

寒论通释》第292页）

2. **便秘**　刘某某，男，28岁。大便燥结，五六日一行。每次大便困难异常，往往因用力太过而汗如雨。口唇发干，以舌津舐之则起厚皮如痂，撕则唇破血出。其脉沉滑，舌苔干黄，是属胃强脾弱之脾约证。脾荣在唇，故脾阴不足则唇燥干裂。为疏麻子仁丸一料，服之而愈。（《伤寒论通俗讲话》第96页）

3. **腹痛（蛔虫性肠梗阻）**　陆某某，男，6岁。阵发性腹痛3天，伴呕吐，腹胀，大便不通2天入院，诊为"蛔虫性肠梗阻"。给予输液、灌肠等处理后，排虫2条，未排便，腹痛、腹胀等症未减。第2天晨开始服加味麻子仁汤：大麻仁9g，杏仁9g，陈皮4.5g，白芍6g，川朴4.5g，枳壳6g，大黄9g，乌梅9g，槟榔9g。服后2小时，腹痛明显减轻，下午6时排出虫团3个，约100条，临床症状和体征随之消失，住院2天，治愈出院。（黄钟玉.《中草药通讯》1973，4:26）

按：据报道：以麻子仁丸（改汤）加乌梅、槟榔、川楝子等药，治疗蛔虫性肠梗阻47例，全部治愈。（《福建医药卫生》1974，3:12）上述资料表明，润肠通腑药与安蛔驱蛔药合方治疗蛔虫性肠梗阻有协同作用。

4. **脾约变治法验案**　脾约者，津液约束不行，不饥不大便。备尝诸药，中气大困。仿古人以食治之法。黑芝麻、杜苏子，二味煎浓汁如饴，服三五日，即服人乳一杯，炖温入姜汁二匙。

诒按：此无法之法也。良工心苦矣。

邓评：中气既已大困，似宜醒运中枢以致开阖，如归芍六君与枳术丸之类，二法均可取用。

孙注：华用康先生遇一伏暑后不饥不食，大便燥闭，如是者半年余矣。用鲜苁蓉二两（漂淡），合五仁汤、梨汁等而愈者，想系初起过投苦燥，脾阳愈旺而胃阴益伤，故用叶氏养胃阴之法，与此正同。（《增评柳选四家医案·尤在泾医案》第71页）

按：上述尤氏治脾约验案，构思奇巧，为药治与食治合治之良法也。治用黑芝麻"甘平益血润燥"（《本草经疏》），紫苏子入肺与大肠下气宽肠润降，妙在"煎浓汁如饴"服之；并服人乳汁"补五脏"（《名医别录》），"其性凉而滋润"（《本草经疏》），且"入姜汁"开胃。如此治法，为一切津枯血燥便秘者之良法。又，"孙注"治方亦可取。

【临证指要】麻子仁丸主治"胃气强……其脾为约"所致的大便秘结、小便频数为主症的脾约证。亦可辨证用于习惯性便秘、产后便秘、肛肠病术后及痔疮便秘等。若津枯血燥大便难及冷秘，皆不宜用。

【实验研究】本方有加强肠管蠕动的作用。

【原文】太阳病三日，发汗不解，蒸蒸发热者，属胃也，调胃承气汤主之。（248）

【提要】论太阳病发汗后转属阳明的证治。

【简释】程郊倩说："太阳病三日，经期尚未深也，何以发汗不解，便属胃？盖以胃燥素盛，故表证虽罢，而汗与热不解也。第征其热如炊笼蒸蒸而盛，则知其汗必连绵濈濈而来，此即大便已硬之征，故曰属胃也。热虽聚于胃，而未见潮热谵语等证，主以调胃承气汤者，于下法内从乎中治，以其为日未深故也。"（《伤寒论后条辨》卷七）

【验案精选】

便秘　一人素伤烟色，平日大便七八日一行，今因受外感实热，十六七日大便犹未通下，心中烦热，腹中胀满，用洗肠法下燥粪少许，而胀满烦热如旧。医者谓其气虚脉弱，不敢投降下之药。诊之，知其脉虽弱而火则甚实，遂用调胃承气汤加野台参四钱，生赭石、天门冬各八钱，共煎汤一大碗，分三次徐徐温饮下，饮至两次，腹中作响，觉有开通之意，三次遂不敢服，迟两点钟大便通下，内热全消，霍然愈矣。（《医学衷中参西录·医论·阳明病三承气汤证》）

按：调胃承气汤其他【验案精选】等见第70条。

【原文】伤寒吐后，腹胀满者，与调胃承气汤。（249）

【提要】论太阳病吐后阳明燥实的证治。

【简释】王丙："伤寒本有伏热，表邪从吐而散，而伏热之在里者，因吐后而内燥，变为腹满。《经》云：诸胀腹大，皆属于热。又曰：先热而后生中满者，治其标。故必以承气汤主之也。"（《伤寒论注》卷三）

【原文】太阳病，若吐、若下、若发汗后，微烦，小便数，大便因硬者，与小承气汤和之愈（按：《总病论》卷二"和"作"利"；"愈"上有"则"字）。（250）

【提要】论太阳病误治伤津而里热便硬的证治。

【简释】太阳病，或吐、或下、或发汗后，津液受伤，热邪入里，邪热内扰故微烦。徐大椿说：“‘因’字当着眼，大便之硬，由小便之数所致。盖吐、下、汗已伤津液，而又小便太多，故尔微硬，非实邪也。”(《伤寒类方·承气汤类》)阳明腑实较轻，故与小承气汤轻下即可。

【原文】 得病二三日，脉弱，无太阳、柴胡证，烦躁，心下硬，至四五日，虽能食，以小承气汤少少与，微和之，令小安。至六日，与承气汤一升。若不大便六七日，小便少者，虽不能食，但初头硬，后必溏，未定成硬，攻之必溏；须小便利，屎定硬，乃可攻之，宜大承气汤。(251)

【提要】 辨大小承气汤的使用法。

【简释】 章楠：“此条总因脉弱，恐元气不胜药气，故再四详审，左右回顾，必俟其邪气结实而后攻之，则病当其药，便通可愈，否则邪不去而正先萎，病即危矣。”(《伤寒论本旨》卷三)

按： 刘渡舟先生《讲稿》在讲解这第251条时意味深长地说：“张仲景用泻下法也是非常谨慎的，得治一会儿看一会儿，走一步看一步，进行调查研究，进行观察，符合现在临床的要求。我们现在看病也是这样，不论哪个医生看病，我一看就知道了，那是很个别的。有些复杂的问题，就得治一步看一步，吃了这付药再看下一付药，下一付药要怎么治？他得观察。张仲景这一条就刻画了用下法的过程，也是很小心翼翼的。也就是说，辨证是很严肃的问题。”

以上第248~251条这四条是论述调胃承气汤和小承气汤的辨证应用。下文接着论述大承气汤证急下三证。

【原文】 伤寒六七日，目中不了了，睛不和，无表里证，大便难，身微热者，此为实也，急下之，宜大承气汤。(252)

【提要】 论急下存阴证候之一。

【简释】 尤在泾：“目中不了了者，目光不精而视物不明也。睛不和者，目直视而不圆转也。六七日，热盛而阴伤，故其证如此。无表里证，无头痛恶寒，而又无腹满谵语等证也。然而大便难，身微热，则实证已具，合之目中不了了，睛不和，其为热极阴伤无疑，故虽无大满大实，亦必以大承气汤急下。见稍迟，则阴竭不复而死耳。”(《伤寒贯珠集·阳明篇上·阳明正治法》)

按： 本条证治古今医家认识不一，有两个不可回避的问题需要明确：一是，如何理解“无表里证”？①有的医家认为是既无表证又无典型的阳明里实证，如尤氏所述。②汪苓友说：“无表里证，‘里’字当是传写错误，宜删之……”③有的医家认为，此为偏义复词，意在说无表证，而有里证。笔者赞成偏义复词的见解。其实，尤氏、汪氏也是这个意思。二是，有何里证呢？条文曰“大便难……此为实也”。这不就是里证吗？只不过如尤氏所述没有典型的痞满燥实坚等典型的阳明腑实证候，却有典型的邪热灼竭阴精、阴精不能上荣的“目中不了了，睛不和”等里证，故宜用大承气汤泄热以存阴。后世温病学家发展了张仲景的医学思想，如吴鞠通创制的增液承气汤(《温病条辨·卷二·中焦篇》)对本方证来说，是否较大承气汤更适合？

【验案精选】

1. 目中不了了，睛不和

(1)予尝诊江阴街肉庄吴姓妇人，病起已六七日，壮热，头汗出，脉大，便闭，七日未行，身不发黄，胸不结，腹不胀满，惟满头剧痛，不言语，眼胀，瞳神不能瞬，人过其前，亦不能辨，证颇危重。余曰：目中不了了，睛不和，燥热上冲。此《阳明篇》三急下证之第一证也。不速治，病不可为矣。于是遂书大承气汤方与之。大黄四钱，枳实三钱，川朴一钱，芒硝三钱。并嘱其家人速煎服之，竟一剂而愈。盖阳明燥气上冲颠顶，故头汗出，满头剧痛，神识不清，目不辨人，其势危在顷刻。今一剂而下，亦如釜底抽薪，泄去胃热，胃热一平，则上冲燥气因下无所继，随之俱下，故头目清明，病遂霍然。非若有宿食积滞，腹胀而痛，壮热谵语，必经数剂方能奏效，此缓急之所由分。是故无形之气与有形之积，宜加辨别，方不至临诊茫然也。(《经方实验录》第34页)

原按： 由上实验证之，目中不了了，睛不和，确为至危至急之候，虽伤寒不过六七日，无表里证，身但微热，大便但难而不结，即为实，当急下之，宜大承气汤。仲圣笔之于论，固甚明了也。果能治之得法，获效亦捷，如本案所示者是。

目中不了了，睛不和，即为脑病之外征。外见目疾，内实脑病。较之上案所言仅满头剧痛者，其病为更胜一筹，其情为更急一等，其方药分量当更重若干，而治无第二法门，舍大承气莫属也。

虽然，大论又曰：“伤寒，若吐，若下后，不解，不大便五六日，上至十余日，日晡所发潮热，不恶寒，独语，如见鬼状，若剧者，发则不识人，循衣摸床，惕而不安，微喘，直视，脉弦则生，涩者死，微者，但发热谵语者，大承气汤主之。”可见脑神经病至于不识人，至于独语如见鬼状，至于循衣摸床，至于脉涩，其微者大承气汤尚可得而主之，其剧者纵投本汤，亦无效矣。试推求其无效之故安在？曰：大承气但能治肠热之病源，不能治神经之病所，病源虽去，而病所燎原之势已成，诸神经悉受烧灼，故外见种种恶状，卒致不救也。然则当此时也，将何药以救之乎？曰：有之，其惟羚羊角乎？《本草纲目》曰：本品平肝舒筋，定风安魂，散血下风，辟恶解毒，治子痫痉疾云云。所谓恶者，毒者，因热而生也，所谓肝者，筋者，即指神经也。热毒熏灼神经，则见痉挛抽搐，是即所谓肝风动阳。羚羊角能凉和神经，使之舒静，故用之得法合量，可以治大承气所不能治之证。他药如石决、钩藤、蝎尾、蜈蚣，皆可以为佐。

曹颖甫曰：恽铁樵治王鹿萍子脑膜炎，用羚羊角、犀角奏效，此王鹿萍子亲为予言之。证以佐景所言，益复可信。足见治危急之证，原有经方所不备，而借力于后贤之发明者，故治病贵具通识也。

按：从上述曹氏师徒议论，"足见治危急之证，原有经方所未备"，而借力于羚羊角等药，可补大承气之未逮。

（2）岑某妻，忽而嚎哭中宵，似不识人物，故来请诊。及至，悲声如猿啼，多方询问，置若罔闻。岑某谓其素无疾病，只日前自称微热不适及无大便耳。细心观察，觉其眸子蒙眊（眼睛看不清楚），举手示意，其目不瞬，唇口深红，余无他象。思其年壮体健，虽长哭而气不衰，唇红为血热之征，不大便为胃家实，外微热为热在里，地气冒明，邪害空窍，乃不识人物。《伤寒论》谓"目中不了了，睛不和，无表里证，大便难，身微热"之实证是也。即投与大承气汤，化糟粕，运精微而制其太过之气。方用：大黄15g，川朴18g，枳实12g，芒硝12g。1剂霍然，主人称颂。（《伤寒论通释》第297页）

（3）裴姓老妇，67岁，北京前门大街人。1985年12月6日初诊，自诉于半月前曾因发热而夜间从床上摔下地，遂去附近大栅栏医院急诊，并接收住院治疗4天，体温波动在38.5~39℃之间，头痛头晕，自己要求出院转请中医诊治。余查其面色潮红，舌苔黄燥而厚，舌质绛，脉沉数有力。询知素日手足心热，小便灼热，今大便已十余日未解，但腹不满不痛，乃诊为阳明里实证。念其年高体瘦，投以调胃承气汤2剂，体温降至38℃左右，但精神烦躁，病人自诉两眼视物不清，有"重视"，羞明畏光。余霍然省悟，此正仲景所云"目中不了了，睛不和，无表里证，大便难，身微热，此为实也，急下之，宜大承气汤"，遂投大承气汤，1剂后便通如羊屎数枚，2剂后大便转稀，日二三行，热退身凉，神清而安，舌黄已去，脉仍数。病人仍觉两目羞明畏光，视物欠清。余改投增液汤加生石膏、竹叶、太子参治之，服10余剂后病告愈。（《伤寒论临床应用五十论》第122页）

原按：此例从伤寒学讲，恰似太阳病日久传入阳明而成，从这个角度讲，是一个阳明病证。但其人外感后病邪为何不传他经，而传阳明，恐是其素体少阴阴虚有热、胃肠津液亏乏有关。

（4）韩某某，男，21岁。于8个月前，患重感冒，经治愈后遗眼睛朦胧，视力不佳。患者口干，舌燥，喜饮，溺短，便燥，脉大而实。据此脉证，为热邪伏里，灼伤津液，不能上润于目所致之"目中不了了""睛不和"。宗仲景启示，以大承气汤试之，讵料应手取效，2剂而愈。（《经方发挥》第101页）

【原文】 阳明病，发热，汗多者，急下之，宜大承气汤。（253）

【提要】 论急下存阴证候之二。

【简释】 陆渊雷："阳明病，谓胃实可下之证也。否则，发热汗多，与白虎证何别？程氏、《金鉴》等，谓虽无内实，亦宜急下救阴，非也。本有可下之证，复发热汗多，则胃愈燥、津愈竭，故宜急下。221条（按：宋版第213条）'阳明病，其人多汗，以津液外出，胃中燥，大便必硬'，可以互参。"（《伤寒论今释·阳明篇》）

【原文】 发汗不解，腹满痛者，急下之，宜大承气汤。（254）

【提要】 论急下存阴证候之三。

【简释】 发汗病不解，津液已从外夺；腹满痛者，里之邪热化燥成实，不急下去实，势将津液重伤，故急下通腑，旨在存阴。

【大论心悟】

阳明急下三证与少阴病急下三证辨

以上三条论阳明病急下三证，少阴病篇第320、321、322条那三条是论少阴病急下三证。秦之桢："仲景用急下有六条，阳明经三条，皆救津液：一曰汗多，津越于外；一曰潮热便结，津竭于内；一曰目睛不和，津竭于上。少阴经三条，皆救肾水：一曰真水自竭；一曰木燥水枯；一曰土燥水干。夫人以津液养生，停聚则病，泥结则危，干竭则死。”（《伤寒大白》卷四）阳明病急下三证，为邪热亢盛，不急下，则邪热伤阴也；少阴急下三证，为少阴本虚，复感邪热，结聚阳明，邪热不除，更伤阴液，故亦急下之为上策。阳明急下证与少阴急下证病机虽然有所不同，而皆应用大承气汤急下存阴之法之一。

裴永清对阳明病急下三证做了综合分析，略加笔者之意，引述如下：在上述三条急下证中，有两种不同的证情。第253条和第254条所述，属邪热盛在阳明，致使胃肠燥热伤津而成阳明腑实证，其证候特点为外可见发热汗多，内则为腹满疼痛拒按、大便必硬等证候。另一种证情是第252条所述，证虽属阳明，但阳明邪热不以耗伤胃肠津液为主，反以伐竭少阴真阴为主，故在证候表现上，外不见明显的发热汗出，内亦无明显的阳明腑实证候，仅表现为“大便难，身微热”，而以“目中不了了，睛不和”为主症，显系阳明腑实邪热内耗少阴肾水，真阴欲竭，目失所养。据此，我们可以得出这样的结论，阳明腑实邪热在病机上存在着两种不同的趋势：一种趋势是阳明邪热灼伤胃肠津液，“无水舟停”；一种趋势是阳明邪热内竭少阴真阴。温病学家叶天士对此看得十分清楚，明确指出：“热邪不燥胃津，必耗肾液。”仲景特将这种阳明实热内伐少阴肾水的第252条急下证，置于阳明三急下证之首来加以论述，揭示了阳明腑实邪热与少阴肾水之间存在着特有的联系，这对临床很有指导意义。（《伤寒论临床应用五十论》第120页）

少阴病急下三条各有侧重，叙证都较简略，应当联系互参，不可孤立看待，总之都是阳明燥实灼烁真阴，证重势急，如果不果断地急下，则真阴将完全涸竭，危亡立至。可与阳明三急下证互勘，以全面理解。阳明三急下证由于明确提出了“阳明病”，较易理解。少阴三急下证，没有提到阳明，而且叙证简略，因而古今医家认识不一致。笔者认为，少阴病三急下证与阳明病三急下证必然有所不同，其不同之处可归纳为如下三点：①从体质而言，前者为“肾水素亏”（吴谦）；后者为素体强壮，或本有阳明素疾。②从病因而言，前者原有“伏气之发于少阴”（张璐），“为少阴伏热内发之温病”（章楠），因其蕴热日久，伤及肾水，是“水干则土燥”的因果关系；后者则是伤寒传经热邪转属阳明，或阳明本经自病。③从证候而言，前者是真阴涸竭之真虚与阳明腑实之真实的舌、脉、症兼见；后者必以阳明燥实的证候为主。

需要进一步探讨的是：仲景对纯实的阳明三急下证与虚实并见的少阴三急下证，皆以大承气汤主之。若认真思考，就会提出疑问，即按照辨证论治的原则，应当虚者补之，实则泻之。故少阴病急下证为虚实并见证候，则应泻实补虚，才更加切合病情。如此读无字经，心领神会，后世温病学家们做到了，如增液承气汤等诸虚实兼顾的承气汤方法，就是对医圣思想的发展。

【验案精选】

腹满痛（肠梗阻） 张某，男，57岁，1959年5月6日诊。急性腹痛4日，无热，初起呕吐频频，均为胃内容物。现仅见干呕，渴欲饮水，饮后即吐，大便已三日不解，小便一日内点滴全无，精神委顿，唇干舌绛、口喷臭气，上腹部膨胀如鼓，腹硬拒按，脐下有一黄瓜状包块，压痛明显。面色苍白，头汗淋漓，四肢厥冷，脉弦紧数，苔黄燥。听诊：隆起处时有金属音及气过水声发生，发生时剧烈绞痛，呼号甚惨。诊为“肠梗阻”。处方：生军15g，芒硝15g（冲服），厚朴9g，枳实9g，蒌仁30g（细捣），法半夏9g。煎服2碗，冲芒硝后如黄油汤。下午4点钟，第1碗缓缓服下后，因水作呛呕出大半。又缓缓服第2碗，服后，病人感到腹部大痛。听诊闻及气过水声如潮，其后疼痛逐渐消失。6点半后，先下硬粪块，然后有稀便，腹部舒松。夜半，病人即感饥饿，索食稀粥一碗而入睡。其后调理而痊。（《伤寒论通释》第298页）

按： 此案与第252条所附四案皆是阳明急下证验案。大小承气汤【验案精选】等项内容见前第208条。

【原文】 腹满不减，减不足言，当下之（按：《金匮》第10篇第13条“当”下有“须”字），宜大承气汤。（255）

【提要】 承上条辨腹满当下的证治。

【简释】 此条指出实证腹满的特点是：持续性腹部胀满，虽偶尔腹满略减，不足为言。然必见大便秘结，舌苔黄燥，脉沉实有力等阳明腑实证具备，而后当下之，宜大承气汤。

按： 徐大椿说：“以上诸条（按：指第252~255条），举当下之一二症，即用下法，然亦必须参观他症而后定为妥。”（《伤寒论类方·承气汤类》）

【原文】 阳明少阳合病，必下利，其脉

不负者，为顺也。负者，失也，互相克贼，名为负也。脉滑而数者，有宿食也，当下之，宜大承气汤。(256)

【提要】 论阳明少阳合病的证治。

【简释】 尤在泾："阳明少阳合病，视太阳阳明合病为尤深矣，故必下利。而阳明为土，少阳为木，于法又有互相克贼之机，故须审其脉，不负者为顺；其有负者为失也。负者，少阳王而阳明衰，谓木胜乘土也。若脉滑而数，则阳明王而少阳负，以有宿食在胃，故邪气得归阳明，而成可下之证。不然，胃虚风动，其下利宁有止期耶？"(《伤寒贯珠集·阳明篇上·阳明正治法》)

按： 郭雍："此合病一证，下至'名为负也'而终。按本论原误录宿食一证相连者，非也，《脉经》以宿食别作一证为当。盖脉滑数，有宿食，故仲景可用承气汤；若胃为木克，因而下利，安有用承气之理？今依《脉经》离而为二……读仲景论仍须以《脉经》参校之。"(《伤寒补亡论》)郭氏见解与多数注家随文解义者不同，笔者赞同郭氏的见解。《金匮》第10篇第22条曰："脉滑而数者，实也，此有宿食，下之愈，宜大承气汤。"亦可佐证郭氏见解。

【方证鉴别】

三种不同合病证治 第32条太阳与阳明合病自下利，是病邪偏重于太阳之表者，故用葛根汤；177条太阳与少阳合病自下利，是病邪偏重于少阳之半里者，故用黄芩汤；本条阳明少阳合病之下利，是偏重于阳明之里实者，故用大承气汤。

【原文】 病人无表里证，发热七八日，虽脉浮数者，可下之。假令已下，脉数不解，合热则消谷善饥，至六七日不大便者，有瘀血，宜抵当汤。(257)

若脉数不解，而下不止，必协热便脓血也。(258)

【提要】 以上二条辨阳明瘀血证治与热伤血络脉证。

【简释】 尤在泾："无表里证，与前第二十五条（按：指第252条）同。发热七八日而无太阳表证，知其热盛于内而气蒸于外也。脉虽浮数，亦可下之以除其热，令身热去、脉数解则愈。假令已下，脉浮去而数不解，知其热不在气而在血也。热在血，则必病于血，而其变亦有二：合，犹并也，言热气并于胃，为消谷善饥，至六七日不大便者，其血必蓄于中；若不并于胃而下利不止者，其血必走于下。蓄于中者，为有瘀血，宜抵当汤，结者散之，亦留者攻之也；走于下者，为协热而便脓血，则但宜入血清热而已。"(《伤寒贯珠集·阳明篇下·阳明杂治法》)

【原文】 伤寒发汗已，身目为黄，所以然者，以寒湿在里不解故也。以为（按：《来苏集》卷三无"以为"二字）不可下也，于寒湿中求之。(259)

【提要】 辨寒湿在里发黄证。

【简释】 汪苓友："此条伤寒乃中寒之证，若系伤寒，则发汗已，热气外越，何由发黄？今者发汗已，身目为黄，所以然者，以其人在里素有寒湿，在表又中寒邪，发汗已，在表之寒邪虽去，在里之寒湿未除，故云不解也。且汗为阴液，乃中焦阳气所化，汗后中阳愈虚，寒湿愈滞，脾胃受寒湿所伤而色见于外，此与湿热发黄不同，故云不可下，言不可以苦寒药下之也。于寒湿中求之者，仲景正恐世医与下文瘀热在里之证同治，而《条辨》《尚论》诸书反以茵陈、栀子蘗皮等汤补其治法，大误之极。况仲景既云不可下，而茵陈蒿汤中有大黄二两，谓非下乎？则知仲景当日必别有治法，后人宜以意会之而已。《补亡论》常器之云'宜五苓散'，其议庶犹近之。"(《中寒论辨证广注》上卷)

【原文】 伤寒七八日，身黄如橘子色，小便不利，腹微满者，茵陈蒿汤主之。(260)

【提要】 论瘀热发黄的证治。

【简释】 尤在泾："此则热结在里之证也。身黄如橘子色者，色黄而明，为热黄也。若湿黄则色黄而晦，所谓身黄如熏黄也。热结在里，为小便不利，腹微满，故宜茵陈蒿汤，下热通瘀为主也。"(《伤寒贯珠集·阳明篇下·阳明杂治法》)

按： 此条应与《金匮·黄疸病》篇第13条互相发明：此条曰"伤寒"，彼条曰"黄疸之为病，寒热"等，彼此两条都是讲黄疸病发黄之前类似太阳表证的特点。此条曰"伤寒七八日"，为彼条"久久发黄为谷疸"之时间注脚，即"欲作谷疸"证候经历七八日之后出现黄疸，故彼此两条皆曰茵陈蒿汤主之。至于"小便不利，腹微满者"，即前第236条所谓"瘀热在里"证候也。

【原文】伤寒身黄，发热，栀子柏皮汤主之。(261)

栀子柏皮汤方：肥栀子十五个（擘），甘草一两（炙），黄柏二两。上三味，以水四升，煮取一升半，去滓，分温再服。

【提要】承上条论伤寒身黄发热的证治。

【简释】此条之义与上条同。湿热疫毒瘀于血分，正邪相搏则发热；“脾色必黄，瘀热以行”（《金匮·黄疸病》篇第1条）则发黄，故用栀子柏皮汤主之。本方功能清热，燥湿，退黄。方中栀子苦寒，善治郁热结气，泄三焦之火从小便而出；黄柏清热燥湿；炙甘草甘缓和中。本方证是以湿热郁遏于里，热重于湿为主要病机的病证。症见身目小便俱黄，鲜明如橘子色，发热，小便短赤，心烦懊侬，口渴，舌红苔黄，脉数等。

【验案精选】

黄疸病（急性黄疸型肝炎）

1. 盛某，男，28岁。初起发热恶寒，体温38.2℃，浑身骨节酸痛，汗出不畅，诊为“感冒”而投发散之剂，发热缠绵周余不退，继则出现胸脘痞满，不思饮食，食入则胀，身面渐黄，尿如浓茶样，舌苔黄腻，脉滑数。经肝功能检查：黄疸指数20U，谷丙转氨酶600U，诊断为“急性黄疸型肝炎”。中医辨证为湿热黄疸，属阳黄之证。方用栀子柏皮汤合茵陈五苓散加减：茵陈18g，栀子12g，黄柏9g，当归9g，猪茯苓各12g，生麦芽15g，甘草4.5g。上方随证出入服10余剂，黄疸消退，肝功能正常，后以原法更小其制，并配入运脾和胃之品，调理月余，身体康复。（《伤寒名医验案精选》）

2. 范某，男，4岁，1984年8月24日诊。发热3天，呕吐纳呆，尿黄便溏，一身悉黄，黄色鲜明如橘子色，脉弦数，苔黄腻，肝肿大，右肋下3cm，质软轻压痛，肝功能检查异常。予栀子柏皮汤加味，方用栀子、黄柏、泽泻、猪苓、茵陈、六一散、谷芽等。5天，黄疸消退，临床症状明显好转。21天后，复查肝功能恢复正常，肝大在右肋下0.5cm，无触痛。（《伤寒论通释》第304页徐荷芳医案）

3. 我以前对栀子柏皮汤有点儿看不起它，我也不用它。虽然也想，也背，但是没用过。有一年，我给人家治病，十几岁的男孩，就是得肝火，黄疸指数很高，时间长了，很危险，黄疸总退不下去，在传染病医院住，找我会诊。中医一看还是湿热发黄，是热象，还应该开茵陈蒿汤。一看，人家西医同志都是注射的药，大黄注射液、茵栀黄，也用过了，再重复就没有意思，可能也治不好。怎么办？还是有热，大便还有点儿拉稀，胃口也不太好，但还有热，底下有湿热，舌苔还发黄，心里还发烦，更主要的是有一个特殊的症状，大家注意，两个脚丫子发热，睡觉两个脚丫子伸到被子外面去，两足发热。我想来想去，这怎么办？茵陈蒿汤不能用，开个栀子柏皮汤，黄柏能够治肾热，脚丫子热恐怕下焦还有热，甘草还能和中健脾，就是这样的一个出发点儿，就是被迫的，没有招儿想出来这么个招儿，我就开了这三味药。那儿有个崔大夫，是西学中的，问：“刘老师，你就开这三味药？”我说：“是啊，栀子柏皮汤，是张仲景的方子。”这个方子还就特灵，吃了黄疸直下。从这以后，我才认识栀子柏皮汤。（《刘渡舟伤寒论讲稿》第293页）

按：以上治验三则，例一、例二之发病过程，都体现了先是类似“感冒”，数日后才表现“三黄”等黄疸病特点。这两则都是以栀子柏皮汤加味，清利湿热疫毒而治愈。例三才体现了栀子柏皮汤原方的独特疗效。这提醒我们，研究经方，一定要精心辨证，注重原方的主治功效，发掘原方的精妙之处，发挥用之。

【临证指要】“为什么张仲景有发汗的麻黄连翘赤小豆汤、泻下的茵陈蒿汤，还来个栀子柏皮汤干什么？它是三纲，有汗法、有下法、有清法。凡是湿热发黄，用过茵陈蒿汤，黄疸不下来，脾胃还不太好，阴分有伏热，手心发热，五心烦躁，这时候栀子柏皮汤就效果特好”（刘渡舟）。

【原文】伤寒，瘀热在里，身必黄，麻黄连轺[1]赤小豆汤主之。(262)

麻黄连轺赤小豆汤方：麻黄二两（去节），连轺二两（连翘根是），杏仁四十个（去皮尖），赤小豆一升，大枣十二枚（擘），生梓白皮一升（切），生姜二两（切），甘草二两（炙）。上八味，以潦水[2]一斗，先煮麻黄，再沸，去上沫，内诸药，煮取三升，去滓，分温三服，半日服尽。

【注脚】

〔1〕连轺：据考古代记载有二说，即或为连

翘，或为连翘根。《本草逢原》说："连翘根寒降，专下热气，治湿热发黄。仲景治瘀热在里发黄，麻黄连轺赤小豆汤主之。如无根以实（按：指连翘）代之。"日·丹波元坚《伤寒论述义》云："先友伊泽信恬曰，连轺即连翘，《本草经》所载之物，而非其根也（按：《本经》载有"翘根"），《千金》及《翼》并作连翘。"

〔2〕潦水：即地面流动之雨水。李时珍云："降注雨水谓之潦，又淫雨为潦。韩退之诗云：'横潦无根源，朝灌夕已除'是矣"。

【提要】 论伤寒瘀热在里身黄的证治。

【简释】"伤寒"两字与前第260、261条同义，"瘀热在里"点明了"身必黄"之病机。简而言之，因湿热疫毒瘀于血分之里，而营卫失调于表，故黄疸病初起可见类似太阳表证之恶寒（实为振寒）发热等，数日之后，"瘀热以行"，则见身黄、目黄、尿黄等黄疸病特点。黄疸病与其他病一样，皆为表实者汗之，里实者下之，热盛者清之，小便不利者利之。诸法功用不同，而目的则一，无非为病邪求出路也。麻黄连轺赤小豆汤，用麻黄、杏仁、生姜之辛温宣发，从表透黄；连翘、赤小豆、生梓白皮之苦寒清热利湿，从里泻黄；炙甘草、大枣甘平和中。本方为表里双解之剂，适用于湿热发黄而又兼有表证者。惟梓白皮只南方有，北方现已不备，吴谦认为"无梓皮以茵陈代之。"岳美中、刘渡舟等名医皆认为可用桑白皮代之。表证一罢，麻黄、生姜等辛温药即应减去，不宜久服。

【方歌】

麻黄连轺赤豆汤，杏仁梓皮草枣姜，
瘀热在里标在表，黄疸水病或身痒。
治黄三方要分辨，伤寒杂病应参详。

【方证鉴别】

治黄三方 尤在泾："合而言之，茵陈蒿汤是下热之剂；栀子柏皮汤是清热之剂；麻黄连轺赤小豆汤是散热之剂也。"（《伤寒贯珠集·阳明篇下·阳明杂治法》）

【验案精选】

1. **黄疸病** 家贫……不期春候反常，时晴时雨，田中插秧锄草，日受湿热熏蒸，夜间又贪凉取快，感受风邪。日前突然恶寒发热，头身重痛，自服表邪丹方，汗出热解，暂得轻松。仍力于田，夜又发热，头重目昏，不能起立。医处以解表渗湿方，寒热稍减，反增口渴心烦，胸中嘈杂，头常汗出，身黄如橘子色，尿短黄。因疑病之加剧，延余治之。切脉滑数，舌苔黄白而腻，发热不恶寒，详参上证。是为热邪蕴郁，湿气熏蒸而成黄疸。前医之解表渗湿为不谬。其证增者，非药误也，乃病正鸱（猫头鹰一类凶猛的鸟）张，一时难以而已。再稽之《金匮翼》："黄疸……此为脾胃积热，而复受风湿，瘀结不散，湿热郁蒸，或伤寒无汗，瘀热在里所致。"指明湿热郁久，蕴而成黄，或因汗出不彻，瘀积而成。治以清热渗湿为宜。但外邪尚未尽解，亦应兼予疏散。以麻黄连翘赤小豆汤加茵陈、苡米，嘱服3剂。复诊：脉不浮而滑数，外热虽除，内热尚盛，疸黄如故，苔仍黄腻，不思食，尿短黄，腹胀，三日未便。再予清热渗湿，微通腑气。改用茵陈蒿汤、栀子柏皮汤加苍术、花粉。2日服完3剂，大便通，身黄略褪，可食稀粥半碗，能起立行动。乃予前方去大黄，每次冲服明矾末1.5g，经服5日，黄褪三分之二，精神饮食均佳。易茵陈五苓散加苡仁，仍照常吞服矾末，1周黄褪尽，略事清补，遂告痊愈。（《治验回忆录》）

2. **风水（急性肾小球肾炎）**

（1）邓某，男，15岁，1988年9月11日初诊。患者于1月前染毒，肢体散发脓疮，不曾治疗，3日前，出现发热，恶寒，四肢酸重，咳嗽气喘，渐见头面浮肿，今已漫及下肢，皮肤润泽光亮，下肢按之没指，小便量少色赤。尿检：蛋白（++），并可见颗粒管型，西医诊断为"肾小球肾炎"，患者畏惧打针，特来中医治疗。诊脉浮滑而数，舌尖红赤苔薄黄，证属风水湿热蕴毒，以麻黄连翘赤小豆汤加减，宣肺祛湿解毒，处方：麻黄5g，紫背浮萍5g，连翘15g，桑白皮10g，生姜皮5g，滑石10g，生地黄10g，赤小豆15g，大蓟、小蓟各10g，鲜茅根30g。每日1剂，水煎，先煮麻黄去上沫，纳诸药，煎至茅根沉降，去渣，分3次温服。9月14日复诊，服上方3剂，寒热已罢，小便快利，肿消大半，脉仍浮数，原方再服5剂，诸症消失，尿检3次，均为阴性。（蒋昌福.《广西中医药》1989，5:27）

按： 急性肾小球肾炎的常见病因为链球菌感染，其中有的患者是皮肤感染，如丹毒、脓疱病等，在2~3周后突然发病，也有在感染后数天即发病。本例患者就是因"染毒"引起。

（2）陈某某，女，19岁，学生。1983年8月20日初诊。病者紧张参加高考之后，自觉疲乏无力，一身困重，早起眼睑浮肿，不发热但觉诸身酸楚，尤其是腰酸不舒，小便灼烧不畅。尿常规：蛋白（+++），红细胞（++），白细胞（+++），管型（+）。脉浮缓而软，舌苔白润。拟用麻黄连翘赤小豆汤加减：麻黄 10g，杏仁 10g，连翘 10g，桑白皮 15g，赤小豆 30g，滑石 15g，生甘草 5g，白茅根 20g，益母草 20g。每日 1 剂，分 2 次水煎服。嘱服 5 剂。二诊，8 月 26 日。服上药后，浮肿消退，全身轻爽，小便清长畅利，食纳正常，脉缓软，舌苔润滑薄腻。尿常规：蛋白（++）。守原方加僵蚕 10g、防风 10g、藿香 10g、佩兰 10g。嘱服 7 剂。三诊：9 月 4 日。患者自觉症状消失，饮食、二便均正常，脉缓，舌润。尿常规：蛋白（-）。遂改方：生黄芪 15g，防己 10g，茯苓皮 15g，杏仁 10g，桑皮 15g，防风 10g，赤小豆 30g，白茅根 20g，益母草 15g。每日 1 剂，水煎分 2 次服，嘱服 10 剂，复查尿常规，再酌情停药与否。2 个月以后，患者入学就读，告谓尿常规正常，未见反复，遂停药。（《伤寒实践论》第 122 页）

原按：急性肾炎属中医“风水”范畴，临证时不能满足于临床症状消失，一定要尿常规全部转阴之后，仍须服药巩固。笔者验证多例，疗效确切。方中生梓白皮，药房多不备，可酌情以桑白皮、茵陈代之。

3. 湿疹内陷（慢性肾炎） 姬某某，男性，45 岁，干部，患慢性肾炎。诊其脉，大而数，视其舌，黄而腻，问其起病原因。在 8 年前患皮肤湿疹，下肢多，鼠蹊（按：指腹股沟）部尤多，痒甚，时出时没，没时腰部有不适感，且微痛，久治不愈，作尿常规检查：蛋白（++++），红细胞 25~30 个 /HP，有管型。诊为“慢性肾炎”。中医辨证认为是湿疹之毒内陷所引起之肾脏病。中西医向以普通之肾炎法为治，历久无效，因根据病情，投予仲景麻黄连翘赤小豆汤以祛湿毒。处方：麻黄 6g，连翘 12g，赤小豆 24g，杏仁 9g，甘草 6g，生姜 9g，桑白皮 9g，大枣 4 枚（擘）。服 4 剂，未有汗，麻黄加量至 9g，得微汗，服至 10 剂后，湿疹渐减，虽仍出，但出即落屑，而鼠蹊部已基本不出，小便见清，易见汗，惟舌中心仍黄，脉数象减而大象依然。改用人参败毒散，服数剂后，湿疹基本消失，虽膝外侧有时出一二颗，搔之即破而消。化验尿蛋白（++），红细胞 1~15 个 /HP。（《岳美中医案集》第 19 页）

原按：仲景《伤寒论》麻黄连轺赤小豆汤中之连轺，系连翘根，今用连翘。梓白皮药店多不备，代以桑白皮。此方原治瘀热在里之发黄证，《类聚方广义》用治疥癣内陷，一身瘙痒，发热喘咳肿满者。今用以移治湿疹内陷慢性肾炎，亦初步取得效果……3 年前，曾用此方治疗一过敏性紫癜肾炎。治疗中兼用甘麦大枣汤加生地黄、紫草、女贞子、旱莲草，3 个月余痊愈。

按：关于“肾炎”与皮肤病的联系，《金匮·水气病》篇第 2 条有明确论述，指出：“风强则为瘾疹……风气相搏，身体洪肿……此为风水。”并明确“汗出乃愈”的治法。由此可知，古人早已认识到水气病（肾炎）与皮肤病有联系。

4. 风疹（荨麻疹）、水气病（慢性肾炎） 麻黄连轺赤小豆汤是很好用的，治急性黄疸刚一发现时，发冷发热头疼，脉还见浮，效果特好。不但治黄疸，而且一方能治多病。地震那年（1976 年），我在抚宁县，有个男同学浑身痒痒，一挠一条红线，在肉皮上鼓起来，挺难受，学习时也挠。后来找我看病，我一看，脉见浮，舌苔腻，小便发黄，我说是湿热在表，用麻黄连轺赤小豆汤原方，吃了两剂就好了。麻黄连轺赤小豆汤治疗西医所说的荨麻疹属于风湿的效果很好，所以这个方子不但能治疗黄疸有表证者，而且还能治疗荨麻疹。还有就是慢性肾炎有时尿少，这个病到重的时候就小便少，出现浑身特别痒，就是肾小球肾炎最后尿少了浑身特痒痒，用麻黄连轺赤小豆汤，这是一个特效方。一吃这个不但身上痒痒给止住了，而且有的时候也能利一利小便，开鬼门，洁净府，开外窍，利内窍。我那女孩的老师的孩子叫王鹏，十四岁得了肾炎，尿少，西医同志说是尿不出尿，尿中的废物到了血中，所以浑身又痒痒。后来怎么治？我一看他脉浮，浑身又痒痒，我就开了麻黄连轺赤小豆汤，吃了一出汗，就好了。所以这个方子止痒、祛湿热的效果是很好的。（《刘渡舟伤寒论讲稿》第 291 页）

5. 风疹（荨麻疹）

（1）李某某，男，32 岁，工人。1964 年 10 月 3 日初诊。患者全身发风疹奇痒，曾经皮肤科诊断为“荨麻疹”，服药效果不佳。每次发作时持续 10 余天，迄已发作七八次。昨日又发生疹块，尤以胸腹部明显，疹块瘙痒焮红灼热。遇风发作增剧，尿黄便畅，舌质稍红苔薄白，脉弦略数。断为风热蕴于肌表。拟祛风解表清热为治。方用麻黄连翘赤小豆汤化裁。处方：麻黄、生甘草各 4. 5g，连翘、金银花各 9g，杜赤豆、细生地各15g。服1剂，荨麻疹发作更甚，患者不敢继续服用而来复诊。诊脉浮弦，荨麻疹虽多，断为邪有外达之机。嘱将原方续服2剂。共服3剂，荨麻疹基本消失。原方继服3剂，痊愈。追访年余，未发。（龚子夫.《新医药学杂志》1976，4：19）

按：本案处方，集外透、下利、内清（凉血解毒）三法合用，分解其邪。着眼之处，为服药1剂而疹发更甚，“断为邪有外达之机”。如此辨证，方为明理。

（2）顾某，女，41岁。罹患“荨麻疹”30余载，无特殊诱因，四季皆发。近年来常伴胸闷喘息，纳可，苔薄，脉小滑，大便不实，经多方检查未发现其他异常，惟肺部闻及干啰音少许，大便查出蛔虫卵（+）。处方：麻黄8g，连翘10g，赤小豆30g，桑皮10g，杏仁10g，前胡6g，僵蚕10g，葶苈子6g，甘草3g，生姜1片。大枣3枚，服3剂诸恙悉平。以此方改制为丸剂，1日3次，每次6g。经半年而痊愈。随访1年，未再复发。（李浩然.《四川中医》1985，7：48）

按：以上验案所述湿疹（痒甚，时出时没）及风痒（全身发风痒奇痒……发生痒块）之特点，颇似《金匮》第5篇第3条论述的“邪气中经，则身痒而瘾疹”之病机、证候。而顾某“伴胸闷喘息”，又颇似该条所述“心气不足，邪气入中，则胸满而短气”。

6. 水痘 刘某某，女，3岁。1964年11月13日初诊。初起鼻塞流涕，咳嗽微热，不思饮食已3天。昨天又发现头面发际等处有小红疹。今晨胸腹部及四肢均有大小不等水疱，水泡周围微红，小便淡黄，指纹色红而浮，舌质红润苔薄白。乃肺蕴热毒，外感时邪而发。拟清热透表解毒。方用麻黄连翘赤小豆汤加减，处方：麻黄、甘草各1.8g，杏仁3g，连翘、银花各4.5g，赤小豆9g。服3剂，发热咳嗽均瘥，皮肤水泡消退。原方去麻黄，加牛蒡子4.5g。继服2剂而愈。（龚子夫.《浙江中医杂志》1966，4：36）

【临证指要】麻黄连轺赤小豆汤主治湿热（毒）内蕴，邪郁于表所致的黄疸病（黄疸型肝炎）、风水（急性肾炎）、湿毒内陷（慢性肾炎）、风疹（荨麻疹）、水痘等。

【实验研究】该方具有保肝与止痒作用。保肝作用：方中以用连翘根为最佳，这说明仲景原方用连翘根而不用连翘的科学性、合理性。止痒作用：本方（麻黄、连翘各6g，杏仁40个，赤小豆20g，大枣12枚，生桑白皮10g，生姜、甘草各6g）及加减方（前方加荆芥15g，防风15g，地肤子30g）对两种瘙痒模型有显著的止痒作用，其加减方优于原方。两方中的主药麻黄（麻黄碱）具有明显的抗过敏与止痒作用。

小　结

阳明病以“胃家实”为提纲。所谓“胃家”，据《灵枢·本输》篇“大肠小肠皆属于胃”之说，可知阳明病概指胃肠病变。所谓“实”，应理解为“邪气盛则实”之义。故“胃家实”三字，既是指阳明病实证（腑证），又包括了阳明病热证（经证）。

阳明病来路，有自太阳转属而来者，叫做太阳阳明；有从少阳而来者，叫做少阳阳明；有自发于阳明者，叫做正阳阳明。病邪自表入里，归入阳明，其病变机制又有种种不同。例如从太阳而来者，有发汗不彻，邪郁化热而转属者；有汗下太过，津伤化燥而形成者；有属二阳并病，表证已罢，里热独盛者。需要明确，阳明病以“胃家实”为主要病机，但亦有太阴寒湿化燥，脏邪还腑，转为阳明病大便硬之证，阳明病清下太过，亦可变成三阴虚寒证。

阳明病外证为“身热，汗自出，不恶寒，反恶热”。阳明病主脉为“伤寒三日，阳明脉大”。盖阳明主燥，热盛于里，而蒸腾于外，故脉证俱显阳热亢盛之象。阳明病初起，或阳郁不伸，或表证未罢，亦有恶寒，但时间短暂，故不恶寒而反恶热，最能反映出阳明病的本质。阳明病本证，当分热证（经证）与实证（腑证）。

阳明病热证的主要证候是：身大热，汗自出，不恶寒，反恶热，心烦，口渴，脉滑、洪大等。邪热盛于内，以清法为主，以白虎汤为主方。若口干舌燥，大渴引饮不解，或背微恶寒，或时时恶风，是阳明热盛气津受伤之证，治法在白虎汤的基础上加人参以益气生津，即白虎加人参汤。若症见心烦懊侬不眠，饥不能食，或但头汗出，舌苔微黄等，是邪热扰于胸膈，治法宜清宣上焦，主方为栀子豉汤。

阳明病实证，属外邪入里化热，津液受伤，燥结成实，或邪热与肠中宿食结为燥屎。一般证候当有腹胀满，不大便，苔黄燥，脉沉实等。在此脉证基础上，若燥热偏盛，症见蒸蒸发热，心烦等证候，当用调胃承气汤泻热去实以调和胃气；若阳明腑实轻证，即大便虽硬而燥结未甚，宜小承气汤，或欲用大承气，先与小承气试探之；若症见潮热，谵语，手足濈然汗出，腹满硬痛，大便不通，脉沉实有力等，则是里热亢盛，燥结至甚，宜用大承气汤峻下实热，涤除燥结。更有阳明腑实重证，发则不识人，循衣摸床，惊惕不安，微喘直视，或目中不了了，睛不和，或阳明病，发热汗多，或发汗不解，腹满痛，则是阳热亢盛，阴伤甚重，当急用大承气汤，以峻下热实方而为急下存阴法。总之，使用下法一定要做到胆大心细。所谓心细，应四诊合诊，详细辨证，认证要准；所谓胆大，一旦认准病证，要当机立断，当下即下，不要徘徊瞻顾，贻误战机，危及生命！

脾约证由胃热肠燥津亏所致，虽列于阳明，但无潮热、谵语等实热证象，其主症为大便硬、小便数，宜润下法，主方为麻子仁丸。若津液内竭而大便硬，宜用导下法，其蜜煎导、大猪胆汁方可根据病情选用。

读《伤寒论》，用伤寒方，既要熟识其适应证，又要了解其禁忌证。如“伤寒脉浮，发热无汗，其表不解，不可与白虎汤”。因白虎汤为辛寒清解大热之剂，适用于阳明里热证，禁用于太阳表寒证。还有，“若发热微恶寒者，外未解也，其热不潮，未可与承气汤”。因承气汤方是为阳明腑实证而设，不可用于表证未解之病。总之，非阳明病腑实证，皆在“不可攻之”之例。

发黄有两种病机：一为瘀热在里，一为寒湿在里。瘀热在里为阳黄，当属阳明病。“诸病黄家，但利其小便”，给血中之毒寻一出路。而本篇根据具体病机，确立了治黄三法：一是栀子柏皮汤，为清法；二是茵陈蒿汤，为清而兼下法；三是麻黄连翘赤小豆汤，为清而兼汗法。后二方都有利湿之药。若寒湿在里而发黄，属阴黄，治当参照太阴温法，以温化寒湿为主，即所谓“于寒湿中求之”。关于黄疸病的辨证论治，详见《金匮·黄疸病》篇。

阳明为多气多血之经，故阳明病有气分热证，有血分热证，亦有气分热而影响血分为病者。其血分之热的特征为口干，但欲漱水不欲咽等，此与气分热证口渴引水不解者不同。此外，阳明蓄血证，是因阳明病患者有久瘀血之故，其症喜忘，大便虽硬而便下反易，色黑，又与阳明腑实证不同。蓄血证当与太阳病篇抵当汤证数条互参，并且应与太阳病篇桃核承气汤证鉴别。

太阳主表，太阳病以有汗，脉缓为中风；无汗，脉紧为伤寒。阳明主里，阳明病则以能食者为中风，不能食者为中寒。能食与不能食，可以反映胃阳的盛衰，故阳明中风数条，多属阳明热证；阳明中寒，为胃中虚冷证。

“夫实则谵语，虚则郑声”。郑声多见于三阴虚寒证。阳明病多为热证实证，故多见谵语，是里热蒸腾，扰乱神明所致。若阳热炽盛，阴液耗竭，其直视谵语，喘满者死。亦有汗出过多，出现谵语，为亡阳、阴竭危候。阳明病实证多汗，也有久虚之人，气虚津亏而反无汗者。阳明腑实燥结，以大便硬为主症，也有津液内竭而致大便硬者。这充分表明，阳明病虽以“胃家实”为主要病机，但勿忘还有虚证，必须辨证论治，才能立于不败之地。

最后应当领悟到：阳明病篇所列病证的辨证论治，有的是热病，有的是杂病，有的是热病与杂病夹杂。阳明病如此，六经病亦然。

辨少阳病脉证并治

《伤寒论》对少阳病的辨证论治是第263~272条，共10条。

少阳包括手少阳三焦经、足少阳胆经，并分别与手厥阴心包经、足厥阴肝经相表里。足少阳胆经之脉，起于目锐眦，上抵头角，下耳后，入耳中，至肩入缺盆，下胸贯膈，络肝属胆，行人身之侧；手少阳三焦经之脉，起于无名指末端，行上臂外侧，至肩入缺盆，布于胸中，散络心包，下贯膈属三焦。少阳与厥阴经络相联，脏腑相关。

少阳三焦主决渎而通调水道，故名“中渎之腑”，又为水火气机运行之道路。胆附于肝，内藏精汁而主疏泄，故名“中精之腑”。胆腑清利且肝气条达，脾胃自无贼邪之患。手足少阳经脉互有联系，胆气疏泄功能正常，枢机运转，三焦通畅，则如《灵枢·营卫生会》篇所云：“上焦如雾（形容上焦心肺的输布功能如雾气蒸发一样），中焦如沤（形容中焦消化饮食的情况），下焦如渎（形容下焦排泄二便的功能如渠道一样）”，各有所司。

外邪侵犯少阳，胆火上炎，枢机不运，经气不利，影响脾胃，则表现口苦、咽干、目眩、往来寒热、胸胁苦满、默默不欲饮食、心烦喜呕、脉弦细等证候，称为少阳病。少阳居于太阳阳明之间，因病邪既不在太阳之表，又未达于阳明之里，故少阳病称半表半里之证，即表里之间的证候。

少阳病治疗原则以和解为主，小柴胡汤是其主方。少阳为病，外可及于太阳，内可及于阳明。其兼变证之治已详于太阳、阳明篇中，法当合参，以求少阳病证治之全貌。

尤在泾：“少阳居表里之间，当盲膜之处，外不及于皮肤，内不及于脏腑，汗之而不从表出，下之而不从里出，故有汗、吐、下之戒。而惟小柴胡一方和解表里，为少阳正治之法，凡十六条。其次则有和解而兼汗、下之法，谓证兼太阳之表，则宜兼汗，或证兼阳明之里，则宜兼下，如柴胡加桂枝汤、柴胡加芒硝汤、大柴胡汤、柴胡桂枝汤等方是也。夫有汗、下之禁，而或汗之，或下之，此亦少阳权变法也，凡四条。又其次为刺法，如纵横胁满合并之病，当刺期门、大椎、肺俞、肝俞诸穴是也，凡四条。”（《伤寒贯珠集·少阳篇·辨列少阳条例大意》）

【原文】少阳之为病，口苦，咽干，目眩也。（263）

【提要】论少阳病郁火证之提纲。

【简释】病在少阳，胆火上炎，故口苦；热伤津液，故咽干；足少阳之脉起于目锐眦，且肝胆相联，肝开窍于目，若肝胆郁火上扰于目，故目眩。

按：关于本条是否可以作为少阳病的提纲，历来有争议。若从少阳病胆热郁火上炎之病变来说，本条“口苦、咽干、目眩”三症可为少阳病提纲。但是，少阳之为病，尚有外邪侵犯，正邪分争，枢机不利以及影响脾胃之病变，如第96条所述“往来寒热，胸胁苦满，默默不欲饮食，心烦喜呕”等。故古今医家多数认为，少阳病提纲应将本条与第96条所述主症合参，方为全面。

【原文】少阳中风，两耳无所闻，目赤，胸中满而烦者，不可吐下，吐下则悸而惊。（264）

【提要】论少阳病禁用吐下及误治变证。

【简释】少阳中风，是外邪侵入少阳之经，故突发耳聋（重听）及目赤，胸满而烦。法当清宣透邪，不可吐下。若误施吐下，势必损伤正气，损及少阳之气，胆气虚了，则表现惊恐不安、心悸等虚证。

【验案精选】

1. 少阳中风、耳鸣、耳聋（神经性耳聋） 常某某，女，13岁，2009年8月9日初诊。主诉：耳鸣，耳聋2年，头晕，恶心时发时止1年，加重半个月。患者父亲配同来诊治。诉说耳鸣，耳聋，耳中发堵（右耳听力近乎消失，左耳稍有听力）2年。曾就诊于某西医院，做MRI示：头颅扫描未见异常。耳鼻喉检查亦未见异常。诊断为"神经性耳聋"。近1年来并发头晕、恶心、时发时止，最近半个月病情加重，经常性耳鸣，耳聋，头晕，恶心，甚则呕吐。近六七天出现规律性的晨起后、晚上入睡前病情加重。经西医几个医院诊治，印象"梅尼埃综合征"，多种治疗方法无效，故来求中医诊治。脉沉弦略滑，舌质暗红苔中间薄黄微腻。详细询问病史后，又追问病因，始因2年前感冒1周后表现耳鸣，耳聋。此"少阳中风，两耳无所闻"也。以小柴胡汤加味。处方：柴胡24g，黄芩10g，姜半夏10g，党参10g，炙甘草10g，生姜10g，大枣6枚，赤白芍各10g，生石膏20g。7剂，日1剂，水煎2遍合汁，分3次温服。16日二诊：服上方7剂，8月15日听力检查示：耳聋加重。患者自觉头晕减轻，胸口发闷，欲吐，但饮食、夜寐尚可，大便日1次。《伤寒论》第103条曰："……柴胡证仍在者，先与小柴胡汤；呕不止，心下急，郁郁微烦者，为未解也，与大柴胡汤下之则愈。"改拟大柴胡汤加味。处方：柴胡24g，酒大黄5g，枳实10g，黄芩10g，清半夏10g，赤白芍各15g，生姜10g，大枣6枚，桑叶10g，菊花20g，蝉蜕5g。23日三诊：服上方第3剂时，右耳听力增强，左耳已不堵。舌淡红，苔中间黄微腻，脉和缓。未再头晕，呕恶。守前方继服7剂巩固疗效。30日四诊：耳鸣，耳聋，头晕，呕恶等诸症消失。父女皆大欢喜！此亦是医者欣喜、自豪之时。（吕志杰验案）

2. **郁证、耳鸣、耳聋** 范某某，男，42岁。1987年3月12日诊。素体健壮，近日因事不悦，心情郁闷，饮食乏味，不耐操劳，耳鸣耳聋，头晕目眩。去某医院诊治，查血压偏高21.6/12.5kPa（162/94mmHg），云"肾虚肝火"，以杞菊地黄丸与牛黄降压丸治之。各服用30丸，竟无效果，反耳聋益甚，且胸胁胀满，心中烦闷，苦不堪言。转诊求治，按其脉弦细略数，舌偏红苔微黄。审病求因，乃因于肝郁，脏病及腑，火郁少阳之经。治病求本，本在少阳，与肾无涉，故补肾降压无功。小柴胡汤为主治之方，处方：柴胡24g，黄芩12g，半夏9g，党参9g，炙甘草6g，生姜6g，大枣6枚。日1剂，煎服如原法，并嘱其节思戒怒。服3剂见效，6剂显效。原方减少柴、芩用量，加白芍、菊花。又服4剂后，耳聪目明，神清纳增，血压复常。（吕志杰，等.《北京中医药大学学报》1991，4∶53）

按："肾开窍于耳"，肾虚则耳鸣耳聋，此言其常也。然耳聋之因，并非一端，亦有少阳郁火，循经上扰而致聋者，法当清少阳之火，若补肾则愈补愈聋。本条所谓"少阳中风，两耳无所闻"，为外邪传入少阳，循经上扰于耳所致，与内伤七情，气郁化火上扰者，病因虽异，但病机相似，皆可用小柴胡汤统治。本案患者所现诸症，均属少阳病候，故以小柴胡汤治之效如桴鼓。有曰柴胡升散，血压高者不宜用。须知《内经》有"火郁发之"之法。方中柴胡与黄芩，君臣相得，有升有降，疏泄肝胆，发散郁火。火清则耳聪，火降则血压随之而降，经方之精如此。

3. **伏暑、耳聋误治案** 孙位中，患感，症见耳聋，医者泥于少阳小柴胡（汤）之例，聋益甚。孟英视之，曰：伏暑也。与伤寒治法何涉？改投清肺之药。聋减病安。将进善后法矣……（《回春录新诠》第68页）

按：外感而见耳聋，伤寒少阳经病有之，温病湿温亦有之。用小柴胡汤治之而增剧，则不属少阳中风，而为湿热之气氤氲，熏蒙清窍所致。前贤有"耳聋治肺"之训，以肺主一身之气也。此案由于湿热阻气，气道被邪气壅滞而耳聋，故取辛凉肃肺理气法，使气道清顺，湿热下行，自然耳聪能听矣。

【**原文**】伤寒，脉弦细，头痛发热者，属少阳。少阳不可发汗，发汗则谵语，此属胃，胃和则愈；胃不和，烦而悸。（265）

【**提要**】论少阳病禁用发汗及误治变证。

【**简释**】伤寒，泛指感受外邪，若脉浮，头痛，发热者，则为太阳病。今"脉弦细，头痛，发热者，属少阳"。因为，"脉弦细"为少阳病之主脉。少阳病不在表，故不可发汗；发汗而津液外出，津伤热盛，则见谵语；谵语是热实于胃，故曰"此属胃"，当和胃气则愈。若误治后胃气不和，邪热影响于心，则见心烦而悸动不安。

按：脉弦细为少阳病主脉。上条不言脉，此条言脉者，应视为彼此互文之义。

上条曰少阳中风，不可吐下；此条又曰少阳伤寒，不可发汗，可知外邪侵入少阳，不可单纯采用汗、吐、下之法治之。所以然者，夫少阳乃阳气始生，虽生机勃发，然阳气尚属不足，抗病能力较弱，故一旦受邪，应以扶正祛邪为大法，小柴胡汤为的对之方。

【**验案精选**】

发热、头痛 张某某，男，50岁，会计。1973年初夏发低热……西医检查找不出病因、病灶，每日注射糖盐水、激素等，治疗2个月毫无效果，乃邀会诊。患者饮食、二便均近正常，只是脉象稍显弦细，兼微觉头痛，《伤寒论》云：“伤寒脉弦细，头痛发热者，属少阳。”因与小柴胡汤原方，方中每剂柴胡用24g。共服2剂，低热全退，患者自觉全身舒适……停药观察3天，患者病愈，上班工作。（许诗雅.《福建中医药》1964，5:封3）

按：笔者侄女（22岁）为某院护士，患偏头痛连及眉棱骨，时轻时重，1年多不愈，以小柴胡汤治之，3剂而愈。

【原文】 本太阳病，不解，转入少阳者，胁下硬满，干呕不能食，往来寒热。尚未吐下，脉沉紧者，与小柴胡汤。（266）

【提要】 论太阳病传入少阳的证治。

【简释】 本太阳病不解，而见胁下硬满，干呕不能食，往来寒热等症，此为病邪已由太阳传入少阳。徐大椿说：“此为传经之邪也。以上皆少阳本证，未吐下，不经误治也。少阳已渐入里，故不浮而沉，紧则弦之甚者，亦少阳本脉。”（《伤寒论类方·柴胡汤类》）所谓“脉沉紧者”，紧脉与弦脉相类，故此言“紧”即“弦”脉之意。

按：前第264条之少阳中风、第265条之少阳伤寒，都属于少阳自受外邪，是原发的少阳病。本条所述之少阳病，是由太阳病转入而来。这就为我们明确指出：少阳病证有原发与继发两种。

【验案精选】

1. **少阳病胁痛** 董齐贤病伤寒数日，两胁挟脐痛不可忍，或作奔豚治。予视之曰：非也。少阳胆经循胁入耳，邪在此经，故病心烦喜呕渴，往来寒热，默不能食，胸胁满闷，少阳证也。始太阳传入此经，故有是证。仲景云：太阳病不解，传入少阳，胁下满干呕者，小柴胡汤主之。三投而痛止，续得汗解。（《伤寒九十论·伤寒胁痛证第六十四》）

2. **少阳伤寒** 雷某之夫人兰氏，年逾三旬。初感寒邪，置之勿理，迟数日，遂传入少阳。胸闷作呕，寒热往来，不时呛咳，脉弦滑而细，苔白。凭脉断证，此寒邪郁入腠理也，证属少阳伤寒。治以小柴胡汤：柴胡9g，台党参6g，法半夏6g，枯黄芩6g，生甘草4.5g，生姜6g，红枣3个。一剂知，二剂已。（《伤寒论通释》第309页）

【原文】 若已吐、下、发汗、温针，谵语，柴胡汤证罢，此为坏病。知犯何逆，以法治之。（267）

【提要】 论少阳病误治的救逆原则。

【简释】 若本为少阳病，柴胡汤证，却误用了吐、下、发汗、温针而致谵语，柴胡汤证已罢，谓之坏病，应辨误治之因之果，随证治之。

【大论心悟】

坏病论及救治原则

1. **坏病的由来** 少阳本经自病，或太阳病不解传入少阳，当与柴胡汤类和解，乃为定法。若“不循本经治法，妄施汗下，因而生变，乃医坏之也，故称坏病。但变证已生，本证已坏，非复柴胡之旧矣，故于临证之时，当审其形势，察其变端，知犯何经何络，何脏何腑，何虚何实，何故变逆，然后以法治之也”。（钱天来《伤寒溯源集》卷七）

2. **六经皆有坏病** 少阳病误治，正气大伤而邪犹不解，谓之坏病。举一反三，太阳病、阳明病以及三阴病误治，皆有坏病，“非阴经无坏病而阳经有之，盖阴经之症多从阳经坏起，亦只言阳经足矣”。（高学山《伤寒尚论辨似·少阳·坏病》）

3. **坏病救治原则** 本条所述“知犯何逆，以法治之”，与太阳病篇所述“观其脉证，知犯何逆，随证治之”同义。故方有执指出：“‘以法’，即‘随证’之互词。”（《伤寒论条辨》卷四）唐宗海分析说：“法在何处？盖仲景已详于二阳、三阴各篇中，按各经法治之可也。仲景于此只提数语，而凡兼见二阳、三阴各证治，义已赅举，欲人会而通之也。”（《伤寒论浅注补正》卷三）

【原文】 三阳合病，脉浮大，上关上，但欲眠睡，目合则汗。（268）

【提要】 论三阳合病之脉证。

【简释】 尤在泾：“脉浮大，上关上者，病盛于阳经，故脉亦盛于阳位也。但欲眠睡者，热胜而神昏也。目合则汗者，胆热则液泄也。此条盖补上条（指219条）之所未备，而热之聚于少阳者，视太阳、阳明较多矣，设求治法，岂白虎汤所能尽哉？”（《伤寒贯珠集·太阳篇上·太阳正治法》）

【大论心悟】

“三阳合病，脉浮大，上关上”本义求索

《伤寒论》明文“三阳合病”者有二条，即

本条与阳明病篇第209条。何谓“三阳合病”？古今医家多是顺文解义，惟周扬俊语出惊人，指出：“温气发出，乃至三阳皆病。其邪热溷实，不言可知，故其脉浮大也。忆邪伏少阴时，则尺脉亦已大，今因由内达外，由下达上，而浮大见于关以上，故曰上关上也……”（《伤寒论三注》卷十五）周氏见解可以启发大家明白这样一个极其重要的问题：《伤寒论》的许多条文，虽无温病之名，却有温病之实。悟透这一点，对于我们正确理解原文，于无字处求解至关紧要。

关于“上关上”的理解，应分别明确“关上”与“上”字的本义。《伤寒论·辨脉法第一》：“若数脉见于关上，上下无头尾，如豆大，厥厥动摇者，名曰动也。”《金匮要略·血痹虚劳病》篇第1条曰“关上小紧”，之后的第2条将寸口、关上与尺中并举。可知，“关上”即关脉也。而对于“上关上”之“上”字的理解，以上周氏、尤氏的见解都是正确的。卢之颐进一步解释说：“三阳为病，是为阳并，阳并则惟外惟上，故脉浮大，上溢关上，而无内无下也。”（《仲景伤寒论疏钞金錍》卷九）由此还可以领悟到，“三阳合病，脉浮大，上关上”，既是言具体脉象，又是以脉概理。总之，“脉浮大，上关上，阳盛之诊也”（舒诏《伤寒集注》卷七），故曰“三阳合病”。

本条温病阳盛之脉之证，为何列入少阳病篇，尚待探讨。

【原文】 伤寒六七日，无大热，其人躁烦者，此为阳去入阴[1]故也。（269）

【注脚】

〔1〕阳去入阴：阳指表，阴指里，此指病邪由表入里。

【提要】 论表邪传里的证候。

【简释】 伤寒六七日，无大热，其人躁烦，是指表不见大热，而里热转盛，是表邪入里也。柯韵伯说：“此条是论阳邪自表入里证也……阴者指里而言，非指三阴也。或入太阳之本而热结膀胱；或入阳明之本而胃中干燥；或入少阳之本而胁下硬满；或入太阴而暴烦下利；或入少阴而口燥舌干；或入厥阴而心中疼热，皆入阴之谓。”（《伤寒来苏集·伤寒论注·伤寒总论》）

【原文】 伤寒三日，三阳为尽，三阴当受邪，其人反能食而不呕，此为三阴不受邪也。（270）

【提要】 承上文论表邪不传里的辨证。

【简释】 伤寒三日，三阳为尽，三阴当受邪，是约略之辞。今已伤寒三日，其人反能食而不呕，知胃气尚和，是三阴不受邪也。

按：《伤寒杂病论·序》明确说所集该书“撰用《素问》……”。《素问·热论》指出：“伤寒一日，巨阳受之……二日阳明受之……三日少阳受之……四日太阴受之……五日少阴受之……六日厥阴受之……三阴三阳，五脏六腑皆受病，荣卫不行，五脏不通，则死矣。”本条传承《内经》之论，指出“伤寒三日，三阳为尽，三阴当受邪”。联系临床可知，疾病传变与否，与病邪之轻重，正气之强弱，以及治疗当否等等因素有关。故计日传经之说与临床实际多不符合。本条总的精神是说，疾病传变与否，必须根据现有的证候来判断，切不可拘泥于日数，故曰“其人反能食而不呕，此为三阴不受邪也”。

【原文】 伤寒三日，少阳脉小者，欲已也。（271）

【提要】 论少阳病将愈脉象。

【简释】 伤寒三日，病入少阳，其主脉为弦细。今少阳病而见脉小，小者不弦也，即脉有和缓之机，无劲直之象，为邪气已退，其病将愈。《素问·离合真邪论》说：“大则邪至，小则平。”仲景与《内经》一脉相承，此为一证。

按：仲景全书，详此略彼的条文不少，这一点必须明白。例如，此条是言伤寒三日少阳欲已之脉；上条是言欲已之症，即彼此互有详略也。临床辨证（病）论治，必须脉证合参，方为周到。

【原文】 少阳病，欲解时，从寅至辰上[1]。（272）

【注脚】

〔1〕从寅至辰上：指从3时（点）始至9时之内的6个小时时间。

【提要】 推测少阳病欲解的时间。

【简释】 成无已：“《内经》曰：阳中之少阳，通于春气。寅、卯、辰，少阳木王之时。”少阳病得肝木旺气相助，故病有欲解之机。

按：六经病皆有“欲解时”各一条，在太阳病第9条有综合探讨。

小　结

太阳主表，阳明主里，少阳主半表半里，少阳病以“口苦、咽干、目眩”为提纲。然欲全面掌握少阳病主症特点，必须与第96条小柴胡汤证合参。

少阳病因，有本经自病者，亦有太阳病转入少阳者，总由外邪乘虚而入，如第97条所谓“血弱气尽，腠理开，邪气因入”。

少阳病以和解为大法，禁用汗、吐、下三法。因病不在表，则不可汗；病非里实，则不可下；病非有形痰实阻滞，则不可施用吐法。然少阳病常有兼表、兼里之证，则于和解中又有兼汗、兼下之法。若少阳病因误诊误治而出现变证，甚至坏病，又当随证治之。

少阳病本证为“口苦，咽干，目眩”，“往来寒热，胸胁苦满，默默不欲饮食，心烦喜呕”，脉弦细等。主方是小柴胡汤。惟小柴胡汤的临床运用，既要掌握其主治证候，又要懂得其使用原则，即“伤寒中风，有柴胡证，但见一证便是，不必悉具”（101）。

少阳病主证之外，又有兼证，或误治后的种种变证，其兼变之证多详于太阳病及阳明病篇。例如，少阳病兼表证，用柴胡桂枝汤，为太少双解之法，见第146条；少阳病兼里实证，用柴胡加芒硝汤，是和解兼通下之法，见第104条；少阳病兼太阳未解之邪及太阴脾寒证，用柴胡桂枝干姜汤，为和解少阳与解表温里并行之法，见第147条；少阳病兼表里证及虚实错杂之候，用柴胡加龙骨牡蛎汤，为和解中寓有扶正祛邪、通阳泻热、重镇安神之法，见第107条；还有一个方证，即第103条之大柴胡汤证，古今医家多认为是少阳病兼阳明里实证。笔者经过认真求索，全面分析，认为“大柴胡汤证是少阳腑证”（见第103条“大论心悟”）。总之，少阳病中，因证候有兼夹，有变局，故治法虽以和解为主，但兼治之法，又有种种不同。

若妇女感受外邪后，适逢月经来潮或刚断，热入血室之证候，主用小柴胡汤，详见第143、144、145条。

辨太阴病脉证并治

《伤寒论》对太阴病辨证论治是第273~280条，共8条。

太阴包括手、足太阴二经和肺、脾二脏。但从太阴篇来看，主要是论述足太阴脾的病变，而手太阴肺的病证大多于太阳病篇论及。足太阴脾经起于足大趾内侧端，上行沿小腿内侧，交厥阴经之前，沿大腿内前侧上行，入腹，属脾络胃。由于经络相互络属的关系，使足太阴脾与足阳明胃互为表里。脾胃位居中焦，脾主运化，化生精微；胃主受纳，腐熟水谷。中焦为人体气机升降之枢纽，脾主升，胃主降，脾以升为顺，胃以降为和，脾胃功能协调，则清阳得升，浊阴得降，水精四布，五脏得以荣养，故有脾胃为“后天之本”之说。

太阴病的成因大致有四：一是外因，即六淫之邪，特别是寒湿直犯中焦。二是内因，即思虑伤脾，或先天禀赋不足，脾气虚弱而自病。三是饮食因素，即饮食不节或不洁，损伤脾胃。四是误治，即三阳病误治，损伤中阳而致足太阴病。

太阴病可分为太阴病本证和太阴病变证。太阴病本证即太阴病提纲证，症见“腹满而吐，食不下，自利益甚，时腹自痛”等。太阴病变证主要有太阴兼表证、太阴兼腹痛证以及寒湿发黄证等。

太阴病的治疗，仲景提出“当温之”的治疗大法，即温中祛寒、健脾燥湿为主，用理中丸、四逆汤一类方剂。太阴病变证，则应随证治之。

太阴病为三阴病的初始阶段，其转归主要有以下三个方面：一是经过恰当治疗或自身阳气恢复，其病得愈。二是太阴病过用温燥之药，或寒湿久郁化热，阳复太过，由太阴而转出阳明。三是太阴病内传，即太阴病失治误治，阳衰加重，病邪内传少阴或厥阴。

尤在泾：“太阴者，土也，在脏为脾，在气为湿。伤寒传经之热，入而与湿相搏，则为腹满吐利等证；直中之寒，入而与湿相搏，亦为腹满吐利等证，但有肢冷、肢温，脉迟、脉数，口渴、不渴之异耳。又三阴为三阳之里，而三阴亦自有表里，是以风寒所中，不必尽入于脏，而亦留连于经，故有太阴中风之条，与桂枝发汗之法。又下利腹胀满，身体疼痛者，此为经脏俱病之证，故与先里后表之法。乃今之论三阴者，但云直中、传经而已，是知有三阴之里，不知有三阴之表也。兹篇先列脏病，次列经病，又次为经脏俱病，凡十条为一卷。”（《伤寒贯珠集·太阴篇·辨列太阴条例大意》）

【原文】太阴之为病，腹满而吐，食不下，自利益甚，时腹自痛。若下之，必胸下结（按：《玉函》卷四“结”作“痞”）硬。（273）

【提要】 论太阴病虚寒证提纲。

【简释】 本条证候反映了太阴脾阳虚衰、寒湿内盛的基本病机，故作为提纲。脾主运化，若内伤生冷或久思伤脾等，脾阳损伤而运化失职，寒湿停滞，胃肠气机不畅则腹满；脾伤而升降功能失常，浊阴上逆，影响胃气则吐；脾失健运，食入不能运化则食不下；脾气虚寒，清阳不升则下利；时腹自痛乃是太阴虚寒腹痛的特点，此与《金匮要略》第10篇第3条所谓“腹满时减，复如故，此为寒，当与温药”之“腹满时减”病机相同。证属虚寒，误用下法，则中阳更伤，中气虚而不运，故胸下结硬。本条所述是脾气虚寒证的典型证候，为太阴病的审证提纲。

【原文】 太阴中风，四肢烦疼，阳微阴涩而长者，为欲愈。（274）

【提要】 论太阴中风的主症与将愈之脉。

【简释】 太阴中风，乃脾胃虚寒之人感受风邪。四肢烦疼者，言四肢酸疼而烦扰无措之状，以脾主四肢也。阳微阴涩之脉与长脉不是并见，其微、涩为太阴病脉，而脉长为阳气将回而“欲愈”之征兆，以“长则气治”（《素问·脉要精微论》），阴病见阳脉则生也。

【原文】太阴病，欲解时，从亥至丑上[1]。（275）

【注脚】

〔1〕从亥至丑上：指从21时（点）始至次日凌晨3时之内的一段时间。

【提要】推测太阴病欲解之时。

【简释】从亥至丑时，正是夜半前后，为阴极阳生之际，所以太阴将愈也在此时。陈修园："太阴为阴中之至阴，阴极于亥，阳生于子，至丑而阳气已增，阴得生阳之气而解也。"（《伤寒论浅注·辨太阴病脉证篇》）

按：六经病皆有"欲解时"各一条，其综合探讨，详见第9条。

【原文】太阴病，脉浮者，可发汗，宜桂枝汤。（276）

【提要】承上条补述太阴中风主脉与主治之方。

【简释】此条所谓"太阴病"，即上条"太阴中风"之义。上条言"阳微阴涩而长者，为欲愈"；此言脉浮者，为中风之主脉。不言症者，上文已述，此省文也。总之，太阴病脉浮者，则外邪犹在太阳之表，尚未深入太阴之里，为病机向外，里虚不甚，故可用汗法以解其表。桂枝汤解肌发汗，是通过调脾胃而和营卫，不同于单纯发汗，所以用于太阴病兼表证是比较适宜的。如果里虚较甚，脉象不浮，虽然有表证，治应温里为主兼和解肌表，如桂枝人参汤。

【验案精选】

王右，无表证，脉缓，月事后期而少，时时微恶寒，背部为甚，纳谷减，此为血运迟滞，胃肠虚弱故也，宜桂枝汤以和之。川桂枝9g，大白芍9g（酒炒），炙甘草9g，生姜3片，大枣12枚。（《经方实验录·附列门人治验》第8页）

曹颖甫曰：本案桂枝汤证当属诸太阴。盖桂枝汤一方，外证治太阳，内证治太阴，仲景于两篇中既列有专条矣，此又何烦赘说？惟以此治太阳证，人所易知，以之治太阳病之系在太阴者，为人所不信，自有此验案，益可见仲景之言，诚无虚设矣。夫仲师不云太阴病，腹满而吐，食不下，自利腹痛乎？设太阴病遇浮缓之太阳脉，即桂枝汤证矣。

【原文】自利不渴者，属太阴，以其脏有寒故也，当温之，宜服四逆辈。（277）

【提要】论太阴自病的主症、病机及治则。

【简释】上条言太阴病邪在于表之证治，此条论太阴病邪入于里之证治。所谓"自利"，就是自发的下利，若不渴者，属太阴；若"自利而渴者，属少阴也"（282）。为何下利呢？"以其脏有寒故也"，即脾阳虚衰，寒自内生。治法："当温之"，即《内经》"寒者温之，虚者补之"之义。处方："宜服四逆辈"。

【方证鉴别】

自利不渴与自利而渴辨　此条曰"自利不渴者，属太阴，以其脏有寒故也"。在少阴病篇第282条曰："自利而渴者，属少阴也……以下焦虚有寒。"可知太阴虚寒证与少阴虚寒证皆自下利，鉴别点在渴与不渴。少阴病自利而渴者，以肾阳虚衰，不能化气蒸津于上之故。

【大论心悟】

太阴病"宜服四逆辈"求索

太阴病脾阳虚衰而寒湿内盛的中焦下利证，按仲景所述"理中者，理中焦"（第159条）之旨，法当温中健脾，散寒祛湿，以理中汤治之为是。而仲景为何曰"宜服四逆辈"这样一个概括词，而不言用理中汤呢？裴永清做了如下推理。

太阴脾阳虚而寒湿内盛的下利证，常常可因下利不愈而使病情进一步发展，脾阳虚日久而损及少阴肾阳，易出现少阴阳虚下利的四逆汤证。因而仲景论治太阴下利证时，不言用理中汤，而言"宜服四逆辈"，寓有提示的奥义，更具有治未病的思想。从而告诫人们，太阴阳虚下利有转为少阴阳虚下利的可能，应在治太阴病的同时顾及到少阴，治中有防，防患于未然。

太阴阳虚下利，治以理中汤；少阴阳虚下利，治宜四逆汤类。然而在理中汤与四逆汤之间，存在着密切的相关变化。理中汤方后注加减法中有"腹满者去术、加附子一枚"之法，理中汤中去术加附子后，在方药组成上便成为人参、干姜、附子、炙甘草，与四逆汤相类似，仲景所谓"宜服四逆辈"，就是指理中汤的这种变化之类。换言之，附子理中汤即可视为四逆辈。（《伤寒论临床应用五十论》第150页）

以上裴永清的推理，是秉承了其导师刘渡舟先生对本条的理解（《刘渡舟伤寒论讲稿》第309页）

而有所发挥。

【验案精选】

太阴虚寒证泄泻（慢性肠炎） 刘某某，女，26岁。北京某机关干部。从幼儿起，常年腹泻，已迁延20余载，北京某某医院诊断为“慢性肠炎”。经中西医长期治疗未愈。1978年8月1日初诊：腹时痛，喜温喜按，下利稀薄，口不渴，不思饮食，神疲体弱，面色苍黄无泽，舌质淡苔白厚腻。触诊肢冷甚。证属太阴虚寒证泄泻，法宜祛寒除湿，实脾固肾。先以四逆汤，继以理中汤加味主之。处方一：制附片60g（久煎），干姜30g，炙甘草30g。处方二：制附片60g（久煎），干姜18g，炒白术24g，茯苓15g，炙甘草30g，上肉桂6g，红枣30g。各5剂。上方加减，嘱其续服一段时间，并注意忌食生冷，防止受凉，以资巩固。1979年4月20日追访，患者说，自去年8月服药后，从此未再腹泻。（《范中林六经辨证医案选》第68页）

原按：《伤寒论》曰：“自利不渴者，属太阴，以其脏有寒故也，当温之，宜服四逆辈。”患者肢冷，口不渴，舌质淡苔白而厚腻，皆湿寒阴滞之象，为太阴虚寒之证。太阴在脏为脾，脾主运化，脾虚邪陷，则中阳不振；寒湿不化，气机阻滞，故腹满时痛；脾气不升，寒湿下注，故下利益甚；脾失健运，后天失调，故不思饮食。必须指出，长期泄泻，不可单责之于脾，所谓“五脏之伤，穷必及肾”。患者神疲恶寒，面色苍黄，显系下元亏损，命门火衰，肾阳不振。王和安云：“但温其中宜理中，温其中兼温其下宜四逆。”故一诊即投之以四逆、理中相继为治。

【原文】 伤寒脉浮而缓，手足自温者，系在太阴。太阴当发身黄；若小便自利者，不能发黄。至七八日，虽暴烦，下利日十余行，必自止，以脾家实，腐秽当去故也。（278）

【提要】 论太阴病转愈的临床表现及其机制。

【简释】 程知说：“太阴脉本缓，故浮缓虽类太阳中风，而手足自温，则不似太阳之发热，更不似少阴、厥阴之厥逆，所以为系在太阴也……所以然者，以脉浮缓，手足温，知其人脾气实，而非虚寒之比。”（《伤寒经注·卷九》）

“太阴当发身黄”，即前第259条所谓“身目为黄，所以热者，以寒湿在里不解故也”。但“若小便自利者，不能发黄”，此言小便自利与不利，意指脾家虚与不虚，湿邪有无出路，乃至是否发黄。

从“至七八日”至“腐秽当去故也”，是言太阴病向愈的表现及其机转。病经七八日，骤然发生烦扰不安，接着下利日十余行，则是正胜邪去的反映，为太阴病将向愈的佳兆。由于脾阳恢复，运化正常，清阳能升，浊阴得降，原来滞留于肠中的腐秽物不得停留而向下排出，所以腐秽尽则利自止。这里所说的“脾家实”，指脾阳恢复，与“胃家实”为邪实的涵义不同，不可混淆。脾家实，腐秽当去，是机体的自然功能，切勿误认作病情恶化。然而，怎样才能正确区分脾阳恢复之下利与阳虚寒盛之下利呢？必须从整体出发，综合全面病情进行辨证。在下利的同时，手足温和，精神慧爽，苔腻渐化，才可断定为正复邪去，邪尽则利自止，不需治疗。若手足厥冷，精神困顿，苔腻不化，则下利为病情恶化，决不会自止。

【原文】 本太阳病，医反下之，因尔腹满时痛者，属太阴也，桂枝加芍药汤主之；大实痛者，桂枝加大黄汤主之。（279）

桂枝加芍药汤方：桂枝三两（去皮），芍药六两，甘草二两（炙），大枣十二枚（擘），生姜三两（切）。上五味，以水七升，煮取三升，去滓，温分三服。本云：桂枝汤，今加芍药。

桂枝加大黄汤方：桂枝三两（去皮），大黄二两，芍药六两，生姜三两（切），甘草二两（炙），大枣十二枚（擘）。上六味，以水七升，煮取三升，去滓，温服一升，日三服。

【提要】 论太阳病误下，邪陷太阴的证治。

【简释】 太阳病不当下而误下，故曰“反”。误下后腹满时痛者，是邪陷于里，病属太阴，脾家气血不和，故用桂枝加芍药汤和脾以止痛。然误下之后，为何导致“大实痛者”？徐大椿说：“脾阴亏弱，则胃阳转燥，故胃家亦实，而腹大实痛也。用桂枝汤转输脾液，以解未尽之邪；稍加大黄濡润胃热，以除实痛。”（《伤寒约编》卷五）方有执认为：大实痛是“本来实者，旧有宿食也”。（《伤寒论条辨》卷五）

【方歌】

桂枝倍用芍药汤，腹满时痛脾阴伤。

转属阳明大便硬，大实大痛加大黄。

【验案精选】

1. **表里同病** 庆孙，7月27日。起病由于暴感风寒，大便不行，头顶痛，此为太阳阳明同病。自服救命丹，大便行，而头痛稍愈。今表证未尽，里证亦未尽，脉浮缓，身常有汗，宜桂枝加大黄汤。川桂枝三钱，生白芍三钱，生草一钱，生川军三钱，生姜三片，红枣三枚。(《经方实验录》第46页)

原按：治病当先解其表，后攻其里，此常法也。余依临床所得，常有表解之后，其里自通，初不须假药力之助者。缘先表束之时，病者元气只顾应付表证，不暇及里，及表解之后，则元气自能反旌对里。夫元气之进退往返，谁能目之者，然而事实如此，勿可诬也。故余逢表束里张之证，若便闭未越三日者，恒置通里于不问，非不问也，将待其自得耳。

若本方之合解表通里药为一方者，又是一法。然其间解表者占七分，通里者占三分，不无宾主之分。以其已用里药(按：指“自服救命丹”)，故通里为宾；以其未用表药，故解表为主。双管齐下，病去而元气乃无忧。

2. **腹痛**

(1)腹满而痛，便下脓血(肠结核) 我曾用桂枝加大黄汤治疗一个西医诊为肠结核的患者，腹胀满疼痛，排便如痢疾，排而不畅，大便中有脓血但量不多，脉弦、根据脉弦，腹胀满疼痛，说明是肝脾不和，就用桂枝加芍药汤。芍药可止痛、消满，又可调和肝脾。大便后重，加上大黄，方用桂枝加大黄汤，服了几剂后，大便排得畅快，无下坠感，腹胀满减轻，里急后重缓解，这比小承气汤、调胃承气汤的泻法稳妥……桂枝加大黄汤是既和太阴又泄阳明的治疗法，它与大小承气汤专泄阳明之法不同。其腹满时痛不是阳明病之燥实证，既无潮热也无谵语，无蒸蒸发热，这属于太阴之气血不和，阳明也有一定实邪，所以方中加上大黄。根据这种观点，临床治疗痢疾，里急后重，同时脾也不调和的可用此方。(《刘渡舟伤寒论讲稿》第313页)

(2)大实痛(肠系膜动脉血栓形成) 赵某，男，26岁，黑龙江人，因患风湿性心脏病，慢性充血性心力衰竭，于1976年8月住某医院西医内科治疗。治疗月余心衰得到纠正，心功能正在恢复。一日下午，病人突然脐腹剧痛难忍，呻吟不已，伴见大便下鲜血少许，经多方面检查，并通过会诊，诊断为“肠系膜动脉血栓形成”。认为是由于心功能得到改善后心搏动有力，将其心内膜或心瓣膜上的赘生物震落，随血循环而致肠系膜动脉血栓，遂产生腹绞痛。病人转望于中医治疗。查其腹痛拒按，起病急，不伴吐利，反见大便有少许鲜血，脉沉涩，舌暗，遂本《内经》五脏卒痛之理，遵仲景太阴腹痛辨证论治之法，认为该患者之腹痛即是《伤寒论》第279条的桂枝加大黄汤的“大实痛”证，属脾家气血不和，瘀滞作痛，投以桂枝加大黄汤治之，服2剂后便血止而腹痛显减，再进2剂告愈。斯后，笔者以桂枝加芍药汤或桂枝加大黄汤加减，用于某些慢性腹痛或急性腹痛而拒按，不见吐利之情，多能收效，偏虚寒者减大黄，加当归；气弱者加黄芪。(《伤寒论临床应用五十论》第149页)

(3)发作性腹痛、痞块、腹泻(老年慢性肠套叠) 胡某，男，76岁，1992年4月1日就诊。发作性腹痛、痞块、腹泻1年半。患者素体健康，1年半前，无明显原因出现腹绞痛，痛时脐右侧可扪及一个拳头大的濡软瘕块，按之则痛甚，经揉按约1天之后，开始暴泻，泻下水样便夹干粪块，日10余次，泻2天后自行停止，泻后腹痛缓解，瘕块自消。缓解期精神疲惫，饮食如常，却七八天又不大便。之后前述症状又作，演变过程类同。这样反复发作，每月2~3次，患者痛苦不堪，曾到某医大一附院检查，排除肿瘤，诊断为“老年慢性肠套叠”，建议手术治疗。患者不同意手术，多处治疗不见好转。症见形体消瘦，神疲少气，舌质淡白苔白厚，脉沉紧。思及《伤寒论》说：“腹满时痛者，属太阴也，桂枝加芍药汤主之；大实痛者，桂枝加大黄汤主之。”处以桂枝加大黄汤：桂枝10g，白芍20g，炙甘草6g，生姜3片，大枣10枚，大黄6g。水煎服。缓解期每日1剂，发作期每日2剂。当服药后又一次发作时，腹痛明显减轻，效不更方，原方加党参15g继服。之后，发作逐次减轻，共服药60剂，未再发作，患者自行停药，随访至今未再复发。(《伤寒论通释》第320页)

按：本案腹痛特点与第279条所述相符合。治愈的关键在于“效不更方”，守方守法。

(4)经常右下腹痛(慢性阑尾炎) 刘某，男，40岁，1979年5月12日初诊。患者3年来经常性右下腹闷痛不舒，近半月加重。触诊：右下腹阑尾部有一柱状硬块，长约10cm，按之活动，噜噜有声。大便开始干硬，后则稀溏。食欲不振，全身酸软乏力，面色灰黄，舌苔薄白，脉沉缓细弱。证属中焦虚寒，肠胃气血壅滞。西医诊断为“慢性阑尾炎”。治当通阳化气，疏导气血。方用桂枝加大黄汤：桂枝10g，白芍20g，大黄10g，炙甘草10g，大枣5枚，生姜3片。上方服3剂后，腹痛即减轻，饮食增加，原方继服3剂，硬块消失，腹痛解除，随访至今未见复发。（《伤寒论通释》第320页）

3. **下利（慢性细菌性痢疾）** 王某某，男，46岁。患细菌性痢疾，初时经治已减，后又复发，缠绵不愈，变成慢性细菌性痢疾。每日少则三四次，多则五六次，排便甚急，不及入厕，则污衣裤，然登厕后又排便不爽，下重难通，大便不成形，有红白黏液。在下痢之前，感觉有一物往肠子里下坠，这时就必排便，急不可耐，伴有腹痛肠鸣等症。脉象沉弦而滑，舌红苔白。观其所服之方，寒必芩、连，热必姜、附，补以参、术，涩如梅、诃。尝之殆遍，迄无所效。辨证：此乃脾胃阴阳不和，肝气郁而乘之之证。治法：调和脾胃阴阳，并于土中平木。处方：桂枝9g，白芍18g，炙甘草9g，生姜9g，大枣12枚。服2剂，下痢减至一二次，照方又服2剂而痊愈。（周凤梧.《山东中医学院学报》1977，1:27）

4. **便秘（急性肺炎）** 周某，男，62岁。1972年9月初诊。1970年3月患“急性肺炎”入院治疗，1个月后痊愈出院。此后体力衰弱，纳食甚少，每日不过四两左右，大便每每十余日一行，或服番泻汁，或用开塞露，始能解下大便，便如球状，颇以为苦。现症：纳少腹胀，大便难解，便如球状，形体瘦弱，唇暗口干但不多饮，舌质红，脉沉细。诊断为大病后阴液大伤，肠枯不润。以桂枝加芍药汤为主方，加当归、肉苁蓉。处方：桂枝9g，白芍30g，甘草6g，红枣5枚，生姜3片，当归15g，肉苁蓉30g。6剂。二诊：服药1剂，次日大便即下，腹不痛，胀亦消。连服6剂，每日均有大便，但量不多，食欲增，精神好。随将原方加5倍量，研为细末，蜜丸，每丸重9g，早晚各1丸，以巩固疗效。（祝谌予.《中级医刊》1979，1:45）

按： 本案为肺病日久累伤及胃肠。处方以桂枝汤调理中气，倍用白芍养脾阴。所加当归、肉苁蓉用治虚性便秘，既治标，又治本，为养血润肠之要药。

5. **风疹（顽固性荨麻疹）** 苏某，女，32岁。患荨麻疹已达5年之久。开始时每年发五六次，后来逐年加剧，今年起愈发愈频，竟至没有间歇。曾大量注射葡萄糖酸钙，内服苯海拉明及驱风、治血之中药多剂，均归无效。现症：遍身大小不等的疙瘩，抓痒无度，此起彼伏，日夜无宁静之时。在发作剧烈时，特别怕冷，身必重裘。大便经常两天一次，且燥结难下，腹微痛。处方：桂枝9g，芍药9g，甘草3g，生姜9g，大枣3枚，大黄9g，全瓜蒌12g，麻仁12g。服上药后周身微汗，约3小时后身痒渐止，疙瘩逐渐隐没，大便畅通。迄今已半月余，未再发过。（顾介山.《江苏中医》1958，2:24）

【临证指要】 桂枝加芍药汤主治脾络郁滞，气血不和所致的腹满时痛；桂枝加大黄汤主治脾家气血瘀滞或肠腑不通所致的大实痛。

【原文】 太阴为病，脉弱，其人续自便利，设当行大黄、芍药者，宜减之，以其人胃气弱，易动故也。（280）

【提要】 承前条论胃气弱者当慎用大黄、芍药等克伐药。

【简释】 本条告诫医生：临床治病用药既要辨证论治，还要注意因人体质而异。桂枝加芍药汤与加大黄汤固然是治太阴病腹满时痛与大实痛的主方，但脾胃之气不足而脉弱的患者，大黄、芍药之用量应适当减少，以防损伤正气。“或问大黄能伤胃气，故宜减，芍药能扶脾阴，何以减之？余答云，脉弱而胃气弱者，弱则气馁不充，仲景以甘温之药能生气，芍药之味酸寒，虽不若大黄之峻，要非气弱者所宜多用，以故减之亦宜”。（汪琥《伤寒论辨证广注》卷八）

按： 本条旨在说明，临床用药一定要把患者的体质情况考虑在内，对此，脉诊颇有参考意义。本条就是根据“脉弱”预见到其后有续发下利的可能，因而指出方中的大黄、芍药应减少用量，避免更伤脾阳而发生其他变证。总之，临床辨证必须脉证合参，才能全面认识病情。

【验案精选】

胃痛（肥厚性胃炎） 余治一李姓妇女，47岁。胃脘痛胀，食不下，久治无效。经X线钡餐检查及胃镜检查，诊断为“肥厚性胃炎”，来门诊求治。诊其脉弦滑有力，舌尖红少津，此肝气犯胃之证。查其以前所服之药皆棱、莪、青皮、香附之类伐肝破气之品，不仅治之无效，反而使病痛加剧。岂知乃肝气横逆凌脾犯胃所致，宜柔肝和脾胃，方能收效。处方：白芍 50g，甘草 20g，柴胡 15g，枳实 10g，丹皮 15g，川楝子 20g。服 3 剂痛止。继续调治而愈。（《张琪临证经验荟要》第 393 页）

原按：《医学心悟》："芍药甘草汤，止腹痛如神。"《勿误方函口诀》："此方主治腿挛急，诸家亦用于腹痛及两足脚气，或膝痛屈伸不利者，其他诸急痛。"《伤寒论》凡腹痛皆用芍药，其机制乃肝木凌脾，芍药柔肝敛阴以平肝气之横逆，肝气平则脾土健而腹痛除。然芍药毕竟属酸寒之品，如虚寒腹痛则非所宜。余于临床用芍药每达 50 克，对肝气犯胃之胃脘痛常应手取效。但如属脾寒者则易引起泄泻，如《伤寒论》第 280 条所述。仲景之语，亟应引起我们重视。由此可见，对于某个方剂药物，宜潜心揣摩研讨，既要知其利的一面，又应知其害的一面，临床应用方才能得心应手。

小　结

太阴病的性质为脾虚寒证。太阴病的病因是脾阳素虚，外受风寒、内伤生冷，或脾虚不运而寒湿内生，或因阳经病误治转属。

太阴病虚寒证为腹满时痛，吐利，食不下，口不渴，脉弱等。治宜温中健脾燥湿，可用四逆、理中等方剂，禁用苦寒攻下。

太阴病变证为太阳病误下，邪陷太阴，损伤脾气，气血失和，腐秽凝滞，发生腹满时痛或大实痛，治法升阳益脾，或兼用通腑导滞，主方桂枝加芍药汤或桂枝加大黄汤。但应注意患者体质，如果脉象缓弱，表明脾气素虚，胃弱易动，则大黄、芍药等克伐药要慎用，即使需用，亦应当酌情减量。

判断太阴病预后转归应注重观测三点：一是凭脉，太阴中风，脉由涩转长，是正气来复，邪气欲解之象，故为欲愈。二是时辰，太阴脾气旺于亥、子、丑三个时辰，故此时疾病有欲解之机。三是证候，太阴病经过七八日，虽出现暴烦下利，而手足自温，精神慧爽，食欲转佳，是脾阳恢复之象，腐秽尽则利自止。但亦有阳复太过，化热化燥，表现为大便硬等阳明病证候，应随证治之。此外，太阴病寒湿蕴结，可发生黄疸。

辨少阴病脉证并治

《伤寒论》对少阴病的辨证论治是第281~325条，共45条。

少阴包括手、足少阴二经和心、肾两脏。足少阴肾经，起于足小趾下，斜向足心（涌泉），沿内踝之后，循腿内侧上行，贯脊，属肾，络膀胱；手少阴心经，起于心中，出属心系，下膈，络小肠。经络的相互络属关系，使少阴与太阳有着紧密的联系。

关于少阴的生理功能，心主血脉，又主神明，为君主之官，对人体生理活动起着统领作用；肾主藏精，内寓真阴真阳，为先天之本、生命之根。在正常的生理活动中，心火下蛰于肾，肾水上奉于心，则心肾相交，水火既济，阴阳交通，彼此制约，则心火不亢，肾水不寒，维持人体正常的生命活动。

少阴病为伤寒六经病变发展过程中的危重阶段。病至少阴，机体抗病能力已明显衰退，多表现为全身性虚寒证。少阴病的成因有三：一是由太阳病传入，此为表里传；二是由太阴病传变而来，即脾虚及肾；三是由于误治，损伤少阴之气。究其根本，乃少阴本虚。

少阴病主要是心肾虚衰，由于致病因素和体质的不同，有寒化证与热化证两种。少阴寒化证，为心肾阳虚，阴寒内盛，症见脉微细，但欲寐及无热恶寒，身蜷，呕吐，下利清谷，四肢厥逆，小便清长，舌淡苔白等。若阴寒太盛，虚阳被格于外，则可出现面色赤、反不恶寒等阴极似阳的真寒假热证象。少阴热化证，多为肾阴虚于下，心火亢于上，症见心烦不得眠、舌红少苔、脉细数等。有时亦可出现阴阳两虚或阳亡阴竭证。此外，尚有寒化证兼表与热化证兼里实的证候，以及少阴咽痛证。吴谦对少阴病寒化证与热化证做了分析及鉴别，他说："少阴肾经，水火之脏，邪伤其经，随人虚实，或从水化以为寒，或从火化以为热。水化为阴寒之邪，是其本也；火化为阳热之邪，是其标也。阴邪其脉沉细而微，阳邪其脉沉细而数。至其见证，亦各有别。阴邪但欲寐身无热；阳邪虽欲寐则多心烦。阴邪背恶寒口中和；阳邪背恶寒则口中燥。阴邪咽痛不肿；阳邪咽痛则肿。阴邪腹痛下利清谷；阳邪腹痛下利清水或便脓血也。阴邪外热面色赤，里寒大便利，小便白；阳邪外寒手足厥，里热大便秘，小便赤。此少阴标本寒热之脉证也。"（《医宗金鉴》卷七）

少阴病的治疗原则，寒化证治宜温经回阳，以四逆汤为代表方剂；热化证治宜育阴清热，以黄连阿胶汤为代表方剂。少阴寒化证兼表，可用麻黄附子细辛汤等温经发表，若里虚较甚而见下利清谷，则应当用四逆汤先温其里。少阴热化证兼里实，阳明燥热，灼伤肾阴，此为土燥水竭，又当用大承气汤以急下存阴。

少阴病的预后，主要取决于阳气的存亡，阳存者生，阳亡者死。

尤在泾："少阴为太阳之里，居厥、太二阴之间，故有邪在太阳，而已内及少阴者；有寒中少阴，而仍外连太阳者；有邪在少阴，而或兼厥阴，或兼太阴者。大抵连太阴（按：与二个版本校对皆为"太阴"。联系前后文及第301条麻黄细辛附子汤注解，必"太阴"为"太阳"之误）者，多发热；连厥阴者，多厥利也。是传经、直中之外，又有不同如此。且也直中之寒，久亦化热；传经之热，极必生阴。兹篇先列脉证于前，次清法，次温法，又次为生死法，欲学者明辨宜清、宜温之实，不必但泥传经、直中之名也。又其次为少阴病禁，以少阴为汗下之例，亦不得不著汗下之禁云。凡四十五条，为一卷。"（《伤寒贯珠集·少阴篇·辨列少阴条例大意》）

【原文】 少阴之为病，脉微细〔1〕，但欲寐〔2〕也。（281）

【注脚】

〔1〕脉微细：《脉经·脉形状指下秘诀》说：

“微脉，极细而软或欲绝，若有若无。”“细脉，小大于微，常有，但细耳。”脉微主阳气虚，脉细主阴血虚。

〔2〕但欲寐：精神萎靡不振，神志恍惚而呈似睡非睡的状态。

【提要】 论少阴病阳虚证之提纲。

【简释】 少阴包括心肾两脏。病至心肾两虚，阳气衰微，无力鼓动血行，则脉微；阴血不足，脉道不充，则脉细。《素问·生气通天论》说：“阳气者，精则养神。”心肾阳虚，阴寒内盛，神失所养，则但欲寐。不论什么病，只要见到阴阳水火皆不足，且以阳虚为主的脉微细，但欲寐，就表明为少阴虚衰证。

【方证鉴别】

阴虚火旺证与阴盛阳衰证 恽铁樵：“阴虚火旺者，恒苦竟夜不得寐；阴盛阳衰者，无昼夜但欲寐。阴虚火旺之不寐，并非精神有余不欲寐，乃五内躁扰不宁，虽疲甚而苦于不能成寐。阴盛阳衰之但欲寐，亦非如多血肥人，头才着枕即鼾声雷动之谓，乃外感之寒甚，本身阳气微，神志若明若昧，呼之则精神略振，须臾又惝（失意）恍不清。此之谓但欲寐，病入少阴，无有不如此者。”（《伤寒论研究》）

【验案精选】

1. **但欲寐（重感冒）** 患儿男性，1岁。于1960年8月28日因发热7天就诊。其母代诉，7天前发热，西医诊断为重感冒，用百尔定、青霉素、链霉素等药治疗，数天后热终未退。症见眼睛无神，闭目嗜睡，四肢厥逆，脉浮大无根，心肺正常，腹部无异常。体温39.5℃，白细胞19.8×10^9/L，中性0.8，淋巴0.15。符合少阴证之“但欲寐”，诊断为少阴格阳证。法宜温中回阳兼以散寒。方用通脉四逆汤：干姜2.4g，附子1.5g，甘草1.5g。开水煎，冷服。药后患儿熟睡4小时。醒后精神好，四肢不逆冷，眼睛大睁。体温37℃。化验白细胞8.4×10^9/L，一切症状消失而痊愈。（许公斋。《中医杂志》1962，2：14）

2. **少阴伤寒误治救误案** 曾治过一位姓唐的老人，年逾古稀，冬月患外感，头痛发热，鼻流清涕。自服羚翘解毒丸，前后共进6丸，即觉精神甚疲、手足发凉。其子请我为之诊治。持脉未久，发现病人即侧头欲睡，脉不浮反沉，舌淡嫩苔白。我当即告诉病家：此证属少阴伤寒，肾阳已虚，如再进凉药恐生叵测，而治当急温，以回肾阳，予四逆汤（附子12g 干姜10g 炙甘草10g）。服1剂则神转旺，再剂手足转温。从此例可以看出，“但欲寐”对少阴病确有极为重要的辨证意义。（《伤寒论通俗讲话》第118页）

按：《素问·生气通天论》有云：“阳气者，精则养神，柔则养筋（为倒装句，其意为阳气养神则精〈神爽〉，养筋则柔〈柔韧〉）。”患者阳虚神失所养，故侧头欲睡，即“但欲寐”。其手足发凉，脉不浮而沉，予四逆汤，即第323条所谓“少阴病，脉沉者，急温之，宜四逆汤”之义。

【原文】 少阴病，欲吐不吐，心烦（按：《翼方》卷十无“心烦”），但欲寐，五六日自利而渴者，属少阴也，虚故引水自救。若小便色白者，少阴病形悉具。小便白者，以下焦虚有寒，不能制水，故令色白也。（282）

【提要】 论少阴虚寒证。

【简释】 少阴病“欲吐不吐，心烦”及五六日“而渴”，类似热证，其实为寒证。以少阴虚寒，故但欲寐；至五六日，肾阳虚愈甚，不能温养脾土，故发生自利；因下焦阳衰不能蒸化津液以上承，则口渴，故曰“自利而渴者，属少阴也”。“虚故引水自救”一句是对口渴机制的补充说明。而少阴病虚寒证口渴与热盛伤津证口渴容易相混，因之又提出“小便色白”作为鉴别要点。热证者必小便短赤，只有小便清长，才能确诊为少阴病。小便所以清长，是下焦阳虚不能制水之故。《素问·至真要大论》云：“诸病水液，澄澈清冷，皆属于寒。”本证小便色白与恶心欲吐，但欲寐，自利而渴并见，为少阴阳虚，阴寒内盛之病机毕露，故曰“少阴病形悉具”。

按：本条既从口渴与不渴辨下利属于少阴而非太阴，又从小便色白与色赤，辨渴属少阴虚寒而非热盛伤津。对临床辨证很有指导意义。

【原文】 病人脉阴阳俱紧，反汗出者，亡阳也，此属少阴，法当咽痛而复吐利。（283）

【提要】 论少阴病阴寒内盛的脉证。

【简释】 尤在泾：“阴阳俱紧，太阳伤寒之脉也，法当无汗，而反汗出者，表虚亡阳，其病不属太阳，而属少阴矣。少阴之脉，上膈循喉咙，少阴之脏，为胃之关，为二阴之司，寒邪直入，经脏俱受，故当咽痛而复吐利也。此为寒伤太阳，阳虚不任，因遂转入少阴之证。盖太阳者，少阴之表，犹唇齿也，唇亡则齿寒，阳亡则阴及，故曰少阴之邪，从太阳飞渡者多也。”（《伤寒贯珠集·少阴篇·少阴诸法》）

按：成无己及历代医家注释此条“脉阴阳俱紧”之“紧”，多从感受外寒解说。若细读原文，并无外感寒邪的表述，故此条属少阴中寒说不能视为定论。黄元御说：“阴阳俱紧，伤寒之脉，不应有汗，反汗出者，阳亡于外也，则此之脉紧乃里阴之内盛，非表寒之外束矣。”（《伤寒悬解》卷十一）黄氏的阴寒内盛说，为分析此条开通了另一种思路。

【验案精选】

咽痛（咽炎）

（1）王某，女，51岁，1979年12月29日初诊。患者素体阳虚，近10天咽喉疼痛。曾求诊于某医院耳鼻咽喉科，诊为咽炎。曾用银翘及玄麦甘桔汤6剂未验。患者语声低弱，手指冰凉，喜近火炉取暖。切脉沉细，舌质淡白苔薄白。咽部未见充血肿胀，扁桃体不肿大，口中多津液。辨证属阳虚寒盛。治宜四逆汤加桔梗。处方：炮附子6g，干姜3g，炙甘草10g，桔梗10g。每日1剂，水煎，分3次温服。患者服药2剂见效，咽痛减轻。效不更方，续服原方2剂，咽痛消除。（《伤寒论通释》第324页）

（2）封某，女，27岁，教师。1996年5月7日诊。咽干，咽痛，咽塞2周，脉弦细紧，舌红有齿痕。此阴寒内盛，痹结于咽喉。处方：炮附子8g，桂枝8g，细辛4g，干姜4g，五味子4g，茯苓10g，半夏9g。2剂。数日后相遇，云药后，咽痛、干、塞已除。（《相濡医集》第349页）

原按：咽痛咽干之症乃常见病，多以火热或阴虚火旺论之，然屡服西药抗菌消炎，中药清热解毒利咽之剂不效者，亦非罕见。咽痛火热者固多，然阴寒者亦不乏其例。《伤寒论》咽痛者，以少阴篇居多。《伤寒论》第283条：“病人脉阴阳俱紧，反汗出者，亡阳也，此属少阴，法当咽痛而复吐利”，《伤寒论》第317条通脉四逆汤证之咽痛及《伤寒论》第313条之半夏散证及汤等，皆阴盛所致。此案以其脉弦细紧，乃为阴脉，故予辛温通阳开痹治咽痛。其舌红者，亦因寒凝血泣而红，不以热看。余在临床诊治时，脉诊权重高于舌诊，若脉舌不一致时，舌从脉解。

【原文】少阴病，咳而下利。谵语者，被火气劫故也，小便必难，以强责[1]少阴汗也。（284）

【注脚】

〔1〕强责：过分强求。《说文·贝部》：“责，求也。”

【提要】论少阴病火劫发汗的变证。

【简释】吴谦说：“少阴属肾，主水者也。少阴受邪，不能主水，上攻则咳，下攻则利。邪从寒化，真武汤证也；邪从热化，猪苓汤证也”（《医宗金鉴》卷七）。若误用火法强迫发汗，火扰心神则谵语，汗多伤津则小便难。条文曰“以强责少阴汗也”一句，是自注谵语、小便难之成因。

【原文】少阴病，脉细沉数，病为在里，不可发汗。（285）

【提要】论少阴禁汗之脉。

【简释】尤在泾：“少阴与太阳为表里，而少阴亦自有表里，经病为在表，脏病为在里也。浮（按：查对三个《伤寒贯珠集》版本皆为“浮”。笔者认定，此“浮”字应为“脉”）沉而身发热，为病在表；脉细沉数，身不发热，为病在里。病在表者可发汗，如麻黄附子细辛汤之例是也；病在里而汗之，是竭其阴而动其血也，故曰不可发汗。”（《伤寒贯珠集·少阴篇·少阴诸法》）

按：发汗是治疗表证的大法，少阴为里证，自当禁用。由于本条仅举脉象，未提主症，因而对该证性质存在不同的认识。有的认为是少阴热化证，脉沉为在里，细为阴虚，数为有热，只能育阴清热，不可发汗，误发其汗，就可能伤阴动血，导致下厥上竭之变证。有的认为是少阴寒化证，脉沉细中见数，按之无力，为阳虚寒甚，阳气浮越，治当驱寒回阳，不可发汗，误发其汗，则必导致亡阳之变。究竟是热化证，还是寒化证，应当结合证候，进行鉴别。若脉细沉数的同时，伴有阴虚里热证候，则属热化证；若脉细沉数无力，伴有阴盛阳虚证候，则属于寒化证。若联系下条，“脉细沉数”与“脉微”对比，则此条为论少阴热化证。

【原文】少阴病，脉微，不可发汗，亡（按：《脉经》卷七、《翼方》卷十并作“无”）阳故也；阳已虚，尺脉（按：《脉经》《玉函》卷四、《翼方》并作“中”）弱涩者，复不可下之。（286）

【提要】论少阴病不可汗下之脉。

【简释】尤在泾：“少阴虽为阴脏，而元阳寓焉，故其病有亡阳、亡阴之异。脉微者为亡阳；脉弱涩者为亡阴。发汗则伤阳，故脉微者，不可发汗；下则伤阴，故阳已虚而尺脉弱涩者，非特不可发汗，亦复不可下之也。”（《伤寒贯珠集·少阴篇·少阴诸法》）

按： 此条应与后文少阴病兼表证（301、302）与急下证（320、321、322）互参。

【原文】 少阴病，脉紧，至七八日，自下利，脉暴微，手足反温，脉紧反去者，为欲解也，虽烦，下利，必自愈。（287）

【提要】 凭脉辨证判断预后。

【简释】 尤在泾：“寒伤少阴之经，手足厥冷而脉紧，至七八日，邪气自经入脏，自下利而脉微，其病为较深矣。乃手足反温，脉紧反去者，阳气内充，而阴邪不能自容也，故为欲解。虽烦、下利，必自止者，邪气转从下出，与太阴之秽腐当去而下利者同义。设邪气尽，则烦与利，亦必自止耳。”（《伤寒贯珠集·少阴篇·少阴诸法》）

按： 紧脉与微脉主病，紧为邪甚，微属正虚。此条曰“脉暴微”，即脉象由紧转微，判断“为欲解也”，并推测“虽烦，下利，必自愈”。

【原文】 少阴病，下利，若利自止，恶寒而蜷卧，手足温者，可治。（288）

【提要】 论少阴病阳气欲复的证候。

【简释】 此条“若利自止”应挪至“恶寒而蜷卧”之后，则义理分明。即少阴病下利，恶寒，肢体蜷曲而卧，为阳虚阴盛证候。若利自止，手足温者，为阳气欲复，故曰“可治”。

按： 本条的临床意义有二：一为据患者的体态以辨寒热，“偃卧而手足弛散者，属热证；蜷卧而手足敛缩者，属寒证。”二是据手足的温和与厥冷以辨少阴病的预后，手足温者，可治；逆冷不回者，预后不良。

【原文】 少阴病，恶寒而蜷，时自烦，欲去衣被者，可治。（289）

【提要】 承上条续论少阴病阳气欲复的证候。

【简释】 此承上条，言少阴病不一定必然下利，但见恶寒而蜷卧，则知为阳虚寒盛。所谓“时自烦，欲去衣被”与上条“手足温”为互文，皆阳气欲复之佳兆，故皆曰“可治”。张璐说：“自烦欲去衣被，真阳扰乱不宁，尚未至出亡在外，故可用温法。然必微烦即止，神气不乱，手足渐温，脉来沉微不绝，方为可治。设见躁逆闷乱，扰乱不宁，手足厥冷，脉反躁急，或散大无伦，皆死证也。”（《伤寒缵论·卷上·少阴上》）

【原文】 少阴中风，脉阳微阴浮者，为欲愈。（290）

【提要】 论少阴病欲愈脉象。

【简释】 尤在泾：“少阴中风者，少阴之经，自中风邪，不从阳经传入者也。脉阳微者，邪气微；阴浮者，邪气浅而里气和，故为欲愈，亦阴病得阳脉则生也。”（《伤寒贯珠集·少阴篇·少阴诸法》）

按： 推断疾病之欲愈与否，不可仅据脉象，必须脉症合参，综合分析，才能得到确切的诊断。另外，欲愈不是已愈，应积极治疗，使之痊愈。

【方证鉴别】

脉之阴阳辨 钱天来说：“脉之阴阳，《辨脉》载之详矣，然其所以分阴阳者有三：一曰大、浮、数、动、滑为阳，沉、涩、弱、弦、微为阴，故曰阴病见阳脉者生，阳病见阴脉者死。其二曰寸口脉阴阳俱紧，以一寸口而曰阴阳脉，是浮候为阳，沉候为阴也。其三曰寸口脉微，名曰阳不足；尺脉弱者，名曰阴不足，此以尺寸分阴阳，即关前为阳，关后为阴之法也……前太阳中风，阳浮而阴弱，盖以浮候沉候分阴阳也；此所谓阳微阴浮者，是以寸口尺中分阴阳也……”（《伤寒溯源集》卷九）

【原文】 少阴病，欲解时，从子至寅上[1]。（291）

【注脚】

〔1〕从子至寅上：指从23时（点）始至次日5时之内的一段时间。此为阴极而阳生之时。

【提要】 预测少阴病欲解的时机。

【简释】 方有执：“子丑寅，阳生之时也。各经皆解于其所王之时，而少阴独如此而解者，阳进则阴退，阳长则阴消，且天一生水于子，子者，少阴生王之地，故少阴之欲解，必于此时欤。”（《伤寒论条辨》卷五）

按： 关于六经病欲解时的综合探讨，详见第9条。

【原文】 少阴病，吐利，手足不逆冷，反发热者，不死。脉不至者，灸少阴七

壮[1]。(292)

【注脚】

〔1〕灸少阴七壮：每艾灸一炷为一壮。关于灸少阴经的具体穴位，注家认识不一，有的认为“灸太溪穴”(王丙)；有的更明确指出“当灸少阴之太溪二穴七壮”(陈念祖)；有的主张“七壮必非一穴，凡少阴之经起止循行之处，皆可灸也”(魏荔彤)。

【提要】论少阴病阳复可治，脉不至可灸。

【简释】少阴虚寒证吐利，一般应伴有手足逆冷，今手足不逆冷，表明阳虚的程度不甚；反发热，标志着阳能胜阴，而不是阳气越脱，所以断为不死。脉不至并非阴阳离决之脉绝，而是由于吐利暴作，阳气乍虚，血脉一时不能接续，此时应急用灸法以温通阳气，阳气通则脉自至。为了提高疗效，在外用灸法的同时，应尽快煎服通脉四逆汤之类的方药。

按：尤氏将此条与第287、288、289条合解，以发挥医圣之思想。综合分析如下：“寒中少阴，或下利，或恶寒而蜷卧，或吐利交作，而脉不至，阴邪盛而阳气衰之候也。若利自止，手足温，或自烦欲去衣被，或反发热，则阳气已复，而阴邪将退，故皆得不死而可治。脉不至者，吐利交作，元气暴虚，脉乍不至也。灸少阴以引阳气，脉必自至。总之，传经之病，以阴气之存亡为生死；直中之病，以阳气之消长为生死也。”(《伤寒贯珠集·少阴篇·少阴诸法》)

【原文】少阴病八九日，一身手足尽热者，以热在膀胱，必便血也。(293)

【提要】论少阴病阳复太过，热移膀胱证。

【简释】病在少阴，一般不发热。今少阴病至八九日，反见一身手足尽热，为脏邪传腑，肾移热于膀胱之证。热在膀胱，伤及血络，则发生便血。便血指尿血。若大便便血，仲景曰“下血”(见《金匮》第16篇)。

【原文】少阴病，但厥无汗，而强发之，必动其血，未知从何道出，或从口鼻，或从目出者，是名下厥上竭[1]，为难治。(294)

【注脚】

〔1〕是名下厥上竭：这叫作下厥上竭。阳亡于下，厥从下起，故称“下厥”；阴竭于上，血从上出，故称“上竭”。

【提要】论少阴病下厥上竭的难治之证。

【简释】尤在泾：“少阴中寒，但厥无汗，邪方内淫而气不外达，非可得汗愈者，而强发之，则汗必不出，而血反自动，或口鼻，或目，随其所攻之道而外出也。盖发汗之药，其气上行，而性多慓悍，不得于气，则去而之血，必尽其性而后止耳。然既脏虚邪入，以致下厥，而复迫血妄动，以致上竭，上下交争而血气之存者无几矣，尚何以御邪而却疾耶？故曰难治。”(《伤寒贯珠集·少阴篇·少阴诸法》)

【大论心悟】

“少阴病，但厥无汗”属寒厥或热厥辨

古今医家对此条病机有两种截然不同的见解。一部分医家认为属寒厥，例如，张锡驹说：“此论少阴病阳衰于下而真阴竭于上也。少阴病但厥无汗者，阳气微也。”(《伤寒直解》卷五)程郊倩说：“少阴病，但厥无汗，阳微阴盛可知……下厥上竭，生气之源索然矣。”(《伤寒论后条辨》卷十一)

还有一部分医家认为，此条所述属热厥，例如，秦之桢说：“此条少阴传经里热证。”(《伤寒大白》卷三)吴谦说：“此条申明强发少阴热邪之汗，则有动血之变也。少阴病脉细沉数，加之以厥，亦为热厥……下厥者，少阴热厥于下也；上竭者，少阴血竭于上也，故为难治。”(《医宗金鉴》卷七)

以上两种见解，很难判断孰是孰非，必须在临床上诊脉望舌，综合分析，才能判断。若脉微，舌淡胖苔白滑，则为寒厥；脉细数，舌红苔黄，则为热厥。

【验案精选】

下厥上竭难治案(尿毒症) 1963年，在山西太原见一慢性肾炎患者，徐姓，女，36岁，已至尿中毒程度，小便点滴而少，口鼻时时衄血，并见呕吐、肢冷、周身浮肿等症。脉沉而欲绝，舌胖而苔白。《伤寒论》少阴病篇所说的“下厥上竭”就是此证。下厥而阳气不化，故小便不得通；上竭而血不摄，则从口鼻出。阴竭于上，阳厥于下，阴阳不相维系而相离绝，故为难治之证。虽为疏真武汤加牛膝，但服之无效。病人未满一周即死于“尿毒症”。(《伤寒论通俗讲话》第133页)

【原文】少阴病，恶寒，身蜷而利，手足逆冷者，不治。（295）

【提要】论少阴病纯阴无阳的危候。

【简释】程郊倩说："阳受气于四肢，虽主于脾，实肾中生阳之气所奉，故手足之温与逆，关于少阴者最重。"（《伤寒论后条辨》卷十一）少阴病预后的良否，取决于阳气的存亡。本条所述病情与第288条大致相同，而区别的要点：前者利止而手足温，是阳复的表现，故可治；本条利不止，手足逆冷不回，是真阳已败之候，故断为"不治"。对此等危候，应及时投以四逆汤、白通汤之类回阳救逆，尚有可能转危为安。

【原文】少阴病，吐利，躁烦，四逆者，死。（296）

【提要】论少阴病阳不胜阴的危候。

【简释】少阴病，吐利为阴盛阳虚，躁烦是心阳衰微，心神失守的表现。如果正能胜邪，则当吐利止而手足转温；今不但吐利未止，而且四逆更甚，是正不胜邪，阳气已绝，故为死候。

按：在《伤寒论》条文中，或曰"躁烦"（4、48、110、134、269），或曰"烦躁"，综合分析，躁烦与烦躁义同。

【原文】少阴病，下利止而头眩，时时自冒者，死。（297）

【提要】论少阴病下竭上脱极危之候。

【简释】少阴病，下利自止，手足温者应属阳回之征，可治，如前第288条所述。今利止而头眩，时时自冒者，即"头目眩晕，时时刻刻有失神晕厥之象"（刘渡舟），此是阴竭于下，阳脱于上之危候。张璐说："人身阴阳，相为依附者也。阴亡于下，则诸阳之上聚于头者，纷然而动，所以头眩，时时自冒，阳脱于上而主死也。"（《伤寒缵论》卷上）

【原文】少阴病，四逆，恶寒而身蜷，脉不至，不烦而躁者，死。（298）

【提要】论少阴病阳绝神亡之危候。

【简释】少阴病四逆，恶寒而身蜷，是阴寒极盛；脉不至较脉微欲绝更重，更见不烦而躁，是阳气已绝，神气将亡之死候。此条重在"不烦"二字。以烦为热证，不烦则无有一线之阳也。

按：尤在泾将此条与前第295、288、292条综合注释说："恶寒身蜷而利，手足逆冷，阴气太盛，阳气不振，与前（按：指288条）利止手足温等症正相反。盖手足温，时自烦发热者，阳道长，阴道消也；手足逆冷，不烦而躁者，阴气长，阳气消也。且四逆而脉不至，与手足温而脉不至者（按：指292条）同，彼则阳气乍厥，引之即出；此则阳气已绝，招之不返也。而烦与躁又不同，烦者，热而烦也；躁者，乱而不必热也。烦而躁者，阳怒而与阴争，期在必胜则生；不烦而躁者，阳不能战，复不能安而欲散去，则死也。"（《伤寒贯珠集·少阴篇·少阴诸法》）

【原文】少阴病六七日，息高[1]者死。（299）

【注脚】

〔1〕息高：《金匮》第7篇第3条称之为"肩息"，皆形容喘促时的状态，即张口抬肩，呼吸表浅，如此无根之"游息"，为肾气已绝之死症。

【提要】论少阴病肾气绝于下之危候。

【简释】少阴病至六七日，出现息高，属肾气下绝，肺气上脱，上下离决的极危之候，故曰"死"。程郊倩："夫肺主气，而肾为生气之源，盖呼吸之门也，关系人之生死也最巨。息高者，生气已绝于下而不复纳，故游息仅呼于上而无所吸也。死虽成于六七日之后，而机自兆于六七日之前，既值少阴受病，何不预为固护，预为堤防，迨今真阳涣散，走而莫追，谁任杀人之咎？"（《伤寒论后条辨》卷十一）

【验案精选】

息高 临床上，病人临死之前息高者（浅呼吸），肾已不纳气，为死证。有一次，我在永定门联合诊所看病时，见一患者喘息，嘴形如鱼嘴一般不可闭，这在《内经》里曾提到。我觉得此病人已为少阴肾不纳气了，病已不治。看病的另一个大夫认为病人是哮喘，给他注射了麻黄素，没多久病人就死了。临床上见病人嘴不可闭，且鼻息急促而浅，这病就不好治了。（《刘渡舟伤寒论讲稿》第322页）

【原文】少阴病，脉微细沉，但欲卧，汗出不烦，自欲吐。至五六日，自利，复烦躁不得卧寐者，死。（300）

【提要】论少阴病阴阳离决的危候。

【简释】脉微细沉、但欲卧，为少阴虚寒证的主要脉证。汗出不烦，是阳从外脱而无力与阴邪抗争。自欲吐，为阳虚而阴邪上逆，此时一线残阳，已达垂绝阶段，急用回阳救逆，或可挽回。而迁延至五六日之久，复见自利，即二便失禁，此为真阴下竭；烦躁不得卧寐，则为阴阳离决之兆，此时已难于挽救，故属死候。

按：对重病之人，应及时救治，若待危象毕露，即使有胆识，亦恐不及。故医者应见微知著，勿失时机。古代注家对此早有阐发，如程郊倩说："以今时之弊论之，病不至于恶寒蜷卧，四肢逆冷等证迭见，则不敢温，嗟乎！证已到此，温之何及哉？况诸证有至死不一见者，则盍（hé 河。何不）于本论中要旨一一申详之。少阴病脉必沉而微细，论中首揭此，盖已示人以可温之脉矣；少阴病但欲寐，论中又已示人以可温之证矣；汗出在阳经不可温，在少阴宜急温，论中盖已示人以亡阳之故矣，况复有不烦自欲吐以互之，则真武、四逆，诚不啻（chì 赤。但，只）三年之艾（yì 义。治理）矣。不此绸缪，延至五六日，在经之邪遂尔入脏，前欲吐，今且利矣；前不烦，今烦且躁矣；前欲卧，今不得卧矣，阳虚已脱，阴盛转加，其人死矣。"（《伤寒论后条辨》卷十一）

章楠说："以上六条（295~300 条），或凭脉，或凭证，各有不同，互明其理，皆阳虚，寒邪伤脏而死也。若邪由阳经传里而化热者，本身阳旺，则无死证，其死者，治之不善故也。"（《伤寒论本旨》卷四）

以上第 281~300 条为少阴病总论部分。

【原文】少阴病，始得之，反发热，脉沉者，麻黄细辛附子汤主之。（301）

麻黄细辛附子汤方：麻黄二两（去节），细辛二两，附子一枚（炮，去皮，破八片）、上三味，以水一斗，先煮麻黄减二升，去上沫，内诸药，煮取三升，去滓，温服一升，日三服。

【提要】论少阴病阳虚而外感寒邪的证治。

【简释】少阴病里虚寒证，一般不发热，今发热，故曰"反"。发热为外感寒邪而正邪交争之症，脉沉为少阴病元阳不振之象。用麻黄细辛附子汤主治者，以麻黄发汗解表，附子温经扶阳，细辛气味辛温雄烈，既助附子以温经，又助麻黄以解表，三味合用，共奏温经助阳，发汗散邪之功，为补散兼施之剂。尤在泾："……阳证有在经不在腑者，阴病亦有在经不在脏者。太阳篇云：脉浮者，桂枝汤。少阴篇：始得之，反发热，脉沉者，麻黄附子细辛汤，及得之二三日，麻黄附子甘草汤。厥阴篇：厥阴中风，脉微浮为欲愈。此皆阴病之在经，而未入于脏者。"（《伤寒贯珠集·少阴篇·少阴诸法》）

按：此条应与太阳病篇第 92 条互相发明。第 92 条说："太阳病，发热头痛，脉反沉；若不瘥，身体疼痛，当救其里，宜四逆汤。"曰"若不瘥"，可知必定服用某种方药，何方呢？是否就是暗指麻黄附子细辛汤呢？这也可领悟到，少阴伤寒重证，温经发汗不瘥，宜四逆辈温里助阳扶正为急务，且姜附大辛大热，亦有温散之功。

【方歌】

麻黄附子细辛汤，少阴阳虚寒邪伤，
舌淡苔润脉沉细，宣通温散基本方。
阳虚轻证微发汗，麻黄附子甘草汤。

【方证鉴别】

1. 麻黄细辛附子汤证与麻黄附子甘草汤证 柯琴："少阴主里，应无表证，病发于阴，应无发热，今始受风寒即便发热，似乎太阳而属之少阴者，以头不痛而但欲寐也……夫太阳为少阴之表，发热无汗，太阳之表不得不开；沉为在里，少阴之本不得不固，设用麻黄开腠理，细辛散浮热，而无附子以固元气，则少阴之津液越出，太阳之微阳外亡，去生远矣。惟附子与麻黄并用，内外咸调，则风寒散而阳自归，精得藏而阴不扰。此里病及表，脉沉而当发汗者，与表病及里脉浮而可发汗者径庭矣。若得之二三日，表热尚未去，里证亦未见，麻黄未可去，当以甘草之和中，易细辛之辛散，佐使之任不同，则麻黄之势亦减，取微汗而痊，是又少阴发表之轻剂矣。二方皆少阴中风托里解外法。"（《伤寒来苏集·伤寒附翼·少阴方总论》）

2. 麻黄细辛附子汤证、麻黄附子甘草汤证与麻黄汤证（35）、桂枝汤证（12） 柯琴："少阴制麻附细辛方，犹太阳之麻黄汤，是急汗之峻剂；制麻附甘草汤，犹太阳之桂枝汤，是缓汗之和剂。盖太阳为阳中之阳而主表，其汗易发，其邪易散，故初用麻黄甘草而助以桂枝，次用桂枝生姜而反佐以芍药；少阴为阴中之阴而主里，其汗最不易发，其邪最不易散，故用麻黄附子而助以细辛，其次亦用麻黄附子而缓以甘草……此等机关，必须看破。"（《伤寒来苏集·伤寒附翼·少阴方总论》）

【验案精选】

一、伤寒

1. 少阴伤寒——太少两感证

（1）蒋尚宾妻，年 62 岁，住宁海东路蒋家。严冬之时，肾阳衰弱，不能御寒，致寒深入骨髓。

证候：头痛腰疼，身发热，恶寒甚剧，虽厚衣重被，其寒不减，舌苔黑润。诊断：六脉沉细而紧，此古人名肾伤寒。《伤寒论》所谓“热在皮肤，寒在骨髓”也。疗法：宜麻黄附子细辛汤，以温下散寒。处方：生麻黄一钱，淡附片一钱，北细辛七分。效果：一剂汗出至足，诸症即愈。昔医圣仲景，作此方以治“少阴病始得之，反发热，脉沉者”。予屡治如前之脉症，非用此方不能瘳，故赘述之。〔《重订全国名医验案类编》（王经邦）第81页〕

原按：少阴伤寒，始得病即脉沉发热，略一蹉跎，势必至吐利厥逆，故乘其外有发热，一用麻黄治其外，一用附子治其内，然必佐细辛，从阴精中提出寒邪，使寒在骨髓者直从外解。

（2）沙某某，男，67岁，黑龙江某县名老中医兼县卫生局局长。于1980年2月6日初诊。感冒发热，周身及关节酸楚难忍已2周，自服羚羊感冒片、银翘丸、氨酚咖匹林片、安乃近等多种中西成药，注射安痛定数支，均不见效果。其子从医，为其调治亦不效。余诊之，病人蜷卧，喷嚏频频，恶寒打抖，鼻塞流清涕（双手各握手帕一条以作擦鼻之用），头痛甚剧，自觉恶寒，不觉发热，只在用体温表时方测得体温37.9℃，舌淡苔薄，脉沉。诊为少阴伤寒，治以温阳解表法：麻黄6g，炮附子12g，细辛3g，藁本3g，羌活3g，炙甘草3g。本方因清涕多和头痛甚，加藁本、羌活以解之；感寒数日不解，加炙甘草安内攘外，调和诸药，兼取麻黄附子甘草汤之义。沙翁身为名医，乃吾师辈，遂拟方后请其审阅，踌躇良久方同意服用。不料服1剂药后其病状减半，又服1剂，脉静身安，与余畅谈医圣之道。（《伤寒论临床应用五十论》第219页）

原按：麻黄附子细辛汤证，俗称“太少两感证”。从邪气角度讲，是太阳伤寒之邪内伤少阴；从正气角度讲，是少阴阳虚而外连太阳。证情多发生于年高者，或年龄不大而阳虚体弱之人，或病后失调，或久病体虚之人。余在1987年夏天，以麻黄附子细辛汤治愈本院学生王某，外感后头痛鼻塞，涕水不止，服药1周不效，投本方2剂而瘥。近年来，余以本方加减，治愈阳虚外感寒邪之人数人，均以面色淡白，舌淡嫩，恶寒身痛而咽喉不红肿痛，口不渴，尿不黄，脉无热象反呈弱而无力为辨证依据。不过要指出，本方至多2剂左右，非久服常服之方，见效即止。从临床实践看，本方证情不独发生于寒冬，四季皆可见，总以脉证为据，不拘时节。

按：麻黄附子细辛汤旨在温经散寒，扶正祛邪，助阳解表，用于治疗少阴真阳本虚复感外邪的太少两感证，表里兼治，最为恰当。古今验案颇多，方证相对，必有疗效，读者识之。

（3）**寒邪直中少阴救误案**　杨巧春，女，30岁，公安局炊事员。1979年11月7日，患头痛项强，恶寒发热，无汗咽痛，经治3日，注射青霉素800万U，服银翘汤2剂，病势有增无已，邀余诊视。见患者面壁蜷卧，盖两床棉被仍寒战不已。面色青灰，白睛尽赤，扁桃体微肿，色鲜红，体温39.5℃。查其双膝冰冷，腰痛不能转侧。饮些许温橘子汁，便觉胃寒嘈杂。时时思睡，又难以入寐。苔白润而不渴，脉沉细微。从症状看，具备太阳伤寒表实见证；从脉象反沉细、思睡看，又像少阴本证；而目赤、咽痛、高热则又似温邪。当时正值流感流行，门诊病人十之八九属银翘汤证。而前医用银翘2剂，病反加重，颇滋疑惑。乃详询病史，始得悉素有食少便溏、五更泄泻之恙。较常人畏风冷，腰困痛，时欲躺卧等情，可证素体阳虚无疑。肾元虚惫之人，感邪多从寒化。《伤寒论》辨寒热真假有云：“病人身大热，反欲得近衣者，热在皮肤，寒在骨髓也。”可见其目赤、咽痛、高热俱属假象。且其咽部之鲜红色，等同“面赤如妆”（曹炳章云：舌红非常并非火）亦是寒象。乃断为寒邪直中少阴，心肾交虚，妄用寒凉，重伤肾阳，致正气不支，无力鼓邪外达。伤寒少阴篇有“少阴病反发热脉沉者，麻黄细辛附子汤主之”一条，基本合拍，但仍偏于攻邪。患者虚多邪少，亟需顾护下焦元气。乃疏一方：麻黄10g，附子18g，细辛10g，肾四味（枸杞子、菟丝子、补骨脂、仙灵脾）120g，当归30g，仙茅、巴戟各15g。服后得汗，安睡一夜，次日痊愈，目赤、咽痛亦退。因其脾肾久虚，嘱原方去麻附细，加党参30g、灵脂15g、生芪30g、炮姜10g，服5剂，以健脾固肾。4年后遇于街头，见患者面色红润，精力充沛。据云：其多年缠绵不愈之五更泻竟也获愈，体质增强。往往每月患感冒三五次，病愈之后4年来只感冒一二次。肾者本也，本固则枝荣。古人谓：“万病不治，求之于肾。”洵非虚语。（《李可老中医急危重症疑难病经验专辑》第185页）

2. 少阴伤寒——失音

（1）李某，女，48岁，1996年12月21日初诊。患者声音嘶哑失音2天，伴咽喉微痛，吞咽不利，恶寒，无汗，口不渴，咽部色微红，舌质淡苔薄白，脉沉弦。辨证为风寒入于少阴。治当温经解表。予以麻黄细辛附子汤加味。处方：麻黄10g，细辛4.5g，附子12g，桔梗12g，北杏仁10g，甘草6g。2剂，每日1剂，水煎服。服2剂而愈。（许文东.《国医论坛》1998，6：15）

原按：《杂病广要·瘖》说："暴哑声不出，咽喉异常，卒然而起，或欲咳而不能咳，或无痰，或清痰上溢，脉多弦紧或数疾无伦，此大寒犯肾也，麻黄细辛附子汤温之。"足少阴之经循喉咙，挟舌本，肺为声音之门，而肾为呼吸之根。如寒邪犯肾，多成此疾。故用附子温肾，麻黄、细辛发表散寒，而细辛入少阴经又为引经药，桔梗、北杏仁宣肺利咽喉。诸药合用，切中病机，故奏捷效。

（2）李某，男，26岁，教师，于1992年12月17日入院。患者反复咽痛4年，每因课后及进食辛燥咽痛即发。5日前外出受雨致咽喉疼痛，继则失音。到门诊静滴"青霉素"，口服加味玄麦甘桔汤等治疗4日无效而收住院。见：咽喉干痛，但咽部无红肿。咽中如物梗阻，吐之不出，吞之不下，口渴但漱口不欲咽，舌质淡胖苔白滑，脉沉细。辨证为阳虚寒凝，处以：白附片20g，麻黄10g，北细辛5g，半夏20g，苏梗20g，白芷15g。2剂咽痛减轻，语音能出。复投5剂咽痛失音已愈，惟咽中似物梗阻，后以半夏厚朴汤调理病愈出院。（王杏林.《云南中医杂志》1996，1：17）

按：外感失音与咽痛，常相伴而发生。开音止痛，应如以上案例，辨证求因，治病求本。

3. 少阴伤寒——咽痛 王某某，女，成年。始因受寒起病，恶寒，咽痛不适，误服苦寒清热养阴之剂后转成危证。余诊视之，患者头痛如劈，恶寒发热，体痛，咽痛，水浆不能下咽，痰涎涌甚，咽部红肿起白泡而破烂。舌苔白滑，脉沉细而兼紧象。不渴饮，此系寒入少阴，误用苦寒清热，致使阴邪夹寒水上逼，虚火上浮而成是状。取扶阳祛寒、引阳归舍之法，以加味麻黄细辛附子汤治之。处方：附片40g，干姜26g，北细辛6g，麻黄5g，上肉桂6g（研末，泡水兑入），甘草6g。服1剂后寒热始退，咽部肿痛减去其半，再剂则痛去七八，3剂尽，诸证霍然而愈。（《吴佩衡医案》第48页）

原按：少阴受寒误用苦寒清热养阴之剂，无异于雪上加霜。《内经》云："足少阴之脉……循喉咙，挟舌本。"风寒闭束少阴经络不通，虚火上浮冲于咽喉而肿痛者，宜用麻黄细辛附子汤治之。

4. 少阴伤寒——喉痹

（1）刘云从游戎冬日，患喉痛之症。医用清火祛痰之剂，数日愈形肿大，水米不能下咽。举家惶恐，延余诊视。审其六脉沉细兼紧。观喉咙虽然肿满，其色淡红。知非实火，乃系少阴伤寒。夫少阴之脉，挟咽，萦（yíng营。缠绕）于舌本。热为寒逼，是以上犯，以致喉痛。若再服凉药，必然气闭而死。余用麻黄附子细辛汤。因误服凉药，寒滞中焦，复加干姜于内以温之。一剂微汗，痛肿全消，二剂而愈。〔《二续名医类案》（温载之·温病浅说温氏医案）第3482页〕

（2）前不久给先师的一位老病号、老朋友看病，他看的是喉咙痛。南宁人见喉咙痛就认为有火，就喜欢喝凉茶，结果越喝越痛，病人害怕了，前来找我。我一摸脉，双脉很沉很沉，再一看舌，淡淡的，这哪有火呢？于是开了麻黄附子细辛汤，药下去不到两个小时，喉咙疼痛就大大减轻，两剂药后，病告痊愈。（《思考中医》第191页）

按：咽喉指舌根后喉腔最突处，是口腔与气管、食管之间的通道，全身有许多经脉循行或贯串于此。咽痛与喉痹是异名而同类。咽痛古称喉痹。《素问·阴阳别论》谓："一阴一阳结，谓之喉痹。"《景岳全书》卷二十八曰："格阳喉痹，由火不归原，则无根之火客于咽喉而然……凡察此证，但诊其六脉微弱……"咽痛喉痹多以火热、阴虚立论，然阳虚之证亦非少见，惟以咽部淡白无红肿为辨证关键。本例久病寒凉攻伐，损伤阳气。阳虚火衰，复感风寒，阳虚寒凝发为喉痹。投麻辛附子汤温阳散寒，阳复寒散，诸症自解。

5. 少阴伤寒——头痛

（1）邓某某，男，成年。初因受寒而起病，误服辛凉之剂，未效。病经十余日，头痛如斧劈，势不可忍，午后则恶寒体痛，脉沉弱无力，舌苔白滑而不渴饮。此乃寒客少阴，阻碍清阳不升，复以辛凉耗其真阳，正虚阳弱，阴寒遏滞经脉。头为诸阳之会，今为阴邪上僭（jiàn见。超越本分）攻于头，阳不足以运行，邪正相争，遂成是状。以辅正除邪之法，加味麻黄细辛附子汤治之。处方：附片100g，干姜36g，甘草6g，麻黄10g，细辛5g，羌活10g。服1剂，痛减其半，再剂霍然而愈。（《吴佩衡医案》第47页）

原按：少阴头痛，依本法治之其效如响。方内寓一四逆汤，能温扶阳气上交于头，麻黄、羌活、细辛祛客寒达于太阳，由膀胱而化，此乃温经散寒，辅正除邪之实效矣。六经病皆有头痛，遵仲景六经辨证方法施治，均能获效，出方有绳，庶不至误。

按：此案用附子剂量超重（应先煎），这是吴氏运用四逆汤类的独到之处。头痛如此之甚，疗效如此之著，剂量是一个“秘诀”。

（2）何某，男，32岁，1991年12月28日诊。2年前因感冒引起头痛至今未愈。疼痛以前额两侧为甚，每遇寒冷及外感加重，影响工作及生活。经拍片及脑电图检查无异常。曾用中西药及针灸治疗无效。症见形体消瘦，肢冷，小便清长，舌淡苔薄白，脉沉弱。证属素体阳虚，寒袭经络。治宜发散寒湿，温经止痛。方用麻黄附子细辛汤加味：麻黄10g，炮附子15g，细辛9g，川芎12g。水煎，每日1剂，分2次服。服上方4剂即觉头痛减轻，继服8剂，痛止而愈。随访至今无复发。（曲战河，等.《国医论坛》1995，2∶10）

（3）陈某某，女，27岁，1990年3月27日就诊。主诉：间断性头痛1年，此次持续性痛1个月余，曾做脑囊虫试验、脑电图、脑血流图、CT检查，均未发现异常改变。来诊时精神萎靡，面色㿠白虚浮，舌质淡，脉沉。追问病史，1年来不论季节周身总有凉感，其头痛多在月经期间发生，伴腹痛隐隐，持续约1周左右自行缓解。月经量少，色淡，质稀，时有块，当问及此次加重的原因时诉说：1个月前曾头面汗出而送客，当时并无不适感觉。据其脉证试投：麻黄10g，炮附子15g，细辛5g。3剂。嘱其避风寒。3日后复诊曰：2剂后微汗出，周身轻松，头痛大减。原方加川芎10g，2剂。再诊头痛消失，面色转红润，续以右归丸加减，5剂，善后调理。观察3个月，无头痛出现，月经也较正常。（刘文杰.《黑龙江中医药》1995，4∶20）

（4）有一剧烈头痛患者，久治不愈，头痛发作时全身畏寒战栗不休，不发热，脉沉细，曾疑是脑部肿瘤，但未确诊，辨证为少阴头痛，用麻黄附子细辛汤：麻黄9g，细辛9g，附片12g。3剂而痛止。（章真如.《中医杂志》1986，8∶65）

6. 少阴伤寒——咳嗽 一男性，30余。患感冒咳嗽，迁延未愈，曾服西药和中药，咳嗽不能止。肺部透视无发现异常。经服药1个月，咳嗽仍不好，来我处就医。体温37.5℃，喉痒，咳嗽，痰白而稀，量少，神形憔悴，声微嘶，困倦嗜卧。舌淡，有薄润白苔，脉沉弦，而尺部独浮，据脉证分析，当是风寒入于少阴。虽然不是“少阴病始得之”的证候，但它是少阴病的见证则无疑义。于是采用麻黄附子细辛汤方，给服2剂，微热退清，咳止声扬。原方出入，兼予调理，体力康复。（萧熙.《江苏中医》1959，2∶12）

7. 少阴伤寒——哮喘 朱某，男，46岁，农民，1991年2月6日诊。患者哮喘4年余，久治未见寸效，秋冬加重，近期因受寒而加剧。症见咳逆喘息，不能平卧，且伴有抽搐，口吐痰涎，色白量少，胸膈满闷，形弱怯寒，神疲乏力，胃不思纳，舌淡苔白厚腻，脉沉细而滑。证属脾肾阳虚，寒邪袭肺，湿痰停滞，阻塞肺道。治宜温阳蠲饮。急投麻黄附子细辛汤加味：麻黄9g，炮附子12g，细辛6g，干姜10g，炒苏子9g。水煎，少量频服。上方服至7剂，痰少抽止。继用上方加干姜量为15g，服药13剂诸症悉除。（曲战河，等.《国医论坛》1995，2∶10）

8. 少阴伤寒——皮肤瘙痒症 患者陈某，女，60岁，教师，1992年12月10日求诊。主诉苦于皮肤瘙痒5年余，每年冬季发作，缠绵难愈，虽多方治疗，均诊为“老年皮肤瘙痒症”，无良药可治。本次发作由晨起冒风寒外出，随后即觉全身刺痒，下肢尤甚。曾服马来酸氯苯那敏、赛庚啶之类药物，亦服用中药汤剂，然效果甚微，瘙痒以夜间为甚，伴有恶寒怕冷，指尖发凉，查体见躯干部点状红斑疹，压之褪色，有抓痕鳞屑，皮肤干燥，四肢以肘、膝关节处为甚。观前医处方以消风散合地黄饮子出入。舌淡苔薄白，两脉微弱、尺部尤甚。思本为少阴心肾阳虚，津液不布，复感风寒，阳气外鼓无力，与邪气抗争于表，故有四肢发凉，脉微弱之少阴证，又有恶寒，皮肤瘙痒之表证。此乃仲圣之麻黄附子细辛汤证也。处方：炙麻黄6g，制附子6g，细辛6g。嘱煎汤约300ml，服后将息如桂枝汤法，取微汗为宜，共服3剂。数周后患者特来告知，服1剂后自觉全身舒服，已无痒感，然仍有畏寒之感，3剂后多年痼疾痊愈。（关自力.《北京中医》1996，1∶60）

9. 少阴伤寒——男科病

（1）阴缩 某男，31岁，工人。由于性生活后用冷水淋浴，发生阵发性阴囊抽搐、疼痛2个月，每日发作10数次，疼痛剧烈，痛引少腹，伴大便秘结，小便清长，在本地医院给予抗生素、阿托品、谷维素及肾气丸治疗无效而来就诊。查体无明显阳性体征，舌质淡苔薄，尺脉沉细。诊为阴囊挛缩症。予麻黄附子细辛汤加味：

麻黄9g，细辛3g，附子6g，小茴香6g，甘草3g。水煎服，共4剂，症状全部消失，无后遗症。（朱金亮，等.《河北中医》1998，3：178）

原按：阴囊挛缩症是指发作性阴囊抽搐、疼痛，痛引少腹而体检无明显异常，除外睾丸炎、附睾炎及外阴感染等疾患的一种病症。我们用麻黄附子细辛汤治疗14例，效果殊佳。阴囊挛缩症在《中国医学百科全书·中医内科学》中列为阴冷一节，秦伯未《中医临证备要》定为阴缩。本组患者均为阴囊的抽痛，但没有1例阴茎缩入少腹者，故定为阴囊挛缩症……本组病人多为性生活后受寒邪所侵，手淫后发作亦多见。性生活后少阴经脉空虚，寒邪入中，寒性收引，故阴囊拘挛疼痛连及少腹……故以温肾散寒之剂治之即效。

（2）尿道抽痛　张某，男，31岁，消防队员，1959年6月3日诊。余大学实习时，随名医孙华士老师学习。一男体壮，中午合房，窗牖未闭，房事后风寒乘虚袭入少阴，尿部抽痛，甚则牵引小腹。来诊时两腿分开很宽，蹀躞而行，对阴器不敢稍碰。脉弦细拘紧。余予小建中汤，不效。孙华士老师改用麻黄细辛附子汤，竟1剂而愈。（《相濡医集》第322页）

原按：房事后，肾气乍虚，精窍开，外邪乘虚而客。寒主收引，致尿道抽痛。初诊误以为房事后阴精亏，筋脉失柔而拘急，故予小建中汤，治其"虚劳里急，腹中痛"。孙华士老师以其脉拘紧有力，乃客寒所袭，故取麻黄附子细辛汤温经散寒，辨证切当，竟一剂而瘳。

（3）睾丸痛　张某，男，23岁，未婚，河北师大学生。2003年1月4日初诊。体育运动时出大汗，尔后睾丸向上抽痛，并有紧感，已4天。诊为汗后肾经感受风寒之邪所致睾丸痛。治以温肾散寒，方用麻黄细辛附子汤加味。处方：麻黄10g，附子8g，细辛4g，橘核15g，荔枝核15g。连服10剂而愈，病人顾虑有隐患，予以检查，一切正常。（《相濡医集》第382页）

原按：汗后，腠理开，风寒邪气乘之而入，侵犯少阴肾经。附子温阳散寒，鼓舞邪气外出，麻黄发散风寒邪气，细辛善祛少阴经寒邪，使邪由里达表，又作少阴经的引经药，三药共奏助阳散寒，发汗解表之功。橘核、荔枝核能理气散结止痛，为睾丸肿胀疼痛的专用药。

二、杂病

（一）内科病

1. **喑痱（病毒性脑炎、脑干脑炎）**某少妇，32岁，于5月26日晨突感左肢不遂，言语蹇涩，经某医院按"病毒性脑炎"治疗无效，又经某某精神病防治院诊断为"脑干脑炎"，加用激素亦无效。后经某市三家大医院检查：两目视神经乳头欠清，咽反射消失，左侧肢体轻偏瘫，左锥体束征、脑电图波形正常。无药可用，转中医诊治。起病迄今已经50余日，根据面色苍白，流涎肢冷，左肢不遂，口不能张，舌不能伸，欲语无声，饮水即呛，舌淡苔白滑，脉沉微细，断为寒邪直中少阴，阳虚失展，寒痰阻络，治以温经通阳、化痰和络，方选麻黄附子细辛汤加味。炙麻黄6g，熟附片6g，北细辛3g，制半夏10g，白芥子6g，桂枝10g，九节菖蒲6g，全蝎3g。服3剂，四肢回温，流涎减少，左肢略能活动，但饮水仍呛，前方加制南星6g，续服5剂，饮水不呛，能扶杖行走，能讲话，尚欠清楚，主诉舌萎无力，不能咀嚼，再于前方去南星、全蝎，加入补肾之熟地、仙灵脾、巴戟天、骨碎补，连服15剂，全部恢复正常。（《〈伤寒论〉求是》第99页）

2. **心悸（心动过缓）**盛某某，男，65岁。1994年12月8日就诊。有"冠心病"史。每遇入冬，天气严寒之时，出现心动过缓，不满40次，心悸不安，胸中憋闷，后背恶寒。视其舌淡嫩苔白，切其脉沉迟无力。辨证：脉沉迟为阴为寒，寒则血脉不温，阴霾用事，背为阳府，而虚其护，则心肺功能失其正常，故见胸满背寒之变。为疏：附子12g，麻黄3g，细辛3g，红人参12g，麦冬20g，五味子10g。服尽3剂，脉增至一息四至。又服3剂，则心悸、气短、胸满、背寒等症消除，脉搏增至一息五至而愈。（《刘渡舟临证验案精选》第36页）

原按：心主血脉，"为阳中之太阳"，临床治疗心脏病，不能局限于"心血管"的一个侧面，当重视心阳不足、阴寒痹阻的病理变化。心脏病出现心搏频率下降，脉来迟缓，心胸发满，后背寒冷，反映了心之阳气不足，阴寒之气充盛，得以乘其阳位。本方为麻黄细辛附子汤与生脉饮合方。启用力大气雄的附子，直补离宫心阳之虚，振奋心脏功能，为治本之道。麻黄、细辛在附子的督促之下温经散寒，以扫长空之阴霾，温煦膻宫，复苏心肺气血之功能而为佐使。生脉饮为《内外伤辨惑论》方，方中三药，一补，一清，一敛。功专益气敛汗，养阴生津，善治热伤元气，气阴两伤，汗多体倦，气短口渴，久咳伤肺，心悸短气等症。刘老在临床治疗心脏病的心律过缓，脉来迟涩，心悸气短，胸满背寒，常用麻黄附子细辛汤与生脉饮合方，在兴奋心阳之余，以滋养心肺之阴。两方合用，能起到拮抗与相互为用的作用，临床疗效极佳。

3. **眩晕（低血压）**苗某，男，45岁。患低血压1年余，原因不明，每因劳累及外感后自觉头晕，四肢乏力，纳差神疲，血压90/60mmHg。舌质淡苔薄白，双脉沉缓无力。证属少阴阳虚。投以炙麻黄10g，制附子12g，细辛3g。煎服3剂后，头晕消失。继服7剂，血压升至126/80mmHg。随访半年，未复发。（郭振营.《河南中医》1987，6：21）

4. **嗜睡** 施某某，男，21岁。1978年3月18日初诊。神倦嗜睡10月余。头晕头胀，精神不振，常有消沉感。每日早晨昏睡不起，呼之不易醒。昨天睡到中午才醒，曾遗尿于床上。先后服用过养心、安神、开窍、活血等方药，效用不显。查血压110/80mmHg，脉象小缓，舌质胖苔薄。《伤寒论》少阴病有“但欲寐”一候，从阳虚不振论治，拟与麻黄附子细辛汤。处方：麻黄3g，附子3g，细辛2g，炙甘草3g，仙鹤草30g。5剂。3月23日二诊：近几天早晨即醒，自觉头脑比以前清爽，中午精神振作。治已中的，原方续服4剂，显效。（江克明.《上海中医药杂志》1979，6：37）

5. **头皮麻木** 刘某，男，42岁，工人，1992年3月26日诊。右侧头皮麻木5年余。5年前一次起床后发觉右侧头皮绕耳上前部麻木，以后逐渐加重，甚则感皮肤发厚，触觉减退，治疗半年仍未取效。刻诊：面色㿠白，精神萎靡，畏寒喜暖，四肢不温，右侧头皮触觉明显减退，有梅花针刺激痕迹，舌淡苔白，脉沉细。证属肾阳虚弱，寒客脉络。治宜温经解表，通络解肌。方用麻黄细辛附子汤加味：麻黄9g，细辛6g，炮附子15g，桂枝15g，葛根12g。每日1剂，水煎，早晚各1服。用上方6剂后，患者即感到局部有蚁行感，继服上方加黄芪15g。9剂后触觉基本恢复，又进5剂，诸症悉除而愈。（曲战河，等.《国医论坛》1995，2：10）

（二）小儿病

1. **小儿身痒** 曹君之外孙女，年四岁，身体强大，食量甚强，患身生红疱子痒甚，时咳嗽，目微红，流浊泪，口燥而渴，切其脉沉迟而紧，知有寒久伏于内，用麻黄细辛附子汤治之。服二三剂，目红更剧，脉略出中部，仍迟紧；再服二剂，目红愈剧，脉略出中部，仍迟紧；再服二剂，目红愈剧，血泪俱下，脉渐起浮部，犹有紧象，毫无躁象。又将原方加升麻、桂枝、甘草服之，目红全退，脉紧亦除，病遂痊愈。可知治病不能凭其人身体之强弱，亦不能全凭外证，必须凭脉之动静，而后能决施治之方针也。〔《二续名医类案》（刘世祯·医理探源）第3310页〕

2. **小儿云翳** 张姓幼女年九岁，两目患云翳，羞见灯日之光，终日紧闭双目。按眼科去翳之法，屡医不效。托友央余医治，襁负而来。拨开双睫，见其云翳满遮，见光瑟缩，审其六脉沉细。全是阴霾之气，遮掩睛光。人之眼目如天之日，不容纤尘，今被遮掩，非寻常套方所能愈。余用麻黄细辛附子汤，外加干姜，令其外熏内服三剂而愈。仲师伤寒之方何尝不能治杂病，但未之思耳。〔《二续名医类案》（温载之·温病浅说温氏医案）第3408页〕

3. **小儿流脑** 曾遇到一例流脑患儿，血压迅速下降，虽用升压药，但血压仍不稳定，加服麻黄细辛附子汤（制附片9g、炙麻黄3g、细辛2g），采用小量频服法，约经2小时，头煎服完，血压恢复并稳定，转危为安。（《〈伤寒论〉求是》第100页）

原按：实践证明，麻黄附子细辛汤的作用主要是温经通阳，而不一定发汗，也决不限于主治少阴太阳两感。

（三）五官病

1. **喉痛** 余任叠溪时，署侧有一寡媪，仅只一子，全仗刈草斫薪为活。一日，忽闻哭声甚哀，询之左右，云：“老媪之子患喉痛，此地无有良医。又兼家贫，自拣大黄服之，其肿痛尤甚。现在水浆不入，四肢冰冷，奄奄待毙。是以其母哭而哀之。”余悉之下心甚恻然。但仅隔一墙，可令负来诊视，试看尚可救否？有一老兵欣然前往，须臾负来。诊其六脉伏而不现，肢冷过肘，惟一息尚存。余即用麻黄细辛附子汤，外加干姜。服一剂，汗出肿消，四肢温暖。二剂痊愈。熟读仲景之书，只要将症认准，投之无不立刻奏效。〔《二续名医类案》（温载之·温病浅说温氏医案）第3482页〕

2. **目赤肿痛** 张某某，男，50岁。始因风寒外感，发热，恶寒，头身疼痛，全身不适。次日，双目发赤，红肿疼痛，畏光而多眵。察其脉，沉细而紧，舌质淡苔薄白而润。此乃风寒袭表，经脉血络受阻，凝滞不通所致。治以温经解表，散寒通络。方用加味麻黄附子细辛汤。处方：附片30g，麻黄6g，细辛5g，桂枝9g，防风9g，橘络5g，沙苑蒺藜9g，甘草6g，生姜3片。煎服1次，温覆而卧，得微汗出。1剂尽，则表证已解，目赤肿痛均已消退。惟阳神尚虚，头昏肢软，双目略感发胀。继以益气通络明目之剂治之。服2剂而痊。(《吴佩衡医案》第91页)

3. **牙痛** 李某，女，34岁，工人。于1990年6月7日就诊。自诉7天来一直牙痛难忍，昼夜不休，疼痛牵引左太阳穴。曾用消炎止痛药无效，查齿龈无红肿、无龋齿。薄白苔，脉象沉弱。乃风寒袭络所致，宜温经散寒止痛，用麻黄细辛附子汤加味：麻黄10g，制附子10g，细辛6g，川芎10g，白芷10g。连服2剂后，痛减食增，又连服6剂，疼痛消失。(黄保楠，等.《甘肃中医》1998，2:17)

4. **鼻不闻香臭** 教师张翠兰，47岁。1987年，因爱人车祸重伤受惊，闻讯当日突然鼻塞，不闻香臭7个月。五官科查见鼻窦、额窦发炎，嗅神经麻痹，服中西药半年多无效。刻诊，头痛如破，鼻塞流清涕，月月感冒二三次，腰膝酸软。脉沉细涩，右寸尤沉，舌淡苔白滑。此本麻黄汤证，正气本虚，大惊猝恐，惊则气乱，藩篱失固，寒邪深入少阴，正虚不能鼓邪外透。处方：麻黄、附子、细辛、辛夷、苍耳子、白芷、桂枝各10g，杏仁泥12g，炙甘草10g，麝香0.15g(冲)，鲜生姜10片，葱白3节。3剂。上药服1次，次晨已闻韭菜香味，连服3剂而愈。以上方治多例嗅觉失灵患者，均愈。(《李可老中医急危重症疑难病经验专辑》第292页)

原按：上述病症，病程长者加“肾四味”(自拟验方：枸杞子、菟丝子、补骨脂、仙灵脾。详见《伤寒论》第14条验案内容)，鼓舞肾气。

【**临证指要**】麻黄细辛附子汤具有宣通温散之功效。许多疾病凡以脉弱，舌淡苔润等阳虚证为特点，或有外感寒邪的因素，皆可考虑以本方或适当加味治之。用之得当，疗效称奇！

【**实验研究**】本方具有抗炎、抗过敏、抗氧化及加快心率的作用。

【**原文**】少阴病，得之二三日，麻黄附子甘草汤微发汗，以二三日无里(按：赵本无“里”字，而成注本有“里”字)证，故微发汗也。(302)

麻黄附子甘草汤方：麻黄二两(去节)，甘草二两(炙)，附子一枚(炮，去皮，破八片)。上三味，以水七升，先煮麻黄一两沸，去上沫，内诸药，煮取三升，去滓，温服一升，日三服。

【**提要**】论少阴伤寒的微汗法。

【**简释**】本条与上条合参，也应具有反发热、脉沉及恶寒、无汗等脉症。言“得之二三日”，比上条所谓“始得之”为时较久。强调“无里证”，是指无下利清谷等里虚寒证，表明里虚尚不太甚，故可微发汗。若里虚寒证较急，则当用四逆汤先温其里，而不可用麻黄为主的表散之方也。本方由麻黄细辛附子汤去细辛之辛散，加炙甘草甘缓和中，功能温经解表，但作用较麻黄细辛附子汤缓和。

按：《金匮》水气病篇第26条说：“水之为病，其脉沉小，属少阴……脉沉者，宜麻黄附子汤。”该方即麻黄附子甘草汤三味药，但重用麻黄至三两。

【**验案精选**】

1. 少阴伤寒——脉微细，但欲寐

(1)病毒性心肌炎 某男，30岁。1989年5月30日晚感周身不适，乏力，发热，体温38.9℃，自服对乙酰氨基酚后体温稍降。次日来医院就医时晕厥数次，血压：(71~90)/(49~60)mmHg。脉搏：38次/分。白细胞：5.3×10^9/L。心电图示Ⅱ度房室传导阻滞。诊断为“急性病毒性心肌炎(暴发型)”，急诊收住院。入院后，给予能量合剂、大剂量青霉素和激素治疗，地塞米松日用量达20mg。经治数日，病情无明显改善。6月5日邀中医会诊，见患者精神萎靡，面色晦暗，但欲寐，现无发热，但觉周身酸重乏力，夜间盗汗，脉细而迟(脉搏46次/分)，舌暗苔白。辨为外邪直中少阴。因病已数日，故不用麻黄附子细辛汤之烈，而取麻黄附子甘草汤之缓：麻黄6g，附子10g，甘草10g。2剂。服药后周身潮润微汗，体畅安眠，惟觉乏力气短，嗜眠，脉细而缓(脉搏50次/分)；尽剂后精神好转，盗汗已除，嗜卧，心电图示窦性心动过缓，已无房室传导阻滞，脉搏恢复至60次/分，苔白厚。考虑外邪已去，正气未复，改用苓桂术甘汤合附子汤加减，以温复心阳。处方：茯苓30g，桂枝10g，白术10g，炙甘草6g，附子10g，黄芪20g，白芍12g，白蔻6g。6剂。药后精神转佳，症状若失，脉搏70余次/分，予健脾益气类善后，又服12剂后出院。出院时体力完全恢复，能登至16层楼顶。随访1年无复发。(高飞.《国医论坛》1996，6:19)

(2)小儿麻疹 余尝治上海电报局高君之公

子，年五龄，身无热，亦不恶寒，二便如常，但欲寐，强呼之醒，与之食，食已，又呼呼睡去。按其脉，微细无力。余曰：此仲景先圣所谓少阴之为病，脉微细，但欲寐也。顾余知治之之方，尚不敢必治之之验，请另乞诊于高明。高君自明西医理，能注射强心针，顾又知强心针仅能取效于一时，非根本之图，强请立方。余不获已，书：熟附片八分，净麻黄一钱，炙甘草一钱。与之，又恐其食而不化，略加六神曲、炒麦芽等消食健脾之品。次日复诊，脉略起，睡时略减。当与原方加减。五日，而痧疹出，微汗与俱。疹密布周身，稠逾其他痧孩。痧布达五日之久，而胸闷不除，大热不减，当与麻杏甘石重剂，始获痊愈。一月后，高公子又以微感风寒，复发嗜寐之恙，脉转微细，与前度仿佛。此时，余已成竹在胸，不虞其变，依然以麻黄附子甘草汤轻剂与之，四日而蒇（chǎn 产。完成，解决）。（《经方实验录·附列门人治验》第 49 页）

原按：麻黄能开肺气，附子能强心脏，甘草能安肠胃，三者合则为麻黄附子甘草汤，能治虚人之受邪，而力不足以达邪者……

曹颖甫曰：予治脉微细但欲寐者，往往以四逆汤取效。然姜生所治高姓小儿，实由太阳表证内伏少阴。故非麻黄不能奏功，断非四逆汤所能治。盖四逆汤仅能由少阴外达肌腠，以干姜、炙草能温脾胃，脾胃固主肌肉也。若改干姜为麻黄，方能由少阴直达肺部，而皮毛为之开泄，以肺主皮毛故也。观其证治三变，而始终不脱麻黄，其用心之细密，殆不可及。况身热而不恶寒，似无用麻黄之必要，此证竟毅然用之，其识解尤不可及乎？盖呼之则醒，听其自然则寐，有蒙蔽之象，故可决为非少阴本病，而为太阳内陷之证。且以小儿纯阳之体，不当有此少阴病故也。

按：本案之医理可引申发挥之，凡阳虚之人受邪，而力不足以达邪者，不论小儿、老人，皆可以麻黄附子甘草汤治疗。

2. **少阴伤寒——盛夏畏冷**　唐君春舲，盛夏畏冷，以麻黄三分，附子三分，甘草一分。强之服，一服解一裘，两服而重裘皆驰（按：解除也，此指脱去）矣。（《世补斋医书》）

3. **少阴伤寒——空调病**　如果老年人患了“空调病”，因其抵抗力下降，“老怕伤寒”，虽然出现发热，而脉来不浮反沉，浮为阳，沉为阴，阳证见阴脉者为逆，此证危机四伏，死人最速。此证往往伴见痰鸣气喘，指凉不温，精神不振，侧头欲睡，这些证候，叫做“少阴伤寒”。必须当机立断，而急用温经补阳之法：附子 12g，炙甘草 10g，麻黄 3g。急煎与服。此方名叫麻黄附子甘草汤，使其外散太阳之寒，内温少阴之阳。方中附子力大气雄，助正匡邪，两治表里，既监麻黄之迅，又增甘草之补，服后多可转危为安。（《伤寒论通释》第 333 页）

4. **少阴伤寒——感冒**　张某，男，1975 年 4 月就诊。感冒 1 多星期，仍恶寒发热，全身酸痛，鼻塞声重，舌淡苔薄白润，脉沉细，两尺尤弱。且平素易患感冒，按气虚外感风寒论治，服玉屏风散、参苏饮等方加减无效。遂再审其证，呵欠频频，精神萎靡，面色灰白不华，手足不温，显系少阴阳虚之象。与“少阴病……反发热，脉沉者”病机相同，虽病经时日，无下利清谷，四肢厥逆等里阳虚见症，则与“少阴病，得之二三日，麻黄附子甘草汤微发汗，以二三日，无里证”更相吻合，故处方：麻黄 4.5g，熟附子 6g（先煎），炙甘草 9g。次日复诊，云诸症若失，改投玉屏风散加熟附片、炙甘草甘温益气助阳以善后。（《伤寒论通释》第 334 页）

5. **少阴病——正水**　麻黄附子甘草汤治疗水肿的验案，见《金匮》第 14 篇第 26 条。

【临证指要】麻黄附子甘草汤发汗之功效比麻黄细辛附子汤较缓和，两方主治病症可互相发明。

【原文】少阴病，得之二三日以上，心中烦，不得卧[1]，黄连阿胶汤主之。（303）

黄连阿胶汤方：黄连四两，黄芩二两，芍药二两，鸡子黄二枚，阿胶三两（一云三挺）。上五味，以水六升，先煮三物，取二升，去滓，内胶烊尽，小冷，内鸡子黄[2]，搅令相得，温服七合，日三服。

【注脚】

〔1〕不得卧：即夜卧不宁而失眠。

〔2〕小冷，内鸡子黄：小冷，即药汁不可太热。“小冷而纳鸡子黄，则不至凝结而相和”（徐大椿）。

【提要】论少阴病阴虚热化的证治。

【简释】少阴病之病机，有阴阳俱衰者，有阳虚从寒化而表现阳虚寒盛证候者，有阴虚从热化而表现阴虚热盛证候者。本条曰“少阴病，得之二三日以上”，由于肾阴不足，不能上济于心，心火亢盛而出现“心中烦，不得卧”等症，是邪随热化，故用黄连阿胶汤滋阴养血而清心火，为治少阴热化之剂。柯韵伯说：“用芩、连直折心火，用阿胶以补肾阴，鸡子黄佐芩、连于泻心中补心血，芍药佐阿胶于补阴中敛阴气，斯则心肾交合，水升火降。是以扶阴泻阳之方，变而为滋阴和阳之剂也。”（《医宗金鉴·删补名医方论·卷八》）

【方歌】

四两黄连三两胶，芩芍二两蛋黄搅，

心中烦兮不得卧，泻火滋阴心肾交。

【方证鉴别】

黄连阿胶汤证与栀子豉汤证（76） 本证的心中烦，不得卧，与栀子豉汤证的虚烦，不得卧不同。栀子豉汤证是余邪扰于胸膈，舌上有黄白相兼之苔，治宜清透郁热；本证为阴虚火盛，除心中烦，不得卧外，必舌质红绛而干燥少津，脉细数，治宜滋阴清火。

【验案精选】

一、伤寒

（一）少阴伤寒，邪从火化

1. 一老妇年近古稀，外感高热四天，热退匝月，日夜不能合眼瞬息，西药安眠、中药安神俱无效。精神烦躁，痛苦难堪，舌质光红而干，脉弦细而数。当时按少阴热化、水火未济，而以黄连阿胶汤治之，一剂酣睡，再剂乃安眠。〔《名老中医之路·第二辑》（何世英）第136页〕

2. 曾丽常，年34岁，兵营军需长，住广东五华文兴薮。原因：辛苦异常，日夜劳瘁，一经感寒，邪传少阴，即从火化。症候：一身手足壮热，不能语言，舌黑且燥。诊断：脉微细而数，论中脉微细为少阴病之提纲，数者热也。凡操劳者病入少阴，从热化者多，从寒化者少，今一身手足壮热，所谓火旺生风，风淫末疾也。少阴肾脉夹喉咙，萦于舌底，其火一升，故舌强不能言。舌黑者，现出火极似水之色也。疗法：黄连阿胶汤主之。方用黄连、黄芩之大苦大寒以折之，白芍之苦平以降之，又取鸡子黄定离中之气，阿胶填坎中之精，俾气血有情之物交媾其水火，则壮热退而能言，热退而舌不黑矣。处方：黄连四钱，阿胶三钱，黄芩一钱，白芍二钱，鸡子黄二枚。右四味，先煮三味去滓，内阿胶烊化尽，后内鸡子黄，温服。效果：初服二剂，病热渐平，再服一剂，诸症皆退。惟两脚拘挛，后服白芍五钱、甘草三钱，二剂而瘥。以芍药、甘草含有人参气味，血得补则筋有所养，筋舒则拘挛自除。〔《重订全国名医验案类编》（曾月根）第82页〕

廉按：少阴伤寒有传经直中之分，直中者多从水化，浅则麻附细辛汤症，深则四逆汤证，传经者多从火化。今因津枯热炽，舌黑燥而不得语，急急以黄连阿胶汤泻南补北，确是对症处方。终用芍药、甘草苦甘化阴，养血舒筋，亦属长沙正法。

（二）少阴温病

1. **春温，误用温燥** 吴某某，昆明人，住昆明市绣衣街。有长子年15岁，于1921年3月患病延余诊视，发热不退已11日，面红唇赤而焦，舌红苔黄而无津，虚烦不得卧。食物不进，渴喜冷饮，小便短赤，大便不解，脉来沉细而数。查其先前所服之方，始而九味羌活汤，继则服以黄连、栀子、连翘、黄芩、银花、桑叶、薄荷等未效。此系春温病误以辛温发散，又复苦燥清热，耗伤真阴，邪热内蕴，转为少阴阴虚热化证。拟黄连阿胶汤治之。黄连10g，黄芩12g，杭芍24g，阿胶10g（烊化兑入），鸡子黄2枚。先煎芩、连、芍药为汤，稍凉，兑入已烊化之阿胶，再搅入生鸡子黄2枚和匀而服。服1剂后即得安静，烦渴已止，唇舌转润，脉静身凉。继以生脉散加生地、玄参、黄连。上方连进2剂而愈。（《吴佩衡医案》第19页）

按：《温病条辨》下焦篇曰：“少阴温病，真阴欲竭，壮火复炽、心中烦，不得卧者，黄连阿胶汤主之。”此例初病春温，反治以辛温、苦燥之剂，以致邪热愈炽，真阴大伤，遂成少阴温病。此时，甘寒滋润、苦寒直折皆非所宜，只有滋阴泻热并举，方属合拍，故选用黄连阿胶汤与之。

2. **暑温（脑炎高热）** 田姓儿，方1岁，患脑炎高热不退，神昏痉厥，病儿床下置巨冰一块，另以冰囊敷其头部，复以盐酸氯丙嗪，使其沉睡，但儿醒时痉厥即作，高热如故，邀余会诊，凡安宫牛黄，局方至宝、紫雪，白虎及清热解毒、滋阴增液等剂均用之不效，查其舌赤烦躁，遂以黄连阿胶汤治之，服后热退病愈。（《赵锡武医疗经验》第43页）

按：此例脑炎重证，经用中、西多种疗法俱不效。其后医者据其舌赤烦躁，断为邪入少阴，阴伤热炽，予黄连阿胶汤育阴清热，药到病除。可见临证之际既应辨证论治，又要选好专方，方证相对，疗效始著。

3. **伏暑（伤寒肠穿孔）** 陈某某，男，42岁。于1956年秋季患伏暑病，缠绵20余日未解。身热稽留，口渴心烦，骤然腹痛，大便泻下鲜血颇多，且腹部作胀，肢凉多汗，神志迷离，气息奄奄。脉象细数，舌红欠津。肛温38.6℃。此系暑湿之邪，伏蕴阳明，化燥伤阴，致阴络内伤，迫血妄行，颇虑有肠穿孔之变（按：上述便血等证候，已经是“肠穿孔”表现）……勉拟黄连阿胶汤合生脉散加味：西洋参3g（浓煎和服），杜阿胶12g（溶化和服），川黄连2.4g，炒黄芩9g，生白芍12g，鸡子黄2枚（冲搅），麦冬12g，五味子4.5g，生地30g（绞汁冲服），煅龙骨15g，牡蛎30g（先煎）。二诊：服药后，大便出血渐止，神识渐清，肢凉已温，汗出亦收，口干燥依然，腹尚作胀，脉仍细数。湿热犹甚，阴液未复。于原方内去煅龙牡、五味子，加鲜金钗12g，天花粉12g。连进2剂，即血止神清，热减渴止，频转矢气而腹胀除，舌润，脉缓。改投育阴养血，佐以健胃化湿之剂，调理而愈。（陈道权.《江苏中医》1960，10：16）

按： 西医所述传染病之一“伤寒”，是由伤寒杆菌引起的急性肠道传染病。其并发症之一“肠穿孔”，多见于病程的第2~3周，常先有腹胀、腹泻、肠出血等。肠穿孔发生时，患者突感腹痛，以右下腹为主，伴冷汗及血压下降……体温再度升高等。对照上述病例发病时间与特点，很符合“伤寒肠穿孔”。

二、杂病

1. 失眠（神经衰弱）——心中烦，不得卧

（1）失眠、心烦、神乱　李某某，男，49岁，编辑。患失眠已2年，西医按神经衰弱治疗，曾服多种镇静安眠药物，收效不显。自诉：入夜则心烦神乱，辗转反侧，不能成寐。烦甚时必须立即跑到空旷无人之地大声喊叫，方觉舒畅。询问其病由，素喜深夜工作，疲劳至极时，为提神醒脑起见，常饮浓厚咖啡，习惯成自然，致入夜则精神兴奋不能成寐，昼则头目昏沉，萎靡不振。视其舌光红无苔，舌尖宛如草莓之状红艳，格外醒目，切其脉弦细而数。脉证合参，此乃火旺水亏，心肾不交所致。治法当以下滋肾水，上清心火，令其坎离交济，心肾交通。黄连12g，黄芩6g，阿胶10g（烊化），白芍12g，鸡子黄2枚。此方服至3剂，便能安然入睡，心神烦乱不发，续服3剂，不寐之疾，从此而愈。（《刘渡舟临证验案精选》第40页）

原按： 失眠，《内经》谓之“不寐”“不得卧”。成因有痰火上扰者；有营卫阴阳不调者；有心脾气血两虚者；有心肾水火不交者。本案至夜则心神烦乱，难以入寐，乃心火不下交于肾而独炎于上。黄连阿胶汤方用黄连、黄芩上清心火；阿胶、鸡子黄滋养阴血。至于芍药一味，既能上协芩连酸苦为阴以清火，又能酸甘化阴以助阴血，且下通于肾，使水生木也；上通于心，而木生火也。诸药配伍，以奏滋阴降火，交通心肾之效，又体现了《难经》的“泻南补北”的精神。使用本方还需注意两点：①舌脉特点：本证是舌质红绛，或光绛无苔，甚则舌尖赤如草莓，脉多细数或弦细数。②注意煎服方法：方中阿胶、鸡子黄两味，俱不能与它药混煎，阿胶烊化后兑入药汁中，待去渣之药汁稍冷后再加入鸡子黄，搅拌均匀后服用。

按： 据治疗13例失眠症的疗效观察：以失眠为主，同时伴有头晕头痛，心悸，胸闷，精神倦怠，面色无华，食欲不振，口干而苦等，就诊时13例中无1例每夜能睡4小时以上者。严重的一例，曾连续九昼夜不能合目。患者大小便多正常，间有小溲赤，大便干等情况，舌质多赤（8例）或绛（2例）或淡红（3例），少苔。脉象有弦数（8例）细数（4例）浮滑（1例）之不同。基本方：黄连3g，阿胶10g（炖化冲），白芍10g，龙齿10g，牡蛎20g，枣仁10g，广皮10g。鸡子黄1枚（冲），每日1剂，煎2次，早晚分服，并有随证加减。上方是《伤寒论》黄连阿胶汤化裁而成，该方有育阴制阳之功，原为心烦不眠而设。清《静香楼医案·内伤杂病门》云：“阴不足者，阳必亢而上燔。欲阳之降，必滋其阴，徒恃清凉无益也。”故笔者治心肾不交失眠时，从黄连阿胶汤中去苦寒之黄芩，加入龙齿、牡蛎、枣仁、广皮等为基本方。本组13例在治疗期间，一律停用其他药物。一般在服本方3~6剂后即可见效，连服11剂后，常能终夜入眠，一切伴发症状亦随之消失。停药后均经3个月以上随访或联系，结果痊愈者8例，好转者5例。（王少华.《中医杂志》1964，5：14）

（2）失眠、多梦　雷女。夜晚难以入睡，服安眠药亦无济于事，偶尔入睡，则乱梦纷纭，因而白昼疲惫不堪，每晚饭后则其精神特别兴奋。此属虚火。川连3g，黄芩6g，生白芍18g，阿胶30g（分冲），枣仁18g，茯神18g，鸡子黄2枚（分冲）。二诊：连服5剂，失眠情况已有显著改善，晚上精神不如前之兴奋，头胀，有时昏沉。枣仁30g，川芎9g，知母12g，茯神18g，远志9g，清炙草3g。另用归脾丸120g，每睡前服9g。〔《二续名医类案》（章成之·章次公医案）第1542页〕

按： 本案先用黄连阿胶汤，后用酸枣仁汤，皆经方大法，另用归脾丸，为古今接轨法。

（3）失眠、头晕　洪某某，女，24岁，学

生。过多浏览，诵读劳心，常夜卧难寐，假寐纷梦，头眩，心悸，健忘，惊惕，喉干，神疲，舌质红绛苔薄，脉虚弦带数。弦乃肝阳上亢，数系心火独胜，肝心俱胜，神魂何以安存？火旺灼阴，五志火动，阴津被耗，无以上承，虚火既炎，诚难下降，少火变为壮火，岂不食气。水火既失互济，阴阳各偏其位，致生此证。治宜养气阴以交水火，泻心阳而安神明。处方：黄连4.5g，黄芩4.5g，白芍9g，阿胶6g（炖冲），女贞子9g，旱莲草9g，琥珀4.5g（先煎），石斛9g，龙齿15g（先煎），牡蛎15g（先煎），鸡子黄1个（搅冲）。服2剂。复诊：服药后夜寐颇安，头眩，心悸，神疲稍减，惟口干，舌质红绛犹在。药能应病，毋庸更张，前意扩充。照上方加麦冬9g，北沙参9g。三诊：服上方3剂后，已能安寐，精神颇佳，口干亦止，舌绛略退。原方再服1剂，以资巩固。（郑昌维《上海中医药杂志》1963，12：21）

按：本案劳心伤神耗血为病之本，伴有肝亢火胜之脉证，故方中加入潜镇治标药。

（4）失眠、五心烦热　何某，男，50岁。初患肺炎，经医治愈，但元气未复，神疲力倦。迁延月余，自觉手足心发热，心中烦扰，夜睡不宁，幻梦频生。偶有盗汗，轻微咳嗽，痰中常带血丝。舌质红绛，脉沉而虚数。本证先因肺金受邪，母盗子气，肾阴受汲，致水亏不能制火。火不受制，复灼肺金。如此循环不已，遂至缠绵未愈。治拟抑火滋阴，俾使金水相生，水火交泰。与黄连阿胶汤加味。处方：黄连9g，黄芩4.5g，阿胶9g（另炖），麦门冬9g，女贞子9g，白芍6g，鸡子黄2枚（另冲）。水煎。服1剂后，诸症大减。继嘱以八仙长寿丸1斤，早晚各服15g。后康复如初。（《伤寒论汇要分析》第154页）

（5）失眠、下肢厥冷、阳痿　李某某，男，43岁，北京人，某厂干部。主诉：于1978年10月，无明显诱因自觉双下肢发凉。厂医诊为肾阳虚证，用了金匮肾气丸、虎骨酒、青娥丸等大量温补之药，而病情未能控制，仍逐渐发展。冷感向上至腰部，向下则冷至足心，如赤脚立冰上，寒冷彻骨。同时伴有下肢麻木，痒如虫行，小便余沥与阳痿等证。曾先后在北京医院、首都医院、友谊医院检查，均未见异常，而建议中医治疗。虽服补肾壮阳，益气和血等中药200余剂，未能见效。于1980年1月11日转请刘渡舟教授诊治。患者素体健康，面部丰腴，面目有神，舌质绛少苔，脉弦而略数。问其饮食如故，大便不爽，小便短少而发黄。初投四逆散，按阳厥之证治之，药进3剂，厥冷依然。乃又反复追询其病情，患者才说出睡眠不佳，且多乱梦，而心时烦，容易汗出。视其舌尖红如杨梅，脉来又数，反映了阴虚于下而心火独旺于上之证。其证与黄连阿胶汤颇为合拍。此证因心火上炎，无水以承，是以心烦少寐，多梦汗出；火盛于上，阳气不能下达，使下肢不得阳气之温，上下阴阳不相顺接，是以为厥。四逆散疏气通阳而不能泻上盛之火，是以服药无效。乃疏下方治疗。黄连9g，黄芩3g，白芍6g，阿胶9g（烊化），鸡子黄2枚（自加）。上5味，以水三碗，先煮三物，取一碗，去滓，纳胶烊尽，小冷，纳鸡子黄，搅令相得，分2次服下。服药3剂后，患者即觉下肢寒冷麻木之感逐渐消退，心烦、汗出、失眠多梦等证均明显好转，小便余沥和阳痿亦有所改善。察其舌，仍红赤而少苔，脉弦而微数，继宗原法治之。处方：黄连9g，阿胶10g（烊化），黄芩8g，白芍9g，鸡子黄2枚（自加），丹皮6g。6剂，煎服法同前。1月30日，适值降雪，寒风凛冽，但患者并无异常寒冷之痛苦，腰以下厥冷证基本告愈。（刘渡舟，等.《中医杂志》1980，12：19）

按：本案认证关键是舌绛少苔，脉弦略数及小便短黄，这反映了阴虚火旺证的本质。

（6）失眠、白带　孟姓妇年逾四旬，素患白带，庚戌秋间卧病，服药不效，遂延予治。病者烦躁不安，彻夜不寐，稍进汤饮则呕吐不已，脐左有动气，白带频流，自觉烧热异常，扪其身凉如平人，脉亦弦小不数，舌红赤光，毫无苔垢。问其家人，病者性情素躁，且已产育十二胎。盖血液亏竭，阳热偏胜，加以所服药饵，皆辛散苦寒之品，以致胃气益虚，胃液益竭而神不守舍也。乃与黄连阿胶汤加沙参、麦冬、熟地、枣仁、茯神、牡蛎、龙齿、珍珠母、朱砂块、磁石、蒌仁等药，芩、连只用数分，熟地、阿胶等则用三钱，以鸡子黄一枚生搅冲服。一剂烦躁定，能安睡；二剂后眠食俱安，但精神疲惫，遂以前方去芩、连，加苁蓉、枸杞填补精血，接服数日而痊。〔《二续名医类案》（袁焯·丛桂草堂医案）第2853页〕

（7）麻疹后虚烦不寐　王某某之子，年五岁，出麻疹后，邪热内伏，阴虚阳燥，发热八九日不退，脉息沉数，唇焦舌燥，渴思冷饮，虚烦不寐，大便不解已五六日，小便短赤。以温补之剂服之，病热更甚。此系少阴热化之证，拟以黄连阿胶鸡子黄汤主之。处方：黄连 5g，黄芩 6g，杭芍 12g，阿胶 6g（烊化兑入），鸡子黄 1 枚（搅化兑入）。待芩、连、芍三味煎汁，小冷，兑入阿胶、鸡子黄调匀而服。次日再诊：患儿烦止得寐，身热退去十之八九，唇舌已回润，再以生脉散加味治之。处方：西洋参 5g，寸冬 10g，五味子 3g，甘草 6g，生地 6g，玄参 6g。第三日复诊：患儿脉静身凉，津液满口，二便通利，续以前方去生地、玄参，加黄芪 20g、当归 10g，补中益气，养阴生血，连服二剂，食增神健，诸病俱愈。(《吴佩衡医案》第 111 页)

2. **尿血（肾小球肾炎）——少阴热化证** 高某某，男，40 岁，干部。体检发现：尿潜血（+++），尿蛋白（+），血压 165/100mmHg，B 超提示左肾结构欠规则，肾小球滤过率降低，西医认为“肾小球肾炎”可能性大。给予“激素”及“双嘧达莫”等西药，兼服中药，然血尿始终不消，病经 1 年有余。请刘老会诊时，尿潜血（+++），尿蛋白（±），伴有心烦不寐，口干，五心烦热，腰痛，下肢痿软无力，小便频数，量少色黄。视其舌红绛苔薄黄，切其脉细数。脉证合参，刘老辨为少阴热化之证，为肾水不足，心火上炎，心肾不交。治当滋阴泻火，养血止血，交通心肾为法。方用：黄连 10g，黄芩 6g，阿胶 12g（烊化），白芍 15g，鸡子黄 2 枚，当归 15g，生地 15g。医嘱：勿食辛辣肥腻之食品。上方服药 7 剂，检查：尿潜血（++），红细胞 0~10 个 /HP，心烦与不寐均减，仍有多梦，小便黄赤，带有泡沫颇多，舌质仍红，脉来弦滑。反映了药虽对证，尚未全面控制病情，因阴中伏火不能速解也，继用上方加减出入，约 1 个月余诸恙悉退，随访已无复发。(《刘渡舟临证验案精选》第 115 页)

3. **早泄——阴虚火旺证** 肾水不足，君火上炎，相火下炽。心中如燔，舌光如柿，阳事易举，阴精易泄。拟清君火以制相火，益肾阴以制肝阳。所虑酷热炎蒸，恐药力无权，将亢阳为害，而增剧耳。川连盐水炒、黄芩、黄柏、阿胶、生地、甘草、鸡子黄。另大黄三钱 研末，将鸡子一个 破头，纳大黄三分，蒸熟，每日服一个。

邓评：此方为阳亢而致阴亏者设。惟阿胶似宜易龟甲较胜。此种丹方亦足取法。

孙评：制相火、益肾阴，须藉咸寒，前人明训。第宜择介类以潜之，庶为贴切。方中加煅牡蛎何如？

再诊：投苦咸寒坚阴降火，以制亢阳，心中之燔灼与舌色之光红，俱减三分之一。然上午之身热如燎者未退；幸纳食颇增，苦寒可进。再望转机为妙。川黄连，阿胶，生地，玄精石，黄芩，甘草，玄参，蛤壳，鸡子黄。

邓评：上午身热，即偏于阳盛之征。若由乎阴虚者，则热必作于暮夜矣。

三诊：舌干红，知饥善纳。水亏阳亢，土燥于中，咸苦坚阴之剂，虽衰其燔亢之势，而未能尽除其焰。时当炎暑，湿热与相火蒸腾。拟复入清中固下祛湿之法，仍不出咸苦之例。洋参，石膏，知母，甘草，麦冬，川连，阿胶，生地，蛤壳，黄柏，猪胆汁丸。每朝服三钱。

诒按：君相交燔，肾阴被灼，所谓一水不能胜二火，此证是也。仅与壮水，犹难胜任，必得苦以泄之，咸以制之，而火乃退；更得苦以坚之，咸以滋之，而阴乃复。

邓评：此证每多夹湿热，不徒为时令所致。

孙评：苦泄是大黄、川连，苦坚是黄芩、黄柏，咸制是玄精石、玄参，咸滋是阿胶、牡蛎。(《增评柳选四家医案 · 王旭高医案》第 176 条)

按：此案一、二诊以黄连阿胶汤法为主，三诊方加入白虎汤以“清中”。

4. **崩漏——水火不济证** 唐某某，女，30 岁，未婚。月经淋漓不止已半年许，妇科检查未见异常，血红蛋白 72g/L。伴心烦不得卧，惊惕不安，自汗沾衣。索其前方，多是参、芪温补与涩血固经之药，患者言服药效果不佳，切其脉萦萦如丝，数而薄疾（一息六至有余），视其舌光红无苔，舌尖红艳如杨梅。细绎其证，脉细为阴虚，数为火旺，此乃水火不济，心肾不交，阴阳悖逆之过。治应泻南补北，清火育阴，安谧冲任为法。黄连 10g，阿胶 12g，黄芩 5g，白芍 12g，鸡子黄 2 枚（自加）。此方服至 5 剂，夜间心不烦乱，能安然入睡，惊惕不发。再进 5 剂，则漏血已止。血红蛋白上升至 12g/L。(《刘渡舟临证验案精选》第 165 页)

原按：本案主诉月经淋漓不止，前医囿于“气能摄血”之规，率用参、芪之品，反增火热之势。《素问 · 阴阳应象大论》指出：“阴不胜其阳，则脉流薄疾，并乃狂。”病本水亏火旺，反服温燥之药，何异抱薪救火，焉能取效？《素问 · 奇病论》说：“胞络者，系于肾。”《素问·评热病论》说："胞脉者，属心而络于胞中。"心肾不交之证，肾水亏于下不能上济心火，心火反下移入胞中，逼迫经血淋漓不止。阴亏火炽，故治当壮水制火，泻南补北，交通心肾为法，投《伤寒论》的黄连阿胶汤，正与病之相宜，果数剂而愈。

5. **产后——误用温补变证** 吴某，女，34岁。1974年5月14日初诊。其母代诉：患者于20天前顺产第3胎，恶露已净，因缺乳用生黄芪（累积量共一斤）炖鸡。服后心烦失眠，自购眠尔通内服不见好转，反见加重。近2日心迷神乱，昼夜翻来覆去，不能成寐，烦极时如狂，语无伦次，无端小事亦能发怒，舌质红苔少，脉细数。辨证为阴虚阳亢之不寐。乃因产后失血之体，过用益气升阳之药，耗伤阴气，心火游离所致。处方：黄连9g，阿胶12g（另炖冲服），白芍9g，黄芩9g，鸡子黄2枚（冲服）。试投1剂。次晨来告，服药后，昨晚入睡，今早神清。原方再进2剂而愈。（吴菊保.《新中医》1979，5：16）

6. **失明（早期角膜软化症）——湿热伤阴证** 某女，2岁。患慢性菌痢近1年，经用多种抗生素治疗无效。症见大便稀溏，有时伴黏液，日解3~4次，有后重感，食欲极差，虚烦不眠，形体消瘦，面色萎黄少华，精神不振。双目失明已半月，西医眼科诊为"早期角膜软化症"。舌光红无苔少津，指纹紫红，脉象沉细而数。辨证：肠中湿热未已，痢久而致肝肾阴虚，中气下陷，心火独旺。拟黄连阿胶汤加味。处方：黄连2.1g，黄柏6g，生白芍15g，阿胶9g（烊冲），鸡子黄1枚（冲），西洋参4.5g（另煎冲服）。10余剂痢止，双目复明而基本告愈。（夏睿明.《重庆医药》1977，3：15）

按：舌脉所见，为痢久伤阴殊甚，阴血不能涵养于目而失明。处方剂量对2岁之幼儿可谓重矣。病重者可量大，此无可非议。但苦口良药，小儿岂知医者良苦用心？

7. **苔剥——心阴不足，心阳有余证** 舌乃心之苗。舌上之苔剥落不生者久矣，是心阴不足、心阳有余也。黄连阿胶汤去芩，加大生地。

诒按：胃阴枯涸者，每有此病。心阴不足之说，亦可备一法也。

邓评：苔之剥落，不归咎胃阴，而独责心阴，想其舌必绛色。（《增评柳选四家医案·曹仁伯医案》第93页）

按：案语曰"苔剥"是由"心阴不足，心阳有余"所致。如此病机，必是舌绛红，脉细数，心烦或悸，失眠等。

【临证指要】 黄连阿胶汤主治肾阴不足，心火亢盛，心肾不交所致的心烦不寐等杂病及热性病后期之证候。其舌脉特点为：舌红绛无苔或薄黄，脉细数或弦数。

【实验研究】 本方有明显的镇静作用。

【原文】少阴病，得之一二日，口中和，其背恶寒者，当灸之，附子汤主之。（304）

附子汤方：附子二枚（炮，去皮，破八片），茯苓三两，人参二两，白术四两，芍药三两。上五味，以水八升，煮取三升，去滓，温服一升，日三服。

【提要】 论少阴病寒化的证治。

【简释】 少阴病阳虚体质，症见口中和而不燥不渴，是无里热；背属督脉，总督诸阳，阳虚故背恶寒。内服附子汤，外灸大椎、关元、气海等穴，灸药并施，则温经扶阳之功更著，奏效更捷。本方以人参回生气之源，附子温真阳之本，白术、茯苓健脾利湿，芍药和血，总以扶阳为主，为治疗少阴寒化之剂。

按：本条与下条同为附子汤证，应互参。陈亮斯说："四逆诸方皆有附子，于此独名附子汤，其义重在附子，他方皆附子一枚，此方两枚可见也。"（《中寒论辨证广注》卷中）徐大椿说："此扶阳御寒、益阴固本之剂，为少阴虚寒证之第一要方。"（《伤寒约编》卷六）《金匮要略》妊娠病篇第3条治"妇人怀娠六七月"子脏虚寒证候，"以附子汤温其脏"，为异病同治法，亦应彼此互参。

【方证鉴别】

1. **附子汤证、麻黄细辛附子汤证（301）、真武汤证（82）** 柯琴："此大温大补之方，乃正治伤寒之药。为少阴固本御邪之剂也，夫伤则宜补，寒则宜温，而近世治伤寒者，皆以寒凉克伐相为授受，其不讲于伤寒二字之名实久矣。少阴为阴中之阴，又为阴水之脏，故伤寒之重者，多入少阴，所以少阴一经，最多死症。如少阴病，身体痛，手足寒，骨节痛，口中和，恶寒脉沉者，是纯阴无阳之症……此与麻黄细辛附子汤，皆治少阴表证而大不同，彼因病从外来，表有热而里无热，故当温而兼散；此因病自内出，表里俱寒而大虚，故大温大补。然彼发热而用附子，此不热而用芍药，是又阴阳互根之理也。此与真武汤似同而实异，此倍术、附去姜而用参，全是温补以壮元阳；彼用姜而不用参，尚是温散以逐水气，补散之分歧，只在一味之旋转欤！"（《伤

寒来苏集·伤寒附翼·少阴方总论》)

2. 附子汤证背恶寒与白虎加人参汤证(169条)背微恶寒辨 彼为"热结在里，表里俱热"，其"背微恶寒"为汗出表疏所致，必见口燥渴，脉滑数有力，舌红苔黄燥等热盛证候。此为阳虚于里，表里皆寒，其"背恶寒"为督脉阳虚之故，必见口中和，脉沉弦少力，舌淡苔白润等阳虚证候。

【验案精选】

1. 背恶寒、怯寒

(1)刘某，男，42岁，1990年7月12日初诊。1年来经常心悸，气短，胸闷，头晕，失眠。经各大医院多方检查未能确诊，曾服益气养血安神之药20余剂，症状有所缓和。近半月来，因劳累汗出后，自觉背恶寒甚剧，来诊时，身仍穿毛背心，面色青晦。问其口不渴、不燥、不苦，身体沉重，精神疲惫。舌淡苔白而滑，脉象沉弱。诊为阳气虚弱，寒湿不化证。投以附子汤温阳益气，祛寒化湿。处方：炮附子20g，白术8g，茯苓6g，白芍6g，人参4g。6月18日二诊，诉及服上方3剂，全身有温暖感。又3剂后，已脱下毛背心，尚有轻微冷意，舌脉如上，再进上方6剂而愈。(《伤寒论通释》第336页)

(2)杨某，男，42岁。1976年8月初诊。素性怯寒，深以为苦。视其面色萎黄，形容憔悴，手足不温，时值农历7月，天气亢燥，衣已着棉。稍食生冷或油腻食物，即肠鸣溏泄，小便素多，舌质淡苔白，脉象缓弱，断为秉赋不足，肾命阳虚，又兼后天脾阳不健，故出现上述脉证，病属阳虚恶寒，治法以温补脾肾之阳为主，处方用：熟附片7g，党参15g，土炒白芍，盐水炒补骨脂、焦术、巴戟肉、茯苓、鹿角霜各12g，砂仁7g。此法一直坚持到底，服药10余剂，手足转温，病势渐和，而病竟愈。(《李培生医学文集》第145页)

按：怯寒又称畏寒，是阳气不足，不能温煦分肉肌腠所致，《素问·调经论》所谓"阳虚则外寒"者是也。

2. 胸痹心痛(冠心病、心绞痛、心肌梗死)、眩晕(高血压病)

(1)陈某某，女，48岁，1964年3月24日初诊。1960年起经常头晕，血压不稳定，波动在(190~140)/(120~90)mmHg之间。心慌，虚烦懊侬，胸膺有时发闷，形体逐渐发胖，四肢自觉发胀，腿软沉重。腰部酸痛，睡眠欠佳，入睡困难多梦，小便频而短，大便正常，某医院诊断为：①高血压。②冠状动脉粥样硬化性心脏病。脉沉迟，舌质正常苔后根薄黄腻。血压169/98mmHg。病由阳虚湿胜，治宜温阳利湿。处方(附子汤加味)：党参6g，生白术6g，茯苓6g，白芍6g，川熟附子(打)4.5g，桑寄生9g，狗脊(炮)9g，杜仲9g，龙骨(打)9g，牡蛎(打)12g。

1964年4月6日复诊：服药后腰已不痛，上午头晕已微，下午尚晕，晚间少腹隐痛，脉沉细迟，舌暗红无苔，虽阳虚湿胜，阴亦不足，治宜阴阳兼顾，温阳益阴法。处方：党参6g，连皮茯苓9g，白芍6g，川熟附子(先煎)18g，龙骨(打)9g，牡蛎(打)12g，熟地6g，桑寄生9g，狗脊9g，杜仲9g，川楝子(炮)4.5g。5剂。

1964年4月14日三诊：服药后头晕又减，虚烦懊侬，脐下腹痛俱见好转，纳谷尚可，睡眠仍不佳，血压118/78mmHg，脉弦缓，舌正常无苔，病势已减，仍宜温阳益阴。处方：党参6g，生白术6g，连皮茯苓9g，白芍6g，川熟附子(先煎)4.5g，熟地6g，枸杞子6g，桑寄生9g，杜仲9g，川楝子(炮)4.5g，龙骨(打)6g，牡蛎12g。5剂。

1964年5月11日四诊：服上药后头晕心烦未作，血压稳定而正常，最近胸膺憋闷不舒，睡眠欠佳，有时因憋气而惊醒，饮食尚好，大便正常，小便次数多，脉左沉微弦滑，右沉迟，舌质正常无苔，服温阳益阴之剂，头晕心烦虽解，而胸阳不足以致湿痰阻滞，心气不宁，治宜调心气，温化痰湿。处方：茯苓6g，法半夏6g，枳实(炒)3g，竹茹3g，远志(炙)3g，九菖蒲3g，枣仁9g，党参4.5g，白术4.5g，生姜2片，小麦(炒)9g，大枣(劈)3枚。5剂(隔日)，随访诸证皆愈。(《蒲辅周医案》第8页)

原按：患者头晕血压高，然而脉沉迟、沉细迟皆阳虚阴盛之象，舌质不红，形体发胖，四肢自觉发胀沉重，困倦乏力，小便频数，综合脉证又为阳虚湿盛之征，法宜温阳利湿，若误用苦寒清热之剂，则更损真阳，致使阴阳更失平衡，病情必因此而增变。蒲老用附子汤温阳益气利湿，龙骨、牡蛎养阴潜镇虚阳，佐以桑寄生、狗脊、杜仲、枸杞子补益肝肾，此方略予增减共服15剂而头晕心中虚烦皆除，血压降至正常。但胸膺憋闷，睡眠欠佳，改以十味温胆加减，调心气，化痰湿善其后。

按：目前治高血压病，多以清、润、潜、降为大法，很少用桂、附、参、芪等益气助阳方药。上述治例提醒大家，西医诊断的任何一个"病"，中医都要辨"证"。笔者临证几十年，观察到高血压病日久，确有阳气不足证候为主者，以补阳还五汤为主方，加入平补肝肾药，常能取得调平血压，缓解症状之疗效。

（2）唐某，男，51岁，1980年6月24日入院治疗。平素伏案少动，经常熬夜，长期失眠，血压持续在（190~170）/（120~100）mmHg之间。1979年冬季以来，常阵发心前区刺痛。1980年5月20日，因劳累过度，情志不舒，骤发胸背剧痛，大汗淋漓，面色苍白，四肢厥冷，手足青紫，处于昏迷状态。急送某医院诊以"心肌梗死"，经吸氧、输液等抢救措施，3日后脱险。但仍神志模糊，稍一劳累，心绞痛即发作，于1980年6月24日，入我院住院用中药治疗。先后用活血化瘀、祛湿化痰、育阴潜阳等法治之，症状时轻时重。3月26日突发心绞痛，症见面色青黄，剧痛难忍，背冷恶寒，汗出不止，四肢发凉，指端青紫，舌淡苔白多津，脉沉细。证属阴寒内盛，胸阳不振。尤以背恶寒症状突出，思仲景"少阴病得之一二日，口中和，其背恶寒者……附子汤主之。"以附子汤加味。处方：红参、炮附子各10g，白术、川芎各15g，白芍、茯苓、薤白各30g。急煎顿服。服药须臾，汗止，精神好转，疼痛减轻。2剂后背冷减轻，疼痛消失。以上方继服40剂，心绞痛未再发作，背冷消失，血压稳定在（150~140）/（100~90）mmHg之间，能上班工作。（唐祖宣.《中医杂志》1981，11：39）

3. 阳痿、不育

（1）周某，男，32岁。某年春由亲属孙某某偕同来诊。自诉：结婚6年，未得生育，赴医院检查精子，因不能排精作罢。望之形体似丰，惟症有腰酸背冷，阴头寒，阳痿而不能排精。但有时约月余又有遗精情况出现。自服市上壮阳健肾成药及注射荷尔蒙针剂，而病症依然，未能改善。诊脉沉弱无力，舌质淡白，虽值壮年，仍作先天不足肾命阴阳两虚治之。与附子汤（淡附片、红参、炒白芍、焦术、茯苓）加淫羊藿、枸杞、龟胶、鹿角胶、淡苁蓉、炒杜仲、五味子、炒补骨脂、炒菟丝子、桑螵蛸等出入为方，每月约服15~20剂。服后数月，阳事渐壮，排精正常。至次年春，喜来告曰：其爱人已怀孕矣。（《李培生医学文集》第108页）

（2）刘某，男，32岁，1973年10月初诊。结婚数年，开始性生活尚可，近年来，性欲减退，逐渐形成阳痿。经检查精子活动能力减少，西医治疗及服中成药无效。审视患者精神萎靡不振，因阳事不举，入夜不能安寐，极露苦恼之状。小便多而清利，腰酸腿软、舌质淡红少苔，脉象细而无力。盖此病如属天阉，难以治愈，若是身体虚弱或病后或入房太过所致，如经药物对证治疗，多能痊愈。在治法上，不仅要温补阳气，而且还要照顾阴液，若徒知壮阳，则阳事虽兴而不能持久。盖阳是代表功能，而阴是物质基础，故阳痿治法须从阴阳双补着手。处方用：党参、熟附子、茯神、焦术、白芍、桑螵蛸、鹿角胶、龟胶、枸杞、杜仲、淫羊藿、淡大云、菟丝子熬膏频服，半年后，性生活恢复正常，其爱人今已产一孩矣。（《李培生医学文集》第150页）

原按：少阴肾阳虚衰，性欲减退，或性功能衰颓而形成阳痿，附子汤加入枸杞、肉苁蓉、淫羊藿、鹿角胶之属，温阳壮肾，生精养血，阴阳双补，极有效验。

4. 妇人病 附子汤治妇人病验案，见《金匮》第20篇。

【临证指要】 附子汤主治元阳虚衰、寒湿凝滞所致的体表恶寒，肢节疼痛以及阳虚寒盛所致的内脏病证。

【实验研究】 本方有镇痛抗炎作用，并具有抗心肌缺血，增加红细胞膜流动性及抗血小板聚集等作用。方中主药附子主要含乌头碱等，具有强心、消炎、镇痛等作用，对垂体－肾上腺系统有兴奋作用，这与附子温补肾阳的中医理论相一致。小剂量附子对神经系统有兴奋作用，大剂量则表现为镇痛麻醉功效。附子有毒，其主要毒性成分是双脂型生物碱，3~4mg即可致死，但经加热煎煮易被水解，变成低毒的乌头次碱或无毒的乌头原碱。故应用本方时一定要合理的煎煮。

【原文】 少阴病，身体痛，手足寒，骨节痛，脉沉者，附子汤主之。（305）

【提要】 承上条补叙阳虚身痛的证治。

【简释】 少阴病阳虚外寒，除上条所举之口中和，背恶寒外，尚有身体痛，手足寒，骨节痛等症，皆是阳气虚衰、寒湿凝滞证候。附子汤重用炮附子，温经驱寒镇痛，与人参相伍，温补以壮元阳，与白术、茯苓相伍，健脾以除寒湿，佐芍药和营则通血痹，可加强温经止痛的功用。

按：《伤寒论》身痛证治有三：麻黄汤证，因外感风寒也；桂枝新加汤证，因汗后血虚也；此条附子汤证，因素体阳虚也。病机不同，治法分明。

【验案精选】

1. **身体痛** 郭某，男，43岁，1973年5月初诊。长期水上作业，素与寒水接触，遂患身痛骨节疼痛。曾经西药治疗及服用中药祛风湿（如独活寄生汤）除血痹（如当归四逆汤）之类无效，其舌淡，脉弱，遇寒冷更甚。治法拟温补阳气为主，兼参通行经络止痛除痹之法。处方用：熟附块、赤芍、当归、焦术各10g，党参、茯苓各15g，桑枝30g，全蝎、干地龙、制乳香、制没药各7g。守服15剂。以前周身少汗，服药后汗出较畅，痛势亦减。后因患者服药不便，将汤剂改为丸剂常服。并嘱其如疼痛发作剧烈时，间佐以小剂量小活络丹同服。后此病虽有时复发，但痛势甚轻。（《李培生医学文集》第145页）

2. **关节酸痛** 王某，女，39岁。因居处潮湿而患风湿性关节炎，曾服激素类药物，病情时轻时重。诊见面色青黄、气短乏力，关节酸困疼痛，固定不移，遇寒加重，步履艰难，舌质淡苔薄白，脉沉细无力。证属阳气虚衰，寒湿凝滞。治宜益气温阳，除湿通络。处方：炮附子、党参、白芍、白术、茯苓各30g，细辛15g，黄芪60g。煎服4剂症减，继服12剂疼痛消失。（唐祖宣，等.《中医杂志》1981，11：30）

3. **右上肢痛** 张某，女，39岁，1985年10月25日初诊。13年前曾患产后大出血，经治疗血止。半年后，右上肢肩下腕上整个部位有痛感，逐渐加重，每于夜半子丑之时痛甚难忍。现症：夜半子丑痛甚，难以睡眠，平时汗出湿衣，手足心热，恶心，舌体淡胖苔白厚腻，脉沉缓无力，证属肾阳虚衰，寒湿内生，流注经络，阻遏气血，不通则痛，治以温阳益气，除湿活血。方用《伤寒论》附子汤原方：制附子30g（另包先煎30分钟），茯苓18g，党参20g，焦白术12g，赤芍12g。水煎服，1剂而痛减，连服30剂后，诸症均瘥，随访至今未复发。（《伤寒论通释》第336页张长庆医案）

4. **腰脊痛** 吴某，男，50岁，1974年3月初诊。腰部疼痛，右侧为甚，痛连脊部，其身不能转侧，伛偻而行，“腰者肾之府，转摇不能，肾将惫矣。”肢厥怯寒，得暖感舒，小便清白，苔白，脉迟，自是肾命阳虚、阴寒邪盛之证。拟用温补元阳，消除阴寒，兼固腰肾之法。处方用：熟附块、焦术、炒白芍、炒杜仲、盐水炒补骨脂、巴戟肉各9g，党参、茯苓各18g，炒胡桃肉、炒菟丝子各14g。外贴狗皮膏。连服10剂，腰脊痛势减轻，已能弃杖而行，续与温阳益肾小剂以善其后。（《李培生医学文集》第146页）

【原文】 少阴病，下利[1]，便脓血者，桃花汤[2]主之。（306）

桃花汤方：赤石脂一斤（一半全用，一半筛末），干姜一两，粳米一升。上三味，以水七升，煮米令熟，去滓，温服七合，内赤石脂末[3]方寸匕，日三服。若一服愈，余勿服。

【注脚】

〔1〕下利：包括泄泻与痢疾两病，详见《金匮·呕吐哕下利病》篇。

〔2〕桃花汤：一般认为，方中赤石脂色赤，本方水煎后，色红如桃花，故名。而王晋三的解释更有深义。他说：“桃花汤非名其色也，肾脏阳虚用之，一若寒谷有阳和之致，故名。”（《绛雪园古方选注》）

〔3〕内赤石脂末：本方所用的赤石脂，一半入煎，一半研末，日三次服药时和入方寸匕（6~9g）。

【提要】 论虚寒下利便脓血的证治。

【简释】 下利便脓血，多为热利，如后文第371条白头翁汤证。而本条所述，则为虚寒证。其证候特点是：下利脓血杂下，而里急后重不明显，无肛门灼热，亦无臭秽之气，腹痛绵绵，喜温喜按，口淡不渴，舌淡，脉弱，为脾肾阳虚，络脉不固，大肠滑脱所致。治宜桃花汤温涩固脱。本方以赤石脂涩肠固脱为主药，少辅干姜温中，粳米益脾胃。赤石脂一半全用入煎，取其温涩之功；一半为末，小量冲服，取其直接留着肠中，更有收敛作用。本方所治不一定必有便脓血，凡属滑脱不禁，皆可应用，所谓“涩可固脱”也。但对实邪未尽者，切勿误用，以免留邪为患。

【大论心悟】

桃花汤证新解

历代注家对桃花汤证见解不一，归纳起来，大略有二：一部分注家认为是下焦虚寒，不能固摄使然；另一部分注家则认为是少阴传经热邪所致。此外，舒驰远认为本条疑非仲景原文，他说："此二条（按：指306、307）桃花汤证，嘉言以为少阴热邪，讱庵又谓下焦虚寒，二说纷纭不一，究竟桃花汤皆不合也。若为热邪充斥，下奔而便脓血者，宜用阿胶、芩、连等药；其下焦虚寒而为滑脱者，又当用参、术、桂、附等剂，而桃花汤于二者之中，均无所用之。总缘仲景之书，恐叔和不能尽得其真也，能无憾乎？"（《伤寒集注》卷九）

如何认识上述见解呢？现代伤寒学家冉雪峰（著《冉注伤寒论》《八法效方举隅》等）的见解颇有新义。其子冉先德整理先父经验说："桃花汤原出《伤寒论》少阴篇，历代注家解释为温里收涩，固滑止脱之剂。先父冉雪峰力排众议，独具慧眼，《八法效方举隅》曰："桃花汤方制奥秘，解人难索，从来多认为是温摄，治滑脱。痢疾区域在大肠下行部，轻的发炎，重的溃烂，是热不是寒，何来寒证需温化，何来虚证需补涩；《金匮》云：'热利下重者，白头翁汤主之'，明系大肠发炎。'下利便脓血者，桃花汤主之'，明系大肠溃烂。病延至此，多正气大伤，脉搏低微，皮肤冷汗，很容易认为寒，认为虚。赤石脂排脓血，疗溃伤，生肌，试读《本经》主治便知。干姜既可斡旋已败中气，又可杀灭残余的病原。原方粳米，稼穑作甘，不补之补。本方（按：指冉氏下列验方）易以薏苡仁，平养力较厚。薏苡仁伍瓜瓣，乃宗千金苇茎方义，排脓生肌，消肠部已消未消之壅肿。"《伤寒论》记载桃花汤的主治条文有二，306条曰："少阴病，下利便脓血者，桃花汤主之"。307条曰："少阴病，二三日至四五日，腹痛，小便不利，下利不止便脓血者，桃花汤主之"。明指桃花汤是治脓血便的主方，而且治下痢脓血不止者，其证属里实里热，下迫现象又甚显著，痢无止法，何以用温化固涩之剂？只有推陈致新，排脓生肌，才是正确的治疗方法，从来学者，离开桃花汤主治条文，就方论方，释为温涩之剂，是欠妥的。正如先父所说，此关不透，只能疗发炎的轻痢疾，不能疗溃烂的重痢疾。慢性非特异性溃疡性结肠炎，病变在远端结肠，以溃疡为主，主要症状是腹痛、腹泻及粪便中含有大量脓血和黏液，病情迁延，日久不愈者，用加减桃花汤推陈致新，排脓生肌，一般情况，治疗半月至三月，可获痊愈。此为千虑一得之见，试之临床，效如桴鼓，不忍自秘，因公诸同仁。加减桃花汤方：赤石脂60g（锉，2/3入煎，1/3筛末冲服），干姜3g（炮半黑），薏苡仁30g，瓜瓣12g。上4味，以水5杯，煮石脂、干姜、瓜瓣和薏苡仁令熟，取1杯半，去滓，纳石脂末，日2服，夜1服（按：治例见"验案精选"）。〔《当代名医临证精华·慢性腹泻专辑》（冉雪峰经验，冉先德整理）第189页〕

按：以上冉氏父子古今汇通，联系西医学"结肠炎"分析桃花汤证，可以说是破解了桃花汤方证千古难解之谜，特别是学用结合，其临证经验诚为可贵，应认真效法。

还需要明确，临证以桃花汤不仅辨证治疗"结肠炎"，而且可辨证治疗"痢疾"等病，此异病同治之大法也。

【验案精选】

1. 痢疾（细菌性痢疾）

（1）急性痢疾

陈某，男，70岁。患者于10天前，因天热贪食冷饮，随即腹痛腹泻，排脓血样大便，一日10余次，里急后重。曾在当地医院诊治，经抗生素治疗未效，且诸症渐增，而来我院门诊。拟诊为"急性重型细菌性痢疾"收住院。因其畏惧打针，要求服中药，故转余诊治。辨证属"湿热痢"，治以清热化湿，调气行血，投芍药汤加减。服上方2剂，诸症有增无减。昨夜痢下数十次，小腹及肛门坠痛，虚坐努责不得便，每次只解少许紫色水样便，病势笃剧。再度辨证，患者年届古稀，脾肾阳气已衰，加之贪食冷饮而发病，此乃寒邪直犯少阴，于是遵仲景"少阴病，下利，便脓血者，桃花汤主之"遗训，投桃花汤加味，温涩固下。赤石脂20g，干姜6g，五味子12g，罂粟壳、肉豆蔻各10g，粳米30g（包）。1剂，日3服。另用红参30g，煎汁频服。是日傍晚查视：进上方2煎，病情大有好转，按原方略加减变通，服药6剂而病愈出院。（汪国圣.《上海中医药杂志》1989，8：10）

40年代友人之岳母罹痢疾便脓血，日数十行，百治不效，势甚危笃，后事备矣。延余往视，见其呻吟床笫，精神困惫已极，腹痛喜按，下痢脓血夹杂，色暗不鲜，舌润苔滑，脉虚软，此虚寒下利也。病虽重，尚可治，予桃花汤原方，服1剂而下痢大减，继服3剂而病愈，足见此方之效不同凡响。(《张琪临证经验荟要》第403页)

原按：桃花汤之主药为赤石脂，李时珍谓此药"补心血，生肌肉，厚肠胃，除水湿及脱肛，治冷痢腹痛下白冻如鱼脑"等。余常用此方加味治疗日久不止之滑泄，取其有收敛固脱之功。

按：一般而言，新病多实，久病多虚；痢疾初起，多为实证。上述两案，皆年老体衰而患痢疾。中医治病以辨证论治为要，方证相对，必获良效。

黄某某，女，44岁。1957年4月20日门诊。初病下利后重，腹痛，便脓血，时减时甚日三五次，久久不已，逾时2个月，不以为意，后渐转成滑脱不禁，动作皆泄，但泄又不多，不过点滴，稀便赤白不臭，口不渴，舌淡苔白，脉象虚数无力。里热久泄成脱，仿久利可用苦辛合化法。处方：赤石脂12g，姜炭2.4g，粳米15g，白头翁9g，川连2.4g，黄柏9g，秦皮9g，阿胶9g。药后症无恶变，但觉腹鸣，痛减，乃连服6剂痊愈。(王德藩，等.《福建中医药》1963，1:30)

按：本案是急性痢疾由实转虚，虚实夹杂，故治法虚实兼顾。处方以桃花汤固脱，以白头翁汤治痢。方中加阿胶，乃宗《金匮》产后病篇所谓"产后下利虚极，白头翁加甘草阿胶汤"之法也。

（2）慢性痢疾

胡某某，男，68岁。患下利脓血，已1年有余，时好时坏，起初不甚介意，最近以来，每日利七八次，肛门似无约束，入厕稍迟，即便裤里，不得已，只好在痰盂里大便，其脉迟缓无力，舌质淡嫩。辨为脾肾虚寒，下焦滑脱之下利。为疏：赤石脂60g（30g研末，30g煎服），炮姜9g，粳米1大撮，煨肉蔻9g。服3剂而效，5剂而下利止。又嘱服用四神丸，治有月余而病愈。(《伤寒挈要》第259页)

程某，女，46岁。素有鸦片之癖，中气虚寒，又在溽暑季节，过食瓜果生冷食物伤胃，忽患痢疾。初起下痢赤白，久则纯下清血，杂以稀粕，日六七行。胃脘满闷，饮食减少，病延月余，诊治不愈，渐至面色萎黄，两足浮肿，身倦无力，唇红如朱。脉沉细而数，尺部无力，舌质红绛苔黄腻。据脉按证，知为下利过久而气血两虚之证。此证由于下痢多日，阴气损伤过重，无以维阳，而虚阳上泛，故唇舌绛红。脾阳虚惫，健运失职，因而足面浮肿。前医只知见积治积，见血治血，殊不知积虽去而正亦虚。血下多而气亦陷。故虽服行滞化痢之药多剂，而病不见愈，所幸胃气尚存，脉象沉数而芤是正邪俱虚，可用温涩之剂，佐以温中补血，因以桃花汤加味与之。处方：生赤石脂12g（研细），干姜10g，炒白术10g，杭白芍12g，吉林参3g，制附子6g，当归12g，甘草6g。连服3剂，便血即止，胃满亦轻，知饥能食，而便数不减，腹部下坠而不痛，是阳气仍陷而不举。遂去吉林参，加补气升阳之黄芪15g。连服10剂，精神逐渐恢复，浮肿消退。后又服10余剂，大便正常，身体健壮而愈。(《伤寒论临床实验录》第250页)

原按：桃花汤治疗虚寒滑泻，为常用之剂，凡脾胃虚寒、肠气不固而发生之滑泄，用之有显著的疗效。痢疾日久，脾阳虚弱，肠气滑脱，须用温涩之剂者，应用桃花汤为主方。

李某，女，40岁，1976年5月，自6个月前患急性痢疾，经服四环素、黄连素等，断断续续便脓血不愈，面黄肌瘦，神萎，苔黄腻，脉弱无力，恶寒偏甚，遂以桃花汤加味。赤石脂25g，干姜9g，粳米10g，太子参10g。服3剂后脓血明显好转，连服10剂而愈。(《伤寒论临床研究》第364页)

按：本案与上案皆为"苔黄腻"，此湿热余尽之象，皆用桃花汤治之，为舍舌从脉从症，治病求本也。

2. **泄泻（慢性肠炎、慢性溃疡性结肠炎）**

（1）某，脉微细，肢厥，下痢无度，吴茱萸汤。但能止痛，仍不进食，此阳败阴浊，腑气欲绝，用桃花汤。赤石脂、干姜、白粳米。(《临证指南医案》卷七·痢)

按：此案叙证极简，但已突出了少阴阳虚下焦滑脱的脉症特征，并且分析了已用方药不能止利的原因，从而得出该证的病机为："阳败阴浊，腑气欲绝"，故改用桃花汤主治。

（2）倪某某，男，51岁。1959年9月3日诊。患者下痢已久，便下白垢，清澈不多，有时随矢气而出，难以自禁，精神倦怠，里急后重不甚，舌苔白，脉细。拟温中固涩法，投以桃花汤。处方：赤石脂30g，淡干姜9g，粳米1撮，诃子肉（煨）3枚。服2剂痢止，后以异功散调理治愈。(倪少恒.《江西医药杂志》1965，9:1012)

（3）王某，女，52岁。素有慢性肠炎病史，大便溏薄，腹痛绵绵，今因食油腻，下利不止，服土霉素、氯霉素、呋喃唑酮等药泻利稍减，但仍日10余次，白色脓黏状。兼见小便不利，腹部冷痛，四肢发凉，面色青黄，精神萎靡，口淡不渴，舌淡苔白，脉沉无力。证属脾阳虚衰，下元失固。治宜补脾回阳，温中固涩。处方：赤石脂30g，粳米60g，干姜15g。煎服6剂，腹痛消失，大便已转正常。（唐祖宣，等.《浙江中医杂志》1982，8：378）

（4）张某某，女，27岁，工人。患“慢性非特异性溃疡性结肠炎”3年，大便下脓血，日7~10次，便时里急后重，腹痛不爽，曾在北京某医院做乙状结肠镜检，结肠部充血水肿，有出血点和溃疡灶，迭用多种抗生素，磺胺类药物无效。患者年龄虽轻，面色㿠白，形体消瘦，四肢不温，舌质淡苔薄黄腻，脉沉滑。处方：赤石脂30g（锉，2/3入煎，1/3分2次冲服），干姜6g，生苡仁30g，冬瓜子9g。服本方5剂，脓血便锐减，大便次数也减少，日2~3次，腹痛、里急后重也随之减轻。原方再进5剂，脓血便消失，大便色量正常，成形，日1次。继以四君子汤调理。〔《当代名医临证精华·慢性腹泻专辑》（冉雪峰经验，冉先德整理）第189页〕

3. 其他

（1）慢性阿米巴痢疾　洪某，男，52岁。1959年4月10日入院。自诉：腹泻已3个多月，大便一日三四次至七八次不等，性状稀黄，间有脓血或黏液。经西医注射磺胺剂、依米丁，服磺胺胍、安痢生等，有时大便次数较少，药气一过，即仍旧复发，后改服中药，亦未见效。近日来下腹作痛，大便次数每日增至10余次，稀水状间有脓血黏液；镜检：脓细胞，红细胞及溶组织阿米巴。入院后给予乌梅丸内服，每日3次，每次10粒。2日后精神略佳，但脉濡小，舌白滑苔……时有腹痛，改予桃花汤，煎服3剂，腹痛全止，脓血亦除，大便次数恢复正常。调理1周，面转红润，食欲亦佳，体重增加而出院。2周后复查，一切正常。（吴鹰杨.《新中医》1959，8：332）

按：中医治疗阿米巴痢疾，以鸦胆子为专药。本案在用西药及乌梅丸效果不佳的情况下，用桃花汤治疗而获捷效，可知辨证论治的重要性。当然，如果辨证论治与专方专药相结合，疗效会更加显著。

（2）伤寒肠出血　程某某，男，56岁。患肠伤寒住院治疗40余日，基本已愈，惟大便泻下脓血，血多而脓少，日行三四次，腹中时痛，屡治不效。其人面色素来不泽，手脚发凉，体疲食减，六脉弦缓，舌淡而胖大。此证为脾肾阳虚，寒伤血络，下焦失约，属少阴下利便脓血无疑。且因久利之后，不但大肠滑脱，而气血虚衰亦在所难免，治当温涩固脱保元，桃花汤加减：赤石脂30g（一半煎汤，一半研末冲服），炮姜9g，粳米9g，人参9g，黄芪9g。服3剂而血止，又服3剂大便不泻而体力转佳。转方用归脾汤加减，巩固疗效而收功。（《伤寒论通俗讲话》第125页）

按：本案所谓“肠伤寒”是西医学所述的由伤寒杆菌引起的急性肠道传染病——伤寒。其临床并发症之一是肠出血。

（3）暑温误下、洞泄　田，14岁。暑温误下，寒凉太多，洞泄之后，关闸不藏，随食随便，完谷丝毫不化，脉弦。与桃花汤改粥法。人参、赤石脂（末）、干姜、甘草（炙）、禹余粮（细末）、粳米，先以人参、甘草、干姜三味煎去渣，汤煮粥成，然后和入赤石脂、禹余粮末。愈后补脾阳而大健。（《吴鞠通医案》第237页）

按：粥法颇具巧思，且切合实用，应当效法。

【临证指要】桃花汤主治脾肾虚寒所致的痢疾（细菌性痢疾、阿米巴痢疾）、泄泻（慢性肠炎）以及妇人漏下、带下等病症。

【实验研究】该方主药赤石脂含硅酸铝，另外含铁、锰、镁、钙的氧化物。本品主要有吸附作用，内服能吸附消化道内的毒物如磷、汞、细菌毒素及食物异常发酵的产物；对于发炎的肠黏膜有局部保护作用；对于胃肠出血有止血作用。

【原文】少阴病，二三日至四五日，腹痛，小便不利，下利不止，便脓血者，桃花汤主之。（307）

【提要】承上条补叙虚寒下利的证治。

【简释】本条是对上条桃花汤的补充。少阴病二三日至四五日，比上条时日较久，阳虚寒滞，故腹痛；脾肾阳衰，统摄无权，滑脱不禁，故下利不止，便脓血；大便过多，损伤津液，故小便不利而量少。仍用桃花汤温涩固脱。

【原文】少阴病，下利，便脓血者，可

刺。（308）

【提要】论少阴下利便脓血，可用刺法。

【简释】本条承上两条，言少阴病下利，便脓血者，还可用刺法，或针药并行。

按：本条叙证不详，又未说明刺哪些穴位。一般认为，针与灸各有侧重，“刺法是泻其实热，灸法是温其虚寒”。本证云可刺，应当属热属实，但从临床来看，刺长强穴可治下利滑脱不禁。因此，究竟属寒属热，属虚属实，还应综合具体证候来分析。】

【原文】少阴病，吐利，手足逆冷，烦躁欲死者，吴茱萸汤主之。（309）

【提要】论阴寒犯胃，浊阴上逆的证治。

【简释】本条证候以呕吐为主，虽有下利，必不甚剧，其手足逆冷与烦躁，乃因呕吐繁剧所致，这与真阳欲绝之四逆躁烦者不同。呕吐乃因阴寒犯胃，胃中虚冷，故用吴茱萸汤温胃补虚，降逆止呕。尤在泾：“此寒中少阴，而复上攻阳明之证。吐利厥冷，烦躁欲死者，阴邪盛极而阳气不胜也。故以吴茱萸温里散寒为主，而既吐且利，中气必伤，故以人参、大枣，益虚安中为辅也。然后条（按：指第296条）云：‘少阴病，吐利，烦躁四逆者，死。’此复以吴茱萸汤主之者，彼为阴极而阳欲绝，此为阴盛而阳来争也，病证则同，而辨之于争与绝之间，盖亦微矣。或云先厥冷而后烦躁者，阳欲复而来争也，先烦躁而四逆者，阳不胜而欲绝也，亦通。郭白云云：四逆而烦躁者，不问其余证，先宜服吴茱萸汤；四逆而不烦躁者，先宜服四逆汤；四逆下利，脉不出者，先宜服通脉四逆汤，此三者，治少阴之大法也。”（《伤寒贯珠集·少阴篇·少阴诸法》）

按：吴茱萸汤证于《伤寒论》凡三见：一为阳明病篇第243条，二为少阴病篇此条，三为厥阴病篇第378条，应互参。本条证候虽似少阴病，原文亦冠以“少阴病”，其实并非少阴病，而列入少阴篇，意在示人应注意少阴病类似证候的鉴别。

【验案精选】

吐利，烦躁 肖孩，女，3岁，在某医院住院，1968年3月10日初诊。吐泻1周不止，手脚逆冷，病孩烦躁不安，腹阵痛。医院给予输液及镇吐止泻之剂，俱不应，邀余会诊。见其面色苍白，眼不欲睁，日腹泻4~5次稀水，呕吐频频，不时躁动，舌润多津，手脚凉。辨证为寒邪侵犯脾胃，升降失司，欲作慢惊，宜吴茱萸汤加味温脾胃散寒邪。处方：吴茱萸7.5g，红参10g，红枣3个，生姜10g，胡椒10粒（碎），白术7.5g，甘草5g。水煎服。 3月12日复诊：服药1剂，呕吐即止，腹泻，日2~3次，继以前方调治而愈。（《张琪临证经验荟要》第388页）

按：吴茱萸汤古今医家用之很广，其他【验案精选】见第243条。

【原文】少阴病，下利，咽痛，胸满，心烦，猪肤[1]汤主之。（310）

猪肤汤方：猪肤一斤。上一味，以水一斗，煮取五升，去滓，加白蜜一升，白粉[2]五合，熬香[3]，和令相得，温分六服。

【注脚】

〔1〕猪肤：《汤液本草》称谓“猪皮”。

〔2〕白粉：“即白米粉也”（王好古）。

〔3〕熬香：将上述三药煎熬出香味。

【提要】论少阴阴虚咽痛的证治。

【简释】联系临床及以方测证，猪肤汤所治，以咽痛为主，其他皆或然症。阴虚津耗，虚火上炎，故见咽痛；虚热内扰，故胸满，心烦，治用猪肤汤。方中猪肤甘而微寒，有润燥退热之功；白蜜甘平，能润燥以止咽痛；白米粉可醒脾养胃，全方功能滋阴润燥，补脾和中。王士雄：“皮即肤也。猪肤甘凉，清虚热，治下利，心烦，咽痛，今医罕用此药矣。若无心烦，咽痛兼症者，是寒滑下利，不宜用此。”（《随息居饮食谱·毛羽类第六》）

【验案精选】

1. 咽痛

（1）张，阴损三年不复，入夏咽痛拒纳，寒凉清咽，反加泄泻，则知龙相上腾，若电光火灼，虽倾盆暴雨不能扑灭，必身中阴阳协和方息，此草木无情难效耳。从仲景少阴咽痛，用猪肤汤主之。（《临证指南医案·卷八·咽喉》）

按：叶氏此案，为猪肤汤证的最佳注脚。案语比喻生动确切，极有启发意义。

（2）徐君育，素禀阴虚多火，且有脾约便血证。十月间患冬温发热，咽痛。里医用麻仁、杏仁、半夏、枳橘之属，遂喘逆倚息不得卧，声飒哑，头面赤热，手足逆冷，右手寸关虚大微数。此热伤手太阴气分也，与葳蕤甘草芍药不应。为

制猪肤汤一瓯（ōu 欧。小盆；杯），令隔汤顿热，不时挑服，三日声清，终剂而痛如失。（《张氏医通》）

（3）韩某，男，18岁。患泄泻之病，泻水甚多，连续数月之久。经胃苓汤治疗，腹泻止而咽痛痒，不时咳嗽，心烦少力，不欲饮食，脉细而数，舌光红无苔。此属津伤胃燥，虚火上升。然恐草木之品，不能使津液速生，又恐胃肠泄泻后已虚，运化无力。思仲景之猪肤汤润燥养阴，滋而不腻，补而不滑，洵为上品。故乃如法炮制一瓯，时因天寒，药已成冻，割之成块，病人食之爽口而效果殊佳，服2剂而病痊瘳矣。（刘渡舟.《北京中医学院学报》1985，1：21）

按：本案咽痛，乃久泻伤阴，虚火上炎所致。久泻之后，咽痛而痒，脉细而数，舌光红无苔为辨证关键。

（4）王某某，女，10岁，学生。患儿素体较弱，屡发扁桃腺炎，20天前患麻疹病，曾发热，昏谵，瘥后精神不振，纳食不佳，干咳少痰，咽部灼热痛痒，似有物阻隔，常作“吭”声，入夜尤甚，时索水饮，饮而不多。扁桃腺Ⅰ度肿大，其色淡红，舌质嫩红少苔，脉细数。此系病后余邪未清，真阴不足，热邪直犯少阴之证。治当滋肾泄热，仿猪肤汤凉润法：猪肤30g，粳米15g，雪梨1个（去皮核）。水煎汤饮，每日3~10次。连进7剂，诸恙悉平。（《仲景方药古今应用》第433页）

2. **失音**

（1）李某某，女，22岁。擅歌唱，经常演出。忽声音嘶哑，咽喉干痛，屡服麦冬、胖大海等药不效。舌红，脉细，辨为肺肾阴亏，虚火上扰，“金破不鸣”之证。授以猪肤汤法，令其调鸡子白，徐徐呷服。尽1剂而嗓音亮，喉痛除。（《伤寒论通俗讲话》第130页）

（2）芮某，男，54岁。1974年10月28日初诊。咽干疼，张口欲言但声音一点不能发出已3日。形体消瘦，舌质红苔白干，脉沉弦细，素有腰痛病，现口干欲饮水。喉咙隶属肺肾二经，肺燥伤津，肾阴不滋兼而有之，治宜滋阴降火，用增液汤加味与《伤寒论》猪肤汤并用。6日后口渴减，但仍嘶哑不能出声，改为单用猪肤汤治疗。猪肤30g，用香油炸焦，切成1cm×1cm大的小片，粳米30g，加水800ml，文火煎至粳米烂熟，然后加蜂蜜60ml，少煎片刻，待蜜均匀于水中后住火，分三至四次温服。如此治疗，前后共20日而愈。（《伤寒论通释》第342页）

按：此案对猪肤汤的变通用法，临床可以参考。

（3）李某某，男，36岁，干部。声音低沉，甚或喑哑，已历三载。初因感冒未愈，劳动过度，音变嘶哑。虽经治好转，但嗣屡发。近1年来，音哑不愈，咽部微痛，灼热喉痒，吭喀少痰。伴虚烦少寐，手足心热，体倦腰酸，耳鸣遗精，舌红干少苔，脉细数。此属肺肾亏虚，喉失濡养，虚火上炎，声门开合不利之证。法宜滋补肺肾，方取猪肤汤加味：猪肤30g，粳米，党参各15g，麦冬9g，杏仁6g。煎汤去渣加白蜜一羹匙调服。服药10剂，声音较亮，咽干喉痒已去，夜寐多梦，耳鸣腰酸如故。改拟补肾法以治本。（《仲景方药古今应用》第433页）

按：失音，又称“喑”，治当首辨实虚。实者其病在标，治肺为先；虚者其根在肾，固肾为要。若属肾阴亏虚，虚火上炎而致喑哑者，治当滋肾泄热，取猪肤汤加味治之。用之得当，确有出奇制胜之妙。

3. **牙痛** 熊某，女，35岁。反复牙痛5年，加重1年。近月来牙齿松动，饮食困难，他医以清胃散、知柏地黄丸加减治疗半月不效。诊见形体消瘦，两颧潮红，牙龈微红略肿，咽干，舌红少苔，脉细数。证属肾阴不足，虚火上炎。投猪肤汤加地骨皮、生地各60g，1剂后，牙痛顿消，诸症大减，服药两剂而愈。追访3年未复发。（王宗伦.《四川中医》1985，9：50）

按：此案虽以牙痛为主症，但形体消瘦，两颧潮红，牙龈微红略肿，咽干，舌红少苔，脉细数，乃肾阴不足，虚火上炎之象，故投以猪肤汤。恐其药力不足，加地骨皮、生地，以增滋阴降火之力。此案体现了整体辨证的重要性。

4. **牙衄、紫斑（原发性血小板减少性紫癜）** 毕某某，女，34岁。2年来自觉疲乏无力，牙龈出血，双下肢反复出现紫斑。近2个月来加重，月经增多，四肢紫斑增多，头痛头晕，惊悸失眠，少食，全身无力，不能参加体力劳动。既往健康。检查：全身有散在瘀点，双下肢有弥散性瘀斑。心尖区可闻及收缩期Ⅲ级吹风样杂音。脾在左乳中线肋下1.5cm。出血时间7分钟，凝血时间9分钟；血红蛋白70g/L，红细胞3.2×10^{12}/L，血小板42×10^{9}/L；毛细血管脆性试验阳性。诊断：原发性血小板减少性紫癜。服猪皮胶（猪皮胶30g，烊化或做成胶冻，白开水送服，每天2次，28天为1疗程）2个疗程后，临床症状全部消失，能参加劳动。心尖区闻及收缩期Ⅱ级吹风样杂音，脾未扪及，血液检查基本正常。随访1年无复发。（郭泗训.《新中医》1979，4:33）

5. 鼻衄、紫斑（再生障碍性贫血） 邓某某，女，22岁。1976年6月门诊。3年前开始，头晕乏力，全身有紫点和紫斑，鼻子经常出血，有时一次出200ml左右，月经量多，持续时间长达10余天。近1年来病情加重。既往无其他病史及服有关药物史。曾住院2次，经骨髓穿刺，诊断为再生障碍性贫血。用输血和激素治疗，病情稳定而出院，出院后又反复发作。现眩晕，乏力，呼吸困难，不能行动，特来我院治疗。检查：贫血貌，心尖区可闻及Ⅲ级收缩期吹风样杂音，脾在左乳中线肋下2cm，全身有弥散性瘀点和瘀斑，以下肢为重。血红蛋白55g/L，红细胞2.7×10^{12}/L，白细胞2.9×10^{9}/L；血小板24×10^{9}/L。服猪皮胶3个疗程，临床症状大部分消失，面色红润，全身瘀斑全部消退，仍有少量瘀点，心尖区闻及Ⅱ级收缩期吹风样杂音，脾在肋下2cm。血红蛋白110g/L，红细胞4.2×10^{12}/L，白细胞4×10^{9}/L；血小板51×10^{9}/L。（郭泗训.《新中医》1979，4:33）

按：此与上三案充分体现了单方、验方治大病的神奇疗效，岂可不重视乎？

6. 难产、消渴、虚喘、虚闭、下损 一少妇，分娩，胞水早破，胎涩不能下，俗谓之“沥浆生”。催生药遍试不应。孟英令买鲜猪肉一二斤，洗净切大块，急火煎汤，吹去浮油，恣饮之，即产，母子皆生。且云：猪为水畜，其肉最腴，大补肾阴而生津液。余尝用治肾水枯涸之消渴，阴虚阳越之喘嗽，并具奇效。仲景治少阴咽痛，用猪肤，亦取其补阴虚而戢（jí急。收敛，收藏）浮阳也。后贤不察，反指为有毒之物，汪讱庵非之，是矣。惟外感初愈及虚寒滑泻者，湿盛生痰之证，概不可食。以其滋腻更甚于阿胶、熟地、龙眼也。猪以浙产者为良，北猪不堪入用，吾杭之燥肉鲊，即猪皮为之，可以致远，入药尤为简当，不必泥于“皮”与“肤”之字面而穿凿以夸考据也。

孟英又云：昔老友范君庆簪（zān）语雄曰：解渴莫如猪肉汤。凡官炉银匠每当酷暑，正各县倾造奏销银两纳库之际，银炉最高，火光迎面，故非气血充足者，不能习此业。然人受火烁，其渴莫解，必须猪肉，以急火煎清汤，撇去浮油，缸盛待冷，用此代茶。雄闻而悟曰：此渴乃火烁其液，非茶可解。猪为水畜，其肉最腴，功专补水救液，允非瓜果可比，因此推而及虚喘、虚闭、下损、难产诸证之无液者，无不投之辄应，乃知猪肉为滋阴妙品也。（《回春录新诠》第352页）

按：此案王孟英以“猪肉清汤去浮油”补水救液，颇为恰当。此法为仲景“猪肤汤”之变通用法。王氏潜心医道，熟诵前贤之书而融会贯通，经过反复实践总结，其经验诚为可贵。

【临证指要】 猪肤汤为“滋阴妙品”（王孟英），主治肾阴亏虚、虚火上炎所致的咽痛、喉痹、音哑（慢性咽喉炎）等阴虚证。

【原文】 少阴病二三日，咽痛者，可与甘草汤；不瘥者，与桔梗汤。（311）

甘草汤方：甘草二两。上一味，以水三升，煮取一升半，去滓，温服七合，日二服。

桔梗汤方：桔梗一两，甘草二两。上二味，以水三升，煮取一升，去滓，温分再服。

【提要】 论少阴客热咽痛的证治。

【简释】 少阴经脉循喉咙，客热中于少阴经脉，因而发生咽痛。用一味甘草为方，清解客热；如果服后咽痛不除，佐以桔梗开肺利咽。王旭高：“此治咽痛之主方，非独治少阴咽痛也。甘草生用则凉，故可泄热解毒缓痛；佐以桔梗苦辛，载引甘草于上，清利咽喉，则郁热散而痛自平矣”（《王旭高医书六种·退思集类方歌注》）。陈亦人：“甘草汤与桔梗汤，后世名为甘桔汤，为治疗咽喉疾患的基础方，开肺利咽，与手太阴肺的关系最切，而不关少阴心肾。”（《伤寒论求是·少阴病篇》）

按：《金匮》第7篇第12条治肺痈成脓“桔梗汤主之”。李时珍：“仲景治肺痈唾脓，用桔梗甘草，取其苦辛清肺，又能排脓血补内漏也。其治少阴证二三日咽痛，亦用桔梗甘草，取其苦辛散寒，甘平除热，合而用之，能调寒热也。后人易名甘桔汤，通治咽喉口舌诸痛，宋仁宗加荆芥、防风、连翘，遂名如圣汤，极言其验也。”（《本草纲目·第十二卷·草部》）

【大论心悟】

论甘草汤治诸病疼痛

日本汉方医根据甘草汤具有缓急止痛，能

直接作用于平滑肌及皮肤黏膜，对炎症轻、发赤肿痛不明显的急迫性疼痛和痉挛性疼痛有卓效的临床药理特点，认识到凡咽喉、食道、胃肠、肛门、皮肤黏膜等出现急迫性疼痛，均宜本方治疗。并认为本方内服外用皆可。内服以炎症和肿胀不明显者为宜；外用宜于皮肤或黏膜的疼痛。其具体运用如下：①口腔内痛：口腔炎、牙痛、咽喉痛、食道痛等。②用于声哑，常获良效。③用于胃痛、腹痛，以腹肌紧张或板状为用方指征。④胃溃疡、十二指肠溃疡，服镇痛剂无效，宜此方。⑤用于反射性或痉挛性咳嗽。⑥用于食物中毒：如菌类中毒等。⑦能减轻抗结核药、磺胺剂等药的不良反应。⑧用于过敏性疾患：如过敏性湿疹、荨麻疹、皮肤瘙痒等。⑨适用于排尿痛、尿闭。⑩用于痔核、脱肛等肛门部痛甚；阴部瘙痒、肿痛；跌打损伤、刺伤、虫螫引起的疼痛，宜外用，主要采用浓缩液湿布热敷。(《日本汉方医学精华》第102页)

【验案精选】

1. **咽痛** 小南门杨左，脉沉实，苔微黄，咽痛便难，此为阳明燥盛，当下之。生川军二钱，苦桔梗一钱，炙甘草二钱，炙僵蚕二钱。(《曹颖甫先生医案》)

原按：此方一剂知，二剂已。然咽痛属此者甚少，读者勿以此为常例。

按：此案阳明燥盛为本，故处方以大黄为主药，合用桔梗汤，为标本兼治法。古今医案，罕见只用甘草汤或桔梗汤治咽痛者。

2. **心悸** 伤寒心悸，脉结代者。甘草二两，水三升，煮一半，服七合，日一服。(《本草纲目》第十二卷"甘草"引《伤寒类要》)

按：陈汝兴等（上海中医学院附属龙华医院）从《伤寒论》炙甘草汤治疗"脉结代，心动悸"得到启发，摸索出重用炙甘草30~40g治疗室早、房早获得较好疗效，并将炙甘草研制成针剂，通过动物实验发现，炙甘草注射液对肾上腺素、毒K、乌头碱等诱发的动物心律失常模型均有一定的对抗作用（中国·北京《国际中医心病学术会议论文集》1992∶36）。由此可知，炙甘草汤以炙甘草为主药及《伤寒类要》以单味炙甘草治疗心律失常具有科学根据。另据报道：用生甘草30g，炙甘草30g，泽泻30g。每日1剂水煎，分早晚2次服。治疗经心电图确诊的室性早搏23例，服用此方3~12剂，全部病例症状消失，心电图复查正常。(李艳，等.《长春中医学院学报》1998，3∶封三)

3. **胃脘痛（十二指肠溃疡）** 王某，男，25岁，已婚，军人。1956年10月4日入院。经常空腹时或晚间上腹部疼痛，饭后感到舒适。经钡餐检查，诊断为"十二指肠球部溃疡"。曾住某医院，采用西皮疗法并配合食饵疗法、盐酸普鲁卡因内服等，治疗70余日，仅上腹部疼痛及吐酸、吐饭减轻而出院。出院3个月，因胃痛、吐酸、吐饭逐渐加重而再次入院。检查：发育正常，营养中等，右上腹部有较明显的压痛，肝脾未扪及……钡餐检查：仍为十二指肠球部溃疡。采用甘草汤180ml，饭前空腹时服，每日3次，并用2%盐酸普鲁卡因20ml，每日3次内服。治疗40天后，钡餐复查，溃疡愈合，于11月24日出院。(赵亚东，等.《浙江中医杂志》1957，11∶21)

按：甘味入脾，甘能缓急，甘草至甘，故为补益脾气，治疗消化性溃疡的良药。但应辨证用之，疗效始佳。

4. **海底发** 有一种外科病"海底发"，就是人的会阴部长了一个肿物，疼得厉害，大便的时候疼，小便的时候也疼。会阴在阴经，热毒在阴分，用什么药治啊？只用一味生甘草浓煎，起码是二两，就是60g，吃了就有效，为什么？生甘草能够解少阴的毒热，所以在底下治"海底发"，在上边治少阴的咽痛。(《刘渡舟伤寒论讲稿》第330页)

5. **解毒**

(1) 救治毒蕈中毒 苏某某，男，42岁。于1972年4月2日晚9时左右，炒食在山上采得的野蕈约250g。5小时后出现腹痛，恶心头晕，出冷汗，全身无力，呕吐，于发病后2小时就诊。取甘草150g，浓煎。第1次服药后约10分钟呕吐一次；30分钟后服第2次药，2小时后腹痛、恶心逐渐减轻，再服第2煎药液100ml，2小时后腹痛、恶心消失，但仍感全身乏力，头晕，4小时后腹泻一次，为黄褐色烂便；再服余下的药液100ml，6小时后诸症逐渐消失而痊愈。治疗过程中未用其他疗法。(潘文昭.《新中医》1978，1∶36)

(2) 救治木薯中毒 ①3岁小孩。吃木薯丸后约2小时，发生腹胀泄泻，气喘，昏迷。即用生甘草30g，煎汤分3次服。服后症状消失。②某，成人。吃木薯棵2小时后，腹胀如鼓，疼痛不止，欲吐不得，头昏气促。用甘草45g，煎汤2碗，分2次服。服完病即告愈。(陈坤光.《福建中医药》1965，4∶44)

按：甘草解毒的作用，古人早有经验。《本经》曰甘草"解毒"。《别录》进一步明确说甘草"解百药毒"。

上述救治案例，更佐证了甘草的“解毒”功效。

【临证指要】 张仲景用单味药内服治病仅甘草汤一方。中医治病最早始于单味药。即使以复方治病的时代，古今医家也未忽视单方一味药治病的简捷疗效。古代医家用甘草汤、桔梗汤治疗咽痛、喉痹、肺痈等病症。现代多用之与其他方药合用治急性咽喉炎、扁桃体炎、扁桃体周围脓肿、肺脓肿等。

【实验研究】 甘草汤具有明显的抗炎作用，其抗炎的主要有效成分是甘草酸、甘草次酸以及某些黄酮类物质。甘草还有抗变态反应、提高免疫功能、抗消化性溃疡、解痉、护肝、抗病毒、镇咳祛痰，以及类肾上腺皮质激素样作用等。亦有报导甘草汤有抑制抗癌药物毒性的作用，使其不良反应减低。

【原文】 少阴病，咽中伤生疮，不能语言，声不出者，苦酒[1]汤主之。(312)

苦酒汤方：半夏（洗，破如枣核）十四枚，鸡子一枚（去黄，内上苦酒，着鸡子壳中）。上二味，内半夏苦酒中[2]，以鸡子壳置刀环[3]中，安火上，令三沸，去滓，少少含咽之，不瘥，更作三剂。

【注脚】

〔1〕苦酒：即米醋。

〔2〕内半夏苦酒中：半夏与苦酒间省略介词“于”字。

〔3〕刀环：刀柄部的铁环。今可用铁丝自制。

【提要】 论少阴病咽中伤生疮的治法。

【简释】 咽中伤生疮，咽部糜烂而有所阻塞，以致语言不利，声不得出，故用苦酒汤少少含咽，取其涤痰消肿、止痛敛疮。本方以半夏为主药散结降痰；佐以鸡子清之甘寒，润燥止痛；更以苦酒消肿敛疮。三者相合，可达散结祛痰、消肿止痛的作用。本方应注意“少少含咽之”的服法，目的是为了使药效能持续作用于咽部。

按： 关于方中鸡子白（清）的功效，刘渡舟先生说：“根据很多文献资料来看，鸡蛋白有利血脉、止疼痛、出声音的效果。有位老医生讲到《伤寒论》，说为什么苦酒汤要用鸡蛋清？他就给我讲了个掌故（按：关于古代人物、典章、制度等等的故事）。古代刑罚里有一种叫笞刑，就是打板子。如果不给衙门一点儿钱，打的就是一种狠毒的板子，屁股不肿，但瘀血都在肉里，也就是杖疮。怎么办？就是鸡蛋白慢慢地轻拍，拍来拍去肉就喧起来了，屁股肿了，瘀血都散出来了，就好得快。再说出声音，戏剧演员，就害怕嗓子哑，有一个方子就是喝鸡蛋清。一喝鸡蛋清，嗓子声音就出来了。鸡蛋清能出声音是来自于实践的。”（《刘渡舟伤寒论讲稿》第331页）

【大论心悟】

苦酒汤制剂新解

苦酒汤原方用生半夏（洗，破如枣核）14枚，洗，即沸水冲洗多次，以去其辛烈之味；破，即打碎，使有效成分易于溶解。14枚大小平均约5g。苦酒即醋。按原方用法，醋、水、半夏、蛋清同煮三沸后，蛋清已凝固成块，蛋清本为凉润清火敛疮，凝固则已成废物。遂改为醋与水先煎半夏三沸，去渣，待稍冷溶入蛋清（按：治例见“验案精选”）。伤寒成书后历经战乱佚失，后人整理，未经实践，难免有误。本方半夏经沸水冲洗7次后辛烈大减，绝无害，若用制半夏则疗效逊色多多。本病痰涎甚重，非生半夏难去此缠喉之痰，况又有醋之酸以降火敛疮，鸡子白之清肺开音，三味相合，配伍巧妙，效如桴鼓。本方治咽痛、咽壁有滤泡而致声哑者，效亦速。对急性食道炎，汤水食物下咽，痛如火灼刀割，2剂即愈。对寒证则无效。（《李可老中医急危重症疑难病经验专辑》第294页）

【验案精选】

1. 咽痛、失音（急性扁桃体炎）

（1）县长郭天成之子，12岁，1967年秋患急性扁桃体炎，迁延失治，致成脓肿，邀余往诊。病孩语声不出，不能讲话。双侧扁桃体红肿化脓，喉中只有麦秆细一条缝，痰涎壅盛，时时漱口，不能清理。只能喝一点凉藕粉，热势7日不退，恐有窒息之险。因思救急之法，快不过针刺。遂取双侧少商、商阳、十宣，三棱针重刺出血，病孩得汗，热势稍缓。上病下取，针泻涌泉（少阴之脉循喉咙，少阴热证多犯咽喉要道）行针半小时，5分钟行泻法1次。针毕，病孩已能讲话。遂留六神丸粒，5次噙化。次晨诊之，肿大化脓之扁桃体已缩小约1/3，热退，痰涎仍多，舌苔黄腻。遂疏两方：①苦酒汤：生半夏5g（打碎，沸水冲洗7次），以好醋60g，水30g，煎3沸，去渣，待稍冷，冲化蛋清1枚，缓缓呷服，每日1剂，连服2剂。②连翘、二花、玄参、夏枯草各30g，蚤休15g，山豆根、射干、桔梗、皂刺、甘

草各10g。3剂。上方服后，化脓之双蛾，竟完整地脱壳而愈。(《李可老中医急危重症疑难病经验专辑》第294页)

(2)聂某，女，38岁。咽喉疼痛，干燥，声音嘶哑，甚或声音全无，病程已半月之久。曾就诊于西医，服用“西瓜霜”含片以及先锋霉素Ⅵ等，亦服清热解毒，利咽消肿中药数剂，均无显效。就诊时，声音不出，以笔代言，诉咽痛干燥，饮水不多，寝食难安，检视咽喉，见咽腭弓及扁桃体明显充血，舌质偏红，考虑风热上攻，用《温病条辨》银翘马勃散，药后症有好转，但不日又复如初，后追问患者时咳少痰，自感咽中有物，以咳为快。断为痰热郁结于喉，遂改用《伤寒论》苦酒汤治之。嘱患者取鸡蛋大者一枚，在其尖端破一小口，取出蛋黄及少许蛋清，用法半夏5g捣碎放入蛋口，以醋加满，置于铁丝环上，用火烤蛋壳，令醋煮沸，去渣，微温徐徐含咽，1日2次，2剂则痛减声出，5剂而诸症若失，语言如常。(《伤寒论通释》第343页)

2. **失音(声带水肿)**

(1)于某某，女，32岁。体质尚可，惟易于失音。我告以《伤寒论》苦酒汤法(方用鸡蛋1个，制半夏3g，研粉，醋一汤匙。先将鸡蛋敲破，去蛋黄，灌入半夏粉和醋，放火上，煮一沸，倾出，少少含咽之)。按法服用，颇有效验。(陈义范.《湖南医药杂志》1975，2:31)

(2)王某，女，23岁，演员。1982年7月12日就诊，患者就诊前3天突然声音嘶哑。当地医院诊为“声带水肿”，肌内注射青、链霉素，加服六神丸、胖大海等药，病情不但不减，反渐至声音全无。查其舌脉无异常，给予苦酒汤，2剂后声音豁然响亮，3剂服完，声音恢复正常。(邵桂珍.《湖北中医杂志》1985，5:39)

按：本案由声音嘶哑至声不出，为苦酒汤证之主症，西医诊为“声带水肿”，正合苦酒汤证痰浊痹阻，波及会厌之病机，故用苦酒汤随手而愈。邵氏以“苦酒汤治疗金实不鸣33例”，疗效满意。

3. **温病危症——咽痛** 民国初年，先师在巴县虎溪乡开业。一日深夜，农民陈某来延先师为其内人诊治“温热病”。谓病逾旬日，咽中痛。再至陈家，已闻哭声。陈某谓：“请先生从后门进，免见死者，谓为‘送终’也。”先师答曰：“危而不救，何以医为？”乃径直入患者门。病人已穿殓服，停榻上，脚灯点明。师手执烛细察，见其面色未大变，虽寸口人迎无脉可寻，但趺阳脉微。扪其胸尚温，微有搏动。详询病因后，先师思之：半夏辛温，可和胃气而通阴阳，有开窍之妙，气逆能下，郁结能开。其时夜深，又系乡间，距场镇药肆甚远。忆及《伤寒论》苦酒汤或可救之。时当夏末秋初，执火把荷锄而出，得半夏二枚，先师嘱按古法，用大者一枚，洗净，切十四块薄片，鸡蛋一枚去黄，加米醋少许，混匀，微火上煮三沸，去渣，汤成撬齿徐徐灌之。如食顷，病人目微动，继而有声；又少顷，竟能言语。守候达旦，竟起。后服安宫牛黄丸，迭进汤药调理月余而安。先师妙手回生，一时响于乡里。〔《名老中医之路·第三辑》(吴棹仙经验，唐玉枢整理)第208页〕

【原文】 少阴病，咽中痛，半夏散及汤主之。(313)

半夏散及汤方：半夏(洗)，桂枝(去皮)，甘草(炙)。上三味，等份，各别捣筛已，合治之。白饮和服方寸匕[1]，日三服。若不能散服者，以水一升，煎七沸，内散两方寸匕，更煮三沸，下火令小冷，少少咽之。半夏有毒，不当散服。

按：方后“半夏有毒，不当散服”八字，疑为后人所加之文。若为仲景原文，岂不前后自相矛盾？《玉函》、成注本均无此八字。本方“一般要用汤，用散恐怕不现实。因为，半夏和桂枝呛嗓子”(刘渡舟)。

【注脚】

〔1〕白饮和(huò或)服方寸匕：白饮，即白水；和，掺合、混杂。此句指将水与药末(散)混合服方寸匕。

【提要】 论少阴感寒咽痛的治疗。

【简释】 唐宗海说：“此言外感风寒，客于会厌，于少阴经而咽痛。此证余见多矣，喉间兼发红色，并有痰涎，声音嘶破，咽喉颇痛。四川此病多有，皆用人参败毒散即愈，盖即仲景半夏散及汤之意也。”(《伤寒论浅注补正》卷五)半夏散及汤方辛温开达，为治病求因之法。“若见咽痛而投寒凉，则反闭其邪，必致更重。如温病咽痛，脉证不同，治法亦异……此邪之来源所当辨也。”(章楠《伤寒论本旨》卷四)

按：陈亦人：“半夏散及汤，药用半夏、桂枝、甘草，乃是通阳散寒祛痰利咽，与少阴何涉？于咽痛证中提出，亦是为了鉴别，提示咽痛并非都是热证，也有寒

证。《类方准绳》载有暴寒咽，用本方加生姜五片，可作旁证。”（《伤寒论求是·少阴病篇》）

【方证鉴别】

少阴咽痛四方证治（310~313）“少阴经脉循喉咙挟舌本，邪客少阴经或少阴经脉失养，均可引起咽喉疼痛。若少阴病二三日，因于邪热上攻而咽喉肿痛，但尚未溃破生疮的，则治以甘草汤，解毒消肿止痛……若少阴热邪，循经上冲，灼伤咽喉而生疮，以致妨碍语言，声音不出，且伴有大量分泌物缠绕咽喉而不得清除，治以苦酒汤清热解毒、收敛伤口……若少阴病，寒遏于外，阳郁于内，经气不利，以致咽中痛，痰涎缠喉，咳吐不利，则应用半夏散及汤，散寒涤涎以开结止痛……若少阴病下利之后出现咽痛，则当考虑阴液耗损，经脉失于濡养所致。少阴虚热循经上扰，不仅咽痛，而且还可见胸满、心烦等症。本证治疗用凉用温，均为不妥，可以猪肤汤润肺肾、益肠胃而敛虚热。综上所述可知，咽痛是少阴病变的一个特点，其治疗所用的甘草汤与桔梗汤的解毒散结缓痛；苦酒汤的酸收；猪肤汤的清滋以及半夏散的散寒涤涎等法，直至今日仍奉为喉科治疗之圭臬。”（刘渡舟.《伤寒论通俗讲话》第129~131页）

【验案精选】

1. **痰嗽宿疾，复感外邪——咽痛** 郑某某，女，家庭妇女。身体素弱，有痰嗽宿疾。因娶媳期届，心力俱劳，引起恶寒，发热，头痛等症，咽喉疼痛尤剧，卧床不起，吞咽困难，脉象两寸浮缓，咽部颜色不变。诊断：三阴中少阴主枢，少阴之经循于咽喉，枢机失常，邪气怫逆不能外达而发生咽痛。治以《伤寒论》半夏汤，取桂枝以解肌，甘草以清火，半夏以散结降逆，为表里兼治之法。嘱徐徐咽下。服2剂，寒热、痰嗽、咽痛等顿消。继以扶正而愈。（游建熙.《新中医》1962，7：36）

2. **正气不足，邪郁化脓——咽痛（急性咽炎、扁桃体肿大）** 竹某，女，32岁，1977年8月2日上午就诊。患者发热咽痛数日，脉细而软，并无数急之象。皮肤凉润，舌苔薄白微黄质红。曾服寒凉药不效，现仍咽喉灼痛，吞咽困难，喉中咳出痰色如脓血，微热不退，头目昏痛，此病曾反复发作，此次尤甚。患者神情痛苦，咽部可见重度充血，局部黏膜下有出血点，双侧扁桃体Ⅲ度肿大，表面现脓点，且已破溃，咽后壁淋巴滤泡增生。处方：法半夏9g，嫩桂枝9g，炙甘草9g。上三味，用水1碗烧开，下药，煮三五沸，勿久煎，频频含咽，半日尽剂。次日来诊：微热已清，神情舒展，告曰，药含入口，顿觉爽快。视之：扁桃体已明显缩小，红肿减，但溃破处未愈合，守原方，服时加食醋少许，2剂痊愈。（《伤寒论通释》第344页）

按：案语曰“频频含咽”，“加食醋少许”，皆师苦酒汤法。

3. **肾气素虚，寒邪客咽——咽痛（慢性咽喉炎急性发作）** 王某，男，43岁，工人，1980年2月3日初诊。患咽痛3年，加剧7天。患者于1978年患过急性咽喉炎，经西药治疗后，咽喉疼痛有所减轻，但未能根治，致成慢性咽喉炎。最近7天来因感冒，咳嗽，咽痛加重，曾用过青、链霉素、四环素及中药清热解毒、养阴润肺、清利咽喉等方未效，反见纳呆脘痞，畏寒乏力，口干渴而不欲饮，察其咽喉色紫暗，咽后壁有数个淋巴滤泡增生，自觉吞咽困难，痰多胸闷，腰酸背痛，小便清长，大便稀溏，舌质淡苔白而润，脉沉细。钡剂透视检查排除食道占位病变。四诊合参，显系风寒外束，失于宣散，苦寒早投，阴柔过用，至寒邪内闭，客于少阴，上逆而成少阴咽痛之证，治宜辛温散邪，拟仲景《伤寒论》半夏散及汤加味：制半夏、桂枝、炙甘草、桔梗、熟附子各10g，细辛3g。2剂。2月5日二诊：咽痛减轻，痰多胸闷，咽喉梗塞感已除，大便转实。效不更方，原方加千层纸5g、玄参10g，2剂。2月7日三诊：诸症消除，惟咽后壁淋巴滤泡增生仍存，虑其平素腰酸背痛，慢性咽炎是由精气虚不能上承所致。嘱服金匮肾气丸，早晚各1丸，连服1个月，以巩固疗效。咽后壁淋巴滤泡增生消失，咽痛不作，数年痼疾痊愈。（刘金渊.《新中医》1984，11：19）

4. **初感风热，过投寒凉——咽痛（慢性咽炎）** 王某，女。海军某部队医院护士。经海军某部队医院诊断“慢性咽炎”。症见：咽喉疼痛，声音不扬，神疲乏力，苔白腻，脉细而滑。查：咽部无红肿，双侧扁桃体无肿大，咽后壁淋巴细胞增生。观前医均用大剂银花、连翘、板蓝根、牛蒡之属，或玄参、地、麦之类。据证求因，咽喉乃少阴枢机出入门户，患者初感风热，未能及时开泄，过投寒凉，寒客少阴，真阳受遏，阳郁化热，循经上逆，故病咽痛，若再投苦寒遏郁之，则邪盛正孤，如陷重围，必急投温散开通之剂，以通营卫，畅气血，鼓锐气，抵病巢，破重围，方用半夏散及汤：半夏12g，桂枝9g，甘草6g。嘱其频频含咽，每天1剂。药后复诊。自诉：药含入口，顿觉爽快，神情舒展，守原方再服10剂而愈。（彭万年.《广州中医学院学报》1987，3∶8）

【临证指要】半夏散及汤主治外寒客咽之咽痛（急慢性咽喉炎）。

【原文】少阴病，下利，白通汤主之。（314）

白通汤方：葱白四茎，干姜一两，附子一枚（生，去皮，破八片）。上三味，以水三升，煮取一升，去滓，分温再服。

【提要】论少阴病阳虚寒盛戴阳证的证治。

【简释】少阴病下利，白通汤主之，以方测证，可知其下利是少阴虚寒证，根据后条“下利脉微”，以及第317条通脉四逆汤方后加减法“面色赤者加葱九茎”来看，本条证候还应有脉微，面红如妆，肢冷，畏寒，舌苔白滑等阴盛于内，格阳于上的证候。白通汤由四逆汤去甘草之缓，加葱白破阴通阳而成。功能破阴回阳，宣通上下。

【方证鉴别】

1. **白通汤证与通脉四逆汤证（317）** 两方证均属阳气虚衰，阴盛格阳之证。白通汤证为阴寒内盛，格阳于上，故称阴盛戴阳证。通脉四逆汤证为阴寒内盛，格阳于外，故称阴盛格阳证。两者同中有异，需加以鉴别。

2. **白通汤证与四逆汤证（92）** 白通汤，即四逆汤以葱白易甘草。两方之别：四逆汤以补阳祛寒为主；白通汤既能补阳，又能破阴。陈亮斯说：“此方与四逆汤相类，独去甘草，盖驱寒欲其速，辛热之性，取其骤发，直达下焦，故不欲甘以缓之也，而尤重在葱白。少阴为阴，天之寒气亦为阴，两阴相合而偏于下利，则与阳气隔绝不通，姜、附之力，虽能益阳，不能使真阳之气必入于阴中，惟葱白味辛，能通阳气，令阴得阳而利可愈。盖大辛大热之药原非吾身真阳，不过藉以益吾阳气，非有以通之，能令真阳和会，而何以有济之耶？”（《中寒论辨证论治·卷中》）

【验案精选】

1. 下利

（1）林某某，60岁。因食冷物病泻，每日四五次，腹中冷痛幽幽，脉沉而伏，极不易辨，而手足亦厥冷。先给四逆汤方，服后腹痛似少减，而脉仍如故，泻亦未止。因思仲景有“少阴病，下利，白通汤主之”之说，想正为此证而设。处方：附子15g，干姜10g，葱白5茎。服1剂，即脉起手温，再服1剂，则泻止而病愈。（《伤寒论十四讲》第121页）

（2）周孔昌，体肥而弱，忽然腹痛、泄泻，十指稍冷，脉甚微，因与理中汤，服后泻未止，而厥逆愈进，腹痛愈甚，再诊无脉，知阴寒入肾，盖理中者，仅理中焦，与下焦迥别，改进白通汤，一服而安。（《伤寒论通释》第345页谢映庐医案）

2. **发热（伤寒重证）** 原云南省某医院院长秦某某，住昆明市小南门内绣衣街，有独子名念祖，年13岁，患“伤寒重证”，发热20余日不退。秦精于西医，对其子曾以多种针药施治，未效。又邀约徐、应等数位西医同道会诊，均断言无法挽救。后由秦之门生李某某君推荐，邀余于1948年1月7日前往诊视。患儿已发热不退20余日，晨轻夜重，面色青暗，两颧微发红，口唇焦燥而起血壳，日夜不寐，人事不省，呼吸喘促，时而发迷无神，时而又见烦乱谵语，两手乱抓有如撮空理线，食物不进，小便短赤，大便已数日不通，舌苔黑燥，不渴饮，喂水仅下咽二三口，多则不咣。脉象浮而空，重按无力。此系伤寒转入少阴，阴寒太盛，阴盛格阳，心肾不交，致成外假热而内真寒之阴极似阳证。外虽现一派燥热之象，内则阴寒已极，逼阳外浮，将有脱亡之势。法当大剂扶阳抑阴，回阳收纳，交通心肾，方可挽回，若误认热证，苦寒下咽，必危殆莫救。拟方白通汤加上肉桂主之。处方：附片250g，干姜50g，葱白4茎，上肉桂15g（研末，泡水兑入）。处方之后，秦对中医药怀有疑虑，见此温热大剂，更不敢用，且对余说，他还有一特效办法，即抽取一伤寒病刚愈患者之血液输给病儿，可望有效。孰料是日输血后，身热尤甚，腹痛呻吟不止，更加烦乱谵语。至此，秦已感到束手无策，始将余所拟方药煎汤与其子试服。当晚服后，稍见安静，得寐片刻，面部青暗色稍退而略润，脉象不似昨日之空浮，烦躁谵语稍宁，但见欲寐愈甚，现出少阴虚寒本象，又照原方煎服一次。

1月8日复诊：热度稍降，唇舌已较润，烦乱止，但有时仍说昏话，曾呕吐涎痰一次，仍以白通汤加味扶阳抑阴，交通心肾兼化气行水主之。处方：附片300g，干姜80g，茯苓30g，上肉桂15g（研末，泡水兑入），葱白4茎。上方服后，当晚整夜烦躁不宁，不能入寐，秦君为此又生疑虑，次日促余急往诊视，见到正用硼酸水给患儿洗口。详查病情，脉稍有力，热度较前稍降，神情淡漠，不渴饮。断定此系阴寒太盛，阳气太虚，虽得阳药以助，然病重药轻，药力与病邪相攻，力不胜病，犹兵不胜敌。虽见烦躁不宁，乃药病相争之兆，不必惊疑，尚须加重分量始能克之，拟用大剂四逆汤加味治之。处方：附片400g，干姜150g，上肉桂20g（研末，泡水兑入），朱衣茯神50g，炙远志20g，公丁香5g，生甘草20g。此方药力较重，为救危急，嘱煎透后1小时服药一次。当天下午五时又诊视之，病势已大松，烦躁平定，人已安静，小便转较长。病有转机，是夜又照原方连进，大便始通，泻出酱黑稀粪三次，发热已退去大半，烦乱谵语已不再作，且得熟寐四五小时。10日清晨，脉浮缓，唇舌回润，黑苔退去十之六七，身热退去十之八九，大有转危为安之象。照第三方加西砂仁10g、苍术10g、吴萸8g。治之。

11日三诊：大便又畅泻数次，其色仍酱黑。身热已退净，唇上焦黑血壳已脱去，黑苔再见减少，津液满口。日夜一个对时大便共泄泻十余次，秦君夫妇为此担心害怕，认为有肠出血或肠穿孔的危险，每见其子排泻大便，即流泪惊惶不已。余当即详细解释，良由寒湿邪阴内盛，腹中有如冰霜凝聚，今得阳药温化运行，邪阴溃退，真阳返回而使冰霜化行。所拟方药，皆非泻下之剂，其排泻者为内停寒湿污秽之物，系病除佳兆，邪去则正自能安，方保无虞。于是，病家疑虑始减，继续接受治疗，仍以大剂温化日夜连进。处方：附片400g，干姜80g，上肉桂20g（研末，泡水兑入），西砂仁10g，茯苓50g，苡仁20g，蔻仁8g，甘草30g。

12日四诊：服药后大便又泻十余次，色逐渐转黄，小便已较清长，黑苔全退，尚有白滑苔，食思恢复，随时感到腹中饥饿而索求饮食。因伤寒后期，阳神未复，脾胃亦虚，须当注意调摄，以防食复、劳复等证发生，只宜少量多餐，继拟下方调治：附片400g，干姜80g，上肉桂20g（研末，泡水兑入），西砂仁10g，口芪30g，炙甘草20g，元肉30g。

13日五诊：大便仅泻二次，色黄而溏，唇色红润，白滑苔已退净，神识清明，食量较增，夜已能熟寐，脉静身凉，大病悉退，但阳神尚虚，形体瘦弱，起动则有虚汗而出，遂拟黄芪建中汤加桂附调理之。

14日六诊：脉沉缓而有神，唇舌红润，大便泻利已止，小便清长，有轻微咳嗽，腹中时或作痛，拟四逆汤加味治之。

15日七诊：咳嗽、腹痛已止，惟正气尚虚，起卧乏力，继以四逆汤加参、芪作善后调理，服五六剂而愈，其后体质健康如常。（《吴佩衡医案》第38页）

按：本案病情为西医所述的传染病之一——伤寒。如此重证，在西医专家束手无策的情况下，中医名家却使之起死回生，不得不令人惊叹！先后七八诊，其辨证论治之精细，四诊述证之入理，处方剂量之重大，证候变化之复杂，大病瘥后之调摄等，字字真金，句句在理，岂不令人信服？中医疗效如此，西医岂敢蔑视！中医要振兴，中医当自强，中医与西医应互相取长补短，优势互补，才能更好地为患者服务。

3. **头痛** 刘某某，男，12岁，学生。每晨起头痛绵绵，自汗，精神倦怠，畏寒喜热，舌淡苔白，脉沉细无力。至中午不治则自愈。请某中医诊治，按气虚头痛，屡治无效，严重影响学习。笔者按阳虚头痛，用白通汤加炙甘草，两剂而愈。处方：熟附子6g，干姜4.5g，炙甘草4.5g，葱白3枚。（刘宇.《山东中医学院学报》1977，1∶30）

4. **头晕（高血压病）** 陆某，男，48岁。患高血压10年余，近来病重，头晕剧作，起则尤甚，畏光面赤，心悸时烦，形寒嗜卧，冷汗涔涔，脉沉细数，舌质淡肿嫩，血压208/120mmHg。证属心肾阳衰，格阳于上。治宜破阴回阳，宣通上下。处方：炮附子9g（先煎），干姜4.5g，葱白4枚，淡秋石9g，炙五味子3g，煅龙骨30g，煅牡蛎30g。煎服1剂后头晕，心悸明显减轻，汗止，面赤消失，肢温，脉和缓有力。续服1剂，病情趋于稳定。（龚文德.《中医杂志》1987，8∶16）

按：高血压病以阳亢居多，此案表现为阴盛格阳证候，故用温阳宣通上下的白通汤加收敛潜镇药而收功。

5. **便秘** 余在临证当中遇阳虚寒凝而便闭不通者，用白通汤（附子30g、干姜10g、葱白4寸）治疗，其效甚捷。盖白通汤主少阴病下利，但临床实践亦确能温通泻下，此乃变法。（廖浚泉.《中医杂志》1985，1∶4）

原按：便秘虽属大肠传导功能失常，但与脾胃及肾脏的关系密切。就老年便秘而言，以阴虚血少肠燥最为多见，还见于肾阳不足，肠失于温润者，治当补肾润肠。而由于阳虚寒凝所致者，白通汤温通泄下，确为的对之方。

6. **乳痈（乳腺炎）** 谢某某，女，24岁，江苏人，住昆明市光华街。产后六七日，因夜间起坐哺乳而受寒，次日即感不适，恶寒，发热，头身疼痛，左乳房局部硬结，肿胀疼痛。患者当即赴省级某医院诊治，服银翘散、荆防败毒散等方加减数剂，发热已退，仍有恶寒，左乳房硬结红肿不散，反见增大，疼痛加剧。1周后，创口溃破，流出少许黄色脓液及清淡血水，经西医外科引流消炎治疗，半月后破口逐渐闭合。但乳房肿块未消散，仍红肿疼痛，乳汁不通，眠食不佳。每日午后低热，懔懔（lǐn 凛。畏惧）恶寒，历时1个月未愈。1963年某日延余诊视，病如前述，但见患者面色㿠白，精神疲惫，脉沉细而弱，舌质含青色，苔白厚腻。此乃寒邪失于宣散，郁闭阻滞经脉血络，迁延未愈，血气耗伤，正气内虚，无力抗邪外出。局部虽成破口而脓根未除尽，创口虽敛而痈患未能全部消除，此即所谓养痈而遗患也。法当温通里阳，排脓消肿，散结通乳。方用白通汤加味。处方：附片150g，干姜15g，川芎10g，当归15g，桔梗10g，皂刺9g，赤芍10g，通草6g，细辛5g，白术12g，葱白3茎。服2剂后，恶寒、低热已解，体温退至正常，左乳房红肿硬结渐消。惟乳头右下方复觉灼热、刺痛，局部发红，稍见突起。此系得阳药温运，气血渐复，血脉疏通，正气抗邪，已有托脓外除之势，脉沉细而较前和缓有力，舌质青色已退，舌心尚有腻苔。继以上方加香附9g，连服2剂。腐败之血肉，已化脓成熟，局部皮肤透亮发红。服3剂后，脓包自行溃破，流出黄色脓液半盅多，疼痛顿减，红肿消退。再以温经扶阳调补气血之四逆、当归补血汤加白术、杭芍、桂枝、川芎等连进4剂，脓尽肿消，创口愈合，病告痊瘳。（《吴佩衡医案》第86页）

7. **喉痹** 喉痹，非死证也，而外感时疫，风热客于肺胃，不知升散，只用凉泻，山豆根、射干、黄芩、玄参诸药，朝夕服之，则肺胃壅蔽而死。下元衰惫，水土寒湿，阳不濡布，阴枯反燥，燥气上升，客于咽喉，有类阳热，医者不察，肆用苦寒，金水之源断绝，肺肾两脱，其死更速，以予所治张氏妇有足述焉。妇体肥白，素有痰饮。甲子七月，痛其父之客死他乡也，而哭诸野，归患喉痛，饮甘桔汤不瘥，延外科古先生疗治。古先生谓喉蛾当刺，刺之，出紫血数口，痛不减而气紧，自谓如有人扼其喉者，水浆入口即呛，红肿增剧。更医，仍用通套药冰硼散吹之，冀其开而纳食，缓为调理。孰意痰涎壅塞，刺破处红者反白，黏腻不开，痰在喉间，声如曳锯，万分难耐，乃邀予诊。诊得两尺细如丝，两关弦滑，两寸则无脉可寻，知中宫痰阻，阳不上腾，细阅前方，又皆青黛、僵蚕、芩连、知柏之属，乃豁然曰：痰之阻，药之寒为之也。脾胃之运转，非真火上升，不足以行其关键。今只知治喉痛，而不察其痛之由，无惑乎愈降愈逆，且阳明燥金，不敌太阴湿土，经所谓"出入废，则神机化灭；升降息，则气立孤危也"。危乎！危乎！此非大辛大降，万难望其津液上升。主用白通汤（葱白四茎、干姜一两、生附子一枚，去黑皮用），以逐寒饮而通肺肾之气，分两皆照原方，毫不增减。一剂而痰化，二剂而气通，食欲可进，改用苓桂术甘汤，温中降逆，五帖后喉症悉愈，惟小便了而不了，知膀胱气化不行也，肾气丸缓治之，骎骎（qīn 亲。马跑得很快的样子，比喻迅速消失）向安，一月后痊愈。〔《二续名医类案》（王廷俊·寿芝医案）第3480页〕

原按：《伤寒论》治少阴病下利者，白通汤主之。论与解俱无一字治喉痛，予用之而效，是有道焉。经云：少阴肾经之脉，入肺挟舌，循于喉咙。今肾经寒极，水脏之阳，几于澌灭，太阴湿土，无火蒸化，不能上输于华盖，肺亦干槁。咽喉无津液以润之，焉得不痛？气道壅塞，焉得不肿？医者不明此理，误认阴躁为阳亢，一味以苦寒之品直折之，上中下三焦，皆冰凝石泐（lè 乐。石头被水冲激而成的纹理）矣。故得生附子逐寒温经，通下焦之阳使之上；葱白开窍导气，通上焦之阳使之下；干姜守中燠土，交接上下使之环抱于中宫。正如婴儿姹女，得黄婆而媒合也。古人贵阳而贱阴，义取诸此。经方如神龙变化，善用之，无不效如桴鼓，只视其人之运用何如耳。

8. **手足厥冷（雷诺病）** 徐水县某女，患“雷诺病”，十指青紫，冷痛如冰，前医用当归四逆汤等效不显。切其脉极沉，而舌质亦淡。处方：附子10g，干姜6g，葱白4茎。服1剂而手指冷痛见缓，又服1剂而痛见止。然咽喉因之肿疼，因此不敢再用白通汤以治指端冷痛，因而停药。对该方远期疗效，尚待观察。（《伤寒论十四讲》第121页）

按：舌脉所见，是阳虚而厥，非血虚而厥，故用白通汤见效。服之增咽痛，改拟四逆汤加桔梗可否？

【临证指要】 白通汤主治阳虚寒盛的危急重证（戴阳证）及内科、妇科等杂病。

【实验研究】 参见“四逆汤”条。

【原文】 少阴病，下利，脉微者，与白通汤。利不（按：《脉经》卷七“利不”作“下利”）止，厥逆无脉[1]，干呕烦者，白通加猪胆汁汤主之。服汤，脉暴出[2]者死，微续[3]者生。（315）

白通加猪胆汁汤方：葱白四茎，干姜一两，附子一枚（生，去皮，破八片），人尿五合，猪胆汁一合。上五味，以水三升，煮取一升，去滓，内胆汁、人尿，和令相得，分温再服。若无胆，亦可用。

【注脚】

〔1〕无脉：“言诊之而欲绝也。”（吴谦）

〔2〕脉暴出：服药后脉象由微细欲绝骤然浮大而按之空豁无根，此烛尽焰高，故主死。《金匮》第14篇第10条说：“脉得诸沉，当责有水，身体肿重。水病脉出者，死。”此为急性病，曰“脉暴出”；彼为慢性病，曰“脉出”，彼此病机相类，所预示的预后相同，应互参。

〔3〕微续：服药后，其脉由指下欲绝难寻而徐徐微续而出，为真阳渐回，故主生。

【提要】 承上条论阴盛戴阳证服热药发生格拒的证治及预后。

【简释】 本条应从两个方面理解：一是服了白通汤后病情变化的处理方法；二是服了白通加猪胆汁汤后病情出现顺、逆的不同转归。

服白通汤，不但无效，反而病情加重，由下利而成下利滑脱不止；脉微而至几乎无脉欲绝；更见厥逆等阳虚阴盛证候，所述“干呕，烦者”，此乃阳药被阴邪所格拒的缘故，并非药不对证，故仍主以白通汤，佐入苦降咸寒之猪胆汁、人尿以引阳入阴，此“从者反治”（《素问·至真要大论》）的道理，可避免再发生格拒，从而达到破阴回阳的目的。此外，胆汁、人尿还能滋补涸竭之阴液。“猪胆汁和人尿都是生物的代谢物质，能补体液，比草木的生津补液来得快，直接就被人吸收，吃了才有效”（刘渡舟）。

服白通加猪胆汁汤后，可能出现顺与逆两种转归：脉暴出是阴液枯竭，孤阳无依，完全发露于外，故为死候；脉微续是阴液未竭，阳气渐复之象，则预后较好。徐大椿说：“暴出乃药力所迫，药力尽则气乃绝；微续乃正气自复，故可生也。”（《伤寒论类方·四逆汤类》）

【验案精选】

1. **戴阳证** 王左，灼热旬余，咽痛如裂，舌红起裂且卷，口干不思汤饮，汗虽畅，表热犹壮，脉沉细，两尺空豁，烦躁面赤，肢冷囊缩，显然少阴证具，误服阳经凉药，危险已极，计惟背城借一，勉拟仲圣白通汤加猪胆汁一法，以冀挽回为幸！附子二钱，细辛三分，怀牛膝一钱，葱白三个，上肉桂五分，左牡蛎七钱，猪胆汁一个冲入，微温服。（《张聿青医案》）

原按：本案所见舌象及部分证候为阳热征象，然脉沉细两尺空豁及部分证候已露虚寒真情。可见虚实之要，应辨于脉，若脉之真有力真有神者，方是真实证；似有力似有神者，便是假实证。本案处方师其“法”，非其原方，临证应善于变通也。

2. **高热** 施某，女，17岁。因发热持续不退，入某医院治疗未愈。会诊时，症见高热，全身冷汗不止，声低息短，四肢逆冷，面赤如朱，身重难以转侧。右脉沉细，左脉浮大无根，舌青滑，不思饮，询问服药情况，始知曾用葛根芩连汤、银翘散、白虎汤等方，而发热日增，细审此证之发热，实乃元阳外越，面赤如朱，系阴寒过盛，虚阳上越之假热证。此因误用寒凉，故病势日益增剧，急宜交通阴阳，收纳元气，乃用《伤寒论》白通汤。方药：附片60g，干姜12g，葱白3个。复诊，上方服1剂，病如故。药已对证，但疗效不显，由于阴寒格拒过盛，药不能直达病所，应从阴引阳，本着“甚者从之”，“热因寒用”的治则，于原方加猪胆汁数滴，童便一杯。服后热竟全退，冷汗亦止，面赤身热大为减轻，惟四肢尚冷，继以《伤寒论》干姜附子汤峻扶元阳，交通上下。方药：附子60g，干姜15g。（《伤寒论

通释》第346页）

3. **霍乱** 陈左，夏月阳外阴内，偏嗜生冷，腠理开发，外邪易袭，骤触疫疠不正之气，由口鼻而直入中道，以致寒暑湿滞，互阻中焦，清浊混淆，乱于肠胃，胃失降和，脾乏升运，而大吐大泻，挥霍撩乱。阴邪锢闭于内，中阳不伸，不能鼓击于脉道，故脉伏；不能通达于四肢，故肢冷。两足转筋，一因寒则收引，一因土虚木贼也。汗多烦躁，口渴不欲饮，是阴盛于下，格阳于上，此阴躁也。形内陡然削瘦，脾土大伤，谷气不入，生化欲绝。阴邪无退散之期，阳气有脱离之险，脉症参合，危在旦夕间矣。拟白通四逆加人尿胆汁意，急回欲散之阳，驱内盛之阴，背城借一，以冀获效。生熟附子各9g，淡干姜15g，炙甘草3g，姜半夏9g，吴萸2g，川连0.9g，赤苓12g，陈皮3g，陈木瓜15g，童便1杯冲服，猪胆汁三四滴冲服。（《丁甘仁医案》）

4. **泄泻（单纯性消化不良并脱水）** 俞某某，男，6个月。1972年12月19日住院。家人代诉：患儿已腹泻13天，近日腹泻加重。住院检查：营养差，神疲，皮肤弹性差，前囟凹陷，口唇干燥。诊断：①单纯性消化不良并脱水。②营养不良Ⅰ~Ⅱ度。前后用过乳酶生、氯霉素、新霉素、补液、葛根芩连汤加味等中西药治疗，仍泻下无度，烦躁不安，口渴，呕吐水样液。翌晨，患儿体温38℃，弄舌，烦躁，口渴，小便不利，面色皖白，目眶凹陷，睡卧露睛，即紧急会诊。诊见舌苔白腻，脉细数无力。此为患儿久泻，脾阳下陷，病邪已入少阴，有阴盛格阳之势。病已危重。予白通加猪胆汁汤：川附片15g（开水先煨），干姜4.5g，葱白2寸（后下）。水煎3次，汤成，将童便30ml，猪胆汁6ml，炖温加入，分6次服。12月21日复诊：体温降至正常，泄泻亦减，治以温中散寒，健脾止泻，用附桂理中汤加味以善后。（廖浚泉.《新中医》1975，3：24）

按： 此例因泻下无度而致阴竭阳脱之危证，并见发热、烦躁不安等阴盛格阳证候，此时如单用白通汤、四逆汤之类方药，恐格拒之势加剧，故用白通加猪胆汁汤破阴回阳，以解格拒之势而病转危为安。

【临证指要】 白通加猪胆汁汤为引阳入阴的反佐法，对发生格拒之重证病人很有实用价值。本条凭脉判断死与生的预后论述，确属经验之谈，诚诊脉之妙诀。

【实验研究】 参见四逆汤条。

【原文】 少阴病，二三日不已，至四五日，腹痛，小便不利，四肢沉重疼痛，自下利者，此为有水气，其人或咳，或小便（按：《玉函》卷四、《外台》卷二“便”下并有“自”字）利，或下利，或呕者，真武汤主之。（316）

真武汤方：茯苓、芍药、生姜（切）各三两，白术二两，附子一枚（炮，去皮，破八片）。上五味，以水八升，煮取三升，去滓，温服七合，日三服。若咳者，加五味子半升，细辛、干姜各一两；若小便利者去茯苓；若下利者，去芍药加干姜二两；若呕者，去附子加生姜，足前成半斤。

【提要】 论少阴病阳虚水泛的证治。

【简释】 少阴病，肾阳衰微而不能制水，则水寒之气浸淫内外。成无已说：“腹痛者，寒湿内甚也；四肢沉重疼痛，寒湿外甚也；小便不利，自下利者，湿胜而水谷不别也。”（《注解伤寒论》）“或咳”以下诸或见证，是水饮变动不居所致，故用真武汤温阳利水为主方。此条应与太阳病篇的第82条真武汤证互参。

此条方后注四种或然症加减用药之义，尤在泾说：“咳者，水寒射肺，气逆而不下也。成氏曰：五味子之酸，以收逆气，细辛、干姜之辛，以散水寒。小便利者，水已下趋，不必更利其水，故去茯苓。下利者，寒盛于内也。故去芍药加干姜，避寒而就温也。呕者，气逆于上也。故去附子，加生姜。二物辛热则同，而生姜善降逆，附子能行而不能下，则不同也。”（《伤寒贯珠集·少阴篇·少阴诸法》）

【方证鉴别】

真武汤证与附子汤证（305） 两方证皆为少阴病阳虚，皆表现身痛，而真武汤证之“四肢沉重疼痛”，为阳虚而水寒之气外攻于表；附子汤证之“身体痛，手足寒，骨节痛”，为阳虚而不能温煦四肢体表。两方用药，皆用炮附子、茯苓、白术、芍药，惟真武汤用生姜助附子温散水气，附子汤用人参助附子补益阳气。

【验案精选】

1. **咳喘** 朱某，女，咳喘30多年，自去年8月复发以来至今不止，曾用中西药不效。弟子先用真武汤加人参、杏仁、厚朴、麻黄亦无功。

先生云："素患痰饮，阳气虚亏，久病及肾，水饮上泛，肺失肃降，治宜温心肾，化寒饮之真武汤。然本证脉见细数，阴不恋阳，非但用真武所能效，宜加益气养阴之人参，苦温降气之杏仁、厚朴，去辛散之生姜。用本方何以不效？在于麻黄之一药耳。麻黄虽宣肺平喘，但其性升浮，肾虚不能纳气者，尤当所禁，故宜去之为妥。"问曰："加人参仅为其益气养阴乎？"曰："非仅如此，加人参与附子、白术、茯苓、芍药相配，名附子汤，主治少阴病，身体痛，手足寒，骨节痛，正与本证相合，若加黄芪则无此功。"处以：人参4.5g，茯苓4.5g，白术6g，厚朴4.5g，杏仁4.5g，附子3g，白芍7.5g。药进1剂，诸症悉减。又进2剂，咳喘减去七八，饮食大增，四肢微温，身痛亦减。弟子见其药量太少，欲求速效，改用人参10g，厚朴10g，杏仁10g，附子12g，白芍12g，茯苓30g，白术12g。3剂后，不仅咳喘如初，而且出现心烦，口渴，心悸等症。乃再求师训。先生云："阴阳俱微，补阳则伤阴，益阴则伤阳，故宜小量助正气除邪水，候其正复而自安。"众乃叹服，续服10剂而喘定。（《伤寒论通释》第348页）

2. **水气病（胆囊癌晚期）** 笔者爱人之同学张某某母亲，78岁，天津市蓟县人，2008年9月14日。发现胆囊癌已1年余，服用北京某位治癌专家的中药，病情有所好转。1个多月前笔者曾探视过患者，其脉左弦细右弱，舌嫩红少苔。近日病情加重，水米难入，恶心欲吐，烦躁不安，已8日无大便，3日小便不通，腹部膨胀，一次抽出腹水约1000ml。已准备后事，为了延缓生命，电话求方。我开了个真武汤加参，处方：炮附子15g，白芍10g，白术20g，茯苓60g，生姜15g，西洋参5g。告之每日1剂，若效果不明显，可每日2剂合煎，分四五次小量频服。患者之女3日后打电话欣喜告诉我说：上方取了6剂，首次服药1剂，面色有好转；第2次将2剂共煎，一日服完，精神亦有好转，但仍二便不通；第3次将3剂合煎，分数次服药后，奇效出现了，大便排出，小便通畅，恶心消失，腹胀大减，已安然入睡，醒后索食，且能起床去厕所。询问此方是否可继续服用？告之可守方服用，但要注意观察，若表现呕吐，心率加快，甚至脉有间歇等，此为附子中毒表现，应减量或暂且停服。（吕志杰验案）

按：真武汤治其他诸病【验案精选】见第82条。

【原文】 少阴病，下利清谷，里寒外热，手足厥逆，脉微欲绝，身反不恶寒，其人面色赤，或腹痛，或干呕，或咽痛，或利止脉不出者，通脉四逆汤主之。（317）

通脉四逆汤方：甘草二两（炙），附子大者一枚（生用，去皮，破八片），干姜三两（强人可四两）。上三味，以水三升，煮取一升二合，去滓，分温再服。其脉即出者愈。面色赤者，加葱九茎；腹中痛者，去葱加芍药二两；呕者，加生姜二两；咽痛者，去芍药加桔梗一两；利止脉不出者，去桔梗加人参二两。病皆与方相应者，乃服之。

【提要】 论少阴病"里寒外热"的证治。

【简释】 本条所述证候之病机是"里寒外热"，里寒是本质，是阳虚生内寒；外热是假象，是阴盛于内，格阳于外、戴阳于上之热。所述下利清谷，手足厥逆，脉微欲绝，是阳气虚衰、阴寒内盛之候；虚阳被格拒于外，故身反不恶寒，其人面色赤。"反不恶寒"的"反"字，是说阳虚本应恶寒，现"不恶寒"为格阳于外也。"其人面色赤"为面红如妆而娇艳，与阳明病"面合色赤"（206）之满面通红不同。总之，"里寒外热"为通脉四逆汤的辨证关键。通脉四逆汤与四逆汤药味完全相同，只是干姜、附子的用量较大，温阳驱寒之力量更强。据方后加减法及名医经验，该方应加上两味药：一是大补元气的人参，一是通阳破阴的葱白，其回阳复脉之功与通阳救逆之力才更加切实。

此条方后注五种或然证加减用药之义，尤在泾说："面色赤，阳格于上也，葱中空，味辛，能通阳气；腹中痛，阴滞于里也，芍药味酸，能利阴气，止腹痛，故加之，葱通阳而不利阴，故去之；呕者，阴气上逆也，生姜之辛，可散阴而降逆；咽痛者，阳气上结也，桔梗之辛，可开阳结，去芍药者，恶其收也；利止脉不出，亡血也，故不利桔梗之散，而利人参之甘而能补也。"（《伤寒贯珠集·少阴篇·少阴诸法》）

按：方后注将葱白列入加减法中，不少医家认为是传写之误，而通脉四逆汤中应有葱白。例如汪琥说："据《条辨》（按：指方有执《伤寒论条辨》）云，通脉者，加葱之谓。其言甚合制方之意，况上证云脉微欲绝云云，其人面色赤，其文一直贯下，则葱宜加入方中，不当附于方后，虽通脉之力，不全在葱，实赖葱为引而效始神……原方中无葱白者，乃传写之漏，不得名通脉也。”（《伤寒论辨证广注·中寒脉证》）

柯琴更认为，通脉四逆汤中不但应有葱白，而且应有人参。他说：“……夫人参所以通血脉，安有脉欲绝而不用者？旧本乃于方后云，面色赤者加葱，利止脉不出者加参，岂非抄录者之疏失于本方，而蛇足于加法乎？”（《伤寒来苏集·伤寒附翼·少阴方总论》）

【方证鉴别】

通脉四逆汤证与四逆汤证（92）、附子汤证（304）、白通汤证（314） 吴谦说：“论中扶阳抑阴之剂，中寒阳微不能外达，主以四逆（汤）；中外俱寒，阳气虚甚，主以附子（汤）；阴盛于下，格阳于上，主以白通（汤）；阴盛于内，格阳于外，主以通脉（四逆汤）。是则可知四逆运行阳气者也；附子温补阳气者也；白通宣通上下之阳者也；通脉通达内外之阳者也。今脉微欲绝，里寒外热，是肾中阴盛，格阳于外，故主之也。倍干姜，加甘草佐附子，易名通脉四逆汤者，以其能大壮元阳，主持中外，共招外热返之于内。”（《医宗金鉴》卷七）

【验案精选】

1. 寒中少阴，阴盛格阳证（感冒、高热）

（1）李东垣治冯氏子，年十六，病伤寒，目赤而烦渴，脉七八至。医欲以承气下之。已煮药，而李适从外来。冯告之故，李切脉，大骇曰：几杀此儿！《内经》有言，在脉诸数为热，诸迟为寒。今脉八九至，是热极也。殊不知《至真要大论》曰：病有脉从而病反者何也？岐伯曰：脉至而从，按之不鼓，诸阳皆然。王注云：言病热而脉数，按之不动，乃寒盛格阳而致之，非热也，此传而为阴证矣。令持姜、附来，吾当以热因寒用之法治之。药未就而病者爪甲已青，顿服八两，汗渐出而愈。（《名医类案·卷一·伤寒》）

按：此案患者“目赤”与“面色赤”病机相同，皆阴盛格阳，虚阳浮越之征；其“烦渴”一定是渴喜热饮，或不喜饮。“脉七八至……按之不鼓”，为寒极似阳之象，亦即现代医学所谓心力衰竭而呈虚性兴奋之危象。“药未就而爪甲已青”，是内寒外露，此乃心力衰竭而致静脉瘀血现象。案曰“顿服八两，汗渐出而愈”。可见姜、附用量之大，为通脉四逆汤之法，取此大辛大热之剂，以速破在内之阴寒，而除阴阳格拒之势，待汗渐出，表邪去，阴阳自和而愈。

（2）车某，男，74岁，1975年4月初，感受风寒，全身不适。自以为年迈体衰，营卫不固，遂自拟温补汤剂服之。拖延十余日，病未减轻，又复受风，而病情加剧，头昏体痛，面赤高热，神志恍惚，邻友见之急送医院。查体温39℃，诊为感冒高热，注射庆大霉素，并服西药，高热仍不退，病势危重，遂邀范老至家中急诊。患者阵阵昏迷不醒，脉微欲绝，已高热3日，虽身热异常，但重被覆盖，仍觉心中寒冷。饮食未进，二便闭塞，双颧潮红，舌淡润滑，苔厚腻而黑。患者年逾七旬，阴寒过胜，恐有立亡之危，虽兼太阳表证，应先救其里，急投通脉四逆汤抢救之。处方：生甘草30g，干姜60g，制附片60g（久煎），葱白60g。二诊：服上方2剂，热退黑苔显著减少，阳回而阴霾之气初消，阴阳格拒之象已解。但头痛，身痛，表证仍在；肾阳虚衰，不能化气，故仍二便不利。以麻黄附子甘草汤驱其寒而固其阳，加葱生少阳生发之气。处方：麻黄10g，制附片60g（久煎），生甘草20g，葱白120g。三诊：上方服4剂，头不觉昏，二便通利，黑苔退尽，惟身痛未除。虽阳回表解，但仍舌淡，肢冷。阴寒内盛，呈阳虚身痛之象，宜温升元阳而祛寒邪，以四逆加辽细辛主之。处方：炙甘草20g，干姜30g，制附片60g（久煎），辽细辛6g。四诊：服2剂，余症悉除，其大病瘥后，真阳虚衰，以理中汤加味调理之。1979年7月18日，追访，患者已79岁高龄。自病愈后，几年来身体一直很好。（《范中林六经辨证医案选》第139页）

（3）患儿男性，1岁，于1960年8月28日因发热7天就诊。其母说：7天前发热，经西医诊断为重感冒，用百尔定、青霉素、链霉素等数天后热终未退。检查体温39.5℃，心肺正常，腹部无异常。化验白细胞19.8×10^9/L，中性0.8，淋巴0.15。望诊：眼睛无神，想睡懒睁眼，符合于少阴证的但欲寐，并四肢逆冷，诊脉浮大无根，诊断为少阴格阳证，法宜温中回阳并兼散寒，方用通脉四逆汤。处方：干姜2.4g，附子1.5g，甘草1.5g。开水煎，冷服。服药后，患儿熟睡4小时，醒后精神好，四肢不逆冷，眼睛大睁，不再发热。约2小时后，检查体温37℃，化验白细胞8.4×10^9/L，前后6小时一切症状消失而痊愈。（许云斋.《中医杂志》1962，2:14）

（4）某女，5岁，门诊号0104。于1960年5月7日因发热14天不退就诊。患儿于4月24日下午开始发热，阵发性腹痛，不泻，不呕吐。经西医检查，心肺正常，腹稍胀，无压痛。体温38.5℃。注射百乃定、青霉素、链霉素等，并服合霉素，但发热丝毫未退。5月5日经某中医治疗，诊为“风温”，投银翘散1剂，热反加重。检查脉浮大无根、沉取即散，舌苔淡白边缘微红。体温40.4℃。初步诊断作类似风温外，根据舌象、脉象辨证，尚考虑有少阴格阳证的可能，但因证据未备，暂予轻剂柴葛解肌汤观察。次日复诊：患儿额上微汗，但热仍不退，脉象、体温如前，其热不灼手，面色晄白，口渴索饮，但仅饮一两口即止，身重睡眠，但不偃卧，且身蜷而缩。据此证，认为风温的成分少而少阴格阳的成分多。乃停药一天观察。5月9日复诊：除上述病情外，又诊得下肢厥冷，虽有睡眠，但一叫即醒，并无神昏，此符合于少阴病的“但欲寐”。综合两日的证候分析，确诊为少阴格阳证。法宜温中回阳，方用通脉四逆汤加味。处方：干姜2.4g，附子1.5g，桂枝0.9g，黄芩0.9g，甘草1.5g（按：处方少加桂枝以辛温通阳，黄芩苦寒为佐药）。开水煎，冷服。5月10日复诊：其母代诉：“服药后，天不明即索食。食后精神好转，发热减轻，腹亦不痛。”检查：脉缓不浮，舌苔淡白，舌质转红，体温38℃。仍按前方再服1剂。药后半夜发冷发热，额上、胸上出微汗，后安睡至11日晨，热退身凉而痊愈。（许云斋.《中医杂志》1962，2：14）

按：以上所述四个验案，例一曰“病伤寒”；例二明曰“感受风寒”；例三、例四皆曰始病“发热”，可知其病因皆由感受外邪。例二、三、四体温39~40℃，可谓高热！例一“脉七八至，是热极也。”如此外感高热，怎能再用通脉四逆辛热之剂？四诊合参，其内寒为真，外热为假，治病必求于本也。须知“虚实之要，莫逃于脉”，例一之脉“按之不鼓”；例二之“脉微欲绝”；例三、例四之“脉浮大无根，沉取即散”，皆本虚阳衰之象。再参见舌诊，如例二之“舌淡润滑，苔厚腻而黑”；例四之“舌苔淡白，边缘微红”，更可知阳虚为本。惟附子、干姜等辛热之剂才能壮元阳而退虚热也。

2. 少阴寒化证（肠伤寒）

（1）黄某某，男，11岁。原四川成都市学生。1948年秋，初感全身不适，以后病情逐渐加重，神志昏迷，高热至40℃以上，腹泻。当时正值肠伤寒流行季节，原四川省立医院确诊为“正伤寒”（按：西医将“伤寒与副伤寒统称为肠热病”，俗称“肠伤寒”。所谓“正伤寒”即指“伤寒”。），某专家认为，病已发展至极期，全身性中毒过重，已属不治之症。后由中医会诊，曾以大量犀角、羚羊角、紫雪丹等抢救。患儿虽高热退，腹泻止，而病势却更加沉重，四肢冰冷，脉欲绝，终至垂危。患儿连日来昏迷蜷卧，面色灰白乌暗，形体枯瘦，脉伏微细欲绝，惟以细灯草试鼻孔，尚有丝微气息，四肢厥逆，手冷过肘，足冷过膝，甚至通体厥冷。此为病邪已由阳入阴，发展为少阴阴寒极盛，阳气顷刻欲脱之险恶阶段。急用驱阴回阳，和中固脱之法，以大剂通脉四逆汤1剂灌服急救。处方：川附片120g（久煎），干姜120g，炙甘草60g。上方，连夜频频灌服，至翌日凌晨，患儿家长慌忙赶来连声说：“坏了坏了，服药后鼻中出血了！”范老立即回答：“好了好了，小儿有救了！”遂再诊。患儿外形、病状虽与昨日相似，但呼吸已稍见接续、均匀，初露回生之兆。宜继守原法，以通脉四逆倍加用量再服。处方：川附片500g，干姜500g，炙甘草250g。先以肥母鸡1只熬汤，另以鸡汤煎附片1个半小时，再入姜、草。服药后约2小时，患儿忽从鼻中流出紫黑色凝血两条，约三寸长，口中亦吐出若干血块。这时缓缓睁开双眼，神志开始清醒，并开口说：“我要吃白糕。”全家顿时破涕为笑，皆大欢喜。遂遵原方，再进4剂。患儿神志已完全清醒，语言自如，每日可进少量鸡汤等流质，面色青暗，舌质淡白、乌暗无苔，上肢可活动，开始端碗进食，下肢僵硬，不能屈伸，四肢仍厥冷。病已开始好转，阳气渐复，但阴寒凝聚已深，尤以下肢为甚。原方稍加大曲酒为引，再服。上方又服1剂后，次日下肢即可慢慢屈伸。再服2剂，能下床缓步而行。服至13剂，逐渐康复。患者于1978年12月26日来函说：“30年前，范老治好我的病以后，我于1953年参军，在部队还立了两次三等功，现在机械配件厂当钳工，身体一直很好。”（《范中林六经辨证医案选》第142页）

原按：此例由于失治，病由阳入阴，阳气衰微，阴寒凝滞，即阴阳气血已不能充实于四肢肌肤，故现面色灰白乌暗，脉伏细微欲绝，四肢通体逆冷，甚至昏厥不省。显然，病势已发展至少阴寒化之危重阶段，属典型之四逆证。值此纯阴微阳之际，千钧一发之时，一切以阳气之存亡为转移。阳存可生，阳亡立死，非急投以大剂通脉四逆回阳救逆不可。四逆汤再加干姜一倍，即本例所用之通脉四逆汤。干姜佐附子，更能除六腑之沉寒，回三阴之厥逆，救肾中元阳，脉气欲绝者。倍干姜，尤能增辛热以逐寒邪，取辛温而散之义，加强荡涤阴邪，迎阳归舍之效。灌服后，患儿忽然鼻孔出血，家长惊慌失措，以为误用姜、附必死无疑！殊不知此病后期一派阴气弥漫，复进苦寒退热之品，犹如冰上加霜，周身气血趋于凝聚。此时转投大剂通脉四逆汤，回阳返本，峻逐阴寒，冰伏凝聚之血脉为之温通；阳药运行，阴邪渐化，血从上窍而出，实为通脉四逆推墙倒壁之功，初见起死回生之兆，何惊骇之有？此时此刻，又抓住转机，当机立断，在原方大剂量基础上再加倍翻番，姜、附均增至500g，凝结之血条血块，均被温通而逐出。正邪相搏出现新的突破，患儿终于转危为安。或问：本例患儿在半月之内，每剂附子用量250~500g，累计6500g，经过30年之检验，预后良好。附子的有效量和中毒量问题，是否值得重新探讨?

（2）曾某某，男，17岁，住昆明市环城东路。始因饮食后受寒起病，发热，恶寒，头体痛，延某中医诊视，以清凉解表药2剂无效，当即送入本市西山脚下某医院住院治疗。住院已19日，施以针药，发热虽退，然病势则日益沉重，延请数医会诊，一致诊断为“肠伤寒”，且有肠出血或肠穿孔之虑，决定施用输血方法挽救。输血后病势未减，愈见危笃，竟宣告无效，遂于1943年10月25日延余诊视。余到达该医院，已是晚间九时，询知患者病已19日，身已不发热，但腹中鼓胀，小腹疼痛，不时呻吟，小便短赤，大便有七八日不通，饮食不进，日夜眼不交睫，卧床身不能转侧，但见护士随时以矿泉水与饮之。舌苔白滑而厚腻，不渴饮，脉搏弦紧，重按则无力而空。诊毕，当即告以病势十分危重，系伤寒坏病，病邪深入少阴之脏寒证，阳气内虚，阴寒太盛，寒水阴气内结如冰霜，腹内阴霾四布，发热虽退而里寒已极。二便不通，乃系阴寒凝结，真阳大虚，无力运行，非热结之证可比也。一线生阳有将脱之势，病势垂危，颇为费治。惟有扶阳抑阴温化之法，使在上之寒水邪阴，由口中吐出，中下之寒水邪阴，由二便排泄使除，阳回阴退，方可转危为安。就以仲景通脉四逆汤加吴萸、上桂治之。并告知病家，倘若服药后发生呕吐涎痰或大便泻下切勿惊疑，为病除之兆，一线生机，可望挽回。处方：白附片160g，干姜30g，上肉桂16g（研末，泡水兑入），茯苓26g，吴萸6g，甘草6g。

10月26日再诊：昨服上方后，旋即呕吐涎水碗许，系病除之兆。脉搏弦紧已退而转和缓，大便溏泻一次，小便解三次，惟小腹尚痛，时作时缓。缘病程日久，阳神太亏，里寒太重，虽已见效，然病重药轻，力不胜病，犹兵不胜敌，犹幸气不喘，痰不鸣，手足温暖，脉和缓较有神，继以大剂扶阳温化，务使阳回阴退，渐可转危为安。处方：白附片260g，干姜60g，吴萸20g，上肉桂16g（研末，泡水兑入），公丁香6g，茯苓30g，西砂仁6g。

10月27日三诊：昨日清晨服药后，又呕吐涎水约两碗，下午服药后又吐一次，大便泻利数次，均属“冰霜化行”，病毒邪阴由上下窍道溃退。舌苔仍厚腻，舌质红活，面唇色泽亦转红润，体温如常，脉搏和缓较有神根，腹胀微痛，鼓胀已减去十之六七。大关已过，然病久阳神太亏，邪阴尚未除净，仍以大剂扶阳辅正主之……拟方之后，书引四言一首以为志。阴云四合日光微，转眼真龙便欲飞，辛甘化阳离火现，何愁大地不春归……

11月4日十一诊：病已痊愈，精神饮食均佳，形神尚弱，拟四逆汤加味1剂，继以黄芪建中汤、桂附理中汤及归脾养心汤等善后调理10余日，精神渐复，出院回家休养。此后健康，体质恢复如常。（《吴佩衡医案》第33页）

按：本案前后诊治11次，每剂用白附片160~300g，共计2400g。该书“前言”说明，重用附子应先煎2~3小时。本案患者服药后上吐下泻为何？考虑机制有二：一是，所服方药扶助阳气，祛除寒水邪气之力也；二是，附子有毒（用之量大可致吐泻等毒性及不良反应），毒药攻邪之力也。

范中林、吴佩衡皆为善用附子的现代名老中医。以通脉四逆汤救治“肠伤寒”之危急重症，体现了中医学治疗急性病的优势。

3. 寒湿霍乱 田某儿媳患霍乱，吐泻无度，冷汗出，腹痛筋急，肢厥声小，皮瘪目陷，病来颇暴。予诊时，已服来苏散、藿香正气丸等药，虽无大讹，却不着痛痒，半日时刻，吐泻各在三十次以外，消息停顿，六脉全无，病已濒危，势不及救。察证属寒多，欲与疠疫搏斗，拟通脉四逆汤加重其剂，方用：甘草6g，干姜18g，乌附24g。并书简明医案于方首（霍乱寒多，渴不欲饮，饮亦喜热，舌苔白，吐泻多清水，不大臭，惟耽搁时间过久，救治较迟，肢厥筋挛，皮瘪目陷，六脉全无，病已造极。拟大剂温肾以启下焦生气，温脾以扶中宫颓阳，作最后挽救）。隔三时复诊，吐泻未止，厥逆未回，嘱照原方再进一剂。隔二时又再复诊，吐泻虽缓，厥逆仍未回，俨似正气与邪气同归于尽状，细审细察，探其手心，微有温意。曰：生机在此。盖正气过伤，迟迟其复，兆端已见，稍俟即当厥回向愈，嘱其续将三煎药服完，另用前方，姜、附各减为9g，并加党参12g，夜间作2次缓服。翌晨复诊，厥回脉出，已能起坐，特精力匮乏，为拟理中加知母、栝楼根善后。（《冉雪峰医案》第12页）

按：此案系阳亡液脱之候，阳亡则吐泻无度，肢厥声小，六脉全无；液脱则腹痛筋挛，皮瘪目陷；虚阳外越则冷汗不止。以通脉四逆汤重剂扶阳抑阴，通达内外，以消除格拒。2剂后，阳气来复，手心微温，吐泻渐止，遂于上方加党参续服，回阳护阴。翌日厥回脉出。此乃治疗寒湿霍乱之常法。

4. **寒燥阴结** 病者：族侄孀媳陈氏，年近四十岁，住本乡。原因：先患大便不利，医者予玉竹、麻仁、牛膝等药，驯至小溲艰涩，久之月事亦不通，身微热，已五个月，更数医，率用滋润破气及行血之品。一日雇舆至余馆所迎诊。证候：大腹满胀，胸膈时痞时宽，饮食减少，困倦嗜卧。诊断：脉沉迟而涩，舌苔湿滑而暗。心念疾本阴寒，今因误药，由气分而累及血分，气血交病，药当气血并治，方能有济。继悟气为血帅，气行则血行，毋庸多惹葛藤，倘气治而血不和，转方调血，正自易易。疗法：单从气分斩关夺隘，疏方用大剂通脉四逆汤冷服，嘱其每日必服二剂，并用半硫丸二两，分作七日，每早食前淡姜汤送下，许以服完即愈而去。处方：黑附块八钱，川干姜五钱，炙甘草三钱，清童便两酒盅（冲）。效果：嗣后不十日，遣丁来云，药完而疾愈，请善后方。即授通脉四逆加人参，命其守服十余剂。后余以他事至其家，云后方仅服十剂，即平复如常矣。族侄媳愈后，隔数日，即有邵阳周某妻，年才三十，病症大抵相同，但为日不多，药误亦少，势较轻，即上方减轻分量，授之而愈。厥后上症验案甚多，以无甚出入，不复赘云。〔《重订全国名医验案类编》（萧琢如医案）第206页〕

按：此案以治急症（少阴病阴盛格阳）之方来疗寒燥阴结之杂病，真乃善于变通应用经方者。

5. **阴寒白喉** 病者：周某，忘其年，住邵阳。病名：阴寒白喉。原因：素禀阳虚，传染阴毒而发。证候：喉间初现白点，继则白块满喉，饭粒可进，惟饮水及咽津则病甚，身微热，四肢厥逆。诊断：脉沉缓无神，舌苔灰白而滑，如结痂状。此即金匮阴毒之为病，咽喉痛，五日可治，七日不可治也。疗法：非助阳不足以破阴，故用附姜之辛热为君，佐以炙甘草者，甘平以解毒，使之童便，速驱喉毒从下而泄也。处方：蜜炙黑附块三钱，川干姜二钱（蜜炙），炙甘草一钱，童便二大瓢（冲）。效果：一剂知，二剂已。〔《重订全国名医验案类编》（萧瑞器医案）第326页〕

按：白喉是白喉杆菌引起的急性传染病。其临床特点是：咽喉、鼻等处假膜形成和全身中毒症状，如发热、乏力、恶心呕吐、头痛等，严重者可并发心肌炎和神经瘫痪。近几十年来由于采取“白、百、破混合菌苗”进行预防接种，白喉已基本控制。上述验案表明，中医药治疗急性传染病具有独特疗效。这足可以纠正部分人所谓“中医只能治慢性病，不能治急性病”的偏见。

6. **喘急痰涌** 军官宁乡刘某之父，年六十，先患痰嗽，医药屡更，已逾一月。一日忽手足麻痹，喘急痰涌，口不能言，身微热，汗如泉溢，星夜延诊。脉之沉微，舌苔白而湿滑，即令以姜汁兑开水送下黑锡丹三钱。奈入口不能下咽，乃设法扶令半坐，分三次徐徐灌下，并以吴茱萸研末，醋调炒热，敷两足心，拖住元气，逾一时，始稍苏醒，再灌三钱，痰不涌，喘汗顿减，次晨乃以通脉四逆重加茯苓，阅三日，痰大瘳，继进六君加姜附，调理十余剂，平复如初。（《遁园医案·卷下》）

按：此案患者年至花甲之龄，“喘急痰涌……脉之沉微，舌苔白而湿滑”，为肾阳衰微而不能制水，水饮上泛证。以通脉四逆壮肾阳治本，重加茯苓健脾利水治标，标本兼治以救急，继进六君加姜附培土以收功。

7. **阳虚咽痛** 王某，女，51岁，1979年12月29日诊。患者素体阳虚，近10天咽喉疼痛，曾求诊于某医院，诊为“咽炎”。曾用银翘及玄麦甘桔汤6剂未验。患者语声低弱，手指冰凉，喜近火炉取暖，脉沉细，舌质淡白苔薄白。咽部没有充血肿胀，扁桃体不肿大，口中多津液。辨证属阳虚寒盛。治以四逆汤加桔梗。处方：炮附子6g，干姜3g，炙甘草10g，桔梗10g。每日1剂，水煎，分3次温服。服药2剂见效，咽痛减轻。续服2剂，咽痛消除。（《伤寒论通释》第351页）

按：通脉四逆汤加减法有“咽痛者……加桔梗一两”之明文。此案以治急性热病之方用治慢性杂病，扩大了经方的临床用途，应当效法。

8. **阴证胎黄** 吴某某，男，新生儿，55天。成都某厂职工之子。1957年7月来诊。患儿足月顺产，初生即周身发黄。现已55天，体重1.5kg，身长30多厘米。身面长满黄色细绒毛，长约1cm，皮肤晦黄不退。精神萎靡，四肢不温，皮肤干涩，头发稀疏、黄糙，生殖器肿大。虽值炎暑，还须棉衣厚裹。稍受微风或惊动，皆易引起呕吐。某某医院诊为："先天不足"，未予治疗。范老认为临床罕见，殊难入手。其母再三恳求，方同意试治。询其妊娠期间身体状况，得知怀孕后，嗜饮大量浓茶，每日约5~6磅，连茶叶均嚼食之。故脾阳受伤，湿从内生，湿邪久羁，遗于胞胎。致新生儿先天亏损，脾肾阳气衰微，气亏血败，经隧受阻，胆液浸淫，溢于全身肌肤，故发为胎黄，日久不退。精神萎靡，四肢不温，头发稀疏而黄糙，亦显为少阴阴盛阳微之证。法宜破阴回阳，以通脉四逆汤加味主之，配以针砂散，祛脾胃之湿浊。处方一：制附片15g（久煎），干姜15g，甘草10g，辽细辛1g，葱白30g。处方二：针砂散，每日晨用米汤灌服0.6g，连服20日。月余后，患儿身黄退，体重略增，逗之能笑。遂停药，嘱其细心调养，此后逐渐健康成长。1978年12月18日追访：患儿已长成人，参加工作。体重55kg，身高1.64m。喜爱体育运动，在中学时为业余足球运动员。（《范中林六经辨证医案选》第159页）

原按：此例虽属罕见，但按六经辨证，其主证既属少阴，并兼太阴寒湿。因此，病在何经，即可用其法其方施治。本案之获效，初看之，似某方某药之功，实则六经辨证为生命力之所在。进而剖析，婴儿脾肾阳气不振，寒湿郁滞运化失常，胆汁被阻溢于肌肤，参之肢体不温、发育不良等，应属少阴阴黄。故投以通脉四逆，以助先天之元阳，配以针砂散除脾胃之湿浊。阳旺湿消，气机通畅，则邪去自安。

按：患儿先天不足之阴黄证候，与其母怀孕期间"嗜饮大量浓茶……遗于胞胎"有关。因此，妊娠期间，应合理饮食，善养胎儿，以利优生。

【临证指要】 通脉四逆汤主治病证与四逆汤（92）基本相同。若少阴病阳虚证候甚重，阴盛格阳，"里寒外热"者，应以通脉四逆汤主治。有的医家认为该方中应有葱白、人参，可酌情加入。

【实验研究】 参见四逆汤（92）条。

【原文】 少阴病，四逆，其人或咳，或悸，或小便不利，或腹中痛，或泄利下重者，四逆散主之。（318）

四逆散方：甘草（炙）、枳实（破，水渍，炙干）、柴胡、芍药。上四味，各十分，捣筛，白饮和服方寸匕，日三服。咳者，加五味子、干姜各五分，并主下利；悸者，加桂枝五分；小便不利者，加茯苓五分；腹中痛者，加附子一枚，炮令坼[1]；泄利下重者，先以水五升，煮薤白三升，煮取三升，去滓，以散三方寸匕，内汤中，煮取一升半，分温再服。

【注脚】

［1］坼（chè 彻）：裂开。

【提要】 辨阳郁四逆的证治。

【简释】 四逆之机，成因复杂。以方测证，本条所述"四逆"，乃由于情志因素等，导致气血壅遏，气机不畅，阳气内郁，不能外达四末而手足厥冷（必不甚冷，乃手足不温）。其他五种或然症，皆为气机郁滞，导致肺、心、膀胱、胃肠等功能失常的表现，故用四逆散宣散气血之郁滞。本方用柴胡宣阳解郁使阳气外达，枳实破滞气，芍药和血，甘草缓中调胃。

此条方后注五种或然症加减用药之义，"成氏曰：肺寒气逆则咳，五味子之酸，收逆气，干姜之辛，散肺寒，并主下利者，肺与大肠为表里，上咳下利，治则颇同；悸者寒多，心脉不通则心下鼓也，桂枝辛温，入心通阳气；小便不利，水聚于下也，茯苓甘淡，利窍渗水；腹中痛，寒胜于里也，附子辛温，散寒止痛；泄利下重，寒滞于下也，薤白辛温，散寒通阳气。"（《伤寒贯珠集·少阴篇·少阴诸法》）

按：本条曰"少阴病四逆"，却与四逆散似乎功效不合，故历代注家对本条方证见解不一。以方测证，四逆散为疏畅气机之方，其主症"四逆"必为阳郁不达四末之机。如此方证，若硬要与"少阴病"联系，则只能作如下回答："此本肝胆之剂，而少阴用之者，为水木同源也。"（李中梓）有的注家认为，"四逆"为少阴病寒化证的主症之一，本篇列出此条阳郁四逆的四逆散证，是为了鉴别起见。此说也可能道出了仲景隐而未发之言。总之，从理论指导实践出发，解释本条应跳出"少阴病"的圈子，不要死于句下。

【方歌】

柴芍枳草等分摊，阳郁气滞四逆散，

疏肝理气为祖剂，泄利下重薤白煎。

【方证鉴别】

1. **四逆散证与四逆汤证**（92） 四逆汤主治阳气虚衰，阴寒内盛所致的四肢厥冷。四逆散主治病邪内郁，阻遏阳气不能达于四末所致的手足厥冷。一为阳虚，一为阳郁，临床时一定要分辨清楚，不可误用。一“汤”一“散”，一字之差，病机迥异，方药不同。

2. **四逆散证与小柴胡汤证**（96） 尤在泾说四逆散“制方大意，亦与小柴胡相似”。两方相同点：“辅正逐邪，和解表里，则两方如一方也”。不同之处：四逆散证为气血郁滞，以邪实为主；小柴胡汤证为“血弱气尽，腠理开，邪气因入，与正气相搏”（97），属正虚邪实证候。四逆散为疏达气机，佐以和血之剂；小柴胡汤则是扶正达邪之方也。

【验案精选】

（一）阳郁厥逆

1. **阳厥烦乱** 颜某，男孩，1岁多。1956年9月间，突然高热呕吐泄泻，经县人民医院作急性肠胃炎治疗3日，呕泄均止，转而心烦扰乱，口渴索饮，四肢厥冷，其母抱往我院陈医处诊治，陈医以吐泻后，四肢逆冷，为阴寒内盛，拟桂附理中汤，因病势较急，就商于予。予视之，手足虽厥冷如冰，扪其胸部跳动急促，肤热灼手，触其腹部亦如炕。予曰：初病即手足逆冷，可辨证用桂附理中；此发病3日之后，虽手足逆冷，桂附理中不可轻试，况患儿舌深绛，溲短赤涩，大便成黑黄色而又带有窘迫，时索冷饮，烦扰不宁，是为阳郁厥逆也，宜四逆散。陈医惑其手足冰冷，疑四逆散不能胜任，适彭医至，复邀参看此证，彭医亦赞同四逆散，非急服不可，遂投以此药。服尽1剂，夜半手足变温，心亦不烦，尚能安睡，继服2剂而病愈。（《湖南省老中医医案选》第1集第28页）

按：此例患者虽手足逆冷，但胸腹灼热，心烦饮冷，小溲短赤，舌深绛等为阳气内郁而厥。用四逆散解郁疏肝清热，药到病除。此与少阴寒厥完全不同，一热一寒，一实一虚，临证之际当细心辨识。

2. **阳厥阴虚** 曾治病人全某某，男，32岁。患者手足厥冷而痛麻不堪，手足汗出随厥之深浅而有多少不同，厥深则手足汗出亦多，厥微则手足汗出亦少。曾服附子、干姜等回阳救逆之药无效。视其人身材高大，面颊丰腴，不像寒厥体征，然握其手却冷如冰铁。其脉弦而任按，舌红而苔白。细思此证既非阳虚之寒厥，又非阳盛之热厥，从其脉弦以辨证，可知属阳郁无疑。阳郁于里，不达四肢故为厥，迫阴外渗则汗出，阳郁愈甚则手足厥逆愈深而汗出亦就愈多，反之，手足汗出亦必然相应减少。为疏四逆散原方，服之以观其效。服药后，患者自觉气往下行至脐下，随之则微微跳动，周身顿感轻爽，而手足转温，汗亦不出。患者甚喜，奔走而告，以为病将从此而愈。不料，2剂服完，手足又厥，汗出依旧。余仍以上方，另加桂枝、牡蛎，意使桂枝配芍药以和营卫，牡蛎得芍药敛汗以固阴。服2剂，厥见温而汗出少，但续服则仍无效，病又反复。于翻医书见王太仆名言“益火之源以消阴翳，壮水之主以制阳光”，而恍恍有悟：此证每方皆效，而不能巩固到底，关键在于只知疏达阳郁，不知滋阴以敌阳。阴不足，无以制阳则反逼阴以为汗；阳无偶则自郁而为厥。厥阳之气宜疏，而弱阴岂可不救？于是，本肝肾同治，理气与滋阴并行之法，为疏四逆散与六味地黄汤合方。服6剂，厥回手温而汗止。后追访得知，其病终未复发。（《伤寒论通俗讲话》第128页）

3. **阳厥发热** 龚某某，女，83岁。发热5天，头昏痛，口干苦，渴饮，大便3天未行，小溲色红而短，昨夜昏眩不能起床，四肢冰冷，苔白厚，脉弦有力。体温38.3℃，按厥逆一证，属阳虚不能达于四肢者为多，本证口干苦而渴，小便红，脉弦有力，与阳虚之厥显然有别。系……病邪内入已深，郁结已甚，故作四肢厥冷。年事虽高，仍须解郁泄热，使邪去正复，厥逆自回。方用四逆散加味：柴胡6g，白芍6g，枳实6g，甘草12g，黄芩9g。翌晨来诊，体温已正常（36.8℃），昨日大便2次，一宿安睡，今晨精神舒畅。续服上方1剂而愈。（张成和.《广东医学》1965，2:35）

4. **阳厥拘挛（皮肌炎）、面黑** 李某某，女，35岁，黑龙江人，1988年5月4日初诊。自诉于1986年夏开始发现午夜后发热，体温在37℃以上，并觉头项强痛，周身乏力，胸闷，四肢关节疼痛，两目胀痛。在当地曾按风湿病治之，服用炎痛息康、阿司匹林以及中药。4个月后在右眉棱内梢处出现黑斑一块，2个月后黑斑遍及全脸，颜面青黑。于1987年3月在某市医院取右手背部组织做病理切片检查，诊断为“系统性红斑狼疮”，服用激素和其他药物治疗。至1987年10月后改服长春中药厂生产的“狼疮丸”3个半月。症情日渐加重，双手拘挛不展，全身不能自主运动，但无疼痛感觉，自觉手足厥冷，皮肉筋骨拘紧，动则疼痛。至1988年1月，全身僵直，大小便时只好取站立姿势。于1988年3月末来北京求治。协和医院确诊为“皮肌炎”（检验单号为“73－178”），投以维生素E和C、泼尼松40mg/d，治疗数十天，不效。转投中医治疗。查病人颜面色黑如茄子色，不能步行，站立不稳，手足厥冷异常，身体沉重发僵，头项强急不舒，口苦咽干，心烦易怒，舌尖红有瘀点苔白罩黄，脉沉弦。诊为肝气郁结，血行不畅，乃投四逆散加味：柴胡16g，白芍18g，枳实12g，炙甘草6g，葛根12g，丹参12g。服药4剂后，手足厥冷减轻，遂以原方加减服20余剂后，病人行走如常，与其夫登北海公园白塔游玩。五诊时仍以四逆散为主方，加佩兰叶、生苡仁、白通草化湿浊，连用20余剂，自觉全身轻健如常人，面黑变浅，皮肤及肌肉亦不觉僵硬，自觉其病十愈其七。继以四逆散为主合三仁汤（虑其面“色黑者，有水气”）调治，病日趋痊。至1988年6月末，复查一切正常，无明显不适，面色如常。病人赠锦旗一面以誉中医药之功德。（《伤寒论临床应用五十论》第211页）

原按：本案自始至终以四逆散为主，治愈其“皮肌炎”和“面黑”。《伤寒论》第318条四逆散证原文中“或见症”甚多，只不过是仲景举例而言，说明四逆散所调治之证情复杂多变。肝气郁结则见症百出，血可因气郁而滞，湿可因气郁而生，阳气可因气郁而闭阻不通。能以四逆散为底方治愈本案，已见“顽证多郁（瘀）”“怪病多郁（瘀）”之一斑。

（二）气郁致病

1. 四逆 怎么样就构成了四逆散证？根据临床观察……在杂病中常见，由发怒引起的。这个病和肝也有关系。现在有个方剂叫柴胡疏肝饮，就是以四逆散作基础的。精神受刺激了以后，手脚发背了。北京人叫手脚背了。什么叫背了，背者逆也，就是手脚厥冷了。怎么治？这时候它就有个特点，气达不到四肢，心胸就闷了，堵得慌。气一堵在心胸，心胸一闷，这个人就有点儿说话说不出来，嘴唇直哆嗦。有一次，我就看见这样一个病人，老太太叫闺女气得一下子背过气去，说不出话来了，手脚冰凉，眼睛瞪得挺大，嘴唇直哆嗦。四逆散治疗这样的病都是有效的。在临床上根据这个机制，凡是阳气受到郁遏而四肢厥逆的，都可以用四逆散……用四逆散治疗因气郁而致的男性阳痿，女性性冷淡，也很有效。（《刘渡舟伤寒论讲稿》第337页）

2. 阳痿 一青年，体甚壮，其妻从乡间来，风尘仆仆，一路劳乏，入夜而睡，未行夫妻之事，青年强之，则拒之甚力。由此，青年顿然阳痿，求医又多服补肾之药，则终不能起矣。切其脉弦，按之有力。此乃肝肾气郁，亦实证中之羸候也。为疏四逆散原方加知母6g、黄柏6g。凡3剂而愈。（《新编伤寒论类方》第162页）

3. 腿痛 某女，50岁，农民。1974年5月27日就诊。两腿疼痛，酸软无力，渐至不能行走已月余。患者于1个月前，因恼怒出现脘腹窜痛，时轻时重，并觉两腿烦乱不适。经针刺、服西药2天，腹痛止但两膝关节阵痛，右侧较重并有凉感，两小腿烦乱不适，有时肌肉跳动，腿痛有时感到牵引两侧腰部，手足有时觉凉，背微恶风。近几天腿痛烦乱加重，竟至转侧困难而难以入睡，经常彻夜坐着，饮食锐减，面色萎黄，舌质略红苔薄白，脉左寸弦、关弦滑、尺弱，右脉弦细……治宜疏肝解郁，宣散气血。方用四逆散加味：柴胡9g，白芍6g，枳实9g，甘草9g，怀牛膝9g。水煎服1剂。5月28日复诊：昨晚服头煎后，当夜两腿烦乱的感觉消失，肌跳、疼痛均止，余证亦明显减轻，精神、食欲亦有好转。继与上方1剂。5月30日三诊：昨晨空腹服第2次药后，呕吐黏痰甚多，呕后感觉全身轻松，今日已可不用拐杖自行一段路，食欲增加，足凉、背恶风均较前减轻。并言过去两小腿皮肤有刺激样发热感觉，现亦减轻。这更说明过去是肝郁气滞，致使相火不能流行敷布，郁于下肢。现热感消失，是肝气已经条达之故。舌色正常，两手脉已转缓，尚略沉。拟上方加黄柏6g，水煎服。四诊、五诊略。6月8日六诊：服上方2剂，诸症完全消失，今日可行走较远，惟胃脘略满。拟燥湿清热，健脾和胃，佐以疏肝理气剂（方略）善后。（《伤寒解惑论》第126页）

4. 痴呆（发作性精神痴呆症） 胥某某，男，49岁，公社干部。1977年4月2日就诊。因郁怒引起精神痴呆症反复发作已2年。每发作前，自觉有气从心下上冲至咽喉，遂即口不能言，体不能动，但心中尚能明了。发作后可能移时即恢复正常，也可能持续几分钟。或每日发作一二次，也可能间隔5~20天发作一次。发作将止时，患者有吐出大量痰的幻觉，精神遂即清爽，发作过后每每头痛半天。曾到省、地医院检查，按癫痫治疗，久服西药，未见效果，服中药百余剂，亦未取效。患者常感身冷，手足凉，胃脘略觉胀痛，心烦，口干能饮，饮食尚可，二便正常，舌质红苔黄厚，脉沉弦有力。证属肝郁气滞，胃失和降，湿热内蕴，气机不宣，迫使胃气冲逆，壅塞清窍，遂致如癫痫样发作，治宜宣解郁滞，使肝气条达，冲气自易下降。方用四逆散加味：柴胡9g，白芍9g，枳实9g，草决明12g，生赭石18g，半夏9g，甘草3g。水煎服。4月7日二诊：上方共服5剂，病未再作。自病后从未矢气，服药后却腹中作响，多作矢气，舌苔仍黄厚。知胃气虽已下行，但湿热未消。上方加苍术9g，橘红9g。嘱服4剂。4月11日三诊：7日诊病回家后，当晚9时曾发病，但持续时间甚短，发作时无气上冲之感，发作后头痛消失也快。服药后，身已不觉冷，手足不凉，脉已不沉，舌苔转薄、苔色不黄，舌质略红。因湿热已除，气机已畅，以平陈汤加减，巩固疗效。自后病未再作。(《伤寒解惑论》第126页)

（三）气滞致病

1. **食积发热** 杨某某，女，1岁。发热不退已4天。住某医院，曾屡用退热剂，汗出较多，并用青、链霉素等抗生素仍不退热。于1963年4月12日请蒲老会诊：白昼发热39℃，至夜间体温多达40℃，时有惊惕，手足反凉，无咳嗽，亦不喘促，食纳不佳，大便日2次，夹不消化物，尿少而短，渴不多饮，面黄，舌淡苔中心秽，脉滑数右大于左。按发热而不咳嗽，发汗而热不退，非外感表证可知；面黄而消化不良，纳差而舌苔秽腻，乃食积发热可知。治法当和而兼消，方用四逆以和肝胃，楂、曲、麦芽以消食积。处方：柴胡2.4g，白芍3g，炒枳实3g，炙甘草1.5g，竹茹3g，焦山楂3g，建曲1.5g，麦芽4.5g，莱菔子3g，淡豆豉9g，生姜2片。服上方第1剂时，高热仍在40℃；第2剂发热即退，大便消化改善，已不一日2次，四末仍微凉，舌苔减退，脉滑而不数，原方去豆豉、莱菔子续服2剂，诸证悉平而愈。(《蒲辅周医案》第209页)

原按： 小儿发热，证各不同，治亦有异，或因风寒外感，或因饮食内伤，必须辨析清楚，不可妄行汗下。本例曾屡发汗，汗出虽多，而热不解，徒伤其表，追明其是食积发热之后，法取“和而兼消”，其热再剂即解。其所以用和而兼消者，因其证初起即有惊惕，兼之又屡发汗，肝脾之气失调，阴亦受伤，故用四逆和肝脾，而以芍药、甘草复其阴，柴胡、枳实推陈致新，以助消导之功。

2. **胸胁疼痛（肋间神经痛）** 郑某某，男，26岁，已婚，农民。1966年1月10日初诊。患者两侧胸胁疼痛已有5天。伴胸部堵塞，呼吸气逆不畅，负重挑担则痛不可忍，并引背掣痛，痛剧时自汗淋漓，四末不温，但无固定压痛点，纳谷不香，食则胃脘胀闷不适，大便少而结，小溲尚利，舌苔薄白微腻，脉弦。西医诊断为“肋间神经痛”，曾服西药止痛无效。证属肝失调达，胸阳不畅，气机运行失常。治宜疏肝和胃，宽胸理气。处方：柴胡、白芍、生枳实、炙甘草、川郁金、薤白头各4.5g，全瓜蒌9g，生大麦芽12g。服药1剂，胸塞已舒，疼痛大减，脉象亦显缓和。再剂痊愈。(池绳业.《浙江中医杂志》1966，7:41)

3. **胃脘疼痛** 刘某某，男，35岁。患者于1个月前突然发作胃脘部疼痛，每当食后即作呕，酸水上泛，口苦，屡治未效。舌中有黄腻厚苔，脉象弦滑。辨证：……舌中有黄腻厚苔，以部位而论为脾胃外候；食后作呕是里滞未消；口苦、酸水上泛为肝气横逆。治宜疏肝理气，消滞和胃。方用四逆散加减：柴胡9g，白芍9g，枳实9g，麦芽18g，神曲9g，厚朴6g(后下)，腹皮12g，法夏9g。服2剂而疼痛消失。(张成和.《广东医学》1965，2:35)

4. **术后呃逆（胆结石术后）** 吴某某，男，59岁，北京人，七机部离休干部。因患胆囊多发性结石症，住721医院外科手术治疗，于1987年12月末手术顺利成功。但病人术后回到病房不久，便呃逆频作，大约每4~5秒钟呃逆一次，声响，经针刺、耳针及西药治疗不效，呃逆有增，由于呃逆频频，流食亦不得入口，不能说话，并因呃逆时身体振动大，被迫将手术后的引流管拔出。请本院中医会诊，所服方药以六君子汤为主而不效。余前往诊之，病人形体枯瘦，皮肤皱褶，呃逆频作，声声相连，其声响，舌质红绛苔黄腻，脉弦，询知病人自手术后大便未行，小便短赤，口苦心烦，遂诊为肝胆气逆、横逆犯胃所致，治以疏肝理气、柔肝缓急。投四逆散加味：柴胡16g，白芍30g，枳实10g，炙甘草6g，竹茹12g。服上药时，因呃逆频作而伺机随时咽下。服3剂后，大便通，其味秽，呃逆几近痊愈，唯不思饮食，自觉虚弱乏力，舌红苔厚，脉弦细。仍遵前法调治：柴胡9g，白芍9g，枳实9g，炙甘草4g，太子参9g，花粉15g，麦冬5g。服6剂。病人无明显不适，二便及饮食正常。(《伤寒论临床应用五十论》第210页)

5. **腿胀而肿** 马某某，为笔者2005年夏季授《金匮》课时之女学生。自述从2004年约9月份始，感觉双腿憋胀，至12月份出现指凹性水肿，且全身乏力腹胀，饮食可，晨起水肿较轻，下午则加重，晚上尤甚。检查尿常规、肾功能均正常。追述病因，2004年7月份曾去赞皇县山区旅游，居处较潮湿，回来即出现上述病状。口服多种药物均无效。13岁月经初潮，经期5天，量多，时有血块，色黑，伴有腹胀，腰痛，自初潮起月经即延后，时有数月1次。最近1个月出现便秘，口咽干燥，但不喜饮。腹部触诊：右下腹压痛，两季胁部时而胀痛，与情志有关。舌质绛红苔中根部薄黄，脉沉弦少力。血压80/60mmHg。处方以四逆散：柴胡30g，枳实30g，赤白芍各30g，甘草15g。6剂，每日1剂，水煎分3次温服。6月20日复诊：上方服药1~4剂尚无疗效，服至第5剂时双腿憋闷、水肿明显减轻，腹胀基本缓解，右下腹压痛减轻，大便仍干，月经延后，已38天尚未来潮。舌质略暗红少苔，脉右弦细少力，左沉细少力。血压100/70mmHg。四逆散加味：柴胡30g，枳实30g，赤白芍各30g，甘草15g，当归15g，肉苁蓉20g，泽泻10g。服之3剂，不仅水肿基本消失，大便亦通畅。(吕志杰验案)

按：本案四诊合参，联系病史、月经不调等全面分析，考虑为气滞、血瘀及阴虚。患者初病为双腿憋胀，此《金匮·水气病》篇第26条所谓"无水虚胀者，为气"，即气机壅滞而下肢憋胀。气为血之帅，气滞则血行不利，血不行可致水肿，此《金匮·水气病》篇第19条所谓"经为血，血不利则为水"。再联系月经有血块，更证实血瘀之病机。但舌脉所见，为阴虚之体质，非气滞血瘀之纯实证。法当调气活血以治标，补益阴血以治本，标本兼治，乃为上策。四逆散为的对之方。原方剂量为等份，本案变通用量，倍用芍药，甘草减半。《本经》谓芍药"治血痹"，《别录》谓芍药"散恶血"；《经方实验录》谓"芍药能活静脉之血"，"令足部之静脉血上行"。故重用赤白芍各30g以活血凉血并养阴血。甘草有恋湿增肿之弊(《中药大辞典》记载："甘草制剂能够使多种动物的尿量及钠的排出减少，钾排出增加，血纳上升。")，故减半。经方之妙，就在于精专量大则效宏。复诊时疗效证明，初诊辨证论治、处方遣药是正确的。复诊兼顾便秘辨证，以四逆散合用济川煎(《景岳全书·新方八阵·补阵》)部分药物治之而愈。

6. **妇人乳房痛** 陈某某，女，20岁。产子3月(第一胎)，乳汁不浓，量中等，乳房痛，在哺乳后痛尤甚，乳汁胀时则痛减或不痛，近20余天日甚一日。乳房柔软，不红不肿，亦无硬结，饮食如常，身无它苦。舌苔薄白，脉弦而软。因思痛不离乎肝，肝胃之气不和，木郁不达，故出现乳房空痛延及乳头；乳房属阳明经，乳头属厥阴经，若二经气血郁滞而为实证，势必造成乳痈……今延20余天，绝无红肿硬结现象，既非实证，又不是虚证，故取疏肝利气法。与四逆散加青皮、香附。服药1剂痛减，翌日再诊，与原方2剂，服后其痛全消。〔《伤寒论方医案选编》(程敦夫)第262页〕

7. **肠痈**

(1)急性肠痈(急性阑尾炎) 侯某，男，26岁，大队社员，1974年8月求诊。右下腹持续疼痛已四五天。初时满腹作痛，2天后疼痛局限于脐部右下方。自述已服过治阑尾炎中药3剂，方中有当归、赤芍、公英、双花、乳香、没药等清热解毒、活血行瘀之品，未见疗效，疼痛且有继续加重之势。细询病情，知患者恶寒，肢冷，痛处有灼热感，局部疼痛越重，身冷也越明显，食欲不振，轻度恶心，心烦，口苦，口干不欲饮，舌质红苔薄黄，脉弦数略沉。证属阳热内郁，气机不畅，局部气血瘀滞，与以四逆散合金铃子散。处方：柴胡9g，白芍12g，枳实9g，玄胡索9g，川楝子9g，甘草6g。1剂后，右下腹热痛明显减轻，身不觉寒，四肢转温，恶心止。继服2剂，诸症消失，随访2年，未见复发。(《伤寒解惑论》第126页)

按：本案虽为阑尾炎，但初病尚为气血郁滞，还未至血热毒盛，故清热解毒无功，而调气和血有效。可见中医辨证论治的重要性。

(2)慢性肠痈(慢性阑尾炎) 果某某，女性，44岁，家庭妇女，1962年9月19日初诊。自2月前发现右下腹髂窝处疼痛，每于过劳或紧张时疼痛发作，曾于某医院诊为"慢性阑尾炎"。

此次疼痛发作2天，呈交替性胀痛与牵引疼，已2天未能缓解，舌质正常苔白，脉象沉弦。腹部平软，回盲部明显压痛，但无抵抗紧张感。证属肝气郁结，阳郁于里，不能宣达，拟疏肝和胃为治，用四逆散倍芍药：柴胡12g，枳壳6g，芍药18g，甘草6g。服下首剂右下腹疼痛减轻大半；服药2剂疼痛消失，劳动亦未再发，惟偶尔稍有似痛非痛之感；服药3剂后，疼痛消失未发。嘱将前方隔日服1剂，服用7剂，以巩固疗效。至10月4日复查，诸自觉症状消失未发，脉沉而缓和，遂将前方7剂共为细末，早晚各服10g，为善后处理。(《伤寒论临床研究》第374页)

按：《素问·调经论》说："人之所有者，血与气耳。"一般而言，凡病初起在气，久病及血。气病者，气机郁滞也。凡忧思恼怒，或因饮食劳倦等诸多因素，皆可导致气机的郁滞而为病。气郁致病与气滞致病的区别，主要在有无情志因素。但不论有无情志因素，只要是气机郁滞而致病，皆可四逆散主之，或适当加味，以调气和血，令气血通畅，诸病可愈。

（四）其他

1. **痢疾**

（1）急性痢疾　圆通和尚，腹痛下利，里急后重，痢下赤白，湿热痢疾也。清浊淆乱，升降失常故尔。柴胡二钱，白芍二钱，甘草二钱，枳实二钱，薤白一两。二诊：痢下见瘥，续原方，而获痊愈。(《范文甫专辑》第92页)

按：此案以四逆散加薤白，正方后注"泄利下重者"加薤白之法。方中重用薤白，可知其治痢有特效。

（2）休息痢（慢性菌痢）　高某某，女，39岁，已婚，干部，于1963年3月15日初诊。从1962年8月开始下利脓血，日7~8次，有里急后重及腹痛，当时发热，西医诊为"急性菌痢"，用西药抗生素约1个月，症稍减轻，但一直不愈，又更换另一种抗生素痢才止，但以后每半个月左右即复发下利一次，大便有黏液及白胶状块物，虽续服抗生素仍时止时发。近2月每日大便3~5次，夹黏液，有后重，不发热，周身疲乏无力，纳差，胃不痛而胀，嗳气不适，月经正常，平时易急躁，小便少而黄，尿道内有发痒的刺激感，睡眠不佳，西医诊为"慢性菌痢"，脉象两关弦细，舌质红苔黄腻，属脾胃不调，肝胆热郁，治宜调脾胃，和肝胆，用四逆散合左金、香连丸加味。处方：柴胡4.5g，炒枳实4.5g，白芍6g，炙甘草3g，吴萸9g，川连2.4g，木香2.1g，乌梅肉2枚（炮）。隔天1剂，服5剂。3月25日二诊：服上方后大便已无黏液，恢复每天1次，有时胃痛，口发酸，食纳差，腹部仍有肠鸣，小便尚有刺激感，性情仍有急躁，睡眠转佳，脉两寸尺沉细、两关弦，仍宗前旨，原方因口酸去乌梅加白术4.5g，再服5剂，隔天1剂。4月5日三诊：药后大便基本正常，偶有一次微带黏液，口不发酸，食欲转佳，尚急躁，睡眠佳，脉沉缓，舌正苔薄白，原方再五剂，同上服法。4月17日四诊：药后大便已正常，每天1次，诸症业已消失，可以停药，但宜注意饮食及克服急躁情绪。(《蒲辅周医案》第79页)

原按：患者系急性细菌性痢疾发展成慢性痢疾，由于开始未得到根治，病邪潜伏，已转成时发时止的慢性痢疾，属古人所谓"休息痢"的范围。根据中医辨证，大便日3~5次，夹黏液，有后重、胃胀、嗳气、纳差等脾胃不调现象，加之眠差，性情急躁，关脉弦等，兼有肝胆不和之象，所以用四逆散合左金、香连丸加乌梅，后去乌梅加白术，整个治疗过程以调脾胃、和肝胆为主，并隔天1剂缓缓图之，药后大便逐渐恢复正常，胃不痛而纳转佳，睡眠及急躁亦好转。从本例的中医辨证论治，也可以体现中医学与现代医学之间，大有取长补短的必要。

2. **腹中痛、泄利下重（结肠炎、结肠过敏）**　邢某，男，33岁，1975年4月初诊。自述腹痛已半年有余，其症环脐腹痛，喜按喜温，常屈身以暖之，痛则即有便意，但不能爽下，下重如痢，多夹黏液，日便多则七八次，少则二三次。每日午睡之后，全身似觉冷气四彻，啬啬恶寒，且必待汗出后其症乃止。诊为"结肠炎、结肠过敏"。消炎缓痉之西药投之屡矣，而病不少除；所服中药，多为香运理气、温中化滞之味，效亦不著。诊脉沉细而弦，舌质淡红苔薄腻，2年前有急性痢疾史，宿疾有支气管炎，时咳，动则心悸，眠、食尚可，体亦未衰。处方：柴胡15g，白芍24g，枳实9g，甘草6g，薤白18g，附片（先煎）6g，海螵蛸粉4.5g。上方服3剂后，腹痛顿缓，便次减少，下重亦轻。守方不更，连进10数剂，腹痛已微，黏液已净，大便初硬后溏诸症亦向安。(《伤寒论通释》第353页魏龙骧医案)

按：本案谨守原文加味法：腹痛加附子；泄利下重加薤白。《别录》载海螵蛸（《本经》名乌贼鱼骨）治"腹痛绕脐"，本方故加之。

3. **泄泻**　吴某某，男，31岁，农民。1965

年12月17日初诊。患者数天来大便溏泄不爽，日2~3次，腹痛肠鸣，心下痞塞，饮食少思，体倦神疲，小溲不利。察其舌白微腻，诊得脉象弦缓。证系肝脾气滞，湿阻致泄。处方：柴胡、白芍、炒枳实、炙甘草、薤白头各4.5g，煨木香2.4g，白茯苓9g。服药2剂，腹泄止，脘痞、腹痛、肠鸣显著减轻，神情纳食转佳，停药自愈。（池绳业.《浙江中医杂志》1966，7：41）

按：以上验案四例，有三例用薤白。其治"泄利下重"（痢疾、肠炎）的经验应当记取。

【临证指要】四逆散为疏肝理气之祖剂，主治气血郁滞所致的多种病症。

【实验研究】四逆散具有保肝、利胆、抗溃疡、解痉、抗炎、解热、镇痛、镇静等作用。这可能是本方疏肝理气，和解肝胆脾胃的重要药理基础。

【原文】少阴病，下利六七日，咳而呕渴，心烦不得眠者，猪苓汤主之。（319）

【提要】论阴虚而水热互结的证治。

【简释】少阴病下利，有寒热之分。本条下利，伴有咳而呕渴，心烦不得眠，为阴虚而水热互结证。水气偏渗于大肠则下利；水气犯肺则咳，犯胃则呕；水气内停而津不上布则渴；阴虚有热，上扰神明，则心烦不得眠。根据阳明病第223条所述："脉浮发热，渴欲饮水，小便不利者，猪苓汤主之。"则本条必具有小便不利。本条叙证与阳明猪苓汤证虽有不同，但其病机相同，故皆以猪苓汤利水清热滋阴。

【方证鉴别】

猪苓汤证、真武汤证（82）、黄连阿胶汤证（303）、栀子豉汤证（76） 刘渡舟："猪苓汤证与真武汤证，皆有下利，咳，呕，小便不利等证。然猪苓汤证属阴虚生热，水热互结，而真武汤证则属阳衰不能制水，为水邪泛滥之证，当注意鉴别。猪苓汤证、黄连阿胶汤证、栀子豉汤证虽都有心烦不眠一证，但猪苓汤证属少阴阴虚生热，水热互结，故其证伴有咳而呕渴，小便不利，舌红苔滑，脉细数而弦；黄连阿胶汤属肾水不足，不能上济于心，心火上炎，阴虚火旺之证，故其证伴有口燥咽干，小便短赤，舌质红绛，苔净而光，脉细数；栀子豉汤证则属郁热留扰于胸膈，可见反复颠倒，心中懊憹等证。"（《伤寒论诠解·辨少阴病脉证并治第十一》）

【验案精选】

1. **下利**

（1）崔某某，女，35岁。产后患下利，误认为虚，叠进温补，非但无效，且增口渴。其脉沉而略滑，舌绛而苔白薄。初诊，因其腹泻口渴，作厥阴下利治之，投以白头翁汤，服药证情有所减轻未能全瘳。一日又来诊，自述睡眠不佳，咳嗽而下肢浮肿，小便也不畅利。聆后思之良久，乃恍然而悟，此乃猪苓汤证。仲景不云乎"少阴病，下利六七日，咳而呕渴，心烦不得眠者，猪苓汤主之"，正指此证而言。此证阴虚有热，而水邪复泛滥，犯于上则作咳；走于肠则作泻；阴虚有热则睡眠不佳；少阴不能司水，故小便不利而肿。遂书原方与之，服5剂而诸症全瘳。（《伤寒挈要》第264页）

（2）梁某，男，4岁，1994年6月13日就诊。患儿泄泻清水样大便7天，曾用藿香正气丸、保济丸、枳术导滞汤以及土霉素、呋喃唑酮、静滴庆大霉素等中西药，但泄泻难止。症见泄泻如水状，日行10余次，纳呆，眼神倦怠，无泪多啼，舌光绛无苔，脉弦细数。查：血象正常；粪便无血液及黏液。证属湿热泄泻伤阴，治宜清热除湿，育阴止泻，方用猪苓汤加牡蛎：猪苓、阿胶（另烊）各15g，茯苓、泽泻各12g，滑石、牡蛎各20g。1剂后泻减，舌上津回，守方加麦冬12g、五味子3g、太子参12g。连服3剂，诸症俱除，后改参麦加四君子汤善后。（《伤寒论通释》第355页李鳌才医案）

按：本案认证之要为"泄泻伤阴"，伤阴之诊为"舌光绛无苔"。4岁儿童用成人剂量，值得探讨。

2. **咳嗽** 王某，男，60岁。素日体弱，嗜烟，因感冒咳嗽月余，前医以红霉素、鱼腥草治疗四五日无效，审其症见咳嗽，白痰略黄，咯而不爽，口微渴，胸闷，舌红无苔而津多，脉细而濡，吾始认为表邪入里化热，耗伤肺胃之阴，与沙参麦门冬汤加减治之。药后非但诸症不减，反见气短，痰略黏腻稠白，不欲食，大便溏，细思良久，乃水热互结之咳嗽耳，《伤寒论》云："少阴病，下利六七日，咳而呕渴，心烦不得眠者，猪苓汤主之。"乃与润燥清热利水，处以猪苓汤：阿胶30g，猪苓12g，茯苓10g，泽泻6g，滑石24g。服上方2剂后，诸症大减，脉细缓。再拟调理脾肺之剂而愈。（《伤寒论通释》第334页）

3. **水肿（慢性肾炎）** 黎女，19岁。患慢性肾炎，下肢浮肿，小便红赤灼热而短，心烦少寐，腰酸无力。尿检：红细胞（+++）、蛋白（+）。辨为阴虚有热而水热凝结。为疏：猪苓汤加旱莲草、女贞子、三七粉，共服12剂，诸症渐愈，查尿：红细胞及蛋白均不见。（《伤寒论通俗讲话》第127页）

按：猪苓汤其他【验案精选】见第223条。

【原文】 少阴病，得之二三日，口燥咽干者，急下之，宜大承气汤。（320）

【提要】 论燥实灼津真阴将竭治当急下。

【简释】 本条急下证当是土燥水竭，只有急下阳明之实，才能救少阴之阴。“口燥、咽干”即燥实内结，蒸灼津液，肾阴损伤的反映。没有提到阳明肠腑燥实证，属于省文，决不是仅据口燥、咽干而用急下。必须四诊合参，全面分析，始可不误。

按：关于本条方证之病因、病机与主症，古今注家“仁者见仁，智者见智”。多数注家皆认为既曰急下，当有可急下之阳明腑实证，只有“口燥咽干”一证不足为凭，这是符合临床实际的。要抓住既有阳明胃实，又有少阴阴竭的病机。急下之旨，乃泻土存水，急泻阳明之实，以救少阴将竭之阴。

【原文】 少阴病，自利清水，色纯青，心下必痛，口干燥者，急下（按：赵本原为“可”字，此据成注本改之）之，宜大承气汤。（321）

【提要】 论热结旁流火炽津枯治当急下。

【简释】 本条少阴病，亦指真阴耗伤而言。燥实内结，迫液旁流，故“自利清水，色纯青”，所下皆污水而臭秽难闻，此即《素问·至真要大论》所谓“暴注下迫，皆属于热”之证候；燥实内阻而胃肠之气壅滞不通，故“心下必痛”，心下指脘腹而言；燥热灼伤真阴，故“口干燥”。亦当急下阳明之实，以救垂绝之阴。此为通因通用之法，只有实邪去，利始能止，阴始能存。

【验案精选】

热结旁流

（1）孙兆治东华门窦太郎患伤寒，经十余日，口燥舌干而渴，心中痛，自利清水。众医皆相守，但调理耳，汗下皆所不敢。窦氏亲故相谓曰：伤寒邪气，害人性命甚速，安可以不次之疾，投不明之医乎？召孙至，曰：明日即已不可下，今日正当下，遂投小承气汤，遂大便通，得睡，明日平复。众人皆曰：此证因何下之而愈？孙曰：读书不精，徒有书耳。口燥舌干而渴，岂非少阴证耶？少阴证固不可下，岂不闻少阴一证，自利清水、心下痛，下之而愈。仲景之书，明有是说也。众皆钦服。（《名医类案·伤寒》）

（2）单某，男，57岁，1974年11月5日初诊。发热10余日不退，体温39~39.7℃，在某医院住院拟诊为肠伤寒，但未查出伤寒杆菌，未确诊。经用多种抗生素热不退，邀余会诊。患者壮热，神昏谵语，舌苔黄燥，脉见沉实。考虑当属阳明腑证，告其家属当用下药治之，其女及经治医生在侧，疑而问曰：病人已腹泻多次，再用泻剂可否？余方踌躇，病员又欲泻，旋即泻出污水奇臭难闻，以手触其腹，则坚硬拒按，恍悟此乃阳明腑实，热结旁流之证，告其家属必当下燥粪乃愈，为疏方如下：大黄25g，芒硝15g（冲），枳实20g，厚朴20g。水煎服。1剂药服2次，至当日夜间下结粪10余块，坚硬如石，此即《伤寒论》所谓之燥屎也，高热渐退，神志转清。继服1剂，又下燥屎及秽稠状粪甚多，奇臭难闻，从此热退神清，继以养阴和胃之剂而愈。（《张琪临证经验荟要》第386页）

按：大承气汤其他〔验案精选〕见第208条。

【原文】 少阴病六七日，腹胀不大便者，急下之，宜大承气汤。（322）

【提要】 论肠腑阻滞土实水竭治当急下。

【简释】 本条同样是阳明燥实灼伤肾阴，故宜急下。突出腹胀不大便，说明燥屎内结，壅滞的程度很甚，必非一般腹胀，而是腹满不减，减不足言，故急于攻下以存阴。钱天来说：“……然必验其舌，察其脉，有不得不下之势，方以大承气汤下之耳。”（《伤寒溯源集》卷九）尤在泾说：“腹胀不大便，土实之征也。土实则水干，故非急下不可。夫阳明居中，土也，万物所归，故无论三阳三阴，其邪皆得还入于胃，而成可下之证。然太阴传阳明，脏邪还腑，为欲愈也。厥阴传阳明者，木邪归土，不能复木也。惟少阴则肾邪入胃，而胃实复将消肾，故虽并用下法，而少阴之法，视太阴厥阴为加峻矣。”（《伤寒贯珠集·少阴篇·少阴诸法》）

【原文】 少阴病，脉沉者，急温之，宜

四逆汤。(323)

【提要】论急温之脉。

【简释】尤在泾："此不详何证，而但凭脉以论治，曰少阴病，脉沉者，急温之，宜四逆汤。然苟无厥逆恶寒下利不渴等证，未可急与温法。愚谓学者当从全书会通，不可拘于一文一字之间者，此又其一也。"(《伤寒贯珠集·少阴篇·少阴诸法》)

按：张志聪说："此承上文急下而并及于急温，意谓少阴水火主气，病火热在上而无水阴相济者，宜急下；病阴寒在下而无阳热之化者，当急温，缓则如焚如溺矣。夫病有缓急，方有大小，若以平和汤治急证者，与庸医杀人同律。夫元气发原于下，从中土而达于四肢。脉沉乃生气不能从下而中，故用下焦之附子，配中焦之炙草、干姜。若中焦为病而生原无恙者，止用理中丸而不必附子矣。"(《伤寒论集注》卷中)徐大椿说："四逆汤虽能救急驱寒，然元气将脱，病在垂危者，非加人参不为功。"(《伤寒约编》卷六)

【方证鉴别】

1. **脉沉辨虚实** 钱天来："脉沉者，浮候取之则全无，中候切之犹未见，重按之而方得也。沉则在里在下，沉则为阴为寒。曰'急温之'，则知非沉数、沉实、沉滑之沉，乃沉迟、沉细、沉微之沉也。脉沉为邪入少阴，下焦之真火衰微，阴寒独盛，故当急温之而宜四逆汤也。若不急温，则阳气愈虚，阴寒愈盛，而四肢厥逆，吐利烦躁之变作矣。"(《伤寒溯源集》卷九)

2. **四逆汤(92)与理中汤(386)** 徐灵胎："四逆、理中皆温热之剂。而四逆一类，总不离附姜以通阳也，治宜下焦；理中一类，总不离白术以守中也，治宜中焦。余药皆同，而功用迥别。"(《伤寒论类方·四逆汤类》)柯韵伯："按理中、四逆二方，在白术、附子之别。白术为中宫培土益气之品，附子为坎宫扶阳生气之剂，故理中只理中州脾胃之虚寒，四逆能佐理三焦阴阳之厥逆也。"(《伤寒来苏集·伤寒附翼·太阴方总论》)

【原文】少阴病，饮食入口则吐，心中温温[1]欲吐，复不能吐，始得之，手足寒，脉弦迟者，此胸中实[2]，不可下也，当吐之。若膈上有寒饮[3]，干呕者，不可吐也，当温之，宜四逆汤。(324)

【注脚】

〔1〕温温(yùn 晕)：积结之义。"温"与"蕴"通。

〔2〕胸中实："为胸中痰实"(陈念祖)，"痰壅而上塞也"(方有执)。

〔3〕膈上有寒饮："虚寒从下上，而阻留其饮于胸中，究非胸中之病也，直从四逆汤急温其下矣"(程应旄)。

【提要】辨胸中痰实宜吐与膈上有寒饮宜温的证治。

【简释】尤在泾："肾者，胃之关也，关门受邪，上逆于胃，则饮食入口即吐，或心中温温欲吐而复不能吐也。夫下气上逆而为吐者，原有可下之例，如本论之哕而腹满，视其前后，知何部不利者而利之，《金匮》之食已即吐者，大黄甘草汤主之是也。若始得之，手足寒，脉弦迟者，胸中邪实而阳气不布也，则其病不在下而在上，其治法不可下而可吐，所谓因其高者而越之也。若膈上有寒饮而致干呕者，则复不可吐而可温，所谓病痰饮者，当以温药和之也。故实可下，而胸中实则不可下；饮可吐，而寒饮则不可吐。仲景立法，明辨详审如此。"(《伤寒贯珠集·少阴篇·少阴诸法》)

【原文】少阴病，下利，脉微涩，呕而汗出，必数更衣，反少者，当温其上，灸之。(325)

【提要】论少阴病阳虚气陷的灸治法。

【简释】少阴病下利，脉见微涩，微为阳虚，涩为血少，为真阴真阳两伤之候。阳虚而阴邪上逆则呕；阳虚而卫外不固则汗出；阳虚而气下陷，故数更衣；阴津不足则无物可下，故量反少。本证不但阳气阴血两虚，而且是阳虚气陷，故宜用灸法(如灸百会穴)以温其上，庶可阳升而下利自止。

【验案精选】

下利、阴挺(子宫脱垂) 舒驰远：曾治一妇人，腹中急痛，恶寒厥逆，予以四逆汤投之无效。其夫曰，昨夜依然作泻无度，然多空坐，坠胀异常。尤可奇者，前阴坠出一物，大如柚子，想是尿脬，老妇尚可生乎？予即商之仲远，仲远踌躇曰：是证不可温其下，以逼迫其阴，当用灸法温其上，以升其阳，而病可愈。予然其言而依其法，用生姜一片，贴头顶百会穴上，灸艾火三壮，其脬即收。仍服四逆汤加芪术，一剂而愈。(《续名医类案》)

按：本案佐证，灸百会穴确有升阳举陷、回阳固脱等作用。可见“当温其上，灸之”一句，很有实践意义。举凡一切阳虚下陷的疾患，这一方法都可使用。案语所谓“前阴坠出一物，大如柚子”，很可能是“子宫脱垂”。文献记载针灸百会可治阴挺。

小　结

本篇为辨少阴病脉证并治。少阴病本证，分寒化证和热化证两大类型。寒化证是心肾阳虚，阴寒偏盛，以脉微细、但欲寐为审证提纲。由于阴盛阳虚，除提纲脉证外，多伴有畏寒蜷卧、四肢厥逆、下利清谷、小便清白等症。治疗原则是扶阳抑阴。如脾肾阳虚，中外皆寒的，治宜四逆汤温运脾肾之阳；阴盛于内，格阳于外的，治宜通脉四逆汤温通内外阳气；阴盛于内，格阳于上的，治宜白通汤温通上下阳气；服用温阳方药发生格拒的，治以白通加猪胆汁汤咸苦反佐。若少阴病，下利便脓血，滑脱不禁的，治宜桃花汤涩肠固脱。若元阳虚衰，寒湿痹痛，治宜附子汤温经回阳、散寒除湿。若阴盛阳虚兼水气浸渍，治宜真武汤温肾阳、利水气。若真阴真阳两虚，气陷下利的，法当升提阳气、固脱止陷，宜用灸法“温其上”。

热化证主要指阴虚阳亢证，如心中烦不得卧证，治宜黄连阿胶汤滋阴清火。若阴虚有热兼水气不利，治宜猪苓汤滋阴清热利水。此外，若阳气内郁所致的手足厥冷等症，治宜四逆散疏理气机。

少阴咽痛证，因为虚火上炎者，治宜猪肤汤；因为客热上扰者，治宜甘草汤或桔梗汤；因为咽伤生疮者，治宜苦酒汤；因为客寒上犯者，治宜半夏散及汤。

少阴病为里虚证，在治疗上一般禁用汗、下等祛邪之法，但也不是绝对的，如果少阴病阳虚兼太阳表邪，治宜温经解表，可选用麻黄细辛附子汤或麻黄附子甘草汤。若少阴病真阴亏虚并阳明燥实，治宜大承气汤急下存阴。

少阴病的病情危重，预后的判断极其重要。就寒化证来说，主要取决于阳气的存亡，阳回者，可治；阳不回者，预后不良。关于热化证的预后，论中未有论及，应是取决于阴液的存亡，阴存者，可治；阴亡者，死。后世温病学说对温热伤阴的证治有详细的补充发挥，应当参考。

辨厥阴病脉证并治

《伤寒论》对厥阴病的辨证论治是第326~381条，共56条。

厥阴指足厥阴肝经、手厥阴心包经及其所络属的脏腑。足厥阴之脉起于足大趾，沿下肢内侧中线上行，环阴器，抵少腹，挟胃属肝络胆，上贯膈，布胁肋，上行连目系，出额与督脉会于巅顶。手厥阴之脉起于胸中，出属心包络，下膈，络三焦；其支者，循胸出胁上，抵腋下，循上臂内侧中线入肘中，下前臂行两筋之间入掌中，至中指出其端。

厥阴肝经为风木之脏，主藏血而内寄相火，性喜条达，功擅疏泄，与脾胃的受纳运化有密切的关系。因此，厥阴病大多表现为肝气犯胃乘脾的胃热脾寒证。这既不同于太阴病的脾虚寒证，也不同于少阴病的心肾阳虚或肾阴虚心阳亢证，而是上热下寒的寒热错杂证。

厥阴为三阴之尽，厥阴病大多由他经传变而来，既可由太阴、少阴传入，又可由三阳经内陷。其中与少阳经的关系尤为密切，因为厥阴、少阳相表里，少阳病邪易传入厥阴，而厥阴病阳复亦可转出少阳。

在《伤寒论》各篇中，古今注家都有争议的条文，而厥阴病篇最多。有的注家质疑该篇"是千古疑案"，认为"是杂凑成篇"。相比较而言，该篇条文确实不像以前"三阳二阴"病脉证并治那样有章法、有条理；那样文如旋螺，丝丝入扣；那样文简意深，回味无穷！但是，通过反复研习，就会认识到，该篇内容具有一定的规律可循。陈亦人总结性地说："从该篇的内容结构来看，虽然比较复杂，但是杂而有章，全篇56条，约可分为4节：第1节326~329条，和其他五经的体例基本一致（按：指该经病的提纲证、欲愈之脉、欲愈之症及欲解之时等四类条文）。第2节330~357条，讨论厥阴病常见证之一厥证的病机、特征、治则以及其他一些厥证的辨治。第3节358~375条，讨论厥阴病另一常见证下利的病机与证治。第4节376~381条，概述了呕、哕证的治则以及干呕、头痛的主方。其中贯穿着厥热胜复辨证以及疑似除中证的诊断等。"（《〈伤寒论〉求是》第109页）

【原文】厥阴之为病，消渴[1]，气上撞（按：《总病论》卷一作"冲"）心，心中疼热，饥而不欲食，食则吐蚘[2]（按：《脉经》卷八作"食即吐"），下之，利不止（按：《总病论》卷一此句下有"乌梅丸主之"五字）。（326）

【注脚】

〔1〕消渴：指口干渴思饮，饮水后很快地又渴起来。如此表现，临床上或为热病过程中症状之一；或为杂病消渴病（糖尿病）主症之一。

〔2〕蚘：即"蛔"的异体字，指蛔虫。

【提要】 论厥阴病提纲证。

【简释】 足厥阴肝为风木之脏，内寄相火，木能疏土，参与消化，病入厥阴则木火上炎，疏泄失常，因而发生肝胆脾胃或心脏病变等复杂证候。一方面木火燔炽，津液被耗，所以消渴；肝气横逆，所以气上撞心；厥阴经脉挟胃贯膈，肝经气火循经上扰，所以心中疼热，嘈杂似饥；由于肝木乘脾，脾虚不能运化，所以不欲食；食则吐蛔为或然症，是说如果肠中素有蛔虫，脾虚肠寒则蛔不安，蠕动上行而吐出。若误用下法，必致中气更伤，下寒更甚，从而发生下利不止的变证。

按：对此厥阴病首条，古今注家见解不一，但大多数认为此条为厥阴病寒热错杂证的提纲。

【原文】 厥阴中风，脉微浮，为欲愈；不浮，为未愈。（327）

【提要】 论厥阴经自受风邪的凭脉辨证。

【简释】 尤在泾："此厥阴经自受风邪之证。脉微为邪气少，浮为病在经，经病而邪少，故为欲愈。或始先脉不微浮，继乃转而为浮者，为自阴之阳之候，亦为欲愈，所谓阴病得阳脉者生是也。然必兼有发热微汗等候，仲景不言者，以脉赅证也。若不浮，则邪着阴中，漫无出路，其愈正未可期，故曰不浮为未愈。"（《伤寒贯珠集·厥阴

篇·厥阴诸法》）

【原文】 厥阴病，欲解时，从丑至卯上[1]。（328）

【注脚】

〔1〕从丑至卯上：指从凌晨1时始至7时之内的6个小时时间。

【提要】 推测厥阴病欲解之时。

【简释】 尤在泾："厥阴属风木之脏，寅卯为木王之时，脏气胜而邪气解，亦如三阳及太少二阴之例也。"（《伤寒贯珠集·厥阴篇·厥阴诸法》）

按： 六经病皆有"欲解时"一条，其综合探讨详见第9条。

【原文】 厥阴病，渴欲饮水者，少少与之愈。（329）

【提要】 论厥阴病阳复的口渴症。

【简释】 本条所述"渴欲饮水者"，为厥阴病阳回气暖，求水自滋，当少少与之，以和胃气，自可向愈。

【原文】 诸四逆厥者，不可下之，虚家亦然。（330）

【提要】 论虚寒厥逆证禁用攻下之法。

【简释】 厥逆之证，有虚寒、实热之分。后文第335条曰"厥应下之"，是针对"厥深者热亦深"而言。本条曰"诸四逆厥者，不可下之"，当指虚寒性的厥逆而言。阳气衰微，阴寒内盛所致的四肢厥冷，急当温经回阳，当然严禁攻下。接着提出"虚家亦然"，这是进一步说明，凡阴虚、阳虚及所有正气亏虚之人，均不可用下法。

【原文】 伤寒先厥，后发热而利者，必自止；见厥复利。（331）

【提要】 论厥热胜复乃阴阳进退生死之机。

【简释】 伤寒病深入厥阴，病愈之机全赖阳气来复。阳长阴退，即是生机；阴胜阳消，则入危境。本条所言证候，先有厥冷，则标志阴寒盛而阳气衰，可推知此证不仅见厥，并且伴随虚寒下利。在此过程中，若病人出现发热而肢温脉回，则标志着阳气来复，阴寒之邪渐退，下利亦会随之停止，则病可向愈；若肢厥复见，下利随之复作，这表明正不胜邪，病情又加重。

按： 本条与下文332、333、334、336、341、342等七条皆论厥热胜复证，应互参。

【原文】 伤寒始发热六日，厥反九日而利。凡厥利者，当不能食，今反能食者，恐为除中[1]一云消中。食以索（按：《翼方》卷十作"黍"）饼[2]，不（按：《补亡论》卷七作"若"）发热者，知胃气尚在，必愈，恐暴热来出（按："出"字疑是衍文）而复去也。后三（按：成注本无"三"字）日脉之[3]，其热续在者，期之旦日夜半愈[4]。所以然者，本发热六日，厥反九日，复发热三日，并前六日，亦为九日，与厥相应[5]，故期之旦日夜半愈。后三日脉之而脉数，其热不罢者，此为热气有余，必发痈脓也。（332）

【注脚】

〔1〕除中：病名，是胃气败绝而反能食的一种反常现象。

〔2〕食（sì寺）以索饼：指拿索饼给病人吃。"食"，使动用法。

〔3〕脉之：为他诊脉。"脉"，名词用作动词。

〔4〕期之旦日夜半愈：预料病人第二日半夜就会好。"期"，预期，预料。"旦日"，明日，第二天。

〔5〕相应：相等。

【提要】 本条文字冗繁，其大意是从厥与热日数相较，辨阴阳胜负之机，并辨除中证。

【简释】 尤在泾："伤寒始发热六日，厥反九日而又下利者，邪气从阳之阴，而盛于阴也。阴盛则当不能食，而反能食者，恐为除中。中者，胃中之阳气也；除者，去而尽之也，言胃气为邪气所迫，尽情发露，不留余蕴也。不发热，不字当作若，谓试以索饼食之，若果胃气无余，必不能蒸郁成热，今反热者，知胃气尚在，非除中之谓矣。而又恐暴热暂来而复去，仍是胃阳发露之凶征也。后三日脉之，而其热仍在，则其能食者，乃为胃阳复振无疑，故期至旦日夜半，其病当愈。所以然者，本发热六日，厥反九日，热少厥多，其病当进，兹复发热三日，并前六日，亦为九日，适与厥日相应，故知其旦日夜半，其病当愈。旦日，犹明日也。然厥与热者，阴阳胜负之机，不可偏也，偏于厥，则阴胜而碍阳矣；偏于热，则阳胜而碍阴矣。后三日脉之，而脉反

加数，热复不止，则阳气偏胜，必致伤及营血，而发为痈脓也。”（《伤寒贯珠集·厥阴篇·厥阴诸法》）

按：《金匮要略》首篇第16条说：“病者素不应食，而反暴思之，必发热也。”应与本条“恐为除中”互参。

【原文】 伤寒脉迟，六七日，而反与黄芩汤彻其热，脉迟为寒，今与黄芩汤复除其热，腹中应（按：《翼方》卷十无“应”字）冷，当不能食，今反能食，此名（按：《玉函》卷四、《总病论》卷一并作“为”）除中，必死。（333）

【提要】 承上文再论“除中”的成因、特点及其预后。

【简释】 脉迟为寒，不可用苦寒方剂，反用黄芩汤除其热，以寒治寒，必致胃气大伤，如果胃气垂绝，则可能发生反能食的“除中”证。脉迟、下利为寒，是医者的一般常识，为何会反予黄芩汤彻其热？这可能当阳复发热之际，医者误作热利而误用黄芩汤，故造成除中危候。

按：以上二条论“除中”证的预后，这充分说明了脾胃乃后天之本，有胃气则生，无胃气则死。

【原文】 伤寒先厥后发热，下利必自止，而反汗出，咽中痛者，其喉为痹（按：《病源》卷七作“甚为喉痹”）。发热无汗，而利必自止；若不止，必便脓血。便脓血者，其喉不痹。（334）

【提要】 论阳复病愈及阳复太过的变证。

【简释】 伤寒先厥后发热，如果属于阴邪退而阳气复，则虚寒下利必随之自止。但阳复不可太过，太过则变为邪热，又会发生新的变证。随着热邪所伤的部位不同，变证也有所不同。或热邪上灼咽喉，则发生喉痹。或热邪内伤血络，则便下脓血。“余疑此条证，或于发厥之时，过服热药而至于此，学者临证宜细辨之。”（汪琥《中寒论辨证广注》卷中）

【原文】 伤寒一二日，至四五日厥者，必发热，前热者后必厥，厥深者热亦深，厥微者热亦微。厥应下之，而反发汗者，必口伤烂赤[1]。（335）

【注脚】

〔1〕口伤烂赤：口舌生疮，红肿糜烂。

【提要】 论热厥的证候特点与治疗宜忌。

【简释】 伤寒一二日至四五日，或更多时日而厥者，必发热，发热在前而厥在后，此为热厥的特点。热厥是因邪热内郁，阻遏阳气，阳气不能外达四肢也。热厥在肢厥的同时，必具有其他里热证候，此处仅以发热为例。由于热邪郁伏有浅深，四肢厥冷的程度也就有轻重之异。热邪郁遏深重，则不仅手足厥冷，甚至四肢厥冷，而热邪郁遏较轻，则厥冷亦微，所谓“厥深者热亦深，厥微者热亦微”，就是这个道理。“厥应下之”是指热厥的治疗原则，所谓“下之”应包括清透法，而非专指攻下法。热厥因阳明肠腑燥实者，自宜治以攻下；若腑实未见，而是无形邪热内郁，则当用清热透邪法。热厥不可发汗，假使误发其汗，势必劫夺津液，导致热邪更炽，火热上炎，则可能发生“口伤烂赤”等变证。

按：本条与第330条合看，可知寒厥与热厥的治法迥然不同。此因热邪深伏致厥，故云“厥应下之”；彼因里气虚寒致厥，故云“不可下之”。

【大论心悟】

热厥与寒厥证治论

厥证是厥阴病篇论述的主要证候之一。本条即论述了热厥的辨证要点及治疗大法。如何分辨热厥与寒厥的证候特点，如何掌握二者的治疗方法，历代医家对本条的注释，有利于我们明确对热厥与寒厥证治的认识，引述如下。

首先论热厥与寒厥的不同特点。许叔微说：“热厥与冷厥，本自不同。冷厥，才病便厥；热厥，必四五日内方发，半日之间热复来也，扬手掷足，心中烦躁。”（《伤寒百证歌》卷三）汤尹才说：“热厥与冷厥不同……有失下气血不通，四肢便厥，医者不识，却疑是阴厥，复进四逆汤之类，祸如反掌。大抵热厥脉沉实而滑，头上有汗，手掌温，指梢亦温，便宜下，此仲景之妙旨也。冷厥初得病，四肢逆冷，脉沉细，卧多挛足，或恶寒，或自引衣覆身，或下利清谷，或清便自调，小便数，外证惺惺，此冷厥也。”（《伤寒解惑论》）王好古说：“夫厥者，有阴有阳……二证人多疑之，以脉皆沉故也。然阳厥而沉者，脉当有力；阴厥而沉者，脉当无力也。若阳厥，爪指有时而温；若阴厥，爪指时时常冷也。”（《阴证略例》）万全说：“此言厥应下之者，手足或有温时，或手足掌心必暖，证必烦满，脉必沉实，故下之，否则不可下也。”（《伤寒摘锦》卷下）通过以上四位注家的论述，可以归纳热厥与寒厥的三个辨证要点：①辨发厥之时日。先发热而后发厥者，为热厥，亦称“阳厥”，此“乃传经邪热，阳极似阴之证”（汪琥）；初得病即发厥者，为寒厥，亦称“冷厥”“阴厥”。②辨发厥之特点。热厥“手掌温，指梢亦温”，或“爪指有时而温”；寒厥“爪指时时常冷”，绝无暂温之时也。③辨四诊不同表现。热厥与寒厥不仅发厥的特点不同，更有舌、脉、症等四诊表现的诸多不同。例如：热厥与寒厥虽然皆可表现沉脉，而有力与无力及兼脉必然不同。其舌象，热厥舌红赤而苔黄燥；寒厥舌淡嫩而苔白润。若四诊不全符合，则应去伪存真，透过标象抓住本质，取舍之间求本而存真也。

再论热厥的具体治疗方法。李中梓说：“阳厥者，初得病，身热头疼，以后传入三阴，大便闭，小便赤，谵渴躁乱，见诸热证而发厥者，热极反兼胜已之化也。热微厥亦微，宜四逆散；热深厥亦深，宜承气汤。”（《伤寒括要》卷上）柯琴说：热厥“厥微者，当四逆散……厥深者，当白虎汤。”（《伤寒来苏集·伤寒论注》卷四）程知说：“厥应下之是对发汗而言，谓厥应内解其热，不应外发其汗。如白虎汤、四逆散、小承气汤，皆下法也，而未尝有峻下之方，读者详之。”（《伤寒经注》卷十二）黄元御则认为，热厥“当下之，以救营血而息肝风”（《伤寒悬解》卷十二）。以上四位注家对热厥“厥应下之”之法，列举了四逆散、白虎汤、承气汤类，这三类方代表了行气解郁法、清热透邪法、泄下通腑法，再加上“救营血而息肝风”之凉血息风法，则是四法。这四法是针对热厥的具体成因及轻重而采取的不同祛邪（热）方法，是对“厥应下之”之法的发挥应用。此外，刘渡舟先生对“厥应下之”的理解是：下之“包括泻下之法和苦寒清热之法。《内经》说‘酸苦涌泄为阴’，所以从广义上来讲，凡是苦寒药都能泻下”。（《刘渡舟伤寒论讲稿》第348页）

总之，热厥者，“厥应下之”，凡是泄热之法之方之药，皆可谓“下之”也。寒厥者，厥应温之，方如四逆之类也。

【验案精选】

1. **口疮** 《伤寒论》曰：“厥应下之，而反发汗者，必口伤烂赤。”按寒郁于外，热伏于里，则其证当俟阳热渐回而下之，俾热邪从下部宣泄，而病愈矣。若发其汗，则胃中液涸，胆火生燥，乃一转为阳明热证，为口伤烂赤所由来。此正与反汗出而咽痛喉痹者，同例。由其发之太过，而阳气上盛也。此证余向在四明医院亲见之。其始病，余未之见，及余往诊，已满口烂赤。检其前方，则为最轻分量之桂枝汤，案中则言恶寒。夫病在太阳而用桂枝，虽不能定其恰当与否，然犹相去不远。既而病转阳明，连服白虎汤五剂，前医以为不治。老友周肖彭嘱余同诊。问其状，昼则明了，暮则壮热，彻夜不眠。夫营气夜行于阳（按：疑为“阴”字之误），日暮发热属血分，昼明夜昏与妇人热入血室同。热入血室用桃核承气汤，则此证实以厥阴而兼阳明燥化。病者言经西医用泻盐下大便一次，则中夜略能安睡。诊其脉，沉滑有力。余因用大承气汤，日一剂，五日而热退。肖彭以酸枣仁汤善其后，七日而瘥。（《经方实验录》第37页）

原按：大论曰：“厥深者热亦深，厥微者热亦微。厥应下之，而反发汗者，必口伤烂赤。”今已口伤烂赤，考其原，咎在发汗，则更应下矣，此经文之可据以用承气者一也。阳明病，有日晡所发潮热之证，大论言之者屡，今病人昼日明了，暮则壮热，殊相合，此经文之可据以用承气者二也。更诊其脉，沉滑而有力，是为实，此脉象之可据以用承气者三也。西医曾以泻盐微下，则中夜略得安睡，此前治之可据以用承气者四也。有此四证，已可谓细心，若仍不能大胆投剂，尚得称为医家乎？

曹颖甫曰：口伤烂赤，胃热也；大便燥结，肠热也，手足阳明俱热，不急泻之，病何能去？

按：曾治一50岁女性患者，右侧面部连及牙痛月余，患侧恶风，进食诱发痛甚。处方以柴胡桂枝汤加芎、归、参、芪治之，当日分3次温服而痛减。不料午夜后上下牙龈肿痛渐甚，复诊苔黄脉滑，口燥而渴。更方以清胃泻火养阴之玉女煎加大黄乃愈。学此条、读此案才深悟初诊之误，误在过用升提（柴胡18g）益气（黄芪18g）温补之品，而引发牙龈肿痛。

2. **热厥、神昏、喘证（腺病毒肺炎）** 张某某，女，1岁半，因高热喘急5天于1990年6月13日住某医院。入院检查摘要：肺部叩诊有浊音，听诊有水泡音，并有大片实化。血化验：白细胞总数6.25×10^9/L，中性0.44，淋巴0.56，肝大2.5cm，体重7.6kg。急性病容。病程与治疗：入院后曾用清热寒凉之剂治疗。于6月15日请蒲老会诊，患儿已呈深度昏迷状态，面色暗黄，痰壅咽间，咳嗽无力，高度喘急，并见下颌颤动及抬肩呼吸，四肢发凉，体温反降为37.8℃，而脉速达220次/分，呼吸72次/分。唇焦、舌干、齿燥，舌质绛，苔老黄无津，脉细数无力，据此乃热厥，邪入包络闭证，肺之化源欲竭之象，虚实互见，治宜祛邪扶正并用，清热开窍，益气生津，并紧密配合西医抢救措施。处方：西洋参6g，安宫牛黄散3g。先将西洋参煎水，分5次将牛黄散送下，2小时一服。抢救措施有：①随时吸出稠痰，硬如烂肉球。②持续给氧气吸入。③静脉点滴血浆与毒毛旋花子K，并且在点滴器中段的小壶内加入1ml（0.25g）洛贝林。④鼻饲，每日3次米汤或水，每2~3小时，徐徐灌入中药。⑤肌内注射盐酸氯丙嗪2号合剂。中药服半剂后，患儿之反应性加大，渐见咳痰松活，皮肤转红润，手心潮汗，体温再度升高，达41℃。辅以热水擦浴，使全身微汗徐出。至次日原方再服1剂，患儿之神识渐清，病情遂趋稳定。6月17日复诊：体温已近正常，喘减，神清，仍有咳痰，舌色正苔减少，脉右滑左数，此热闭已开，正气渐复，余邪未净，治以养阴清热。处方：玉竹6g，麦冬4.5g，天冬6g，玄参6g，细生地6g，石斛6g，稻芽9g，荷叶3g。服1剂，次日以原方加减，续进1剂。6月20日三诊：除尚有咳嗽及散在性肺部水泡音存在外，余证悉除，脉亦缓和，遂改用保和丸加减调和肺胃，兼化湿痰，以善其后，越五日痊愈出院。（《蒲辅周医案》第185页）

原按：本例是中西医结合抢救的。中药方面用西洋参水煎，送安宫牛黄散，即本吴鞠通所谓“邪陷脉虚，人参汤下安宫牛黄丸”之义。当时患儿热闭包络，昏迷痰阻，乃邪盛之象；脉细数无力为虚，体温反降亦正虚之征，故治疗之法，扶正祛邪均为当务之急。若不祛邪，则邪愈炽而正愈衰；若不扶正，则正无力而邪益张。经用牛黄散开其热闭；西洋参益气生津，不待尽剂，而皮肤红润，体温反升，此时不可以体温之升高而生疑惑，乃是正邪相争的剧烈表现。若邪胜正负则厥更深，此正胜邪负之际，不能妄用强制退热之法，只是以热水擦浴，促进皮肤血液循环，而闭开汗出，热亦随之自然下降。我们初步认为，体温之升降，为正邪胜负之争，若以高热而强制退之，可能导致正负而邪胜，邪内闭而正气外脱，不可不深思之。

按：此案采用“清热开窍，益气生津”的方药为“厥应下之”的变通治法。特别是在“体温再度升高，达41℃。辅以热水擦浴，使全身微汗徐出”，则内热随汗透发于外。这与“冰枕”降温法，一则“开门逐邪”，一则“闭门留寇”，何法为妙，读者自明。

3. **热厥、下利** 吴某某，2岁。病下利，目闭，身冷。前医认为少阴证，投以理中、四逆之剂，病转危笃，请我会诊。诊其脉，寻按均不可得，据前医云，脉绝已半日矣。余细思，若脉绝半日，岂有生机尚在？其中必有原因。遂启齿观察，见其舌黄苔燥；再视其肛门，周围红赤异常；验其大便，则甚黏腻，下利虽频，而量极少，与少阴之下利清谷大相悬殊。此系伏热，热深厥深，故见身冷脉伏。内真热而外呈寒象也。遂依“热淫于内，治以咸寒，佐以甘苦”之旨，与调胃承气汤加味。处方：朴硝7.5g，大黄4.5g，黄芩3g，黄连、甘草各2.4g。服后数小时，下黑粪甚多，脉出，肢温，知渴索饮。次日按原方续服1剂，竟告获愈。（吴宗让.《福建中医药》1961，3:封4）

按：本案辨证，颇费心思，其分辨热深厥深之要点有三：①重舌象，舍脉从舌。②望肛门。③验大便。特别是望肛门诊法，丰富了望诊内容。处方通下泻热与清热解毒并用，方药切实，故转危为安。

【原文】 伤寒病，厥五日，热亦五日，设六日当复厥，不厥者自愈。厥终不过五日，以热五日，故知自愈。（336）

【提要】 厥与热日数相等为向愈的证候。

【简释】 尤在泾：“伤寒厥五日，热亦五日者，阴胜而阳复之也。至六日，阴当复胜而厥，设不厥，则阴退而邪解矣，故自愈。夫厥与热，阴阳消长之兆也，兹初病至终，其厥不过五日，而厥已易热，亦得五日，是其复之之数，当其胜之之数，所谓有阳则复，无太过，亦无不及，故知其病自愈也。”（《伤寒贯珠集·厥阴篇·厥阴诸法》）

【原文】 凡厥者，阴阳气不相顺接，便为厥。厥者，手足逆冷是也。（337）

【提要】 论厥的病机与主症特点。

【简释】“凡”字冠首应当品味，综观全书并结合临床，厥之成因，不仅阳虚之寒厥与阳郁之热厥，举凡水饮、痰湿、瘀血、气滞以及蛔虫等，皆可导致气血不调，阴阳失和，甚则“阴阳气不相顺接，便为厥”。因此，对厥证要辨证求因，治病求本，方不致误。尤在泾：“按经脉，足之三阴三阳，相接于足十指，手之三阴三阳，相接于手十指，故阴之与阳，常相顺接者也。若阳邪内入，阴不能与之相接，而反出于外，则厥；阴邪外盛，阳不能与之相接，而反伏于中，亦厥，是二者，虽有阴阳之分，其为手足逆冷一也。”（《伤寒贯珠集·厥阴篇·厥阴诸法》）

【原文】 伤寒，脉微而厥，至七八日肤冷，其人躁无暂安时者，此为脏厥[1]，非蛔厥[2]也。蛔厥者，其人当吐蛔。令（按：《玉函经》作“今”字）病者静，而复时烦者，此为脏寒[3]。蛔上入其膈，故烦，须臾复止，得食而呕，又烦者，蛔闻食臭出，其人常自吐蛔。蛔厥者，乌梅丸主之。又主久利。（338）

乌梅丸方：乌梅三百枚，细辛六两，干姜十两，黄连十六两，附子六两（炮，去皮），当归四两，蜀椒四两（出汗[4]），桂枝六两（去皮），人参六两，黄柏六两。上十味，异捣筛，合治之。以苦酒渍乌梅一宿，去核，蒸之五斗米下，饭熟捣成泥，和药令相得，内臼[5]中，与蜜杵[6]二千下，丸如梧桐子大，先食[7]饮服十丸，日三服，稍加[8]至二十丸。禁生冷、滑物、臭食等。

【注脚】

〔1〕脏厥：内脏阳气衰微引起的四肢厥冷，甚至周身“肤冷”及脉微，躁动不安等，此阳亡病危之兆。

〔2〕蛔厥：因蛔虫窜扰导致腹中剧痛而手足厥冷等。

〔3〕脏寒：指肠寒。

〔4〕出汗：以微火炒蜀椒，使其中的水分与油质向外蒸发。

〔5〕臼（jiù 旧）：中部下凹的舂米器具。

〔6〕杵（chǔ 楚）：捣也。

〔7〕先食：饭前空腹服药。

〔8〕稍加：渐渐增加。

【提要】 论脏厥的脉症特点与蛔厥证治。

【简释】 本条重点是讨论蛔厥的证治。首先提出脏厥，目的在于与蛔厥作鉴别。脉微而厥，至七八日，不但肢厥，发展到周身俱冷，并且躁扰无片刻安宁，乃阳气衰微，脏气垂绝的“脏厥”危候，非蛔厥也。尤在泾：“蛔厥者，蛔动而厥，其人亦躁，但蛔静则躁亦自止，蛔动则时复自烦，非若脏寒（按：几个版本皆为“寒”，疑为“厥”字之误）之躁无有暂安时也。然蛔之所以时动而时静者，何也？蛔性喜温，脏寒则蛔不安而上膈；蛔喜得食，脏虚则蛔复上而求食，甚则呕吐，涎液从口中出。按古云：蛔得甘则动，得苦则安；又曰：蛔闻酸则静，得辛热则止。故以乌梅之酸，连、柏之苦，姜、辛、归、附、椒、桂之辛，以安蛔温脏而止其厥逆，加人参者，以蛔动中虚，故以之安中而止吐，且以御冷热诸药之悍耳。”（《伤寒贯珠集·厥阴篇·厥阴诸法》）吕震名：“此方主治蚘厥，其妙处全在米饭和蜜，先诱蛔喜。此方虽寒热错杂，但温脏之力居多，又得乌梅之酸涩以固脱，故又主久利。”（《伤寒寻源·下集》）

按： 魏念庭说：此条脏寒之“脏字即指胃，《内经》十二脏，并腑以言脏也”。然而，就蛔虫为肠道寄生虫来说，胃应该是指肠道。“蛔上入其膈”的“膈”，才是指胃，应包括胆道在内。蛔厥颇似胆道蛔虫病。该病主要临床表现为：剑突下或右上腹发生强烈阵发性绞痛，有钻顶感，或放射到右肩部，常伴有恶心、呕吐，吐出胆汁或蛔虫。这补充了原文隐而未言之证候。应当明确，《金匮》第19篇已指出“蛔虫之为病，令人吐涎，心痛，发作有时”等特点。

【方歌】

乌梅丸中柏连姜，参桂椒辛归附当，
寒热错杂厥阴病，蛔厥久利得安康。

【方证鉴别】

乌梅丸证与“三泻心汤证”（149、157、158） 乌梅丸与三泻心汤虽然都属于寒热并用的方剂，但三泻心汤为辛开苦泄补中法，主要作用于胃肠；乌梅丸为酸甘辛苦并用法，君乌梅治肝为主，“则乌梅丸为厥阴主方，非只为蛔厥之剂矣”。（《伤寒来苏集·伤寒论注·厥阴脉证》）

【大论心悟】

治蛔厥（胆道蛔虫病）
良方——乌梅丸

古今方书皆视乌梅丸为治蛔虫病的主方，用之得当，确有良效。若结合乌梅丸方义分析，本方主要适应于寒热错杂的蛔厥证，否则便当加减变通，以切合病情。根据29篇临床资料统计，用乌梅丸或以乌梅丸加减化裁治疗蛔厥胆道蛔虫病3406例，治愈率在60%~95%之间。有的报告，随访1年仅极少数未能根治，其余完全达到治愈目的，为目前治疗本病最满意的疗法。（《伤寒论汤证新编》）

叶天士运用乌梅丸的规律

叶氏化裁乌梅丸是根据药物性味扩充演变的。乌梅丸之酸能收能柔，苦能泄能降，辛能通能行，甘能补能缓，集四味于一方，适应厥阴病寒热虚实错杂的诸多症状。叶氏在化裁中始终以酸味药为主，旁及苦、辛、甘。酸味药除乌梅外，又增加了生白芍、木瓜、楂肉、萸肉；苦味药除黄柏不常用外，常加黄芩、川楝子、枳实、秦皮等；辛味药加吴萸、川朴、香附、木香、陈皮等；甘味药加石斛、麦冬、生地、阿胶、首乌等。叶氏如此化裁，应用于呕吐、胃痛、泄泻、痢疾、久疟、痞证以及温病等，扩大了本方的应用范围。（黄煌.《浙江中医杂志》1982，7：301）

【验案精选】

1. **厥阴病危证** 老医李骏伯者，病旬日，舌黑如煤，唇焦声哑，躁烦下利，不省人事，群医却走，遑遑治木。璧沉思良久，审为汗多亡阳，下多亡阴，阴阳欲绝，邪火内炽，因以乌梅丸三钱与之，神稍清，舌稍润，再进三钱，遂能视听，连四五服，而危困复苏矣。可见大法无定，经权在人，学者须细心体认，方不视人命如草芥也。（《伤寒论三注》）

按： 上述病情确实十分险恶，但抓住了“阴阳欲绝，邪火内炽”的病机，试用乌梅丸，终取得预期疗效。可见乌梅丸具有滋阴温阳，清热泄火的作用。

2. **蛔厥（胆道蛔虫病）**

（1）郑某某，女，36岁。某日夜间，突然脘胁疼痛，宛如刀绞，彻于右侧肩背，四肢冰冷，汗出如珠，兼发恶心呕吐，吐出黄绿苦水，并吐蛔虫一条，胃中灼热嘈杂，脘腹痞胀，烦扰不安，呻吟不止，终夜不能入睡。天明，其痛稍有减轻，方才交睫，又复作痛如前，遂由家人护送急诊。经检查，诊断为“胆道蛔虫病”，住院治疗。余会诊之时，见患者脉沉弦而紧，舌苔白腻，舌质青暗，不渴饮。此乃厥阴脏寒，肝胆气机郁结，腹中蛔虫上扰作痛，属蛔厥之证。照仲景法，以乌梅丸主之。制附片30g，干姜15g，肉桂9g，当归15g，党参15g，黄连6g，黄柏9g，川椒5g（炒去汗），细辛5g，乌梅3枚。煎1剂，分3次服。服1次，疼痛稍减；服3次后，疼痛呕吐均止，手足已回温，夜间已能安静入睡。惟胃中仍嘈杂，脘腹尚感痞闷，口苦不思饮食。脉沉弦，已不似昨日兼有紧象，腻苔稍退，舌质仍含青色。照原方加川楝子9g，榔片9g。连服2剂后，便下蛔虫20余条，腹中感到舒缓，饮食渐有恢复，脉缓，苔退。再以香砂理中汤加荜茇、高良姜调理2剂，气机恢复，痊愈出院。（《吴佩衡验案精选》第63页）

（2）郭某某，26岁，工人。停经7个月，右上腹部阵发性绞痛3天，伴呕吐蛔虫2条而入院。中医辨证：身孕7月，神志清晰，形容憔悴，痛楚呻吟，右肋疼痛，如割似钻，连肩彻背，辗转反侧，夜不能寐，头汗肢冷，心烦微热，呕吐苦水，夹带蛔虫，口渴喜饮，小溲短少，大便秘结，舌质淡红苔薄白、根部微黄，六脉滑数。诊断：蛔厥；妊娠。治宜安蛔为先，拟乌梅汤。处方：乌梅15g，川连3g，黄柏6g，细辛2.1g，川椒3g，桂枝4.5g，干姜3g，党参9g，当归6g。首服痛减十之七八，二服诸恙悉除而出院。（陈良盛.《福建中医药》1964，5：23）

按： 据上述治例作者报道，以乌梅丸（汤）治疗妊娠并发胆道蛔虫病8例，全部病例均系住院确诊，先由西医应用抗生素、镇痛解痉剂等治疗，疼痛不止。又因妊娠，不宜手术，乃用中药治疗。8例患者分别为4~8月份妊娠，用本方治疗，经严密观察，不但能迅速奏效（一般1~2剂即能收效），而且对妊娠均无不良影响，亦无坠胎早产之弊。必须指出，乌梅丸（汤）虽有安蛔之功，但无驱蛔之力，本文全部病例服药后多能迅速奏效，但未见排虫。故应于疼痛停止后，酌予驱蛔之剂，或用西药驱虫，否则，蛔虫不除，仍有复发之虞。

3. **泄泻（慢性溃疡性结肠炎、鞭毛虫性结肠炎、慢性肠炎、结肠癌术后）**

（1）王某，男，39岁。1993年9月13日初诊。主症：大便泄泻6年，日3~4次，夹有脓血黏液，无里急后重，胃脘痞满，小腹时痛，纳呆，乏力，口不渴，舌质略红苔黄腻，脉沉滑。曾做结肠镜检查，诊断为“慢性溃疡性结肠炎”。辨证：寒热错杂，运化失常。治法：平调寒热，祛腐生肌。乌梅丸加减。处方：乌梅30g，黄连10g，黄柏10g，当归12g，党参20g，干姜10g，桂枝10g，细辛3g，川椒10g，山药30g，扁豆15g，苡仁15g，甘草6g。水煎服。另将上药所煎留汁150ml，将锡类散9g溶入其中，保留灌肠，日1次。10月3日二诊：服药15剂，大便次数减至每日2~3次，无脓血黏液，胃脘痞满轻，小腹痛减，舌质略红苔薄黄腻，脉沉滑。上方继服。10月18日三诊：服药15剂，大便基本成形，日1~2次，无脓血黏液，脘痞腹痛消失，乏力减

轻，纳食可，舌淡红苔薄白，脉沉滑，上方继服15剂。(《伤寒论通释》第370页)

按：此案内服与“保留灌肠”法合用，提高了疗效，应当效法。

董廷瑶先生说：“成人慢性非特异性溃疡性结肠炎，一般疗法长期无效。我们曾用过四神、驻车、附子理中、参苓白术、真人养脏等方，粗似对症，但其效均不理想。遂进一步分析症情，反复思索。从病因言，常见由于精神紧张、情绪忧郁，则与肝气有关；从部位言，病变常在乙状结肠及其邻接部分，正是少腹深处，为厥阴所主，故为寒热错杂的下利。仲师明白指出乌梅丸‘又主久利’。据此，余乃以乌梅丸改汤剂为主方，加减变化，以治该病，取得了较好的成绩，但必数十剂才收全功。”(《名老中医之路》第一辑第295页)

(2)程某某，男，50岁，石家庄市某厂工人。初诊：1986年8月15日。主诉：腹泻半月余。现病史：患者于半月前无明显诱因出现腹泻，伴恶心腹痛，不欲饮食，经河北医学院某医院确诊为“鞭毛虫性结肠炎”。服西药治疗(药名不详)乏效而就诊于中医。诊查：患者腹泻几至无度(时时欲便，昼夜十几次)，泻下清稀，腹痛较剧，恶心不欲食，诊脉弦，察舌红苔黄。该患者泻下清稀，有如《内经》病机十九条所言：“诸病水液，澄彻清冷，皆属于寒”，而舌红苔黄又为内热之征，据症分析乃寒热错杂，脾虚湿困，遂以乌梅丸变通治之。处方：乌梅15g，干姜10g，川连10g，黄柏10g，清夏10g，茯苓10g，薏苡仁15g，车前子10g(包煎)，使君子10g，藿香10g。水煎服，每日1剂。服药1剂症状大减；2剂而腹泻腹痛好转，食如常人，诊脉缓，舌红苔白。恐病反复，故于原方去黄柏、车前子、清夏，加党参10g以增健脾之力，3剂后停药，追访2年，未再复发。(《刘亚娴医论医话》第65页)

原按：患者已确诊为鞭毛虫性结肠炎，中医古籍无此病名，然坚持辨证论治，其效实出乎意料，说明治疗西医病因明确的疾病，辨证论治仍是关键。运用古方，贵在变通，师其法而勿泥其方，勿胶柱鼓瑟，方可彰显古方之辉。

(3)俞某，女，40岁，驻军家属，新华书店营业员。该患主诉，从8岁开始腹泻，每天四五次，学生时未引起注意，婚后随军转移南北，后来病情加重，每天七八次，经治时好时坏，总是不能彻底痊愈。其病特点是，吃肉类食物则先痛后泄，吃饺子则痛甚，吃苹果2小时后必腹泻，手脚接触凉水也有反应。有病以来，经过很多医院，确诊为“慢性肠炎、结肠炎、亚急性腹泻”，现在已经32年。现症经常腹部不适，隐隐作痛，时时而泄，粪水相杂，色泽青黑犹如鸭溏，每天七八次，以致体倦无力，四肢不温，自觉微恶风寒，小溲清，面色㿠白，有时虚热自汗，脉象沉细而数，所见乃脾肾虚寒鹜溏之证，遂治以乌梅丸方：人参18g，乌梅45g，川椒9g，当归9g，桂枝4.5g，细辛1.5g，黄连4.5g，黄柏4.5g，附子9g，干姜4.5g，升麻4.5g，龙骨30g。4剂，水煎温服。药后症状好转，腹泻次数减少，腹痛减轻，恶寒消失，饮食激增。第2次复诊，形脉向善，法效前方，去龙骨加吴萸，4剂，病情渐愈。后以乌梅丸、金匮肾气丸作为善后调理，随访3年没有复发。(赵羽.《中医药学报》1986，1:38)

(4)患者男性，“结肠癌术后”近1年，大便仍不正常，每日腹泻五六次至七八次不等，初为烂便，后即纯水。除泻利以外，口渴很厉害，终日饮水不止，每日至少需饮两大暖瓶水。半年以来，叠进中医治疗，然效不甚显。观前医所用方，多是健脾燥湿一类，兼或有固肾收涩一类。像参苓白术散、香砂六君汤、补脾益肠丸一类皆在常用之列。用上述这些方法有没有错误呢？应该没有错误。慢性腹泻，又是肿瘤术后患者，不用苦寒抗癌一类已是高手了。不从脾去治，不从太阴去治，还能从哪儿下手呢？但是，若学过《伤寒论》，学过六经辨证，我想就断然不会去从太阴下手。为什么呢？以“自利不渴者，属太阴也”，现在病人每日渴饮两瓶水，怎么可能病在太阴呢？所以，用上面的方剂当然就没有效果了。那么，对上述这样一个疾病该从何处入手呢？病人下利，然六经皆有下利。病人口渴，且饮水甚多，此即为消渴也。又下利，又消渴，这就非六经皆有，而是厥阴独具了。所以，毫无疑问地应该从厥阴来论治，应该投乌梅丸。于是为病人开具乌梅丸原方，不作一味增减，每诊开药三四剂，至第三次复诊，渴饮减一半，每日仅需喝一瓶水，水泻亦大大减轻。(《思考中医》第457页)

原按：由上述这个病例，大家应该初步地感受到六经辨证是一个很方便的法门。只要我们将六经的提纲把握实在了，六经病的切入是很容易的。像这个病，你若是不用六经辨证的方法，很容易就切入到太阴里面，脾胃里面去了，而一旦你用六经的方法，那无论如何是不会把它摆到太阴脾胃里去思考的。因此，六经辨证不但具有上述的方便性，而且还有很大的可靠性。这样一个既方便又可靠的法门，为什么不去把握它呢？当然应该把握它！

4. **痢疾（中毒性痢疾、中毒性肠麻痹）** 李某某，女，1岁半，住某医院，1963年8月26日初次会诊。患儿于8天前高热8小时，抽风3次，泻下脓血便多次而入院。当时神志不清，腹胀满，肝在肋下3cm，呼吸、血压正常，按“中毒性痢疾”轻症治疗，经用西药冬眠疗法治疗不再抽风。第2天开始，一直寒战高热，持续败血症样热型（每日有一次37~41℃体温波动）……脉沉弦细数无力，舌质暗红少津，苔现黄腻，寒热错杂，虚实互见，病邪深入厥、太二阴，兼阳明胃液被劫，最危之候，拟治厥阴阳明为重点，投以乌梅丸加味，但因胃气衰难任重剂，乃小其制。处方：西洋参0.9g，桂枝0.9g，生川附子0.9g，黄连2.4g，北细辛0.9g，黄柏0.9g，当归0.6g，干姜1.5g，乌梅1大枚，川花椒0.6g（炒出汗），伏龙肝30g。先用伏龙肝泡入开水600ml去渣，入诸药慢火煎半小时，取150ml加蜂蜜15ml调匀，每次15ml，1~2小时服一次，服2剂……（《蒲辅周医案》第69页）

原按：患者系急性中毒性痢疾，发展到肠麻痹，脓血便顺肛流出，每天20多次，并有败血症样热型（每天数次寒战，从37~41℃），粒细胞减少，大便培养为福氏痢疾杆菌，对各种抗生素均有耐药性，腹部膨隆较甚，病已及旬，根据脉证，由暑湿互结为痢，正虚邪实之象。初用去暑湿、和脾胃、调营卫等法，但邪气仍深入，内陷厥、太二阴，厥热腹满，下利干呕，烦躁不宁，齿干津竭，厥阴症状明显，故主以乌梅丸煎剂，加伏龙肝以和脾胃止呕逆，2剂后，厥热烦躁皆平，症状好转，下利减呈青色黏便，后以益胃生津，兼清余热之品，二剂后津生热退而安，腹胀及脓血便俱消失，白细胞亦逐渐增加，继用益气生津、健脾等药而渐愈，最后白细胞亦恢复至接近正常。由此可知，疾病之邪气与正气的关系，是值得注意的，如邪盛正衰时，机体的抵抗力弱，虽用各种抗生素，效终不显，必须用扶正驱邪之法，使正气来复，则药物对病菌才能更好地发挥作用。同时，必须注意到胃气的盛衰，如胃气不任重剂，则当小剂量，否则也是不能收到效果的。

按：据报道（《陕西中医》1986，11:505），用乌梅丸化裁治小儿急痢寒热虚实错杂证获显效。小儿为稚阴稚阳之体，病后易寒易热，易虚易实，变化迅速，而乌梅丸扶正祛邪，寒热并用，且能坚阴止痢，恰对其证，故能挽此危局。另据报道，乌梅丸治慢性菌痢60例，均取得较理想的疗效。（《上海中医药杂志》1959，8:18）

5. **呕吐（宫颈癌术后）** 孙某某，女，52岁，因宫颈癌手术后发生呕吐不能食5天，曾服中药微予通利，虽便泄数次，呕吐仍不止。西医进行输液与胃肠减压，未见好转。疗见头痛，目眩，耳鸣，口苦，心中疼热，呕吐涎沫，食不得入，渴不欲饮，大便先泄而后闭，肠鸣，不矢气，小便短黄，唇暗红，舌苔薄黄，脉细弦。辨证为厥阴寒热错杂，肝风扰胃，肝胃不和，治用辛苦酸甘合剂，从乌梅丸化裁。方用乌梅9g，川黄连6g，花椒3g，西党参9g，当归6g，黄柏4.5g，干姜3g，赭石15g，橘皮4.5g，竹茹4.5g。服药1剂，呕吐止，涎沫减，腑得气行，并下蛔虫1条，但仍口苦溺黄，脉细弦，苔黄舌红，转方去花椒、赭石，加玉竹、丹参。继仿炙甘草汤调治收功。（抚州医院外科.《江西医药》1959，9:18）

6. **遗精** 治一男子久病遗精，每月遗40次之多，骨瘦如柴，形容枯槁，双目红筋缠绕，舌焦唇红，喉痛，上腭烂，口烂，呈一派虚火上炎、上热下寒（遗精滑泄）、上盛下虚之象。黎氏选用乌梅丸施治，连服20余剂而愈。（《黎庇留医案》）

7. **带下（慢性盆腔炎、慢性宫颈炎、子宫颈中度糜烂）** 李某，女，36岁，1993年10月2日初诊。患带下病8年，量多色淡黄，质黏如脓，有臭气，精神疲倦，面色萎黄无华，唇甲淡白，头晕心慌，食欲减退，腰酸肢冷畏寒，小腹冷痛，得温则舒，舌质淡，苔白滑，脉沉迟细弱。西医诊为“慢性盆腔炎”“慢性宫颈炎”“子宫颈中度糜烂”。证属寒热虚实夹杂为患，治宜寒温并用，补泻兼施。以乌梅丸改煎剂，随证化裁，处方：乌梅20g，细辛5g，干姜12g，黄连15g，当归15g，附子10g，蜀椒12g，桂枝10g，党参12g，黄柏15g，败酱草25g，茯苓15g，白术10g，补骨脂15g，甘草10g。每日1剂，水煎服。患者服药5剂后，带下量减少，守原方继服10剂，带下微量，色白无臭，余症亦除。（张洪，张燕.《黑龙江中医药》1995，1:29）

原按：本例患者带下日久，证属寒热虚实夹杂为患，对于此种病情，若死守“炎症”而概用清热燥湿等苦寒之品，势必损伤脾胃之阳而增其寒，若单纯用补益之品，则又恐恋邪而助其湿热。故在治法上，必须寒热并治，邪正兼顾。乌梅丸……与本证病机合拍，故用之奏效。

8. **寒热往来** 冀某，女，54岁，工人。1993年9月17日初诊。寒热往来5年余，昼则如冰水浸，自心中冷，寒不能禁；夜则周身如焚，虽隆冬亦必裸卧，盗汗如洗。情志稍有不遂，则心下起包块如球，痞塞不通，胸中憋闷，头痛，左胁下及背痛。能食，便可。年初经绝。脉沉弦寸滑。曾住院11次，或诊为绝经期综合征，或诊为内分泌失调，或诊为自主神经功能紊乱、神经官能症等。曾服中药数百付，罔效。此寒热错杂，厥气上冲，乃乌梅丸证。方予乌梅丸，处方：乌梅6g，细辛4g，干姜5g，川椒5g，桂枝10g，黄连10g，黄柏6g，党参12g，当归12g，炮附子15g（先煎）。服2剂寒热除，汗顿止，心下痞结大减；4剂而愈。5年后得知生活正常，未再发作。（《相濡医集》第310页）

【临证指要】 乌梅丸为厥阴病之主方，是蛔厥之专方。凡急病危症与各种杂病，表现为虚实互见，寒热错杂证，均可考虑以乌梅丸（法）或改汤加减治之。清代温病大家叶天士、吴鞠通等即以乌梅丸加减化裁，治疗许多热病与杂病。

【实验研究】 乌梅丸治疗胆道蛔虫病作用机制：①乌梅丸有麻醉蛔虫的性能，有抑制蛔虫活动的作用；②乌梅丸吸收后由胆汁排泄，并改变胆汁的酸碱度（pH下降）；③服乌梅丸后能使欧狄氏括约肌弛缓扩张，因此推测其作用机制有二：一是，服乌梅丸后，使蛔虫麻醉而失去其固有的附着肠壁的能力。由于胆汁量分泌增加，冲击这些没有活动能力的蛔虫退回十二指肠。二是，服乌梅丸后，改变了胆汁的酸碱度，使胆汁逐渐趋于酸性，蛔虫本来有喜碱恶酸的特性，此种改变，使胆道成为不利于蛔虫生存的环境，蛔虫即能通过弛缓扩大的欧狄括约肌退回十二指肠。

【原文】 伤寒，热少厥微，指头寒，嘿嘿不欲食，烦躁数日，小便利，色白者，此热除也，欲得食，其病为愈；若厥而呕，胸胁烦满者，其后必便血。（339）

【提要】 论热厥轻证的两种转归。

【简释】 伤寒热少厥微，为热厥轻证。由于里热较轻，阳气内郁不甚，故仅表现指头寒；默默不欲食，烦躁及小便色黄，为肝胆气郁有热的表现。本证有向愈或增剧两种转归：一是数日之后，小便由黄变为白色，为里热已除；欲得食乃胃气亦和，可知其病情向愈。一是手足厥冷加重，并伴有呕吐、胸胁烦满等症，表明热邪转甚，若再进一步发展，热邪损伤阴络，则可发生便血等变证。

【原文】 病者手足厥冷，言我不结胸（按：《总病论》卷一无“言我不结胸”五字），小腹满，按之痛者，此冷结在膀胱关元[1]也。（340）

【注脚】

〔1〕膀胱关元：概指下焦部位。关元穴在脐下三寸，为任脉经穴，亦是足三阴经与任脉的交会穴。

【提要】 论寒冷凝结肝经证候。

【简释】 尤在泾：“手足厥冷，原有阴阳虚实之别。若其人结胸，则邪结于上而阳不得通，如后所云‘病人手足厥冷，脉乍紧，邪结在胸中，当须吐之’，以通少阳气者也。若不结胸，但少腹满，按之痛者，则是阴冷内结，元阳不振，病在膀胱关元之间。必以辛甘温药，如四逆、白通之属，以救阳气而驱阴邪也。”（《伤寒贯珠集·厥阴篇·厥阴诸法》）

按：此条较费解，其病机，沈元凯、章楠认为是“寒邪直中少阴而入腑者，则为冷结膀胱”。魏荔彤则认为“此条乃申解厥阴病直中之寒邪起于少阴之由……由于肾阳素虚，寒邪自下中之，既中乎少阴，遂达于厥阴”。关于治法，程知、周扬俊认为“此当用温、用灸”。处方，古代吴谦，现代刘渡舟皆主张用当归四逆加吴茱萸生姜汤。

【原文】 伤寒发热四日，厥反三日，复热四日，厥少热多者，其病当愈。四日至七日，热不除者，必便脓血。（341）

【提要】 辨厥少热多当愈与热复太过变证。

【简释】 吴谦：“伤寒邪在厥阴，阳邪则发热，阴邪则厥寒，阴阳错杂，互相胜复，故或厥或热也。伤寒发热四日，厥亦四日，是相胜也。今厥反三日，复热四日，是热多厥少，阳胜阴退，故其病当愈也。当愈不愈，热仍不止，则热于阴，其后必便脓血也。”（《医宗金鉴》卷八）医者应在热复太过之时清热凉血，热邪去，阴络免受损伤，则无便脓血之患。

【原文】伤寒厥四日，热反三日，复厥五日，其病为进。寒多热少，阳气退，故为进也。（342）

【提要】承上条论阴盛阳衰为病进。

【简释】厥是阴盛，热是阳复。本条根据厥的日数多于发热的日数，判断为阴盛阳衰，故主病进。如此证候，宜四逆汤类，扶助阳气。

按：上条言热胜于厥而伤阴血，此条言厥胜于热而伤阳气。"二条总以邪胜则厥，正胜则热。所以厥者，以厥阴脏中本无真阳也，故厥阴证中喜其发热者，以正胜也，正胜则邪退，故当愈也。假使热气太过，则其热非正气之复而为有余之邪，故肝脏之血为热所逼，疾走下窍，势所必然。若寒多热少，又是正不胜邪，其病为进。故曰邪与正气不两立也。"（周扬俊《伤寒论三注》卷八）

【原文】伤寒六七日，脉微，手足厥冷，烦躁，灸厥阴[1]，厥不还者，死。（343）

【注脚】

〔1〕灸厥阴：灸什么地方？注家见解不一，或曰灸足厥阴肝经之大敦、太冲，或曰灸任脉之神阙、气海、关元，或曰灸其五俞，总之，所灸之穴，是为了通阳、补阳、回阳。人以阳气为本，阳回则生，阳亡则死。

【提要】补述脏厥的挽救之法。

【简释】本条所述证候，即第338条所论及的"脏厥"，而补述其救治之法。如此微弱欲绝之脉，躁无暂安时之症，乃脏中真阳欲脱，而神气浮越之危候。治之应争分夺秒，四逆汤等恐缓不及事，惟灸法可及时挽救。灸治之时，还应准备汤药，两法缓急兼备，以防万一，以尽职责。

【原文】伤寒发热，下利厥逆，躁不得卧者，死。（344）

伤寒发热，下利至甚，厥不止者，死。（345）

【提要】以上二条论述阴先竭而阳后绝的危候。

【简释】尤在泾："伤寒发热，下利厥逆者，邪气从外之内而盛于内也。至躁不得卧，则阳气有立亡之象，故死。此传经之邪，阴气先竭而阳气后绝者死。发热，下利厥逆，证与上同。而下利至甚，则阴欲亡，厥逆不止，则阳亦伤，虽不躁，犹死也。此亦传经之邪，阴先竭而阳后绝者也。"（《伤寒贯珠集·厥阴篇·厥阴诸法》）

【原文】伤寒六七日，不利，便（按：《玉函》卷四作"忽"；《病源》卷八作"更"）发热而利，其人汗出不止者，死，有阴无阳故也。（346）

【提要】论阴盛亡阳而汗出不止等危候。

【简释】尤在泾："寒伤于阴，至六七日发热者，阳复而阴解，虽下利犹当自止，所谓伤寒先厥后发热而利者，必自止也。乃伤寒六七日，本不下利，而忽热与利俱见，此非阳复而热也，阴内盛而阳外亡也。若其人汗出不止，则不特不能内守，亦并无为外护矣，是谓有阴无阳，其死必矣。"（《伤寒贯珠集·厥阴篇·厥阴诸法》）

按：刘渡舟先生说："在临床上观察，有人临死的时候出了一身的汗，叫泄尸汗，因为亡阳了；也有人临死前排大便，因为大气下陷了；也有人一喘就死了，因为阳气上越了。"不知其生，焉知其死"。这一条告诉我们，凡是格阳之病均怕出汗，一出汗就有性命的危险。我学徒的时候见过一个老医生，他在看病的时候，属于老人阳虚的，就问出汗没出汗，有的时候用手摸一摸，他最怕病人出汗，为什么？出汗亡阳，就得用参附汤、四逆汤、六味回阳饮，赶快保护阳气之根，使阳气不要飞越。"（《刘渡舟伤寒论讲稿》第356页）

【原文】伤寒五六日，不结胸，腹濡，脉虚复厥者，不可下，此亡血，下之，死。（347）

【提要】论血虚致厥的脉证及治禁。

【简释】本条是腹诊与脉诊结合对厥证的辨证。伤寒五六日，邪热传里，若邪热与痰水相结，则成结胸证。本条举出"不结胸"，又提出腹部按之柔软，为里无实邪结聚，决非热证、实证。脉虚主正气亏虚，不能荣养四末，故手足厥冷，治宜养血温经。血虚肠燥，可致大便难，若误用攻下，则营血更伤，使病情恶化，甚至导致死亡。

按：以上第343~347条，张仲景讲了5种濒临死亡之证候。总结这些证候特点，明确其机制，以提高诊断危急重症的水平。五条所述证候，有的相同，有的不同，有联系，有侧重；所述治法，只第343条提出"灸厥阴"，临床应举一反三，凡危在旦夕之病，都应及时采用简、便、廉、验的灸法或/和针刺之法，并且充分发挥中医与西医的不同优势，以抢救生命。

【原文】 发热而厥（按：《脉经》卷七、《玉函》卷四、《翼方》卷十“发热”上并有“伤寒”二字），七日，下利者，为难治。（348）

【提要】 论邪气盛而里气虚，病虽未死，亦为难治。

【简释】 尤在泾：“发热而厥者，身发热而手足厥，病属阳而里适虚也。至七日，正渐复而邪欲退，则当厥先已而热后除，乃厥热如故，而反加下利，是正不复而里益虚矣。夫病非阴寒，则不可以辛甘温其里，而内虚不足，复不可以苦寒坚其下，此其所以为难治也。”（《伤寒贯珠集·厥阴篇·厥阴诸法》）

【原文】 伤寒脉促，手足厥逆，可灸之。（349）

【提要】 论阳虚脉促而厥逆者可用灸法。

【简释】 一般说来，脉促为阳盛之象。本条所述脉促与手足厥冷并见，脉证似不相符，如果说脉促属阳热亢盛，则手足厥逆当属热厥，既为热厥，岂有用灸法治疗之理？其实，脉促者阳盛有之，阳气虚极亦有之。钱天来指出：“此所谓脉促者，非结促之促，乃短促之促也。阴邪太盛，孤阳不守，故脉作虚数而短促。”（《伤寒溯源集》卷十）汪琥更明确指出：“人但知阴证之脉微迟，或绝不至，此其常，今特言脉促者，此其变，合常与变而能通之，始可以言医矣。”（《伤寒论辨证广注》卷十）总之，本条脉促必是虚数无力，应属阴盛阳虚，故用灸法以温经通阳。

按：本条脉症，尤在泾认为是由于“阳之郁”，“灸之所以引阳外出”。笔者不赞同这种解释。果如此，岂不是以火助阳，“火气虽微，内攻有力，焦骨伤筋，血难复也”（116）。

【原文】 伤寒，脉滑而厥者，里有热，白虎汤主之。（350）

【提要】 论热厥的证治。

【简释】 脉微而厥为寒厥，脉滑而厥为热厥。若阳极似阴之证，辨脉至关紧要。本条方证除“脉滑而厥”之外，必有呼吸气粗，舌红苔黄，口渴烦躁，小便短赤等里热亢盛证候。热厥有下法与清法，治用白虎汤，以清里而除热也。尤在泾说：“此阳明热极发厥之证，误编入厥阴者也。”（《伤寒贯珠集·厥阴篇·厥阴诸法》）

按：此条与上条联系起来分析，此条脉滑，滑属数脉，脉滑数有力，发厥则为热厥；上条脉促，促亦属数脉，脉短促无力，发厥则为寒厥。由此可知诊脉在辨证上的重要意义。又，此条应与前第176条【大论心悟】互参。

【验案精选】

热厥 郑某某，男，22岁。外感时邪，高热神糊，手足厥冷如冰，且时时索水喝，睡则呓语频作。切其脉洪大任按，视其舌质绛而苔黄，问其二便，尚皆通顺，惟小便则色黄。辨证：为阳明“热厥”之证，热邪有内闭之危。治当辛寒重剂，以清阳明之热；佐以芳开，以杜邪传厥阴心包之路。处方：生石膏30g，知母9g，甘草6g，粳米1大撮，广犀角3g，菖蒲3g，连翘心3g，郁金3g。此方共服2剂，则热退厥回，病愈而安。（《伤寒论十四讲》第81页）

按：白虎汤的广泛临床应用，详见第176条【验案精选】。

【原文】 手足厥寒，脉细欲绝者，当归四逆汤主之。（351）

当归四逆汤方：当归三两，桂枝三两（去皮），芍药三两，细辛三两，甘草二两（炙），通草二两，大枣二十五枚（擘，一法十二枚）。上七味，以水八升，煮取三升，去滓，温服一升，日三服。

【提要】 论血虚寒厥的证治。

【简释】 尤在泾：“手足厥寒，脉微欲绝者，阳之虚也，宜四逆辈；脉细欲绝者，血虚不能温于四末，并不能荣于脉中也。夫脉为血之腑，而阳为阴之先，故欲续其脉，必益其血，欲益其血，必温其经。方用当归、芍药之润以滋之，甘草、大枣之甘以养之，桂枝、细辛之温以行之，而尤藉通草之入经通脉，以续其绝而止其厥。”（《伤寒贯珠集·厥阴篇·厥阴诸法》）

按：当归四逆汤中之通草，为今之“木通”，而今之“通草”，古谓之“通脱木”。考证如下：陶弘景曾描述通草为“今出近道绕树藤生，汁白，茎有细孔，两头皆通，含一头吹之，则气出彼头者。”此实乃今之木通。所以《本草图经》云：“古方所用通草，皆今之木通。”大体宋以前木通称为通草，故经方及《本经》《别录》言之通草即今之木通。木通味苦而性寒凉，易损伤脾胃，古人罕用之，经方中仅当归四逆汤及当归四逆加吴茱萸生姜汤两方使用之。李中梓云：“木通，功能虽多，不出宣通气血四字。”经方所用，即取其通利血脉之功。

现今所用之通草，首载于《本草拾遗》，指出：“通脱木……今俗亦名通草。"《本草纲目》："通草，色白而气寒，味淡而体轻，故入太阴肺经，引热下降而利小便；入阳明胃经，通气上达而下乳汁；其气寒，降也，其味淡，升也。"

总之，通草与木通有别：通草甘淡而凉，功能泻肺，利小便，下乳汁；木通味苦而凉，通利血脉，并有泻火利水之功。临证之时，两药应区别应用。

【原文】 若其人内有久寒者，宜当归四逆加吴茱萸生姜汤。(352)

当归四逆加吴茱萸生姜汤方：当归三两，芍药三两，甘草二两（炙），通草二两，大枣二十五枚（擘），桂枝三两（去皮），细辛三两，生姜半斤（切），吴茱萸二升。上九味，以水六升，清酒六升和，煮取五升，去滓，温分五服。一方水酒各四升。

【提要】 承上条论血虚寒厥兼里寒的证治。

【简释】 血气虚而寒凝于脉络，可致"手足厥寒，脉细欲绝"，如果"内有久寒"，则寒邪既凝滞于经脉，又侵入于内脏。须知厥阴肝经，藏营血而应肝木，内寄相火，虽有沉寒，亦不可施辛热之品，以避免扰动风火，耗伤营阴，故当归四逆汤不加干姜、附子，而但加吴茱萸、生姜宣泄苦降，"而尤藉清酒之濡经浃（jiē 夹。湿透）脉，以散其久伏之寒也"。（尤在泾）是方散寒而不助火，养营血而不滞邪，实为厥阴营虚，内有久寒之良方。

【方歌】

当归四逆细辛通，桂芍炙草大枣重，
脉细欲绝手足厥，血虚寒凝多种病。
内有久寒加姜萸，内外诸痛与寒证。

【方证鉴别】

当归四逆汤证、当归四逆加吴茱萸生姜汤证、四逆汤证（92）、四逆散证（318） 周扬俊说："圣人立四逆汤，全从回阳起见；四逆散，全从解表里之邪起见；当归四逆，全从养血通脉起见，不欲入一辛热之味，恐其劫阴也。至其人素有沉寒积冷，苟无热药，不能鼓舞正气，不能迅扫寒邪，然不用干姜、附子而必取吴茱萸一味者，正见圣人随经合宜之制。少阴脏中重在真阳，不回阳则邪不去；厥阴脏中职司藏血，故不养血则脉不起。即遇久寒之人，亦止吴茱萸之走肝者自上而下，生姜之辛散者自内达外足矣。"（《伤寒论三注》卷八）

【大论心悟】

当归四逆汤与加味方理法方药辨

当归四逆汤与当归四逆加吴茱萸生姜汤二条方证之脉、证、方、药等四个方面，都值得探讨，分述如下。

1. **辨脉** 本条方证的脉象特点是"脉细欲绝"。少阴病提纲证的脉象是"脉微细"。微脉与细脉主病如何区别呢？"微脉主于阳气微"；"细脉萦萦血气衰"。"脉细欲绝"之脉与微脉确实有点儿相类，沈又彭细致入微的分析可以帮助我们辨别微脉与细脉，他说："叔和释脉云，细极谓之微，则此之脉细欲绝即与微脉混矣。不知微者薄也，属阳气虚；细者小也，属阴血虚。薄者未必小，小者未必薄也。盖营行脉中，阴血虚，则实其中者少，脉故小；卫行脉外，阳气虚，则约乎外者怯，脉故薄。"（《伤寒论读·辨厥阴证》）王丙对细脉的分析对我们也有启发，他说："脉细非必全是血虚，总因邪并于荣，闭而不通，遂致细而欲绝耳。血凝脉绝，陷入肝脏，故须当归四逆入荣以泄邪也。"（《伤寒论注》卷五）

2. **辨证** 以脉测证，以方测证，本方证为血虚寒厥证，这是可以肯定的。那么，血虚何以致"手足厥寒"呢？人体经脉流行，环周不息，则人体健康。若经血虚少，不能流通畅达，则手足为之厥寒，脉细按之欲绝也。更确切地说，本方证是血虚及气，气虚生寒的血气虚寒证。"人之所有者，血与气耳"（《素问·调经论》）。"气主煦之，血主濡之"，血为物质，气为动力，血之与气，相互资生，相伴而行。病之始生，或先病于气，或先病于血；病之较久，则气病及血，血病及气，相互影响。故治法既应"治病必求于本"，又要标本兼治。当归四逆汤以和血治本为主，以温经通脉治标为助。"若其人内有久寒者，宜当归四逆加吴茱萸生姜汤"。所加二味药，以加强温通阳气之功。

3. **辨方** 古代有的注家据当归四逆汤之名，推测其方药组成应当是四逆汤加当归。例如，柯韵伯说："此条证为在里，当是四逆本方加当归，如茯苓四逆之例。若反用桂枝汤攻表，误矣。既名四逆汤，岂得无姜、附？"（《伤寒来苏集·伤寒论注》）钱天来亦认为："四肢为诸阳之本，邪入阴经，致手足厥而寒冷，则真阳衰弱可知……当以四逆汤温复其真阳，而加当归以荣养其阴血，故以当归四逆汤主之……方名虽曰四逆，而方中并无姜、附，不知何以挽回阳气……是以不能无疑也。”（《伤寒溯源集》卷十）有的注家针对以上两位注家的见解提出了不同见解，例如，许宏说：“四逆汤加减者共七方，皆用干姜、附子为主，独当归四逆汤不用姜、附，何耶？答曰：诸四逆汤中用姜、附者，皆治其阳虚阴盛之证，独当归四逆汤治阴血虚甚，手足厥寒，脉微欲绝者，故用当归为主，不用姜、附。”（《金镜内台方议》卷七）章楠分析的更为具体，批评的更为有力。他说：“柯韵伯不明此理，言既名四逆汤，岂得无姜、附……何不思之甚哉？且如同名承气，而有大、小、调胃之不同，同名泻心，而有五方之各异，法随病变，因宜而施者也。若凭粗疏之见而论仲景之法，非但不能发明其理，反致迷惑后学，无所适从，每訾王叔和编辑之哀，而不自知其谬也。”（《伤寒论本旨》卷十）需要说明的是，柯氏后来已经认识到自己以前的误解，并加以修正，他说：当归四逆汤“不须参、术之补，不用姜、附之燥，此厥阴之四逆与太、少不同。”（《伤寒来苏集·伤寒附翼》）总之，“当归四逆汤，调补血气，通脉活络之方也，凡血脉虚而寒厥者用之。”（陈恭溥《伤寒论章句》卷五）

4. 辨药　以上辨方，集中分析了厥阴病血虚寒厥证及“内有久寒者”为何不适合附子、干姜为主组成的方子，而适宜用当归、吴茱萸等组成之方。附子与吴茱萸之功效虽然相似，但各有专长。《本经疏证》分析的十分精辟，引述如下：“据仲景之用吴茱萸，外则上至颠顶，下彻四肢，内则上治呕，下治利，其功几优于附子矣。不知附子、吴茱萸功力各有所在，焉得并论？附子之用以气，故能不假系属，于无阳处生阳；吴茱萸之用以味，故仅能拨开阴霾，使阳自伸阴自戢耳。”这就是说，附子辛热燥烈，为纯阳之品，善于治疗一切阳气衰微之证；吴茱萸虽同为辛热之药，而兼有苦味，长于调理一切阴阳阻隔之患。如果把附子、吴茱萸这二味药的功效引申一下，联系到少阴病与厥阴病的用药特点，可以发现这样的规律：“少阴以阳虚为主，阳虚的寒证是水中的火不足了，可以用干燥之药如干姜、附子；厥阴是个体阴而用阳的脏，肝藏血，所以它怕燥药劫阴，虽然是有久寒了，也只用吴茱萸、生姜，不用附子这一类药。为什么乌梅丸里有附子？因为乌梅丸是以酸敛的乌梅为君药，可保肝之体，是个有制之师。临床治肝经之寒的时候，要注意燥药的运用。如果血虚有寒，光知道祛寒，不知道血虚，用燥药就伤血，这就得不偿失了。《伤寒论》六经为病的治疗各有特点，和相关的生理病理是分不开的”。（《刘渡舟伤寒论讲稿》第359页）

【验案精选】

（一）内科病

1. 手足厥寒（雷诺病）　符某某，女，18岁，昌美中学学生。1976年11月8日就诊。诉去年入冬以后，天气转冷时，四肢末端突然变为苍白，渐又转成青紫，冷麻刺痛，若用冷水洗足则必发，历数小时才复转暖变红，恢复常态。病症发作时，向火取暖恢复较快。经历数月，至春暖以后才消除。今年秋凉之后，病又复发，且发作比去年频繁加重，延时亦久，故请诊。诊寸口及趺阳之脉皆沉伏细小，舌淡苔白，两手足青紫，四末及鼻尖、外耳等处皆冷，诊断为“雷诺病”。此寒伤厥阴，血脉凝滞，营卫失运，真阳、气血不能温养四末。处方：当归15g，桂枝12g，细辛5g，白芍9g，炙草5g，大枣五枚，木通9g，附子6g。每日1剂。外用生姜汤熨手足，日二三次。方以当归四逆汤温经通脉，流畅血运，温养四末，加附子以补阳逐寒，增强温血通脉之功；外用生姜汤温熨手足，可旺盛局部血行，促使气血输布，引导真阳外达四末。日服1剂，上法共治疗3天，虽时值严寒而症无复发。依原方减附子为5g，嘱连服3剂，外加温熨，虽近冷水，病亦无复发。原方去附子加川芎9g，嘱再服5剂。以后追访，病未再发。（林曲.《新中医》1979，2:45）

2. 痛证

（1）头痛　李某某，男，中年。1966年初夏诊。自诉：头目不适，似痛非痛，有如物蒙，毫不清爽，已近1年。自带病历一厚本，菊花、天麻、钩藤、黄芩、决明、荆、防、羌、独等清热散风药物，几乎用遍，俱无效果。患者舌红苔少。考虑为血虚头痛，为拟四物汤加蔓荆子一方。复诊：服3剂，疗效不佳。仔细诊察，无意中发现，时近仲夏，患者两手却较一般人为凉。再细察脉搏也有细象。因想到《伤寒论》中论述的当归四逆汤证。论中虽未言及本方能治头痛，也不妨根据脉症试服一下，即给予原方3剂。三诊：症状基本消失。为了巩固疗效，又给予3剂。患者恢复工作。（《伤寒解惑论》第126页）

按：本案为何首诊用四物汤无效？因其只能养血，不能温经散寒。而当归四逆汤才是血虚寒凝证（此案寒凝于头）的良方，故服后药到病除。

（2）身痛　黄某某，男，30余岁，工人。患者身痛肢疼，曾经中西医治疗，缠绵不愈已历数月。阅前所服方药，多从风寒湿三气论治，用独活寄生汤、二妙丸、小活络丹、三痹汤等互换出入，终难收效。现周身酸痛，疲乏无力，夜间尤甚，手足常有冷感，口不渴，二便无异常，面部淡暗无华，证为厥阴受寒，肝血不足，血不营经所致，乃以当归四逆汤加黄芪治之。处方：当归12g，桂枝12g，酒芍18g，细辛9g，木通9g，大枣18g，炙甘草6g，黄芪30g。清酒一杯同煎，3剂。复诊时说：服药至2剂时，入夜更觉身冷，服药后即覆被而卧，越2时许，周身得微汗，次晨顿觉清爽，病势减半。鉴其厥阴之寒随汗而解，当佐扶正药。原方加淫羊藿30g，数剂而安。（陈沅生.《新医药学杂志》1978，3：7）

按：此例取效，除了方证相对外，其关键是服药后"周身得微汗"。

（3）腹痛（痉挛性结肠）　申某某，女，40岁。1973年10月23日患者以左下腹急性绞痛就诊。自述近半年经常左下腹绞痛，遇寒或生气即发，发时腹中拘挛剧痛，可扪及圆柱形长包块，用热水袋温暖片刻排出矢气而缓解。大便日3~4次，稀如鸭溏，夹有黏液，无脓血。服用中药效果不佳。今天因下河洗衣受寒而发。体检：面色㿠白，表情痛苦，抱腹呻吟，触其腹壁发凉，左下腹可扪及茶杯粗圆柱状长形包块，无明显压痛及反跳痛。舌质淡边青紫，苔白水滑，脉沉弦细。西医诊断为"痉挛性结肠"。中医辨证：寒邪凝滞经脉，脉络拘急，气血运行受阻，腹中拘挛绞痛。治则：温中散寒，和营通脉。处方：当归9g，桂枝9g，白芍9g，细辛5g，通草5g，生姜9g，大枣8枚，吴萸6g，公丁香6g，制香附9g，高良姜9g，沉香6g。3剂，每日1剂，水煎分3次温服。服药前先用艾条灸神阙、关元15分钟，腹痛缓解。10月26日二诊：腹痛已除，大便糊状，日2次。舌质淡苔白润，脉弦细。用当归四逆汤加高良姜9g，制香附9g，炒白术10g。续服5剂而痊愈。1975年春节见其人，言腹痛近1年多未再复发。（杨培君.《陕西中医学院学报》1979；3：31）

按：针（灸）药兼用可以增效，本案便是例证。

（4）腰腿痛（坐骨神经痛）　郝某，男，70岁。四川某图书馆干部。曾有风湿性关节痛史。1973年冬，臀部及右腿冷痛难忍，不能坚持工作。经某某医院检查，诊为"坐骨神经痛"。于1974年3月中旬来诊。少腹及下肢发凉，膝关节以下微肿，行走困难，自右侧臀部沿腿至足抽掣冷痛，神疲，头昏，舌质淡红稍乌暗，苔白滑腻满布，脉细弱。证属厥阴寒痹筋痛。以当归四逆汤加味，养血活络，温经散寒为治。处方：当归12g，桂枝15g，白芍12g，辽细辛5g，木通12g，炙甘草6g，大枣20g，牛膝12g，木瓜12g，独活10g……1月后病基本治愈，步履自如。6年后追访病未复发。（《范中林六经辨证医案选》第173页）

原按：范老在临证中，据《伤寒论》之学术思想及后贤经验，灵活运用当归四逆汤治疗多种疾病，常获显著疗效。其辨证要点，从主症看：一是少腹或腰、臀部以下发凉，或四肢末端冷；二是少腹、腰、臀以下疼痛，包括阴器、睾丸、下肢筋骨、关节疼痛以及痛经等。除以上主症外，还可能出现某些兼症。而脉象多细弱，舌质常暗红无泽，或有瘀斑，苔灰白或腻。

（5）腿痛（硬化性骨炎）　史某某，女，21岁。1978年3月8日初诊。1973年曾患右胫腓骨骨髓炎，经治愈后，1976年又患左胫腓骨中段"硬化性骨炎"，至今已1年多，久治少效。诊见患处隆起，皮色不变，内感疼痛酸胀，日轻夜重，以致难以入寐，有时痛引左膝关节，形体消瘦，手足厥寒，舌苔灰白，脉细弦缓。投以当归四逆汤加味：当归15g，桂枝9g，赤白芍各30g，细辛3g，木通9g，炙甘草9g，大枣5枚，鹿茸末1.5g（分冲服）。连服40余剂，大得效验，左腿酸痛渐除，夜间已不觉痛，能够安睡通宵，食增神旺，肌肉渐丰，特别是左胫腓骨中段隆起处已平复如常。嘱守上方每隔一二日服1剂，以巩固疗效。随访至今，未见复发。〔《伤寒论方医案选编（万友生）》第235页〕

（6）关节痛　吴某某，女，46岁，某服装厂职工。患双膝关节疼痛10余年，近年又出现小腿肚疼痛，夜间疼痛甚剧，时有抽搐，手足冷，病人服药不效。无可奈何之下，养猫两只，于夜间放在腿部取暖，始可缓其疼痛，方能入睡。查病人面白唇淡，舌淡质暗，脉沉细，诊为血虚有寒，遂投当归四逆汤：当归18g，桂枝12g，酒白芍 18g，细辛 3g，木通 6g，炙甘草 6g，大枣 7 枚。连服 7 剂，疼痛明显减轻，下肢及手足均已转温。继服 14 剂后，诸症消失。（《伤寒论临床应用五十论》第 226 页）

原按：笔者体会，凡属血虚寒凝者，多伴有一定的疼痛，或头或腹，或关节，或四肢，所以临床应用本方之范围比较广泛，大抵舌淡质暗，脉沉细或弦细，四诊所见无热象，即可用之。

3. **痢疾** 龙某某，男，30 岁。身体素弱，入秋患痢。初起恶寒欲吐，日下痢 10 余次，赤白夹杂，里急后重，腹痛而胀。医者进白头翁汤，不惟不效，反致症状加剧，继以东风散、胃苓汤等出入变换，如此迁延数月不愈。待来诊时，患者已有神昏之状，面色暗晦，形瘦身羸，呼吸衰短，语言低沉，呻吟不已，纳食甚差，日夜痢下数十次，大便夹有黏滞，色暗乌黑，里急后重，少腹隐痛，常欲覆被。舌质淡，脉细欲绝。一派厥阴虚寒之象，当归四逆汤之症俱备，急以重剂投之。处方：当归 30g，桂枝 24g，白芍 30g，细辛 9g，木通 12g，炙甘草 9g，大枣 30g，肉蔻 15g（杵），吴茱萸 9g，乌梅 15g。患者服上方 4 剂……即不恶寒，尚微觉发热，手足稍温，下痢仅数次，神志亦清。仍以原方加仙鹤草，3 剂而痢止。后以黄芪建中汤加砂仁以复中气。数剂而竟全功。（陈沅生.《新医药学杂志》1978，3∶7）

（二）妇科病

1. **痛经**

（1）万某某，女，22 岁，学生。患者经来腹痛已有五年之久，曾服温经汤及调经诸药，收效甚微，乃请余诊治。自述平时身冷，恶寒，四肢酸软无力，小腹常觉不温，月经愆期，白带多而清稀，每逢经期，小腹剧痛，痛时手足冰冷，口不渴，时吐清涎，小便量多。查其舌质淡暗苔薄，脉沉迟细弱。患者素体血虚，肝阳不足，久处潮湿之地，阴寒侵袭三焦，厥阴经寒，阳气不振，不通则痛，当归四逆是为厥阴伤寒而设，然而伤寒中最多杂病，女子又以肝为先天，厥阴之脉绕阴器而抵少腹，从其见症，当属厥阴虚寒，用当归四逆加吴茱萸生姜汤温而散，补而通，处方如下：当归 15g，桂枝 12g，白芍（酒炒）15g，细辛 6g，大枣 18g，木通 9g，炙草 6g，官桂 6g，台乌药 9g，艾叶（炒）6g，吴萸 9g，生姜 9g。加白酒 1 杯同煎。嘱在经前煎服本方 3 剂，下次月经前再服 3 剂。后 6 剂而愈。（陈源生.《中医杂志》1978，3∶7）

（2）王某某，女，19 岁，本校本科生。患经前及经行腹痛数年，自服西药止痛为快。但痛经之情渐重，近半年来经前及经行腹痛甚剧，常伴有呕哕，改服中药数种，加味乌药汤和逍遥散加减不效。时值笔者在班中授课，课间休息时述其所苦，求予治之。询之少腹冷感，面色淡白，舌淡质暗，脉沉弦细，手足不温。以当归四逆加吴茱萸生姜汤治之：当归 18g，桂枝 12g，酒白芍 18g，细辛 3g，炙甘草 6g，木通 9g，大枣 7 枚，吴茱萸 6g，生姜 12g。连服 7 剂，少腹冷感减轻，手足不冷，又以原方出入，减吴茱萸 3g，继服 10 余剂，面色转佳，痛经病愈。（《伤寒论临床应用五十论》第 226 页）

原按：临床应用本方时，要抓住“血虚寒凝”四字。原方仲景以清酒与水各半煎药，取酒性之温通，以驱寒凝。笔者临证运用此方时，虑其女患者多苦于酒，遂于方中改白芍为酒白芍。酒炒白芍既可减其寒性，又可缓其酸收，补血之中有行血活血之力，缓急之中寓止痛之功。朱丹溪曾谓“冬月必用酒炒（指白芍），凡腹痛多是血脉凝涩，亦必酒炒用”。笔者体会，举凡腹痛、胃脘痛、痛经、头痛、肢痛等诸痛证，只要从四诊所得，诊为病属血虚而有寒者，大抵投当归四逆汤可愈，如见恶心呕吐者，可加吴茱萸、生姜。

按：笔者临证治疗内科病为主，亦兼治妇科病。妇人痛经，量少色暗，小腹发凉，脉细，手足欠温者，以当归四逆汤为主方治疗十几例，皆取得良好疗效。

2. **痛经、不孕** 马金枝，女，25 岁，婚后 5 年不孕。室女时即患痛经，经医多人，服药数百剂不效。其症，经前 3 日，少腹开始坠胀绞痛，日甚一日，辗转床笫，冷汗淋漓，肢厥如冰，头痛而呕涎沫，如害一场大病，至第 4 日经行始减。经量少，色黑多块。面色乌暗，眼圈、山根、环唇色黑。诊脉沉紧搏指，舌左边尖布满瘀斑。证属寒凝胞宫，寒主收引，不通则痛。且病程已达 10 年以上，久治不愈，深入血络，已成痼疾。拟当归四逆加吴茱萸生姜汤合少腹逐瘀汤合方化裁，开冰解凝，逐瘀通经：当归 45g，炙草、赤芍各 30g，肉桂、细辛、吴茱萸（洗）各 15g，通草、川芎、没药、炮姜各 10g，桃仁 20g（研），红花、土元、炒小茴各 10g，失笑散 20g（包），柴胡 15g，丹参 30g，炮甲珠 6g（研粉热黄酒冲服），鲜生姜 10 大片，大枣 12 枚。上药，经前服 3 剂，出现月经前兆即连服 3 剂，连服 2 个月。1980年1月3日二诊：2个月共服上药12剂，当月月经畅行，下黑块屑甚多，痛减其半；次月经前痛止，经临胀痛轻微，已能耐受。刻诊，面部红润光泽，山根、环唇之黑色均退净。惟牙龈棱起外仍见淡黑；腰困如折，不耐坐立，脉中取和缓，舌上瘀少有淡痕。原方桃仁减为10g，加补肾药，每月经见连服3~5剂，经净停药，连服2个月。次年春，路遇其婆母，知上药又服10剂后已全好，现已怀孕。（《李可老中医急危重症疑难病经验专辑》第114页）

3. **经行抽搐** 何某某，女，21岁，未婚。3年前因寒夜起床大便，感受冷气昏倒，此后每次月经来潮时，即发生麻木抽搐，经后始平，腹痛，经血量多有紫血块，曾经各医院治疗2年余，未见显效，诊其脉象弦虚，舌正无苔，乃本体血虚，风冷之气，乘虚则入，邪气附着，营卫失和，以致经期抽搐，治宜调和营卫，祛风活络。处方：当归、桂枝各6g，吴萸2.4g，细辛2.1g，黄芪、白芍各9g，防风、川芎各4.5g，桑寄生1.2g，生姜3片，大枣3枚。连服7剂。下月行经，即无抽搐，但感觉麻木未除，仍用前法。经净后，即停汤剂，早晚各服十全大补丸6g。再至下月经期，麻木亦微，惟腹部仍有不适感，已不似从前疼痛，经期仍服汤剂，经后，早服十全大补丸6g，晚服虎骨木瓜丸6g。数月后诸证平，经期亦复正常。（《蒲辅周医案》第117页）

原按：此例某医院检查，血中之磷、钙均较正常人减少，自服中药后，不仅症状逐渐消失，且血中磷、钙亦转正常，这里是由病愈而磷、钙自动恢复，还是药物有促进磷、钙升高的作用，值得探索。

4. **闭经（席汉综合征）** 何某，女，40岁，农民。1983年8月就诊。因小产后出血，行刮宫术后感染致闭经3年多，消瘦，体重减轻，处事表情淡漠，行动迟缓，嗜睡，精神萎靡，畏寒乏力，语言减少，声调低沉。第二性征见乳房萎缩，腋毛及阴毛脱落。起病后曾往广州某医院做内分泌检查，诊为"席汉综合征。"刻诊：形体消瘦，面色苍白无华，声调低沉，焦虑不安，畏寒，暑热天时尚穿毛衣2件，棉衣1件，手足厥冷，舌淡胖边有齿印苔白，脉沉细欲绝。综观脉症，中医诊为闭经，乃为血虚内寒，阳气衰微之证。故拟当归四逆加吴茱萸生姜汤，以温经散寒，养血通脉。处方：当归、炙甘草、桂枝各15g，北细辛、木通各6g，白芍12g，大枣12枚，吴茱萸9g，生姜9g。加水500ml，米酒300ml，煎至汁注1碗，温服。日服1剂。3日后复诊：言语增多，自述服药后渐觉手足转温，曾出大汗，精神胃纳转佳，身上只穿毛衣2件尚不觉察冷。脉微涩如刮竹状，虚瘀状已露，在上方基础上加苏木10g，生龙骨、生牡蛎、鸡血藤各30g，以效张锡纯敛正气而不敛邪气之意，使其血足脉通。再服7剂。三诊：面色稍有血色，自述形寒肢冷大减，脉象转和缓，睡眠仍不甚佳，继进桂枝加龙骨牡蛎汤30余剂，并嘱服当归生姜羊肉汤食疗。2个月后来告，有少量月经来潮，病转安和。后随访调治，10年内追访，见身体状况颇佳，并可从事一般的体力劳动。（李开平，等.《新中医》1995，3:56）

5. **寒入血室** 白某某，女，32岁。在田间劳作，适值月经来潮，因入野厕，自觉寒风吹袭下体，非常冷冽。返家后而少腹冷痛，腰痛如折，不可忍耐。曾服独活寄生汤无效。其脉弦细，舌淡苔白润，此乃经期风寒入客，经脉瘀滞而为病。当归四逆汤加减：当归12g，桂枝12g，赤芍9g，细辛6g，通草6g，石楠藤12g，鸡血藤12g，大枣7枚。仅服2剂则病愈。（《伤寒论通俗讲话》第142页）

6. **产后痹证** 田某某，女，29岁，护士。1965年5月25日初诊。手及肘疼痛、麻木、沉重半月余。病因产后10余日用凉水洗涤而起。诊得面色乏华，舌苔薄白，脉象细迟，余无异常。证系新产血虚，寒湿侵袭肌肤经脉，阻碍营卫气血运行而致。治以疏散寒湿，温通经脉，养血和血。予当归四逆汤。处方：当归、桂枝、酒炒白芍各9g，细辛1.8g，通草4.5g，甘草6g，大枣3枚，生姜3g。服药4剂，疼痛明显好转，因故停药2天，痛又加重。续予原方，早晚各服1剂。服至6月4日疼痛基本消失，麻本、沉重减轻过半，脉象仍现细迟。原方加薏苡仁12g、黄芪9g（仿当归补血汤意），服法如上。至6月7日症状消失，色脉好转。续服4剂，健康状况一切如常。（周可.《浙江中医杂志》1965，11:19）

7. **缩阴证**

（1）魏某，女，45岁。1958年冬天气严寒，患者日间农作辛勤，汗出减衣，因而受寒。半夜发生抖颤不已，后现手足厥冷，不能自然伸出，少腹拘急疼痛，恶心欲呕，又过半小时，阴户突然自觉发生收缩，拘紧内引，小便时出，汗出如洗，自觉阴户空洞，时有冷气冲出，不安之至。清晨接吾往诊。脉微细，舌苔白润，语言如常，身倦神疲。经全面分析，证属虚寒，投以当归四逆加吴茱萸生姜汤。一日连服3剂，2剂时阴缩停止，手足厥回，次日恢复如初，未再服药。（赵守真.《广东中医》1960，6∶305）

（2）刘妇，年四旬余，邮亭圩北村人。素体虚弱，某日农作过劳，傍晚归途遇雨，衣履尽湿，归仅更衣，不甚介意。晚间又经房事，而风雨之夜，寒气砭骨，夜半时起入厕，不久，睡感寒甚，数被不温，少腹拘急绞痛，次第加剧，待至天将明时，阴户遽现紧缩，自觉向腹中牵引，冷汗阵出，手足厥冷，头晕神困，不能起立，服药鲜效。其夫来迎治，脉象微细，舌润，乃一阴寒证也。其夫且曰："内子阴户收缩，成一杯大空洞形，时流清液，令人见而生畏。"吾曰："病虽奇，治尚易，近村魏妇病与之相若，曾一方即愈，毋用惊惧。"乃书与当归四逆加吴茱萸生姜汤，嘱一日服完两大剂，并用艾灸气海、关元十余炷，又锡壶盛开水时熨脐下。次日往视，已笑逐颜开，操作厨下，惟身觉略倦而已。（《治验回忆录》88页）

按：缩阳是男性阴茎向腹内缩入；缩阴是女性阴户向腹内缩入，多由肝肾虚损，复为贼风所袭，或房事后感寒而作。该妇冒雨后又经房事，房事后复入厕，致使寒犯肝肾，阴户内缩。予当归四逆加吴茱萸生姜汤温暖肝肾，驱散寒邪，十分契合，故有奇效。

（三）男科病

1. **缩阳证**　邱某，男，22岁，未婚，1964年5月13日初诊。近5年来有遗精史。2个月前，因感冒连续20多天身体不适，伴畏冷。2月23日晚，梦遗一次后，突然阴茎冷缩，手足冰冷，背部恶寒及筋惕，异常惊慌，经家人以火烤并饮热茶，才逐渐恢复，以后经常在走路或大便时，阴茎突然内缩变小变硬，如花生仁大，并觉一股冷气自小腹直达足内侧，手足冰冷，平时怕冷，精神易于激动，睡眠时阴茎易于勃起。某医院诊为"精神过度紧张"，予服镇静药，并嘱休息而无效。来诊时，细问病情，患者尚有多梦，头晕等症状。面色较为苍白，舌苔薄浊，脉弦数紧。脉证合参，系属肝经虚寒。治宜温肝散寒，方拟当归四逆加吴茱萸生姜汤。处方：全当归5g，小桂枝3g，杭白芍9g，北细辛2g，炙甘草3g，白通草5g，生姜片6g，泡吴萸3g，大红枣3枚。二诊：5月15日，药后未见阴缩，头晕减轻，惟夜寐多梦，阴茎勃起，小溲清长，左脉弦细。治仍从肝肾着手，照前方加肾气丸9g分吞，服4剂。三诊：5月19日，缩阴已愈，拟丹栀逍遥散以善其后。（《伤寒论通释》第377页）

2. **缩睾证**　马某某，男，27岁。患者右侧睾丸肿痛2月余，治疗后肿痛逐渐消退。某日夜间，右侧睾丸突然收引回缩至少腹，少腹拘挛疼痛不已，牵引腰部，痛不能伸，痛剧之时，连及脐腹，直至四肢挛急难以屈伸，颜面发青，冷汗淋漓。其亲友略知医理，认为此证系肾精亏损所致，拟滋阴补肾之剂，服后未见缓解，遂送中医学院附设门诊部就诊。患者面色发青，腰痛呻吟，愁容不展，两目无神，白睛发蓝，唇、舌、指甲均含青色，手足冰冷，舌苔白腻，脉来沉细弦紧。已两日水米未进。此系肝肾阳虚，厥阴阴寒太盛，阳不足以温煦筋脉。《灵枢·经脉》云："肝足厥阴之脉……循股阴，入毛中，过阴器，抵小腹。"经脉失养，拘挛收引，故睾丸回缩而痛。法当温扶肝肾之阳，温经散寒，经脉之挛急自能舒缓。方用当归四逆汤加减：当归15g，桂枝12g，杭芍9g，细辛6g，大枣5枚，干姜12g，吴萸6g，川椒（炒黄）5g，乌梅4枚，附片60g。上方服1剂后，疼痛缓解。再剂，则阴囊松缓，睾丸回复，面目、唇舌青色俱退，手足回温，诸痛皆愈。惟阳气尚虚，照原方去川椒，加砂仁9g，连服2剂，精神、饮食均恢复正常。（《吴佩衡医案》第74页）

按：方中用附片60g，当用炮附子，且应先浸泡，再煎煮30分钟以上，以解其毒。

3. **睾丸肿痛（慢性非特异性附睾炎）**　刘某某，男，28岁，已婚，教师。1971年4月25日初诊。患者自述左侧睾丸肿大，坠胀疼痛，阴囊冷湿4个多月。半年前，曾患阴囊红肿热痛，左侧睾丸肿痛，经用青、链霉素和中药治疗痊愈。近4个月病情复发渐次加重，邀余诊治。体检：阴囊皮肤松弛，不红不肿，潮湿发凉；左侧附睾丸较右侧显著肿大，有明显触痛，与阴囊皮肤不粘连，未发现窦道，未扪及精索串珠状硬结。舌质淡苔白润滑，脉沉弦细。白细胞总数15×10^9/L，中性0.75，淋巴0.2，嗜酸0.02，单核0.03……西医诊断："慢性非特异性附睾炎"。中医辨证：厥阴经脉过小腹、络阴器，寒湿客滞厥阴经脉，气血运行受阻而致睾丸肿大冷痛。治则：散寒止痛，和营通脉。处方：当归9g，桂枝9g，白芍9g，细辛6g，通草6g，大枣6枚（擘），玄胡索9g，海藻9g，沉香6g，橘核9g，小茴香9g，生姜3片。每日1剂，水煎，分3次服。连续服21剂，诸症悉除。继予原方5剂量，碾粉，炼蜜和丸，每丸5g重，每服1丸，日服2次，以巩固疗效。次年3月随访，未再复发。（杨培君.《陕西中医学院学报》1979，3:31）

4. **阴囊坠痛（精索静脉曲张）** 张某某，男，28岁，已婚，干部。1973年5月11日初诊。患者近月余自觉阴囊坠胀发凉，左侧睾丸疼痛，站立过长或步行时间较长则加重，口不渴，小便清长。近1周加重，邀余诊治。体检：立位见阴囊皮肤松弛，左侧睾丸低于右侧，左侧精索静脉曲张充血，卧位时曲张静脉即消失。触扪曲张静脉似软体虫感觉，阴囊发凉。舌质淡苔薄白润，脉弦细。西医诊断："精索静脉曲张"。中医辨证：寒滞厥阴经脉，气血运行不利而致筋疝证。处方：当归9g，桂枝9g，赤芍9g，细辛6g，通草6g，大枣6枚，丹参9g，红花6g，玄胡索9g，小茴香6g，橘核9g，台乌药9g。每日1剂，水煎，分3次服。连服10剂，症状完全消除。1974年春节随访，未再复发。（杨培君.《陕西中医学院学报》1979，3:31）

（四）儿科病

1. **痿证（小儿麻痹症、小儿麻痹后遗症）**

（1）杨某某，男，2岁，患小儿麻痹症月余，营养状况尚好，颜面苍白，四肢厥冷，仰卧位，上下肢均呈运动性障碍，肌肉弛缓，各种病理反射迟钝，颈项不强直。腹部肌肉松弛无力，无抵抗、压痛，脉沉细、状如游丝。与"手足厥寒，脉细欲绝"的证候相符，乃予当归四逆汤。处方：当归、桂枝、赤芍、木通各3g，细辛、甘草各2.1g，大枣1枚。3剂，每日1剂。服至17剂时，患儿已能在扶持下学步，四肢已无冷感，其肌肉亦较治疗前丰满充实，面色脉象均转正常，乃停药继续观察。1个月后随访，四肢活动完全恢复正常，11个月后随访，疗效巩固。（雷声.《中医杂志》1965，9:24）

（2）杜某某，男，20余岁。患者幼年曾患小儿麻痹症，成年后两下肢较细，并软弱无力，行动吃力，走路要拄双拐。每至冬季，即四肢发凉，尤其两下肢极不耐冷，最易受冻伤。此乃气血虚弱，抵抗力太差，在冬季阳衰阴盛之际，气血更不能畅行于四末所致。今又值冬令，前症加重。治宜益血通阳为治，方用当归四逆汤原方。连服数剂，即觉两下肢转为温暖，耐寒力亦有所增强。（《伤寒解惑论》第126页）

2. **腹痛** 王志耕乃郎，半岁，夜半腹痛，啼哭不已，以热手重按其腹，似觉哭声稍可，久之仍否。延诸幼科，无非行气消食，误治两日，目珠上瞪，四肢微搐。余视其面色赤中带青，目中白珠颇蓝，手足指尖略厥，指纹透甲。危急之顷，静神默悟，详推此症，原是寒邪入里，与方脉寒症无异，意拟姜、桂通阳，然细察面色唇舌二便，又非无阳可比，倘辛热误用，而稚阳之质，势必血燥津涸，愈增筋掣瘛疭，因思肝藏血，寒伤营，非养血通脉，寒何由解，痛何以除？先以灯火焠腹，疏通凝寒，以仲景厥阴篇当归四逆汤，一剂霍然。〔《二续名医类案》（谢星焕·谢映庐医案）第3277页〕

3. **心悸（先天性心脏病）** 李某，男，7岁。5岁时和几个小孩赛跑，跑完后突然昏厥，当时面青肢冷，气促息微。某医院诊为"先天性心脏病"，急救处理后，嘱避免劳累和感冒，加强营养。此后，孩子经常气短，心跳，唇青，肢冷，冬天尤重，走路劳累亦加重，故来求诊。患儿发育、营养一般，面色皖白，肢冷，唇青，动剧则气促心跳，胸前"虚里"搏动击指。舌质紫暗苔薄白，脉沉细无力。处以当归四逆汤：酒当归9g，桂枝9g，酒白芍6g，细辛3g，木通3g，炙甘草6g，大枣5枚。5剂，水煎服，每日1剂。二诊：上药服后，手足渐温，气促心跳减轻，舌脉变化不著。考虑患儿先天元气亏损，遂加太子参30g，守方服至25剂，患儿精神振奋，气促心跳完全消失，唇色变红，四肢不冷，脉转有力，临床治愈。（丁金元.《河南中医》1988，3:13）

原按：本例为心阳不振，寒阻血脉……诸药合力，共奏益气强心，通阳活血之效。

4. **嗜睡（运动性癫痫）** 史某某，男，8岁，其母代诉：于1981年7月自言我困，初为睡觉多，继则加重，昼夜时时欲睡，呼之即醒，醒而复睡，已半年余。脑电图检查，诊断为"运动性癫痫"。多方医治无效，又去北京某医院检查，亦诊为此病。因嗜睡而不能入学，父母在精神上压力很大。于1982年2月25日来诊，其母背来放在诊断室凳上，即伏桌而睡，呼之可醒，旋即复睡，舌伸齿外，口中流涎，四肢不温，舌嫩苔薄白，脉细微。治当温通经脉，起阴兴阳。处方：当归 10g，桂枝 15g，白芍 10g，细辛 5g，通草 3g，党参 10g，吴茱萸 10g，鲜姜 3 片，大枣 3 枚。二诊：其母领来说，第 1 剂服后，睡眠明显好转；3 剂服完，白日已不睡，流涎止，手足温。原方再服6剂。三诊：嗜睡已愈，饮食增进，精神好，但精神有些烦躁，舌红脉沉，诊为心虚烦躁。方用桂枝 10g，牡蛎 15g，龙骨 15g，甘草 6g。服 3 剂，诸症消失而愈。3 月后随访，未复发。（丁世名.《浙江中医杂志》1983，4：185）

（五）外科病

1. 冻伤、冻疮

（1）赵某某，男，30 余岁。滦县人。于1946 年严冬之季，天降大雪，赵为避匪乱，南奔至渤海滨芦丛中，风雪交加，冻仆于地，爬行数里，偃卧于地而待毙，邻近人发现后，抬回村中，其状亟危，结合病情，以其手足厥逆，卧难转侧，遂急投与仲景当归四逆汤：当归 9g，桂枝 9g，芍药 9g，细辛 3g，木通 3g，炙甘草 6g，大枣 4 枚。嘱连服数剂，以厥回体温为度。4 剂药后，遍身起大紫疱如核桃，数日后即能转动，月余而大愈。（《岳美中医案集》第 138 页）

按：此例冻伤危证，用当归四逆汤治愈，真乃神奇之方也。临床常有采用本方治疗冻疮的报道，无论内服外洗，效果都良好。

（2）张某某，男，约 80 岁。1974 年冬初诊。患者两下肢从膝盖凉至足部，两足颜色紫黯，足趾附近皮肤干枯，像厚厚的死皮一样，表面且有不少散在的小形溃疡，但不甚疼痛。诊其脉象迟而又细。此因 1974 年冬季寒冷较往年为长，患者虽然睡的火炕，但火力不足，被褥又不厚，以致两足得不到充足的温暖。加之年老，不下炕活动，因而血行不畅，阴寒凝滞而成本病。治宜温经活血，方用当归四逆汤原方加红花。因患者煎药不便，令将药轧为细末，每服 6g，开水冲服，早晚各服 1 次。服完 1 剂后，两腿颜色红活，发凉亦轻；再服 1 剂，死皮开始脱落，溃疡处有极浅表的小脓点破出；又服 1 剂，死皮脱尽，溃破点亦愈合而痊愈。（《伤寒解惑论》第 126 页）

按：此案将汤剂改为散剂，取得良效。这种剂型简、便、廉、验，值得效法。

2. 脱疽（血栓闭塞性脉管炎） 查某某，男，28 岁，农民。经某军医大学诊断为“血栓闭塞性脉管炎”。经某医生介绍，请余诊治。患者体质素弱，居处北方严寒地带，寒气下受，客于经络，寒凝则血瘀，日久阻塞经络，阳气不能布达四末，故见手足不温，下肢尤甚，双足冰凉，麻木疼痛，遇冷加重，行路不远便觉小腿抽搐酸痛难忍，呈跛行之状。患足尚无坏疽，寸口脉沉细微弱，趺阳脉举按皆无，舌质淡边缘呈瘀。拟温经散寒，活血化瘀法，以当归四逆汤加减治之。当归 24g，赤白芍各 15g，桂枝 12g，细辛 9g，木通 9g，炙甘草 6g，附片 18g（先煎），黄芪 30g，牛膝 12g，泽兰 12g，红花 6g，鸡血藤 24g。另用：棉花根 60g。煎水温浸患足，每日 1 剂。患者服药 50 余剂，自觉症状改善，上方稍事加减，又服 50 余剂后，手足得温，疼痛基本缓解，寸口脉仍细，但轻取可得，趺阳脉亦搏动明显。经某医院检查，近期疗效尚称满意。后患者返乡继续服药，以资巩固。（陈沅生.《新医药学杂志》1978，3：7）

3. 脱疽（血栓闭塞性脉管炎）、真心痛（心肌梗死） 灵石城关派出所所长高兴亮，51 岁。患者于 1941 年护送抗大学员赴延安时，路经山西宁武县之摩天岭，严冬大雪封山，雪深没膝，冻死 7 人，冻掉手指足趾多人。本人虽幸得肢体完好，但已受严重冻伤。1966 年发现双下肢冷痛，多次住院治疗无效，至 1976 年病情恶化。在山医一院、二院和省人民医院等 5 所大医院住院 7 个月。确诊为“脑动脉硬化、心肌下壁梗死、双下肢血栓闭塞性脉管炎”。后又赴晋中二院接受下肢放血疗法。10 余日无效，建议高位截肢。绝望之下，患者于1976年9月7日求治于余。诊见双下肢膝以下冰冷，左侧尤重，足趾青紫，电击样剧痛，日夜不休，且左上下肢麻木。胸部憋胀刺痛，发作时以硝酸甘油片维持。脉沉细迟微，双足背动脉消失。面色苍白晦暗，畏寒神倦。此证由寒邪深伏血分，痹阻血脉，已成真心痛及脱疽重症。病经 30 年之久，已成沉寒痼冷顽症，非大辛大热温通十二经表里内外之乌头、附子等猛将不可。遂拟当归四逆加吴茱萸生姜汤合乌头汤，加虫类入络搜剔，麝香辟秽通窍，合而为大辛大热，开冰解冻，益气破瘀，通络定痛之剂：生芪 240g，附子、当归各 60g，川乌、丹参、黑小豆、川牛膝、防风各 30g，麻黄、桂枝、细辛、赤芍、桃仁各 15g，油桂 10g，吴茱萸 20g（开水冲洗 7 次），蜂蜜 150g，鲜生姜 40g，大枣 20 枚（按：方中无通草，不知何故），加冷水 2500ml，文火煮取500ml，兑入黄酒500ml，日3夜1服；另用麝香1g，炮甲珠5g，生水蛭3g，全虫3g，蜈蚣2条研粉分冲，4剂。余住其家，寸步不离，以使家人放心。服1剂，当夜安然入睡。又连服3剂，诸症均退。原左足大趾内侧之溃疡亦收口愈合，心绞痛及下肢电击样剧痛亦消失。后患者注射毛冬青针15盒，遂痊愈。追访至1999年冬，患者已76高龄，离休后协助街道居委会工作，现住介休市土产公司宿舍。（《李可老中医急危重症疑难病经验专辑》第64页）

原按：本病属中医“脱疽”范围，由寒湿之邪痹阻血脉，日久趾、指坏死脱落，令人惨不忍睹。约可分为阳虚寒凝与湿热化毒二型，而瘀阻不通，又为两型所共有。故活血化瘀之法，必须贯彻始终。而气为血帅，气行则血行，不论寒热，皆以黄芪为君。气旺则可推动血行，而生芪又最擅托毒生肌，为痈疽要药，亦脱疽首选要药。其药性和平，非破格重用难以奏功。

寒凝型，以当归四逆加吴茱萸汤合乌头汤，随证加减，大辛大热，开冰解冻，效果极好。《伤寒论》当归四逆汤养血通脉，主治“手足厥寒，脉细欲绝”，并治寒入经络，以致腰、股、腿、足疼痛。古今中外医家用治各类冻疮，疗效卓著。若内有久寒，深入血分，形成“沉寒痼冷”之格局，又兼见寒主收引，经脉挛缩疼痛者，加吴茱萸、生姜、白酒，合而为当归四逆加吴茱萸生姜汤（吴茱萸最善解痉），则更为合拍。本病病程过久，则非但血虚而瘀，其寒凝之程度，犹如冰结。加用《金匮》乌头汤大辛大热，通行十二经表里内外，开冰解冻，更加虫类化瘀破癥之力，则如阳光一照，冰雪消融，栓塞一通，病即向愈。此法治愈寒凝型脉管炎7例，风湿性、类风湿关节炎、坐骨神经痛数百例。对西北地方病“柳拐子”病（四肢关节肿大僵硬致残）、部分硬皮病皆有卓效。经方是攻克世界性医学难题的一把金钥匙，效难尽述。关键是应用经方必须量大，鄙见以原方折半计量为好，轻描淡写则无济于事（此点为20世纪80年代后多次考古发现之汉代度量衡制所证实）。

4. **皲裂**　王某某，女，37岁，社员。1974年11月20日来诊。患者于10年前就患有手足皲裂，甚则流血，曾多方治疗未效。症见手足多处皲裂，每年遇寒即发，面色㿠白，皮肤皱折枯燥，四肢末梢有恶寒感。脉象浮迟。证属阳气外虚，阴血内弱，营血不足，不能营养肌肤，又外感风寒之邪气，伤及肌肤腠理而成。处方：当归30g，桂枝、酒白芍、细辛各9g，炙甘草、木通各6g，大枣5枚。4剂后临床症状消失，继续服4剂巩固疗效，至今未发。（王纯义.《新中医》1977年增刊，1:50）

（六）五官科病

1. **凝脂翳（角膜溃疡）**　甘某某，男，36岁。1958年10月15日入院。本年9月21日开始右眼红而疼痛，视力减退，兼有流泪及右偏头痛，经检查后诊断为“右眼边缘性角膜溃疡”。曾用三氯醋酸烧灼、抗生素滴眼、施行结膜瓣遮盖术。至10月23日，眼部刺激症状加重，结膜瓣收缩，角膜溃疡暴露，溃疡呈蚕蚀状。染色阳性。手厥冷，脉细欲绝。拟益血复脉而驱久寒。处方：全当归9g，桂枝3g，炒白芍9g，炙甘草4.5g，木通6g，细辛1.5g，红枣10个，生姜1片。二诊：服3剂后，角膜溃疡已改善，刺激症状已大见改善，睑肿消退，结膜水肿充血已退去大半，再服3剂。三诊：角膜染色阴性，溃疡已愈。（《眼科临证录》第33页）

按：《灵枢·大惑论》曰：“筋之精为黑眼”。此例右眼凝脂翳，刺痛甚剧，且有手冷脉微，为邪入厥阴，血虚不能荣目之候，故用益血养肝通脉消翳之法，取得疗效。

2. **鼻黑唇紫**　李某某，男，45岁，农民。1965年3月4日就诊。病者每于立冬之后，逐步发现鼻尖部位青紫，渐次发黑，不痛不痒。严重时口唇亦发现青紫，两手指亦有轻微青紫。其他未见异常。其乌黑的鼻尖部，须待次年四五月才逐渐消失。脉细微，舌淡红而润。处方：当归10g，桂枝10g，白芍10g，细辛3g，通草6g，炙甘草5g，生姜3片，大枣3枚。每日1剂，水煎温服。次年来诊告谓，前方服25剂后停药，未见复发。（《伤寒实践论》第113页）

原按：本病诊断属中医“寒厥”，即血虚寒凝，但其表现并非四肢厥寒，而是鼻尖乌黑。辨证论治，用温经散寒的当归四逆汤取效。

【临证指要】当归四逆汤与当归四逆加吴茱萸生姜汤证的辨证要点是“血虚寒凝”。凡由此病机引起的内科、妇科、男科、儿科、外科及五官科不同部位之寒证、痛证等多种病症，皆可用上述两方之一，或适当加减，方证相对，必有良效。

【实验研究】上述两方具有扩张血管，改善血液循环，增加器官及末梢血液供应，增强机体缺氧耐受力，并有抗凝、镇痛、抗炎消肿、抑菌及促进消化功能，且有缓解胃肠痉挛及缓解子宫挛痛等多种作用。

【原文】大汗出，热不去，内（按：《翼方》卷十无“内”字）拘急，四肢疼，又（按：《脉经》卷七无“又”字；《翼方》“又”作“若”）下利，厥逆而恶寒者，四逆汤主之。（353）

【提要】论阳虚厥利的证治。

【简释】大汗出，热不去，四肢疼，似属于外感之邪发汗不当，而更见腹内拘急，下利，厥逆而恶寒，则是阳亡于外，寒盛于内之证，故以四逆汤主治，复阳驱阴。阳回则汗自敛，热自除，利自止，厥自温也。

【原文】大汗，若[1]大下利而厥冷者，四逆汤主之。（354）

【注脚】

〔1〕若：“若”字的语法词义之一为表示选择关系，可译为“或”“或者”。黄宝臣说：“此条文意，注家皆以‘而厥冷者’句统承大汗、大下利言，愚谓玩一‘若’字，似非一时并见之证，则‘而厥冷者’句自当分承，言大汗而厥冷者，又若大下利而厥冷者，均以四逆汤主之也。”（《伤寒辨证集解》卷七）

【提要】论大汗或大下利而厥冷的治疗。

【简释】喻嘉言：“此证较上条无外热相错，其为阴寒易明。然既云大汗、大下利，则体液亦亡，但此条不得不以救阳为急，俟阳回尚可徐救其阴，所以不当牵制也。”（《尚论篇·厥阴经》）

【原文】病人手足厥冷，脉乍紧者，邪结在胸中，心下满而烦，饥不能食者，病在胸中，当须吐之，宜瓜蒂散。（355）

【提要】论胸中痰实致厥的证治。

【简释】病人既非厥阴之为病，亦非外感之邪，因手足厥冷，故列于厥阴病篇。脉证合参，为痰涎实邪凝结在心，故心胸满闷，烦扰不安，饥不能食；脉乍紧者，乍，忽也，即脉忽然而紧，手足忽然厥冷，何故？“病在胸中”，怪病多痰也。痰阻胸中，胸阳时通时窒，故脉乍紧乍不紧，手足时冷时温。治病求本，法当涌吐痰涎，宜瓜蒂散。此条应与第166条瓜蒂散证互参。

按：瓜蒂散【验案精选】见第166条。

【原文】伤寒厥而心下悸，宜先治水，当服茯苓甘草汤，却治其厥。不尔，水渍入胃，必作利也。（356）

按：茯苓甘草汤方见前第73条。

【提要】论水停心下致厥的证治。

【简释】《金匮·痰饮咳嗽病》篇曰：“水停心下，甚者则悸，微者短气。”厥与心下悸同见，因知手足厥冷亦由水停心下，阳气被阻遏，不能外达四末所致。厥与悸既然均是水饮为患，治宜先用茯苓甘草汤温胃散水，水饮去则阳气布达，其手足厥冷亦可缓解，故治水即是治厥。若水邪去而厥不除，再治其厥。此治病先后缓急之法，克敌制胜运筹帷幄之策。如果不先治水气，不仅悸与厥不得痊愈，而水饮浸渍，下渗入肠，势必发生下利等症。

【大论心悟】

厥证论

第337条曰：“凡厥者，阴阳气不相顺接，便为厥。厥者，手足逆冷是也。”这一条指出了厥证的主症特点和基本病机。厥证的具体病因病机及治疗方法，大论所述，可归纳为以下8个方面。

一是寒厥。由于阳气大虚，阴寒内盛，阳气不能温养四肢所致。治宜回阳救逆，如第353、354条四逆汤证。

二是热厥。由于热盛于内，阻遏了阳气，阳气不能达于四末所致。第335条曰“厥深者热亦深，厥微者热亦微”，并指出“厥应下之”。具体来说，无形邪热致厥，治宜清之，如第350条白虎汤证；有形燥屎致厥，治宜下之，承气汤为主方。

三是阳厥。阳厥既非阳虚，又非热盛，而是阳气郁结，气郁不伸，阳气不能达于四末之故。治宜行气解郁，如第318条四逆散证。

四是血厥。由于血虚及气，气虚生寒，血气虚寒，不能温养四末之故。治宜养血温经，如第351条当归四逆汤证。

五是痰厥。由于痰实于心胸，阻隔了阳气，阳气不能达于四末之故。治宜涌吐痰涎，如第355条瓜蒂散证。

六是水厥。由于水饮停聚，阻碍了气血的周流，阳气不能达于四末，治宜利水通阳，如本条茯苓甘草汤证。

七是蛔厥。由于蛔虫扰动，疼痛剧烈，血气逆乱而不能达于四末。治宜安蛔止痛，如第338

条乌梅丸证。

八是脏厥。脏厥是在第338条附带论及的证候，这是一种最危之病，不仅四肢厥冷，并且周身肤冷，危在旦夕，阳光欲熄矣！治以独参汤大补元气，或可抢救。

以上所述八种厥证，只有阳厥在少阴病篇，其余七种皆在厥阴病篇。总而言之，厥之证候，轻者手足厥寒，重者四肢厥冷，甚则周身肤冷。厥之病因，凡阳虚、阳郁、热盛、燥屎、血气不足、痰浊、水饮、蛔虫及食积等众多因素，皆可致厥。厥之病机，以“阴阳气不相顺接”，血气不能温养为基本病机。由于厥证具体病因病机不同，其兼症及舌象、脉诊必然不同。总之，辨厥证要四诊合参，治厥证既要求因，又要求本。

【验案精选】

1. **心下悸** 农民陈某某，男，26岁。夏天抗旱，担水浇地，过劳之余，汗出甚多，口中干渴殊甚，乃俯首水桶而暴饮。当时甚快，未几发现心下悸动殊甚，以致影响睡眠。屡次就医，服药无算，然病不得除。经友人介绍，请余诊治。令其仰卧床上，以手扪其心下，则跳动应手，如是用手振颤其上腹部，则水在胃中漉漉作响，声闻于外。余曰：此振水音也，为胃中有水之征。问其小便尚利，脉弦而苔水滑。处方：茯苓12g，桂枝10g，生姜汁1大杯，炙甘草6g。嘱用煎好药汤兑姜汁服。服后便觉热辣气味直抵于胃，而胃中响动更甚。不多时觉腹痛欲泻，登厕泻出水液甚多，因而病减。照方又服1剂，而悸不发矣。（《伤寒论十四讲》第74页）

原按：此方即苓桂术甘汤减白术、加生姜而成。其治疗水饮潴留于胃，迫使气与饮搏，而症见心下悸动不安。若胃中水饮上逆，则可出现“水吐”；若胃中水饮下流于肠，则可出现“水泻”；若胃中水饮阻遏清阳不达四肢，则见手足厥冷，名叫“水厥”。

2. **心悸（阵发性室上性心动过速）、晨泄** 某女，50岁。诉心悸阵作10余年，近来发作频繁，发则心悸不宁，胸闷如窒，气短不续，四肢无力，甚则晕厥不知，片时方苏。西医诊断为“阵发性室上性心动过速”，常需药物终止其发作。见其体胖腹大，面呈黑晕，是有水气之征。细询病史，知其晨起即泄亦十余年，腹胀满，心悸发作前常觉心下悸动。脉沉弦，舌苔淡白而滑。思《伤寒论》有云：“伤寒，厥而心下悸，宜先治水，当服茯苓甘草汤，却治其厥。不尔，水渍入胃，必作利也。”此例虽非水饮阻遏，阳气不达四末之厥，却是水气凌心，浊阴上冒清阳之厥，而其水气凌犯心脾阳气之病机则一，故予原方：茯苓45g，桂枝30g，生姜45g，甘草15g。6剂。患者见药仅四味，且不过生姜、甘草之辈，心存疑虑。不意药后，腹中觉温，矢气尿畅，腹胀大减，晨泄竟愈。且1周来未发作过心悸。二诊时见其神色焕然，腹围缩小近20cm。继以上方小其剂，嘱服2周以善后。2月后来告，诸症大安，2月来仅发作1次室上速，且持续时间较前缩短，屏气后自行终止。（高飞.《陕西中医学院学报》2003，专辑：24）

按：本案取得良效的要点有三：辨证识病、中西汇通，一也；理论实践密切结合，二也；处方遣药，善师古法，三也。

【原文】 伤寒六七日，大下后，寸（按：《脉经》卷七无“寸”字）脉沉而迟，手足厥逆，下部脉〔1〕不至，喉咽不利，唾脓血，泄利不止者，为难治，麻黄升麻汤主之。（357）

麻黄升麻汤方：麻黄二两半（去节），升麻一两一分，当归一两一分，知母十八铢，黄芩十八铢，葳蕤十八铢（一作菖蒲），芍药六铢，天门冬六铢（去心），桂枝六铢（去皮），茯苓六铢，甘草六铢（炙），石膏六铢（碎，绵裹），白术六铢，干姜六铢。上十四味，以水一斗，先煮麻黄一两沸，去上沫，内诸药，煮取三升，去滓，分温三服。相去如炊三斗米顷〔2〕，令尽，汗出愈。

【注脚】

〔1〕下部脉：有两种解释：一指尺脉；一指趺阳脉。

〔2〕相去如炊三斗米顷：相距（时间）如同煮熟三斗米饭的功夫。“去”：距，距离。“炊”：烧水煮热食物。“顷”：少时，片刻，这里指时间。

【提要】 误下后上热下寒，正虚阳郁的证治。

【简释】 外感病六七日，邪已化热但未成实，误用大下之坏证。误下后阳陷于里，郁而不伸，故寸脉沉而迟，下部脉不至；阳郁不达四末，故手足厥冷；大下之后，阴阳两伤，阴伤而肺热气痹，故喉咽不利，甚则唾脓血；阳伤而脾虚气陷，故泄利不止。总之，本证病机为正伤邪陷，肺热脾寒，不但虚实混淆，而且寒热错杂，为了兼顾，所以有麻黄升麻汤之制。该方由14味药组成，是《伤寒论》中用药最多的方子，其制方有两个特点：一是清宣、温补并用，而偏重宣透邪气；二是方药剂量小。钱天来分析说："此因误下，寒邪陷入阴中，故以麻黄为君，升麻为臣，桂枝为佐，以升发其寒邪，发越其阳气也；知母、黄芩为臣，所以杀其郁热之邪也；石膏为佐，所以肃清上焦，利喉咽而解胃热也；当归、葳蕤、天冬、芍药，养血滋阴，所以止唾脓血也；白术补土，干姜守中，甘草和脾，茯苓淡渗，皆所以温里寒而理中焦，补下后之虚，治泄利不止也。此条脉证虽繁，治法虽备，然终是寒邪误陷所致，故必待麻黄、升麻、桂枝之汗解而后可愈，故麻黄、升麻之分两居多也。"（《伤寒溯源集》卷十）

按：柯韵伯指出：麻黄升麻汤"其方味数多而分两轻，重汗散而畏温补，乃后世粗工之伎，必非仲景方也"。柯氏此说一出，有的注家附和之。考《伤寒论》的别本《金匮玉函经》与唐·孙思邈《千金翼方》均载此方，王焘《外台秘要》第1卷不仅载此方，并引《小品》注云："此仲景《伤寒论》方。"上述文献足以证明，柯氏之说只是臆断。程门雪批评说："柯氏未之思，遽下断语，不当也。"（《中医杂志》1979，10∶79）

【方证鉴别】

寒热并用四方　"相比而言，乌梅丸的寒热并用偏于收敛；干姜黄芩黄连人参汤的寒热并用偏于降逆；麻黄升麻汤的寒热并用偏于宣发；黄连汤和半夏泻心汤的寒热并用是偏于和中的。寒热并用就包括这四个方面。"（《刘渡舟伤寒论讲稿》第362页）

【验案精选】

1. **伤寒误下**　李梦如子，曾2次患喉炎，1次患溏泻，治之愈。今复患寒热病，历10余日不退。邀作诊，切脉未竟，已下利2次。头痛，腹痛，骨节痛，喉头尽白而痛，吐脓样痰夹血，六脉浮取中按皆无，重按亦微缓不能辨其至数，口渴需水，小便少两足少阴脉似有若无。诊毕无法立方，且不明其病理，初拟排脓汤、黄连阿胶汤、苦酒汤等皆不惬意；复拟干姜黄连黄芩人参汤，终觉未妥；又改拟小柴胡汤加减，以求稳妥。继因雨阻，寓李宅附近。然沉思不得寐，复讯李父，病人曾出汗几次？曰："始终无汗。"曾服下剂否？曰："曾服泻盐三次，而致水泻频仍，脉忽变阴。"余曰："得之矣，此麻黄升麻汤证也。"……明日即可照服此方。李终疑脉有败征，恐不胜麻、桂之温，欲加丽参。余曰："脉沉弱肢冷是阳郁，非阳虚也。加参转虑掣消炎解毒之肘，不如勿用，经方以不加减为贵也。"后果愈。（《伤寒论语释》第1036页）

按：此案录自"陈逊斋治案"。案语翔实可靠。据所述证候，确实非常复杂，无怪乎屡医不效。陈氏开始也未能识得本证，足见审证之难。从案中可知，确诊本证的关键，在于"沉思"问诊，从而测知该病之由来。因之投以麻黄升麻汤，效如桴鼓。可见本方用药之"复杂"，为病情之所需也。

2. **咳嗽**　戴某某，男，46岁，马来西亚商人。1999年7月23日初诊：患者诉胸热咳嗽，肢麻足冷，尿浊3年余。其太太系中医学院学生，曾先后取方麻杏甘石汤、理中汤、金匮肾气丸等不效，且诸症逐渐加重，体弱至不能驾车和正常工作。刻诊：双下肢麻痹发凉，膝关节酸软，腰部抽痛，胸部觉干燥疼痛，口干咳嗽，痰中带血，胃纳可，小便起泡，沉淀后有白膜，大便完谷不化，日三四行。查：舌淡暗苔薄体胖，脉弦，面白身瘦体弱。虑其病久，证情复杂，辨证：上热（肺胃）、下寒（脾肾）夹瘀，予麻黄升麻汤。疏方：升麻12g，炙麻黄10g，白术12g，茯苓15g，干姜12g，炙甘草6g，知母12g，生石膏30g（先煎），玉竹15g，黄芩12g，天冬12g，丹参15g，北芪30g，当归10g，桂枝10g。服2剂后，其太太满面喜悦，代诉：足麻痹减轻，大便转佳，小便泡沫减少，继进3剂。7月28日二诊：诉胸中已不觉热，稍干燥，咳血消失，但仍有黄稠痰，双下肢麻痹继续减轻，有温暖感，大便正常，小便转佳，稍有腥味，舌淡苔白，脉沉，继守原方5剂。8月3日，患者特驱车前往致谢送行，诸症大减，精神大振。嘱以六味地黄汤加减调理善后。（李赛美.《伤寒论》治咳特色与临床应用. 中华中医药学会第十四届仲景学说学术研讨会论文集，2006∶380）

原按：该病例为本人在马来西亚讲学期间临床带教时所遇。正值上午授完《伤寒论》厥阴病篇，下午所见患者病情与经文描述麻黄升府汤证正相符合。该方疗效使见习同学一片惊叹！究其病机，患者久婚未育，思虑有余，肝火内郁，加之多耗肾精，脾肾不足，久则肝火上冲，木火刑金，炼蕴痰热，损伤血络，而成斯证。其太太不识寒热错杂，虚实相兼之机，或单用清化，或独与温补，清热伤阳，补虚碍实，故诸症不减，反见加重。疏原方加北芪、丹参意在加强益气活血。如此扶正祛邪，温阳清热，各行其道，俾肝木得疏，脾气得升，肺气清灵，肾精得滋，故能获效。

【临证指要】 麻黄升麻汤是《伤寒论》中一首最复杂的方剂。仲景立法组方，以方证相对为原则，对杂合之病，即以杂合之方治之。杂合之大方，《伤寒论》有麻黄升麻汤、乌梅丸，《金匮要略》有鳖甲煎丸、薯蓣丸，互相参照，仲景处方遣药之大经大法自能有所领悟。

【原文】 伤寒四五日，腹中痛，若转气下趣（按：尤注本作“趋”）〔1〕少腹者，此欲自利也。（358）

【注脚】

〔1〕趣（cù趋）：趋向。《诗·棫朴》毛《传》：“趣，趋也。”《说文·走部》：“趋，走也。”

【提要】 论寒性下利的先兆症状。

【简释】 尤在泾：“伤寒四五日，正邪气传里之时，若腹中痛而满者，热聚而实，将成可下之证。兹腹中痛而不满，但时时转气下趋少腹者，热不得聚而从下注，将成下利之候也。而下利有阴阳之分，先发热而后下利者，传经之热邪内陷，此为热利，必有内烦脉数等证；不发热而下利者，直中之阴邪下注，此为寒利，必有厥冷脉微等证，要在审问明白也。”（《伤寒贯珠集·厥阴篇·厥阴诸法》）

按： 张志聪：“自此以下凡十八节，皆论厥阴下利，而有阴阳寒热虚实生死之不同。”（《伤寒论集注》卷四）

【原文】 伤寒本自寒下，医复吐下之，寒格〔1〕，更逆吐下，若食入口即吐，干姜黄芩黄连人参汤主之。（359）

干姜黄芩黄连人参汤方：干姜、黄芩、黄连、人参各三两。上四味，以水六升，煮取二升，去滓，分温再服。

【注脚】

〔1〕寒格：“经曰：格则吐逆。格者，吐逆之病名也。”（吴谦）“寒格，谓药寒致成格拒也”（方有执）。

【提要】 论寒格的证治。

【简释】 尤在泾：“伤寒本自寒下，盖即太阴腹满自利之证，医不知而复吐下之，里气遂虚，阴寒益甚，胃中之阳被格而上逆；脾中之阴被抑而下注，得不倍增吐下乎？至食入口即吐，则逆之甚矣。若以寒治逆，则寒下转增，或仅投温剂，则必格拒而不入，故以连、芩之苦，以通寒格，参、姜之温，以复正气而逐阴邪也。”（《伤寒贯珠集·厥阴篇·厥阴诸法》）

按： 此方辛开苦降补虚，临证时应视寒热之孰轻孰重及虚的程度，适当增减“四物”剂量。陈修园谈论应用此方的经验说：“若汤水不得入口，去干姜加生姜汁少许，徐徐呷（xiā虾。小口儿地喝）之，此少变古法，屡验。”（《伤寒论浅注·辨厥阴病脉证》）

【方歌】

“芩连苦降借姜开，济以人参绝妙哉！

四物平行各三两，诸凡拒格此方该。”

（陈修园）

【验案精选】

1. **呕吐、泄泻** 林某，50岁，患胃病已久。近来时常呕吐，胸间痞闷，一见食物便产生恶心感，有时勉强进食少许，有时食下即呕，口微燥，大便溏泄，一日2~3次，脉虚数。与干姜黄芩黄连人参汤。处方：潞党参15g，北干姜9g，黄芩6g，黄连4.5g。水煎分4次服。本案属上热下寒，如单用苦寒，必致下泄更甚；单用辛热，必致口燥、呕吐增剧。因此寒热苦辛并用，调和上下阴阳。又因素来胃虚，且脉虚弱，故以潞党参甘温为君，扶其中气。药液不冷不热分4次服，是含“少少与微和之”之意。因胸间痞闷热格，如果顿服，虑药被拒不入。服1剂后，呕吐泄泻均愈。因病者中寒为本，上热为标，现标已愈，应扶其本，乃仿《内经》“寒淫于内，治以甘热”之旨，嘱病者购生姜、红枣各500g，切碎和捣，于每日三餐蒸饭时，量取一酒盏，置米上蒸熟，饭后服食。取生姜辛热散寒和胃气，大枣甘温健脾补中，置米上蒸熟，是取谷气而养中土。服一疗程后，胃病几瘥大半，食欲大振。后病者又照法服用一疗程，胃病因而获愈。（《伤寒汇要分析》第173页）

按： 患者因胃病已久，中虚不运，脾气当升不升，胃气当降不降，上下阻格，遂发呕吐，胸闷，便泻，脉虚，属“寒格”证，故投干姜黄芩黄连人参汤立见功效。此外，本案善后调治之方尤妙，补中健胃，药简力专，可以效法。

2. **妊娠呕吐** 孙某，女，29岁。怀第2胎50多天，先见恶心呕吐，口渴纳少，自感发热，而体温不高。认为此乃正常现象，不以为然，继则剧烈呕吐，水浆不入，甚至吐出血水，中西药物无效，半月多来只靠输液维持生命。查：舌红苔黄少津，小便短少，脉虚细而数，10多天大便未解。揆诸病情，乃气虚热盛，胃失和降所致，再施香、砂、橘、半，仍重蹈覆辙，拟辛开苦降法，予：灶心土250g（开水泡透澄清，取水煎药）干姜9g，黄连9g，党参18g，黄芩12g。水煎2次，分多次服，呕吐渐轻，饮食渐进。连进9剂，苔退脉和，胎儿亦获保全。（《伤寒论通释》第385页）

按：古人有“胎前多热，产后多寒”之说。此例患者四诊所见，为虚热扰胃致呕，故以该方辛开苦降补虚而收功。

【原文】 下利，有微热而渴，脉弱者，今[1]自愈。（360）

【注脚】

〔1〕今：本条与后文第361、367条等3条之“今”字，应理解为“将”。

【提要】 论虚寒下利将愈的脉症。

【简释】 虚寒下利，症见微热微渴，是阳气渐复之征；脉弱者，为邪气已衰之象。阳复邪却，故断为将自愈。

【原文】 下利脉数，有微热汗出，今自愈；设复紧（按：《翼方》卷十“设”下有“脉”字），为未解。（361）

【提要】 论寒利将愈的脉症及未解的脉象。

【简释】 虚寒下利，见到数脉，乃是阴证转阳之脉；微热汗出，为阳气恢复而病将自愈之症。条文末尾提出“设复紧，为未解”，可知原是紧脉，未提属于省文。由紧转数，为邪去阳复。假使又见脉紧，紧为阴脉，是寒邪又盛，所以说未解。

按：以上二条所述“微热而渴，与脉数有微热汗出，并阳气内充之象，而脉弱又阴气衰退之征，故今自愈。夫脉弱者，脉紧去而转弱也，设复紧，则阴邪仍盛，其病岂能遽已耶？”（《伤寒贯珠集·厥阴篇·厥阴诸法》）

【原文】 下利，手足厥冷，无脉者，灸之不温，若脉不还，反微喘者死。少阴负趺阳者，为顺也（按：成注本、尤注本将“少阴负趺阳者，为顺也”另列一条）。（362）

【提要】 论虚寒下利危象。

【简释】 下利，手足厥冷，无脉，病情十分危险，使用汤药恐怕缓不济急，所以用灸法急救。尤在泾：“阴寒下利，而至厥冷无脉，阳气将竭而死矣。灸之所以通既绝之阳，乃厥不回，脉不还而反微喘，残阳上奔，大气下脱，故死。

少阴，肾脉也；趺阳，胃脉也，下利为土负水胜之病。少阴负趺阳者，水负而土胜也，故曰顺。此条当为太阴下利而设，亦与厥阴无涉也。”（《伤寒贯珠集·厥阴篇·厥阴诸法》）

【原文】 下利，寸脉反浮数，尺中自涩者，必清脓血[1]。（363）

【注脚】

〔1〕清脓血：即便下脓血。成无己：“清与圊通，《脉经》曰：‘清者厕也。’”

【提要】 论热利脉症。

【简释】 尤在泾：“此阳邪入里而作下利之证。寸浮数者，阳邪强也，尺中涩者，阴气弱也，以强阳而加弱阴，必圊脓血。”（《伤寒贯珠集·厥阴篇·厥阴诸法》）

按：此条可作两种解释：一是按热利解释；一是本为虚寒下利，由于阴证转阳，阳复太过，阳热下伤阴络之脉症。

【原文】 下利清谷，不可攻表，汗出必胀满。（364）

【提要】 论虚寒下利而攻表的变证。

【简释】 尤在泾：“清，与圊同，即完谷也，乃阳不运而谷不腐也。是当温养中土，不可攻表出汗，汗出则阳益虚，阳虚则气不化，故必胀满。此寒中太阴之证，非厥阴病也。”（《伤寒贯珠集·厥阴篇·厥阴诸法》）

按：太阳病篇第91条有类似本条的表述，应互参。

【原文】 下利[1]，脉沉弦者，下重也；脉大[2]者，为未止；脉微弱数者，为欲自止，虽发热，不死。（365）

【注脚】

〔1〕下利：本条指痢疾，下文“下重”（即里急后重）二字可证。

〔2〕脉大：《素问·脉要精微论》云“大则病进”，故下文云“为未止”。

【提要】 举脉略症，辨下利的转归。

【简释】尤在泾："沉为里为下，弦为阴，下利脉沉弦者，阴邪在里而盛于下，故下重也。脉大者，邪气盛，经曰：大则病进，故为未止。脉微弱，为邪气微，数为阳气复，阴寒下利，阳复而邪微，则为欲愈之候，虽复发热，亦是阳气内充所致，不得比于下利发热者死之例也。"（《伤寒贯珠集·厥阴篇·厥阴诸法》）

【原文】下利，脉沉而迟，其人面少赤〔1〕，身有微热，下利清谷者，必郁冒〔2〕汗出而解，病人必微厥。所以然者，其面戴阳，下虚故也。（366）

【注脚】

〔1〕面少赤：下文所谓"其面戴阳"，即面红如妆之状。

〔2〕郁冒："头目之际郁然昏冒"（汪琥）。《金匮·产后病》篇论新产妇人三病之一即"郁冒"。

【提要】论戴阳证而郁冒者可汗出而解。

【简释】尤在泾："下利清谷，脉沉而迟，阴在里在下也。面少赤，身有微热，阳在上在外也。夫阴内阳外而为病者，必得阳入阴出而后解，而面虽赤而未甚，身虽热而亦微，则其阳之发露者仅十之三，而潜藏者尚十之七也。藏而能动，必当与阴相争，争而未胜则郁冒，争而既胜则汗出，汗出而内伏之阴从外出，外出之阳从内入，而病乃解矣。然此证下虚无气，中上不守，惟藉君主之灵，以收散亡之气，而驱沉伏之阴，郁冒汗出，则心君震怒之候，病人所以必微厥也，设非下虚之故，何至危殆若是。然或真阳毕露，则必不能与邪争，不争亦必无幸矣。"（《伤寒贯珠集·厥阴篇·厥阴诸法》）

按："戴阳"是下真寒而上假热，临床表现为面色浮红如妆，足冷，气促，烦躁，小便清长，大便完谷不化，舌胖嫩苔黑而润，脉沉细无力或浮大无力等。需要辨别的是，本条所述"戴阳"，为虚阳郁遏，乃阳虚之人感受外邪出现的"戴阳"现象，与前通脉四逆汤证之戴阳有所不同，所以有郁冒汗解的可能。如果是戴阳重证，不可能汗出而解。

【大论心悟】

厥阴病篇汗证论

厥阴病有四个条文论述了汗证，其病机不同，预后亦不同。归纳总结一下，很有临床指导意义。

一是第346条说的"……其人汗出不止者，死。有阴无阳故也"。这种"汗出不止"是一个阴寒极盛，大汗亡阳的死证。尚有一线生机，就应积极抢救，可用干姜附子汤（61）、参附汤等回阳救逆，或如第343、362条所述，配合用灸法救治。

二是第353、354两条说的"大汗出……大下利而厥冷"的四逆汤证，以及第370条所述"……汗出而厥"的通脉四逆汤证。这三条所说的"汗出"亦是阴盛于内，阳浮于外的亡阳证，只不过这不是死证，可用四逆汤类救治。

三是第361条说的"下利，脉数，有微热汗出，今自愈；……解"。此条所说的"汗出"是阳气破阴，阴证转阳，阳气恢复，病自向愈的汗出。

四是本条所说的阴寒"下利……必郁冒，汗出而解"。这种"汗出"是虚衰的阳气在辛甘（热）发散之类方药的协助下，与阴寒之邪抗争，阳气外达，可汗出而解。这里要问，"而解"者何也？成无己说是"表邪欲解"。张璐说是"阳胜而阴出为汗，邪从外解，自不下利矣"。高学山说"汗出而解，是解郁冒，非诸症全解之谓"。总之，是病邪随汗出而解，至于是否有表邪，是否诸症全解，很难定论。

刘渡舟先生对以上四条做过分析及总结，引述如下："总之，厥阴的阴证出汗有四种情况，两个是不好的，两个是好的。头一个不好，那是亡阳，汗出不止就亡阳了；第二个大汗以后手足厥冷，那也是亡阳，不过不是死证，可以用四逆汤。这两个都是凶兆，不好。第三个微热汗出，病要自愈，阳气恢复，阴寒退却，那就好了。如果面色还有点儿微红，身有微热，手足微厥，还下利清谷，这时候阳气恢复，阴寒退却，还要经过郁冒的这样一个阶段，然后这个病才解。"（《刘渡舟伤寒论讲稿》第368页）

【验案精选】

1. 郁冒、戴阳 封左，诊脉浮紧而弦，舌苔干白而腻，身热不扬，微有恶寒，咳嗽气逆，十四昼夜不能平卧，咽痛，淡红不肿，两颧赤色，据述，病起于夺精之后。寒邪由皮毛而入于肺，乘虚直入少阴之经，逼其水中之火飞越于上。书曰，戴阳重证也。阅前方，始而疏解，前胡、薄荷、牛蒡、杏贝之品。继则滋养，沙参、石斛、毛燕、川贝。不啻隔靴搔痒，扬汤止沸。夫用药如用兵，匪势色猛，非勇悍之将，安能应敌也。拙拟小青龙合二加龙骨汤，一以温解寒邪，一以收摄浮阳，未识能挽回否？尚希明哲指教。蜜炙麻黄 1.5g，川桂枝 2.5g，大白芍 9g，生甘草 2.5g，熟附片 4.7g，牡蛎 12.5g，煅花龙骨 12.5g，五味子 3g（干姜 0.9g 拌捣），光杏仁 9g，仙半夏 9g，水炙桑皮 6g，远志 2.5g。服 2 剂后，气喘渐平。去麻黄，又服 2 剂，颧红退。即更方改用平淡之剂调理，如杏、贝、甘、桔、茯神、桑皮、苡仁、冬瓜子、北秫米等，接五六剂而痊。（《丁甘仁医案》）

2. **误治而致戴阳** 王左，灼热旬余，咽痛如裂，舌红起裂且卷，口干不思汤饮，汗虽畅，表热犹壮，脉沉细，两尺空豁，烦躁面赤，肢冷囊缩，显然少阴证具，误服阳经凉药，危险已极，计惟背城借一，勉拟仲圣白通加猪胆汁一法，以冀挽回为幸。附子二钱，细辛三分，怀牛膝一钱，葱白三个，上肉桂五分，左牡蛎七钱，猪胆汁一个。冲入，微温服。（《张聿青验案精选》）

按：本案为戴阳证，所用处方，虽非白通加猪胆汁汤原方（葱白四茎，干姜一两，附子一枚，人尿五合，猪胆汁一合），却是本方之法，用药灵活加减，以切合病情。案语所述，舌、脉、症不相符合，寒热错杂，虚实难辨。舌象与部分症状为阳热假象，而脉诊与口干不思汤饮，肢冷囊缩等征象，已露虚寒真情。张氏透过假象认清本质，投温通阳气，引阳入阴之剂以救治。本案平脉辨证的经验说明："大概证既不足凭，当参之脉理；脉又不足凭，当取之沉候。"患者"脉沉细，两尺空豁，"其浮取必大，否则，怎会两尺空豁呢？

【原文】 下利，脉数而渴者，今自愈。设不瘥，必清脓血，以有热故也。（367）

【提要】 论虚寒下利阳复自愈与阳复太过的证候。

【简释】 虚寒下利，前第 360 条曰："下利，有微热而渴，脉弱者，今自愈。"第 361 条又曰："下利脉数，有微热汗出，今自愈……"前后互参，此条所谓"脉数"，为脉略数而弱（少力），此乃阴病见阳脉，阳气来复之兆，故病将自向愈。若阳复太过（可因过用热药），热伤阴络，可发生便血。

按：此条说明，"厥阴病有一个两极分化的问题，以前是寒，寒的还挺厉害；这回是热，热得过头了，就要伤阴，又要圊脓血"（刘渡舟）。

【原文】 下利后脉绝，手足厥冷，晬时[1]脉还，手足温者，生，脉不还者，死。（368）

【注脚】

〔1〕晬（zuì 醉）时：即一昼夜 24 小时。《集韵·十八队》："晬时者，周时也。"

【提要】 论下利而阳微欲绝的两种转归。

【简释】 下利后阴液脱竭，阳气衰微，故手足厥冷与脉伏不见。其机制与第 385 条所述的"利止，亡血也"之四逆加人参汤证；第 317 条所述的"利止，脉不出者"之通脉四逆汤证相类。这种病证，多属暂时性的暴脱，经过一定时间之后，阳气尚有来复的可能。如果肢温脉还，即有生机；如果厥仍不回，脉仍不起，才是死候。本条未出治法，应是省文，决不意味着消极等待，前第 362 条所述的"灸之"及回阳救逆类方药都可采用。

按：钱天来说："夫利有新久，若久利脉绝而至手足厥冷，则阳气以渐而虚，直至山穷水尽，阳气磨减殆尽，脉气方绝，岂有复还之时？惟暴注下泄，忽得之骤利，而厥冷脉绝者，则真阳未至陡绝，一时为暴寒所中，致厥利脉伏，真阳未至陡绝，故阳气尚有还期。此条乃寒中厥阴，非久利也，故云晬时脉还，手足温者生；若脉不见还，是孤阳已绝而死矣。"（《伤寒溯源集》卷十）

【原文】 伤寒（按：山田业广曰"'伤寒'二字疑衍，前后诸条，不冒'伤寒'字可征"）下利，日十余行，脉反实者，死。（369）

【提要】 正虚脉实者预后不良。

【简释】 虚寒性的下利，脉沉而微细，这是脉证相应。今下利日十余行，"脉反实者，死"。实者，何脉也？《素问·平人气象论》所谓"死肝脉来，急而劲，如新张弓弦"。《玉机真脏论》所谓"诸真脏脉见者，皆死不治也。"总之，"脉反实"乃胃气败绝而真脏脉现之死候。张璐曰："伤寒在三阳邪热全盛之时，其脉当实。今传次厥阴，为邪气向衰之际，况复下利日十余行，而反见实脉，是正衰邪盛，故主死也。"（《伤寒缵论》卷上）

【原文】 下利清谷，里寒外热，汗出而厥者，通脉四逆汤主之。（370）

【提要】 论虚寒下利，阴盛格阳的证治。

【简释】 尤在泾："挟热下利者，伤在太阴之阴；中寒清谷者，伤在少阴之阳；里寒外热，汗出而厥，为阴内盛而阳外越之象，故于四逆加干姜一倍，以温里而胜寒邪，曰通脉者，盖欲使阳气内行，而厥与利俱止耳。”（《伤寒贯珠集·厥阴篇·厥阴诸法》）

按：张锡驹曰：“若寒伤厥、少二经，则阴寒气甚，谷虽入胃，不能变化其精微，蒸津液而泌糟粕，清浊不分，完谷而出，故下利清谷也。在少阴则下利清谷，里寒外热，手足厥逆，脉微欲绝，身反不恶寒（按：少阴病篇第317条）；在厥阴则下利清谷，里寒外热，汗出而厥。俱宜通脉四逆汤，启生阳之气而通心主之脉也。”（《伤寒直解》卷五）

【原文】 热利下重者，白头翁汤主之。（371）

白头翁汤方：白头翁二两，黄柏三两，黄连三两，秦皮三两。上四味，以水七升，煮取二升，去滓，温服一升。不愈，更[1]服一升。

【注脚】

〔1〕更（gèng）：副词，表示动作行为的重复。译作“再”“还”“又”等。后文第375条“更烦”之“更”字，也当如此解。

【提要】 论湿热疫毒下迫大肠的证治。

【简释】 “热利”是指湿热、疫毒所致的痢疾；下重即腹中急迫而肛门坠重。本方证必是便下脓血臭秽，痢下频作，肛门灼热，腹痛时甚，身热，脉弦数，舌鲜红苔黄腻或黄燥，以及后文第373条所说的渴“欲饮水”。白头翁汤功能清热解毒，凉血止痢。方以白头翁清热凉血解毒，为治热毒赤痢之要药；黄连、黄柏清热解毒，燥湿止利；秦皮苦寒性涩，清热涩肠止利。

按：白头翁汤为治热毒痢的专方，临证时可加入银花、生地、丹皮、赤芍等，以增强清热解毒凉血之功。下利较久，势必伤阴，故《金匮·产后病》篇说：“产后下利虚极，白头翁加甘草阿胶汤主之。”此外，还可加敛阴药，如生牡蛎等。

【方歌】

白头翁汤连柏秦，阿米巴痢效如神，
热利下重及诸病，异病同治此方珍。

【方证鉴别】

白头翁汤证与桃花汤证（306） 白头翁汤与桃花汤均治下利便脓血，但二者有寒热虚实的不同。白头翁汤用于湿热蕴结，气机阻滞之痢疾，以里急后重，滞下不爽，所下脓血色泽鲜明为特点；桃花汤用于虚寒滑脱，气血下陷之久利，以下利不止，滑脱不禁，所下脓血色暗不鲜为主症。白头翁汤清热凉血解毒以治痢，桃花汤温中涩肠以固脱。

【大论心悟】

白头翁汤“异病同治”述要

后世临床学者受原文“热利下重者，白头翁汤主之”之指示，以白头翁汤为主方辨证治疗菌痢、阿米巴痢疾及小儿特殊肠道病，均取得特殊疗效（见验案）。根据异病同治原则，辨证以白头翁汤治妇人黄带、热性眼病及皮肤病湿疹，亦取得良效（见验案）。还以白头翁汤为主方，治疗几种不同肠炎及淋菌性尿道炎取效。摘要引述如下。

1. **痢疾　肠炎**　三味白头翁汤治疗45例痢疾；144例肠炎。对痢疾有效率为93.4%；对肠炎有效率为95.8%，大部分患者在48小时内症状消失。白头翁汤原方去黄连，加重其他三味剂量，疗效并不逊色。故在黄连供应紧张之际可不用黄连。对氯霉素及磺胺类发生抗药性的痢疾，三味白头翁汤有效。本方加入马齿苋疗效更佳。改良浓缩煎剂，使用便利，且对疗效并无影响。（程绍真，等.《上海中医药杂志》1960，6：254）

2. **溃疡性结肠炎　伪膜性肠炎**　白头翁汤加甲硝唑灌肠治疗溃疡性结肠炎11例；伪膜性肠炎4例。治疗方法：全部病例住院治疗，以中药白头翁汤加减浓缩成200ml，甲硝唑0.6g研粉加入汤剂内，每晚保留灌肠1次。药液灌肠后保留时间越长越好。1个疗程14天，休息3~5天，再进行下一个疗程，一般1~2个疗程，体弱者宜予以支持疗法。结果：一般住院2个月以内，治愈11例（临床症状消失，大便常规正常，培养阴性，纤维结肠镜复查溃疡及伪膜消失）；好转者4例。体会：甲硝唑治疗溃疡有效的原因，可能与其免疫抑制作用有关。有的重症患者用白头翁汤灌肠疗效不佳时，加入甲硝唑后即取得满意效果。由此可知，白头翁汤与甲硝唑可能有协同作用。（徐顺猷，等.《福建中医药》1989，5：27）

3. **淋菌性尿道炎**　本病是一种常见的性接触传染病，西医治疗均以青霉素为首选药物，但部分病例疗效较差。治疗14例耐青霉素淋菌性尿道炎（属中医肝经湿热下注型）患者，投用白头翁汤加味取得较好疗效。治疗方法：白头翁 20g，黄连 6g，黄柏 15g，秦皮 15g，甘草 10g，车前子 15g。尿痛甚者加琥珀 5g、石韦 15g；带下量多而稠者加苍术 12g、苡仁 30g、蒲公英 30g，日 1 剂，水煎服。结果：14 例中 7 天内治愈者 13 例。（汪小毅.《国医论坛》1992，1∶22）

【验案精选】

1. 痢疾（细菌性痢疾、阿米巴性痢疾、休息痢）

（1）细菌性痢疾

米右，住方浜路肇方弄十四号。高年七十有八，而体气壮实，热利下重，两脉大，苔黄，夜不安寐，宜白头翁汤为主方。白头翁三钱，秦皮三钱，川连五分，黄檗三钱，生川军三钱（后下），枳实一钱，桃仁泥三钱，芒硝二钱（另冲）。（《经方实验录》第 85 页）

原按：米姓妇家贫。有一子，现年三十余龄，卖旧货为业，不娶妻，母病卧床匝月，无力延医，安奉汤药！便器秽物悉其子亲洁之。史君惠甫有姑母居相近。闻妇苦病，慨代延师出诊。本案方系初诊方，即系末诊方。何者，老妇服此之后，得快利，得安寐，复何求者？依法，病后当事调理。但妇以劳师远驾，心实不安，即任之。竟复健康如中年人。

余尚忆曾治一杨左白头翁汤证，其脉案曰："利下，色鲜红，日二十行，无表证，渴欲饮水，脉洪大。论曰：热利下重者，又曰：下利欲饮水者，以有热故也，白头翁汤主之。"其药味为白头翁三钱，秦皮三钱，枳实二钱，黄连五分，生甘草钱半，黄芩钱半，黄檗三钱，复诊大效……

暑湿热病下痢，始系赤白垢腻，昼夜数十余次，旬日后痢虽减而纯下血矣。伤及肝肾，病情最深，非易治者。姑先清热存阴，宗厥阴下痢之条。拟白头翁汤合黄连阿胶汤意。白头翁 3g，秦皮 1.5g，丹皮 1.5g，黄连 3g，地榆炭 6g，白芍 1.5g，荷蒂 2 个，炒黄柏 3g，阿胶（蛤粉拌炒）1.5g。

诒按：方论俱明当。

邓评：此邪机化热并营，故转为纯下血也。方却合度。

再诊：下血较昨减半，而其来必阵下，肠中滑泄已甚，关闸尽撤，肾气有下脱之虑。拟用昨方参桃花汤意。赤石脂四钱，地榆一钱，干姜炭五分，白芍一钱五分，丹皮一钱，阿胶（蛤粉拌炒）一钱五分，炙草三分，炒黄柏一钱，粳米四钱，黄连四分。

诒按：病虽稍减，尚系紧要关头，不可松手。

邓评：邪火未衰，气亦失固，故转方于清滋内参以温涩，亦足见良工苦心矣。

三诊：血下缓而大减，脉微神倦，气阴并乏矣。堵塞存阴之药，尚不可撤，拟就昨方加立中意。原方加人参一钱，另煎冲入。

邓评：随机应变，医者之能事也。（《增评柳选四家医案·张大曦医案》第 375 页）

按：前后三诊，选方用药皆丝丝入扣，大法以苦泄治痢为主，而初诊着重清热存阴，再诊兼顾温涩，三诊加入人参益气补中，随机应变，恰合病情，所以奏效。

居某某，女，85 岁。高年患痢，曾有发热昏迷，下痢赤白，日夜无度，腹痛口燥泛恶，苔腻带黄。病重防噤口之变，治以苦辛宣通以运中州，冀其转危为安。处方：白头翁 9g，北秦皮 9g，川黄柏 9g，小川连 3g，白芍 9g，陈皮 4.5g，地榆炭 12g，马齿苋 15g，石莲肉（按：即莲子肉。养心、益肾、补脾涩肠）9g。服药 3 剂，腹痛缓解，痢下赤白大减，精神衰惫现象大为改善，已从危险期转入佳境。此时症见口干，舌质红，乃伤及阴液之证，法宗前意出入，续服 6 剂，病乃愈。（余蔚南.《上海中医药杂志》1963，7∶17）

李某某，男，46 岁，工人。因发热，腹泻而入院。自述于入院前 2 天起发热（38℃），当日大便 5~6 次，至晚腹泻加剧，几至不能离开厕所，大便量少，有红白冻，伴腹痛及里急后重，入院前一天大便次数达 50~60 次，发病后食欲减退，无呕吐。体检：下腹部有压痛。化验：大便红细胞（+++），白细胞（+++），当日大便培养：检出副痢疾费志贺菌。入院后即给白头翁汤：白头翁 30g，黄连 6g，黄柏 9g，秦皮 9g。每日 1 剂。体温至次日即降至正常，大便红白冻于服药后第 2 天消失，诸症均于服药第 3 天后消失，共服白头翁汤 6 剂，以后大便连续培养 2 次，均为阴性。（黄伟康，等.《上海中医药杂志》1957，9∶17）

张某，女，14 岁，学生，患急性细菌性痢疾住某院治疗，静脉点滴，灌肠，肌内注射、口服药等多方治疗 2 天，体温仍在 39.8℃，血便不止，5~8 次 / 日，色鲜红无粪便，腹痛阵作。请中医会诊，查舌红苔白腻，脉滑数，口渴尿黄，诊为湿热痢，治以白头翁汤：白头翁 30g，黄连 10g，黄柏 10g，秦皮 6g。因以血便为主，加生地榆 12g、赤小豆 30g（打）。嘱其在 6 小时内将首

剂药分3次服完。1剂药后腹痛大减。血便量少，便次亦减。3剂药服完，脉静身凉而安。(《伤寒论临床应用五十论》第224页)

原按： 白头翁汤治热利，包括现代医学的部分肠炎和菌痢。痢疾和肠炎必见腹泻、饮食不下，因而西医强调补液疗法。中医用白头翁汤治之，旨在湿去热清而津液自生。余临证初期，曾在西医内科工作，对菌痢病人做过中药和西药的疗效对比，体会是：中药治痢，脓血便及体温等均较西药收效快。

按： 以上验案5例，例4对热利下重者，以白头翁汤原方治之，3剂诸症消失，6剂大便培养阴性。例1虽高年而体壮，以白头翁汤合承气汤法治之，康复。例2下利伤及肝肾，合用黄连阿胶汤意；再诊肠滑下脱，又合桃花汤法；三诊气阴并乏，加人参扶正以收功。例3亦高年下利，日夜无度，曾有昏迷之危，竟以白头翁汤加凉血涩肠转危为安。例5以西医疗法不佳，转用白头翁汤加味，3剂而安。如此治痢良方及随证变通之法，读者应学以致用。

据报道：用白头翁汤加甘草治疗急性细菌性痢疾100例，其疗效较磺胺剂为优，不逊于合霉素。凡用磺胺剂无效者，投此方，均获得满意疗效。(史文郁.《上海中医药杂志》1958，4:20)

另据报道：以白头翁汤加入甘草、银花、白芍、木香、生地榆等，治疗29例急性热痢或慢性痢疾之急性发作者，服药1~4剂全部治愈。(刘景辉.《江苏中医》1960，5:38)

(2)阿米巴性痢疾

焦某某，女，38岁。1964年11月26日入院。患者在10月上旬，无明显诱因出现腹泻，日2~3次，未就医服药，以后逐渐加重。10月下旬大便增至日4~5次。11月初增至日10余次，并发现大便呈酱色，有脓血。先后曾服合霉素、磺胺、黄连素等，病情仍时轻时重，缠绵不愈。脉弦数，舌质红苔薄白。西医结合乙状结肠镜及大便检查，诊断：阿米巴痢疾。中医辨证：湿热痢。以湿热邪毒，蕴结肠中。治宜清热燥湿解毒，方取白头翁汤加味：白头翁18g，黄连6g，黄柏15g，秦皮18g，椿根白皮24g。水煎服。药后大便次数减少，但仍痢下脓血，腹部微胀，时转矢气。辨证为肠中湿热，气机不利。治宜清热渗湿，理气导滞。处方：①白头翁15g，秦皮15g，椿根白皮60g，当归9g，白芍12g，广藿香9g，川朴9g，茯苓12g，茅术9g，陈皮12g，大腹皮12g，炙草6g。水煎服。②另用：白头翁60g，苦参60g，银花60g，黄柏60g，滑石60g。浓煎200ml，保留灌肠，每日1次。经以上中药灌肠及内服14天后，大便脓血消失，大便常规未见异常，乙状结肠镜检查，病变完全愈合，痊愈出院。(徐有玲.《中医杂志》1965，7:32)

何某，女，20岁，工人，1958年9月28日住院。主诉：腹泻已五六日，大便一日四五次至十数次不等，初为稀便，后则变为脓血便，且有里急后重。来院前未加治疗，既往无痢疾史。体检：体温40℃，脉搏120次/分，呼吸22次/分，急性病容，不脱水，心、肺、腹正常，大便脓血状，显微镜下有脓细胞、红细胞及溶组织阿米巴。入院后，给予加味白头翁汤：白头翁、黄芩各9g，秦皮、黄连、黄柏、白芍各6g。水8杯煎取3杯，分3次服，第2天体温降至38℃，再予白头翁汤1剂，晚上体温即降至正常，阿米巴在服药后第3天即消失，以后多次检查，未再发现。病人共服药6日，无不良反应，痊愈出院，一切均正常。(《伤寒论通释》第390页)

按： 白头翁汤既是治细菌性痢疾的良方，又是阿米巴性痢疾的专方，现代药理研究也证实白头翁既抗菌又抗阿米巴原虫。据报道：用白头翁治疗阿米巴痢疾20例取得良效。治疗方法：采用白头翁全草，成人每日30~60g，加水煎服；重症患者同时用本品浓煎做保留灌肠。结果：19例痊愈，1例无效，一般在2~3天内热退；4~7天大便恢复正常。大便镜检12例，均在2~3天原虫转为阴性。平均7.3天出院。在服药期间无任何不良反应，老幼体弱患者均可应用。(吴弘.《浙江中医杂志》1960，6:269)

(3)休息痢(阿米巴痢疾急性发作)

朱某某，男，19岁，学生。大便不规则已数载，偶有黏液血便，轻度腹痛，排便不畅。历年来未经治疗而时愈时发，自觉愈发愈重。去年暑令，大便纯黏液脓血，每日数次至数十次不等。发热腹痛。经注射依米丁、内服安痢生，治疗1周，未见进步。中途停药，约达月余。身体自觉日渐羸瘦，症状加剧，难以支持。去年暑假，来所就诊。发热，头昏，全身不适、颜面皖白，食欲减退，伴有恶心，轻度腹痛，大便日夜二十余次，里急后重，纯黏液脓血、量少。检查：体温38.8℃，脉象濡数，舌苔腻浊；肝脾未触及，腹壁平坦柔软。实验室检查：两次大便均发现阿米巴原虫(滋养型与囊胞)，脓细胞(+++)，红细胞(+++)。诊断："慢性阿米巴痢疾急性发作"。

以白头翁汤加味。处方：白头翁12g，北秦皮9g，川雅连2.4g，川黄柏3g，云茯苓12g，生白术9g，炒楂肉9g，焦六曲9g，广木香2.4g，生杭芍9g，广陈皮9g，炙甘草4.5g，另包苦参子30g（去壳）。日服3次，每次15粒。共服药4剂。据述服1剂后，即见好转；2剂服完，痛去大半；4剂服后，症状完全消失。惟服药时感觉苦难入口，药后口渴喜饮，无其他反应。复检大便二次，均为阴性。继服苦参子30g，至今数月未发。（施裕高．《江苏中医》1958，7：23）

按：本案专方与专药并用，治痢与健脾调气兼顾，故药到病除。方中苦参子（载于《本草纲目拾遗》）为鸦蛋子之异名。

陈某某，50岁。患“慢性阿米巴痢疾”，反复发作达15年。每次发作时腹胀，里急后重，黏液性血便淋漓不断。曾做大便化验：阿米巴包囊阳性。患者多年来接受过抗生素、阿的平等药和中医治疗，当时控制，但每年仍复发几次。本次复发改用白头翁汤加减灌肠2次（白头翁30g，黄连30g，黄柏9g，栀子6g），治愈。追访1年无复发。（戴利华．《新中医》1974，4：38）

2. 小儿泄痢

（1）人肠滴虫肠炎　李某某，男，5岁。1963年夏来诊。病史：便下黏液脓血已4天。患儿于4天前因饮食不慎而发生泄泻，每日3~4次，排不消化便，味臭。第2天泄泻增至8~9次，量较少，粪中夹脓血，有轻度里急后重，食欲减退，小便黄短。既往无慢性泄泻及痢疾病史。体温37.5℃。脉稍数，舌红苔黄。粪检：外观有黏液脓血，碱性反应。镜检脓细胞（++），红细胞（+），检出有强活力的人肠滴虫30~40/HP。未发现痢疾阿米巴原虫及包囊体；培养无痢菌生长。诊断为“人肠滴虫肠炎”……证属湿热痢，为大肠湿热，感受人肠滴虫所致。治宜清热燥湿，解毒杀虫，予白头翁汤。白头翁9g，黄柏9g，黄连1.5g，秦皮9g。每日1剂，水煎2次，分4次服。服完2剂，症状明显好转，人肠滴虫及脓细胞显著减少，共服3剂而告愈。再投1剂以巩固疗效。（陈文征．《浙江中医学院通讯》1977，4：15）

（2）小儿梨形鞭毛虫感染　刘某某，女，4岁。1963年秋来诊。病史：泻黄色黏液稀便已3天。患儿于3天前不明原因的腹泻，泻黄色稀便，杂黏液，每日4~5次，腹部不适，但无里急后重，食量稍减，小便减少，舌红苔白。既往无痢疾病史。粪检：外观为黄色杂黏液便，碱性反应，镜检发现脓细胞（++），红细胞（+），梨形鞭毛虫20~30/HP，未发现阿米巴痢疾原虫及包囊体。诊断急性肠炎（梨形鞭毛虫感染）……证属湿热痢，为大肠湿热，感受鞭毛虫所致。故以清热燥湿，解毒杀虫为治。予白头翁汤：白头翁9g，黄柏9g，黄连1.5g，秦皮8g。每日1剂，水煎2次，分4次服，连服4剂痊愈。（陈文征．《浙江中医学院通讯》1977，4：15）

按：据报道：小儿中毒性菌痢10例，通过西药治疗未获显效，均以白头翁汤加味治愈。在使用中药的过程中，仍配合应用输液、输血、吸氧等。体会：中毒性菌痢在辨证方面，虽可见虚象，然从舌苔、抽搐、神昏等综合证候来看，却以肠热里实之证居多，因此非清热解毒不足以奏效。本方在实际应用上无任何不良反应，既可口服，也可灌肠。（蒋仰仁．《江苏中医》1963，4：9）

3. 黄带　于某，女，41岁。1985年4月5日就诊。患者有黄带病史2年余，所下色黄质稠味秽，外阴痒甚，伴有少腹胀痛，烘热心烦，舌质暗红苔薄黄腻，脉弦滑，证属湿热带证。治用白头翁汤：白头翁15g，秦皮9g，川黄连9g，黄柏9g。3剂，以水800ml，文火煎30分钟，空腹服，日3次。1周后患者来告，言服药3剂后，黄带明显减少。继以白头翁汤略加化裁调理而愈。（王新昌，等．《国医论坛》1987，3：20）

按：据报道：白头翁汤用于治疗妇女湿热带下，获效甚捷。辨证加味：湿偏重者加苍术、茯苓、生苡米、苦参；血热偏重者加赤芍、丹皮、银花、生地；气滞者加解郁理气之品。阴痒甚者，以苦参、蛇床子等药水煎外洗。（张淑人．《中医杂志》1987，3：52）

4. 天行赤眼（急性结膜炎）　陈某，男，11岁。其父代诉：患儿眼睑肿胀，目睛赤痛，眵泪多已10多天，近日逐渐肿大。西医诊为“急性结膜炎”，服西药、打针、滴眼药，并服祛风清热之中药多剂未效。现症：眼睑高度红肿，形如荔枝。球结膜亦极度充血。视物模糊。大便不畅，小便短赤，舌质红苔黄，脉弦数。证系肝肺之火俱盛。乃予白头翁汤：白头翁30g，黄连4.5g，黄柏6g，秦皮9g。服药3剂，肿痛随即消除而愈。（何斯恂．《新中医》1973，4：23）

按：本病俗称“红眼病”，是一种急性传染性眼病。据报道：以白头翁汤加木贼治疗本病87例，服药1~3剂全部治愈。（王何营，等．《国医论坛》1991，2：43）

5. 颠顶部湿疹　焦某某，农民，46岁。头部颠顶处患湿疹近20年，痒甚，流脓水，多方治疗，内服外敷，中西药诸法未收效。1984年夏患细菌性痢疾，发热便脓血，腹痛里急后重。诊为湿热痢，投白头翁汤加生地榆、炒生楂（因痢病前有伤食史）治之。不料，服药5剂后，痢愈而头部湿疹亦明显好转，脓水减少，痒轻，仍以白头翁汤加生地榆治之，6剂后，湿疹亦不流脓水，不痒，开始结痂，更以原方再进7剂，湿疹痊愈，多年痼疾从此而瘳。（《伤寒论临床应用五十论》第224页）

原按：本案湿疹，其部位在颠顶，乃厥阴经脉所至之处，显系厥阴湿热上蒸所致，故投白头翁汤治之而愈。从此案可见，中医治病，辨证论治，抓病机，不离脏腑经络。

【临证指要】白头翁汤是治疗湿热疫毒痢的主方。古今临证以白头翁汤原方或适当加减治疗痢疾（急性细菌性痢疾、小儿中毒性细菌性痢疾、阿米巴痢疾）、肠炎（急性肠炎、溃疡性结肠炎、伪膜性肠炎）均有良效。特别要注意的是：白头翁治疗阿米巴痢疾有特效；白头翁汤与灭滴灵合用治疗某些肠炎有协同增效作用；白头翁汤对用抗生素、磺胺药疗效不佳的患者亦有效。根据“异病同治”的原则，以白头翁汤加减治疗妇人带下、崩漏、尿道炎及红眼病等，均取得疗效。取效的关键还是辨证论治，即取白头翁汤清热凉血解毒之功效。至于单味白头翁的治病功用有待深入研究。

【实验研究】白头翁汤对痢疾杆菌等多种细菌有抗菌作用，其中黄连、秦皮作用为强，黄柏次之，白头翁最弱。由于白头翁对阿米巴原虫抑制作用较强，因而以本方治疗阿米巴痢疾时，宜加大白头翁用量，而治疗细菌性感染时，则应加重黄连剂量，减小白头翁用量。此外，本方所含药物还能促进非特异性免疫功能、抗炎、抗内毒素及修复溃疡（溃疡性结肠炎）等作用。

【原文】下利腹胀满，身体疼痛者，先温其里，乃[1]攻其表。温里，宜四逆汤；攻表，宜桂枝汤。（372）

【注脚】

〔1〕乃：时间副词，相当于“然后”。

【提要】虚寒下利兼有表证的治则及主方。

【简释】本条应与《太阳病》篇第91条及前文第364条互参。本证下利清谷，腹胀满，是脾肾阳气虚衰、寒凝气滞、浊阴不化所致，即所谓“脏寒生满病”，此时虽有身疼痛的表证，但以里虚为急，治当先温其里，宜用四逆汤。俟里阳恢复，清便自调，倘若表证未罢，再治其表，宜用桂枝汤。“四逆用生附，则寓发散于温补之中；桂枝有甘、芍，则兼固里于散邪之内，用法之精如此。”（《伤寒贯珠集·太阴篇·太阴诸法》）

按：大凡表里同病，法当表里兼治，如大青龙汤证（38、39）、小青龙汤证（40、41）、桂枝人参汤证（163）之例。若表里同病而表证为急者，应先解表后治里；里证为甚者，当先治里后解表。如此急者、甚者先治，乃知常达变之大法。

【原文】下利，欲饮水者，以有热故也，白头翁汤主之。（373）

【提要】补叙热利的一个辨证要点。

【简释】本条承接前第371条，补充热利的一个辨证要点，即渴欲饮水。如果要问，少阴病“自利而渴”（282）与本条如何区别呢？须知少阴病口渴，乃因下焦阳虚，不能蒸腾气液以上承所致，其渴必不甚，或渴喜热饮，且有阳虚之证候。本方证下利，渴欲饮水等，属于里热伤津，治宜白头翁汤清热。

【原文】下利，谵语者，有燥屎也，宜小承气汤。（374）

【提要】论燥屎内结的证治。

【简释】认识此条的关键是“有燥屎”，由于燥屎内结，邪热上乘于心则谵语；燥屎内结为何反见下利呢？此“热结旁流”也。所下稀便必臭秽难闻，同时伴见腹痛拒按，潮热，舌苔黄燥，脉沉实等。治用小承气汤通腑泻实，里实去则谵语下利自止。少阴病篇急下三证之一的第321条说：“少阴病，自利清水，色纯青，心下必痛，口干燥者，急下之，宜大承气汤。”彼此应互参。

【原文】下利后更烦，按之心下濡者，为虚烦也，宜栀子豉汤。（375）

【提要】论心胸郁热的证治。

【简释】下利后余热未尽，证见胸中烦闷，但心下按之柔软而不坚，可知属于虚烦。所谓“虚”，是指心下虚软，非虚弱之虚。栀子豉汤清透郁热，为“火郁发之”之意。

按：本条应与第76、77、78、221、228条等互参。

【验案精选】见第76条。

【原文】呕家有痈脓者，不可治呕，脓尽自愈。(376)

【提要】论因痈脓致呕者不可止呕。

【简释】尤在泾："痈脓者，伤寒热聚于胃口而不行，则生肿痈，而脓从呕出，痈不已则呕不止，是因痈脓而呕，故不可概以止呕之药治之，脓尽痈已，则呕自止。此胃痈杂病，当隶阳明，不当入厥阴也。以下九条（按：指本条及第380、355、381、379、374、364、362下半段、350条），均非厥阴本病，叔和不察，误编厥阴篇中，兹特检出，另列简误。其他厥阴进退及下利呕逆等证，亦有不必定属厥阴者，叔和以为不便清晰，故总隶厥阴，而实为三阴并有之证，兹仍其旧，学者当以意会之。"（《伤寒贯珠集·厥阴篇·厥阴诸法》）

【原文】呕而脉弱，小便复利，身有微热，见厥者，难治，四逆汤主之。(377)

【提要】论阴盛阳虚的证治。

【简释】尤在泾："脉弱便利而厥，为内虚且寒之候，则呕非火邪，乃是阴气之上逆；热非寒邪，乃是阳气之外越矣，故以四逆汤救阳驱阴为主。然阴方上冲而阳且外越，其离决之势，有未可即为顺接者，故曰难治。或曰呕与身热为邪实，厥利脉弱为正虚，虚实互见，故曰难治，四逆汤，舍其标而治其本也，亦通。"（《伤寒贯珠集·厥阴篇·厥阴诸法》）

按：以上第376、377条与《金匮·呕吐哕下利病》篇第1、14条相同。笔者对这两条有自己的见解，详见《金匮》简释。四逆汤〔验案精选〕等项内容见第92条。

【原文】干呕，吐涎沫，头痛者，吴茱萸汤主之。(378)

【提要】论厥阴病浊阴上逆的证治。

【简释】尤在泾："干呕吐涎沫者，厥阴寒邪上攻阳明也。头痛者，厥阴之脉上出额，与督脉会于巅，寒气随经上入于头，故痛也。然头者诸阳之会，以阴邪而得干之，其阳不振甚矣。故以吴茱萸辛热，入厥阴散寒邪为君；生姜辛温，和胃止呕吐为臣；人参、大枣甘温，助正气养阳气为佐也。"（《伤寒贯珠集·厥阴篇·厥阴诸法》）

按：《伤寒论》吴茱萸汤证共三条：一为阳明病"食谷欲呕"(243)；一为"少阴病，吐利，手足逆冷，烦躁欲死"(309)；一为本条"干呕，吐涎沫，头痛"，这三条证候虽然有所不同，但阴寒内盛、浊阴上逆的病机是一致的，所以均治以吴茱萸汤。

吴茱萸〔验案精选〕以类相从，分列于上述3条之后。

【验案精选】

1. 头痛，或吐涎沫，或呕吐，或头晕

(1) 颠顶痛、头晕（高血压病） 万某某，男，51岁。患"高血压"数年不愈（曾经本市各西医院反复检查，血压高达240/140mmHg），患者到处求治。1963年2月19日请我诊治。问其证，头晕甚而颠顶时痛，并有沉重感，头皮麻木，切以指甲不知痛痒，两目迎风流泪，四肢麻痹无力，精神疲倦，畏寒甚（遇天寒风大时即不敢外出）。如果受寒则胸胃隐痛，口淡出水，饮食减少而喜热恶冷，时或噫气吐酸，大便时闭时通，或硬或溏，但溏粪时多，小便有时不利，色多清白。闻其声，重而不扬。望其色，面部晦暗而浮肿，唇舌之色亦然。切其脉，弦甚而迟。综观上述证候，可以看出头晕颠顶痛是主症……这和《伤寒论》厥阴病篇"干呕，吐涎沫，头痛者，吴茱萸汤主之"是完全符合的。即为处方：吴茱萸15g，生姜15g，红枣15g，党参9g。水煎服。二诊：服上方5剂后头晕见减……血压降为220/120mmHg。守原方加青木香15g，连进5剂……血压续降至160/110mmHg。不料守原方再服数剂后，头晕复加，血压复升至180/120mmHg，因虑其阳损及阴，恐非纯阳方剂所能收其全功，乃用阴阳兼顾法，改用肾气丸方如下：熟附子15g，肉桂2.4g（研末冲服），地黄15g，山茱萸9g，山药12g，茯苓9g，牡丹皮9g，牛膝9g。水煎服。服后即感不适……血压继续升至200/100mmHg。表明阴未受损，阴药难投，仍属厥阴阴盛阳虚之候，仍应坚持前法，因守初诊方加减如下：吴茱萸15g，生姜18g，红枣30g，党参15g，旋覆花15g（布包），代赭石15g。水煎服。服后即得安睡……守原方加量……共服20余剂，诸症全除，经西医院反复检查血压已恢复正常（140/80mmHg）……4个月后追访，血压稳定，一切正常。（万友生.《江西医药》1963，7:19）

(2) 气候变迁，颠顶痛甚 李某某，男，59岁，农民。1973年5月4日初诊。患者年近六旬，身体颇健，素有吐清涎史。若逢气候变迁，头痛骤发，而以颠顶为甚。前医投以温药，稍有验。近年来因家事烦劳过度，是以头痛日益增剧，并经常咳嗽，吐痰涎，畏寒恶风，经中西药治疗未效。邀余诊治。证见精神困倦，胃纳欠佳，舌苔滑润，脉象细滑。根据头痛吐涎，畏寒等症状，辨证为阳气不振，浊阴之邪引起肝气上逆所致。治以温中补虚，降逆行痰。处方：党参30g，吴萸9g，生姜15g，大枣8枚。连服4剂，头痛渐减，吐涎亦少。前方即效，守方继进5剂，诸症痊愈。（柳并耕.《新中医》1977，4：31）

（3）小儿头痛难忍，彻及颠顶　宫孩，女，7岁，1971年2月24日初诊。头痛2个月余，发作时难忍，经某医院检查未发现异常，怀疑脑膜炎，拟做脑脊液穿刺，病儿畏惧不肯接受，遂来我院门诊诊治。病孩面色青暗，头痛甚重，彻及颠顶。发作即干呕欲吐，吐出少量澄清痰沫，手足厥冷，舌润脉象沉，综合脉证属厥阴头痛，以吴茱萸汤治疗。处方：吴茱萸15g，人参10g，生姜10g，红枣3枚，半夏10g，陈皮10g，甘草5g。水煎100ml，分2次温服。二诊：服药1剂，头痛减轻，继服2剂，病明显好转，干呕止，面色转润，但舌稍干，脉象沉，此厥阴寒邪渐退但舌稍燥，防化热伤阴，宜前方少佐清热养阴药（黄连、麦冬）。继服3剂，头痛一直未发作，面色红润精神好转，脉象沉滑，舌润，随访已痊愈。（《张琪临证经验荟要》第390页）

按：此案7岁小儿，处方剂量可谓大矣！可知小儿病重，其药量亦可适当加大。

（4）产后偏头痛　杨某某，女，53岁。患者于13年前产后即患偏头痛病，呈发作性头目眩晕，头顶胀痛，同时伴呕吐涎沫，甚或吐出胆汁样物。每次发作常须卧床休息，短者二三天，长则一周始能恢复，伴见食欲不振及失眠。初起数月一发，后逐渐加剧，食不下咽，必须卧床。初服止痛药有效，近数年来历经治疗无效。西医诊断：偏头痛（顽固性）……治宜吴茱萸汤升清降浊，加归芍养肝血。处方：吴茱萸12g，党参15g，生姜12g，大枣8枚，当归9g，白芍12g。每日1剂，连服2剂后，症状大减。再服3剂，诸症消失。追踪观察5个月，病状未见再发。（陈绍宗.《福建中医药》1964，5：25）

（5）外感后遗留头痛　某中年女性，因外感，后遗头痛症。迭经针灸、药物等多方调治，未效，历时已2年余。自述每次发作时间均在18时左右，始时稍伴恶心，不呕吐。至21时痛势加剧，严重时有如刀劈，难以忍受。诊其脉象沉涩，舌色较暗。根据叶天士久病入络论治，用《医林改错》之通窍活血汤，并将川芎加到18g，连服3剂，似水投石。继邀三同事会诊，以为仍属风邪未除，力主改用川芎茶调散加辛夷、蜈蚣、乌梢蛇等，服5剂后转增口干，头痛如故，数治无功，进退维谷。据其脉象分析，疑为阴盛寒阻，宜参照张仲景厥阴论治法则，虽无“口吐涎沫”症，亦应考虑是浊阴寒气上冲。虽温里壮阳之药屈不胜数，但治阴寒头痛，吴茱萸汤方精药少，单刀直入。处方如下：高丽参9g（冲），吴茱萸15g，生姜50g，大枣10枚。嘱其在17时、20时以前，分2次服下。初服症状“减不足言”，连续服10剂之后，变化十分显著，发作时间缩短一半，疼痛部位也由满头而局限于百会周围。效不更方，只改为2日1剂。总计服药60剂，数年顽症竟得霍然。（《伤寒论通释》第394页）

按：读此案有3点启示：①辨证论治，专方专药的重要性。经方与时方都是良方，关键是方证相对。②对顽症痼疾，方证相对，应守方守法，才能取得疗效。③对发作性疾病，要在发病前服药，以截断病势。

（6）西药反应而头痛复发，呕吐甚剧　福清陈白村徐某妻，40余岁，患头痛，时常发作，历四五年。1957年4月，因大便检查发现有血吸虫卵，接受锑剂治疗。仅2天，锑剂反应，头痛复发，呕吐甚剧。血防小组同志请我会诊。处方：横纹潞9g，吴茱萸6g，生姜9g，大枣3枚。嘱每日服1剂，连服3日。服后，头痛呕吐停止，完成锑剂疗程，经过数月后追访，据云服药以后，头痛已不再复发。（《伤寒论汇要分析》第169页）

（7）眩晕（梅尼埃综合征）　唐某，女，30岁，干部，1982年9月4日初诊。眩晕1年余，发作时甚重，头晕目眩如立舟船之上，恶心欲吐，眼不欲睁，面色晦暗，手厥冷，苔白脉沉。经某医院诊断为“梅尼埃综合征”，历经中西医治疗无效，来我院门诊就医。根据以上脉证，当属寒邪挟痰湿循足厥阴肝经上扰清阳，故尔眩晕发作不已，宜吴茱萸汤、二陈汤合治之。处方：吴茱萸10g，党参15g，生姜15g，红枣3枚，半夏15g，陈皮15g，茯苓15g，甘草10g。水煎，日二次服。复诊：服上方6剂，眩晕大减，近日未发作，已不呕吐，手足温，面色转润，脉象沉舌润，继宜前方巩固治疗。（《张琪临证经验荟要》第391页）

2. **睡后流涎** 王某某，女，老年。每入睡后即口流涎沫，及醒时，枕巾即全已湿透。回忆《伤寒论》中吴茱萸汤能治干呕吐涎沫，即予吴茱萸汤原方，竟获痊愈。（《伤寒解惑论》第126页）

3. **失眠，伴有头痛、干呕、吐涎沫** 杨某某，女，47岁。1984年7月20日诊。患者素体虚弱，1个月前始发失眠，有时彻夜难寐，每靠安定、氯氮卓等维持1~3小时睡眠。近日加剧，即使服3~5片安眠药亦无济于事，反增头沉无力，不能劳作。伴有头痛，干呕，吐涎沫，其头顶有冷风感，手足寒，纳少，舌质淡苔白滑，脉沉弦。辨证为中焦虚寒，厥阴肝寒上犯。拟温中散寒、暖肝和胃降逆法。用吴茱萸汤加味：吴茱萸、人参（先煎）各9g，桂枝、陈皮各10g，生姜18g，大枣12枚。日1剂。忌生冷，停西药。服3剂后，能入睡3~4小时，信心倍增。守方再服6剂，睡眠转正常，余症悉除。本方温中焦，助肝阳，祛痰饮，使阳气上达，寒饮得散，不治眠而自眠也。（黄明.《四川中医》1989，8：30）

4. **胃痛（十二指肠球部溃疡），病发如疟状** 有个姓严的地质工作者，被西医诊断为“十二指肠球部溃疡”，每天夜晚11点到12点钟，先开始发冷，就像发疟疾，胃口就痛得很厉害，然后就吐。县医院建议动手术，他不太乐意，就到我们那儿去看病。我一看他脉弦而迟，舌质也淡，舌苔有些水滑，吐涎沫，这是吴茱萸汤证。就给他开了吴茱萸汤，吃了就好了。（《刘渡舟伤寒论讲稿》第373页）

按：十二指肠球部溃疡有春、秋季节性发作、空腹时胃痛的特点。该病辨证以黄芪建中汤为主方治之，常能取得良效。上述治例辨证以吴茱萸汤治之而获效，为该病的治疗开辟一新径。

【原文】 呕而发热者，小柴胡汤主之。（379）

【提要】 论厥阴病转出少阳的证治。

【简释】 尤在泾：“此邪在少阳之经，非厥阴本病……或厥阴病而外连少阳者亦有之。”以厥阴与少阳为表里，呕而发热，乃脏邪还腑，其发热特点是寒热往来，或低热不退，口苦，脉弦细，故用小柴胡汤从少阳治之。

【验案精选】

呕而发热 李某某，女，38岁。长期呕吐，兼见低热，服药已百余剂不效，舌苔白滑，当时有进修医生陈君在侧，问曰：“此何证也？”余曰：“呕而发热者，小柴胡汤主之。”果服3剂而呕止热退。（刘渡舟.《中医杂志》1978，1：18）

按：小柴胡汤其他【验案精选】等项内容，详见第96条。

【原文】 伤寒大吐大下之，极虚，复极汗者，其人外气怫郁[1]，复与之水，以发其汗，因得哕。所以然者，胃中寒冷故也。（380）

【注脚】

〔1〕其人外气怫郁：“言其人面上之气，恰如外来之邪怫郁于表”（汪琥）。虽疑似表邪未解，实为虚浮之阳外越之象。

【提要】 论伤寒误治之变证。

【简释】 伤寒用大吐大下法治疗，身体已经极虚，“复极汗出者，非又汗之而极出也，因大吐大下之后，真阳已虚，卫外之阳不能固密，所以复极汗出，乃阳虚而汗出也。愚医尚未达其义，以其人外气怫郁，本是虚阳外越，疑是表邪未解”（钱天来《伤寒溯源集》卷十），所以复与之水（即多饮温水以试图发汗的疗法），以发其汗，结果增加了哕逆变证。最后，对哕逆病机做出补充说明，极汗则阳气外越而中阳更虚，胃中寒冷而气逆不降，所以哕逆。“哕之一证，有虚有实……点出胃中寒冷字，是亦吴茱萸汤之治也”（程郊倩《伤寒论后条辨》卷十二）。或辨证采“用五苓散、理中汤，甚者四逆汤耳”（钱天来）。

按：“夫伤寒以胃气为本，故特结胃气一条以终厥阴之义。盖吐、下、发汗皆所以伤胃气，故于此总发明之。”（张锡驹《伤寒直解》卷五）

【原文】 伤寒哕而腹满，视其前后，知何部不利，利之则愈。（381）

【提要】 承上条补述哕的辨证及治法。

【简释】 哕证有虚实之别，虚者主胃败；实者为邪结。本证伤寒哕而腹满，是邪实内结之证，与上条胃气将败之哕不同，故用通利之法，使邪有出路，胃气得降，则哕逆自愈。张锡驹：“此即一哕通结六经之证，以见凡病皆有虚实，不特一哕为然也……夫伤寒致哕，非中土败绝，即胃中寒冷，然亦有里实不通，气不得下泄，反上逆而为哕者。《玉机真脏论》曰：脉盛、皮热、腹胀、前后不通、闷瞀，此为五实。身汗得后利，则实者治。今哕而腹满，前后不利，五实中之二实也。实者泻之。前后，大小便也，视其前后二部之中何部不利，利之则气得通，下泄而不上逆，哕即愈矣……医者能审其寒热虚实，而为之温凉补泻于其间，则人无夭扎之患矣。"（《伤寒论直解》卷五）

按：以上第378、379、381条分别重见于《金匮》第17篇第9、15、7条。该篇尚有哕的辨证论治二条，应互参。

小　结

厥阴病是热病发展的最后阶段，亦是邪正相争的危重阶段，临床证候复杂多变。其主要病机有二：一是上热下寒或寒热错杂证，如乌梅丸证（228）、麻黄升麻汤证（357）、干姜芩连人参汤证（359）。二是厥热交替发作的阴阳胜复证，可据厥热时间的长短以辨病势的进退。厥为阴胜，热为阳复，因此，厥多于热为病进，热多于厥为病退，厥热相等为病愈。若发热不罢，则是阳复太过，热伤上焦气分则发生喉痹；热伤下焦血分则发生大便脓血；热伤脉络则发生痈脓。

本篇对厥证的辨证论治十分丰富，首先明确了厥证的病机与主症，即"凡厥者，阴阳气不相顺接，便为厥。厥者，手足逆冷者是也"（337）。并且具体论述了蛔厥（338）、热厥（350）、血厥（351）、寒厥（353）、痰厥（355）、水厥（356）等六种厥证的辨证论治。《伤寒论》所述厥证论治不止这六种，详见第356条之后的"厥证论"。

下利是厥阴病篇论述的主要内容之一。例如：热利下重的白头翁汤证；热结旁流下利的小承气汤证；虚寒下利的通脉四逆汤证；虚寒下利兼表之先里后表的治则等。

呕哕，亦是厥阴病篇论述的常见证候。例如：肝寒犯胃，症见干呕，吐涎沫，头痛，治用吴茱萸汤（378）；阳虚阴盛，症见呕而脉弱等，治用四逆汤（377）；厥阴转出少阳，症见呕而发热，治用小柴胡汤（379）。哕有虚实之辨，胃中虚冷，治宜温降（380）；邪实致哕，应视其前后，选用利水或通下方法（381）。

需要明确，厥阴病篇内容，有的不一定是厥阴病，但亦列入此篇之中。

最后还要探讨一个问题，即《伤寒论》与后世温病学的关系。在六经病脉证并治的381条内容之中，明确提到"温病"之名及其证候者，只有第6条，而虽无温病之名，却有温病之实的条文还有不少。这些内容有待深入研究，并应该与后世温病学说联系起来研究，以利发掘和提高。仅以厥阴病篇的内容为例，本篇并未论述足厥阴肝与手厥阴心包之热病的典型证候，而后世温病学则详细阐发了热陷心包、热盛动风、虚风内动等厥阴病的辨证论治。现代名医洪子云说得好："业伤寒者，必熟温病；专温病者，必通伤寒。"（《名老中医之路》第253页）

辨霍乱病脉证并治

《伤寒论》对霍乱病的辨证论治是第 382~391 条，共 10 条。

霍乱，是以卒然发作、上吐下泻为主要临床表现的疾病。霍，有迅速、急骤、卒然的意思；乱，即变乱。因其病起于顷刻之间，吐泻交作，挥霍撩乱，故名霍乱。

霍乱的病因，多为饮食不洁，冷热不调，或感受暑湿、寒湿及疫疠之邪。

霍乱的病机，《内经》认为属太阴湿土之为病，如《素问·六元正纪大论》说："太阴所至，为中满，霍乱吐下。"又说："土郁之发……呕吐霍乱。"《灵枢·五乱》篇谓："清气在阴，浊气在阳，营气顺脉（按：《太素》卷十二营卫气行"脉"作"行"），卫气逆行，清浊相干……乱于肠胃，则为霍乱。"说明霍乱是由于胃肠功能紊乱，清气不升则泻，浊气不降则吐，清浊相干，升降失常，故吐利交作。

霍乱的分类，后世医家根据临床表现的不同，将霍乱分为湿霍乱与干霍乱两类，其中以卒然发作、上吐下泻为主症的，称为"湿霍乱"；对卒然腹中绞痛，欲吐不能吐，欲泻不能泻的，称为"干霍乱"。本论所述之霍乱，以呕吐而利为主症，故当属湿霍乱。

本篇所论之霍乱，包括了多种急性胃肠病，也可能包括西医学所说的由霍乱弧菌引起的烈性传染病——霍乱。由于霍乱多发生于夏秋季节，或与感受外邪有关，并常伴有头痛、发热、恶寒、身疼等症，与伤寒相类似，故将本病列于六经病证之后，以利辨别。

【原文】问曰：病有霍乱者何？答曰：呕吐而利，此名霍乱。（382）

【提要】 论霍乱的主症。

【简释】 尤在泾："此设为问答，以明霍乱之病。谓邪在上者，多吐；邪在下者，多利；邪在中焦，上逆为呕吐，复下注而利者，则为霍乱。霍乱，挥霍撩乱，成于顷刻，变动不安，而其发热恶寒，亦与阳明（按：阳明病初感外邪，可见"恶寒"，见第 183 条）相类也。"（《伤寒贯珠集·太阳篇下·太阳类病法》）

按：仲景对霍乱病的认识，与《内经》的理论一脉相承，并创立了辨证论治的方法。

【原文】 问曰：病发热，头痛，身疼，恶寒，吐利者，此属何病？答曰：此名霍乱。霍乱自吐下，又利止，复更发热也。（383）

【提要】 论霍乱类似伤寒的辨证。

【简释】 张令韶说："上节论霍乱之邪在内，此节论霍乱之邪复由内而外出也。"（《伤寒直解》卷六）郭雍说："此论霍乱似伤寒之证也。"（《伤寒补亡论》卷十七）郭氏一语道破本条辨证之关键。条文自设问答，求索病因病机是：饮食之邪暴伤胃腑，乱于胃肠而"吐利"，吐利伤及人体正气，体表失其温养，故发热，头痛，身疼，恶寒，如此证候，似伤寒外感而非表证。所谓"霍乱自吐下"，是说霍乱之主症特点是吐下，是病从内发，如此吐下，非误治，亦非伤寒传变所致。接着说"又利止，复更发热"者，只曰"利止"，实为"吐下"皆止的省文法，此内邪已解之佳兆；复更发热，为霍乱病恢复期营卫失和的表现，非外感之发热。

按：西医学临床观察，霍乱病人典型的临床表现可分为三期：①泻吐期。②脱水期。③恢复期。在脱水期"体表温度下降"；进入"恢复期"，其"体温回升后，约 1/3 病人有反应性发热"。上述观察表明，古今医家、中西医工作者都认识到霍乱病的主症特点是"呕吐而利"，即"霍乱自吐下"，其吐利止的恢复期可表现"发热"。

【方证鉴别】

霍乱病与伤寒病 魏念庭："人知霍乱不同于伤寒之病矣，抑知所以不同于伤寒之理乎？伤寒者，外感病；霍乱者，内伤病也。伤寒之发热头痛身疼恶寒，风寒在营卫；霍乱之头痛身疼恶寒，必兼吐下，风寒在胃腑也。风寒外邪，何以遽入于胃腑？则平日中气虚欠，暴感风寒，透表入里，为病于内。因其为风寒客邪，故发热头痛

身疼恶寒与伤寒同；因其暴感胃腑，故兼行吐利与伤寒异。此二病分关之源头也。”（《伤寒论本义·辨霍乱病脉证并治》）

【原文】 伤寒，其脉微涩者，本是霍乱，今是伤寒[1]，却[2]四五日，至阴经上，转入阴必利；本呕下利者，不可治也。欲似大便而反矢气，仍不利者，此属阳明也。便必硬，十三日愈。所以然者，经尽故也。下利后，当便硬，硬则能食者，愈。今反不能食，到后经中，颇[3]能食，复过一经能食，过之一日当愈；不愈者，不属阳明也。（384）

【注脚】

〔1〕本是霍乱，今是伤寒：本来是霍乱，假如是伤寒"本"：副词，本来，原来。"今"：连词，表示假设。

〔2〕却：介词，相当"于"。

〔3〕颇：副词，表示轻微程度或深重程度，此可译为"稍微，略微"。《千金要方·序》："至于弱冠，颇觉有悟。"

【提要】 辨霍乱与伤寒之脉证的异同及其转归。

【简释】 本条行文错综繁复，很难理解。尤在泾的解释较为清晰，引述如下："脉微为少气，涩为无血，伤寒脉不应微涩，而反微涩者，以其为霍乱吐下之后也。本是霍乱，今是伤寒者，吐不止而复更发热，如上条所云也，热则邪还于表，常从阳而解矣。乃四五日，至阴经上转入阴必利者，邪气不从阳而解，而复入阴为利也。夫霍乱之时，既呕且利，里气已伤，今邪转入里而复作利，则里气再伤，故不可治。若欲大便而反矢气，仍不利者，胃气复而成实，邪气衰而欲退也，故可期之十三日愈。所以然者，十二日经气再周，大邪自解，更过一日，病必愈耳。

下利后便硬者，病从太阴而转属阳明也。阳明病，能食者为胃和，不能食者为胃未和，是以下利后，便硬而能食者，愈。或始先不能食，继复转而能食者，过于前一日亦愈。其不愈者，则病不属阳明，虽能食，不得为胃和，故病不愈也。”（《伤寒贯珠集·太阳篇下·太阳类病法》）

按：尤氏于"经尽故也"之后，另列一条。

【原文】 恶寒脉微而复利，利止，亡血也，四逆加人参汤主之。（385）

四逆加人参汤方：甘草二两（炙），附子一枚（生，去皮，破八片），干姜一两半，人参一两。上四味，以水三升，煮取一升二合，去滓，分温再服。

【提要】 论阴液先脱，阳气随亡的证治。

【简释】 霍乱吐下之后，阴液大量耗伤，阳气随之而亡失，故症见"恶寒脉微"；下利之后又复下利，则阴液更伤，阳气更微；所云"利止"者，非病愈之佳兆，乃阴竭之恶候，故曰"亡血也"。徐灵胎："亡阴即为亡血，不必真脱血也。"（《伤寒论类方·四逆汤类》）王晋三："四逆加人参，治亡阴利止之方。盖亡阴而阳亦与之俱去，故不当独治其阴，而以干姜、附子温经助阳，人参、甘草生津和阴。"（《绛雪园古方选注·温剂》）

【方歌】

"四逆原方主救阳，加参一两救阴方，

利虽已止知亡血，须取中焦变化乡"（陈修园）。

【验案精选】

（一）内科危症

1. **泄泻** 冯某，年已古稀，忽患下利清谷，请高姓医，诊治数日。高因负盛名，而熟读《伤寒论》者也，俱大补大温之剂，附子理中，更重加归、芪之类。乃服药以来，下利不少减，且四肢厥逆，无脉。予诊毕，断曰：证诚重笃，但必利止后，脉渐出，始有生理。即用四逆汤，日夜连服，次日下利止，而脉仍未出。即于原方加参续进。次日诊之，脉渐可循，生气恢复也。复诊，据言昨夜不能成寐。盖由下后，心阴已虚，心肾未能相交。于是改用黄连阿胶汤，1剂即能熟睡。此证连用姜附，忽改芩连，所谓帆随风转也。由是调养数日，即告复原。（黎少庇.《新中医》1957，7：36）

按：患者年逾古稀而下利清谷，显系真阳虚衰，釜薪失焰之候。高医以理中为主，加归、芪、附子。盖理中乃温中之剂，当归有滑利之弊，方证不合，故病不减轻。改以四逆汤补火生土，利遂止。然四逆纯阳燥热，但有回阳之力，而无救液之功，故脉不出，于四逆汤加人参回阳救液，脉始渐出。

2. **吐泻**

（1）吾父七旬，习医数十载，值去年秋令，

遣人来唤，告父病危，盼儿速归，予即乘车返家，未入室，已见亲友黯然神伤，语言悲戚，感其患绝非小恙之疾。急扑榻前问安，且视前药皆苓、术、砂、蔻之类，父以太阴脾虚为治无疑。遂诊其脉，六脉寻筋依稀可见，四肢厥冷，下利清谷，昼夜难以数计，呕恶频频，渴不欲饮，舌黑，渡白，嗜卧不语。吾以阴证寒证括之，属少阴，宜《伤寒论》四逆汤合独参汤应之。处方：干姜 12g，制附片 12g，炙甘草 15g。另以人参 30g，煎水频频饮服，救逆回阳。1 剂则阳回，六脉皆见；2 剂而阴寒尽消；3 剂即能下榻饮粥。继后拟六君子汤调理而愈。(《伤寒论通释》第401页)

（2）张某，男，14 岁。暑夏病疟，疟止后饮食不慎而致吐泻。初诊见患者昏睡不醒，呼之良久仍神志朦胧，四肢逆冷，吐利虽止，但汗出如油，头面四肢尤甚，舌淡红，脉沉细微弱，体温 35℃，血压 8. 00/5. 33kPa（60/40mmHg）。此属阴液耗竭、阳气欲脱之证。处方：熟附子 9g，干姜 6g，炙甘草 6g，党参 12g。煎服 2 剂，手足已温，神清汗收，阳复脉出，血压 13. 3/9. 33kPa（100/70mmHg），气短口微渴。投生脉散 1 剂而愈。（徐宏成.《广西中医药》1980，1∶30）

3. **痢疾**　杨氏，年过七旬。暑月患痢，痢下脓血，腹痛，里急后重等。病过三日，日益沉重，神识恍惚，脉微细，血压下降。西医经输液、用抗生素及升压药等抢救处理，病无转机。邀笔者会诊，脉症所见，乃痢下伤及气阴，且年迈元气已衰，惟大补气阴为上策。《伤寒论》第 385 条说："恶寒脉微而复利，利止，亡血也，四逆加人参汤主之。"以该方加山萸肉敛阴固脱。一日一夜频服 2 剂，病趋稳定，血压回升，守方少加黄连治痢"厚肠胃"，调治 3 日而转危为安。（吕志杰验案）

4. **吐血**　萧某某，34 岁，住零陵荷叶塘村。某晨忽大吐血，先为瘀黑块状，后系鲜红新血，时少时多已 3 日，服药杂治均罔效，病情日形严重，特来邀治。患者蜷卧于床，血吐犹未少止，面白惨淡无神，四肢厥冷，舌胖润无苔，身倦不欲动，口渴喜暖饮亦不多，脉细微欲绝，此阴阳衰微，将见离绝之候。检阅服方，皆苦寒折之，如三黄解毒汤、龙胆泻肝汤之类，是欲止血而过服寒凉所造成。现生死存亡，千钧一发之际，惟有回阳固本之一法，处以人参四逆汤：人参 15g（蒸兑），生附 24g，干姜 15g，炙草 6g。上方意在回阳救逆，温经止血也。半日连服 2 大剂，夜半阳回肢微温，血仍点滴未停，因略为易方：人参 15g，附子 9g，黑姜炭（炮透）12g，炙草 6g。水煎，冲发炭（按：指血余炭）及童便服。服 2 剂血止。讵知日晡身发高热，烦躁不安，脉则洪数而软，乃血气来复，故现此离奇之假象，不应为所眩惑，治宜温中补血，疏当归补血汤加炮姜。2 剂后，热退神宁。不料夜半腹大痛、拒按，大便已数日未行，此由阴证而转属阳明。然在《伤寒论》中已有调胃承气汤法治，今特小其剂以用之：大黄 9g（酒制），芒硝 9g（冲），甘草 6g。1 剂便下痛止，改用益气补血之药，逐渐平安。(《治验回忆录》第 68 页)

按：本案救寒凉之误，温经止血用四逆加人参汤。但阳回血止之后，营阴未复，热象毕露，遂改投当归补血汤，2 剂血复神宁。在治疗过程中，由于屡进辛热，以致阳复太过，胃气失和，转成腑实，又予调胃承气汤微和胃气，病始愈。

5. **鼻衄**　秦某某，男，六旬有四，广西人，住上海新闸路。秦素多痰湿，患痰饮咳嗽多年。昨日因咳嗽气急上气，忽而鼻衄不止，用物堵塞鼻孔则血由口中吐出。经注射止血针药，血未能止住。曾昏厥一次，喂服白兰地酒少许始回苏。1933 年 7 月 11 日延余诊视，患者面色惨淡，鼻衄不止，口角亦见血迹，冷汗淋漓，沉迷无神，气息低弱而呈奄奄一息之状。脉来芤虚欲散，重按无根，二三至则一止，已现代象。掰开口视其舌，质淡夹青而少血色。此证良由气虚不摄血，阳虚不守阴，以致阴血散漫不归于经。复因咳嗽气动，挣破血络而成衄。察其脉证，病势颇危，有阳气欲随阴血外脱之势，急宜扶阳收纳，如得血汗均止，始有生机。以参附汤加味急救。处方：高丽参 10g，附片 30g，炮黑姜 6g，甘草 3g，大枣 2 枚（烧黑存性）。服 1 剂则效，衄血减，神气转佳。2 剂则血汗均已得止。次日又照服 1 剂。13 日复诊：神识已清醒，不再衄血。唇舌已转红，脉缓弱较有神，但五六至间仍有止歇。依原方增量加黄芪扶阳固气。处方：高丽参 10g，附片 60g，炮黑姜 15g，黄芪 24g，甘草 10g，大枣 2 枚（烧黑存性）。连服 2 剂，饮食、精神均有恢复，面唇舌色已红润，脉缓和有神，惟尚有咳嗽，痰中夹少许黑血，此乃离经之瘀血随痰咯出之故。原方去参、芪，入法夏 10g、茯苓 15g、砂仁 3g，3 剂而痊。此后多年，未见再衄。(《吴

佩衡医案》第89页）

按：此案所处之方，实为四逆加人参汤再加味。其中姜炮黑、枣烧黑，取之入血止血之功。

（二）妇科危症

产后大出血 我治过一个产后大出血的妇女，脸色像黄纸，眼睛睁不开，看不见东西，脉似有似无，很急，就是一味独参汤，将一两人参浓煎，喝下以后鼻子上见汗，眼睛随后就睁开了，下边血也止了。（《刘渡舟伤寒论讲稿》第377页）

按：《医宗金鉴·删补名医方论》卷一首方即独参汤，曰该方"治元气大虚，昏厥，脉微欲绝，乃妇人崩产，脱血，血晕。"柯琴说："先哲于气几息、血将脱之证，独用人参二两，浓煎顿服，能挽回性命于瞬息之间，非他物所可代也。"有的名老中医认为，凡四逆汤证，不论是否"亡血"，加人参的疗效比单纯用四逆汤为优。人参大补元气也。

（三）儿科危症

1. **吐泻** 王某某次子，3岁。病吐泻失治，半日间病转剧，吐如涌，泻如注，旋又抽搦，继则肢厥神昏，气如悬丝，认为不治，弃于地，待气绝葬之。时吾师出诊经其门，邻人不忍而代邀诊，见儿仰卧地上，肢厥如冰，关纹不见，以手掐人中，不呻，又掐合谷，亦不呻。呼吸若有若无，抚心有微热，重手按其腹，儿目忽启，神光莹晶，切足三部脉亦不显。病虽危，神光未散，尚存一线生机。师先以艾火灸气海、关元、天枢、长强及两足三里诸穴，并儿脐满填食盐，切生姜薄片，戳细孔无数，置盐上，再放艾团烧之，以作急救处理。当处人参四逆汤：党参18g，生附12g，干姜9g，炙草6g。急火浓煎，陆续灌下，尚能咽，2时内服完二煎，无转变，再进2剂，约四时许，身肢转温，目能启视，不吐不泻，气虚不能言。师曰：病庆再生，已无顾虑，可接服黄芪理中汤3剂，调理即愈。此吾随诊经历其证。（《治验回忆录》第95页）

按：患儿初病吐泻，治不得法，致成亡阳脱液的危候。因其神光未散，五脏精气未绝，尚能救治。先用灸法急救，继以四逆加参汤回阳益阴。由于内外同治，救逆得法，迅速转危为安。

2. **泄泻**

（1）感寒后泄泻 谷某某，男，1岁半。2日前天气骤凉，夜间突然出现泄泻而求诊，即行肌内注射抗生素治疗，次日又补液等，疗效不佳，求用中药治疗。察患儿哭闹不安，面白唇干，双目轻度凹陷，粪便蛋花样并有少量黏液，腹部稍胀，问其便次，说前一日为10次余，饮水不多。体检：体温37.7℃，呼吸38次/分，脉搏24次/分，营养中等，心肺（-），肠鸣音活跃。遂拟益气生津、温中散寒之法。予四逆加人参汤：人参3g，干姜3g，甘草6g，附子3g，红糖为引，1剂。嘱其回家即煎，入5%小苏打10ml，分数次少少喂之，配合半流食。1剂服完后，排便次数已减至日4次，质变稠、量变少。又照前方服2剂而愈。（施宪民，等.《中医杂志》1990，2：43）

按：此案作者用四逆加人参汤加减，治疗3个月~3岁半的婴幼儿秋季腹泻23例，结果：治愈12例；好转6例；无效5例。

（2）麻疹后泄泻 雷某某，4岁。1958年冬患麻疹，症见高热，咳嗽气喘，曾入某医院服中西药治疗1星期，热退疹收病愈出院。出院第3天忽然腹泻，日10余次，神疲纳呆，至第5天前来邀诊。患儿困倦异常，神志若明若昧，身热肢冷，腹泻每日7~8次，粪水清稀，睡眠露睛，囟门凹陷，呼吸急促，脉微弱而数。乃予四逆汤加吉林参、五味子。服药2剂，利止热退。继用异功散合生脉散调理而安。（《老中医医案医话选·何志雄医案》第231页）

【临证指要】 四逆加人参汤是救治阴阳气血暴脱等危急病症的主方，用之得当而及时，有起死回生之功。后世独参、参附汤皆可谓此方减味之方，临床应随证加减变通，以尽其妙用。

【实验研究】 四逆加人参汤制成注射液具有升高血压、加强心肌收缩力、调整心率、改善末梢循环等疗效，其作用缓和，可代替升压药、扩血管药或辅助强心药。

【原文】 霍乱（周岐隐曰："'霍乱'下应有'已'字。头痛，发热，身疼痛，非霍乱之证，乃霍乱之余邪也。如缺"已"字，证治即格格不入。"），头痛，发热，身疼痛，热多欲饮水者，五苓散主之；寒多不用水者，理中丸主之。（386）

理中丸方：人参、干姜、甘草（炙）、白术各三两。上四味，捣筛，蜜和为丸，如鸡子黄许大，以沸汤数合和一丸，研碎，温服之，日三四、夜二服。腹中未热，益至三四丸，然不及汤。汤法：以四物依两数切，用水八升，煮取三升，去滓，温服一升，日三服。若脐上筑者，肾气动也，去术加桂四两；吐多者，去术加生姜三两；下多者，还用术；悸者，加茯苓二两；渴欲得水者，加术足前成四两半；腹中痛者，加人参足前成四两半；寒者，加干姜足前成四两半；腹满者，去术加附子一枚。服汤后，如食顷，饮热粥一升许，微自温，勿发揭衣被。

【提要】论霍乱病的两种证治。

【简释】尤在泾："霍乱该吐下而言，头痛发热，身疼痛，则霍乱之表证也，而有热多、寒多之分，以中焦为阴阳之交，故或从阳而多热，或从阴而多寒也。热多则渴欲饮水，故与五苓散去水而泄热；寒多则不能胜水而不欲饮，故与理中丸燠土以胜水。

加减法：

脐上筑者，脐上筑筑然跳动，肾气上而之脾也。脾方受气，术之甘能壅脾气，故去之；桂之辛能下肾气，故加之。

吐多者，气方上壅，甘能壅气，故去术，辛能散气，故加生姜。

下多者，脾气不守，故须术以固之。悸者，肾水上逆，故加茯苓以导之。

渴欲得水者，津液不足，白术之甘，足以生之。

腹中痛者，里虚不足，人参之甘，足以补之。

寒者，腹中气寒也，干姜之辛，足以温之。

腹满者，气滞不行也，气得甘则壅，得辛则行，故去术加附子。"(《伤寒贯珠集·太阳篇下·太阳类病法》)

按：理中丸为一方二法，既可制成丸剂，亦可煎汤服用。病情缓而需久服者，可用丸；病势急或服丸剂效果不佳者，当用汤剂。服药后，腹中由冷而转有热感者，为脾阳恢复之征兆；若腹中未热，说明是病重药轻，当增加丸药的服用量，由一丸加至三四丸，或改用汤剂。为增强药物疗效，温养中气，服药后约一顿饭的时间，可喝些热粥，并温覆以取暖。

理中丸于后文第395条并治"大病瘥后，喜唾，久不了了，胸上有寒"者。理中汤于《金匮要略》第九篇又名人参汤（其甘草为生用），主治虚寒性胸痹证。

【方歌】

脾胃虚寒理中汤，人参白术草干姜，
呕吐下利腹中痛，胸痹阳虚亦此方。

【大论心悟】

霍乱病兼症是否太阳表证辨

本条所述"头痛，发热，身疼痛……"与前文第383条所述"病发热，头痛，身疼，恶寒……"之证候，为霍乱病兼症，古今多数注家解释为霍乱兼太阳表证之证候，少数注家则解释为"似伤寒之证"而非表证。笔者认为，若患霍乱病兼感外邪，当然应释之为表证；若并未感受外邪，则应释之为霍乱吐下后，其正邪相争于内而营卫失和于外之证候。如此证候，在《金匮要略》中亦可以找到佐证。例如：《金匮》第10篇第17条说："腹痛，脉弦而紧，弦则卫气不行，即恶寒；紧则不欲食，邪正相搏，即为寒疝。"所谓"恶寒"，即寒疝邪正相搏于内，阳气不行于外所致，非外寒表证也。同篇最后第26条说："脉紧，头痛，恶寒，腹中有宿食不化也。"这说明，宿食停积于内，亦可见类似风寒表证之证候。还有，第7篇的肺痈；第18篇的疮痈、肠痈，其热毒壅盛于内，正邪相争，都可表现营卫失调的恶寒（振寒）发热等类似伤寒表证之证候。总之，互相发明可以领悟，霍乱病是否兼外感表证，应当"辨证求因"，始不致误。

应重视方后注饮粥食疗法

方后注有许多食疗法值得重视，其中，饮粥疗法就很有学问，列举三个方子探讨如下：

大家最熟悉的一个方子就是桂枝汤，曰："服已须臾，啜热稀粥一升余，以助药力，温覆令一时许，遍身漐漐微似有汗者益佳……"

一个就是这个理中汤，指出"服汤后，如食顷，饮热粥一升许，微自温，勿发揭衣被"。

还有一个是《金匮要略》第10篇第14条的大建中汤，强调服药后"如一炊顷，可饮粥二升，后更服（按：指服药），当一日食糜粥，温覆之"。

以上三方的饮粥疗法可归纳以下4个要点：①饮粥时间：服药"须臾"，即服药后"如食顷"（吃一顿饭的时间），或"如一炊顷"（烧一顿饭的时间），大约20~30分钟。②饮粥之量："一升许"，或"二升"。汉代一升折合当今约200ml，大概一碗粥。③饮粥温度：强调饮"热稀粥"，即温暖可口而偏热、偏稀（不宜太黏稠）的玉米面粥，或小米粥，其他如面片汤、挂面汤等亦可。④饮粥后一定要用衣被“温覆”以保暖。

以上三方服药后饮热粥的目的是：桂枝汤证是“以助药力”而发汗解表；理中汤证与大建中汤皆为以助药力而补脾温里。总之，“五谷为养”而补充胃气，胃气强则有利于内外诸病的去除。

饮粥食疗法不止以上三方，例如：服了十枣汤，“得快下利后，糜粥自养”，则另有学问。

【验案精选】

五苓散治霍乱验案

1. **霍乱因暑热内伏** 钱某，患霍乱，自汗，肢冷，脉无。平日贪凉饮冷，人谓寒证，欲用大剂热药，孟英曰：苔虽白，然厚，而（舌）边绛，且渴甚，头大痛。不可因寒凉致病，而不察其有暑热之伏也。遂以五苓（散）去（白）术，加黄连、厚朴、黄芩、竹茹、木瓜、扁豆叶，服后，脉稍出，汗渐收，吐利亦缓。即去肉桂，加桑枝、滑石、甘草，头痛、吐、利皆止，苔色转黄，随用清暑和中而愈。（《回春录新诠》第219页）

周按：此案用五苓散为主，实本诸张仲景治热霍乱而兼有风寒表邪之方，王氏《霍乱论·热证》云：“霍乱之病，虽由内蕴湿热而然，但既有发热、头痛、身痛、恶寒之表证，则治法必当兼理其表，此仲圣主五苓散之意。若内伏湿热之邪，又过食生冷者，方中当用肉桂。其外无风寒之表，内无饮冷伤中，则桂可轻用哉？”观此而知王氏治此病用五苓散，以及肉桂易桂枝之义矣。其减去白术者，以体本不虚。加黄芩、黄连以清热；厚朴理气导滞；竹茹止呕去痰；扁豆叶消暑和中；木瓜治霍乱吐泻，转筋不止。症状缓解，即去肉桂之辛热，加桑枝以舒筋除风，滑石通阳利湿，甘草调味缓急。服后痛利皆止，苔色转黄，寒湿已解而余热未净，乃改以清暑和中善后。

2. **呕吐、泄泻（急性胃肠炎）** 葛某，女，20岁，北京人，患呕吐，腹泻腹痛，发热数天（体温在37~39℃之间）。曾在某医院做有关检查，白细胞20.4×10^9/L，诊为“急性胃肠炎”，服用并注射西药不效。其友为我院学生，携来就诊。查其面色不泽，形体瘦弱，上吐下泻，口渴甚，小便不利，验其舌体胖大，苔白而滑，脉弦。诊为中医的“霍乱”吐泻病，乃水湿之邪乱于胃肠所作，正是第386条所说：“霍乱……热多欲饮水者，五苓散主之”。处方：茯苓30g，猪苓15g，白术12g，泽泻15g，桂枝3g。服上药4剂，呕吐腹泻腹痛均失，更以香砂六君子汤善后。（《伤寒论临床应用五十论》第209页）

原按：中医的霍乱吐泻病，与现代医学所述的急性胃肠炎颇相似。此案为水饮内停而干扰于胃肠，故以五苓散化气利水，水去人安。又，凡见腹泻以水为主的“水泻”之人，如果寒热之象不明显（寒者以附子理中合真武汤、热者六一散合葛根芩连汤），见有小便不利者，投以五苓散多能奏效。

按：五苓散其他〔验案精选〕等项内容见第71条。

理中汤验案

一、古代名医验案

（一）明代李中梓验案

1. **伤寒阴证似阳** 休宁吴文哉，伤寒，烦躁面赤，昏乱闷绝，时索冷水，其弟日休乞余决死期。手扬足掷，难以候脉，五六人制之，方得就诊，洪大无伦，按之如丝。余曰：浮大沉小，阴证似阳也，与附子理中汤，当有生理。日休骇曰：医者十辈至，不曰柴胡承气，则曰竹叶石膏，今反与热剂，乌乎敢？余曰：温剂犹生，凉剂立毙矣！日休卜之吉，遂用理中汤加附子二钱，煎成入井水冷与饮。甫及一时，狂躁定矣。再剂而神爽，服参至五斤而安。文哉遗以书曰：弟为俗子所误，既登鬼录矣，而兄翁拯全之，大奇亦大幸也。方弟躁热之时，医以三黄汤入牛黄服之，转加闷绝，举室哀号，惟是治终具候目瞑而已。不意兄翁毅然以为可活，参附一投，阴霾见晛（xiàn，现。太阳出现），荆妻稚子，含泪欢呼，一日即醒，经年乃复。呜呼！父母生之，兄翁再生之，昊天罔极，莫可云喻。敢志巅末，乞附案帙，俾天下万世，知药不可浪投，命不可轻弃，何莫非大仁人回春之泽哉！（《医宗必读·卷五·伤寒》）

2. **噎膈** 江右太学张春和，年近六旬，多欲善怒，患噎三月，日进粉饮一钟，腐浆半盅，且吐其半。六脉细软，此虚寒之候也。用理中汤加人乳、姜汁、白蜜、半夏，一剂便减，十剂而日进糜粥。更以十全大补加竹沥、姜汁四十帖，诸证皆愈。（《医宗必读·卷七·反胃噎膈》）

按：噎膈类似于“食道癌”，辨证以理中汤为主方治之取得良效。所谓“愈”，应理解为缓解。

3. **疟病** 相国沈铭缜，丙辰秋患疟吐蚘，闷不思食，六脉沉细。余曰：疟伤太阴，中寒蛔动也。用理中汤加乌梅三个、黄连五分，进四剂后，胸中豁然，寒热亦减，蚘亦不吐。去黄连，

加黄芪二钱、生姜五钱，五剂而疟止。(《医宗必读·卷七·疟疾》)

4. **少腹痛** 京卿胡慕东，少腹作痛，连于两胁，服疏肝之剂，日甚一日，余诊之，左关尺俱沉迟，治以理中汤加吴茱萸。一剂知，十剂起矣。(《医宗必读·卷八·心腹诸痛》)

5. **痢疾** 屯院孙潇湘夫人，下痢四十日，口干发热，饮食不进，腹中胀闷，完谷不化，尚有谓其邪热不杀谷者，计服香连、枳壳、豆蔻、厚朴等三十余剂，绝谷五日，命在须臾。迎余诊之，脉大而数，按之豁然，询得腹痛而喜手按，小便清利，此火衰不能生土，内真寒而外假热也。亟煎附子理中汤冰冷与服，1剂而痛止，6剂而热退食进，兼服八味丸二十余日，霍然起矣。(《医宗必读·卷七·痢疾》)

按：此案根据"火衰不能生土"，脾肾阳虚危候，以附子理中汤治之而转危为安。

6. **喘证** 社友宋敬夫令爱，中气素虚，食少神倦，至春初忽喘急闷绝，手足俱冷，咸谓立毙矣。余曰：气虚极而金不清肃，不能下行，非大剂温补，决无生理。遂以人参一两，干姜三钱，熟附子三钱，白术五钱，一服即苏。后服人参七斤余、姜附各二斤，痊愈不复发。(《医宗必读·卷九·喘》)

按：《医宗必读》为明代名医李中梓之代表作。以上医案，皆李氏该书所论内科杂病后附列的验案。案语四诊合参，辨证精细，引人入胜，如身临其境。读罢诸案可以领会到，李氏诊病尤重切脉，如脉"洪大无伦，按之如丝"；"六脉细软"；"六脉沉细"；"左关尺俱沉迟"；"脉大而数，按之豁然"，等等。上述诸脉，或为虚寒之典型脉象，或为"阴证似阳"之假象。李氏以理中汤温中补虚，灵活加减变通，六种病症皆取得良效。

（二）清代四家验案

1. **背寒、纳呆** 胃寒背冷，食入则倦，喜温恶清。以背为阳位，胃为阳土，土寒则食不运，阳伤则气不振也。治宜温养阳气。人参、桂枝、益智仁、厚朴、炮姜、茯苓、炙草、白术。

诒按：此温中和气，平正通达之方。

邓评：一派虚寒，温养奚疑？(《增评柳选四家医案·尤在泾医案》第7页)

按：所处之方，既是理中汤温中之法，又是苓桂术甘汤"温药和之"之意。

2. **泄泻 齿衄** 中气虚寒，得冷则泻，而又火升齿衄。古人所谓胸中聚集之残火，腹内积久之沉寒也。此当温补中气，俾土厚则火自敛。四君子汤加益智仁、干姜。

诒按：议病立方，均本喻氏。近时黄坤载亦有此法。

邓评：辨真假之关键处，学者最宜留意。若属夫肾者，又须八味丸治之。干姜宜易炮姜。(《增评柳选四家医案·尤在泾医案》第7页)

按：理中汤重在温中阳、四君子汤重在补中气，两方合用，"温补中气"。

3. **口糜** 王肯堂治许少薇口糜，谓非干姜不愈，卒如其言。又从子懋铻，亦患此，势甚危急，欲饮冷水，与人参、白术、干姜各二钱，茯苓、甘草各一钱，煎成冷饮，日数服，乃已。盖土温则火敛，人多不能知。此所以然者，胃虚食少，肾水之气逆而乘之，则为寒中，脾胃虚衰之火被迫上炎，作为口疮。其症饮食少思，大便不实，或手足逆冷，肚腹作痛是也。(《医学读书记·口糜》)

4. **疟病、血证** 疟发而上下血溢，责之中虚，而邪又扰之也。血去既多，疟邪尚炽，中原之扰，犹未已也，谁能必其血之不复来耶？谨按古法，中虚血脱之证，从无独任血药之理。而疟病经久，亦必固其中气。兹拟理中一法，止血在是，止疟亦在是，惟高明裁之。人参、白术、炮姜、炙草。

诒按：识见老确，议论精切。所立理中一法，诚属血脱益气，固中止血之要药。惟愚意所欲商者，疟来而上下血溢，必因疟疾之热，扰及血络而然。于理中法内，参用安营清络之意，似乎更为周到。且标本兼顾，于立方正意，亦不相刺谬也。

邓评：柳师所评极是。拟加川连、归身之属，至丹皮炭、荆芥炭亦可权宜辅用。

孙评：邪扰未已，则柳氏亦甚合拍。安营清络，如丹皮、白芍之类。(《增评柳选四家医案·尤在泾医案》第46页)

5. **泄泻、呕吐** 泄为脾病，呕为胃病，脾胃属土，居中而司升降。脾宜升，不升则泄；胃宜降，不降则呕，土衰则木横，木横而土益衰。高年当此，颇虑土败木贼。古人治肝，当先实脾。况兹土弱，尤当先补其中，稍佐平肝可也。理中汤加茯苓、橘饼。

诒按：案语理明词达，方法切实不浮。但既有呕恶见证，则半夏似不可少，拟再加木瓜、白芍、砂仁。

邓评：治肝实脾，原为脾土弱者而设。方于平肝一面自嫌疏漏，柳师增味颇合，如乌梅、防风、白蒺藜、金铃子、吴萸、川连等味，均可临时选用。

孙评：木横则土益衰，所以柳氏加瓜、芍平肝，于土亦有益，大有见解。(《增评柳选四家医案·王旭高医案》第179页)

6. **虚劳病** 左寸关搏指，心肝之阳亢；右脉小紧，脾胃之虚寒，是以腹中常痛，而大便不实也。病延四月，身虽微热，是属虚阳外越。近增口舌碎痛，亦属虚火上炎，津液消灼，劳损何疑？今商治法，当以温中为主，稍佐清上，俾土厚则火敛，金旺则水生。古人有是论，幸勿为世俗拘也。党参、於术（按：於潜所产白术品质最佳，特称为"於术"）、茯苓、甘草、炮姜、五味子、麦冬、灯心。

诒按：此阴亏而虚火上炎之证也。方以理中合生脉法，温中清上，两面都到。所云土厚则火敛，金旺则水生，见理极精，非浅学所能学步。

邓评：论病了然，无纤云片翳；立法明显，如玉洁冰清。五味易白芍如何？(《增评柳选四家医案·王旭高医案》第229页)

按：上述"增评"六案可知，名医辨证识病，有时亦难以十全。其可贵之处在于精益求精，力求完美。

7. **下利、呃逆** 马元仪治葛怀，年六旬外，下痢、呃逆，两足微冷，或以痢治之，转剧。诊之两脉虚微，此中气挟寒下痢，当大剂温补，以恢复元气。时有言下痢多由湿热在胃，不行清理而反温补，恐未合。曰：湿热伤者，其脉必实，其腹结痛，且无呃逆足冷之症。此由年高气弱，火衰于下，气虚于中，因之升降失常而输泄无度，温补非治痢也，阳回则痢自止耳。若必俟痢止而后补之，晚矣！遂与人参四两，合附桂理中汤，连投四大剂而瘥。(《续名医类案·卷十四·呃逆》)

按：《内经》说："病深者其声哕。"本案年高而气弱，下痢而呃逆，乃病情深重之候。大剂温补，恢复元气，此治病求本之法，故转危为安。

8. **霍乱** 己丑（年）五月，天气骤热，孟英母，陡患霍乱，肢冷，自汗，脉微，苔白，腹大痛，欲重按。是中虚有素，因热而受寒侵也。进大剂理中汤加桂枝、白芍，覆杯而愈，此所谓舍时从证也。(《回春录新诠》第232页)

按：此案辨证属于中虚感寒者，全在脉微苔白，腹欲重按，且王氏平时亦深悉其母之体质秉赋，临证又能透彻病机，自然投剂即效。

9. **喉痹** 一男子，患喉痹，专科治之甫愈，而通身肿势日增，医者惊走。孟英诊之曰：病药（按：谓病由误药所致）也。投附子理中汤，数剂而愈。予谓喉痹治以寒凉，法原不谬，而药过于病，翻成温补之症，是病于药也。尝闻孟英云：病于病而死者十之三，病于药而死者，十之七，以余观之，诚非激论也。吁！可叹矣。(《回春录新诠》第400页)

按：此案初治不误，惜未"中病即止"，以致"药过于病"，反成脾肾阳虚，土卑水泛，证见"通身肿势日增"之外，必有脉微而迟，苔滑舌嫩，胸腹痞满，故以附子理中汤治之。

二、近现代名医、学者验案

（一）内科病

1. 泄泻

（1）慢性泄泻 王某某，男，39岁，缝纫工，初诊于1949年2月11日。病者腹泻已逾1年，经常肠鸣，大便稀溏，日下八九次，食欲欠佳，完谷不化，曾经数十医诊治而少效。予诊时，患者面色惨白无华，精神疲乏，腹部稍胀而喜按，舌苔浮有一层黄色厚腻，脉细迟。此是脾虚泄泻，法宜补中益土，方用理中汤。处方：人参9g，炒白术9g，黑干姜7.5g，炙甘草6g。连服6剂后复诊，病情大有好转，继进前方6剂，药尽即瘥。(袁文斐，等.《江西医药》1964，3：149)

按：本案四诊合参，显系脾虚中寒、寒湿下注之候，不可被"浮……黄"苔所迷惑。

（2）急性泄泻、呕吐（急性胃肠炎、脱水性休克） 谭某，男，36岁，1983年6月14日就诊。1天前参加农田劳动时，因天气酷热，连喝两大碗凉开水后，又进食一市斤李子，至晚突发腹痛，头身痛，继而水泻及呕吐。一夜达十余次。次晨急诊入院。查脉缓迟无力，眼窝下陷，消瘦，皮肤松弛，肌肉痉挛，嗜睡，口唇苍白，寒战，血压低至几乎测不出。诊断为"急性胃肠炎，脱水性休克"。处方：红人参9g，干姜9g，炙甘草9g，白术9g，炮附子6g。服上方2剂，吐止，腹泻次数减至1日2次，精神稍有好转。但中虚寒盛，仍有腹痛，干呕，心下悸。于前方人参加至12g，去干姜加生姜10g、茯苓10g，2剂后，腹痛、呕利均止，4剂后诸症全消，7日后出院。(《伤寒论通释》第403页)

2. 痢疾

（1）王某某，男，51岁。1960年9月20日初诊。患者初起腹中作痛，继则便下白垢，清澈如涕，形寒，时喜热饮，腹部按之稍舒，四肢清和。舌质胖嫩苔白，脉象沉迟。余以温中理气法，投以理中汤加味。处方：党参、焦冬术各9g，干姜6g，甘草4.5g，木香9g，老豆蔻6g。服1剂病减，2剂痢止，再服2剂获愈。（倪少恒.《江西医药杂志》1965，9∶1012）

（2）李某某，男，34岁。腹痛里急，下痢赤白，每日三四次，小便清利，形寒肢冷，脉象细弱，舌苔薄白。此太阴寒痢，仿东垣法，以理中汤加枳实温中导滞。处方：党参9g，白术9g，炮姜9g，炙草4.5g，枳实6g。3剂后腹痛下利已止，大便正常，饮食较好，但手足未温，脉仍沉细，再以附桂理中汤3剂调治而愈。（杨志一.《江西医药杂志》1965，9∶1010）

3. 便秘

（1）黄某，女，35岁。患水肿病新瘥，面部仍有轻微浮肿，面色淡黄，唇色不荣。近日胃脘作痛，绵绵不休，口中干燥，大便三日未通。脉象沉涩，舌白而干。我拟理中汤1剂，方用党参12g，白术9g，干姜6g，炙草9g。门人问：口燥便秘而用理中汤，岂不使燥结更甚？我说：此证乃脾虚中阳不振，运化失司，水津不布，津液不上输，故口燥舌干；不下行，故大便秘。其痛绵绵不休，腹无硬结，不拒按，是虚痛。故用理中汤温中健脾，使脾阳振奋，津液得行，所有症状即可解除。次日复诊，大便已通，口舌转润，胃脘痛随之而减，遂与六君子汤以善其后。（《伤寒论汇要分析》第131页）

（2）易某某，43岁，家庭妇女，1947年12月4日初诊。病者大便不利已月余，近5日大便竟未行一次，面色蜡黄，唇淡饮热，恶寒畏冷，小便清长，舌苔白润而滑，脉来沉细。拟理中汤。处方：人参12g，漂白术9g，炙甘草6g，黑干姜4.5g。6日复诊：连服2剂，大便已通，诸恙悉减，再3剂，遂瘥。（袁文斐.《江西医药》1964，3∶149）

4. 呃逆（胃神经官能症） 罗某某，男，25岁。四川新津县某乡农民。1969年冬，时感胃脘隐痛，按之似包块。便秘而腹不满，未予治疗。翌年，胃脘持续疼痛，嗳气吞酸，呃逆气阻，嗳出始舒。曾按“胃炎”治疗数年，后转成都某某医院诊为“胃神经官能症”，后改由中医按“肝胃不和”等论治，时痛时缓，迁延至1973年冬，病情加剧。1974年4月初来诊。初诊：形体消瘦，面色不荣，阵阵呃逆，胃脘疼痛，遇寒加剧。数月来，只能食稀粥流质，饮入频频发呕，泛吐清涎。大便先结后溏，数日一次。舌质偏淡苔白滑，脉沉。此为足太阴脾虚寒呃，法宜温中健脾、行气化浊，以理中汤加味。处方：党参20g，干姜15g，白术15g，炙甘草6g，茯苓20g，砂仁12g，白蔻10g，法夏15g。3剂。二诊：呃气减少，腹痛缓解，继上方加公丁香、吴茱萸，暖肝行气止痛，再服5剂。三诊：呃逆止，食欲增，大便畅，精神好转。嘱忌生冷。再次上方服10余剂。月余后患者来告，饮食如常，已参加农业劳动。（《范中林六经辨证医案选》第64页）

5. 吐血、便血 崔右……上为吐血，盈盏成盆，下为便血，色黑如墨。舌淡白，脉芤无力。所谓阳络伤则血上溢，阴络伤则血下溢也。上下交损，宜治其中。用理中汤。处方：潞党参4.5g，白术4.5g，茯苓9g，炮姜2.4g，陈皮3g，炙甘草1.2g，丹参6g，怀膝6g，炒当归6g，藕节炭2枚，灶心土30g。二诊：投2剂，上下之血均止，惟胃呆纳少，加砂仁2.4g、焦谷芽12g。（《丁甘仁医案》第138页）

6. 理中汤救误案 先父曾治一慢性肝炎患者，服苦寒重剂后，不思饮食，肢软神倦，便溏，谷丙转氨酶300~400U，麝絮（++），为肝病及脾，脾胃虚寒，用理中汤加吴萸、草果，1个月而肝功恢复。〔《名老中医之路·第三辑》（蒲辅周经验，蒲志孝整理）第189页〕

7. 服理中丸“腹中发热而病愈” 余在青年时期，一次因食生冷而致脾寒作泻，乃就医于某老中医。诊毕授以理中丸，嘱曰：白天服三丸，夜间服二丸。余服药一日，下利依旧，腹中仍疼胀。乃问于老中医，胡不效耶？曰：腹犹未热？答：未觉。曰：第服之，俟腹热则病愈矣。后果然腹中发热而病愈。当时颇奇其术之神，后学《伤寒论》理中丸的方后注，方知出自仲景之手，而更叹老中医学识之博。（《伤寒论十四讲》第113页）

8. 理中汤宜加行气药 秋，余由县回乡，探视三叔之疾，其人素嗜酒，其症有腹满时痛，不食而吐，大便溏泻，日行三五次，小便清白，脉缓弱，苔白厚，是太阴脾不健运，寒湿凝滞致病。当与温中法，进理中汤二剂，无效。又加熟附子，服二剂，亦无显效。急归持方示父，父审视毕，谓余曰："方尚与证相合，惟宜加理气药一两味，必有大效矣"。"前人如朱丹溪用参芪补药，必佐以橘皮。张石顽于理中汤内加青陈二皮，方名治中汤，甚有巧思。盖气行则水行，气为血之帅，故治疗水血痰食诸病，苟能于对证方中，加入行气散结之品，殊有加强疗效作用，不仅气郁病患可用理气药而已。"余遵其说，遂于前方加砂仁、煨木香、川朴、炒建曲等药，又服二剂，果愈。（《李培生医学文集》第307页）

（二）妇科病

月经过多 何某某，女，46岁，教师。月经过多1个月，在当地医院药物治疗不效，遂作刮宫术，仍不能控制阴道出血，故送来我院诊治。妇科再做诊刮治疗，同样未能取效。患者日益头昏心悸，手脚震颤，体力不支，转中医门诊。症见面色苍白，畏寒肢冷，头冒虚汗，手脚抖擞，唇舌淡白，脉沉缓无力。此属冲任虚寒，脾不统血，即拟固本止崩汤加减3剂（即理中汤干姜易炮姜，加黄芪、当归、祈艾、益母草，增强益气调经止血之力）。患者服药3剂后，经血明显减少，其余诸症亦随之减轻，再服4剂，经血基本全止，改用归脾汤加减调理善后。（张秀霞.《中医杂志》1976，10：49）

（三）儿科病

1. **慢脾风** 小儿肌肉柔脆，脏腑怯弱，最易致病，多延时日，变症错综，饮食绝而脾虚，泄泻久而肾虚，元气无根，孤阳外越，每至壮热不退，酿成慢惊，即古所称阴痫是也。治法以理中汤为主方，重则十全大补之类。先严治病，奇功甚多，曾诏余曰："医者，意也。读古人书，当师其意，以意治病，其技乃神。"丁亥十月，余又至此镇西，有潘纪福之子方三岁，病两旬余，面色萎白，大便时泄，所谓"慢脾风"是也。前医与以清润之味，已服过半，余曰："此药幸未服完，若服完，恐不治矣。"因师古人治阴痫意，用理中汤加附子、砂仁为方，一服，泄止；再服，纳乳；三服，喜笑如恒，而其病若失。〔《二续名医类案》（陈匊生．诊余举隅录）第3346页〕

2. **呕吐、泄泻**

（1）田某某，男，3岁。大人在外兴修水利，晨起晚归，小儿在家护理不周，患吐利2个月，经治无效，求如九诊治。诊儿形体浮肿，面色萎黄，精神倦怠，懒于动作，唇口苍白，肚腹胀满，按之虚空，食物即吐，物下即泻，完谷不化，小便短少。指纹淡黄，舌淡无苔，脉无力而弱。如九：此脾阳不振，升降失司，吐泻乃作。治法：和胃止呕，温脾止泻。方药：理中汤合小半夏汤加味。党参9g，炒白术6g，炮姜3g，法半夏4.5g，扁豆9g，陈皮4.5g，生姜2片，大枣1枚，伏龙肝鸡蛋大一块（熬水澄清代水煎药）。一日4次。药服后，吐泻即止，后以参苓白术散加减，调理半月而愈。〔《二续名医类案》（李如九．宝鸡市老中医经验选编）第3274页〕

（2）崔某，男，5岁，呕吐，泄泻，高热，来势凶猛，延诊。热退吐止，仍泻，有轻中度脱水，建议转诊，治疗7日，脱水纠正，但泄泻仍作，到某医院治疗14日，泄泻未瘥，出院延余诊。症见神疲体倦，面色苍白，四肢不温，口不渴，大便清稀，舌淡苔白，脉沉弱迟。辨证为脾胃虚寒，治宜温中祛寒，补益脾胃，拟理中汤加味。处方：人参5g，炒白术10g，炮干姜5g，炙甘草3g，炮附子5g，肉桂3g，砂仁3g（后下），茯苓10g。日1剂水煎服，连服2剂而愈。（崔兆兰.《河北中医》2000，9：686）

3. **便秘** 何某某，男，新生儿。患儿出生后大便通畅，但近半月来大便秘结，伴哭啼不乳，屡服清热润肠通便之药不效，用甘油栓等办法亦未能奏效，由父母抱来门诊。患儿面色苍白带青，精神疲惫，唇舌淡白苔薄白，肢冷，小溲清长，指纹淡红沉滞。此属虚寒便秘，阴寒固结，阳气受阻，气机不畅，传导无力而便秘。治宜温中祛寒，拟理中汤2剂。2天后复诊，患儿大便已通，乃改四君子汤加减善后。（张秀霞.《中医杂志》1976，10：49）

【临证指要】 理中汤（丸）是"温调脾土之剂，为温中第一方也"（文通《百十三方解》），凡脾胃虚寒所致的各科病症，皆可以该方主治，或适当加减治之。

【实验研究】 理中汤对消化系统（脾虚泄泻、胃溃疡等）、物质代谢（蛋白质代谢、糖代谢、脂质代谢等）及肾功能、免疫功能、生殖功能（精子运动功能上升）等，均有改善作用或有利影响。

【原文】 吐利止而身痛不休者，当消息〔1〕和解其外，宜桂枝汤小和〔2〕之。（387）

【注脚】

〔1〕消息：斟酌的意思。《玉篇·水部》"消"字下云："消息，犹斟酌也。"

〔2〕小和：微和。此指少少服用，不可过多。

【提要】论里和而表未和的证治。

【简释】吐利止，为里气已和；身痛不休者，或为在表营卫之气未和，或因表邪未解。桂枝汤为解肌和表之通治方，无表邪者，可调和营卫之气；有表邪者，可微汗祛肌表之邪。小和，言少少与服，不令过度之意。

按：此条所谓"吐利止"则里气已趋于调和，这没有争议。"而身痛不休者"，是属于表邪未解，还是吐利（不但伤里，而且伤表）之后表虚未复，必须辨别。若霍乱病兼外感，此可以解释为表邪未解；若霍乱病并未兼外感，此"身痛"是表虚"不荣则痛"，或似痛非痛，有酸软、倦怠、乏力之感。曰"宜桂枝汤小和之"，和者，和其营卫之不和也。王子接说："桂枝汤，和剂祖方也。"（《绛雪园古方选注·条目》）不可一见用桂枝汤就认定有表邪。

【原文】吐利汗出，发热恶寒，四肢拘急，手足厥冷者，四逆汤主之。（388）

【提要】论霍乱吐利液脱阳亡的证治。

【简释】尤在泾："此阳虚霍乱之候。发热恶寒者，身虽热而恶寒，身热为阳格之假象，恶寒为虚冷之真谛也。四肢拘急，手足厥逆者，阳气衰少，不柔于筋，不温于四末也。故宜四逆汤助阳气而驱阴气。"（《伤寒贯珠集·太阳篇下·太阳类病法》）

按：上述吐利所致阴液暴脱之病证，古人尚无现今"输液"之法，是其抢救重病患者之不足。但古人根据危重病人之阴液不能速生，而阳气所当急固的原则，治用急救回阳法是其长处。因此，古今并重，中西结合，优势互补，必能提高危重病人的救治水平。

【方证鉴别】

本条方证与桂枝加附子汤证（20）两方证之证候有相似之处，但病因病机有所不同：此为霍乱吐泻大作，阴液脱于内；彼为太阳病发汗太过，阳气亡于外。吐利亡阴亦亡阳，发汗伤阳亦伤阴，故两方证皆为阴阳两伤并亡之证候。为何方药不同呢？此为病本于内而里阳虚甚，彼为病伤于外而表阳虚重，故此证以四逆汤急救于里，彼证以桂枝加附子汤急固于表也。

【验案精选】

霍乱 陈某，50岁。陡然腹痛，吐泻大作。其子业医，投以藿香正气散，入口即吐，又进丁香、砂仁、柿蒂之属，亦无效。至黄昏时，四肢厥逆，两脚拘急，冷汗淋漓，气息低微，人事昏沉，病势危急，举家惶恐，求治于余。及至，患者面色苍白，两目下陷，皮肤干瘪，气息低弱，观所泄之物如米泔水，无腐秽气，只带腥气，切其脉细微欲绝。余曰：此阴寒也。真阳欲脱，阴霾弥漫，阳光将熄，势已危笃。宜回阳救急，以挽残阳。投大剂四逆汤，当晚连进2剂，冷服。次早复诊：吐利止，厥回，脉细，改用理中加附子而康。（《湖南省老中医医案选·刘天鉴医案》第24页）

原按：是岁霍乱暴发流行，死者不计其数，时医投藿香正气散、六和汤之类罔效，以四逆、理中得救者数百人。霍乱一证，在新社会中，政府关怀人民疾苦，每年有预防注射，此病得到消灭。作者业医以来，目击霍乱流行二届，一为光绪三十年乙巳岁；一为民国二十四年乙亥岁。该病所发，来势猛烈，发病急骤。有人上午还在做事，下午患此病致死。死者沿门皆是。察其所因，均属阴寒为患，治宜照仲景师法。清·王孟英著《霍乱论》，分寒热二种。治此者，宜慎辨证。

按：霍乱的临床特征为：起病急骤，卒然发作，腹痛，上吐下泻，病势凶险。本病多发生于夏秋之间，主要由于感受时邪（暑湿、寒湿等秽浊之气）与饮食不洁所致。在临床上一般分为寒霍乱、热霍乱、干霍乱等三个类型。以上治验表明，四逆汤辈是救治寒霍乱之神方。

四逆汤其他诸病【验案精选】见第92条。

【原文】既吐且利，小便复利而大汗出，下利清谷，内寒外热，脉微欲绝者，四逆汤主之。（389）

【提要】承上条论阳气虚衰更重的证治。

【简释】尤在泾："此亦虚冷霍乱之候。四肢拘急，手足厥冷，虚冷之著于外者也；下利清谷，脉微欲绝，虚冷之著于里者也，而其为霍乱则一……"此条所述证候较前更甚，亦曰"四逆汤主之"，但联系前后条证治，"设四逆不足以杀其势，其用通脉四逆，具见言外矣。"（张璐《伤寒缵论·厥阴》）

按："既吐且利"，如此吐利交作必亡津液，则小便当少，却说"小便复利"，何也？古今注家多避而不释，或释为小便清利，惟沈金鳌明确指出："此条小便利，是门户不约也。"所谓"门户不约"，即小便失禁。笔者原有此般认识（见《金匮杂病论治全书》第17篇第14条四逆汤证“小便复利”注解），竟与古人心意相通，注释相同矣。

【原文】 吐已下断，汗出而厥，四肢拘急不解，脉微欲绝者，通脉四逆加猪胆汁汤主之。（390）

通脉四逆加猪胆汁汤方：甘草二两（炙），干姜三两（强人可四两），附子大者一枚（生，去皮，破八片），猪胆汁半合。上四味，用水三升，煮取一升二合，去滓，内猪胆汁，分温再服，其脉即来。无猪胆，以羊胆代之。

【提要】 承上条论病情更重阴竭阳亡证治。

【简释】 吐已下断，并非正气恢复佳兆，乃无物可吐而自已，无物可下而自断，为津气内竭的危候。阳气外脱，故汗出淋漓而四肢厥冷；阳亡阴竭，筋脉失其温润，故四肢痉挛拘急不解；脉微欲绝者，为心阳衰竭之象。对此至危至重之证，如仅用四逆温运回阳，犹恐不足，故急取通脉四逆加猪胆汁汤，启下焦之生阳，补已竭之津液。本方功能回阳救逆，益阴和阳，系通脉四逆汤加猪胆汁组成。以通脉四逆汤破阴回阳而救逆，加猪胆汁之苦寒性滑，“胆苦入心而通脉，胆寒补肝而和阴，引置阳药不被格拒。《内经》曰：‘微者逆之，甚者从之’，此之谓也。”（《注解伤寒论》）

按： 本方证对“吐已下断”之阴液内竭证（严重脱水），李中梓认为“恐人参亦必不可缺也”。（《伤寒括要》卷下）

【方证鉴别】

四逆汤证（92）、通脉四逆汤证（317）、通脉四逆加猪胆汁汤证（390）、四逆加人参汤证（385） 前述两个方证均属阳虚阴盛证候，但四逆汤证属一般阳虚阴盛证；通脉四逆汤证为阳虚阴盛重证，除有阳虚阴盛证外，还有格阳于外的“身反不恶寒”及戴阳于上的“其人面色赤”等证候。通脉四逆加猪胆汁汤证与四逆加人参汤证，皆为阳亡液竭证候，而前者病情尤为危笃！

【验案精选】

1. **吐泻阳亡阴竭证** 周某，年届弱冠，大吐大泻之后，汗出如珠，厥冷转筋，干呕频频，面如土色，肌肉削弱，眼眶凹陷，气息奄奄，脉象将绝，此败象毕露，许为不治矣！而病家苦苦哀求，姑尽最后手段。着其即觅大猪胆两个，处方：炮附子120g，干姜150g，炙甘草27g。一边煎药一边灌猪胆汁，幸胆汁纳入不久，干呕渐止，药水频投，徐徐入胃矣。是晚再诊，手足略温，汗止，惟险证尚在，再处方：炮附子600g，川干姜45g，炙甘草18g，高丽参9g。即刻煎继续投服。翌日巳时过后，其家人来说：“昨晚服药后呻吟辗转，渴饮，请先生为之清热。”观其意嫌昨日用姜附太多也。讵至则见病人虽有烦躁，但能诉出所苦，神志渐佳，诊其脉亦渐显露，凡此皆阳气复振机转，其人口渴，心烦不耐，腓肌硬痛等症出现，原系大吐大泻之后，阴液耗伤过甚，无以濡养脏腑肌肉所致。阴病见阳证者生，且云今早有小便一次，俱佳兆也。照上方加茯苓15g，并以好酒用力擦其痛处，如是2剂而烦躁去，诸症悉减，再2剂而神清气爽，能起床矣。后用健运脾胃，阴阳两补诸法，佐以食物调养数日复原。（许小逊，等.《广东医学·祖国医学版》1963，2∶35）

按： 本案证候之详实，治疗之具体，可作为第390条之注脚。处方以重剂通脉四逆汤速破在内之阴寒而回欲脱之阳气，灌服猪胆汁以益阴和阳兼能降逆。病有转机时改拟四逆加人参汤扶阳益阴，大补元气。如此方法救命于九死一生之际，真良方也。

2. **霍乱** 陈左，夏月阳外阴内，偏嗜生冷，腠理开发，外邪易袭，骤触疫疠不正之气，由口鼻而直入中道，以致寒暑湿滞，互阻中焦，清浊混淆，乱于肠胃，胃失降和，脾乏升运，而大吐大泻，挥霍撩乱。阴邪锢闭于内，中阳不伸，不能鼓击于脉道，故脉伏不能通达于四肢，故肢冷；两足转筋，一因寒则收引，一因土虚木贼也；汗多烦躁，欲坐井中之状，口渴不欲饮，是阴盛于下，格阳于上，此阴躁也。形内陡然削瘦，脾土大伤，谷气不入，生化欲绝，阴邪无退散之期，阳气有脱离之险，脉症参合，危在旦夕间矣。拟白通四逆加人尿胆汁意，急回欲散之阳，驱内盛之阴，背城借一，以冀获效。生熟附子各9g，淡干姜15g，炙甘草3g，姜半夏9g，吴茱萸2g，川连0.9g，赤苓12g，陈皮3g，陈木瓜15g，童便1杯冲服，猪胆汁三四滴冲服。（《丁甘仁医案》）

按： 此案论病因病机言简理明，所拟方药变通切实，非学验俱丰之良医，岂能有如此功夫？清代医家验案之特点，多是处方之后，不记述疗效如何，意在理法方药得当，疗效结果在言之中。丁氏是民国时期的名医，离晚清不远，故医案写法有清代遗风也。

3. **胃癌** 患者入院时诊断为"胃癌"……根据四肢厥逆，脉微弱，干呕，予通脉四逆加猪胆汁汤灌肠。在灌肠同时有少量普通硬度之排便。2小时后，嗜睡状态改善，逐渐与家属会话，干呕完全消失，不再呻吟，服果汁少许，四肢转温，体温36.5℃，当晚睡眠较好。以后经肠道予通脉四逆加猪胆汁汤约2周，病情较稳定。直至1月13日病情再次恶化，经抢救无效死亡。（土佑宽顺.《国外医学》1982，1：18）

按：此案为胃癌后期，已属恶液质状态。医者抓住患者四肢厥逆，脉微弱，干呕烦躁，但欲寐等症，辨证施以通脉四逆加猪胆汁汤灌肠，2小时病情即有转机，足证此方可使危笃病人取效于一时。临床对危重病人不能口服者，此案"灌肠"疗法确为切合实用之法，很值得效法。

【临证指要】 通脉四逆加猪胆汁汤可治疗霍乱、急性胃肠炎、食物中毒等疾患所导致的阴竭阳亡证候。西医学所述的多种危急重症，凡符合本方证病机者，皆可用之。

【实验研究】 参见第92条四逆汤条。

【原文】 吐利发汗，脉平〔1〕，小烦者，以新虚〔2〕不胜谷气故也。（391）

【注脚】

〔1〕脉平：即脉转平和。

〔2〕新虚：素日脾胃不虚，胃气被卒病吐利所伤而虚，故曰"新虚"。

【提要】 论病后胃虚，应注意饮食调护。

【简释】 吐利发汗后而脉平，是大邪已去，阴阳趋于调和，病已向愈之征。若微烦不适者，是因病后新虚，脾胃尚弱，食入不易消化所致。应节减饮食，"损谷则愈"（398），或适当用健脾和胃消食之剂，则小烦可解。

小　结

霍乱是以卒然发生上吐下泻为主症特点的一种急性胃肠病。因其兼见恶寒发热，头痛身痛等表证，或类似表证的证候，故附列六经病之后，以利鉴别。

霍乱的病因病机是饮食内伤，导致胃肠功能紊乱。其典型表现是突发"呕吐而利"，迅速导致阴液暴脱而阳气随亡，治以四逆加人参汤回阳救阴，更甚者治用通脉四逆加猪胆汁汤，较轻者用四逆汤即可。其病情较缓而不典型，"热多欲饮水者"，用五苓散通阳化气；"寒多不用水者"，用理中丸（汤）温中化湿。若"吐利止而身痛不休"，营卫未和者，宜桂枝汤和其营卫。若吐利已止，胃气尚虚，不能消化谷食而"小烦"者，节食养胃可也。

辨阴阳易瘥后劳复病脉证并治

伤寒是一切热性病的总称，范围很大。仲景“勤求古训，博采众方”，并结合自己的临证经验，创造性地总结了伤寒热病的辨证论治规律——六经“病脉证并治”。本篇是继六经病证治之后列出的，虽然只有7条（392~398），却切切不可忽视之。因为，大病初愈，阴阳未平，气血未复，余邪未尽，稍有疏忽，则有引起疾病复发的可能。当此之际，以禁房室，慎起居，节饮食，安心静养为要。否则，难免造成阴阳易、瘥后劳复、食复及余邪未尽而“死灰复燃”。本篇不仅仅针对上述证候进行辨证论治，更重要的是提出了许多护理学内容，为后世护理学的创立奠定了基础。

【原文】伤寒阴阳易〔1〕之为病，其人身体重，少气，少腹里急，或引阴中拘挛，热上冲胸，头重不欲举，眼中生花一作眵，膝胫拘急者，烧裈散主之。（392）

烧裈散方：妇人中裈〔2〕近阴处〔3〕，取烧作灰。上一味，水服方寸匕，日三服。小便即利，阴头微肿，此为愈矣。妇人病，取男子裈烧灰服。

【注脚】

〔1〕阴阳易：指患病未愈或初愈之际，男女交接后引起的病证。阴阳是代表男女两性，双方性交，男病传不病之女，女病传不病之男，故曰“易”。易者，就是交换，传给了对方。

〔2〕中裈（kūn坤）：古时称裤子为“裈”。“中裈”即内裤。

〔3〕近阴处：即裤裆处。

【提要】论阴阳易的证治。

【简释】尤在泾：“阴阳易者，男子大病新瘥，尚有余热，妇人与之交而得病，名曰阳易；或妇人大病新瘥，余热未尽，男子与之交而得病者，名曰阴易，以阴阳相感，精气交通，热气从之而传易也。其人身体重，少气者，劳伤真气，而热胜之也。少腹里急，或引阴中拘挛，及膝胫拘急者，精虚热入，而脉道不通也。热上冲胸，头重不欲举，眼中生花，则热气熏蒸，而且上淆清阳矣。裈裆得阴浊最多，以类相入，导其热气，俾从阴而入者，仍从阴而出也。”（《伤寒贯珠集·厥阴篇·厥阴诸法》）

【大论心悟】

阴阳易及女劳复证治探讨

阴阳易之为病，上已论及。本病非伤寒，却为何条文冠以“伤寒”呢？柯琴作了解答，他说：“此证无内外因，本非伤寒而冠以伤寒者，原其因也，无恶寒发热之表证，无胃实、自利之里证，因淫情之不禁，而余邪得以投其隙，移祸于不病之人，顿令一身之精气神形，皆受欲火之为害，是不病于伤寒，而病于阴阳之易也。”（《伤寒来苏集·伤寒论注》）万全曰：“曰易者，以阴阳相感，动其余邪，毒气相传染者，如换易也。亦由其人正气本虚，故能相易，不然，安得受其邪哉？”（《伤寒摘锦》卷下）

关于阴阳易的病名、病因、病机及证候表现，古今注家尚无大的争议。有争议的是此条之方烧裈散。由于这个方子药源特殊，功效很难理解，故对其疗效历来存在争议。而许多医家是肯定烧裈散之疗效的。刘渡舟先生在他的《伤寒论讲稿》说到，他曾专程请教经方派李汉卿，“李老认为……烧裈散还确实管用。他说治好过七例”。下边的“验案精选”也列举了治验病例。历代医家的经验是，对阴阳易也要辨证论治，烧裈散是个“专方”，辨证论治与专方专药结合运用，疗效才会更切实。如何“结合”呢？列举几位医家的经验如下：

王好古曰：“阴阳各相易证，仲景止用烧裈散，言至简而意至有余也……若阴阳易证，果得阴脉，当随证用之。若脉在厥阴，当归四逆汤送下烧裈散；若脉在少阴，通脉四逆汤送下烧裈

散；若脉在太阴，四顺理中汤送下烧裈散。所用之药，各随其经而效为之速也，宜矣。”（《阴证略例·论阴阳易分寒热》）

郑寿全说：“余于此等证，在大剂扶阳，取童便为引，服之屡屡获效。”（《伤寒恒论》卷十）

钱天来说：“此方当为导引之药，其余当随其脉症之阴阳寒热，治之可也。”（《伤寒溯源集》卷十）

阴阳易这个病和其他诸病一样，其病机都有阴阳虚实寒热的不同。以上王氏、郑氏所述，讲的是虚寒证的治疗。如果是虚热证，“就用竹茹、天花粉、白薇这一类的药来送服烧裈散”（刘渡舟）。

刘渡舟先生提醒我们说：“《伤寒论》六经辨证以后为什么要列这个内容？它有两个意思。一个意思就是大病瘥后，正气犹虚，气血未复，余热未了，不应该发生男女的房事，医生应该要进行医嘱的。如果不进行医嘱，病人不忌讳这些事情，那么就可能发生阴阳易之为病，所以有一个预防和禁忌的意义。另一个意思，如果犯了这个禁忌，无论男女得了阴易或是阳易了，就有一个辨证论治的问题。第一层意思是主要的，要以预防为主，无论是伤寒或者说是杂病，只要这个病是很重的病，缠绵日久，即使最后基本上好了，都应该有这个禁忌。有的虽然不是阴阳易，而是房劳复，其后患也是无穷的，甚至造成了死亡，不能等闲视之。这个问题就是病后的慎养问题。”刘氏举出实例说：“新中国成立前，北京有个黑窑厂，一个青年人有结核病，中医叫痨病吐血。经过治疗，血不吐了，也乐意吃东西，都挺好的。那时，我就和他说了，你这个病好了以后，你的精神就好了，但你要避房事。我不但和他说了，我对他媳妇也说了，因为医生得负这个责任。但他没听话，后来又发了，吐血，脉细数，像线，跳得挺快，到最后也没辙了。伤寒教研组以前有个陈慎吾老大夫，善治肝炎。一个肝硬化腹水的病人，陈老给治好了以后，就对他说回家后千万得忌房事。他没听话，很快就死了……讲阴阳易和瘥后劳复、食复有临床意义。要是不注意这些问题，费了很大的心血，结果却毁于一旦。”（《刘渡舟伤寒论讲稿》第380、383页）

【验案精选】

1. 阴阳易

（1）己巳，邻人王友生以贩京（谷仓，意指粮食）为业，蓄一婢，患伤寒，热八九日。予为治之，得汗而愈。未数日，生自病身热，头重不欲举，目中生花，召予视之。予曰：是必伤寒初愈，妇人交接得之，即令阴头上必肿，小腹绞痛，然是阴阳易也。生曰：前患者婢子，意谓已安，遂与之交。翌日得此疾，良苦。予曰：失所治，必吐舌数寸而死。予作鼠粪、烧裈散等，以利其毒气，旬日安。（《伤寒九十论·阴阳易证第五十七》）

（2）王富春患伤寒发黄，愈后，其妻一日微觉飒飒寒热，少腹疼痛，小水紧急，欲解不出，痛甚牵引腰胯，两目花乱，头重莫举，其家见症急厉，告诸母家，诸医群集，曰寒曰火，莫辨其证，余曰，小腹痛引腰胯，小便不利，头重，眼中生花，岂非阴阳易之证乎？以逍遥汤调烧裈散，药下果验。（《谢映庐医案》）

2. 女劳复

（1）张路玉治冯茂之，夏月阴阳易，而腰痛少腹急，烦躁谵妄，舌色青紫而中有黄苔肿裂，虽渴欲饮冷，而舌却不甚干，心下按之硬痛，嗳而矢气，此挟宿食也。所可虑者，六脉虚大，而两尺则弦，按之皆无根耳。遂以逍遥汤加大黄1剂，下黑秽甚多。下后诸证悉除，但少腹微冷作痛，又予烧裈散一服，煎五苓散送下而安。（《古今医案按·卷一·阴阳易》）

按：此案曰“阴阳易”，实为女劳复。关于二者的区别，万全指出：“凡男子大病新瘥，津液虚耗，精血枯竭，切不可为房事。若强合阴阳，内损真气，外动邪热而复病者，此女劳复，非易病也，其证亦与易病相似，急以韭根豭鼠矢汤调烧裈散救之，以黏汗为效，少缓必舌出而死。”（《伤寒摘锦》卷下）下列王氏医案，亦可进一步明确女劳复证治。

（2）段春木，秋杪（miǎo 秒。树枝的细梢。引申为末尾）患发热，而腰痛、腿痛如刀割。孟英视之，略不红肿，脉至细数，苔色黑燥，溺赤便黑。予：西洋参、麦冬、生地、犀角、银花、楝实、石斛、知母、甘草、竹沥、蔗汁，为大剂。投之，热渐退，痛渐已。惟舌绛无津，故仍与甘凉濡润为方，数日后，忽舌绛倍加，燥及咽膈，水饮不能下咽。孟英曰：真阴涸竭，药难奏绩矣。然窃疑其何以小愈之后，骤尔真阴涸竭，或者背余而服别药乎？继其挈友来询云：段死而舌出，此曷故欤？孟英闻之，爽然大悟。因撷（xié 协。采摘）《伤寒》（瘥后）女劳复之文示之。其人顿足云：良然。彼于小愈后，曾宿于外，次日归，即转剧。苟直陈不讳，或尚可活乎？孟英曰：未必然也。烧裈散、鼠矢汤，皆从足少阴以逐邪。彼不过热邪袭入此经，所谓“阴阳易”是也。今少腹无绞痛之苦，原非他人之病易于我。真是女劳之复，以致真阴枯涸，更将何药以骤复其真阴哉？然而从此“女劳复”与“阴阳易”，一虚一实有定论，不致混同而治矣。（《回春录新诠》第87页）

按：此王氏辨证以养阴清热，凉营解毒蠲痰之方法治之，病有起色。惜病者不自珍摄，女劳而竭其精，以致“龙雷”奋发，终成不救。

王氏于段之挚友诘询中，得知病者殁后“舌出”一事，推而悟出“阴阳易”与“女劳复”原系两种疾病，指出二者虚实不同，不可混同而治也。

【原文】 大病瘥后，劳复者，枳实栀子豉汤主之。（393）

枳实栀子豉汤方：枳实三枚（炙），栀子十四个（擘），香豉一升（绵裹）。上三味，以清浆水七升，空煮取四升，内枳实、栀子，煮取二升，下豉，更煮五六沸，去滓，温分再服。覆令微似汗。若有宿食者，内大黄如博碁子大五六枚，服之愈。

【提要】 论瘥后劳复的证治。

【简释】 尤在泾：“大病新瘥，血气未复，余热未尽，而强力作劳，因复发热者，名曰劳复。为其余热之气，因劳而外浮也。枳实、栀子所以下热，豆豉所以散热，盖亦表里之剂，而气味轻薄，适宜于病后复发之体耳。若有宿食者，名曰食复，《内经》所谓食肉则复，多食则遗也。故于枳实栀子豉汤中，少加大黄，以逐其宿食。”（《伤寒贯珠集·厥阴篇·厥阴诸法》）

【方证鉴别】

1. **劳复、女劳复、食复** 钱天来说：“凡大病新瘥，真元大虚，气血未复，精神倦怠，余热未尽，但宜安养，避风节食，清虚无欲，则元气日长，少壮之人，岂惟复阳而已哉？若不知节养，必犯所禁忌，而有劳复，女劳复，食复，饮酒复诸证矣。夫劳复者，如多言多虑，多怨多哀，则劳其神；梳洗沐浴，早坐早行，则劳其力，皆可令人重复发热，如死灰之复燃，为重复之复，故谓之复。但劳复之热，乃虚热之从内发者，虽亦从汗解，然不比外感之邪，可以辛温发散取汗也，故以枳实栀子豉汤主之……女劳复者，男子大病瘥后，早犯女色，不易于他人，而已复病者，亦如阴阳易之头重不举，目中生花，腰背疼痛，小腹里急绞痛，憎寒发热，阴火上冲，头面烘热，心胸痞闷……仍用烧裈散及当归四逆汤、吴茱萸酒等救法……若有宿食者，是为食复……若验其脉症而有宿食者，舌苔必黄，胃脘按之必痛，当微利以去之，故加大黄如博棋子大五六枚也……惟女劳复，虽为劳复之一，而其见证危险，治法迥别矣，多死不救。所以吴绶（shòu受）谓前人有大病新瘥，如大水浸墙，水退墙酥，不可轻犯之喻也。”（《伤寒溯源集》卷十）

2. **枳实栀子豉汤与栀子厚朴汤（79）** 两方仅厚朴与香豉一味之差，其主治有所不同。彼方枳实、厚朴同用而不用豆豉，重在行气宽中、消胀除满，故其症以腹满为主；本方用豆豉且量大，重在清宣胸膈之郁热，更以清浆水煮药（吴仪洛说：“一名酸浆水，炊粟米熟，投冷水中浸五六日，味酸生花，色类浆，故名。”），取其调中开胃，对于瘥后劳复发热，烦闷懊侬，脘痞食少胃呆者，尤为适宜。

【验案精选】

1. **食复**

（1）曹翁，夏月患感冒，自用白虎治愈，后因饮食不节，病复发热腹胀，服消导药不效，再服白虎汤亦不效。热盛口渴，舌黄，便闭。予曰：此食复也。投以枳实栀子豉汤加大黄，一剂知，二剂已。（《古方验案精选选编》）

（2）毛某某，女，21岁，本校中医系学生，1998年11月25日诊。于2天前患流感，体温38.5℃，服用乙酰螺旋霉素、阿司匹林后汗出，体温降至36.5℃。第3天晚餐时觉心中烦热，口中喜冷饮，故过食寒凉之物。第4天晨起感觉头晕目眩，站立不稳，心烦胸闷，活动则加剧。稍进食后心胸烦闷加重，躁扰不安，恶心呕吐，吐后稍觉轻快，而后又烦闷不已，遂请笔者诊治。病如前述，大便3日未行，舌暗红苔黄，脉滑。辨证为邪热扰于心胸，且恣食寒凉、肉食，损伤胃气。治以清宣郁热，和胃消食。处方：枳实栀子豉汤加味：栀子9g，淡豆豉6g，枳壳9g，川朴9g，大黄6g，生姜15g。1剂，水煎分4~5次少量频服。告之如再吐，不必惊慌，得吐者可愈。服药1次后顿觉胃中舒畅；约10分钟后，胃中胀闷感，且胸闷心烦又复如前，觉胃气上涌而吐，但不甚。尔后，食粥以养胃气，食后又吐之少许。

覆被后，头稍有汗出，一觉醒来，精神清爽，食粥后未再吐，心胸烦闷等症皆消失。（吕志杰验案）

按：病因感受外邪，发汗散邪乃为正法，但患者由于发汗不当，无形之热扰于心胸，又因饮食不节，损伤胃气，故见上述诸症。处方之栀子苦寒，豆豉气味俱轻，两味合用清宣心胸之邪热，佐生姜降逆止呕，枳壳、厚朴调畅气机，大黄少用能“调中化食”（《本经》）。服药后吐之少许，并“覆令微似汗”，皆是药后火郁得开，正气得伸，驱邪外出之兆，仅服药1剂而病愈。

2. **大病瘥后先食复，后女劳复**　吴蕴香之仆吴森，在越患感，旋杭日（按：指在外地患了感冒，回到杭州时），鼻衄数升，苔黄大渴，脉滑而洪。孟英投白虎汤二帖而安。遽食肥甘，复发壮热，脘闷昏倦。孟英以枳实栀子豉汤而瘥。数日后，又昏沉欲寐，发热自汗，舌绛溺涩，仍求孟英诊之，左尺细数而芤，右尺洪大，是女劳复也。研诘（按：深入地追问）之，果然。与大剂滋阴清热药，吞鼠矢而愈。（《回春录新诠》第138页）

【原文】伤寒瘥以后，更发热，小柴胡汤主之。脉浮者，以汗解之；脉沉实一作紧者，以下解之。（394）

【提要】论瘥后更发热的证治。

【简释】尤在泾：“伤寒瘥已后，更发热者，不因作劳，亦未过食，而未尽之热自从内而达于外也，故与小柴胡汤，因其势而解之，且人参、甘、枣可以益病后之虚，黄芩、半夏可以和未平之里也。脉浮者，邪气连表，汗之使之外解。脉沉实者，邪气居里，下之使从里解，亦因其势而利导之耳。”（《伤寒贯珠集·厥阴篇·厥阴诸法》）

按：对本条所谓“脉浮者，以汗解之；脉沉者，以下解之”之治法及相关方药，注家有不同见解。上述尤氏之注为其一，万全指出具体处方曰：“脉浮者，热在表，小柴胡加桂枝汤；脉沉者，热在里，小柴胡加芒硝汤。”（《伤寒摘锦》卷下）而吴谦则认为：“此承上条详言证脉，以别其治也。伤寒瘥已后，更复发热者，虽有劳复、食复之别，然须分或宜和、或宜汗、或宜下之不同。如脉浮有表，当以汗解者，用枳实栀子豉汤汗之；脉沉有里者，当以下解者，用枳实栀子豉加大黄汤下之；若无表里证，当和解之者，用小柴胡汤和之。对证施治，斯为合法。”（《医宗金鉴》卷十）章楠说：“瘥后更发热者，余邪隐伏，触动而发，表里不和，故主以小柴胡和解表里。再审其脉浮者，邪在表，以汗解之；脉沉实者，邪在里，以下解之。此明其大端如是，非必以麻桂为汗，承气为下也。”（《伤寒论本旨》卷五）

总之，本条提出瘥后发热，或用小柴胡汤和解，或用汗法，或用下法，意在示人以法，应随证治之。

【方证鉴别】

余邪隐伏太阳与邪伏少阳　沈明宗：“上条余邪隐伏太阳胸膈之间，故用栀、豉发汗；此发热者，邪伏少阳，又当脉别。若浮者，邪机外向，故以小柴胡汤微汗而解；脉沉者，乃少阳而兼阳明，余邪在里，故用下解，即大柴胡之类也。盖瘥后劳复，有三阳三阴隐伏而发，此二条不过提太阳、少阳脉证而发者，欲人比类而验证也。”（《伤寒六经辨证治法》卷八）

【验案精选】

无名热　楼某，女，21岁，北京人，1987年12月2日初诊。自诉长期发低热2年，并伴月经前低热增高。查体温在37.5℃左右，经多方诊治，原因不明，其热不退。余诊其舌苔白，脉弦细，未见有明显寒热虚实之证，遵仲景之法，投以小柴胡汤（柴胡用量为25g），加生石膏30g。4剂后病愈。1年后，于1988年12月18日其病发热复发，又投以原方治之而愈。（《伤寒论临床应用五十论》第103页）

原按：近人用小柴胡汤治疗某些“发热待查”“无名热”的临床报道屡屡取效，甚捷。究其理法，乃源于仲景。

【原文】大病瘥后，从腰以下有水气者，牡蛎泽泻散主之。（395）

牡蛎泽泻散方：牡蛎（熬）、泽泻、蜀漆（暖水洗去腥）、葶苈子（熬）、商陆根（熬）、海藻（洗去咸）、栝楼根各等份。上七味，异捣，下筛为散，更于臼中治之，白饮和，服方寸匕，日三服。小便利，止后服。

【提要】论瘥后腰以下有水气的证治。

【简释】大病瘥后，由于气化不利，致使湿热壅滞，水气不行，停聚于腰下，可见下肢肿满，二便不利，脉沉有力等邪实证。根据《金匮要略》提出的“诸有水者，腰以下肿，当利小便”的法则，故用牡蛎泽泻散利水逐邪。陈修园说：“太阳之气，因大病不能周行于一身，气不行而水聚之，今在腰以下，宜从小便利之。牡蛎、海藻生于水，故能行水，亦咸以软坚之义也；葶苈利肺气而导水之源；商陆攻水积而疏水之流；泽泻一茎直上，瓜蒌生而蔓延，二物皆引水液而上升，可升而后可降也；蜀漆即常山之苗，自内而出外，自阴而出阳，所以引诸药而达于病所。又散以散之，欲其散布而行速也。但其性甚烈，不可多服，故曰‘小便利，止后服’。”（《长沙方歌括》卷六）吴谦指出：“此方施之于形气实者，其肿可随愈也。其病后土虚，不能制水，肾虚不能行水，则又当别论，慎不可服也。”（《医宗金鉴》卷十）

按：本条提示我们：大病之后，既要注意调护正气，又要及时祛除邪气。“在临床辨证的时候，大病瘥后，腰以下有水气，要分清虚实。……牡蛎泽泻散是治疗实性水的，有水还有热，脉沉而有力，小便不利，肚子胀，下肢肿，用手按之发硬。如果按之如泥，肚子一摸发软，这个方子它就不好用，所以这个方子治实证，不治虚证”。（《刘渡舟伤寒论讲稿》第385页）

【方歌】

病后腰下有水肿，牡蛎泽泻蜀漆葶，
商陆海藻栝楼根，利水泄热治实证。

【验案精选】

1. **肿胀**　某，脉如涩，凡阳气动则遗，右胁汩汩有声，坠水少腹，可知肿胀非阳道不利，是阴道实，水谷之湿热不化也。议用牡蛎泽泻散：左牡蛎四钱泄湿，泽泻一钱半，花粉一钱半，川桂枝木五分通阳，茯苓三钱化气，紫厚朴一钱，午服。（《临证指南医案·肿胀》）

徐（大椿）评：胀满之为病，即使正虚，终属邪实，古人慎用补法。又胀必有湿，湿则有热……胀满必有有形之物，宜缓缓下之。

2. **水气病（肾病综合征）**　张某，男，30岁。1998年1月12日初诊，患“肾病综合征”2年，经中西医治疗无明显好转。现腹胀，腰以下肿，阴囊肿大，口黏而干，尿少色赤多沫，约500ml/24小时。舌稍红肿大，苔白腻，脉滑。化验结果：总蛋白48g/L，白蛋白24g/L，球蛋白24g/L，总胆固醇3.1g/L，尿蛋白+++，颗粒管型3~5个/HP。辨证为湿热壅滞下焦。治以牡蛎泽泻散加减：牡蛎20g，泽泻20g，葶苈子15g，商陆15g，海藻30g，花粉15g，常山10g，车前子15g，五加皮15g，白花蛇舌草30g。水煎服。1月19日复诊：服上方6剂，尿量增多，约1800ml/24小时，尿色淡黄，浮肿减轻，阴囊肿大明显变小。尿蛋白（++），颗粒管型0~2个/HP。上方去常山，加瞿麦、萹蓄各20g。1月26日复诊：继服6剂，诸症明显好转。查尿蛋白（+），略有腰酸，下肢微肿，舌淡红略胖苔白，脉沉滑。改为补肾利湿法，以济生肾气丸化裁，调制20余剂，尿检蛋白阴性，随访2年未复发。（成秉林，等.《黑龙江中医药》2000，3：33）

【原文】 大病瘥后，喜唾，久不了了，胸（按：《玉函》卷四作“胃”）上有寒，当以丸药（按：《玉函》《翼方》卷十并无“以丸药”三字）温之，宜理中丸。（396）

【提要】 论瘥后虚寒喜唾的证治。

【简释】 大病已瘥，若时而咯吐少许痰涎，不久可自愈。若时时吐唾沫痰涎，久久不已，则属脾胃虚寒，水津不能温化，聚于胸膈，故曰“胸上有寒”。寒者，饮也。因属寒饮，所以证见痰液稀薄，口不渴，喜温畏寒，小便清白等。治宜理中丸温补脾胃阳气。“然不用理中汤而用理中丸者，非取其缓也，因病后余证，不必用大剂力救，但欲其常服耳”。（钱天来.《伤寒溯源集》卷十）

按：关于本条大病瘥后“胸上有寒”之成因，注家有不同的解读，有的认为“素禀”使然，有的认为过用“凉药”所致。联系临床，上述两种成因，或为其一，或兼而有之。

关于理中丸（汤）的功效问题，该方立论在于温补脾胃，其实亦能温肺。《金匮》第7篇第5条曰：“肺痿吐涎沫……此为肺中冷……甘草干姜汤以温之。”可为佐证。若再联系《金匮》第9篇第5条“胸痹心中痞（病位在心）……人参汤亦主之”之法，可知理中丸（汤）不仅温补脾肺，亦能温补“君主之官”也。

【验案精选】

1. **腹泻后喜唾**　王某，女，41岁，住凌底下公社枣园大队。患腹泻后，唾液日渐增多，不时喜唾，唾液清稀，有时挟有白痰，说话、吃饭时不能自行控制而唾液外流，甚为苦恼，伴四肢无力，形寒纳差，舌淡苔腻，脉沉细而缓。经中西医治疗不效。据《伤寒论》云：“大病瘥后，喜唾，久不了了，胸上有寒，当以丸药温之，宜理中丸。”处方：党参15g，白术10g，干姜5g，茯苓10g，半夏10g，陈皮8g，神曲12g，薏仁18g，炙草6g，生姜5g。守上方，就诊2次，服药5剂，后以补中益气汤善后而愈。以后临床又遇类似病人二例，皆以此方加味而愈。〔《二续名医类案》（姚甫.宝鸡市老中医经验选粹）第2470页〕

按：腹泻后喜唾，脾虚不运而生痰。故处方以理中汤温运脾阳，合用二陈汤等药化痰健脾。

2. 药物性喜唾 陈某，女，26岁，1996年7月16日初诊。患多涎症3月余。患者于1995年12月因精神病复发住某精神病院，经氯丙嗪、氯氮平等药物治疗于1996年5月出院。出院后自觉口水多，不时吐涎沫，每逢睡眠则自行流出，浸湿枕头大片，甚感苦恼。查其所服药物：氯氮平500mg/日，山莨菪碱15mg/日。患者体胖，舌淡红苔中滑腻，脉滑。证属脾胃虚寒，脾失健运，胃失和降，津聚为涎。治宜温中祛寒，补气健脾，方用理中汤加味：党参15g，白术10g，干姜10g，吴茱萸6g，苍术10g，炙甘草6g。服药6剂后唾液减半，多年的少汗症也明显改善。继服15剂多涎症消失。后以香砂养胃丸调理月余，至今未复发。（应辰芳.《中医杂志》1997，11:657）

按：本案以多涎为主症，始因用西药后所致。而患者舌脉症所见，为素禀虚寒，故于理中丸原方中更加吴茱萸、苍术温中燥湿而取效。

【原文】伤寒解后，虚羸少气，气逆欲吐，竹叶石膏汤主之。（397）

竹叶石膏汤方：竹叶二把，石膏一斤，半夏半斤（洗），麦门冬一升（去心），人参二两，甘草二两（炙），粳米半升。上七味，以水一斗，煮取六升，去滓，内粳米，煮米熟汤成，去米，温服一升，日三服。

【提要】论伤寒解后余热未清而气阴两虚的证治。

【简释】伤寒热病经过治疗，病邪虽已衰退，而余热未清，气阴未复，胃气未和，证见“虚羸少气，气逆欲吐”等。“虚羸”言其形体虚乏瘦弱（《说文》：“羸，瘦也，弱也。”），“少气”言其气力不足，总之是形气尚未复原。人以胃气为本，“气逆欲吐”则是初愈之际，胃气尚弱，饮食难化，虚热扰之而气逆于上也。“竹叶石膏汤乃白虎汤之变法，以其少气，故加参、麦之甘以益气；以其气逆有饮，故用半夏之辛以下气蠲饮，且去知母之咸寒，加竹叶之甘凉，尤于胃虚有热者为有当耳。”（《伤寒贯珠集·厥阴篇·厥阴诸法》）

按：该方竹叶之功用，《本经》曰“治咳逆上气”；《别录》曰“主除烦热”。后世医家认识的更明确，《药品化义》说：“竹叶清香透心，微苦凉热，气味俱清……清气分之热，非竹叶不能；凉血分之热，除柏叶不效。”《本草求真》说：竹叶“总属清利之品，合以石膏同治，则能解除胃热”。

【方歌】

清补竹叶石膏汤，半冬人参草粳良，
虚羸少气且欲吐，伤寒解后调养方。

【方证鉴别】

1. 竹叶石膏汤证与白虎汤证（176） 吴谦说：“是方也，即白虎汤去知母，加人参、麦冬、半夏、竹叶也。以大寒之剂，易为清补之方，此仲景白虎变方也。经曰：形不足者，温之以气；精不足者，补之以味。故用人参、粳米，补形气也；佐竹叶、石膏，清胃热也；加麦冬生津；半夏降逆，更逐痰饮；甘草补中，且以调和诸药也。”（《医宗金鉴》卷十）陈念祖说：“人身天真之气全在胃口，津液不足即是虚，生津液即是补虚。仲师以竹叶石膏汤治伤寒解后，虚羸少气，以甘寒为主，以滋津为佐，是善后第一治法。”（《伤寒真方歌括》卷六）

2. 竹叶石膏汤证与理中丸证（386、396） 文通曰：“此病后调理之方，治余热之缓剂，与理中丸相为表里，为一温一清，一气一血之对子。理中丸治病后余寒在脾，竹叶石膏汤治病后余热在胃；在杂病则竹叶石膏汤可清胃，而理中丸可温脾也。”（《百十三方解》上卷）

3. 大病瘥后六个方证（枳实栀子豉证及纳大黄方证、小柴胡汤证、牡蛎泽泻散证、理中丸证、竹叶石膏汤证）与六大治法 程郊倩说：“病邪既至，不可辄认为实，须防正气因攻而虚；病邪已去，不可辄认为虚，须防余邪因补复集，故复出诸条以示随宜定治之意。大抵以正气初复，不容邪干为主，可吐则吐，枳实栀子汤可主，不以新瘥遗膈上之烦也；可导则导，大黄如博棋子五六枚可加，不以新瘥留胃中之结也；热则解之，从小柴胡汤并酌其汗下，不以新瘥延经络之郁也；水则决之，从牡蛎泽泻散与五苓等，不以新瘥容沟隧之停也；至若胃寒喜唾，则用理中丸，温则宜缓，不因瘥后而峻温也；虚羸逆吐，则用竹叶石膏汤，补而兼清，不因瘥后而纯补也。只此汗、吐、和、泄、温、清六法，当可而施，须得除恶务尽之意，而后微阳可护，少火得温。凡属瘥后之证，不过推此例以为裁酌，非必以数证为印定之证，数方为印定之方也。”（《伤寒论后条辨》卷十三）

【大论心悟】

清补良方——竹叶石膏汤刍议

徐大椿说：竹叶石膏汤是“仲景先生治伤寒愈后调养之方”(《伤寒论类方·白虎汤类》)。对于本条方证的分析与临床应用，裴永清的见解深入浅出，很能启人心思。他说：“仲景把竹叶石膏汤证写在六经病篇最后一条，这是有其用心的。在论述完了诸多病证治之后，医圣尚感到有一种情况需要交代后人，而这种情况又是常见的：那就是在病人患了伤寒(实指热病而言)后，大病初愈之际，身体虚弱，此时无论病人自已还是亲朋好友，都迫切希望病体迅速恢复健康，于是就要想尽办法在饮食以及药物上调补。然而，病人胃口不开，食欲不振，难以食补；欲从药补，又恐病人热病复发，因此时病人大邪虽去而小邪未除，炉烟虽熄而灰中有火，所以药补亦令人踌躇难行。仲景特为此种情况论述了竹叶石膏汤证治，此方既可清其余热，又可补其体虚，同时和其胃气以开胃进食。笔者在临床中观察，举凡热性病初愈之际，如乳痈、肠痈、热痢、肺热喘咳、痈疡疔毒恶疮，以及现代医学所述的急性胆囊炎、肠梗阻、急性胰腺炎、丹毒等病，在初愈之际，常有余热未清而气阴两伤，胃气失和(包括口淡无味，不饮欲食)之证，投竹叶石膏汤恰到好处。此方补虚而不增热，清热而不伐正，兼可和胃进食。笔者将竹叶石膏汤视为热性病初愈时的常用方，视其病人‘虚’、‘热’之多少而变化其方中药量，再随证加减用之。”(《伤寒论临床应用五十论》第176页)

按：笔者认为，竹叶石膏汤是一个清补良方，凡热病的各个阶段与杂病的各科疾患，只要是气阴两虚，虚热内扰证，皆可以该方为主方大法，适当加减治之。

【验案精选】

一、伤寒

1. 战汗

(1)温邪久羁、邪正并争、战汗后清补案　汉口吕某之长子，已成年。患温病，延汉上名医范某诊治。多日热不退，至第十四日忽烦乱如狂状，随即大汗淋漓，肢厥肤冷，昏顿不知人。延胡某会诊，方为理中地黄汤加减，温补脾肾，防其暴脱。范与吕商，谓此病已是生死关头，明系热证，何以突变寒证，明系邪实，何以突变正虚，疑窦至大，因亲至予处，邀往诊视一决。诊毕，吕问将脱乎？予称不会脱。范问尚可救乎？予曰可救。又问此病究为何患？予曰乃战汗。温邪久羁，与气血混为一家，清之不去，透之不出，七日来复，现十四日，为两七日，邪衰正复，邪正并争，方有此番遽变。惟此系病机转好而非转坏，若不战则邪终不除，病终不愈，战者正气伸张，身体抵御力强，驱邪外出。必于此前病程中方药治疗斡旋如法，乃有此最后转关之一着，否则内陷内攻，求其一战而不可得。古人云：正战时不必服药，则肢厥亦勿须讶矣。今病者脉重按不绝，出入息匀，决不至脱，如必防脱，备独参汤以待，然非至吸短呼长，汗出如油勿用。至夜半，得阴气之助，厥当回，汗出当止，再观邪去尽否商议治法。范击节称是，吕则犹半信半疑，但胡医方药不敢服，姑观其变。至夜半汗止，手足温，神识渐清，热退病除。后以竹叶石膏汤、外台十味煎等清养清补收功。(《冉雪峰医案》第15页)

原按：此病我断为战汗，由温病战汗条得来，断为夜半厥回，由伤寒证象阳旦，夜半手足当温条得来，查脉息呼吸，知其非脱，由临证经验得来，于此可见伤寒原理可用于温病，温病治疗可通于伤寒，要在辨之明，处之当耳。

按：非学验俱丰之名医大家，岂能有如上之案语议论及如神之预后判断？若非对《伤寒论》融会贯通，岂知“以竹叶石膏汤……收功”？

(2)温病战汗后，脉静身凉误为阳脱，错用温补救治案　刘姓妇，40岁，蒲老的同乡人。初夏患温热，战汗后，脉静身凉，状如尸厥。其夫问：“是脱阳吗？”蒲老说：“不，这是大热退后，身冷脉静，如天时酷热，骤然大雨，炎热顿息，风凉气爽。今脉息皆平静，颇能安睡，黏汗不息，余热续出之象，非脱勿惧。若汗后身冷脉躁，呼吸气促，烦躁不宁，珠汗发润，鼻煽膈动，即是脱证。任其熟睡，慎勿呼之，待睡醒后，只以西洋参9g、大麦冬18g，煎水频频与之，兼徐徐进清米汤，不可与食。”蒲老因远出巡诊，傍晚始归，而家人告之：“刘姓已来四次，病有变。”急往视之，患者果然高热气促，烦躁不安，口渴无汗，脉象洪数。问其原因，其夫欲言不言，再追问之，乃说：中午亲戚宋某过访，说“汗出身冷，脉微欲绝，乃脱阳之征”，处以附子9g，西洋参9g，浓煎服之，服后1小时，而烦躁高热顿起，以致气促。蒲老再以竹叶石膏汤重用西洋参，佐以苇根、玄参，处方：西洋参15g，大寸冬15g，茯神9g，法半夏9g，生石膏30g（先煎），粳米15g，鲜苇根15g，竹叶9g，玄参12g。煎成频频与之，以代茶饮，而汗再出，热退气平，仍须进清米汤复其胃气，再以和胃养阴法而愈。蒲老曰："上述所见病汗，与脱汗迥然不同，常须识此，勿致误也。"（《蒲辅周医案》第103页）

按：此案为蒲辅周先生追忆式医案（实为医话性医案），门人高辉远等整理。案语蒲辅周先生对战汗后顺证与逆证（脱阳证候）的分析判断，以及对于顺证的调治与食疗法等，皆深得仲景心法，诚为可贵！后学者应牢记于心。

2. 疟疾

（1）春温化疟　陈舜廷，患疟，久不愈，其体素亏，医皆束手。孟英视（之）曰：舌绛无津，微寒溲赤，原属春温化疟，体与病皆不是小柴胡（汤）之例，过投温散，热炽阴伤，与竹叶石膏汤撤热存津而愈。（《回春录新诠》第293页）

（2）暑疟　赵子善，患疟，畏冷不饥。孟英诊之，脉滑数，苔黄溲赤，脘闷善（喜）呕。投竹叶石膏汤加减，以清伏暑而痊。（《回春录新诠》第294页）

周按：此病因暑邪内伏，湿热阻闭气机，肺失肃降，胃失通和。阻肺则畏冷溲赤，脉滑而数；滞胃则脘闷不饥，多痰善呕。投以竹叶石膏汤加减，实即王氏自订之"新订清暑益气汤"而增删。

按：王孟英"新订清暑益气汤"载于《温热经纬·卷四·薛生白湿热病篇》第38条王氏所加之按语中，其方药组成是"西洋参、麦冬、石斛、黄连、竹叶、荷秆、知母、甘草、粳米、西瓜翠衣等"。曰此方"以清暑热而益元气，无不应手取效也"。

3. 小儿热病

（1）冬温、麻疹　王某某，男，7岁，1958年12月24日初诊。发热咳嗽已3天。体温高达41℃，夜益甚，气粗无汗，手足发凉，有时妄语，烦躁不安，唇红目赤，微咳嗽，似眼泪汪汪，耳根微凉，舌赤苔黄腻，脉象浮数，分析脉证虽属冬温，有欲出麻疹之候，治宜辛凉宣透之法。处方：生麻黄3g，杏仁6g，生石膏9g，甘草3g，桔梗4.5g，僵蚕6g，前胡6g，莱菔子（炒）6g，香豆豉12g，葱白2寸。水煎服。越2日，前方已服完2剂，麻疹初透，但仍未彻，色暗，目赤，鼻衄，腹痛下利，微有喘咳，舌赤，苔黄，脉数，此肺胃热甚，下迫大肠，治宜清宣解毒。处方：鲜苇根15g，牛蒡子4.5g，黄芩3g，桑皮6g，前胡4.5g，淡竹叶6g，生石膏9g，生甘草3g，银花6g，连翘6g，淡豆豉12g，葱白2寸。连进两剂。病已7日，疹透热退，目赤全退，喘平利止，惟午后尚微热，稍有呛咳，此余热未尽，胃阴未复之象。宜清热生津，以善其后。处方：北沙参6g，麦冬6g，生石膏9g，淡竹叶6g，甘草3g，枇杷叶9g。服2剂，余热亦清而痊愈。（《蒲辅周医案》第153页）

按：本证初起即高热妄语，为表热虽盛，里热已露，而表闭无汗以致肢冷气促，治法亦乘其势，急开其表，俾邪有外出之路。正如《医宗金鉴》所说："凡麻疹出贵透彻，宜先用表发，使毒尽达于肌表。若过早用寒凉，冰伏毒热，则必不能出透，多致毒气内攻，喘闷而毙。"故首诊以麻杏甘石汤加味辛凉宣透。末诊以竹叶石膏汤加减清除余热，养胃生津而收功。

（2）小儿夏季热　胡某某，男，3岁。1965年7月24日初诊。母代诉：近1月来，经常发热，日晡时为甚，间或上午亦出现高热，口渴欲饮，食欲不振，大便有时溏薄，有时挟稀，小便清长而有时数。体检：体温39.7℃（肛表）。营养发育欠佳，神志清爽，表情呆钝，皮肤干燥欠润，腹软，四肢欠温。口唇、舌质深红、苔微腻淡黄，脉来濡数。处方：生石膏15g，党参6g，麦冬6g，半夏3g，粉甘草2.4g，粳米9g（荷叶包），麦芽、神曲各9g，竹叶12片。1剂。7月25日二诊：体温已降（38.3℃），渴饮已减，睡眠较安。原方去半夏，2剂。7月28日三诊：体温继续下降（37.8℃），各种症状均见好转，惟食欲欠佳，原方加鸡内金6g，2剂。7月30日四诊：体温基本正常（37.3℃），余无明显痛苦。拟气阴并补剂调理收功。（李进爵.《江苏中医》1966，7：33）

按：本案季节性发热，中医中药治有良效，西医西药恐无良策。前后四诊，均以竹叶石膏汤为主方大法而收功。

二、杂病

（一）内科病

1. 呕吐　陆某，男，60岁，病经3天，历经针灸、中西药物未效。剧烈呕吐，开始呕出大量酸苦水，继而饮食均吐，滴水不能进，周身战栗恶寒，虽重被覆盖，寒战不止，大便多日未通，小便少而不畅，昨起迄今小便全无，舌苔薄黄干燥，毫无津液，舌质深红，脉沉细数。证属胃热津伤气逆，治拟竹叶石膏汤加生姜汁反佐。

药用：生石膏30g，党参12g，炙甘草6g，麦冬15g，制半夏6g，粳米10g，鲜竹叶20片，生姜汁少许冲。1剂。为了防止饮药即吐，嘱每次只进药一匙，若药入即吐，继续进药一匙，若药入未吐，10分钟后再服，略增量。如法服药，未吐，头煎药服完，战栗全除，呕亦全止。次日复诊：舌上津回，小便稍通，略进饮食，未吐。原方再进1剂，竟收全功。其后始悉患者起病腹痛呕吐，疑房室后受寒，曾用艾灸关元、气海等穴，及服桂附椒萸等辛热药多剂，以致胃津被劫，胃热更甚，热邪内郁，故反而战栗恶寒，呕甚则气逆不降，故二便皆闭。病机符合胃热津伤气逆，故用竹叶石膏汤取得预期效果。(《〈伤寒论〉求是》第139页)

按：本案"患者起病腹痛呕吐"，因用温灸、热药，致病情生变。救逆之方为竹叶石膏汤加生姜汁，其服药之法实为《金匮》第17篇第21条生姜半夏汤之煎服法。这种看似简单，内含深义，切合实用之经验，学者不可不识。

2. **午后低热、气逆欲吐** 张某某，男，71岁。1994年5月4日初诊。因高血压心脏病，服进口扩张血管药过量，至午后低热不退，体温徘徊在37.5~38℃之间，口中干渴，频频饮水不解，短气乏力，气逆欲吐，汗出，不思饮食，头之前额与两侧疼痛，舌红绛少苔，脉来细数。辨证属于阳明气阴两虚，虚热上扰之证。治当补气阴，清虚热，方用竹叶石膏汤：竹叶12g，生石膏40g，麦冬30g，党参15g，炙甘草10g，半夏12g，粳米20g。服5剂则热退，体温正常，渴止而不呕，胃开而欲食，惟心烦少寐未去，上方加黄连8g、阿胶10g，以滋阴降火。又服7剂，诸症得安。(《刘渡舟临证验案精选》第10页)

原按：本案发热于午后，伴见口渴欲饮，短气乏力，不思饮食，舌红绛少苔，脉来细数，属于"阳明气津两伤"无疑。胃虚有热而气上逆，故见气逆欲吐。竹叶石膏汤原为张仲景治疗"伤寒解后，虚羸少气，气逆欲吐"之证而设，在实际运用中，凡热病或由其他原因导致阳明气津两伤，胃失和降而见身热有汗，心烦口渴，气逆欲吐，舌红少苔，脉虚数等，皆可使用，疗效理想，可作为清虚热，益气津的代表方剂。

3. **头痛、呕吐(蛛网膜下腔出血)** 林某某，女，28岁。以突然头痛，伴呕吐，昏迷2天，于1963年8月10日住院。检查：昏迷状态，颈部硬，巴宾斯基征(+)；脑脊液呈血色，脑压高，红细胞(++)，蛋白(++)；血检提示感染。印象："蛛网膜下腔出血"。经治疗后神志已清，头痛呕逆，烦躁未见改善。15日因驱虫后引起昏迷，上症加剧。16日邀中医会诊。中医诊治：烦躁不安，头痛如裂(前额)，恶心，饮水即吐，肢厥，屡见昏迷。脉弦细按之实，苔黄，溲少，大便五日未行。脉证尚实，先作釜底抽薪计。处方：大黄9g，元明粉9g，甘草3g。17日诊：药后溏泄4次，约一痰盂，臭秽难闻，昏厥不作，但心中如焚，烦躁不堪，头痛略挫，呕吐更甚，口干，颧赤，舌红中薄苔，脉转虚数。阳明腑实虽通，但胃阴受劫，胃热蒸腾。拟复胃阴清胃热，兼用降逆镇呕。以竹叶石膏汤加灶心土。处方：党参12g，生石膏30g(先煎)，竹叶9g，粳米9g，麦冬12g，半夏12g，甘草3g，灶心土1块(研细，开水溶化后，沉淀去渣，冲入)。上方仅服2茶匙，呕吐即止，药后头痛心烦减，能入眠。以后随此方加减，或用僵蚕、菊花、大青叶之清肝泄热，或用蒌仁、元明粉泄热导下，症状日见缓和……(陈华鹰.《福建中医药》1966，2:29)

按：本案先用调胃承气汤通腑泄热，后以竹叶石膏汤清热益气阴。验方治反胃，《百一选方》以"灶中土，用十余年者(按：指灶中黄土年久者良)，为细末，米饮调下三二钱许。"故此案加之有妙用。

4. **纳呆** 病经匝月，表热解后，杳不思纳，脉静舌净，神倦言懒。既无外感留恋，又非老景颓唐。晴光流动，面色开旷，问所服之药，苦寒沉降者多矣。谅系胃气为药所困，非病也，亦非衰也。且进和中醒中，以悦脾胃，令其纳谷乃昌。人参须五分，炒麦冬一钱，炒橘白五分，北沙参三钱，甘草三分，霍石斛三钱，生谷芽一两煎汤代水，野蔷薇露一两冲服。服药后令煮糜粥，以备半夜病人思纳，切嘱不可多与。

诒按：此方清润有余，尚欠流动。如胃气呆钝，稍加香、砂；胃有寒涎，稍增姜、夏；欲专和胃，加扁豆、莲子；欲兼和肝，加木瓜、乌梅；均可于此方随宜增入也。

邓评：曲审病情，了无遗误。

孙评：此等活泼心思，均从阅历而来。议虽尖巧，用药则平稳。从叶氏养胃阴着笔，不可及之才也。香稻叶露更佳，得谷之和气也。

再诊：胃气乍醒，脉形软弱；久饥之后，脏腑之气尚微，纳谷以匀为稳。至于用药，尚利轻灵，须俟胃气日隆，方可峻补。盖凡投补剂，必藉胃气敷布故也。经云：百病以胃气为本。又云：

安谷则昌。其斯之谓欤。人参须3g，益智仁1.2g，炙甘草1.2g，石斛3g，茯神3g，南枣2枚，北沙参3g，炒麦冬1.5g，橘白2.1g，香谷芽30g。

诒按：名言至理。凡进补剂者，须识此意。

邓评：因胃气为苦寒所困，故略加益智以温运中阳，极为合度。(《增评柳选四家医案·张大曦医案》第351页)

按：首诊处方重用沙、斛、麦冬，以甘寒养阴为主，并用麦芽、橘白和胃气，参须、甘草益脾气。方非竹叶石膏汤之方，法是竹叶石膏汤之法，贵在随证变通也。“诒按”加味，亦当参考。服药后糜粥自养，更不可忽略，此正暗合下文病解之后饮食调养之法。

（二）外科术后

1. **乳腺炎术后发热** 杨某某，女，23岁。患乳腺炎经手术治疗后，病不愈而发热39℃。西医诊断为炎症所致，用各种抗生素而发热不退，并且口腔黏膜长满霉菌。西医又恐将成败血病。其医院的医生何君，力主中医会诊，乃迎余诊视。切其脉数而无力，视其舌，因涂龙胆紫亦无法辨认。经全面了解，患者除发热外，尚有心烦、呕吐、不能食之证，惟二便尚调，精神犹佳。辨证：乳腺炎手术后气液两伤。乳房内合阳明胃经，故热邪袭胃，胃气上逆，而作呕吐。今胃之气液两虚而抗邪无力，是以病势缠绵，而治不见效。治法：清热滋液，和胃扶虚。处方：生石膏30g，竹叶10g，麦冬20g，党参10g，甘草10g，粳米1撮，半夏10g。此方前后共服8剂，热退身冷，呕止胃开，因而病愈。(《伤寒论十四讲》第84页)

2. **胃癌术后虚烦内热证** 罗某，男，65岁。于1992年6月2日就诊。胃癌术后4个月余，体瘦，神疲乏力，纳差，胃中燥热，嘈杂，泛恶，痞满胀痛，心烦口干，舌暗红无苔，脉弦细微数。脉症合参，此属胃阴虚而虚热内扰，法拟养胃阴，清热除烦。方以竹叶石膏汤加减：淡竹叶10g，生石膏30g，北沙参15g，麦冬12g，石斛12g，法半夏6g，淮山药10g，生甘草10g，地骨皮10g，天花粉10g。服4剂，脘腹燥热减半，痞满泛恶亦减，嘱其再服10剂。阴虚内热诸症全除而愈。(洪燕.《江西中医药》1993，2：38)

（三）五官科病

1. **喉痹** 潘馥堂令嫒，患感。沈悦亭治之渐愈，惟咽阻无形，水谷碍下。孟英以竹叶石膏汤加紫菀、白前、旋覆、枇杷叶，以清肺热而降肺气。果即帖然。(《回春录新诠》第400页)

周按：此乃患感后之余邪未净，正如叶天士《外感温热篇》所云：“炉烟虽熄，灰中有火”之譬。夫咽痛无形，乃因无根之火所灼；而水谷碍下，是气逆不降使然。用竹叶石膏之辛凉以靖（jìng静。旧指平定，使秩序安定）余焰，沙参、花粉、麦冬之甘平以益肺胃之阴而补虚生津；枇杷叶、旋覆花、紫菀、白前肃肺降气。使阴气来复，津液敷布裕如，则余威自熄，而咽痛可除；肺气下行，胃亦通降；枢机转运，则水谷亦不致碍下矣。

2. **鼻渊** 程秋霞之子，患脑漏，医与辛夷、苍耳之药，渐有寒热，改用柴、葛、羌、防数帖，遂至寒热日发数次，神昏自汗，势甚可危。孟英用竹叶石膏汤一剂，寒热退而神清进粥，继以甘凉清肃，复投滋润填阴，旬日而愈。(《回春录新诠》第408页)

周按：鼻内常流黄浊之涕，或夹腥臭气味，称为“鼻渊”。以“鼻窍通于脑”，故亦称“脑漏”。此病多因风热上乘，或风寒袭窍所致。医者不辨风寒、风热，袭用辛夷、苍耳、白芷（辛夷散）等治鼻渊之药，复加柴胡、葛根、羌活、防风等辛温开泄之品，而风热之邪，遇此辛温诸药之升扬鼓助，如抱薪济火，故其病益甚，以致神昏自汗，势甚可危。王氏第一方，系针对前医温散劫津助邪之“药病”，用甘凉退热，缓急济阴之法，力矫前医之弊。其实遍查方书，并无用竹叶石膏汤治鼻渊之说。然服之果得热退神清进粥，故继方仍本此意，更加清肃肺金之药。甘凉者，养肺胃之阴以靖余邪；肃肺者，以肺开窍于鼻故也。悉从根本治疗，毫不为外症所惑，待风热之邪扫净，然后用滋润填阴之药善后，亦其人素禀阴虚之体质欤？

3. **口疮（顽固性口腔溃疡）** 黄某，女，37岁。1996年9月14日初诊。口腔溃疡反复发作5年，尤多发于月经干净后，自感口舌灼热疼痛，口干口臭，口唇内侧、舌侧边缘及颊部黏膜均见0.5cm×0.4cm大小溃疡面。边缘轻度突起，溃疡面有黄白色分泌物覆盖，舌红苔少，脉细数，治宜益气养阴，泻热生肌。拟竹叶石膏汤加减：淡竹叶15g，生石膏、麦冬各30g，生晒参10g，甘草6g，白及20g。服药3剂，溃疡面缩小，疼痛明显减轻；续进5剂，溃疡愈合。随访3个月，未见复发。(刘清尧.《国医论坛》2000，4：11)

按：本案为竹叶石膏汤的灵活应用。该病虽以复发性口腔溃疡为主症，但究其病史，其口腔溃疡每发于月经过后，且感口舌灼热疼痛，口干口臭，可知口疮之作，与阴血不足，虚热上攻有关，再与舌红苔少，脉细数综合分析，当属素体阴血不足，胃中有热，虚热上攻，故治以竹叶石膏汤化裁。因其无气逆欲吐，故去半夏之降逆止呕，粳米之甘温护胃；因口舌糜烂，故加白及以生肌敛疮。药虽不繁，但切中病机，故药仅3剂即收佳效，续进5剂而愈5载之疾。如此良效，体现了中医学辨证论治的无限魅力！

【临证指要】 竹叶石膏汤为医圣治热病初愈调养清补之方。临床上可变通用于治疗热病与各科杂病之气阴两伤，虚热内扰的证候。

【原文】 病人脉已解，而日暮微烦，以病新瘥，人强与谷，脾胃气尚弱，不能消谷，故令微烦，损谷则愈。(398)

【提要】 论病愈后应注意饮食调摄。

【简释】 病人脉已解，盖指病邪已去，病人脉证已趋于平和。“而日暮微烦”者，何也？以朝则人气生，暮则人气衰，病人新瘥，正气尚未完全恢复，故傍晚可稍感心胸烦闷等。再者，病情刚刚痊愈，脾胃之气尚弱，消化谷食的功能尚待恢复，此时若让病人勉强进食不能消化的食物，“故令微烦”。烦者，泛指进食后胃中不适等证候。应减少饮食，合理调养，则自然向愈。

按：此条与《霍乱病》篇末条所谓“吐利发汗，脉平，小烦者，以新虚不胜谷气故也”可互文见义，应互相发明，以彰显医圣心法。

【大论心悟】

“损谷则愈”本义与发挥

对原文“损谷则愈”一句的理解，关键是对“损”字的理解。《广韵·二十一混》：“损，减也。”故“损谷”即减少饮食。历代注家对“损谷”两字有以下三种见解。

一是，多数注家认为“损谷”是指减食，即节减饮食。例如：方有执说：“损，言当节减之也。盖饮食节则脾胃和，脾胃和则百体安，此调理病余之要法也。”(《伤寒论条辨》卷六)魏荔彤讲得较为具体，他说：“……法当不用治以医药，惟宜损其谷数，每食一升者，食七合；食五合者，食三合。俟脾胃渐壮，谷渐增益，亦节饮食防病复之一道也。”(《伤寒论本义》卷十七)王泰林讲的更为明确，他说：“凡新瘥后，只宜先进白稀粥汤，次进浓者，又次进糜粥，亦须少少与之，常令不足，不可尽意过食之。其诸般肉食等物，皆不可食。”总之，不需药治，但损其谷，则自愈矣。

二是，个别注家将“损谷”解释为节食与药治并行。如章虚谷说：“损谷者，减其食而用消导之法和之，自食。”(《伤寒论本旨·卷五》)

三是，有的注家理解为，若“损谷”节食不愈，应调以药治，如张璐曰：“病后食谷微烦，谓之食郁，减食自愈，以胃气新虚，不能胜谷也。即有余热未尽，当静养以俟津回，不治而治也。即不获已，用药须平淡处方，不使药力胜气则可。即如草木凋瘁，必须时时微润，助其生发，若恣意壅灌，则立槁矣。”(《伤寒缵论》卷下)

笔者认为，上述三种见解都有道理，但第一种见解更切合原文本义，而第二、第三种见解为引申发挥了医圣之思想。总之，病人初愈，以节制饮食，安心静养为第一要义，或适当配合药物调养。

“损谷则愈”一句作为六经病脉证并治的结束语，充分体现了医圣张仲景以胃气为本，注重饮食调护的思想。这种思想与《内经》一脉相承。《素问·脏气法时论》说：“毒药攻邪，五谷为养，五果为助，五畜为益，五菜为充，气味和而服之，以补精益气。”《素问·五常政大论》指出：药物治病，治到一定程度就应停药，以“谷肉果菜，食养尽之，无使过之，伤其正也”。这是对以药治病与以食养人二者关系的科学论述。医圣告诫医者与病者：病人初愈，不“损谷”节食，难免导致“食复”，举一反三，不节劳则“劳复”，不节欲则“女劳复”。因此，病人在康复阶段，应节食以防食复，节劳以防劳复，节欲以防女劳复，并应调节情志，谨防外邪，则无病复之忧矣。若再引申发挥，不仅病人初愈，脾胃尚弱者，应当“损谷”，即使健康之人，胃气强壮者，亦当“损谷”。古人十分重视合理饮食，以养生防病。否则，“饮食不节，以生百病”(嵇康《嵇中散集·卷三·养生论》)。

小　结

本篇对大病瘥后几种常见病的诊治做了简要论述。病后调养要注重保精、节劳、养胃、慎药，既要补益已虚之正气，又要去除未尽之邪气。若伤寒将愈之时，余邪未尽，精气已虚，因犯房事而“阴阳易之为病……烧裈散主之”。若大病瘥后，因劳而复，见烦热痞满者，可治以枳实栀子豉汤；兼有宿食者，可加大黄。若瘥后复发热，病邪在表，当以汗解；里有实热，当用泻下；邪在少阳，则用小柴胡汤和解。若瘥后腰以下有水气，用牡蛎泽泻散利小便，逐水邪。若瘥后胸上寒饮而喜唾，治用理中丸温化。若瘥后虚羸少气，气逆欲吐者，治以竹叶石膏汤清热补虚。若病邪已去，胃气尚弱，勉强进食，不能消化，致令微烦者，损谷节食则愈。

总之，对“阴阳易瘥后劳复病”的处治必须谨慎，既要严格遵循辨证论治法则，又要根据大邪已解的特点处方遣药，并应注重“损谷则愈”等善后护理，这是本篇提示给我们的基本精神。

附　录

魏·王叔和撰次《伤寒论》作者考究

《伤寒论》是汉·张仲景所著，这已成定论，但魏·王叔和撰次《伤寒论》内容之作者，却有值得研究并加以明确的必要。

一、魏·王叔和撰次《伤寒论》流传史略

在考究《伤寒论》流传史略之前，有必要先考证王叔和的生平。宋·林亿等校定《金匮玉函经》（为《伤寒论》的古传本，同体而异名），沿袭了唐·甘伯宗《名医传》所谓"晋王叔和，高平人，为太医令"之说。但有的专家学者考证，王叔和是魏国太医令，非晋国太医令。陈梦赉编著的《中国历代名医传》说：王叔和"约生于170年（东汉建宁二年），卒于255年（魏正元二年）……王叔和的姓名，始见于晋皇甫谧的《甲乙经·序》：'近世太医令王叔和。'然则皇甫谧（215~282年）与王叔和相近，惟未指明何代……考皇甫谧撰写《甲乙经》，开始于魏甘露年间，因此成书和作序可能在曹魏之末，最迟不过晋初。序中称王叔和为近代太医令，而不称今太医令，可知叔和不是晋太医令。晋太医令可考者为程据，自晋受魏禅起，以至被诛，都是程据一人担任，不可能为王叔和。又《诸病源候论》论寒食散，有皇甫谧云'近世尚书何晏，耽声好色，始服此药'的记载，此何晏，是指魏正始年间的尚书何晏。近世与近代同义，则这也是王叔和非晋太医令，而为魏太医令的佐证。"明确王叔和为魏太医令的意义在于："他在任魏太医令时整理撰次仲景遗论，与仲景几乎耳目相接，且叔和与仲景弟子卫汛亦有交谊，则叔和乃深知仲景者。这对于考信于仲景遗著，颇有意义。"（《伤寒论文献通考》第51页）

钱超尘《伤寒论文献通考》（417~428页），对"宋本《伤寒论》流传史略"做了详细考究，引述如下。

"《伤寒杂病论》汉末张仲景撰。时因兵燹频仍，不久散乱，幸赖魏·太医令王叔和整理编次而得以流传（皇甫谧《甲乙经序》云：'近代太医令王叔和撰次仲景遗论甚精，皆可施用'。此序写于魏甘露中，故知王叔和为魏太医令也）。自叔和至北宋治平二年（公元1065年），林亿孙奇校定《伤寒论》十卷之前，凡八百余载，《伤寒论》之著录、流传，显晦离合，歧异极多，治此书者，难于没流溯源，学者憾焉。

林亿等校定之本，通称'宋本'，自宋本出，《伤寒论》传本始定于一。宋本至明，已颇罕见，万历二十七年，赵开美辑刻《仲景全书》，摹刻宋本《伤寒论》十卷，以逼真原版，故学者亦称赵开美影刻本为宋本《伤寒论》，原版宋本已不复可见……

林亿孙奇校定之《伤寒论》十卷，在中国文化史上意义重大。此书于治平二年二月四日校讫进呈朝廷，并'奉圣旨镂版施行'……林亿孙奇校定本系白文本，校勘不多，注释几无，不便研读。金·成无已于金皇统四年（公元1144年）撰成《注解伤寒论》，该书亦以宋治平本为底本而稍加删削：①删去治平本各卷前之子目（按：指各篇前将有方子的条文加以罗列的小目录）。②删去林亿校语。③删去可与不可诸篇重出之条。④治平本卷十皆重出之方证，成氏悉予删之，而对25个方证加以校勘，并作如下声明：'此已下诸方，于随卷本证下虽已有，缘止以加减言之，未甚明白，似于览者检阅未便，今复校勘，备列于后。'卷十皆为成氏校勘之文。成氏书正式刊行于金大定十二年壬辰（公元1172年，见王鼎序）。则自治平二年至金大定十三年，中间凡107年，在此期间，《伤寒论》所流传者，皆为治平二年校定之白文本。自成无已《注解伤寒论》出，又有《明理论》作为辅翼，读者咸喜读成氏《注解伤寒论》，而罕读白文本《伤寒论》，于是宋本《伤寒论》流传日稀，约至明朝嘉靖、隆庆、万历年间，宋本《伤寒论》除少数藏书家偶或有之，社会上已极难见到……

明万历年间赵开美亦当时著名藏书家，为寻宋本《伤寒论》多费周折。赵开美《刻仲景全书序》云，他曾询问当时名医沈南昉治病何以其效若神，沈君曰：'予岂探龙藏秘典，剖青囊妙旨而神斯也哉？特于仲景之《伤寒论》窥一斑两斑耳。予曰：吾闻是书于家大人之日久矣，而书肆间绝不可得。君曰：予诚有之。予读而知其为成无已所解之书也。'开美将张仲景《金匮要略》与成无己《注解伤寒论》合刻成《仲景全书》，'既刻已，复得宋版《伤寒论》焉，予囊固知成注非全文，及得是书，不啻拱璧，转卷间而后知成之荒也。因复并刻之。'此序写于万历二十七年乙亥（公元1599年）。今治平二年刻之宋版《伤寒论》已不可得，而赵刻本逼真版，故亦称之为'宋本'。今所谓'宋本'者，实谓赵开美之刻本也。"

以上钱氏考究，论证了以下四个问题：①《伤寒杂病论》为汉·张仲景撰集。②魏·太医令王叔和撰次仲景遗论《伤寒论》十卷。③宋·林亿等校定《伤寒论》十卷，即通称的宋本《伤寒论》。④宋本《伤寒论》流传至今有两个版本：一是金·成无已《注解伤寒论》，一是明·赵开美摹刻本。这两个版本不同之处，赵刻本逼真宋版，成注本对宋本卷七至卷十之第十五至第二十二做了较多删削。

细心的读者就要提出疑问，成无已为什么要对宋本《伤寒论》进行删削？他删削了哪些内容呢？这就是下文要考究的问题。

二、明·赵开美摹刻宋本《伤寒论》目录

要想了解成无已删削宋本《伤寒论》的缘由，必须明确宋本《伤寒论》的具体内容。为了便于了解其大体内容，先将其目录转载如下：

伤寒论　卷第一

辨脉法第一

平脉法第二

伤寒论　卷第二

伤寒例第三

辨痉湿暍脉证第四

辨太阳病脉证并治上第五（1~30条）

伤寒论　卷第三

辨太阳病脉证并治中第六（31~127条）

伤寒论　卷第四

辨太阳病脉证并治下第七（128~178条）

伤寒论　卷第五

辨阳明病脉证并治第八（179~262条）

辨少阳病脉证并治第九（263~272条）

伤寒论　卷第六

辨太阴病脉证并治第十（273~280条）

辨少阴病脉证并治第十一（281~325条）

辨厥阴病脉证并治第十二（326~381条）

伤寒论　卷第七

辨霍乱病脉证并治第十三（382~391条）

辨阴阳易瘥后劳复病脉证并治第十四（392~398条）

辨不可发汗病脉证并治第十五

辨可发汗病脉证并治第十六

伤寒论　卷第八

辨发汗后病脉证并治第十七

辨不可吐第十八

辨可吐第十九

伤寒论　卷第九

辨不可下病脉证并治第二十

辨可下病脉证并治第二十一

伤寒论　卷第十

辨发汗吐下后病脉证并治第二十二

以上是魏·王叔和撰次、宋·林亿等校定、明·赵开美校刻的《伤寒论》目录。从目录可以看出：全书共十卷，分为二十二节。这其中内容哪些是张仲景原文，哪些非张仲景原文，考究如下。

三、魏·王叔和撰次《伤寒论》作者界定

读过王叔和撰次的《伤寒论》（钱超尘，郝万山整理《中医临床必读丛书·伤寒论》人民卫生出版社，2005），了解了其全部内容，经过考究，便可以得出如下结论。

1. 目录之第五至第十四是张仲景原著部分《伤寒论》目录的卷第二至卷第七之第五至第十四节为张仲景所撰集的原文，这在古今医家均无异议，已成定论。

2. 目录之第十五至第二十二是王叔和重集附列部分《伤寒论》目录的卷七至卷第十之第十五节至第二十二节，其绝大部分内容是仲景原著"三阳三阴"原文，只有四十多条非仲景原文。这就要提出一个问题，即王叔和为什么重集这些内容而附在仲景原著之后呢？答案如下：在王叔和重集的"可"与"不可"内容的前面，即

“辨不可发汗病脉证并治第十五”开首有一段小序曰：“夫以为疾病至急，仓卒寻按，要者难得，故重集诸可与不可方治，比之三阴三阳篇中，此易见也。又时有不止是三阳三阴，出在诸可与不可中也。”此小序成于王叔和。钱超尘分析说：“从西汉至魏晋医家皆习惯于‘可’与‘不可’之法，而‘六经’辨证治病，尚未普及。所以王叔和根据当时的治疗习惯，把仲景三阴三阳中关于‘可’与‘不可’的条文加以‘重集’，即重新排列，他认为这么作‘比之三阴三篇中，此易见也’。在他重新编排《伤寒论》中的‘可’与‘不可’条文的同时，也把那些不属于仲景《伤寒论》‘三阴三阳’中的条文，只要是关于‘可’与‘不可’治法的，也收录进来，这就是‘又时有不止是三阳三阴，出在诸可与不可中也’这句话的意思。”（《伤寒论文献通考》第54页）“总之，《伤寒论》‘可’与‘不可’材料有两部分：①《伤寒论》中的‘三阴三阳’。②《脉经》卷七的‘可’与‘不可’。小序的作者是王叔和。‘可’与‘不可’由王叔和‘重集’……流传至今。”（《伤寒论文献通考》第114页）凭心而论，王叔和在“撰次仲景遗论”之后，重集编列“可”与“不可”共八节附列于《伤寒论》后边的目的，不是有意作伪，而是为了当时医家治病的方便。

3. 目录之第一至第四节真伪相兼 《伤寒论》卷第一与卷第二之前四节依次为：辨脉法第一、平脉法第二、伤寒例第三、辨痓湿暍脉证第四。对于这四节内容，钱超尘根据《伤寒论》几个传本（唐本、宋本、高继冲本、敦煌《伤寒论》残卷及康治本康平本《伤寒论》等）的考究、《千金要方》与《外台秘要》的校勘，以及元明以来不少医家（如王履、黄仲理、方有执、喻昌等）对这些内容的质疑等综合分析，得出如下结论：

（1）《辨脉法》是仲景原著。“我们还没有见到宋以前的材料对《辨脉》有怀疑的。这是我们说《辨脉》这篇文章出自《伤寒论》的第一个理由。第二……历代传抄者对这篇文章（指《辨脉法》）均认为是《伤寒论》所原有而加以抄写”（《通考》第104页）。

（2）《伤寒例》与《平脉法》真伪相兼。“《伤寒例》中确有王叔和‘搜采’的仲景旧论，也有叔和从别的书中引用来的材料，如引《阴阳大论》就是最明显的证据，也有叔和自己的话，《千金要方》《外台秘要》的‘王叔和曰’是重要的参考材料。因此，后人说王叔和“附以己意”不是诬陷之词。至于《平脉》全篇何者为张说，何者为王语，现已无法考察。”（《通考》第104页）

（3）《辨痓湿暍脉证》为《金匮要略》内容。这一节内容共13条，全部来源于《金匮要略》之“痓湿暍病”篇。王叔和为何将这些内容编入于此呢？这一节之开头语解释说：“伤寒所致太阳病痓湿暍，此三种宜应别论，以为与伤寒相似，故此见之。”

四、结语

综上所述，王叔和撰次的《伤寒论》之作者及其内容有三：第一，张仲景原著，即第五至第十四节。第二，王叔和重集编列的仲景原文，即第十五至第二十二节。第三，王叔和采摭仲景遗论及群书之内容，即第一至第四节。明初洪武中芗溪黄仲理撰《伤寒类证辨惑》有一段话总结的好，引述如下：“仲景之书，六经至劳复而已，其间具三百九十七法，一百一十二方，纤细毕备，有条而不紊也。《辨脉法》《平脉法》《伤寒例》三篇，叔和采摭群书，附以己意，虽间有仲景说，实三百九十七法之外者也。又痓湿暍三种一篇，出《金匮要略》，叔和虑其证与伤寒相似，恐后人误投汤剂，故编入六经之右，致有宜应别论之语，是为杂病，非伤寒之候也。又有不可汗、宜汗、不可吐、宜吐、不可下、宜下，并汗吐下后证，叔和重集于篇末，比六经中，仓卒寻检易也。”

对王叔和撰次的《作寒论》，有必要将其前三节，即辨脉法、平脉法及伤寒例附录如下，以备学习、研究或参考。

《伤寒论》辨脉法、平脉法、伤寒例

辨脉法第一

问曰：脉有阴阳，何谓也？答曰：凡脉大、浮、数、动、滑，此名阳也。脉沉、涩、弱、弦、微，此名阴也。凡阴病见阳脉者生，阳病见阴脉者死。

问曰：脉有阳结阴结者，何以别之？答曰：其脉浮而数，能食，不大便者，此为实，名曰阳结也，期十七日当剧。其脉沉而迟，不能食，身体重，大便反硬，名曰阴结也，期十四日当剧。

问曰：病有洒淅恶寒，而复发热者何？答曰：阴脉不足，阳往从之，阳脉不足，阴往乘之。曰：何谓阳不足？答曰：假令寸口脉微，名曰阳不足，阴气上入阳中，则洒淅恶寒也。曰：何谓阴不足？答曰：尺脉弱，名曰阴不足，阳气下陷入阴中，则发热也。阳脉浮一作微，阴脉弱者，则血虚，血虚则筋急也。其脉沉者，荣气微也。其脉浮，而汗出如流珠者，卫气衰也。荣气微者，加烧针，则血留不行，更发热而躁烦也。

脉蔼蔼如车盖者，名曰阳结也。一云秋脉。

脉累累如循长竿者，名曰阴结也。一云夏脉。

脉瞥瞥如羹上肥者，阳气微也。

脉萦萦如蜘蛛丝者，阳气衰也。一云阴气。

脉绵绵如泻漆之绝者，亡其血也。

脉来缓，时一止复来者，名曰结。脉来数，时一止复来者，名曰促。一作纵。脉阳盛则促，阴盛则结，此皆病脉。

阴阳相抟，名曰动。阳动则汗出，阴动则发热。形冷恶寒者，此三焦伤也。若数脉见于关上，上下无头尾，如豆大，厥厥动摇者，名曰动也。

阳脉浮大而濡，阴脉浮大而濡，阴脉与阳脉同等者，名曰缓也。

脉浮而紧者，名曰弦也。弦者，状如弓弦，按之不移也。脉紧者，如转索无常也。

脉弦而大，弦则为减，大则为芤，减则为寒，芤则为虚，寒虚相抟，此名为革，妇人则半产漏下，男子则亡血失精。

问曰：病有战而汗出，因得解者，何也？答曰：脉浮而紧，按之反芤，此为本虚，故当战而汗出也。其人本虚，是以发战，以脉浮，故当汗出而解也。若脉浮而数，按之不芤，此人本不虚，若欲自解，但汗出耳，不发战也。

问曰：病有不战而汗出解者，何也？答曰：脉大而浮数，故知不战汗出而解也。

问曰：病有不战不汗出而解者，何也？答曰：其脉自微，此以曾发汗、若吐、若下、若亡血，以内无津液，此阴阳自和，必自愈，故不战不汗出而解也。

问曰：伤寒三日，脉浮数而微，病人身凉和者，何也？答曰：此为欲解也，解以夜半。脉浮而解者，濈然汗出也；脉数而解者，必能食也；脉微而解者，必大汗出也。

问曰：脉病欲知愈未愈者，何以别之？答曰：寸口、关上、尺中三处，大小浮沉迟数同等，虽有寒热不解者，此脉阴阳为和平，虽剧当愈。

师曰：立夏得洪一作浮。大脉，是其本位，其人病身体苦疼重者，须发其汗。若明日身不疼不重者，不须发汗。若汗濈濈自出者，明日便解矣。何以言之？立夏脉洪大，是其时脉，故使然也。四时仿此。

问曰：凡病欲知何时得，何时愈。答曰：假令夜半得病者，明日日中愈；日中得病者，夜半愈。何以言之？日中得病夜半愈者，以阳得阴则解也；夜半得病，明日日中愈者，以阴得阳则解也。

寸口脉浮为在表，沉为在里，数为在腑，迟为在脏。假令脉迟，此为在脏也。

趺阳脉浮而涩，少阴脉如经者，其病在脾，法当下利。何以知之？若脉浮大者，气实血虚也。今趺阳脉浮而涩，故知脾气不足，胃气虚也。以少阴脉弦而浮一作沉。才见，此为调脉，故称如经也。若反滑而数者，故知当屎脓也。《玉函》作溺。

寸口脉浮而紧，浮则为风，紧则为寒。风则伤卫，寒则伤荣，荣卫俱病，骨节烦疼，当发其汗也。

趺阳脉迟而缓，胃气如经也。趺阳脉浮而数，浮则伤胃，数则动脾，此非本病，医特下之所为也。荣卫内陷，其数先微，脉反但浮，其人必大便硬，气噫而除。何以言之？本以数脉动脾，其数先微，故知脾气不治，大便硬，气噫而除。今脉反浮，其数改微，邪气独留，心中则饥，邪热不杀谷，潮热发渴，数脉当迟缓，脉因前后度数如法，病者则饥，数脉不时，则生恶疮也。

师曰：病人脉微而涩者，此为医所病也。大发其汗，又数大下之，其人亡血，病当恶寒，后乃发热，无休止时。夏月盛热，欲著复衣；冬月盛寒，欲裸其身。所以然者，阳微则恶寒，阴弱则发热，此医发其汗，使阳气微，又大下之，令阴气弱。五月之时，阳气在表，胃中虚冷，以阳气内微，不能胜冷，故欲著复衣。十一月之时，阳气在里，胃中烦热，以阴气内弱，不能胜热，故欲裸其身。又阴脉迟涩，故知亡血也。

脉浮而大，心下反硬，有热，属脏者，攻之，不令发汗；属腑者，不令溲数，溲数则大便硬。汗多则热愈，汗少则便难，脉迟尚未可攻。

脉浮而洪，身汗如油，喘而不休，水浆不下，形体不仁，乍静乍乱，此为命绝也。又未知何脏先受其灾，若汗出发润，喘不休者，此为肺先绝也。阳反独留，形体如烟熏，直视摇头者，此为心绝也。唇吻反青，四肢漐习者，此为肝绝也。环口黧黑，柔汗发黄者，此为脾绝也。溲便遗失，狂言，目反直视者，此为肾绝也。又未知何脏阴阳前绝，若阳气前绝，阴气后竭者，其人死，身色必青；阴气前绝，阳气后竭者，其人死，身色必赤。腋下温，心下热也。

寸口脉浮大，而医反下之，此为大逆。浮则无血，大则为寒，寒气相抟，则为肠鸣。医乃不知，而反饮冷水，令汗大出，水得寒气，冷必相抟，其人即饲（音噎，下同）。

趺阳脉浮，浮则为虚，浮虚相抟，故令气饲，言胃气虚竭也。脉滑则为哕，此为医咎，责虚取实，守空迫血。脉浮，鼻中燥者，必衄也。

诸脉浮数，当发热，而洒淅恶寒，若有痛处，饮食如常者，蓄积有脓也。

脉浮而迟，面热赤而战惕者，六七日当汗出而解，反发热者，瘥迟。迟为无阳，不能作汗，其身必痒也。

寸口脉阴阳俱紧者，法当清邪中于上焦，浊邪中于下焦。清邪中上，名曰洁也；浊邪中下，名曰浑也。阴中于邪，必内栗也。表气微虚，里气不守，故使邪中于阴也。阳中于邪，必发热头痛，项强颈挛，腰痛胫酸，所为阳中雾露之气，故曰清邪中上，浊邪中下。阴气为栗，足膝逆冷，便溺妄出。表气微虚，里气微急，三焦相溷，内外不通。上焦怫郁，脏气相熏，口烂食龂也。中焦不治，胃气上冲，脾气不转，胃中为浊，荣卫不通，血凝不流。若卫气前通者，小便赤黄，与热相抟，因热作使，游于经络，出入脏腑，热气所过，则为痈脓。若阴气前通者，阳气厥微，阴无所使，客气内入，嚏而出之，声嗢咽塞。寒厥相追，为热所拥，血凝自下，状如豚肝。阴阳俱厥，脾气孤弱，五液注下。下焦不盍一作阖，清便下重，令便数难，齐筑湫痛，命将难全。

脉阴阳俱紧者，口中气出，唇口干燥，蜷卧足冷，鼻中涕出，舌上胎滑，勿妄治也。到七日以来，其人微发热，手足温者，此为欲解；或到八日以上，反大发热者，此为难治。设使恶寒者，必欲呕也；腹内痛者，必欲利也。

脉阴阳俱紧，至于吐利，其脉独不解；紧去入安，此为欲解。若脉迟，至六七日不欲食，此为晚发，水停故也，为未解；食自可者，为欲解。病六七日，手足三部脉皆至，大烦而口噤不能言，其人躁扰者，必欲解也。若脉和，其人大烦，目重，睑内际黄者，此欲解也。

脉浮而数，浮为风，数为虚，风为热，虚为寒，风虚相抟，则洒淅恶寒也。

脉浮而滑，浮为阳，滑为实，阳实相抟，其脉数疾，卫气失度。浮滑之脉数疾，发热汗出者，此为不治。

伤寒咳逆上气，其脉散者死，谓其形损故也。

平脉法第二

问曰：脉有三部，阴阳相乘，荣卫血气，在人体躬。呼吸出入，上下于中，因息游布，津液流通。随时动作，效象形容。春弦秋浮，冬沉夏洪。察色观脉，大小不同，一时之间，变无经常。尺寸参差，或短或长，上下乖错，或存或亡。病辄改易，进退低昂，心迷意惑，动失纪纲。愿为具陈，令得分明。师曰：子之所问，道之根源。脉有三部，尺寸及关，荣卫流行，不失衡铨。肾沉心洪，肺浮肝弦，此自经常，不失铢分。出入升降，漏刻周旋，水下百刻，一周循环。当复寸口，虚实见焉，变化相乘，阴阳相干。风则浮虚，寒则牢坚，沉潜水滀，支饮急弦。动则为痛，数则热烦，设有不应，知变所缘。三部不同，病各异端，大过可怪，不及亦然。邪不空见，终必有奸，审察表里，三焦别焉。知其所舍，消息诊看，料度腑脏，独见若神。为子条纪，传与贤人。

师曰：呼吸者，脉之头也。初持脉，来疾去迟，此出疾入迟，名曰内虚外实也。初持脉，来迟去疾，此出迟入疾，名曰内实外虚也。

问曰：上工望而知之，中工问而知之，下工脉而知之，愿闻其说。师曰：病家人请云，病人苦发热，身体疼，病人自卧，师到诊其脉，沉而迟者，知其瘥也。何以知之？若表有病者，脉当浮大，今脉反沉迟，故知愈也。假令病人云腹内卒痛，病人自坐，师到脉之，浮而大者，知其瘥也。何以知之？若里有病者，脉当沉而细，今脉浮大，故知愈也。

师曰：病家人来请云，病人发热烦极。明日师到，病人向壁卧，此热已去也。设令脉不和，处言已愈。设令向壁卧，闻师到，不惊起而盻视，若三言三止，脉之咽唾者，此诈病也。设令脉自和，处言此病大重，当须服吐下药，针灸数十百处乃愈。

师持脉，病人欠者，无病也。脉之呻者，病也。言迟者，风也。摇头言者，里痛也。行迟者，表强也。坐而伏者，短气也。坐而下一脚者，腰痛也。里实护腹，如怀卵物者，心痛也。

师曰：伏气之病，以意候之。今月之内，欲有伏气，假令旧有伏气，当须脉之。若脉微弱者，当喉中痛似伤，非喉痹也。病人云：实咽中痛。虽尔，今复欲下利。

问曰：人恐怖者，其脉何状？师曰：脉形如循丝累累然，其面白脱色也。

问曰：人不饮，其脉何类？师曰：脉自涩，唇口干燥也。

问曰：人愧者，其脉何类？师曰：脉浮而面色乍白乍赤。

问曰：经说脉有三菽六菽重者，何谓也？师曰：脉人以指按之，如三菽之重者，肺气也；如六菽之重者，心气也；如九菽之重者，脾气也；如十二菽之重者，肝气也；按之至骨者，肾气也。菽者，小豆也。假令下利，寸口、关上、尺中，悉不见脉，然尺中时一小见，脉再举头一云按投者，肾气也。若见损脉来至，为难治。肾为脾所胜，脾胜不应时。

问曰：脉有相乘，有纵有横，有逆有顺，何谓也？师曰：水行乘火，金行乘木，名曰纵；火行乘水，木行乘金，名曰横；水行乘金，火行乘木，名曰逆；金行乘水，木行乘火，名曰顺也。

问曰：脉有残贼，何谓也？师曰：脉有弦、紧、浮、滑、沉、涩，此六脉名曰残贼，能为诸脉作病也。

问曰：脉有灾怪，何谓也？师曰：假令人病，脉得太阳，与形证相应，因为作汤，比还送汤，如食顷，病人乃大吐，若下利，腹中痛。师曰：我前来不见此证，今乃变异，是名灾怪。又问曰：何缘作此吐利？答曰：或有旧时服药，今乃发作，故为灾怪耳。

问曰：东方肝脉，其形何似？师曰：肝者，木也，名厥阴，其脉微弦，濡弱而长，是肝脉也。肝病自得濡弱者，愈也。假令得纯弦脉者，死。何以知之？以其脉如弦直，此是肝脏伤，故知死也。

南方心脉，其形何似？师曰：心者，火也，名少阴，其脉洪大而长，是心脉也。心病自得洪大者，愈也。假令脉来微去大，故名反，病在里也。脉来头小本大，故名覆，病在表也。上微头小者，则汗出。下微本大者，则为关格不通，不得尿。头无汗者，可治，有汗者死。

西方肺脉，其形何似？师曰：肺者，金也，名太阴，其脉毛浮也。肺病自得此脉，若得缓迟者，皆愈。若得数者则剧。何以知之？数者，南方火，火克西方金，法当痈肿，为难治也。

问曰：二月得毛浮脉，何以处言至秋当死？师曰：二月之时，脉当濡弱，反得毛浮者，故知至秋死。二月肝用事，肝属木，脉应濡弱，反得毛浮脉者，是肺脉也。肺属金，金来克木，故知至秋死。他皆仿此。

师曰：脉肥人责浮，瘦人责沉。肥人当沉，

今反浮，瘦人当浮，今反沉，故责之。

师曰：寸脉下不至关，为阳绝；尺脉上不至关，为阴绝，此皆不治，决死也。若计其余命生死之期，期以月节克之也。

师曰：脉病人不病，名曰行尸，以无旺气，卒眩仆不识人者，短命则死。人病脉不病，名曰内虚，以无谷神，虽困无苦。

问曰：翕奄沉，名曰滑，何谓也？师曰：沉为纯阴，翕为正阳，阴阳和合，故令脉滑，关尺自平。阳明脉微沉，食饮自可。少阴脉微滑，滑者，紧之浮名也，此为阴实，其人必股内汗出，阴下湿也。

问曰：曾为人所难，紧脉从何而来？师曰：假令亡汗，若吐，以肺里寒，故令脉紧也。假令咳者，坐饮冷水，故令脉紧也。假令下利，以胃虚冷，故令脉紧也。

寸口卫气盛，名曰高。高者，暴狂而肥。荣气盛，名曰章。章者，暴泽而光。高章相抟，名曰纲。纲者，身筋急，脉强直故也。卫气弱，名曰惵。惵者，心中气动迫怯。荣气弱，名曰卑。卑者，心中常自羞愧。惵卑相抟，名曰损。损者，五脏六腑俱乏气虚惙故也。卫气和，名曰缓。缓者，四肢不能自收。荣气和，名曰迟。迟者，身体俱重，但欲眠也。缓迟相抟，名曰沉。沉者，腰中直，腹内急痛，但欲卧，不欲行。

寸口脉缓而迟，缓则阳气长，其色鲜，其颜光，其声商，毛发长。迟则阴气盛，骨髓生，血满，肌肉紧薄鲜硬，阴阳相抱，营卫俱行，刚柔相得，名曰强也。

趺阳脉滑而紧，滑者胃气实，紧者脾气强。持实击强，痛还自伤，以手把刃，坐作疮也。

寸口脉浮而大，浮为虚，大为实，在尺为关，在寸为格，关则不得小便，格则吐逆。

趺阳脉伏而涩，伏则吐逆，水谷不化，涩则食不得入，名曰关格。

脉浮而大，浮为风虚，大为气强，风气相抟，必成隐疹，身体为痒。痒者，名泄风，久久为痂癞。眉少发稀，身有干疮而腥臭也。

寸口脉弱而迟，弱者卫气微，迟者荣中寒。荣为血，血寒则发热。卫为气，气微者心内饥，饥而虚满，不能食也。

趺阳脉大而紧者，当即下利，为难治。

寸口脉弱而缓，弱者阳气不足，缓者胃气有余，噫而吞酸，食卒不下，气填于膈上也。一作下。

趺阳脉紧而浮，浮为气，紧为寒，浮为腹满，紧为绞痛，浮紧相抟，肠鸣而转，转即气动，膈气乃下，少阴脉不出，其阴肿大而虚也。

寸口脉微而涩，微者卫气不行，涩者荣气不逮，荣卫不能相将，三焦无所仰，身体痹不仁。荣气不足，则烦疼口难言。卫气虚者，则恶寒数欠。三焦不归其部，上焦不归者，噫而酢吞；中焦不归者，不能消谷引食；下焦不归者，则遗溲。

趺阳脉沉而数，沉为实，数消谷，紧者病难治。

寸口脉微而涩，微者卫气衰，涩者荣气不足。卫气衰，面色黄，荣气不足，面色青。荣为根，卫为叶，荣卫俱微，则根叶枯槁而寒栗、咳逆、唾腥、吐涎沫也。

趺阳脉浮而芤，浮者卫气虚，芤者荣气伤，其身体瘦，肌肉甲错，浮芤相抟，宗气微衰，四属断绝。四属者，谓皮、肉、脂、髓。俱竭，宗气则衰矣。

寸口脉微而缓，微者卫气疏，疏则其肤空；缓者胃气实，实则谷消而水化也。谷入于胃，脉道乃行，水入于经，其血乃成。荣盛则其肤必疏，三焦绝经，名曰血崩。

趺阳脉微而紧，紧则为寒，微则为虚，微紧相抟，则为短气。

少阴脉弱而涩，弱者微烦，涩者厥逆。

趺阳脉不出，脾不上下，身冷肤硬。

少阴脉不至，肾气微，少精血，奔气促迫，上入胸膈，宗气反聚，血结心下，阳气退下，热归阴股，与阴相动，令身不仁，此为尸厥，当刺期门、巨阙。宗气者，三焦归气也，有名无形，气之神使也。下荣玉茎，故宗筋聚缩之也。

寸口脉微，尺脉紧，其人虚损多汗，知阴常在，绝不见阳也。

寸口诸微亡阳，诸濡亡血，诸弱发热，诸紧为寒。诸乘寒者，则为厥，郁冒不仁，以胃无谷气，脾涩不通，口急不能言，战而栗也。

问曰：濡弱何以反适十一头？师曰：五脏六腑相乘，故令十一。

问曰：何以知乘腑？何以知乘脏？师曰：诸阳浮数为乘腑。诸阴迟涩为乘脏也。

伤寒例第三

四时八节二十四气七十二候决病法：

立春正月节斗指艮	雨水正月中指寅
惊蛰二月节指甲	春分二月中指卯
清明三月节指乙	谷雨三月中指辰
立夏四月节指巽	小满四月中指巳
芒种五月节指丙	夏至五月中指午
小暑六月节指丁	大暑六月中指未
立秋七月节指坤	处暑七月中指申
白露八月节指庚	秋分八月中指酉
寒露九月节指辛	霜降九月中指戌
立冬十月节指乾	小雪十月中指亥
大雪十一月节指壬	冬至十一月中指子
小寒十二月节指癸	大寒十二月中指丑

二十四气，节有十二，中气有十二，五日为一候，气亦同，合有七十二候，决病生死。此须洞解之也。

《阴阳大论》云：春气温和，夏气暑热，秋气清凉，冬气冰冽，此则四时正气之序也。冬时严寒，万类深藏，君子固密，则不伤于寒，触冒之者，乃名伤寒耳。其伤于四时之气，皆能为病，以伤寒为毒者，以其最成杀厉之气也。中而即病者，名曰伤寒。不即病者，寒毒藏于肌肤，至春变为温病，至夏变为暑病。暑病者，热极重于温也。是以辛苦之人，春夏多温热病者，皆由冬时触寒所致，非时行之气也。凡时行者，春时应暖而反大寒，夏时应热而反大凉，秋时应凉而反大热，冬时应寒而反大温，此非其时而有其气。是以一岁之中，长幼之病多相似者，此则时行之气也。夫欲候知四时正气为病及时行疫气之法，皆当按斗历占之。九月霜降节后宜渐寒，向冬大寒，至正月雨水节后宜解也。所以谓之雨水者，以冰雪解而为雨水故也。至惊蛰二月节后，气渐和暖，向夏大热，至秋便凉。从霜降以后至春分以前，凡有触冒霜露，体中寒即病者，谓之伤寒也。九月十月，寒气尚微，为病则轻。十一月十二月，寒冽已严，为病则重。正月二月，寒渐将解，为病亦轻。此以冬时不调，适有伤寒之人，即为病也。其冬有非节之暖者，名为冬温。冬温之毒，与伤寒大异。冬温复有先后，更相重沓，亦有轻重，为治不同，证如后章。从立春节后，其中无暴大寒，又不冰雪，而有人壮热为病者，此属春时阳气发于冬时伏寒，变为温病。从春分以后至秋分节前，天有暴寒者，皆为时行寒疫也。三月四月，或有暴寒，其时阳气尚弱，为寒所折，病热犹轻。五月六月，阳气已盛，为寒所折，病热则重。七月八月，阳气已衰，为寒所折，病热亦微，其病与温及暑病相似，但治有殊耳。十五日得一气，于四时之中，一时有六气，四六名为二十四气。然气候亦有应至仍不至，或有未应至而至者，或有至而太过者，皆成病气也。但天地动静，阴阳鼓击者，各正一气耳。是以彼春之暖，为夏之暑，彼秋之忿，为冬之怒。是故冬至之后，一阳爻升，一阴爻降也；夏至之后，一阳气下，一阴气上也。斯则冬夏二至，阴阳合也；春秋二分，阴阳离也。阴阳交易，人变病焉。此君子春夏养阳，秋冬养阴，顺天地之刚柔也。小人触冒，必婴暴疹。须知毒烈之气，留在何经，而发何病，详而取之。是以春伤于风，夏必飧泄；夏伤于暑，秋必病疟；秋伤于湿，冬必咳嗽；冬伤于寒，春必病温。此必然之道，可不审明之？伤寒之病，逐日浅深，以施方治。今世人伤寒，或始不早治，或治不对病，或日数久淹，困乃告医，医人又不依次第而治之，则不中病，皆宜临时消息制方，无不效也。今搜采仲景旧论，录其证候诊脉声色对病真方有神验者，拟防世急也。

又土地温凉，高下不同；物性刚柔，飡居亦异。是故黄帝兴四方之间，岐伯举四治之能，以训后贤，开其未悟者。临病之工，宜须两审也。

凡伤于寒，则为病热，热虽甚，不死。若两感于寒而病者，必死。

尺寸俱浮者，太阳受病也，当一二日发。以其脉上连风府，故头项痛，腰脊强。

尺寸俱长者，阳明受病也，当二三日发。以其脉夹鼻络于目，故身热目疼鼻干，不得卧。

尺寸俱弦者，少阳受病也，当三四日发。以其脉循胁络于耳，故胸胁痛而耳聋。此三经皆受病，未入于腑者，可汗而已。

尺寸俱沉细者，太阴受病也，当四五日发。以其脉布胃中，络于嗌，故腹满而嗌干。

尺寸俱沉者，少阴受病也，当五六日发。以其脉贯肾络于肺，系舌本，故口燥舌干而渴。

尺寸俱微缓者，厥阴受病也，当六七日发。以其脉循阴器络于肝，故烦满而囊缩。此三经皆受病，已入于腑，可下而已。

若两感于寒者，一日太阳受之，即与少阴俱病，则头痛口干，烦满而渴。二日阳明受之，即与太阴俱病，则腹满，身热，不欲食，谵之廉切，又女监切，下同。语。三日少阳受之，即与厥阴俱病，则耳聋，囊缩而厥，水浆不入，不知人者，六日死。若三阴三阳五脏六腑皆受病，则荣卫不行，脏腑不通，则死矣。其不两感于寒，更不传经，不加异气者，至七日太阳病衰，头痛少愈也。八日阳明病衰，身热少歇也。九日少阳病衰，耳聋微闻也。十日太阴病衰，腹减如故，则思饮食。十一日少阴病衰，渴止舌干，已而嚏也。十二日厥阴病衰，囊纵，少腹微下，大气皆去，病人精神爽慧也。若过十三日以上不间，寸尺陷者，大危。若更感异气，变为它病者，当依后坏病证而治之。若脉阴阳俱盛，重感于寒者，变成温疟。阳脉浮滑，阴脉濡弱者，更遇于风，变为风温。阳脉洪数，阴脉实大者，更遇温热，变为温毒，温毒为病最重也。阳脉濡弱，阴脉弦紧者，更遇温气，变为温疫一本作疟。以此冬伤于寒，发为温病，脉之变证，方治如说。

凡人有疾，不时即治，隐忍冀瘥，以成痼疾。小儿女子，益以滋甚。时气不和，便当早言。寻其邪由，及在腠理，以时治之，罕有不愈者。患人忍之，数日乃说，邪气入脏，则难可制。此为家有患，备虑之要。凡作汤药，不可避晨夜，觉病须臾，即宜便治，不等早晚，则易愈矣。如或瘥迟，病即传变，虽欲除治，必难为力。服药不如方法，纵意违师，不须治之。

凡伤寒之病，多从风寒得之。始表中风寒，入里则不消矣，未有温覆而当不消散者。不在证治，拟欲攻之，犹当先解表，乃可下之。若表已解，而内不消，非大满，犹生寒热，则病不除。若表已解，而内不消，大满大实坚有燥屎，自可除下之，虽四五日，不能为祸也。若不宜下，而便攻之，内虚热入，协热遂利，烦躁诸变，不可胜数，轻者困笃，重者必死矣。

夫阳盛阴虚，汗之则死，下之则愈。阳虚阴盛，汗之则愈，下之则死。夫如是，则神丹安可以误发，甘遂何可以妄攻？虚盛之治，相背千里，吉凶之机，应若影响，岂容易哉！况桂枝下咽，阳盛即毙；承气入胃，阴盛以亡。死生之要，在乎须臾，视身之尽，不暇计日，此阴阳虚实之交错，其候至微，发汗吐下之相反，其祸至速。而医术浅狭，懵然不知病源，为治乃误，使病者殒没，自谓其分。至今冤魂塞于冥路，死尸盈于旷野，仁者鉴此，岂不痛欤！

凡两感病俱作，治有先后。发表攻里，本自不同，而执迷用意者，乃云神丹甘遂合而饮之，且解其表，又除其里。言巧似是，其理实违。夫智者之举措也，常审以慎；愚者之动作也，必果而速。安危之变，岂可诡哉。世上之士，但务彼翕习之荣，而莫见此倾危之败。惟明者居然能护其本，近取诸身，夫何远之有焉？

凡发汗温暖汤药，其方虽言日三服，若病剧不解，当促其间，可半日中尽三服。若与病相阻，即便有所觉。病重者，一日一夜当晬时观之。如服一剂，病证犹在，故当复作本汤服之。至有不肯汗出，服三剂乃解。若汗不出者，死病也。

凡得时气病，至五六日，而渴欲饮水，饮不能多，不当与也。何者？以腹中热尚少，不能消之，便更与人作病也。至七八日，大渴欲饮水者，犹当依证而与之。与之常令不足，勿极意也，言能饮一斗，与五升。若饮而腹满，小便不利，若喘若哕，不可与之也。忽然大汗出，是为自愈也。

凡得病，反能饮水，此为欲愈之病。其不晓病者，但闻病饮水自愈，小渴者乃强与饮之，因其成祸，不可复数也。

凡得病，厥脉动数，服汤药更迟，脉浮大减小，初躁后静，此皆愈证也。

凡治温病，可刺五十九穴。又身之穴，三百六十有五，其三十穴，灸之有害，七十九穴，刺之为灾，并中髓也。

脉四损，三日死。平人四息，病人脉一至，名曰四损。

脉五损，一日死。平人五息，病人脉一至，名曰五损。

脉六损，一时死。平人六息，病人脉一至，名曰六损。

脉盛身寒，得之伤寒；脉虚身热，得之伤暑。脉阴阳俱盛，大汗出不解者死。脉阴阳俱虚，热不止者死。脉至乍数乍疏者死。脉至如转索，其日死。谵言妄语，身微热，脉浮大，手足温者生；逆冷，脉沉细者，不过一日死矣。此以前是伤寒热病证候也。

索　引

原文号码与页码对应表

下部

金匮要略研究大成

脏腑经络先后病脉证第一

本篇论述脏腑经络先后病脉证。脏腑经络是一个有机的整体，脏腑有病可以影响到经络，经络有病可以传入到脏腑，故病有先后之分，治有缓急之法。《金匮要略方论》（后文简称《金匮要略》或《金匮》）以脏腑经络为辨证的总纲，以先后缓急为治疗的总则，所以把本篇列于首篇，属于全书的概论。

全篇共 17 条原文，其中第 1 条论防病传变的治未病思想及虚实异治的法则；第 2 条论天人相应、三因学说、摄生养慎及早期治疗；第 3、4、5、6、7、9 条论四诊方法；第 8 条论气候变化；第 10 条论病机；第 11、12 条论百病之预后判断；第 13 条论古人对病证的分类与五邪中人的规律；第 14、15、17 条论表里同病、新旧同病、诸病在脏的施治法则；第 16 条论护理原则。

张仲景在本篇中根据《内经》《难经》的理论，结合自己的实践经验，对杂病诊治的许多方面都做了原则性的提示，是以后各篇的基础。

【原文】 问曰：上工〔1〕治未病〔2〕，何也？师曰：夫〔3〕治未病者，见肝之病，知肝传脾，当先实脾〔4〕；四季脾王〔5〕不受邪，即勿补之。中工不晓相传，见肝之病，不解实脾，惟治肝也（按：《难经·七十七难》曰："经言上工治未病，中工治已病者，何谓也？然：所谓治未病者，见肝之病，则知肝当传之于脾，故先实其脾气，无令得受肝之邪，故曰治未病焉。中工治已病者，见肝之病，不晓相传，但一心治肝，故曰治已病也。"）。

夫肝之病，补用酸，助用焦苦〔6〕，益〔7〕用甘味之药调之。酸入肝，焦苦入心，甘入脾。脾能伤〔8〕肾（按：《三因方》卷八作"制肾"），肾气微弱，则水不行；水不行，则心火气盛；心火气盛（按：尤在泾《心典》无重复"心火气盛"四字），则伤肺；肺被伤，则金气不行；金气不行，则肝气盛，故实脾（按：《心典》无"故实脾"三字），则（按：赵以德《金匮方衍义》"则"作"而"）肝自愈。此治肝补脾之要妙也。肝虚则用此法，实则不在用之。

经曰："虚虚实实（按：《衍义》作"毋虚虚，毋实实"；《灵枢·九针十二原》守山阁校本作"无虚虚，无实实"；《素问·五常政大论》云："无盛盛，无虚虚"，以上均可证"虚虚实实"恐有脱简。），补不足，损有余"，是其义也。余脏准此。（1）

【注脚】

〔1〕上工：指医术高明的医生。古时按医术的高低，将医生分为上工、中工与下工。

〔2〕治未病：此指治未病之脏腑。其理论源于《难经·七十七难》，这与《素问·四气调神大论》所说"圣人不治已病治未病"之未病先防的思想意义不同。

〔3〕夫（fú 扶）：句首语气助词。有提起全句，开启议论或承括上文继而议论的作用，一般不对译。

〔4〕实脾：指调补脾脏。

〔5〕四季脾王（wàng 旺）："王"通"旺"，即旺盛、健旺。此句可理解为一年四季脾气健旺。《素问·太阴阳明论》有如下一段对话，"帝曰：脾不主时何也？岐伯曰：脾者土也，治中央，常以四时长四脏，各十八日寄治，不得独主于时也。脾脏者常著胃土之精也，土者生万物而法天地，故上下至头足，不得主时也"。这段经文可作如下语译，黄帝说：脾脏不能主旺在一个季节，是什么原因呢？岐伯说：脾在五行属土，在五方之中主中央，它在四季当中分别旺于四脏主治之时，所以为四脏之长，各于季终暂治十八日，所以脾不专主于一时。脾脏贮藏胃的精气，而为胃行其津液，以营养四肢百骸，脾土的这种作用，就好像天地养育万物一样，所以它能从上到下，从头至足，输送水谷精微，无处不到，而不专主于一时。

〔6〕助用焦苦："焦苦"为偏义复词，义在"苦"。"焦"是气，"苦"是味。

〔7〕益：副词，更。

〔8〕伤：程林曰："'伤'字当作'制'字看，制之则五脏和平，而诸病不作矣。"考之《说文·人部》段注，曰："《山海经》谓：'木束为伤'。"可见，伤有制约、管束、抑制等含义，下皆仿此。

【提要】本条从五脏相关的整体观念出发，论述"治未病"的思想及杂病虚实异治的法则。

【简释】第一段举肝实证为例，论述上工治未病的思想。可从以下三点进行分析：①为什么要治未病？因为，人体是一个有机的整体，脏与脏之间存在着生克制化的关系。在生理情况下，五脏互相资生、互相制约，以维持人体正常的生命活动；在病理情况下，五脏互相影响、互相传变。由此可知，当一脏发病后，治疗时必须照顾整体，即在治疗本脏的同时，应积极调治相关之脏，以防止疾病的传变，此即"治未病"的意义。②如何治未病？"五脏相通，移皆有次"（《素问·玉机真脏论》）。这就是说，五脏之病的传变是有一定规律的。如肝能克脾，所以"见肝之病，知肝传脾，当先实脾"，这就是治未病。其目的在于调理脾脏使其正气充实，不受邪侵。若见肝之病，不解实脾，只知治肝，则缺乏整体观念，为一般医生的治法，难免顾此失彼，后患无穷。③治未病既要有原则性，又要有灵活性。肝病最易传脾，故治肝的同时应适当调补脾脏，此为一般的原则。但要明确，若"四季脾王不受邪，即勿补之"。这表明，对任何治病方法，都要结合具体病情，灵活应用。那么，在什么情况下可以"实脾"呢？一般而言，肝病初期，肝实而脾不虚者，以治肝为主，但要注意治肝而不伤脾，或者适当调补脾气，如柴胡疏肝散法。若病情进一步发展，肝实证（如头昏，胁肋胀痛，急躁易怒，脉弦等）与脾虚证（如纳呆食少，心下痞，便溏乏力，苔腻等）并见，则当肝脾同治，既疏肝又实脾，如逍遥散法。

第二段与首段肝实证对比，论述肝虚证的治法。肝虚证的治法是：①用酸味药补益。以酸入肝，若肝之阴血虚当补之以本味。《素问·生气通天论》说："阴之所生，本在五味。"②用苦味药协助。以苦入心，若肝之阴血虚则不能养心而心火易炽，故加点儿苦味药以清之。③更用甘味之药调之。以甘入脾，《难经·十四难》有"损其肝者缓其中"之说，故以甘味药调补脾气。总之，酸、甘、苦三味相合，能直接和间接地治肝之虚，故曰"肝虚则用此法，实则不在用之"。尤在泾："……酸入肝以下十五句，疑非仲景原文，类后人谬添注脚，编书者误收之也。盖仲景治肝补脾之要，在脾实而不受肝邪，非补脾以伤肾，纵火以刑金之谓。果尔，则是所全者少，而所伤者反多也；且脾得补而肺将自旺，肾受伤必虚及其子，何制金强木之有哉！细按语意，见肝之病以下九句，是答上工治未病之辞。补用酸三句，乃别出肝虚正治之法，观下文云肝虚则用此法，实则不在用之，可以见矣。盖脏病，惟虚者受之，而实者不受；脏邪，惟实则能传，而虚则不传。故治肝实者，先实脾土，以杜滋蔓之祸；治肝虚者，直补本宫，以防外侮之端。此仲景虚实并举之要旨也。后人不察肝病缓中之理，谬执甘先入脾之语，遂略酸与焦苦，而独于甘味曲穷其说，以为是即治肝补脾之要妙。昔贤云：诐（bì币。此作"偏"字解）辞知其所蔽（按：此句是说只强调一面的论述是有偏见的），此之谓耶！"（《金匮要略心典》）。

最后一段引用经文，指出：虚证如用泻法，则虚者更虚；实证如用补法，则实者更实，故"虚虚实实"概指误治。必须虚则补之，补其不足；实则泻之，损其有余，才是正治。肝病如此，心、肺、脾、肾等脏之病也要依据这一原则。

按：本条举肝病传脾为例，阐述了一系列中医理论原则，如治未病的思想、五脏相关的整体观念、脾旺不受邪学说、虚实异治法则等。但本条也提出了一个古今有争议的问题，即五行学说，具体例证是对"酸入肝……此治肝补脾之要妙也"等"十七句"的见解。历代注家的不同见解大约有四：①"中工谬论"说，以陈修园为代表，认为"是述中工之误"。②"谬添注脚"说，以尤怡为代表。③"五行相制"说，以徐忠可为代表。④"隔二隔三之治"说，以吴谦为代表。吴氏此说实际上是在"五行相制"说的基础上发展而来。综上所述，前两种说法，对"十七句"持否定态度，而后二种说法则持肯定态度。笔者认为，《金鉴》的注解，虽有一定道理，但显然过于机械，具有唯心色彩，难以切合实际。而《心典》的注解，文畅义顺，直截了当，论理性强，很有说服力，对临床有指导意义。故丹波元简曰："今据尤注，以十五句（按：尤注本少二句，详见"原文"）为注脚，则文义相接，旨趣明晰。"（《金匮玉函要略辑义》）

后世叶天士治肝三法：辛以理用，酸以治体，甘以缓急等，亦源自《内经》，比较切合临床实际。此外，治肝虚经常采用的滋水涵木法，亦很切合实际。由此可见，中医学术，既要继承，又要发展，才能不断完善。

【大论心悟】

“助用焦苦”正义

笔者从事《金匮要略》教学20年，对“助用焦苦”的理解是人云亦云，同时，对那些不同见解又都存有疑问。因此，苦苦求索20年，今日终于有了自己满意的见解，即“焦”是气，“苦”是味，“焦苦”为偏义复词，仅指“苦”言。

1. **“助用焦苦”20年讲解** 刚从事《金匮要略》教学时，讲解“助用焦苦”为：焦苦入心，心为肝之子，子能令母实，所以助用焦苦。并举《临证指南医案·肝风》曹氏案之肝虚风动，治方中生地、菊花均炒用，以释“助用焦苦”之“焦”字。这是参考湖北中医学院主编的《金匮要略释义》(1963年，二版教材)。尔后又参考李克光主编的高等医药院校教材《金匮要略讲义》(1985年，五版教材)，将“助用焦苦”解释为，用焦苦味药以助心火，心旺可以感气于肝。孟如主编的《金匮要略选读》(1997年，六版教材)，以及近几年使用的范永升主编的新世纪全国高等中医药院校规划教材《金匮要略》(2003年，七版教材)，均沿袭了二版、五版教材的见解。七版教材更是不厌其烦地运用五行学说对“助用焦苦”作了如下解释：“助用入心之焦苦，一是因为心火为肝木之子，子能令母实；二是肝虚易受肺金之侮，助心火可制肺金。”其实，这种解释古已有之，可见于明·赵以德《金匮方论衍义》、清·徐彬《金匮要略论注》等。下面，通过文献考证，谈一谈笔者对“助用焦苦”的认识。

2. **“助用焦苦”本义** 张仲景《伤寒杂病论·序》明确了其学术思想的渊源“乃勤求古训，博采众方，撰用《素问》《九卷》《八十一难》……”而成。因此，必须以“经”解“论”，才能正确理解仲景条文之本义。具体来说，《素问·金匮真言论》中的一段论述为正确理解“助用焦苦”提供了理论依据。原文说，“帝曰：五脏应四时，各有收受乎？岐伯曰：有。东方青色，入通于肝……其味酸……其臭臊。南方赤色，入通于心……其味苦……其臭焦。中央黄色，入通于脾……其味甘……其臭香。西方白色，入通于肺……其味辛……其臭腥。北方黑色，入通于肾……其味咸……其臭腐。”这段经文明确说明，仲景所谓“助用焦苦”之“焦苦”两字是言“其味苦”“其臭焦”。即五脏各有相类的事物，比如南方赤色，与心相通，在五味为苦，其嗅味为焦。通于鼻者，谓之气；在口者，谓之味，“臭”则气也。由上所述，仲景原文“夫肝之病，补用酸，助用焦苦，益用甘味之药调之”，可作如下演义类推：夫肝之病，补用臊酸，助用焦苦，益用香甘。仲景为何不如此论述呢？其原文本义是说治肝虚之病，在于酸、苦、甘三味，而非臊、焦、香三气。故“焦苦”为偏义复词，重在“苦”。由此可见，仲景原文是继承《内经》五味入五脏的思想从五脏相关的整体观念，确立了治肝虚证的整体治法。

3. **肝病治心辨** 需要探讨的是，尤在泾在注释本句时说：“助用焦苦，《千金》所谓心旺则气感于肝也。”查考《备急千金要方·卷第十一·肝劳》之原文为：“论曰：肝劳病者，补心气以益之，心旺则气感于肝矣……治肝劳虚寒……猪膏酒方……治肝虚寒劳损……虎骨酒补方……”上述可知，孙思邈所谓肝劳病，是论肝之虚寒证（肝阳气虚证）。这与仲景所述肝之虚热证（肝阴血虚证）不同。此外，古人有“虚则补其母，实则泻其子”之法。以肝为例，肾为肝之母，肝虚证可滋水以涵木；心为肝之子，肝实证应治肝并泻心。仲景所述为肝虚证，故“助用焦苦”是清虚热，而非泻实火也。

【验案精选】

1. **肝气横逆、中气久虚证** 病将一载，肝气横逆而不平，中气久虚而不振。惟肝逆，故胸脘阻塞而攻冲；惟中虚，故营卫不和而寒热。凡大便溏，饮食少，右脉细、左脉弦，是其证也。四君子合逍遥、加左金，是其治也。党参、冬术、陈皮、茯苓、归身、神曲、白芍、柴胡盐水炒、香附盐水炒、川连吴萸炒、谷芽、玫瑰花。

诒按：案语爽朗，方亦得当。拟再加沉香、郁金。

邓评：论证明晰，用药不紊。惟寒热而便溏，脉细弦者，总宜兼温理脾胃营卫，如桂枝、煨姜、大枣之类；肝逆攻冲，金铃子亦在需用。方内川连或可删去。

再诊：阳虚恶寒，阴虚发热，脾虚则便溏而乏力，木旺则脘痞而气塞。前方补中泄木，肝气已平，合以补火生土，气血双补。党参、冬术、苁蓉、鹿角霜、杞子、木香、菟丝子、归身、白芍、陈皮、茯苓、杜仲、砂仁、玫瑰花。

诒按：肝气平后，续用培补，是一定层次。惟既有寒热见证，似可参用桂枝建中之意以和之。

邓评：观及此诊，可谓先得我心者矣。（《增评柳选四家医案·王旭高医案》第174页）

2. **肝气有余、肝血不足证** 凡脏邪，惟虚则受之，而实则不受；惟实者能传，而虚则不传。仲景云：肝病实脾，治肝邪之盛也。内经云：肝病缓中，治肝体之虚也。此证肝气有余，肝血不足，法宜两顾为得。归身、白芍、沙苑、杞子、冬术、茯神、青皮、陈皮、香附、金铃子、砂仁。

诒按：议论确凿，非胸中有古书者不能道，方亦精到。方中归、芍、杞、苑，所以养肝血；青、陈、香、铃，所以疏肝气。药品看似平常，用意恰已周到。

邓评：此段议论，引用未能的当。方尚平稳，惟香燥泄气之品太多。凡肝体既亏，肝用自旺，甘润柔肝，是所以补肝体即所以平肝用也。（《增评柳选四家医案·王旭高医案》第176页）

按：邓评所谓"引用未能的当"，是指其第一句。《心典》说："盖脏病，惟虚者受之，而实者不受；脏邪，惟实者能传，而虚则不传。"

3. **肝脾肾同病**

（1）营阴虚，则气火易升；肝木横，则脾土受侮。腹满头晕，肝脾之病；耳鸣喉燥，虚火之愆；阴虚生内热，肾虚故腰痛。拟补阴潜阳、扶土抑木法。生地砂仁炒四两，茯苓烘三两，山药炒三两，萸肉酒炒三两，丹皮酒炒二两，泽泻炒三两，龟甲炙三两，沙苑盐水炒三两，党参炒三两，杜仲盐水炒三两，归身酒炒三两，白芍炒二两，石决明煅四两。上药为末，炼蜜打和为丸，晒干，泛上后药：香附三两〔分三分（按："分"同"份"，后三个"分"亦然）一分盐水炒、一分醋炒、一分蜜水炒〕，陈皮盐水炒七钱，沉香三钱，神曲一两。上药为末，用橘叶汤泛上前丸为衣。

诒按：以补药为丸，而以和气之药末，泛上为衣，与喻嘉言药用外廓之意相合。虽无精义可取，而心思灵巧，可备一格。

邓评：药用外廓，固一巧法。然证见腹满，阴柔之品，终虑碍脾。愚拟一方于下，以备同学采择：川连、益智、广皮、茯苓、制香附、白蒺藜、归身、白芍、首乌、木瓜。

孙评：喻西昌外廓之法，用姜附猛烈，用参苓为衣，过胃入下，始露威灵，其法本巧；今则以呆滞为心，而以流动为衣，仿其意而变通之，真善读书者也。（《增评柳选四家医案·王旭高医案》第178页）

按：此证肝脾肾皆病，肝肾阴虚为本，火热炎上为标。所处丸药，以六味补肾，归芍养肝，党参益脾，并用强腰平肝等药，另以药末为衣，理气以助脾胃之功，用心可谓周到。此案之方之法，是对仲圣肝虚治法的发挥。

（2）目之乌珠属肝，瞳人属肾。病因经行后，腰痛口干，乌珠起白翳，怕日羞明，瞳神散大。此肝肾之阴不足，而相火上炎也。补阴之药极是，再稍参清泄相火之品。女贞子，旱莲草，生地，杞子黄柏三分煎汁炒，潼沙苑，谷精草，丹皮，玄参，桑椹子，黑芝麻，另磁朱丸。

邓评：杞子用黄柏汁炒殊妙。

再诊：血虚则木旺，木旺则脾衰，脾衰则痰湿不化，肝旺则气火易升。是以腹中时痛，脐右有块，目中干涩，口常甜腻，舌苔白，而经水不调也。治法不宜制肝，制则耗其气，但当养阴以和肝；不可燥湿，燥则劫其阴，只宜和脾以运气。此仲景治肝补脾之要法也。党参、当归、白芍、茯苓、冬术、半夏、陈皮、丹皮、香附、橘叶。

邓评：前方生地等，不免滋以助湿。

孙评：腹中痛，黄柏太寒，不宜可知。

按："黄柏三分煎汁炒"杞子，不至于造成"腹中痛"。是否与过用生地、玄参等寒凉药且忽略甘味健脾有关？

三诊：脉轻按虚微，是为元气之虚；重按细数，是属营阴之损；左尺细弱，肾水亏也。历诊病情，每遇经来，其热辄甚，舌上即布白苔。良以胃中湿浊，因里热熏蒸而上泛也。少腹有块攻痛，聚散无常，是名为瘕。瘕属无形之气，隶乎肝肾为多。揆其致病之由，因目疾过服苦寒，戕伐生生之气。胃受寒，则阳气郁而生湿；肝受寒，则阴气凝而结瘕；阳气郁于胸中，故内热；阴气凝于下焦，故腹痛；经事过则血去而阴虚，故其热甚，甚则蒸湿上泛，故舌苔浊厚也。刻下将交夏令，火旺水衰，火旺则元气耗而不支，水衰则营阴涸而失守，惟恐增剧耳。图治之法，补脾胃以振元气，培肝肾以养营阴，是治其本也；稍佐辛温，宣通下焦阴气，是兼治其瘕痛之标也。党参、黄芪、冬术、茯苓、炙草、归身酒炒、萸肉酒炒、首乌、木香、白芍吴萸三分煎汁炒、马料豆、生熟谷芽。

诒按：三案论病，则委曲周至，用药则细腻熨贴，看似平淡无奇，实则苦心斟酌以出之。诚以调理内伤久病，与治外感时邪不同。病久正虚者，病机必多错杂碍手之处，用药必非一二剂所能奏效。故立方必须四面照顾，通盘打算，不求幸功，先求无弊。此等功夫，非老手不能擅长。

邓评：参、芪、吴萸等总嫌温补。

孙评：经来热甚，热伏营中，当清营热，以宣其伏热，如生地、丹皮之类。拟增延胡、橘核之类，似觉灵动。(《增评柳选四家医案·王旭高医案》第331页)

按：柳宝诒所按极是。用药如用兵，治病如临敌；而治急性病如将，治慢性病如相。病久之人，病机复杂者，要四面照顾，八方周到，“观其脉证，知犯何逆，随证治之”，方为良医，此案便是。

以上医案四则，是对第一条肝实证“实脾”与肝虚证“缓中”之理法的充分发挥。学者应细心研读，用于临床。

【原文】夫人禀五常〔1〕，因风气〔2〕而生长，风气虽能生万物，亦能害万物，如水能浮舟，亦能覆舟。若五脏元真〔3〕通畅，人即安和；客气邪风〔4〕，中人多死。千般疢难〔5〕，不越三条：一者，经络受邪，入脏腑，为内所因也；二者，四肢九窍，血脉相传〔6〕，壅塞不通，为外皮肤所中也〔7〕；三者，房室、金刃、虫兽所伤。以此详之，病由都尽〔8〕。

若人能养慎〔9〕，不令邪风干忤〔10〕经络；适〔11〕中经络，未流传脏腑，即医治之。四肢才觉重滞，即导引〔12〕、吐纳〔13〕、针灸、膏摩〔14〕，勿令九窍闭塞；更能无犯王法〔15〕，禽兽灾伤，房室勿令竭乏，服食〔16〕节其冷热苦酸辛甘，不遗形体有衰〔17〕，病则无由入其腠理。腠者，是三焦通会元真之处，为血气所注；理者，是皮肤脏腑之文理也〔18〕。(2)

【注脚】

〔1〕夫人禀五常：人禀受五行之气而生。《伤寒杂病论·序》云：“天布五行，以运万类；人禀五常，以有五脏。”上云“五行”与下云“五常”异文同义。《素问·宝命全形论》：“人以天地之气生，四时之法成。”

〔2〕因风气而生长：因，依靠，凭借。风气，指自然界的气候。

〔3〕元真：指维持生命活动的本元真气。

〔4〕客气邪风：外至曰“客”，不正曰“邪”，故“客气邪风”指的是令人致病的不正常气候。

〔5〕疢（chèn 趁）难：即疾病。《广韵·二十一震》：“疢，病也。”

〔6〕血脉相传：传，系抟（tuán 团）之误字。《管子·内业》房注：“抟，谓结聚也。”此与《素问·至真要大论》“血脉凝泣”，《灵枢·刺节真邪》“血脉凝结”语意相似。由于血脉相结，而致“壅塞不通”，则上下文义自然相接。

〔7〕为外皮肤所中（zhǒng 种）也：中：遭受。“皮肤”二字，疑是“外”的旁记字，传抄误入正文。“为外所中”与“为内所因”是上下对文。

〔8〕以此详之，病由都尽：详，审察。都，汇集。

〔9〕养慎：即内养正气，外慎邪气。

〔10〕干忤（wǔ 午）：违逆。

〔11〕适：才，刚刚。

〔12〕导引：即自行活动肢体以调畅气血的养生方法。

〔13〕吐纳：谓从口吐出浊气，从鼻吸入清气，是通过呼吸以吐故纳新的养生方法。

〔14〕膏摩：用药膏摩擦体表一定部位的外治方法。膏：名词作状语，表示动作行为所凭借的工具或方法。

〔15〕无犯王法：指遵守国法以免受刑罚之苦。

〔16〕服食节其冷热苦酸辛甘：此句用的是分承修辞手法，指“服”节其冷热，“食”节其苦酸辛甘。即穿衣要注意冷热，饮食五味要合理搭配。

〔17〕不遗（wèi 胃）形体有衰：“遗”有“给予”之义。即避免给身体造成伤害，则身体健康而不致虚衰。

〔18〕腠者……理者：“腠”与“理”两字应理解为互备的修辞手法，即“腠理”上下句皆备。

【提要】论病因及病因分类，并强调未病先防、有病早治的思想。

【简释】条文第一段首先指出自然界正常的

气候，能长养万物；异常的气候，能损害万物，对人体亦不例外。同时又指出，人对于自然不是无能为力的，疾病是可以预防的。如果五脏真气充实，营卫通畅，抗病力强，则“正气存内，邪不可干”；在正气不足的情况下，客气邪风乘虚而入，伤害人体，甚至造成死亡。疾病的病因虽多，但可概括为以下三种情况：一是邪犯经络，传入脏腑，此为邪气乘虚入内；二是体表遭受病邪，血脉凝结，使四肢九窍壅塞不通，其病在外；三是房室、金刃、虫兽所伤，此又不同于上述因素。总之，病因虽多，终不外以上三个方面，所以说“以此详之，病由都尽”。

第二段重申，若人能注重养生防病，邪气就不致侵犯经络；倘一时不慎，外邪入中经络，即应乘其未传脏腑之时，及早施治。比如，四肢才觉重滞，即用导引、吐纳、针灸、膏摩等方法治疗，不使九窍闭塞不通，更要遵守国法，谨防禽兽灾伤，节制房室，穿衣注意冷热，饮食五味不偏，使身体保持健康，则一切致病因素无从侵入人体。本条最后两句大意是说，人体的腠理具有防御疾病的功能。尤在泾说：“腠者，三焦与骨节相贯之处，此神气所往来，故曰元真通会；理者，合皮肤脏腑，内外皆有其理，细而不紊，故曰文理。”（《心典》）

【大论心悟】

整体观念、治未病的思想与病因分类学说

本条与上条对我们的重要提示有三，分述如下。

1. **整体观念的思想**　上条言人体是有机整体，其内部各脏腑之间是互相关联的；本条言人体与外界自然环境亦存在着不可分割的统一关系。两条从内、外两个方面举例说明了整体观念，并以整体观念为指导，论述了脏腑之间先后病以及脏腑与经络之间先后病的传变规律。

2. **“治未病”的思想**　上一条论述五脏相关的“治未病”思想；本条论述“养慎”防病与已病早治的“治未病”思想。关于如何“养慎”，即养生以防病，张仲景没有详细论述，而本条所述的养生之道不仅在《内经》及历代医家的著作中有专篇及散在论述，并且在诸子百家的著述中也有不少精辟见解。例如《吕氏春秋·季春记》中的“尽数”篇就是一篇谈论养生的好文章，节录如下：“天生阴阳、寒暑、燥湿，四时之化，万物之变，莫不为利，莫不为害。圣人察阴阳之宜，辨万物之利以便生（有利于生存。按：以下括号内之内容皆为笔者所加），故精神安乎形，而年寿得长焉。长也者，非短而续之也，毕其数（指寿数、天年）也。毕数之务（任务），在乎去害。何谓去害？大甘、大酸、大苦、大辛、大咸，五者充形，则生害矣。大喜、大怒、大忧、大恐、大哀，五者接神（与精神交接），则生害矣。大寒、大热、大燥、大湿、大风、大霖（久下不停的雨）、大雾，七者动精，则生害矣。故凡养生，莫如知本；知本则疾无由至矣……流水不腐，户枢不蝼（即蝼蛄。这里指蛀蚀），动也。形气亦然。形不动则精不流，精不流则气郁……凡食，无强厚味（不要吃丰盛而肥腻的食物），无以烈味重酒，是以谓之疾首（致病之始）。食能以时（按时），身必无灾。凡食之道，无（通“毋”）饥无饱，是之谓五脏之葆（通“宝”）。口必甘味（认为所食之味甘美），和精端容（进食时使精神调和，仪容端正），将之以神气（用精气帮助纳入和运化饮食），百节虞欢（使全身都愉悦欢畅），咸进受气（使食物精气全能进入体内而吸收）。饮必小咽，端直无戾（指暴饮、骤饮）。”本文说明，人们只要注意养生，是可以获得长寿的。养生之道，即顺应四时、安神定志、调摄精气、经常活动、节制饮食、选择环境等，皆为可行可贵的经验之谈，发人深省。本文养生防病的具体阐述，对于加深对本条及以后有关条文的理解大有裨益。

3. **病因分类学说**　本条对病因的分类，是以经络脏腑分内外，在强调正气的同时，不忽视“客气邪风”，故认为邪由经络入脏腑，为深为内；邪在皮肤血脉凝结，为浅为外。至于房室、金刃、虫兽的伤害，则与“客气邪风”以及经络脏腑的传变无关。后世陈无择的三因学说，是以内伤外感分内外，以六淫外感为外因，五脏情志所伤为内因，房室金刃等为不内外因。与本条在立论根据上有所不同，应注意区别。

清代程国彭《医学心悟·首卷》对病因做了如下概括：“人身之病，不离乎内伤、外感，而内伤、外感中，只一十九字尽之矣。如风、寒、暑、湿、燥、火，外感也。喜、怒、忧、思、悲、恐、惊，与夫阳虚、阴虚、伤食，内伤也。”

文中曰“阳虚、阴虚”，作何解释？笔者认为，此为体质因素。一旦患病，则反应为病情。例如，少阴病有寒化证，有热化证，何以有如此两端？体质使然也。

笔者对病因分类之“三因学说”有自己的见解，详见“绪论”第1节。

【原文】 问曰：病人有气色见于面部〔1〕，愿闻其说。师曰：鼻头色青，腹中痛，苦冷〔2〕者死；一云腹中冷，苦痛者死。鼻头色微黑者，有水气；色黄者，胸上（按：《翼方》作“胸中”）有寒〔3〕；色白者，亡血也。设微赤非时者，死。其目正圆者，痉，不治。又色青为痛，色黑为劳，色赤为风，色黄者便难，色鲜明者有留饮。（3）

【注脚】

〔1〕病人有气色见（xiàn 现）于面部：“见”是“现”的古字，即表现。“气”指面部的光泽；“色”有青、赤、黄、白、黑五种。

〔2〕苦冷：以冷为苦，即怕冷。苦，意动用法。

〔3〕胸上有寒：寒为寒饮，即寒饮停胸。

【提要】 论面部望诊在临床上的应用。

【简释】 鼻为“面王”，内应于脾，故首先以鼻代表面部的望诊。如鼻部出现青色，青是肝色，并见腹中痛，为肝乘脾；如再见极度怕冷，则属阳气衰败，故曰“死”。鼻部色现微黑，黑为水色，亦为肾色，故为肾水反侮脾土之象，所以主有水气。黄为脾色，脾病生饮，饮停于胸，故曰“胸上有寒”。面色白是因急性或慢性失血，血虚不能上荣于面所致。假如失血的病人面色显现微赤如妆，又不在夏季火令之时，此为虚阳上浮的“戴阳”危证，主“死”。目正圆是两眼直视不能转动（瞳孔散大，对光反射消失），此为五脏之精气亡绝，故筋急而“痉”，属不治之病。“又”字以下之色青、黑、赤、黄、鲜明，乃指常见病在面部出现的色泽。加“又”字示与上文区别。青为血脉凝涩之色，所以主痛；黑为肾色，劳则肾精不足，其色外露，所以主劳；热极生风、肝阳化风均可见面赤，故曰“色赤为风”；黄为脾色，脾虚生湿阻滞大肠与脾虚不运，均可致便难，故曰“色黄者便难”；面色鲜明为体内停积水饮，上泛于面，所以面目浮肿而见明亮光润。

按：《素问·脉要精微论》云：“精明五色者，气之华也。”人体五脏六腑之精华气血，皆上荣于面部，隐于皮肤之内者为气，显于皮肤之外者为色。故观察面部之气色，可以测知平人之色、病人之色、死人之色，详如《金鉴》所述：“气色见于面部，而知病之死生者，以五气入鼻，藏于五脏，其精外荣于面也。色者，青、赤、黄、白、黑也；气者，五色之光华也。气色相得者，有气有色，平人之色也。即经云：青如翠羽，赤如鸡冠，黄如蟹腹，白如豚膏，黑如乌羽者，生也。气色相失者，色或浅深，气或显晦，病人之色也。有色无气者，色枯不泽，死人之色也。即经云：青如蓝叶，黄如黄土，赤如衃血，白如枯骨，黑如炲者死也……此气色主病之大略也，其详皆载《内经》。”

本条望两目以决预后的经验应深刻理解，以指导临床。目者，五脏精华之所聚，神气之所生，为人体内脏活动之“窗口”，故望目可测知精气之盛衰，病情之浅深，预后之良恶。不论何病，病至危重，“目直视，正圆不合，如鱼眼者，痉不治”（《金鉴》）。笔者临证数十年，深知本条所述之切实，经验之宝贵，欲为良医，当有如此之学识。

需要说明，本条及各篇各条所称“死”或“不治”，多表明疾病已陷入危笃，并非绝对不治，尚应争分夺秒抢救。

【验案精选】

热厥、目赤　我于30年前曾治一人冬月患伤寒，40余日不解。病者由壮热烦躁而变为厥冷昏睡，呼之不应，喂以汤水尚知下咽，已10余日。诊得周身厥冷，寸口、趺阳脉皆无，按腹则濡，启眼睑视之，双目赤如血裹，思得证情如此险恶，而迁延10余日不败者，乃正气尚未内溃。两目红赤乃火热之候，邪热内伏而阳不得伸，正“热深者厥亦深”之谓。遂投大剂白虎汤一帖，石膏重用一斤，知母亦用之五两，煎一大盆，嘱频频灌服，进半剂遂热大作，病者苏而大呼“热死我了”，半日尽剂而热不退，撮药不及，时正值天降大雪，遂作雪球与之啖，进大于拳者九枚，热退而安。（《伤寒论通释》第375页）

按：此例验案说明了面目望诊对正确诊治病证的切实价值。

【原文】 师曰：病人语声寂然〔1〕，喜惊呼者，骨节间病；语声喑喑然不彻〔2〕者，心膈间病；语声啾啾〔3〕然细而长者，头中病。一作痛。（4）

【注脚】

〔1〕语声寂然：“寂然”，寂静无声的样子。指病人安静无声。

〔2〕喑喑（yīn 音）然不彻：指语声低微不清晰。“喑喑”，不成语的发声。“彻”通“澈”，指清晰。

〔3〕啾啾（jiū 揪）：象声词，常指动物细小的叫声。此指语声细小。

【提要】 举例说明闻诊在临床上的应用。

【简释】 骨节间病，指关节疼痛一类病证，病人安静无声，但偶一转动，其痛加剧，故突然惊呼；心膈间病，则气机不畅，所以发出喑喑然而不清晰的声音；头中病指头痛，如作大声则震动头部，其痛愈甚，所以声不敢扬，但胸膈气道正常无病，所以声音虽细小但清长。

【原文】 师曰：息摇肩者，心中坚；息引胸中上气者，咳；息张口短气者，肺痿唾沫[1]。（5）

【注脚】

〔1〕肺痿唾沫：“肺痿”为病名，详见后第七篇。“唾沫”指吐涎沫，为肺痿主症。

【提要】 论察呼吸、望形态以诊断疾病。

【简释】 呼吸时两肩上抬的病人，说明他胸中壅满；呼吸牵动肺气上逆，就出现咳嗽；虽张口呼吸仍感短气不足以息者，因肺脏萎弱，水津不能四布，反停留为饮，故唾涎沫也。

按： 本条着重论述肺病咳、喘、短气的临床表现及病机。咳与喘病，皆肺气上逆所致。新病多咳，久病必喘，临证之时，应明察虚实，以定理法方药。

【原文】 师曰：吸而微数，其病在中焦，实也，当下之则愈；虚者不治。在上焦者，其吸促；在下焦者，其吸远，此皆难治。呼吸动摇振振者，不治。（6）

【提要】 此条承上条，续论察呼吸、望形态以辨病位，分虚实，测预后。

【简释】 吸气短促，由于中焦邪实，气不得降所致者，攻下其实，则气机通利，呼吸自然恢复常态；若为元气虚竭之吸促，则为不治。在上焦主要指病在肺，肺失肃降，故吸气困难而短浅；在下焦主要指病在肾，肾失摄纳，故吸气困难而深长。上焦与下焦之病变，均关系到脏气之虚衰，故皆为难治。假使呼吸急促而全身振振动摇不能擎身者，这表示呼吸困难至极，元气衰竭之象，无论病证在上在中在下，皆属不治。总之，“此承上文，言喘分三焦，有可治不可治之辨也”。（《金鉴》）

按： 以上两条皆论呼吸之病变。肺主气，司呼吸，故肺病之候，主要表现肺气不降之咳喘病变。但应明确，五脏相关，脏腑相连，其他脏腑病变累及于肺，皆可表现呼吸病变，故《素问·咳论》曰：“五脏六腑皆令人咳，非独肺也。”总之，观察呼吸可以测知肺病及其他脏腑病变。

【原文】 师曰：寸口[1]脉动者，因其王时[2]而动，假令肝王色青（按：“色青”下当有“脉弦”两字。不言者，省文也），四时各随其色（按：宽保本“色”下有“脉”字）。肝色青而反色白，非其时色脉[3]，皆当病。（7）

【注脚】

〔1〕寸口：原文中凡寸口与关上、尺中并举者，乃专指两手寸部脉而言；如单举寸口，或与人迎，趺阳并举者，则包括两手寸、关、尺三部脉在内。

〔2〕王时：指“时至而气王，脉乘之而动，而色亦应之，如肝王于春，脉弦而色青，此其常也，推之四时，无不皆然”。（《心典》）

〔3〕非其时色脉：合于其时之色脉，为春色微青、脉微弦；夏色微赤、脉微洪；秋色微白、脉微毛；冬色微黑、脉微石。如色脉不随四时，即“非其时色脉”。

【提要】 论察色按脉应结合四时的诊病方法。

【简释】 四时季节改变，脉象和色泽也随之发生细微的改变，但有正常、异常之别。假如春季肝气当令之时，正常色脉应是脉微弦、色微青，一年四季各随气候特点而呈现出相应的脉象和气色。若春季色反白、脉反毛，是非其时而有其色脉，属病态。

按：《素问·宝命全形论篇》曰：“人以天地之气生，四时之法成。”故一年四季气候的变化可以影响人体的生理功能，因此脉象、色泽发生微细的变化。《素问·平人气象论篇》对四时五脏的平脉、病脉及死脉等脉象论述得非常详细，特别强调四时五脏之脉有胃气的重要性。如“春胃微弦曰平，弦多胃少曰肝病，但弦无胃曰死”。这就是说，春季平和有胃气的脉象应是和缓而微弦，如此“微弦”之脉即春季“因其王时而动”之象。此等微细变化，非良医难以辨别。故“能合色脉，可以万全”。（《素问·五脏生成篇》）

【大论心悟】

脉法金针

清代医家程国彭《医学心悟·首卷·脉法金针》论脉诊简明扼要，便于掌握，切合实用，引录如下。

“脉有要诀，胃、神、根，三字而已。人与天地相参，脉必应乎四时。而四时之中，均以胃气为本。如春弦、夏洪、秋毛、冬石，而其中必兼有和缓悠扬之意，乃为胃气，谓之平人。若弦多胃少，曰肝病；洪多胃少，曰心病；毛多胃少，曰肺病；石多胃少，曰肾病。如但见弦、洪、毛、石，而胃气全无者，则危矣。夫天有四时，而弦、洪、毛、石四脉应之，四时之中，土旺各十八日，而缓脉应之。共成五脉，五脏分主之。如肝应春，其脉弦。心应夏，其脉洪。肺应秋，其脉毛。冬应肾，其脉石。脾土应长夏，其脉缓也。然而心、肝、脾、肺、肾虽各主一脉，而如缓之象必寓乎其中乃为平脉，否则即为病脉。若但见弦、洪、毛、石，而胃气全无者，即为真象脉见矣。凡诊脉之要，有胃气曰生，胃气少曰病，胃气尽曰不治。乃一定之诊法，自古良工，莫能易也。

夫胃气全亏，则大可危，胃气稍乖，犹为可治，即当于中候求其神气。中候者，浮、中、沉之中也。如六数、七极，热也，中候有力，则有神矣。三迟、二败，寒也，中候有力，则有神矣。脉中有神，则清之而热即退，温之而寒即除。若寒热偏胜，中候不复有神，清温之剂将何所恃耶？

虽然，神气不足，犹当察其根气。根气者，沉候应指是也。三部九候，以沉分为根，而两尺又为根中之根也。《脉诀》云：寸关虽无，尺犹未绝，如此之流，何忧殒灭？历试之，洵非虚语。夫人之有脉，如树之有根，枝叶虽枯，根蒂未坏，则生意不息。是以诊脉之法，必求其根以为断，而总其要领，实不出胃、神、根，三者而已。

如或胃、神、根三者，稍有差忒，则病脉斯见。其偏于阳，则浮、芤、滑、实、洪、数、长、大、紧、革、牢、动、疾、促以应之；其偏于阴，则沉、迟、虚、细、微、涩、短、小、弦、濡、伏、弱、结、代、散以应之。惟有缓脉，一息四至，号曰平和，不得断为病脉耳。其他二十九字，皆为病脉。必细察其形象，而知其所主病。其曰浮，不沉也，主病在表。沉，不浮也，主病在里。迟，一息三至也，为寒。数，一息五至也，为热。滑，往来流利也，为痰、为饮。涩，往来滞涩也，为血少气凝。虚，不实也，为劳倦。实，不虚也，为邪实。洪，大而有力也，为积热。大，虚而无力也，为体弱。微，细而隐也；小，细而显也，为气少。弦，端直之象也，为水饮。长，过乎本位也，为气旺。短，不及本位也，为气少。紧，如引绳转索也，为寒为痛。弱，微细之甚也，为气血两亏。濡，沉而细也，为真火不足。动，如豆粒动摇之象也，为气血不续。伏，脉不出也，为寒气凝结，又或因痛极而致。促，数时一止也，为热盛。结，缓时一止也，为寒盛。芤，边有中无也，为失血。代，动而中止，止有至数也，亦为气血不续，又为跌打闷乱，以及有娠数月之兆。革，浮而坚急也，为精血少。牢，沉而坚硬也，为胃气不足。疾，数之甚也，为极热。散，涣而不聚也，为卫气散漫。惟有缓者，和之至也，为无病。其所主病，大略如此。如有数脉相参而互见，则合而断之，以知其病。

至于脉有真假，有隐伏，有反关，有怪脉，均宜一一推求，不可混淆。何谓真假？如热证脉涩细，寒证反鼓指之类。何谓隐伏？如中寒腹痛，脉不出。又外感风寒，将有正汗，亦脉不出。书云：一手无脉，曰单伏；两手无脉，曰双伏。何谓反关？正取无脉，反在关骨之上，或见于左，或见于右，诊法不可造次。何谓怪脉？两手之脉，如出两人，或乍大乍小，迟数不等，此为祟症。

又有老少之脉不同，地土方宜不同，人之长短肥瘦不同，诊法随时而斟酌。然而脉证相应者，常也。脉证不相应者，变也。知其常而通其变，诊家之要，庶不相远矣。然总其要领，总不出胃、神、根三字。三字无亏，则为平人。若一字乖违，则病见矣。若一字全失，则危殆矣。必须胃、神、根三者俱得，乃为指下祯祥之兆。此乃诊家之大法，偶为笔之于书，以备参考。”

【原文】问曰：有未至而至〔1〕，有至而不至，有至而不去，有至而太过，何谓也（按：《注解伤寒论》卷二第三成注引作“何故也”）？

师曰：冬至之后，甲子[2]夜半少阳[3]起，少阳之时阳始生，天得温和。以未得甲子，天因温和，此为未至而至也；以得甲子，而天未温和，此为至而不至也；以得甲子，而天大寒不解，此为至而不去也；以得甲子，而天温如盛夏五六月时，此为至而太过也。(8)

【注脚】

〔1〕未至而至：前“至”是指时令到，后“至”是指气候到。下同。《素问·六微旨大论》云：“至而不至，未至而至，如何？岐伯曰：应则顺，否则逆，逆则变生，变则病。”

〔2〕甲子：指冬至后六十日第一个甲子夜半，此时正当雨水节。甲子是古代用天干、地支配合起来计算年月日的方法。天干十个（即甲、乙、丙、丁、戊、己、庚、辛、壬、癸）与地支十二个（即子、丑、寅、卯、辰、巳、午、未、申、酉、戌、亥）干支相配，始于甲子，终于癸亥，共计六十个。

〔3〕少阳：是古代用以代表时令的名称。始于少阳，终于厥阴，三阴三阳各旺六十日，共三百六十日以成一岁。此论见于《难经·七难》，曰：“冬至之后得甲子少阳王，复得甲子阳明王，复得甲子太阳王，复得甲子太阴王，复得甲子少阴王，复得甲子厥阴王。王各六十日，六六三百六十日，以成一岁。此三阳三阴之王时日大要也。”详见表3。

表3 时令与农历二十四节气关系表

时令	二十四节气				月（阴历）
少阳	小寒	大寒	立春	雨水	一、二
阳明	惊蛰	春分	清明	谷雨	三、四
太阳	立夏	小满	芒种	夏至	五、六
太阴	小暑	大暑	立秋	处暑	七、八
少阴	白露	秋分	寒露	霜降	九、十
厥阴	立冬	小雪	大雪	冬至	十一、十二

【提要】四时气候有正常与异常，以雨水节为例，简述四种异常气候情况。

【简释】冬至之后甲子夜半，实际是指冬至后六十天的雨水节，此时阳气始生而未盛，称为少阳之时，如天气转暖，是正常的气候；如交雨水节之前，天气已转暖，此为未至而至，即时令未至而气候已至；如已交雨水节，天气还未转暖，此为至而不至，即时令已至而气候不至；如已交雨水节，天气不但未转暖，且严寒不解，此为至而不去，即时令已至而寒冬之气候当去而不去；如交雨水节，天气竟转热如盛夏五六月时，此为气候至而太过。凡此皆为异常。

按：本条进一步阐述了“风气虽能生万物，亦能害万物”的临床意义。一年四时，春温、夏热、秋凉、冬寒，是正常的气候。若非其时而有其气，无论太过或不及，都是反常的气候，往往影响人体而发生疾病，如四时流行性感冒等传染病以及各种慢性病急性发作，皆与气候反常密切相关。人生于天地之间，与自然界息息相关，要预防疾病，就要内养正气，外避邪气。一旦发病，治疗时要审时求因，辨证论治。

【原文】师曰：病人脉浮者在前，其病在表；浮者在后[1]，其病在里，腰痛背强不能行，必短气而极[2]也。(9)

【注脚】

〔1〕在前……在后：在前：谓病的初期，外邪犯表，则脉浮。《伤寒论·伤寒例》曰：“尺寸俱浮者，太阳受病也。”在后：谓病之后期。尤在泾：“前，谓关前；后，谓关后。然虽在里而系阳脉，则为表之里，而非里之里，故其病不在肝肾，而在腰背膝胫，而及其至，则必短气而极。”

〔2〕极：《方言》：“极，疲也。”指疲乏无力。

【提要】论同一脉象的不同病机。

【简释】脉浮属阳主表，病人在病的初期，病邪在表，故脉浮。病情发展至病之后期，久病之人，脉反见浮，为正气虚衰之脉。肾主骨，腰为之外府，其脉贯脊。肾虚精髓不充，腰脊失养，则腰痛，背强，骨痿不能行走；肾主纳气，肾脏亏虚不能纳气归源，则呼吸短促，疲困乏力。

按：本条表明，脉浮主表证，亦主里证。表证脉浮者，以外邪束表，正邪交争，必浮而有力；里证脉浮者，以正气内虚，阴不敛阳，必浮而少力。关于里证见浮脉，《血痹虚劳病》篇说：“脉浮者，里虚也。”切脉只是诊察疾病的方法之一，临证之时，必须“四诊合参”，方不致误。

【原文】问曰：经云“厥阳独行”[1]，何谓也？师曰：此为有阳无阴[2]，故称厥阳。(10)

【注脚】

〔1〕厥阳独行：赵以德：“厥者，犹极也。

独行，无阴与配也。”后世注家对“厥”字还有“孤”“逆”等不同见解。据下文“有阳无阴”之自答，则“厥阳”即阳气盛极之义。

〔2〕有阳无阴：“有”“无”两字，是相对而言，非绝对之词，意指阳气盛极。

【提要】 论“厥阳独行”的病机。

【简释】 人体在生理情况下，阴阳升降是相互为本，互相制约的。“阳性上行，有阴以吸之，则升极而降；阴性下行，有阳以煦之，则降极而升”(《悬解》)。临床上所见到的阴虚阳亢、肝风内动，甚至中风，即属于“厥阳独行”的病机。

按： 本条“厥阳独行”一语，《内经》《难经》均无此文。所谓“经云”，或系另有古代医经所据，无从考证。

【原文】 问曰：寸脉沉大而滑，沉则为实，滑则为气，实气相搏，血气入脏即死，入腑即愈[1]，此为卒厥（按：《脉经》卒厥下有“不知人”三字）[2]，何谓也？师曰：唇口青，身冷，为入脏即死；如身和，汗自出，为入腑即愈。(11)

【注脚】

〔1〕入脏即死，入腑即愈：所述“脏”“腑”，并非指某脏、某腑；“死”“愈”，亦并非绝对之词，其大意是说“卒厥”有加重与好转两种预后。

〔2〕卒厥：“卒”通“猝”，突然。“卒厥”，指突然昏仆，不省人事之类的病症。“卒厥”与《内经》所谓“大厥”同义。

【提要】 论卒厥的病机及其预后。

【简释】 尤在泾：“实，谓血实；气，谓气实；实气相搏者，血与气并而俱实也。五脏者，藏而不泻，血气入之，卒不得还，神去机息，则唇青，身冷而死。六腑者，传而不藏，血气入之，乍满乍泻，气还血行，则身和，汗出而愈。”(《心典》)所谓“卒厥”，与《素问·调经论》所谓“血之与气，并走于上，则为大厥，厥则暴死，气复反则生，不反则死”之理相同。判断卒厥的预后要结合证候来判断：当病人卒然昏倒之后，如伴有唇口青，身冷，是血液瘀滞不通，阳气涣散之内闭外脱的证候，此即为入脏，病情严重；如伴有身和，汗自出，是血气恢复正常运行的征兆，此即为入腑，病情转愈。

按： 本条所述“卒厥”，颇似西医学所谓的“急性脑血管疾病”。特别是“高血压性脑出血”，在血压骤升时，由于气血充盛于上，可致“寸脉沉大而滑”，治疗不及时，血压有升无降，气血冲逆，脑血管破裂出血，可突发“卒厥”而昏迷。本条从脉象判断病机，从证候推测预后，如此脉症结合以诊断疾病，示人以大法。

【原文】 问曰：脉脱入脏即死，入腑即愈，何谓也？师曰：非为一病，百病皆然。譬如浸淫疮，从口起流向四肢者，可治；从四肢流来入口者，不可治。病在外者，可治；入里者，即死。(12)

【提要】 举脉略证，承上条“卒厥”一病加以引申。

【简释】 尤在泾：“脉脱者，邪气乍加，正气被遏，经隧不通，脉绝似脱，非真脱也，盖即暴厥之属。经曰：‘趺阳脉不出，脾不上下，身冷，肤硬。’又曰：‘少阴脉不至，肾气微，少精血，为尸厥。’即脉脱之谓也。厥病，入脏者深而难出，气竭不复则死；入腑者浅而易通，气行脉出即愈。浸淫疮，疮之浸淫不已，《外台》所谓‘转广有汁，流绕周身者也’。从口流向四肢者，病自内而之外，故可治；从四肢流来入口者，病自外而之里，故不可治。李玮西云：病在外二句，概指诸病而言，即上文‘百病皆然’之意。入里者死如痹气入腹、脚气冲心之类。”(《心典》)

按： 凡病之预后，实证与虚证皆有轻重之分，重证难治，轻证易治。本条与上条意在说明，在脏者病重，在腑者病轻；病由外传内者难治，由内达外者易治。

【原文】 问曰：阳病[1]十八，何谓也？师曰：头痛，项、腰、脊、臂、脚掣痛。阴病[2]十八，何谓也？师曰：咳、上气、喘、哕、咽[3]、肠鸣、胀满、心痛、拘急。五脏病各有十八，合为九十病，人又有六微[4]，微有十八病，合为一百八病。五劳[5]、七伤[6]、六极[7]、妇人三十六病[8]，不在其中。

清邪[9]居上，浊邪[10]居下，大邪[11]中表，小邪[12]中里，槃饪之邪[13]，从口入者，宿食也。五邪[14]中人，各有法度，风中于前，寒中于暮[15]，湿伤于下，雾

伤于上〔16〕，风令脉浮，寒令脉急，雾伤皮腠，湿流关节，食伤脾胃，极寒伤经，极热伤络。（13）

【注脚】

〔1〕阳病：泛指外表经络的病证。

〔2〕阴病：泛指内部脏腑的病证。

〔3〕咽（yē 噎）：指咽中梗塞。

〔4〕六微：盖指六腑。

〔5〕五劳：《素问·宣明五气篇》及《灵枢·九针论》，均以“久视伤血，久卧伤气，久坐伤肉，久立伤骨，久行伤筋”为五劳所伤。

〔6〕七伤：本书第6篇《血痹虚劳病》第18条明谓：“食伤、忧伤、饮伤、房室伤、饥伤、劳伤、经络营卫气伤”。后世《病源》记载七伤为：大饱伤脾，大怒气逆伤肝，强力举重、久坐湿地伤肾，形寒饮冷伤肺，忧愁思虑伤心，风雨寒暑伤形，大恐惧不节伤志。”

〔7〕六极：查《内经》无“六极”之说。《病源》以气极、血极、筋极、骨极、肌极、精极为六极。《千金》不同之处是“肌极”作“髓极”。极是极度劳损的意思。

〔8〕妇人三十六病：本书妇人病三篇所论病证，经统计大约是：妊娠病9种，产后病9种，经、带、杂病18种，正合36病。《妇人杂病》篇第8条云“三十六病，千变万端”，可为佐证。三十六应理解为约略数。

〔9〕清邪：指雾露之邪。

〔10〕浊邪：指水湿之邪。

〔11〕大邪：指风邪。

〔12〕小邪：指寒邪。

〔13〕槃饪（gǔ rèn 谷任）之邪：“槃”同“穀（谷）”，为粮食作物的总称。槃饪，即指谷食。人以食为天，但过多进食，食伤脾胃，导致宿食，故谓之邪。

〔14〕五邪：指风、寒、湿、雾、宿食等五种致病因素。

〔15〕风中于前，寒中于暮：前，指午前。风为阳邪，中于午前，而脉多浮缓；暮，指傍晚。寒为阴邪，中于日暮，而脉多紧急。

〔16〕湿伤于下，雾伤于上：下，指下部；上，指上部。湿为重浊之邪，易伤于下而流入关节；雾为轻清之邪，易伤于上而及于皮腠。

【提要】论古人对疾病的分类方法与五邪中人的法度。

【简释】本条第1段是古人对于疾病的一种分类计数方法。头、项、腰、脊、臂、脚等六者，病兼上下而在外，通谓之阳病。咳、上气、喘、哕、咽、肠鸣、胀满、心痛、拘急等九者，病兼脏腑而在内，通谓之阴病。阳病中有营病、卫病、营卫交病的不同，此一病而有三，三六得一十八，故曰阳病十八。阴病中有虚病、实病的区别，此一病而有二，二九得一十八，故曰阴病十八。五脏各有十八病，谓五脏受风寒暑湿燥火六淫之邪而为病，有在气分、血分、气血兼病三者之别，三六合为十八，所以说五脏病各有十八，五个十八，合为九十病。六微谓六淫之邪中于六腑，腑病较脏病为轻，所以称为六微。六微亦有气分、血分以及气血兼病三者之别，三六合为十八，六个十八，合为一百零八病。至于五劳、七伤、六极以及妇人三十六病，不是六气外感，尚不包括在内，所以说“不在其中”。

第2段是论五邪中人的一般规律。所谓“五邪中人，各有法度”，是说病邪伤人之部位及所表现之脉象，有一定的规律可循。如风为阳邪中于阳，而脉必浮缓。寒为阴邪中于阴，而脉必紧急。湿为重浊之邪，故伤于下而入关节。雾为轻清之邪，故伤于上而及于皮腠。胃主纳食，脾主运化，若饮食不节，故伤脾胃。经脉在里为阴，络脉在外为阳，寒气归阴，所以寒极则伤经；热气归阳，所以热极则伤络。

按：本条首段论述了古代对于疾病的分类方法，后世已不沿用。第二段所述五邪中人的规律，有一定的临床指导意义，但中人“法度”并非绝对，不可拘泥。

【原文】问曰：病有急当救里救表者〔1〕，何谓也？师曰：病，医下之，续〔2〕得下利清谷不止，身体疼痛者，急当救里；后身体疼痛，清便自调者，急当救表也。（14）

【注脚】

〔1〕病有急当救里救表者：意谓在表里同病的情况下，有首先治疗里证和首先治疗表证的不同治法。“病”，指表里同病，下一“病”字同。“急”，首先，居前。《吕氏春秋·情欲》：“矜势好智，胸中欺诈，德义之缓，邪利之急。”高诱注：“缓，犹后；急，犹先。”

〔2〕续：连接，接着。即原有下利清谷，因误下继而加重。

【提要】 论表里同病的先后缓急治则。

【简释】 在表里同病的情况下，具体有以下三种治法：一是先解表后治里，适用于表邪初传于里，邪有外达之势，当因势利导，祛邪外出，如治“太阳与阳明合病”的葛根汤之法。二是表里兼治，适用于既不宜先治其表，又不宜先治其里，治当表里兼顾，如《伤寒论》治表寒里热的大青龙汤与表邪里虚的桂枝人参汤，以及本书第十篇治表虚里实的厚朴七物汤之法。三是先治里后解表，适用于虽有表邪而里气大虚者，待里虚得以救治，而表邪不除者，再治其表。本条所述，即先治里后解表法。尤在泾总结说：“治实证者，以逐邪为急；治虚证者，以养正为急。盖正气不固，则无以御邪而却疾，故虽身体疼痛，而急当救里；表邪不去，势必入里而增患，故既清便自调，则仍当救表也。”（《心典》）

按： 本条与《伤寒论》第91条文字略同。但彼为“伤寒”表邪误下的具体治疗，故列有方治，曰：“救里，宜四逆汤；救表，宜桂枝汤。”此为论述凡病“急者先治”的治则，故未出方。

【原文】 夫病痼疾〔1〕加以卒病〔2〕，当先治其卒病，后乃治其痼疾也。（15）

【注脚】

〔1〕痼（gù固）疾：久病难以治愈的顽固性疾患。《说文》曰：“久病曰痼。”

〔2〕卒病：“卒”通“猝”，指突然发生之病。

【提要】 论痼疾加以卒病之先后缓急治则。

【简释】 一般而言，痼疾难治可缓图，卒病势急当先治。所以，在素有痼疾又加卒病的情况下，一般应当先治其卒病，后治其痼疾。

按： 临证之时，常遇到“病痼疾加以卒病”的情况，如当今所谓的慢性肾炎、肝炎、胃炎、气管炎及冠心病等，皆痼疾之类。若又遇“金刃、虫兽所伤”，以及烧烫伤、烈性传染病、服食毒物等，皆卒病之类也。治之之法，自“当先治其卒病，后乃治其痼疾也”。

以上两条互参，第14条是表里同病而里证较急，治当先救里后解表；第15条是新旧同病而新病较急，治当先治卒病后治痼疾。可知两条皆以“急者先治”为原则。这比“急则治其标，缓则治其本”的法则更加明确而切实。

【原文】 师曰：五脏病各有所得〔1〕者愈，五脏病各有所恶〔2〕，各随其所不喜者为病。病者素不应食，而反暴思（按：“思”与下“发热”不贯。享和本曰：“‘思’一作‘食’。”于义为是。）之，必发热也。（16）

【注脚】

〔1〕所得：指病人所适宜之饮食居处。

〔2〕所恶：指病人所厌恶之饮食居处。

【提要】 对于不同疾病应因人制宜进行护理。

【简释】 由于五脏的生理特性不同，发病之后，其病理特点也不同，所以对药物的气味、服食、居处就有不同的喜恶，如果根据五脏病变的不同“各有所得”，就能助脏气而祛病气，促使疾病向愈。如肝体阴而用阳，肝病血虚则欲酸收；肝病气郁则欲辛散。再如脾恶湿，胃恶燥，脾为湿困则喜辛温苦燥；胃阴不足则喜甘寒凉润。在安排病人饮食居处等护理方面，亦应如此。此即原文所谓“五脏病各有所得者愈”之义。反之，五脏有病，如得到的是其所恶、所不喜欢的药味、服食、居处，就会伤其正气，助其邪气，因而使病情加重。如肺气虚者，形寒饮冷是其“所恶”，如果穿衣少而外感寒气，饮冷多而内伤脾气，都会伤及肺气而加重病情。总之，临床要根据五脏生理特性及其病理特点，在治疗、穿衣、饮食、居处等各个方面近其所喜，远其所恶，恰当地给予护理，才能使疾病获得痊愈。

本条最后一句的大意是说，病人在患病期间食欲不好，或病初愈食欲转好，若不顾宜忌而暴饮暴食，则易致瘥后食复而发热。此说《伤寒论》亦有论及，如其最后一条397条说：“病人脉已解，而日暮微烦，以病新瘥，人强与谷，脾胃气尚弱，不能消谷，故令微烦，损谷则愈。”由此可知，凡病新瘥后，只宜先进糜粥稀饭，且须少少与之，以养胃气，不可尽意过食。诸般肉食、生冷、油腻等难以消化食物，皆不可食，以免食复之虞。

按： 临床辨证论治固然重要，而辨病施护同样重要。关于五脏病对居处、服食的喜恶宜禁，在《素问·脏气法时论》《宣明五气篇》及《灵枢·五味》篇等都有详细论述。《素问·疏五过论》说：“凡欲诊病者，必问饮食居处。”《难经·六十一难》说：“问其所欲五味，以知其病之所起所在。”总之，要认真询问病人的居处、服食情况，因人制宜地进行治疗和护理，提高治疗水平与护理质量。

【验案精选】

1. 茶叶、米粥起沉疴　西瓜少食治暑温　停药治“药病”　蒲志孝回忆先父蒲辅周先生的治疗经验说：对于久病正衰，先父主张“大积大聚，衰其大半则止”。在疾病调理上尤重食疗，认为药物多系草木金石，其性本偏，使用稍有不当，不伤阳即伤阴，胃气首当其冲，胃气一绝，危殆立至。他曾举仅用茶叶一味，治一热病伤阴的老年患者为例。患者系中医研究院家属，热病后生疮，长期服药，热象稍减，但病人烦躁、失眠、不思食，大便七日未行，进而发生呕吐，吃饭吐饭，喝水吐水，服药吐药。病者系高年之人，病程缠绵日久，子女以为已无生望，抱着姑且一试的心情询问先父尚可救否。先父询问病情之后，特意询问病者想吃什么，待得知病者仅想喝茶后，即取“龙井”茶 6g，嘱待水煮沸后 2 分钟放茶叶，煮两沸，即少少与病者饮，他特别强调了“少少”二字。第二天病家惊喜来告：“茶刚刚煮好，母亲闻见茶香就索饮，缓缓喝了几口未吐，心中顿觉舒畅，随即腹中咕咕作响，放了两个屁，并解燥粪两枚，当晚即能入睡，早晨醒后知饥索食。看还用什么药？先父云：久病年高之人，服药太多，胃气大损，今胃气初苏，切不可再投药石，如用药稍有偏差，胃气一绝，后果不堪设想。嘱用极稀米粥少少与之，以养胃阴和胃气。如此饮食调养月余，垂危之人竟得康复。先父回忆说：“愈后同道颇以为奇，以为茶叶一味，竟能起如许沉疴。其实何奇之有，彼时病者胃气仅存一线，虽有虚热内蕴，不可苦寒通下，否则胃气立竭。故用茶叶之微苦、微甘、微寒，芳香辛开不伤阴，苦降不伤阳，苦兼甘味，可醒胃悦脾。茶后得矢气，解燥粪，是脾胃升降枢机已经运转。能入睡，醒后索食即是阴阳调和的明证。而‘少少与之’，又是给药的关键。如贪功冒进，势必毁于一旦。”

我曾治一暑温后期，正虚邪恋病人。病者合目则谵语，面垢不仁，发热不退，渴不思饮，自汗呕逆，六脉沉细，病程已半月左右，由于服药太多，患者一闻药味则呕，以致给药十分困难。在先父的食疗思想启发下，用西瓜少少与之，患者竟得在一夜之内热退身和。事后先父来信说：“能知此者，可以为医矣。五谷、瓜果、蔬菜，《内经》云为养、为充、为助，其所以最为宜人者，不伤脾胃最为可贵耳。”

他也反对病后过服营养之品。他曾治一乙脑患者，在恢复期由于机械搬用加强营养的原则，牛奶、豆浆日进五餐，以至病者频频反胃，腹泻。先父见其舌苔厚秽浊，劝其将饮食逐渐减少为每日三餐，不但反胃腹泻好转，健康恢复反而加快。

先父多次讲，不要认为药物能治万病，服药过多，不但不能去病，反而打乱自身气血的调和，形成“药病”。他以 1959 年在广东休养时，给原国家科委某负责同志治病为例。当时病者问先父：近年来每天中、西药不断，但反觉精神委顿，胃口不好，自汗，到底是什么原因，并求“妙方”。先父详细询问了病情，服药情况，认为是服药过多，反而打乱了自身阴阳的平衡，劝其停药调养。病者谓：“天天药不离，尚且不适，如停药恐有他变！”后来在先父反复劝导下开始停半天、一天、两天……停药半月后初觉不适，后来反日见好转。愈后这位同志到处讲：“是蒲老把我从药堆中拔出来了。”

先父常说：胃气的存亡是病者生死的关键，而在治疗中能否保住胃气，是衡量一个医生优劣的标准。〔《名老中医之路·第三辑》（蒲辅周经验，蒲志孝整理）第 186 页〕

2. 肉丝汤补虚、白菜和胃，不药而愈　宁波西乡藕缆桥，有朱姓孩偶患感冒，西门一儿科医生诊之，小题大做，节外生枝，处方既华，再三叮嘱务要忌嘴，且丝毫不能马虎，否则病必不愈。本属小疾，由于食忌森严，以臻营养水谷少进，病势反重。不得已，求治于先生。先生诊后，知其病为虚多邪少、仓禀空乏。乃谓主人曰：我肚饿矣，先给些点心。病家怎敢怠慢，即刻烧了一大碗肉丝茭菜面敬客。先生自己不吃，端给小孩。那孩子饿得正慌，瞬时间，一碗鲜肉丝茭菜汤面狼吞而尽，病也霍然而愈。

又余姚丈亭王姓富商长子患“小伤寒”，久治未愈。王某焦急万分，一日连续请来四位医生会诊。有谓此虚证，宜补之；有谓此实证，当清之；有谓虚热，当用甘温法；谓虚寒，必温运之。各执其理，各拟一方，病家无所适从。有曰：何不请宁波范先生一诊。即邀之，愿付出诊费银洋一百。先生视过病情，主人拿出前医所拟方药，先生一一掷于一旁，而笑曰：病将愈矣，何用服药，真乃杞人忧天、庸人自烦！随即走至门边田畦上顺手拔来小白菜数株，曰：将此煮服，病即愈矣。主人将信将疑，乃请教曰：此何疾也，可不药而愈？答曰：病已将去，虚热未退，胃气未升耳，故当升其胃气。《内经》谷肉果菜，食养尽之，此之谓也。诸医恍然大悟。（《范文甫专辑》第138页）

3. **辣椒面汤、水果柚子救危证**　在春花如火的云南边陲，我曾听到这样一桩奇迹：一位重伤的贵州籍战士，在生命垂危之际，翕动双唇对护士说，他想喝一碗辣椒面汤，如愿以后，战士竟奇迹般地起死回生，迅速康复。在碧水如镜的故乡，我又听过如此一个趣闻：一位病势垂危的老太太，几天水米未沾牙，当她那竭尽孝道的儿子在隆冬季节终于寻来了一个她渴念已久的文旦（一种优质柚子）时，刚刚吃了两瓣，病榻上的老太太跃然坐起，面色红润如青春少妇，不久，即大病痊愈。（叶文玲.《光明日报》1986年12月7日4版）

按：以上医话，足以证明“五脏病各有所得者愈”的深刻含义。

【原文】 夫诸病在脏〔1〕，欲攻〔2〕之，当随其所得〔3〕而攻之。如渴者，与猪苓汤。余皆仿此。（17）

【注脚】

〔1〕在脏：泛指在里属实的病证。

〔2〕欲攻：“攻”作“治”字解。《伤寒论·太阳病篇》之“攻表宜桂枝汤”可为佐证。

〔3〕所得：指入结于里之病邪。

【提要】 论述杂病邪实的治疗法则。

【简释】 诸病在脏，欲攻之，是说一切在里之病证的治疗，应审其病因，即病之所得，如痰浊、水饮、瘀血、宿食等病邪，施以恰当的治法。例如，渴而小便不利，审其为热与水结而伤阴者，当用猪苓汤育阴利水，水去而热除，渴亦随解。他证亦可依此类推。

按：内伤杂病之病机，不外正虚、邪实、虚实夹杂证三大类，此辨证之大纲。虚则补益之，实则攻除之，虚实夹杂则宜攻补兼施，此论治之大法。本条大意，是论诸病在脏邪实为主者，当辨别邪实之性质，为害之部位，施以恰当的方药攻除之。

小　　结

本篇对养生防病的思想，对“治未病”的思想，对病因、病机、诊断、治法及疾病的预后判断等各方面，都做了简要论述。

在养生防病方面，本篇继承了《内经》的思想，强调内养正气，外避邪气，合理饮食等养生防病的方法。

在“治未病”方面，本篇从广义上阐发了未病先防、已病早治、防病传变的治未病思想，这种思想实为防治疾病的基本原则，故列“上工治未病”于首条，是有深刻意义的。

在病因、病机方面，本篇主要从邪与正两个方面来阐述，认为人与自然息息相关，异常的气候，常常成为导致人体发病的外界条件，但是否发病，关键还决定于正气的强弱，若五脏元真通畅，人即安和，病则无由入其腠理。邪风干忤经络与表虚有关，而经络受邪深入脏腑，必因里虚。其对于“千般疢难，不越三条”的归纳，为后世陈无择的三因学说奠定了基础。

在诊断方面，对望、闻、问、切四诊都作了举例。提示诊病要四诊合参；四时气候的变动，可以影响及色脉。其主要精神在于启发后学重视客观的诊断，以探求疾病本质，判断预后吉凶。

在治法方面，指出应针对具体病情，因人因时制宜；虚实必须异治；表里当分缓急；新久宜有先后；治病当随其所得等。此外，对病人的饮食居处等护理方面也有论及。

总之，本篇条文虽不多，但对于中医学的许多理论都有原则性的提示。故在全书中具有纲领性的意义。学好本篇，对于学习以下各篇，具有指导意义。

痉湿暍病脉证治第二

本篇论述痉、湿、暍三种病的辨证论治。痉、湿、暍三病多与外邪有关，故合为一篇。需要特别说明，此篇部分原文亦见于赵开美影印宋本《伤寒论·辨痉湿暍脉证第四》。该篇首条原文曰：“伤寒所致太阳病，痉、湿、暍此三种，宜应别论，以为与伤寒相似，故此别之。”方有执说：“此篇相传谓为叔和述仲景《金匮》之文，虽远不可考，观其揭首之辞，信有之也……叔和之意，盖谓三者皆风寒之变证……”（《伤寒论条辨》卷七）吴谦解释首条说：“伤寒，太阳经中之一病，非谓太阳经惟病伤寒也。盖以六气外感之邪，人中伤之者，未有不由太阳之表而入者也。痉，风邪也。湿，湿邪也。暍，暑邪也。夫风寒暑湿之病，固皆统属太阳，然痉、湿、暍三种，虽与伤寒形证相似，但其为病传变不同，故曰宜应别论也。”（《医宗金鉴》卷十三）

痉病，以项背强急，口噤不开，甚至角弓反张，脉弦为主要脉症。外邪内伤均可致痉，本篇主要论述外邪所致的痉病。

湿病，以关节疼痛、身重为主症。本病有外湿、内湿之别，本篇主要论述外湿。湿之为病，多夹风、夹寒、夹热，而表现混杂证候。若因虚受邪，则表现虚实夹杂证候。

暍病，为伤于暑邪所致之病。本篇所论中暍，有暑热与暑挟寒湿的不同。程国彭归纳中暑的主症说：“大抵暑证辨法，以自汗、口渴、烦心、溺赤、身热、脉虚为的。”（《医学心悟·第三卷·伤暑》）若暑夹寒湿，则伴恶寒发热，身重而痛之表证。

本篇共27条原文，其中第1~13条论治痉病；第14~24条论治湿病；第25~27条论治暍病。

痉病与西医学之破伤风（《病源》称“金疮痉”）相类似；湿病与风湿性关节炎（风湿热的主要表现之一）等关节疼痛疾病相类似；暍病即中暑。

【原文】 太阳病，发热无汗，反恶寒者（按：《甲乙经》卷七第四无“反”字。后第七条即曰“恶寒”），名曰刚痉。（1）

太阳病，发热汗出，而不恶寒（按：《脉经》卷八第二“而不恶寒”细注曰：“一云恶寒。”《病源》卷七论述本证，无“不”字），名曰柔痉。（2）

【提要】 以上两条论刚痉与柔痉两种证候。

【简释】 两条所述“太阳病”之证候与《伤寒论》相类。既称为痉，必然有项背强急、口噤不开等筋脉拘急表现。而刚柔二痉的主要区别，则一为表实无汗，一为表虚汗出。

【原文】 太阳病，发热，脉沉而细者，名曰痉，为难治。（3）

【提要】 论痉病正气虚衰的预后。

【简释】 太阳病发热，为病在表，脉应浮，若为痉病，脉应弦紧有力。而脉沉而细（必兼弦象），是气血不足，无力抗邪之象，所以难治。陆渊雷：“太阳病，发热，脉沉而细者，乃麻附细辛汤、麻附甘草汤所主，未为难治。今曰痉，曰难治者，以其有头项强急，口噤背反张之症，非两感伤寒也。夫曰太阳，则病尚初起，病初起即项背劲强，脉沉而细者，乃恶性脑脊髓膜炎，致命极速，故曰难治。其常性之类，脉则不沉细，乃洪大而弦。”（《今释》）

按： 陆渊雷所谓“恶性脑脊髓膜炎”，即流行性脑脊髓膜炎（简称“流脑”），为脑膜炎双球菌引起的化脓性炎症。致病菌自鼻咽部侵入血循环，形成菌血症，最后侵袭脑膜及脊髓膜，成为化脓性脑脊髓膜炎病变。主要临床表现：发热，头痛，喷射性呕吐，瘀点或瘀斑及颈项强直等脑膜刺激征。

【原文】 太阳病，发汗太多，因致痉。（4）

夫风病[1]，下之则痉，复发汗，必拘急[2]。（5）

疮家[3]虽身疼痛，不可发汗，汗出则

痉。(6)

【注脚】

〔1〕风病：泛指感受外邪。

〔2〕拘急：指四肢筋脉拘挛强急。

〔3〕疮家：有两解，一说指素患疮疡而流脓津亏之人；一说“疮”与“创”同，指金刃创伤的患者。

【提要】 以上三条论误治而成的痉病。

【简释】 上述三条的原发病、误治经过及病情轻重虽各不同，然汗下耗伤津液，筋脉失养，因致痉病之理则一。第4条本为太阳病，本可发汗，误在发汗太过，津液受伤；第5条为风病误下，复发其汗，重伤津液；第6条疮家津血本亏，如见身体疼痛之表证，不可单纯发汗，犯“夺血者无汗”(《灵枢·营卫生会》)之戒，若贸然专于发汗，重伤津液，亦能致痉。

【大论心悟】

“金疮痉(破伤风)”证治

第6条所述“疮家”，亦有不经误汗而成痉病者，则属疮口感染外邪，邪毒深入经络所引起，后世称为破伤风，病情险恶。

1. **病因** 破伤风在《诸病源候论·金疮病诸候·金疮中风痉候》称为“金疮痉”。后第18篇第6条曰：“病金疮，王不留行散主之。”所谓“金疮”即“金创”，指金属利器造成的创伤。还有，第21篇首条论述的新产妇人常见三病之一的“病痉”，后世称为“产后风痉”或“产后发痉”，即产后“破伤风”。总之，其致病原因为各种创伤，曾以不洁物敷伤口，或旧法接生等，邪毒(破伤风杆菌)从伤口侵入而发病。

2. **临床表现** 其临床特征为牙关紧闭，角弓反张，强直性、阵发性痉挛等。发病前有几日或数周的潜伏期。起病急缓不一，早期可有全身不适，头痛，肢痛(类似太阳病)、咀嚼不便等，继而出现肌强直和肌痉挛。肌强直表现为张口困难，牙关紧闭，腹肌坚如木板，角弓反张等。肌强直在肌痉挛间歇期仍继续存在，此乃本病的特征之一。肌痉挛为阵发性，全身肌群均可受累，面肌痉挛时如苦笑貌，剧烈痉挛每伴全身抽搐，呼吸困难等症，而导致窒息，心力衰竭等。上述可知，《金匮》本篇所述痉病脉症，多属于“金创痉”(破伤风)的表现，如下文第7条即为破伤风所致痉病的特点。本病可分为轻、中、重三型，如第11、12条所述为其轻型；第13条为其重型(临床表现为肌痉挛频繁发作的同时伴有喘促，高热，多汗，肢冷，血压升高，心动过速，阵发性早搏等，病情危重)。

3. **治疗方法** 目前对破伤风所致痉病的治疗，多采取中西医结合方法。如姚公树等(《中医杂志》1979，5:44)“中西医结合治疗破伤风55例”，取得满意疗效。方法是在辨证论治的基础上，用大剂量息风止痉药(一次用蝉蜕60g，全蝎、蜈蚣各9g)，同时结合西药治疗，如破伤风抗毒血清、抗生素等。

【原文】 病者身热足寒，颈项强急，恶寒，时头热，面赤，目赤，独头动摇，卒口噤，背反张者，痉病也。若发其汗者，寒湿相得，其表益虚，即恶寒甚。发其汗已，其脉如蛇。(7)

【提要】 论痉病的主症特点。

【简释】 身热恶寒，类似太阳表证而非外邪致病。颈项强急，卒口噤，背反张，是太阳、阳明经筋病，为邪热伤津化燥动风所致。阳明邪热炎上，则时头热、面赤、目赤；邪热伤津，化燥动风，则独头动摇；阳盛于上，阴独居于下，则足寒。“卒口噤”明示痉病具有发作性的特点，即阵阵发生牙关紧闭，角弓反张等，此为痉病也。《金匮玉函经》卷二无“若发其汗者”以下六句。

【原文】 暴腹胀大者，为欲解。脉如故，反伏弦者，痉。(8)

【提要】 辨痉病欲解与否的脉症。

【简释】 “暴腹胀大者为欲解”一句，古今注家多有疑问，如《直解》认为“与理不顺”；《金鉴》认为“衍文也，当删之”。笔者认为，由于痉病具有发作性特点，故其发作时背反张，腹肌急如板状；缓解时腹肌由绷急强直变得松软如常，故曰“为欲解”。对比而言，缓解之时，腹部似乎突然胀大，故曰“暴腹胀大”。其关键是一个“暴”字，突发之意。“脉如故”是指痉病发作，仍见痉病本脉，即下条所说“按之紧如弦”；若更见沉伏而弦，则是邪气深入，痉病加重之脉象。

【原文】 夫痉脉，按之紧如(按：“如”与

“而”古多通用。《脉经》卷八第二、《甲乙》卷七第四“如”并作“而”字。）弦，直上下行。（9）

【提要】 论痓病的主脉。

【简释】 “按之紧如弦，直上下行”，谓自寸至尺，皆见紧急弦劲之脉。痓病筋脉强急，所以见此脉象。

【原文】 痓病有灸疮，难治。（10）

【提要】 论痓病有灸疮的预后。

【简释】 对“痓病有灸疮”有两种不同见解，一种认为是先有灸疮而后患痓病；一种认为是先有痓病而后有灸疮，属于痓病误用火攻而致疮疡。二者都可致阴血津液一伤再伤，故曰难治。明代医家楼全善《医学纲目》认为，本条“即破伤风之意”。

【原文】 太阳病，其证备，身体强几几[1]，然[2]脉反沉迟（按：《玉函》卷二《脉经》卷八第二并无“反”字），此为痓，瓜蒌桂枝汤主之。（11）

瓜蒌桂枝汤方：栝楼根二两，桂枝三两（去皮），芍药三两，甘草二两（按：徐彬、沈明宗注本有“炙”字），生姜三两（切），大枣十二枚（擘）。上六味，以水九升，煮取三升，分温三服，微取汗。汗不出，食顷[3]，啜热粥发之。

【注脚】

〔1〕身体强（jiàng 降）几几（shū 殊）：身体僵硬强直的样子。陆渊雷曰：“几几，强直貌。”“身体强几几”与《伤寒论》所述“项背强几几”病因、病位、轻重不同。

〔2〕然：此作为表示转折关系之连词。译“却”“但是”“可是”等。《史记·扁鹊仓公列传》：“窍闻高义之日久矣，然未尝得拜谒于前也。”

〔3〕食顷：指吃一顿饭的功夫。

【提要】 论柔痓的证治。

【简释】 太阳病，其证备，指痓病初起，类似太阳病证候。身体强几几，是痓病见症。太阳病中风证汗出而恶风者，脉当浮缓，却脉反沉迟（迟与缓脉相类），因营阴不足，不能滋养筋脉，故脉沉迟必见弦紧之象。所以用栝楼根滋液养筋，合桂枝汤解肌祛邪，以舒缓筋脉。

【方证鉴别】

栝蒌桂枝汤与桂枝加葛根汤（伤·14） 两方证皆为太阳病中风证，故皆用桂枝汤。而彼之“项背强几几”为邪盛于表，风邪入于太阳经输之故，加葛根以散经输之邪；此之“身体强几几”为津伤于里，周身筋脉失养之故，加栝楼根（天花粉）以滋液养筋。

【验案精选】

1. **小儿柔痓** 裘小孩，风邪外束，而津伤于内，自汗出，面赤头摇，转为柔痓。项背强直，目直视，头仰，是其据也。脉见沉迟，乃风寒所致，沉本痓脉，迟则为寒。亦在太阳经，与伤寒相似，其实不同。方用桂枝汤调和营卫，以祛风寒之邪，加栝楼根清气分之热，而大调太阳之经气，经气流通则风邪自解矣。处方：桂枝4.5g，生白芍9g，炙甘草3g，生姜3g，红枣4枚，天花粉9g。（范文甫，等.《黑龙江中医药》1984，2：8）

2. **妇人柔痓** 一妇人，猝口噤，角弓反张，目直视，不能言。诸医以为是温病。余曰：“此柔痓也”。与瓜蒌桂枝汤全方，1剂见效，仍守前法，3剂而愈。是年，此证甚多，而服紫雪丹者误事不少也。（范文甫，等.《黑龙江中医药》1984，2：8）

3. **小儿慢惊风** 多年来，凡遇到小儿初感发热抽风，表现为“急惊风”者，即投以银翘散重加花粉，大都获效。而且其效甚速，有时令人惊奇。但若病程较长，反复不愈者，再用银翘散加花粉治疗，往往无效。需用瓜蒌桂枝汤扶阳养阴方能治愈。（《医方发挥》第96页）

按： 根据上述经验，小儿外感温热致痓之初，宜用瓜翘散加天花粉；病久阴阳俱损者，宜用栝蒌桂枝汤加味治之。当然，若外感风寒所致之柔痓，仍应当如名医范文甫、吴佩衡医案那样，师仲景心，守仲景法。

【临证指要】 瓜蒌桂枝汤主治风寒外感，阴津内伤之柔痓。小儿急惊风或慢惊风辨证选用之，收效满意。于方中酌加益气、养血之品，则能增强扶阳养阴之力。

【原文】 太阳病，无汗而小便反少，气上冲胸，口噤不得语，欲作刚痓，葛根汤主之。（12）

葛根汤方：葛根四两，麻黄三两（去节），桂枝二两（去皮），芍药二两，甘草二两（炙），生姜三两（切），大枣十二枚（擘）。上七味，㕮咀，以水一斗，先煮麻黄、葛根，减二升，去沫，内诸药，煮取三升，去滓，温服一升，覆取微似汗，不须啜粥，余如桂枝汤法将息及禁忌。

【提要】论欲作刚痉的证治。

【简释】“太阳病，无汗”，指痉病初起，类似太阳病表实证之证候。“而小便反少，气上冲胸”，是痉病早期津伤于内，气机逆乱的证候。曰“口噤不得语，欲作刚痉”，实则已是痉病之端倪。用葛根汤开泄腠理，滋养津液，舒缓筋脉。

按：方中为何先煮麻黄、葛根？章虚谷曰：“先煎麻、葛者，杀其轻浮升散之性，使与诸药融和，以入肌肉营卫而疏通之，则邪自可外解矣。”

【验案精选】

1. 太阳证刚痉

（1）临产麻疹内陷，并发痉病　郭某某，女，20岁。成都某厂工人。1951年春，因临产入某某产院。次日晨，自觉身倦，头昏，发热，恶寒，双眼流泪，鼻流清涕，脸上出现红疹，当即诊断为“麻疹”。因怕传染，通知其转传染病院。由于即将分娩，两院相距又远，家属不同意，最后回到家中，复感风寒，病情急剧恶化，昏迷失语。遂请范老去家急诊。面部耳后麻疹出而复收，疹色转为淡紫微暗，疹点下陷，额头微热无汗，恶风寒，胸闷气紧上逆，项背强痛，两手抽搐，口噤无声，人已昏迷，面色灰暗，唇淡微乌，撬开牙关，视舌质淡红偏暗、苔黄夹白微腻，脉浮紧。此为临产疹出未透而重感风寒，麻毒内陷，并致刚痉之危证。法宜驱风散寒，解痉透疹，以葛根汤加减主之。处方：葛根10g，麻黄10g，桂枝6g，白芍10g，甘草3g，生姜10g，升麻10g。服药后，逐渐清醒，声渐出而语清，手足抽动停止。头项强痛明显减轻，疹点重新现出。此为寒邪衰，郁闭开，刚痉主症已解，转为正常疹出，遂即顺产。后继以清热解毒、甘寒养阴之剂，调治而愈。（《范中林六经辨证医案选》第14页）

原按：一般说来，麻疹属温病范围，切忌辛温发汗。为什么本例竟从太阳经病风寒表实兼证入手？《金匮要略》云：“太阳病，发热无汗，反恶寒者，名曰刚痉。”“太阳病，无汗而小便反少，气上冲胸，口噤不得语欲作刚痉，葛根汤主之。”临床所见，患者突然项背强痛，胸闷气紧上逆，口噤不得语，以及牙关紧闭等，皆为寒气盛而痉属表证。同时疹出即没，疹点下陷，昏迷失语，牙关紧闭，显系麻疹中途隐没之闭证。此病例病机，究属热闭寒闭？细察之，额头虽微热，但非全身灼热；虽昏沉失语，但无烦渴谵妄；疹点虽下陷，仅淡紫微暗。参之唇色暗淡不红，苔黄而不燥，脉浮紧而不洪数。显然，应属麻疹寒闭之逆证。不可泥于“痧喜清凉，痘喜温暖”之说。故投葛根汤发表透疹以除寒闭，从经输达邪外出，以解刚痉。产褥期中，由于失血伤津，产道创伤，感染毒邪而引起“产后发痉”，颇不乏人。本例麻疹，发生于成年，且临产发病，并转为寒闭刚痉，在临床中颇为罕见。此证对产妇而言，生死反掌。其致命之危，首在麻疹寒闭而引起之抽搐昏迷。故临证之要点，必须拨开云雾，辨析其癥结。综观患者麻疹寒闭诸证，按伤寒六经，归根到底，则为寒气盛而致痉，应属寒，属表，属实，病在太阳之经，葛根汤实为对证之良方。

（2）小儿间质性肺炎，并发痉病　李某，男，5个月，1960年11月21日入院。连日发热，咳嗽，喘，腹泻，吐乳，抽风，头后背（按：即角弓反张之象），但抽后如常。体温37.8℃，呼吸40次/分，脉搏128次/分，心音亢进，律整，鼻扇，肺呼吸音粗。诊断：“间质性肺炎”。中医辨证：面色赤，颈项强急，身热足寒，恶寒无汗，神智清楚，脉沉紧，舌苔白，乃太阳经气不舒、津液不能敷布所致。诊为太阳病“刚痉”，葛根汤证。方剂：葛根15g，麻黄、桂枝、白芍、生姜、甘草各7.5g，大枣4枚。200ml水煎至60ml，分3次口服。并用青霉素15万U，一天2次肌内注射。入夜好转，3日后出院。（《伤寒金匮教学文集》第42页）

2. 小儿急惊风　小儿急惊一症，古无其名，不知创自何时。余著有《急惊治验》一书。兹有曾姓之子，生甫一周，染患此症。医用清热祛风化痰之剂，愈见口渴便闭，角弓反张，四肢抽掣，已无生理。医辞不治。伊戚王姓知余能医此病。时已三更令，其叩门求治。余视经纹告曰：“此名痉症，俗号惊风。”问曾服凉药否，曰数剂矣。余曰：“此寒也，非火也。服凉药大谬。幸而今晚求治，明日殆矣！”余即与以葛根汤。令其服药后覆取微汗，其搐搦自止。次晨抱来复诊，诸症悉退。再用桂枝加葛根汤而愈。〔《二续名医类案》（温载之．温病浅说温氏医案）第3333页〕

按：葛根汤治其他病验案，见《伤寒论》第31条。

【原文】痉为病，胸满，口噤，卧不着席〔1〕，脚挛急，必齘齿〔2〕，可与大承气汤。（13）

大承气汤方：大黄四两（酒洗），厚朴半斤（炙去皮），枳实五枚（炙），芒硝三合。上四味，以水一斗，先煮二物，取五升，去滓，内大黄，煮取二升，去滓，内芒硝，更上微火一二沸，分温再服，得下止服（按：《注解伤寒论》“止服”作“余勿服”）。

【注脚】

〔1〕卧不着（zhuó 浊）席：指患者背反张之甚。《广韵·十八药》：“着，附也。”

〔2〕齘（xiè 械）齿：即牙关紧闭，切齿有声。《说文·齿部》：“齘，齿相切也。”

【提要】论里热成痉的证治。

【简释】里热壅盛，气机不畅，故胸部胀满；热盛劫伤津液，不能濡养筋脉，故角弓反张，四肢挛急；口噤、齘齿为阳明经症状。总之，本证因邪气内闭、阳明热盛、灼伤阴液、筋脉失养而致痉，即《灵枢·热病》所谓“热而痉则死”之候。可与大承气汤泻热存阴以解其痉。亦可辨证以《温病条辨》的增液承气汤主治。

【验案精选】

1. 小儿阳明痉病（乙脑、破伤风）

（1）里海辛村潘塾师之女，八九岁。发热面赤，角弓反张，谵语，以为鬼物。符箓无灵，乃延余诊。见鱼网蒙面，白刃拍桌，而患童无惧容。予曰：此痉病也，非魅。切勿以此相恐，否则重添惊疾矣。投以大承气汤，一服，即下两三次，病遂霍然。（《黎庇留医案》）

（2）周小孩。脉沉数无伦次，发热项强，口噤齘齿，舌黑而焦，二目天吊，腹满便秘，此刚痉，热甚发痉也，邪热内闭所致。处方：生大黄9g，元明粉9g，桂枝6g，甘草3g，生白芍9g，葛根9g。二诊：昨日泻下后，已好不少，再稍稍下之以泻其余热。生大黄6g，元明粉6g，生地12g，玄参9g，麦冬9g。三诊：将愈矣。玄参9g，麦冬9g，生地12g。（《范文甫专辑》第110页）

按：此首诊用调胃承气汤加桂、芍及葛根，可知为阳明燥实，兼表邪未解，为活用仲景之方。二诊用增液承气汤；三诊用增液汤，均为治温病方法。由此可见，善为医者，不应有寒、温门户之见，当融会贯通，寒温并用，方为良医。

（3）乙脑　李某某，女，7岁。流行性乙型脑炎，其症高热汗出，口噤齘齿，项背反张，手脚痉挛，大便七日未解，曾经灌肠，排出粪便不多，指纹青紫，脉沉弦数。此阳明燥热，腑实不通，当急下存阴，再议其他。用大承气汤：枳实3g，厚朴3g，大黄6g，玄明粉6g，水煎如法，鼻饲1剂，大便得通，高热稍退，后用羚角钩藤汤加减而愈。（《金匮要略浅述》第31页）

（4）破伤风　某医院一破伤风患儿，病迄今四日，曾用驱风镇痉之玉真散，不效。会诊时热不退，便不通，痉不止，舌燥苔黄，脉见数实。证属热结阳明，热极生风，法当下之，即予大承气汤：大黄15g，芒硝12g，厚朴24g，枳实12g。越日再诊，证情未减。硝黄当显效，何迟迟未下？心疑不解，询知乃病家恐前方过峻，自行减半以进。由于病重药轻，服后便结如故，当此风热正盛，燥结如石，非借将军之力下之不为功。遂照上方急煎叠进，药后四五小时，肠中辘辘，先排石硬色黑如鸡卵大粪块，随下秽物半便盆，如鼓之腹得平，再剂又畅行三次，痉止身凉，病痊。继用养血疏肝调理巩固。（《新中医》1980，6:47）

2. 老年阳明痉病

（1）宣和戊戌，表兄秦云老病伤寒，身热足寒，颈项瘈疭，医作中风治，见其口噤故也。予诊其脉实而有力，而又脚挛齘齿，大便不利，身燥无汗。予曰：此刚痉也。先以承气汤下之，次以续命汤调之，愈矣。（《伤寒九十论·刚痉证第二十一》）

（2）黄某，女，80岁，1985年5月6日就诊。患者腹痛3天，入院后出现四肢抽搐，神志不清，经服多种西药治疗无效，病情危重，次日晚，其家属把病人抬回家待死。此时病人抽搐更加频繁，昏不识人，经人介绍延吾诊治。病人向壁而卧，闻声有动，喃喃口动无声；时而扬手掷足，四肢抽搐，启目凝视，灼灼有光；时而似鹰眼“目中不了了”，息粗微喘；唇红而干，舌红苔白厚而干，口气秽臭难闻，上腹胀满，按之则痛。询问家属，知其七天未大便。此阳明腑实证悉俱，虽年老而瘦，但确属急下之证，宜用大承气汤。处方：生大黄10g（后下），芒硝30g（后下），甘草20g，厚朴10g，枳实10g。上五味，加水煮取1碗，分2次温服。服后果然下燥屎甚多，午后病人旋即清醒。后经数日调治，遂告病愈。（《伤寒论通释》第297页）

3. 暑温痉厥（森林脑炎）　刘某，男，25岁，某林业局伐木工人，1960年8月10日初诊。1960年7月下旬在作业中，突然昏倒，壮热神昏，来哈入某医院确诊为“森林脑炎”。邀余会诊，患者高热神昏，面赤唇焦，颈项强直，手脚抽搐，目睛不和，牙关紧，舌卷，苔黑黄干厚，脉沉数有力，便闭10日未行，遗尿不知，脐腹坚硬拒按。中医诊断为暑温痉厥，乃温热传入阳明热结成实，上扰神明，阴分涸竭，病势危笃，宜大承气汤合增液汤化裁急下存阴法。处方：大黄25g，芒硝25g，枳实20g，川朴20g，生地50g，玄参50g，麦门冬50g，生石膏100g，犀角10g（另煎），全蝎5g。水煎服。服前方1剂，下燥屎及臭秽稠粪甚多，热减牙关开，未出现抽搐，目睛稍活，病有转机，继以前方大黄、芒硝各减至15g，连进药二剂，俱用鼻饲，大便续下稠粪甚多，热尽退，神志清醒，从此调理半年而愈，未遗留任何后遗症。（《张琪临证经验荟要》第386页）

原按：本案为余五十年来所治温热急重症之一例，当时因在外院会诊，西医检查资料俱未记下，但确用中药而治愈。本案属热结阳明腑实证，热炽伤津，阴分有涸竭之虞，故以急下存阴之大承气汤治之，又防“无水舟停”，与大剂增液汤合用即增液承气汤，加石膏以清热又属宜白承气汤，服药后收效迅捷，使患者转危为安，可见中医治疗急重病有其独到之处。

按：上述七例表明，热结阳明而病痉者，大承气汤泻热存阴以止痉，诚为良方。

大承气汤为寒下之代表方剂，临床用途广泛，详见《伤寒论》第208条【验案精选】等项内容。

【原文】 太阳病，关节疼痛而烦，脉沉细一作缓者，此名湿痹〔1〕《玉函》云中湿。湿痹之候，小便不利，大便反快〔2〕，但〔3〕当利其小便。（14）

【注脚】

〔1〕湿痹：即湿邪痹阻。喻昌曰：“湿痹者，湿邪痹其身中之阳气也。利其小便，则阳气通行无碍，而关节之痹并解矣。”

〔2〕大便反快：意指大便反正常。注家多以濡泻解“快”字，须知仲景称大便濡泻为“下利”。《玉篇》谓：“快，可也。”“大便反快”曰“反”者，相对小便不利而言。

〔3〕但：副词，表示范围，相当于“只”，“仅仅”。

【提要】 论湿痹的证候及治则。

【简释】 湿为六淫之一，如同风寒之邪，先伤太阳而见表证。但风寒易伤肌腠，而湿邪易犯关节，使关节疼痛而烦扰不安。湿性黏滞，故脉沉而细或脉缓。名曰“湿痹”者，乃湿邪痹阻而阳气不通之义。如见小便不利，大便反快，此为外湿引动内湿。湿阻于内，阳气不通，故小便不利，大便或为濡泻，或反而正常。总之，本条病机为外湿与内湿相合，但内湿偏重，法当先治内湿，故曰“但当利其小便”，可用五苓散。小便得利，则里湿去，阳气通。若外湿不除，而后再用微发汗法。

【原文】 湿家之为病，一身尽疼一云疼烦发热，身色如熏黄也。（15）

【提要】 论湿郁发黄的证候。

【简释】 湿邪侵犯体表，气机不畅，故一身尽疼。发热身黄，为湿郁化热，湿热瘀于血分，蕴蒸肌表所致。诊治详见《黄疸病》篇。

按：西医学所述的“急性病毒性肝炎”之黄疸前期，有个别患者临床表现有多发性关节酸痛或肿胀，使人怀疑为风湿病，一旦黄疸出现，关节症状即告消失。由此可见，仲景此条将湿病与黄疸病联系起来，是有临床依据的。

【原文】 湿家，其人但头汗出，背强，欲得被覆〔1〕向火。若下之早则哕〔2〕，或胸满，小便不利，一云利。舌上如胎〔3〕者，以丹田〔4〕有热，胸上有寒，渴欲得（按：《脉经》《翼方》“欲”下并无“得”字）饮而不能饮，则口燥烦（按：《伤寒总病论·卷三》“烦”作“故”）也。（16）

【注脚】

〔1〕被覆：被覆为同义复词，指披盖衣物。“被”通“披”。《说文·襾部》：“覆，盖也。”

〔2〕哕：指呃逆。详见后《呕吐哕下利病》篇。

〔3〕舌上如胎：“胎”通“苔”。“如胎”指舌上苔湿润白滑。

〔4〕丹田：泛指下焦，与“胸上”对举。

【提要】 论湿病误下后的变证。

【简释】 湿家，谓久患湿病之人。湿浊蕴结于内，阳气不达于外而上越，故其人但头汗出；湿困经脉，故背强；湿阻阳痹，故其人畏寒，欲得被覆向火。治宜通阳利湿。如果误用攻下，必致变证丛生，例如，在中则呃逆；在上则胸满；在下则小便不利。舌上如苔，即可见白滑之苔，为湿阻之象。所谓“丹田有热，胸上有寒”，是说明湿病误下后出现的一种寒热错杂，下热上寒的病机变化。“渴欲得饮而不能饮”是湿遏热伏的主症特点，以热伏则口燥渴欲饮，湿遏则不能饮也。

【原文】湿家下之，额上汗出，微喘[1]，小便利一云不利者，死；若下利不止者，亦死。(17)

【注脚】

〔1〕微喘：指虚喘。仲景条文中含“微”之字，往往蕴含“虚”之意。

【提要】论湿家误下后的坏证。

【简释】湿家本已湿胜阳微，误下重伤阳气，故发生坏证。虚阳上越则额上汗出（必是如珠如油），微喘（为病危奄奄一息，气不接续之候）；元气下脱则二便失禁，如此上越下脱，乃阴阳离决，至危至重之候，故曰“死”。

按：临床遇此危重病人，切不可等闲视之，应争分夺秒，中西医结合，全力抢救，挽回万一。独参汤、参附汤、四逆汤等回阳救逆之方，此时可发挥效力。

【原文】风湿相搏[1]，一身尽疼痛，法当汗出而解，值[2]天阴雨不止，医云此可发汗，汗之病不愈者，何也？盖发其汗，汗大出者，但风气去，湿气在，是故不愈也。若治风湿者，发其汗，但微微似欲出汗者，风湿俱去也。(18)

【注脚】

〔1〕相搏：李彣曰：“搏者，凝结不解之义。”

〔2〕值：正当。《广韵·七志》：“值，当也。”

【提要】论风湿在表应微发其汗的机制。

【简释】风为阳邪，其性轻扬，容易表散；湿为阴邪，其性黏滞，难以骤除。若汗出太多，则风气虽去而湿邪仍在，故病不愈。治风湿之法，应使阳气内蒸，肌肉关节之间皆为阳气所充溢，但持续微微地汗出，则营卫畅通，而风湿之邪尽去。章楠说：“治风湿者，必通其阳气，调其营卫，和其经络，使阴阳表里之气周流，则内湿随三焦气化，由小便而去，表湿随营卫流行，化微汗而解，阴湿之邪既解，风邪未有不去者。”(《伤寒论本旨》)

【原文】湿家病身疼发热，面黄而喘，头痛鼻塞而烦，其脉大，自能饮食，腹中和无病，病在头中寒湿，故鼻塞，内药鼻中则愈。《脉经》云：病人喘，而无“湿家病”以下至“而喘”十一字。(19)

【提要】论头部伤于寒湿的证治。

【简释】“病在头中寒湿”是言病因；“头痛鼻塞而烦”是其主症；“身疼发热，面黄而喘”及“脉大”为或然之脉症。饮食如常，知其里和无病。纳药鼻中，目的在于宣肺利窍，除头中寒湿。

按：原文未出示方药，后世医家对于此类证候的治法，多采用辛香开发之味作嗅剂。

【验案精选】

黄疸病 一人素病黄，忽苦头痛不已，发散降火，历试无效，诊得脉大而缓，且一身尽痛又兼鼻塞，乃湿家头痛也。投瓜蒂散一匕内鼻中，黄水去一大杯而愈。(《续名医类案·卷十六·头》)

按：此例似为素患黄疸病而又感受外邪。瓜蒂治黄疸病的临床观察与实验研究，详见《黄疸病》篇“附方”。

【原文】湿家身烦疼，可与麻黄加术汤，发其汗为宜，慎不可以火攻[1]之。(20)

麻黄加术汤方：麻黄三两（去节），桂枝二两（去皮），甘草一两（炙），杏仁七十个（去皮尖），白术[2]四两。上五味，以水九升，先煮麻黄，减二升，去上沫，内诸药，煮取二升半，去滓，温服八合，覆取微似汗。

【注脚】

〔1〕火攻：指温针、艾灸、火熏之类。陆渊雷曰：“火攻乃汉末俗医常用之法，故仲景屡以为戒。”

〔2〕白术：方有执说：“古方及本经止言术，未见分苍白二种也。……然则经文‘术’上其曰‘白’者，乃后之好事者之所加欤！”

【提要】论寒湿在表的证治及治禁。

【简释】湿家，指素有湿病之人，其主症为身烦疼，即肢体疼痛而烦扰不安。用麻黄加术汤，可知为湿家又新感风寒之邪，出现发热，恶寒，无汗等表证。表证当从汗解，而湿邪又不宜过汗，故用麻黄加术汤。《本经》曰“术……治风寒湿痹”。本方以麻黄汤加白术之苦温，既可以行表里之湿，又能制约麻黄汤的发汗之性，则全方虽发汗而不致多汗，覆被取微微发汗而解。如用火攻发汗，必致大汗淋漓，风去湿存，病必不除；且火热内攻，必致生变也。

【验案精选】

1. **湿家外感** 黄君，年30余，住本乡。原因：素因体肥多湿，现因受寒而发，医药杂投无效，改延予诊。症候：手足迟重，遍身酸痛，口中淡，不欲食，懒言语，终日危坐。诊断：脉右缓左紧，舌苔白腻，此《金匮》所谓"湿家身烦疼，可与麻黄加术汤"也。疗法：遵经方以表达之，使寒湿悉从微汗而解。处方：带节麻黄八分，川桂枝七分，光杏仁钱半，炙甘草五分，杜苍术一钱。效果：连投二剂，诸症悉平而愈。〔《重订全国名医验案类编》（萧琢如）第148页〕

按：《伤寒论》记载麻黄汤之麻黄"去节"。为何去节呢？陶弘景曰："麻黄用之折除节，节止汗故也。"古今临床用之，一般用"带节麻黄"，仍有发汗作用。

2. **风湿** 癸亥十一月十五日，张，二十五岁。风湿。羌活三钱，苦桔梗三钱，桂枝二钱，半夏二钱，苏叶三钱，杏仁泥三钱，陈皮二钱，生姜三片，炙甘草一钱。煮三杯，分三次服。

十六日，风湿相搏，一身尽痛，汗之不汗，用麻黄加术法。麻黄（去节）五钱，苍术五钱，杏仁五钱，桂枝三钱，炙甘草三钱，羌活一钱五分，生姜三片。煮三杯，分三次服。

晚，于前方内加熟附子三钱，半帖而愈。(《吴鞠通医案》第127页）

按：此案初诊处方用药"杂乱"，方不对证，故而无效。二诊以"麻黄加术法"，三诊加附子温通阳气，方证相对，立见功效。

3. **行痹** 吕某某，男，35岁。有风湿性关节炎病史，在田间劳动，被风雨侵袭，遂感周身关节疼痛，呈游走性，肢体沉重，二便自调，脉略弦，舌淡红苔白。拟麻黄加术汤法：麻黄12g，桂枝、杏仁、苍白术、羌独活各9g，炙甘草6g。水煎两遍兑入，1日3次温服，覆取微汗。服药1剂关节疼痛减轻，2剂大轻，3剂而愈。改拟桂枝汤以善后巩固。（吕志杰验案）

4. **瘾疹（荨麻疹）** 姜某某，男，20岁。2年前睡湿炕而患此病。每年冬、春季受风寒或接触冷水即发。疹从四肢起，逐渐蔓延周身，时起时消。起时瘙痒难忍并伴肤痛，夜不得眠。诊时，见全身有散在痒疹，舌苔白腻，脉浮而紧。此系风寒湿邪郁于肌肤不得透发所致，当用疏风散寒祛湿之法。拟麻黄加术汤2剂。病人服药后周身出微汗，痒疹消失，病愈。1年后追访未再发。（刘柏《山东中医学院学报》1980，3：66）

按：上述行痹、瘾疹（此病名见于《中风历节病》篇第3条）的病因均为感受外邪，邪在肌表。《素问·阴阳应象大论》说："其在皮者，汗而发之。"故以麻黄加术汤微发其汗，使病随汗解。

【原文】病者一身尽疼，发热，日晡所剧者[1]，名风湿。此病伤于汗出当风，或久伤取冷所致也。可与麻黄杏仁薏苡甘草汤。（21）

麻黄杏仁薏苡甘草汤方：麻黄（去节）半两（汤泡），甘草一两（炙），薏苡仁半两，杏仁十个（去皮尖，炒）。上剉麻豆大，每服四钱匕，水盏半，煮八分，去滓，温服。有微汗，避风。

按：《辑义》认为，本方剂量小，而煎法与诸方异，疑是后人所定。《外台》脚气门所载却是原方，为："麻黄四两，甘草二两，薏苡仁半升，杏仁二两。右四味，㕮咀，以水五升，煮取二升，分温再服，汗出即愈。"

【注脚】

〔1〕日晡（bū 逋）所剧者：即一日的申时病情加重者。"晡所"，即晡时，为昼夜十二时辰序的申时（慧琳《音义》卷十三："晡时，申时也。"），即午后三时至五时。另外，古汉语表示约数，常在数词的后面加上"所"、"许"等词。如第22篇第9条曰："妇人年五十所。"

【提要】论风湿在表化热的证治及成因。

【简释】一身尽疼，发热，为外感风湿，郁于肌表，正邪交争之象。日晡所剧者，即一日的申时病情加重，为湿郁化热的征象。本病成因有二，或因劳作时汗出受风，或因久卧湿地而感邪。由于病邪在表，故可微发其汗以散邪；邪已化热，故不可只用辛温，应兼用辛凉，取辛甘轻清之麻杏苡甘汤治之。本方薏苡仁，《本经》谓其"味甘，微寒，无毒，治……风湿痹"，治湿除痹是其专长。方后云："有微汗，避风"，如此服药后护理法，应当遵守。

【验案精选】

1. **风湿热痹（急性风湿热）**

（1）张某某，男，15岁，中学生。1周前发热头痛，鼻塞流涕，咽痛咳嗽，周身不适，学校卫生科治用APC、青霉素、喉片等药，头痛咽痛已好，但仍发热咳嗽，四肢关节游走疼痛，局部红肿，小便短赤，经医院化验室检查：血沉36ml/小时，抗链"O"800U。诊断为"急性风湿病"。舌苔黄腻，脉象滑数。拟发表解热、除湿宣痹，用麻杏苡甘汤加减：麻黄 3g，杏仁 10g，薏苡仁 15g，蚕沙 12g，赤小豆 15g。服 5 剂，发热已退，咳嗽亦止。后用宣痹汤连服 20 余剂，关节肿痛全消，抗链“O”、血沉正常。(《金匮要略浅述》第 37 页)

（2）李某某，女，14 岁。发热，腕及膝关节红肿、热痛、活动障碍已 5 天，体温 38.7℃。头痛面赤，微汗，小便黄，精神不振，舌质淡，苔微黄而腻，脉浮滑而数。实验室检查：白细胞 11×10^9/L，中性 0.8，血沉 40ml/ 小时，抗链“O”500U 以上。心率快，余无殊。证属“风湿热痹”。乃风湿郁于肌肉关节之间，日久化热。治宜宣湿清热活络，处方：麻黄 6g，杏仁 12g，生苡仁 45g，石膏、忍冬藤各 30g，苍术、牛膝、防己、赤芍、黄柏、丝瓜络各 15g。6 剂后，发热已退，体温 37.3℃，关节肿痛已除，活动自如，汗止食增，精神振作，舌苔白腻，脉滑。上方去石膏，加桑枝、蚕沙、羌活、独活、桂枝等。共服 30 余剂。自觉症状消失，白细胞 8.2×10^9/L，中性 0.68，抗链“O”正常，血沉 24mm/ 小时。(李晓湘 .《浙江中医杂志》1983，8：353)

按：以上验案所述“急性风湿病”“风湿热痹”，与西医学论述的“急性风湿热”相类似。急性风湿热的临床表现为：发病前 1~3 周约半数病人先有上呼吸道感染史。起病时周身乏力、纳差、烦躁，典型表现有发热、关节炎（红、肿、热、痛）、皮下结节、环形红斑及舞蹈病等。实验室检查：抗链球菌溶血素“O”＞500U；红细胞沉降率（简称血沉）加速＞24mm/ 小时。急性风湿热多属热痹，宜用祛风清热化湿方法，酌情选用麻杏苡甘汤或《疟病》篇的白虎加桂枝汤治之。风湿热最好中西医结合治疗，彻底治愈。否则，风湿活动反复发作，易演变成风湿性心瓣膜病（简称风心病）之痼疾。慢性风湿病表现为湿盛阳微者，则应辨证以后文之甘草附子汤为主方。

笔者近年曾经数月治愈一例“急性风湿热”患者，随访 2 年未复发。

2. 风湿误治案

（1）误用辛凉剂银翘散案　黄某某，男，14 岁。南宁市民船户。1952 年 10 月间，颈项肿大，上及腮颊，状类虾蟆瘟，一身尽疼，微寒发热，日晡尤甚，脉浮软稍带数象，舌苔白薄粗腐，大便黄软，小便微黄。此乃风湿，非虾蟆瘟，前医以银翘散加减治疗无效。患者系船户，病前日中行船，帮同拉缆，汗出当风，日晡停船即于河中洗浴为其病因。故以麻杏苡甘汤加苍术，治其风湿为主，服药 5 剂，主症尽解，颈项肿大亦随之而愈。〔张汉符 .《哈尔滨中医》1962，4（5）：94〕

（2）误用物理降温，冰伏寒凝案（变应性亚败血症）吴某，女，46 岁。患者系满洲里人，于 1994 年 10 月中旬沐浴当风，遂发热。以感冒治疗，用解热剂、物理降温不效，多方求医，而发热不止。西医诊断为“变应性亚败血症”，在不同医院反复使用过多种抗生素，罔效，惟用解热剂及激素后体温可暂降一时。至余接诊时，已反复发热 2 月余，体温通常在 38℃以上，甚则超过 39℃，伴有恶寒，肢节肌肉烦痛，纳差，恶心，神倦，耳聋，大便不畅，数日一行，脉濡，苔腻罩褐。辨为湿热内郁之证。观其湿热合邪而湿重于热，故用《金匮要略》麻杏苡甘汤加味，其中麻黄用量为 6g。服药 1 周，体温渐降至 38℃以下，精神好转，略有食欲。然下肢仍恶风，两腿肌肉酸痛，舌苔白厚，脉同前。辨证谅无大错，因何难取全功？必是病久邪气深伏，非大剂不可发越之。改以麻杏苡甘汤与《温病条辨》加减木防己汤合方化裁：麻黄 15g，杏仁 12g，薏苡仁 30g，木防己 15g，石膏 45g，桂枝 12g，茯苓 20g，苍术 15g，炙甘草 10g。4 剂。服 1 剂后，周身漐漐汗出，两膝淅淅似有冷风外冒，翌日体温即降至 37℃以下。药尽两腿已不感酸痛，饥而欲食，舌苔化薄，中后部仍较厚，脉濡缓。上方小其剂继用 3 剂，诸证痊愈出院。(高飞 .《中国医药学报》1998，8：56)

原按：此本汗出当风，伤于风湿之证，初期湿郁肌表而发热，可一汗解之，而反用物理降温等法，冰伏寒凝，郁热更甚。初辨证无误而疗效欠佳，是病重药轻，即加重发散之力，则一剂热退，数剂之后，痼疾得瘳。由是知理、法、方、药诸环节不可或缺。

按：辛凉解表、物理降温，皆治病之法。而风湿在表需要微发其汗，其银翘散岂能发汗？冰伏降温反阻遏阳气，用“解热剂及激素”难免挫伤正气，故为误治。

【临证指要】 麻杏苡甘汤主治风湿病化热者。本方适当加味治疣、银屑病均有较好疗效。特别是方中之薏苡仁，可谓治疣专药（与大米混合煮食，亦有良效），但用量要大，一般为 50~60g。

【原文】 风湿，脉浮身重，汗出恶风者，防己黄芪汤主之。(22)

防己黄芪汤方：防己一两，甘草半两（炒）（按：《外台》卷十九“炒”作“炙”字），白术七钱半，黄芪一两一分（去芦）。上剉麻豆大，每抄五钱匕，生姜四片，大枣一枚，水盏半，煎八分，去滓，温服，良久再服。喘者加麻黄半两，胃中不和者加芍药三分，气上冲者加桂枝三分，下有陈寒者加细辛三分（按：《千金》无“喘者……三分”三十六字）。服后当如虫行皮中，从腰下如冰，后坐被上，又以一被绕腰以下，温令微汗，瘥。

按： 本方之用量与煎法，《辑义》认为亦是后人改定，而《千金》却是原方，为：“防己四两，甘草一两，白术三两，黄芪五两，生姜三两，大枣十二枚。上六味，㕮咀，以水六升，煮取三升，分三服。服了坐被中，欲解如虫行皮中，卧取汗。”

【提要】 论风湿表气虚的证治。

【简释】 脉浮，是病邪在表之象；身重，是湿痹肢体之特征；汗出恶风，是表虚卫气不固。风湿在表以关节疼痛为主症，本条不言者，省文也。证候虽属于风湿，但因表气虚，故不用麻黄加术汤、麻杏苡甘汤之类以发汗，而用防己黄芪汤益气除湿。方中黄芪、炙甘草补中益气固表，防己、白术善治表里之湿，姜、枣调和营卫。“服后当如虫行皮中”，此即卫阳振奋，风湿欲解之征。本条脉症与桂枝汤证颇类似，但病因病机不同，应注意鉴别。

【验案精选】

1. **风湿热痹（急性风湿热？）** 王某，女，25岁。患急性风湿病已月余，肘膝关节肿痛，西医用青霉素、维生素B_1、阿司匹林等药。关节肿痛减轻，但汗出不止，身重恶风，舌苔白滑，脉象浮缓。此卫阳不固，汗出太多，风邪虽去，湿气仍在之故。故宜益卫固表，除湿蠲痹，用防己黄芪汤：防己12g，白术10g，黄芪15g，甘草3g，生姜3片，大枣1枚，加防风10g，桂枝6g，酒芍10g。服5剂，汗出恶风遂止，关节肿痛亦有好转。（《金匮要略浅述》第39页）

按： 此例似为西医学所述的急性风湿热，该病典型表现、治疗方法及预后，详见前第21条相关内容。

2. **风湿、寒痹** 李某，男，40岁，工人，2年来患寒湿痹证，四肢关节酸痛，逢阴雨加重。近1周来，因感冒发热，服解表药热退后，关节痛烦增重，且又自汗，恶风，短气，脉象浮涩，苔白腻，诊为寒湿痹阻，卫气已虚。遂与防己黄芪汤，益气固卫行湿，服后汗止痛减。生黄芪30g，白术15g，防己12g，桂枝10g，甘草7g，生姜2片，大枣4枚。（诸葛连祥.《云南中医学院学报》1979，3：15）

3. **水气病** 见《水气病》篇第22条。

【临证指要】 防己黄芪汤主治风湿病、水气病之气虚者。本方适当加味，辨证治疗狐臭及妇人带下病亦有良效。

【原文】 伤寒八九日，风湿相搏，身体疼烦（按：明刊本、吉野本及《脉经》卷八第二并作“疼痛”），不能自转侧[1]，不呕不渴，脉浮虚而涩者，桂枝附子汤主之；若（按：《伤寒论》第174条“若”后有“其人”二字）大便坚（按：《伤寒论》第174条、《脉经》《外台》“坚”并作“硬”字），小便自利者，去桂加白术汤主之。（23）

桂枝附子汤方：桂枝四两（去皮），生姜三两（切），附子三枚（炮去皮，破八片），甘草二两（炙），大枣十二枚（擘）。上五味，以水六升，煮取二升，去滓，分温三服。

白术附子汤方（按：陆渊雷曰：“《伤寒论》药量及水皆多一倍，仍分三服，《千金翼》《外台》并同，《金匮》盖后人所改。”）：白术二两，附子一枚半（炮，去皮），甘草一两（炙），生姜一两半（切），大枣六枚（擘）。上五味，以水三升，煮取一升，去滓，分温三服。一服觉身痹[2]，半日许再服，三服都尽，其人如冒状[2]，勿怪，即是术、附并走皮中，逐水气，未得除故耳。

【注脚】

〔1〕不能自转侧：谓因“身体疼烦”而行卧不能如常。“转侧”为“辗转反侧”之省语。

〔2〕身痹……如冒状：即肢体麻木、头目眩晕，此皆附子用至最佳剂量的中毒反应。《尚书·说命》曰：“药弗瞑眩，厥疾勿瘳。”陈念祖曰：“凡方中有如虫行状、如醉状、如冒状者，皆药势将行使然也。”

【提要】 论风湿阳虚轻证的证治。

【简释】 伤寒八九日，风湿相搏，身体疼烦，说明病因外感，病邪在表；不能自转侧，谓因身疼而行卧不能自如；不呕不渴，是病邪尚未影响及里；脉浮虚而涩者，以风在表则脉浮，阳气不足则脉虚，湿邪痹着则脉涩。脉症合参，为阳虚而风湿相搏于肌表。故治用桂枝附子汤温经助阳，祛风除湿。尤在泾："以桂枝汤去芍药之酸收，加附子之辛温以振阳气而敌阴邪。""若"字承上文而言，意在说明服药之后风去湿减，气化已行。所谓"大便坚，小便自利"，盖指平素大便干结，小便正常。续进原方剂量减半，去桂枝之通阳解表，加白术以健脾润肠（详见"大论心悟"），属于善后调理方法。

【大论心悟】

重用生白术治虚性便秘有良效

1. **习惯性便秘、老年便秘** 1977年6月，患者于某来诊。谓便秘六七年。多年来，服汤药数百剂，滋阴如麦冬、沙参、玉竹、石斛、知母有之；润下如火麻仁、郁李仁、柏子仁、桃仁有之；泻下如大黄、芒硝、番泻叶有之；补益如党参、黄芪、太子参、淮山药、肉苁蓉、狗脊、巴戟天有之；丸药如牛黄解毒丸、牛黄上清丸、更衣丸、槐角丸、麻仁滋脾丸；它如开塞露、甘油栓等，且常年蜜不离口。然便秘之苦不能解，颇为失望。余诊之，心烦易汗，失眠食少，脉细，舌苔薄滑。上症皆由便秘过久，脾胃功能失调所致。投：生白术90g，生地60g，升麻3g。患者半信半疑，以为药仅三味，又无一味通下药，默然持方而去，但并未服药。尔后终因便不能下，姑且试之，不期4小时后，一阵肠鸣，矢气频转，大便豁然而下，为数年所未有之痛快。此后，又继服20余剂，六七年之便秘竟获痊愈，患者喜出望外，称谢而去。高龄患便秘者实为不少，如一老人患偏枯，步履艰难，起坐不利，更兼便秘，查其舌质偏淡，苔灰黑而腻，脉见细弦。此乃命门火衰，脾失运转，阴结之象也。处方以生白术60g为主，加肉桂3g，佐以厚朴6g，遂大便自通，灰苔亦退。类似病人，亦多有效，勿庸一一列举。（魏龙骧.《中医杂志》1978，4:9）

原按：便秘者，非如常人之每日应时而下也。此症恒三五日、六七日难得一便，大便干结如羊屎，窘困肛门，努挣不下，甚则非假手导之不能出；亦有便不干结，间有状如笔管之细者，虽有便意，然临厕则便不出。便秘一证，孟浪者，但求一时之快，猛剂以攻之，以致洞泄不止，不但无益，反而有害。东垣所谓"治病必求其源，不可一概用牵牛、巴豆之类下之"。源者何在？在脾胃。脾胃之药，首推白术，尤须重用，始克有济。然后分辨阴阳，佐之它药。或曰："便秘一症，理应以通幽润燥为正途，今重用燥脾止泻之白术，岂非背道而驰，愈燥愈秘乎？"叶氏有言："脾宜升则健，胃宜降则和。"又云："太阴湿土得阳始运，阳明阳土得阴自安，以脾喜刚燥，胃喜柔润也，仲景急下存津，其治在胃，东垣大升阳气其治在脾。"便干结者，阴不足以濡之。然从事滋润，而脾不运化，不能为胃行其津液，终属治标。重用白术，运化脾阳，实为治本之图。故余治便秘，概以生白术为主，少则一二两，重则四五两，便干结者加生地以滋之，时或少佐升麻，乃升清降浊之意。若便难下而不干结，或稀软者，其苔多呈黑灰而质滑，脉亦多细弱，则属阴结脾约，又当增加肉桂、附子、厚朴、干姜等温化之味，不必通便而便自爽。

2. **妇科术后便秘** 沈某某，46岁，工人。因患子宫肌瘤在我院施行子宫及两侧附件全切除术，术后第3天患者腹胀不适，有便意，但排便困难。灌肠后仅有矢气而无排便。术前有习惯性便秘史。脉细微数，苔薄黄质偏红，当即投以生白术60g，生地30g，升麻3g。共3剂。于服药第2剂后即肠鸣矢气增多，服第3剂后当天排便2次，随后每天排便1次，感小腹舒适，胃纳增加。为巩固疗效，继续使用上方5剂，住院期间保持每天排便1次，出院后4个月随访，习惯性便秘好转，经常保持每天排便1次，且排便前无以往腹痛现象，偶尔便秘时除用蜂蜜外，再加本方数剂即可通便。（范华光，等.《中医杂志》1979，6:27）

原按：喜读魏龙骧老中医的医话四则（指上文），尤以"生白术通便秘"一则，受益匪浅。于同年7月开始，应用魏老这一验方治疗妇科手术后便秘患者50例。方由生白术60g，生地30g，升麻3g组成。每天1剂，水煎服，一般服1~4剂。据临床观察，服药后第1天，排便1次者34例；2次者6例；3次者3例。随后多数患者保持每天或隔天排便1次。腹胀、便秘是腹部手术后常见的症状，许多患者因术后腹胀、排便困难而需灌肠通便，但此法常不持久，若停止灌肠则又会再次出现便结。根据临床实践有以下几点体会：①使用本方后多数患者先有肠鸣矢气，随后排便，对于平时有习惯性便秘的患者亦可取得较好的效果。除了少数患者第1天排便有2~3次的稀便外，全部病例在服药过程中均未发生腹部绞痛及暴泻等不良反应，说明本方药性缓和且持久，是一种安全有效的手术后通便方。②经过手术麻醉之后的患者，体质一般较弱，临床常表现倦怠，汗出，纳呆，腹胀，口苦咽燥，脉象多细数或濡，舌质偏红，苔薄黄微腻。证属气阴两亏，津液耗损之象。此时患者若有便秘，应用本方，除有通便作用外，尚有健脾补气、养阴生津、提升阳气作用，以利术后患者早期恢复健康。反之，若对此类术后气阴两亏的便秘患者，应用苦寒泻下药如大黄、番泻叶等，恐有造成津液进一步耗损之弊。③为了让患者早日排气通便，术后2~3天即可开始服用本方，以防止术后便秘。本方制成膏剂效果亦佳。

3. 白术通便体验 余在正常情况下重用白术40g煎服，服头煎与二煎后即觉脐腹部有蠕动感，第2日（自服头煎后24小时）解大量软便，比十余年来任何一次正常便都多，2小时后又解一次，比平时略少而软，肛门肿胀湿浸，1日后肿消湿止。小便一日内较平时略多一二次。此外，口舌、饮食无变化。余今62岁，此前每日晨起时偶有二三口痰，现在无此现象，且食味更佳，据此证实，白术确有促进胃肠分泌、蠕动增加的作用。（刘有江.《福建中医药》1981，6：41）

按：上述经验表明，善学仲景者，既要从正面去学，还要从反面、侧面去悟，方能融会贯通，应变无穷。魏老中医可谓善学仲景，博采诸家之长者。其他各位临床学者，皆善于学习，注重实践，或继承之，或发挥之，验证了白术治便秘的可靠疗效。笔者效法上述经验，以生白术重用为主药治疗虚性便秘，亦取得良效。

现代药理研究证实，白术“有促进肠胃分泌的作用”，“使胃肠分泌旺盛，蠕动增加”，这可能是白术通便的机制所在。但需要明确，白术并非通治一切便秘，而主要适用于虚性便秘，如习惯性便秘（久病多虚）、老年便秘、术后便秘等。并应结合辨证加用佐使药为佳，如阴血虚加生地，阳气虚加姜、附等。此外，上述经验还表明，服白术40g后不但通大便，而且小便增多。这为白术利小便祛水湿提供了依据。

【验案精选】

1. 痹证（风湿性关节炎、坐骨神经痛）

（1）余某某，37岁，业商。素体阳虚，肥胖多湿，春夏之交，淫雨缠绵，适感冷风而发病。头痛恶风，寒热身重，肌肉烦疼，肢冷溺涩，脉弦而迟，舌苔白腻兼黑，此风湿相搏之候。其湿胜于风者，盖阳虚则湿胜矣。汗利兼行以和解之，用桂枝附子汤，辛甘发散为君，五苓散辛淡渗泄为佐，仿仲景徐徐微汗例，则风湿俱去，骤则风去湿不去耳。处方：川桂枝3g，茯苓18g，苍术3g，炙甘草1.2g，淡附片2.4g，泽泻4.5g，炒秦艽4.5g，鲜生姜3g，红枣2枚。1剂微汗出而痛除，2剂肢温不恶风，寒热亦去，继用平胃散加木瓜、香砂仁温调中气而愈。（《全国名医验案类编》第27页）

（2）黄某某，女，24岁。下肢关节疼痛已年余，曾经中西医治疗，效果不显。现病情仍重，关节疼痛，尤以右膝关节为甚，伸屈痛剧，行走困难，遇阴雨天则疼痛难忍，胃纳尚好，大便时硬时溏，面色㿠白，苔白滑润，脉弦紧重按无力。诊为寒湿痹证。处方：桂枝尖30g，炮附子30g，生姜18g，炙甘草12g，大枣4枚。3剂取效。（秦伯未.《广东医学·祖国医学版》1964，6：40）

原按：患者病历经一年，疼痛缠绵不愈，查其服药存方，皆是通络祛风除湿之品，不明寒湿须温之理。根据脉象弦紧，重按无力，肌肤白嫩，考虑此乃腠理疏松，卫阳不固，寒湿乘虚而入，流注关节，闭塞隧道，以致气血凝滞而为痛痹，故用桂枝附子汤取效。

（3）王某某，男，25岁。患者右下肢疼痛，不能着地，屈伸时疼痛加剧，由臀部沿下肢后外侧放射性疼痛。疼痛时剧，与气候无关，舌淡红苔薄白，脉浮弦。用桂枝加附子汤。处方：桂枝9g，生姜9g，炙甘草6g，附片3g，白芍9g，大枣4枚。水煎分2次服。二诊：服上方1剂后，疗效不明显，仍疼痛难忍，故改用桂枝附子汤：桂枝12g，生姜9g，炙甘草9g，附片9g，大枣4枚。水煎分2次服。三诊：患者服上药2剂痛止，下肢活动自如。停药观察数月，再未复发。（《古方新用》第133页）

按：本案证候特点颇似“坐骨神经痛”。初用《伤寒论》桂枝加附子汤，病无改善。改用桂枝附子汤，即上方去芍药之阴凝，加大桂、附用量，二剂痛止。经方之精如此。笔者曾用桂枝附子汤加白术治阳虚痹证，确有灵验。

2. 头痛（服大剂量附子后“身痹”“如冒状”案） 李某某，男，48岁。解放军某部老红军。1957年12月，患剧烈头痛，夜间尤甚。痛时自觉头部紧缩似鸡蛋大小，如铁箍紧束，不能入睡。在四川某某医院住院8个多月，病因不明，按“神经官能症”治疗。每日服安眠药强行控制。出院后，头痛复发时，又增肩背痛楚如缚。后转部队某某医院，采用睡眠疗法等治疗。又入某某医院，按“癔病”论治。病情未见好转，被迫全休。每日剧痛发作一至数次。发展严重时，舌强目呆，手不能抬，脚不能移，说不出话。1965年来诊。初诊：头剧痛，连及肩背，每日发作数次，神衰气短，四肢无力，手足不温，经常下利，面色萎黄，舌质暗淡、苔黄夹白、根部厚腻。此为太阳少阴证，多年陈寒凝聚已深，表里之邪交织难解。法宜扶阳解表，峻逐阴寒。以麻黄细辛附子汤加味主之。处方：麻黄10g，制附片60g（久煎），辽细辛6g，桂枝12g，干姜60g，生姜120g，甘草30g。二诊：上方连服10余剂，头痛减轻，余证同前。病重药轻，熟附久煎，难奏其功。遂令将上方加倍重用附子，改久煎制附片为略煎（煮沸后20分钟下群药）。嘱其尽量多服，若身麻，甚则失去知觉，不必惊骇，任其自行恢复。处方：麻黄10g，制附片120g（略煎），辽细辛6g，桂枝12g，干姜60g，生姜120g，甘草30g。患者遵法服之，服后等待药性发作。半小时后，信步庭院，忽然倒下。被家人抬进卧室，很快清醒。除全身发麻外，无明显不适。起身后，又倒在地上，口中流出不少清涎黏液。数小时后，逐渐恢复常态。间隔数日，依上法又重复一次。从此，多年剧痛明显减轻，头、肩、背如紧箍重压之苦，皆如释。其后将初诊方附片久煎又连续服用2个月，病遂基本治愈。10余年来，未再复发。1979年10月31日追访：患者已年逾花甲，谈笑风生，介绍20年来患此奇病之种种经历，不胜感慨之至。（《范中林六经辨证医案选》第94页）

3. **感冒** 梁某某，男，成年。素易外感。近日觉恶风，微汗出，周身筋骨酸痛，沉重，卧而难以转侧，关节屈伸不利，二便调，口淡，舌苔白，脉浮虚。体温38.5° C。前医以三仁汤加减治疗未效而转诊。此证为阳虚之体感受风寒湿，为痹证之初，桂枝附子汤主之。处方：桂枝10g，熟附子12g，生姜3片，大枣6枚，炙甘草6g。服3剂，诸症消失而愈。（王传吉，等.《新中医》1980，2:30）

【临证指要】 桂枝附子汤主治阳虚性痹证（风湿性关节炎、坐骨神经痛）、头痛、感冒及低血压、心动过缓等。重用生白术为主药治疗虚性便秘（习惯性便秘、老年便秘、术后便秘）有良效。

【实验研究】 桂枝附子汤与白术附子汤有抗炎、镇痛、镇静、提高机体免疫力等作用。

【原文】 风湿相搏，骨节疼烦，掣痛，不得屈伸，近之则痛剧，汗出短气，小便不利，恶风不欲去衣，或身微肿者，甘草附子汤主之。（24）（按：此条原文及方药、剂量与《伤寒论》第175条同。）

甘草附子汤方：甘草二两（炙），白术二两，附子二枚（炮，去皮），桂枝四两（去皮）。上四味，以水六升，煮取三升，去滓，温服一升，日三服。初服得微汗则解，能食。汗出复烦者，服五合。恐一升多者，服六七合为妙。

【提要】 论风湿阳虚重证的证治。

【简释】 骨节疼烦，掣痛，不可屈伸，近之则痛剧，为表湿已由肌肉侵入关节，较前条“身体疼烦”为重；汗出短气，恶风不欲去衣，是内外之阳皆虚；小便不利指小便量少，为阳虚不能化气行水；水气外溢则身微肿。对风湿病来说，“身微肿”非病之轻，而是病之重。本方桂、术、附并用，兼走表里，助阳化湿，少佐甘草调和诸药。甘草切忌多用，多用则恋湿增肿。

【方证鉴别】

桂枝附子汤证、白术附子汤证、甘草附子汤证 本条与上条，都是风湿在表而阳虚的证治，但上条是阳虚轻证而偏表阳虚；本条是阳虚重证而表里阳气皆虚。故三方均用附子温阳止痛，而桂枝附子汤治风邪偏重，故以桂枝为主；白术附子汤治湿邪偏重，故以白术为主；甘草附子汤治风湿并重，故桂枝、白术同用。周扬俊说：“此证较前条更重，且里已受伤，曷（hé，副词，表示疑问语气，可译作“怎么”）为反减少附子耶？前条风湿尚在外，在外者利其速去；此条风湿入里，入里者妙在缓攻。仲景正恐附子多，则性猛且急，筋节之窍未必骤开，风湿之邪岂能托出，徒使汗大出而邪不尽耳。君甘草也，欲其缓也，和中之力短，恋药之用长也。此仲景所以前条用附子三枚者，分三服；此条止二枚者，初服五合，恐一升为多，宜服六七合，全是不欲尽剂之意。”（《伤寒论三注·太阳下篇》）

【验案精选】

风湿病

（1）高某某，得风湿病，遍身骨节疼痛，手不可触，近之则痛甚，微汗自出，小便不利，时当初夏，自武汉返舟求治，见其身面手足俱有微肿，且天气颇热，尚重裘不脱，脉象颇大，而气不相续。其戚友满座，问是何症？予曰：此风湿为病。渠曰：凡驱风利湿之药，服之多矣，不惟无益，而反增重。答曰：夫风本外邪，当从表治，但尊体表虚，何敢发汗！又湿本内邪，须从里治，而尊体里虚，岂敢利水乎！当遵仲景法处甘草附子汤。一剂如神，服至三剂，诸款悉愈，

可见古人之法，用之得当，灵应若此，学者可不求诸古哉？（《谢映庐医案·卷一》）

按：上述验案，为风湿病阳虚者，以甘草附子汤治之，疗效称奇。临床还有许多验案证实，风湿性关节炎、坐骨神经痛等病属于阳虚者，以甘草附子汤加味治疗皆有效果。

（2）汤某，女，37岁。1964年自觉经常头晕，乏力，周身关节疼痛。1965年10月30日晚，突觉肢体沉重疼痛，不能转侧，手不能握物，足不能移步，衣食住行均需他人料理，次日急送某医院，诊断为“风湿”。经针灸治疗10余日，效果不显，遂来求诊。初诊：由两个人搀扶前来就诊。全身关节剧痛似鸡啄，游窜不定，头晕，耳鸣，四肢不温，畏寒恶风，口干少津，不欲饮，舌质偏淡、体胖大、边缘有齿痕、苔薄白，寸关脉浮虚、尺微沉。此为太阳证，风寒湿邪郁久成痹，法宜温经逐寒，除湿止痛，以甘草附子汤加味主之。处方：炙甘草30g，制附子60g（久煎），白术12g，桂枝18g，生姜30g。2剂。附片先煎1个半小时，再加其他味药同煎药半小时，日3服，忌食生冷。复诊：上方服2剂后，关节疼痛减轻，稍可转侧行动。上方加麻黄、辽细辛，以增强驱风散寒，开闭止痛之效，续进5剂。再诊：自拄拐杖前来就诊。关节疼痛及全身窜痛著减。头晕，耳鸣，畏寒，恶风亦明显好转。上方加茯苓以渗湿，续服5剂。又诊：全身活动已较自如，精神好转，但腰腿尚觉疼痛、重着。今虽见初效，毕竟一时难收全功。须培补脾肾，通窍除湿，以清余邪，拟理中丸加味续服。（《范中林六经辨证医案选》第21页）

原按：此证风寒湿邪兼而有之，蕴积已久，郁阻成痹。虽有畏寒恶风脉浮之表证，但不可单用发表；虽有头晕耳鸣，四肢不温，口干不欲饮，舌质偏淡而尺脉沉之里证，又不宜径投回逆。参之舌脉诸症，乃为风寒湿相搏。《伤寒论》曰：“风湿相搏，骨节疼烦，掣痛不得屈伸，近之则痛剧，……甘草附子汤主之。”此方用治本例风寒湿痹，颇相吻合。

（3）严某，男，56岁，农民，1981年2月就诊。自述去年夏收后，晚上浇地，赤脚下水，始觉下肢疼痛，两膝尤甚，多次治疗，诊断为“关节炎”，虽经治疗疼痛减轻，但一停药物，又见复发，且屡犯屡重，每逢天阴下雨，更为明显，步履困难，影响行动，近1个月来，两下肢发凉。视其双膝关节不红不肿，触之下肢发凉，舌苔白腻，脉象沉缓，证属风湿侵袭，流注关节，风湿并重。治宜温阳化气，祛风除湿。处方：炮附子15g，桂枝10g，炙甘草10g，白术10g，牛膝10g。3日后复诊，药后疼痛明显好转，且双下肢稍觉温暖，脉舌同前，效不更方，再服3剂。1周后三诊，言下肢有热感，关节已不觉痛，又以原方5剂，嘱其隔日1剂，以资巩固，同年6月随访，言未复发。（《伤寒论通释》第235页）

【原文】太阳中暍[1]，发热恶寒，身重而疼痛，其脉弦细芤迟。小便已，洒洒然毛耸[2]，手足逆冷，小有劳[3]，身即热，口开[4]，前板齿燥[5]。若发其汗，则恶寒甚；加温针，则发热甚；数下之，则淋甚。（25）

【注脚】

［1］中暍（zhòng yē 众噎）：即感受暑热之气。《说文·日部》：“暍，伤暑也。”

［2］洒洒（xiǎn 显）然毛耸：寒冷时汗毛耸立。据《汉语大字典》，“洒”有六个读音，当其表示“寒冷”的意思，当读作“xiǎn”。“洒洒然”，寒貌。《灵枢·经脉》：“洒洒振寒。”

［3］小有劳：意指稍微劳动。

［4］口开：因暑热伤气，气虚而张口作喘之状。《素问·生气通天论》说：“因于暑……则喘喝。”

［5］前板齿燥：因暑热伤阴而门齿干燥。

【提要】论暑热内伤气阴又外感寒湿的脉症，以及误治后的变证。

【简释】“中暍”即伤暑。曰“太阳中暍”，以暑为天气，自外而入也。暑邪最易伤人气阴，故见“小有劳，身即热，口开，前板齿燥”以及心烦，口渴，尿赤等内伤气阴之虚热证，并可见“弦细芤迟”之虚弱脉。所谓“小便已，洒洒然毛耸”者，以太阳内合膀胱，外应皮毛，在小便之时，阳气随之下行，体表阳气暂时虚馁使然。“手足逆冷”则由于暑热伤气，气弱不能达于四末所致。而“发热恶寒，身重而疼痛”者，是由于在阴凉处避暑又感受寒湿之证候，后世称为“阴暑”。寒束于表，卫阳被郁，故发热恶寒疼痛；湿性濡滞，气机不利，故身重。总之，全文所述是暑热内伤气阴，为了避暑又外感寒湿证候。对如此表里同病，虚实错杂证候，治应兼顾。若贸然发汗而伤其表阳，则恶寒加甚；若误用温针而更助暑邪，则发热加甚；若妄予攻下而更伤阴液，则小便淋涩。凡此诸证，皆属误治之变。

按：本条无治疗方法，可辨证采用李东垣清暑益气汤（黄芪、人参、麦门冬、五味子、当归、炙甘草、黄柏、苍术、白术、炒曲、橘皮、青皮、升麻、泽泻、葛根）。此方以升阳除湿为主，对于元气本虚，而又因暑湿耗伤阳气者，有一定疗效。如暑热耗伤气阴，无湿邪夹杂者，则宜采用王孟英清暑益气汤（西洋参、麦门冬、石斛、甘草、粳米、黄连、知母、淡竹叶、荷梗、西瓜翠衣），此方偏于凉润，重在养阴生津。上述二方，临证时应酌情选用。

【验案精选】

暍病

（1）酷暑夜浴，外感风寒湿　病者：家太湘三爹，即寿田先生之父也，年七十二。病因：季夏酷暑，夜浴当风，陡病暑温。症候：恶寒壮热，无汗口渴，头昏痛如裹，舌滑而秽，气不堪鼻，言语错乱，身重难以转侧，寿田甚忧之，为制木具焉，乃请治于愚。诊断：愚诊脉洪数而芤。谓之曰，此暑热伤阴，极重之候也。疗法：与麻杏甘石汤加甘凉之味。处方：生石膏四钱，生地、连翘、银花、淡竹叶各三钱，枯芩、花粉、牛蒡子各二钱，川贝、杏仁各一钱五，粉草一钱，生麻绒四分，丝瓜藤五寸。效果：一剂诸症悉退，惟头痛如裹，胸闷不饥，小便频数，大便结涩，脉较前平顺。接方：藿梗、蒌壳、怀牛膝、连翘、麻仁、生米各三钱，黄芩、薄荷、生地各二钱，枇杷叶一钱五，甘草一钱，鲜竹叶十五片。效果：服二剂而安。〔《二续名医类案》（刘云湖．临床实验录）第250页〕

原按：此因暑而伤风露之邪。……夫暑本热邪，故此症脉洪数而口渴；外感风寒，故恶寒壮热无汗而头痛；暑必兼湿，故舌苔滑秽，气不堪鼻；湿伤太阳，故头痛如裹；湿重太阴，故身重难以转侧；暑邪伤阴，内逼心包，刺激神经，故语言错乱。服麻杏甘石后，仍头痛如裹，胸闷不饥，小便频数，大便结涩者，乃暑邪伤气，气不固津，津不内润，故当增水行舟，散邪而润燥也。

按：本案病因“季夏（即六月）酷暑，夜浴当风”，故病见“恶寒壮热，无汗……身重”等外感风寒湿之表证，并见“暑热伤阴”之暍病证候。处方与麻杏甘石汤外散风寒，内清暑热为主，加甘凉之味，即养阴并加强清暑之力。此案足可佐证条文所述“太阳中暍”为暑热内伤气阴又外感风寒湿之证候。

（2）酷暑贪凉，外感风寒　廖某某，男，年31岁，四川会理县人，住云南处昆明市海潮巷8号。1928年5月16日出外郊游，值酷暑炎热，畏热贪凉，返家时临风脱衣，当晚觉闷热而思饮，全身倦怠违和，次日则有微寒而发热，头昏痛，肢体酸困疼痛。因平素体质较健，向少生病，对此小病不以为然。不日则热势突增，发为壮热烦渴饮冷之证，小便短赤，食思不进，经西法针药施治未效，延余诊视。斯时病已三日，脉来浮弦而数，面赤唇红而焦，舌红苔燥，肌肤皆热，但不见有汗，气息喘促，呻吟不已。良由暑邪伤阴，邪热内壅，复被风寒闭束，腠理不通而成表寒里热之证。法当表里两解，拟仲景麻黄杏仁甘草石膏汤辛凉解表主之。处方：生麻黄12g，生石膏24g（碎，布包），杏仁10g，甘草10g。17日1剂，即汗出如洗，热势顿除，脉静身凉，头疼体痛已愈。然表邪虽解，里热未清，仍渴喜冷饮，再剂以人参白虎汤合生脉散，培养真阴清解余热。进二剂而诸症全瘳。（《吴佩衡医案》第21页）

原按：昔人谓暑忌麻桂，其实亦不尽然。此证里热被表寒所束，非麻黄何能解表？妙在次方即转用白虎生脉，养阴清热，故而收效甚速。

（3）先伤于暑，后伤于食，兼感夜风外袭　蒲老同乡有杨姓小孩，1周岁，暑令早起，发现额热，神志不快，少顷即抽搐，目直口噤，四肢拘急，求蒲老施治。面见微赤，目半开，口噤唇赤，撬牙视舌苔黄腻、舌质红，呼吸不紧，胸腹满，按之脘中微硬，四肢微凉无汗，指纹青紫，脉沉数弦细。问其未病之前一二日，尿短赤，大便溏夹水，蒲老指出：“此先伤于暑，后伤于食，兼感夜风外袭，卫气郁闭，里热表凉，营卫不行，三焦失司，所谓暑风暑痉即此，治法宜先开表闭，兼夹食，似有成痢的可能。”主以香薷饮加味：鲜藿香6g，香薷4.5g，杏仁6g，银花6g，午时茶6g，六一散15g，僵蚕6g，钩藤6g，淡豆豉9g，葱白连须3寸。先用乌梅汁搽牙以缓口噤，再进汤药频频与之，不拘时次，数服后遍身微汗出，拘挛抽搐渐息，啼哭有声有泪，午后泻红白涎状物，似痢，尿仍少，前方去钩藤、僵蚕、豆豉，加黄连2.4g、莱菔子4.5g、扁豆花3g，急进1剂，次日微汗续出，热退痢减，再以原方去香薷、藿香，黄连改用1.5g，加甘草1.5g、谷芽9g、荷叶9g，扁豆花易扁豆皮9g，午时茶易建曲6g，服后大便正常，尿亦清长，末以异功散加谷芽、荷叶调理而愈。(《蒲辅周医案》第104页)

按：蒲辅周先生善治内科、妇科、儿科等各科急性病与疑难大证。此案为"蒲老记忆所及"，门人高辉远等整理。

【原文】太阳中热者，暍是也。汗出恶寒，身热而渴，白虎加人参汤主之。(26)

白虎加人参汤方：知母六两，石膏一斤(碎)，甘草二两，粳米六合，人参三两。上五味，以水一斗，煮米熟汤成，去滓，温服一升，日三服。

【提要】论中暍的主症主方。

【简释】本条所谓"太阳中热"，即感受暑热之邪。暑为阳邪，所以伤人之初即现汗出，身热而渴以及心烦，气喘，尿短赤，舌苔或白或黄而燥，脉数虚等，皆暑热耗气伤阴之脉症。恶寒非表不解，而是暑热内蒸，汗出过多，肌腠空疏所致。《素问·生气通天论》所谓"因于暑，汗、烦则喘喝"；后世叶天士所谓"夏暑发自阳明，古人以白虎汤为主方"，皆指此方证而言。用白虎汤以清暑热，加人参以益气阴。

按：本条与上条有所不同：上条所述中暍，为暑邪内伤气阴又外感寒湿之证，或因天时暑湿过盛及身体素虚而病，处方既要内清暑热、外散寒湿以除邪，又要补益气阴以扶正；本条所述中热，为盛夏劳作，暑伤气阴之候，故以清暑热、益气阴的白虎加人参汤主之。

【验案精选】

1. **中暑**

(1)一尼病头痛身热，烦渴躁，诊其脉大而虚。问之曰：小便赤，背恶寒，毛悚洒洒然，面垢，中暑也。医作热病治，但未敢服药。予投以白虎汤，数日愈。论曰：仲景云：脉虚身热，得之伤暑。又云：其脉弦迟芤细，何也？《素问》曰：寒伤形，热伤气。盖伤气不伤形，则气消而脉虚弱，所以弦迟芤细，皆虚脉而可知矣。(《伤寒九十论·面垢恶寒证第七十五》)

按：此案只是暑热内伤气阴证候，并未外感寒湿，故治以白虎汤为主方。若"其脉大而虚"，则以白虎加人参汤更切合。

(2)梅寄里屠人吴某之室，病起四五日，脉大身热，大汗，不谵语，不头痛，惟口中大渴，时方初夏，思食西瓜，家人不敢以应，乃延余诊。予曰：此白虎汤证也。随书方如下：生石膏一两，肥知母八钱，生甘草三钱，洋参一钱，粳米一小杯。服后，渴稍解，知药不误，明日再服原方，至第3日，仍如是，惟较初诊时略安，本拟用犀角地黄汤，以其家寒，仍以白虎原剂，增石膏至二两，加赤芍一两、丹皮一两、生地一两、大小蓟各五钱，并令买西瓜与食，二剂略安，五剂痊愈。(《经方实验录》第21页)

(3)李某患暑证，病已六七日，脉来浮洪，面赤多汗，壮热烦渴而喜冷饮。唇焦舌红苔白而燥，食物不进，小便短涩而赤。曾服黄连、黄芩、枳壳、栀子、连翘、薄荷、木通、滑石、藿香、香薷等药无效。此系暑邪伤阴，津液枯燥，内热如焚，误服此等苦燥辛散之剂，更增伤津耗液之弊，虽有苦寒之药夹杂其方，犹如杯水无力以救车薪，遂拟人参白虎汤加味治之。处方：生石膏60g(碎，布包)，知母12g，沙参24g，寸冬24g，生地15g，玄参12g，杭芍12g，甘草6g，粳米12g。次日复诊。1剂后即汗出淋漓，邪热溃退，真阴来复，唇舌较润，烦渴已减少，小便转长，但色仍赤。继以清暑解热，养阴生津之法，原方加减主之。连服3剂，邪去正安，食增神健而愈。(《吴佩衡医案》第24页)

2. **暑夹表寒** 余二十五岁时，能读医书，而尚不善于治病。随表兄陈尚白买舟赴南京，应秋试。陈夫妇同宿中舱，余宿前舱。天方溽暑，骄阳如炽。舟泊无锡，陈夫妇相偕登陆，赴浴惠泉，嘱余守舱中。余汗出浃背，又不便易衣，令其自干。饮食起居又不适，因是心恒悒悒然。舟泊五日，方启碇。又五日，乃抵镇江。下榻后，部署初定，即卧病矣。延医疏方，不外鲜藿香、鲜佩兰之属。服之数日，病反加剧。汗出，热不清，而恶寒无已。当夜乘轮赴京。时觉天昏地黑，不知人事。比抵石城，诸友扶住堂子巷寓所。每小便，辄血出，作殷红色，且觉头痛。时为八月初五日，距进场之期仅三天矣。是时，姻丈陈葆厚先生已先余到南京。丈精于医，诊脉一过，即亲出市药，及荷叶露三大瓶，生梨十余枚以归。并嘱先饮露，饮已口即不干。顷之又渴，复啖生梨，梨皮不遑削，仅弃其心，顷刻尽十枚。迨药煎成，即进一大碗，心中顿觉清朗，倦极而睡。醒后，头已不痛，惟汗未出。更进二煎，浓倍于前。服后，又睡。醒时，不觉周身汗出，先小汗，后大汗，竟至内衣夹袄被褥上下皆湿，急起更易，反被以盖。于是方觉诸恙悉除，腹中知饥，索热粥。侍者曰："粥已备，盖陈丈所预嘱者也。"初啜一小碗，觉香甜逾恒。稍停，又续进，竟（终了）其夜，竟（居然）进二大碗。初七日，即能进场。试期达九日夜，毫无倦容。余乃惊陈丈医术之神。叩其药，则桂枝、石膏二味同捣也。问其价，曰：适逢新开药铺，共费钱六文而已。遂相与大笑。（《经方实验录》第47页）

原按：头痛而恶寒，此太阳病未罢也，法当令其汗出而解。然小便已见出血，安复有余液可以作汗？故先饮荷叶露及生梨者，增其液以为作汗之张本也。于是与石膏以清其内蕴之热，与桂枝以祛其外束之寒。寒因汗解，热因凉除。醒来索粥，是即白虎汤之粳米，向之饮露，亦犹加参汤之人参。看其啖梨啜露之顷，孰知已含圣法。呜呼，化仲圣方活而用之，其功效必无穷也！

又按：白虎加桂枝汤证多见于夏日，诚以炎暑蒸人，胃肠本已热化，入夜凉风习习，未免贪享，故至表里交病。表为寒束，则热无外泄之机，势必愈炽。热既内炽，则更易伤津，使无作汗以解表。惟有投白虎汤以治其本（肠胃之热），同时加桂枝以治其标（表证之寒），标本并治，方可热除津复，汗出表解。依余经验，桂枝轻至一钱，生石膏轻至二钱，亦可有效。设不尔者，但用白虎以清热，则表证将愈甚，但用桂枝以解表，则内热将愈炽，终不免坏病之变，此乃桂枝石膏二药必须合作而不可分离之理也。

按：本案为曹颖甫先生自病诊治经历。病因暑夏之季，旅途劳倦，先伤于暑热，复感风寒。又因误治，病情深重，幸逢良医，"化仲圣方活而用之"，覆杯而愈。医术之神，妙哉！

3. **暑夹内湿** 患者产后3日，微寒壮热，有汗不解，投辛温发散之剂，病情加重，体温40.5℃。据脉症表现，辨证为暑热挟湿郁闭中焦，以白虎加苍术汤再加扁豆花、荷叶。服药3剂，热势大减。原方加西洋参10g，生石膏由60g减为15g，又服4剂，邪退正安。（王经通.《河北中医》1990，1:28）

4. **产后伤暑** 武昌望山门街，程姓少妇，新产方七日，时方炎暑，蜷于小卧室内，窗棂门帘均紧紧遮蔽，循俗例头包布帕，衣着布衣，因之为暑所伤。身大热，汗出不干，开口齿燥，舌上津少，心愦愦，口渴郁闷，烦躁莫可名状，脉浮而芤，与阳明"浮芤相搏，胃气生热，其阳则绝"类似。予曰：新产阴伤，受暑较重，不宜闭置小房内，倘汗出再多，津液内竭，必有亡阴痉厥，昏迷谵妄之虞，宜破除俗例，移居宽阔通风较凉之处，以布质屏风遮拦足矣。药用六一、白虎、生脉三方合裁加减：滑石一两，甘草一钱，生石膏八钱，知母、沙参各二钱，麦冬四钱，鲜石斛六钱。同煎，分二次服。病人问可吃西瓜否？予曰：可，欲吃则吃之。徐灵胎云：西瓜为天然白虎汤，大能涤暑。予回后约二时许，病家着人来问，病人已吃西瓜四块约重二斤，现坚欲再吃。予曰：多吃无妨，可随病人之便。于是一日一夜吃尽十八斤半，半夜后身热退，烦躁俱平，已能安寐。翌日复诊，脉静身凉，烦闷躁急顿除，拟六味地黄汤合六一散清其余焰，复以四物加丹皮、地骨皮，归地养营，人参归脾各方，调理收功。（《冉雪峰医案》第1页）

原按：此病新产七日，迁出密室，移居敞地，滑石、石膏非一两即八钱，大队甘凉甘寒为剂，产后不宜凉，非复寻常蹊径；时方新产，即吃西瓜，且一日一夜吃十八斤半，诚属异事。然暑重若斯（观吃西瓜之多可知），所拟方剂虽重，尚尔嫌轻，苟非迁地为凉及吃西瓜之多，即令方药有效，未必痊可如此之速，此亦饮食消息一端，可为同仁临床参考之助。

5. **暑厥**

（1）林某某，女，38岁。夏月午睡后，昏不知人，身热肢厥，汗多，气粗如喘，不声不语，牙关微紧，舌苔黄燥，脉象洪大而芤。证属暑厥。暑为大热之邪，燔灼阳明，故见身热炽盛；暑热内蒸，迫津外泄，则多汗而气粗如喘；热郁气机，所以四肢反见厥冷；邪热内迫，扰于心神，正又不能胜邪，故神昏不语。治以清暑泄热，益气生津，投白虎加人参汤。处方：朝鲜白参、知母、粳米各15g，石膏30g，甘草9g。服1剂后，脉静汗止，手足转温，神识清爽，频呼口渴，且欲冷饮，再投1剂而愈。（苏伯鳌.《浙江中医杂志》1965，8:7）

（2）谌某某，男，7岁，1944年盛暑于日中游戏归，甫入室，卒然昏倒，旋即高热神昏，喘息鼻煽，自汗足冷，舌色鲜红无苔，脉细弱，乃手太阴肺中暍使然，内经所谓"息贲"。息贲者，呼吸奔逆之谓，暑热刑金，失其清肃，故喘逆，痰鸣，鼻煽，诚险重之候，急用人参白虎汤加味。处方：西洋参9g，生石膏24g，肥知母24g，麦冬9g，甘草9g，粳米半合。并嘱其用麦冬、玄参等煎水代茶饮频服。1剂痊愈。（张应瑞，等.《江西中医药》1960，4:47）

6. 暑风 陈姓小儿，发热肢搐，幼科与惊风药，遂神昏气促，汗出无溺。孟英至而视之，曰：暑也。令取蕉叶铺于泥地，予儿卧之。投以：辰砂六一散加石膏、知母、西洋参、竹叶、荷花露，一剂而瘳。

继有胡氏女，病略同，儿科云不治，因恳于孟英，亦以此法活之。（《回春录新诠》第382页）

周按：童稚之年，体质最嫩，脏腑气血，俱未充长，阳常有余，阴常不足，一遇热邪，最易伤阴耗液而扰动肝风。此案因感受暑邪，暑热亢极，木少水涵，引动内风，故发热而肢搐。殆方书所谓“暑风”之证也。治疗本应清暑，而幼科佥谓“惊风”，竟与治惊风之药，致气阴益伤，引邪深入，遂尔神昏气促，汗出无溺，而成内闭外脱之险候。王氏用人参白虎汤、辰砂六一散加减，以西洋参易人参，功专清润而益气生津；竹叶、石膏、知母清气分之热；辰砂镇惊而安神；滑石、甘草、荷花露清暑利便，撤热开闭。正因为此证与邪热之传营，痰浊阴窍之神昏谵语肢搐者不同，故治疗方法与用药亦异。

前贤谓小儿为“纯阳之体”，即非暑季，凡体温过高，亦常见抽搐之证，吴鞠通所谓“血络受火邪逼迫，火极而内风生也。”

【临证指要】 白虎汤是治疗气分热盛的主方，临床用途相当广泛，详见《伤寒论》第176条。白虎加人参汤为白虎汤之加味方之一，该方治疗其他病证的验案见《伤寒论》第26条。

【原文】 太阳中暍，身热疼重而脉微弱，此以夏月伤冷水，水行皮中所致也，一物瓜蒂汤主之。（27）

一物瓜蒂汤方：瓜蒂二十个。上剉，以水一升，煮取五合，去滓，顿服。

【提要】 论暑月伤湿的证治。

【简释】 夏月暑热，腠理开泄，易于汗出，若汗出入水中或以冷水灌洗周身，使热不能散，汗不能出，水行皮中，阳气被郁，因而身热；水湿阻于肌肤则身体疼重；暑热伤气，气虚则脉微弱。治宜祛湿散水。方中瓜蒂苦寒，功能催吐，《本经》云：“瓜蒂主大水，身面四肢浮肿。”本方借吐而发汗，以散皮中水湿。如此治法古今罕用。似此证候，可用香薷饮治之。

【验案精选】

毗陵一时官得病，身疼痛，发热体重，其脉虚弱，人多作风湿，或作热病，则又疑其脉虚弱不敢汗也，已数日矣。予诊视之，曰：中暍证也。仲景云：太阳中暍者，身热体疼，而脉微弱。此以夏月伤冷水，水行皮中所致也。予以瓜蒂散治之，一呷而愈。（《伤寒九十论·太阳中暍证第二十四》）

【大论心悟】

清·程国彭论“伤暑”证治

古称静而得之为中暑，动而得之为中热，暑阴而热阳也。不思暑字，以日为首，正言热气之袭人耳。夏日烈烈，为太阳之亢气，人触之，则生暑病。至于静而得之者，乃纳凉于深堂水阁，大扇风车，嗜食瓜果，致生寒疾，或头痛身痛，发热恶寒者，外感于寒也，或呕吐腹痛，四肢逆冷者，直中于寒也。与暑证有何干涉？大抵暑证辨法，以自汗，口渴，烦心，溺赤，身热，脉虚为的。然有伤暑、中暑、暑闭之不同。

伤暑者，感之轻者也，其症烦热口渴，益元散（通利九窍，清暑热，除烦渴，为治暑之圣药。甘草一两　滑石六两　上为末，每服三五钱，新汲水调服，或用灯心煎汤，待冷调服）主之。

中暑者，感之重者也，其症汗大泄，昏闷不醒，或烦心，喘喝，妄言也。昏闷之际，以《千金》消暑丸（治中暑昏闷不醒，并伏暑停食，呕吐泻利，一切暑药，皆不及此。半夏醋煮四两，茯苓、甘草各二两。共为细末，生姜自然汁糊丸，如绿豆大。每服五六十丸，开水下，若昏愦不醒，碾碎灌之。予用此药，治中暑证，累效。有一老人，厥去半日，药下即苏，随以香薷饮去厚朴，加丹参、茯苓与之，遂愈。因劝各村落中，预备应用，以为救济之法，并嘱同道中预备此药，以广活人之术）灌之，立醒；既醒，则验其暑气之轻重而清之，轻者益元散，重者白虎汤。

闭暑者，内伏暑气，而外为风寒闭之也。其头痛，身痛，发热恶寒者，风寒也；口渴，烦心者，暑也，四味香薷饮（治风寒闭暑之证，头痛发热，烦心口渴，或呕吐泄泻，发为霍乱，或两足转筋。凡闭暑而不能发越者，非香薷不可。香薷乃清暑之要药，而方书称为散剂。俗称为夏月之禁剂，夏即禁用，则当用于何时乎？此不经之说，致令良药受屈，殊可扼腕，故辨之。香薷、扁豆、厚朴姜汁炒各一钱五分，甘草炙五分，水煎服。若兼风寒，本方加荆芥、秦艽、蔓荆子。若兼霍乱吐泻，烦心口渴，本方加黄连。若两足转筋，本方加木瓜、茯苓。木瓜治转筋之神剂。若风暑相搏，而发搐搦者，本方加羌活、钩藤。凡暑证不宜发汗，今用风药者，因其暑中夹风也。若暑湿相搏，名曰湿温，误汗则名重暍，多难治，宜用苍术白虎汤。时医不论暑湿，概行发散，伤生匪浅）加荆芥、秦艽主之。

又有暑天受湿，呕吐泻利，发为霍乱，此停食伏饮所致，宜分寒热治之。热者，口必渴，黄连香薷饮主之；寒者，口不渴，藿香正气散主之。（《医学心悟·第三卷·伤暑》）

小 结

本篇论述痉湿暍病脉证并治。所述痉病，为外感风寒或金疮邪毒，津液内伤，筋脉失养所致。以项背强急，口噤不开，甚至角弓反张，脉弦为主要脉症。证属太阳，不离于表，治以解表为主，但在发表散邪之中，必须顾及津液。葛根汤治表实无汗之刚痉；瓜蒌桂枝汤治表虚有汗之柔痉，二方一为发汗，一为解肌，但都有滋养津液、舒缓筋脉的作用。痉病如失于解表，必致入里化热伤阴，治当酌用大承气汤泻热存阴以解其痉。至于内伤痉病的证治，本篇虽未论及，但误治成痉三条，指出了阴血亏损、津液耗伤是发生痉病的主要因素，这就启发后人，养血润燥、生津增液，是治疗内伤痉病的原则。

湿病，有外湿和内湿之别，本篇主要论述外湿，且多兼夹风寒之邪。以关节疼痛或发热身重为主症。治法须从汗解，但湿性黏滞，不易骤除，故发汗之法，应以微发其汗为宜。表实无汗者，用麻黄加术汤、麻杏苡甘汤；表气虚汗出者，用防己黄芪汤；若阳虚而风湿稽留肢节者，则应辨证选用桂枝附子汤、白术附子汤、甘草附子汤，三方皆助阳化湿之方法。上述诸方药服后，都应取微汗以祛风湿。本篇对内湿为主的治法，提出以利小便为原则，目的在于通阳化气以利湿。湿病禁忌过汗伤阳，误下伤阴，以防发生不良后果。

暍病即伤暑，亦称中暑。本篇所述三条，一为暑热内伤气阴与外感寒湿并见证候；一为典型中热伤暑证候；一为“暑月伤冷水，水行皮中”证候。所出方治，白虎加人参汤是治疗热伤气阴的主方；一为瓜蒂汤的疗效，临床尚待验证。

百合狐蜮阴阳毒病脉证治第三

本篇论述百合、狐蜮、阴阳毒三种病的辨证论治。三者虽各有特征，但或与伤寒有关，或“状如伤寒”，所以合为一篇讨论。

百合病是由于热病之后，余热未尽，或情志不遂、郁而化火伤阴所致。其病机为心肺阴虚内热。临床表现以精神恍惚，口苦，小便赤，脉微数为特征。

狐蜮病是由湿热虫毒所致。临床表现以目赤，咽喉及前后二阴的腐蚀溃烂为特征。咽喉部被腐蚀为蜮；前后二阴溃烂为狐；久病损及于目，则“目赤如鸠眼”。需要探讨的是，此病是“狐惑”，还是“狐蜮”，历代文献记载不一，考证不同。但唐宗海说：“‘惑’是‘蜮’字之误，‘蜮’字篆文似‘惑’，传写滋误。虫生暗中，故以‘狐蜮’为名。”今考《说文》有“蜮”无“蜮”字。狐蜮皆为虫兽类，狐昼伏夜出，比喻二阴蚀烂，羞以见人；蜮是食稻叶之小虫，比喻上蚀。仲景原文明确指出“蚀于喉为蜮，蚀于阴为狐”(10)。即人体上部（口舌咽）黏膜溃烂的叫蜮，下部（前后二阴）溃烂的叫狐。从以文理解说医理的原则，唐氏分析确有道理，似可确认为“狐蜮”，而非为“狐惑”。故从之而作“狐蜮”。

阴阳毒与感染疫毒有关，以发斑、咽喉痛为主症，属急性热病范畴。

本篇共15条原文，其中第1~9条论百合病证治；第10~13条论狐蜮病证治；第14、15条论阴阳毒病证治。

百合病与西医学所述的神经症相类似；狐蜮病与白塞病相类似；阴阳毒病则很难与西医学某种病相类比。

【原文】论曰：百合病[1]者，百脉一宗[2]，悉致其病也。意欲食复不能食，常默默[3]，欲卧不能卧，欲行不能行，饮食或有美时，或有不用闻食臭[4]时，如寒无寒，如热无热，口苦，小便赤，诸药不能治（按：《太平圣惠方》卷十三“诸药”上有“其病”二字），得药则剧吐利，如有神灵者（按：《千金》“者”作“所为也”三字），身形如和[5]，其脉微数。

每溺[6]时头痛者，六十日乃愈；若溺时头不痛，淅然[7]者，四十日愈；若溺快然[8]，但头眩者，二十日愈。

其证[9]或[10]未病[11]而预见[12]，或病四五日而出，或病二十日，或一月微见（按：《千金》“微见”作“后见”）者，各随证治之。(1)

【注脚】

〔1〕百合病：魏荔彤说：“百合病用百合，盖古有百合病之名，即因百合一味而瘳此疾，因得名也。”

〔2〕宗：本源。

〔3〕默默：失意的样子，意为无可奈何之状。

〔4〕饮食或有美时，或有不用闻食臭（xiù秀）时：饮食有引以为美（好吃）的时候，也有不能闻其味的时候。“或有”即“有”同义复用。《经传释词》卷三“高诱曰：‘或，有也。’古‘有’字通作‘或’。”

〔5〕身形如和：即身体外形正常，意指百合病之病位在里而不在表。故张璐曰：“病不在皮肉筋骨，则身形如和。”

〔6〕溺（niào尿）：同“尿”，指排小便。

〔7〕淅（xī西）然：寒貌。“淅”同“洒”，一作“洒淅”。《素问·刺疟》曰“洒淅寒甚”；《素问·调经论》曰“洒淅起于毫毛”。王注：“洒淅，寒貌也。”

〔8〕快然：畅快通利貌。

〔9〕其证：指上述百合病证。

〔10〕或：本段四个“或”字都是不定代词“有的”。

〔11〕病：本段三个“病”字皆指热病。

〔12〕见：本段两个“见”字均应读作 xiàn，是“现”的古字，表现、显露。

【提要】 论百合病的病因、病机、证候、预后和治则，为百合病的总纲。

【简释】 关于百合病的病因，吴谦指出：“伤寒大病之后，余热未解，百脉未和，或平素多思不断，情志不遂，或偶触惊疑，卒临景遇，因而形神俱病，故有如是之现证也。”（《医宗金鉴》卷十九）上述可知，本病的病因有两方面：一是热病伤阴，余热未清；一是事不遂愿，气郁化火伤阴。

百合病的病机主要是心肺阴虚内热。心主血脉，肺主治节而朝百脉，心肺正常，气血调和，则百脉皆得其所养。若心肺阴虚为病，则百脉俱受其累，证候百出，故称“百脉一宗，悉致其病”。

本条所述百合病的证候可归纳如下：①消化异常：意欲食复不能食，饮食或有美时，或有不用闻食臭时，得药则剧吐利。②感觉异常：如寒无寒，如热无热。③神志异常：常默默，欲卧不能卧，欲行不能行，如有神灵者。以上证候的共同特点是恍惚去来，变化不定，而常见不变的证候是口苦，小便赤，脉微数。

肺有通调水道、下输膀胱的功用，而膀胱又外应皮毛，其脉上行至头，入络脑，故小便时，或头痛，或寒貌，或头眩等症状产生。在临诊时，可据此预测疾病痊愈的时间，但其所记载日数，并非定数，不可拘泥。程林曰：“头者，诸阳之会，溺者，阳气下施……溺出头之痛与不痛，可以观邪之浅与深矣。故百合病溺时头痛者，言邪舍深而阳气衰矣，故六十日愈；溺时头不痛，淅然者，邪尚未入脏腑之内，但阳气不足，故四十日愈；若溺快然，言邪犹浅矣，故二十日愈。”（《直解》）

百合病的治则以养阴清热为主，并针对具体病因随证治之，不可妄用汗、吐、下等法，以免更伤阴液。

按： 薛生白《湿热病篇》第28、34条所述证候颇类似百合病。这佐证了百合病的病因与热病有关。引述如下：

第28条：湿热证，曾开泄下夺，恶候皆平，独神思不清，倦语不思食，溺数，唇齿干，胃气不输，肺气不布，元神大亏，宜人参、麦冬、石斛、木瓜、生甘草、生谷芽、鲜莲子等味。

第34条：湿热证，七八日，口不渴，声不出，与饮食亦不却，默默不语，神识昏迷，进辛开凉泄，芳香逐秽，俱不效，此邪入厥阴，主客浑受，宜仿吴又可三甲散，醉地鳖虫（按：《得配本草》：“去足，或炒、或酒醉死用。”）、醋炒鳖甲、土炒穿山甲、生僵蚕、柴胡、桃仁泥等味。

许益斋释第34条说：“此条即伤寒门百合病之类。赵以德、张路玉、陶厚堂以为心病，徐忠可以为肺病，本论又出厥阴治法，良以百脉一宗，悉致其病。元气不布，邪气淹留，乃祖仲景法，用异类灵动之物，鳖甲入厥阴，用柴胡引之，俾阴中之邪尽达于表；䗪虫入血，用桃仁引之，俾血分之邪尽泄于下；山甲入络，用僵蚕引之，俾络中之邪亦经风化而散。缘病久气钝血滞，非拘于恒法所能愈也。”

【原文】 百合病，发汗后者，百合知母汤主之。（2）

百合知母汤方：百合七枚（擘），知母三两（切）。上先以水洗百合，渍一宿，当白沫出，去其水，更以泉水二升，煮取一升，去滓；别以泉水二升煎知母，取一升，去滓；后合和，煎取一升五合，分温再服。

【提要】 论百合病误汗后的治疗。

【简释】 百合病本不应发汗，若误用汗法，则损伤津液，导致虚热加重。故用百合知母汤养肺阴，清肺热。泉水甘凉清润，功善“下热气，利小便”（《嘉祐本草》），故用之煎药。以下诸方都用泉水煎药，意义与此相同。

【验案精选】

某。久病之躯，去冬常患火升。交春木旺，肝胆升，阳无制，倏忽寒热，头面红肿，延及四肢，焮热痒痛，殆即所谓游火、游风之类欤？匝月以来，肿势大减。四五日前偶然裸体伤风，遂增咳嗽，音哑痰多，口干舌白，续发寒热，胃气从此不醒，元气愈觉难支。风火交煽，痰浊复甚；阴津消涸，阳不潜藏。清火养阴，计非不善，抑恐滋则碍脾；化痰扶正，势所必需，又恐燥则伤液。法取轻灵，立方但求无过。百合、知母、鲜生地、北沙参、蛤壳、蝉蜕、海浮石、豆卷、青果、海蜇、地栗，另珠粉，朝晨用燕窝汤下三分。

〔《二续名医类案》（王旭高．王旭高临证医案）第885页〕

原按：上方《金匮要略》百合知母地黄汤合《本事》神效雪羹，取其清火化痰，不伤脾胃；生津养液，不碍痰湿。酌古参今，归于平正。

【原文】 百合病，下之后者，滑石（按：《千金》《外台》"滑石"上并有"百合"二字）代赭汤主之。（3）

滑石代赭汤方：百合七枚（擘），滑石三两（碎，绵裹），代赭石如弹丸大一枚（碎，绵裹）。上先以水洗百合，渍一宿，当白沫出，去其水，更以泉水二升，煎取一升，去滓；别以泉水二升煎滑石、代赭，取一升，去滓；后合和，重煎取一升五合，分温服。

【提要】 论百合病误下后的治疗。

【简释】 百合病本不应用下法，若误用下法，则损伤阴液，且伤胃气，导致胃气上逆之症。故用滑石代赭汤，以百合润肺而养阴，滑石清热而利小便，赭石重镇而降逆气。

【验案精选】

溺后眩厥 用百合滑石代赭汤治溺后眩厥，疏方两剂，药仅三味，皆能获效，已成袖中之秘。溺后眩厥，详细说是平常人小便排空后，当站起或者抬头时，突然感到头部眩晕，一片空白，身体失去控制，猛然栽倒，随即清醒，爬起后一如常人。这种症状如果偶尔发生，也许患者不太在意，但数日内连续发生，则会引起恐惧和留意，也担心栽倒后头部碰伤酿成大祸。这样的"阴阳气不相顺接"的一时性眩厥，其病机是阴虚阳燥、动静乖违的"百合病"病机。因为，仲景叙述了"百合病"有"每溺时头痛"；"若溺时头不痛，淅然者"和"若溺快然，但头眩者"等较轻浅的症状……在治疗上用主药百合，润燥安神，用滑石利尿泄热，通下窍之阳以复阴气，用代赭石镇敛上逆，下潜浮动之气，以助百合完成滋阴镇逆通神之功，打乱了病态的气血逆乱，也就恢复了分之为百脉，合之为一宗的原有生理性的经络循环协调作用，眩厥即可停止发作而向愈……（《中国百年百名中医临床家丛书·魏龙骧》第71页）

【原文】 百合病，吐之后者，百合鸡子汤方主之。（4）

百合鸡子汤方：百合七枚（擘），鸡子黄一枚。上先以水洗百合，渍一宿，当白沫出，去其水，更以泉水二升，煮取一升，去滓，内鸡子黄，搅匀，煎五分[1]，温服。

【注脚】

〔1〕煎五分："分"在此应理解为"成数"，五分即五成，意为鸡子黄煎五成熟即可，不可煎熟。

【提要】 论百合病误吐后的治疗。

【简释】 百合病本不应用吐法，若误用吐法，则肺胃之阴受损更甚。故用百合鸡子汤，以百合清肺养阴，鸡子黄滋阴润胃。

【验案精选】

1. **产后高热伤阴转属百合病** 李某某，30岁。产后因高热不退，神昏谵语，经用清营汤送服安宫牛黄丸，并配合物理降温等法治疗，热势渐退。然身热虽解，仍神志错乱，白天目不识亲，躁动不安，哭笑无常，不思饮食，夜卧不宁，睡则周身汗出。诊见面色无华，舌红少津，脉虚数，此产后阴血本亏，加之高热又伤阴液，两虚相得，阴虚而生内热，内热扰动心神，而致神志错乱，目不识人。治当养阴宁心，除烦定惊，投以百合30g，鸡子黄3枚。1日1剂。服药3天后，神识渐清，已能识人，白天也能静卧，继用原方加木耳30g，1周后完全复常，停药调养。（乔登元，等．《山西中医》1992，3：33）

2. **肝病转属百合病** 王某，男，44岁，因肝炎后肝硬化合并克鲍二征，第二次出现腹水已9个月，于1970年9月4日入院。入院后经综合治疗，腹水消退……1971年1月21日患者性格改变，一反平日谨慎寡言而为多言，渐渐啼笑不宁，不能辨认手指数目，精神错乱。考虑肝昏迷Ⅰ度……用西药治疗，并用清营开窍、清热镇静之方。患者症状无改变，清晨好转，午后狂乱，用安定剂常不效，需耳尖放血，始能平静入眠，而精神错乱如故。其舌红脉虚，乃从百合病论治。从2月1日起加用百合鸡子黄汤，每日1剂，每剂百合30g，鸡子黄1枚，煎服。2月2日患者意识有明显进步……继用百合鸡子黄汤。2月3日患者神志完全恢复正常。继用百合鸡子黄汤2剂后，改用百合地黄汤（百合30g、生地15g），患者病情保持稳定。1971年3月21日出院时，精神良好，如常人行动，腹水征（－），肝功能试验基本正常。1972年6月与患者联系，情况保持良好。（山西省中医研究所肝病

科.《新医药学杂志》1974，2:13）

【原文】百合病，不经吐、下、发汗，病形（按：《千金》卷十第三、《太平圣惠方》卷十三“病形”并作“其病”）如初者，百合地黄汤主之。（5）

百合地黄汤方：百合七枚（擘），生地黄汁一升。上以水洗百合，渍一宿，当白沫出，去其水，更以泉水二升，煎取一升，去滓，内地黄汁，煎取一升五合，分温再服。中病，勿更服。大便当如漆。

【提要】论百合病的治疗主方。

【简释】上三条是百合病误用汗、吐、下后的治法，本条指出了百合病的治疗主方。所谓病形如初，即指具有第一条所述证候，这些证候，皆为心肺阴虚内热所致。治用百合地黄汤，方中百合养肺阴而清热；生地黄益心营而凉血，更以清凉之山泉水煎药，为清淡凉润第一方。服之阴足热退，百脉因之调和，病自可愈。服药后大便呈漆黑色，为地黄汁本色，不必惊恐。

【验案精选】

1. **外感热病转属百合病** 一人病昏昏默默，如热无热，如寒无寒，欲卧不能卧，欲行不能行，虚烦不耐，若有神灵，莫可名状，此病名百合。虽在脉，实在心肺两经，以心合血脉，肺朝百脉故也。盖心藏神，肺藏魄，神魄失守，故见此症。良由伤寒邪热，失于汗下和解，致热伏血脉而成。用百合一两，生地汁半钟，煎成两次服，必俟大便如漆乃瘥。（《续名医类案·卷一·伤寒》）

2. **内伤七情转属百合病**

（1）石顽治内翰孟端士尊堂太夫人。因端士职任阑台，久疏定省，兼闻稍有违和，虚火不时上升，自汗不止，心神恍惚，欲食不能食，欲卧不能卧，口苦小便难，溺则洒淅头晕，自去岁至今，历更诸医，每用一药辄增一病。用白术则窒塞胀满；用橘皮则喘息怔忡；用远志则烦扰烘热；用木香则腹热咽干；用黄芪则迷闷不食；用枳壳则喘咳气乏；用门冬则小便不禁；用肉桂则颅胀咳逆；用补骨脂则后重燥结；用知柏则小腹枯瘪；用芩栀则脐下引急；用香薷则耳鸣目眩，时时欲人扶掖而走；用大黄则脐下筑筑，少腹愈觉收引。遂致畏药如蝎，惟日用人参钱许，入粥饮和服，聊籍支撑。交春，虚火倍剧，火气一升，则周身大汗，神气骎骎（qīn 侵：很快的样子）欲脱，惟倦极少寐，则汗不出而神思稍宁，觉后少顷，火气复升，汗亦随至，较之盗汗迥殊。直至仲春中浣（huàn 患。旧称每月的上、中、下旬为上、中、下浣），邀石顽诊之。其脉微数，而左尺与左寸倍于他部，气口按之似有似无。诊后，款述前所患，并用药转剧之由，曾遍询吴下诸名医，无一能识其为何病者。石顽曰：此本平时思虑伤脾，脾阴受困，而厥阳之火，尽归于心，扰其百脉致病，病名百合，此证惟仲景金匮要略言之甚详。本文原云诸药不能治，所以每服一药辄增一病，惟百合地黄汤为之专药。奈病久中气亏乏殆尽，复经药误而成坏病，姑先用生脉散加百合、茯神、龙齿以安其神，稍兼萸连以折其势，数剂稍安。即令勿药，以养胃气，但令日用鲜百合煮汤服之，交秋天气下降，火气渐伏，可保无虞。迨（dài 待：等到）后中秋，端士请假归省，欣然勿药而康。后因劳心思虑，其火复有升动之意，或令服左金丸而安。嗣后，稍觉火炎，即服前丸，第苦燥之性，苦先入心，兼之辛臊入肝，久服不无反从火化之虞，平治权衡之要，可不预为顾虑乎？（《张氏医通·卷六·百合》）

（2）庄某，男，37岁，1965年4月13日初诊。肝升太过，右降不及，烦躁不宁，头痛偏右，眩晕不清，筋脉拘挛，夜寐不安，大便艰，脉虚弦，苔薄腻。甘麦大枣合百合地黄汤加味。处方：野百合（先煎）15g，大生地12g，淮小麦30g，炙甘草3g，炒枣仁9g，川贝母、夜合花各6g，珍珠母（先煎）15g，红枣4枚。5剂。二诊：前诊用百合地黄、甘麦大枣合法，尚合度，烦躁不寐、头偏痛及眩晕已瘥，筋脉拘挛依然如故。仍守原法加重。处方：野百合（先煎）30g，大生地12g，淮小麦30g，炙甘草4.5g，炒枣仁9g，左牡蛎（先煎）、珍珠母（先煎）各15g，红枣4枚。5剂。〔《名老中医之路·第三辑》（程门雪经验，何时希整理）第385页〕

原按：烦躁不宁、夜寐不安等精神恍惚之症，颇似《金匮》所谓“百合病”，是肺阴、心营两虚之故，所以用百合补肺阴，地黄滋心营，再配合甘麦大枣汤养心安神，介类药潜降，颇有效果。本例用百合补肺以助其右降，又用珠母、牡蛎平肝以制其左升，相辅相成，而达到两脏的相对平衡。方中的贝母有两种作用，一是同夜合花配伍以解郁，二是清肺虚有热之痰，对治疗精神烦躁，也起作用。

程氏对甘麦大枣汤和百合地黄汤二张《金匮》方的配合和使用，有深切的体会，曾著文论述之，今节引如下："甘麦大枣汤不独活妇人，亦主男子，若作妇人专方，则失之狭隘矣。叶天士生平最赏识此方，在甘缓、和阳、息风诸法中用之最多，散见于肝风、虚劳、失血诸门、头眩、心悸、胸闷等证治中。所谓脏躁者，脏，心脏也，心静则神藏，若为七情所伤，则脏躁而不静，故精神躁扰不宁，致成所谓'如有神灵'之象。甘麦大枣汤诚为养心气、润脏躁、缓肝急、宁烦扰之佳方（此即《难经》'损其肝者缓其中'；《内经》'肝苦急，急食甘以缓之'之义。故对情志伤肝而肝阳、肝气亢旺者，可以此方缓肝和阳。）。百合地黄汤与甘麦大枣汤合用，以治情志偏胜之病，更有殊功。《内经》所云：'肝藏魂，心藏神，肺藏魄'。凡表现为神志不安，魂魄不宁之状者，皆可用之。"

按：夜合花分布广东、广西、福建、台湾等地。本品在广东地区习惯作"合欢花"使用。主"治肝郁气痛"（《广东中药》）

3. **溺时头痛（神经官能症）** 王某，女，45岁。因发热，夏日强行以阿司匹林与麻黄汤发汗，过汗而伤耗津液，以致大便三日不行，又用大承气汤下之，阴液更伤。5天后又因与邻居争吵，出现沉默寡言，彻夜不眠，坐卧不宁，厌食，口苦尿赤，偶尔出现吃喝不停，时见鬼神在身。每尿时发冷战，眩晕，头痛喊叫，需人携扶。急送某医院治疗，诊断为"神经官能症"。嘱回家调养。经1月余病仍如故。延余诊治。证如前述，舌红无苔，光如镜面，脉微数。证属心肺阴虚内热。处方：百合地黄汤3剂，取清泉水煎煮。上方奏效，加大其剂量，处方：百合90g，生地45g。服用7剂，溺时头痛全无，小便时已畅通，舌苔淡薄，脉弦细数。惟有食欲欠佳，乏力，睡眠差，以甘麦大枣汤调理。（薛光耀.《北京中医学院学报》1990，1:封底）

4. **痿证** 伏热留于肺胃，胃热则消谷易饥，肺热则躄痿难行，热气熏于胸中，故内热不已。延今半载，节届春分，天气暴热，病加不寐。据述先前舌苔黄黑，今则舌心干红，其阴更伤。仿仲景意，用甘寒法。生地三钱，知母一钱五分，茯神三钱，枣仁一钱五分，麦冬二钱，滑石三钱，夜合花五分，沙参三钱，百合一两。泉水煎服。

诒按：《金匮》百合病篇，有以百合配知母、地黄、滑石等法，此方即用其意。

邓评：痿躄一症，本属阴虚夹湿热居多，甚且有夹内风者。今见舌干易饥，是风火内扰，有灼阴化燥之象，无湿壅之咎，故立方专主甘寒，以养阴清燥为主务。

再诊：经云：肺热叶焦，则生痿躄。前方清心肺而退热，已能起床步履。但夜不安寐，是肾气不交于心，阴虚阳亢故也。清金丽水，取坎填离为治。生地、天冬、麦冬、枣仁、山药、玄参、沙参、洋参、百合，另虎潜丸三钱。

邓评：不寐症每多挟痰，或可参入二陈，一或用半夏秫米法，而于大剂甘凉内，增此区区之辛燥，当无劫液之弊。此丸为治痿之专方。

三诊：阴虚未复，夜寐未安，热退不清，仍宜养阴。自云腹中微微撑痛，此属中虚。治当补益脾阴，兼清心肺之热。生地、沙参、洋参、山药、麦冬、枣仁、薏米、茯神、甘草、白芍、赤苓、百合，另归脾丸。

邓评：腹之撑痛，固属中虚木乘，抑或前方纯用甘寒之咎乎。（《增评柳选四家医案·王旭高医案》第187页）

按：师仲景心法，活用经方，切合病情，始为善学古圣之书者也。二诊、三诊汤剂与丸药并用，可师可法。

【临证指要】 百合地黄汤主治热病或情志郁火伤阴所致的百合病、脏躁病、抑郁症等神志疾病，若辨证合用甘麦大枣汤等方药，效果更好。

【原文】 百合病一月不解，变成渴者，百合洗方主之。（6）

百合洗方：上以百合一升，以水一斗，渍之一宿，以洗身。洗已，食煮饼[1]，勿以盐豉[2]也。

【注脚】

〔1〕煮饼："饼"，为古代面食的通称。《伤寒总病论》谓煮饼即"切面条"；《千金》卷十第三谓是"白汤饼"。

〔2〕勿以盐豉：盐豉，食"煮饼"用之调味。勿以盐豉，"恐咸味耗水而增渴也"。

【提要】 论百合病变成渴的外治法。

【简释】 百合病日久不愈，症见口渴的，表明肺阴虚损较甚。可以考虑内外兼治法以加强疗效，即在内服百合地黄汤的同时，再用百合渍水洗身。因肺主皮毛，其气相通，用百合渍水洗皮肤，亦可通其内，以收滋阴润燥之效。煮饼系小麦粉制成，能益气养津，为本病患者适宜的食物。

【大论心悟】

药浴疗法古今论

唐书载许允宗初仕陈，为新蔡王外兵参军。时柳太后感风不能言，脉沉而口噤。允宗曰：口不下药，宜以汤气蒸之，令药入腠理，周时可瘥。遂朝黄芪防风汤，煮数十斛置床下，气如烟雾，熏蒸之而得语。遂超拜义兴太守。(《古今医案按·第一卷·中风》)

俞震按：书称允宗医术若神，曾曰医者意也，在人思考，即此条思虑巧矣。然仅可治真中风（按：真中风指面瘫口㖞，即西医学所谓“面神经炎”)，《内经》所谓“其有邪者，渍形以为汗”也。邪从汗解故得语。若概试诸不能言者决无效。

按：本案用黄芪防风汤熏蒸治疗感风面瘫，与百合洗方治疗百合病，病不同而法则一。用药浴疗法以治病，不可忽视。本法疗效好，无不良反应，方法简便，易于使用。根据文献记载，我国早在三千多年前，已在宫廷和民间使用药浴疗法。殷商时期，一些豪门贵族就习惯运用药浴防治疾病。洗澡能促进血液循环，使毛孔开放，呼吸加快，浴水中加入的中药，通过开放毛孔，经皮肤吸收；一些挥发性药物分子，通过呼吸道吸入，是一种治病和保健的方法。药浴疗法作用是多方面的，适应范围也较广泛，对某些体表与内脏病变都有一定的疗效。所用药物与辨证内服药相类。

百合洗方即药浴疗法，为仲景时代疗法之一。此法简便，应推广使用，以丰富中医的治病方法。

【验案精选】

下利（中毒性菌痢）变成渴者 华某，女，5岁。1961年秋患发热下利，住县医院治疗，诊为“中毒性菌痢”。经治旬余，壮热不退，下利红白，日夜无度，病情危笃，转延中医治疗，症见高热神萎，昏昏欲愦，双目露睛，数日未食，口干思饮，唇舌鲜红乏津，舌苔黄，脉细弱而数。胡老谓：“此利属肠，然治应责诸肺。盖肺热则阴亏，其气不降而失治节之权。肠为热灼，则失传化之职，故利下不止，高热不退。”遂疏《金匮要略》之百合知母汤加沙参、山药、莲子、银花、桑叶、花粉为方。方中百合重用至30g，嘱服2剂，以观进退。药后下利锐减，热势亦退，嘱守原方再进2剂，遂利止热退，余证亦相继好转而出院。讵知2天后，忽出现燥渴不已，饮水无度，复求先生为治。先生认为此乃气阴大伤，余热未净，无须惊骇。处以独味百合120g，令煎水俟温洗浴，仅洗1次，口渴大减，再洗渴止而瘳。(胡谷塘，等.《中国医药学报》1987，4：39)

【原文】 百合病，渴不瘥者，瓜蒌牡蛎散主之。(7)

瓜蒌牡蛎散方：栝楼根、牡蛎（熬）等份。上为细末，饮服方寸匕，日三服。

【提要】 论百合病渴不瘥的治疗。

【简释】 百合病口渴，用百合洗方仍不解，此因病重药轻，药不胜病，应并用瓜蒌牡蛎散内治方。方中栝楼根（天花粉）甘寒，清解肺胃之热，生津止渴；牡蛎咸寒，生津潜降，引热下行，二药合用，使津生热降，渴证自解。

【验案精选】

百合病而渴甚 陈某，男，50岁……已患病多日，而面黄颧红微浮，口出一股焦臭气，欲卧不能卧，欲行不能行，一月来，时寒战，时发热，时昏睡，时惊叫；能食时如常人一样，不思食时则汤水不能下咽，大便颇硬，三五日一次；小便色如血水，涓滴作疼，因病情较重，动员送医院检查治疗……根据患者体温上午37.8℃，下午39℃，每日如此不变的情况看，系属阴虚之证，给予复脉汤3剂后，潮热始退，大便变软，但仍昼日了了，夜则谵语，甚则通夜不眠，此乃肾中真阴亏于下，心阳浮于上，相火炽热，龙雷不潜……细思本例证候颇与“百合病”相似，该篇所载诸方，惟百合地黄汤比较适合，遂处方如下：百合12g、生地24g，水煎去滓，加鸡子黄1枚，搅匀炖沸，顿服，药滓于次晨加水再煎取汁，加鸡子黄1枚，服如前法，日服1剂，10天后，狂叫已息，夜间能安卧4~5小时，醒后亦不惊叫，脉息上午已平，下午微数，体温下午37.6℃，小便仍短赤，舌由光剥至已布白苔，但渴甚。此热胜津伤，宜用《金匮要略》栝楼牡蛎散，以栝楼根苦寒生津止渴，牡蛎咸寒引热下行。遂于原方（上次方）内加花粉12g、牡蛎18g，连服3剂，口渴止，诸症皆有好转，惟小便尚黄涩，下肢微浮肿，原方再加滑石24g，服2剂后尿量增多，黄色转浅，再改原方为：百合24g，生地18g，玄参12g，牡蛎18g，龟甲18g，鳖甲15g，鸡子黄1枚。以此方作常服剂，又服8剂，诸症基本消除，不渴不烦，饮食一日能进三餐稀粥，小便清长，大便二日一次，根据病家要求，带药回家治疗……自出院至今已6个月，询访10余次，一切情况良

好，只是体质尚差，嘱其好好注意营养和休息。（贺德镇.《中医杂志》1965，11：12）

【原文】 百合病变发热者，百合滑石散主之。（8）

百合滑石散方：百合一两炙（按：《千金》作“干之”），滑石三两。上为散，饮服方寸匕，日三服。当微利者，止服，热则除。

【提要】 论百合病变发热的治疗。

【简释】 百合病本为如寒无寒，如热无热，不应发热，今变发热者，为日久化热。故仍用百合滋养肺阴，滑石清里热而利小便，使热从小便排出。

【原文】 百合病见于阴者，以阳法救之；见于阳者，以阴法救之。见阳攻阴，复发其汗，此为逆；见阴攻阳，乃复下之，此亦为逆。（9）

【提要】 论百合病的治疗原则。

【简释】 百合病的病机为阴虚内热，已如上述。治当补其阴之不足以治阳之偏胜，即所谓“见于阳者，以阴法救之”。本篇治百合病诸方，即为此而设。但阴虚日久，损及阳气，或本为阳虚之体，故见怯寒，神疲等阳虚见症，在治疗上又当酌用温柔养阳之法，即所谓“见于阴者，以阳法救之”。养阴或养阳，总为护正之法，以切合百合病邪少虚多之病机。若认证不准，以虚为实，汗下逆施，则犯虚虚之戒。

按：以上九条讲了百合病的证治。第1条为总纲；第5条是正治方法；2、3、4条是误用汗、下、吐之后的救治法；6、7、8条是百合病日久变证的治法；第9条指出百合病的治则。虽仅九条，百合病的理、法、方、药可谓完备。

【验案精选】

下利 一妇人患下利数年，不进食，形体羸瘦，肌肤甲错，不能起卧，医时以参、附、诃、罂之类治之。先生诊之曰，百合篇所谓见于阴者，以阳法拯之者也。乃与大剂之桂枝汤，使覆而取汗，下利止。更与百合知母汤，以谷食调理之，渐渐复原。（日·汤本求真著，周子叙译《皇汉医学》第54页）

按：日本医家采用经方多是按条文所述而索方。此案之论治，则是对经文融会贯通，依法处方。

【原文】 狐𧏾之为病，状如伤寒[1]，默默欲眠，目不得闭，卧起不安，蚀于喉为𧏾，蚀于阴为狐，不欲饮食，恶闻食臭，其面目乍[2]赤、乍黑、乍白。蚀于上部则声喝[3]一作嗄，甘草泻心汤主之。（10）

甘草泻心汤方：甘草（按：《伤寒论》第158条本方“甘草”用“炙”）四两，黄芩、人参、干姜各三两，黄连一两，大枣十二枚，半夏半升。上七味，水一斗，煮取六升，去滓再煎（按：《伤寒论》“再煎”下有“取三升”三字），温服一升，日三服。

【注脚】

〔1〕状如伤寒：临床表现类似伤寒的恶寒发热，但并非外感邪气，而是湿热蕴结于内，营卫失和于外的病状。这与《伤寒论》第113条“形作伤寒”同义。所不同的是：彼是温病“形作伤寒”；此是狐𧏾病“状如伤寒”。

〔2〕乍：本条三个“乍”字作代词，与“或”字类似，当“有的”讲。柳宗元《与崔连州论石钟乳书》：“由其粗疏而下者，则奔突结涩，乍大乍小，色如枯骨，或类死灰……”

〔3〕声喝（yè 叶）：《辞海》“喝”指说话声音噎塞。原注本“喝”作“嗄”（shà 厦）。嗄为嗓音嘶哑。

【提要】 论狐𧏾病的证治。

【简释】 狐𧏾病是因湿热虫毒所引起。其主要病变为局部症状，即喉部及前阴、后阴（肛门）腐蚀溃烂。蚀于喉为𧏾，蚀于前阴或后阴为狐，故统称为狐𧏾病。蚀于喉部，可致声音噎塞或嘶哑。其全身证候有“状如伤寒”的恶寒发热表现；湿热内扰，可表现心神不安，神志恍惚，沉默欲睡，但又不能闭目安睡；湿热影响脾胃，故不思饮食，恶闻食臭；湿热上扰，面部可表现“乍赤、乍黑、乍白”。治用甘草泻心汤。《金匮》本条本方甘草是生用，临床可生、炙并用，以生用解毒，炙用建中；取芩、连之苦寒，姜、夏之辛温以调理中焦；配参、枣以补中益气。全方健运中焦，清化湿热，体现了上（熏）下（注）交病治其中的思想。

【大论心悟】

王子和老中医诊治狐𧏾病的独到经验

王子和老先生治疗狐𧏾病有独特的经验。他

在诊治该病患者60余例的经验介绍中说：本病为一综合征，在诊断上主要依靠症状观察，常见症状如下。

1. **常见症状**

（1）喉、舌、牙龈、口腔黏膜溃疡　本病初起，溃疡多在舌之底面，或唇颊黏膜、牙龈等处，重者满舌皆白腐，悬雍垂亦可累及。

（2）前阴溃疡　常发部位为妇女大小阴唇、男子阴茎、龟头、阴囊等处。疮面凹陷，大小不等，上被伪膜，易脱落，局部疼痛或肿痛。梅毒血清反应概属阴性，即非梅毒、下疳所致。

（3）肛门黏膜溃疡　有的直肠末端溃疡，突出肛外；有的肛门周围及会阴部等处溃疡，无瘘管。

（4）眼部症状　初起即见眼部症状的比较少见，多发生在迁延不愈反复发作二三年以后的患者。临床表现有目赤、云翳、肿痛等，视力亦随之而损害；也有只觉视力减退者。日久失治，多致视盲。

（5）恶寒发热，关节烦痛　本病虽发冷发热，关节疼痛，但项不强，脉不浮紧，不为汗解，易与伤寒鉴别。脉至可数，但临床也有脉虽数而身无热，或虽身热而脉不数者。关节疼痛多见于膝、踝与腕关节等处。

（6）皮肤损害　本病于针灸或注射针眼处，恒有发炎或化脓表现，是为本病之特征。

（7）其他症状　如面色易有异样改变，在病情严重时常可见之；口干为常有之症状；它如汗出，卧起不安或默默欲眠，声音嘶哑，口鼻出气灼热，恶心厌食，心烦失眠等，均可见之。

总之，口腔溃疡，前阴或肛门溃疡，发冷发热，皮肤损害等为本病之主症，结合日久不愈，周期性增剧之特点，即可确诊。

2. **治疗方法**

狐蜮病的治疗方法分内服及外治两个方面。

（1）内服方药：①甘草泻心汤加减：生甘草、黄芩、干姜、人参、制半夏、黄连、大枣。不欲饮食加佩兰12g；喉咽溃疡加升麻4g、广犀角3g；口渴去半夏加花粉15g；目赤加赤芍、夜明砂各9g；口鼻出气灼热加生石膏30~60g，知母15g；胸胁满痛加柴胡9g；湿偏胜加赤苓、木通各9g；寒偏盛以生姜易干姜；便秘加酒川军9g；五心烦热加胡黄连6~9g。②治蜮丸（自拟验方）：槐实、苦参各60g，芦荟30g，干漆（炒令烟尽）2g，广木香、桃仁（炒微黄）各60g，青葙子、明雄黄（飞）、广犀角各30g。上九味，共研极细末，泛水为小丸，滑石为衣，每服3~6g，每日2~3次。本方具有清热祛湿，杀虫解毒之效，为治本病不可缺少之药。服药期间，忌食大蒜、猪头肉、无鳞鱼。

（2）外用药物：①苦参汤，即苦参30g，水煎熏洗外阴。②雄黄散，即雄黄9g，研末，烧令熏肛门。雄黄性温，长于杀虫解毒。但雄黄粉不能燃着，须用艾叶作团，将雄黄粉撒于其上，然后用一筒状物将火罩住，令患者蹲坐其上，针对肛门溃疡处熏之。熏前必须将肛门洗净，熏后保持局部清洁。每日三四次。

3. **体会**　甘草泻心汤以甘草甘平泻火为君，而且用量最大，一般18~36g，生、炙各半。甘草泻心汤与治蜮丸二者合用，可以提高疗效。服用治蜮丸后，病者常有轻度腹痛，随后由大便排出大量黏液便，妇女或由前阴排出浊液，或白黏如带，或乌褐如血，诸症亦常随之而解。所治病例，其疗程最短者约2个月左右，长者二至四个月，即可见效。至于复发问题，经过追访，长者3年来未复发，但亦有见轻度复发者，继服原药，即可迅速恢复。本病好发年龄以15~45岁之间青壮年为最多，每常年发作，迁延难愈。其与性别、职业关系不大。在传染性方面，似属不明显。本病症状与现代医学之白塞综合征颇相近似。3年来，有些病例曾在外院诊为白塞综合征而转来求治，统按狐蜮病法治疗，颇有效验。（王子和.《中医杂志》1963，11：9）

按：上述王老先生对狐蜮病——白塞综合征的诊治具有独到经验，观察详细，故重点引述，供读者学习。近几十年来，有关本病的治疗常有报道，或个案，或几十例，或上百例，仅笔者所见者就有几十篇。综合分析有关报道，对主要内容归纳如下。

一是狐蜮综合征的诊断：从临床表现而言，张仲景所称的狐蜮病与白塞综合征是相类似的疾病。广大学者对这种认识几乎没有争议。张仲景是提出本病证治的第一位医学家，他的发现早于西方医家（土耳其皮肤病学家）1700多年。大多数医生不一定知道中国古代医学家张仲景早就发现了本病，并提出了卓有疗效的治法。

二是狐蜮病的治疗：目前多以甘草泻心汤为主方，虽然临床治愈率、有效率的结果有差异，但本方的疗效是肯定无疑的。截至目前，本病发病的原因尚不清楚，病毒学说、过敏反应学说、胶原纤维病学说等，都没有完全肯定或否定。对于本病的治疗，至今也无特效疗法。

张仲景治以甘草泻心汤重用甘草，配以黄芩、黄连等药。据现代药理研究，甘草的主要成分甘草素，是甘草酸的钾盐及钙盐，甘草酸经水解产生葡萄糖醛酸及甘草次酸，葡萄糖醛酸有解毒作用，甘草次酸与肾上腺皮质激素化学结构相仿，故甘草有类似脱氧皮质酮的作用，可视作一种激素和一种免疫抑制解毒剂。黄芩和黄连具有抗过敏和消炎作用。从现代药理学和临床治疗学看，本方用以治疗本病是适当的。特别是王子和老先生强调本方重用甘草的经验是符合科学的。但许多临床研究表明，本病与其他病一样，并非一方一法所能统治，辨证论治才是完善之策。实践观察到，由于本病初、中、末阶段的不同及体质、年龄等各个方面的差异，其病机便有实证（湿热蕴结、气营兼病）、虚实夹杂、虚证（肝肾阴虚、脾肾阳虚）等不同，以及具体病变脏腑部位之别。因此，治疗应依证立法，依法遣方，随证选药，灵活变通。

三是中西医结合治疗狐蟚病：对久治不愈者，可以中医中药治疗为主，适当配合短期的激素，免疫抑制剂及抗生素，见效后，逐步停用西药，以中药巩固疗效。如此中西医结合治疗，对难治病例可提高疗效。

四是复发问题：本病治疗不彻底则易复发，故治之待症状消失后，需要再巩固治疗一段时间，以防复发。此外，亦有的患者治疗初期乏效，但坚持服药，可渐渐收效乃至痊愈。由此可见，治疗此种多脏器、多部位损害的慢性全身性顽疾，需认证准确，方法得当，守方守法，功效始著。

【验案精选】

1. 狐蟚病（白塞病，亦称白塞综合征或口、眼、生殖器综合征）

（1）焦某，女，41岁，干部，1962年6月初诊。患者于20年前因在狱中居处潮湿得病，发冷发热，关节疼痛，目赤，视物不清，皮肤起有大小不等之硬斑，口腔、前阴、肛门均见溃疡。20年来，时轻时重，缠绵不愈。近来月经先期，色紫有块，有黄白带，五心烦热，失眠，咽干，声嗄，手足指趾硬斑，日久已成角化，肛门周围及直肠溃疡严重，不能正坐，口腔黏膜及舌面也有溃疡，满舌白如粉霜，便干结，小溲短黄，脉滑数，诊为“狐蟚”病，即予治蟚丸、甘草泻心汤加减内服，苦参煎水熏洗前阴，并以雄黄粉熏肛。肛门熏后，见有蕈状物突出肛外，奇痒难忍，用苦参汤洗涤后，渐即收回，服药期间，大便排出恶臭黏液多量，阴道也有多量带状浊液排出，病情日有起色，四肢角化硬斑亦渐消失。治疗4个月后，诸症消失，经停药观察1年余，未见复发。（王子和.《中医杂志》1963，11：10）

（2）郭某，女，36岁。口腔及外阴溃疡半年，在某院确诊为“口、眼、生殖器综合征”，曾用激素治疗，效果不好。据其脉症，诊为狐蟚病，采用甘草泻心汤加味。方用：生甘草30g，党参18g，生姜6g，干姜3g，半夏12g，黄连6g，黄芩9g，生地30g，大枣7枚。水煎服12剂。另用生甘草12g，苦参12g。4剂煎水外洗阴部。复诊时口腔溃疡及外阴溃疡已基本愈合。仍按前方再服14剂，外洗方4剂，患者未再复诊。（《赵锡武医疗经验》第99页）

（3）穆某某，女，30岁。患狐蟚病，其症如下阴无病，则口腔咽喉溃烂疼痛；如口腔病好，则阴道阴唇溃烂疼痛，如此交替发作已1年余，颇似眼、口、生殖器综合征，但未见有眼科疾患。因按狐蟚病处理。用甘草泻心汤：甘草15g，党参10g，黄芩10g，黄连5g，法夏10g，大枣3枚。水煎内服。口腔溃烂时，用锡类散吹之；下阴溃烂时，用苦参汤洗之。经反复治疗半年之久，其病始愈。后以此案告之同事张某，其邻妇有患此症者，用上法治之亦效。（《金匮要略浅述》第59页）

（4）马某，女，39岁，城关镇教师。口腔、外阴相继溃疡，反复发作1年余，或两个部位同时发病，或单个部位交替发病，伴低热乏力，食欲不振，睡眠不佳。激素治疗，当时好转，停药则复发，且机体抵抗力下降，易感冒。经地区医院诊断为“白塞综合征”，来我院服中药治疗。查舌质暗红，苔白，脉细滑数，拟甘草泻心汤加味：生甘草30g，党参15g，黄连10g，黄芩10g，半夏10g，干姜6g，白花蛇舌草20g，土茯苓20g，生地30g，玄参15g，蚕沙10g，当归15g。服药5剂，病情明显好转，继服10剂，口腔溃疡完全愈合，外阴溃疡好转。原方加黄芪继服20余剂，并用苦参、黄柏水煎熏洗外阴，治疗月余告愈，低热，关节疼痛等诸症皆除。随访3年无复发。（王丽娜.《河南中医》1992，3：133）

按：上述四例之前三例皆名老中医验案。四例验案皆效法本篇治狐蟚病内外兼治之法。

2. 口疮 刘某某，男，30岁。生口疮数日，后即蔓延到舌背舌腹，整个口腔和舌部完全糜烂。食物、水浆皆不能下咽，每喝水一口都痛苦万状。全身发热，胸下烦闷，大便不通，小便短赤，脉虚而数。遂投以甘草泻心汤加减：炙甘草50g，黄连6g，黄芩、半夏、干姜各10g，党参

15g，桔梗 15g。水煎服，缓缓咽下。服 2 剂后，自觉好转，共服 6 剂痊愈。（《经方发挥》第 123 页）

原按：口疮在《内经》称口糜，《素问·气厥论》说："膀胱移热于小肠，鬲肠不便，上为口糜。"甘草泻心汤治疗口舌糜烂效果甚好。此证多为湿热之邪蕴结于胃肠，久之，上则熏蒸于口舌，下则迫于大肠，引起口腔糜烂和大便失常。本方具有清热，燥湿，固胃肠的作用，对于口疮为治本之法。尤其是经久不愈，缠绵反复的，久服此方，大多能根治。

【原文】 蚀于下部则咽干，苦参汤洗之。（11）

苦参汤方：苦参一升（按：《悬解》作"苦参一斤"），以水一斗，煎取七升，去滓，熏洗，日三。

【提要】 论狐蜮病蚀于下部前阴的外治法。

【简释】 足厥阴肝脉，循阴器，抵少腹，上通于咽喉。前阴腐蚀溃烂后，其热循经自下而冲上，故咽干。用苦参汤熏洗前阴病处，除湿热以治其本，则咽干自愈。

【大论心悟】

加味苦参汤熏洗法治疗各种阴道炎有良效

1. **阴痒（滴虫性阴道炎）** 自拟苦参外洗方治疗阴痒 220 例。年龄最大的 78 岁，最小的 7 岁。病程多为 1 年上下。治疗方法：苦参、白鲜皮、蛇床子各 30g，冰片 1.5~3g，防风 15g，荆芥 10g，花椒 20g，透骨草 35g。加减法：外阴溃烂者加明矾 30g，带下多者加黄柏 20g，乌贼骨 30g，伴外阴部痛者加白芷 15g。用法：上述药物除冰片外，煎取药液，再入冰片，乘热先熏后洗外阴 10~20 分钟，待药液稍凉后，徐徐洗涤患处，每日 1 剂，早晚各熏洗 1 次。结果：197 例治愈；8 例好转；15 例无效。有效率达 93. 2%。本组阴痒病例多经西医诊为"滴虫性阴道炎"。（彭云辉.《浙江中医杂志》1986，7 : 304）

2. **各种阴道炎** 自拟加味苦参煎剂治疗阴道炎 700 例。其中滴虫性阴道炎 220 例；霉菌性阴道炎 180 例；其他病因引起的阴道炎 320 例。临床表现：以外阴、阴道瘙痒、白带增多为特点。妇科检查可见外阴湿疹、阴道黏膜及宫颈充血，老年可见外阴、阴道枯干等。治疗方法：苦参、生百部、蛇床子、木槿皮、土茯苓、鹤虱、白鲜皮、虎杖根各 30g，川黄柏、川花椒、地肤子、龙胆草、明矾、五倍子各 20g。上药加水 2500~3000ml，煮沸后 10~15 分钟，用干净纱布滤去药渣，将药液放在干净的盆内，趁热坐于盆上熏蒸阴道和坐浴外洗，最好同时用干净纱布蘸盆中药液，轻轻擦洗外阴及阴道壁。每日 1 剂，早晚各熏洗 1 次，每次约 30 分钟，10 天为 1 疗程。治疗期间禁房事，勤换内裤；男方也应随女方同时熏泡外阴。结果：本组 700 例中，用药最短者 7 天，最长者 24 天，平均 14 天。绝大多数患者用药 1 个疗程即有明显效果，总有效率为 94. 7%（何国兴.《江苏中医》1991，10 : 15）

按：苦参汤洗剂为狐蜮病的外治法。上述报道以本方为主，治疗各种阴道炎以阴痒为主症者，取得良效。本症为妇科常见病、多发病。阴道炎有滴虫性、霉菌性、细菌性、老年性等不同成因，中医认为其病机多属于湿热下注及感染邪毒所致。《女科经纶》说："妇人阴痒多属虫蚀所为，始因湿热不已。"笔者曾以苦参 40 克，蛇床子 15 克，水煎熏洗外阴，治疗妇人阴痒，多能起到止痒疗效。

【验案精选】

1. **白带、阴痒（滴虫性阴道炎）** 梁某某，女，35 岁。患白带下注 3 年之久，近 1 年来加重，并发外阴瘙痒难忍，经妇科检查，诊断为"滴虫性阴道炎"。经用甲硝唑等治疗 2 个疗程，效果不明显。后用苦参汤每晚熏 1 小时，兼服清热利湿之中药，2 周后，带净痒止。又经妇科数次检查，阴道未见滴虫，而且炎症亦愈。（《经方发挥》第 59 页）

2. **湿疹** 记得当时有一位草医，善于用外洗药治疗皮肤湿疹，但很保守，凡对求治的皮肤湿疹病人，他只给药不给处方，把药切成细末混杂在一起交与病家。我请教他多次，他都推诿。当时草医不为医界所重视，但我很尊敬他，亲近他，虚心向他请教，必要时还在经济上给他一些帮助，他终于向我公开了秘方。处方是：苦参 60g，蛇床子 30g，百部 30g，益母草 30g。用法：煎水洗涤湿疹，如患全身湿疹，可用药水洗澡。每剂药可煎洗二三次。我配合内服清热解毒的中草药，更提高了疗效。〔《名老中医之路·第一辑》（龚志贤）第 366 页〕

【原文】 蚀于肛者（按：《伤寒总病论》卷三"肛"下有"门"字），雄黄熏之。（12）

雄黄（按："雄黄"下无分两，《太平圣惠方》卷十三《治伤寒狐惑诸方》作“半两”，应据补)。上一味为末，筒瓦[1]二枚合之，烧，向肛熏之。

【注脚】

〔1〕筒瓦：“瓦”是用陶土烧成的覆盖房顶的东西，呈弧形。两个瓦对在一起，则形成筒状。

【提要】 论狐𧏾病蚀于肛门的外治法。

【简释】 肛门蚀烂，可用雄黄熏患处，雄黄有较强的杀虫解毒燥湿功用。

【原文】 病者脉数，无热，微烦，默默但欲卧，汗出，初得之三四日，目赤如鸠眼[1]；七八日，目四眥黑[2]。若能食者，脓已成也，赤小豆当归散主之。(13)

赤小豆当归散方：赤小豆三升(浸，令芽出，曝干)，当归(按：俞桥本、宽政本、新刻本“当归”用量并作“十两”。《千金》、《外台》卷二、《本草纲目》卷二十四“赤小豆”条引并作“三两”)。上二味，杵为散，浆水[3]服方寸匕，日三服。

【注脚】

〔1〕目赤如鸠(jiū究)眼：“鸠”指斑鸠，形似鸽。斑鸠双目，赤在黑睛瞳子。故狐𧏾病目赤非白睛充血，而是黑睛变红。如此特点与西医学所述的白塞综合征之眼部症状特点“虹膜睫状体炎”相类似。

〔2〕目四眥(zì自)黑：《汉书·杜钦传》：“眦，谓眶也。”

〔3〕浆水：《本草纲目》称浆水又名酸浆，引嘉谟云：“炊粟米熟，投冷水中，浸五六日，味酸，生白花，色类浆，故名。”

【提要】 论狐𧏾病日久，累及于目的证治。

【简释】 脉数，微烦，默默但欲卧，汗出等，是里热征象；无热是说肌表热象不明显，表示病不在表；目赤如鸠眼，是因血中之热随肝经上注于目的征象；两眼眶呈灰黑色，表明瘀血内积。若脓已成，病势则集中于局部，脾胃受其影响反轻，所以病人能食。以赤小豆当归散治疗，方中赤小豆渗湿清热，解毒排脓；当归和血，去瘀生新；浆水清凉解毒。

按： 赤小豆当归散在后“第16篇”亦治湿热蕴于大肠，迫血下行的肠风下血。此异病同治之法也。

据报道：用单味赤小豆外敷与内服并用治疗外伤性血肿及疔疮86例。其中疔疮18例，外伤68例。治疗方法：将赤小豆碾研细末，加鸡蛋白调成糊状，涂满患处，再用棉垫固定，每日1~2次；赤小豆300g，水煎服，日1剂。结果：86例中除3例疔疮因并发感染加用抗生素外，其余83例均在3~4日内收功。(李传兴.《湖北中医杂志》1990，2:封三)

《本草纲目》谓赤小豆“治一切痈疽疮疥及赤肿，不拘善恶”。《药性论》记载“赤小豆有治热毒，散恶血，消肿排脓”之功。

【原文】 阳毒之为病，面赤斑斑如锦文，咽喉痛，唾脓血。五日可治，七日不可治，升麻鳖甲汤主之。(14)

阴毒之为病，面目青，身痛如被杖，咽喉痛。五日可治，七日不可治，升麻鳖甲汤去雄黄、蜀椒主之。(15)

升麻鳖甲汤方：升麻二两，当归一两，蜀椒(炒去汗)一两，甘草二两，鳖甲手指大一片(炙)，雄黄半两(研)。上六味，以水四升，煮取一升，顿服之，老小再服[1]，取汗。

【注脚】

〔1〕老小再服：指老人、小儿服药剂量减半，“一升”分二次服。

【提要】 以上两条论阴阳毒证治及预后。

【简释】 阳毒与阴毒的病因病机，皆疫毒之气侵袭营血。由于患者的素体不同，故证候表现有所不同。据原文所述，以证候明显者，谓之“阳毒”；以证候隐晦者，谓之“阴毒”。处方皆以升麻鳖甲汤主之。尤在泾：“毒者，邪气蕴结不解之谓。阳毒非必极热，阴毒非必极寒，邪在阳者为阳毒，邪在阴者为阴毒也。而此所谓阴阳者，亦非脏腑气血之谓，但以面赤斑斑如锦纹，咽喉痛，唾脓血，其邪著而在表者谓之阳；面目青，身痛如被杖，咽喉痛，不唾脓血，其邪隐而在表之里者谓之阴耳。故皆得用辛温升散之品，以发其蕴蓄不解之邪；而亦并用甘润咸寒之味，以安其邪气经(按：“经”可能是“缠”字之误)扰之阴。五日邪气尚浅，发之犹易，故可治；七日邪气已深，发之则难，故不可治。其蜀椒、雄黄二物，阳毒用之者，以阳从阳，欲其速散也；阴毒去之者，恐阴邪不可劫，而阴气反受损也。”(《心典》)

按： 阴阳毒究竟是什么病，目前尚无定论，历代注家多认为是疫毒发斑。《肘后》《千金》《外台》都把它归纳在伤寒门。《脉经》《病源》记载阴阳毒病证候更详细。从以上两条内容来看，虽有阴阳之分，其实皆是热毒之因而表现为不同的证候。

【验案精选】

1. **阳毒（红斑性狼疮）** 一病人颜面发斑，在额部两颧特为明显，略显蝶形，其色鲜红，西医诊断为“红斑性狼疮”。诊其舌红少苔，脉滑数有力，问诊其患处奇痒难忍，有烧灼感，肢体疼痛，时发寒热，乃断为《金匮》之“阳毒发斑”。治宜解毒透斑，用《金匮》升麻鳖甲汤全方加银花一味，5剂而病减，后去蜀椒、雄黄，加生地、玄参10余剂而愈。吴师说阴阳毒皆当解毒活血，阳毒轻浅，利于速散，故用雄黄、蜀椒辛散之品，以引诸药透邪外出，观方后有云服之“取汗”，就可见本方透解的功效了。（邹学熹．怀念吴棹仙老师．《成都中医学院学报》1982，增刊：3~4）

2. **烂喉痧（猩红热）** 次女赛男，初起恶寒发热，头痛咽痛，下颌淋巴结肿大，舌苔薄白，脉象浮数。服银翘散2剂，恶寒已罢，仍发热咽痛。服普济消毒饮去升麻、柴胡3剂，另有冰硼散吹喉，咽痛减轻，热仍不退，颈面出现红色斑疹，惟口唇四周苍白，舌绛无苔，脉象滑数，印象为猩红热。为了避免传染给其他孩子，急送长沙市传染病院，经化验室检查，白细胞计数增高，中性增高，符合“猩红热”诊断，一面肌内注射青霉素，一面用升麻鳖甲汤：升麻30g，鳖甲10g，当归3g，去雄黄、蜀椒，加银花10g，连翘10g，牛子10g，生地12g，丹皮10g，赤芍6g，桔梗3g，甘草3g。服3剂，红疹遍及四肢，压之可渐退色，继用原方去升麻、当归、桔梗，加玄参、麦冬、大青叶，3剂，皮疹消退，体温正常，痊愈出院。（《金匮要略浅述》第62页）

按：名医王渭川说：烂喉痧之病情特征是发高热，咽喉剧痛，易化脓，舌如覆盆，全脸红疹带肿，与《金匮》中“阳毒之为病”条文相适。我主用犀角地黄汤加升麻、大青叶、板蓝根，高热不降佐紫雪丹、至宝丹等，同时用西牛黄吹喉，良效。当时我以此解释阳毒，学生疑信参半。恰为时不久，镇江流行烂喉痧，洪仁医院断为“猩红热”，取本人用方良效，大家方信而无疑。〔《名老中医之路·第二辑》（王渭川经验）第17页〕

小　结

本篇论述百合狐蜮阴阳毒病脉证并治。百合病系心肺阴虚内热的疾患，多见于热病或情志郁结化火伤阴所致。口苦，小便赤，脉微数及精神恍惚不定等症状是辨证治疗的依据。治疗原则以养阴清热为主，以百合地黄汤为主方。百合病误用汗、吐、下及病久所致的变证，则“各随证治之”。若百合病因多思善虑，事不遂愿而引起者，治疗时必须结合心理疏导。

狐蜮病是因湿热浸淫所引起的疾患，以咽喉、前后二阴腐蚀溃烂为特征。治疗原则以清利湿热为主，内服以甘草泻心汤为主方，外用苦参汤熏洗外阴、雄黄熏肛门；久病累及于目，内服赤小豆当归散。

阴阳毒是因感受疫毒所引起的疾患。阳毒、阴毒均有咽喉痛，阳毒病以面赤斑斑如锦纹，吐脓血为特点；阴毒病以面目青，身痛如被杖为特点。二者均以解毒清热、活血散瘀为治疗原则，以升麻鳖甲汤为主方。此外，还应参考后世对瘟疫、温毒发斑的治法。

疟病脉证并治第四

本篇专论疟病的辨证论治。其理论渊源是《素问·疟论》和《刺疟篇》。本篇对于疟病的治疗原则和具体方法，被后世广泛采用。

疟病的发病特点：疟病俗称“发疟子”“打摆子”“瘴气”等。本病呈世界性分布，从我国古代至新中国成立前发病率相当高。其发病具有周期性和间歇性的特点。这种发病特点在《素问·疟论》中有明确论述，即“日作”“间日而作”“间二日或至数日发”等“蓄（休止）作有时”的特点。临床以间日而作的“间日疟”为常见。

疟病的典型发作与不典型发作：《素问·刺疟篇》指出疟病的发作特点是“先寒后热……热止汗出”。《疟论》将其寒热之甚形象地表述为：“疟者之寒，汤火不能温也；及其热，冰水不能寒也。”疟病的典型发作可分为三个阶段：①恶寒期：患者寒战，脸色苍白，肢体厥冷，鸡皮样皮肤等，持续10分钟~1小时。②发热期：寒战之后继以高热，体温可达39~41° C，常伴有面赤，口渴，头痛，全身肌肉关节酸痛，乏力明显，或恶心，呕吐，脉弦数，持续4~8小时。③出汗期：高热之后，病人突然全身大汗，体温骤降，随即顿感轻松舒适，但有疲劳感，常安然入睡，此期2~3小时。总之，疟病的典型证候是寒热交作之后大汗出。凡病均有典型、不典型之分，疟病也是如此。本篇所述“但热不寒”之瘅疟；“身无寒但热”之温疟；“多寒”之牝疟等，都属于疟病不典型发作的表现。仲景此篇采取了详于特殊、略于一般的写作手法。

转归：疟病多次发作之后，脾脏明显肿大或肝脾同时肿大。此即第2条所谓“结为癥瘕，名曰疟母”。

专方专药：疟病与其他病一样，必须辨证论治。但仅仅辨证论治还不够，尚须探索其专方专药，如蜀漆、常山、青蒿（我国用青蒿研制的青蒿酯、蒿甲醚抗疟疗效较好）、柴胡等，为治疟专药。

本篇第1条论述了疟病的脉象、病机及治则；第3~5条论述瘅疟、温疟、牝疟之证治；第2条为疟病日久不愈形成疟母的治疗。

疟病与西医学所述的疟疾颇类似。从患者外周血中查见疟原虫为疟疾的确诊依据。

【原文】 师曰：疟脉自弦，弦数者多热，弦迟者多寒。弦小紧〔1〕者下之瘥，弦迟〔2〕者可温之，弦紧〔2〕者可发汗、针灸也，浮大者可吐之，弦数者风发也〔3〕，以饮食消息〔4〕止之（按：《外台》卷第五疟病一十五门最后两句作“弦数者风疾也，以饮食消息之。”）。（1）

【注脚】

〔1〕小紧：“小紧”指脉形细小，兼见紧急有力的脉象。“小”和“大”是相对而言，浮大为阳，主病在表、在上；小紧为阴，主病在里、在下。

〔2〕弦迟、弦紧：“迟”“紧”两者是相对而言，迟主里寒，紧主表寒。

〔3〕弦数者风发也：弦数者多热，热极生风之意。

〔4〕消息：犹调理也。

【提要】 论疟病的脉象、病机及治则。

【简释】 条文首先指出疟疾的主脉，随即据不同的脉象，论述治疗的原则。疟疾病人的脉象多弦，故曰“疟脉自弦”。尤在泾：“疟者少阳之邪，弦者少阳之脉，有是邪，则有是脉也。”基于病人体质及病情的不同，疟病之证有偏热和偏寒之别，故曰“弦数者多热，弦迟者多寒”。脉弦小而紧者，其病在里，可用下法；脉弦而迟者证偏于里寒，可用温法；脉弦紧者证属表寒，可用发汗或针灸疗法；脉浮大者，病在上，可用吐法；脉弦数者多由于热，热极必耗损胃中津液，此时可选用适合病情的甘寒饮食来调养，以辅助药物治疗。

按：张璐说："余治久疟坏证，每令续进稠饮，继与稀糜，使胃气输运，可行药力，然后施治，如此挽回者，未遑枚举。"(《张氏医通·卷三·疟》)由此可知原文提出"饮食"疗法的重要意义。

据王氏等报道，运用针灸治疗疟疾的治愈率在70%~90%之间。常以大椎、陶道作为主穴，内关、间使、合谷、后溪作为配穴，亦有人用内关、间使、章门、列缺、复溜、太溪等作为配穴者。关于针刺时间，均认为在疟疾发作前1~2小时为最佳施针时间。(王之敏.《中医杂志》1956，9：472)

【验案精选】

疟病 工人谷某，先得外感，继转疟，热多寒少，大渴多汗，以外国"奎宁"服之，不愈，即加倍进服之，疟止，阅日复作，又加倍吞服，旋止旋作，已而面目手足俱浮肿，踵门乞方，脉之弦数，舌色红而苔白，与小柴胡加花粉、知母、常山、青皮，于疟未发先一时进服一帖，疟止，嗣与调理，各恙遂痊。〔《二续名医类案》(萧伯章.遁园医案)第812页〕

按：小柴胡汤为治"寒热往来如疟"专方(参考《伤寒论》第96条"验案"及此篇后附方)，常山为治疟专药，大渴加花粉即附方"柴胡去半夏加栝楼根汤"之法，疟发前服药即后第4条方后注"未发前"服之经验。

【原文】 病疟以月一日发，当以十五日愈〔1〕，设不瘥，当月尽解〔2〕；如其不瘥(按：《外台》卷五"其"作"期"字，似是)，当云何？师曰：此结为癥瘕〔3〕，名曰疟母〔4〕，急治之〔5〕，宜鳖甲煎丸。(2)

鳖甲煎丸方：鳖甲十二分〔6〕(炙)，乌扇〔7〕三分(烧)，黄芩三分，柴胡六分，鼠妇三分(熬)，干姜三分，大黄三分，芍药五分，桂枝三分，葶苈一分(熬)，石韦三分(去毛)，厚朴三分，牡丹五分(去心)，瞿麦二分，紫葳〔8〕三分，半夏一分，人参一分，䗪虫五分(熬)，阿胶三分(炙)，蜂窝四分(炙)，赤硝十二分，蜣螂六分(熬)，桃仁二分。上二十三味，为末，取煅灶下灰〔9〕一斗，清酒一斛五斗，浸灰，候酒尽一半(按：《千金》"浸灰，候酒尽一半"作"以酒渍灰，去灰取酒")，着鳖甲于中，煮令泛烂如胶漆〔10〕，绞取汁，内诸药，煎为丸，如梧子大，空心服七丸，日三服。

【注脚】

〔1〕病疟以月一日发，当以十五日愈："以"，介词，引进时间、处所等，相当于"于""在"。下同。吴瑭曰："盖人身之气血与天地相应，故疟邪之著于人身也，其盈缩进退，亦必与天地相应。如月一日发者，发于黑昼月廓空时，气之虚也，当俟十五日愈。五者，生数之终；十者，成数之极；生成之盈数相会，五日一元，十五日三元一周；一气来复，白昼月廓满之时，天气实而人气复，邪气退而病当愈。"(《温病条辨·卷三下焦篇·五十九》)

〔2〕设不瘥，当月尽解：吴瑭曰："设不瘥，必俟天气再转，当于月尽解。""月尽"，即月终。

〔3〕癥瘕：指疟病日久不愈，顽痰夹瘀，结于胁下腹中之硬块。《病源》卷十九云："癥瘕者，皆由寒温不调，饮食不化，与脏气相搏结所生，其病不动者，直名为癥；若病虽有结瘕而可推移者，名为癥瘕，瘕者，假也，谓虚假可动也。"

〔4〕疟母：久疟形成的脾脏肿大，或肝亦大。

〔5〕急治之：吴瑭曰："日久根深，牢不可破，故宜急治也。"

〔6〕鳖甲十二分：秦汉制重量单位是：黍、铢、两、斤。尚无以"分"计量。丹波元坚曰："此方鳖甲，《千金》注作三两，而煅灶下灰与清酒俱有定量，则他药以分称者，盖后人所妄改。其三分者，宜作十八铢；六分，宜作一两十二铢；五分，宜作一两六铢；一分，宜作六铢；二分，宜作十二铢；四分，宜作一两，始合古义。"

〔7〕乌扇：即射干。《本经》："射干，疗老血在心脾间。一名乌扇。"李时珍："射干可以治疟母。"

〔8〕紫葳：邹澍曰："凌霄花也。"

〔9〕煅灶下灰："煅灶"是煅铁灶。《本经》："煅灶灰，主癥瘕坚积，去邪恶气。"邹澍《本经疏证》卷十引陶隐居云："煅铁灶中灰亦兼得铁气，疗暴癥大有功。"又曰："铁灶畜火，古人用木炭，木炭之灰，今人谓之炉灰。"

〔10〕胶漆：指药物熬至稠黏的状态。

【提要】 论疟母形成的原因与治疗方法。

【简释】 疟病邪甚者，每日发作一次，经过一定时日，正胜邪却，可暂时缓解；但疟邪未除，日久不愈，反复发作，正气渐衰，疟邪假血依痰，结成积块，居于胁下，即为疟母。疟母不消，则影响气血运行，故宜急治，可用鳖甲煎丸治疗。方中重用鳖甲，取其软坚散结的作用；配大黄、桃仁、蜣螂等药，活血破瘀；以人参、阿胶、桂枝、芍药等药调和营卫，补助正气。本丸具有攻补兼施，扶正祛邪的作用，为治疗疟母的主方。吴瑭："此辛苦通降，咸走络法。鳖甲煎丸者，君鳖甲而以煎成丸也，与他丸法迥异，故曰煎丸。方以鳖甲为君者，以鳖甲守神入里，专入肝经血分，能消癥瘕，领带四虫，深入脏络，飞者升，走者降，飞者兼走络中气分，走者纯走络中血分。助以桃仁、丹皮、紫葳之破满行血，副以葶苈、石韦、瞿麦之行气渗湿，臣以小柴胡、桂枝二汤，总去三阳经未结之邪；大承气急驱入腑已结之渣滓；佐以人参、干姜、阿胶，护养鼓荡气血之正，俾邪无容留之地，而深入脏络之病根拔矣。按小柴胡汤中有甘草，大承气汤中有枳实，仲景之所以去甘草，畏其太缓，凡走络药不须守法；去枳实，畏其太急而直走肠胃，亦非络药所宜也。"（《温病条辨·卷三下焦篇·五十九》）

按：此条所述"疟母"与西医学所说的疟疾久病不愈，导致的"脾脏肿大"（癥瘕）相类。

有的学者把本条中"急治之"之"急"训作"先"解。以疟病发展至疟母形成，疟母不消，则疟病之寒热就不可能痊愈。因此，急治之，当释为先治之（吴凤全.《山西中医》1990，6:43）。此说确有道理，否则，不治疟母而治寒热，则徒劳而无功。

【验案精选】

1. 疟母（脾脏肿大）

（1）郭某某，妇，52岁。脾肿大4~5年，五年前曾患定期发寒热，经县医院诊断为"疟疾"，运用各种抗疟疗法治疗，症状缓解，但遗留经常发低热。半年后，经医生检查，发现脾脏肿大2~3cm，给予各种对症疗法，效果不佳，脾脏继续肿大。近1年来逐渐消瘦，贫血，不规则发热，腹胀如釜，胀痛绵绵，午后更甚。食欲不振，消化迟滞，胸满气促，脾大至肋下10cm，肝未触及，下肢浮肿，脉数而弱，舌胖有齿痕。据此脉症，属《金匮》所载之疟母，试以鳖甲煎丸治之。鳖甲120g，黄芩30g，柴胡60g，鼠妇（即地虱）30g，干姜30g，大黄30g，芍药45g，桂枝30g，葶苈15g，厚朴30g，丹皮45g，瞿麦15g，凌霄花30g，半夏15g，人参15g，䗪虫60g，阿胶30g，蜂房（炙）45g，芒硝90g，蜣螂60g，桃仁15g，射干20g。以上诸药，蜜制为丸，每丸重10g，日服2丸。服完1剂后，各种症状均有不同程度的好转，下肢浮肿消失。此后又服1剂，诸症悉平，脾脏继续缩小，至肋下约6cm，各种自觉症状均消失，故不足为患。遂停药，自行调养。（《经方发挥》第153页）

按：《希氏内科》讲到："在慢性疟疾中脾可以变得很大。"目前西医内科尚无特殊的药物疗法，同时因变大之脾广泛粘连，也很难用外科手术切除。上述病例用鳖甲煎丸有如此疗效，值得深入研究。

（2）疟母，疟后，胁下积痞不消，下连少腹作胀。此肝邪也。当以法疏利之。柴胡、人参、青皮、桃仁、茯苓、半夏、甘草、牡蛎、黄芩、生姜。

诒按：此小柴胡法也。加青皮以疏肝，桃仁以和瘀，牡蛎以软坚，用意可云周到。惟少腹作胀，乃肝邪下陷之证。若再加川楝子、归尾、延胡，似更完密。

邓评：疟母以此法缓消，极称妥善。想其不用仲圣之鳖甲煎丸者，良以中虚作胀故也。再合金铃子散亦未尝不可。（《增评柳选四家医案·尤在泾医案》第48页）

按：小柴胡汤为和解少阳主方，具有助正达邪之功效，凡属于正虚邪恋者，皆可以用本方变通治之。尤氏治疟母此案，即活用小柴胡汤法，但消癥之力不及鳖甲煎丸。

2. 臌胀（肝硬化腹水） 洪某某，男，30岁。主诉腹部逐渐胀大已1年。经查体及化验检查，诊断为"肝硬化腹水"。初用多种治疗方法均未见效，后以鳖甲煎丸治疗，间断用利水药，配合饮食调养。持续治疗2个多月竟获良好效果，病人腹水渐消退，肝大缩小，肝功能有显著改善。（黎平汉.《新中医》1958，1:15）

按：有报道以鳖甲煎丸治疗41例晚期血吸虫病肝脾肿大，经过23天治疗，肝脾肿大缩小或软化者达80%，其他症状及体征均有不同程度的改善。为患者接受锑剂治疗创造了一定条件。（《浙江中医杂志》1957，4:153）

上述文献表明，鳖甲煎丸对各种原因引起的肝脾肿大均有疗效。

【原文】师曰：阴气孤绝，阳气独发，则热而少气烦冤，手足热而欲呕，名曰瘅疟[1]。若但热不寒者（按：《素问·疟论》"阴气孤绝……若但热不寒者"作"其但热而不寒者，阴气先绝，阳气独发，则少气烦冤，手足热而欲呕，名曰瘅

疟”），邪气内藏于心[2]，外舍分肉之间，令人消（按：《广注》作“销”）铄脱肉[3]。（3）

【注脚】

〔1〕瘅（dàn 旦）疟：即热疟。《素问·奇病论》王注：“瘅，谓热也。”

〔2〕心：泛指于“内”，相对于“外”而言。

〔3〕消铄（shuò 朔）脱肉：邪热炽于内外，犹熔化金属。“消”一作“销”。“销”“铄”同义叠韵。《说文·金部》：“铄，销金也。”同部：“销，铄金也。”

【提要】论瘅疟的病机和症状。

【简释】阴气孤绝，阳气独发，是言阴津先亏竭，阳气独亢盛；阳胜则热，故发病后表现为但热而不寒；热盛伤气，故少气而烦闷难耐；四肢为诸阳之末，阳盛故手足热；热伤胃阴，胃气上逆，故欲作呕吐。“邪气内藏于心，外舍分肉之间”二句，是说明内外热盛，耗伤阴液，犹火烧熔化金属。

按：从条文所述，瘅疟病势凶险，这与西医学所述疟疾之恶性疟（持续性高热神昏等）颇类似，应互参。

【验案精选】

瘅疟　文学顾大来，年逾八旬，初秋患瘅疟，昏热谵语，喘乏遗尿，或者以为伤寒谵语，或者以为中风遗尿，危疑莫定，余曰无虑，此三阳合病，谵语遗尿，口不仁而面垢，仲景暑证中原有是例，遂以白虎加人参汤，三啜而安。同时文学顾次占夫人，朔客祁连山，皆患是证，一者兼风，用白虎加桂枝；一者兼湿，用白虎加苍术，俱随手而痊。若以中风遗尿例治，则失之矣。（《张氏医通》第98页）

按：本例瘅疟治用白虎加人参汤，药到病除。这就为本条瘅疟补出了主方。

【原文】温疟者，其脉如平，身无寒但热，骨节疼烦，时呕，白虎加桂枝汤主之。（4）

白虎加桂枝汤方：知母六两，甘草二两（炙），石膏一斤，粳米二合（按：《伤寒论》第176条白虎汤方“二合”作“六合”），桂枝（去皮）三两。

上剉，每五钱，水一盏半，煎至八分，去滓，温服，汗出愈（按：右剉……汗出愈于《千金》卷十温疟篇说：“上四味，㕮咀，以水一斗二升，煮米烂，去滓，加桂心三两，煎取三升，分三服，覆令汗。”《外台》卷五引文略同。上述《千金》《外台》煎服法才符合汉代用法。）。

【提要】论温疟的证治。

【简释】温疟为疟病的一种，具有疟发有时的特点。病情缓解期其脉象如常人，发病时以发热为主，伴有骨节疼烦，恶心或呕吐（见“概述”），脉必弦数（首条曰：“弦数者多热”）。治用白虎汤清热，加桂枝者，假其辛味达邪于外。

【方证鉴别】

温疟与瘅疟　温疟身热多寒少，瘅疟但热不寒，皆为热盛的表现，可看作一类，但瘅疟病重，为持续性高热之“恶性疟”；温疟较轻仍具有不典型的发作有时的特点（先寒后热，汗出热退），均为疟病的特殊类型。温疟与瘅疟皆以白虎汤为主方清邪热，一加桂枝以透邪，一加人参以护正。

【验案精选】

1. 温疟

（1）友人裴某之弟三女患疟，某医投以柴胡剂两帖，不愈。余诊脉洪滑，询之月经正常，未孕，每日下午发作时，热多寒少，汗大出，恶风，烦渴喜饮，思此是“温疟”。脉洪滑，烦渴喜饮，是白虎汤证；汗出恶风，是桂枝汤证。即书白虎加桂枝汤：生石膏48g，知母18g，炙甘草6g，粳米18g，桂枝9g。清水4盅，煮米熟，汤成，温服。1剂病愈大半，2剂疟不复作。足见迷信柴胡或其他治疟特效药而不知灵活掌握之者，殊有失中医辨证施治之规律。（《岳美中医案集》第130页）

（2）谭某某，男，31岁。患温疟，发病时微恶寒，继发高热，头痛面赤，身疼，呕吐，持续约8小时之久，然后大汗自出，高热始退，口渴喜冷饮，小便短赤，舌红无苔，脉弦大而数。前医曾用清脾饮，未效。此阳气独盛，阴气偏虚。治宜抑阳扶阴，清热抗疟。用白虎加桂枝汤：生石膏15g，知母10g，粳米10g，甘草5g，桂枝5g，加瓜蒌15g、生牡蛎30g。服3剂，病势减轻，但仍发作，后用清中驱疟饮（首乌、党参、柴胡、黄芩、花粉、知母、贝母、醋炒常山、甘草）连服5剂，其疟遂止。（《金匮要略浅述》第70页）

（3）石姓，女，38岁。间日疟10天，疟发5次。先见微寒，旋即高热，体温40° C，口渴思饮，心烦多汗，甚则谵语，周身关节酸痛，脉象洪数，舌苔干黄，发热3~5小时后，汗大出热解，病乃《金匮》温疟，邪在三阳。治以白虎加桂枝汤加减：石膏40g，知母12g，甘草4g，桂枝6g，柴胡12g，黄芩10g，常山6g，甜茶6g。服药要在疟发2小时之前，连服3剂，疟即停止发作。后与和解少阳法调治，以防反复（张兆丰.《辽宁中医杂志》1980，9∶19）。

按：上述3例温疟，例1为寒热“如疟状”；例2、例3是比较典型的温疟病，皆是辨证论治与治疟专药相结合而疟止。

2. **暑疟**

（1）蒋北瓯二尹，患疟，医与小柴胡（汤）、平胃散而渐甚，继以大剂温补，势濒于危。复用桂枝白虎（汤），狂乱如故。所亲董兰初鹾尹，延孟英视之。曰：暑疟也。桂枝白虎（汤）用于起病之时则妙矣，今为温散补燥诸药助邪烁液，脉数无伦，汗渴不已，虽宜白虎（汤），岂可监以桂枝助热耗津而自掣其肘焉？因与：大剂白虎（汤）加花粉、竹叶、西洋参、玄参、石斛，服之即安。至十余帖，疟始瘳，而舌尚无苔，渴犹不止，与甘凉濡润，三十余剂始告痊。（《回春录新诠》第286页）

周按：此病几经误药，津液受劫，几成坏病。所幸疟邪始终只在气分，虽脉数无伦，尚无微弱散乱之形。故用辛凉大剂之白虎汤，清解气分炽热，加西洋参等而生津救焚。大剂投之，始告痊愈。

（2）海阳赵子升，辛卯夏病疟，急延孟英诊之。曰：暑热为患耳，不可胶守于小柴胡也。与白虎汤，一啜而瘥。

（3）甲午秋，范丽门，患温疟，孟英用白虎加桂枝汤以痊之。

（4）丙申夏，盛少云，病湿热疟，孟英以白虎加苍术汤而安。

（5）庚子夏，滇人黄肖农自福清赴都，道出武林，患暑疟，孟英投白虎汤加西洋参，数帖始愈。辛丑秋，顾味吾室人，病瘅疟，孟英亦主是方而效。（《回春录新诠》第272页）

周按：以上疟疾四案，都属于“时疟”范畴中之暑疟，以疟疾多发于夏秋之季，因暑邪而发者居多。暑疟之邪，皆在气分。治暑“首用辛凉，继用甘寒”，前贤大率以仲景白虎汤为基础方，随症而加减出入。例一之赵子升案，即暑病之无兼挟偏颇，乃典型“暑病”也，此用白虎汤治疗不须加减者。至于暑疟而气分大伤者，加人参，即人参白虎汤证。黄肖农案是也。又有暑疟之邪自肺而传入阳明者（自卫转入气分），用桂枝白虎汤，如范丽门之案是也。更有一种暑邪夹湿，伤及脾阳而成疟者，用苍术白虎汤，盛少云案是也。大凡主症相同，只因夹湿、夹风、伤气、伤津而稍异者，不废准绳之方而灵活加减运用之，皆可随手取效。

【原文】 疟多寒者[1]，名曰牝疟（按：《论注》《心典》“牝疟”并作“牡疟”）[2]，蜀漆散主之。（5）

蜀漆散方：蜀漆[3]（洗去腥）、云母[4]（烧二日夜）、龙骨等份。上三味，杵为散，未发前[5]（按：《千金》作“先未发一炊顷”；《外台》作“先未发前一炊”），以浆水服半钱（按：张注本、徐注本、《二注》本“钱”下并有“匕”字）。温疟加蜀漆半分[6]，临发时服一钱匕。

【注脚】

〔1〕疟多寒者：喻昌曰：“疟多寒者，寒多于热，如三七、二八之分，非纯寒无热也。”

〔2〕牝（pìn 聘）疟：李彣曰：“凡人身以热为阳，寒为阴；物以阳为牡，阴为牝。此因寒多阴胜，故名牝疟。”

〔3〕蜀漆：李彣曰：“蜀漆乃常山之苗，功能治疟，不用根而用苗者，取其性多升发，能透阳气于上之义也。”

〔4〕云母：甘，温。云母与阳起石均为硅酸盐类矿物，基原相同，据《本经》《别录》及历代本草记载，两药功效亦有相似之处。《长沙药解》：“云母，利水泄湿，消瘀除疟。《金匮》蜀漆散用之治牝疟多寒，以其泄湿而行痰也。”

〔5〕未发前：在疟发之前约2小时服药。截疟在“未发前”用药，《素问·疟论》早有论述，曰：“凡治疟，先发如食顷，乃可以治，过之则失时也。”陆渊雷曰：“此方用以截疟……惟截疟须于疟发三五次以后行之，截之若早，常有后遗病。又须于疟发前一小时乃至二小时服药，服早仅不效而已，服迟则疟发更增躁扰，此皆经验之事实。”

〔6〕温疟加蜀漆半分：本方不是治温疟的方剂。张璐说：“方后有云：‘湿疟，加蜀漆半分’。而坊本误作温疟，大谬！”由此可见，“温疟”应为“湿疟”。

【提要】 论牝疟的证治。

【简释】 牝疟患者素体阳虚，起病后阳气不能外达肌表，所以出现寒多热少的症状。治用蜀漆散。方中蜀漆为常山的嫩枝叶，功用与常山相同，而治疟的效力很强；云母泄湿行痰；阳虚之体，恐蜀漆发越太过，故配以龙骨潜阳安神。

【大论心悟】

论治疟专方专药与最佳服药时间

据文献记载，疟病的治疗，应注重以下两点。

专方专药　本条所述蜀漆散及以下所附诸方，均可谓专方。赵锡武先生曾口授说，小柴胡汤加常山治疟，“先其时”服之取汗，其效甚佳。历代医家临床观察到，蜀漆、常山、青蒿、柴胡等药为治疟专药。我国女科学家屠呦呦为主研制的治疟良药青蒿素，据称就是受到《肘后备急方》取“青蒿一握，以水二升渍，绞取汁，尽服之”以治疟的启发。需要说明，常山单味服用往往引起恶心呕吐。据26例的临床观察表明，常山与槟榔（成人9~15g；儿童3~6g）配合使用对制止常山不良反应呕吐有满意的效果，一般服用1~2剂即能控制疟疾发作。其中11例血片检查疟原虫阳性的病人，于治疗后3~8天复查转为阴性。（《湖南中医学院学报》1991，1：56）此外，少量频服亦可避免呕吐等不良反应的发生。

服药时间　此篇第5条方后注明确指出蜀漆散是“未发前”服药，这是很有实践意义的。此种服法，《素问·疟论》早有论述，历代医家均有经验。如赵献可在《医贯》中说：“凡疟……正发之际，慎勿施治，治亦无效。必待阴阳升极而退，过此邪留所客之地，然后治之，且当未发前2~3小时，迎而守之。”现代用常山治疗疟疾的观察结果表明，于发作前2~4小时两次服的治愈率为80%，其他时间的服药效果则大为降低（《上海中医药杂志》1958，7：14）。

总之，运用常山或蜀漆治疟疾，疗效显著，已为广大医务工作者所周知。惟在服用本方及含有蜀漆或常山之方剂时，必须注意要在未发前2~4小时服药，过早则达不到效果，过迟亦无效，甚或发作更为剧烈。所以古人提出“未发前”投药的方法，是治疗疟疾的一个关键问题。

【验案精选】

1. 牝疟

（1）阳虚，阴亦伤损。疟转间日，虚邪渐入阴分，最多延入三日阴疟。从前频厥，专治厥阴肝脏而效。自遗泄至今，阴不自复。鄙见早服金匮肾气丸四五钱，淡盐汤送；午前进镇阳提邪方法，两路收拾阴阳，仍有泄邪功能，使托邪养正，两无妨碍。人参、生龙骨、生牡蛎、炒黄蜀漆、川桂枝、淡熟附子、炙草、南枣、生姜。〔《清代名医医案精华·薛生白医案》第107页〕

（2）屠（右），但寒不热，名曰牝疟。间日而作，已有月余，汗多淋漓，纳谷减少，脉沉细而弦，舌中剥、边薄白而腻，是阳虚失于外护，不能托邪外出，痰湿困于中宫，脾胃运化失职。高年患此，勿轻视之，亟拟助阳达邪，和中化湿：潞党参三钱，熟附块二钱，川桂枝一钱，软柴胡一钱，广陈皮一钱，姜半夏三钱，云茯苓三钱，鹿角霜三钱，煨草果八分，清炙草五分，生姜二片，红枣四枚。（《丁甘仁医案》）

按：丁甘仁为近代名医。案语虽未谈及治疗效果，但只要辨证准确，论治得当，其疗效不言而喻。当今常大谈特谈疗效如何如何好，但若辨证不准，论治不当，空谈疗效，不足为凭。

（3）徐师母。寒多热少，此名牝疟。舌淡白，脉沉迟，痰阻阳位所致，下血亦是阳陷也。秽浊蟠踞于中，正气散失于外，变端多矣。其根在寒湿，方拟蜀漆散。处方：炒蜀漆9g，生龙骨9g，淡附子3g，生姜6g，茯苓9g。（《范文甫专辑》第100页）

原按：《金匮》云：“疟多寒者，名曰牝疟，蜀漆散主之。”先生拟方用《金匮》蜀漆散去云母，加附子、生姜、茯苓。凡逢寒痰阻遏，舌淡白，脉弦迟者，辄投之，屡获良效。

2. 间日疟　王某，男，25岁。患者6月25日、27日下午两度寒战，继而发热，出汗而热退。血片检查：找到间日疟原虫。辨证为间日疟之湿热两盛，法宜截疟和解。处方：炒常山15g，柴胡4.5g，黄芩6g，姜半夏6g，茯苓9g，槟榔9g。服上方未吐，翌日疟仍作，时间短，恐与未掌握给药时间有关。第3日于上午4时、8时各服1剂，常山共用量30g，无呕吐等不适反应，疟即截止，以后仍给常山等煎剂内服。常山日量12g，服2剂，血片中疟原虫阴性。住院6日痊愈，随访未再发。（《新中医》1959，9：396）

3. 诸疟　某年秋，余暑假回乡休假，适邻村刘弯一吴姓壮年，患疟疾兼旬不愈。持前服方示之，为草果、黄芩等味。愚曰：间日疟发过多次，症状典型，可用截法。此方当加酒炒常山，疟发前2小时服，必效。服后，果愈。盖乡间医生疑常山为下品毒药，不敢贸然轻用也。李士材云："世俗畏常山发吐，不知其（治疟）有神功，但炒透则不吐耳。"可谓知言。昔清·康熙帝与曹寅书，推重金鸡纳治疟有神效，谓中土无治疟效药，并有疟疾不可妄服人参之说（见《红楼梦》附录）。愚谓金鸡纳一名金鸡勒，清·赵学敏据查慎行《人海记》所载已收入在《本草纲目拾遗》卷六木部下，此药治疟有效，自是事实。惟中医治疟效方，如汉·张仲景之《金匮要略》用蜀漆散治牝疟、温疟，唐《千金方》《外台》以下方书用常山、蜀漆治疟之方，不胜枚举。因忆往时汉川县某小镇一药店，有治疟方多验。时至暑月，每日卖药数百剂，其药经铡过，不传方。愚托人购其药，细为检视，知为常山、草果、槟榔、乌梅、川朴、半夏、黄芩、陈皮等味，是从达原饮、截疟七宝饮诸方变化而来。故愚采用上法，泛治诸疟，随证增损，极有效验。（《李培生医学文集》第309页）

按：此案充分说明常山、蜀漆为治疟专药。

〔附《外台秘要》方〕

牡蛎汤：治牡疟。

牡蛎四两（熬），麻黄四两（去节），甘草二两，蜀漆三两（按：《外台》"三两"下有"若无，用常山代之"七字）。上四味（按：《千金》"味"下有"先洗蜀漆三过去腥"八字；《外台》有"切，以水洗蜀漆三遍去腥"十字），以水八升，先煮蜀漆、麻黄，去上沫，得六升，内诸药，煮取二升，温服一升。若吐，则勿更服。

【简释】 尤在泾："此系宋孙奇等所附，盖亦蜀漆散之意，而外攻之力较猛矣。赵氏云：牡蛎软坚消结，麻黄非独散寒，且可发越阳气，使通于外，结散阳通，其病自愈。"（《心典》）

柴胡去半夏加栝楼根汤（按：此方即《伤寒论》第96条小柴胡汤方后加减法之一："若渴，去半夏，加人参合前成四两半，栝楼根四两。"惟人参、生姜用量不同）：治疟病发渴者，亦治劳疟。

柴胡八两，人参、黄芩、甘草各三两，栝楼根四两，生姜二两，大枣十二枚。上七味，以水一斗二升，煮取六升，去滓，再煎，取三升，温服一升，日二（按：《千金》《外台》并作"日三"）服。

【简释】 徐彬："《伤寒论》寒热往来为少阳，邪在半表里故也。疟邪亦在半表里，故入而与阴争则寒，出而与阳争则热，此少阳之象也。是谓少阳而兼他经之证则有之，谓他经而全不涉少阳则不成其为疟矣。所以小柴胡亦为治疟主方。渴易半夏加栝楼根，亦治少阳成法也。攻补兼施，故亦主劳疟。"（《论注》）

柴胡桂姜汤（按：《伤寒论》第147条作"柴胡桂枝干姜汤"，方药、剂量及煎服法相同，惟牡蛎二两）：治疟寒多微有热，或但寒不热。

柴胡半斤，桂枝三两（去皮），干姜二两，栝楼根四两，黄芩三两，牡蛎三两（熬），甘草二两（炙）。上七味，以水一斗二升，煮取六升，去滓，再煎取三升，温服一升，日三服。初服微烦，复服，汗出便愈。

【简释】 尤在泾："赵氏（明·赵以德）曰：此与牡疟相类而实非，牡疟邪客心下，此风寒湿痹于肌表。肌表既痹，阳气不得于外，遂郁伏于荣血之中。阳气化热，血滞成瘀，着于其处，遇卫气行阳二十五度及之，则病作。其邪之入营者，既无外出之势，而营之素痹者，亦不出而与阳争，故少热或无热也。是用柴胡为君，发其郁伏之阳；黄芩为佐，清其半里之热；桂枝、干姜所以通肌表之痹；栝楼根、牡蛎除留热，消瘀血；甘草和诸药，调阴阳也。得汗则痹邪散，血热行，而病愈矣。"（《心典》）

小　结

本篇论述了疟病的脉证并治。首条论疟病脉象、病机及治则。尔后论其证治，指出温疟用白虎加桂枝汤；牝疟用蜀漆散；而瘅疟未出方，后世认为可用白虎加人参汤；疟病日久不愈，正虚邪结，形成疟母者，用鳖甲煎丸治疗。

本篇只有5条，要全面了解疟病证治，应学习《内经》及西医学有关论述。

中风历节病脉证并治第五

本篇论述中风、历节两种病的脉证与治疗。古代医家对风病是从广义的角度去认识，即因外感风邪而发病的称为风病，而凡属病起急骤，而又见症多端，与自然界中“风性善行而数变”等特征相似的，均认为属于风病。本篇所述中风，多先见卒倒，然后表现半身不遂、口眼㖞斜、舌强语謇等中经络症状，严重的则突然昏仆、不省人事，清醒后遗留偏枯、舌强等中脏腑表现。需要明确，本篇是以体虚外风入中立论。其理论根据源于《内经》。《灵枢·刺节真邪》篇说：“虚邪客于身半……发为偏枯。”这种“内虚邪中”之说与金元时期以“内风”立论有所不同。

历节病以“诸肢节疼痛”为主症。由于其关节疼痛剧烈时犹如虎咬，故又名“白虎历节”。本病以外感风寒湿邪为致病之外因，正气亏虚为发病之内因。

本篇共10条原文，其中第1、2条论中风脉症及病机，第3条论瘾疹，随后有4首方子，均切合实用；4~10条论历节病证治。最后有6个附方。

本篇所述中风病与西医学所述的脑梗死、脑出血及面神经炎、荨麻疹颇类似。历节病与类风湿关节炎相类似。

【原文】夫风之为病，当（按：赵刊本作“常”字）半身不遂〔1〕，或但臂不遂〔2〕者〔3〕，此为痹〔4〕，脉微而数，中风使然。（1）

【注脚】

〔1〕当半身不遂：当：副词，必定。遂：顺从，如意。

〔2〕或但臂不遂：或：代词，译作“有的”。但：范围副词，只，仅仅。

〔3〕者：结构助词，用在复句前一个分句之末，表示前后两分句有解释和被解释的关系，相当于“……的原因”。

〔4〕痹：乃指病机，即经脉闭塞不通之义。此条非指“风寒湿三气杂至，合而为痹”之“痹证”。

【提要】论中风病的主症及病机。

【简释】中风病的主症特点是突然发生左侧或右侧半身不能随意活动，病变较轻者，仅仅出现一臂不能随意活动。“此为痹”一句是概括了中风病的病机，即由于正气亏虚，经脉瘀闭，气血不通，肢体失养而为病。“脉微而数”既是言脉象，又是以脉概理，吴谦说：“微者，正气虚也；数者，邪气胜也。”若见到上述脉证则为中风病，故末句总结说“中风使然”。

【大论心悟】

论《金匮·中风历节病》“但臂不遂”属中风

1993年，笔者曾在《国医论坛》第3期发表过一篇争鸣论文，题为“《金匮·中风历节病》‘但臂不遂’属中风辨”。该文谈了三点：一是，古今注家对“但臂不遂”的几种认识；二是，临床实践对“但臂不遂”的验证；三是，现代医学对“但臂不遂”的解释。结论是：“但臂不遂”属于中风轻证不典型的临床表现，而不属于痹证（痹证的病因为“风寒湿三气杂至，合而为痹”；主症为肢节疼痛）。但时至今日，十几年过去了，目前全国高等中医药院校规划教材《金匮要略》（本科）对本条的“释义”仍承袭“但臂不遂”是痹证的解释。

十几年来，笔者在学术探讨、教学活动及临床实践中，越来越坚定了“但臂不遂”属中风之信念。但如何让持不同见解的同仁相信我的观点呢？带着这个问题，请教了我当年学习《医古文》的授业恩师刘振永教授，刘老师对本条原文中文言虚词的“注释”以及对原文的“语译”（《金匮要略注释·附文》第605~607页），从文理上质朴地诠释了原文的真正含义，清晰地阐明了“但臂不遂”是中风的一种临床表现。

文为基础医为楼，文理不通则医理难明。通过对本条经文的注释和语译，可以清楚地看出，原文句首的“风之为病”和句末的“中风使然”，标明的是病因；“半身不遂”和“但臂不遂”，指明的是轻重不同的两种症状。而这两种症状，在“当……者”这一固定的句式之中，由于“或”字的运用，它们都具有非此即彼的选择性，即无论是“半身不遂”还是“但臂不遂”，都是气血瘀闭、经脉不通的结果。“此为痹”的“此”是复指“半身不遂”和“但臂不遂”两种症状，决不能理解为单指“但臂不遂”。

通过分析可以肯定地说：本条所述“但臂不遂”是中风轻证的证候，而不是风寒湿三气杂至之“痹证”的表现。

【原文】寸口脉浮而紧，紧则为寒，浮则为虚；寒虚相搏（按：“相搏”：吉野本、享和本并作“相抟”），邪在皮肤〔1〕；浮者血虚，络脉空虚，贼邪不泄〔2〕，或左或右；邪气反缓，正气即急〔3〕，正气引邪，㖞僻不遂〔4〕。

邪在于络，肌肤不仁〔5〕；邪在于经，即重不胜〔6〕；邪入于腑，即不识人；邪入于脏，舌即难言，口吐涎。（2）

【注脚】

〔1〕邪在皮肤：是说受邪病位浅表。即第一篇所谓“为外皮肤所中也”之候。

〔2〕贼邪不泄：贼邪谓贼风、邪气；不泄，谓邪气留于皮肤，不能外泄。

〔3〕邪气反缓，正气即急：意为受邪的一侧经脉肌肉松弛，无病的一侧经脉肌肉相对紧张。

〔4〕㖞僻（wāi bì 歪辟）不遂：“㖞僻”即口角偏斜，“㖞僻不遂”谓口㖞不能随意运动。

〔5〕肌肤不仁：搔抓肌肤而无感觉。

〔6〕即重不胜：谓肢体重着少力，不易举动，较不遂为轻。

【提要】论中风口㖞的发病机制和“类中风”邪入经络脏腑的不同症状。

【简释】本条首段论述中风口㖞的脉象、病位、病因、病机。其脉象为“寸口脉浮而紧”，下文“紧则为寒，浮则为虚”属以脉求因。“寒虚相搏，邪在皮肤”是说明正邪相搏的病位在肌表。“浮者血虚，络脉空虚”为中风之内因；“贼邪不泄，或左或右”，是说邪气随其空虚之处而留着为其外因。受邪之处，气血不能畅行，故筋脉不用而弛缓；无受邪之处，气血尚能畅行，故相对的反见拘急，缓者（患侧）被急者（健侧）牵引，故表现“㖞僻不遂”。若口向左歪者，则右侧面部受邪，反之亦然。

本条次段论述中风病邪在络、在经、入腑、入脏的不同症状。中风的主要病机为经脉痹阻，这在第1条已经论述。如病变较轻者，只是络脉受病，营气不能运行于肌表，以致肌肤不仁；若病变较重者，则可致主要之经脉阻滞，气血不能运行，以致肢体重滞少力，不易举动；若病邪深入脏腑，则表现“邪入于腑，即不识人；邪入于脏，舌即难言，口吐涎”等病变。一般而言，邪入于脏比邪入于腑病情要重，而本条所述邪入于腑神识昏迷；邪入于脏舌强语謇而难言，却不昏迷，此何故？殊不知条文所述邪入于腑之神昏等证候为中风急性期的表现；邪入于脏为中风后遗症的表现，即中风昏迷经过救治后，神识清醒，故表现“舌即难言，口吐涎”及半身不遂等症状。所述的“腑”与“脏”，应视为互辞，即邪入脏腑之义。

按：本条首段论述的为后世所谓的“真中风”，俗称“面瘫”，亦即西医学所说的“面神经炎”，亦称“面神经麻痹”，为周围神经病变。其症状以口㖞为主，同时伴有患侧额纹消失，不能抬眉，眼闭不全、流泪，鼻唇沟变浅，齿颊内食物存留等。但绝无肢体障碍及舌强等病变。次段论述的为后世所谓的“类中风”，是急性脑血管病变。所述“邪在于络，肌肤不仁”，后世认为是中风先兆的常见症状；“邪在于经，即重不胜”，或为中风先兆，或为脑梗死之轻症；邪入脏腑则为脑出血的临床表现。

在仲景时代，尚无真中风与类中风之分，总以正气内虚，外邪入中立论。而该条原文内容，是以临床实践为依据，具体论述了真中风（面神经炎）与类中风（急性脑血管病变）的不同证候特点，故笔者做了如上解读。

【大论心悟】

中风先兆临证探微

中风先兆，亦称小中风或中风前驱症状。《金匮》及历代方书早有记载，近年来报道较多，我们曾立题进行“抗拴防风丹治疗中风先兆的临床研究”。与此同时，笔者对中风先兆的临床表现和发病规律，进行了详细观察，现综合古今医家对中风先兆的认识，结合自己系统观察的600例结果，总结如下。

1. **常见症状**

（1）肢体麻木　考《内经》不少篇章中有“不仁”的记载。《金匮》本篇本条指出：“邪在于络，肌肤不仁”。“麻木”一词，最先见于唐宋方书中，金元医家多“麻木、不仁”并称。例如，金·刘完素说：“凡人如觉大拇指及次指麻木不仁，或手足不用，或肌肉蠕动者，三年内必有大风至之。”元·罗天益说：“凡大指、次指麻木或不用者，三年中有中风之患。”明·张三锡强调：“中风症，必有先兆。中年人但觉大拇指作麻木或不仁，或手足少力，或肌肉微掣，三年内必有暴病。”总之，历代许多名医都认识到手指麻木是中风先兆的最常见症状。据笔者临床观察，以麻木诊断为中风先兆，确实有可靠的价值。其麻木的表现多种多样：①手指：临床以单手一指、或二三指麻木最有意义，五指麻木次之，十指麻木更次之。②脚趾：脚趾麻木比手指少见，但时而有之。③半身：典型的半身麻木是从头至足，或左或右，平中界开，不典型的或为一侧上肢麻木，或为一侧下肢麻木。总之，把麻木视为中风先兆是可靠的。临证时常有这样的情况，当追述中风患者的病史时，病人常诉说在中风之前发生过麻木。

（2）肢体少力　历代医家论述中风先兆的症状，以麻木为主，其次就是肢体少力。我们在临证中也认识到这个方面。肢体少力的各种表现为：一侧手或手足；一侧上肢或下肢；或是半身少力；个别患者可见双下肢无力，或周身少力，或一指废用。常因少力而肢体重滞不易举动。总之，肢体少力即《金匮》条文所说的“邪在于经，即重不胜”。

（3）眩晕　眩晕的临床表现是，或头晕，或目眩，或眩晕兼见。把眩晕视为中风先兆亦由来已久，如金元时期医家朱丹溪说：“眩晕者，中风之渐也。”清·李用粹说：“平人手指麻木，不时眩晕，乃中风先兆，须预防之。”眩晕有经常性和阵发性的不同，二者既有区别又有联系。患者若有眩晕病史，且阵发性眩晕加重，伴有头重脚轻，站立不稳，行走蹒跚，多为中风先兆之象。

（4）其他　中风先兆还可见如下诸多症状：舌强语謇、失语、饮食发呛、口歪舌偏、复视、偏盲、耳鸣、耳聋、头痛、头胀、头沉、手物失落、手颤、卒倒、近事遗忘等等。

上述各种中风先兆症状，或单独发病，或数症兼见，或先后出现。其复杂多变，难以累数，但诊断要点必须明确。

2. **诊断要点**

凡病都有其固有的特点，抓住了特点，也就抓住了诊断疾病的要点。诊断中风先兆需要掌握如下几个要点。

（1）发病年龄　据对600多例中风先兆或中风患者的观察统计，本病常见于40岁以上的中老年人，以50~70岁发病率最高。若发生中风先兆后，少则数日或十几日，多则数月或数年便易发生中风。

（2）始发因素　中风先兆患者常有中风病家族史，素食肥甘，嗜好烟酒，喜卧少动，情志失调，生活无规律等因素。以上因素可导致人体新陈代谢紊乱，以致本虚标实，上盛下虚，成为该病证的原始发病因素。

（3）原发病证　中风先兆出现之前，多数有高血压病、糖尿病、高脂血症、脑动脉硬化症等病史。此外，舌紫暗或有瘀斑、瘀点，或舌下静脉瘀血，脉弦硬或涩，均可作为参考指标。

（4）发病特点　中风先兆具有突发性、短暂性、可逆性、反复性四个特点。即瞬间症状发作，历时短暂，数分钟或数小时（一般不超过24小时）内自然逐渐恢复，常反复发作，多则每日数次或数日1次，少则数月或数年发作一次。上述特点，麻木例外，因麻木既可表现为短暂性，又可为持续性。麻木作为中风先兆的常见症状之一，现代医学很少论及，值得研究和重视。

（5）辅助检查　现代科学技术的发展，为中风先兆的诊断提供了新的手段和客观依据。例如，新的诊断技术——电子计算机断层扫描（CT）的应用，对中风先兆的认识开拓了新的检测手段。古人论述的中风先兆症状，经CT检查，有的其实就是轻微梗死或少量出血。因此，中风先兆与中风难以截然分开，所以有的专家学者把中风先兆称为“小中风”，这是有道理的。

需要说明，有少数中风患者，在发病前没有中风先兆病史。对此就要根据上述几个方面综合考虑，早期发现隐患，及时治疗，防患于未然。

3. **防治原则**

综上所述可知，中风先兆即中风前驱症状，有的就是小中风。明了其发病特点，早期诊断，及时防治，体现了中医学“治未病”的传统思想。中医治未病之法大要有三：①未病先防：对于中老年人，即使没有发生中风先兆，亦应当饮食有节，起居有常，劳逸结合，调养精神，加强锻炼，杜绝一切发病因素，防患于未然。②有病早治：一旦发生中风先兆，就应积极治疗，根除隐患，防止中风。③防病复发：患了中风之后，应且治且防，预防再度发病（一人中风，常反复发生，且一次比一次病重而难以康复）。总之，善治者治未病，要见微知著，防微杜渐，预防为主，积极治疗。

4. 治疗方法

中风先兆与现代医学所说的“短暂脑缺血发作”（TIA）颇为相似。中医学历代文献中都有关于中风先兆的治疗方法。中风先兆不是一个独立的病，而是多种中老年病发展过程中的一个证候群。其基本病机是本虚标实，本虚以阴血亏虚为主，标实以脉络血瘀或痰瘀交阻为主。故治法应以补益肝肾、活血通络为主，并根据不同兼症，风、火、痰、瘀、虚兼顾。组方应师承大黄䗪虫丸、首乌延寿丹、地黄丸类等传统名方加减化裁。用药可选择水蛭、何首乌、生地、白芍、黄连等。要不失时机地治疗中风先兆，以延缓、减少或防止中风的发生。（吕志杰.《河南中医药学刊》1993，1∶41）

【验案精选】

1. 中风先兆、中风中经络（脑梗死）

（1）王某某，男，45岁，农民。半年前，始为左手拇、食指末节麻木。3个多月来，其左上肢、左胸至腰部阵发性麻木，数天或十几天发作一次，每次发作数分钟。近10多天以来发作频繁，且左面部亦麻木，并发生手物失落两次。3天前突发舌强语謇，饮食发呛，口歪，左半身沉重少力，24小时后不能自行缓解。当时查血压：23/14kPa（172/105mmHg）。今日住院查CT：右侧基底节区脑梗死。父亲、姑母、舅父均因中风病故。（吕志杰.《河南中医药学刊》1993，1∶41）

（2）刘某某，男，59岁，会计。5年前春天，突发右侧上肢无力，下肢沉重，半个多小时恢复如初，当即去医院查CT：无异常。约2个月后的一天上午算账时与中午骑自行车回家时，两次发生右半身无力，均在十几分钟后缓解；当天午休后发现右半身不遂等症，住院治疗半个月后下肢恢复，3个月后上肢才基本恢复（多数患者上肢功能先恢复），至今语言不利。近2年多来时头晕，血压偏高。（吕志杰.《河南中医药学刊》1993，1∶41）

按：以上两例，都是先有中风先兆，数月或数年后发生中风。至于中风先兆的防治方法，参见上述［大论心悟］。

2. 中风中经络（脑梗死）

（1）两手关脉，皆见一料厥厥动摇之象。此土虚木胜，内风动跃之候也。左半肢体，麻木不仁，头眩面麻，病属偏枯，虚延仆中。药用：首乌　当归　白芍　茯苓　陈皮　秦艽　菊花　天麻　石决明　钩钩（按：钩藤）刺蒺藜　桑枝。

邓评：论病有卓识，立方亦精到。

再诊：动摇之脉大减，内风有暗息之机，左手屈伸稍安，左足麻木未和。拟补肾生肝，为治本之计。地黄饮子（地、山萸、斛、苁、桂、附、麦冬、姜、五味、菖蒲、远志、茯、巴戟、枣、薄荷）去桂附。

诒按：未雨绸缪，故易于奏效。两方用药，亦能与病机宛转相赴。（《增评柳选四家医案·王旭高医案》第184页）

按：首诊处方以养血平肝为主，并用通络之药。本标兼治，内风渐息，麻木渐愈。

（2）年已六旬，肾肝精血衰微，内风痰涎走络，右偏手足无力，舌强言涩，类中之根萌也。温补精血，兼化痰涎，冀免偏枯之累，然非易事也。耐心调理为宜。药用：苁蓉、巴戟、茯神、木瓜、半夏、枸杞盐水炒、远志甘草汤制、海风藤、茱萸酒炒、牛膝、杜仲盐水炒。

诒按：此与下条均因有类中之萌，作未雨绸缪之计，故用药力求平稳，不敢喜事以邀功也。

邓评：老年得此，务须温补兼化为治。方从地黄饮子加减，殊有斟酌。（《增评柳选四家医案·王旭高医案》第185页）

3. 中风中脏腑（脑出血）

（1）年逾古稀，气阴早衰于未病之先。旧有头痛目疾，今日陡然跌仆成中，舌强不语，人事不省，左手足不用。舌质灰红，脉象尺部沉弱，寸关弦滑而数，按之而劲。良由水亏不能涵木，内风上旋，挟素蕴之痰热，蒙蔽清窍，以致不省人事；痰热阻于廉泉，为舌强不语；风邪横窜经腧，则左手足不用。《金匮》云：风中于经，举重不胜；风中于腑，即不识人。此中经兼中腑之重证也。急拟育阴息风、开窍涤痰，冀望转机为幸。大麦冬三钱、玄参二钱、羚羊片八分（先煎汁冲)、仙半夏二钱、川贝二钱、天竺黄钱半、明天麻八分、陈胆星八分、竹茹钱半、枳实一钱、全瓜蒌四钱(切)、嫩钩勾三钱(后入)、淡竹沥一两(冲)、生姜汁二滴(冲)、至宝丹一粒(研末化服)。

二诊:两投育阴息风、开窍涤痰之剂,人事渐知,舌强不能言语,左手足不用。脉尺部细弱,寸关弦滑而数,舌灰红……(《丁甘仁医案》)

(2)病者唐罗氏,年45岁,住安庆。原因:体质素弱,虚风时动,适劳倦受风而发。症候:猝然昏愦,醒后左半身不遂,皮肤不仁,筋骨酸痛。诊断:脉搏虚弱,左部尤甚。正如经云,虚邪客于身半。皆由气血偏虚,真气去,邪气独留,著于所虚之半边,阻隔脉道,以致偏枯不仁。疗法:用八珍汤扶助气血,加虎骨、竹沥、钩藤、姜汁、天麻、桑寄生镇其虚风、消其络痰。处方:……效果:每日服1剂,至40余剂,病始告痊。〔《重印全国名医验案类编(高紅云)》第10页〕

【原文】 侯氏黑散:治大风四肢烦重,心中恶寒不足者。《外台》治风癫。

菊花四十分,白术十分,细辛三分,茯苓三分,牡蛎三分,桔梗八分,防风十分,人参三分,矾石三分(按:此下疑脱"烧"字),黄芩五分,当归三分,干姜三分,芎䓖三分,桂枝三分。上十四味,杵为散,酒服方寸匕,日一服(按:《外台》作"日三服"),初服二十日,温酒调服,禁一切鱼肉大蒜。常宜冷食,六十日止,即药积在腹中不下也,热食即下矣,冷食自能助药力。

【简释】 尤在泾:"此方亦孙奇等所附,而去风除热、补虚下痰之法具备,以为中风之病,莫不由是数者所致云尔,学者得其意,毋泥其迹可也。"(《心典》)

按: 本方及第3条后所述的风引汤、防己地黄汤、头风摩散等四方是否为仲景方,注家考证说法不一。笔者认为,是不是仲景方无关紧要,关键是临床有效,就应注重应用。

【验案精选】

1. **高血压病** 赵某某,男,58岁,农民。患者以杀猪宰羊为业,平常喜食肥甘厚味,其身形胖大,腿粗腰圆,肌肉丰满,素无他疾。近日两腿疼痛而来院就诊,经检查发现血压220/140mmHg,即住院治疗,给予西药降压,并配合服侯氏黑散汤剂,每日1剂。服药4剂后,血压降至170/120mmHg。后因故停服中药1周,仅以西药治疗,血压则不再下降。又加服侯氏黑散4剂,血压则又再度降至150/110mmHg,后又停用中药,尽管使用各种西药降压,则血压一直停留在此水平,不再下降。又复以侯氏黑散治疗,继续下降至140/110mmHg,其两腿疼痛在住院期间,随着血压的降低,而逐渐减轻。出院时,两腿基本不痛。出院回家后,又将侯氏黑散制成散剂继服,每日12g,血压一直稳定在140/110mmHg。随访5个月再未复发。(《经方发挥》第57页)

原按: 本例证实侯氏黑散确有降血压的作用,并且进一步证实了侯氏黑散在某些情况下降压作用还超过了西药。……高血压病是慢性疾患,很难根治。如症状不太急迫时,可将本方研为散剂,日服12~15g,缓缓收功,以资巩固疗效。如病情严重,刻不容缓时,除配合西药降压外,将此方用水煎服,菊花量可用60g,其他药按比例类推……对本方中药物的剂量比例,最好不要作无原则的更改,尽量保持原意,以便观察。

按: 侯氏黑散的制方特点是重用菊花。《本草经疏》说:"菊花专制风木,故为去风之要药。"《本草正义》指出:"凡花皆主宣扬疏泄,独菊花则摄纳下降,能平肝火,息内风,抑木气之横逆。"现代药理研究菊花有降血压作用。本方以菊花甘苦而凉为君,清火养肝以平木,木平则风息。配伍参、术补气,姜、桂助阳,归、芎养血,细辛通肾气,黄芩清肺火,桔梗利肺气,茯苓利脾湿,牡蛎潜降,白矾化痰,共奏扶正祛邪之功。

2. **脱发** 患者因情志恚怒,冷水浴头伤风后,头发脱落,曾服用养血补肾之方20余剂无效,患者头部毛发全部脱落,头皮光亮。为风寒之邪闭塞毛窍,肝郁风动血燥所致。方以侯氏黑散:当归12g,细辛12g,茯苓12g,桂枝12g,川芎12g,人参12g,干姜12g,牡蛎12g,白菊花160g,白术40g,防风40g,桔梗24g,黄芩24g,黑矾6g。加水2000ml,煎至600ml,分3次服。另以本方剂量之比例为极细末,每服3g,日3次黄酒送下。48剂后,头部毛发全部长出,黑而亮,继服15剂巩固疗效。(毕明义.《山东中医杂志》1989,5:28)

【临证指要】 辨证以侯氏黑散或改汤剂治疗高血压病、防治中风,疗效确切。

【实验研究】侯氏黑散可降低组织匀浆液脂质氧化物的含量，与生理盐水组比较有显著差异，提示本品有较强抑制脂质过氧化反应的作用，故可减轻组织缺血造成的损伤，这可能是其治疗脑缺血病的机制之一。

【原文】寸口脉迟而缓，迟则为寒，缓则为虚，营缓则为亡血〔1〕，卫缓则为中风。邪气中经〔2〕，则身痒而瘾疹〔3〕；心气不足，邪气入中，则胸满而短气。(3)

【注脚】

〔1〕亡血：在这里作营血虚理解。

〔2〕邪气中经：指外感邪气侵入体表经脉，为真中风。此与上条"邪在于经，即重不胜"之类中风不同。

〔3〕瘾（yǐn 隐）疹：为略高于皮肤之斑疹而剧痒。古人又称之为"痦瘤""风疹块"或"瘾疹"。《广韵·十九隐》："瘾胗，皮小起也。"

【提要】论瘾疹的病机及症状。

【简释】条文以脉概理，说明营血不足，邪气中经，是导致"身痒而瘾疹"的病机。瘾疹即风疹一类疾患，症状特点为皮肤突然出现瘾疹而作痒。若邪气由体表"入中"于里，则病情严重，往往伴发胸闷而感觉呼吸不畅。"心气"泛指正气。"心气不足，邪气入中"是说正气不足，邪气影响心肺，故胸满而短气。由于"瘾疹"之来去无定，类似中风的发病特点，故在此论及。

按：瘾疹，类似西医学所述的"荨麻疹"，是常见的过敏性疾病。症见：皮肤出现大小不一的风团，小如麻疹，大如豆瓣，成块成片如地图，略高出皮肤。其病常突然发作，起伏无定，因与风病性质相似，故附述于此。

【原文】风引汤：除热瘫痫〔1〕。

大黄、干姜、龙骨各四两，桂枝三两，甘草、牡蛎各二两，寒水石、滑石、赤石脂、白石脂、紫石英、石膏各六两。上十二味，杵，粗筛，以韦囊〔2〕盛之，取三指撮〔3〕，井花水三升，煮三沸，温服一升。（原注：治大人风引，少小惊痫瘛疭，日数十发，医所不疗，除热方。巢氏云：脚气宜风引汤）

【注脚】

〔1〕除热瘫痫：丹波元简："刘氏《幼幼新书》作'除热去瘫痫'。楼氏《纲目》作'除热癫痫'。其改瘫作癫，于理为得矣。"（《金匮玉函要略辑义》）

〔2〕韦囊：皮袋。《广韵·八微》："韦，柔皮也。"

〔3〕三指撮："撮"为量词，"三指撮"即三指取之之量。《说文·手部》："撮，四圭也。"圭者，古代量名。圭之数，为量甚小，今谓一圭为一升的十万分之一。

【简释】尤在泾："此下热清热之剂，孙奇以为中风多从热起，故特附于此欤？中有姜、桂、石脂、龙、牡者，盖以涩驭泄，以热监寒也。然亦猛剂，用者审之。"（《心典》）

【验案精选】

1. **内风** 周某，年三十，一日与余求方。云患风证，发作无时，屡医不效，出方阅之皆普通去风药，令人喷饭。据述风作时，手足瘈疭，面皮震动，头晕眼花，猛不可当。风息则但觉口苦头晕，手足顽麻而已。审其面色如醉，舌苔黄厚不甚燥，尖露红点，切脉弦数。既授《金匮》风引汤，以便泄、风止为度。阅半月，以书来云，服药二剂，即便泄、风止，后屡发暂轻。〔《二续名医类案》（萧伯章·遁园医案）第1669页〕

2. **头痛、眩晕（高血压病）** 郑某，女，49岁。1980年11月17日诊。患者有高血压5年。血压波动在（160~230）/（95~130）mmHg之间。经常头痛头晕，服过多种降压西药，但效果不显。1980年11月6日心电图检查：窦性心律，Q-T间期延长0.44。眼底检查：视网膜血管痉挛。近1周来，头痛，眩晕加剧，手足麻木，面红，口苦、耳鸣，便秘，溲赤，舌质红苔薄黄，脉弦硬数。血压180/110mmHg，诊为肝火上炎，肝阳上亢，肝风有欲动之势。用风引汤加减，处方：寒水石24g，紫石英30g，石膏18g，生龙骨、生牡蛎各30g，生石决明20g（均先煮半小时），滑石14g（包煎），赤芍15g，干姜3g，大黄9g，川芎10g，地龙10g，钩藤12g（后下），菊花10g，黄芩10g。水煎服。一日1剂，分2次服。3剂后头痛眩晕大减，便通溲清，黄苔消退，脉缓，血压170/100mmHg，余症同前。原方加灵磁石30g，干姜增至6g，再进。12月4日血压正常，头痛、眩晕消失，已可自由行走，惟舌头感不太灵活。原方去寒水石、磁石、大黄，加石菖蒲10g，葛根10g。至12月30日诸症皆失……追访1年，血压一直正常。（程广里.《中医杂志》1982，12:25）

3. **癫痫** 余某，男，16岁，学生。自8岁始有癫痫大发作史，随年龄增长而加重，常3~5日大发作1次，甚则昼夜发病1~2次。体质较弱，发病前有头痛幻视，继则昏倒不省人事，惊叫如羊叫声，抽搐吐沫，目睛上视，牙关噤急，常咬破唇舌，每发约2~3分钟，渐醒如常人，仅感倦怠无力。平素靠西药苯妥英钠维持，但仍时有发作。诊脉弦大，舌红苔白薄。证属阳痫（阳痫多呈大发作，成年人居多），肝风痰火较盛。治以清热息风、豁痰定痫，方用风引汤化裁。药用：桂枝10g，大黄7.5g，干姜6g，生龙骨25g，生牡蛎25g，生石膏30g，寒水石20g，紫石英20g，滑石粉15g，灵磁石30g，丹参25g，钩藤30g，全蝎5g（研末冲服），蜈蚣2条（研末冲服）。水煎服，每日1剂。进药15剂仅发病1次，症状轻微，再服15剂未发病。停汤剂续服验方止痫丹（郁金15g，胆南星15g，清半夏15g，血竭15g，乌蛇15g，全蝎15g，蜈蚣15g，朱砂5g，明矾7.5g，皂角7.5g，冰片3g，麝香0.2g，牛黄0.2g。共研细末，成人每服3g，早晚各1次，儿童酌减），早晚各服3g，服药后2个月未发病，同时逐渐减量而停服苯妥英钠。先后服验方止痫丹约1年未发病，停药观察。随访20余年，一切正常。〔《当代名医临证精华·癫狂痫专辑（李寿山验案）》第124页〕

【临证指要】风引汤为“下热清热之剂”，可辨证治疗肝阳化风、癫痫、狂证、中风等。方中大黄为泄热要药，不可虑其攻下而减去不用。

【原文】防己地黄汤：治病如狂状，妄行，独语不休，无寒热，其脉浮。

防己一分，桂枝三分，防风三分，甘草一分。上四味，以酒一杯，浸之一宿，绞取汁；生地黄二斤，㕮咀，蒸之如斗米饭久，以铜器盛其汁；更绞地黄汁，和，分再服。

按：防己地黄汤：《千金》卷十四第四云：“治语狂错，眼目霍霍，或言见鬼，精神昏乱，防己地黄汤方。防己二两，生地黄五斤（别切，勿合药渍，疾小轻用二斤），甘草二两，桂心、防风各三两，上五味，㕮咀，以水一升渍之一宿，绞汁，著一面，取其滓，著竹箦上，以地黄著药滓上，于三斗米下蒸之，以铜器承取汁，饭熟，以向前药汁合绞取之，分再服。”

【简释】“尤在泾：狂走谵语，身热脉大者，属阳明也。此无寒热，其脉浮者，乃血虚生热，邪并于阳而然。桂枝、防风、防己、甘草，酒浸取汁，用是轻清，归之于阳，以散其邪；用生地黄之甘寒，熟蒸使归于阴，以养血除热。盖药生则散表，熟则补衰，此煎煮法，亦表里法也（赵氏）。”（《心典》）

【大论心悟】

防己地黄汤重用地黄治癫、狂、郁等神志失常病证探讨

据报道（靳立常.《黑龙江中医药》1983，4∶18）：临床上对于辨证为血虚所引起的癫、狂、郁等神志失常病证，以防己地黄汤为主方，视具体病情辅以豁痰、开窍、清热、泻火、安神、镇惊、息风等方法，每获良效。并有报道（陈秀玲，等.《浙江中医杂志》1992，2∶68）用防己地黄汤加减治疗精神性神经官能症（神经衰弱、癔病、强迫症）150例，效果满意。

按：上述表明，防己地黄汤对阴虚郁热性精神失常患者有疗效，这是对原文的佐证。原文指出的“治病如狂状，妄行，独语不休”，显然是神志失常的表现。后文所说的“无寒热，其脉浮”一句，绝非赘言，实有深义存焉！因为外感热病，热扰神明，可见上述症状，所以点明“无寒热”，也就排除了热病病因。而又说“其脉浮”，此脉浮非表证之象，以方测脉，乃血虚生热之脉象，必浮而无力。总之，防己地黄汤所主，为真阴不足，营血郁热，热扰于心，心神错乱之病证。“此方他药轻，而生地独重，乃治血中之风也。此等法最宜细玩。凡风胜则燥，又风能发火，故治风药中无纯用燥热之理”。（《徐大椿医书全集·上册》第346页）全方重用甘寒益阴清热之生地黄以治本，少用苦辛祛风散邪之品以治标。标本兼治，“血脉和利，精神乃居”。（《灵枢·本神》）

防己地黄汤减除激素毒副作用探讨

据报道（魏雪舫，等.《辽宁中医杂志》1991，6∶42）：防己地黄汤具有减除激素毒副之作用。激素是治疗急危重症必不可少的有效药物。但因长期、超量使用，能引起很多毒性及不良反应。近年来，激素的应用极其广泛，其危害的严重性，已令人十分忧虑和关注，因此积极寻找消除激素毒性及不良反应的有效方药有着非常重要的临床意义。临床大量实践发现，防己地黄汤能减轻或消除激素的不良反应与并发症，对某些疾病的治疗可取代或有利于减停激素的使用。治疗方法：生地30g，防己15g，桂枝、防风各10g，甘草6g。本方有凉血解毒，祛风除湿的功效（据报

道：重用干地黄90g，水煎服，治疗风湿性、类风湿性关节炎23例，取得较好疗效。详见江苏新医学院编《中药大辞典》第75页．上海人民出版社，1977年7月第1版)。对激素所致副反应及并发症，辨证属营血郁热，湿瘀壅滞，以体胖、舌红、脉滑、尿黄为主症者，皆可试用；尤其对皮质激素性瘀血证，疗效可靠。临床本方与激素配合使用，在减少其副作用的同时能明显提高疗效，并为减撤激素、防止反跳，创造有利条件。凡属使用超量激素及停撤激素后引起的反馈抑制，表现为脾肾阳虚证者非本方所宜。可选用补肾温阳类方药治疗，如金匮肾气丸等。

【验案精选】

1. **癫证** 曾遇一张姓男孩，18岁，精神失常。据其父云，半年前因与邻里吵闹，遂精神失常，心神不定，常坐室内独语不休，入夜不寐，或信步外游，时喊头痛，多忧善虑，曾延医诊治，屡施导痰、涌吐、攻下之剂治之罔效。故邀余为诊。诊见舌红少津，脉浮大如弦。余认为，此系《金匮》防己地黄汤证也。本证主要是因为阴血亏虚，心神失养，虚火干扰，故见多言善惊，出室外游。阳越于外则狂，阴亏于内则癫。治之屡用涌吐、攻下，致使阴血津液更伤，血流不畅，脉络瘀阻，以致病发如狂。治用防己地黄汤，处方：生地90g，防己、防风、桂枝、生甘草各10g，10剂。患者服药3剂，心神稍定，夜能入眠，未见出走，后又以此方在剂量上略加变通，并加生赭石40g、生龙牡各30g、桃仁15g。服10剂后，精神转佳，好如常人，已能参加劳动。7年后路遇其父，谓患者至今未犯病，并已结婚。（刘强．《黑龙江中医药》1985，4∶30）

2. **癫痫性精神障碍** 张某，男，38岁。1年前在劳动时发病，双目直视，重复咀嚼，微作哼哼之声，且盲目走动。片刻后恢复正常，对病中情况一无所忆。以后发作渐频，且持续时间渐长，发作后，如醉如痴，独语喃喃，外出走动约二里许方醒转。来诊时，发作已11天，昼夜游荡，妄行不休，服数剂化痰息风类药亦无效。诊其脉浮数无力，舌质红略干无苔。治以养血清热，祛风散邪，予防己地黄汤5剂。复诊：神志清，妄行止，夜眠好。再以上方5剂巩固。嘱常服磁朱丸及配合服少量苯妥英钠片等。随访迄今，未再复发。（丁德正．《河南中医》1984，5∶31）

原按：防己地黄汤方中生地黄量为“二斤”，“蒸之如斗米饭久”。据丁浮艇先生临床经验，以“甘重于苦”之干地黄150g为妥；多则服后心烦，少则难收滋阴养血之效。本方常用剂量为防己3g，桂枝9g，防风9g，甘草3g，干地黄150g。改蒸法以浓煎，煎法虽简便而其效相同。本方于重剂益阴清热、养血固本之同时，佐以少量祛风之品，借其轻清升散之性，可使郁热得泄，不安神而神自安，不治狂而狂自愈。

【临证指要】 防己地黄汤可治疗阴血虚所致的癫狂、癫痫及郁证等神志失常病症，并可治疗风湿病，还可减除激素的毒性及不良反应。

【原文】 头风[1]摩散[2]方：

大附子一枚（炮），盐等份。上二味为散，沐了[3]，以方寸匕，摩疾上（按：《医通》卷十四作“痛处”），令药力行。

【注脚】

〔1〕头风：指头痛日久不愈，时发时止，甚至一触即发的病症。由风寒侵入头部经络，或因痰涎风火，郁遏经络，以致气血壅滞所致。症见头部剧烈掣痛，痛连眉梢、眼睛，甚则目昏不能睁开，头不能抬举，头皮麻木，等。

〔2〕头风摩散：“摩”即用手揉摩的疗法。“摩散”即将药散于病处，并用手摩之。本方并载于《千金·十三卷·头面风》与《外台·卷第十五·头风及头痛》门。

〔3〕沐了：指头部洗浴后再用药。

【简释】 外摩法的独特疗效应引为重视。头风摩散对寒伏头风较适宜，用法及佐药可灵活变通。陈修园：“……兹用外摩之法，法捷而无他弊，且躯壳之病，《内经》多用外法，如马膏桑钩及熨法皆是，今人不讲久矣。”（《金匮要略浅注》卷二）张璐：“偏头风……遇寒即痛者，属寒伏于脑，用金匮头风摩散。一法，用川乌末，醋调涂痛处。”并说：“头风诸药不效，用大附子一只切片，同绿豆一升煮熟，去附子，但服绿豆及汁即愈。”（《张氏医通·卷五·头痛》）

【验案精选】

1. **偏头麻木** 王某某，男，56岁。中风之后偏瘫2年余，经治疗肢体功能恢复，但左枕侧头皮经常麻木，时有疼痛，曾用补气活血通络方无效，改为头风摩散外用：附子30g，青盐30g。共研极细末。嘱剪短头发，先用热水浴头或毛巾热敷局部，然后置药于手心在患部反复搓摩；5分钟后，局部肌肤有热辣疼痛感，继续搓摩少顷，辣痛

消失，仅感局部发热。共用3次，头皮麻木疼痛消失，未再发作。（侯恒太.《河南中医》1988；2：20）

2. **肢体麻木** 胡某某，男，53岁。患左侧肢体麻木疼痛、活动不利半年，住院治疗2个月后疼痛及麻木大部分消失，惟左肩胛部、左肘外上方及左股外侧各有约掌大一块肌肉顽麻不堪，遇冷加重，继用前方治疗近1月，顽麻依然如故，乃配合头风摩散外用：炮附子30g，青盐30g，白芥子15g。共研细末。局部分别热敷后以药末反复搓摩，每次约半小时，共用7次，顽麻消失，肌肤感觉正常，痊愈出院。（同上）

原按：此法药简效宏，可补内服药之未逮。其作用途径在于改善局部血液循环和对末梢感受器的调节。应用时应注意以下几点：①用药前必须热敷或淋浴，使毛孔张开，易于药物渗透。②可酌情加减，如治一例头皮疼痛，原方效果不著，加细辛后病除。③药末一定研细，否则反复搓摩会损伤局部皮肤。

3. **头顶冷痛** 一农妇，因产后受风，头顶疼痛难忍，局部有冷感，病已6年，屡治不效。先以针刺百会，大柱艾灸3壮，局部有热感为止（注意防止局部皮肤因灼伤而感染）。3天后外用：附子15g，食盐15g。共研为细末，和水为3个饼。以敷料固定一个饼在百会穴，2天换药一次，药后头痛若失，再未复发。（陈润文.《山西中医》1992，3:33）

【原文】 寸口脉沉而弱，沉即主骨，弱即主筋，沉即为肾，弱即为肝。汗出入水中，如水伤心，历节黄汗出，故曰历节。（4）

【提要】 论肝肾不足水湿内侵所致历节病。

【简释】 寸口脉沉而弱，为肝肾不足的征象。汗出入水中，寒湿内侵，伤及血脉，故曰“如水伤心”；寒湿浸淫筋骨，流入关节，阻碍气血畅通，所伤之关节皆痛，痛甚则使人汗出，故名为历节。

按：历节与黄汗两者有别，历节而出黄汗，无案可凭。“黄”似“疼痛”之误。《病源》卷二《历节风候》云：“历节风之状，短气自汗出，历节疼痛不可忍。”《总录》卷十《历节风》云：“历节风者，由血气衰弱，不得流通关节，诸筋无以滋养，真邪相持，所历之节悉皆疼痛，痛甚则使人短气、汗出。”根据以上记载，则历节主症，乃骨节痛、汗出。由此看来，所述“历节黄汗出”之“黄”应为“疼痛”明矣。

【原文】 趺阳脉[1]浮而滑，滑则榖气实，浮则汗自出。（5）

【注脚】

〔1〕趺阳脉：为足背上骨间动脉，行经足阳明经的冲阳穴，但根据前后条文分析，本条是借趺阳脉的变化，阐述历节病的又一成因，即内热偏盛之人，如感受外邪而病历节，外邪易从热化，出现热证。

【提要】 论阳明热盛，感受外邪所致历节病。

【简释】 本条文气未完，疑有脱简。

【原文】 少阴脉[1]浮而弱，弱则血不足，浮则为风，风血相搏，即疼痛如掣[2]。（6）

【注脚】

〔1〕少阴脉：为足内踝与跟腱中间之动脉，在足少阴肾经的太溪穴处。

〔2〕疼痛如掣（chè 彻）：即牵引性疼痛。

【提要】 论血气虚弱外邪袭入所致历节病。

【简释】 少阴脉弱主血气不足，脉浮主风，血气不足而风邪乘虚侵袭，正邪相搏于肢节，故关节掣痛。本证虽未出示方药，但法当养血为主，所谓“治风先治血，血行风自灭”，即针对这种病证而言。

【原文】 盛人[1]脉涩小[2]，短气，自汗出，历节痛，不可屈伸，此皆饮酒汗出当风所致。（7）

【注脚】

〔1〕盛人：指体形胖湿盛之人，而非体质盛壮者。

〔2〕脉涩小：“涩脉，细而迟，往来难”（《脉经》）；小脉，即细脉。

【提要】 论湿盛阳虚汗出当风所致历节病。

【简释】 体形肥胖之人，并见脉涩小，短气，自汗出等症，为湿盛阳虚的表现。因湿为阴邪，湿盛于内，阳气必衰，脉必搏动少力，故涩小；阳气不足，则短气；阳虚不能固外，则自汗出。因饮酒后汗出，腠理开，风入与湿结合，流注于关节，阻碍气血运行，所以关节疼痛而不可屈伸。本条未指明治疗方法，若脉症合参，法当温经助阳，祛风除湿，方如第2篇治湿病的“三个附子汤”，皆可随证选用。

按：综合以上第4、5、6、7等四条不难看出，历节病是由于正气内虚并感受外邪而成。内因有肝肾先虚者；有血气不足者；有阳气虚衰者，总归正气内虚而无力抗邪。外因为伤于水湿，或感受风寒湿之邪，或风湿招致外邪，正邪相搏于肢节，故致历节病。治疗总以扶正祛邪为大法。此外，素有内热或湿热之人，亦可能为历节病内因之一。

【原文】诸肢节疼痛，身体尪羸（按：《脉经》卷八第五作“魁羸”）[1]，脚肿如脱[2]，头眩短气，温温欲吐[3]，桂枝芍药知母汤主之。（8）

桂枝芍药知母汤方：桂枝四两，芍药三两，甘草二两，麻黄二两，生姜五两，白术五两，知母四两，防风四两，附子二枚（炮）。上九味，以水七升，煮取二升，温服七合，日三服。

【注脚】

〔1〕尪羸（wāng léi 汪雷）：指肢节畸形而瘦弱。“尪”，骨骼弯曲症，胫、背、胸弯曲都叫尪；“羸”为极度瘦弱。慧琳《音义》卷二十二引《苍颉篇》云：“尪，短小偻（lǚ 吕。脊背弯曲）也。”《音义》卷二引《说文》云：“羸，瘦也，弱也。”

〔2〕脚肿如脱：古人把下肢小腿部称为“脚”，“肿”指下肢关节肿大，肿大的关节与消瘦的身体似乎要脱离一样，故曰“脚肿如脱”。

〔3〕温温（yùn 晕）欲吐：“温温”，积结。“温”与“蕴”通。慧琳《音义》卷二引《方言》云：“蕴，积也。”盖胸脘积结，故思一吐为快。

【提要】论历节病日久正虚邪痹的证治。

【简释】“诸肢节疼痛”为历节病的主症，其特点为：游走性、多发性、对称性小关节痛，且晨间关节僵硬，活动后减轻。病程日久，正虚邪痹，则表现“身体尪羸，脚肿如脱”，即肢节畸形、肿大、屈伸不利、跛行、身体瘦弱等。此外，阳气不足则短气；清阳不升则头眩；湿浊中阻则欲吐。治用桂枝芍药知母汤，以桂枝、麻黄、防风通阳驱风于表，芍药、知母清热和阴于里，生姜、甘草和胃调中，桂、麻配白术能除表里之湿，合附子温经以复阳。全方共奏助正达邪之功，对痹证日久者较适宜。沈明宗说：“此久痹而出方也。”（《编注》）

按：对本条方证之病机，历代注家有不同见解。笔者认为，据条文所述，必病程较久，正虚邪痹是其基本病机。所谓正虚，为气血阴阳俱不足；所谓邪痹，为风寒湿热诸邪郁痹。杂合之病，则需杂合之方施治，故制桂枝芍药知母汤主之。这里需要明确，方中知母，并非只是清热，《本经》谓其“主消渴热中，除邪气，肢体浮肿，下水，补不足，益气”。可见知母具有一药多效的功用。本方剂量，可随具体病情适当增减，以切合病情为宜。

【方歌】

桂枝芍药知母汤，术附麻黄姜草防，

身羸脚肿肢节痛，正虚邪痹此方良。

【大论心悟】

论治疗历节病（类风湿性关节炎）之良方——桂枝芍药知母汤

名老中医赵锡武先生说过，中医对痹证的分类可分为“风湿性关节炎和类风湿性关节炎两种。而风湿性者依淫邪之偏盛分风痹、寒痹、湿痹、热痹四型。类风湿者则属中医之历节、肾痹（骨骼变形）”。“近代所谓类风湿性关节炎，多谓不治。但历年我曾以桂枝芍药知母汤治愈多人”。（《赵锡武医疗经验》第5、96页）

中西汇通，历节病之身体消瘦，关节肿大等特点与西医学所说的类风湿性关节炎之关节肿大畸形等临床特点非常类似。以桂枝芍药知母汤治疗类风湿，方证相对，守方守法，疗效较好。由此可见，本方可谓治类风湿之专方。

临床以该方治疗类风湿报道较多，例如张氏用桂枝芍药知母汤治疗类风湿性关节炎32例，取得疗效。本组32例中男8例，女24例，年龄18~80岁。诊断依据：①起病缓慢，具有全身疲乏，低热，手足多汗，关节麻木等前驱症状。②呈游走性多发性关节炎，受累的关节多为对称性小关节如指（趾）、掌（跖）关节，常有梭形的关节周围炎。③发作期和缓解期常反复出现；④发作期化验检查：血沉大于20mm/小时，抗链“O”大于500U，类风湿因子阳性，全浆血度（比）、血浆黏度（比）、红细胞电泳值均增高。治疗方法：所有确诊为类风湿性关节炎病例，均用桂枝芍药知母汤治疗。处方：桂枝12g，生甘草9g，知母9g，白芍9g，生麻黄9g，白术9g，炮附子15~30g（先煎半小时），防风9g，生姜9g。发热者加生石膏30g（与附子一同先煎半小时），薏苡仁15g；有血虚肢节肿大者加鸡血藤30g、鹿衔草12g、白芷9g；湿盛关节肿大者加萆薢30g、泽泻12g、汉防己15g；气虚者加生黄芪15g。服药后出现胃部不适的副反应时，加蜂蜜60g，分2次混合在药汁内服。服药30剂为一疗程。结果：总有效率为93.7%。有效病例平均服药21.6剂。体会：32例类风湿性关节炎经用桂枝芍药知母汤治疗后，病人自觉症状及阳性体征消失或好转，各项化验指标均相应好转，尤其是血液流变学指标趋于正常。说明本方很可能是从改善血液流变性来达到治疗效果的。类风湿性关节炎是一种非特异性的自身免疫性疾病，服桂枝芍药知母汤将近治愈期再加用生黄芪（即桂枝芍药知母汤与黄芪桂枝五物汤合方），可增强机体的免疫力，从而使治疗效果获得巩固。（张漠瑞，等.《中医杂志》1981，1:38）

【验案精选】

1. 历节病

（1）风湿性关节炎　柴某某，男，13岁。四川省郫县团结乡，学生。1975年11月，在校义务劳动中遇雨，全身湿透，身觉不适。翌日，感周身骨节烦疼，服药效不显。1个月后，又膝关节逐渐肿大，骨节变形，膝关节周围出现硬结。1976年1月初，下肢屈伸不利，行动困难。经某某医院诊断为“风湿性关节炎”。同年2月初诊：患者已卧床不起，由其父背来就诊。全身关节疼痛，尤以四肢为甚。双膝关节肿大，膝面有多处硬结，双手掌脱皮，双脚边缘红肿麻木。晚间自汗出，食欲不振。舌质较红苔白微腻，脉浮紧数。此为“太阳证历节病”。法宜驱风解热，化湿散寒，以桂枝芍药知母汤加减主之。处方：桂枝12g，赤芍12g，知母12g，麻黄10g，生姜10g，白术15g，甘草6g，防风12g，苡仁20g。3剂。二诊：上方服3剂，下肢渐能屈伸，诸证皆有好转。守原法加辽细辛再服2剂。三诊：膝关节及脚肿消，膝面硬结缩小、变软。全身关节仍有轻微疼痛，原方加减续服数剂，可停药，注意生活调养，忌食生冷和预防风寒。月余后，其父来告，小儿关节已不疼痛，双膝硬结消失，病已痊愈。1979年7月追访，4年来病未复发。（《范中林六经辨证医案选》第24页）

原按：本例劳动中汗出，风寒湿邪留注关节。正如仲景所云：“汗出入水中，如水伤心。历节黄汗出，故曰历节。”又云：“诸肢节疼痛……桂枝芍药知母汤主之。”此例主症突出，风寒湿邪致痹，病属太阳类似证。但已有风从热化之象，故初诊处方去附子，加苡仁以增强渗湿利痹，止痹痛拘挛之效。

（2）类风湿性关节炎　石某，妇，34岁。患“类风湿关节炎”半年。风寒湿热杂至，风胜则游走疼，湿胜则关节肿，寒胜则剧痛，热胜则发热。故病形体消瘦，手足小关节渐渐粗大，活动不便，大关节游走疼痛不定，低热不退，脉象细滑，舌红苔白，病情复杂，治极棘手。方选桂枝芍药知母汤，祛风散寒，除湿清热兼治。处方：桂枝10g，赤芍12g，甘草6g，麻黄6g，生姜5片，白术10g，知母12g，防风9g，附子12g。加减连服50剂，关节疼痛基本控制，低热渐退，活动自如，体形渐壮，病邪已退。原方加补气养血药调理，以防病情反复。（《辽宁中医杂志》1980，9:19）

2. 痹证

（1）任某某，男，54岁。六七年来，两膝关节疼痛，初起轻微，逐渐加重，伸屈不便，虽扶仗行走，仍颠跛蹒跚，遇冷则甚，盛夏也需穿棉裤，继发两踝关节酸痛。初诊：两踝关节疼痛，伸屈时更甚，局部不红肿，两腿冷，脉迟缓，舌质淡苔白。曾服乌头汤5剂，症状无改善，改服桂枝芍药知母汤，处方：桂枝30g，白芍、甘草、知母、防风各10g，麻黄、炮附子各30g，白术15g。上药为末，日服3次，半个月内服完。服药后疼痛大减，下肢较前轻健，行走已不需扶杖，两腿脚冷感也较前减轻，并能挑水，惟伸屈时仍有中度疼痛。原方再服3周，诸症消失，至今未发，照常参加劳动。（《经方发挥》第79页）

（2）吕某某，男，28岁。患者手足关节疼痛3年余，今秋因露宿田野触冒风寒，疼痛突然加剧，遂卧床不起。初诊：两肘及腕关节疼痛，下肢关节尤甚，腰痛，转侧困难，局部轻微红肿、灼热，胃纳尚佳，二便正常，口渴喜饮，舌苔黄腻，脉弦数。处方：桂枝12g，白芍、甘草、知母各15g，麻黄、防风各10g，白术12g，炮附子6g。上药为末，分10日，姜汤送服。服药七八日后，疼痛减轻，灼热、红肿大减，已能下床行走，但行动时仍疼痛，不能走长路、持重物，口渴减轻，脉、舌如前。原方再服1个月（日服量稍增加）后，关节疼痛消失，精神好转，观察2年，未曾复发，已参加劳动。（《经方发挥》第79页）

原按：桂枝芍药知母汤寒热辛苦并用，各有所宜，合为清热、散寒、祛湿、驱风、通络、活血、补虚之方。本方在《金匮》中用作汤剂，作者多改用为散剂，其原因是：方中麻黄、桂枝、附子等烈性之品颇多，服的过多过急往往引起不良反应。此外，本病多是慢性疾病，服散剂较汤剂简便。所治病例，疗程最长者达半年，最短者1周。经过随访，有2年未见复发者，也有轻度复发者。复发后继服原方仍有效。

按：以上验案两例，例1偏于寒痹；例2偏于热痹，均用桂枝芍药知母汤，共为末，日服3次，每次3g，生姜汤送服，取得良效。如此应用经验，值得效法，体现了简、便、廉、验的治病原则。

关于痹证与历节病的关系，痹证包括了历节病，而历节病是痹证中的一个特殊病种。病机相同可异病同治，故主治历节病的专方可辨证治疗痹证类病症。

3. **痿证（马尾神经炎）** 文某某，男，38岁。患者长期从事野外工作，素罹骨节疼痛。一年前跋涉中突遇暴雨，翌晨寒战发热，腰痛如折，下肢软弱无力，不能站立，二便失禁，经某医学院神经科检查，诊断为“马尾神经炎”。住院治疗45天后，病情好转，惟双下肢仍麻木酸痛，软弱无力，须持杖而行，遂出院改用中药治疗。近1年来，服滋补肝肾之中药300余剂，疗效甚微。患者面色黧黑，形体消瘦，下肢肌肉萎缩，脉象浮滑而促、时有歇止，舌苔黄白厚腻。自诉形寒畏冷，双下肢间有灼热感。证属风寒湿邪有郁而化热之势。治宜祛风除湿，温经散寒，兼清郁热。方取桂枝芍药知母汤。处方：麻黄15g，桂枝20g，白术20g，知母20g，防风20g，附片20g（先煎），白芍20g，甘草15g，生姜20g。17剂。复诊：服药后，周身微微汗出，汗后全身轻舒，下肢疼痛已缓，可持杖行走。脉沉弦滑，已无间歇，舌苔黄白，滞腻已化。仍守原方加减10剂，隔日1剂。嘱增加下肢运动，以促进气血运行。三诊：患者已可弃杖行走，双下肢已无麻木胀痛感，但行走尚难任远。脉象缓而无力，舌淡苔薄白。久羁之邪，业已驱尽，而气血未充，法当益气血，通经络，健筋骨。方取黄芪桂枝五物汤加味以巩固疗效。（张其昌，等.《中医杂志》1985，12:11）

4. **鹤膝风** 周奠章，年甫二旬，住永川茶店场。原因：远行汗出，跌入水中，风湿遂袭筋骨而不觉。症候：始则两足酸麻，继而足膝肿大，屈伸不能，兼之两手战掉，时而遗精，体亦羸瘦。疗治三年罔效，几成废人。诊断：左手脉沉弱，右手脉浮濡，脉症合参，此“鹤膝风”症也。由其汗出入水，汗为水所阻，聚而成湿，湿成则善流关节。关节者骨之所凑，筋之所束，又招外风入伤筋骨，风湿相搏，故脚膝肿大而成为鹤膝风。前医见病者手战遗精，误认为虚，徒用温补，势濒于危。岂知手战者系风湿入于肝，肝主筋而筋不为我用，遗精者系风湿入于肾，肾藏精而精不为我摄。溯其致病之由，要皆风湿之厉也，设非驱风去湿，其病终无已时。疗法：择用仲景桂枝芍药知母汤，桂枝、芍药、甘草调和营卫，麻黄、防风驱风通阳，白术补土去湿，知母利溺散肿，附子通阳开痹，重用生姜以通脉络。间服芍药甘草汤，补阴以柔筋。外用麻黄、松节、芥子包患处，开毛窍以去风湿。处方：川桂枝四钱，生白芍三钱，白知母四钱，白术四钱，附子四钱（先煮），麻黄二钱，防风四钱，炙甘草二钱，生姜五钱。次方：生白芍六钱，清炙草三钱。三方：麻黄一两，松节一两，芥子一两，研匀，用酒和调，布包患处。效果：服前方半日许，间服次方一剂，其脚稍伸；仍照前法再服半月，其脚能立；又服一月，渐渐能行。后守服半月，手不战，精不遗，两足行走如常，今已二十余年矣。〔《重订全国名医验案类编》（易华堂）第66页〕

廉按：足胫渐细，足膝渐大，骨中酸痛，身渐瘦弱，此鹤膝风症也。其症有二：一本于水湿之入骨，重而难移，痛在一处而不迁；一本于风湿之入骨，轻而可走，其痛移来移去而无定。二者因症不同，治亦随之而各异。此案病因，系风湿内袭筋骨而成，法宗仲景，方亦对症，药既瞑眩，厥疾自瘳，真古方学派之佳案也。

【临证指要】 桂枝芍药知母汤是一首治疗历节病（类风湿关节炎）的专方。结合辨证，变通方中用量及剂量，疗效更佳。本方还可辨证治疗痹证、痿证等。

【原文】 味酸则伤筋，筋伤则缓，名曰泄。咸则伤骨，骨伤则痿，名曰枯。枯泄相搏，名曰断泄。营气不通，卫不独行，营卫俱微，三焦无所御〔1〕，四属〔2〕断绝〔3〕，身体羸瘦，独足肿大，黄汗出，胫冷。假令发热，便为历节也。（9）

【注脚】

〔1〕御：“御”有“用”义。如《楚辞·涉江》王注：“御，用也。”

〔2〕四属：指皮、肉、脂、髓。孙世扬曰：“林亿注《平脉法》云：‘四属者，谓皮、肉、脂、髓’。此承上文荣卫三焦而言，若解作四肢，

则于病理不合。”

〔3〕断绝：“断绝”乃连绵字，二字义相同。“四属断绝”，谓皮、肉、脂、髓不相连属。

【提要】论过食酸咸，伤及精血筋骨，可以导致筋缓骨痿。

【简释】吴谦：“此详申上条，互发其义，以明其治也。历节之病，属肝肾虚。肝肾不足于内，筋骨不荣于外，客邪始得乘之而为是病也。究其所以致虚之由，不止一端也。如饮食之味过伤，日久亦为是病也。味过于酸则伤肝，肝伤则筋伤，筋伤则缓不收持，名曰泄也。味过于咸则伤肾，伤肾则骨伤，骨伤则枯不能立，名曰枯也。枯泄相搏，名曰断绝。断绝者，即荣气不通，卫不独行，荣卫俱虚，三焦失所，四维断绝，身体羸瘦也。若独足肿胫冷，寒胜凝于下也；黄汗自出，湿胜发于中也。假令发热则属风，便为历节也。”（《金鉴》卷十九）

按：《金鉴》注本，此条之上条为第4条，下接第10条。

【原文】病历节，不可屈伸，疼痛，乌头[1]汤主之。（10）

乌头汤方：治脚气[2]疼痛，不可屈伸（按：丹波元坚说：“治以下九字后人所添”）。麻黄、芍药、黄芪各三两，甘草三两（炙），川乌五枚（㕮咀[3]，以蜜二升，煎取一升，即出乌头）。上五味，㕮咀四味，以水三升，煮取一升，去滓，内蜜煎中，更煎之，服七合。不知，尽服之。

【注脚】

〔1〕乌头：周岩曰：“……仲圣治历节疼痛不可屈伸及逆冷，手足不仁，身疼，灸刺诸药不能治，皆用乌头不用附子。乌头与附子同为少阴药，而补益以附子为优，发散以乌头为胜。”

〔2〕脚气：“脚气”古名缓风。《外台》卷十八引苏长史论云：“晋宋以前名为缓风，古来无脚气名。”张景岳说：“脚气之说，古所无也，自晋苏敬始有此名。然其肿痛麻顽即经之所谓痹也；其纵缓不收即经之所谓痿也；其甚而上冲即经之所谓厥逆也。……夫脚气本水湿下壅之病。”并认为“脚气之因有二：一则自外而感；一则自内而致也。”（《景岳全书》卷三十二）由此可知，脚气病因复杂，病症多端，但病始必先起于脚（下肢）为其特点。“久而不瘥，遍及四肢腰背头项也。微时不觉，痼滞乃知”。（《张氏医通》第275页）

〔3〕㕮咀：“㕮咀”上脱一“不”字。后第10篇大乌头煎即明曰“不㕮咀”。否则，乌头大毒，“㕮咀”可致中毒。

【提要】论历节病寒湿偏胜的证治。

【简释】寒湿侵及关节，气血凝滞，故关节不可屈伸，疼痛，且痛处不移，关节作冷等。治以乌头汤。本方以乌头善祛寒湿止痛为君药；麻黄散寒通阳宣痹，芍药、甘草和血缓急止痛并为臣药；黄芪益气固表以防止乌头、麻黄辛散太过，蜜解乌头之毒并为佐药。全方相合，使寒湿之邪随微微汗出而解，邪去而正气不伤。尤在泾：“此治寒湿历节之正法也。寒湿之邪，非麻黄、乌头不能去，而病在历节，又非皮毛之邪可一汗而散者。故以黄芪之补，白芍之收，甘草之缓，牵制二物，俾得深入而去留邪。如卫瓘监钟邓入蜀（按：典出《三国志·魏志》及《晋书》。其中涉及三个历史人物，即卫瓘、钟会、邓艾），使其成功而不及于乱，乃制方之要妙也。”（《心典》）

按：《素问·痹论》曰：“风寒湿三气杂至，合而为痹也。其风气胜者为行痹，寒气胜者为痛痹，湿气胜者为著痹也。”原文强调“病历节，不可屈伸疼痛”，故可称之为“痛痹”。

【方歌】

乌头蜜煎乌头汤，麻芪芍草各三两，
历节疼痛难屈伸，寒湿侵入宜此方。

【大论心悟】

运用乌头汤毒药（乌头、附子）攻邪的经验

李可老中医运用乌头类毒药攻邪及防治其中毒的实践经验至为宝贵，笔者略作整理，引录如下：

余从事中医临床与探索46年，每遇急险重危症，使用毒剧中药救治，皆获起死回生之效。疑难痼疾用之则立见转机，累起沉疴。其中，使用最多的是附子，一生累计超过5t。川乌次之，亦在3t以上，经治人次万名以上，无一例中毒。如何驾驭药中猛将，使之听从调遣，治病救亡而不伤害人体？奥秘在《伤寒杂病论》中已有揭示。仲景在历史上运用乌、附剂最早，使用频率最高。仲景方中，乌、附大多生用，用量之大，古今少有。何以保证无害？全在经方的配伍、炮

制与煎服方法上见真谛。

以《金匮》乌头汤为例：本方麻黄、芍药、黄芪、炙甘草各3两，川乌5枚。川乌1枚，大小平均5g，则为25g许。炙甘草3两，汉代一两合今之15.625g，以一两16g计，则为48g，恰为川乌之2倍。乌头汤之煎服法，亦寓有深意。先以蜜2升（汉代1升合今之200ml）煎川乌，煎至1升时去川乌，留蜜待用。蜜煎川乌，有两层意义：一则蜜为百花之精华，善解百毒，尤为川乌毒之克星；二则以稠黏之蜜汁文火煮之，必影响毒性之分解。如此蜜煎川乌，其慓悍燥烈之性，已不能为害。然后全方5味药，以水3升，煮取1升去渣，与煎妥之川乌蜜混合再煎，进一步中和毒性。再看服法：服7合（140ml，为全剂的2/3）。

服药后的效果要求："不知，尽服之"。服后唇舌微觉麻木为"知"。"不知"——如无此感觉，则"尽服之"，即把所剩1/3的药液全部服下（按：乌头汤的煎法是，蜜煎川乌，"取一升"；水煎其他四味药，"取一升"，二升合汁，"更煎之"后，估计剩余之药汁不是一升。服药后"不知"的再服药法参见第10篇乌头桂枝汤），以"知"为度。一般病人，服乌头汤140ml，即有效应。体质异常者，此量不能中病。当把一剂药全部服下，方始奏效。余读《金匮》至乌头汤项下，反复玩味，深感此必仲景当年亲历、亲尝的切身体验之谈，绝非臆测可比。仲景在1700多年前，已取得了临床应用乌附剂的成功经验：①凡乌、附类方（附子汤除外），其中用炙甘草为乌、附之两倍，甘草善解百毒，甘缓以制其辛燥。②蜜制川乌，蜜为百花之精华，芳香甘醇凉润，善解百毒，并制其燥烈。③余药另煎，取汁与蜜再煎，中和毒性，使乌头之毒性降到最低点，而治疗效能不变。

按上法应用川乌安全稳妥。为确保万无一失，余从20世纪60年代起，又加3条措施：①凡用乌头剂，必加2倍量之炙甘草，蜂蜜150g，黑小豆（《本草纲目》："煮汁，解砒石、甘遂、天雄、附子……百药之毒。"）、防风各30g（《本草求真》："解乌头……诸毒。"《本经集注》："杀附子毒"）；凡用附子超过30g时，不论原方有无，皆加炙甘草60g，即可有效监制。②凡剂量超过30g时，乌头剂，加冷水2500ml，文火煮取500ml，日分3次服，煎煮时间3小时左右，已可有效破坏乌头碱之剧毒。附子剂用于慢性心衰，加冷水1500ml，文火煮取500ml，日分2~3次服。危急濒死心衰病人，使用大剂破格救心汤（按：见四逆汤"大论心悟"）时，则开水武火急煎，随煎随灌，不循常规，以救生死于顷刻。此时，附子的毒性，正是心衰病人的救命仙丹，不必多虑。③余凡用乌头剂，必亲临病家，亲为示范煎药。病人服药后，必守护观察，详询服后唇舌感觉。待病人安然无事，方才离去。有以上三条保证，又在配伍上、煎药方法上做了改进，采取全药加蜜同煎、久煎法，既保证疗效，又做到安全稳妥，万无一失。1965年余曾参与川乌中毒濒危2例的抢救，以生大黄、防风、黑小豆、甘草各30g，蜂蜜150g，煎汤送服生绿豆粉30g，均在40分钟内救活。由此也可反证，使用新定乌头汤，绝无中毒之虞。

以上是我一生运用乌、附剂攻克医学难题的一点经验、心得，仅供青年一代中医临证参酌。（《李可老中医危急重症疑难病经验专辑》第68页）

【验案精选】

1. **历节病（风湿性关节炎、类风湿关节炎、坐骨神经痛），心悸（心动过速）** 1987年治灵石煤矿工人王长锁，59岁。坑下作业14年，久受寒湿成痹，失治，演变为风心病。2年前，腰胯痛不能步，经县医院诊为"坐骨神经痛"，久治不愈。退休后，环境改变，近2年生活改善，觉体质较前些年大为好转，但病反加重，特来求治，并要求解答疑难。诊脉滑数，视舌黄燥。询之，知在坑下14年，病后虽盛夏亦畏寒。惟独今年发热，且四肢关节皆热肿，手腕肿不能翻，不能持箸，进食需人喂。扪之灼热，精神食纳均好。余因思忖此症之机制，颇有启迪。盖邪之所凑，其气必虚，且病与人之关系，人为本，病为标。邪之所中，视人体禀赋强弱为转移。正虚则邪从寒化、虚化；且由皮毛、肌肉、经络而深伏脏腑，而不能透达于外，故久治不愈。今正气已旺，"满座皆君子，小人无存身之地"，故从热化，实化。病热虽重，乃由阴转阳，由里出表之佳兆。乃因势利导，予补阳还五汤重用生芪120g，加肾四味（自拟验方：枸杞子、菟丝子、补骨脂、仙灵脾。详见《伤寒论》第14条验案内容）120g，益气壮腰，增强肾气，以一味黑芥穗深入血分，引伏邪外透。药进3剂，四肢关节肿甚，伏邪尽透发于外。乃予大乌头汤加减，温清并重，以求根治：生石膏、川乌、附子、生苡仁、骨碎补、黑小豆、木瓜、楮实子、川牛膝各30g、防风30g、细辛、知柏、苍术、甘草、威灵仙、麻黄（先煎去沫）各15g、全虫3g、蜈蚣2条（二味虫药研末冲服）、桂枝15g、蜂蜜120g、鲜生姜15g、枣10枚。加冷水2500ml，文火煮取600ml，日分3次饭后服。上方加减进退，主药川乌不变，服至9剂时，肿痛全消，改补阳还五汤加肾四味60g，又服3剂，12年痼疾得以痊愈。10月下旬遇于街头，脚踏自行车，速度不让青年。据追述，曾患突发心动过速5年，每年均有一二次发作，最严重时1分钟心跳超250次，休克后住院，非毒K不能解救，也一并治愈，心律保持在80次/分上下。（《李可老中医急危重症疑难病经验专辑》第200页）

原按：以乌头汤为主，治风湿性关节炎、类风湿性关节炎、坐骨神经痛，约2000例以上，正虚加大剂量生芪，肾虚加肾四味，久病加虫类药，关节变形者加制马钱子粉，每次0.15g，渐加至0.6~0.8g，日服2次，连服10日间息5日，用绿豆汤佐餐。多数病例10天痊愈，最长1例两个半月。合并风心病者以温氏奔豚汤治本。

余用川乌类剧毒药，以黑小豆、防风、甘草、蜂蜜制其毒，文火煮2小时半，无一例中毒。黑豆不仅能解百药之毒，且入肾补虚，下气消胀，活血治疮；防风主大风，又为风药中润剂，祛风胜湿治诸痹，可舒筋脉，伸挛急，活肢节，起瘫痪，并能解乌头、附子毒；再加蜂蜜、甘草之解百毒，则乌头汤类方可谓万无一失。配伍齐全，又加久煎，可放胆使用，治疗过程，以绿豆汤佐餐，可免马钱子蓄积中毒。凡大毒治病，中病即止，以培补脾肾收功。

按：据报道，以乌头汤为主方，结合辨证适当加味，治疗坐骨神经痛56例（《河南中医》1984，1∶27）；坐骨神经炎120例（周虎.《中国中西医结合杂志》1985，1∶16）；椎管狭窄36例（李廷富，等《黑龙江中医药》1990；5∶22），都取得较好疗效。上述报道，都属于中医痹证（痛痹）腰腿痛范畴。三种病症均为寒湿痹痛，故均用乌头汤为主治之而获良效。

2. 痛痹（风湿性关节炎）

（1）张某某，女，28岁。1982年12月3日初诊。2年前，因产后大失血，复感风寒引致恶寒发热，周身骨节疼痛，不能转侧。经诊查为“风湿性关节炎”，多方求医，服多种中西药，疗效不佳。近10余日，病情逐日加重。现全身关节掣痛，得温则舒，遇寒加剧，每午后肢体困重，疼痛更甚，舌体胖大质淡苔薄白，脉沉弱。证属气血亏虚，寒湿内侵之痛痹。治宜温经补血，散寒止痛。拟方：制川乌9g，黄芪24g，麻黄6g，炒白芍12g，炙甘草6g，当归12g，白蜜30g。水煎服。5剂后，疼痛缓解。继进6剂，仅感腰痛，守原方加杜仲12g 续断12g 连服10剂，痊愈。1年后，随访未见复发。（李清海，等.《吉林中医药》1985，6∶27）

按：病因产后气血骤虚，外邪乘虚侵犯肢节。证属寒湿痹痛，正气亏虚。治以乌头汤加味，方中重用黄芪，加当归，取其益气养血，扶助正气而效著；更加补肝肾、强筋骨药而收功。

（2）王某，女，23岁，农民。1977年10月18日就诊。自述3天前因挖井下水，又感风邪而致双膝关节冷痛难忍，不能行走，伸屈痛甚，关节肿胀，右膝明显，急赴本院求治，服桂枝芍药知母汤之类2剂后，痛不减轻，反而加重。现膝部痛如锥刺，局部发凉，不时呼叫，屈伸不利，不能坐、立、行，只能取卧位。舌质淡苔白，脉沉紧。检查：血白细胞计数12×10^9/L、中性0.75，血沉24mm/小时，证属气血亏虚，寒湿阻络。治宜补气养血，散寒除湿，活络止痛。遵《金匮要略》乌头汤加味：黄芪15g，白芍30g，制乌头12g，麻黄15g，桂枝10g，木瓜30g，防己20g，炙甘草6g，生姜3片，大枣5枚。上方服2剂后，膝关节疼痛明显减轻，肿消过半，能坐、站一时许，行走丈余，但夜间仍痛，舌质淡苔白，脉沉迟细微。寒湿未尽，原方加干姜12g，又服4剂，膝关节痛肿基本消失。为巩固疗效，又以前方加减服5剂，痛止，行走方便。（王海洲.《国医论坛》1990，1∶17）

3. 脚气 梁某某之子，15岁。因得脚气症返自香江，四肢瘫痪，医辈齐集，纷无定见，亟备来迎。患者面色青白，气逆上喘，腿部胫骨疼痛，麻木不仁，脉细小而浮，重按无力，此乃白虎历节重症，金匮以乌头汤主治，余用其方重用麻黄15g。服1剂，麻木疼痛立减，略能舒动，因照前方连服10余剂，麻木疼痛全失，已能举步行动，惟尚觉脚筋微痛，关节屈伸不利，改用芍药甘草汤，以养阴血，方中白芍、甘草均用60g，连服8剂，应手奏效。（《新中医》1962，1∶37）

【临证指要】 乌头汤主治外感风寒湿引起的肢体疼痛（风湿、类风湿性关节炎），特别是腰腿疼痛（坐骨神经痛、坐骨神经炎、椎管狭窄症），并应根据寒重、湿重及是否阳气虚等不同病情，变通方中剂量或加减药物。

【原文】 矾石汤：治脚气冲心。

矾石二两。上一味，以浆水一斗五升，煎三五沸，浸脚良。

【简释】尤在泾：“脚气之病，湿伤于下，而气冲于上。矾石味酸涩性燥，能却水收湿解毒，毒解湿收，上冲自止。”（《心典》）

按： 矾石又名白矾、明矾等，煅后称为枯矾。本品外用解毒杀虫，燥湿止痒。仲景时代无脚气病名（详见前第10条“注脚”），则矾石汤自非仲景所制，乃后人所附。

〔附方〕

《古今录验》续命汤：治中风痱（fèi费。“痱”与“废”同义），身体不能自收持，口不能言，冒昧不知痛处，或拘急不得转侧。姚云：与大续命同，兼治妇人产后出血者，及老人小儿。

麻黄、桂枝、当归、人参、石膏、干姜、甘草各三两，川芎一两五钱，杏仁四十枚。上九味，以水一斗，煮取四升，温服一升，当小汗。薄覆脊，凭几（jī。小或矮的桌子）坐，汗出则愈；不汗，更服。无所禁，勿当风。并治但伏（凭倚东西坐着）不得卧，咳逆上气，面目浮肿。

【简释】 尤在泾：“痱者，废也。精神不持，筋骨不用，非特邪气之扰，亦真气之衰也。麻黄、桂枝所以散邪，人参、当归所以养正，石膏合杏仁助散邪之力，甘草合干姜为复气之需，乃攻补兼行之法也。”（《心典》）

按：《灵枢·热病》说：“痱之为病也，身无痛，四肢不收，智乱不甚，其言微知（《千金》作‘言微可知’），可治，甚而不能言，不可治也。”痱又称风痱，风痱与中风偏枯二病同中有异：①从发病特点而言，二病皆发病卒然，但病因不同。②从临床表现而言，二病皆肢体废用，但中风为半身不遂，而风痱多四肢不用。古人早有认识，如《医学纲目》指出：“痱，废也。痱即偏枯之邪气深者，痱与偏枯是二疾，以其半身无气荣运，名曰偏枯；以其手足废而不收，故名痱。或偏废，或全废，皆曰痱也。”③结合西医学来分析，中风与急性脑血管病相类，属中枢神经病变；风痱与多发性神经炎相类，属周围神经病变。

【大论心悟】

续命汤治风痱（格林－巴利综合征）有神效

续命汤治风痱的神奇疗效，有验案为证（详见下列验案）：江氏（江尔逊.《中医药学报》1984，4：38）与其业师陈鼎三先生用《古今录验》续命汤治疗“风痱”多例，大多奏效迅速。由此可见，续命汤治风痱（多发性神经炎）有待深入研究及进一步临床观察。

需要说明，《古今录验》续命汤收载于《外台》第14卷风痱门。据考证此方系仲景方，为《金匮》所阙遗，故宋·孙奇、林亿等校订时补于篇末。《千金方》在此方基础上去石膏、干姜、加防己、黄芪、芍药、附子、防风、生姜等药，命曰“小续命汤”。读者明确了两方的区别，临床可师其方，对方药灵活加减使用。此外，临床有不少报道以续命汤或小续命汤治疗“真中风”与“类中风”而取效。这为使用“风药”治疗中风病开拓了思路。

【验案精选】

痱（多发性神经炎－格林－巴利综合征） 王某，男，44岁。平素身体健康。本次发病因夜睡感受风寒，醒后即感周身发硬不适，自己不能穿衣，手不能持物，小腿发凉无力，继而呼吸费力，痰不能咯出而来院就诊。查体：体温36.4℃，脉搏120次/分，血压16/12kPa（120/90mmHg），呼吸20次/分。表情紧张，轻度发绀，呼吸困难，胸式呼吸减弱，双肺有痰鸣音，双眼睑不能闭合，双鼻唇沟变浅，伸舌居中，四肢肌张力低，除颈肩略可活动外，余无自主运动，腱反射未引出，未能引出病理反射，双侧肘膝关节以下痛觉减退，尿、便无障碍，苔白腻，脉浮滑。实验室检查：白细胞11.6×10^9/L，分叶0.71，杆状0.17，淋巴0.08，单核0.04。血钾4.2mmol/L。心电图示：窦性心律，正常心电图。临床诊断：“急性感染性多发性神经炎（格林.巴利综合征）”。当即给予小续命汤：桂枝5g，附子5g，川芎10g，麻黄5g，人参7.5g，白芍15g，杏仁15g，防风10g，黄芩10g，防己10g，甘草5g，生姜15g。2剂，日1剂，水煎服。因病情危重拟转诊。在等救护车时，家属将2剂药合在一起煎3次，取汁约500ml，被病人在朦胧中一次顿服。约20分钟后患者自觉心慌，不久便入睡。约3个小时，病人有尿意，醒后手足有酥酥串电感，而且活动自如。次日又服上方1剂，诸症消失痊愈。

又治李某，男，41岁。病因、临床表现及各种检查结果与上例相类，诊断同上。治疗，给予上述小续命汤方倍量，于当晚7时水煎后顿服，次日全身酥酥串电感，四肢能活动，再服2剂而愈。（赵成仁，等.《吉林中医药》1992，1:13）。

按：以上两例用《千金》小续命汤加减有如此神效，令人惊叹！其中王某服药心慌及手足麻，李某服药后全身麻，此乃方药中病，附子用到“火候”而轻度中毒的表现。所谓“急性感染性多发性神经炎”可认为是一种特殊类型的“多发性神经炎”。本病是多种病因引起的周围神经的对称性损害，主要表现为四肢远端对称性的感觉、运动和自主神经障碍。脑脊液检查常可发现蛋白－细胞分离现象。轻型患者多数预后良好。少数病例病情迅速发展，早期颅神经即受影响，四肢瘫痪，出现呼吸困难和心动过速，预后不良。上述两例即为本病之重者。

笔者曾听说一女性患者，约30岁。诊断为多发性神经炎。在某医院抢救过程中，因极度呼吸困难等做了气管切开以吸痰。终因抢救无效，历经十余日而病故。此患者若中西医结合，及时服用小续命汤，或可挽救。

《千金》三黄汤：治中风手足拘急，百节疼痛，烦热心乱，恶寒，经日不欲饮食。

麻黄五分，独活四分，细辛二分，黄芪二分，黄芩三分。上五味，以水六升，煮取二升，分温三服，一服小汗，二服大汗。心热加大黄二分，腹满加枳实一枚，气逆加人参三分，悸加牡蛎三分，渴加栝楼根三分，先有寒加附子一枚。

《近效方》术附汤：治风虚，头重眩，苦极，不知食味，暖肌补中，益精气。

白术二两，附子一枚半（炮，去皮），甘草一两（炙）。上三味，剉，每五钱匕，姜五片，枣一枚，水盏半，煎七成，去滓，温服。

按：以上两方，《千金》三黄汤见于《千金》第八卷偏风门，名仲景三黄汤；《近效》术附汤见于《外台》第15卷风眩门，原注云：此本仲景《伤寒论》方。

【简释】徐彬：“此风入荣卫肢节之间，扰乱既久，因而邪袭肾脏，手足拘急，阳不运也；百节疼痛，阴不通也；烦热心乱，热收于心也；恶寒经日不欲饮食，肾家受邪，不能交心关胃也。故以麻黄通阳开痹，而合黄芪以走肌肉，合黄芩以清邪热，独活、细辛，专攻肾邪为主，而心热、腹满、气逆、悸、渴及先有寒各立加法，为邪入内者治法之准绳也。

肾气空虚，风邪乘之，漫无出路，风挟肾中浊阴之气，厥逆上攻，致头中眩苦至极，兼以胃气亦虚，不知食味，此非轻扬风剂可愈，故用附子暖其水脏，白术、甘草暖其土脏。水土一暖，犹之冬月井中，水土既暖，阳和之气可以立复，而浊阴之气不驱自下矣。”（《论注》）

崔氏八味丸：治脚气上入，少腹不仁。

干地黄八两，山茱萸、薯蓣各四两，泽泻、茯苓、牡丹皮各三两，桂枝、附子（炮）各一两。上八味，末之，炼蜜和丸，梧子大。酒下十五丸，日再服。

按：该方即张仲景肾气丸，而崔氏《旧唐·经籍志》有《崔氏篡要方》十卷录用之。此用治脚气上入，少腹不仁，仅为本方适应证之一，当与虚劳、消渴、水气、妇人杂病各篇结合研究。

【简释】尤在泾：“肾之脉起于足而入于腹，肾气不治，湿寒之气随经上入，聚于少腹，为之不仁，是非驱湿散寒之剂所可治者，须以肾气丸补肾中之气，以为生阳化湿之用也。”（《心典》）

《千金》越婢加术汤：治肉极，热则身体津脱，腠理开，汗大泄，厉风气，下焦脚弱。

麻黄六两，石膏半斤，生姜三两，甘草二两，白术四两，大枣十五枚。上六味，以水六升，先煮麻黄，去上沫，内诸药，煮取三升，分温三服。恶风加附子一枚，炮。

按：该方与后《水气病》篇越婢加术汤之用药、剂量完全相同，且与越婢汤之煎服法、加味法相同。可知《千金》该方录自仲景书。

【简释】徐彬：“此治风极变热之方也。谓风胜则热胜，以致肉极热而汗多，将必津脱，津脱则表愈虚，则腠理不能复固，汗泄不已，将必大泄。风入荣为厉，《内经》云：厉者有荣气热胕。今风入荣为热，即是厉风气矣。盖风盛气浮，下焦本虚，至厥阳独行而浊阴不降，无以养阴而阴愈虚，则下焦脚弱，故以麻黄通痹气，石膏清气分之热，姜枣以和营卫，甘草、白术以理脾家之正气。汗多而用麻黄，赖白术之扶正，石膏之养阴以制之，故曰越婢加术汤……汗大泄而加恶风，即防其亡阳，故加附子。”（《论注》）

小　结

本篇论述中风历节病脉证并治。条文对中风的主症及病邪在络、在经、入腑、入脏的不同表现作了明确提示，很切合临床。所附侯氏黑散、风引汤、防己地黄汤、头风摩散等四方都是切合实用的方剂。

对历节病的论述，指出该病是由于正气内虚又外感风寒湿邪所致。第 8 条与第 10 条既论述了历节病的证候特点，又指出了历节病的治疗主方。桂枝芍药知母汤主治历节病日久正虚邪痹者；乌头汤主治历节病寒湿偏胜者，二方辨证施治历节病（风湿、类风湿关节炎及坐骨神经痛等）疗效显著，惟乌头、附子用之要慎重，防止中毒。此外，附方续命汤等 5 方，应注重应用与研究。

血痹虚劳病脉证并治第六

本篇论述血痹、虚劳两种疾病的证治，重点是虚劳。由于两病皆因虚而致病，故合为一篇。

关于血痹的成因,《素问·五脏生成篇》说:“卧出而风吹之，血凝于肤者为痹。”《灵枢·九针论》说：“邪入阴则为血痹。”《诸病源候论·风病诸候·血痹候》说：“血痹者，由体虚邪入于阴经故也。血为阴，邪入于血而痹，故为血痹也。”总之，血痹是因营卫虚弱，腠理不固，外受风邪，痹于肌肤血络所致。血痹与风寒湿三气杂至所引起的痹证不同，二者区别的要点是：血痹以周身或局部肌肤麻痹，甚则伴有酸痛为特点；痹证则以肢节疼痛为特点。

虚劳病为多种原因引起的慢性衰弱性疾患的总称。其病变过程是“积虚成损，积损成劳”。徐灵胎：“古人所谓‘虚劳’，皆是纯虚无阳之症，与近日之阴虚火旺，吐血咳嗽者正相反，误治必毙。近日吐血咳嗽之病，乃是血症，有似虚劳，其实非虚劳也。”（《兰台轨范·卷二·虚劳》）由此可知，本篇所述虚劳，主要是讨论五脏气血阴阳虚损的病证。其治则，由于虚劳病至中后期，往往是五脏俱虚，而以脾肾虚损为主，且偏于阳气虚，所以在治疗上着重补脾益肾、甘温扶阳，这在临床上有广泛的指导意义。

本篇共18条原文，第1、2条论述血痹证治；第3~7、9~12条论述虚劳病脉症及病机；第8、13~18条论述虚劳病7个具体方证。此外，篇中有天雄散1方，最后有2个附方。

西医学诊断的多种疾病，凡临证表现为虚弱证候者，均可参考本篇辨证论治。

【原文】问曰：血痹病从何得之？师曰：夫尊荣人〔1〕，骨弱〔2〕肌肤盛〔3〕，重因（按：“因”赵刊本作“困”）疲劳汗出，卧不时动摇〔4〕（按：《病源》卷一《血痹候》“摇”下有“肤腠开”三字，当据补），加被微风，遂得之。但以（按：《病源》作“诊其”二字，为是）脉自微涩〔5〕，在寸口、关上小紧（按：“但以脉自微涩，在寸口、关上小紧”诸本句读不一，还有两种句读：一作“但以脉自微，涩在寸口，关上小紧”；一作“但以脉自微涩在寸口，关上小紧”。），宜针引阳气，令脉和紧去则愈。（1）

【注脚】

〔1〕尊荣人：指好逸恶劳，养尊处优的富贵之人。

〔2〕骨弱：肾主骨，为先天之本，骨弱是说体质不强健。

〔3〕肌肤盛：即肌肤丰盈，体态肥胖。

〔4〕卧不时动摇：夜卧辗转反侧。曹家达谓“入房汗出，全身动摇”，似直揭其隐。

〔5〕微涩：《平脉法》云：“寸口脉微而涩，微者卫气不行，涩者荣血不足。”

【提要】 论血痹病的成因及轻证的治疗。

【简释】 凡养尊处优，好逸恶劳之人，肌肤虽丰盛，实则筋骨柔弱，腠理不固，因而抵抗病邪的能力薄弱，稍微活动，即体疲汗出，虽微风亦足以引起疾病。脉微主阳弱，涩主血滞，紧是外受风寒之象。总之，血痹为营卫虚弱，腠理不固，外邪中于肌肤血络。故用针刺法导引阳气，气行则血行，营卫通畅，则外邪随之而解，血痹愈矣。

【原文】 血痹阴阳俱微〔1〕，寸口、关上微，尺中小紧，外证身体不仁〔2〕，如风痹状〔3〕，黄芪桂枝五物汤主之。（2）

黄芪桂枝五物汤方：黄芪三两，芍药三两，桂枝三两，生姜六两，大枣十二枚。上五味，以水六升，煮取二升，温服七合，日三服。一方有人参。

【注脚】

〔1〕阴阳俱微：指营卫不足。《广韵·八微》：“微，少也。”引申为“不足”之意。

〔2〕身体不仁：《素问·逆调论》："荣气虚则不仁。"不仁者，肌肤知觉迟钝，甚则不觉痛痒。

〔3〕如风痹状：《灵枢·寿夭刚柔》："病在阳者名曰风，病在阴者名曰痹，阴阳俱病名曰风痹。"《诸病源候论·风病诸候·风痹候》："痹者，风寒湿三气杂至，合而成痹。其状肌肉顽厚或疼痛，由人体虚，腠理开，故受风邪也。"血痹与风痹的鉴别：风痹是顽麻疼痛兼有之证，血痹则顽麻而无疼痛。如为血痹重证，亦有酸痛感，但不严重，故曰"如风痹状"。

【提要】 论血痹病重证的证治。

【简释】 血痹阴阳俱微，指营卫不足而皮肤络脉空虚。寸口、关上微为阳气不足之脉，尺中小紧为感受外邪之象。气虚血痹，肌肤失荣，故外证身体不仁，甚则如风痹状，治用黄芪桂枝五物汤。该方即桂枝汤去甘草，倍生姜，加黄芪组成。方中黄芪补助卫气，桂枝、芍药调和营气，生姜、大枣内调脾胃，外调营卫，五物相合，总为扶正祛邪之意。处方大法即《灵枢·邪气脏腑病形篇》所谓"阴阳形气俱不足，勿取以针，而调以甘药也"。

按：《医宗金鉴·杂病心法要诀》对本方有深刻理解及发挥应用，指出："黄芪五物汤治因虚召风，中人经络而病半身不遂……此方屡试屡验者，其功力专于补外，所以不用人参补内，甘草补中也。"著名的补阳还五汤即师此方之法。

【验案精选】

1. **血痹——周身麻痹**　郭某某，女性，33岁，北京某厂干部。于1973年6月间，因难产使用产钳，女婴虽取下无恙，但大量出血达1800ml之多，当时昏迷，在血流不止的情况下，产院用冰袋敷镇止血，经6个小时血始止住，极端贫血，血色素3g而需要输血，一时不易找到同血型的供血者，只输了400ml，以后自觉周身麻痹不遂，医治未效，在弥月（婴儿满月）内即勉强支持来求诊治。患者脉现虚弱小紧，面色皖白，舌质淡，是产后重型血虚现象，中医诊为"血痹"，以黄芪桂枝五物汤补卫和营以治之。处方：生黄芪30g，桂枝尖9g，白芍9g，大枣4枚（擘），生姜18g。水煎温服。7月2日二诊：上方服3剂，脉虚小紧象渐去，汗出，周身麻痹大部消失，惟左胁及手仍麻。恐出汗多伤津，用玉屏风散加白芍、大枣，以和阳养阴。处方：生黄芪24g，白术30g，防风9g，杭白芍9g，大枣4枚（擘）。水煎温服。……（《岳美中医案》第89页）

2. **血痹——局部麻痹**　姜某某，男，51岁。近2个月来，下肢深部肌肉酸胀麻刺难忍，有时酸痒似爬虫样感觉，寐则加重，起则减轻。发作时用手按摩或叩打亦可减轻，工作时症状很少出现。检查无异常。舌淡苔白腻，脉细。处方：黄芪20g，桂枝6g，白芍、威灵仙、独活、千年健、防风、当归各10g，苡仁15g，生姜3片，大枣7枚。5剂。药后酸胀麻刺感明显减轻，续服15剂，诸症消失。（姜志昂.《上海中医药杂志》1988，5：4）

【临证指要】 黄芪桂枝五物汤主治卫气不足，血行滞涩所致的血痹以及产后腰腿痛、漏肩风、汗出偏沮、小儿多汗症等，均有良效。此外，以本方为主治疗气血不足所致的内脏疾患，如原发性低血压、气虚感冒、功能性低热及中风偏枯等，都有疗效。

【原文】 夫男子平人〔1〕，脉大〔2〕为劳〔3〕，极虚亦为劳〔3〕。（3）

【注脚】

〔1〕平人：此"平人"乃《难经·二十一难》所谓"脉病形不病"者。这与《素问·平人气象论》所述健康无病之"平人"不同。

〔2〕脉大：《灵枢·寿夭刚柔》谓"形充而脉坚大者顺也"，是说强健之人，正气充沛，脉大而有神。《素问·脉要精微论》曰"大则病进"；《伤寒论》第186条曰"伤寒三日，阳明脉大"，皆谓因邪实之"大"脉，必大而有力。而此条说"脉大为劳"，必大而少力。

〔3〕劳：指虚劳病。首篇第13条所谓"五劳、七伤、六极"所致也。

【提要】 论虚劳病的两大纲脉。

【简释】 肾为先天之本，主藏精，精的耗损，是构成虚劳的主因之一，故本篇有的条文多标明"男子"。"平人"是意味着从形体看来好像无病，实则内脏气血已经亏损，这从脉象上可以反映出来。例如，"脉大为劳"之大脉，为轻取脉大，重按少力，这种外似有余，内实不足之脉，易给人以假象，阴虚阳浮者多见此脉；"极虚亦为劳"之极虚脉，为轻取、重按皆极其虚弱无力，乃精气内损的典型脉象。脉大与极虚虽形态不同，却都是虚劳脉象，应认真辨别。

按： 诸家对大脉与极虚脉之病因病机的理解有所不

同，师其大意可也。大脉与极虚脉有哪些具体表现呢？此下诸条之脉都可用“大”与“极虚”归类。例如：第4条之脉“浮”；第6条之“浮大”；第8条之“芤迟”；第12条之“弦而大”；皆大脉之类也。第7条之“浮弱而涩”；第9条之“虚弱细微”；第11条之“沉小迟”；皆极虚脉之类也。由于虚劳病之病机复杂，故临床常见复合之脉。

【验案精选】

1. 吐血、脉形豁大 锁某，弱冠吐血，杨医连进归脾汤，吐益甚。孟英视之，面有红光，脉形豁大。因问曰：足冷乎？探之果然。遂与六味地黄汤送饭丸肉桂心一钱，覆杯而愈。(《回春录新诠》第136页)

按： 此案辨证之要点，在“脉形豁大”。脉大中空，有形无实，故为虚证。该患者真阴亏损于下，虚阳浮越于上，故现面红，脉大，虚火扰胃而吐血。病非脾虚失统之吐血，故归脾汤不中与也。且归脾汤甘温助热，故服之吐血益甚。而六味地黄汤乃滋养肝肾之剂，从阴引阳，最为恰当。更用少许肉桂（饭裹为丸，减其辛燥之性）引火归元，其效尤速，故覆杯而愈。

2. 泄泻、脉虚弱甚 40余年前曾治郭某，男，年50。患者自诉患“稀屎劳”已期年，大便质稀如水样而频作，每次大便后大汗淋漓与气喘，步履乏力。肌肤甲错，面色枯槁，持续低热，口不知味，纳呆食减，脉虚弱甚，舌淡无苔。多次用某某医配制之丸药，每服辄效，但无助于病状之改善。师《金匮要略》“脉大为劳，极虚亦为劳”之训，断定本病系中阳不振，不能运化升举，应属虚劳范畴，甘温法是其正治，拟黄芪建中汤加味。处方：黄芪30g，桂枝10g，白芍12g，饴糖10g，白术10g，茯苓15g，炙甘草10g，生姜10片，大枣4枚。上方计用10余剂后，腹泻已止，精神稍振，守方续用。患者曾说本煎剂味甘适口，越吃越想吃，竟守方服至百余剂。此时精神奕奕，食量倍增，容光焕发，前后判若二人矣。〔《当代名医临证精华·慢性腹泻专辑》(史寿之验案)第203页〕

【原文】 男子面色薄〔1〕者，主渴及亡血，卒喘悸，脉浮者，里虚也。(4)

【注脚】

〔1〕面色薄：指面白无华。首篇云：“色白者，亡血也。”可互参。

【提要】 四诊合参以诊断虚劳病。

【简释】 面白无华，为虚劳血虚之色；气喘心悸，动则加重或突然发作，为虚劳之症；脉浮无力，为虚劳之脉。四诊合参，皆里虚所致也。里虚成因，或因消渴，或因亡血，应从病史中求之。

【原文】 男子脉虚沉弦〔1〕，无寒热，短气里急〔2〕，小便不利，面色白，时目瞑〔3〕(按：《脉经》卷八第六“时”下叠“时”字)，兼衄，少腹满，此为劳使之然。(5)

【注脚】

〔1〕脉虚沉弦：谓脉象虚软而沉取带弦。

〔2〕里急：见后第13条“注脚”。

〔3〕面色白，时目瞑（míng明。闭眼）：虚劳之人精气不足之面目望诊。《灵枢·决气篇》：“气脱者目不明……血脱者色白，夭然不泽。”

【提要】 论阴阳两虚的虚劳脉症。

【简释】 脉虚沉弦，阴阳俱不足之脉。劳而伤阳，阳气不足，在面则色白，在肺则呼吸短气，在腹则里急，在肾与膀胱则小便不利，少腹满；劳而伤阴，阴精不能滋养肝目则时时目瞑。兼衄者，阴虚阳浮或阳虚不固皆可致络破衄血。凡此脉症，都属于虚劳的范围，故曰“此为劳使之然”。

【原文】 劳之为病(按：《脉经》卷八第六、《病源》卷三《虚劳候》“劳之”上并有“男子”二字)，其脉浮大，手足烦〔1〕，春夏剧，秋冬瘥〔2〕，阴寒〔3〕精自出，酸削〔4〕不能行。(6)

【注脚】

〔1〕手足烦：指手足心烦热。

〔2〕春夏剧，秋冬瘥：春夏秋冬，既可理解为一年之四时，又可比喻为一日四时。一日者，日出为春，日中为夏，日昳（迭。日过午偏西）为秋，日暮为冬。“瘥”，病愈也。

〔3〕阴寒：与以下第八条相参，“阴寒”疑是“阴头寒”之省文。李彣曰：“阴寒者，命门火衰也。”

〔4〕酸削：即腰腿酸软。《吕氏春秋·观表》高注：“削，弱也。”

【提要】 承上条再论阴阳两虚的虚劳脉症。

【简释】 本条的“脉浮大”与前面第3条的“脉大为劳”病机相同，是真阴不足，虚阳外浮的脉象。虚阳外浮，故脉亦随之浮大；阴虚不能敛阳，故手足烦热。为什么这种病的减轻或增剧每与时令有关？因为春夏木升火炎，不利于阴，故病增剧；秋冬金水相生，阴得时令之助，可以敛藏虚阳，故病势减轻。但这仅是相对而言，不可拘泥。阴与阳本是相互为用的，阳虚阴不内守，故“阴寒精自出”。肾藏精主骨，肾虚则精虚骨弱，故病人腰腿酸软，行动无力。

【原文】男子脉浮弱而涩，为无子，精气清冷。一作冷。（7）

【提要】论肾虚无子的脉症。

【简释】真阳不足则脉浮弱少力；精亏血少则脉艰涩迟滞；阴阳并虚，精气清冷，不能授胎，故无子。此多为先天不足之体质。曹家达曰：“此证用当归羊肉汤，冬令服二三剂，屡试而效。用生羊肉三斤，当归四两，生附子一枚，生姜四两。”（《金匮发微》）

按：从以上几条内容来看，每每脉症并举，以求达到辨证的准确性。《金匮》言脉，往往两脉或三脉并举，以形容脉象的形态。例如，第1条的脉微涩，是指涩而少力；第5条的脉虚沉弦，是指沉取脉弦而少力；第7条的脉浮弱而涩，是指浮取软弱而沉取涩滞；第6条的脉浮大，是指浮取波幅虽大而按之少力。

【原文】夫失精家〔1〕，少腹弦急，阴头寒，目眩一作目眶痛，发落，脉极虚芤迟，为清谷、亡血、失精（按：《脉经》卷八第六于“失精家”至“失精”为一条，下“脉得诸芤动微紧”另为一条）。脉得诸芤动微紧〔2〕，男子失精〔3〕，女子梦交〔4〕，桂枝加（按：《衍义》《心典》等注本无“加”字）龙骨牡蛎汤主之。（8）

桂枝加龙骨牡蛎汤方《小品》云：虚弱浮热汗出者，除桂，加白薇、附子各三分，故曰二加龙骨汤。

桂枝、芍药、生姜各三两，甘草二两，大枣十二枚，龙骨、牡蛎各三两。上七味，以水七升，煮取三升，分温三服。

【注脚】

〔1〕失精家：经常梦遗或滑精之人。

〔2〕脉得诸芤动微紧：脉象应该表现在芤、动、微、紧几个方面。得：必须、应该。诸：介词，相当于“于”“在”。

〔3〕男子失精：据下文“女子梦交”，知此“失精”当系梦中失精，后世称为“梦遗”。

〔4〕女子梦交：杨志一曰：“梦交者即女子之遗精病也，惟女子虽有梦与人交之病，却不肯告之于医生，是以知者甚少耳。”（《妇科经验良方》）

【提要】论失精家所致阴阳失调的证治。

【简释】失精家，由于精液耗损太过，阴损及阳，故小腹弦急，外阴部寒冷；精亏血少，阴血不能养目荣发，故目眩，发落。脉极虚谓脉极虚弱无力，芤谓浮大中空无根，迟谓脉象迟缓无神，三者皆是虚脉，不仅见于失精家，亦见于下利清谷，或亡血的患者，可用后文天雄散治疗。

脉得诸芤动微紧，证见男子梦遗，或女子梦中性交，此为阴阳失调，心肾不交，精关不固的表现，以桂枝加龙骨牡蛎汤主之。桂枝汤能外调营卫，内调阴阳；加龙骨、牡蛎者，取其既能潜阳入阴以镇心神，又能收敛固涩以保肾精。

【方歌】

桂枝龙骨牡蛎汤，功能补虚调阴阳，
男子失精女梦交，诸病失调选此方。

【大论心悟】

主治小儿咳嗽（支气管肺炎）的良方——桂枝加龙骨牡蛎汤

用桂枝龙牡汤治疗13例小儿支气管肺炎取得良效。13例患儿年龄都在3岁以内。其中10例胸片示：均有小片状云絮状阴影；3例胸透亦有炎性病灶。全部患儿听诊两肺皆有细湿罗音。均确诊为“支气管肺炎”。这些患儿，由于病程较长，均已接受长时间的西药抗生素疗法或中药清解方法，效果都不满意。

1. **治疗方法** 证属体虚邪恋，心阳不足，营虚卫弱。一律采用桂枝加龙牡汤，补虚扶正，调和营卫。在方药的配伍上，若患儿神倦汗出，倍用龙骨、牡蛎，加浮小麦、黄芪以益气固表；兼咳嗽不爽加贝母、橘红、杏仁、紫菀，以清金止嗽；肺虚喘促者，加五味子、麦冬，以补益肺气；痰多食少，加苏子、白前、半夏、陈皮，以化痰和胃。13例患儿的服药时间，最少2天，最多14天，平均为7.6天。

2. **结果** 痊愈8例，好转4例，无效1例。

3. **体会** 小儿肺炎，本以热证居多，其出现心阳不振，营虚卫弱之证者，乃后期正虚邪恋，虚多实少的一种变证，多见于乳幼儿，或禀赋素弱，无力抗邪外出所致。运用本方治疗小儿肺炎，也是一种变法，必须辨证清楚，方不致误。若因邪热闭肺，肃降无权，热深厥深，亦可出现“大实如羸状”的证候，若误用温药，必致化火伤阴。故临床应用时，必须掌握几个特点：①年龄幼小，体质素弱，病程过长。②有汗而热不解，面色苍白，舌质淡嫩，脉象细软无力。③身热起伏不止，热势虽高，但无面赤，口渴，舌红苔黄等化燥伤阴趋势者。④全身有汗，汗性黏凉，汗后皮肤少温。患儿具备上述特点，投服本方，一般在3天左右，发热渐平，诸症亦随之消失。（王苹芬.《中医杂志》1964，10∶12）

按：依据“异病同治”的法则，对于小儿肺炎迁延不愈者，以桂枝龙牡汤加味治之有如此特效，很值得效法。现代儿科名医江育仁亦以本方为主治疗小儿迁延性肺炎或慢性肺炎，以及软骨病（佝偻病）、尿床、汗证、长期低热证等，皆疗效满意。

【验案精选】

1. 遗精、盗汗

（1）常，24岁。久遗，脉弦细，与桂枝龙骨牡蛎汤，服60帖而愈。（《吴鞠通医案》第72页）

（2）周左，早年精气不固，两足乏力，头晕目花，证属虚劳，宜桂枝加龙骨牡蛎汤。川桂枝三钱，生白芍三钱，生甘草二钱，龙骨一两（先煎），牡蛎三两（先煎），大黑枣十二枚，生姜八片。（《经方实验录》第57页）

原按：吾师治此种病，一二剂即已。余依师法而行之，其效亦然。时事新报馆黄君舜君患遗精已久，多劳则剧，不喜服重剂药，为疏桂枝、白芍各钱半，炙草一钱，生姜一片，大枣四枚，龙骨、牡蛎各三钱，三服而瘥。另有邹萍君年少时，染有青年恶习，久养而愈。本冬遗精又作。服西药，先二星期甚适，后一星期无效，更一星期服之反剧。精出甚浓，早起脊痛头晕，不胜痛苦。自以为中西之药乏效，愁眉不展。余慰之曰：何惧为，予有丹方在，可疗之。以其人大胆服药，予桂枝、白芍各三钱，炙草二钱，生姜三大片，加花龙骨六钱、左牡蛎八钱，以上二味打碎，先煎二小时。一剂后，当夜即止遗……其他验案甚多，不遑枚举。

曹颖甫曰：此方不惟治遗精，并能治盗汗。十余年中，治愈甚众，但以数见不鲜，未寻方案，并姓名居址而忘之矣……

按：以上曹颖甫师徒用桂枝加龙骨牡蛎汤治愈遗精、盗汗甚众，当今临床有不少类似报道，笔者亦有治愈案例如下。

（3）陈某，男，20岁。心思杂念，遂至失眠多梦，梦遗不断。初为三五夜遗精1次，渐至几乎每夜遗精，昼日则精神不振，学习成绩下降。已服固精安神之剂，如天王补心丹、金锁固精丸等，遗精如故。精神负担很重，终日惶恐不安，经亲友介绍来治。古人说“心病还当心药医”。故首先进行思想开导，排除杂念，以治“男子失精”的桂枝龙骨牡蛎汤治之。处方：桂枝30g，白芍30g，炙甘草15g，生姜15g，大枣9枚，生龙牡各30g。服药7剂后，失眠多梦渐趋好转，遗精渐稀。守方加芡实、金樱子，以加强固精之力，再服4剂，遗精控制，夜能安睡。劝其清心寡欲，停药静养。（吕志杰验案）

2. 梦交（神经衰弱） 唐某，女，29岁。已婚。因失眠，多梦，头晕，乏力3年余，住院治疗，诊断为重症“神经衰弱”。前医先用归脾汤加重镇安神之龙牡治疗月余，病无明显好转，后又改用逍遥散（汤）合养血安神之夜交藤、合欢皮之类，亦罔效。会诊详询患者，当问及梦中之所为时，闭而不谈，再三追问，低头曰：梦中与人交已近两年，服中西药物不效。睡前身携弯刀、榔头、铁剪，与夫与母同床，均寐即与人交，不分昼夜。伴梦后翕翕发热，微汗。察舌淡红苔薄白，脉芤。处方：桂枝12g，白芍12g，龙骨30g，牡蛎30g，甘草6g，生姜3g，大枣4枚。服6剂，自诉诸症均有减轻，再服6剂，梦交之症得除，病愈出院。（钟新山.《湖南中医学院学报》1991，3∶32）

3. 阴头冷 李某某，男，29岁。1年多来阴囊、阴茎及小腹冰冷，经用附子、肉桂、小茴香、吴萸、巴戟天、大茴香、硫黄等药以及八味地黄丸、黑锡丹、龟灵集、附桂理中丸等均无效。舌苔白，脉弦缓。此患者为心火浮越于上，肾阳亏损于下。拟桂枝龙牡汤摄浮阳，调阴阳。处方：桂枝12g，白芍12g，龙骨12g，牡蛎12g，生姜12g，甘草6g，大枣10个。服药30付痊愈。（朱进忠.《山西医药杂志》1976，4∶31）

4. 遗尿 李某某，男，14岁。从小至今每夜尿床，虽多方求医，遍服单验方亦未见效，面色晦暗，小腹常拘急动悸，头晕耳鸣，舌质淡苔薄白，脉迟缓。乃阴阳两虚，气不固摄之证。治宜扶阳益阴，固脬止遗。处方：桂枝、白芍各5g，甘草3g，生姜3片，大枣10枚，龙骨、牡蛎各 20g，猪脬 1 只（另煮汤；汤和药汁服，猪脬亦可同食）。1 剂后，遗尿即止。服 10 剂而愈，至今未复发。（叶益丰.《山东中医杂志》1985，5∶20）

按：遗尿与遗精病机类同。本案加猪脬者，乃以形补形，同气相求之意。遗尿为儿童常见症，以该方或加减治之，多有效验。

5. **项部自汗证** 李某某，年 46 岁，男性，于 1972 年 6 月 11 日就诊。患项部自汗，竟日淋漓不止，频频作拭，颇感苦恼，要求治疗。诊其脉浮缓无力，汗自出。分析病情，项部是太阳经所过，长期汗出，系经气向上冲逆，持久不愈，必致虚弱。因投以张仲景之桂枝龙骨牡蛎汤，和阳降逆，协调营卫，收敛浮越之气。服 4 剂，自汗止。再服 4 剂，以巩固疗效。又杜某某，亦患此症，于 1972 年 6 月 28 日来诊，用此汤治之，数剂而愈。（《岳美中医案》第 148 页）

【临证指要】 桂枝加龙骨牡蛎汤为调补阴阳之剂。《素问·阴阳应象大论》说："阴阳者，万物之能始也。"若阴阳失调甚至两虚，则百病丛生。如肾虚而精关不固则遗精（或表现性交时不射精，却梦遗，常导致不育）；膀胱失约则遗尿；精血不能上荣则脱发；阴阳失调、营卫失和，肌表不固则自汗、盗汗；表虚受邪，肺卫不固，邪气犯肺，宣肃失常则喘咳不止等。上述诸病，病症不同而病机相类，故以桂枝加龙骨牡蛎汤为主方，异病同治而取效。

【原文】 天雄散方：天雄三两（炮），白术八两，桂枝六两，龙骨三两。上四味，杵为散，酒服半钱匕，日三服，不知，稍增之。

【提要】 补述阳虚失精之祖方。

【简释】 尤在泾："此疑亦后人所附，为补阳摄阴之用也。"（《心典》）

按：本方缺主治证候，据《方药考》云："此为补阳摄阴之方，治男子失精，腰膝冷痛。"方中天雄为附子或草乌头之形长而细者。目前药房已不专备"天雄"。天雄与附子功用类同，故可以附子代之。临床按照本方用量比例做成蜜丸，治疗男子不育症有一定疗效。

【验案精选】

1. **男子不育** 孙某某，男。结婚 4 年无嗣。精子计数为 1600~2100 万 /ml，活动率 30%~50%，用过甲基睾丸素，无效。症见头晕疲乏，腰痛怕冷，阳痿，早泄，脉象沉细、两尺无力，苔薄。乃肾阳不足，精关失固。拟温阳填精益气之法。处方：天雄 12g，白术 18g，肉桂 6g，生龙骨 18g，生牡蛎 18g，韭菜子 15g，当归 12g，肉苁蓉 18g，枸杞子 9g，巴戟天 12g，党参 30g，淫羊藿 18g，冬虫夏草 6g。服上方 30 剂后，阳痿，早泄已愈，腰痛头晕悉减，余症尽消。复查精液常规，精子计数 10880 万 /ml，活动率 80%，后其爱人生育一胎。〔《当代名医临证精华·男科专辑》（赵锡武经验）第 108 页〕

原按：男子不育常缘于二途：一则精气清冷，症若精子不健，活率低下；一则性事障碍，例如阳物不举，难以交媾。所谓精气清冷，清者，精虚不足；冷者，阳虚、命门火衰，乃身体虚损所致，并非它病继发而来。病位在肾，与脾、肝、心诸脏相关，尤以肾、脾为切。要之，肾为先天之本，藏精化气，司生殖之职；脾为后天之根，采水谷之灵气，充填于肾，以免元精枯竭之虞。肾、脾两亏，先天不足，后天乏源，精虚而冷，故种子育嗣不能。治当益损补虚，方从天雄散增味。

天雄散出自《金匮要略·血痹虚劳病脉证并治第六》，有方无论。药用天雄、桂枝温阳，白术健脾，生龙骨育阴潜阳，共收肾脾双补、温阳填精之功。莫枚士谓此方乃阳虚失精之祖方。古谓失精，一是无梦失精，一为有梦失精。前者责之虚而挟寒，天雄散主之；后者缘于精神意志未宁。心藏神，损心者当和营卫，故宗桂枝汤调节之，并益龙牡以涩精。以今论之，失精可为滑精及精子失去功能之谓。方中天雄味辛，性热。功能祛寒壮阳，任以为君。今囿于药源所限，多以附子代之，药效尚可。然天雄、附子、乌头虽出一物，辨尚有别：天雄与附子，本同而末异，其初种之母为乌头，附乌头旁生者称附子；种而独生无附，长三四寸者为天雄。凡欲其走经者附子为佳，欲其守经者天雄为善。较之乌头与天雄，则乌头其中空，以气为用；天雄其中实，以精为用。气主发散，故欲散寒者用乌头；精主敛藏，欲暖精、温肾、守藏者用天雄。临床用天雄散治精气清冷所致男子不育，常加味增用肉苁蓉、枸杞子、巴戟天、淫羊藿、冬虫夏草、党参、当归等，以宏填精补髓，益气养血之效。使用时尚需注意：①应持之以恒，长期服用。②加强营养，添食饵补益之功。③令患者心情舒畅，勿使情志抑郁、肝失条达。④房室有度，节欲有时，勿伤于劳。

按：以上辨天雄、附子、乌头之异同，知识深厚。

2. **头痛（神经性头痛）** 刘某，男，42 岁，汽车司机。头痛已 1 年多，时轻时重，最近疼痛增剧，痛时觉头部空虚不能动，动则痛甚，并影响吃饭睡眠。大便时溏，小便多。曾经西医检查为"神经性头痛"，治疗无效，转中医治疗，服药疼痛稍减，停药即痛，特由韶关来穗求医，经某院神经科治疗 1 月多，亦未显效。初诊：舌质淡红苔薄白而腻，脉沉弦细重按无力，诊为血虚头痛，用加味八珍汤治疗。服药3剂，症状未减，并有遗精。自述过去亦有遗精，约3~4天一次，时有腰痛，夜尿多。后诊为肾虚头痛，改用天雄散治疗。处方：炮附子18g，白术24g，桂枝18g，龙骨18g，煎水至八分，加入米酒30g，服3剂。复诊：头痛大减，喜甚，继服药23剂，头痛消失。（毛海云.《广东医学》1964，6:40）

【原文】男子平人，脉虚弱细微者，喜盗汗也。（9）

【提要】凭脉以诊盗汗。

【简释】盗汗多因阴虚。若脉见虚弱细微，为阴阳气血皆虚之象，阳虚不能卫外，营阴不能内守，故其人盗汗。治之可用上条的桂枝加龙牡汤，或二加龙骨汤。如属于阴虚火旺的盗汗，则应选用后世的当归六黄汤。

【原文】人年五六十[1]，其病脉大者，痹侠背行[2]，苦肠鸣（按："苦肠鸣"与"痹侠背行"及"马刀侠瘿"似不相类，若移至下节"腹满"下，则文从义顺也。），马刀、侠瘿[3]者，皆为劳得之。（10）

【注脚】

〔1〕人年五六十：《素问·阴阳应象大论》曰："年五十体重，耳目不聪明矣；年六十阴痿，气大衰，九窍不利，下虚上实，涕泣俱出矣。"

〔2〕痹侠背行："侠"与"夹"同。即夹背左右两侧麻木感。

〔3〕马刀、侠瘿：其生于腋下，形如马刀的名为"马刀"；生于颈旁如贯珠的名为"侠瘿"。古人所谓的"马刀、侠瘿"是颈腋部淋巴结结核，还是癌瘤所致的颈、腋淋巴结肿大，有待研究。"马刀、侠瘿"语出《灵枢·经脉篇》等篇。

【提要】举虚劳病的几种证候。

【简释】人的年龄到了五六十，精气趋向虚衰。其病脉大者，即前第3条所谓"脉大为劳"之义。条文所述痹侠背行与马刀、侠瘿等，为不同证候，从"皆"字可以理解。

【原文】脉沉小迟，名脱气[1]，其人疾行则喘喝[2]，手足逆寒，腹满，甚则溏泄，食不消化也。（11）

【注脚】

〔1〕脱气：徐彬说："沉小迟三脉相并，是阳气全亏，故名'脱气'。"

〔2〕喘喝（hè 贺）："喝"谓大声喊叫。"喘喝"有二义：一指气喘而有声，即后世所谓的"哮喘"。二指用尽气力而喘，即张口而喘，短气不足以息之候。后者与上"脱气"文义相贯。

【提要】论阳气虚衰的脉症。

【简释】脱气，即阳气虚衰证。脉沉小迟，为阳气大虚之脉；其人疾行喘喝，为阳气大虚之症；阳虚则寒，寒盛于外，四末不温，故手足逆冷；寒盛于中，故腹满，甚则溏泄，食不消化也。

按：喘证与肺、肾病变密切相关，以肺主出气，而肾主纳气，若肺气不降则喘，肾气不纳亦喘，结合病史，诊断不难。若病不在肺肾，"其人疾行则喘喝"者，何也？心阳虚衰（西医谓"心力衰竭"）亦可致喘，动则尤甚，并见心悸等症。心衰不能鼓动脉道，则脉沉迟细小而无力。

【原文】脉弦而大，弦则为减，大则为芤，减则为寒，芤则为虚，虚寒相搏，此名为革。妇人则半产、漏下，男子则亡血、失精。（12）

【提要】论精血亏虚，阴损及阳的脉象。

【简释】条文弦大两脉并举以释革脉。弦脉状如弓弦，按之不移，而革脉浮取似弦，按之力减，故曰"弦则为减"；大脉波幅洪大，按之有力，而革脉虽大，但外大中空，类似芤脉，故曰"大则为芤"；弦减大芤，如按鼓皮，则为革脉之象。革脉在妇人主半产（详见《妇人妊娠病》篇）、漏下，在男子主亡血、失精。精血亡失，阴损及阳，阳虚则寒，故条文曰"虚寒相搏"。曹颖甫说："此条见妇人杂病篇，治妇人半产漏下则有旋覆花汤，而男子亡血失精独无方治，而补阳摄阴之法，要以天雄散为最胜。"（《发微》）

按：验之临床，芤脉见于急性失血；革脉见于虚劳久病。大失血之后常见寒象，以气随血脱也。

【原文】虚劳里急[1]，悸，衄，腹中痛（按：此三字在"里急"之下，才语义相贯），梦失精，四肢酸疼，手足烦热（按：《千金》卷十九第八有建中两方，皆云"手足逆冷"），咽干口燥，小建中汤主之。（13）

小建中汤方：桂枝三两（去皮），甘草二两（炙），大枣十二枚，芍药六两，生姜三两，胶饴[2]一升。上六味（按：《千金》卷十七第二作“上五味，㕮咀”。是，因胶饴不在其内），以水七升，煮取三升，去滓，内胶饴，更上微火消解，温服一升，日三服。呕家不可用建中汤，以甜故也。《千金》疗男女因积冷气滞，或大病后不复常，苦四肢沉重，骨肉酸疼，呼吸少气，行动喘乏，胸满气急，腰背强痛，心中虚悸，咽干唇燥，面体少色，或饮食无味，胁肋腹胀，头重不举，多卧少起，甚者积年，轻者百日，渐致瘦弱，五脏气竭，则难可复常，六脉俱不足，虚寒乏气，少腹拘急，羸瘠百病，名曰黄芪建中汤，又有人参二两。

按：“《千金》……人参二两”所述内容似附于下条黄芪建中汤方后为妥。

【注脚】

〔1〕里急：腹中拘急空虚感，似胀非胀，似痛非痛。《素问·通评虚实论》王注：“急，如弦张之急。”《病源》卷三《虚劳里急候》：“劳伤内损，故腹里拘急。”

〔2〕胶饴（yí移）：即饴糖。《别录》：“饴糖，味甘，微温，主补虚乏。”陶弘景注云：“方家用饴糖，乃云胶饴。”饴糖为米、大麦、小麦、粟或玉蜀黍等粮食经发酵糖化制成的糖类食品。饴糖有软、硬之分，软者为黄褐色浓稠液体，黏性很大。邹澍曰：“如蜜而稀，色如胶，所谓胶饴者是也。”

【提要】论虚劳病脾虚营弱的证治。

【简释】本条所述以里急、腹中痛为主症特点。由于脾虚不能营养脉络，则脘腹拘急空虚感，甚则腹中痛，饥不得食尤易发作。脾虚营弱，心失所养则心悸；脾不统血可致鼻衄等血证；脾虚及肾，肾关不固则梦失精；脾虚不能营养肢体则四肢酸疼，手足烦热；脾虚阴津不能上承则咽干口燥也。小建中汤为治病求本之方。本方以桂枝汤为主，辛与甘合，调补脾胃；倍用芍药滋养脾营，缓急止痛；加入胶饴之甘润以建中。全方变解表之方为建中之剂，以补益后天之本为大法。尤在泾：“此和阴阳调营卫之法也。夫人生之道，曰阴曰阳，阴阳和平，百疾不生。若阳病不能与阴和，则阴以其寒独行，为里急，为腹中痛，而实非阴之盛也；阴病不能与阳和，则阳以其热独行，为手足烦热，为咽干口燥，而实非阳之炽也。昧者以寒攻热，以热攻寒，寒热内贼，其病益甚。惟以甘酸辛药和合成剂，调之使和，则阳就于阴而寒以温，阴就于阳而热以和，医之所以贵识其大要也。岂徒云寒可治热、热可治寒而已哉？或问：和阴阳，调营卫是矣，而必以建中者何也？曰：中者，脾胃也，营卫生成于水谷，而水谷转输于脾胃，故中气立则营卫流行而不失其和。又，中者，四运（按：指心、肝、肺、肾四脏）之轴而阴阳之机也，故中气立则阴阳相循，如环无端，而不极于偏。是方甘与辛合而生阳，酸得甘助而生阴，阴阳相生，中气自立。是故求阴阳之和者，必求于中气，求中气之立者，必以建中也。”（《心典》）

【方歌】

脾虚营弱小建中，虚劳里急腹中痛，
脾气虚衰诸般病，再加黄芪中气充。

【方证鉴别】

小建中汤证与大建中汤证（十·14） 建中汤有小建中与大建中，其义为何？周岩曰：“小建中所治不一，而其扼要在建中，以云建中，犹建中之小者耳。若大建中则专治中脏虚寒，不兼顾他经之证，‘腹中寒’句是主，余皆腹寒之所波及。温脾无过干姜；补脾无过人参、胶饴；椒能由脾达肾，以消饮而杀虫，亦温脾之要药，此四物大温大补，不出中宫，建中有大于是者乎！”

【大论心悟】

小建中汤证为脾虚营弱辨

小建中汤为调补中焦的平和之剂，所治“建中八症”实为脾虚营弱所致“五脏不安”的证候。《灵枢·本神》篇说：“脾藏营，营舍意，脾气虚则四肢不用，五脏不安。”《灵枢·决气》篇说：“中焦受气取汁，变化而赤，是谓血。”上述表明，脾气虚弱，不能运化水谷，精微不足，营血乏源，五脏失养则发生病变。

古今注家，或曰本条所述“概属阳虚”（《论注》）；或曰“是寒热错杂，阴阳两虚之证”（《金匮要略讲义》）。倘若如此，小建中汤便应为甘温重剂，那么，何以言“小建中汤”？又如何与“大建中汤”及“理中丸”鉴别？

仲景书中，论小建中汤处有五：此条为其一；《黄疸病》篇治“男子黄，小便不利”，为其二；《妇人杂病》篇治“妇人腹中痛”，为其三；《伤寒论》第102条治“伤寒，阳脉涩，阴脉弦，法当腹中急痛……”为其四；第105条治“伤寒二三日，心中悸而烦者”，为其五也。五条合参，可知小建中汤以治“腹中痛”为主，而凡由脾虚营弱所致的证候，皆可以小建中汤化裁治之。

需要强调指出，脾虚证补之以甘很有临床指导意义。中医学所述脾的生理功能与病理变化，实际上包括小肠。十二指肠溃疡患者，多在空腹时腹痛或腹痛加重，进食饼干等甘甜食品，腹痛便能减轻或遂止。大量的临床观察皆证实，小建中汤、黄芪建中汤等以甘味为主的方子，是主治消化性溃疡的良方，这说明中医学非常贴近生活。

【验案精选】

1. 腹痛

（1）王右。腹痛，喜按，痛时自觉有寒气自上下迫，脉虚弦，微恶寒，此为肝乘脾，小建中汤主之。川桂枝三钱，大白芍六钱，生草二钱，生姜五片，大枣十二枚，饴糖一两。(《经方实验录》61页)

原按：……吾师以本汤治此寒气下迫之证，而兼腹痛者，其效如神。……今之医者每不用饴糖，闲尝与一药铺中之老伙友攀谈，问其历来所见方中，有用饴糖者乎？笑曰：未也。可见一斑。先贤汪讱庵曰：“今人用小建中者，绝不用饴糖，失仲景遗意矣。”然则近古已然，曷胜叹息。夫小建中汤之不用饴糖，犹桂枝汤之不用桂枝，有是理乎？

按：目前一般药店均无饴糖，可用蜂蜜代之。

（2）肠系膜淋巴结炎　李某某，男，8岁。初诊：2005年8月12日。主诉：腹痛3月余。现病史：患儿于3个月前出现腹痛，家长叙述似乎是在一次“感冒”之后发病，痛见于脐周围及小腹，多为隐痛，不定时出现痛甚，发病以来，食欲渐减，曾于某医院做B超检查，见肠系膜淋巴结肿大，诊为“肠系膜淋巴结炎”。经抗生素治疗效果不明显。诊查：患儿就诊时正值腹痛较甚，以手护其脐周及小腹，并言腹部“发紧”，望其面白而少红润，询其饮食，家长叙述食欲减退，触其脐腹而拒之，言触之则痛，诊其脉弦，手心发热（家长叙述平常欲触冷物），察其舌淡红苔薄白。辨证：脾胃虚弱，阴阳失和。治法：健脾胃和阴阳。处方：小建中汤加减：桂枝10g，白芍15g，炙甘草10g，党参10g，生姜3片，大枣5枚。药房无饴糖故去之，加党参以健脾益气。水煎服。二诊：2005年8月20日。服药3剂后，腹痛减轻，后疼痛未再发作，已服药1周，食欲增加，诊其脉弦，手心仍热，触诊腹部已无痛感，察舌淡红苔白，效不更方，原方继服之。三诊：2005年8月29日。上方已服1周，服药以来，腹痛一直未发作，精神食欲均佳，惟8月28日，腹部B超检查，肠系膜仍见肿大之淋巴结。此时如何用药，余踌躇再三，服药后症状消失，而B超检查肠系膜淋巴结无明显变化，小建中乃温中健脾之剂，是否宜于淋巴结炎？患儿手心热又似为内热，是否加用清热解毒药？因思尤在泾关于小建中汤之论述，结合患儿用药经过，遂决定仍以原法治之，处以原方去党参，嘱其家长，此方若无不适，可连服一段时间，再行B超检查。四诊：2005年10月8日，因患者为儿童，服药不主动，故上方每周服用5~6剂，服药已月余，腹痛始终未发，复查腹部B超未见肠系膜肿大之淋巴结，此时患儿面色红润，一如常人，诊脉缓，手心已不发热，舌红苔白，嘱停药观察，3个月后追访病未复发。(《刘亚娴医论医话》第58页)

原按：该例之所以用小建中汤，在于“腹痛而有里急”（患儿所言腹部发紧）、手心热（类于小建中汤之手足烦热），且脉舌的表现类于“里虚”，故以健脾胃和阴阳之法，此实得益于尤在泾之论述。习仲景法，用仲景方，既应深思，又应旁览注家之论，此不失为一捷径也。该例之所以坚持用小建中汤，在于坚持了辨证论治。随症状的好转，客观检查的阳性发现亦恢复，此种情况临床并不少见，将客观检查的指标纳入中医的“证”中去考虑、去分析，是“证”研究的一个重要内容，但不能忽视的是，应在中医理论指导下，坚持辨证论治，该例的治疗即充分说明了此点。

2. 腹痛、呕吐（血卟啉病）　陈某，男，35岁。腹痛伴呕吐反复发作5年，经某省级医院检查确诊为“血卟啉病”，曾服多种中西药物，效果不佳。遂于1988年7月15日，求诊于余。症见脐周疼痛，按之痛减，痛甚时伴呕吐，食少便溏，面色萎黄，舌质淡苔薄白，脉沉细。证属中焦虚寒，治以温中补虚、缓急止痛。方用小建中汤：桂枝10g，白芍20g，大枣15g，生姜15g，炙甘草5g，饴糖30g。前5味水煎去滓，加入饴糖溶化。每日1剂，分2次温服。服1剂后，腹痛明显减轻。连服3剂，痛止呕平。守方继服10

剂，诸症悉除，随访1年未复发。（《伤寒论通释》第149页吴达昌医案）

3. **胃痛**

（1）十二指肠溃疡　谢某某，男，33岁。间断性胃痛6年，在某医院经X光线检查诊为十二指肠溃疡。患者不同意手术，转用中西药治疗无效，而来我院门诊。患者每天饭前胃部疼痛，剧烈时手足冰冷，有时气上冲胸，吞酸嗳气，食欲不振，大便稍结，粪略黑色，小便不黄，腹部闷胀喜按。舌苔白，脉弦滑。大便潜血（+）。诊为脾胃虚寒，服香砂六君子汤加味20剂，胃痛仍未减，肢冷汗出，嗳气频频，脉仍弦滑，改服小建中汤加白胡椒。处方：桂枝6g，白芍18g，生姜3片，大枣9g，白胡椒6g，饴糖4.5g。先煎药去滓，后入饴糖。上药2日服3剂，痛止，手足温和。原方加当归　炙黄芪各9g，继服31剂。复查大便，潜血转阴，症状消失，痊愈。（曾立昆.《广东医学》1965，6:17）

按：案中所述便黑而且潜血（+），必为溃疡病出血所致。

（2）慢性胃炎　汪某某，女，55岁，教员。患者胃痛已30年，经常反复发作，经诊断为“慢性胃炎”，此次因胃部剧痛而住院。症见心窝疼痛，穿窜背心，有时痛连胁肋，痛处喜重按，手足冰冷，口干苔白，脸色苍白，脉象沉涩。余初拟四逆散加郁金、广木香、丹参。煎服2帖，病者腹痛仍剧，翻上翻下，即注射止痛剂及针灸封闭，稍止片刻。3月5日复诊：细辨病者胃痛连及胸胁，口渴本属肝郁，但口唇淡而脉涩，知为中气虚弱，改用小建中汤加味：白芍18g，生姜9g，大枣2枚，甘草3g，川朴9g，桂枝6g，饴糖45g。3月8日复诊：服1剂后即痛减，再服疼痛消失。尚觉头昏，手足冰冷，此气血俱虚，表阳不足，照原方加当归、川芎、炙黄芪。服2剂，诸症痊愈。（曹立昆.《广东医学》1965，6:17）

（3）胃痉挛　王某，女。经常胃脘疼痛，每注射吗啡一二次方可缓解。此次因感寒胃痛又作，较前倍剧，曾注射吗啡数次，只能缓解一时。痛时辗转呼号，势不可支，因之住院治疗。每日注射吗啡，后来病势加剧，注射吗啡后痛亦不减。邀余往诊。病者脉象弦涩，右手尤甚。口中和，腹部柔软，按之毫无痛感，胃部透视无异常……此种胃痛，属于“虚寒性胃痉挛作痛”，因与加味小建中汤。处方：桂枝10g，芍药24g，生姜10g，甘草6g，大枣8枚，饴糖18g，玄胡索6g，明没药6g，生山药18g。连服2剂，痛势顿减，食欲渐展，连服5剂，病势霍然，已1周而出院。（《伤寒论临床实验录》第106页）

按：据报道，用小建中汤加减治疗反复发作性腹痛83例。其中病程最长者5年之久，最短者亦在8个月左右。腹痛多在脐周至胃脘部，一般持续数分钟至半小时后可自行缓解，无器质性病变。用小建中汤日1剂，7天为1疗程。结果：治愈59例，显效21例，无效3例，总有效率96.3%。（刘家磊.《陕西中医》1992，12:537）

4. **虚劳**　乙酉四月廿三日，施，20岁。形寒而六脉弦细，时而身热，先天不足，与诸虚不足之小建中法。白芍六钱，炙甘草三钱，生姜四钱，桂枝四钱，胶饴一两（去渣后化入），大枣（去核）四枚。煮三杯，分三次服。八月初二日，前方服过六十剂，诸皆见效，阳虽转而虚未复，于前方内减姜、桂之半，加柔药兼与护阴：大生地五钱，麦冬（不去心）四钱，五味子二钱。（《吴鞠通医案》第69页）

5. **眩晕（高血压病）**　邓某某，女，50岁，侨眷。因常发头晕眼花，四肢麻木而来诊。初诊时需人扶持才能步入诊室。消瘦，面色暗灰，眼青唇白，神疲寡言，说话极费力。诉常有眩晕，坐时亦需人扶持，否则易倾倒。不欲食，大便难，小便微黄。舌苔白，脉沉迟。西医一向诊断为“高血压病”，现按中医辨证属脾胃虚寒。投以小建中汤加减：桂枝15g，生姜24g，白芍18g，炙甘草15g，大枣30g，党参30g，麦芽糖30g（溶服）。水4碗煎服8分，温服；另配用吉林参6g炖服。3剂后病情大有好转，头晕减轻，食欲增加，体力增强。以后继续用小建中汤加减，1月后症状基本消失。（朱颜.《中医杂志》1965，11:6）

按：此案为脾气虚衰，清阳不升而眩晕，属于下条黄芪建中汤证。方中加大量党参、并用吉林参，亦取得良效。

6. **痛经**　顾右。产后，月事每40日一行，饭后则心下胀痛，日来行经，脘腹及少腹俱痛，痛必大下，下后忽然中止，或至明日午后再痛，痛则经水又来，又中止，至明日却又来又去，两脉俱弦，此为肝胆乘脾脏之虚，宜小建中加柴、芩。桂枝三钱，生白芍五钱，炙草二钱，软柴胡三钱，酒芩一钱，台乌药钱半，生姜五片，红枣

十二枚，饴糖三两。(《经方实验录》62页)

拙巢注：1剂痛止，经停，病家因连服2剂，痊愈。

原按：余初疑本证当用温经汤加楂曲之属，而吴兄凝轩则力赞本方之得。师曰：大论云："伤寒，阳脉涩，阴脉弦，法当腹中急痛，先与小建中汤；不瘥者，小柴胡汤主之。"我今不待其不瘥，先其时加柴芩以治之，不亦可乎？况妇人经水之病，多属柴胡主治，尔侪察诸云云。翌时据服，病向愈矣。

7. **失音** 陈某，男，35岁。初患咳嗽，恶寒，头痛，前医以外感风寒治疗，表证虽除而咳嗽未愈，渐至失音。脉两尺重按无力，面色黧黑，腰部酸痛无力，此系肾阳虚损之候。盖肾为肺之子，久咳之后，则母子俱病，应滋水而补母，与六味地黄丸加减。连服6剂，咳嗽顿减，但食量不增，面色无华，失音犹在。患者经X光透视，肺部并无病征，不久又来求诊。初用清肺金之药，未见生效，后察其食量不增，面色无华，知为土衰，无以生金，乃用小建中汤治之。经服数剂，食量增多，咳嗽亦止，声音响亮。(《福建中医医案》第一辑，124页)

按：失音一证有虚实之别，所谓"金实不鸣，金破亦不鸣"。观《张氏医通》治失音案，亦是因脾胃虚衰而"声喑无闻"，且亦是采用补养脾肺而收功。

【临证指要】小建中汤主治脾虚营弱所致的脘腹痛等多种病症。

【实验研究】小建中汤具有抑制溃疡及疼痛等作用。

【原文】 虚劳里急，诸不足[1]，黄芪建中汤[2]主之。于小建中汤内加黄芪一两半，余依上法。气短胸满者加生姜（按：《千金》卷十九第八作"呕者倍生姜"）；腹满者去枣，加茯苓一两半；及疗肺虚损不足，补气加半夏[3]三两。(14)

【注脚】

〔1〕诸不足：指多种虚劳证候，即《灵枢·邪气脏腑病形》所谓"阴阳形气俱不足"者。亦赅上条所述证候。

〔2〕黄芪建中汤：绮石曰："余尝说建中之义，谓人之一身，心上，肾下，肺右，肝左，惟脾胃独居于中。黄芪之质，中黄表白，白入肺，黄入脾，甘能补中，重能实表。夫劳倦虚劳之症，气血既亏，中外失守，上气不下，左不维右，右不维左，得黄芪益气甘温之品，主宰中州，中央旌帜一建，而五方失位之师，各就其列，此建中之所由名也。"(《理虚元鉴》)

〔3〕补气加半夏：胡毓秀曰：《药性论》说半夏"清痰涎，开胃健脾……气虚而有痰气，加而用之"。半夏之功，非治脾气虚之本，乃治脾虚生痰之标，此半夏补气之义也。

【提要】承上条论虚劳病脾气虚衰的证治。

【简释】虚劳里急，乃因劳伤内损而腹中拘急，甚则腹痛；诸不足，是指阴阳形气俱不足，即上条小建中汤证发展成脾气虚衰者，故于小建中汤内加甘温之黄芪，建脾补虚，扶助阳气。尤在泾："里急者，里虚脉急，腹中当引痛也。诸不足者，阴阳诸脉并俱不足，而眩、悸、喘、喝、失精、亡血等证，相因而至也。急者缓之必以甘，不足者补之必以温，而充虚塞空，则黄芪尤有专长也。"(《心典》)

按：《本经疏证》说："黄芪，直入中土而行三焦，故能内补中气，则《本经》所谓补虚；《别录》所谓补丈夫虚损、五劳羸瘦，益气也。"《本草求真》说："黄芪，入肺补气，入表实卫，为补气诸药之最，是以有耆之称。与人参比较，则参气味甘平，阳兼有阴；芪则秉性纯阳，而阴气少。"上述可知，黄芪入脾、肺经，为纯阳之品，善补阳气。脾气虚弱，精微乏源，阳无以生，阴无以长，阴阳并虚"诸不足"者，建中益气，尽善尽美之法也。

【方证鉴别】

桂枝汤证、桂枝加龙骨牡蛎汤证、黄芪建中汤证 吴谦说："……后世一见桂枝，即认为伤寒发汗之剂，是但知仲景桂枝汤治伤寒，而不知仲景用桂枝汤治虚劳也。若知桂枝汤治虚劳之义，则得仲景心法矣。盖桂枝汤辛甘而温之品也，若啜粥温覆取汗，则发散营卫以逐外邪，即经曰辛甘发散为阳，是以辛为主也；若加龙骨、牡蛎、胶饴、黄芪，则补固中外以治虚劳，即经曰劳者温之，甘药调之，是以温以甘为主也。由此推之，诸药之性味功能加减出入，其妙无穷也。"(《医宗金鉴·订正仲景全书·金匮要略注》)

【大论心悟】

名医秦伯未用黄芪建中汤治胃脘痛（胃、十二指肠溃疡）经验

秦伯未先生是一位知识渊博，善写、善讲、善于临证的已故现代名医。他在"溃疡病之我见"一文中，比较系统地谈到自己诊治溃疡病的

经验，很值得临证借鉴，摘录整理如下：

溃疡病或称胃及十二指肠溃疡病，是西医诊断的病名。溃疡病的主要症状为上腹疼痛，中医把这部位的疼痛称为胃脘痛。根据中医经验，胃痛的原因很多，总的原则和规律是：暴痛属实，久痛属虚，喜冷属热，喜温属寒等。胃及十二指肠溃疡病的疼痛多为久痛，发作在空腹，得食痛减（按：十二指肠溃疡的特点为空腹痛，进食减缓），并有喜按喜温等特点，倘然把这些特点联系起来，可以初步得到一个概念：溃疡病的疼痛多属于胃痛中虚寒一类。溃疡病人脉象多弦。前人指出弦脉有三个主证：肝病、痛证、阴寒证。溃疡病既然为一个虚寒阴证，当然也能出现弦脉，似可不用木乘土来解释。从治疗的几批病例来看，经过辨证分析，绝大多数溃疡病是脾胃虚寒证。虚寒着重在脾，是指脾阳虚弱，即在阳虚的基础上所产生的内寒，不同于外来因素的寒邪。基本治法是温养中焦，选择了"黄芪建中汤"为主方，根据兼症不同有所加减，其经验如下：黄芪建中汤内生姜辛辣，刺激性较大，可改用炮姜炭，取其温中不暴并止虚寒出血。饴糖本为主药，对反酸有影响，有痰湿症状的更不相宜，可少用或暂时不用。甘草补中亦能壅气，如遇胀满饱嗳，亦当少用或停用。在这基础上，如血虚可加当归；出血可加阿胶，亦能补血；气短疲乏明显可加党参；足冷或全身特别怕冷可加熟附片。此外，因感寒或食生冷引起复发可加重桂枝或加苏梗、乌药；因脾虚生湿生痰可加姜半夏、陈皮；湿重亦可加制苍术；因恼怒痛剧或胁痛可加青皮、郁金；因多食伤食可加神曲等。需要明确的是，溃疡病很容易因生气、受凉和饮食不适引起复发，从溃疡病本身来看，这些因素都是诱因而不是主因，既然是诱因，只要兼顾而不需要专治标，当然，标症严重的也应先治其标，但毕竟是暂时的措施，不能作为常法。（《秦伯未医文集》第248~252页）

中西医治胃脘痛（胃、十二指肠溃疡浅表性胃炎）疗效比较

王氏为了比较中西药的疗效，用中药和甲氰米胍治疗消化道溃疡做了对照观察。摘要如下：

1. **一般资料** 用中药治疗消化性溃疡180例，并与西咪替丁治疗的92例对照，观察两组4周的治愈率，以评价中药治疗溃疡病的疗效。272例均经内窥镜检查有活动性溃疡存在，其中男244例，女28例，平均年龄37.32岁（17~70岁），平均病程8.6年。272例中，胃溃疡50例，十二指肠溃疡211例，复合性溃疡11例，均合并有慢性浅表性胃炎。其中空腹痛235例，胀痛37例，舌质淡红165例，舌质红107例。白苔60例，黄苔212例，各例均无大量出血、幽门梗阻、急性穿孔等并发症。

2. **治疗方法** 中药组，根据疼痛性质分为两型。气虚型：空腹痛，得食痛缓。治以益气健脾，甘缓和中。处方：黄芪60g，蒲公英30g，白芍30g，丹参20g，炙甘草15g，肉桂10g，煅瓦楞30g。气滞型：胀痛，得食痛甚。治以益气健脾，理气通降。处方：黄芪40g，蒲公英30g，白芍30g，丹参20g，炙甘草15g，百合20g，乌药15g，代赭石20g。方药固定，可调整剂量。治疗期间停用任何治疗溃疡病的西药，包括抗酸药及抗胆碱能药。西咪替丁组：口服国产西咪替丁，每次0.2g，1日3次，睡前1次0.4g。

3. **治疗结果** ①溃疡愈合率：中药组4周愈合144例（81%），甲氰米胍组73例（79%），两组4周愈合率无统计学差异（$P>0.9$）。②疼痛缓解：中药组1周疼痛缓解25例（13%），而西咪替丁组44例（47%），明显高于中药组（$P<0.001$），但两组3周的疼痛缓解率基本相同，分别为87%、88%。③慢性浅表性胃炎好转情况：中药组好转142例（78.8%），无变化38例（21.2%）；西咪替丁好转44例（47.8%），无变化48例（52.2%），二者差异非常显著（$P<0.001$）。

4. **体会** 西咪替丁治疗溃疡病的显著疗效已为临床所公认。国外大多数研究结果表明其4~6周可使61%~93%的十二指肠溃疡愈合，国外报告为58.6%~80%。本组中药4周愈合率达81%，说明中药治疗溃疡的疗效并不比西咪替丁逊色。其特点是无副作用，不仅使溃疡愈合，而且对慢性胃炎有效。其不足之处是疼痛消失时间不如西咪替丁迅速。在治疗中发现，西咪替丁治疗4周无效的患者，改服中药往往有效，反之亦然，揭示中药的作用机制与西咪替丁不同，有待于深入研究。关于本病的病机问题，文献报告消化性溃疡以虚寒证居多。溃疡病患者确有饮食生冷或受寒使溃疡复发的病史，有虚寒的一面，但胃镜下观察溃疡周围多伴有明显充血，水肿，糜烂，胃

镜亦是肉眼的直视观察，也应纳入中医望诊内容之一，黏膜充血，溃疡糜烂，按中医辨证，显然有胃热表现，犹如皮肤红肿热痛辨证有热毒蕴结一样。本组患者多出现黄苔，“苔之黄者，胃热也”，与胃黏膜的病变一致。因此我们采用温清并用的方法，黄芪与蒲公英同用，益气生肌，清热解毒，随着黄苔的消退，溃疡和胃炎亦随之愈合或好转。（王长洪，等.《云南中医杂志》1989，5：1）

按：上文主要表明两个问题，一是中西药对溃疡病都有满意疗效，各有特点，可以互补。二是提出了一个重要问题，即根据胃镜下观察与苔黄的表现，认为溃疡病既有脾虚寒证，又有胃热实证，采用温清并用的方法，溃疡及胃炎均有较好疗效。由此可见，溃疡病辨证为寒热错杂、虚实并见者，不可单纯温补，宜温清并用。此法与秦伯未先生的经验并不相悖，因为，秦伯未先生治疗溃疡病以黄芪建中汤为主方治本，并设加减法以治“标症”。

另据报道：用黄芪建中汤去胶饴治疗十二指肠球部溃疡170例。治疗方法：黄芪50~100g，桂枝10g，白芍30g，炙甘草10g，生姜3片，大枣5枚。水煎服，每日1剂。结果：服药3剂止痛者12例，6剂止痛者65例，9剂止痛者63例。体会：从治疗效果中可以看出，该方对于单纯十二指肠球部溃疡的效果是显著的，也是肯定的。其疼痛消失，并不等于治愈。因为溃疡面的修复，需要一个较长的过程，因此我们主张最好以3个月为一疗程，大多数能达到治愈的目的。黄芪在治疗十二指肠球部溃疡中占有极重要的主导地位。黄芪不但可治人体肌表疮疡，而且对内脏溃疡久不敛口者，同样起到生血、生肌、长肉之效，即有促使溃疡愈合的功能。（陈汝润，等.《山东中医杂志》1991，3：20）

笔者临床也体会到，十二指肠溃疡多表现为脾气虚弱证候，以黄芪建中汤重用黄芪甘温补脾而效著。但要注意，若辨证不准，脾气不虚，不可重用黄芪。

【验案精选】

1. 虚劳病

（1）某　内损虚证，经年不复，色消夺，畏风怯冷，营卫二气已乏，纳谷不肯充养肌肉，法当建立中宫，大忌清寒理肺，希冀止嗽，嗽不能止，必致胃败减食致剧。黄芪建中汤去姜。

（2）某　由阴损及乎阳，寒热互起，当调营卫。黄芪建中汤去姜糖。

（3）某　脾胃脉部独大，饮食少进，不喜饮水，痰多咳频，是土衰不生金气。建中去饴加茯神，接服四君子汤。

（4）吕　脉左细，右空搏，久咳吸短如喘，肌热日瘦，为内损怯症，但食纳已少，大便亦溏，寒凉滋润，未能治嗽，徒令伤脾妨胃。昔越人谓上损过脾，下损及胃，皆属难治之例。自云背寒忽热。且理心营肺卫，仲景所云元气受损，甘药调之。二十日议建中法。黄芪建中去姜。

（5）任　56岁，劳力伤阳，自春至夏病加，烦倦，神羸，不食，岂是嗽药可医？《内经》有“劳者温之”之训，东垣有甘温益气之方，堪为定法。归芪建中汤。

（6）李　34岁，久嗽经年，背寒足跗常冷，汗多，色白，嗽甚不得卧，此阳微卫薄，外邪易触，而浊阴夹饮上犯。议和营卫，兼护其阳。黄芪建中汤去饴糖加附子、茯苓。

（7）冯　42岁，产后两月，汗出身痛。归芪建中汤。（以上七案均见《临证指南医案》）

按：黄芪建中汤为仲景治“虚劳里急，诸不足”之方。叶天士擅用此方治虚劳病。从上述七个病案可见，叶氏用本方有如下规律：内损所致的脾虚之证（纳少、痰多、便溏）；脾虚所致的营卫交损证（时寒时热、自汗恶风）；脾虚及肺证（咳嗽、气短）；脾虚及心证（神倦）；脾虚及肾证（足冷），等等。望之面色少华、形体消瘦；切脉细弱或大而少力。若身痛，为营血不足，故加当归；足跗常冷，肾阳亦见虚象，故加附子。去生姜或胶饴者何？恐姜辛伤气，甘腻满中也。

2. 腹痛

（1）腹痛便溏，脾阳弱也；周身疼痛，卫阳弱也。补中土，益卫气，黄芪建中汤主之。黄芪、桂枝、白芍、白术、炙草。

诒按：方案俱老到。

邓评：此阳弱而更兼寒湿，再参升阳除湿之法，似较灵动。（《增评柳选四家医案·王旭高医案》第283页）

按：黄芪甘温纯阳，既补脾气，又固卫阳，一举两得，故为主药。

（2）罗谦甫治真定路总管刘仲美，年逾六旬，宿有脾胃虚寒之证。至元辛巳闰八月初，天气阴寒，因官事劳役，渴而饮冷，夜半自利两行，平旦罗往诊视，其脉弦细而微，四肢冷，手足心寒，唇舌皆有褐色（青），腹中微痛，气短，不思饮食。罗曰：内经云色青者，肝也，肝属木；唇者，脾也，脾属土，木来克土，故青色见于唇也。舌者心之官，水挟木势，制火凌脾，故色青见于舌也。难经云见肝之病，则知肝当传之脾，故先实脾土。今脾已受肝之邪矣。洁古先师云，假令五脏胜，各刑己胜，补不胜而泻其胜，重实其不胜，微泻其胜。而以黄芪建中汤加芍药、附子主之。芍药味酸，泻其肝木，微泻其胜；黄芪、甘草甘温补其脾土，是重实其不胜；桂附辛热，泻其寒水，又助阳退阴；饴糖甘温，补脾之不足，肝苦急，急食甘以缓之；生姜、大枣辛甘大温，生发脾胃升腾之气，行其营卫，又能缓其急。每服一两，依法水煎服，再服即愈。（《名医类案·卷二·内伤》）

按：罗天益，字谦甫，元代真定路藁城（今河北藁城县）人，为李东垣的得意门生。本案辨证论治精细，对内、难、仲景之学融会贯通，不愧为良医！立志为医者，应当如此。

3. 胃痛（胃十二指肠溃疡病）

（1）刘某某，男，50岁，1980年11月25日诊。胃脘疼痛已20余年，疼痛多于空腹时加重，得食能缓解，遇寒冷季节时发作较频繁，伴微畏风，余无不适。舌淡红苔薄白腻，脉细弦。拟诊为中焦虚寒，营卫不足，久痛入络。治宗叶天士“营虚胃痛，进以辛甘”之旨。处方：饴糖30g，白芍18g，黄芪15g，桂枝9g，当归、木香、炙草各6g，生姜3片，大枣5粒。上方服5剂，胃脘疼痛减轻。续服5剂，疼痛缓解。观察半年未见复发。（《伤寒论汇要分析》62页）

原按：黄芪建中汤治脾胃虚寒、气血不足的胃脘痛（包括胃溃疡、十二指肠溃疡病）有效，已为近代大量临床资料所证实。我们临证重复使用，只要辨证明确，疗效是满意的，特别是缓解临床症状效果较好。如本例胃脘痛达20余年，遇寒辄发，只服10余剂疼痛解除，而且由冬至春未再复发。

（2）蔡某，女，30岁。患胃脘痛反复发作6年，时伴间断性黑便。经X线钡透发现十二指肠球后部有一黄豆大小的龛影，诊为“十二指肠球部溃疡”。经中西药物治疗效果欠佳。来诊时上腹部疼痛，常于半夜后痛醒。饥饿时痛甚，食后则舒，按之痛减，喜温，喜屈身蜷卧，疲乏无力，面黄肌瘦，舌质淡苔薄白，脉沉细弱。辨证：虚寒性胃脘痛。投以黄芪建中汤减饴糖治之。3剂后其痛大减，继服3剂疼痛完全消失。嘱其按原方连续服药3个月后，再进行复查。连续服药105剂后，X线钡透：十二指肠球部龛影消失，体重增加，面色转红润，行动起来轻劲有力，随访12年未再复发。（陈汝润，等.《山东中医杂志》1991，3:20）

按：本案为典型十二指肠球部溃疡的表现。时而黑便，为溃疡并发出血所致。服药6剂痛止，为何还“连续服药3个月”呢？只有如此，才能达到“龛影消失”而溃疡愈合。

4. 鼻衄 一妇人年六十余，早年因生育较多，素日有头晕痛，心悸，失眠，大便溏薄，冬月易受外感而咳嗽。今突然鼻衄，血出如注，虽经用压迫止血等法，随即口吐不止。来诊时，面色萎黄，四肢厥冷，心烦悸，舌体胖大苔薄白水滑，脉沉弱。此患者素日心脾两虚，今气虚不能摄血故衄。以黄芪建中汤原方补益脾气，摄血止衄。三剂后衄止，以归芪建中汤调理善后。〔《名老中医之路·第三辑》（陈慎吾经验，陈大启、孙志洁整理）第284页〕

按：鼻衄以甘温建中法取效，识证要点是舌脉为虚寒证象。

5. 四肢抽筋 刘某，男，34岁，干部。1985年4月28日诊。四肢抽筋频发已3个月余，早起穿衣则手抽，穿袜子脚抽、腿抽，一日抽数十次，苦不堪言。诊其脉弦细而软，此阳气阴血皆虚，筋不得温煦濡养而拘挛，予黄芪建中汤，2剂抽止。（《相濡医集》第361页）

原按：抽搐、转筋，皆筋之病也。经云，气主煦之，血主濡之。筋之柔，必赖阳气之温煦，阴血之濡润，二者缺一不可。此案脉弦细无力，细乃阴血不足，无力乃阳气虚弱，弦为筋脉拘急之象，故诊为阴阳两虚之转筋。黄芪建中汤，气血阴阳双补，建中州而益生化之源。3个月之疾，竟2剂而愈，经方之奇，令人赞叹！

按：本案四肢抽筋与第13条所述“四肢酸痛，手足烦热”皆四肢之病，症状不同而病机相类，故治病求本而获效。

6. 肉痿（脊髓性肌萎缩） 方某，男，58岁，公务员，我校学生家长。1997年3月16日诊。两上肢肌萎缩，酸痛无力，不能举，左甚于右。诊脉时，双手一起费力将手托于脉枕上，不能拿筷子端碗吃饭，解手时提裤子、系裤子都很费力，颈、背、下肢肌肉均亦萎缩，尚可行走，颈不能抬起，吞咽困难，音嘶，语言謇涩。自汗，头晕，生活不能自理，睡眠、二便尚可。经省二院专家诊为“脊髓性肌萎缩，脊髓前角神经坏死”。脉细数而软，舌暗红，此气阴不足，肌肉失养。宗虚劳诸不足，取之于中的经旨，予黄芪建中汤加味。处方：生黄芪15g，桂枝10g，白芍30g，炙甘草6g，大枣4枚，饴糖（烊化）30g，葛根5g，木瓜18g，桑枝18g，巴戟天12g。1997年5月6日二诊：因家住唐山，相距千里，故一直服上方50余剂，肌肉见长，吞咽、声音均好转，颈部已能抬起，转动灵活，已可自己吃饭、解手，左手握力500g，上方加浮小麦30g，肉苁蓉12g，继服。另马钱子100g炮制后轧细面，每服0.2g，每日2次。1997年9月2日三诊：开学后，随女儿一起前来，肌肉基本恢复，生活已可自理，嘱其原量继服，后未再来。（《相濡医集》第353页）

原按： 肌萎缩治疗甚难，依《内经》之旨，脾主肌肉，脾主四肢，肉有软痿，责之于脾。与黄芪建中汤补其中，益其生化之源；加马钱子强其肌力，然有毒，不可多服。若能长期坚持，可获得一定疗效，并非持续恶化不可逆转。

7. **胸痹病（冠心病心绞痛？）** 文某某，女，71岁。常发心痛，气候转寒或遇阴雨时发则尤甚。自觉有冷气从胁下上冲心胸，痛在胸部膺乳间，平时常感胸满，心悸，头昏，颈胀，短气无力，形神困倦，食纳差，不得卧。刻诊，脉象虚弦，时显一代，舌质暗红。断为胸痹病。高龄元气衰微，血失流畅。心主身之血脉，心血虚少，营卫不周，因此出现代脉。虚弦乃老年常见之脉，为经络失荣，脉体不柔的表现。其主要原因是脾胃虚衰，水谷之精气不足以滋养心肺，心肺乏资生之源而气机不利，血难周济，气滞血凝而升降阻，病发胸痹。法当益中气以和营，养血脉以通痹。方取黄芪建中汤加减。处方：北黄芪（酒炒）10g，云茯苓9g，当归身10g，川桂枝8g，杭白芍（酒炒）5g，紫丹参（酒炒）9g，酸枣仁9g，广郁金5g，广橘皮5g，炙甘草5g，淡生姜3g，大红枣3枚。5剂。复诊：脉舌如前，胸满心痛减轻，精神略振，口味见佳。仍予建中为主，使清升浊降，脾阳健复，肺气得养，心血得滋。前方去生姜、大枣，加西党参（米炒）10g，炙远志3g。10剂。三诊：脉缓舌淡，形气转佳，胸满心痛均除，夜能安寐，食纳渐增。心脾肺之阳气渐复，予上方去桂、芍，10剂后而恢复健康。（李聪甫.《中医杂志》1983，1：13）

按： 此为现代名医李聪甫先生“试论胸痹与脾胃辨证的关系”一文之验案。所述证候，表现虽在胸胁，但病本在于脾胃虚衰，故治疗始终以建中为主，即本条人参汤之法。俟脾胃气旺，则心肺阳通而胸痹得除。

8. **血崩** 武昌张某之媳，患血崩，邀往诊视。见病者一身尽肿，喘逆上气，在床头迭厚被坐靠，不得卧，血崩，前后逾半年，剧时每日多至一二碗，或半痰盂，脉微弱兼带慢而时有结止象，色夭不泽，唇色惨白，指头冷，皮肤亦感冷沁，近月已晕厥数次，因所服方系六味重用熟地加凉血、止血、利小便、消肿之品。予曰：上竭下厥，阴阳离绝，八脉不固，肾阳式微。因拟：黄芪一两，当归二钱，芍药三钱，桂枝一钱五分，附子三钱，蒲黄三钱（炒半黑），甘草一钱。时病人母亲在座，曰：小女从未服桂附等药，气喘用黄芪，血崩用蒲黄，是何深意？予曰：此病气不统血，气血两不维系，当归合黄芪为当归补血汤，乃补气以摄血，桂枝协芍药则暖营建中，桂枝协附子则化气温下，固护真元。此病服阴柔药太多，阴气用事，经隧滋滞凝泣，血不归经。用蒲黄者，在本药性能是以止血者行血，而本方意义则是以行血者止血，合之为补气摄血，温固八脉，以升为降，以通为止。药煎好，迟迟未敢服，入暮，又晕厥一次，无已，乃以予药姑试。初服二调羹，越二时许，无恙，再服二调羹，又越二时，气喘略平，因将余药大半钟服下。夜半，病者曰：我倦甚，可将靠被撤去，令我稍平。睡下后，熟眠一小时，月来未平卧者，居然平卧，未熟眠者，居然熟眠，醒后气渐平，崩渐少。翌日复诊，原方桂枝加为三钱，芍药加为六钱，去蒲黄，加桑螵蛸三钱、鹿角霜一钱，一星期气平崩止，后以当归内补建中汤、复脉汤等收功痊愈。（《冉雪峰医案》第54页）

9. **月经不调、带下、不孕** 湖北王某，体质魁梧，然艰于子嗣，膝下犹虚，其爱人某，年虽少艾，从未生育。因时感夹肝郁，就予诊，为处逍遥散加重疏表之品，一剂得微汗，病减，表气通则里气和，复加利膈柔肝疏里之品助之，胸膈闷痛等证亦愈，因询及种子方药。予曰：普通方剂无济，人体有强弱之殊，病状者有微甚之别，岂固定一方一药所能泛应。大抵男子之要在固精，女子之要在调经，男女生殖无畸形，精固经调，生育机会即多。病者曰：我经不调，遴前遴后，多带下，愿先生为我调之。予曰：培本与治标不同，非久治不为功。为拟当归内补建中、五子衍宗二方合裁加减，方用：当归、黄芪各三两，桂枝三两（嫩桂皮肉相连者），白芍六两，覆盆子、车前子、菟丝子各三两，桑螵蛸三两（酒洗），甘草一两。研末，蜜丸梧子大，每服三钱，日二服。每经事至时，诊察服汤药三剂，寒则温之，热则清之，瘀则行之，滞则通之，郁则散之，随其所至，使自宜之。越三月，带下愈，经期准，饮食倍增，精神有加，自后两月经不至，自以为停滞，欲攻之，予曰：脉则两尺不绝，体则神气较旺，似为育麟佳兆，俟一月，达三月时期，即有朕兆，再俟两月，达四月时期，即可显著。病者半信半疑，亦姑听之，届三月，腹部似有形，届四月，胎形已著，时或动掣，足月产一男孩，儿体壮健。(《冉雪峰医案》第58页)

【临证指要】黄芪建中汤是治疗脾气虚衰所致脘腹痛(胃、十二指肠溃疡)的专方、良方。该方并可治疗脾虚所致的多种病症。

【实验研究】本方能促进溃疡的愈合、抑制胃酸分泌、增强脾虚所致的免疫功能低下等。临床观察到，方中主药黄芪对许多免疫性疾病有防治作用；对气虚证心衰病人有强心作用。

【原文】虚劳腰痛，少腹拘急，小便不利者，八味肾气丸主之。方见脚气中。(15)

肾气丸方：干地黄八两，山药、山茱萸各四两，泽泻、丹皮、茯苓各三两，桂枝、附子(炮)各一两。上八味，末之[1]，炼蜜和丸，梧子大，酒下十五丸，加至二十五丸，日再服。

【注脚】

〔1〕末之：使之成末，即把药物研成粉末的意思。“末”，名词使动用法。

【提要】论虚劳病肾阴阳两虚的证治。

【简释】腰者，肾之府，肾虚多表现腰部酸痛，劳累后加重。肾与膀胱相表里，“膀胱者，州都之官，津液藏焉，气化则能出矣”(《素问·灵兰秘典论》)。膀胱的气化，依赖三焦的通调，特别是肾的气化作用，肾虚而气化失常，故少腹拘急，小便不利。方用八味肾气丸，补阴之虚，助阳之弱，渗利水湿，乃补肾之祖方良剂也。

【方歌】

肾虚祖方肾气丸，一八二四三三三，
桂枝附子各一两，滋阴助阳利小便。

【大论心悟】

从《金匮》证治谈肾气丸制方本义

笔者于十几年前浏览文献时，发现古今医家对肾气丸的功效见解不同，有的认为本方“是温补肾阳的代表方”；有的认为本方“是平补肾阴肾阳之方”；有的认为本方“以滋肾阴为主”；有的认为本方是为肾虚“而小水不利者而设”。笔者求索肾气丸制方本义，认为仲景创制肾气丸不但着重于补正，而且兼以祛邪，是一个补肾阴、助肾阳、利水邪的方子。下面，谈谈笔者对肾气丸制方本义的认识。

1. 从肾气丸脉证并治探讨肾气丸本义 肾气丸首见《金匮要略》，于该书正文中凡四见：①“虚劳腰痛，少腹拘急，小便不利者，八味肾气丸主之”(六·15)。②“夫短气有微饮，当从小便去之，苓桂术甘汤主之；肾气丸亦主之”(十二·17)。③“男子消渴，小便反多，以饮一斗，小便一斗，肾气丸主之”(十三·3)。④“问曰：妇人病饮食如故，烦热不得卧，而反倚息者，何也？师曰：此名转胞不得溺也。以胞系了戾，故致此病，但利小便则愈，宜肾气丸主之”(二十二·19)。此外，《中风历节病》篇附方“崔氏八味丸：治脚气上入，少腹不仁”。所治虚劳，属于肾虚外府失荣，膀胱失煦所致；所治痰饮，乃肾虚不能化气行水，水泛于心下，气为饮抑而成；所治转胞，乃肾虚气化不利，胞系不顺之故。此三种证候，虽然表现不同，言其要者，肾虚而膀胱气化不利则一。因而三种证候，均见水邪停蓄而小便不利之证。

肾虚而水邪停蓄，何以治之？痰饮病篇谓“当从小便去之”。妇人杂病篇更明确指出“但利小便则愈”。由此可见，肾气丸是为利小便而设。但利小便之法，有虚实之异，证属实者，纯利无妨，若为虚者，须补中寓利。肾气丸即属补中寓利之法。

须要进一步指出，若虚劳腰痛小便不利、痰饮短气小便少、胞系了戾不得溺，治以补肾利水，则于理可通。若肾虚消渴而小便反多，如何解释？盖肾气虚衰，既不能蒸腾津液以上润，又不能气化膀胱以摄水，以致形成“小便反多”。治之之法，当补肾之虚，温养其阳，恢复肾的蒸津化气之功，则津液输布，小便自调，消渴亦解。

2. 由肾气丸配伍谈肾气丸方义 剖析肾气丸的配伍，亦可见其利水之功。《素问·上古天真论》曰：“肾者主水，受五脏六腑之精而藏之，故五脏盛乃能泻。”《灵枢·本神》论述五脏所藏时，更明确指出“肾藏精”。故此，肾虚之人，势必肾精亏损，故肾气丸中重用干地黄大补肾精之亏；山药甘以补脾；山茱萸味酸以补肝，三味相合，君一臣二，补阴之力悉备，乃本方之大体，求本之治法。又正常时水能克火生木，若肾水不足，则心火易亢，肝火易炽，《素问·逆调论》曰此为"一水不能制二火"，故佐丹皮以制之。肾精亏损，阴损及阳，故略佐附子以助肾阳之弱，少用取"少火生气"之义。桂枝之用，意在通阳以助附子，利水以助苓、泽。用泽泻、茯苓者，功在利水而通小便。肾气丸如此配伍，其功在补肾阴、助肾阳、利水邪。

3. **肾气丸为补肾利水而设** 有的名医已经认识到肾气丸的"利水"作用。例如，明代张景岳在肾气丸的基础上灵活变通，创左归丸、右归丸、左归饮、右归饮，则为肾虚无邪而设。张氏认为："仲景八味丸……用茯苓、泽泻……为利水而设……"（《类经附翼·三卷·真阴论》）。此可谓深得仲景制方之法，打破"有补而必有泻"之成见，发人深省。《金匮》肾气丸与张景岳所制四方的区别，就在于察其有无水邪而分别选用。近代医家张山雷指出："八味肾气，中古立方之旨，原为肾气不充，不能鼓舞真阳，而小便不利者设法。故以少少桂附温养肾气，萸肉固摄肝肾，而重用地黄峻滋阴液，即以丹皮泄导下焦湿热，茯苓、泽泻淡渗泄水，通利小便，其用薯蓣者，实脾以堤水也。观仲景书，凡用是方，多有小便不利一句，则是方真谛，全从利水着想，显而易知。"（《张山雷医集·谈医考证集》）两位名医均明确论证了肾气丸的利水作用，笔者赞同这种见解，认为这符合仲景制方本义。

总之，肾气丸证为肾阴（精）亏损，阴损及阳，气化不利，开阖失司。肾气丸法功能补肾阴，助肾阳，利水邪。后世医家师此方法，灵活变通，衍化出很多补肾名方。（《金匮杂病论治全书》第701页）

历代医家对《金匮》肾气丸加减应用述要

唐、宋以降，金、元、明、清诸家，在临床广泛应用肾气丸的同时，匠心化裁，创制了许多补肾的著名方剂，发展了肾气丸的临床应用。下面，笔者将历代医家对肾气丸的变通应用做一简要归纳。

历代医家对《金匮》肾气丸的衍化发展，加减应用大略有五：一是用肾气丸加味，如严用和之加味肾气丸、十补丸等；二是以肾气丸去桂、附之温燥，如钱乙之六味地黄丸；三是以肾气丸去丹皮、泽泻之清利，再酌情加补益药，如朱丹溪之滋阴大补丸，张景岳的左、右归丸，左、右归饮；四是以六味地黄丸为主方再加味，如高鼓峰创制的七味都气丸（六味加五味子）等诸方；五是对肾气丸、六味地黄丸治疗范围的扩大应用，如薛己、赵献可等。以上的变通应用，都是以肾气丸的补肾大法为宗旨，针对具体病情，以补肾阴为主，或肾阴肾阳并补，或补肾为主并酌情调补其他四脏。

总之，张仲景在创制肾气丸的同时也确立了补肾学说，这就奠定了补肾的治疗方法及理论基础。经历代医家的衍化变通、创新发展，不断丰富和完善了补肾学说，使肾气丸法的临床应用越来越广泛。（《金匮杂病论治全书》第704页）

肾气丸的临床应用概要

对于肾气丸的临床应用，可以把握两个要点：一是肾虚诸症；二是他脏之病，久病及肾而表现肾虚者。要明确肾虚的病理变化，首先应明确肾的生理功能。肾左右各一，命门附焉，内藏元阴元阳，为水火之脏，其经脉络膀胱，互为表里。外应于腰，腰为肾之外腑。肾主藏精，为生殖发育之源；主藏志，志为精神活动的一部分；主水，司开合，维持体内水液代谢的正常；主纳气，为元气之根；主骨，生髓，通于脑，开窍于耳，其华在发等。上述肾的生理功能，如果用西医学来解释，其范围包括神经、内分泌、泌尿、呼吸及免疫等多系统、多器官的部分功能。这种"一脏多能"的生理特点，也就决定了其病理变化的多样性，复杂性。即使病理机制千变万化，但肾虚为本者，必然有引起肾虚的病因及肾的生理功能之病理证候。若他脏病为本，病久损及于肾者，必然有原发病的病因、证候，以及累及于肾的肾虚表现。不论肾虚为本，还是肾虚为标，只要以肾虚证候为主，皆可用肾气丸或化裁治之，方证相对，必有疗效。

近几十年的临床观察表明，以肾气丸为主方大法，可辨证治疗现代医学所述的各科多种疾病，例如：高血压病、肝硬化、慢性咳喘、肾炎水肿、尿崩症、尿潴留、淋证、腰痛、胃炎、糖尿病等内科病；月经不调、不孕症、滑胎小产、白带增多、崩漏结扎术后腰痛等妇科病；阳痿早泄、遗精、性交不射精等男科病；老年白内障、耳鸣耳聋、慢性中耳炎、牙周脓肿、牙痛、口舌生疮、喉痹、失音等五官科病，以及黑变病前额及颞侧黑斑等。上述诸病，凡表现肾阴阳两虚为主者，皆可以肾气丸原方或适当加减治之。用之得当，疗效确切。(《金匮杂病论治全书》第707页)

【验案精选】

一、明代李中梓《医宗必读》验案

1. **腹痛** 太史焦猗园，当脐切痛，作气食疗之无功，余诊之曰：当脐者，少阴肾之部位也，况脉沉而弱，与气食有何干涉？非徒无益，反害真元。以八味丸料煎饮，不十日而健复如常。(《医宗必读·卷八·心腹诸痛》)

2. **淋证** 邑宰严知非，患淋经年，痛如刀锥，凡清火疏利之剂，计三百帖，病势日盛，岁暮来就诊。余曰：两尺数而无力，是虚火也。从来医者皆泥痛无补法，愈疏通则愈虚，愈虚则虚火愈炽，遂以八味地黄丸料加车前、沉香、人参，服八剂痛减一二，而频数犹故。原医者进云：淋证作痛，定是实火，若多温补，恐数日后必将闷绝，不可救矣。知非疑惧，复来商之。余曰：若不宜温补，则服药后病势必增，今既减矣，复可疑乎？朝服补中益气汤，晚服八味丸，逾月而病去其九；倍用参芪，十四日而霍然矣。(《医宗必读·卷八·淋证》)

3. **小便不禁** 方伯张七泽夫人，患饮食不进，小便不禁。余曰：六脉沉迟，水泉不藏，是无火也。投以八味丸料，兼进六君子加益智、肉桂，二剂减，数剂而安。(《医宗必读·卷九·小便不禁》)

4. **咳嗽** 文学金伯仓，咳而上气，凡清火润肺化痰理气之剂，几无遗用，而病不少衰。余诊其肾脉大而软，此气虚火不归元。用人参三钱，煎汤送八味丸五钱，一服而减。后于补中益气汤加桂一钱，附子八分，凡五十剂，及八味丸二斤而瘥。(《医宗必读·卷九·咳嗽》)

5. **饱闷不食** 文学倪念岚，累劳积郁，胸膈饱闷，不能饮食，服消食之剂不效，改而理气，又改而行痰，又改而开郁，又改而清火，半载之间，药百余剂，而病势日增，始来求治于余。余先简其方案，次诊其六脉，喟然叹曰：脉大而软，两尺如丝，明是火衰不能生土，反以伐气寒凉投之，何异于人既入井，而又下石乎？遂以六君子汤加益智、干姜、肉桂各一钱，十剂而少苏。然食甚少也，余劝以加附子一钱，兼用八味丸调补，凡百余日而复其居处之常。(《医宗必读·卷十·不能食》)

按：上述五则验案的辨证论治尤重于脉，其辨脉之精细，深得仲景心法，是对《金匮》虚劳病篇“脉大为劳，极虚亦为劳”之两大纲脉的切实发挥和具体陈述。案中异病同治，或辨证以八味肾气丸补肾为主，或酌情脾肾并补，屡起沉疴。如此大法良方，为师承仲景治虚劳病之方法也。

二、清代《增评柳选四家医案》

(一)尤在泾医案

1. **阴亏阳浮** 阴亏于下，阳浮于上。服八味丸不效者，以附子走窜不能收纳耳。宜加减法。桂都气丸。

诒按：议论精细，可为用药者开一悟境。

邓评：附子既已不合，则桂亦恐碍浮阳，何不参介类以潜之。(《增评柳选四家医案·评选静香楼医案》第3页)

2. **阴缩精出** 真阳气弱，不荣于筋则阴缩，不固于里则精出，不卫于表则汗泄。此三者，每相因而见，其病在三阴之枢，非后世方法可治。古方八味丸，专服久服，当有验也。八味丸。

诒按：见识老到，议论明确，此为可法可传之作。

邓评：《金匮》桂枝龙牡汤，似与此证适合，记出以资博雅。(《增评柳选四家医案·评选静香楼医案》第6页)

按：阴缩、精出、汗泄，如见于青少年失精家则宜用桂枝加龙骨牡蛎汤；如见于中老年久病肾虚之人，则当用八味肾气丸。

3. **喘** 气喘足冷至膝，唇口干，鼻塞，脉虚小。下气上逆，病在根本。勿以结痰在项，而漫用清克也。肾气丸三钱，盐花汤送下。

诒按：识见老当。

邓评：口干鼻塞，不免兼有外感。今用肾气丸，直任无疑者，以脉之虚小故也，急则先治耳。(《增评柳选四家医案·评选静香楼医案》第26页)

4. **咳喘**

(1)久咳喘不得卧，颧赤足冷，胸满上气，饥不能食。此肺实于上，肾虚于下，脾困于中之候也。然而实不可攻，姑治其虚，中不可燥，姑温其下。且肾为胃关，火为土母，或有小补，未可知也。金匮肾气丸。

诒按：拟再用旋覆代赭汤送下，则上中两层，亦可关会矣。

邓评：肾气丸内有温中逐饮之义，再合旋赭汤尤能上下同治，虚实兼到。

孙评：议论岂浮泛者能道。（《增评柳选四家医案·评选静香楼医案》第26页）

按：颧赤足冷，为虚阳上浮证，故用温补下元之方。

（2）两寸浮大，关尺沉小，气上而不下，喘咳多痰。肝肾之气，上冲于肺。宜以肾气丸，补而下之。肾气丸。

诒按：此治本之法。

邓评：病象毕露于脉，谁谓脉不足凭乎。（《增评柳选四家医案·评选静香楼医案》第26页）

5. **腹满**　命门阳衰，脾失温养，不克健运，食入辄胀，法当温补下焦。肾气丸去桂，加沉香、椒目。

诒按：此补火生土之法。

邓评：此单腹之渐也，丸方加减可法。（《增评柳选四家医案·评选静香楼医案》第55页）

6. **牙痛**　肾虚齿痛，入暮则发，非风非火，清散无益。加减八味丸，每服三钱，盐花汤下。

诒按：立方精到。

邓评：识见高超，直如老吏断狱。

孙评：齿痛属肾虚者，每挟肝阳上升，宜参入清肝之品，如天冬、石斛之类。（《增评柳选四家医案·评选静香楼医案》第65页）

按：上述尤在泾七个医案，其辨证之精细，案语之精辟，令人叹服！读者认真研习，必有长进。尤在泾著有《伤寒贯珠集》《金匮要略心典》，故对经方的应用有如此炉火纯青之功夫。此外，柳宝诒之按、邓养初与孙梓文之评，皆各有匠心独运，识见高超之处。细心揣摩，全面领会，必能开拓临证思路。

（二）曹仁伯医案

咳喘　年逾古稀，肾气下虚，生痰犯肺，咳喘脉微，当与峻补。金水六君煎（麦、地、橘、夏、苓、草）合生脉散，加桃肉，另八仙长寿丸、肾气丸。

原注：补命门之火以生土，清其生痰之原，则肺之咳喘自宁。煎方金水六君煎以治脾肾，生脉以养肺，桃肉以补命门。其奠安下焦之剂，另用丸药常服，斟酌可谓尽善矣。

邓评：此阴阳两虚之法。（《增评柳选四家医案·评选继志堂医案》第6页）

按：六味地黄丸加五味子、麦冬，为八仙长寿丸。案中方药，可先服汤，后服丸剂，或以汤剂送服丸剂。

（三）王旭高医案

1. **虚劳病**　肾气虚逆，非滋不纳；脾弱运迟，滋则呆滞。然则如何而可？曰补肾之阳，即可以转运脾气。从仲景肾气丸化裁：熟地附子三分炒、五味子、茯苓、山药、肉桂心、麦冬元米炒、牛膝盐水炒、山萸肉、陈皮、紫石英、补骨脂盐水炒、胡桃肉。

诒按：补肾即可补脾，益火以生土也，用肾气丸恰合。

邓评：若肝肾无亢火者，惟以此法为上策。经是加减，较原方更觉切实。

孙评：须看其将两面合成一气之法。（《增评柳选四家医案·评选环溪草堂医案》第182页）

2. **咳喘**　年过花甲，肾气必亏。即使善自调摄，亦不过少病耳。及至既病，则各随其见证而施治焉。今咳嗽气升，食少倦怠，证形在于肺脾，自宜从肺脾求治。然气之所以升者，即肾水虚而不能藏纳肺气也。食荤油则大便溏者，即肾阳衰而不能蒸运脾土也。然而补肾尤为吃紧，虽不治脾肺，而脾肺得荫矣。党参、五味、山药、紫石英、补骨脂、萸肉、胡桃肉、茯苓，另金匮肾气丸三钱。

诒按：立论颇能探入深处，用药亦亲切不浮。

邓评：如此探源立论，却已不易及到，方药亦切中病情。惟少沉香、广皮等顺理气分之品，为其缺耳。（《增评柳选四家医案·评选环溪草堂医案》第206页）

3. **喘哮**　……再诊：喘哮频发，脉形细数，身常恶寒。下焦阴虚，中焦痰盛，上焦肺弱；肺弱故畏寒，阴虚故脉数；喘之频发，痰之盛也，有所感触，病遂发焉。病有三层，治有三法，层层护卫，法法兼到，终年常服，庶几见效，否则恐无益也。

发时服方：桂枝生晒干、款冬花蜜炙、橘红盐水炒、杏仁霜、莱菔子、桑白皮蜜炙。上药共研末，用枇杷叶十片，去毛煎汤，再用竹沥半茶杯、姜汁一酒杯，相和一处，将上药末泛丸。发喘时，每至卧时，服此丸二钱，薏仁、橘红汤送下。

平时服方：熟地砂仁拌炒，丹皮盐水炒，山萸肉酒炒，茯苓，牛膝盐水炒，泽泻盐水炒，肉桂，山药炒，五味子盐水炒，磁石。上药为末，用炼白蜜捣和，捻作小丸，丸须光亮，俟半干，再用制半夏三两、陈皮二两、炙甘草一两，研极细末，泛为衣，每朝服二钱，发时亦可服。

邓评：阳分比阴分更伤，盖恶寒为真，脉数为假。……此《金匮》药法，阴虚痰多者，极宜效用。（《增评柳选四家医案·评选环溪草堂医案》第212页）

按：论病情句句中肯，处方用药精细周到，治分发时、平时，抓住缓急之要。“平时服方”即肾气丸去附子加味。若欲取效除根，必须“终年常服”，倘一曝十寒，恐无济于病。此治慢性痼疾之经验，诚如良相治国也。

（四）张大曦医案

崩漏　经停三月，骤然崩冲，阅五月而又苦漏卮。询系暴崩属虚，虚阳无附，额汗头震，闻声惊惕，多语神烦，脉微虚软。势将二气脱离，其危至速。拟回阳摄阴法，急安其气血。附子五分，鹿角霜一钱五分，杞子炭一钱，熟地七钱，五味七粒，白芍一钱五分，人参一钱，龟甲一两，天冬一钱五分，山药三钱。

诒按：证情已急，须得重剂，方可挽回。方中选药甚合，特嫌分量太轻耳。

邓评：此等方剂，兼具胆识。然非阴阳脱离时，不善进也。

再诊：脱象既除，经漏较稀，脉犹濡细，神思尚怯。气血乍得依附，再宗暴崩属虚之例，拟温补法。人参一钱，熟地一两，枸杞一钱五分，鹿角胶一钱五分，杜仲三钱，巴戟一钱五分，白芍一钱五分，归身一钱五分，阿胶一钱五分，天冬一钱五分。

邓评：脱象既定，故纯取温柔，以理其虚。（《增评柳选四家医案·评选爱庐医案》第379页）

按：此案虽非肾气丸之全方，却是肾气丸之大法，辨证论治，随证加减，如张景岳所制右归丸、右归饮之善于变通经方也。

三、现代验案

1. **牙痛**　黄亚侠君夫人，年30余岁。住县政府。原因：劳烦过度，阳浮牙痛，久服苦寒凉药，清胃止痛，无效。相火上升，牙痛更剧。证候：牙痛时辍时作，畏寒头痛。诊断：脉缓，舌淡红，阴虚相火上炎证也。疗法：用肾气汤加减，引火归原。处方：瑶桂片八分，淡附子一钱，丹皮二钱，茯苓三钱，泽泻三钱，大生地八钱，淮牛膝三钱，山萸肉三钱，细辛五分，川柏一钱.效果：服药二剂，牙痛痊愈。〔《二续名医类案》（魏长春·慈溪魏氏验案类编初集）第3591页〕

2. **产后痢疾**　葛岗李世清妻，患产后痢，日夜十余次，三月未愈，服药不下四五十剂，均无效验。迎余治疗，至时见病者肉脱骨存，面黄唇白，绝无血色，言语低微，每日食而不过三四两，诊其六脉虚细欲脱……遂用桂附八味汤加减。熟地四钱，山药三钱，茯苓三钱，山萸肉三钱，泽泻二钱，油桂二钱，附子二钱，肉蔻三钱，诃子三钱，白术四钱，五味子二钱，炮姜三钱，砂仁二钱，炙黄芪三钱，禹粮石四钱，赤石脂三钱，炙甘草三钱.水煎服。服二帖后，病虽不轻，亦不加增；又服二帖，略有效；十帖之后，病去五六；二十余帖，诸症如失。又调养月余，方能行动。〔《二续名医类案》（翟竹亭·湖岳村叟医案）第3024页〕

按：此案用肾气丸去丹皮之清降，加益气健脾、涩肠固脱之药，脾肾并治，先天、后天并补，不治痢而痢自愈，此中医救治危急重病之神功也。

3. **老年腰痛兼二便秘涩（前列腺肥大）**　张某某，男，86岁，干部，住某医院。1960年4月25日会诊。患者腰背酸痛，足冷，小便短而频，不畅利，大便难，口干口苦，饮水不解，舌淡少津无苔，脉象右洪大无力，左沉细无力。脉证兼参，属阴阳两虚，水火皆不足，治宜温肾阳滋肾阴，以八味地黄丸加减：熟地9g，云苓6g，怀山药6g，泽泻4.5g，熟川附子4.5g，肉桂（去粗皮盐水微炒）1.5g，怀牛膝6g，杜仲（盐水炒）9g，破故纸9g。水煎取汁，加蜂蜜30g兑服，连服3剂。复诊：服前方，腰背酸痛、口干口苦俱减，足冷转温，大便畅，小便如前，舌无变化，脉略缓和，原方再服3剂。三诊：因卧床日久未活动腰仍微痛，小便仍频，西医诊断为前列腺肥大，其余无不适感觉，腰部痛虽减，但仍无力，宜继续健强肾气，以丸剂缓服。处方：熟地90g，山萸肉30g，茯苓60g，怀山药60g，泽泻30g，熟川附子30g，肉桂9g，怀牛膝30g，破故纸60g，杜仲60g　菟丝子（炒）60g，巴戟天30g。共研为细末，和匀，炼蜜为丸（每丸重9g），每晚服1丸，并每早服桑椹膏一汤匙，开水冲服连服2料而恢复健康，至今5年多未复发。（《蒲辅周医案》第36页）

原按：“肾者主水，受五脏六腑之精而藏之。”命门居肾中，统司水火，为人身生命之本。所以命门之火谓之元气，命门之水谓之元精。五液充则形体赖以强壮，五气治则营卫赖以和调。今以高龄之人，真阴本亏，元阳亦微，津涸气馁，不能传送，致成尿频便结，阳虚阴结证象，故主以水火两调之剂。用桂附八味丸去丹皮凉血之品，加牛膝、杜仲、破故纸、菟丝子、巴戟天补肝肾，强筋骨之药，既育阴以滋干涸，复温化以培阳气，俾肾中水火渐充，而形体得健，营卫以和，故腰疼足冷、尿秘便难均能平治。

按： 蒲辅周先生临床经验非常丰富。本案以肾气丸化裁治疗高年腰痛及二便不利等，改丸为汤，服药6剂，疗效不捷。考虑高年肾虚，不可急于求功，故仍遵仲景丸剂缓图之法，果然康复。

4. **月经不调** 谭某某，女，20岁，学生，未婚，于1960年12月12日初诊。患者月经从初潮起，周期不规律已6年之久，每月来潮二三次，量少，色淡，劳动或稍累后，即淋漓不断，近4个月来加重，前不久曾服过益母草膏后，夜间经量较多，经期有小腹及腰背痛，腹部喜按喜暖。1年多来常有大便溏稀，日三四次，小便正常，食纳欠佳，胃酸多，睡眠不佳，梦多，面黄，脉弦虚两尺弱，舌淡无苔。根据脉证，乃脾肾两虚之象，治宜温脾益肾。处方：香砂六君丸270g，每次饭后服3g；金匮肾气丸30丸，每晚服1丸。……至1961年8月8日，因考试后失眠，复来门诊时，谈其月经，自长期服丸药后，已按月来潮，量及色均已正常，经行一般5天，证明月经已恢复正常。（《蒲辅周医案》第111页）

5. **牙痛** 一老人患牙疾，每痛必拔，所剩无几，深以为苦。后又牙痛，不愿再拔，乃求治于老师。患者两尺脉微，老师予桂附地黄丸，服药后痛止。此乃肾阳衰于下，虚火炎于上，两尺脉微为真谛也。〔《名老中医之路·第三辑》（陈慎吾经验，陈大启、孙志洁整理）第288页〕

原按： 老师常用八味丸、四逆辈以治肾阳不足之证。肾阳不足症见腰酸、腿软、神疲、肢冷、恶寒、溲频、遗尿等，而尺脉微，是其要点。用八味丸或四逆辈温阳散寒，所谓“益火之源以消阴翳”是也。

按： 陈慎吾先生为仲景学说实践家，既善治热病，又善治杂病，此案为善用经方治杂病之一例。

6. **喉痛** 有一病人以“咽喉疼痛有异物感”的主诉求治。检视前医用药，均系一派寒凉的除热祛风之剂，连投不效。追询病史，便溏，遗精，渴喜热饮而下肢冷。察其面色无华，脉细，舌淡红苔薄白，咽峡并不红肿，口流清涎。此乃脾肾两虚，是所谓“不肿不红不壅塞，忌寒忌刺忌攻风”的“虚火喉痛”，寒凉之品岂能独擅其功？法当引火归源，补肾益脾。主以八味桂附丸，重用健中之淮山，加以温脾之白术，连服数剂，诸症悉除。由此可见，小恙尚须明于辨证，大证、险证更应精于辨证。〔《名老中医之路·第一辑》（刘炳凡）第381页〕

7. **咳喘** 自抗战爆发后，余避难回乡，悬壶于官硚李家集，适福兴杂货店店东李某某老丈，体素弱，素有咳喘之疾，某年冬天大发，延愚诊治。审视前方，均为疏肺化痰之剂。其症面部浮肿，恶冷腰痛，呼吸迫促而不能平卧，少腹部拘急不舒，大便尚可，小溲短少，舌质淡苔白，脉沉细而弱。断为久病咳喘，势必及肾。肾为真阳真阴之本，肾虚而不能温煦摄纳，故出现上列种种症状。《素问·逆调论》谓“肾者水脏，主津液，主卧与喘也”，是其明证。故从前治肺、治脾无效，此时当用温肾益阳固本补虚之法为宜。遂用八味肾气丸方作汤与服，数剂后，诸证少减，惟喘促仍存。又仿都气丸意，将前方去肉桂，加五味子，服5剂，药有小效。又参都气丸合观音应梦散复方之意，用六味地黄汤加五味子、盐水炒补骨脂、胡桃肉、炒杜仲，煅磁石、怀牛膝、车前子与服。10剂后，患者精神渐振，诸证减轻，惟稍一动作仍感喘息不支。适老医李某某在集上开位育堂药店，余持方请教。彼谓：此方温镇固摄，与证甚合。惟建议加入沉香一味，以加强理气平喘的作用。余从其说，将前方煎汤后每次用沉香末数分，随药汤吞下。又5剂，喘息渐平，时至新春，已能起床，随即告愈。盖沉香一物，李时珍谓“治上热下寒，气逆喘急，大肠虚闭，小便气淋，男子精冷”。用于此证，自有良效。（《李培生医学文集》第308页）

原按： 中医治病，若辨证既明，立法、遣方亦不误，惟用药不能丝丝入扣，设有贤达为之指点一二，加入对证之药，则疗效卓著。此案加入沉香治喘便是。

8. **鼻衄** 灵石水头村邢春英，女，51岁。1971年1月8日，从黎明前4时起鼻腔大出血，至晚8时不止，已出血5中碗，约3000ml，仍滴沥不断，头晕不能起床，心悸而喘。其面色不仅毫无苍白之色，反红喷喷如醉酒状。脉大无伦，按之空软，实即“芤”脉之如按葱管。遇血证无数，“芤”脉则是首次亲见。双膝独冷，不渴，舌红无苔。血压正常。患者从42岁起发病，一年数发，已历10年。此由阴虚不能抱阳，肾中真火离位上奔，予大剂引火汤：熟地90g，盐巴戟肉、天麦冬各30g，云苓15g，五味子6g，山萸肉，阿胶各30g（化入），本人头发制炭3g（冲服），怀牛膝30g，油桂3g（米丸先吞）。上方服1剂立止，又连服2剂，痊愈。1984年1月18日，即13年之后，又大衄盈碗。自按1971年旧方，连服3剂，又愈。（《李可老中医急危重症疑难病经验专辑》第279页）

按：此案所用验方“引火汤”，实为师肾气丸之法而变通用之。

9. **倒经衄血**　翟三妞，18岁，粮站家属。1983年5月8日，经前鼻衄5月，自觉面部轰轰发热，外观如醉。服凉血、止血药数十剂，非但无效，反增心悸，目赤如鸠，热势如焚，目珠热痛。自感脚底有冷风阵阵吹入，双膝冷痛，尿多不渴。脉大寸盛，舌红少苔。细观之，面部红色鲜艳，知是火不归原，误服凉剂，予引火汤（方药组成见上案）加油桂1.5g，4剂而愈，追访10年未犯。（《李可老中医急危重症疑难病经验专辑》第281页）

10. **高热（肿瘤术后）**　孙某，男，57岁，工程师。1985年5月13日诊：肝癌术后，胁部留一引流管，终日流黄绿色液体，云铜绿假单胞菌感染，高热39~40℃，持续1个月不退，已用多种进口抗生素，高热不见稍减。人已瘦弱不堪，备受折磨，痛不欲生，遂请中医诊治。阳脉大按之虚，尺脉沉细拘紧而涩。此阴盛格阳，予桂附八味丸治之。处方：炮附子12g，肉桂6g，熟地黄12g，山茱萸12g，山药12g，泽泻10g，牡丹皮10g，茯苓12g。上方共服6剂，热退身凉，阳脉敛而阴脉复。（《相濡医集》第324页）

原按：阴盛格阳者，赵献可《医贯》称龙雷火动，此火得湿则焫，遇水则燔。每当浓云骤雨之时，火焰愈炽，不可水灭，不可直折，当引火归原，宜八味丸。桂附与相火同气，直入肾水，据其宅窟而招之，盖同气相求，相火安得不引之而归原哉？龙雷火动之真寒假热证，其脉之特点为阳脉大而尺脉沉细。此种阳强阴弱之脉，可见于三种情况：①心火旺而肾水亏，水亏不能上济心火，心火独亢而不下交，呈现水火不济、心肾不交。其阳脉之大也，必按之有力；其尺脉之细也，按之必细数。治之当泻南补北，代表方为黄连阿胶汤。②阴虚不能制阳，阳浮而大按之虚，其阴脉当细数躁急。治当滋阴潜阳，方如三甲复脉之类。③阴盛格阳，由于阳气虚衰，阴寒内盛，虚阳浮越于外，成为格阳、戴阳。尺脉当沉细无力，或沉细拘紧无力；阳脉浮大按之虚。治当引火归原，使浮游于外之阳得以下归宅窟。方如白通汤、白通加猪胆汁汤，桂附八味之类。此三者脉象，皆阳旺而阴弱，然病机、治则迥异，差之毫厘，谬之千里。若脉象难以遽断，当进而察舌：水亏火旺者，舌红而坚敛苍老；阴虚阳浮者，舌当嫩而光绛无苔；阴盛格阳者，舌当淡嫩而润，或淡嫩而黯。

按：《相濡医集》是李士懋、田淑霄所著。两位教授为笔者授业之师。退休后，仍勤于临床，潜心著述。对脉学研究颇深，著《脉学心悟》与《濒湖脉学解索》。

11. **眩晕、腰痛、二便不利（高血压病、单纯性肥胖）**　葛某某，女，45岁。眩晕10余年，体质发胖6年，二便不利2年，以“高血压病Ⅱ期，单纯性肥胖”收入院，现腰部酸痛，周身乏力，体形肥胖，头晕眼花，动则胸闷，气短喘息，小便频数，淋漓不尽，甚则失禁，大便不固，黎明即泄，舌质淡暗苔薄白而润，脉弦尺弱。分析病机，以肾虚为本，肾气丸主之，处方：生熟地各15g，山萸肉15g，山药15g，丹皮9g，泽泻9g，茯苓9g，炮附子5g，桂枝5g，加生龙骨15g，生牡蛎15g。服药6剂，二便好转，诸症改善，更可喜的是，血压下降，体重减轻。遂去西药（原经常服复方降压胶囊等），守方服药1个月，体重减轻5kg，血压由入院时的22.7/14.7kPa（170/110mmHg）下降至20/12kPa（150/92mmHg）。（吕志杰，等.《北京中医学院学报》1991，4：25）

按：从本案疗效可以领悟，肾气丸既能补肾阴，助肾阳，又能利水湿。再加生龙牡以潜镇虚浮之阳，标本兼治，故而效著。

12. **小便失禁、淋证（泌尿系感染）**　王某某，女，75岁。1个多月来尿频，尿急，排尿后尿道隐痛，咳嗽则小便失禁，舌淡红嫩体胖苔少有裂纹，脉大按之无力。西医诊断为“泌尿系感染”。用抗生素等药效不佳，某中医曾用利水通淋方法，病益甚。此肾虚而膀胱失约。处方：生熟地各15g，山药15g，山萸肉、丹皮、茯苓、五味子、菟丝子、覆盆子、金樱子、枸杞子各10g，炮附子、桂枝各6g。日1剂。水煎分3次温服。服药3剂，小便失禁等症明显减轻，调治10天缓解。（《金匮杂病论治全书》第122页）

按：《素问·宣明五气篇》曰：“膀胱不利为癃，不约为遗溺。”《灵枢·本输》曰：“实则闭癃，虚则遗溺，遗溺则补之，闭癃则泻之。”患者年迈，咳则遗溺，显然属虚。与舌脉合参，为肾阴阳俱虚。治以肾气丸去泽泻合五子补肾丸，平补肾阴肾阳，肾气恢复，小便失常自然缓解。

13. **顽痹**　王某某，70岁，汉族，农民。1993年4月6日初诊。腰腿疼痛，反复发作，已10余年。现已卧床半年，生活不能自理。查其脉细弱，舌淡红而润。病起于劳累、闪挫、受寒。

诊为顽痹。治用《金匮》肾气丸加减：熟地80g，山药40g，山萸肉40g，云苓30g，丹皮30g，泽泻30g，桂枝25g，生川草乌各15g，土元60g，川怀牛膝各30g，制乳没各15g，炒白术10g，炮山甲30g，血力花30g，三七粉100g。一料共细粉，蜜丸9g重，每次1丸，日3次，连服两料，历时6个月，康复如故。（王国范．医圣妙方起沉疴．中国中医药学会第二届仲景学术思想研讨会，1995：599）

原按：年高之时，脾肾受损，易成顽疾，余治此类病证，常用丸散，缓图收功。多年临证体会，顽疾多在脾肾，每兼痰、瘀，以虚为本，虚中夹实（痰瘀）。余师仲景补肾之方，佐以化、通、益脾之品，蜜为丸，补而不腻，攻不伤正。

按：将此案与上述蒲辅周先生经验、下列第16条之薯蓣丸证以及后第18条之大黄䗪虫丸证综合分析，可以领悟，对于痼疾以虚为主或虚实夹杂证，以丸剂缓服，为取效之秘诀。第18条所谓“缓中补虚”，意为丸剂缓服之中才能补“五劳虚极”，正气充实则“干血”自除。

【临证指要】肾气丸为补肾的祖方、主剂，临床应用广泛，凡虚劳病肾阴虚、肾阳虚、肾阴阳两虚及肾虚水湿内停者，皆可以本方化裁治之；其他诸脏久病及肾，或肾虚日久累及他脏所致病变，亦可以本方加减变通治之。肾气丸用之得当，疗效确切，故历代医家都十分重视本方的研究和应用。

【实验研究】肾气丸对整个机体具有综合效应。主要表现为：①调节神经中枢细胞代谢，降低副交感神经兴奋性。②改善肾功能，影响垂体肾上腺皮质功能，利尿消肿。③降血脂、抗动脉硬化、降低血压。④改善糖代谢。⑤抑制血清脂质过氧化反应，从而具有抗衰老作用。此外，本方还能调节和增强机体免疫功能、延缓抑制白内障的发生、改善性功能以及拮抗庆大霉素耳毒性等多种作用。

【原文】虚劳诸不足，风气百疾，薯蓣丸主之。（16）

薯蓣丸方：薯蓣三十分，当归、桂枝、曲、干地黄、豆黄卷各十分，甘草二十八分，人参七分，芎䓖、芍药、白术、麦门冬、杏仁各六分，柴胡、桔梗、茯苓各五分，阿胶七分，干姜三分，白蔹二分，防风六分，大枣百枚为膏。

上二十一味，末之，炼蜜和丸，如弹子大，空腹酒服一丸，一百丸为剂。

【提要】论虚劳病正气不足感受外邪的证治。

【简释】所谓“虚劳诸不足”，概指多种虚损证候，例如：望之面白，神疲，体瘦；闻之喘息，声微；问之心悸，乏力，眩晕，纳呆；切脉虚弱细微或浮大无力等诸不足表现。“风气百疾”泛指感受外邪的证候，如恶寒，发热，咳嗽，肢体酸痛等外邪束表的表现或邪气内犯脏腑的疾患。对此正气不足，邪气留恋，形成正邪相持之势，“正不可独补其虚，亦不可着意去风气”（《心典》）。薯蓣味甘气平，“补虚劳羸瘦，充五脏”（《别录》），以“补中”（《本经》）为主，重用之，应该是寓驱邪于补正之中，使邪气去而正气不伤，薯蓣丸即为此证而设。方中为君；白术、人参、茯苓、干姜、豆黄卷、大枣、甘草、曲益气调中；当归、芎䓖、芍药、干地黄、麦门冬、阿胶养血滋阴；柴胡、桂枝、防风既能外祛风邪，又能内调气血；杏仁、桔梗、白蔹理气开郁，合用以奏扶正祛邪之功。

按：本条揭示了中医治病的两大原则：一是，“虚劳诸不足”而脾胃虚弱者，应调补脾胃为主，以培植后天之本，使气血生化有源；二是，凡正虚邪恋之病情，皆应以扶正祛邪为大法。

后世许多补益之方如四君子汤、四物汤、八珍汤、十全大补汤、人参养荣汤以及扶正祛邪之方，皆从此方化裁或师此方之法也。

【大论心悟】

薯蓣丸治心病（心功能减退）有王道之功

据报道，用薯蓣丸治疗各种心脏病所致的心功能减退76例，取得满意疗效。摘要如下。

1. **治疗方法** 按原方用量比例研末，炼蜜和丸，每丸10g，每日3次，每次1丸，黄酒或温水送服。

2. **结果** 经2~6个月治疗，心功能有不同程度提高者69例（90.7%）；治疗前76例均有不同程度心律不齐，治疗后54例恢复正常；治疗前胸片示心脏扩大29例，治疗后心脏回缩19例。

3. **体会** 结合此方的药物作用，首先试用于多种虚羸疾病的康复治疗，收效良好。后又针对各种慢性心脏病患者不但有心功能减退的症状，又表现全身代谢功能缓慢低下的证候特征，把薯蓣丸扩大应用于心功能的恢复治疗，收到预期效果。本方不但有利于心功能的恢复，而且对整个机体的抗病免疫能力也大有裨益。（邵桂珍，等《中医杂志》1992；1∶35）

按： 薯蓣丸为“虚劳诸不足，风气百疾”而设。方中风药，有外感可祛邪，无外感邪气而可内调气血，悟透这一点，上述以该方治心病思过半矣。

【验案精选】

1. **虚劳（神经官能症）** 冯某某，女，36岁，教师。患心悸，失眠，头晕，目眩数年，并且耳鸣，潮热盗汗，心神恍惚，多悲善感，健忘，食少纳呆，食不知味，食稍不适即肠鸣腹泻，有时大便燥结，精神倦怠，月经愆期，白带绵绵，容易外感，每每感冒即缠绵难愈。已经不能坚持工作，病休在家。数年来治疗从未间断，经几处医院皆诊断为“神经官能症”。患者病势日见增重，当时面色晄白少华，消瘦憔悴，脉缓无力，舌淡胖而光无苔。综合以上脉症，颇符合诸虚百损之虚劳证，投以薯蓣丸，治疗3个月之久，共服200丸，诸症消除而康复。（《经方发挥》第163页）

2. **心悸（病毒性心肌炎）** 郑某某，女，43岁。患“病毒性心肌炎”4年，多次住院经中西药治疗，症状时缓时急，终未获愈。因病久厌于药治，遂停药在家休息。就诊时面色萎黄，心悸气短，胸闷乏力，头晕目眩，终日嗜睡，记忆锐减，稍事活动，诸症加剧，舌淡苔白薄腻有齿痕，脉象迟缓无力，时兼结代。查其心率缓慢，55次/分，心电图示：室性早搏。心功能测定：心脏每分钟搏血量5.30L，每搏血量60ml，明显减少。胸片示心脏扩大；肝在肋下2.5cm，下肢浮肿。中医辨证属心气（阳）不足，心血匮乏。遂停用其他药物，投以薯蓣丸，缓图施治。患者连续服药4个月，临床症状大部分消失，并可从事一般家务劳动。心功能由三级恢复到一级；心率增至78次/分，无早搏；超声心动图测定心功能，每分钟搏血量7.40L，每搏血量96ml，明显提高；复查胸片，心脏较前缩小；肝在胁下1.5cm，肢肿消退。后又间断服药百日，诸症消除，追访2年，症状未发。（邵桂珍，等.《中医杂志》1992，1∶35）

按： 薯蓣丸一方，今人用之较少。本方之妙，在于寓祛邪于补正药中，祛邪气不伤正气，则正气易于恢复。上述两案可知，不论有无外邪，只要是虚劳诸不足，易感外邪者，皆可以薯蓣丸治之而疗效满意。

3. **小儿泄泻（霉菌性肠炎）** 刘某某，女，9个月。患儿因母乳不足，而辅以牛奶类饮食。腹泻已3月余，初起大便一日8~9次，后至20余次。粪检有黏液与脓球，诊断为“痢疾”。曾用多种抗生素治疗无效。后再次粪检，查出念珠菌，诊断为“霉菌性肠炎”。经用制霉菌素治疗，大便一日仍20余次，粪中带有黏液。食乳尚可，时有烦哭，口干引饮，尿少稍黄，伴有低热。要求停用抗生素和制霉菌素，改用中药治疗。体检：神志清楚，面肤萎黄，形体消瘦，体温37.9℃，心肺（-），腹部有胀气，肠鸣音较亢进，舌淡苔薄白津少，指纹淡青达气关。大便色淡黄质稀而量不多。此后辗转改方多次，治疗2月余，病情仍然。后停用一切药物和母乳，单用张锡纯《医学衷中参西录》的一味薯蓣粥治疗。购山药500g研末，每次15g，白糖少许，煮二三沸后即成糊状，既为药，又代食，4小时服1次。药后2日，大便即减至每日七八次，便稍成形，小儿精神渐振，夜眠渐安，口干亦少。续以前法连服3周，大便霉菌检查转阴性。随访至今，患儿身体健康。（邓启源.《上海中医药杂志》1982，7∶27）

按： 山药既是药物，又是食物。以如此简易之小方，治愈如此难疗之疾患，值得推广。笔者曾治一约10个月幼儿，从三四个月始腹泻，阴雨天尤甚，日七八次。效法上述山药粥方法，10天后大便恢复正常。

另据报道，用薯蓣粥方法治疗婴幼儿泄泻22例。病程7~24天。全部于服药4~5天即明显见效乃至痊愈。（陈富，等.《浙江中医杂志》1991，2∶66）

张锡纯为近代名医之一，临床经验丰富，善于自创新方，薯蓣粥为其一。张氏用薯蓣粥方“治阴虚劳热，或喘，或嗽，或大便滑泻，小便不利，一切羸弱虚损之证”。他谈及治疗小儿滑泻的经验说：“滑泻之证，在小儿为最难治。盖小儿少阳之体，阴分未足，滑泻不止，尤易伤阴分……惟山药脾肾双补，在上能清，在下能固，利小便而止大便，真良药也。且又为寻常服食之物，以之作粥，少加砂糖调和，小儿必喜食之。一日两次煮服，数日必愈……以此方治小儿多矣。”（《医学衷中参西录·医方》）张锡纯此论此方，可见其深得《金匮》薯蓣丸重用薯蓣为君之旨。

【临证指要】 薯蓣丸对“虚劳诸不足”，即多种慢性衰弱性疾病（心功能减退、慢性肾炎、肺结核、荨麻疹，等），原方或适当加味，丸剂久服，疗效满意。

【实验研究】薯蓣丸可抗衰老（提高机体自身的清除氧自由基功能，从而具有延缓衰老作用）、提高免疫功能（改善机体免疫功能状态）。此外，该方对心功能减退者有改善作用。

【原文】虚劳虚烦〔1〕不得眠〔2〕，酸枣汤主之。（17）

酸枣汤方：酸枣仁二升（按：明刊本、俞桥本、清初本、吉野本并作“一升”），甘草一两，知母二两，茯苓二两，芎䓖二两。深师（按：指《深师方》。深师是南北朝宋·齐间人）有生姜二两。上五味，以水八升，煮酸枣仁，得六升，内诸药，煮取三升，分温三服。

【注脚】

〔1〕虚烦：因虚致烦，心中烦乱，翻来复去，躁扰不安。

〔2〕不得眠：后世称之为“失眠”或“不寐”。

【提要】论虚劳病心肝血虚失眠的证治。

【简释】肝血不足，血不养心，神魂不安，故不得眠；夜不得眠则心中烦扰，或心悸，眩晕，口干等。方取酸枣之果肉味酸而仁味甘，甘益脾，酸补肝；川芎味辛以调肝气；茯苓、甘草味甘以健脾宁心；知母苦寒以清虚热，全方补肝养血安神。

按：失眠为常见症状，临床辨证，一要分辨虚实，二要分辨标本。因病痛而致失眠者，治其本病，自然安眠；因失眠而致诸症者，治其失眠，诸症自愈。

【方歌】

酸枣仁汤治失眠，川芎知甘茯苓煎，
酸枣补肝仁益脾，虚劳恢复入睡酣。

【大论心悟】

酸枣汤与酸枣仁汤考究

该方名称、药用部位及功效，注家尚有不同见解。笔者参考相关文献，辨析如下：

1. **方名考** 宋·林亿等校订的《金匮要略方论》之此方的方名曰“酸枣汤”，而其药用是“酸枣仁”，故后世注本多名之曰“酸枣仁汤”。

2. **药名考** 中药学最早的典籍《神农本草经》记载说：“酸枣，味酸，平，无毒。治心腹寒热，邪结气聚，四肢酸疼，湿痹。久服安五脏，轻身，延年。生川泽。”《名医别录》说：“酸枣，无毒。主烦心不得眠，脐上下痛，血转，久泄，虚汗，烦渴，补中，益肝气，坚筋骨，助阴气，令人肥健。生河。八月采实，阴干，三十日成。”可以肯定，《本经》成书早于张仲景时代。《别录》旧题梁·陶弘景撰，该书收录了汉代至魏晋时名医的临床经验。上述可知，《本经》《别录》记载的药名皆是“酸枣”。那么，汉代及其相近年代的名医们是用酸枣实（肉），还是用酸枣仁呢？陶弘景：“酸枣，今出东山间，云即是山枣树，子似武昌枣，而味极酸，东人啖之以醒睡，与此疗不得眠正反矣。”《开宝本草》：“酸枣，陶云醒睡，而《经》云疗不得眠，盖其子肉味酸，食之使不思睡，核中仁服之疗不得眠，正如麻黄发汗，根节止汗也。”

3. **酸枣仁功效考究**

（1）酸枣仁生用治好眠，熟用治不得眠说 以上引录可知，酸枣“肉味酸，食之使不思睡，核中仁服之疗不得眠”。关于酸枣之仁生用、熟用不同之说，引录如下。《本草图经》：“酸枣仁，《本经》主烦心不得眠，今医家两用之，睡多生使，不得睡炒熟，生熟便尔顿异。而胡洽治振悸不得眠，有酸枣仁汤，酸枣仁二升，茯苓、白术、人参、甘草各二两，生姜六两。六物切，以水八升煮取三升，分四服。深师主虚不得眠，烦不可宁，有酸枣仁汤，酸枣仁二升，堤母（按：知母异名）、干姜、茯苓、芎䓖各二两，甘草一两炙，并切，以水一斗，先煮枣，减三升，后纳五物煮，取三升，分服。一方，更加桂一两。二汤酸枣并生用，疗不得眠，岂便以煮汤为熟乎？”《本草纲目》：“酸枣仁，甘而润，故熟用疗胆虚不得眠，烦渴虚汗之证；生用疗胆热好眠。皆足厥阴、少阳药也，今人专以为心家药，殊昧此理。”对以上所述加以分析可知，酸枣仁生用治好眠，是指既不炒熟，又不煎煮；熟用治不得眠，是指既要炒熟，又要煎汤。如此生用、熟用而功效相反之说，有待进一步研究证实。

（2）酸枣仁性味、功效论 如上所述，李时珍认为酸枣仁为“足厥阴、少阳药也”。而朱丹溪则说：“血不归脾而睡卧不宁者，宜用此（酸枣仁）大补心脾，则血归脾而五脏安和，睡卧自宁。”《本草经疏》分析的比较全面，指出：“酸枣仁，实酸平，仁则兼甘。专补肝胆，亦复醒脾。熟则芳香，香气入脾，故能归脾。能补胆气，故可温胆。母子之气相通，故亦主虚烦、烦心不得眠。其主心腹寒热，邪结气聚，及四肢酸疼湿痹者，皆脾虚受邪之病，脾主四肢故也。胆为诸脏之首，十一脏皆取决于胆，五脏之精气，皆禀于脾，故久服之，功能安五脏。”

总之，酸枣（实，即果肉）味酸，酸入肝而敛肝利胆，补肝胆之虚；酸枣仁味甘补脾，炒熟之后，其芳香之气亦能醒脾。由此可以推论，酸枣汤以酸枣仁之甘为主药补脾之虚，脾气充实，营血化生之源生生不息，才能滋养“四旁”（心肺肝肾），则“虚劳”可复，“虚烦”可止，“不得眠”者安然入睡矣。若需要以酸补肝，则应用酸枣（肉）类酸味之药也。

【验案精选】

1. 年轻人失眠（神经衰弱）

（1）李某，男，24岁，学生。患失眠多年，西医曾诊断为“神经衰弱”，服用地西泮、氯氮卓等镇静药，时有小效。近因毕业考试，思虑过度，劳伤阴血，病证加重，昼则头晕头疼，昏昏欲睡，神思恍惚；夜则清清不寐，往事联翩，思绪不断，痛苦非常，口苦，心烦，小便赤，舌红苔薄黄，脉弦细而数。阴血不足，神魂不安本宅，治当养阴血以复本；清虚热以安神魂，方用酸枣仁汤加味：酸枣仁15g，茯苓18g，知母9g，川芎6g，生地15g，白芍9g，栀子6g，朱砂1.5g（冲服），竹叶4.5g。水煎服，每日1剂。服本方6剂，睡眠稍好，头晕痛亦减；又进9剂，睡眠已正常。后用天王补心丹，每晚2丸，调理善后。（《中医自学丛书·金匮》第153页）

（2）何某某，女，32岁。1936年仲冬，久患失眠，诸药不效。形容消瘦，神气衰减，心烦不寐，多梦纷纭。神魂不安，忽忽如有所失，头晕目眩，食欲不振，舌绛，脉象弦细，两颧微赤，此乃素禀阴虚，营血不足，营虚无以养心，血虚无以养肝，心虚神不内守，肝虚魂失依附，更加虚阳上升，热扰清宫所致。议用养心宁神法，以酸枣仁汤加入人参、珍珠母、百合花、白芍、夜交藤，水煎……连服13剂，便能酣卧，精神内守，诸证豁然。（《蒲园医案》）

按：据报道，以酸枣仁汤加减或用酸枣仁治疗失眠（神经衰弱）209例，取得疗效。其中用酸枣仁粉治疗20例，19例失眠症状减轻或消失。（俞昌正，等.《山东医刊》1965，9:27）

另据报道，以酸枣仁与茶叶合用治疗失眠39例。治疗方法：每日清晨8时前将绿茶15克用开水冲泡两次饮服，8时后忌饮茶水，晚上就寝前冲服酸枣仁粉10g。结果：3~10天治愈者30例。（许大贤.《上海中医药杂志》1984，10:30）

2. 更年期失眠 孙某某，女，52岁，财务人员。1991年11月5日初诊。病者因工作劳累，长期失眠，难以入睡，睡后容易惊醒，精神差，身体瘦弱，食纳少，大便成形，口渴不饮，血压正常，脉细弱，舌红少苔而润。处方：酸枣仁15g，知母10g，茯苓15g，川芎5g，炙甘草5g，女贞子10g，旱莲草10g，柏子仁10g，浮小麦30g，珍珠母15g，灵磁石15g，炒谷、麦芽各15g。每日1剂，水煎分2次服。二诊，11月15日。服前方7剂后，自觉失眠有明显好转，入睡后可延至早晨5~6点钟方醒，精神倍增，食纳加量，口不渴，脉细有力，舌淡红润。仍守原方再进，嘱每隔日1剂，以资巩固。1个月后相遇告之，服药10剂后停药，诸症消失，以调理休息为主，未再服药，继续观察。（《伤寒实践论》第131页）

原按：妇女绝经后，有一段时期出现失眠，其病机多肝血不足，血不能养心，心神不宁。这种病状不宜峻补，若补益不当，可助火化热，滋阴又可壅滞。酸枣仁养阴宁神，稍事加减，治疗老年妇女停经之后的失眠，是最佳选择。

3. 时病后失眠 邱某，时病后，阴液必伤，因劳复，入夜仍是烦躁多言，神志不静，且阴液内耗，厥阳外越，化风化火，燔燥煽动，致阴不敛阳，寤不成寐，此属阴损之症，最不宜治，宗仲景酸枣仁汤意。酸枣仁、茯神、知母、白芍、麦冬、生牡蛎、生甘草。〔《二续名医类案》（李铎·医案偶存）第1520页〕

4. 夜半惊恐 廖某，女，夜间每值11时至翌日3时，即感惊恐不安，如被捕逐之感。每夜届时而发，舌边尖红少苔，脉细数无力，此肝血不足，胆虚神摇之疾，处方：酸枣仁12g，白茯苓10g，知母10g，川芎6g，甘草6g，夜交藤20g，生龙牡各30g。5剂而愈。（王兆奎.《河北中医》1986，4:38）

【临证指要】 酸枣仁汤主治以阴血不足为主的失眠、郁证等。在辨证论治各种痛证（头痛、胁痛、胃痛、四肢痛、腰痛）的处方中加入酸枣仁，有很好的镇痛作用。其治疗虚证痛优于实证，而以夜晚痛剧者效果更好。

【实验研究】酸枣仁汤具有镇静催眠、抗惊厥、镇痛、降温、降压等多种药理作用。生、熟枣仁皆有明显镇静催眠作用，二者并无区别。

【原文】五劳虚极羸瘦[1]，腹满[4]不能饮食，食伤，忧伤，饮伤，房室伤，饥伤，劳伤，经络营卫气伤[2]，内有干血[3]，肌肤甲错，两目黯黑[4]。缓中补虚，大黄䗪虫丸主之。(18)

大黄䗪虫丸方：大黄十分（蒸），黄芩二两，甘草三两，桃仁一升，杏仁一升，芍药四两，干地黄十两，干漆一两，虻虫一升，水蛭百枚，蛴螬一升，䗪虫半升。上十二味，末之，炼蜜和丸小豆大，酒饮服五丸，日三服。

【注脚】

〔1〕虚极：精、气、神极度虚衰之象。

〔2〕食伤，忧伤，饮伤，房室伤，饥伤，劳伤，经络营卫气伤：魏荔彤曰："仲景追溯致伤五脏之由，曰食、曰忧、曰饮、曰房室、曰饥、曰劳、曰经络荣卫。此乃不慎其起居，不制其嗜欲，不调其喜怒，不省其思虑，不节其饮食，不息其劳役，不戒其房帷，驯至劳而伤，伤而虚，虚而仍劳仍伤，遂病矣。"

〔3〕干血：指瘀血之日久者，多是因虚致瘀，与《伤寒论》之"蓄血"证不同。

〔4〕两目黯（àn 暗）黑：指两目白睛呈青黯色，为瘀血特征之一。慧琳《音义》卷四十八："黯，深黑也。"

【提要】论虚劳病内有干血的证治。

【简释】虚极羸瘦，是五劳七伤所致极度虚衰之状。劳伤之人，正气不能推动血脉正常运行，从而产生瘀血，瘀血日久者谓"干血"。瘀血内停，血瘀碍气，脾失健运，故腹满不能饮食；瘀血不去，新血不生，体表失其营养，故肌肤甲错；目睛失其荣养，因虚致瘀，故两目黯黑。治宜大黄䗪虫丸。方中用大黄、䗪虫、桃仁、虻虫、水蛭、蛴螬、干漆活血化瘀；芍药、地黄养血补虚；杏仁理气；黄芩清热；甘草和中，诸药炼蜜为丸，总为峻药缓攻，补益阴血之方。尤在泾："此方润以濡其干，虫以动其瘀，通以去其闭，而仍以地黄、芍药、甘草和养其虚，攻血而不专主于血，一如薯蓣丸之去风而不着意于风也。"（《心典》）

按：条文所谓"缓中补虚"的治法比较费解，故历代注家有不同认识。喻昌说："仲景施活人手眼，以润剂润其血之干，以蠕动啖血之物行死血，名之曰缓中补虚，岂非以行血去瘀，为安中补虚上着耶？"（《医门法律》）笔者以为，依据大黄䗪虫丸的方药组成、剂量、剂型及服法可知，本方实为峻药缓攻，补益阴血之剂，即以攻瘀通络为主，以甘润补虚为辅，目的在于渐消瘀血，恢复正气。通过攻补兼施，中焦脾胃的功能恢复，自然腹满消除，饮食能进，气血生化有源，则内外久瘀证候会逐渐缓解。

【方歌】

干血大黄䗪虫丸，三军协力齐作战，
峻药缓攻补阴血，桃杏芩芍地黄甘，
干漆蛴螬虻水蛭，顽疾怪病此方堪。

【方证鉴别】

大黄䗪中丸证与薯蓣丸证 两方证皆为正虚邪实，虚实夹杂的证候，均用丸剂缓图。不同点，此为阴血亏虚而瘀血日久；彼为气血诸不足而兼感外邪。故此补虚与通瘀并用；彼补虚与祛风兼施。凡久病痼疾，彼此两方之法应兼学活用，以切合病情为要。

【大论心悟】

大黄䗪虫丸治顽疾（慢粒）有特效

以大黄䗪虫丸为主治疗慢性粒细胞性白血病36例。36例慢粒患者随机抽样分为两组：化疗加大黄䗪虫丸组（下称结合组）16例；化疗组（对照组）20例。

1. **治疗方法** 两组化疗药物相同，结合组加用大黄䗪虫丸2~3丸/日，4周为1个疗程，用1~8个疗程不等。

2. **结果** 结合组达到完全缓解者8例（50.0%），部分缓解者6例（37.5%），总缓解率87.5%，死亡1例（6.3%）；对照组完全缓解者4例（20.0%），部分缓解者6例（30.0%），总缓解率为50.0%，死亡8例（40.0%）。

3. **体会** 近年治疗慢粒虽然可用化疗控制，但还不能完全治愈。临床上最棘手的问题是慢粒急性变，另外，巨脾也存在脾破裂和促使病情发展的隐患。针对这一情况，试图以大黄䗪虫丸为主治疗慢粒。经初步观察，发现大黄䗪虫丸对缩小脾脏具有良好疗效，与化疗组对比，无论是脾脏缩小的程度或速度都远比单纯化疗优越，其差别非常显著。不仅如此，还观察到该药对周围血象和骨髓的幼稚细胞似乎具有一定的抑制作用。大黄䗪虫丸不仅能去瘀生新，尚能缓中补虚，方中的地黄、芍药、甘草等药寓有濡养血脉和补虚缓急之意，本药之所以能够久用而不致发生明显不良反应也许与此有关。单用大黄䗪虫丸大概还不能使慢粒完全缓解。但作为辅助药物借以缩小脾脏，此药具有实用价值。（陈兆孝.《中国中西医结合杂志》1988，8∶500）

按：以上疗效，证实了中西医结合治顽疾的优势。关于用大黄䗪虫丸治疗各科顽疾怪病的神奇疗效，详见下列验案。

【验案精选】

（一）妇人病

1. **干血痨、闭经**

（1）陈镜湖，万县人，半业医，半开药铺，有女年十七，患干血痨。经停逾年，潮热，盗汗，咳逆，不安寐，皮肉消脱，肌肤甲错，腹皮急，唇舌过赤，津少，自医无效，住医院亦无效，抬至我处，困疲不能下轿，因就轿诊视。脉躁急不宁，虚弦虚数，予曰：脉数，身热，不寐，为痨病大忌，今三者俱全，又加皮脱肉瘪，几如风消，精华消磨殆尽，殊难着手。……究之死血不去，好血无由营周，干血不除，新血无由灌溉，观大黄䗪虫丸，多攻破逐瘀之品，自注缓中补虚，主虚劳百不足，乃拟方：白芍六钱，当归四钱，生地四钱，鳖甲五钱，白薇、紫苑、百部各三钱，甘草一钱，大黄䗪虫丸十粒，煎剂分二次服。丸药即二次用药汁吞下。十日后复诊，咳逆略缓，潮热盗汗渐减，原方去紫苑、百部，加藏红花、琥珀末各八分，丸药米酒送下。又十日复诊，腹皮急日渐宽舒，潮热盗汗止，能安寐，食思渐佳，改复脉汤嘱守方久服。越三月……已面有色泽，体态丰腴，不似以前虚羸。虚劳素称难治，然亦有短期治愈者。（《冉雪峰医案》第28页）

按：冉雪峰先生（1877~1963）为近代名医，与张锡纯齐名，素有“南冉北张”之称，《冉注伤寒论》是其代表作。本案颇似大黄䗪虫丸证，冉氏变通仲景治法，以滋阴清热方送服大黄䗪虫丸，则更加切合病情，最后“改复脉汤嘱守方久服”以补助正气，故而效佳。

（2）白某某，女，27岁，已婚，1956年5月11日初诊。患者月事不以时下已2年半之久。近1月来头晕目眩，心跳胸膈不舒，睡眠不佳，饭后脘胀，消化力弱，二便尚调，颈部右侧淋巴腺肿大约1年。现已2年零2个月经水未来潮，自觉脐下有软包块，按之则痛，肌肉日见消瘦。此经闭日久，络脉受阻，气血不和，仍宜调和肝脾，并主通经和络，病程日久，宜以丸剂徐图，兼服下方。处方：①当归6g，白芍6g，川芎6g，白术9g，泽泻6g，茯苓9g，桂枝6g，甘草3g，制香附9g，鳖甲15g，鸡内金9g，川楝炭6g。5剂，每日上午服一次。②大黄䗪虫丸10丸，每夜服一丸，开水送下……九诊：月经来潮，量尚不多，有小血块，色紫黑，共行4天，腰已不痛，食、便正常，脉弦滑，病人至此经事已通，气血初顺，仍以原法调理，再过2月，而体力精神渐复，以后又有妊娠。（《蒲辅周医案》第133页）

原按：月经闭止而见肌肉消瘦，头晕目眩，气短心慌，手足心热，饮食较差，欲作风消之候，人见之莫不知其为虚，但颈部淋巴结核，气郁之象，少腹胞块能移，血瘕之征。根据《内经》：“二阳之病发心脾。”先调肝脾，使其饮食渐增，头晕目眩渐减，而后通经化瘀，以法攻之。若只知其为虚，而补气补血；不知其月经久停，络脉受阻，气血不和，瘀结已成，而忽视通经化瘀，则虚者愈虚，闭者日闭，瘀者日瘀，而为血枯经闭。故用三攻之法（按：指三诊、四诊、五诊等三次诊治，以汤剂配合大黄䗪虫丸攻瘀之法），而月经即有欲通之机，虽不补而补已寓其中，气以通为补，血以和为补，三攻之后，而即用调胃理气和血之剂，虽不再攻而攻已尽其用，“大积大聚，其可犯也，衰其大半而止”。

2. **痛经、闭经（子宫内膜结核）** 赵某某，女，26岁。1973年5月19日诊。5年来经痛不调，经量少，夹紫色瘀块，近半年且成闭经。某院检查诊断为“子宫内膜结核”，中西医治疗无效。体瘦，骨蒸，手足心发热，肌肤甲错。舌黯红少苔，脉象沉细。方予丹栀逍遥散、疏肝育阴汤、血府逐瘀丸等，疗效甚微。改用大黄䗪虫丸，早晚各1丸，早用红糖水送服，晚用黄酒送服。服1月，月经即至，经量稍增，腹痛稍减。连服3月，月经基本正常（每月行经3~5天，经量增多，瘀块减少），腹痛已除。改服逍遥丸、六味地黄丸，服药2月余，月经正常，诸症悉除。（白炳森.《浙江中医杂志》1988，4∶177）

3. **痛经（输卵管结核）** 陈某，女，35岁，干部，1967年7月12日初诊。患者下腹痛有肿块，开始行经时痛，以后逐渐加重。现在情况：经来时腹剧痛，经过后稍减，但仍然痛，直到下月来潮又剧痛，因之1月之间几乎无休止。下腹拒按，触诊下腹左侧有硬块如鸡卵，触痛甚剧，月经量少色紫黑，皮肤粗糙，颜面色泽黧黑，肌肉消瘦，手脚热，目视物不清，舌紫暗，脉象沉有力。曾去北京某医院检查，诊断为“输卵管结核”，用中西药治疗未见效果。辨证为瘀血积滞日久成为“瘀”，宜大黄䗪虫丸，每次1丸，日服2次。病人用上药后，腹痛逐渐减轻，月经量逐渐增多，服至八百余丸，腹痛完全消失，月经来时一如常人，月经量亦恢复正常，色红无血块，肌肤荣润，体重增加，症状全除，但迄未生育。（《张琪临证经验荟要》第407页）

按： 本例大黄䗪虫丸“服至800余丸”，腹痛及肿块才消失。这其中的经验是：对痼疾的治疗，认证准确，就要守方守法，“王道无近功”也。

4. **石瘕（子宫肌瘤）** 曹某某，女，48岁，未婚，工人。患者于1979年因劳累而出现阴道大流血，经用止血剂，病情缓解。其后月经量明显增多，经期延长。1981年妇科诊断为“子宫肌瘤”，经治疗病情不见好转，转中医科治疗。B型超声报告：子宫前位，8.8×6.6×7.8cm³，肌壁肥厚，可见数个大小不等的肌瘤反射。血红蛋白48g/L，红细胞2.68×10⁶/mm³（2.68×10¹²/L）。临床诊断：子宫肌瘤；继发性贫血。诊见：颜面苍白，口唇淡红，月经量多，腰腹疼痛，不能下地行走，舌质淡苔薄黄，脉沉细。证属虚劳夹瘀，选用大黄䗪虫丸，每次1丸，日服3次。服药3周后，丸剂每日加至6丸；共服药88天，月经来潮3次，后2次月经不超过1周，经血量明显减少，腰腹痛消失，食增，体重增加。复查：血红蛋白77g/L，红细胞4.84×10⁶/mm³，B型超声报告：子宫7.7×7.8×6.6cm³，未见明显异常B超现象。诸症明显好转，出院巩固治疗，目前仍在继续治疗中。（高鹏翔.《吉林中医药》1987，2:25）

5. **经断复来（宫颈癌Ⅲ期）** 房某某，53岁，营业员。1978年4月初诊。素体壮，48岁闭经。去年突觉腰痛，阴道流血性分泌物，血色暗黑有腐臭味。经妇科检查，诊为“宫颈癌Ⅲ期”，已失去手术机会。本人拒绝化疗，经放疗不足一疗程，因不能耐受而中断，转中医诊治。查：面色萎黄，形体肤枯不荣，口唇淡红，少腹压痛，舌质红有瘀斑苔黄腻，脉沉细。诊为干血证，首选大黄䗪虫丸，因本市无药，改投折冲饮、少腹逐瘀汤合方用药月余，腰痛略减，余证未除。后自购大黄䗪虫丸，每次1丸、日服3次。半月后，腰腹痛明显减轻，每日加服2丸。2个月后，阴道无血性分泌物排出，食进。共服药7个月，诸证悉平。近日随访，无复发，已上班工作。（高鹏翔.《吉林中医药》1987，2:25）

按： 以上六个案例，皆妇人病所致干血劳。西医诊断都是棘手难治之病，中医辨证皆为因虚致瘀之痼疾，皆用大黄䗪虫丸峻药缓攻，补益阴血，或辨证处方送服之，都取良效。

（二）内科病

1. **臌胀（肝硬化腹水）** 吴某某，男，52岁。患肝硬化10年，曾多次住院，其主症是腹胀甚，痛不可忍，日夜呻吟，已抽腹水3次，抽后胀减而痛不减。现症见面黄肌瘦，腹大如鼓，脉络暴露，舌暗红无苔，六脉沉弦，二便不通。按血瘀水停辨治，用大黄䗪虫丸合下瘀血汤，服3剂后痛止胀减，续服大剂量大黄䗪虫丸成药一月而获显效出院。随访未再发生腹水。瘀血不去则新血不生，本方能逐瘀生新，故而效捷。（齐振江.《内蒙古中医药》1989，3:29）

2. **中风** 文某，女，57岁，农民，1974年11月16日午夜抱其小孙孙撒尿时，忽觉头目眩晕，手足痿软，不能自控，遂同其孙一齐摔倒床下。往诊见其口眼歪斜，右侧上下肢瘫软，胸胀气粗，欲语不能，脉沉细涩。家属说晚饭时，曾和邻里发生口角。辨此乃大怒伤肝，气机郁滞，而使脉道不通，血瘀脑中。因予理气开郁，活血通络法。方用：大黄15g，黄芩10g，芍药10g，䗪虫12g，杏仁12g，桃仁10g，生地12g，干漆6g，虻虫6g，水蛭6g（研分冲），蛴螬10g，枳壳6g，乌药12g，细辛3g，全瓜蒌30g，甘草9g。2帖，嘱其一日夜服完。17日下午二诊：口已能言，下肢已可屈伸，于前方适当加减，日1剂。连续服用8天后，诸症皆去，只觉乏力呆食，予逍遥散增损5剂而愈。（屈哲.《河南中医》1992，1:18）

3. **身颤** 高某某，男，70岁。1993年10月20日诊。静时周身颤动，前后摇摆，不能自主，活动则止，逐渐加剧，已历数年。追询病史，“文化大革命”中曾蒙冤受屈。舌质淡紫暗，脉细涩。此乃气郁日久，导致络道不宣。治拟培元开郁，化瘀通络。处方：炙黄芪50g，全当归10g，赤芍10g，桃仁10g，丹参10g，牛膝10g，川芎10g，路路通10g，淮红花5g。每日1剂，送服大黄䗪虫丸，早晚各1丸。上方汤剂略作加减，服

用3月余，继单服大黄䗪虫丸半年余，病告痊愈。（邹兰谷.《江苏中医》1995，7：35）

按：王清任云："元气既虚，必不能达于血管，血虚无气，必停留而成瘀也。"此例患者年老体虚，因虚致瘀，瘀血阻于血脉，脉路不通，筋失阴血之濡养与阳气之温煦，故筋脉挛急而"周身颤动"也。处方以补阳还五汤加减益气活血，大黄䗪虫丸化瘀通络并有滋养阴血之功。方证相对，守方久服，气虚得补，阴血得养，瘀血渐化，脉络通畅，筋脉柔和，身颤自止。诚如王清任所说："气通血活，何患不除？"

4. **不寐**　郭某某，女，37岁，1987年3月5日初诊。自诉失眠4年余，心中烦乱，噩梦纷纭，纳少便干，月经量少色黑有块。面色晦暗，舌暗有瘀点苔黄，脉涩。证因劳伤过度，导致心血暗耗，气血运行失调，血脉离经而成干血之候。遵先师之法，祛瘀生新，缓中补虚，予大黄䗪虫丸，每日4丸（早晚各2丸）。药后3天，病人来述：4年来第1次夜寐变实，心中沉静。嘱其继续服药。前后共服大黄䗪虫丸50丸，睡眠正常，月经色初黑后红，舌质由暗变淡。考虑其瘀血已去，当补其虚，而投以滋补肝肾，养血安神之剂，前后共15剂而愈。（张胜荣.《北京中医》1988，4：58）

5. **低热**　杨某某，女，19岁。1991年8月20日诊。肝郁不达，多怒易躁，低热（体温37℃左右）年余，经多方医治无效。伴见纳谷不香，夜寝欠酣，胸闷，经行乳胀。舌边紫苔薄白，脉细涩。西医检查无异常发现。证属肝气郁滞，日久夹瘀。法当疏肝解郁，活血化瘀。处方：当归10g，焦山栀10g，川芎5g，柴胡5g，焦白术10g，赤芍10g，青蒿10g，大枣10g，绿梅花5g，薄荷（后下）5g，鲜姜3片。日1剂，送服大黄䗪虫丸，早晚各1丸。服上方14日后，纳谷较增，低热改善。原方去生姜、白术，加细生地15g，制香附10g，连服2月，低热消失而愈，随访无复发。（邹兰谷.《江苏中医》1995，7：35）

按：本例脉症互参，诊为瘀血发热。处方加减以治肝郁，送服大黄䗪虫丸以治瘀血，使肝气条达，瘀血得化而低热自除。

（三）外科病

1. **脱疽（血栓闭塞性脉管炎）**　宋某某，女，62岁。1985年4月23日诊。患高血压及糖尿病已10余年。近1年来又患"血栓闭塞性脉管炎"，最近1月两足冷痛，足背动脉搏动消失，足色青紫，两足趾端痛难着地，入夜痛剧难眠，扪之冰凉，形消体瘦，舌红无苔，脉沉细数。始考虑为阴虚之故，用滋阴缓急止痛之剂，不应，反冷痛加剧，再考虑为寒凝血脉，阳气不能下达，故入夜痛剧，予温经散寒，养血通脉之当归四逆汤3剂，舌红有减，薄苔布舌，但疼痛不减。认为久病寒盛，必有积瘀闭阻脉道，遂用前方合大黄䗪虫丸增损：当归、桂枝各12g，赤芍、熟地、水蛭各20g，细辛9g，桃仁15g，干漆、虻虫、蛴螬、䗪虫、甘草各10g，通草3g，大枣25枚。服3剂，疼痛大减，夜能安睡。服20剂，两足转温，肤色转红，足背已有搏动。续服大黄䗪虫丸，日3次，每次1丸，3月后足温痛消，步履如常而愈。（刘强.《浙江中医杂志》1988，4：176）

按：脱疽辨证有寒、热之不同，血瘀脉道则为共同特征，故活血通脉为主要治则。大黄䗪虫丸活血通脉（改善肢体末梢的血液循环），若属阴寒证者合用阳和汤或当归四逆汤；属热毒证者合用四妙勇安汤。

2. **手臂外伤红肿**　王某某，男，36岁。手臂被打伤，红肿俱甚，经用活血祛瘀方药治疗半年不效，于去年12月就诊。患者并见舌燥咽干，手心灼热，诊断阴虚夹瘀，以大黄䗪虫丸改汤剂，方中干地黄用120g，数剂后病情大大减轻，续服大黄䗪虫丸4盒病痊。（唐国风.《浙江中医杂志》1982，8：372）

按：据唐氏经验，大黄䗪虫丸应用不限于原文所述证候，各科病症只要阴虚、有热、有瘀三者之证候具备，即可使用。

（四）皮肤、五官科病

1. **肌肤甲错**　王某某，男，10岁，1987年6月5日就诊。病者出生3个月后，其母发现双下肢及腹部皮肤发硬，苍黑，触之刺手。5个月后，下肢及腹部皮肤呈鱼鳞状敷盖，僵硬。温水洗后，部分脱落，2日后又呈鳞状。视其舌质淡蓝，诊其脉沉而涩，肤呈甲错状，瘀血证当无疑问。其肌肤甲错为血瘀肌肤之候。治以行其血，化其瘀。嘱服大黄䗪虫丸。日2次，每次1丸。兼服苍术膏（苍术500g，水煎2次，去渣，浓缩成膏，加白蜜500g，搅匀）每日2次，每次2匙。1月后鳞甲脱失，皮肤变为柔软，症状缓解，追访4个月，病无复发。（高永祥.《黑龙江中医药》1988，5：33）

按：瘀血内阻，新血不生，肌肤失养，发为肌肤甲错。病延十年，可知其瘀血之重，正宜大黄䗪虫丸，疗效称奇。

2. **失音** 张某，女，40岁，干部，1989年10月9日初诊。喑哑7个余月。诊见声音嘶哑，低沉不扬，咽干不适，伴胸胁胀闷，月经先期，经色紫暗有块。舌质暗满布瘀点，脉弦涩。查咽部黏膜暗红肥厚，后壁淋巴滤泡增生，双侧声带肥厚，边缘不整，闭合不全。证属血脉瘀滞，痹阻咽喉之慢喉喑，治宜活血祛瘀，利咽开音，方选大黄䗪虫丸方加减：当归、桃仁、水蛭、赤芍、僵蚕、黄芩各12g，生地、牛膝各15g，酒大黄、红花、土元、木蝴蝶各9g，甘草6g。水煎服。上方加减，药进18剂，瘀祛结散，咽利音扬，诸症向愈。(王学让.《河南中医》1993，3:119)

按： 此案的启示是，咽喉病变日久，亦应辨证采用活血通络方药。这使我回忆起20多年前，当时我在附属医院内科工作，有一位叫李兰生（是名医张锡纯的弟子）的老大夫就是用血府逐瘀汤治慢性咽炎。

【临证指要】 大黄䗪虫丸主治因虚（阴血虚）致瘀，瘀血日久所致的各科多种痼疾怪病。用之得当，丸药久服（时间最长为“服药七个月”；服药最多“至800余丸”），疗效称奇！用法：本方以丸剂为宜，或以此丸与汤剂兼服，或酌情以此丸改用汤剂适当加减。

【实验研究】 大黄䗪虫丸的研究成果是多方面的，归纳如下：①抗肝损伤、肝纤维化作用。②抑制血小板聚集，并能使聚集后的血小板逐渐解聚。③改善微循环障碍，降低血液黏度，并且具有血管壁内膜保护作用，改善心肌血流量，从而起到降血脂、抗凝血、抗动脉硬化及溶血栓等作用。④改善脑缺血、脑出血对脑组织造成的病理损害。⑤对难治性肾病综合征能改善肾功能，减轻肾间质纤维化程度及改善高凝状态。⑥促进肠蠕动、减轻肠粘连。⑦对外伤性组织损伤能促进其愈合。总之，大黄䗪虫丸对脑、心、肝、肾等脏器病变及血脉病变，该药具有“活血通络，峻药缓攻，补益阴血之攻瘀而不伤正”的功效。

〔附方〕

《千金翼》炙甘草汤一云复脉汤：治虚劳不足，汗出而闷，脉结悸，行动如常，不出百日，危急者十一日死。

甘草四两（炙），桂枝、生姜各三两，麦门冬半升，麻仁半升，人参、阿胶各二两，大枣三十枚，生地黄一斤。上九味，以（按：《伤寒论》第177条“以”后有“清”字）酒七升，水八升，先煮八味，取三升，去滓，内胶消尽，温服一升，日三服（按：《伤寒论》第177条“日三服”后有“一名复脉汤”五字）。

按：《千金翼》炙甘草汤，实为仲景方，首载于《伤寒论》第182条，曰：“伤寒，脉结代，心动悸，炙甘草汤主之。”喻嘉言说：“此仲景伤寒门，治邪少虚多，脉结代之圣方也。”徐彬说：“此虚劳中润燥复脉之神方也。”孙思邈用该方“治虚劳”，为善师仲景心法，变通用之，扩大用之，真良医也。

该方【验案精选】等，详见《伤寒论》。

【简释】 本条所谓“治虚劳不足”，是首先明确炙甘草汤主治之病的病机为虚证，而病位在心；“汗出而闷，脉结、悸”为心病发作之脉症；“行动如常”，是说上述脉症时发时止，时急时缓，缓解期如常人；“不出百日，危急者十一日死”，是对此类病人预后之判断。如上所述，孙思邈扩大了炙甘草汤的应用范围，对因虚所致的心脏病心律失常，以炙甘草汤治之。本方以炙甘草命名，取其味至甘以补中，《名医别录》谓甘草功能“通经脉，利血气”；方中重用生地黄及麦冬、阿胶、麻仁益阴养血；人参、大枣补气滋流气；桂枝振奋心阳，配生姜更能温通血脉；药用清酒煎煮，可增强疏通血脉的作用。总之，本方以阴润性“静药”为主，温通性“动药”为助，共同起到滋阴补血，通阳复脉之功效，使心血充盈，脉道畅行，则“脉结代，心动悸”自然消失，故一云复脉汤。

《肘后》獭肝散：治冷劳，又主瘵疰一门相染。

獭肝一具 炙干末之，水服方寸匕，日三服。

按： 獭肝所治“冷劳”指寒性虚劳证。“又主瘵疰一门相染”，此为传染性疾患，即今之所谓肺结核之类。獭肝性温，温阳化阴，杀瘵虫，故能主之。《名医别录》谓獭肝“止久嗽”。《医学心悟·第三篇·虚劳》“……杀尸虫”的月华丸即用獭肝。

小　结

本篇论述血痹虚劳病脉证并治。篇中论治血痹病只有两条，根据病情轻重，分为针引阳气与服用黄芪桂枝五物汤通阳宣痹两种治法，临床时可以针药并用，以提高疗效。

本篇论治虚劳病是以五脏阴阳气血虚损的病机为立论根据，在治法上注重补益脾肾，甘温扶阳。因为，肾为先天之本，是真阴真阳之所寄；脾胃为后天之本，是气血生化之源泉，虚劳病至中、后期，往往以脾肾虚衰证候为主，故补脾补肾是虚劳病的根本治法。虚劳病由于体质因素及其他病因，可表现为阴虚、阳虚、阴阳两虚，但病至后期或严重时，阴阳两虚的证候比较多见，且阳虚证候更比较突出，故本篇所载治疗虚劳的九首方中有五首方子（桂枝龙骨牡蛎汤、小建中汤、黄芪建中汤、八味肾气丸、天雄散）为调补阴阳，甘温扶阳之剂。其他如薯蓣丸之扶正祛邪；酸枣仁汤之养肝宁心；大黄䗪虫丸之化瘀生新；炙甘草汤之滋阴通阳等，皆以扶助正气，建立中气为根本治则。

本篇创制的方剂多为后世治疗虚劳病之祖方。如补脾之建中汤；补肾之肾气丸；扶正祛邪之薯蓣丸；化瘀补虚之大黄䗪虫丸；养心止悸之炙甘草汤等，皆为治疗虚劳病的大经大法。

肺痿肺痈咳嗽上气病脉证治第七

本篇论述肺痿、肺痈、咳嗽上气三种病的辨证论治。三者的病因、病机、病程有所不同，但皆属于肺部病变，且临床表现有相同之处，所以合为一篇讨论。

肺痿为慢性虚弱性疾患，是肺叶萎弱的病变。本篇有虚热与虚寒两种证候。

肺痈由感受邪毒所致，是肺生痈脓的病变，其病程可分为表证期、酿脓期、溃脓期三个阶段。

咳嗽上气即咳喘病，为肺系最常见的证候。《周礼·天官·疾医》郑注曰："上气，逆喘也。"贾疏："向上喘息，谓之逆喘。"故"上气"为肺气上逆，呼吸困难，即喘息也。若喘息伴哮鸣音者，称为"哮喘"。咳、喘、哮病位在肺，肺病不已，正气渐虚，痰饮伏留，久而久之，肺病及心，以致心肺同病，渐成痼疾，甚者发生危候。本篇所述证治，为慢性咳喘急性发作，急则治肺治标的方药，缓解之后，则当培补脾肾以治本。需要说明，外邪犯肺，急性咳喘上气的证治，应从《伤寒论》求之。

本篇共15条原文，第1、5、10条论肺痿证治；第1、2、11、12、15条论肺痈证治；第3、4、6~9、13、14条论咳嗽上气证治。

肺痿与西医学所述的支气管扩张等病有相似之处；肺痈与肺脓肿非常类似；咳嗽上气病的发病过程与西医学所述的急性气管炎→慢性气管炎→肺气肿→肺心病→心力衰竭等病症的病理变化颇相似。中西医汇通，治疗方法可以互参。

【原文】问曰：热在上焦者，因咳为肺痿。肺痿之病，从[1]何得之？师曰：或[2]从汗出，或从呕吐，或从消渴，小便利数，或从便难，又（按:《脉经》卷八第十五、《千金》卷十七第六"又"并作"数"）被快药下利，重亡津液，故得之。

曰：寸口脉数，其人咳，口中反有浊唾涎沫者何？师曰：为肺痿之病。若口中辟辟[3]燥，咳即胸中隐隐痛，脉反滑数，此为肺痈，咳唾脓血。

脉数虚（按:《千金》无"数"字）者为肺痿，数实者为肺痈。(1)

【注脚】

〔1〕从:《汉书·外戚传上》颜注:"从，因也、由也。"

〔2〕或:不定代词，有的。下三个"或"字同。

〔3〕口中辟辟燥:口中燥，干咳状。

【提要】 论肺痿的成因及肺痿与肺痈的主症、鉴别诊断。

【简释】 全文可作3段读：首段叙述肺痿的成因；第2段指出肺痿、肺痈的主症；第3段从脉象上对肺痿、肺痈进行鉴别。尤在泾："此设为问答以辨肺痿、肺痈之异。热在上焦二句，见五脏风寒积聚篇，盖师有是语，而因之以为问也。汗出、呕吐、消渴、二便下多，皆足以亡津液而生燥热，肺虚且热，则为痿矣。口中反有浊唾涎沫者，肺中津液，为热所迫而上行也。或云肺既痿而不用，则饮食游溢之精气，不能分布诸经，而但上溢于口，亦通。口中辟辟燥者，魏氏以为肺痈之痰涎脓血俱蕴结于肺脏之内，故口中反干燥，而但辟辟作空响燥咳而已。然按下肺痈条亦云，其人咳，咽燥不渴，多唾浊沫，则肺痿、肺痈二证多同，惟胸中痛，脉滑数，唾脓血，则肺痈所独也。比而论之，痿者萎也，如草木之萎而不荣，为津烁而肺焦也；痈者壅也，如土之壅而不通，为热聚而肺溃也。故其脉有虚、实不同，而其数则一也。"(《心典》)

按：对"咳唾脓血"一症古来有两种见解，一种认为属肺痈所独有；一种认为咳唾脓血不仅见于肺痈，亦可见于肺痿，如《脉经》即把"咳唾脓血"四字归属下段，《千金》同。笔者赞成第二种意见。若结合西医学分析，则肺痿与"支气管扩张"有类似之处，支气管扩张的主要症状是慢性咳嗽，咯脓痰和反复咯血等。由此可见，肺痿亦可见"咳唾脓血"，惟与肺痈病因病程不同，虚实有别。

【验案精选】

肺痿 杨某，湖北武昌人，年四十。久咳，遂成肺痿。来我处诊时，病已造极，潮热盗汗，脉虚数，肌肉消脱，皮肤甲错，面目黧黑，稍动即息贲，气不接续，浊痰胶结，浓于黏糊，不能平卧，亦不能仰靠，须两手撑床，曲背如虾状，以头向下，如小儿游红翻筋斗然，不能寐，万分疲极时，作此状稍安。所以然者，浊痰堵塞，无力搏出，必曲背头向下，痰方稍松，气方稍平。予多方以求，清肺热，化肺痰，理肺气，润肺燥，补肺虚，遵依古方，与病消息，似效不效。一日，杨与友人闲谈，闻某病肺痿，系服樟木刨叶治愈，适邻舍木工，有用樟木者，拾其刨叶煎水服一盅，是夜小安，深信樟木之效；翌日，拾一大包约斤许，用大罐煎之，满饮两大碗，逾时腹痛泻利不已，脉弱气微，不能动弹，因惫不支，奄奄一息。急请予诊，至则现证虚败欲脱，以止泻固脱救治。方用：苡仁、芡实各五钱，石莲肉、山药各四钱，人参一钱五分，粟壳三钱，干姜炒半黑一钱，甘草一钱。二剂泻止，勉进薄粥。自此，年余未平卧者居然平卧。续用五白宁肺散、紫菀汤、百部散出入加减，热潮渐退，痰滞渐豁，约一月病大转好。后以延年贝母煎、崔氏苏子煎调摄痊愈。(《冉雪峰医案》第29页)

原按： 予因此有感于中，樟木水何以能疗肺痿？盖樟木香臭甚烈，有毒，滑泻力强，能稀释胶结，搜剔幽隐，涤荡潴秽，与葶苈大枣泻肺汤类似，但葶苈大枣泻肺汤是治肺痈实证，此是肺痿虚证，何以亦能治？且前次我按法用药，何以不救？自服樟木水后，何以服用前药又有效？盖前药未达有效量耳。浊痰随来随积，去少积多，如何能效？服樟木水后，浊痰老巢已破，半疏半调足矣，所以得愈。惟杨服樟木水过量，是以变生险象，但病反因而速愈，亦未始不由于此。可见大病须用大药，不得先将一个“虚”字横在胸中。如虚劳门诸虚百不足，用大黄䗪虫丸，水气门胸满惊烦，不卒死，用十枣汤，诸可推证。后友人何镜澄室及王惠桥张姓病，痿象已成，均仿此案意治愈。

按： 此案治疗经过，惊心动魄！按语分析，发人深省。如此治例，若能真正领悟，必能提高临床水平。

【原文】 问曰：病咳逆，脉之[1]何以知此为肺痈？当[2]有脓血，吐之则死。其脉何类？师曰：寸口脉微而数，微则为风，数则为热；微则汗出，数则恶寒。风中于卫，呼气不入；热过[3]于营，吸而不出。风伤皮毛，热伤血脉。风舍[4]于肺，其人则咳，口干喘满，咽燥不渴，多唾浊沫，时时振寒。热之所过[5]，血为之凝滞，蓄结痈脓，吐如米粥。始萌[6]可救，脓成则死[7]。(2)

【注脚】

〔1〕脉之：为他诊脉。“脉”，名词用作动词，这里泛指诊察。后文“其脉何类？”“其脉”才是专指脉象。

〔2〕当：连词，表示假设、假如、如果。《韩非子·人生》：“当使虎豹失其爪牙，则人必制之矣。”

〔3〕过：作“至”字解，《汉书·陆贾传》颜注：“过，至也。”

〔4〕舍：作“留”字解。

〔5〕热之所过：“名·之·所·动”式名词性词组。意指热邪到达的部位。

〔6〕始萌：指病的初始阶段。

〔7〕脓成则死：肺痈失治，日久成脓，则病情危重，难以救治。徐大椿：“肺痈之疾，脓成亦有愈者，全在用药变化，汉时治法或未全耳。”(《兰台轨范》)

【提要】 论肺痈的病因病机及其不同阶段的证候。

【简释】 肺痈为风热邪毒所致，其成因可以分为三个阶段：先是“风伤皮毛”，为表证期；进一步“风舍于肺”，为酿脓期；最后“热伤血脉”，结成痈脓，为溃脓期。在卫邪浅病轻，易于治疗，预后良好；及脓成则邪深病重，治疗比较困难，预后较差。开始“风伤皮毛”阶段，症见恶寒、发热、有汗、咽喉干燥发痒、咳嗽等风热侵犯卫分之表证。在卫不解，内舍于肺，则风热内壅，肺气不利，气不布津，痰涎内结，故症见振寒、壮热、咳嗽加剧、咳黏液痰或脓痰、口干、喘满或胸痛，并伴有神疲、乏力、纳差等表现。当此之时，宣透清肺，使邪外达，则病可愈。若未及时治疗，历经数日或十几日，必致邪毒蔓延，病情发展。一旦病情发展到条文所谓的“热伤血脉”阶段，则不但咳嗽、喘满、痰多等症仍然存在，而且浊痰变为腥臭痰，形如米粥，或痰中带血，甚至完全成为脓血。如此证候，皆邪热壅肺，结而不散，血脉凝滞腐溃所致。

经文“吐之则死”“脓成则死”两个“死”字，并非定论。肺痈一旦形成，确实预后不良，但积极治疗，或可挽救。又，“呼气不入”“吸而不出”二句，大意是说风中于卫，尚易驱邪外出，乃至热入于血，则病邪已经深入。在表之邪，治疗得法，不致深入为患；深入之邪，纵然治疗得法，亦不易使邪毒排出。

按：上述肺痈的病变过程及临床表现与西医学所述的“肺脓肿”颇类似。肺脓肿是由多种病因引起的肺组织化脓性病变。早期为化脓性炎症，继而坏死形成脓肿。其临床特征为高热，咳嗽和咳血等。西医治疗采用抗生素、痰液引流，必要时外科处治。临床中西医结合治疗，效果会更好。

从以上两条的叙述可知，肺痿与肺痈的临床表现有类似之处，如均表现为咳嗽，咳咯脓痰及咯血等，但肺痿为慢性病，肺痈为急性病；肺痿为虚证，肺痈为实证；两病成因不同。

【原文】 上气面浮肿（按：《病源》卷十三《上气候》、《总录》卷六十七《诸气统论》“面”并作“而”），肩息〔1〕（按：《总录》“肩”作“喘”），其脉浮大，不治〔2〕，又加利尤甚（按：《病源》《总录》并无此五字）。（3）

上气喘而躁者，属肺胀〔3〕，欲作风水〔4〕，发汗则愈。（4）

【注脚】

〔1〕肩息：谓喘息时抬肩，亦称“息高”。

〔2〕不治：为病情危重，难以救治之意。

〔3〕肺胀：病名。为肺气壅实，上盛下虚，本虚标实之候。详见后第13、14条。

〔4〕风水：为水气病初起证候。详见第14篇。

【提要】 以上两条论上气有正虚气脱和邪实气闭两种病情。

【简释】 上气而面目浮肿，呼吸极度困难，喘息鼻扇，张口抬肩，脉象浮大无根者，是肾不摄纳、元气离根之象，最为危候；假如再见下利，则气脱于上，液竭于下，阴阳离绝，病情险恶。如此证候，随时可危及生命，故曰“不治”。

肺胀者为上盛下虚之候，又感受外邪，邪气犯肺，肺气壅实，故见上气喘逆、烦躁不安等证候；肺失宣肃，通调水道失职，水气上犯于面可见轻度浮肿，如水气病风水证初起之状，故曰“欲作风水”。法当急则治标，宣肃肺气，祛除邪气，病可减缓。所述“发汗则愈”，是言祛邪之意也。

按：以上两条所述，证候相类，虚实不同，若认证不准，治疗失误，必致虚者更危，实者更重，医之过也。

【验案精选】

邪盛正衰而喘 患者，男，30岁。素有痰饮留伏的哮喘宿根，因受外邪而复发，半月不解。中西医药罔效，病势垂危，已准备后事。症见喘息鼻扇，张口抬肩，胸高气短，头汗如珠，面色发青，烦躁不安，舌苔白腻，两脉滑大而数，沉取无力。证属痰气交阻，闭塞气道，邪盛正衰，肺气欲绝。乃以扶正降逆定喘化痰之法，投麻杏石甘汤、葶苈大枣泻肺汤加重剂人参治之，药未尽剂而喘已定。〔《名老中医之路·第二辑》（何世英）第136页〕

按：上述验案，处方中的葶苈大枣泻肺汤主治“喘不得卧”，现代药理与临床研究都证实，葶苈子有“强心”作用。与大补元气的人参相合，扶正之功可谓强矣。全方扶正祛邪，为第4条证候补出了治法。

【原文】 肺痿吐涎沫而不咳者，其人不渴，必遗尿，小便数，所以然者，以上虚不能制下故也。此为肺中冷，必眩（按：《本草纲目》卷十二“甘草”条引“必眩”作“头眩”），多涎唾，甘草干姜汤以温之（按：《脉经》卷八、《千金》卷十七第六、《外台》卷十《肺痿》“温之”并作“温其脏”）。若服汤已渴者，属消渴。（5）

甘草干姜汤方：甘草四两（炙），干姜二两（炮）。上㕮咀，以水三升，煮取一升五合，去滓，分温再服。

【提要】 论虚寒肺痿的证治。

【简释】 虚热肺痿的成因已如第1条所述。本条明确表述“肺痿吐涎沫而不咳”的成因“为肺中冷”。由于肺中虚冷，阳虚不能化气，气虚不能摄津，故多涎唾；因上焦虚冷，不能制约下焦，故遗尿，小便数；阳气不足，清阳不升，故头眩。其人不渴更证明属虚寒证，治法应温肺复气，所用甘草干姜汤辛甘而温，既温脾，又温肺也。至于“若服汤已渴者，属消渴”一句，多数注家认为是衍文。《脉经》无“若”以下九字。

按：甘草干姜汤辛甘化阳，为温中诸方之祖。其中甘草重用四两，不无精义，《别录》谓甘草“主温中”，中者，上下之枢。邹澍云：“《金匮》肺中冷，甘草干姜汤以温之，是由中以益上制下也；一变而为理中汤，治上吐下利，是由中以兼制上下矣；又一变而为四逆汤，治下利清谷，是由中以制下矣；再变而为通脉四逆汤，治下利，面赤，内寒外热，是由中及下兼制内外矣，连类反之，可悟甘草居中安土之大凡。”（《本经疏证》）

诸家对本条有不同见解：《本义》《心典》等俱认为肺痿有虚热、虚寒两类；《金鉴》《补正》则认为肺痿纯属虚热，无虚寒，并谓本条论述为“肺中冷”；《兰台轨范》说得更为中肯，谓“此乃治肺冷之方，非肺痿通用之方也，不得误用”。临证要以病机及证候为根据，有是证即用是方可也。

【验案精选】

1. 吐涎沫

（1）侯某，女，22岁。2005年5月10日初诊。口中多涎近3年，3年前因意欲减肥，不食主食，仅以苹果等水果充饥，持续6个月余，出现口中多涎。刻诊：口中多涎，伴胃脘胀满，食欲不振，面色少华，舌质淡有齿痕，苔白润，脉缓弱。予甘草干姜汤，处方：炮干姜30g、炙甘草15g，日1剂，水煎分3次服。服至第3剂，多涎症状明显缓解；7剂后口中多涎消失，其他症状亦明显缓解。（吕志杰验案）

按：本例患者由于过食生冷而伤及脾阳，脾失运化之功，出现口中多涎之主症。结合诊脉望舌，诊为中阳不足，不能摄津。施以甘草干姜汤，方证相对，故取捷效。

（2）李某某，女，65岁。患者形体肥胖，平素即不喜饮水，面部及下肢间有水肿，食稍有不适即肠鸣腹泻，由此脾胃阳虚可知。1个多月以来，无明显诱因忽唾液特多，唾出量一日一碗多，脉象沉迟，舌淡而胖有齿印。曾服吴茱萸汤及五苓散数剂，病情不但不减，还续有增加。证属肺胃虚寒，津液不布，故频频吐出。遂改用甘草干姜汤治之。炙甘草15g、干姜15g。水煎服，1日1剂，连服5剂痊愈。（《经方发挥》第151页）

按：本例吐涎沫患者，是因中焦阳虚，土不生金，以致肺气虚寒，不能温布津液之故。前服吴茱萸汤，虽亦治“吐涎沫”，但其病机为肝胃虚寒，用以治此肺中冷之病，似是而非，方不对证，故服之无效。正所谓失之毫厘，谬以千里也。后改用甘草干姜汤应手取效。

（3）聂某某，女，45岁。产后失调，体渐羸瘦，面色苍白，眩晕，时唾白沫，咽干口淡，夜不安卧，舌无苔少津液，前医误认为血亏阴伤，曾以大剂养血滋阴，佐以化痰之剂，治疗经旬而病不减，唾沫增剧，神疲乏力，余诊其两脉细缓，且右寸弱，证属肺痿，遵仲景法，投甘草干姜汤以暖中摄液。处方：干姜6g，甘草15g。晨进1剂，日方午唾沫大减。再进1剂，唾沫停止，安然入睡，翌日方醒，续进滋肺补气之剂，调养数日而愈。（张燮均.《江西中医药》1960，4：47）

2. 遗尿

（1）刘某，30岁，小学教师。患遗尿甚久，日则间有遗出，夜则数遗无间，良以为苦。医咸以肾气虚损……细诊其脉，右部寸关皆弱，舌白润无苔，口淡，不咳，吐涎，食纳略减，小便清长而时遗，夜为甚，大便溏薄。审系肾脾肺三脏之病。但补肾温脾之药，服之屡矣，所未服者肺经之药耳……张景岳说：“小水虽利于肾，而肾上连于肺，若肺气无权，则肾水终不能摄，故治水者必先治气，治肾者必先治肺。”本病证缘于肾，因知有温肺化水之治法，又甘草干姜汤证原有遗尿之说，更为借用有力之依据。遂疏甘草干姜汤方：炙甘草24g，干姜（炮透）9g。1日2剂。3日后，遗尿大减，涎沫亦稀，再服5日而诸症尽除。8日服药16剂，竟愈此难治之证，诚非始料所及。（赵守真.《新中医》1962，9：13）

按：此例用炙甘草24g，且日服二剂，剂量可谓大矣。据现代药理研究，甘草有抗利尿作用，此正好解释其治疗遗尿之功效。

（2）赵姓，38岁。产后月余，夜间遗尿频繁，昼日亦然，咳则遗出，苦恼至极。患者略知医药，谓其自拟肾气丸数十剂未效。于1983年孟冬邀余诊治。脉沉细无力，舌淡苔白润。观病者，自汗气短，肢倦乏力。思之良久，断其为脾肺气虚，津液不摄。遂试投甘草干姜汤：炙甘草30g，干姜30g。2剂后，遗尿显减，再进5剂而痊愈。（王维澎.《中医杂志》1988，7：31）

3. 小便数　于某某，女，56岁，小便频数已月余，但无尿痛，经多次尿验（包括尿糖）均为阴性。口服呋喃坦啶、诺氧沙星及凤尾草等，其症状有增无减，每日排尿10~20次，有时每半小时就得小便。1994年6月7日求诊于吾，症见：舌淡而嫩，脉虚弱以右寸为甚，确诊为肺气虚寒、水液失制，治以温肺摄津。处方：干姜10g，炙甘草20g。3剂。6月11日患者诉说药后尿次明显减少，每日7~8次，效不更方，又以原方加党参15g，3剂后尿次为每日5~6次，再以原方3剂，以巩固疗效。（谢雄姿.《江西中西

医》1995，2∶63）

按：上述治验六例，佐证了《金匮》所述甘草干姜汤治疗虚寒“肺痿，吐涎沫”与“上虚不能制下”所致“遗尿、小便数”的功效。

4. **淋证** 卿某，以夏日田间劳作，溽暑熏蒸，憩息又多席地而坐，不免湿热侵袭，遂致淋证。其候小便涩痛，且时有血渗出，痛楚不堪言状。余按其脉数而无力，口不渴，舌苔白腻且滑，胸痞闷，微咳多涎唾，大便畅，小便涩痛有血，审由劳甚伤于湿热，复损于血所致。盖心主血，血之运行，通遍经络，循环脏腑，劳甚则散失其经常，又与湿热相混合渗入膀胱，故淋而有血。但以服寒凉药多，热已清，湿尚留，治以利湿滋阴疏经和血为宜，处猪苓汤加牛膝、丝瓜络。连进10剂，血痛虽减，淋则依然，且胸满咳痰转增，绎其所以，由于水湿上泛，寒生于肺，上窍不通，下窍难利，故上之咳痰，乃寒而非热，下之淋非热而属湿，其重心不在下焦而在中上二焦，法宜温肺健脾。但二术温燥有伤津液，麻辛温散有损肺气，皆不切用，因书用甘草干姜汤。甘草不但峻补脾土，并有缓急迫、通水道之功；炮姜温肺涤涎，且具上宣下利之妙，实为本证之恰当方剂。生甘草（连梢用）24g，干姜（炮透）9g。连进5剂，逐渐尿长痛减血止，亦且胸舒涎少。前方既著显效，又服5剂，病遂痊愈。（赵守真.《新中医》1962，9∶13）

按：此例初病热淋，因过服寒凉药，热去湿留；继用猪苓汤，阴血虽充而寒湿愈甚，咳痰胸满转剧。此系中、上二焦虚寒，上窍不通则下窍不利，故用甘草干姜汤温暖肺胃，宣上导下，5剂大效，10剂病除。方中甘草连梢用才有“通水道之功”，不可不知。

5. **眩晕** 王某，男，50岁，贫农，1965年4月12日初诊。患者昨日下午开始眩晕欲吐，曾请医诊治，服清眩丸未愈。今脉迟（47次/分），舌淡欲吐，口不渴，无热（体温36.4℃），不怕冷。诊为寒证，治以温散，投予甘草9g，干姜9g。煎汤温服1剂。次日复诊，眩晕止，欲吐停，脉67次/分，出工筑墙。嘱再服原方1剂，后未复发。（朱颜.《中医杂志》1965，11∶6）

6. **胃痛** 金某，男，34岁，公社干部。1965年3月25日初诊。患者胃脘痛已有五六日，每日发作5~6次。嗳气，舌淡苔白，脉迟（58次/分）略弦。诊为寒证，治以温散，投予甘草 干姜各10g，加白芍10g。煎汤服2剂。3月27日复诊：脘痛次数大减，每日仅痛1~2次，脉62次/分，前方再服3剂。3月31日复诊：痛定，脉70次/分，再服3剂，后未复痛。又，程某，男，34岁，公社粮库保管员。1965年4月29日初诊。患者胃脘痛已有五六日，曾略吐过二次。脘痛时向下腹部胀坠，口不渴，舌淡，脉迟（60次/分）。断为寒证，治以温散，投予甘草、干姜各15g，煎汤温服2剂即愈。（朱颜.《中医杂志》1965，11∶6）

按：据本文作者所述，当年下乡去农村，用甘草干姜汤治疗寒证34例（胃脘痛8例、吐酸2例、脘腹胀2例、肠鸣腹泻1例、胸痛2例、眩晕13例、咳喘2例、经来腹痛4例）。取效多在1~2剂间，重者3~5剂亦愈。治疗方法：甘草、干姜各9~15g。一般用原方，但胃脘痛与经来腹痛加白芍9g，煎汤温服。体会：甘草干姜汤二药配合成方，即成温中散寒妙剂。应用本方，必须辨明确系寒证，临床表现如脉迟，舌淡苔白，无热，恶寒等。若为热证，慎不可投，以免火上浇油。

7. **血证**

（1）鼻衄 阎某某，男，21岁。素患鼻衄，初未介意。某日，因长途出车，车生故障，修理3日始归家，当晚6时许开始衄血，势如涌泉，历5个多小时不止，家属惶急无策，深夜叩诊，往视之，见患者头倾枕侧，鼻血仍滴沥不止，炕下承以铜盆，血盈其半。患者面如白纸，近之则冷气袭人，抚之不温，问之不语，脉若有若无，神智已失，急疏甘草干姜汤：甘草9g，炮干姜9g。急煎令服，2小时后手足转温，神志渐清，脉渐起，能出语，衄亦遂止，翌晨更与阿胶12g，水煎日服2次，后追访，未复发。（《岳美中医案》第150页）

原按：患者素有衄血，阳络已伤，今因事不如意，肝气大升，遂致血出如涌。此例出血过多，阴液骤失，阳无所附。甘草干姜汤非止血之剂，而血竟得止，是因为“阳者，卫外而为固也”，阳固则阴自安于内守。

（2）吐血

潘某某，女，46岁，1960年1月23日初诊。患吐血病已3月余，夜间吐血尤多，无咳嗽，有痰。在月余期间曾吐血九次，治疗多服凉药止血，血止后二三日又复吐，近3日吐血甚多，气短，精神疲倦，脉沉细。此阴血亏虚，脾虚不能摄血所致。用甘草干姜汤加阿胶为治。处方：炙甘草30g，炮黑姜15g，阿胶15g。以清水二盅半，煎至一盅，去滓后入阿胶，令消尽温服，连服2剂。二诊：吐血已止，仍气短，精神疲倦，有痰，再拟甘草干姜汤为治。处方：炙甘草30g，炮干姜18g。以清水二盅，煎至一盅之八分，温服，连服2剂。三诊：气短，精神疲倦好转，仍有痰，脉沉细之象已减，拟用苓桂术甘汤为治。（邓鹤芝.《新中医》1962，7：31）

按：此例吐血逾三月，夜重，兼见气短、神疲、脉沉细。曾进凉药止血，未效。据全部过程分析，当属肺脾虚冷，故拟用甘草干姜汤温阳摄血，加阿胶补血止血，1剂血止，2剂诸症悉除。

王某，青年工人。素有吐血痼疾，服清凉涩止药辄愈，今夏复发，进前药不应，后杂进温补及消瘀药，亦不应。吾诊时，血尚零星未止，色暗而稀，又不时微咳，频吐清涎，口淡，食纳不佳，小便黄。舌润滑无苔，脉濡缓。检视服方，寒温兼备，然既非热证，栀芩因不可用，又非元阳衰损，卫气不敛，桂附亦属不宜。其脉濡缓便溏脾虚而未甚；咳频吐涎，乃肺寒而未虚。如此证情，拟予六君子汤加炒侧柏、焦荆芥之属，五进而血仍吐，久思不得其解。旋忆及陈修园氏三字经吐血章“温摄法，草姜调”之言，乃恍悟六君参术之过补，又不如甘草干姜汤温肺补脾之适应，所谓补而不固，温而不燥也。方疏炙甘草18g，干姜（炮成炭用）9g。水煎温服，4剂，吐血少间。再3剂血全止，后用饮食调养，未另服药。（赵守真.《广东中医》1962，9：13）

按：《朱氏集验方》：“二神汤（即指甘草干姜汤）治吐血极妙。”由此可知，古人早已认识到甘草干姜汤治吐血之功，但应辨证用之，才能成为神汤妙药。

8. **昏厥** 王某某，男，28岁。成都市某厂工人。患者性情比较孤僻，善愁多郁，日久成疾，未予医治。虽七月炎暑，穿绒衣，夜覆被，仍觉不暖。至次年四月，病势更加沉重。某日突然昏厥，家人误认为暴死，将其放置屋外木板之上，待殓。此时范老恰在邻舍诊病，遂前往诊视。只见患者面色苍白，唇乌，四肢厥冷。当即用细灯芯探试鼻息，略有微动；触胸窝，微热尚存。切脉，似有似无。曰：犹有一毫生机，可试服药，看能否救之。并留其家中，亲自指导用药，以观察疗效。处方一：炙甘草30g，炮干姜15g。处方二：炙甘草60g，干姜120g，制附片120g（久煎），党参45g，童便为引。令其家人，将以上两剂药，同时急火分罐煎煮。先取首方煎好之汤剂半盅，频频灌之。服后约一刻钟，患者逐渐发出轻微鼻息声，手足微微蠕动。待等二方煎成，又立即灌服。药后二时许，慢慢苏醒过来，神志逐渐清楚。（《范中林六经辨证医案选》第136页）

原按：初诊时，患者已待殓。试鼻息，触胸窝，切其脉，观其色，问其病史，此乃少阴病阳衰阴盛已极，尚存一丝微阳，有顷刻欲脱之危。应急投四逆汤驱阴回阳。但附子须久煎，恐失救逆之机，故先投以甘草干姜汤，辛甘合用，专复胸中之阳，肺气得温，呼吸通利，而垂绝之阳不致立断。然后再以大剂四逆加参，回阳益阴，救元气于垂绝之乡；加童便引阳入阴，使阳昌阴和而回生。

9. **小儿咳嗽、喘证（肺炎）**

（1）麻疹（疹后肺炎） 史某某，男，1岁，1963年4月12日会诊。病程已越1月，初起由发热10天始出麻疹，但出之不顺，出迟而没速，因而低热久稽不退，咳嗽微喘，咽间有痰，不思饮食，大便日行2~3次，稀水而色绿，面色暗而颧红，肌肉消瘦，皮肤枯燥，脉沉迟无力，舌淡无苔唇淡，奄奄一息，甚属危殆。此由先天不足，后天营养失调，本体素弱，正不足以胜邪，所以疹出不透，出迟而没速，余毒内陷肺胃，又因苦寒过剂，以致脾胃阳衰，虚阳外浮，救治之法，以急扶胃阳为主，若得胃阳回复则生。处方：炙甘草6g，干姜（炮老黄色）3g，党参3g，粳米（炒黄）9g，大枣（劈）2枚。2剂，每剂煎取120ml，分6次服，4小时一次。二诊：服第1剂，稍有转机，开始少思饮食，脉稍有力，舌苔亦渐生；服第2剂，手足见润汗，仍咳喘有痰，脉沉迟，舌淡苔薄白，此胃阳渐复，正气尚虚，仍宜益气温阳……（《蒲辅周医案》第160页）

原按：本例疹后低热不退，咳嗽而喘，下利颧红，西医诊为“疹后肺炎”，中医则诊为疹后伤阳，虚阳外浮，尤以胃阳为重点，故取甘草干姜汤急复胃阳。或谓肺炎何以能用此方，疹后一般多属伤阴，何以此证独云伤阳，请释其要。曰：此问甚善。疹后肺炎用甘草干姜汤之例诚属少见，然《金匮要略》治肺痿则亦采此方，盖以肺中虚冷，温胃阳，则阳施而肺中虚冷始化。细析本例疹出不顺，出迟而没速，因其先天不足，后天失养，本体素弱，本虚无力以鼓疹毒外出，故出迟。《医宗金鉴》谓：“麻疹见形，贵乎透彻，出后细密红润，则为佳美，有不透彻者，须察所因……又有正气虚弱，不能送毒外出者，必面色皓白，身微热，精神倦怠，疹色白而不红，以人参败毒散主之。”说明遇此等证，必须扶正托邪，以助其外出之机，因本例寒凉过剂，反遏其毒，故其没亦速，其毒内陷，其阳式微，胃阳衰肺亦虚冷，此复胃阳即所以温肺阳。且麻疹后伤阴，乃言其常，治宜清凉；本例素禀不足，治宜托邪扶正，而过用寒凉，致伤其阳，乃其变，病机既变，治法亦当随之而变，这就是中医辨证论治的特点。同时，脾胃为肺之母气，虚则补其母，故本例先用甘草干姜汤以复阳，次用四君加干姜以益气温中，终用理中合厚朴生姜半夏甘草人参汤，仍以脾胃并调为治，而肺炎亦随之消失痊愈。可见治脾胃即所以治肺，不治肺而肺亦治，这又是中医隔一之治的特点。

（2）冬温（腺病毒肺炎） 3岁女孩，患腺病毒肺炎，中医属冬温范畴。亦因寒凉过量，肺阳大伤，气弱息微，喘嗽不已，体温尚高而汗冷肢凉，胃阳亦嵊（shèng圣），大便泄下清水，脉象细微，舌不红苔薄白。先师诊为寒凉伤阳，肺冷金寒，用甘温之甘草干姜汤，救胃阳以复肺阳。小量频服，犹如旭日临空，阳气渐苏，而泄利止，汗不冷，肢不凉，呼吸匀静，喘嗽有力，脉象渐起，舌质红润，病势转危为安。可见治热不远热，知权达变，又何惧用温热法于温热病？〔《名老中医之路·第三辑》（蒲辅周经验，高辉远整理）第172页〕

原按：先师对儿科辨证论治有鲜明的独创性。他既继承张仲景《伤寒论》的理论体系和治疗法则，又饱读北宋以来儿科学家如钱乙、陈文中、陈复正等人的著作，择善而从，并科学地对待从钱乙、陈文中开始的寒温对立的两大学派。尝谓善用寒凉的诋毁温热，固属偏见；习用温热的非议寒凉，亦失全面。他一贯主张吸取各派的优点，当清则清，当温则温，不存私念，运用自如，方为上工。上述案例，由于病情所需，不得已而用温开启闭，温热复阳，只是他儿科治验的一个方面，其他方面的经验极为丰富，不一一例举。

（3）慢惊风（小儿重症肺炎） 余某，男，11个月。患支气管肺炎，经抗感染补液等治疗后，疗效不佳。第2日患儿口唇发绀，四肢厥冷，呼吸急促，呕吐腹泻，抽搐频作，心率120次/分，心音微弱，舌质淡嫩苔薄白而滑，指纹青紫直透命关。经抢救后症状无改善，特邀中医诊治。辨证为“中阳大衰，阴寒内盛”。急处甘草干姜汤：炙甘草20g，干姜10g。煎汤频服之。服药后手足转温，呼吸和缓，痰鸣消失，抽搐未再发作，精神好转，双肺湿啰音基本消失。嘱其守方继服1剂后诸症全除。继以六君子汤善后而愈，1个月后随访一切正常。（马建平.《四川中医》1986，5:55）

按：北宋《小儿药证直诀》始创急惊风与慢惊风病名。临床凡是具有抽风和意识不清的，就叫做“惊风”，是儿科病多见的证候。慢惊风除上述主症特点外，还有脾肾阳衰或气阴两虚证候。本例患儿所见证候为阳气大虚，危在顷刻。投甘草干姜汤，辛甘合化，温复阳气，两剂而奏奇效。

【临证指要】 甘草干姜汤为辛甘化阳，温肺复气之单捷小剂。主治“肺中冷”证候及“上虚不能制下”所致的“遗尿、小便数”等证候。临床发挥应用，该方并可治疗肺脾虚寒所致的许多病症。

【原文】 咳而上气，喉中水鸡声〔1〕（按：《病源》卷十三《上气喉中如水鸡鸣候》、《千金》卷十八第五“水”上并有“如”字），射干麻黄汤主之。（6）

射干麻黄汤方：射干十三枚，一法三两，麻黄四两，生姜四两，细辛、紫菀、款冬花各三两，五味子半升，大枣七枚，半夏（大者洗）八枚，一法半升。上九味，以水一斗二升，先煮麻黄两沸，去上沫，内诸药，煮取三升，分温三服。

【注脚】

〔1〕喉中水鸡声：形容喉中痰鸣声连连不绝。曹家达曰：“呼吸之气引胸膈之水痰出纳喉间，故喉中如水鸡声，格格而不能止。”

【提要】 论寒饮郁肺咳喘哮的证治。

【简释】 咳而上气，即咳嗽喘息，为肺气上逆所致；喉中水鸡声，是形容哮喘之声。本条证候为咳、喘、哮并见，以哮为突出特点。其病机为寒饮郁肺，肺气不宣，痰阻气逆。喻嘉言：“上气而作水鸡声，乃是痰阻其气，气触其痰，风寒入肺之一验耳。发表、下气、润燥、开痰，四法萃于一方，用以分解其邪，不使之合，此因证定药之一法也。”（《医门法律·卷六·肺痈肺痿门》）尤在泾释射干麻黄汤方义说：“射干、紫菀、款冬降逆气，麻黄、细辛、生姜发邪气，半夏消饮气，而以大枣安中，五味敛肺，恐动散之药，并伤及其正气也。”（《心典》）

按：原文“咳而上气，喉中水鸡声”一句，属“点睛”之笔，颇似西医所述的“支气管哮喘”。《本经》谓射干“主咳逆上气，喉痹咽痛”。

【方歌】

紫冬射干麻黄汤，半辛五味枣生姜，
寒饮郁肺咳喘哮，小儿肺病有专长。

【方证鉴别】

射干麻黄汤证与小青龙汤证（40） 两方都治寒饮咳喘，但射干麻黄汤主治“喉中水鸡声”，以支气管病变为主，病位偏上；小青龙汤主治“心下有水气”，以肺实质病变为主，病位偏下。

【大论心悟】

射干麻黄汤是主治小儿咳喘哮的良方

1. 小儿寒饮咳喘、肺热咳喘（小儿支气管炎） 用射干麻黄汤治疗小儿支气管炎62例。本组年龄最小2个月，最大12岁。病程3~20天。治疗方法：射干、紫菀、款冬、大枣、五味子各90，麻黄、半夏各6g，细辛、生姜各3g。水煎服。2岁以下麻黄用3~4.5g，细辛用1.5~3g。寒饮咳喘加前胡9g以宣肺止咳；肺热咳喘去细辛、生姜、五味子，加黄芩9g、生石膏30、平地木21g以清肺泻火止咳；哮喘者加地龙6g，蝉蜕4.5g。2岁以下1.5天服1剂，2岁以上每日1剂，每日分6次服。3~6剂为1个疗程。结果：痊愈36例，占58%；显效21例，占34%；无效5例，占8%；有效率92%。体会：以往常用麻杏石甘汤、定喘汤以及杏苏饮等方剂治疗小儿支气管炎，其疗效不佳。临证中逐步观察到，小儿支气管炎以寒饮咳喘为多，寒饮咳喘或肺热咳喘大都有喉中痰鸣。故取射干麻黄汤加减治之，取得满意疗效。（谢培元.《中国中西医结合杂志》1986，12：752）

2. 小儿寒饮咳喘（支气管炎、喘息性支气管炎、支气管哮喘、支气管肺炎） 用射干麻黄汤冲剂治疗小儿寒饮咳喘50例，设对照组50例。

（1）诊断标准：①咳嗽，喘息，喉间痰鸣或哮喘。②咯痰质稀色白或多泡沫，或见胸膈满闷。③舌淡苔薄白或白滑、白腻。④脉象浮紧弦。⑤指纹淡青或青而滞，或青紫而滞。上述五项具备者，为典型病例。若具备①②项，又兼有其他任何一项者，即可诊断为寒饮郁肺的咳喘病证。

（2）治疗方法：观察组：口服射干麻黄冲剂（由黑龙江中医学院附属医院药厂制备），药用射干、麻黄、细辛、半夏、款冬花、紫菀、五味子、生姜、大枣，按1.5∶1∶0.7∶1.5∶1.5∶1.5∶1∶1∶1的比例制成冲剂。每袋10g，每克含生药1g。1岁以内每次1/3袋，1~3岁每次1/2袋，3~7岁每次2/3袋，7岁以上每次1袋，日3次，温开水送服。对照组：给予先锋Ⅳ、甘草片或再加盐酸吗啉胍口服液。两组疗程均为1周。

（3）结果：应用射干麻黄冲剂治疗者痊愈率为42.0%，总有效率为92.0%，明显高于西药治疗者，其对临床症状及体征的改善以及血象恢复正常方面，亦较西药治疗者为优。

（4）体会：小儿寒饮郁肺之咳喘病可见于现代医学的支气管炎、喘息性支气管炎、支气管哮喘、支气管肺炎等病。冬春季节尤其冬季咳喘发作的患儿，多由内有饮邪，被外寒所诱发，内外合邪，两寒相感所致。射干麻黄冲剂治疗小儿寒饮郁肺之咳喘疗效可靠，在改善咳、喘、痰鸣症状，消除肺部啰音及控制感染等方面均有明显效果。多数患儿伴有不同程度的发热，本方治之亦有良效。（王雪华，等.《中医杂志》1992，1：30）

【验案精选】

1. 哮喘 冯仕觉，七月廿一日。自去年初冬始病咳逆，倚息，吐涎沫，自以为痰饮。今诊得两脉浮弦而大，舌苔腻，喘息时胸部间作水鸡之声。肺气不得疏畅，当无可疑。昔人以麻黄为定喘要药，今拟用射干麻黄汤：射干四钱，净麻黄三钱，款冬花三钱，紫菀三钱，北细辛二钱，制半夏三钱，五味子二钱，生姜三片，红枣七枚，生远志四钱，桔梗五钱。

拙巢注：愈。

曹颖甫曰：有张大元者向患痰饮，初，每日夜咯痰达数升，后咯痰较少，而胸中常觉出气短促，夜卧则喉中如水鸡声，彻夜不息。当从《金匮》例投射干麻黄汤，寻愈。又有杨姓妇素患痰喘之证，以凉水洗衣即发，发时咽中常如水鸡声，亦用《金匮》射干麻黄汤应手辄效。又当其剧时，痰涎上壅，气机有升无降，则当先服控涎丹数分，以破痰浊，续投射干麻黄汤，此又变通之法也。（《经方实验录》第51页）

按： 曹颖甫先生，晚署拙巢老人。上述反复论证射干麻黄汤治疗“喉中水鸡声”的确切疗效。我辈由此应强化认识，注重应用。否则，舍良方而乱堆药，岂能取效？

2. 风寒犯肺（腺病毒肺炎并发心力衰竭） 李某某，男，5个月，因发热咳喘已11天转入某医院，住院检查：体重6.3kg，缺氧1度，肺部叩诊浊音，听诊有水泡音，X线发现大片实化。血化验：白细胞总数24.2×10^9/L，中性

0.68，淋巴 0.32。咽培养：有大肠埃希菌，咽拭子分离为Ⅲ型腺病毒。诊断：“腺病毒肺炎并发心力衰竭”。病程与治疗：持续高热无汗，四肢不温，咳嗽喘促，音哑，痰阻不利，面青，口周微发绀，呼吸不匀，舌红无苔，脉滑微数。此症虽见舌红脉数，肺阴受伤之候，而高热无汗，面青唇绀，喘咳痰滞，仍属风痰阻塞，肺气郁痹，急宜疏风开肺宣痹。处方：僵蚕 3g，前胡 2.4g，牛蒡子 3g，桔梗 2.4g，杏仁 3g，射干 2.4g，甘草 1.5g，竹叶 3g，苇根 9g，葱白 2 寸。4 月 12 日复诊：连服 2 剂，未获汗，惟四肢转温，表气仍闭，余证不减，遂改用射干麻黄汤加减开肺宣痹，和胃涤痰。处方：射干 1.5g，麻黄 0.9g，细辛 1.5g，紫菀 2.4g，五味子 10 粒，半夏 3g，茯苓 3g，化橘红 3g，甘草 1.5g（炙），苏子 2.1g（炒），生姜 2 片，大枣 2 枚（劈）。再服 2 剂后，乃获全身漐漐汗出，肺胃和调，诸症渐除，病遂告愈。（《蒲辅周医案》第 191 页）

原按：《素问·热论篇》曾对伤寒热病的治疗提出：“……其未满三日者，可汗而已；其满三日者，可泄而已。”这是说明对疾病发展过程，应掌握其当汗、当下之机，乃其常也。本病已越 11 天而舌红脉数，肺阴已伤，似不宜汗；但高热无汗，喘促痰滞，面青唇绀，表仍不通，肺气郁痹，故不能不采用急则治标，以辛温开闭取汗，邪去正安，漐漐汗出，表解而阴存，乃其变也。故临床辨证可不拘泥病日不敢取汗，表邪仍在者亦须解表为要，病程日久时，总宜辨证为要。

3. 风寒夹饮（腺病毒肺炎） 谢某某，男，8 个半月。因患感冒咳嗽 2 周，高热 4 天，于 1961 年 4 月 17 日住某医院……诊断：“腺病毒肺炎”。入院前 2 周咳嗽痰多，到第 10 天突然高热持续不退，伴呕吐夹痰奶等，食纳差，大便黄色黏稠，日 1~2 次，精神萎靡，时而烦躁，入院后即用中药桑菊饮、葛根芩连汤加味，安宫牛黄散以及竹叶石膏汤等内服均未效。于 4 月 21 日请蒲老会诊：体温 38~40℃，无汗，呕吐，下利，每日平均 10 多次，呼吸不畅，喉间痰阻，喘促膈动，面色苍白，胸胀微满，脉虚，舌红无苔。此属表邪郁闭，痰饮阻肺，正为邪遏之候。治宜辛温开闭，涤痰逐饮。方用射干麻黄汤加减：射干 2.1g，麻黄 1.5g，细辛 1.5g，五味子 30 粒，干姜 0.9g，紫菀 2.4g，法半夏 3g，大枣 4 枚。进 2 剂后体温降到正常，烦躁渐息，微咳不喘，喉间痰减，脉缓，呼吸较畅，面色渐荣，手足心润，胸腹已不满，下利亦减，舌质红苔少。郁闭已开，肺气未复。宜益气化痰为治，方宗生脉散加味。处方：沙参 6g，麦冬 3g，五味子 20 粒，紫菀 2.4g，法半夏 3g，枇杷叶 0.9g，生姜 2 片，大枣 2 枚。进 2 剂后咳止，一切正常，观察 4 天痊愈出院。（《蒲辅周医案》第 193 页）

按：本例前医之误，误在认证不准，方药不当，则病不解。蒲辅周先生根据其高热，无汗，面色苍白，喉间痰阻，喘促胸胀等症，辨证为外寒内饮，故用射干麻黄汤治之，果然药到病除。患儿舌红少苔为郁热伤阴之象，故转方以甘润化痰之剂善后调补。如此急则治标，缓则治本之法，非良医莫为。

【临证指要】 射干麻黄汤对寒饮郁肺所致的咳喘哮证（支气管炎、支气管哮喘、小儿肺炎等）有确切的疗效。该方对于小儿病的疗效值得深入研究。

【实验研究】 射干麻黄汤具有镇咳、祛痰、平喘等作用。

【原文】 咳逆上气，时时吐浊[1]，但坐不得眠（按：《千金》卷十八第五“眠”作“卧”），皂荚丸主之。（7）

皂荚丸方：皂荚八两（刮去皮，用酥炙[2]）。

上一味，末之，蜜丸（按：《千金》作“蜜和丸如”四字）梧子大，以枣膏和汤服三丸，日三夜一服。

【注脚】

〔1〕时时吐浊：谓不断吐出黏稠浊痰。

〔2〕刮去皮，用酥炙：曹颖甫说：“刮去皮者，刮去其外皮之黑衣也。酥炙者，用微火炙之，使略呈焦黄即得。勿成黑炭也。”（《经方实验录》）

【提要】 论痰浊壅肺咳喘的证治。

【简释】 咳嗽喘息，频频吐出黏稠的浊痰，由于痰浊壅闭肺气，肺气不能肃降而上逆，故但坐不得平卧，若平卧则咳逆上气等证候更甚。上述病情，其痰浊有胶固难拔之势，故治以除痰之力最猛的皂荚丸。皂荚异名皂角，即取其外皮作药材。黄宫绣说：皂角“辛咸性燥，功专通窍驱风”，“宣导风痰窍塞”（《本草求真·卷三·驱风》）。佐以蜜为丸、枣膏和汤送服，兼顾脾胃，使痰除而不伤正气。徐大椿说：“稠痰黏肺，不能清涤，非此不可。”（《兰台轨范·卷四·咳嗽》）可知皂荚丸为治胶痰之专方，但不可多服久服。

【方证鉴别】

皂荚丸证、射干麻黄汤证、麦门冬汤证 吴谦说："咳逆上气，喉中有水鸡声者，是寒饮冲肺，射干麻黄汤证也。咳逆上气，咽喉不利者，是火气冲肺，麦门冬汤证也。今咳逆上气，惟时时唾浊，痰涎多也；但坐不得卧，气逆甚也；此痰气为病，非寒饮，亦非火气。主之以皂荚丸者，宣导其痰，通达其气也，佐枣膏之甘，以药性慓悍缓其势也。"（《医宗金鉴》卷十九）

【大论心悟】

肺胀（肺气肿）治标良方——皂荚丸

用皂荚丸治疗肺胀22例。西医诊为支气管哮喘者6例，喘息性支气管炎者8例，肺心病者8例。均有不同程度的肺气肿。方药配制及用法：皂荚250g，刮去黑皮，涂以芝麻油，置火上烤焦黄，研为细末，炼蜜为丸。每丸重9g，每日服4次，每次服1丸，以枣膏和汤（大枣30g，煮烂去皮核）送服。结果：22例中显效（服药后痰液变稀，喘咳胸憋消失）12例，好转（服药后痰液变稀，咳喘胸憋明显减轻）10例。体会：本方主药皂荚，《本草求真》谓："其力能涤垢除腻，洁净脏腑。"因药性峻烈，必须掌握以下适应证。①喘咳胸憋，不能平卧为主症。②痰浊胶黏难咯，或咯出大量痰后喘息减轻。③胸廓圆隆如桶状。皂荚丸为涤痰峻剂，疗效确切，病人服皂荚丸后，痰液变稀易咯。大便溏，日2~4次不等。病人往往因之而喘憋减，腹胀、纳差等症亦遂除，全身情况好转，除个别病人有咽痒或轻度恶心外，未见损伤正气之弊病。肺胀为本虚标实之证，皂荚丸只治痰浊阻塞而致喘憋之标。证情缓解后需调补肺、脾、肾以固本善后，可选用参蛤散、金匮肾气丸、麦门冬汤等。（张宇庆.《中医杂志》1984，10:7）

治小儿疳积、厌食症之"秘方"

用皂荚散治疗小儿厌食症110例。皂荚散又名"肖氏黑末药"，系五世祖传治疗小儿疳证的秘方，由单味皂荚炮制而成。方药制备及用法：取干燥皮厚，质硬光滑，深褐色，无虫蛀之皂荚，刷尽泥灰，切断，放入铁锅内。先武火，后文火煅存性，剥开荚口，以内无生心为度，研细为末瓶装备用。用量：1~2岁每日1g，3岁及3岁以上每日2g，用糖拌匀吞服。结果：痊愈86例，好转18例，无效6例。总有效率为94.5%。本组有效病例疗程最短3天，最长10天，平均5天。体会：通过多年临床验证，本方无损胃气，亦无其他不良反应，且小儿乐意服用，诚为小儿保健之良方。（汪贻魁.《湖北中医杂志》1987，1:25）

【验案精选】

1. 胶痰黏肺咳喘

（1）射干麻黄汤证但云咳而上气，是不咳之时，其气未必上冲也。若夫本证之咳逆上气，则喘息而不可止矣。病者必背拥迭被六七层，始能垂头稍稍得睡，倘迭被较少，则终夜呛咳，所吐之痰，黄浊胶黏。此证予于宣统二年，侍先妣邢太安人病亲见之。先妣平时喜食厚味，又有烟癖，厚味被火气熏灼，因变浊痰，气吸于上，大小便不通。予不得已，自制皂荚丸进之。长女昭华煎枣膏汤，如法昼夜四服。以其不易下咽也，改丸如绿豆大，每服九丸。凡四服，浃晨而大小便通，可以去被安睡矣。（《经方实验录》第52页）

（2）余尝自病痰饮，喘咳，吐浊，痛连胸胁，以皂荚大者四枚炙末，盛碗中，调赤砂糖，间日一服。连服四次，下利日二三度，痰涎与粪俱下，有时竟全是痰液。病愈后，体亦大亏。于是知皂荚之攻消甚猛，全赖枣膏调剂也。夫甘遂之破水饮，葶苈之泻痈胀，与皂荚之消胶痰，可称鼎足而三。惟近人不察，恒视若鸩（zhèn振。传说中的一种毒鸟）毒，弃良药而不用，伊谁之过欤？（《经方实验录》第54页）

按：《经方实验录》以皂荚丸治案有四则，上述只选录了其一、其三两例。曹颖甫师徒反复议论皂荚丸之治证，言其"能治胶痰，而不能去湿痰"，亦"不能除水气也"。方后注曰"以枣膏和汤服三丸"，为安其本，保胃津。曹氏"代枣膏以砂糖，无非取其便捷，然其保津之功，恐不及枣膏"。

2. 肺胀（支气管哮喘、肺气肿、肺源性心脏病） 薛某，女，50岁，患支气管哮喘40余年，入冬即发。诊为肺气肿、早期肺源性心脏病。现咳嗽气急，咯痰频作，痰白而黏稠，脉细滑，苔白腻。辨证属痰浊阻肺，治以宣肺化痰。取大红枣500g，蒸熟去皮，捣烂成泥加入炙皂荚90g（研细末），泛水为丸，日服3次，每次3g，温开水送服。1周后哮喘渐平，咯痰均减。治疗3个月，共服2料，诸症皆除，随访2年未复发。（姚玉兰.《浙江中医杂志》1985，1:18）

按：此案皂荚丸制法简便，临床可效法之。

3. 眩晕 祝某，女，50岁。患者素嗜肥甘厚味，6日前因长途乘车过劳后感头晕目眩，喜静卧，动辄天旋地转，如坐舟车。耳鸣如蝉，恶心脘闷，泛吐黄浊胶黏痰涎，大便七日不解，小便黄少。诊见面色㿠白，频频咳吐胶黏黄痰，静卧不动，舌质淡苔黄腻，脉滑数。辨为痰浊中阻之眩晕，投半夏白术天麻汤。服药2剂而不效，余思方证合拍，为何用之不灵，莫非为顽痰作祟而常法难以收功？乃试用下法，投以皂荚丸。1剂后，燥屎与痰涎俱下，次日眩晕呕吐诸症大减，连服2剂后诸症若失。乃改用补中益气汤加味调补气血善后而收功。追访1年无复发。（明鸣.《国医论坛》1988，3：25）

4. **腹痛（胃癌）** 柳某，女，59岁。1986年5月因反复胃痛，嗳气吐酸及胃脘部包块，在某医院诊为“胃网膜瘤”而施手术。术中发现胃体包块与大网膜、横结肠等邻近组织广泛粘连，无法切除肿块，取活检后关腹。病理检查确诊为“胃体部腺癌”。术后常感脘腹胀满疼痛，呕恶，泛吐黏稠痰涎，大便半月一行，小便黄少，经中西药治疗数月无明显好转。1987年2月因大便20余日不行，腹痛腹胀，咳吐痰涎胶黏难咯，全身酸楚就诊。查患者呈恶病质，胃脘部可按及拳头大包块，质硬。左锁骨上及左腋窝淋巴结肿大约核桃大小，腹痛拒按。舌淡苔黄，脉滑数。拟诊为阳明腑实证，投以增液承气汤2剂，服之不效。二诊时，乃以顽痰停滞中脘论治，投以皂荚丸。药用：大皂荚1条（去皮炙酥），大枣30g。加水500ml煎至300ml，入白砂糖50g，分4次服。是夜大便通利，所下者粪少痰多，其后竟大多为胶黏痰涎。2日后腹胀腹痛诸症缓解，乃改用八珍汤加大枣20g煎汤，送服加味皂荚丸（皂荚8条去皮炙酥，昆布50g，莪术50g。共为末，蜜丸梧子大），日3服，每服3丸。坚持服药半年，追访1年患者尚健在，二便正常，生活可自理，肿大之淋巴结略有缩小。（明鸣.《国医论坛》1988，3：25）

【临证指要】 皂荚丸为消胶痰，涤肠腑之专方猛药，主治胶痰黏肺，肺胀咳喘（慢性气管炎、支气管哮喘所致的肺气肿、肺心病）及痰浊中阻所致的病变。该方推陈致新之功效值得深入研究。其炮制法及服法，上述文献各不相同，均可参考。

【原文】 咳而脉浮者，厚朴麻黄汤主之（按：《千金》卷十八第五作“咳而大逆，上气胸满，喉中不利如水鸡声，其脉浮者，厚朴麻黄汤方”。与本方药味、剂量同）。（8）

厚朴麻黄汤方：厚朴五两，麻黄四两，石膏如鸡子大（按：《千金》作“三两”），杏仁半升，半夏半升，干姜二两，细辛二两，小麦一升，五味子半升。上九味，以水一斗二升，先煮小麦熟，去滓，内诸药，煮取三升，温服一升，日三服。

【提要】 论寒饮化热咳喘的证治。

【简释】 本条“脉浮”与下条“脉沉”相对比，再结合厚朴麻黄汤功效分析，可知本条所述是肺有伏饮、复感外邪、郁而化热之证。厚朴麻黄汤以厚朴、麻黄、杏仁宣肺利气降逆；细辛、干姜、五味、半夏祛寒化饮止咳；石膏清宣肺热，小麦甘平养正。尤在泾说：“厚朴麻黄汤与小青龙加石膏汤大同，则散邪蠲饮之力居多，而厚朴辛温，亦能助表，小麦甘平，则同五味敛安正气者也。”（《心典》）

按：《本经》谓厚朴“治中风，伤寒，头痛，寒热”。上述厚朴之功用，赖其辛散之力也。本条联系第10篇第10条所述表里同病的厚朴七物汤证，可知仲景用厚朴非专取其行气除满。

【验案精选】

1. **咳嗽** 朱某某。患咳嗽，恶寒头痛，胸满气急，口燥烦渴，尿短色黄，脉浮而小弱。据症分析，其由邪侵肌表，寒袭肺经，肺与皮毛相表里，故恶寒而咳；浊痰上泛，冲激于肺，以致气机不利，失于宣化，故胸满气促；烦渴者为内有郁热，津液不布，因之饮水自救；又痰积中焦，水不运化，上下隔阻，三焦决渎无权，故小便色黄而短；脉浮则属外邪未解，小弱则为营血亏损，显示脏器之不足，如此寒热错杂内外合邪之候，宜合治不宜分治，要不出疏表利肺、降浊升清之大法，因处以《金匮》厚朴麻黄汤。其方麻、石合用，不惟功擅辛凉解表，而且祛痰力巨；朴、杏宽中定喘，辅麻、石以成功；姜、辛、味温肺敛气，功具开合；半夏降逆散气，调理中焦之湿痰；尤妙在小麦一味补正，斡旋其间，相辅相需，以促成健运升降诸作用。但不可因麻黄之辛，石膏之凉，干姜之温，小麦之补而混淆杂乱之。药服三剂，喘满得平，外邪解，烦渴止。再二剂，诸恙如失。（《治验回忆录》第29页）

2. **哮喘（支气管哮喘）** 李某，男，13岁。患支气管哮喘，发作时胸满烦躁，咳痰黄稠，呼吸不利，喉间有哮鸣音，口渴苔黄，脉象浮数。此饮郁化热，寒迫气道，宜宣肺利气，清热化痰，曾用定喘汤，咳痰转轻，哮喘仍发。后用厚朴麻黄汤：厚朴10g，麻黄3g，杏仁10g，生石膏10g，法半夏10g，干姜3g，细辛1.5g，五味子1.5g，小麦10g。服3剂，咳喘均止。（《金匮要略浅述》第122页）

【原文】 脉沉[1]者，泽漆汤主之（按：《脉经》卷二作"寸口脉沉，胸中引胁痛，胸中有水气，宜服泽漆汤"；《千金》卷十八第五作"夫上气，其脉沉者，泽漆汤方"。皆与本方同）。（9）

泽漆汤方：半夏半升，紫参五两，一作紫菀（按：《千金》为"紫菀"），泽漆[2]三斤，以东流水五斗，煮取一斗五升，生姜五两，白前五两，甘草、黄芩、人参、桂枝（按：《千金》为"桂心"）各三两。上九味，㕮咀，内泽漆汁中，煮取五升，温服五合，至夜尽。

【注脚】

〔1〕脉沉：徐大椿："脉沉，伏饮在里。"

〔2〕泽漆：为大戟科植物泽漆的全草。魏荔彤曰："泽漆较大戟寒性虽减，但破瘀清热，利水降气有同性也，但性缓于大戟，故宜于上部用。"无此药，用大戟亦可。

【提要】 论肺病痼疾正虚邪盛的证治。

【简释】 本条是承接上条，说明咳嗽上气，若"脉沉者"，应用泽漆汤治疗。脉沉主里，亦主有水，见于咳嗽上气证候，知为水饮迫肺。治以泽漆汤，逐水通阳，止咳平喘。方中泽漆逐水；桂枝通阳；半夏、生姜散水降逆；紫菀、白前止咳平喘；水饮泛滥，中土必先损伤，故以人参、甘草扶正培土，土旺即能制水；水饮久留，每挟郁热，故又佐以黄芩清热。

【方证鉴别】

厚朴麻黄汤证与泽漆汤证 徐彬："咳而脉浮，则表邪居多，但此非在经之表，乃邪在肺家气分之表也。故于小青龙去桂枝、芍药、甘草三味，而加厚朴以下气，石膏以清热，小麦以戢心火而安胃。若咳而脉沉，则里邪居多，但此非在腹之里，乃邪在肺家荣分之里也，故以泽漆之下水，功类大戟者为君，且邪在荣，泽漆兼能破血也；紫菀能保肺，白前能开结，桂枝能行阳散邪，故以为佐；若余药，即小柴胡去柴胡、大枣，和解其膈气而已。"（《论注》）两条相较：彼邪盛于表，故以麻黄、厚朴为主，着重驱邪于表；此病重于里，故不用麻黄、厚朴之宣表，而以泽漆为君逐邪使之下出，由于正虚较甚，故参、草在所必用。

【验案精选】

咳喘（慢性气管炎、肺气肿、肺心病） 张某某，女，72岁。患慢性支气管炎伴肺气肿10年，素日气短，劳则作喘。旬日前，贪食肥厚，复勉强作劳，遂扰动宿疾，咳痰肿满，气急息迫，某医院诊为"肺源性心脏病"，以西药治疗1周罔效。刻诊：面晦紫虚肿，咳逆气促，鼻张抬肩，膈膨胀，不能平卧，痰涎壅盛，咯吐不爽，心慌不宁，颈静脉怒张，肝肋缘下3cm，伴明显压痛，剑突下上腹部动悸可见，下肢呈凹陷性水肿，小便不利，大便数日未行，唇青紫，口干不欲饮，舌质紫暗苔白厚，脉沉有结象。辨属痰饮潴留，胸阳阻遏，气滞血瘀，肺病累心。治宜开结降逆，决壅逐水。拟泽漆汤原方：泽漆30g，紫菀、白前、生姜各15g，半夏、党参、桂枝、黄芩、炙甘草各10g。5剂，日1剂，水煎服。二诊：药后诸症明显好转，泻下黏浊物甚多，脉转缓，续予原方5剂。三诊：咳平喘宁，肿消痰却，肝大缩回，小便通利，纳谷馨，改拟金水六君煎调理，连进月余，病情稳定。经询访，年内未再反复。（海崇熙.《国医论坛》1991，3：14）

【原文】 大逆（按：徐彬、尤怡注本均作"火逆"。叶霖曰："原本作'火'，或作'大'，皆误，应作'咳逆'。"）上气[1]，咽喉不利，止逆下气，麦门冬汤主之。（10）

麦门冬汤方：麦门冬七升，半夏一升，人参三两，甘草二两，粳米三合，大枣十二枚。上六味，以水一斗二升，煮取六升（按：莫文泉曰："温服一升，日三夜一，是四升也，当云'取四'方合。"），温服一升，日三夜一服。

【注脚】

〔1〕大逆上气：气逆上冲较甚之意。有的注家之注本"大逆"为"火逆"。考仲景书，凡云"火逆"者，皆谓温针、火灸误治之逆，故仍作"大逆"为是。

【简释】 论虚火上逆的证治。

【简释】 本条的"大逆上气"是言病机；

“咽喉不利”是言症状；“止逆下气”是言治法。本病之病机是津液亏损，津伤则阴虚，阴虚则火旺，火旺必上炎，火气上逆，咽喉失去津液濡润则干燥不利，并可见痰稠咯出不爽，口干欲得凉润，舌红少苔或无苔，脉来虚数等。治以麦门冬汤清养肺胃，止逆下气。方中重用麦冬为君，润肺养胃，并清虚火；半夏下气化痰，用量很轻，与大量甘寒清润之麦冬配伍，则不嫌其燥；人参、甘草、大枣、粳米补中益气，即所谓“培土生金”法。如此则气阴两长，虚火自敛，咳逆上气等症可随之消解。

按：从本篇大义及全部原文分析，本条“大逆”之“大”据叶霖所述改“咳”字，似乎更顺理成章。这样，麦门冬汤主治病症明确，切近临床。

【方歌】

大逆上气虚火升，一升半夏七升冬，

润燥配伍止逆气，参草枣粳甘补中。

【方证鉴别】

麦门冬汤证与竹叶石膏汤证（397） 张璐：“此胃中津液干枯，虚火上炎之证。凡肺病有胃气则生，无胃气则死。胃气者，肺之母气也。故于竹叶石膏汤中偏除方名二味，而用麦冬数倍为君，兼参、草、粳米以滋肺母，使水谷之精微皆得上注于肺，自然沃泽无虞。当知火逆上气，皆是胃中痰气不清，上溢肺隧，占据津液流行之道而然，是以倍用半夏，更加大枣，通津涤饮为先，奥义全在乎此。若浊饮不除，津液不致，虽曰用润肺生津之剂，乌能建止逆下气之绩哉？俗以半夏性燥不用，殊失仲景立方之旨。”（《张氏医通·诸气门下·咳嗽》）

【验案精选】

1. 咽喉不利（慢性咽炎） 杨某某，女，44岁。素患“慢性咽炎”。近2个月来，咽中堵闷，干燥不利，咯痰不爽，尿黄便秘，脉细略滑数，舌质嫩红有裂纹，苔薄黄，中心无苔，曾服养阴清热剂如玉女煎、增液汤而效不佳。证属肺胃阴伤、虚火上炎，宜麦门冬汤。处方：麦冬70g，清半夏10g，党参12g，山药15g，生甘草10g，大枣12枚。服3剂，诸症悉减，再3剂缓解。以麦冬泡水代茶饮，巩固疗效。（吕志杰.《中医杂志日文版》1989，5:51）

按：经方的灵验，用量是一个重要环节。《本草新编》说：“但世人未知麦冬之妙用，往往少用之而不能成功为可惜也。不知麦冬必须多用，力量始大，盖火伏于肺中，炼干内液，不用麦冬之多，则火不能制矣；热炽于胃中，熬尽其阴，不用麦冬之多，则火不能息矣。”可见麦门冬汤必须重用麦冬，方收良效。

2. 咳嗽

（1）去冬咳嗽，今春寒热，至秋令而咳嗽或轻或重，惟喉痒则一。所谓火逆上气，咽喉不利，此等证是也。最易成劳，未可以脉未促，气未喘为足恃。麦门冬汤合泻白散，加橘红、茯苓、甘草、玉竹。

再诊：内热已除，咳嗽亦减。气火之逆上者，渐有下降之意。静养为佳。前方加枇杷叶。（《增评柳选四家医案·曹仁伯医案》第109页）

（2）游某某，男，15岁。患支气管炎。久咳不止，口干咽燥，饮食尚可，大便干燥，舌红无苔，脉虚而数。证属肺胃阴液不足，虚火上炎。治宜生津润燥，滋养肺胃，用《金匮》麦门冬汤加减。处方：麦冬12g，沙参15g，甘草6g，大枣3枚，粳米10g，桑叶10g，石斛12g，枇杷叶10g，冰糖30g，梨汁1杯。服5剂，其咳遂止。（《金匮要略浅述》第123页）

3. 呃逆（膈肌痉挛） 袁某某，女，38岁。患者3年前某日午夜，突发少腹疼痛，旋即有气自小腹上达胸咽部，继则呃逆连声，次日晨才稍感平缓。自此，每至夜半辄发，伴有口苦咽干，心悸而烦，寝食不安，无法工作。多次在省医院求治，诊为“胃肠神经官能症，膈肌痉挛”，治疗乏效。脉象沉弦小数，舌苔黄白而干，舌质略红。证属肺胃阴虚，阳明胃热夹厥阴之气上逆。治宜清养肺胃，降逆平浊。方取麦门冬汤加味。处方：麦冬60g，太子参20g，半夏15g，粳米20g，乌梅10g，肉桂5g，甘草10g，大枣7枚。4剂，每剂分3次温服，白天服2次，夜间发作前服1次。二诊：服药后，感觉有气自咽下膈，腹中雷鸣作响，腹痛、呃逆均大减。脉沉弦小数，苔白而干。病势初减，仍取前方加茯苓15g。5剂，服法同前。三诊：药后呃逆、腹痛全止，饮食渐增。惟仍稍感咽干口渴，心烦气短，食后脘腹胀满，间有嗳气。脉细滑数，苔薄白略干。此乃久病中虚津伤，余热未尽，气失和顺所致。仍当补虚清热，生津理气为治。方用橘皮竹茹汤加味。处方：麦冬24g，半夏10g，石斛10g，陈皮10g，竹茹10g，太子参20g，甘草6g，生姜10g，大枣10枚。6剂，隔日1剂。服药后诸恙皆平，饮食调理月余后，恢复工作。（张旭东.《中

医杂志》1985，12∶11）

按：本例大剂麦门冬汤滋养肺胃，止逆下气，少佐肉桂引火归原，乌梅敛肝，一方兼顾上、中、下三焦而效佳。更以橘皮竹茹汤清热补虚，理气和胃以善其后。

4. **呕吐** 李某，女，68岁，1982年10月14日入院。5天前因呕吐，腹泻在当地医院经输液及庆大霉素治疗，腹泻已止，但频作干呕，稍进食水则吐。经用止吐药"甲氧氯普胺"等无效而转本院……症见形体消瘦，乏力，口燥咽干，时作干呕，舌质红苔薄黄中现黑色、乏津，脉细微数而无力。治宜滋养胃阴，降逆止呕。处方：麦门冬30g，半夏3g，人参5g，炙甘草3g，粳米5g，大枣4枚，竹茹、石斛、炙枇杷叶各9g。煎汁，少量频服，1日服完。当晚呕吐止，可进少量食水，但仍有干呕，予上方继服。10月17日二诊：无呕吐及干呕，可进半碗流食，精神转佳，脉较前有力，仍微数，舌面已见湿润，但不思饮食。于上方加焦楂、内金各9g，炒莱菔子15g，服药2剂，饮食大增，近乎平常。住院5天，愈而出院。（邵德田，等.《河南中医》1990，1∶21）

按：呕吐患者服药多格拒不入，故应少量频服，以免服后即吐之虞。《金匮》第17篇第21条以生姜半夏汤治呕哕，即采取少量频服法，这是呕吐患者的常规服药法，不可不知。

邵氏用麦门冬汤加味治疗大病、久病后期出现的胃阴不足型顽固性呕吐42例。结果：服药量最少者3剂，最多者9剂。治愈20例，显效15例，有效4例，无效3例。总有效率92.8%。（邵德田，等.《河南中医》1990，1∶21）

5. **胃脘痛（萎缩性胃炎，胃、十二指肠溃疡）** 成某，女，48岁，1984年2月5日初诊。胃脘痛10年，有肺结核病史。症见咳而咯痰不爽，咽喉不利，上腹饱胀，胃脘隐隐作痛，脘部烧灼，纳食不佳，口渴欲得凉润但不多饮，嗳气，大便干结。查面色苍黄，形体消瘦，舌质红苔光剥，脉虚数。X线钡餐检查胃窦部有激惹现象，胃窦大小呈锯齿状，痉挛性收缩，胃黏膜皱襞粗乱。胃镜检查：胃黏膜红白相间，以白为主，色泽变淡，黏膜变薄，皱襞变细，可透见黏膜下血管。诊断为"萎缩性胃炎"。证属胃阴不足，方用麦门冬汤：麦门冬20g，党参15g，粳米10g，姜半夏，甘草各5g，大枣10枚。嘱其戒烟酒，调饮食。煎服5剂后，胃脘灼痛减轻，纳食增加。守方加减又服50剂，症状消失，食欲正常，胃镜复查提示：胃黏膜组织学改变有好转。（肖美珍.《国医论坛》1990，2∶17）

按：牛氏用麦门冬汤治疗胃、十二指肠溃疡19例。本组患者的临床表现具有下列特点：①胃脘疼痛多持续发作，隐隐作痛，入暮为甚，痛而喜按。②多无明显吞酸或吐酸症。③大多兼有口干，口渴，大便干燥不畅（3~5日一行），个别患者有心烦，肛热等症。④患者舌质呈红色，或嫩红、或紫红，且有裂隙，舌苔薄白或无苔，少数呈薄黄苔。⑤脉象多见弦细或沉细。治疗方法：以麦门冬汤原方，或临证根据具体辨证酌情加味。结果：17例在服药7~10剂后疼痛消失或显著减轻，其他口渴、便燥、舌苔脉象等，也都随之好转或恢复正常。X线胃肠造影复查都有较显著的疗效。体会：根据各地文献报道，溃疡病的辨证分型，似以虚寒或血瘀气滞、肝胃不和等型为多，当用甘温建中或疏肝和胃、理气化瘀之剂。如辨证属于胃阴虚型的溃疡病，用滋养胃阴之麦门冬汤加减，确有良好的效果。本方甘平濡润，通降和调，补而不滞，滋而不腻，较之一贯煎、养胃汤等方，尤为中肯。（牛元起，等.《中医杂志》1964，11∶11）

【临证指要】 麦门冬汤主治肺胃阴虚所致的病症。喻嘉言说："此胃中津液枯燥，虚火上炎之证，麦门冬汤乃治本之良法也。"

【原文】 肺痈[1]，喘不得卧，葶苈大枣泻肺汤主之。（11）

葶苈大枣泻肺汤方：葶苈熬令黄色，捣丸如弹子大，大枣十二枚。上先以水三升，煮枣取二升，去枣，内葶苈，煮取一升，顿服。

【原文】 肺痈[1]胸满胀，一身面目浮肿，鼻塞清涕出，不闻香臭酸辛，咳逆上气，喘鸣迫塞，葶苈大枣泻肺汤主之。方见上，三日一剂，可至三四剂，此先服小青龙汤一剂乃进。小青龙汤方见咳嗽门中。（15）

【注脚】

〔1〕肺痈：疑指肺气壅塞，非肺生痈脓。详辨见【大论心悟】。

按：据《千金》卷17第7，第15条应在本篇第11条"葶苈大枣泻肺汤"之下。置篇末，是后人编次之误也。今仍移置于此。

【提要】 以上两条论肺痈壅实，或兼表证的证治。

【简释】 水饮之邪结聚于肺，肺气壅闭，故胸部满胀，喘不得卧。兼感外邪，肺通调失职，水气泛溢，故一身面目浮肿；肺窍不利，故鼻塞流清涕，不闻香臭酸辛；外邪束表，肺气壅闭更甚，故咳逆上气，喘鸣迫塞。凡此诸症，皆肺部邪气壅实，当用葶苈大枣泻肺汤泻肺逐痰，佐大枣护正。

【方证鉴别】

葶苈大枣泻肺汤证与皂荚丸证 陆渊雷："此治呼吸器病痰多喘盛之方，须阳证实证，乃可用之，其效用为祛痰，与皂荚丸相似。皂荚丸主黏痰，此则主稀痰。其病实非肺痈，说在篇末。"（《今释》）

【大论心悟】

葶苈大枣泻肺汤证"肺痈"为"肺壅"辨

现代研究《金匮》的著名医家李今庸教授对以上两条所述"肺痈"之"痈"字提出质疑，并结合史料详加考证，他说："本节葶苈大枣泻肺汤主治的所谓'肺痈'一病，《金匮要略》注家多释为肺部蓄结痈脓的肺痈病，如赵良、尤怡、吴谦、魏念庭、陈念祖等均是。他们谓'葶苈大枣泻肺汤'是治'肺痈病'始萌之时血结而脓未成者，似属望文生训，实有商榷的余地……本篇两节（按：指第11、15条）葶苈大枣泻肺汤主治的所谓'肺痈'，实际都不是指的'风热壅遏，蓄结痈脓'的'肺痈'一病，而是指水饮之邪逆于肺中所导致的肺气壅塞。是'肺痈'者，言'肺壅'者也。特此文之'肺痈'兼有寒邪束表之证也。痈，壅也。在古代医学文献里，'壅塞'之'壅'，每有写作'痈'字者……"（《读古医书随笔》第99页）

笔者赞同李氏上述见解，理由有五：李氏考证充分，顺理成章，此其一；第11条所述"喘不得卧"等症并非"肺痈"主症，此其二；第15条方后云"先服小青龙汤一剂"，目的在于先解表邪，并渐化内饮，然后再逐水饮。这与本篇所述肺痈初起表现为风热证候不相符合，此其三；后《痰饮病》篇说："支饮不得息，葶苈大枣泻肺汤主之。"前后互参，可知泻肺汤为泻肺病壅实，此其四；验之临床，古今文献以葶苈大枣泻肺汤治肺痈的案例罕见，此其五。有此五者，葶苈大枣泻肺汤主治"肺痈"的确值得怀疑。若再参见陆渊雷《金匮要略今释》则更加明了。陆氏说："本篇泻肺汤证二条，皆冠以肺痈字，然其证无脓血腥臭，其方不用排脓，而用逐水，可知其病非肺脓肿肺坏疽，乃肺炎支气管炎之由于水毒结聚者耳。是以经文不当云肺痈，当云肺胀，乃注家拘于经文肺痈字，以未成脓为说，抑思痰饮咳嗽篇以此汤治支饮，正是葶苈逐水之功，于未成脓之肺痈何与哉？胸满胀，咳逆上气，喘鸣迫塞，皆肺炎支气管炎之证候；身面浮肿，乃肺循环瘀滞，引起瘀血性水肿也；鼻塞清涕出，不闻香臭，则是并发鼻黏膜炎也。凡咳嗽气喘而兼鼻黏膜炎者必有外感，外感则当发表，故先服小青龙，后乃攻其水毒也。"

强心平喘的良药——葶苈子

1. 肺心病心衰 用葶苈子末治疗慢性肺源性心脏病并发心力衰竭10例。治疗方法：葶苈子末3~6g，每日分3次食后服，并配合一般对症处理和抗生素以控制感染。结果：服药后多在第4日开始见尿量增加，浮肿减退；心力衰竭到2~3周时见显著减轻或消失。服药过程中未发现任何不良反应。（《中医杂志》1961，4：27）

2. 各种心脏病所致的心衰

（1）用抗心衰Ⅰ号治疗顽固性心力衰竭24例次。本组24例次顽固性心衰病例都曾采用过去乙酰毛花苷、地高辛等洋地黄制剂治疗，或采用其他抗心衰治疗，心衰不能控制或反而加重。治疗方法（抗心衰Ⅰ号）：葶苈子30~50g，丹参10~15g，枳实10~15g。日1剂，水煎分3次服……经临床观察，病员服药后1~2小时开始尿量增多，1~2天咳喘减轻，咳痰减少，水肿逐渐消退，心悸胸闷减轻。抗心衰Ⅰ号对病毒性心肌炎和风湿性心瓣膜病所引起的顽固性心衰疗效较好。（李年春，等.《中国医药学报》1989，3：40）

（2）重剂葶苈大枣泻肺汤加枳实治疗心衰50例次。治疗方法：葶苈子30~50g，大枣15枚，枳实30g，每日1剂，水煎分3次服。少数病例曾合用其他中药。结果：服药48小时后，显效36例次，有效12例次，无效2例次，总有效率96%。（幸良诠，等.《中医杂志》1989，2：20）

此外，有的学者在临床观察到，葶苈子加入复方治疗虚喘痰盛之证，多收良效，未见偾事。有的患者连服81剂，总计服葶苈子2430g，顽症治愈。（张庆云.《山西中医》1986，2：30）另据报道：纠正心衰水肿用葶苈子，其剂量要大，少则30g，多则50g，未见不良反应及中毒现象。（隋振寰，等.《国医论坛》1986，1：29）

按：上述文摘资料表明，单味葶苈子或葶苈大枣泻肺汤加味，治疗实证及虚实夹杂性心肺疾患，具有可靠的疗效。现代药理研究葶苈子有“强心作用”，这是本药治疗心衰的现代科学依据。

【验案精选】

1. **肺痈** 湖北葛店，万姓妇女，患肺痈，病已危急，远道着人邀诊。入门后隔寝室尚远，即闻病者齁（hōu。鼻息声）喘声，至现室，见其床侧置箧箕一具，内铺柴灰，上积病者所吐之五花脓痰厚半寸许，约计不止一菜碗。询问经过，据答吐如此脓痰已一周矣。行近病榻，见其靠坐，面部微肿，眼珠外突，齁喘如曳锯，胸前拒按，烦郁胀闷，脉劲数，时或一止，参伍不调，断为肺痈，化脓穿溃，病已濒危。其族人杏林春药房陈某，深于医，曰：此病固险，然儿女幼，乏人教养，愿先生尽力救之。予思《金匮》有言：肺痈始萌可救，脓成则死。玩一“则”字，有急转直下意思。今吐脓血七日不死，或有一线生机；又思《金匮》主葶苈大枣泻肺汤，是肺痈将成，乘其未集，今脓已成，原方不适宜，因又取千金苇茎汤合裁加减，拟方：苦葶苈六钱，苡仁五钱，瓜瓣八钱，桃仁三钱，鲜竹沥八钱，鲜苇茎半斤。熬水煎药，三日进三服，胸痛渐松，齁喘渐缓，痰浊渐稀，原方加减，嘱再服三剂。服药病机又再减缓，仍宗前方，加重其制，又日服二剂。约半月，齁喘始止，腔血始净，前后用葶苈约一斤半，始意不敢多用，不泻又服，出意料外，始终未腹泻。后以瓜贝养营汤、外台十味煎调摄收功。此病自起至愈，时仅两月，病愈后面色丰腴，皮肤润泽。（《冉雪峰医案》第30页）

原按：此病出死入生，得力前杨姓肺痿（按：指第一条所录杨某验案）之助益不少。不仅肺痿、肺痈，后治其他肺病，得此两案之益亦不鲜焉。

按：此案名曰“肺痈”，但所述证候，却颇似哮喘病之特点。

2. **咳嗽、喘证、心悸（肺源性心脏病）** 钱某某，女，51岁，1981年12月5日初诊。咳喘痰多，心悸短气10余年，经西医确诊为“肺心病”。此次由外感后，喘咳气短不能平卧，动则心悸更甚，溲少，晨起眼睑浮肿，吐泡沫痰甚多，不唾时口内流出清稀涎沫，咽喉刺痒，胸胁胀满。脉沉弦，舌淡胖紫暗，边有齿痕。先拟泻肺祛痰以缓急。处方：葶苈子21g，红枣6枚。水煎顿服。服后约半小时，吐出痰涎约一碗，顿觉胸部舒适，喘咳，气短，心悸等亦随之而减，并能平卧。后以苓桂术甘汤加丹参、当归、泽兰等，调理半月余，能从事家务之活。（岳在文.《中医杂志》1983，3∶78）

按：姜氏用葶苈大枣泻肺汤治疗风心病心衰25例，可使症状迅速缓解，心衰得到改善。若患者咯血等，加丹参、归尾、赤芍、红花、桃红、土鳖等；动则气喘，汗出，神疲加黄芪及四君子汤；四肢不温者，加附片、故纸、桂枝等。（姜德绪，等.《陕西中医》1980，15∶1）

3. **麻疹后喘急（麻疹后肺炎）** 杜某，男，1岁2月，麻疹出后7天，因高热喘急于1958年冬住某医院。住院检查摘要：咽培养：金色葡萄球菌。血化验：白细胞总数6.4×10^9/L。右肺叩诊音浊，两肺水泡音，肝大4cm，体温40℃以上。诊断：“疹后肺炎”。病程与治疗：曾用抗生素及中药养阴清热之剂，病势不解。12月20日请蒲老会诊，患儿仍高热嗜睡，气喘息促，咳嗽痰阻，舌红苔黄燥，脉沉数，此证由疹后气液两伤，痰热互结，肺气不降，治宜泻肺涤痰，生津润燥，补泻并施。处方：葶苈子3g，沙参6g，麦冬3g，白前6g，桑皮3g，竹叶6g，法半夏6g，莱菔子3g，甘草3g。服后即大便下黏液，高热微降，喘促亦减，黄燥苔稍退，脉仍沉数。二诊于原方中去沙参、麦冬、甘草，加冬瓜仁9g、苡仁9g、通草3g，淡以通阳，辛以涤痰为治。三诊时，患儿已热退睡安，诸症悉平，惟咳而有痰，脉缓，苔薄微腻，继以理肺化痰，以善其后。处方：茯苓6g，法半夏6g，化橘红3g，甘草1.5g，冬瓜仁9g，杏仁6g，白前1.5g，天冬6g，川贝母3g，麦芽6g，枇杷叶6g。服3剂而获痊愈。（《蒲辅周医案》第162页）

原按：疹后里热未清，则肺气不降，肺气不降，则清肃之令不行，故用葶苈子泻肺，佐以桑皮、莱菔子降气涤痰，服后即下涎液，此借仲景葶苈大枣泻肺之义。但疹出之后气液未复，故用沙参、麦冬益气生津；竹叶、白前不仅清热，且能宣透未尽余邪；不用大枣而用甘草，防其滞气满中。

【原文】 咳而胸满，振寒脉数，咽干不渴，时出浊唾腥臭，久久吐脓如米粥者，为肺痈，桔梗汤主之。（12）

桔梗汤方：亦治血痹（按：《千金》《外台》无此四字）。桔梗一两，甘草二两。上二味，以水三升，煮取一升，分温再服，则吐脓血也。

【提要】 论肺痈成脓的证治。

【简释】 从本条叙证来看，与第二条所论肺痈已经成脓的症状相似。第二条对肺痈成脓时曾提到“时时振寒”，本条又说“振寒”，可知这一症状是肺痈成脓的特征之一。由于热毒壅肺，故咳嗽，胸满脉数；病势发展到热伤血脉，故咽干不渴，时出浊唾腥臭如米粥，这是肺痈已经溃脓的典型证候。桔梗汤之桔梗、甘草具有祛痰排脓，清热解毒的作用。桔梗汤合用〔附方〕之《千金》苇茎汤，疗效更切实。

按：从条文中“久久吐脓如米粥”的“久久”二字来看，病势可能已逐渐转虚。《外台》就本方加地黄、当归、白术、败酱、桑白皮、薏苡仁，亦名桔梗汤，治肺痈成脓后，经久不愈，气血衰弱者，可以取法。

【大论心悟】

治疗小儿肺痈（小儿肺脓肿）的验方良药

张仲景《金匮要略方论》对肺痈的诊断，以咳唾脓血腥臭为主要症状。治疗上把肺痈分为初期与溃脓期两个阶段，并提出前者用葶苈大枣泻肺汤泻肺平喘，后者用桔梗汤排脓解毒，但从患者的症状严重程度看来，上述方剂似有病重药轻之嫌。自隋、唐、明、清以后各医家，在仲景泻肺治则的基础上，又有新的发展，如喻嘉言在《医门法律》中提出：“肺痈属在有形之血络，宜骤攻。”余听鸿《外证医案汇编》说：“治肺痈之法，如始萌之时，将一‘通’字著力，通则壅去。”两论精凿切当，诚为至理名言。继而出现了千金苇茎汤等效果不错的方剂。我在临床中看到患儿高热起伏，咳吐脓血痰，联想到条文所谓“热之所过，血为之凝滞，蓄结痈脓”的论述，经过反复推敲，从1966年起，我开始用以活血化瘀为主，佐以清热解毒排脓消肿的方药——脓疡散（主要药物为乳香、牙皂、紫草、青黛、天竺黄、寒水石等）治疗小儿肺脓肿50余例，不用抗生素，结果无一例死亡及转外科手术治疗者。这不但简、便、廉、安全，同时也可避免经胸壁直接穿刺排脓、肺内注射青霉素、气管内注入药物等所引起的不良反应。此方在浙江、湖南等地部分医院的应用中也取得了类似的效果。北京市科学技术委员会经组织专家审定后，授予科技成果三等奖，目前已列入卫生部、北京市科委的重点研究项目之一。长期服用脓疡散，临床不仅未见不良反应，相反的在后期，患儿的体重都普遍得到增加。道理是：紫草一药色紫质滑，甘咸气寒，专入血分，功能凉血解毒，在血热毒盛的肺痈早期能疗“恶疮”，在后期有补中益气（见《本草经疏》）的作用。所以，我以为对于药物除了记住各家公认的主要功能外，还要记住某些临床家对该药的不同认识与用法，这样才能在配伍时灵活多变。〔《名老中医之路·第二辑》（王鹏飞）第28页〕

按：脓疡散主药之一“牙皂”，即皂荚的异名之一，亦称“猪牙皂”。若细分别，皂荚又分大皂荚与小皂荚。大皂荚为豆科植物皂荚的果实，本植物已衰老或受伤害后所结的小型果实称之为小皂荚（猪牙皂）。《本经逢原》：“大小二皂，所治稍有不同，用治风痰，牙皂最胜，若治湿痰，大皂力优。古方取用甚多，然入汤药最少，有疡医以牙皂煎汤，涌吐风痰，服后全身赤痱，数日后皮脱，大伤元气，不可不慎。”

【验案精选】

肺痈（肺脓肿）

（1）施某某，男，17岁。患者憎寒发热1周，咳嗽胸闷不畅，吐少量白色黏痰。结合血象与胸透检查，诊断为左下肺脓肿。经住院治疗8天，使用大量抗生素，发热不退。遂邀中医诊治，用桔梗60g、生甘草30g。服药1剂，咳嗽增剧，翌晨吐出大量脓痰，夹有腥臭。原方续进2剂，排出多量脓痰，发热下降。减桔梗为20g，生甘草10g，加南沙参、银花、鱼腥草、生苡仁、瓜蒌皮等。服至10余剂，脓尽热退，精神佳，饮食增，胸透复查，脓疡已消散吸收，血象亦正常。（吴传铎.《江苏中医》1981，3：35）

按：现代药理研究桔梗有祛痰作用，甘草有解毒作用。这与西医学治疗肺脓肿采用抗炎（用抗生素）和痰液引流（用祛痰药或体位引流）方法不谋而合。上述病例也佐证了桔梗汤的祛痰排脓解毒作用，但剂量应较大。

（2）咳吐臭痰如脓血，此属肺痈。舌苔浊厚，痰浊胶黏，仿仲景法。葶苈子、冬瓜子、桃仁、桔梗、桑皮、瓜蒌仁、旋覆花、苏子、川贝、芦尖。

诒按：此治肺痈初溃之主方。

又按：肺痈之病，皆因邪瘀阻于肺络，久蕴生热，蒸化成脓。故其证，初起病在此叶者，不及彼叶。初用疏瘀散邪泻热，可冀其不成脓也；继用通络托脓，是不得散而托之，使速溃也；再用排脓泄热解毒，是既溃而用清泄，使毒热速化而外出也。终用清养补肺，是清化余热，而使其生肌收口也。凡此皆肺痈治法之一定层次也。乃有一种外感咳嗽，其初起并非肺痈，祇因浊痰蕴热，阻结于肺，复为外凉所束，或为油腻所黏，阻窒窍隧，浊热蒸闷，蕴结不解，致吐痰臭秽，胸膈隐痛，甚则失音气促，蒸热喘汗，病情与肺痈无异；其初终治法，亦与肺痈相同。但肺痈多实证，而此则每涉于虚，最易流入损途，其难治较甚于肺痈，或以其虚而漫指为肺痿，其实与前人所论痈痿均不相合。兹特表而出之，俾学者不至淆惑焉。

邓评：苔浊用葶苈，亦一证据也。若喘不得卧者，尤属确合。……

孙评：肺痈四层治法，分析精细，能熟玩而精研之，安有不愈者乎？（《增评柳选四家医案·王旭高医案》第218页）

按：“咳吐臭痰如脓血”是肺痈成脓之主症。所处之方，为桔梗汤、葶苈大枣泻肺汤、《千金》苇茎汤合用加减而成，较专用一方更切实，可谓善用经方者。目前，肺病发展至肺痈已少见，而类似肺痈的肺病证候却可见到，故上述方法仍可辨证应用。

（3）癸亥三月初八日，王氏，五十八岁。初起喉痹，为快利药所伤，致成肺痈。胸中痛，口中燥，痹仍未痊，不食不寐，痰气腥臭，已有成脓之象，脉短而数，寒热，且移热于大肠而泄泻。难愈之证，勉与急急开提肺气，议千金苇茎汤与甘桔合法。苦桔梗二两，桃仁五钱，冬瓜仁五钱，生薏仁一两，甘草一两，鲜苇根四两。水八碗，煮成三碗，渣再煮一碗，分四次服。（《吴鞠通医案》第119页）

（4）己巳年冬月，堂伯兄，40岁。饮火酒，坐热炕，昼夜不寐，喜出汗，误服枇杷叶、麻黄等利肺药，致伤津液，遂成肺痈，臭不可当，日吐脓二升许。用千金苇茎汤合甘桔法。苇根八两，苦桔梗三两，桃仁一两五钱，薏仁二两，冬瓜仁一两五钱，生甘草一两。煮成两大茶碗，昼夜服完碗半，脓去十之七八，尽剂脓去八九。又服半剂，毫无臭味。后以调理脾胃收功。（《吴鞠通医案》第119页）

【原文】 咳而上气，此为肺胀，其人喘，目如脱状，脉浮大者，越婢加半夏汤主之。（13）

越婢加半夏汤方：麻黄六两，石膏半斤，生姜三两，大枣十五枚，甘草二两，半夏半升。上六味，以水六升，先煮麻黄，去上沫，内诸药，煮取三升，分温三服。

【提要】 论饮热迫肺咳喘的证治。

【简释】 素有内饮痼疾，复感外邪，邪气引动内饮，内外合邪，阻闭肺气，此为肺胀。肺胀者，肺气胀满，胸呈桶状；肺胀必肺失肃降而气上逆，故咳而上气，其人喘；咳甚喘急，气壅于上，故目胀突如脱出之状；脉浮大者，浮主表邪，亦主在上，大主邪盛，亦主病进。宜急予越婢加半夏汤，宣肺泄热，降逆平喘。方中重用麻黄、石膏，辛凉配伍，宣通肺气，兼清里热；生姜、半夏，散水降逆；甘草、大枣，安中以调和诸药。

按：前第3条与本条均云“脉浮大”，但前者是正气上脱，其脉浮大无根；本条为饮热上壅，其脉浮大有力。对两条所述应详细鉴别。

【验案精选】

1. **肺胀** 社友孙某某令爱，久咳而喘，凡顺气化痰、清金降火之剂，几于遍尝，绝不取效。一日喘甚烦躁，余视其目则胀出，鼻则鼓煽，脉则浮而且大，肺胀无疑矣。遂以越婢加半夏汤投之，一剂而减，再剂而愈。余曰：今虽愈，未可恃也，当以参术补元，助养金气，使清肃下行。竟因循月许，终不调补，再发而不可救药矣。（《医宗必读·卷九·喘》）

按：此案发人深省，示人以大法于案语之中。潜心读之可知，此案病机必属上盛下虚，本虚标实，故以越婢加半夏汤治标救急，缓则“当以参术补元，助养金气”，以固根本。本篇治疗咳嗽上气七方皆以治标为主，缓则均应培本以收功。急则治标，缓则治本，医者皆知，但施治不当，仍然无效。如此案前医治法亦属治标，为何“绝不取效”？关键在法不妥，方不专，方证不对，故而无效。

2. **哮喘**

（1）刘某之母，72岁，患哮喘病20余年，经年发作不能动作，于1958年12月10日就诊。症状：咳嗽，气短，喘促，心悸，吐黏痰色时黄时黑，咽喉如烟燎状而痒，一旦生气上火感冒，病势就更加严重，烟呛亦重，每年夏天轻冬天重。处方：麻黄21g，石膏150g，生姜30g，大枣30g去核，甘草21g，半夏30g。用水5碗，先煎麻黄、石膏约半小时许，吹去上沫再入诸药同煎，煎成3茶碗，晚饭后温服1碗，至半夜温服1茶碗，至早饭前再服1碗。该患者连服此方两剂而哮喘痊愈。（李洪金.《辽宁医学杂志》1960，4：41）

（2）熊某某，女，28岁。素有哮喘病史，遇寒即发，不药自愈。1959年夏，旧恙复作，初起曾注射麻黄素无效，乃改乞中医治疗。诊得脉象浮数，头痛，发热恶寒，微汗出，口干不渴，舌苔黄燥，喉鸣如锯，声达户外，胸中气逆，难以名状，倚坐床头不得平卧者五昼夜。予曰："此外感风寒，内蕴暑热，肺为华盖，首当其冲，内外合邪，引动宿疾，遂一发莫制耳。法当清里解表，涤痰降浊。"为疏越婢加半夏汤：净麻黄 4.5g，生石膏 9g，粉甘草 3g，生姜 3g，红枣 4 枚，半夏 6g，海浮石 9g. 服 1 剂，寒热退，喘平，能着枕；再剂恢复正常。（熊英权.《江西医药》1964，4：193）

按： 哮证有冷哮与热哮之别，冷哮多发于寒冬，热哮多发于暑夏。上述两例，例一为热哮，以重剂越婢加半夏汤治之而获良效。例二患者夏天感寒而发，成为寒包火之病机，故越婢加半夏汤亦为的对之方，虽夏季亦不避麻黄之辛温发表，惟剂量不宜重用。

3. 咳喘（支气管肺炎） 谭某某，女，1 岁。患支气管肺炎。2 天前曾患感冒，发热、咳嗽、鼻塞流涕，服银翘散 1 剂，发热未退，体温 39° C，咳嗽、气喘、呕吐痰涎、鼻翼煽动、唇口发绀、舌苔白滑，指纹青紫。此热饮郁肺，壅迫气逆所致，治宜清热涤饮，宣肺平喘，乃一面肌内注射青霉素；一面用越婢加半夏汤：麻黄 2g，生石膏 10g，法半夏 6g，甘草 3g，生姜 2 片，大枣 1 枚。1 剂热退，再剂喘咳即止。（《金匮要略浅述》第 126 页）

按： 当今中医，喜用辛凉，惧用辛温，常以银翘散、桑菊饮为治疗外感通套之方，不效则束手无策。医者与患者皆委付于西医，使中医辨证论治之特色无处发挥。此案中西药并用，发挥中西医结合之长，则疗效更加切实，不愧为开明的现代名老中医。

4. 高热、咳喘（支气管肺炎） 金某某，女，1 岁，1964 年 1 月 29 日初诊。检查摘要：扁桃腺红肿，两肺布满水泡音。胸透：两肺纹理粗重模糊，并有小型斑点状浸润性阴影，尤以内中带为著，两肺下部有轻度肺气肿，心膈无异常。血化验：白细胞总数 11.3×10^9/L，中性 0.79，淋巴 0.2，酸性 0.01。诊断为"支气管肺炎"。病程与治疗：患儿发热 4 天，已服过中西药未效，高热达 39.6℃，咳喘气促，腹满膈扇，喉间痰声辘辘，鼻翼煽动，面青唇淡，头汗出，时有烦躁，不欲食奶，大便稀溏，小便黄，脉沉紧，指纹不显，舌质淡苔白，由风寒犯肺，肺气郁闭，治宜辛开，主以越婢加半夏汤加味。处方：麻黄 2.4g，甘草 1.5g，生石膏 9g，法半夏 6g，前胡 3g，炒苏子 3g，生姜 3 大片，大枣 2 枚。1 月 30 日二诊：服药后，微汗出，热降，烦喘膈扇俱减，大便呈泡沫样，小便微黄，脉浮数，舌淡苔黄腻。肺闭已开，表邪解散，但痰湿尚阻，以理肺化痰为治。处方：连皮茯苓 3g，法半夏 3g，橘红 3g，甘草 1.5g，杏仁 3g，炒苏子 3g，前胡 3g，桑白皮 4.5g，炒莱菔子 3g，竹茹 3g，生姜 3 片。……（《蒲辅周医案》第 170 页）

原按： 本例西医诊断为支气管肺炎。中医诊为风寒犯肺，肺气郁闭。其症高热而喘，烦躁而满，面青，脉沉紧，故宗仲景越婢加半夏汤再加前胡、苏子。取麻黄、前胡散表邪，石膏清内热，法夏、苏子降气化痰，姜、枣调和营卫，甘草调和诸药。服后寒开热透，诸症减其大半，继以利湿化痰，调和肺胃而平。临床重在辨证审因，不要一见肺炎高热，不加区别，即用苦寒药物，冰伏其邪，贻误病机。

【原文】 肺胀，咳而上气，烦躁而喘，脉浮者，心下有水（按：《千金》卷十八第五"水"下有"气"字），小青龙加石膏汤主之。（14）

小青龙加石膏汤方：《千金》证治同，外更加胁下痛引缺盆：麻黄、芍药、桂枝、细辛、甘草、干姜各三两，五味子、半夏各半升，石膏二两。上九味，以水一斗，先煮麻黄，去上沫，内诸药，煮取三升。强人服一升，羸者减之，日三服。小儿服四合。

按： 此条方后注曰："……小儿服四合。"这就是说，小儿患病，其病机、证候符合本方证者，即可用此方，但应根据儿童年龄酌情减量。此方证如此，诸病皆然。仲景书没有小儿病证治专篇，但由此条可知，《伤寒杂病论》各篇诸病，小儿患之，可同方同法，"观其脉证，知犯何逆，随证治之"。

【提要】 论外寒内饮夹热而咳喘的证治。

【简释】 此与前条，同为肺胀，皆以咳嗽喘息为主症。此条曰"心下有水"，为肺有伏饮；"脉浮者"，为外感风寒之象；而见烦躁，为内饮外邪郁而化热。小青龙汤为化饮解表之剂，又兼有郁热，故加石膏。

【方证鉴别】

小青龙加石膏汤证与越婢汤证 两方证病机相类，皆为宿有肺胀之病，复感外邪，外邪引动内饮，饮郁化热。所不同的，前条是饮热互结，热甚于饮，故重用石膏（半斤），配麻黄清透郁热宣通肺气；本条则饮甚于热，故用麻黄配桂枝宣散表寒，配细辛、干姜以温化水饮，佐少量之石膏（二两）以清郁热。

【验案精选】

1. **肺胀（肺气肿）** 陈某某，女，76岁。患“肺气肿”已多年，平时咳吐涎沫，动则气喘，近因感冒，恶寒发热，咳痰黏稠，呼吸困难，烦躁口干，不欲多饮，用小青龙加石膏汤：麻黄3g，桂枝10g，白芍10g，法半夏10g，干姜3g，细辛2g，五味子3g，甘草3g，生石膏10g。服2剂，寒热已罢，咳痰转清。后用六君子汤加干姜、五味、细辛，服3剂，咳喘渐平。（《金匮要略浅述》第127页）

2. **咳嗽（急性气管炎）** 张某某，女，37岁。咳嗽月余，于1月前淋雨受凉发病。初恶寒发热，咽痒咳嗽，西医诊断为“急性气管炎”。经西药抗生素、祛痰、镇静、镇咳剂治疗，咳嗽仍然频剧，为刺激性干咳，咳时弯腰曲背，目瞪泪出，小便自遗，夜不能寐，心烦，舌淡苔薄白，脉浮紧。为风寒袭肺，肺失宣降。治以小青龙加石膏汤：麻黄20g，桂枝20g，白芍20g，干姜20g，细辛20g，五味子20g，半夏30g，石膏120g，大枣20g，甘草20g。服药1剂，频剧咳嗽顿减，夜已能寐。2剂服尽，病告痊愈。（熊永厚.《成都中医学院学报》1980，3：29）

按： 以上两案，剂量悬殊，皆获良效。方药用量宜大宜小，应结合具体病情、年龄、季节、地域等酌情而定。大家知道，素有“细辛不过钱”之说，这一句话的由来等问题，详见《伤寒论》第40条之【大论心悟】。

3. **咳嗽、喘证** 李某，男，45岁，1961年11月15日就诊。咳嗽喘息不得卧，痰白质黏韧难咯，头眩痛，时恶寒，午后微发热，体倦肢楚，历时半月。前医与麻杏甘石汤加味2剂未效。舌苔微黄，脉象弦滑。此系风寒客肺，痰阻气机。治宜散寒肃肺，祛痰定喘，当与小青龙汤；但痰黏韧，舌苔黄，恐病久内有郁热，拟加石膏一味，寓表里双解意。处方：小青龙汤96g，生石膏48g。1剂。11月17日复诊：喘逆少减，痰转稀白，量多易咯。仍头眩痛，时时恶寒，午后发热已除。舌有灰色薄苔，脉细而缓。此证原由风寒客肺，痰阻气机而起，前以内有郁热，故加石膏一味；兹者郁热已清，而恶寒未罢，痰稀，舌灰，脉细，乃系阳气未复，当于前方去石膏加附子。依证施治，端在临机权宜，一药增减，系及全局，莫谓前后用寒用热不侔。处方：小青龙汤96g，炮附子9g。服1剂，诸证竟告痊愈。（《伤寒论汇要分析》第42页）

4. **小儿喘证** 郝姓幼子，年五岁，住天津小南关柴市旁。原因：季春下旬，感冒风温，医治失宜，七八日间，喘逆大作。症候：面红身热，喘息极促，痰声辘辘，且似不瞬，危至极点。诊断：脉象浮滑，重按有力，启口视其舌苔，色白而润，问其二便，言大便两日未行，小便微黄，然甚通利，且视其身体胖壮，阴分犹足，知犹可治。疗法：欲治此症，当用《伤寒论》小青龙汤，然须重加凉药以辅之。处方：麻黄一钱，桂枝尖一钱，五味子一钱，清半夏二钱，川贝母二钱（去心），光杏仁二钱，生白芍三钱，干姜六分，细辛六分，生石膏一两（研细）。煎汤一大茶盅，分两次温服下。说明：此方即小青龙汤加贝母、生石膏。《金匮》治肺胀作喘，原有小青龙加石膏汤，然所加石膏之分量甚少。今所以重用生石膏至一两者，为其面红身热，脉象有力，若不重用石膏，则麻桂姜辛之热，即不能用矣。又《伤寒论》小青龙汤加减之例，喘者去麻黄加杏仁，今加杏仁而不去麻黄者，因重用生石膏，麻黄即可不去也。效果：将药服尽一剂，喘愈强半，痰犹壅盛，肌肤犹灼热，大便犹未通下，遂用生石膏、蒌仁各二两，代赭石一两，煎汤两茶盅，徐徐温服之，痰少便通而愈。〔《重订全国名医验案类编》（张锡纯）第15页〕

廉按： 风温犯肺，肺胀喘促，小儿尤多，病最危险，儿科专家往往称“马脾风”者此也。此案断定为外寒束内热，仿《金匮》小青龙加石膏汤，再加川贝开豁清泄，接方用大剂二石蒌仁等清镇滑降而痊。先开后降，步骤井然。惟五岁小儿，能受如此重量，可见北方风气刚强，体质茁实，不比南人之体质柔弱也。正惟能受重剂，故能奏速功。

按： 小青龙汤为治疗寒饮咳喘的代表方剂，《伤寒论》及后《痰饮病》篇都有详细论及。本条方证由于寒饮挟热，故用小青龙加石膏汤。

小青龙汤【验案精选】等详见《伤寒论》第40条。

〔附方〕

《外台》炙甘草汤：治肺痿涎唾多，心中温温液液者。方见虚劳中。

按：《外台》卷十七肺痿门载炙甘草汤，其方药组成、煎法与《伤寒论》及前《虚劳病》篇之附方《千金》

炙甘草汤均相同，但用量稍有出入。

《千金》甘草汤：甘草。上一味，以水三升，煮减半，分温三服。

《千金》生姜甘草汤：治肺痿咳唾，涎沫不止，咽燥而渴。

生姜五两，人参三两，甘草四两，大枣十五枚。上四味，以水七升，煮取三升，分温三服。

《千金》桂枝去芍药加皂荚汤：治肺痿吐涎沫。

桂枝、生姜各三两，甘草二两，大枣十枚，皂荚一枚（去皮子，炙焦）。上五味，以水七升，微微火煮，取三升，分温三服。

【简释】尤在泾："按，以上诸方，俱用辛甘温药，以肺既枯萎，非湿剂可滋者，必生气行气以致其津。盖津生于气，气至则津亦至也。又方下俱云：吐涎沫多不止，则非无津液也，乃有津液而不能收摄分布也。故非辛甘温药不可。加皂荚者，兼有浊痰也。"（《心典》）

《外台》桔梗白散：治咳而胸满，振寒脉数，咽干不渴，时出浊唾腥臭，久久吐脓如米粥者，为肺痈。

桔梗、贝母各三分，巴豆一分（去皮，熬，研如脂）。上三味，为散，强人饮服半钱匕，羸者减之。病在膈上者吐脓血，在膈下者泻出。若下多不止，饮冷水一杯则定。

【简释】徐彬："此即前桔梗汤证也。然此以贝母、巴豆易去甘草，则迅利极矣。盖此等证，危在呼吸，以悠忽遗祸不可胜数，故确见人强，或证危，正当以此急救之。不得嫌其峻，坐以待毙也。"（《论注》）

按：《兰台轨范》："肺痿全属内症，肺痈乃系外科，轻者煎药可愈，重者脓血已聚，必得清火消毒、提脓、保肺等药，方能挽回，否则不治。所以《金匮》云：'始萌可救，脓成则死'也。"桔梗白散即《伤寒论》主治"寒实结胸，无热证"的三物小白散。肺痈成脓与寒实结胸处方相同者，异病同治之法也。从继承与发展而论，此为《外台》发展了该方的临床应用。

【大论心悟】

治肺痈神效良方——桔梗白散

1. **治肺痈2例** 肺痈属于肺化脓性的疾患。《金匮要略》附方中的《外台》桔梗白散，确是个良方。本人曾两次应用，都获得显著疗效，假如不是亲自经历，难以相信有如此神效。两例患者都是30岁左右的壮年人，都在后期应用桔梗白散。前者用于病延1个半月，体温骤升，病灶化脓进行之时，而体格较壮健。后者病延3月，体格较虚弱，初疑有肺结核可能，但抓住了胸痛痰臭等肺痈特点，诊断为肺痈，而后放胆用之。桔梗白散下注谓"服后病在膈上者吐脓，在膈下者泻出"。两例服后都泻，无吐，并且都在泻后诸恙顿释，未有任何不良反应。其奏效之神速，出乎意料之外。从此体会到祖国医学的伟大可贵，而应急需把它整理发扬。（王焕庭.《中医杂志》1955，4:25）

2. **治肺痈5例** 5例包括初晚期不同之病例，都是经用《千金》苇茎汤、葶苈大枣泻肺汤、桔梗汤、泻白散以及西药青霉素等治疗多日不效，而改用本方取效。一般上午服药，至晚上泻下十数次，服冷粥一碗而泻止，次日热退，胸畅，咳嗽痰消，继而以肃肺化痰收功。（倪康兴.《中医杂志》1962，9:23）

3. **治肺痈6例** 肺痈初起治不及时，热伤肺脏，因变痈脓，表现为胸痛咳逆，吐脓如米粥，臭气外溢。此时若按《金匮》用桔梗汤，势必力微难及，养痈贻患。用桔梗白散治疗肺痈五六人均治愈。如治秦某患肺痈，治用桔梗1g、川贝母1g、巴豆霜0.6g。共研细末，分作2服，用米汤送下，藉谷气以保胃气，服后呕吐大作，吐出臭脓痰约二盂，喘急渐平，且能安卧，继解溏便一次，神疲息弱，大虚之象毕露。转而急投黄芪、党参、麦冬、百合、白及、山药等补益气阴，佐银花、甘草清热解毒，连进七八剂，渐以向愈。（王玉玲.《黑龙江中医药》1989，2:6）

按：非神勇良将不能建奇功，非峻猛良药不能治重病。桔梗白散者，治重病之良方也。桔梗白散（三物小白散）治结胸验案见《伤寒论》第141条。

【验案精选】

肺痈

（1）吴某某，男，17岁。患者于1星期前，突然寒战，旋发热，伴有咳嗽，右胸部痛，吐粉红色痰，经注射青霉素无效，第4日吐臭痰，乃来诊。患者体温39.8° C，咳嗽，右胸部痛，寒热有汗不解，呼吸短促，痰臭令人掩鼻，花红色，量不多，食入呕吐，舌苔不厚，大便不畅，脉数滑，予断为肺痈，用巴豆0.18g（去油），桔梗1.5g，贝母1.5g。为末1次服，约4小时，呕吐花红脓碗许，大便泻下十数次之多，患者顿觉轻爽，翌日清晨索饮米汤，下午复诊，体温已恢复正常，善后用山药4.5g、天麦冬各9g、白及9g、甘草1.5g、阿胶9g（烊化和服）、玉竹9g。4剂痊愈。1星期后，已能参加劳动。（徐则先.《江苏中医》1956，2：36）

（2）程某，男，45岁，以种田兼缝纫为业，素嗜烟，并有咳喘宿疾。某年秋，因受感发热，咳嗽加剧，痰中见脓，有腥臭气。服中药清热解毒宣肺化痰排脓之品，热退，其他未愈。再延西医注射消炎针剂，咳嗽唾脓之证，时而小愈，时而增剧。困卧床第，已将1年。患者因病势折磨，意志消沉。几欲自寻短见。其家人偕来恳求一速效良方处治。愚细询其证，胸闷异常，右胸部并有痛感，时唾浊痰腥臭，咽干，不渴，脉数，苔黄，是与《金匮》所云肺痈相符。又阅中医从前处方，如苇茎汤、泻白散、排脓散、犀黄丸及鱼腥草、忍冬藤、葶苈大枣泻肺汤等，都已服过，均未彻底收效。细审此证，虽旷日持久，元气已损，然脉来有神，似尚未至竭绝程度。惟肺部浊痰败脓，病久似已结成窠囊，必得攻坚拔积峻药，捣其病之癥结处，背城一战，以冀转危为安。遂用桔梗、川贝母各10g，巴豆（去壳、炒黑存性）3g。共碾细末，以白开水调下，作数次服。初一服未见动静，约1小时后，再服2次，服后须臾胸闷不舒，唾出浊痰败脓约半升许，急令止药勿服。以米粥调养，和其胃气。从此以后，而胸膈见快，唾出浊脓亦稀。改用扶土生金法，仿参苓白术散加化痰解毒药调理，而病愈。（李培生.《贵阳中医学院学报》1988，2：17）

《千金》苇茎汤：治咳有微热，烦满，胸中甲错，是为肺痈。

苇茎二升，薏苡仁半升，桃仁五十枚，瓜瓣（按：一般用冬瓜子）半升。上四味，以水一斗，先煮苇茎，得五升，去滓，内诸药，煮取二升，服一升，再服，当吐如脓。

【简释】 尤在泾："此方具下热，散结，通瘀之力，而重不伤峻，缓不伤懈，可以补桔梗汤、桔梗白散二方之偏，亦良法也。"（《心典》）

按： 此方适宜于肺痈邪盛而正气偏虚的患者，酿脓期、溃脓期及善后调理都可用。芦根为芦苇之根茎；苇茎为芦苇之嫩茎。"苇茎与芦根同性"（《本义》），皆性味甘寒无毒，清热利水，生津解渴，止呕除烦。《本草逢原》说："苇茎中空，专于利窍，善治肺痈吐脓血臭痰。《千金》苇茎汤以之为君，服之热从小便泄去最佳。"

【大论心悟】

治肺病（脓胸、肺炎、气管炎）良药良方

1. **脓胸** 用干芦根治疗脓胸6例。本组病例大多经多种抗生素治疗失败而采用芦根者。治疗方法：成人每日取干芦根250g，用文火久煎2次，取药汁分次服用。均停用抗生素及其他药物。疗程1~2个月。结果：6例全部治愈。一般治疗10天即可见效。（湛德刚.《湖南中医学院学报》1992，4：35）

按： 上述报道，验证了芦根治疗肺部化脓性疾患的疗效，同时也提示芦根需用大剂量疗效始著。这与下列验案王玉玲老中医的经验不谋而合。

2. **肺痈** 用苇茎汤加味治疗肺痈16例。治疗方法：初中期用苇茎汤加清热解毒药；晚期加养阴益肺药。结果：治愈13例，好转2例，无效1例，有效率为93.75%，治愈率为81.2%。（田中峰.《实用中医内科学》1989，1：37）

3. **大叶性肺炎**

（1）以苇茎汤加味治疗大叶性肺炎45例。治疗方法：干芦根60~120g，生米仁、冬瓜仁各30g，桃仁3~6g。并随症加味。结果：全部治愈。半数病例服药后在48小时内逐渐退热，体温降至正常。咳嗽、咯痰、胸痛等症一般4~6天后减弱或消失。平均住院天数为8.05天。（《浙江中医杂志》1964，10：16）

（2）以苇茎汤加味治疗大叶性肺炎30例。治疗方法：鲜苇茎、生苡米、鱼腥草各30g，冬瓜仁15g，桃仁、黄芩各9g，桔梗、甘草各4.5g。每日1剂，重症改为每日2剂，水煎服。随症加味。结果：痊愈26例（症状消失、病灶吸收），好转4例。退热时间多数在1~5天。症状消失多数在5~10天。X线阴影多数在2周内完全吸收。（严守正，等.《福建中医药》1984，4：11）

4. **小儿急性支气管炎** 以苇茎汤加味治疗本病200例。治疗方法：鲜芦根30g，冬瓜子、薏苡仁各12g，桃仁、杏仁、前胡、白前各4.5g，苏子、莱菔子、玉蝴蝶各6g，胆南星3g。用法：

每日1剂，煎成100ml，分3~4次温服，年长儿可1次服。结果：本组治愈169例，无效31例，治愈率84.5%。治愈天数最短2天，最长6天。(庞华威.《上海中医药杂志》1983，10:26)

按：上述临床资料表明，《千金》苇茎汤治疗肺痈及其他肺部炎症疾患，辨证加味，多能取得良效。

【验案精选】

肺痈（肺脓肿） 孙某，60岁。素有痰湿病，咳嗽二三月不已，后复发热，咳痰如脓且有腥臭气，痰中时带血丝，胸膺隐痛，舌红苔黄腻，脉大稍数。胸透提示左肺脓肿。老年久病，正气先虚，然脓痰蕴结于内，又非排除不为功，排脓非难，善后实难，因思《千金》苇茎汤能开泄肺气，清其郁热，且能破其痰瘀，决其痈脓，较为适宜。遂用桃仁12g，冬瓜仁、薏苡仁各30g，桔梗、象贝母各10g，甘草3g，鲜芦茎150g。煎服3剂，脓痰渐少，腥臭亦减，夜已能卧，再用前方续进1周，咳减脓痰渐消，胸痛亦止。再予沙参、麦冬、黄芪、百合、川贝母等养阴清热化痰之剂以善其后。(王玉玲.《黑龙江中医药》1989，2:6)

按：此案所处之方，为苇茎汤、桔梗汤及桔梗白散合方去巴豆之峻，重用活水芦根以清热生津，可谓善用古方者。善后以养阴清热化痰法收功。此案应与前桔梗白散“验案与心悟”互参。

小　结

本篇论述了肺痿肺痈咳嗽上气病脉证并治。所述肺痿有虚热与虚寒两种病情，虚热者，治宜润肺养胃，并清虚火，可用麦门冬汤；虚寒者，治宜温肺复气，用甘草干姜汤。

肺痈可分为三期：表证期可用后世《温病条辨》之银翘散以清热解毒透邪；溃脓期邪深毒重，用桔梗汤以排脓解毒。附方《千金》苇茎汤功能清肺化痰，对未成脓与已成脓者均可配合应用，疗效较好。《外台》桔梗白散功效峻猛，用之得当，疗效称奇。此外，葶苈大枣泻肺汤主治肺气壅实之证，该方是否适合肺痈酿脓期的治疗，有待研究。《痰饮病》篇以该方治疗“支饮不得息”，非肺痈也。

咳嗽上气病有邪实与正虚之分。上气属虚，若肺虚津伤者，可用麦门冬汤；第3条所述为肾不摄纳，元气欲脱之证，治用后世的独参汤、参附汤之类。上气属实，又有痰与饮之别。若痰浊壅肺，治宜涤痰去垢，用皂荚丸。若寒饮郁肺，治用射干麻黄汤。若伏饮之邪，肺胀之病，饮邪化热者，治以辛温与辛凉并用，如厚朴麻黄汤、越婢加半夏汤、小青龙加石膏汤，上述3方又有饮与热偏轻偏重之分。至于水饮内停，正气虚甚而为咳嗽上气者，治当逐水与扶正兼顾，泽漆汤一方即为此而设。需要明确，上述方证，多为肺病咳喘日久急性发作时急者治标的有效方剂，标证减缓，则当侧重治本。

奔豚气病脉证治第八

本篇论述奔豚气病的辨证论治。奔豚气病是一种发作性的病症。病发时患者自觉有气从少腹起，向上冲逆，至胸或达咽，俟冲气下降，发作停止，发时痛苦至极，缓解后却如常人。"豚"，同"豘豘"。《说文解字》："豘（豚），小豕也。"即指小猪。因病发突然，气冲如豚之奔撞，故命名为奔豚气病。

本篇只4条原文，第1条论述奔豚气病的病因与主症；第2、3、4条提出了具体治疗方法。

奔豚气病与西医学所述的"神经官能症""癔病"等功能性疾患相似。

【原文】师曰：病有奔豚，有吐脓，有惊怖，有火邪，此四部病，皆从惊发得之。

师曰：奔豚病，从少腹起（按：《外台》卷十二"从"上有"气"字。吉野本、享和本"少"并作"小"字），上冲咽喉，发作（按：《脉经》卷八第十"发作"下有"时"字）欲死，复还[1]止，皆从惊恐得之。（1）

【注脚】

〔1〕"还"（xuán）：通"旋"，时间副词，相当于"便""立即"。《词诠》："还，时间副词，表疾速。读与'旋'同。今言'随即'。"李清照《凤凰台上忆春箫》词中有一句谓"多少事欲说还休"，其"还"字音义同此。

【提要】论奔豚气病的病因和症状。

【简释】奔豚、吐脓、惊怖、火邪等"四部病，皆从惊发得之"。"奔豚"确与"惊怖"密切相关，如《诸病源候论》即认为奔豚病"起于惊恐忧思所生"。据《伤寒论》太阳病篇的记载，多因"火邪"而发生惊证，不是因惊而得火邪；至于"吐脓"，因惊而发，待考。尤在泾说："盖是证有杂病、伤寒之异，从惊恐得者，杂病也；从发汗及烧针被寒者，伤寒也。其吐脓、火邪二病，仲景必别有谓，姑缺之以俟（sì伺。等待）知者。"（《心典》）

奔豚气病的主症特点，发作时从小腹起，自觉有气从小腹上冲至咽喉，此时病人极端痛苦，难以忍受，随即停止，恢复如常。

按：验之临床，奔豚气病之病因多为情志因素，病机多与肝肾有关，而其上冲则与冲脉（冲脉起于下焦，上循咽喉）有联系。奔豚从肝病得者，证治如下条。从肾病得者，笔者有治验如下。

【验案精选】

奔豚气病 于20年前，笔者在河北中医学院附属医院内科门诊工作时，治一70多岁女性患者，因婆媳不和得奔豚气病，气从少腹起，上冲至咽，已数月。舌红少苔，脉细无力，为肾阴亏虚之象。处方：肾气丸去附子，以肉桂易桂枝，加少量砂仁、沉香、乌药等，以标本兼治。4剂，日1剂。1个月后又因胃病来求医，诉说上次服药4剂，奔豚气病至今未发。（吕志杰验案）

【原文】奔豚气上冲胸，腹痛，往来寒热，奔豚汤主之。（2）

奔豚汤方：甘草、芎䓖、当归各二两，半夏四两，黄芩二两，生葛五两，芍药二两，生姜四两，甘李根白皮一升。上九味，以水二斗，煮取五升，温服一升，日三夜一服。

【提要】论肝郁奔豚的证治。

【简释】病由惊恐恼怒，肝气郁结化火，气火挟冲气上逆所致，故感觉气从少腹上逆冲胸；肝郁则气滞，气滞则血行不畅，故腹中疼痛；肝与胆互为表里，肝郁而少阳之气不和，故往来寒热。治用奔豚汤养血清肝，平冲降逆。方中甘李根白皮性大寒，专治奔豚气，葛根、黄芩协助甘李根白皮清泄肝火，芍药、甘草缓急止痛，半夏、生姜和胃降逆，当归、川芎养血调肝。

按：奔豚汤中之甘李根白皮为蔷薇科植物李树根皮的韧皮部。《本草逢原》指出："仲景言甘，是言李之甘；《药性论》言苦，是言根之苦，但宜用紫李根皮则入厥阴血分……"《别录》记载：李根白皮"大寒。主消渴，止心烦、逆奔气"。《长沙药解》谓其"下肝气之奔冲，清风木之郁热"。在《外台》治奔豚之13个方中，用李根白皮者有8方。可知李根白皮为奔豚汤中的主药，缺之则会影响疗效。

奔豚汤证后世称之为“肝气奔豚”，疼痛是本病的必具之症，而寒热往来是可有可无之症。奔豚汤中之李根白皮难得，刘子云老中医常以大剂量川楝子代之，能取桴鼓之效。川楝子苦寒降泄，理气止痛，善引肝火下行，故用以代替李根白皮。

另据刘氏经验：往昔遇肝气奔豚，取药不便时，常令病家刨取鲜李根白皮约二三两，急煎服之，须臾可闻病人心下噜噜响动，疼痛可得缓解。（刘洪达.《浙江中医杂志》1984，3：109）

【方歌】

奔豚汤证气冲胸，往来寒热与腹痛，
李根为主芩姜夏，葛根甘草归芍芎。

【验案精选】

1. **肝郁奔豚**

（1）予尝治平姓妇，其人新产，有仇家到门寻衅，毁物谩骂，恶声达户外，妇人惊怖。嗣是少腹即有一块，数日后，大小二块，时上时下，腹中剧痛不可忍，日暮即有寒热。予初投以炮姜、熟附、当归、川芎、白芍，2剂稍愈；后投以奔豚汤，2剂而消。惟李根白皮为药肆所无，其人于谢姓园中得之。（《金匮发微》）

（2）肾水上逆之奔豚见之最多，以桂枝加桂与之，百发百中。惟肝火上逆之奔豚，患者极少。一日，有妇人前来，云其媳患腹痛，口苦咽干，寒热往来，余曰：可取方往，不必临诊，意谓必小柴胡证也。其妇要求过诊，询之痛从少腹上冲胸及咽喉，顷之即止，已而复发如初，脉之弦数，舌苔白。谓曰，此证幸临视，否则方虽无妨碍，病必不服。此乃肝火上逆之奔豚，为生平所罕见，当用《金匮》奔豚汤，即疏方与之，一剂知，三剂已。（《遁园医案》）

按：“寒热往来”为小柴胡汤之主症，而于奔豚汤则为兼症。认症不准，辨证不切，方证不合，治之无功。

（3）任某某，女，28岁。患者2年来闲居在家，心情不好。近2月来，突然发作气自少腹上冲，直达咽喉，窒闷难忍，仆倒在地，发作数分钟后自行缓解，竟一如常人，每周发作数次，且伴有失眠、多梦、脱发。经各医院检查，未查出阳性病理体征，遂诊断为“癔病”。察舌红苔薄，脉弦细。疑为奔豚气，遵仲景奔豚汤原方治之：当归、法半夏各9g，生甘草、川芎、黄芩、白芍、生姜各6g，葛根、李根白皮各12g。水煎服，连进3剂后，其病顿失。随访4年，旧病未再发作。（钱光明.《浙江中医杂志》1982，5：225）

2. **肾寒奔豚**　少腹块磊，上攻及脘，其力猛而痛势剧，转瞬之间，腹中鸣响，则块磊一阵向下即平。证名奔豚者，因其性情踪迹行止类似江豚耳。然考其证有三：犯肺之奔豚属心火；犯心之奔豚属肾寒；脐下悸欲作奔豚者属水邪。今系肾水寒邪所发，体属阳亏所致。拟以真武汤参奔豚汤意。茯苓五钱，川芎五分，小茴五分，归尾一钱，附子五分，白芍一钱，半夏一钱五分，橘核三钱，李根皮一两。

诒按：案语明辨以晰，立方精切不浮。

邓评：曾见患奔豚者，据云其形如鼠上窜，则有声如水涌，方用茯苓、肉桂以伐水邪效。肾寒与水邪，其实一种，毋庸琐分。奔豚汤原方之意，系属少阳，故用黄芩以泄少阳邪火。今系肾水寒邪，故不欲黄芩之苦寒，转加附子之辛热，合茯苓以导水邪。能如此，可谓善用古方矣。

孙评：从《金匮》《难经》二议立论，用药有平和之概，惟《金匮》方桂枝加桂，则桂为必用，因能泄肾邪故也。何以用附子易桂，究不若从古为稳。（《增评柳选四家医案·张大曦医案》第373页）

按：处方以真武汤治阳亏之本，奔豚汤治奔豚之标，复方加减，恰合病机，为善用经方者。附子助阳，桂枝通阳，辨证选药，阳亏之人还是以附子为好。

3. **奔豚气病、胸痹（冠心病？）**　某女，48岁，教师。反复发作性胸痛胸闷2年，加重1日。每次发作约5分钟，发作时自感有气从少腹上冲至心胸，痛苦难以名状，情绪激动时易诱发，伴心悸，头晕，恶心，口干而苦。舌苔白微黄，脉弦涩。中医诊断：奔豚气。治宜宣痹宽胸，平冲降逆，给予奔豚汤加减：李根白皮、黄芩、白芍、法半夏各10g，葛根、川芎、当归、薤白各15g，甘草6g，生姜3g。服药5剂，症状明显减轻，但仍有心悸、失眠等症。上方去当归，加枣仁15g、丹参30g。又服10剂症状消失。（联平，等.《河北中西医结合杂志》1998，9：1408）

按：此案发病特点似奔豚气病，而其胸痛胸闷发作约5分钟，再结合年龄分析，则颇似冠心病心绞痛发作。辨证论治，以奔豚汤加薤白而获效。

【原文】发汗后，烧针[1]令其汗，针处被寒，核起而赤者，必发奔豚，气从小腹上至心，灸其核上各一壮[2]，与桂枝加桂汤主之。（3）

桂枝加桂汤方：桂枝五两，芍药三两，甘草二两（炙），生姜三两，大枣十二枚。上五味，以水七升，微火煮取三升，去滓，温服一升。

【注脚】

〔1〕烧针：针法的一种，也叫温针。

〔2〕一壮：灸一艾炷叫做一壮。

【提要】 论误汗而致奔豚的证治。

【简释】 本条所述与《伤寒论》第117条基本相同。因发汗后病未解，复加烧针令其汗，外邪从针处侵入，邪热壅聚，故核起而赤，局部红肿；汗出阳气受伤，引动冲气，气从少腹上冲心胸，发为奔豚之病。治疗方法，外灸核上以消肿散邪，内服桂枝加桂汤助阳气而止冲逆。

按： 桂枝加桂汤是加桂枝还是加肉桂，尚有争论。《外台》卷十二所载疗奔豚气十三方，其中十一方用桂心，无一方用桂枝者。邹澍《本经疏证》曰："仲景书用桂而不云桂枝者二处，一桂枝加桂汤，一理中丸去术加桂，一主脐下悸，一主脐下筑，皆在下之病。"如上说，则加桂拟以加肉桂为宜。古今名医医案，既有用桂枝者，亦有用肉桂者，临证应变通选用。

【验案精选】

1. **奔豚气病**

（1）湖北张某，为书店帮伙，一日延诊，云近日得异疾，时有气痛，自脐下少腹起，冲痛到心，顷之止，已而复作，夜间尤甚，诸医不能治。审视舌苔白滑，脉沉迟，即与桂枝加桂汤，一剂知，二剂愈。（《遁园医案》）

（2）周右，住浦东，初诊，气从少腹上冲心，一日四五度发，发则白津出，此作奔豚论。肉桂心一钱，川桂枝三钱，大白芍三钱，炙甘草二钱，生姜三片，大红枣八枚……二诊：投桂枝加桂汤后，气上冲减为日二三度，白津之出亦渐稀，下得矢气，此为邪之去路，佳。肉桂心一钱半，川桂枝三钱，大白芍三钱，炙甘草三钱，生姜三片，红枣十枚，厚朴一钱半，半夏三钱……三诊：气上冲、白津出，悉渐除，盖矢气得畅行故也。今图其本，宜厚朴生姜甘草半夏人参汤加桂……（《经方实验录》第113页）

按： 本案原按说："盖周右每当寒气上冲之时，口中津液即泉涌而出，欲止之不得，其色透明而白。待冲气下降，此种白津方止。"由此可见，《寒疝病》篇"寒疝绕脐痛，若发则白津出"，亦因痛剧而出现口出白沫之症。

（3）老友娄某某的爱人，年七十，患呕吐腹痛一年余。询其病状，云腹痛有发作性，先呕吐，即于小腹虬结成瘕块而作痛，块渐大，痛亦渐剧，同时气从小腹上冲至心下，苦闷欲死，既而冲气渐降，痛渐减，块亦渐小，终至痛止块消如常人。按主诉之病状，是所谓中医之奔豚气者，言其气如豚之奔突上冲的形状。《金匮要略》谓得之惊发，惊发者，惊恐刺激之谓。患者因其女暴亡，悲哀过甚，情志经久不舒而得此证。予仲景桂枝加桂汤。桂枝15g，白芍药9g，炙甘草6g，生姜9g，大枣4枚（擘）。水煎温服，每日1剂。共服上方14剂，奔豚气大为减轻……（《岳美中医案集》第49页）

（4）赵姓，女。产后体虚受寒，时有白带，及至产后三日，劳作于菜圃中，疲极坐地，因之感寒腹痛，气由少腹上冲，时聚时散，医以恶露未净治之，不效。发则气上冲心，粗如小臂，咬牙闭目，肢厥如冰，旋又自行消散，先试以桂枝汤加桂枝（即桂枝汤原方加重桂枝用量），不效；再以桂枝汤加肉桂，一剂知，二剂已，三剂全平。所加肉桂须选取上品，即顶上肉桂五分，嘱令将肉桂另行炖冲与服。此案一服后痛大减，而脘腹之积气四散，时时嗳气，或行浊气（按：盖指"矢气"）；继服两剂，其病若失。余以实际经验证明，桂枝加桂汤当为加肉桂。盖桂枝气味较薄，表散力大；肉桂则气味俱厚，温里之力为大，此属经验之谈。〔《名老中医之路·第三辑》（余无言经验，余瀛鳌整理）第310页〕

按： 以上所选四个医案，皆为名医治例。四例均非伤寒误汗而为杂病奔豚。有是证，用是药，方证相对，即可取效。

2. **心痛（冠心病心绞痛？）** 邢某，女，51岁。1996年12月24日初诊。患者自诉心痛3个月，从凌晨4点多心痛发作，心慌，自觉气从心下上冲至咽，或窜及两胁、肩背，心中恐惧，有濒死感，伴烦躁易怒，上胸腹背部汗出或畏寒，持续10余分钟后缓解。曾服中西药物效果不佳。纳可，便溏，舌质暗苔薄白润，脉弦细。辨为奔豚病，拟以温通心阳、平冲降逆治之，方用桂枝加桂汤：桂枝30g，白芍15g，炙甘草10g，大枣6枚，生姜30g。每日1剂，水煎服。3剂后诸症减轻，再服15剂，胸腹部温暖舒适，大便成形。此后曾有轻微发作，予桂枝加桂汤出入，7剂后病愈，随访至今未复发。（邵桂华.《中国民间疗法》2000，6∶35）

按： 本例患者以心病为主症，并类似奔豚气病。四诊表现为阳虚证候，故以桂枝加桂汤温通心阳而获效。

【原文】 发汗后，脐下悸者，欲作奔豚，茯苓桂枝甘草大枣汤主之。(4)

茯苓桂枝甘草大枣汤方：茯苓半斤，甘草二两(炙)，大枣十五枚，桂枝四两。上四味，以甘澜水一斗，先煮茯苓，减二升，内诸药，煮取三升，去滓，温服一升，日三服。

甘澜水法：取水二斗，置大盆内，以杓扬之，水上有珠子五六千颗相逐，取用之。

【提要】 论发汗后欲作奔豚的证治。

【简释】 本条与《伤寒论》第65条只个别文字有出入。病者下焦素有水饮内停，气化不利，加之发汗过多，心阳受伤，因而水饮内动，以致脐下筑筑动悸，有发生奔豚之势，故曰“欲作奔豚”，治以茯苓桂枝甘草大枣汤。方中重用茯苓淡渗利水，先煮则其力更专；桂枝通阳化气行水；甘草、大枣培土制水，全方意在防止其逆气上冲。

【方证鉴别】

桂枝加桂汤证与苓桂甘枣汤证 两条均属误治之变证，但病机上有所不同，其区别点，主要在于有无水饮。本条是汗后阳气受伤，水饮内动，欲作奔豚，故重用茯苓健脾利水；上条亦是汗后阳气受伤，已发奔豚，故不用茯苓而重用桂枝平冲降逆。

【验案精选】

1. **脐下悸** 任某某，女，26岁，于2007年11月4日应诊。主诉：阵发性小腹悸动1周。患者7天前，无明显诱因出现阵发性小腹跳动（诉说如眼皮跳动），发作历时3~5分钟。3天前在某诊所就诊，医生怀疑欲发生阑尾炎，患者服左氧氟沙星、替硝唑，无效。其纳可，寐安，二便正常，月经正常。腹诊：无异常。舌淡红少苔，脉和缓。诊断：“欲作奔豚”。处方以茯苓桂枝甘草大枣汤：茯苓40g，桂枝30g，炙甘草15g，大枣12枚。6剂，每日1剂，分3次温服。服上方2剂后即“脐下悸”消失，继服4剂停药，随访1周未复发。（吕志杰验案）

2. **奔豚气病** 郭某，男，56岁。患奔豚气证，发作时气从少腹往上冲逆，至心胸则悸烦不安，胸满憋气，呼吸不利，头身出汗。每日发作两三次。切其脉沉弦无力，视其舌质淡而苔水滑，问其小便则称甚少，而又有排尿不尽之感。治以茯苓30g，桂枝12g，大枣12枚，炙甘草6g。嘱患者以大盆贮水，以杓扬水，水面有珠子五六千颗相逐，用以煮药。患者服2剂，小便通畅而“奔豚”不作。转方又用桂枝10g，炙甘草6g。以扶心阳，其病得愈。（《伤寒论十四讲》第75页）

按： 苓桂甘枣汤为治“脐下悸者，欲作奔豚”之方，刘渡舟先生善于辨证论治，以该方治已发奔豚亦取得良效。

小 结

本篇论述奔豚气病的脉证并治。奔豚气病的主症为气从少腹上冲咽喉，或上冲心胸。在治疗方面，若肝郁气冲，用奔豚汤养血清肝，降其冲逆；若误汗伤阳，引发奔豚，内服桂枝加桂汤助阳降逆；若误汗阳气受伤，水饮有上冲之势，治用茯苓桂枝甘草大枣汤培土制水，以防冲逆。

胸痹心痛短气病脉证治第九

本篇论述胸痹、心痛、短气病的辨证论治。所谓胸痹之痹者，闭也，不通之义，故轻则胸部痞闷，甚则胸背痛，影响及肺，肺气不利则喘息咳唾；心痛以心痛彻背为主症特点；“短气者，呼吸虽急而不能接续，似喘而无痰声”(《医宗必读》)，为胸痹兼见的症状。由于胸痹、心痛及短气都是心胸部位的病变，三者在症状上又互相联系，所以合为一篇论述。

胸痹、心痛、短气，《内经》早有记载。《灵枢·本脏》:“肺大则多饮，善病胸痹”；《灵枢·邪气脏腑病形》:“心脉微急，为心痛引背”；《灵枢·杂病》:“心痛，但短气不足以息，刺手太阴。”综合以上《内经》所述，结合西医学的认识，本篇证候，是以心脏病变为主，有的方证为心肺同病。

本篇共有9条，第1条合论胸痹、心痛的发病机制；第2条论短气；第3条论胸痹的主要脉症和主方；第4~8条论胸痹与心痛或短气并发的证治；第9条则是专论心痛证治。

西医学所述的冠心病、心绞痛、心肌梗死，以及肺心病等心肺病变，可以参考本篇辨证论治。

【原文】师曰：夫脉[1]当取太过不及[2]，阳微阴弦[3]，即（按：《脉经》作“则”字）胸痹而痛，所以然者，责其极虚也。今阳虚知在上焦，所以胸痹心痛者，以其阴弦故也。(1)

【注脚】

〔1〕脉：名词用作动词，指诊脉。

〔2〕太过不及：指脉象改变，盛于正常的为太过，弱于正常的为不及。太过主邪盛，不及主正虚。《素问·通评虚实论》:“邪气盛则实，精气夺则虚。”

〔3〕阳微阴弦：关前为阳，关后为阴。阳微，指寸脉微；阴弦，指尺脉弦。

【提要】 凭脉论胸痹、心痛的病机。

【简释】 临床诊脉，首先应当分辨是邪盛太过之脉，还是正虚不及之脉，此为诊脉之要诀。因为，一切疾病的发生都离不开邪盛与正虚两方面。下文举出胸痹、心痛之“阳微阴弦”脉象，即是太过与不及的具体表现。“阳微”是上焦阳气不足，胸阳不振之象；“阴弦”是阴寒邪盛，痰饮内停之征；“阳微”与“阴弦”并见，说明胸痹、心痛的病机是上焦阳虚，阴邪上乘，邪正相搏。正虚之处，即是容邪之所，故原文说：“所以然者，责其极虚也。”

原文“今阳虚知在上焦，所以胸痹心痛者，以其阴弦故也”。进一步指出“阳微”与“阴弦”是胸痹心痛不可缺一的两个方面。

按：关于“阳微阴弦”之阴与阳的定位，注家见解不一。归纳起来，不外以下三种：一种认为是浮取为阳，沉取为阴；一种认为是右脉为阳，左脉为阴；一种认为是寸脉为阳，尺脉为阴。根据本篇第3条寸口、关上之述，则本条应以第三种意见为妥。

【验案精选】

胸痹 武昌宋某，患胸膺痛数年，延予诊治。六脉沉弱，两尺尤甚，予曰：此为虚痛，胸中为阳气所居。经云上焦如雾，然上天之源，在于地下，今下焦虚寒，两尺沉弱而迟，在若有若无之间，生阳不振，不能化水为气，是以上焦失其如雾之常，虚滞作痛。治此病，宜摆脱气病套方，破气之药，固在所禁，顺导之品，亦非所宜。盖导气始服似效，久服愈导愈虚，多服一剂，即多加虚痛。胸膺为阳位，胸痛多属心阳不宣，阴邪上犯，脉弦，气上抢心，胸中痛，仲景用栝蒌薤白汤泄其痞满，降其喘逆，以治阴邪有余之证。此证六脉沉弱，无阴邪盛之弦脉，胸膺作痛即非气上撞心、胸中痛之剧烈，与寻常膺痛迥别，病在上焦，病源在下焦，治法宜求之中焦。盖执中可以运两头，且得谷者为后天之谷气充，斯先天之精气足，而化源有所资生。拟理中汤，加附子，一启下焦生气；加吴茱萸，一振东土颓阳。服10剂后，脉渐敦厚，痛渐止，去吴萸，减附子，又服20余剂痊愈，数月不发。次年春赴乡扫墓，因外感牵动又作，体质素弱，真气未能内充，扶之不定，而况加以外邪，嗣后再发，再治再愈。治如前法，与时消息，或温下以启化源，或温上以宣化气机，或温中以培生生之本，又或申引宣发，合上下而进退之，究之时仍微发，未能除根，盖年逾八八，肾气就衰，未能直养无害，经进一步筹划，觉理中加附子虽曰对证，而参、术呆钝，徒滞中焦，桂、附刚烈，反伤阴液，因借镜虚劳而悟到仲景小建中汤刚中之柔，孙处士复脉汤柔中之刚，纯在凌空处斡旋，不以阳求阳，而以阴求阳，直于阴中生出阳来。丸剂常饵，带病延年。克享遐龄，于此盖不无帮助。(《冉雪峰医案》第 33 页)

按：上述治例，对深入理解胸痹病机及治疗方法的变通颇有启发意义。

【原文】 平人无寒热，短气〔1〕不足以息者，实也。(2)

【注脚】

〔1〕短气：成无己曰："短气者，呼吸虽微而不能相续，似喘不摇肩，似呻吟而无痛者是也。"(《伤寒明理论》)"短气"有虚有实，此指实言。

【提要】 论邪实为主因的短气证。

【简释】 "平人"谓平常貌似无病之人，突然发生胸中痞塞而呼吸短促，甚至呼吸困难，既无恶寒发热之表证，又不见"阳微"之虚象，那么，很可能是痰浊，或瘀血，或宿食等有形实邪阻碍了气机，故曰"实也"。结合全篇认识本条，则本条所述亦是本虚标实，只是虚象不明显，邪实占了主导地位。

按：结合临床，联系西医学，凡人到中年、嗜食少动者，若突发短气，并见胸中痞闷，则很可能是一个初发的不典型的"冠心病心绞痛"。

【原文】 胸痹之病，喘息咳唾，胸背痛，短气，寸口脉（按：《外台》卷十二、《千金》卷十三第七"寸"下并无"口"字）沉而迟，关上（《外台》"上"作"脉"字）小紧数，瓜蒌薤白白酒汤主之。(3)

瓜蒌薤白白酒汤方：栝楼实一枚（捣），薤白半升，白酒七升。上三味，同煮，取二升（按：《外台》"升"下有"去滓"二字），分温再服。

【提要】 论胸痹病的主要脉症及主方。

【简释】 本条冠以"胸痹之病"，可知条文所述乃胸痹病的主要脉症。由于胸阳不振，肺失肃降，故喘息咳唾，短气；心脉痹阻，故胸背痛。寸口脉沉而迟，关上小紧数之象，与第一条"阳微阴弦"同义。治用瓜蒌薤白白酒汤通阳宣痹。方中瓜蒌苦寒滑利，豁痰下气，宽畅胸膈；薤白辛温，通阳散结以止痹痛，《灵枢·五味》篇有"心病宜食薤"之说；白酒功善通阳，宣行药势。诸药同伍，使痹阻得通，胸阳得宣，则诸症可解。

按：本条所述为心肺同病证候。应结合病史，进一步明确是以心病为本，肺病为标，还是以肺病为本，心病为标。

方中白酒，不少学者有考究。据《唐本草》云，古时酒类甚多，"惟米酒入药用"。烧酒（即目前饮用的白酒类）是元代发明的，故经方所用之酒为米酒无疑。米酒呈琥珀色，一般称为清酒。本条所谓白酒者，乃米酒初熟，因其色白，故称白酒。邹澍《本经疏证》曰："白酒……其色白，其味甘辛，其气轻扬，故为用在上焦之肺，而治胸痹。"古代白酒（米酒）现已失传，临床运用时，可用目前市场上的黄酒或各种白酒，皆有温通阳气的功用。现代学者研究表明，方中白酒还能起到"媒介"作用，酒能使方中薤白的有效成分更好地溶解。

需要说明，米酒与米醋不同，一是温通，一是酸敛。现代研究米醋有软化血管作用，故治心血管病方中可在辨证的前提下酌加米醋。

本条所述之脉象颇费解，古今注家提出许多不同见解，如《直解》认为"数字误"；《编注》更认为是两种病情。笔者认为可能是心律失常之脉象，详见"大论心悟"。

【方歌】

一蒌半薤酒七升，宣痹通阳有神功，
喘息咳唾胸背痛，痰饮较甚半夏中。
胸痹偏虚或偏实，补助阳气理中行；
枳朴蒌薤桂枝汤，心中痞为结在胸。
阳微寒甚真心痛，赤石脂丸救急症。
胸痹轻证橘枳姜，胸中气塞短气方。
急性发作为特点，救急薏苡附子散。

【大论心悟】

《金匮·胸痹心痛短气病》第三条脉象辨疑

古今注家皆认为，《金匮·胸痹心痛短气病》第 3 条为胸痹之主症、主脉、主方，而对于此条的脉象历来见解不同，尚难定论。笔者20年前在医院从事临床，实践中领悟到，此条脉象很可能是心律失常的表现，故撰写此文，节录如下。

现代中西医结合证实，胸痹心痛与冠心病、心绞痛很相似。冠心病有的表现心律失常，以室性早搏最多见，甚者形成联律病态。若一个心率较快的胸痹患者，其室性早搏二联律呈阵发性，则可见“寸口脉沉而迟，关上小紧数”。这是因为，患者的心率与脉率如果是100次/分，便是较数的脉，此时诊其关脉便为“小紧数”（诊寸脉或尺脉亦可为小紧数）。而室早形成阵发性二联律时，其心率仍然是100次/分，而在脉率上则可表现为50次/分（室早在心脏听诊是一个提前出现的心室收缩的声音，但由于室早不能正常有效地排出血容量，也就不足以充盈脉道，便不能引起脉的搏动。如果每一次正常心动后出现一次室性早搏，就形成了室早二联律，这样，脉率与心率之比即是1∶2），可谓迟脉，此时诊其寸脉便为“沉而迟”（诊关脉或尺脉亦可为沉而迟）。须要注意，这种迟、数同见的脉象是在切脉三部九候的不同时间获得的，相同时间内迟、数是不能同见的。那种“按寸不及尺，握手不及足；人迎趺阳，三部不参；动数发息，不满五十”（《伤寒杂病论·序》）的草率态度是难以明辨复杂多变的脉象的。

据上述笔者之见解，此条脉象的出现自然顺理成章，“数字误”等诸说自能排疑解难。举一反三，触类旁通，复杂的心律失常则表现为多变的脉象。此类脉象在古书上往往有描述，体现了古人尊重实践，探微索隐的可贵之处。

熟读《伤寒论》者都知道，伤寒炙甘草汤证“脉结代，心动悸”是心律失常；此条“寸口脉沉而迟，关上小紧数”亦是心律失常。诸如此类，皆须予以科学的解释。科学发展至今日，应掌握新理论，中西医沟通，以解释旧说，排疑解难，继承和发扬祖国医学，使中医学获得新生。（吕志杰.《国医论坛》1990，2∶4）

【验案精选】

1. 胸痹（冠心病、心绞痛？）

（1）病者但言胸背痛，脉之沉而涩，尺至关上紧，虽无喘息咳唾，其为胸痹则确然无疑。问其病因，则为寒夜伛偻制裘，裘成稍觉胸闷，久乃作痛。予即书瓜蒌薤白白酒汤授之。方用瓜蒌15g，薤白9g，高粱酒1小杯。2剂而痛止。（《金匮发微》第77页）

（2）朱某，患胸痛，以膻中周围为甚，波及乳上胸部憋闷，气短，脉象沉迟，苔白微腻。处方以瓜蒌、薤白、半夏、厚朴、枳实（麸炒）、砂仁、茯苓等，每剂加镇江米醋3匙同煎，连服5剂痛止。米醋味酸，收敛温行，可敛其下焦之阴而温其上焦之阳，与病机亦甚合拍。（张立明.《浙江中医杂志》1964，9∶25）

按：上海某医院用瓜蒌、薤白制成片剂，共治胸痹25例，总有效率为88%；心电图好转率87.5%。再有一组以单味瓜蒌制成片剂，共治30例，总有效率为77%；心电图好转率为40%。上述可见，单味与复方的效果有差异（《金匮诠释》第66页）。近几十年以来，在瓜蒌薤白白酒汤宣痹通阳法的基础上，结合辨证适当加味，治疗痰瘀交阻所致的冠心病心绞痛，临床报道较多，都取得了可靠疗效。

2. 悬饮（渗出性胸膜炎）

（1）周某某，男，25岁。发冷，发热，右胸剧痛，咳嗽……诊断为“渗出性胸膜炎”。治用瓜蒌薤白白酒汤：瓜蒌50g，薤白20g。水煎后加白酒（60°）1小杯，早晚各服1次，连服10剂痊愈。1月后复查未见异常。（李书华.《吉林中医药》1981，2∶47）

（2）赵家明，男，27岁。灵石水峪煤矿会计。1983年8月24日初诊：晋中二院X片报告：“重症双侧结核性渗出性胸膜炎，胸腔积液”。双侧胸部除1~3肋清晰外，余皆被积液包围，患者拒绝抽水，回县后已不能步行，其兄以小平车拉来门诊求治。据诉，病已月余。开始发热恶寒似感冒，仍坚持秋收劳作。渐渐胸闷肋痛，盗汗不止，剧烈咳嗽。近3日来，胸部如压一石板，憋闷不能呼吸，尤不能深呼吸。呼气、吸气胸部痛如针刺。日进食不足3两。发热，面容憔悴，眼眶深陷。说话困难，其兄代诉。已注射链霉素10多天无效。其家距矿部仅0.5km之遥，下班后要走4小时始能到家。脉细数132次/分。心荡神摇，舌边尖满布瘀斑，唇舌色青。此属悬饮重症，本当十枣汤峻攻逐水，奈迁延失治，正气不支。拟瓜蒌薤白白酒汤合千金苇茎汤、丹参饮合方，活血行气振胸阳而化饮：瓜蒌30g，薤白15g，白酒100ml，桂枝15g，丹参30g，檀香、降香、木香各10g，砂仁5g，生苡仁、芦根各30g，桃仁、杏仁泥各12g，甘草10g，冬瓜仁60g。3剂。8月28日二诊：上药当日2小时服

1次，日夜连尽2大剂，药后尿量特多，一夜约1500ml以上，至次日12时3剂服完，热退，胸痛、肋痛、频咳、气短均愈，日可进食1kg多。患者高兴异常，从城里回村5km，仅费时45分钟。惟入夜仍盗汗，咳嗽未已，舌光红无苔，气阴已伤，原方加太子参30g，赤芍15g。3剂后痊愈。(《李可老中医急危重症疑难病经验专辑》第46页)

按：上述四案，例1、例2胸痹病，很符合心绞痛特点，特别是例2，是典型的心绞痛发作病位。例1用原方，例2以原方加味，皆获速效。例3、例4皆为渗出性胸膜炎，以原方或加味治之效果亦佳。由此可见，凡心肺胸部病变，只要主症、病机符合“胸痹之病”，皆可以瓜蒌薤白白酒汤原方或加味治之。

【临证指要】 瓜蒌薤白白酒汤与下文瓜蒌薤白半夏汤宣痹通阳之功效，不仅治疗心、肺疾病有良效，而且可辨证治疗胸胁、乳腺疾患。

【实验研究】 瓜蒌薤白白酒汤具有扩张冠状动脉、增加冠脉血流量、减慢心率、减弱心肌收缩力、提高动物耐缺氧能力、抑制血小板聚集等作用。

【原文】 胸痹，不得卧，心痛彻[1]背者，瓜蒌薤白半夏汤主之。(4)

瓜蒌薤白半夏汤方：栝楼实一枚（捣），薤白三两　半夏半斤（按：赵刊本、宽政本及《论注》《心典》并作“半升”），白酒一斗。上四味，同煮，取四（按：校对历代注本皆为“四”，若联系下文，应改为“三”）升，温服一升，日三服。

【注脚】

〔1〕彻：通也，透也，达也。

【提要】 承上条论胸痹痰饮较盛的证治。

【简释】 胸痹的主症是喘息咳唾，胸背痛，短气。本条言胸痹而不得平卧，较上条“喘息咳唾”加重；心痛彻背，较上条“胸背痛”加剧，其痹为尤甚矣。究其致病之因，是痰饮（浊）壅塞较盛，故于上条处方中加半夏以逐痰饮。

【验案精选】

1. **胸痹**　王某某，女，35岁。胸中满闷，心痛彻背，上气喘急，呼吸困难，大便不利，脉象沉滑，舌苔白腻。诊断：浊阴逆行，气壅上焦，胸阳阻滞，升降不利。主以通阳泄浊法，以瓜蒌薤白半夏汤加味治之，四剂而愈。瓜蒌9g，薤白6g，法半夏6g，枳实4.5g，杏仁泥6g，桂枝4.5g，橘皮3g。水煎服。(《蒲园医案》)

原按：胸痹心痛，责在胸中阳微，气不宣畅，仲景以通阳为主，复其上焦之阳，则浊阴自降。这与诸泻心之用苦寒泄降者有别，临床当细辨之。

2. **心痛（心包炎、心绞痛）**

（1）黄某某，男，30岁。忽然左膺乳下痛不可忍，行动偻附，两昼夜卧不安枕，目不交睫，呼吸引痛，叉手冒心。诊视脉弦而紧，舌苔薄白。患者自诉，曾就治于某医院，诊断为“心包炎”，服药罔效。实即心阳不振，寒饮逆犯之胸痹证。宜通阳法，以瓜蒌薤白半夏汤加味：全瓜蒌13g，姜半夏10g，薤白头7g，金铃子（酒炒）7g，川郁金7g，白蒺藜（酒炒）7g，炒枳壳5g，旋覆花（布包）7g，酒青皮5g，白芥子（炒）3g，白酒（入煎）1杯。复诊：紧象转缓，痛减十七，仍短气，肺气不利，当续宣痹。按上方去白酒，加苦杏仁7g、浙贝母10g。三诊：胸阳已开，痹痛宣除，邪去正安，仍取苦辛通降法。全瓜蒌13g，姜半夏7g，薤白头5g，浙贝母10g，金铃子（酒炒）7g，川郁金7g，白蒺藜7g，酒白芍10g，炒枳壳5g，左秦艽5g，酒青皮3g，白酒（入煎）1杯。(《李聪甫医案》第107页)

原按：胸痹，是胸中之阳郁而不宣。胸中是心肺所居的区域。“心为阳中之阳，肺为阳中之阴”，如果胸中之阳被阴寒所闭郁，便发生胸痹证。心为手少阴的阳火之脏，阴寒外盛，则心阳闭于内，故用瓜蒌、薤白、半夏宣痹通阳……心阳被寒饮所闭，肺气亦郁而不宣，当以薤白、半夏开闭，旋覆、瓜蒌逐饮，枳壳、青皮理气，川楝、郁金宣郁，蒺藜、白芥通络，至关重要的是白酒入煎，推动诸药以通内闭的心阳，则痹痛止而呼吸调。

按：此例病情，既类似瓜蒌薤白半夏汤证候，又类似后文枳实薤白桂枝汤证候，总为“寒蔽心阳，胸中痹痛”，治法不外宣痹通阳。师古圣之法之方，适当加味，更加切实，方证相对，邪去正安。

（2）苏某某，女，36岁，于1964年4月29日初诊。发病已6年。1958年因心前区阵发性剧烈绞痛住莫斯科医院，经检查诊为“心绞痛”……经用各种方法治疗均未见效，病情反日渐加剧，而于1964年4月29日请蒲老会诊。脉象寸尺沉弱，右关动数，左关弦细，舌质略淡、后根苔薄秽腻，月经尚不大瘥，据病程已久，肝胃失调，心脾不和，阳气不宣，宗气阻滞，以致胸痹绞痛走窜，属胸痹，先宜通阳宣闭，降逆和中。处方：全瓜蒌（打）18g，薤白9g，枳实（炒）3g，法半夏6g，柴胡3g，降香3g。3剂，每剂煎2次，共取

160ml，分2次温服。1964年5月11日二诊：药后心绞痛次数减少……（《蒲辅周医案》第17页）

3. **真心痛（心肌梗死）** 陈某某，男，61岁。胸骨后刀割样疼痛频发4天，心电图提示“急性前壁心肌梗死”，收入病房。刻下胸痛彻背，胸闷气促，得饮则作恶心欲吐，大便三日未解，苔白腻，脉小滑。阴乘阳位，清阳失旷，气滞血瘀，不通则痛。《金匮》曰：“胸痹，不得卧，心痛彻背者，瓜蒌薤白半夏汤主之。”治从其意：瓜蒌9g，薤白头6g，桃仁9g，红花6g，丹参15g，广郁金9g，制香附9g，制半夏9g，茯苓12g，橘红6g，全当归9g，生山楂12g。本例痰浊内阻，气滞血瘀，先用瓜蒌薤白半夏汤加味，通阳散结，豁痰化瘀，服15剂，症状消失。心电图提示急性前壁心肌梗死恢复期，后以生脉散益气养阴调治，共住院25天，未用西药。（《张伯臾医案》第33页）

按：《柳选四家医案·继志堂医案》说：“胸痛彻背，是名胸痹，痹者，胸阳不旷，痰浊有余也。此病不惟痰浊，且有瘀血交阻膈间。”继志堂为清代名医，有如此见地，可谓现代风行的瘀血学说之先师。上述治例先用瓜蒌薤白半夏汤加活血药等，后用生脉散调治，深得先后缓急之法，学者当与下条互参。

4. **胸痹心痛（高血压病、冠心病）以瓜蒌薤白半夏汤治之不当而因证变法案** 于某，男，51岁，1964年2月17日初诊。1960年3月某医院确诊为“冠状动脉粥样硬化性心脏病”。当时检查心电图有冠状动脉供血不足、陈旧性心肌梗死、左心室劳损。胸片：主动脉增宽。并有心跳气短，下肢浮肿等，血压偏高已6年，现检查已属“高血压第二期”。1944年起有风湿性关节炎，至今天气改变即疼痛。自觉症状：胸闷气短，心前区疼痛牵连背部，向左腋下及臂部放射，手臂不能上举，伸举即疼痛加甚，每日发作频繁，不能活动，走路即有心慌心跳，容易出汗，夜间难以平卧，每隔10多天即有一次休克样的发病，常有头晕头痛，睡眠不佳，每夜只睡2小时，心绞痛发作甚时饮食不佳，曾服中药近500多剂，多为瓜蒌薤白半夏汤或炙甘草汤加减，诸证未见改善。血压200/120mmHg，诊其脉左关沉微缓，余脉沉细涩。舌质色正，微有薄黄腻苔，唇紫，此由营卫不调，心气不足，痰湿阻滞，治宜调营卫，通心气，化痰湿，以十味温胆汤加减。处方：西洋参3g，茯神6g，枣仁9g，远志3g，九菖蒲2.4g，法半夏6g，橘红4.5g，枳实（炒）3g，竹茹3g，川芎2.4g，丹参4.5g，柏子仁（炒）6g，大枣（擘）3枚。5剂，慢火煎2次，共取160ml，分2次温服。1964年2月27日二诊：服药后头晕减，饮食稍好转，有少量黄而灰的痰咯出，仍耳鸣，睡眠不好，左关微弦细数，余脉同前，原方去丹参加桑寄生9g，石决明6g，7剂。1964年4月9日三诊：上药共服20多剂，诸症悉减，心前区疼痛亦已大减，发作次数已不频频，每日2~3次，未再发生类似休克样的表现，但自觉最近进步较前一段为慢，胸膺尚发闷，手臂伸举虽无牵制，但尚有放射性酸痛，睡眠略有进步，已能平卧，睡后亦觉舒适，饮食、二便皆正常。脉沉细涩，舌质色正，中心微有薄黄腻苔，近日因气候变化，可能影响疾病的转变，原方去大枣，西洋参改用白人参6g，加宣木瓜3g，白琥珀粉0.9g（分2次冲服），续服。1964年5月7日四诊：一般情况已很好，心区仅偶然闷痛，但发作疼痛时间已很短，睡眠已好，手臂尚微痛，腰及腿部也微酸痛。脉沉细，舌正常，苔中心白腻，宜原方去竹茹、石决明加萆薢6g，怀牛膝6g，狗脊（炮）6g，除感冒则停服外可常服。此后病情遂趋稳定。（《蒲辅周医案》第10页）

原按：心绞痛一证，在中医学应如何辨别，目前尚在探索，有按胸痹论治的，有按心动悸论治的，本案曾用瓜蒌薤白半夏汤及炙甘草汤，亦即根据这些观点出发的。但已服药500多剂，卒未见效，证明不能再按胸痹、心动悸论治。蒲老分析其症状及病情经过，结合脉涩唇紫，断为营卫不调，心气不足，痰湿阻滞，以心主营，营不调则卫亦滞，故重在通心气以调荣卫，用十味温胆，通其心气，兼化痰湿，加川芎、丹参和营，营气和则卫亦利，仅四诊而病情即能稳定，心绞痛亦能控制。从这里可以看出，运用中医学治疗现代医学确诊的疾病，不要拘泥某证即现代医学的某种病，必须充分根据辨证论治的方法，区别对待。

按：沈括《良方》自序说：“医诚艺（按：指技能高明）也，方诚善也，用之中节（按：指符合规矩法度）也。”案中所述“瓜蒌薤白半夏汤或炙甘草汤”，皆经典良方，服“500多剂……诸证未见改善”，必方不对证，用之未中节也。蒲老辨证论治，以十味温胆汤取得良效。

【原文】 胸痹，心中痞[1]，留气结在胸（按：《玉函》作“心下痞气，气结在胸”），胸满，胁下逆抢心[2]，枳实薤白桂枝汤主之；人参

汤亦主之。(5)

枳实薤白桂枝汤方：枳实四枚，厚朴四两，薤白半斤，桂枝一两，栝楼实一枚(捣)。上五味，以水五升，先煮枳实、厚朴，取二升，去滓，内诸药，煮数沸，分温三服。

人参汤方：人参、甘草、干姜、白术各三两。上四味，以水八升，煮取三升，温服一升，日三服。

【注脚】

〔1〕心中痞：有两种解释，一指“胸中”；二指“心下”。据前后文及前后条分析，是指胸中局部痞塞不通之感。若指心下，《痰饮病》篇有“心下痞”之说。

〔2〕胁下逆抢（qiāng 枪）心：指胁下气逆上冲心胸。

【提要】 论胸痹正虚邪实须分先后缓急的治疗方法。

【简释】 从本条的叙证上看，其病机为“气结在胸”；主症为经常性的“胸满”，阵发性的“心中痞”，“胁下逆抢心”等。治疗应分辨其本虚标实孰轻孰重之不同，采取先后缓急的治疗方法。偏于实者，是阳虚不甚而阴寒痰浊偏盛，凝结胸间，其脉以阴弦为主；偏于虚者，是心胸阳气大伤，阴霾不散，蕴结心胸，其脉以阳微为主。若偏实者，以祛邪为先，当通阳散结，降逆除满，方用枳实薤白桂枝汤。方中枳实、厚朴行气散结，消痞除满；瓜蒌豁痰下气，宽畅胸膈；薤白、桂枝通阳散结，平降逆气，诸药同用可祛邪以安正。若偏虚者，以扶正为急，当补气助阳，方用人参汤。方中人参、甘草补气以助运行；白术健脾以消痰浊；干姜温阳散结以消痞满，诸药同伍使阳气振奋，阴霾自消。本条同是胸痹气逆痞结证候，因有偏虚、偏实之异，故立通、补不同之法，是属“同病异治”之例。

按： 人参汤与理中汤药味及用量相同，惟彼用炙甘草，此为生甘草。《别录》谓“甘草……通经脉，利血气”。非甘草有通利之功，以补虚则血气自通也。甘草蜜炙之后则偏重补中。苏颂曰：“此方晋宋以后至唐名医，治心腹病者，无不用之，或作汤、或蜜丸、或加减，皆奇效。”曹颖甫：“……人参汤一方，乃服汤后调摄之方，而非胸痹正治。”(《金匮发微》)

【方证鉴别】

1. 枳实薤白桂枝汤证与人参汤证 周扬俊：“同一病也，一用通痞去满之药，一用辛散补中之味，全不相谋，谓治一证，岂仲景自为矛盾耶？不知证有久暂，病有虚实也。假如气果有滞，上焦痞满，下气亦上逆，不得不于通痹药中加降气消满，调和荣卫之药也。若夫病久而中气大虚，宗气不利，时时胸满，或从胁下抢心，不用甘温，必不足以益中州之气；不用辛散，且不足以破凝滞之阴。气足而清者自升，浊者自降，将结去而抢消矣，又何痹之有焉？”(《金匮玉函经二注》)

2. 瓜蒌薤白白酒汤证、瓜蒌薤白半夏汤证、枳实薤白桂枝汤证 唐宗海：“用药之法，全凭乎证，添一证则添一药，易一证亦易一药，观仲景此节用药，更知义例严密，不得含糊也……故但解胸痛，则用瓜蒌薤白白酒；下节添出不得卧，是添出水饮上冲也，则添用半夏一味以降水饮；再下一节又添出胸痞满，则加枳实以泄胸中之气，胁下之气亦逆抢心，则加厚朴以泄胁下之气……读者细心考求，则仲景用药之通例，乃可识矣。”(《金匮要略浅注补正》)

【大论心悟】

焦树德先生胸痹证治经验

仲景先师在《金匮要略》“胸痹心痛短气病脉证治”篇中，制定了九方（九痛丸不计在内），各有主治，如法用之，皆有良效。第1、2、3方应用最多，成为治疗胸痹心痛的常用方剂，由于这3个方中均有瓜蒌、薤白二药，所以后世医家有的特称这3方为“瓜蒌薤白剂”。这3个药方既可单用，又可合用，并且各方都可以随证加减。瓜蒌薤白剂的第1方是瓜蒌薤白白酒汤；第2方是瓜蒌薤白半夏汤；第3方是枳实薤白桂枝汤。3方的方义指征，各有侧重，同中有异，异中有同……从这些方剂的主治中，可以体会到，胸痹之虚，为胸中阳气虚微而不振，致阴邪痹阻结窒。故治疗不必用补，而是用宣通行阳、开痹降浊之法，使胸中阳气宣畅布达则清阳盛，浊阴退，痹窒开而病除。所以我认为，瓜蒌薤白剂是以行阳为主，并非补阳。即使所谈“人参汤亦主之”，亦是温补中阳，理中焦，不是补胸阳。由此可以体会到胸中大气为全身之主，大气正常运转，实为生死第一关键。

我在临床上治疗以胸背痛为主要症状的疾病，如冠心病、心肌梗死、心肌炎、心绞痛、胸肋神经痛等病症时，常把本篇第1、2、3方结合在一起，随证加减，灵活运用。将我的常用方介绍如下：全瓜蒌20~30g，薤白12~15g，半夏10g，枳实6~10g，厚朴10g，桂枝6~10g，檀香6~9g（后下），红花10g，丹参12~15g，茯神30g，炒五灵脂12g，蒲黄10g（布包）。药煎好后，临服前兑入米醋20~30ml。嗜酒者，也可不用醋，兑入绍兴黄酒20~30ml。心胸疼痛严重或发作频繁者，可再加苏合香丸，每次1丸，1日2次，随汤药服。以本方为基础随证加减，每收良效。（《焦树德临床经验辑要》第151页）

按：如上所述，焦树德先生治胸痹心痛，注重“瓜蒌薤白剂”的运用。其所拟经验方，守仲景之方法，汇通后世活血之经验，如此善学活用者，诚为良医。焦老说人参汤“是温补中阳，理中焦，不是补胸阳”。笔者认为该方不止温补中阳，并能温补心胸之阳气。

【验案精选】

一、枳实薤白桂枝汤验案

1. 胸痹

（1）刘某某，年四旬许，店员。每日持筹握算，晷无寸闲。如俯伏时久，则胸极感不舒，寝至微咳吐痰，尚无若何异象。近以年关，尤多焦劳，初觉胸膈满胀，嗳气时作，继则喘咳痰唾，夜不安眠，甚而胸背牵引作痛，服调气化痰药不效，乃走治于余。诊脉弦滑，舌苔白腻，不渴，喘咳，胸背掣痛不休，并无恶寒肢厥景象。此固《金匮》之胸痹证。非调气化痰之所能治也。盖胸痹一证，因缘阳气不振，阴寒乘之，浊痰上泛，弥漫胸膈，气机阻滞，上下失调，故前后攻冲，胸背剧痛。如属阴寒剧盛，胸痛彻背、背痛彻心者，则宜辛温大热，与乌头赤石脂丸以逐寒邪；如内寒不甚而兼虚者，则当相其轻重分别用人参汤或大建中汤以为温补。本证则阳未虚甚而寒亦不盛，既不合前者椒附之大温，亦不宜后者姜参之温补，仅应温阳祛痰，舒展中气，运用瓜蒌薤白半夏枳实桂枝汤调理，可谓方证切合，三剂可愈。数日病者来告，果如所期。（《治验回忆录》第25页）

（2）许某某，女，33岁。夙患胸痹，近因家务过劳，复加愤恚恼怒而突然仆地神昏，针刺复苏后，症见胸痛彻背，心悸怔忡，四肢厥冷，舌强语謇，口流涎，面红，舌质黯紫色无苔，脉沉细而涩。证属血瘀型胸痹，治宜宣痹通阳，活血化瘀。方用瓜蒌薤白桂枝汤合血府逐瘀汤加减：瓜蒌35g，薤白、桂枝各15g，当归30g，红花、桃仁、赤芍、枳壳、川芎各15g，牛膝20g，桔梗10g，皂角、甘草各5g。水煎服，服3剂，诸症大减，前后共4诊，服药30剂，随访2年，未再复发。（侯佳心.《黑龙江中医药》1986，1∶42）

2. 反胃　某男，75岁。老年阳微浊聚，以致胸痹反胃。三焦之阳齐闭，难望有成，议先通胸上清阳。桂枝尖五钱，半夏五钱，瓜蒌二钱，薤白三钱，小枳实八分，白茯苓二钱，厚朴一钱，白蜜半酒杯，姜汁三小匙。水八杯，煮取三杯，分三次服……用开清阳法，业已见效。（《吴鞠通医案·卷三·反胃》）

二、人参汤验案

1. 胸痹　见第1条《冉雪峰医案》。

2. 胸痹、心痛、心悸

（1）冠心病待查　张某某，女，54岁。1986年9月23日诊。因子宫肌瘤，阴道出血而造成失血性贫血，不得已于去年10月做子宫切除术。术后时发心前区轻度憋闷感，数分钟缓解，多因劳累后诱发。经常心悸，气短，乏力，动则喘息，出冷汗，畏寒恶风，脘痞腹胀，食欲不振，少寐易醒，舌暗淡苔白，脉沉细缓。曾服复方丹参片、冠心苏合丸近1年，病无改善。胸闷发作时服活心丹或速效救心丸可缓解。入冬病益甚。心电图检查：窦性心律，各导联T波异常。诊断：“冠心病待查”。辨证：首因阴血下夺，再因手术创伤，且年逾七七，“任脉虚，太冲脉衰少”，以致气血亏损，心脉失养，故见心气不足等虚衰表现。治法：补益心气，助阳敛阴。处方：人参汤加味：党参12g，白术、干姜、甘草各10g，炮附子6g，山萸肉18g。停服苏合丸、丹参片等香窜、活血药。服药3剂，心悸，汗出，畏寒，脘痞等症好转，守方出入服半个月，心悸等明显减轻，胸闷很少发作。复查心电图：Ⅱ、aVF、V_5之T波由低平、双相转为直立。后以归脾汤加减收功。（吕志杰，等.《新中医》1988，10∶10）

（2）冠心病、心绞痛、偶发室性早搏　赵某某，男，52岁。1986年12月23日诊。有“冠心病、心绞痛”病史6年，入冬以来加重。现阵发性胸骨后憋闷而痛，多在活动时发病，含药（硝酸异山梨酯缓释片、速效救心丸之类）后缓解。心电图检查：冠状动脉供血不足、偶发室性早搏。诊断为胸痹心痛。首用宣痹通阳法，以瓜蒌薤白半夏汤治之效果不佳。二诊加用活血化瘀药，仍无改善。由于气候日渐寒冷，病情发作日趋频繁。发病后动则气喘，倦怠乏力，食少便溏，脘腹胀满，脉弦而结（64次/分，每分钟间歇3~5次），按之少力，舌淡紫体胖苔薄腻。四诊合参，乃心脾阳气虚衰，痰瘀交阻心脉。从前治法，舍本重标，惟宣通之品无功。三诊用人参汤合宣痹、活血方药，以标本兼治。服药3剂，疗效不著。四诊考虑经方之功在于精专力宏，方不精，药不专，病重药轻，殊难奏效。故以大剂人参汤为主治之，处方：人参、白术、干姜、甘草各30g，川芎9g，菖蒲12g，砂仁6g。日1剂，水煎分5次温服。服药4剂，心痛发作明显减少，脉缓偶结。原方减量，调治1个月，病情缓解并稳定。（吕志杰，等.《北京中医药大学学报》1991，4：26）

按： 此例一诊、二诊，忽略了辨证论治，套用宣痹、活血之方法，法非不善，方非不良，只因应用不当，故无功效；三诊辨证虽准，但治法不专，用量亦轻，效亦不佳；四诊以大剂人参汤为主补益心脾，振奋阳气，稍佐芳香通脉之品，功专力宏，恰合病情，立建奇功。古人谓："中医不传之秘在于剂量。"岂可忽视？

3. **心悸（支气管哮喘、窦性心动过速）** 刘某某，女，30岁。1998年3月29日诊。4个多月前，劳累后外感风寒，寒邪袭肺，至今咳嗽不止，夜间尤甚，咳甚则不得平卧，喉中拘紧感。医院诊断为"支气管哮喘"。对症处理及多种抗生素治疗，病情无明显改善，转求中药治疗。现咳嗽喘息，喉中痰鸣而拘紧，阴雨天加重，动则心悸加重。脉细数无力（每分钟心率约120次），舌淡红苔薄腻微黄，平素纳呆食少，饮食不慎则便溏。查体：两肺可闻及散在的哮鸣音及湿啰音。心电图检查：窦性心动过速。先拟射干麻黄汤以治哮喘。服药2剂则咳喘及喉中拘紧明显缓解，而心悸无改善。改拟补脾固本宁心法，以人参汤合生脉散加味治之。处方：人参、白术、干姜、甘草各20g，麦冬15g，五味子12g，木香、砂仁各6g。服药3剂后，动则心悸明显好转，心率稳定在每分钟90次，食欲增加，精神好转。守方略加减，调治半个月病情缓解。（吕志杰，等.《中医杂志》1998，增刊：104）

4. **哮喘（左心衰竭、心源性哮喘）** 贾某某，男，60岁。1998年5月4日诊。有"肺心病"病史十几年。近1年多来，出现阵发性夜间呼吸困难，多在夜半前后熟睡时发病，患者因胸部憋闷，呼吸急迫而突然惊醒，被迫坐位，伴有阵咳，喉中哮鸣，咳泡沫样痰，发作持续时间，轻则十几分钟，重则约1小时，可自行缓解，又能平卧入睡。白天动则喘息。脉弦无力，舌质紫暗苔薄黄而润。根据患者劳力性喘促和阵发性夜间呼吸困难等特点，西医诊断为"左心衰竭，心源性哮喘"。分析病情，其年已六旬，病程日久，必正气虚衰，但夜间发作则为肺气壅实证候。治法当标本兼顾，治本宜人参汤补中助阳，使心肺资生之源充足；治标宜葶苈大枣泻肺汤。处方：人参、白术、干姜、甘草各30g，葶苈子24g，大枣12枚。服药1剂，当夜未发生呼吸困难。连服14剂，病情稳定，夜卧平安。白天动则喘促亦明显好转，慢步缓行已不感呼吸困难。改为守方隔日服1剂，以巩固疗效。（吕志杰，等.《中医杂志》1998，增刊：104）

按： 人参汤补中助阳，有振奋阳气之功用。上述4例验案可知，本方不但对中焦脾胃虚寒有良效，而且对心脏病阳气虚衰的病变亦有捷效。

【临证指要】 胸痹心痛邪实为主者，以枳实薤白桂枝汤为主方；阳气衰微，正虚较甚者，以人参汤为主方。若正虚邪实并重者，则宜二方合用之。

【原文】 胸痹，胸中气塞，短气，茯苓杏仁甘草汤主之；橘枳姜汤亦主之。（6）

茯苓杏仁甘草汤方：茯苓三两，杏仁五十个，甘草一两。上三味，以水一斗，煮取五升，温服一升，日三服。不瘥，更服。

橘枳姜汤方：橘皮一斤，枳实三两，生姜半斤。上三味，以水五升，煮取二升，分温再服。《肘后》《千金》云："治胸痹，胸中愊愊如满，噎塞，习习如痒，喉中涩燥，唾沫。"

【提要】 论胸痹轻证的证治。

【简释】 本条所谓"胸中气塞，短气"，即以胸中局部堵闷而短气为特点。气塞，短气虽同由饮阻气滞所致，但在病情上有偏于饮邪与偏于气滞的差异，治疗时亦应遵"同病异治"原则，分别施以不同方药。若饮邪偏盛者，治宜宣肺化饮，方用茯苓杏仁甘草汤；若气滞偏重者，治宜行气散结，方用橘枳姜汤。

【方证鉴别】

此条方证与上条方证 两条皆论述胸痹证治，但彼此病情有轻重，病机有虚实，病势有缓急，临证当明辨轻重、虚实、缓急以治之。上条或邪实为主，或正虚为主，病情均较重，故用药也重；本条虽有偏于饮阻和偏于气滞的不同，但正虚不著，邪气亦轻，故用药亦轻。

【验案精选】

1. **心悸（频发室性早搏）** 富某某，女，56岁，干部，1985年4月5日就诊。证见：心动悸，脉结代。心电图："频发室性早搏"。经中西药（中药如炙甘草汤等；西药如氯化钾、乙氨碘呋酮等）治疗不效。伴胸闷窒塞，短气，脘闷，纳呆，恶心欲吐，一日中之大半倚卧床榻，动之稍剧即短气动悸不已。观其体丰，面白，舌略胖苔薄白润。拟茯苓杏仁甘草汤加味：茯苓30g，杏仁10g，炙甘草10g，枳壳10g。水煎，日1剂。服1剂，短气窒塞大减，3剂毕，早搏消失，脉缓匀齐，纳增，追访至未再发。（陈津生.《北京中医》1988，3：19）

按：此例患者四诊表现为阳气不足，中焦痰饮上泛心胸，阻痹清阳所致。茯苓杏仁甘草汤与之相合，故立见功效。

2. **咳嗽** 何某某，男，34岁。咳嗽5年，经中西医久治未愈。细询咳虽久而并不剧，痰亦不多，其主要证候为入夜胸中似有气上冲至咽喉，呼吸作声，短气，胃脘胸胁及背部隐隐作痛，畏寒，纳减，脉迟而细，苔薄白。乃以橘枳姜汤加味治之。橘皮12g，枳实12g，生姜15g，姜半夏12g，茯苓12g。二诊：服药3剂后，诸症消退，惟胃脘尚有隐痛，再拟原方出入。橘皮12g，枳实9g，生姜12g，桂枝6g，薤白9g，全瓜蒌12g。三诊：五年宿疾，基本痊愈，痛亦缓解，再拟上方去薤、蒌、桂枝，加半夏、茯苓、甘草以善其后。（姚国鑫，等.《中医杂志》1964，6：22）

按：此例师仲景治胸痹之法，以橘枳姜汤为主方，根据病机，适当加味，以对证为要。

【原文】 胸痹缓急者，薏苡附子散主之。（7）

薏苡附子散方：薏苡仁十五两 大附子十枚（炮）。上二味，杵为散，服方寸匕，日三服。

【提要】 论胸痹急性发作的救治方法。

【简释】"缓急"二字是一个偏义复词，应着眼于"急"字。故"胸痹缓急"是说胸背痛等症突然发作，且痛势急剧，此因阴寒凝聚而不散，阳气痹阻而不通。治当温阳通痹止痛，用薏苡附子散。方中薏苡仁"治筋急拘挛"（《本经》），炮附子温通阳气。本方为胸痹心痛急证而设，杵为散剂服用，应提前制备，仓卒之时便于急用。

【大论心悟】

"缓急"为胸痹心痛发作特点

本条所述"缓急"，历代注家有不同见解，有的认为是指胸痹疼痛时发时止时缓时急；有的认为是指四肢筋脉拘急；有的认为其中"缓"字为"缓解"，是指治法的。根据临床，推究词义，则第一种见解较切实。盖"缓急"二字是由意义相反的两个词素组成的复音词，而其中"缓"字已无意义，只是起陪衬作用，而"急"字则成为这个复音词的词义，两者构成了一个偏义复词。再例举两点佐证如下：一是，《史记·扁鹊仓公列传》曰："文帝四年中，人上书言意，以刑罪当传西之长安。意有五女，随而泣。意怒，骂曰：'生子不生男，缓急（此为偏义复词，指遇紧急之事件）无可使也！'……"二是，《伤寒论》第252条曰："伤寒六七日，目中不了了，睛不和，无表里证（"表里"二字为偏义复词，词义为无表证而有里实证），大便难，身微热者，此为实也，急下之，宜大承气汤。"根据上述佐证可以断定，本条"缓急"二字为一偏义复词。再结合临床，胸痹心痛（冠心病心绞痛）之发病具有时发时止的特点。故"缓急"二字是胸痹病发病特点的"点睛"之笔。

又，《诸病源候论·心病诸候·心痛候》指出："心痛者，风冷邪气乘于心也。其痛发，有死者，有不死者，有久成疹（通"疢"，犹言病）者。心为诸脏主而藏神，其正经不可伤，伤之而痛为真心痛，朝发夕死，夕发朝死。心有支别之络脉，其为风冷所乘，不伤于正经者，亦令心痛，则乍间乍甚，故成疹不死。"下文《久心痛候》进一步说："……成疹不死，发作有时，经久不瘥也。"所述心痛"乍间乍甚"，"发作有时"，十分明确地阐述了"胸痹，缓急"之词义与发病特点。

【验案精选】

胸痹心痛（冠心病心绞痛、心肌梗死） 吴某某，女，49岁，干部。患冠心病心绞痛已近2年，常感胸膺痞闷，憋气，甚则不能平卧，服瓜蒌薤白半夏汤加丹参、鸡血藤、降香等多剂，证情已趋和缓，但今日突然心胸疼痛，痛连脊背，呻吟不已，口唇青紫，手足冰冷，额汗如珠，家属急来邀诊，舌暗水滑，脉弦迟极沉。询其原因系由洗头劳累受凉所致。此属寒甚而阳衰，痹甚而血阻，若疼痛不解，阳将脱散，生命难保，故急以大剂薏苡附子散合独参汤加味救治：薏苡仁90g，熟附子30g，人参30g，参三七24g。先煎参、附，后纳苡仁、三七，浓煎频呷。只两剂，疼痛即缓解，厥回肢温，额汗顿止。(《中医自学丛书·金匮》第207页)

按：本例患者证候，为典型的胸痹病瓜蒌薤白半夏汤证。突然加重的四诊表现，则为典型的“真心痛”，即冠心病心绞痛发展至“心肌梗死”的特点。患者“舌暗水滑”，为痰饮水湿上泛，血脉瘀滞之象；“脉弦迟极沉”，为阳虚寒甚，心阳衰微，不能鼓动心脉之象。诊脉、望舌是中医学的两大特色。此案舌脉合参，即可明确其“寒甚而阳衰，痹甚而血阻”之病机。其“洗头劳累受凉”只是突然加重的诱因。薏苡附子散本为散剂，每次“服方寸匕”，约6~9g，剂量较少。此案改为汤剂，剂量可谓大也。大剂则温阳通痹止痛的功效更著，且加人参并重用以大补元气，加三七并重用以“通脉行瘀”(《玉楸药解》)而“定痛”(《本草纲目》)。重剂“浓煎频呷”，使药效持续。加味得法，方药切合病机，使危重之病，有惊无险，转危为安！此方加入三七，具有深意。

据报道，用三七粉（每次口服0.45g，日服3次，重症加倍）治疗16例以心绞痛为主诉的冠心病患者，15例止痛疗效均满意。实验结果证明，三七有明显增加冠状动脉血流量的作用，使心肌耗氧量减少，并有降低动脉压及略减心率的作用，从而使心脏工作量减轻。上述作用，有利于治疗冠心病、心绞痛。(《医学研究通讯》1972，2:20)。

【原文】心中痞[1]，诸逆[2]心悬痛[3]，桂枝生姜枳实汤主之。(8)

桂枝生姜枳实汤方：桂枝、生姜各三两，枳实五枚。上三味，以水六升，煮取三升，分温三服。

【注脚】

〔1〕心中痞：吴谦：“心中痞，即上条（指第5条）心中痞气也。”程林：“心中痞，即胸痹也。”

〔2〕诸逆：泛指阴寒、痰饮向上冲逆。

〔3〕心悬痛：心如牵引悬空似的难受或疼痛。吴谦：“心悬而空痛，如空中悬物动摇而痛也。”

【提要】 论寒饮上逆心痛的证治。

【简释】 本条所述，为寒饮之邪阻痹心胸，阳气不运，故心中痞；邪气冲逆，则心悬痛。用桂枝生姜枳实汤，通阳气，降逆气，则心中痞及心悬痛自止。

【方证鉴别】

1. **桂枝生姜枳实汤证与枳实薤白桂枝汤证** 本条与前第5条同有心中痞，气逆等表现，但病机、证候有所不同：前者为胸痹而心中痞，故条文首先突出“胸痹”二字，在治法上既用桂枝、枳实、厚朴下气除痞，又用瓜蒌、薤白豁痰宽胸；本条是以心中痞和心悬痛为主，故不用瓜蒌、薤白，而只用桂枝、生姜、枳实。

2. **桂枝生姜枳实汤证与橘枳姜汤证** 两方仅一味药之差，前方橘皮配生姜、枳实，专于理气散结；本方以桂枝易橘皮，是加强通阳降逆之力，由此可以领悟，前条是以胸中气塞为甚；本条是以气逆心悬痛为著。

【验案精选】

胸痹、心悬痛 吴某，男，45岁。近年来自觉胸中郁闷，常欲太息，胃中嘈杂，时有涎唾。最近胸前压痛感，如悬如摆，短气不足以息，闻声则惊，稍动则悸，心烦失眠，精神困倦，食纳尚可，口干不欲饮，小便频而短，体质肥胖，素贪甘脂。舌胖苔白，脉弦而数。此属脾失健运，痰饮上凌，以致心阳被遏，肺气郁滞而病胸痹。治宜驱逐痰饮为主，兼运脾胃，主用桂枝生姜枳实汤加味：嫩桂枝5g，生姜5g，炒枳实6g，法半夏9g，鲜竹茹10g，云茯苓10g，广陈皮6g，全瓜蒌9g，薤白头9g，炙甘草5g。服5剂后数脉转缓，苔呈薄腻，胸满略舒，心痛已止，但惊悸仍影响睡眠。仍宗上方去生姜、竹茹，加白术9g，九节菖蒲3g，服至20余剂，诸症若失。(李聪甫.《中医杂志》1982，1:13)

按：此案“脾失健运”，胃失和降为病之本，“心阳被遏，肺气郁滞”为病之标。脾阳不足，饮停于中而上泛，故“胃中嘈杂，时有涎唾”；痰饮上凌心肺，肺气不利则“胸中郁闷，常欲太息”及“短气不足以息”；心阳被遏则见“胸前压痛感，如悬如摆”及惊，悸，心烦，失眠等症。治法采用标本兼治，中焦与上焦并调。处方以桂枝生姜枳实汤通阳化饮，下气降逆，合用温胆汤以增强化痰饮，调中气之功，并用瓜蒌、薤白宽胸通阳。全方师经方之法，变通加味，使之更加切合病情，疗效自佳。

【原文】心痛彻背，背痛彻心，乌头赤石脂丸主之。（9）

乌头赤石脂丸方：蜀椒一两，一法二分，乌头一分（炮），附子半两（炮）一法一分，干姜一两，一法一分，赤石脂一两，一法二分。上五味，末之，蜜丸如桐子[1]大，先食服一丸，日三服（按：《证类本草》中《图经本草》引张仲景无此三字）。不知，稍[2]加服（按：《千金》作“稍增之”；《外台》作“少少加之”）。

【注脚】

〔1〕桐子：为梧桐科植物梧桐的种子，圆球形或类圆形，径6~8mm。

〔2〕稍：逐渐，渐渐。

【提要】论阳微寒甚真心痛的证治。

【简释】本条所述“心痛彻背，背痛彻心”之特点：即心胸部疼痛牵引到背，背部疼痛又牵引到心胸，两句重复，意在说明心背牵引彻痛之势。其病势急剧而痛无休止，必伴发四肢厥冷，冷汗出，面色白，口唇紫等“阴寒邪甚，浸浸乎阳光欲熄”（《医宗金鉴》卷二十）之危证。望舌切脉多为：舌淡胖紫暗苔白滑或白腻，脉沉紧甚至微细欲绝等表现。如此阳气衰微，阴寒极盛之证候，治宜温阳逐寒，止痛救逆，方用乌头赤石脂丸。方中乌、附、椒、姜，皆大辛大热之品，协同配伍，振奋阳气，逐寒止痛之力极强；佐赤石脂，取其固涩之性，收敛阳气，以防辛热之品温散太过。以蜜为丸，首次服小量，“不知，稍加服”，可谓慎之又慎也。本方为大辛大热，辛通燥散之品，过用容易耗伤气阴，因此不可久服。当疼痛缓解之后，应改用人参汤温阳益气之剂巩固治疗。

按：本条方证，很类似《灵枢·厥病》篇所述的“真心痛，手足青至节，心痛甚，旦发夕死，夕发旦死”之证候。与西医学所述的心肌梗死先兆或心肌梗死颇相类似。

【方证鉴别】

乌头赤石脂丸证与瓜蒌薤白半夏汤证 本方两方证既相类，又有很大区别。瓜蒌薤白半夏汤证心痛彻背，痛有休止，证较缓；本方证心痛彻背，背痛彻心，痛无休止，证较重。从病机上说，前者为胸阳不振，痰浊阻塞；本条为阳气衰微，阴寒痼结。由于证候轻重不同，病机有异，故在治疗上前者用瓜蒌、薤白、半夏等通阳散结，豁痰下气；本方用乌头、附子、川椒、干姜等大辛大热之品，逐寒止痛。吴谦说：“心痛彻背，背痛彻心，是连连痛而不休，则为阴寒邪甚，浸浸乎阳光欲熄，非薤白白酒之所能治也，故以乌头赤石脂丸主之。方中乌、附、椒、姜，一派大辛大热，别无他顾，峻逐阴邪而已。”（《医宗金鉴》卷二十）

【验案精选】

1. **胸痹（冠心病）** 洪某，女，39岁。有冠心病史，4年前在北京某医院确诊。近来心前区隐痛，憋闷，畏寒怕冷，入冬尤甚。自述在京虽盛夏之时，夜眠都要垫狗皮褥子，舌淡苔白，脉沉弦。证属阴寒内盛，宜温阳逐寒止痛。予《金匮》乌头赤石脂丸：川椒80g，制川乌40g，制附子40g，干姜40g，赤石脂80g。研末，蜜为丸。每丸9g，每日1丸，分早晚两次食前服用。服后隐痛明显减轻，至第5天，心前区疼痛消失。服15天后，每天加服人参粉3g，分2次，与乌头赤石脂丸一起吞服。1个月后，停服乌头赤石脂丸，嘱常服人参以善其后。1年后随访。病情稳定。（周冠群.《上海中医药杂志》1983，1：20）

2. **真心痛（心肌梗死）** 刘某某，男，73岁。患冠心病、心肌梗死，住某军医院。脉症：心痛彻背，背痛彻心，面色发绀，汗出肢冷，舌质紫黯，脉象沉细。此为心阳衰弱，心血瘀阻，治宜回阳固脱，通瘀止痛。用乌头赤石脂丸：炮乌头5g，炮附子10g，川椒3g，干姜5g，赤石脂10g，加红参10g，苏木10g。作汤剂服，并配合西药抢救，1剂汗止肢温；再剂心痛渐止，继用柏子养心丸调理。（《金匮要略浅述》第149页）

3. **胃脘痛** 姜某某，男，28岁。患者胃脘痛2年余。经常复发，遇冷加重，痛甚时冷汗出，食纳减少。舌淡苔白，脉紧。辨证为寒凝气滞性胃痛。方用乌头赤石脂丸治疗，处方：乌头8g，川椒30g，干姜30g，附片15g，赤石脂30g。共为细末，炼蜜为丸如豌豆大，每服5丸，日服1次，早饭后服。服药数日后，症状减轻，疼痛明显缓解。继服1个月之后病愈，再未复发。（《古方新用》第82页）

按：上述例1虽心痛不甚，而病机却是阴寒内盛，故效法乌头赤石脂丸治之而获效。例2为典型的心背彻痛，阳衰心梗，故以本方加味，中西医结合救治而转危为安。例 3 虽为胃痛，其病机为阴寒凝滞，为乌头赤石脂丸之适应证，故根据“异病同治”法而取效。

关于乌头赤石脂丸之应用，古代名医龚廷贤有经验，他在《寿世保元·卷五·心胃痛》说：“寒邪冷气入乘心络，或脏腑暴感风寒，上乘于心，令人卒然心痛，或引背膂，甚至经年不瘥。桂附丸（西园公屡验）：川乌头（炮去皮脐）三两，附子三两，干姜（炮）二两，官桂二两，川椒（去目微炒）二两，赤石脂二两（此方即乌头赤石脂丸加官桂）。右为细末，炼蜜为丸，如梧子大，每服三十丸，温水下，觉至痛处即止。若不止，加至五十丸，以知为度。若是朝服无所觉，至午后再进二十丸。若久心痛，每服三十丸至五十丸，尽一剂，终身不发，治心痛彻背如神。”

【实验研究】 乌头赤石脂丸之乌头为毛茛科植物乌头的块根，而附子为其旁生块根。在仅有五味药材的乌头赤石脂丸中应用了两种相同的药物，成为历代医药学家的不解之谜。现代用高速液相色谱法（HPLC）对乌头、炮附子及加工附子粉末中之乌头碱类生物碱的分析表明，乌头中主要含有 A 类生物碱即乌头碱及次乌头碱，而 B 类生物碱含量很少。炮附子和附子粉末中主要含有 B 类生物碱即脂乌头碱及脂次乌头碱，而 A 类含量较少。动物试验证实，同时口服附子粉末可使乌头中乌头碱的急性毒性显著降低（$P < 0.01$）。附子与乌头并用可增强止痛效果。（刘庆增，等.《中成药》1988，5：45）

〔附方〕

九痛丸（按：《千金》卷十三心腹痛门亦载有九痛丸，治九种心痛，其方用生狼毒四两，无生狼牙，附子、干姜各二两，余与本方同）：治九种心痛〔1〕。

附子三两（炮），生狼牙一两（炙香），巴豆一两（去皮心，熬，研如脂），人参、干姜、吴茱萸各一两。上六味，末之，炼蜜丸如桐子大，酒下。强人初服三丸，日三服；弱者二丸。兼治卒中恶〔2〕，腹胀痛，口不能言；又治连年积冷，流注心胸痛〔3〕，并冷冲上气，落马坠车血疾等，皆主之。忌口如常法。

【注脚】

〔1〕九种心痛：孙思邈说：“九痛丸，治九种心痛，一虫心痛、二注心痛、三风心痛、四悸心痛、五食心痛、六饮心痛、七冷心痛、八热心痛、九去来心痛，此方悉主之……”。程林说：“九痛者……虽分九种，不外积聚痰饮结血，虫注寒冷而成。”

〔2〕卒中恶：指卒然感受秽浊之气，结聚胃肠，心腹胀痛难忍，大便不通，闷乱不知的病证。

〔3〕流注心胸痛：指胸腹疼痛，部位不定。

【简释】 尤在泾：“九痛者，一虫、二注、三风、四悸、五食、六饮、七冷、八热、九去来痛是也。而并以一药治之者，岂痛虽有九，其因于积冷结气所致者多耶？”（《心典》）

小 结

本篇讨论了胸痹心痛短气病脉证并治。古人有“九种心痛”之说，而本篇只是论述了与胸痹密切相关的心痛。所述短气是胸痹的并发症。

仲景认为，胸痹、心痛的主要病机是“阳微阴弦”，本虚标实，故治疗以扶正祛邪为原则，祛邪偏重通阳宣痹，扶正偏重温阳益气。胸痹病主症是喘息咳唾，胸背痛，短气，治疗主方是瓜蒌薤白白酒汤，并随证变通治之。例如，若胸痹痰浊较盛，不能平卧，心痛彻背者，用瓜蒌薤白半夏汤。若胸痹而心中痞，胸满，胁下逆抢心，其病机偏于邪实者，用枳实薤白桂枝汤；偏于正虚者，用人参汤。若胸痹较轻，饮阻气滞，胸中气塞，短气，偏于气滞者，用橘枳姜汤；偏于饮停者，用茯苓杏仁甘草汤。若胸痹急性发作，救急用薏苡附子散。若寒饮上逆，心中痞，心悬痛者，用桂枝生姜枳实汤。若阳微阴盛，心痛彻背，背痛彻心，痛无休止，随时有卒死之忧者，用乌头赤石脂丸，有起死回生之功。

全篇共 9 条原文，首条阐述胸痹心痛之病机，强调以正虚为主；第 2 条论短气因为标实为主者；第 3 条论胸痹主症主方；第 4 条论胸痹痰饮较盛的治疗；第 5 条论胸痹正虚邪实须分先后缓急的治疗；第 6 条论胸痹轻证的治疗；第 7 条论胸痹急性发作救治法；第 8 条论某些心病的特点及治疗；最后第 9 条论心痛重证危候及处方。本篇虽然只有 9 条，但对于胸痹心痛病从病机到治疗，从主症到兼症，从重证到轻证，从一般到特殊，面面俱到，言简意赅，详略有度，其中真谛需要细细品味。

本篇方药应用规律，主方是瓜蒌薤白白酒汤，主药是瓜蒌、薤白，随证加味法：痰盛加半夏；气逆加桂枝；痞重加枳实、厚朴；其他如橘皮、茯苓、杏仁、生姜等理气化痰药，都可作为辅助药随证加入，或用之组方治疗胸痹之轻证。若胸痹因心脾虚衰者，宜人参汤；阳虚寒盛重症，非乌头、附子之类不可，方如薏苡附子散、乌头赤石脂丸。

文献资料表明，本篇所述方药治疗心、肺、胃疾患，只要方证相对，就可收到疗效。对于心病的治疗，本篇方法为经典大法，后世不但继承下来，而且有所发展与创新。目前对冠心病心绞痛的治疗大致分为治标和治本两个方面：治标以通为主，具体方法有宣痹通阳、芳香温通、活血化瘀以及清热化痰等。治本以补益为主，具体方法有益气、温阳、滋阴、养血等，临证之时，应针对心病的具体病情，或治标为主，或治本为主，或标本兼治，总以切中病情为宜。

腹满寒疝宿食病脉证治第十

本篇论述腹满、寒疝、宿食三种病的辨证论治。由于三病皆以腹部胀满或疼痛为主症，故合为一篇讨论。

腹满指脘腹部胀满，为多种疾病发展过程中的一种症状。关于腹满的成因，《素问·至真要大论》说："脏寒生满病。"《素问·异法方宜论》又说："诸胀腹大，皆属于热。"可知腹满有因寒、因热之别。根据《素问·太阴阳明论》所谓"阳道实，阴道虚"的理论，可将腹满病机概括为两类，即实热证，多责之于胃；虚寒证，多责之于脾。

寒疝是指阴寒性的腹痛。《说文》："疝，腹痛也。"关于寒疝的成因，王冰注《素问·大奇论》云："疝者，寒气结聚之所为也。"《诸病源候论·卷二十·疝病诸候》说的更加明确，指出："疝者痛也……此由阴气积于内，寒气结搏而不散，脏腑虚弱，风冷邪气相击，则腹痛里急，故云寒疝腹痛也。"可见古人是将阳气虚弱，寒气攻冲所致的以腹痛为主的证候，称之为寒疝。

宿食以胃脘痞闷，嗳腐吞酸，甚则脘腹胀痛，呕吐或下利为主症。关于宿食病的成因，《素问·痹论》说："饮食自倍，肠胃乃伤。"《金匮》第1篇第13条指出："槃饪之邪，从口入者，宿食也。"可见饮食不节是引起宿食病的主要原因。《诸病源候论·卷二十一·宿食不消病诸候》："宿谷未消，新谷又入，脾气既弱，故不能磨之，则经宿而不消也。令人腹胀气急，噫气醋臭，时复憎寒壮热是也，或头痛如疟之状。"又曰："夫食过于饱，则脾不能磨消，令气急烦闷，睡卧不安。"这就进一步说明了宿食病的成因与证候。

本篇共26条原文，其中第1~8、20条主要论述腹满、寒疝的脉证；第9、11、12、13条论述实证腹满的四种方证；第10、14~19条论述寒疝的七种方证；第21~26条论述宿食病证治及"食积类伤寒"的脉症。

所论三病，多属于消化系统疾病，与西医学所述的急性肠梗阻、胰腺炎、胆囊炎等急腹症相类似，有的则属于功能性疾患。应中西医结合，以提高诊治水平。

【原文】 趺阳脉微弦，法当腹满，不满者必便难，两胠[1]疼痛，此虚寒从下上也（按：《千金》此句为："此虚寒气从下向上也"），当与温药服之。（1）

【注脚】

〔1〕胠（qū区）：胁肋部。《广雅》："胠，胁也。"

【提要】 论虚寒性腹满、寒疝病机及治法。

【简释】 尤在泾："趺阳，胃脉也；微弦，阴象也。以阴加阳，脾胃受之，则为腹满；设不满，则阴邪必旁攻胠胁而下闭谷道，为便难，为两胠疼痛。然其寒不从外入而从下上，则病自内生，所谓肾虚则寒动于中也，故不当散而当温。"（《心典》）

按： 对本条文字与文义注家有不同见解，难以定论，读者师其大义可也。

【原文】 病者腹满，按之不痛为虚，痛者为实，可下之。舌黄未下者，下之黄自去（按：《玉函》"去"下有"宜大承气汤"五字）。（2）

【提要】 论腹满虚实辨证和实热腹满治法。

【简释】 本条指出"腹诊"对腹满虚实的辨证，即"按之不痛为虚，痛者为实"。并强调分辨虚实寒热的必要诊法之一是望舌。所谓"舌黄"，指苔黄，此内有实热的表现，下之实热除，则苔黄自去。

按： 仲景诊断疾病，详于脉诊而略于舌诊。本条望舌以辨别虚实、决定治法，诚为可贵。后世医家，特别是温病学家总结了舌诊经验，补仲景之不足。还需要指出，本条把腹诊与舌诊综合分析以诊断疾病，这是应该吸取的宝贵经验。遗憾的是，仲景的腹诊法在中国没有得到足够的重视和应有的发展，而日本汉方医之经方派对仲景腹诊有深入研究，这是值得我们学习和反思的。总之，诊断疾病应效法仲景，四诊合参，全面分析，方不致误。

【验案精选】

1. **心烦、少寐** 我于1960年曾治一个心烦少寐的患者，其脉滑数，舌苔黄厚。余辨为火热扰心，心神不安之证。屡投芩连等清热药物而病不愈，舌苔仍不退。偶忆《金匮》有“舌黄未下者，下之黄自去”的记载，乃用调胃承气汤。服药后，大便泻下，味极臭秽，而心烦顿解，夜睡甚酣。以镜照舌，则黄苔已去。（《伤寒论十四讲》第92页）

2. **宿食病** 许生永堂，母病请治，据云因食豚肝面饼，后偶触怫郁，致患腹痛，自用麦芽、楂曲、香砂、二陈不应。因其痛在少腹，以为寒凝厥阴，加吴萸、炮姜，服之益剧。予问：“痛处可按乎？”曰：“拒按。”又问：“日来便乎？”曰：“未也。”切脉沉细，视舌苔黄中心焦燥。顾谓生曰：“此下证也。”生曰：“连服温消，诸剂不验，思亦及此。因家母平素质亏，且脉沉细，故未敢下。”予曰：“痛剧脉伏，此理之常，质虽虚而病则实，书称腑病以通为补，仲师云：‘腹满不减，减不足言，当下之。’又云：‘舌黄未下者，下之黄自去。’今痛满拒按，舌黄焦燥，下证悉具，夫复何疑？”方定大承气汤，用元明粉代芒硝，仍加香砂、楂曲，兼行气滞。服头煎后，便行一次，其痛略定；随服复煎，夜半连下三次，痛势大减，舌干转润。易以调中和胃，旬日起居如常。〔《二续名医类案》（程文囿．杏轩医案）第1205页〕

按：本案先因伤食，后因气郁，食不消化，故成宿食病。案语于虚实之间辨证论治，精细贴切，故药到病除。由此可知，不论是急症还是杂病，只要是阳明腑实重症，即宜大承气汤下之，荡除实邪便是保护正气，故曰“以通为补”也。

【原文】 腹满时减，复如故，此为寒，当与温药。（3）

【提要】 论虚寒腹满的治法。

【简释】 本条所述，为阳气不足，寒自内生之证，即《素问·异法方宜论》所谓“脏寒生满病”。由于阳气时胜时衰，故寒气或聚或散，则腹满时轻时重，当用温补药治疗。此条应与后第13条对比研究。

【原文】 病者痿黄，躁（按：《心典》《金鉴》“躁”并作“燥”）而不渴，胸中寒实（按：《脉经》卷八第十四作“胃中寒实”），而利不止者（按：《脉经》“而”下有“下”字），死。（4）

【提要】 论阳微寒盛之候。

【简释】 尤在泾：“痿黄，脾虚而色败也。气不至，故燥；中无阳，故不渴。气竭阳衰，中土已败，而复寒结于上，脏脱于下，何恃而可以通之止之乎？故死。”（《心典》）总之，此条所述为病危之候，随时可危及生命，故曰“死”。“然用大剂术附以回阳，用去湿之赤石脂、禹余粮以止涩下焦，或亦当挽救一二也”。（曹颖甫《金匮发微》）

按：本条的“躁”字，有的注家释为“阴躁”；有改作“燥”字，释为燥而不渴是阳气不至的病机。从本条总的精神来看，二者均有道理，并存可也。

【原文】 寸口脉弦者，即胁下拘急而痛，其人啬啬恶寒也。（5）

【提要】 论表里皆寒的脉证。

【简释】 寸口脉弦，主寒主痛；阳虚气馁而寒邪袭表，故啬啬恶寒；胁下乃腹部，阳虚生内寒，寒性收引，故胁下拘急而痛。

【原文】 夫中寒家（按：《千金》卷十六第八此句作“凡是中寒者”）[1]，喜欠，其人清涕出，发热色和者，善嚏。（6）

中寒，其人下利，以里虚（按：《千金》“虚”下有“故”字）也，欲嚏不能，此人肚中寒。一云痛。（7）

【注脚】

〔1〕中（zhòng 众）寒家：指经常容易受到外寒影响之人。“中”，感受，受到，与下文“中（zhōng 忠）寒”之“中”音义不同。

【提要】 以上两条论表虚中寒家与里虚中寒的不同表现。

【简释】 由于体质及受邪深浅不同，故临床表现有别。第6条所述“中寒家”，是指阳虚体质，经常容易受到外寒影响之人，由于外邪侵犯肺卫，肺窍不利，则见鼻流清涕，而打呵欠，或打喷嚏，则为阳气欲伸，驱邪外出之势。所谓

“发热色和者”，此为似外感而非也。

第7条是说里虚之人，寒自内生，或寒邪内侵脾胃，则下利；阳气不得伸展则欲嚏不能。“此人肚中寒”言其素体腹中虚寒也。

按：以上两条所述是讲阳虚体质之人，阳气卫外与固里失职的证候。第6条证候特点颇类似“过敏性鼻炎”。

【原文】夫瘦人绕脐痛，必有风冷，穀气不行，而反下之，其气必冲；不冲者，心下则痞。（8）

【提要】论里虚寒证误下后的变证。

【简释】体质瘦弱之人，正气不足，感受风冷，邪气直中于里，寒气凝滞，则绕脐腹痛，大便不通，此为冷秘，当与温药以助脾运。如诊断失误，妄用苦寒攻下，必更伤阳气，“虚其里气，虚而气逆则上冲，虚而气结则作痞”。（《广注》）

按：以上8条，首条诊趺阳脉以阐明虚寒性腹满和寒疝之病机；第2、3两条论实热腹满与虚寒腹满的辨证及治法；第4~8条反复论述不同体质之人，表寒证、里寒证、表里皆寒证的证候及误治后的变证。由此可以推断，古代居住条件差，贫苦百姓饥寒交迫，里虚者多，感寒者多，故仲景重视虚证、寒证的诊治。这种实事求是精神，是《伤寒杂病论》的基础。

【原文】病腹满，发热十日，脉浮而数，饮食如故，厚朴七物汤主之。（9）

厚朴七物汤方：厚朴半斤，甘草，大黄各三两，大枣十枚，枳实五枚，桂枝二两，生姜五两。上七味，以水一斗，煮取四升，温服八合，日三服。呕者加半夏五合；下利去大黄；寒多者加生姜至半斤。

【提要】论表里同病的证治。

【简释】脉浮而数，为病邪在表，并有化热之势；发热十日前后，病腹满为外邪入里化热成实。厚朴七物汤乃表里两解之剂，可知本条所述是表证未解，里已成实之证。厚朴七物汤即桂枝汤去芍药合厚朴三物汤而成，方取桂枝汤解表而和营卫，因其腹满不痛，故去芍药，合用厚朴三物汤以除实满。若呕者，乃气逆于上，故加半夏以降逆；下利是脾胃已伤，故去大黄；寒盛则重用生姜以散寒。

按：本方证表里同病之机可有两解：一是先有里病腹满，后感外邪；一是外感邪气，入里化热成实。何者为是，了解了病史病因，不难辨别。

【方歌】

表里同病兼治方，桂枝去芍枳朴黄；
痛而闭者但三物；心下满痛柴胡汤；
腹满不减腹实证，承气攻下苔不黄。

【验案精选】

1. **表里同病** 潘某某，男，43岁。先因劳动汗出受凉，又以晚餐过饮伤食，致发热恶寒，头痛身痛，脘闷恶心。单位卫生科给以藿香正气丸1包，不应；又给保和丸3包，亦无效。仍发热头痛，汗出恶风，腹满而痛，大便三日未解，舌苔黄腻，脉浮而滑，此表邪未尽，里实已成，治以表里双解为法。用厚朴七物汤：厚朴10g，枳实6g，大黄10g，桂枝10g，甘草3g，生姜3片，大枣3枚，加白芍10g。嘱服2剂，得畅下后即止服，糜粥自养，上症悉除。（《金匮要略浅述》第159页）

按：本案外感寒邪，内伤饮食，表里同病，故以厚朴七物汤解表攻里。因“腹满而痛”，故加白芍。灵活加减，方证相对，故而效佳。

2. **腹满**

（1）曹某某，女，30岁。曾患急性肝炎，因久服寒凉攻伐之剂，虽肝炎勉强治愈，但脾胃之阳受伤，后遗腹部胀满。胀满呈持续性，1年来累治不效，上午较轻，下午较重，饮食不适时更加严重，腹胀时矢气多，消化迟滞，大便不实，手足不温，脉迟缓，舌淡苔薄白。经服厚朴七物汤2剂，腹胀满大减，数日以后，腹胀如故，又服2剂以后，即去大黄加大桂枝量，继服10余剂而愈。（《经方发挥》第106页）

（2）白某某，女，52岁。胸满气促，面赤灼热，腹部大而胀满，喉如梅核，四年之久。每当饭后腹部胀满更甚，小便短赤，大便不畅。诊断为湿热壅结于肠胃，水道不利，腑气不行。治以厚朴七物汤，加木通、车前子、猪苓。服2剂后，诸证有明显好转。宗上方加减，共服6剂痊愈，连同梅核气也随之而愈。（《经方发挥》第107页）

原按：厚朴七物汤治疗腹满，如属实热之证，服后泻下肠中之实邪即愈。如属虚寒之证，服二三剂以后，也颇见效。此为肠中停滞之秽浊物得以排出，腹胀暂时得到缓解，但不久即因虚寒所引起的浊气复充斥肠中，故腹胀又发作如故，当此之时减去大黄加大桂枝量温中去寒，再加茯苓、白术等补脾祛湿之品，方可巩固疗效。

3. **关格（婴儿完全性肠梗阻）** 关某某，男，

3个月。其父代诉：日前原因不明的阵发性哭闹，当时腹胀，可能有腹痛，三日间，不大便。吐奶不止，以后吐出黄色大便样物，此间未曾进食，症状日益加剧。曾经两个医院诊治，检查腹部可见肠影，腹壁紧张而拒按，经X光腹部单透，发现有液平面6~7个，并充满气体，确诊为“完全性肠梗阻”。经灌肠下胃管及对症治疗，不见好转，决定手术疗法。患者家属考虑到小儿只有3个月，不同意手术，而来中医处诊治。1974年4月5日来诊，患儿面色苍白，精神萎靡，时出冷汗，腹胀拒按，大便不通，脉微，舌苔灰白，系脾阳不运，积滞内停所致。治以行气泄满，温中散寒，厚朴七物汤治之。处方：厚朴10g，桂枝7.5g，甘草10g，枳实10g，川军2.5g，生姜5g，大枣3枚。按上方顿服一次即效，服药后约1~2小时内，排出脓块样大便，以后2小时内，共排出3次稀便，随着腹胀消失，腹痛减轻。经十余日，逐渐好转，与健康婴儿无异。（沈阳市科技委员会、沈阳市卫生局编.《老中医医案选编》第11页）

按：本案经验可提示读者注意两点：一是厚朴七物汤可救治小儿急腹症。二是小儿应用该方的剂量问题。

4. **崩漏、腹痛** 侯某某，女，30岁。患者经漏2月余，曾经中西医治疗，而经漏如故，且脐腹绞痛难忍，用吗啡止痛，收效不大，反而出现口干，舌燥，自汗，发热等症。脉弦细，舌苔白腻少津。结合上述诸症，显系血枯化燥，血室瘀热所致。势非攻下，莫可救治。但患者体质虚损，攻下恐再伤正气，经漏更甚，以致危殆。治法当分两步：先从健脾，养肝，恢复机体功能，待体质好转，方再议下，处方用逍遥散加胡黄连。数剂后，果现脉数，舌转黄燥，发热，自汗，腹痛拒按，大便秘结，数日未解。此瘀热伤津，而肠燥之征象已备，体质已趋好转，清下之条件已具，乃用仲景厚朴七物汤。处方：川厚朴9g，枳实9g，大黄9g，桂枝9g，甘草9g，生姜3片，大枣3枚。嘱服1剂。次日来诊，大为好转，自诉大便已通，下黑粪两次，每次半痰盂之多，且汗止舌润，脉静身凉。2个月多来之经漏已随之而止。继以归芍六君子汤调理而愈。（戴丽三.《云南中医学院学报》1980，2∶36）

按：本案辨证以厚朴七物汤治崩漏，充分体现“异病同治”之大法。针对病情，采取先扶正后泻实的“两步”治法，颇能启发治病思路。泻实不用承气辈，而用此方治之者，以此方泻瘀热为主，兼能和中也。

【临证指要】厚朴七物汤为表里兼治之方，主治表里同病之证。联系《伤寒论》相关条文，表里同病者，根据表里证先后、缓急、轻重的不同，或先解表，或先救里，或表里兼治，皆论治之大法。如何采用，全在临证针对具体病情，以愈病为目的。

【原文】腹中寒气，雷鸣（按：《千金》卷十六第七作“胀满肠鸣”）切痛[1]，胸胁逆满，呕吐，附子粳米汤主之。（10）

附子粳米汤方：附子一枚（炮），半夏，粳米各半升，甘草一两，大枣十枚。上五味，以水八升，煮米熟，汤成，去滓，温服一升，日三服。

【注脚】

〔1〕雷鸣切痛：“雷鸣”即肠鸣音活跃；“切痛”谓腹部拘急痛甚。

【提要】论脾胃虚寒，寒气攻冲腹痛证治。

【简释】腹中寒气是言病机，雷鸣切痛为本条主症。《灵枢·五邪》篇说：“邪在脾胃……阳气不足，阴气有余，则寒中肠鸣腹痛。”腹中寒气，攻其两胁并上逆，则胸胁胀满及呕吐。治用附子粳米汤，附子助阳气，以治寒气之本；半夏降胃气，以止呕吐之标；甘草、大枣、粳米缓中补虚，以扶助胃气。若中焦寒甚者，宜加干姜以温中。

【验案精选】

1. **老年虚寒腹痛** 彭君德初夜半来谓：“家母晚餐后腹内痛，呕吐不止。煎服姜艾汤，呕痛未少减，且加剧焉，请处方治之。”吾思年老腹痛而呕，多属虚寒所致，处以砂半理中汤。黎明，彭君仓卒入，谓服药痛呕如故，四肢且厥，势甚危迫，恳速往。同诣其家，见伊母呻吟床第，辗转不宁，呕吐时作，痰涎遍地，按脉沉而紧。伊谓：“腹中雷鸣剧痛，胸膈逆满，呕吐不止，尿清长。”凭证而论，则为腹中寒气奔迫，上攻胸胁，胃中停水，逆而作呕，阴盛阳衰之候……彭母之恰切附子粳米汤，可以无疑矣！但尚恐该汤力过薄弱，再加干姜、茯苓之温中利水以宏其用。服两帖痛呕均减，再二帖痊愈。改投姜附六君子汤从事温补脾肾，调养十余日，即健复如初。（《治验回忆录》第48页）

按：本案处方耐人寻味。药用“砂半理中汤”，何以无效？盖理中汤者理中焦，此证为“下焦浊阴之气”（《心典》）上逆，“所谓肾虚则寒动于中也”（《论注》），故非用附子温肾散寒不可，附子粳米汤为恰切之方。然“附子无干姜不热”，以附子走而不守，干姜守而不走，二药配合，温阳散寒之力倍增，故四逆汤缺一不可。故本案用附子粳米汤加干姜、茯苓之温中利水以宏其用；最后以姜附六君子汤善后调补，皆恰到好处。读者当于此着眼，心领神会，学以致用，必有长进。

2. **小儿寒饮腹痛** 刘某，男，7岁。患儿腹痛5日，时作时止，曾口服、肌内注射镇痛剂，并服安蛔止痛中药2剂，均未见效。触其四肢欠温，腹中咕咕如响水声，口吐清涎，舌淡苔白中部稍厚，脉弦缓。证属寒饮腹痛，投附子粳米汤。药用：附片、大枣各10g，法夏12g，甘草6g，粳米30g。嘱急煎频服。当日病势缓解，遂用原方再进1剂。次日上午复诊，疼痛消失，后以理中汤善后痊愈。（张廷浒.《陕西中医》1986，11：505）

3. **泄泻日久** 杨某某，女，39岁。气郁久痢，元阳下陷，泄泻不觉，胸满，食纳很差，身体瘦削。用《金匮》附子粳米汤加味：制附子9g，半夏9g，粳米1杯，甘草15g，大枣10枚，赤石脂30g。1剂泻止……（杨读灵.《新中医》1978，6：24）

【原文】 痛而闭（按：《脉经》卷八第十一作“腹满痛”）者，厚朴三物汤主之。（11）

厚朴三物汤方：厚朴八两，大黄四两，枳实五枚。上三味，以水一斗二升，先煮二味，取五升，内大黄，煮取三升，温服一升。以利为度。

【提要】 论阳明里实而气滞为重的证治。

【简释】 痛而闭者，即腹部胀满而痛，大便不通，腹部拒按，舌红苔黄，脉滑实有力等。此为里实气滞，腑气不通所致。厚朴三物汤与小承气汤药味相同，而三味药的用量、煮法却与大承气汤相同。本方重用厚朴、枳实行气除满，后纳大黄通便泄实，故适用于里实而气滞为重之证。

【方证鉴别】

1. **厚朴三物汤证与小承气汤证（208）** 尤在泾：“厚朴三物汤与小承气同，但承气意在荡实，故君大黄；三物意在行气，故君厚朴。”（《心典》）

2. **厚朴三物汤证与厚朴七物汤证** 陈修园：“上厚朴七物汤，以其发热，尚有表邪也；今腹痛而不发热，止是大便闭者，为内实气滞之证也。通则不痛，以厚朴三物汤主之。”（《浅注》）

3. **厚朴三物汤证与厚朴生姜半夏甘草人参汤证（66）** 两方证皆为气滞而腹部胀满，但此乃胃实气滞，彼乃脾虚气滞，故此方为泻实行气，彼方为补虚行气。

【验案精选】

1. **痛而闭** 武昌俞君，劳思过度，心绪不宁，患腹部气痛有年，或三月五月一发，或一月数发不等，发时服香苏饮、越鞠丸、来苏散、七气汤等可愈。每发先感腹部不舒，似觉内部消息顿停，病进则自心膈以下、少腹以上，胀闷痞痛，呕吐不食。此次发而加剧，欲吐不吐，欲大便不大便，欲小便亦不小便，剧时口噤面青，指头和鼻尖冷，似厥气痛、交肠绞结之类。进前药，医者又参以龙胆泻肝汤等无效。诊脉弦劲中带滞涩象，曰：痛利为虚，痛闭为实，观大小便俱闭，干呕，指头、鼻尖冷，内脏痹阻较甚，化机欲熄，病机已迫，非大剂推荡不为功。拟厚朴三物汤合左金丸为剂：厚朴八钱，枳实五钱，大黄四钱，黄连八分，吴萸一钱二分。服一剂，腹中鸣转，痛减；二剂，得大便畅行一次，痛大减，续又畅行一次，痛止。后以澹寮（tán liáo。人名）六和、叶氏养胃方缓调收功。嗣后再发，自服此方一二剂即愈。此后病亦发少、发轻、不大发矣。（《冉雪峰医案》第46页）

原按：查厚朴三物药同小承气，不用小承气而用厚朴三物者，小承气以泻胃肠为主，厚朴仅用四钱，枳实仅用三枚，因气药只助泻药攻下；厚朴三物以通滞气为主，厚朴加用八钱，枳实加用五枚，故下药反助气药通利，药味相同，用量不一，则主治亦即不同。加左金丸者，借吴萸冲开肝郁，肝气升发太过，宜平宜抑；肝气郁闭较甚，宜冲宜宣，左金丸原方萸少于连，此方连少于萸。此病其来较暴，其去较速，苟非丝丝入扣，何能臻此？予本人亦患气疼，与俞病同，但较俞病为剧，因自治较久，体会亦较深。

2. **便秘、腹满（肠功能紊乱症）** 张某，男，47岁，1973年3月就诊。大便如羊屎，数日一行，已经四五个月。腹中胀满不舒，腰部如有物箍紧感，左少腹更觉胀满、难受，饮食时好时差，四肢无力。容貌外观壮实，舌苔白而厚腻、中心更甚，脉见弦滑有力。西医诊断为“肠功能紊乱症”。辨证：肠间气滞。治法：行气通肠。处方：川朴25g，枳实9g，大黄9g（泡水冲服），炒莱菔子

16g。复诊：服3剂后，大便见畅，腹胀少减，舌脉如前，原方大黄改为12g，厚朴改为19g，加台乌16g、广木香9g（后下）。3剂后，大便得泻数次，腹胀全消，舌腻全消，精神饮食正常。恢复工作，后未复发。（《伤寒论通释》第286页张海峰医案）

3. **宿食病、蓄血证（机械性肠梗阻）** 张某，男，12岁。1961年9月6日住本院外科病房。2天前因食韭菜饺子过量，腹部作痛，大便秘结。今日阵发性腹痛，逐渐加重，伴有恶心欲吐，小便黄。检查：腹部膨隆，小腹结硬更甚，疼痛拒按，腹部听诊：肠鸣音亢进，有气过水声。经X线透视，诊为“机械性肠梗阻”。患儿家属要求中医治疗。9月8日夜12时初诊，腹满疼痛，少腹坚硬而痛不可按，小便自利，烦躁不安，脉弦而短。此为腑气闭塞不通。虽不谵语，但躁扰不宁，除食滞蕴结外，有蓄血之兆。治仿《金匮》厚朴三物合《伤寒论》桃核承气汤加减。处方：桃仁泥9g，大黄12g，甘草6g，莱菔子30g，厚朴9g，枳实9g，桂枝3g，木香4.5g。9月9日二诊：药后大便已解，矢气连续，腑气得行，自觉腹痛、腹满消失，恶心已止，惟感肛门处疼痛，大便时有下坠感，小便黄而涩痛，脉转沉弦而略数，舌苔微干。再予清小肠之热，行大肠之滞。处方：车前子12g，淡竹叶6g，生白芍12g，莱菔子12g。上药连服3剂，痊愈出院。（姚兴华，等.《上海中医药》1966，2:62）

4. **腹痛 便闭 呕吐（绞窄性肠梗阻）** 陈某某，男，18岁。腹痛两天未有排便，今晨起腹痛加剧，频繁呕吐褐色液体，急诊收治入院。查体温：38.9℃，脉率92次/分，血压100/70mmHg，痛苦面容，被动体位，扪按腹部可见痛性包块，腹膜刺激征明显，有移动性浊音，腹胀不对称，右侧腹痛较左侧为剧，肠鸣音消失，舌质绛，脉细涩。实验室检查：血红蛋白11.5g/L，白细胞13.8×10^9/L，中性0.85，淋巴0.2。X线提示：空肠（黏膜皱襞呈鱼刺状排列）移至右下腹，回肠（呈管状）移至左上腹。肠管广泛积气，有多个气液平面。诊断为“绞窄性肠梗阻（完全性）”。证属瘀血阻滞肠腑，治拟化瘀通下：厚朴35g，枳实25g，大黄18g，桃仁10g，莱菔子25g，赤芍12g，芒硝9g（冲）。煎服2剂，4小时后已转气，6小时后排咖啡色黑便两次，腹痛减轻，能转动起立。继用原方去桃仁、芒硝，加丹参，续服2剂，诸症悉除，痊愈出院。（何华廷.《湖北中医杂志》1984，1:24）

按： 据何华廷报道：用厚朴三物汤治疗肠梗阻130例临床观察取得良效。诊断依据：临床见腹痛，腹胀，呕吐及便闭四大症状。脉弦紧或滑，舌苔薄白或黄燥，舌质红绛。腹诊：腹部可见蠕动波或肠型，肠鸣音亢进或减弱。X线检查：显示肠腔内气体，多个液平面等病变。处方：用厚朴三物汤（厚朴35g，枳实30g，生大黄30g）为主，随证加味，如肠腑气滞甚加莱菔子30g；气滞血瘀加桃仁8g、丹参15g、赤芍10g；热结阳明加芒硝30g；寒凝肠腑加附片9g、细辛3g；蛔虫梗阻肠道加槟榔10g、川楝子12g、花椒3g；食滞胃肠，加山楂9g、麦芽10g、莱菔子20g。结果：临床治愈98例，显效13例，无效19例，总有效率为85.3%。

5. **口吐涎、腹胀、呕吐（小儿中毒性肠麻痹）** 张某，女，20天。1987年6月12日诊。口吐泡沫10天，腹胀呕吐3天，当地医院给青霉素、庆大霉素治疗7天，并用肛管排气、腹部热敷等方法辅助，病情不见好转，转来我院就诊。诊见呼吸急促，口唇中度发绀，心脏无殊，双肺呼吸音粗糙；腹膨隆，叩诊鼓音，肠鸣音消失。X线检查：可见大量肠胀气和7~8个不典型液平面。诊为“新生儿肺炎、中毒性肠麻痹”。遂用先锋霉素Ⅴ、丁胺卡那霉素抗感染，并用厚朴三物汤加味治疗肠麻痹。药用：厚朴、枳实、生大黄（后入）、红花、桃仁各3g，丹参4g，黄芪6g。水煎至50ml，5次分服。1剂服毕，大便2次，肠鸣音及矢气出现，腹胀大减。次日原方续进1剂，呕吐腹胀平息。继用人参健脾丸，每天2次，每次1/6丸，连服5天，痊愈出院。（李德启.《浙江中医杂志》1988，10:446）

按： 据李德启报道：用厚朴三物汤加味治疗小儿中毒性肠麻痹28例取得良效。全部病例均在原发病的基础上，迅速发生显著腹胀，肠鸣音明显减弱或消失，X线检查可见全部肠道均匀胀气，大部分病例肠腔内见有多个不典型液平面。同时有不同程度非喷射性呕吐，大部分病例吐出大便样物，大便次数明显减少或闭止，精神萎靡不振，吃奶明显减少或拒乳。基本方：厚朴、桃仁各5~8g，枳实4~6g，生大黄4~8g（后下），丹参6~10g，红花3~6g。加减法：气虚者，加党参4~6g，黄芪6~10g；阴虚津亏者，加玄参、麦冬各4~6g，生地3~5g；大便次数增多后，去生大黄。以上剂量适用于6~12个月小儿。临床可按年龄及体质情况作适当增减。每日1剂，水煎分3~6次口服或鼻饲，一般2~3剂即可奏效。结果：24例痊愈；3例显效；1例无效。

【原文】 按之心下满痛者，此为实也，

当下之，宜大柴胡汤。（12）

大柴胡汤方：柴胡半斤，黄芩三两，芍药三两，半夏半升（洗），枳实四枚（炙），大黄二两，大枣十二枚，生姜五两。上八味，以水一斗二升，煮取六升，去滓，再煎，温服一升，日三服。

【提要】论少阳腑证的证治。

【简释】按之即腹部触诊，心下指上腹胃脘部，满痛为既满且痛按之加重；此为实也，乃判断病机，即前第3条所谓“按之不痛为虚，痛者为实”；当下之，宜大柴胡汤。大柴胡汤即小柴胡汤去人参、甘草，加芍药、枳实、大黄而成。关于本方功用，陈修园说：“与大柴胡汤下之，下其邪气，而不攻其大便而愈。”尤在泾进一步说：“与大柴胡以下里热则愈。”（《伤寒贯珠集·少阳篇·少阳权变法》）《本经》谓该方主药柴胡“主心腹肠胃中结气，饮食结聚，寒热邪气，推陈出新”。总之，大柴胡汤为和解少阳，清泄里热之方，使在经之邪假道太阳汗之，使在腑之热假道阳明下之。

按：本条所述“按之心下满痛”只是大柴胡汤证腹诊表现，而本方证的证候特点，应与《伤寒论》有关条文互参。例如，第103条说：“太阳病，过经十余日，反二三下之，后四五日，柴胡证仍在者，先与小柴胡汤；呕不止，心下急，郁郁微烦者，为未解也，与大柴胡汤下之则愈。”第136条并说：“伤寒十余日，热结在里，复往来寒热者，与大柴胡汤；……”

笔者“大柴胡汤证是少阳腑证辨”一文与【验案精选】等项内容见《伤寒论》第103条。

【原文】腹满不减，减不足言，当须下之（按：《伤寒论》第255条与此条同，惟无“须”字），宜大承气汤。（13）

大承气汤方：见前痉病中。

【提要】论阳明腑实重证的证治。

【简释】本条应与前第2、3两条综合研究。腹满疼痛，固然是大承气汤证根据之一，但应与虚证对勘。虚证里无积滞，故腹满时减；实证里有宿食或燥粪，故腹满不减。“减不足言”仍是强调腹部持续性胀满不减之实证特点，当下之，宜大承气汤。需要明确，腹诊固然重要，还必须联系全身症状，四诊合参，方不致误，详见《伤寒论》相关条文。

按：尤在泾指出：“以上三方，虽缓急不同，而攻泄则一，所谓‘中满者，泻之于内’也。”（《心典》）

【方证鉴别】

厚朴七物汤证、厚朴三物汤证、大柴胡汤证、大承气汤证 四个方证皆论治腹满实证，但适应证有所不同。例如：腹满兼有表证者，用厚朴七物汤；满痛侧重心下两胁者，用大柴胡汤；腹满在大腹，胀重积轻者，用厚朴三物汤；腹满亦在大腹，胀和积并重者，用大承气汤。四个方证证候、治法虽不尽相同，而采用行气之枳实，泻下之大黄则相同，以腹气通则满痛除。四方功效主要得力于大黄一味。大黄既入气分，亦入血分，善治一切里实热证。“除邪气而不伤正气”（《本草正义》）为其特点。

按：大承气汤【验案精选】等项内容见《伤寒论》第208条。

【原文】心胸中大寒痛，呕不能饮食，腹中寒，上冲皮起，出见有头足[1]，上下痛而不可触近，大建中汤主之。（14）

大建中汤方：蜀椒二合（炒去汗），干姜四两，人参二两。上三味，以水四升，煮取二升，去滓，内胶饴一升，微火煎取一升半，分温再服。如一炊顷[2]，可饮粥二升，后更服，当一日食糜粥，温覆之。

【注脚】

〔1〕上冲皮起，出见有头足：即腹皮突起如头足状团块物。

〔2〕一炊顷：约烧一顿饭的时间。

【提要】论阳虚寒盛，蛔虫扰动的证治。

【简释】本条当作两节看：“心胸中大寒痛，呕不能饮食”为一节，是说蛔虫动膈（胆道蛔虫病）的证候；“上冲皮起……不可触近”为一节，是说蛔虫扰肠的证候。所述“心胸中”是言病位；“大”是言病势；“寒”是言病性；“痛，呕不能饮食”是言主症。所述“腹中寒”，是言阳虚肠寒而不适合蛔虫寄生，因而蛔虫扰动，表现“上冲皮起，出见有头足，上下痛而不可触近”等蛔虫聚于肠中，上下扰动攻冲之证候。病由脾胃阳衰，中焦寒甚所引起，故用大建中汤。方中蜀椒、干姜温中散寒，《别录》谓蜀椒“主除五脏六腑寒冷……杀虫”；人参、饴糖补益脾胃，四味合用大建中气，温阳治蛔，诸症悉愈。方后注曰：“当一日食糜粥，温覆之。”告诫要注重饮食调养及护理。

【方歌】

阳虚寒盛大建中，呕不能食大寒痛，

蜀椒干姜人参饴，温阳治蛔补中宫。

【方证鉴别】

大建中汤与小建中汤（六·13） 两方证皆以腹痛为主症，而轻重不同，兼症亦不同。病机虽皆为脾虚证，但此为脾阳虚衰，病情深重；彼为脾虚营弱，病情轻浅，故此应大建中气，彼但小建中宫。

【大论心悟】

大建中汤证是阳虚寒盛虫动辨

本条病机为脾阳衰微，中焦寒盛，这历代注家认识一致。具体“上冲皮起，出见有头足”一句则有不同见解，有的注家解释为寒气冲逆所致。笔者赞成尤在泾所谓“腹中虫物乘之而动”之虫动之说，理由有四：

第一，古今以大建中汤治疗蛔虫病脏气虚寒者，多有效验；

第二，既然大建中汤证为脏气虚寒，必腹中喜按，却“上下痛而不可触近”者，以腹中虫物扰动所致也；

第三，西医学所谓的“蛔虫性肠梗阻”与本条表述类似，其临床表现为脐周围阵发性腹痛和呕吐，腹部常可扪及可以变形、变位的条索状团块；

第四，笔者曾听一位“蛔虫性肠梗阻”患者病后口述，其发病时腹内阵阵剧痛，腹部触摸到如婴儿头状物，服驱虫药后排下蛔虫数十条。

据上述四点，把本条所述诊断为虫证不无道理。当然，只要是中焦阳微寒盛证，大建中汤便可选用。

【验案精选】

1. **寒疝** 中阳虚弱，厥阴寒疝僭逆，腹痛筋急，大便坚结，痛甚则呕吐，拟大建中汤。川椒、炮姜、党参、附子、半夏、橘饼。

诒按：此寒疝证之偏于虚者，故用药专于温里。

邓评：此乃阳虚寒疝之立法，固能精切不泛；惟筋急便坚，还须防有肝火；想是有舌白脉迟之见象，故堪大剂温热，无所顾忌耳。（《增评柳选四家医案·王旭高医案》第284页）

按：便坚因阳虚而不运，法当以温脾助阳治本为要，与下文第15条相参，方中可少加大黄以治标，若用肉苁蓉温润通便则更为稳妥。

2. **蛔虫病（蛔虫性肠梗阻）**

（1）杨某某，男，6岁。患“蛔虫性肠梗阻”，脐腹绞痛，呕吐不能食，吐出蛔虫一条。其父正拟护送进城就医，适我自省城归里，转而邀我诊视。患儿面色萎黄而有虫斑，身体瘦弱，手足清冷，按其腹部有一肿块如绳团状，舌苔薄白，脉象沉细。此中气虚寒，蛔虫内阻。治以温中散寒，驱蛔止痛，用大建中汤：西党10g，川椒3g，干姜3g，饴糖30g，加槟榔10g，使君子10g。嘱服2剂。因患儿哭闹不休，进城买药，缓不济急，乃先用青葱、老姜切碎捣烂，加胡椒末拌匀，白酒炒热，布包揉熨腹部，冷则加热再熨，肠鸣转气，腹痛渐减。此时药已买到，急煎成汤，分小量多次服1剂，呕吐已止，再剂腹痛消失，并排出蛔虫一百多条。后用当归生姜羊肉汤，加盐少许佐餐，治其贫血。（《金匮要略浅述》第164页）

按：本案先用葱、姜、花椒末及酒外敷，此等药物皆家庭常备之品，仓卒之时可以救急，切实可行。

（2）聂某某，女，14岁。体质娇嫩，最喜杂食，初患腹痛，其父以为蛔虫，自购宝塔糖两粒，服后病情恶化，遂抬来就诊。症见腹中绞痛，时轻时重，痛剧时腹内肠鸣，时见突起如头足攻动，剧烈呕吐，时吐蛔虫，大便不通，矢气全无，腹部膨满，不耐触按，外无表证，内无热象，脉搏沉细而迟，舌苔淡白中有花点，口唇淡白，面色淡黄，饮啖俱废，病势甚急，经西医诊断为“蛔虫阻塞”。嘱转县医院手术治疗，因经济无力，不肯转院，乃请中医治疗。余思此证属蛔虫阻塞本有可能，原因服宝塔糖剂量不足，反致蛔虫骚扰，互相扭结于肠道，故大便不通。然必中气虚寒，升降无力，致寒气攻冲，故肠鸣腹中如头足而发绞痛。法当温中散寒，大建中气。用大建中汤去饴糖加伏龙肝投之。炒川椒6g，干姜4.5g，党参15g，伏龙肝30g。水煎服。服后约4小时许，肠鸣切痛又剧，旋即泻下蛔虫百数十条，腹痛顿减。翌日复诊，腹满痛呕吐肠鸣等症全部消失，改以六君子汤调理而愈。（《湖北中医医案选集》第一集，第65页）

3. **蛔厥（胆道蛔虫病）** 陈某某，女，37岁。素体虚寒，常喜热饮。一日食后不慎着凉，脘腹急痛如刀割，向肩胛部放射，痛楚甚剧，时而前俯后仰，或弯腰按腹，时而辗转反侧，又合眼甩头，伴有恶心，呕吐胆汁，并吐出蛔虫一条。上腹近心窝处剧痛拒按，四肢发冷，舌淡苔薄白，脉象沉弦。诊断为蛔厥，即“胆道蛔虫病”。治拟温中散寒，安蛔止痛，予大建中汤：川椒3g，干姜6g，党参9g，红糖1匙。先煎前三味，去滓，纳红糖，微火调烊。趁热小口顿服。服后随即痛止，安然入寐，熟睡一夜。次日下床，一如常态，嘱其节饮食，慎生冷，善自调理，追访未再发。（王锦槐.《浙江中医杂志》1981，5:210）

按：根据上述经验可知，大建中汤对中气虚寒所致的虫证及寒疝确有疗效。方中蜀椒功能温中，止痛，杀虫，一药三用。该方适当加入安蛔驱虫药，效果会更好。

蛔虫病主因不注意卫生，病从口入，食入感染性蛔虫卵所致。多见于儿童，但各种年龄均可感染。

【原文】 胁下偏（按：吴谦、叶霖并谓“偏”当是“满”字）痛，发热（按：《脉经》卷八第十一无“发热”二字），其脉紧弦，此寒也，以温药下之，宜大黄附子汤。（15）

大黄附子汤方：大黄三两，附子三枚（炮），细辛二两。上三味，以水五升，煮取二升，分温三服（按：《千金》作“分再服”）；若强人煮取二升半，分温三服。服后如人行四五里，进一服（按：《千金》无“若强人……进一服”二十三字）。

【提要】 论寒实内结的证治。

【简释】 条文所谓“胁下偏痛”，是指一侧胁下腹痛而言；发热只是或然症；紧弦之脉，主寒主痛。腹部疼痛而脉紧弦，是寒实内结之征。宜大黄附子汤，为温下并用之法。尤在泾：“是以非温不能已其寒，非下不能去其结，故曰宜以温药下之。程氏曰‘大黄苦寒，走而不守，得附子、细辛之大热，则寒性散而走泄之性存’是也。”（《心典》）

按：本条应与本篇首条“不满者必便难，两胠疼痛”互参。以方测证，本方证必见大便不通，舌淡苔腻或畏寒肢冷等症。《本事方》中有温脾汤一方，即本方去细辛，加干姜、甘草、桂心、厚朴而成。在药物组成方面，较本方更为周到，可以采用。

据《皇汉医学》载：“此方实能治偏痛，然不特偏痛已也。亦能治寒疝，胸腹绞痛延及心胸腰脚，阴囊焮肿，腹中时时有水声，而恶寒甚者。若拘挛剧者，合芍药甘草汤。如上所云，不仅治偏痛，亦能治两侧肋下及腰腹痛。故不可拘泥于‘偏痛’二字也。”

【方证鉴别】

大黄附子汤证与麻黄细辛附子汤证（301） 李彣：“仲景治伤寒少阴证反发热者，有麻黄附子细辛汤，此用大黄附子汤，或以温药发表，或以温药攻里，二方并立，皆用附子、细辛，而一配以麻黄，一配以大黄，寒热并用，表里互施，真神方也。”（《广注》）

【验案精选】

1. 肋下偏痛　王某某，男，12岁。患儿开始患腹胀，起初是午后胀，以后即整日胀。约1个多月以后，伴发阵发性的右肋下疼。该父是医师，曾给予对证治疗，症状毫无改善。后腹胀肋痛继续增重，患儿体质也日渐衰弱。以后经历了省、市的各大医院及中医研究所等八个医院的治疗，诊断意见不能统一，有的医院考虑为肝炎，或肝脓肿，或肝癌，有的医院考虑为胆囊结石，或腹膜炎，经服药打针治疗2个月，俱不见效。患儿就诊时已是发病以后将近3个多月。腹胀经市中医研究所服中药治疗已好转（药物不详），惟右肋痛增剧，部位在乳根下距腹中线五分，平均每数十分钟即发作一次，日夜数十次发作，剧痛难忍，满床打滚，汗出淋沥，面色口唇㿠白，二三分钟以后即自行缓解，每于发作以后精神更加疲惫不堪。脉浮数无力，舌淡苔薄。胃纳尚可，二便正常。投以大黄附子汤2剂。处方：附子6g，细辛3g，大黄10g。服药以后其病若失，观察数月概未发作，共花费二角四分钱。（《经方发挥》第114页）

原按：本例患者，患右肋下疼痛及腹胀，为时已三个多月，经过多方诊断，意见不能统一。当患儿就诊时，细按痛点在乳根下距腹中线五分处，结合当时的脉证以及详询患儿，平素饮食不节，嗜食生冷，考虑为寒实内结。经云：“冲脉丽于阳明。”因之胃和冲脉的关系至为密切，无不互相影响。饮食寒温失常，日久则寒凝冲脉，阻其经气正常运行，因而发生剧烈的疼痛。既为寒实之邪内结，必当温热攻下，以大黄附子汤治之，既能除实，还能祛寒，因之服二剂即痊愈。

根据经验，本方治疗右肋下痛，应当以下列三条为运用标准：①疼痛的部位必须是以乳根之肋缘下距腹中线五分处为痛之中心点，而且有明显的压痛。②不因咳嗽和深呼吸而引起疼痛加剧者。③疼痛发作时拒按。凡符合以上条件者，不论是病之新久，刺痛、钝痛、钻顶痛，以及隐痛者，以此方治之，大部分患者可以获效。

以上所指肋下痛之病因病机，必须是寒实内结的患者，为适应证。由其他原因引起的肋下痛非本方所治范围。

2. 腹痛、便秘

（1）钟某某，腹痛有年，理中、四逆辈皆已服之，间或可止，但痛发不常，或一月数发，或两月一发，每痛多为饮食寒冷之所诱发，自常以胡椒末用姜汤冲服，痛得暂解。一日，彼晤余戚家，谈其痼疾之异，乞为诊之。脉沉而弦紧，舌白润无苔，按其腹有微痛，痛时牵及腰胁，大便间日一次，少而不畅，小便如常。吾曰："君病属阴寒积聚，非温不能已其寒，非下不能荡其积，是宜温下并行，而前服理中辈无功者，仅去寒而不逐积耳，依吾法二剂可愈。"彼曰："吾固知先生善治异疾，倘得愈，感恩不忘。"即书予大黄附子汤：大黄四钱，乌附三钱，细辛钱半。并曰："此为《金匮》成方，屡用有效，不可为外言所惑也。"后半年相晤，据云：果二剂而瘥。噫！经方之可贵如是。（《治验回忆录》第50页）

按：经方贵在精而专，用之得当，效如桴鼓，本案便是。案语论证精细，无须赘言。读者于字里行间加深理解，必能提高诊治水平。

（2）脾肾之阳素亏，醉饱之日偏多。腹痛拒按，自汗如雨，大便三日未行，舌垢腻，脉沉实。湿痰食滞，困结于内，非下不通，而涉及阳虚之体，又非温不动。许学士温下之法，愿从仲圣大实痛之例化出，今当宗之。制附子五分，肉桂四分，干姜五分，生大黄四钱，枳实一钱五分，厚朴一钱。

诒按：论病立方，如良工制器，极朴属微至之妙。

邓评：自汗如雨，阳虚不能外固也。其余苔脉，均属积象。通其阳，攻其实，斯为善治。若专守承气寒下之例，则阳气益损，而停滞无化动之机矣。

孙评：方既玲珑，而又沉着，非胆大包身，心细如发者，安得有此。

再诊：大腑畅行，痛止汗收，神思倦而脉转虚细。拟养胃和中。北沙参三钱，甘草三分，橘白一钱，白扁豆三钱，丹皮一钱五分，石斛三钱，白芍一钱。

邓评：滞已化矣，阳亦运矣，想来余热未清，胃阴暗损，故参以丹皮、石斛之类。

孙评：转方亦轻灵，而无呆滞重浊之弊。病后正虚，当取以为法。（《柳选四家医案·张大曦医案》第371页）

按：首诊腹痛拒按，脉实，舌垢，非攻不足以导其积滞，故处方重用大黄通下，辅以枳、朴行气，为承气寒下之法，少佐桂、附、姜以助阳，便属"温药下之"，为大黄附子汤变通之方法。再诊腑气已通，实象已除，用轻剂养胃和中善后。可见转方时的治法、方药及剂量均应据证而定，随证而变。

3. 痢疾

（1）下血后，大便燥闭不爽，继而自利，白滑胶黏，日数十行，形衰脉沉。必因久伏水谷之湿。腑病宜通，以温下法。生茅术、制军、熟附子、厚朴。

诒按：自利胶滑，有因燥矢不行，气迫于肠，而脂膏自下者，当专行燥矢，兼养肠液，未可概以湿论也。

邓评：苟系燥矢而利胶黏，其粪仍燥结。据继而自利白滑胶黏，当有湿积。方极周到。

孙评：此又是一格，学者务宜细考虚实，病而腹满痛者，亦可参用此法，以下寒湿之积，利出白滑胶黏为验。（《增评柳选四家医案·尤在泾医案》第71页）

按：苍术以产地分，有南苍术与北苍术。南苍术以产于江苏茅山一带者质量最好，故称"茅术"。

（2）刘某某，男，48岁。患者下利两月不愈，经县医院诊断为"慢性痢疾"。乃求中医诊治。症见：痢下赤白，量少不爽，昼夜十余次，里急后重，畏寒肢冷，舌质淡苔白腻，脉沉紧。此乃寒积肠中，气机受阻之证。治宜温中散寒，调畅气机。方用大黄附子汤加味：大黄10g，附子15g，细辛3g，干姜、木香各6g，白芍20g。服用2剂，便下赤白较多，便后自觉腹部舒适；又3剂服尽，便赤白消失，诸症均见明显好转，改用附子理中汤调理逾旬而愈。（张明亚.《黑龙江中医药》1989，4：33）

按：古人有"无积不成痢"之说。本案痢从寒化，积结肠中，阻滞气机，故用温下法而获愈。

4. 腹泻　李某，女，18岁，学生。自诉患腹泻半年，大便稀薄，偶杂白色黏冻物，日行3~6次，伴有脐下或绕脐疼痛，得暖痛减，重按痛甚，食少形瘦，面色青黄，舌质淡苔白厚，脉沉细弦。询其病史，知患者于去年10月下旬一晚从校归家，见有烘柿，随食6个，次日便腹痛泄泻，不欲饮食。经西药治疗腹泻次数减少，但未转正常，曾服中药数十剂，多为温中散寒，健脾止泻之剂，病情有增无减。病情反复，拖延至今。余综其证因：秋末夜食生冷难消水果后卧床休息，加之素体脾阳不振，复为寒邪所伤，且积而不去，致中焦运化失常，遂发为腹泻。延治半年，中气已虚，但证有腹痛拒按，舌苔白厚，脉象沉弦，知其虚中挟实，寒积未除。治宜攻补兼施，祛邪为主。方拟加味大黄附子汤：大黄（后下）15g，附子（先煎）15g，细辛4g，党参20g，沉香1g（冲服）。水煎服。药后腹痛甚，肠鸣不已，泻下稀便4次。再诊，苔仍厚，脉沉弦，脐周有压痛，此乃积滞未除，继下之，上方改大黄20g，加枳实10g，煎服如前法。药后大便2次，除大量黏冻样稀便外，尚有5枚如枣大之硬粪块，以白黏物包裹，并带有少量血丝。三诊，其脉沉细弱，脐周按之不痛，神疲体倦，但欲进饮食，嘱其家属给小米粥饮之，并处以补中益气汤5剂，隔日1剂，以善其后。患者遵嘱，注意饮食，慎劳倦，1个月后体复如前。（刘昭坤.《国医论坛》1992，3：13）

按：本案辨证求因（伤食）、治病求本（脾阳素虚），重视腹诊，处方得当，是取效的关键点。

5. 乳蛾（扁桃体炎） 许君。寒包火乳蛾，苦喉痛，喉已白烂，脉紧，舌淡红，苔白。外有风寒，内有郁热，寒不散则火不去也。处方：淡附子3g，生大黄9g，元明粉9g，半夏9g，生甘草3g，细辛0.9g。二诊：好多。守前方加牛膝9g、板蓝根24g。（《范文甫专辑》第85页）

原按：乳蛾即扁桃体炎，常见单侧或双侧扁桃体红肿、化脓，高热不退。一般认为本病多因肺胃之火上升，风热之邪外乘，风火相搏，或因情志内伤，肝胆之火上攻，痰瘀凝滞所致。治疗常用清火泄热，利咽解毒之法。先生则认为，本病不尽属于热毒火盛，而寒包火者亦不少。自拟大黄附子细辛汤以治之，名曰“家方”，用治苔白，舌质不红，脉紧之乳蛾，每一二剂即收佳效。

6. 夏月病热误治而“热邪陷入三阴”救逆法 张心源，年24岁，古董铺，住会府东街。原因：夏月病热，医者不知辛凉解肌之法，妄用表散，使伏火上逼，鼻血长流不止，复用犀角、羚羊、黄连等药以清热，将阳邪引入少阴心经。变症尤恶，举家忙乱。又更医，投承气汤亦不效。症候：舌生芒刺，谵语不休，发热燥渴，白昼稍轻，晚间加剧。服承气汤数剂，大便亦不通。迁延十余日，仅存一息于床褥矣。诊断：察其脉两寸俱无，两关之脉时而紧疾，时而迟细，有不可捉摸之状，此热邪陷入三阴者也。当善下之，庶可转危为安。疗法：病家曰：芒硝、大黄，已食之多矣。余曰：阳邪传入阳分，则芒硝、大黄可以破其坚垒，阳邪陷入阴分，则芒硝不能为力。盖芒硝咸寒凝血，反使阴经之瘀热，不能转出阳分而下泄也，法当佐热药下之。凡病在阳分，以寒药下之；在阴分，以热药下之。借阳药为导引，直入阴分，非用阳药以去病也。通利之后，急与养阴退阳，扶脾助胃，不惟热药不可用，即稍带辛燥之药，亦不可用也。处方：生大黄五钱，小枳实三钱，鲜生地六钱，生甘草八分，黑附片五分。同煎极熟。效果：一剂而即通利，随用人参白虎汤出入加减，即能起床。迨舌苔退尽，始改用清补之药，四剂获愈。〔《重订全国名医验案类编》（阳贯之）第244页〕

廉按：热结阳明，用石膏、大黄以清降之；热陷少阴，用犀角、羚、地以清透之，此热病分经用药之大要也。若大黄与附子并用，仲景方亦曾载之，不读古医书者茫然耳，骤见之反诋为方药杂糅，甚矣，此事之难知也。此案颇有发明，学者宜注意之。

【大论心悟】大黄附子汤体现的温下法，适用于“非温不能已其寒，非下不能去其结”（尤在泾）的病证。

【原文】 寒气厥逆，赤丸主之。（16）

赤丸方：茯苓四两，半夏四两（洗。一方用桂），乌头二两（炮），细辛一两《千金》作人参（按：检今本《千金》卷十六第八无“人参”。其原文曰“赤丸主寒气厥逆方：茯苓、桂心各四两，细辛一两，乌头，附子各二两，射罔加大枣一枚……一方用半夏四两，而不用桂。”射罔为草乌头汁制成的膏剂。其“加”字可理解为“如”）。上四味，末之，内真朱为色，炼蜜丸如麻子大，先食酒饮下三丸（按：《千金》作“空腹酒服一丸”），日再夜一服；不知，稍增之（按：《千金》作“加至二丸”），以知为度。

【提要】论寒气厥逆证治。

【简释】本条叙证简略，所述“寒气”为病机，“厥逆”指证候。即寒气在内所致手足厥冷，腹中痛，呕吐，心悸，头眩等“厥证”和“逆证”的表现。方中乌头与细辛相伍散寒止痛；半夏与茯苓相伍化饮止呕；辅以真朱，即朱砂为色，并取其镇逆。

按：赤丸中乌头与半夏属于用药禁忌“十八反”之一。须知汉代尚无十八反之说，此说始于唐代之后。虽有十八反之禁忌，但古代医家处方犯“禁忌”者并不少，现代亦有不少学者撰文对十八反提出质疑，有的亲尝十八反之药，有的对十八反进行了实验研究。总起来说，对十八反不能一概而论，反与不反，与辨证是否准确，处方配伍、剂型、用量、服法等诸多方面是否得当均有关系。用的巧妙，有相反相成之功；用之不当，轻者致误，重者害命！

方中用到细辛，素有"细辛不过钱"之说。笔者撰写"细辛剂量考究"一文，详见《伤寒论》第40条。

【方证鉴别】

赤丸证与四逆汤证（92） 曹颖甫："寒气厥逆，此四逆汤证也。然则仲师何以不用四逆汤而用赤丸，知其意者，方可与论赤丸功用。盖汤剂过而不留，可治新病，不可以治痼疾。且同一厥逆，四逆汤证脉必微细，赤丸证脉必沉弦。所以然者，伤寒为太阴、少阴，不必有水气，而寒气厥逆，即从水气得之。肾虚于下，寒水迫于上，因病腹满。阳气不达四肢，乃一变而为厥逆。……"（《金匮发微》）

【验案精选】

1. **急性腹痛** 周某，男，28岁。患者白天因天气炎热，口渴，饮大量河水，晚餐又食酸腐食物，夜宿露天乘凉，半夜突然出现心腹绞痛，呕吐饮食，四肢厥冷，脉象沉迟，舌淡苔白。寒湿内伤，中焦阳虚，治当温中散寒，降逆化湿。仿仲景赤丸方意：制乌头（先煎）、甘草各4g，细辛2g，半夏、苍术各6g，太子参、茯苓各10g，生姜汁5滴（冲服）。煎200ml，分2次服。1剂痛解呕止，再服1剂痊愈。（张谷才.《安徽中医学院学报》1983，2:40）

2. **神昏、抽搐（结核性脑膜炎）** 石某某，男，4岁，患"结核性脑膜炎"而入院，昏迷不醒，痰声辘辘，双目斜视，四肢厥冷，时而抽搐，苔白微腻，指纹青暗。乃属痰浊蒙闭心包，肝风内动。宜《金匮》赤丸方损益：制川乌、法半夏、石菖蒲各6g，云茯苓9g，细辛1g，远志5g，生姜汁5滴，竹沥10滴。2帖后，吐出小半碗痰涎，神清厥回，肝风遂平。后经中西药治疗3月而愈。（石季竹.《上海中医杂志》1983，11:39）

按：本例患者四诊表现综合分析，是痰浊为患，故用赤丸方法治之。若热极生风者，断不可用此方。笔者认为，其取效关键为吐出痰涎，为驱邪外出也。

【原文】 腹痛（按：《脉经》卷八第十一、《千金》卷十六第八并作"寸口"，并连下读），脉弦而紧，弦则卫气不行，即恶寒，紧则不欲食，邪正相搏，即为寒疝。

寒疝绕脐痛，若发则白汗[1]出，手足厥冷，其脉沉弦者，大乌头煎（按：《脉经》《千金》"煎"并作"汤"）主之。（17）

大乌头煎方：乌头大者五枚（熬，去皮，不㕮咀）。上以水三升，煮取一升，去滓，内蜜二升，煎令水气尽，取二升，强人服七合，弱人服五合。不瘥，明日更服，不可一日再服。

【注脚】

〔1〕白汗：指因剧痛而出的冷汗。《素问·经脉别论》："厥气留薄，发为白汗（厥气留于经脉与正气相搏而发为白汗）。"《素问·阴阳别论》："阴争于内，阳扰于外，魄汗未藏，四逆而起。"白与魄古通用。综合分析，"白汗"当指冷汗。

【提要】 论寒疝的病机、典型脉症和治疗。

【简释】 腹痛而脉象弦紧，是正气与寒邪相搏的表现。阳气不能卫外，故恶寒；中阳衰弱，故不欲饮食。从"若发"两个字可以明确，寒疝具有发作性。寒疝发作时，主要是绕脐疼痛，由于痛重，因而汗出肢冷，此时脉象已由弦紧而转为沉弦，说明疝痛已至相当剧烈程度，应当以破积散寒止痛的大乌头煎治之。乌头大辛大热有大毒，善治沉寒痼冷证。该方只乌头一味药，先以水煮，去滓，内蜜再煎，以蜜煎既能解其乌头毒性，且能延长药效。方后云"强人服七合，弱人服五合。不瘥，明日更服，不可一日再服"，可知药性峻烈，服用宜慎之又慎，谨防过量中毒。

【方歌】

大乌头煎治寒疝，水煮去滓蜜再煎，
沉寒痼冷为良剂；乌头桂枝兼表寒。

【大论心悟】

大乌头煎对晚期癌痛有止痛效果

有的学者用大乌头煎治疗晚期癌痛58例，收到止痛效果。癌症晚期病人，其疼痛剧烈而持续，临床用吗啡、盐酸哌替啶等麻醉药品止痛。因其毒性与不良反应和药源紧张等关系，近年来试用大乌头煎止晚期癌痛，收到良好效果。治疗方法：制川乌15g，蜂蜜30g。将上药加水1000ml，文火煎煮60~80分钟，滤药液约剩100ml。如法再煎，2次药液混合。分上、下午2次服用。亦可一次煎2~3日药量，存放冰箱中，分次服用。结果：经58例临床观察，与盐酸哌替啶组对照（每次肌内注射100ml），效果相似。治疗中未见不良反应。尤其对消化道癌肿，止痛效果更好。（葛瑞昌.《山西中医》1992，2：13）

【验案精选】

1. 疝瘕（腹股沟斜疝？）《建殊录》曰：一男子，年70余。自壮年患疝瘕，十日、五日必一发，壬午秋，大发，腰脚挛急，阴卵偏大，欲入腹，绞痛不可忍。众医皆以为必死，先生诊之，作大乌头煎（每帖重八钱）饮之，须臾，瞑眩气绝，又顷之，心腹鸣动，吐出水数升，即复原，尔后不再发。（《金匮要略今释》第105页）

按：《素问·玉机真脏论》说："脾传之肾，病名疝瘕，少腹冤热而痛。"本案所述症状，与西医外科学所说的"腹股沟斜疝"颇类似。服大乌头煎后"瞑眩气绝"，"吐水数升"等，皆为服用乌头过量中毒的表现。需要探讨的是，乌头何以能治"阴卵偏大"（为大网膜或肠袢降至阴囊。如为肠袢，局部疼痛明显，并伴有腹部绞痛等症状）？盖乌头温通阳气，能促进肠蠕动；服之呕吐虽为中毒，却能升提阳气。如此功用，能促使肠袢"复原"，腹痛自愈，疝瘕自除。

2. 寒疝（胃肠神经官能症） 沈某，50余岁。有多年宿恙，为阵发性腹痛，因旧病复发，自外地来京住我院。诊为"胃肠神经官能症"。自述每发皆与寒凉疲劳有关。其症腹痛频作，痛无定位，惟多在绕脐周围一带，喜温可按，痛甚以致大汗出。查舌质淡苔薄腻而滑，脉沉弦。证为寒气内结，阳气不运。曾投理中汤，药力尚轻，不能胜病，非大乌头煎不可，故先小其量以消息之。乌头用4.5g，以药房无蜜，权以黑豆、甘草代之。2剂后，腹痛未作，知药证相符，乌头加至9g。4剂后复诊，腹痛未复发，只腹部微有不适，腻苔已化，舌转嫩红，弦脉缓和，知沉寒痼冷得乌头大热之品，涣然冰释矣。病者月余痊愈出院。（魏龙骧.《中医杂志》1978，12：14）

【原文】寒疝腹中痛，及胁痛里急者，当归生姜羊肉汤主之。（18）

当归生姜羊肉汤方：当归三两，生姜五两，羊肉一斤。上三味，以水八升，煮取三升，温服七合，日三服。若寒多者，加生姜成一斤；痛多而呕者，加橘皮二两，白术一两。加生姜者亦加水五升，煮取三升二合，服之。

【提要】论血虚寒疝的证治。

【简释】寒疝多因阴寒内盛所致，而本条证候则由血虚引起。血虚及气，气虚则寒自内生。胁腹筋脉失去气的温煦和血的濡养，故"腹中痛及胁痛里急"。其特点为腹痛及胁痛不甚，喜温喜按，舌淡苔白而润，脉弦虚而涩。当归生姜羊肉汤温养血气，补虚散寒。徐彬曰："不用参而用羊肉，所谓'精不足者，补之以味也'。"（《论注》）

按：《金鉴》说："此治寒疝之和剂也。服乌头煎病势退者，亦当与之。"本方在《妇人产后病》篇用治"产后腹中㽲痛"，应互参。

【方歌】

当归生姜羊肉汤，药补食补同用方，
血气虚寒诸般病，阳虚体质强身良。

【验案精选】

1. 胃脘痛（十二指肠球部溃疡） 李某，男，35岁。胃脘疼痛4年，遇寒或空腹加重，得温得食则减，痛甚时口吐清涎，自觉胃脘部发凉，如有一团冷气结聚不散，曾在某医院检查确诊为"十二指肠球部溃疡"。久服西药及中药理中、建中之剂，进药则缓，停药则发，终未得除。舌淡胖嫩边有齿痕，脉细弱。辨证为中阳不足，气血虚寒。以当归生姜羊肉汤原方：当归10g，生姜60g，羊肉60g。1剂进，患者自觉腹中温暖舒适，服至10剂，胃部冷感基本消除。后改方中生姜为30g，又续服40余剂，诸症得平，停药至今，未见复发。（宋传荣.《实用中医内科学》1990，3：31）

按：胃脘痛（溃疡病）因虚所致者，建中之剂多有效果，参见《虚劳病》篇。本案用当归生姜羊肉汤治之而获效，为治疗虚劳里急，腹中痛开辟了新的思路。同时也可以悟出，虚劳之人血气虚寒者，宜用生姜、羊肉等药食兼顾之方以温补之。

2. 眩晕（低血压） 徐某，男，80岁。患低血压性眩晕多年，头晕目眩，裹首闭目，立则晕倒，卧床不起。血压常在90/55mmHg左右。前医投参、芪诸药及人参蜂王浆等罔效，复予西药眩晕停、培他定、胞二磷胆碱等，效亦不显。投予当归生姜羊肉汤：先将羊肉250g与生姜15g切片，文火熬成羊汤，加入调料，分2次服用；另将当归、大枣各50g，煎成200ml，亦分2次服用，连服1周。2周后复诊，血压升至105/70mmHg，未用他药，诸症悉除。原方当归与羊肉混用难服，故采取单煎分别服用之法，效

果满意。（徐有全.《浙江中医杂志》1992，1∶33）

按：本案处方不仅想到治病，并且有利于服用。其将本方分开煎之，吃肉与喝药分别服用，患者乐于接受。低血压性眩晕为临床常见症。根据《内经》“形不足者，温之以气；精不足者，补之以味”的道理，对眩晕由于气血不足，脑海失养所致者，当归生姜羊肉汤确为的对之方。

3. **泄泻（白细胞减少症）** 一男性患者，48岁，腹泻半年，1日3~4次，腹胀且痛，头昏腰酸，神疲乏力，面色㿠白，颜面及双下肢浮肿，舌苔白腻，脉濡细。白细胞在（2~3）$\times 10^9$/L之间，中性粒细胞0.2~0.4。用温肾助阳，运脾健中药未效。即用壮羊肉1000g，当归30g，生姜60g，加黄芪100g。先将羊肉煮熟后捞起，汤中放入上药再煎。患者自服本方1周后，胃纳顿增，大便成形。以后汤、肉连同服用，1月后白细胞增至（5~6）$\times 10^9$/L之间，中性粒细胞0.5~0.6，余症消失。（来春茂.《浙江中医杂志》1986，1∶21）

按：本案加味法、煎服法发挥了原方的临床应用，疗效显著、可信。读者应学以致用，辨证用之。

4. **肌衄（血小板减少性紫癜）** 岳某某，女，52岁。常因头痛，身疼而服大量阿司匹林，已近20年。每因饮冷或遇寒即觉腹痛。1976年12月13日，突然头痛加剧，鼻齿衄血百余毫升，腹中绞痛。全身满布米粒大小之紫癜，尤以躯干为多。于次日住院治疗。诊见面色萎黄，形寒肢冷，紫斑大小不等，不隆起，压之不褪色。舌淡苔白，脉沉细无力。化验：血小板34×10^9。遂诊为“血小板减少性紫癜”；虚寒肌衄。宜补血温阳，方拟当归生姜羊肉汤：当归50g，生姜50g，羊肉100g。水煎服，每日1剂。服药9剂，诸证悉除，紫斑逐渐消退。化验：血小板140×10^9/L。1976年12月24日病愈出院。随访3年未见复发。1979年12月化验血小板为170×10^9/L。（田国栋.《吉林中医药》1981，1∶38）

【临证指要】 当归生姜羊肉汤为食补与药补结合应用之方。其主要用途有四：①主治血气虚寒所致的多种疾病。②阳虚寒盛所致的重病大症，经治疗病情减缓后，以本方善后调补。③对于年老、妇人病、体弱、久病之人属于阳虚体质者，本方可强身去病。④用于产后病，见《妇人产后病》篇第4条。

【原文】 寒疝腹中痛，逆冷，手足不仁，若身疼痛，灸刺诸药不能治，抵当（按：《千金》卷十六第八此条无“抵当”二字。吴谦曰：“‘抵当’二字，衍文也。”）乌头桂枝汤主之。（19）

乌头桂枝汤方：乌头（按：此下脱剂量。《千金》作“秋干乌头，实中者五枚，除去角”）。上一味，以蜜二斤（按：为“升”之误。如治历节病之乌头汤及前条大乌头煎，均是以蜜“二升”），煎减半，去滓，以桂枝汤五合解之，令得一升后，初服二合；不知，即（按：《千金》《外台》并作“更”字）服三合；又不知，复加至五合。其知者如醉状，得吐者为中病。

桂枝汤方：桂枝三两（去皮），芍药三两，甘草二两（炙），生姜三两，大枣十二枚。上五味，剉，以水七升，微火煮取三升，去滓。

按：关于乌头桂枝汤煎法、服法及服药后反应。《金鉴》：“以桂枝汤五合解之者，溶化也。令得一升，谓以乌头所煎之蜜五合，加桂枝汤五合，溶化令得一升也。不知，不效也；又不知，又不效也，其知者，已效也。如醉状，外寒方散，得吐者，内寒已伸，故为中病也。”笔者认为，“不知”为药不及病，由于用药量轻而疗效不明显；“其知者”是药已“中病”，而“如醉状，得吐者”，为乌头中毒的反应，即药量已用到最佳“火候”，不可再加大剂量，以免严重中毒，危及生命。

需要明确，如果服药后发现呼吸迫促，头痛，心跳过速，脉象歇止及肢体麻木等，则为乌头中毒的严重表现。应中西医结合抢救，中药可速服绿豆汤或黑豆甘草汤，可以缓解。

【提要】 论寒疝兼身疼痛的证治。

【简释】 徐彬说：“起于寒疝腹痛，而致逆冷，手足不仁，则阳气大痹，加以身疼痛，营卫俱不和……故以乌头攻寒为主，而合桂枝全汤以和营卫，所谓七分治里，三分治表也。”（《论注》）方用乌头主治里寒而止腹痛，桂枝汤主治肌表而调营卫。

按：所述“身疼痛”是否外感风寒之表证，很难确认。但总为营卫不和之肌表病变，桂枝汤为主治之方。

【方证鉴别】

大乌头煎证、乌头桂枝汤证、当归生姜羊肉汤证 三方证之区别：阴寒凝结于里，症见绕脐剧痛而冷汗出，手足厥，脉沉弦者，大乌头煎主之；内外皆寒，证见腹中痛与身疼痛等，乌头桂枝汤主之；血虚及气，筋脉失养，不荣则痛，证见腹中痛及胁痛里急者，当归生姜羊肉汤主之。

【验案精选】

1. 寒疝

（1）杨某某，男，32岁。因寒冬涉水兼以房事不节，诱发睾丸剧痛，多方诊治无效而就诊。症见：面色青黑，神采困惫，舌白多津，喜暖畏寒，睾丸肿硬剧烈疼痛，牵引少腹，发作则小便带白，左睾丸偏大，肿硬下垂，少腹常冷，阴囊汗多，四肢逆冷，脉象沉弦，此乃阴寒凝聚，治宜温经散寒。处方：炮附子（先煎）、白芍、桂枝、炙甘草、生姜各30g，黄芪60g，大枣12枚。12剂，日1剂。兼服：当归120g，生姜250g，羊肉1000g，上方服后，阳回痛止，参加工作。（周连三，等.《中医杂志》1978，12：17）

原按：涉水受寒，寒湿凝滞，聚于三阴，加之房事不节，伤及肾阳，内外相因，发为寒疝，仿《金匮》乌头桂枝汤治之，方用附子以治沉寒痼冷，桂枝汤以补营疏肝；辅用当归生姜羊肉汤以温血散寒，补益气血。使阳旺血充则经脉疏畅。由于病深寒重，不用重剂，难起沉疴，嘱其大剂频服，短兵相接，故获良效。

按：本案将乌头桂枝汤与当归生姜羊肉汤并用，加强祛邪扶正之功。如此活用经方，起沉疴，获良效。

（2）某，女，23岁，小学教师，1973年8月初诊。病腹痛久久不除，由河北景县特来京就医。病者体质虚弱，罹（l í 离。遭受不幸）腹痛绕脐而作，剧则汗出，缠绵不休，纳减神疲，难以坚持工作，在家病休已半年有余矣。脉沉细而弦，舌质淡苔薄白。绕脐而痛，时冷汗出，喜按喜温，每欲得热饮以缓之。四肢往往不温。此乃正虚里急为本，而致卫气不荣于外，故肢冷。当兼顾表里，分别缓急。进乌头桂枝汤。乌头易制附子9g（先煎），桂枝9g，白芍9g，红枣10枚，生姜3片，炙甘草6g。服5剂后，腹痛如失。再7剂，神色皆振，纳谷有加。脉细，舌嫩红，四肢温暖，寒象已去而血虚不足，非可求速效也，故予当归生姜羊肉汤10剂。嘱常服调养，久必有功……2个月后，病愈信来，称谢不已，并已恢复工作。（魏龙骧.《中医杂志》1978，12：14）

按：本案首方"乌头易制附子"，则成为《伤寒论》之桂枝加附子汤。

2. 痹证　张某某，女，62岁。患者周身关节疼痛3年。尤以双侧膝关节及肩关节为重。现疼痛剧烈，伴活动功能障碍，上肢举不过肩，下肢难以屈伸，行路不便，腿肿，甚为痛苦。初以桂枝芍药知母汤、甘草附子汤调治未效。现舌质暗红苔白而厚，脉沉而濡。虑此病为寒湿邪气凝滞，日久不化，周身气血壅塞，非峻剂不能获效。遂投以乌头桂枝汤。处方：桂枝15g，白芍15g，炙甘草15g，生姜15g，大枣12枚，川乌12g，用蜂蜜30g，煎川乌减半，去滓取汁兑入桂枝汤服。服3剂后复诊：疼痛大减，上肢已能举过肩，腿已能伸屈自如，高兴至极。惟腿仍肿，小便少，色黄口渴，用五苓散调治获愈。（刘渡舟，等.《北京中医学院学报》1991，1：21）

按：本案为刘渡舟教授治验，学生整理。患者"初以桂枝芍药知母汤、甘草附子汤调治未效"的原因，由于所用二方与乌头桂枝汤配伍不同，故主治不同，关键药是乌头一味。乌头与附子虽子母同科（同为毛茛科植物，乌头为母根，附子为子根），而乌头的散寒止痛作用胜过附子；附子的温经回阳作用胜过乌头。故仲景治疗阴寒性的表里痛证皆以乌头为主药。

据报道：用乌头桂枝汤治疗98例痹证患者，疗效满意。（刘殿生，等.《黑龙江中医药》1989，4：20）

3. 高热（变应性亚败血症）　7岁男娃，持续发热11个月，辗转多处诊治无效，后转北京某院住院3个月，先诊断为"风湿热"，复诊断为"变应性亚败血症"，用多种抗生素、激素及中药治疗，发热不退，转归原籍大同请门纯德老中医诊治。诊见高热40.7℃，但有时降至35℃左右。满身有红疹，四肢关节疼痛较甚。面萎，食少，舌淡胖，脉洪大无力。证系寒凉太过，冰伏其邪。先予甘草附子汤小剂试服，不料2剂后，其家属欣喜告曰：热势大挫，关节疼痛亦减。于是坚定投用辛温重剂，药用桂枝、炙甘草各6g，生白芍15g，生姜3片，红枣4枚，川乌头10g，蜂蜜25g。以蜜先煎乌头20~30分钟，再将乌头入水煎，30分钟后纳入桂枝汤同煎。进退16剂，体温恢复正常，诸症悉退，未再复发。（门纯德，等.《江苏中医》1986，12：1）

按：本案既然用乌头桂枝汤"辛温重剂"治愈高热症，其病机必是阳虚发热。其阳虚的辨证要点为"舌淡胖，脉洪大无力"。其发热11个月，即使始为实热，久病亦已变为虚热。但恐辨证不准，用药失误，故先予"小剂试服"法。如此"试服法"对初步临证，经验缺乏者值得效法。张景岳对此法早有论及，称之为"探病之法"。详见《景岳全书·卷一·传忠录上·论治篇》。

上述治寒痹与高热均先用蜜煎乌头，但如此少量之蜂蜜如何能"煎乌头20~30分钟"？笔者认为，以下冉氏验案之乌头煎煮法才更科学合理，切合实用。

4. **精瘘** 湖北王某，素弱多病，频患遗精，时愈时发，工作如常，不以为意。初每三五日一遗，继则每日必遗，最后不敢寐，寐而眼闭即遗，虽欲制止而不能，色夭不泽，困惫不支，甚至不能步履，经月不出卧室，即在室内起立，亦须靠桌靠椅，延予商治。诊其脉微细小弱而兼虚弦虚数，皮肉消脱，眼胞微肿，指头冷，少腹急结，恶寒甚，躁烦。予曰：下损及中，阴竭阳厥，下元败坏，真机几息，诚难为力。观前此历年所服方药均系遵照古法，固肾宁心，滋培秘摄并进，原无不合，乃似效不效，终至危急若斯，无已，惟贞下起元，大力冲动，拟借用桂枝乌头煎，彼为大气一转，其结乃散，此为大气一转，厥阳斯敷。方用：乌头一两，水二杯半，煮取半杯，去滓，纳白蜜二两，再煮，令水尽，以桂枝汤一杯溶解之，初服半剂，越六时不知，余半剂尽服之，讵夜半三时许，吐两次，面如妆朱，昏顿不语，予曰：勿讶，《金匮》桂枝乌头煎方注云：其知者如醉状，得吐为中病，若药不瞑眩，厥疾弗瘳。稍待，俟清醒再诊。明晨往诊，厥回神清，手足温，自觉两臂两胯较有力，有能起行意，病即从此转关，续以二加龙骨牡蛎汤、炙甘草汤等加桑螵蛸、覆盆子、菟丝子、补骨脂，随病机出入调摄痊愈。病者三月后，曾步行约三十里，欣慰曷似。(《冉雪峰医案》第42页)

按：此案以乌头桂枝汤治精瘘痼疾而获愈，体现了冉氏中医功底之精深，运用经方之灵活。其中处方用法与服药后反应，为原方之最佳“注脚”。

冉雪峰（1877~1962），近代著名中医学家，与天津张锡纯齐名，素有“南冉北张”之称。新中国成立后，曾任重庆中医进修学校校长，后应聘进京，为卫生部中医研究院一级专家、院学术委员会委员，全国政协委员。著有《冉雪峰医案》《冉注伤寒论》等。

【原文】 其脉数而紧乃弦，状如弓弦，按之不移。脉数弦者，当下其寒；脉紧大而迟者，必心下坚；脉大而紧者，阳中有阴，可下之。(20)

【提要】“此总结寒疝之脉之变”与治法。

【简释】 徐彬：“此言弦紧为寒疝主脉，然有数而紧与大而紧，俱是阳中有阴，皆当下其寒，故以此总结寒疝之脉之变。”(《论注》)尤在泾：“脉数为阳，紧弦为阴，阴阳参见，是寒热交至也。然就寒疝言，则数反从弦，故其数为阴凝于阳之数，非阳气生热之数矣。……故曰脉数弦者，当下其寒。紧而迟，大而紧亦然。”(《心典》)

〔附方〕

《外台》乌头汤：治寒疝腹中绞痛，贼风入攻五脏，拘急不得转侧，发作有时，使人阴缩[1]，手足厥逆。方见上。

【注脚】

〔1〕阴缩：生殖器因受寒而上缩。

《外台》柴胡桂枝汤方：治心腹卒中痛者。

柴胡四两，黄芩、人参、芍药、桂枝、生姜各一两半，甘草一两，半夏二合半，大枣六枚。上九味，以水六升，煮取三升，温服一升，日三服。

按：上方与《伤寒论》柴胡桂枝汤之药味、剂量完全相同。该方【验案精选】等内容详见《伤寒论》第146条。

《外台》走马汤[1]：治中恶[2]心痛腹胀，大便不通。

巴豆二枚（去皮心，熬），杏仁二枚。上二味，以绵缠，捶令碎，热汤二合，捻取白汁，饮之，当下。老小量之。通治飞尸[3]鬼击[4]病。

【注脚】

〔1〕走马汤：形容药效迅速如奔马之势。

〔2〕中恶：病名，见《肘后备急方·卷之一》。“俗谓绞肠乌痧”。

〔3〕飞尸：病名，见《肘后备急方·卷之一》。其病突然发作，症状是心腹刺痛，气息喘急，胀满上冲心胸。

〔4〕鬼击：病名，见《肘后备急方·卷之一》。指不正之气突然袭击人体，症状是胸胁腹内绞急切痛，或兼见吐血、衄血、下血。

【验案精选】

中恶腹痛 20年代初，重庆兴修公路，线上掘荒冢（zhǒng肿。坟墓）甚多。一日归家途中，先师见一男子呼号腹痛难忍。止而诊之曰：此为《金匮要略方论》所附“《外台》走马汤”证也。乃书医案云：“因掘亲冢，腹痛难忍，此必启棺时为秽浊之气所伤也。拟方：杏仁2枚，巴豆2枚。用绵包缠，捣细如泥，溶于沸水中，捻汁滤渣饮。”服后食顷，腹泻一次，痛渐解而瘥。先师云：读书不但要熟记正文，附文也应熟读默记，用时才能得心应手。该方原注“通治飞尸鬼击病”，是补正文之不足。〔《名老中医之路·第三辑》（吴棹仙经验，唐玉枢整理）第206页〕

【原文】 问曰：人病有宿食，何以别之？师曰：寸口脉浮而大，按之反涩，尺中亦微而涩，故知有宿食，大承气汤主之。（21）

脉（按：《千金》卷十五第七“脉”之前有“下利”二字）数而滑者，实也，此有宿食，下之愈，宜大承气汤。（22）

下利不欲食者，有宿食也，当下之，宜大承气汤。（23）

【提要】 以上三条论宿食病的脉证并治。

【简释】 一般来说，宿食病多见滑脉。从以上第21、22条来看，既言脉滑，又言脉涩，“滑与涩相反，何以俱为实宜下？滑者涩之浅，而实邪欲成未成者；涩者滑之深，而实邪已成者。故不论为滑为涩，兼大而见于关部，则有物积聚，宜施攻治，无二理也”。（《本义》）。

以上三条互参，前二条所论为宿食停滞新久不同之脉，而后第23条则论宿食之症。伤食者“不欲食”，此宿食病之主症特点；“下利”则是正气驱除宿食下出之势。此外，还应结合有无饮食自倍的病史，以及舌苔、腹诊、大便气味等情况，综合分析，方能无误。

【验案精选】

1. 初患外感而后成宿食 江右黄某，营业长沙，初患外感，诸医杂治十余日，病益剧，延余治疗。病者自云肚腹硬痛，手不可按，傍晚身微热汗出，手足较甚，小便黄，大便不利，粒米不入口，已三日矣。审视舌色鲜红，苔黄不甚燥，脉沉实搏指。取阅前所服方，多杂乱无章。余即取笔纸立案，并疏大承气汤方授之。阅二日，仍延诊，则云昨晚药完二剂，下黑粪仍多，今晨进稀粥少许，各证十愈七八，为改用大柴胡汤减轻大黄，又二剂，黑粪始尽，疾如失。其家有西席，尝阅医书，谓大承气汤证，当见谵语，此证何以无之？大承气系腹有燥屎，先生乃断为食积，敢问所以？余曰：《伤寒论》云：六七日不大便，烦不解，腹满痛者，此有燥屎。其下又申之曰：所以然者，本有宿食故也，宜大承气汤。若《金匮·宿食》篇，主用大承气者甚详。盖宿食与燥屎，一而二，二而一，相去一间。至谵语有无，可不必拘。（《遁园医案·卷上》）

2. 先伤食而后饮冷 黑六，里中人，遗其名。一日腹痛欲绝，强步至门，跪求余治。余曰何忽得此疾？泣诉曰：昨日吃莜面条半大碗，饭罢入瓜田渴甚，饮凉水二碗，归家则腹痛作矣，胸中如碗鼓甚，按之如刺。余曰：此食积也。但汝胸中如石塞窦无隙可通，用药治之，恐药弱而病强，攻之不破也。病者曰：然则听之乎？余曰：尔欲病愈，须遣人扶掖，在田野中，往返疾行数百步乃可，病者辞以不能。余曰：不能则难治也。再三苦求，乃以大剂承气汤加麦芽、槟榔疏之。告曰：三服乃可。病者归，初服而胸中如坠，二服后下气暴作，急如厕，则如桶脱底，胸腹空虚，负耒而耕矣。〔《二续名医类案》（王堉．醉花窗医案）第1233页〕

按： 此案指出食积之自疗法是：“往返疾行”以健胃消食。

3. “饮食自倍，肠胃乃伤”

（1）宿食病腹痛、便秘 陈某，男，45岁。1958年冬至后五日，腹中大痛，辗转床上，呻吟声达户外。手足微冷而腹部热甚，脐部拒按。脉沉实而紧。据患者自述，冬至节曾吃糯米团一大碗，次日便觉腹中不舒，大便日行五六次，而粪出甚少。现大便不通已3天，腹痛阵阵发作。疼痛剧烈时，上自胸膈，下连少腹，如绞如刺。肛门感胀坠窘迫，痛苦难言。诊断为里实证，遂与大承气汤。处方：大黄12g，厚朴9g，枳实9g，芒硝18g（另冲）。水煎顿服。服后便通而安。（《伤寒论汇要分析》第123页）

（2）宿食病腹痛、下利 王某某，女，13岁。将近期末考试，学业劳倦伤脾。昨日中午嗜食油烧饼300g，胃脘胀满，今晨始腹痛，上午阵阵痛剧，且头晕头痛，周身不适如感冒状，午饭不欲食，嗳气酸腐，腹满按之痛。晚上7~9点钟阵阵腹痛如绞，肠鸣如雷，舌红苔黄，中为腐苔，脉滑略数，约9点时下利一次（矢气时大便失禁），至10点大便5~6次，量少不爽，气味臭秽。诊断为宿食病。10点服药1剂，处方为储备的大黄，约4~5g，茶叶1撮，沸水泡后去滓顿服。约5个小时后，即凌晨3~6点大便4次，随之腹痛渐缓，脉

和，黄腐苔退。改拟异功散调补脾胃。（吕志杰验案）

按：宿食病成人有之，但儿童更多见。成因多由暴食所致。轻者减食可自愈，重者积滞肠道，非借助通下之药不可。大承气汤为峻下之方，为图简便，可只取大黄一味，或佐黄连、茶叶，沸水泡汁，分次服之，则大便通，积滞去，立竿见影，笔者治验如上述。须要说明，服大黄数小时后，患者可觉腹痛加重，肠鸣亢进，不必惊慌，须臾大便下，腹痛自除。

4. 宿食病如虚状

（1）嗜睡　高某某，男，5岁。其母代诉：患孩腹痛已9天。近4天来不叫腹痛，似睡非睡，整日不哭、不语、不食。目眶微凹陷，呈重病容，口唇紫色干燥，舌苔黄，呼吸气短而热。体温37.9℃。便闭尿黄，腹满按之有皱眉苦楚状，身软，脉象轻按似无，重按沉迟有力。此宿食阻滞，脾胃不运，表似虚而脉证俱实。法宜苦降消导为治。处方：大黄9g，芒硝6g（冲服），厚朴4.5g，枳实4.5g，炒麦芽9g，山楂6g。水煎服。服药1剂，腹内肠鸣，频转矢气，但大便仍未通。次晨患孩能睁目，精神稍有好转，即用生石菖蒲根……外导，随解硬便数枚。继按原方再进1剂。服后解黑色垢便数次，更方因虑邪去正衰，以益脾兼清肠胃之品，调理而愈。（谭启文.《江西中医药》1960，10：39）

按：本案望诊、问诊虽貌似虚家，而舌诊、脉诊及腹诊则确为实证。故以承气攻下并用外导法而治愈。

（2）神昏　1966年秋，余就读于天津中医学院，时外祖父已年逾八旬，素体康健，因已3日不进食，神识不清，召我往视。因家父诊务繁忙，嘱我先去外祖父家（外祖父家距我家尚五十余里）。行前家父曰：根据来人介绍发病情况分析，注意是否为承气证，我于正午到外祖父家时，见其神识不清，呼之不应，已3日未进食。乡医嘱其服人参汤一次，病情有增无减，细问发病情况，舅父曰：病前一日，晚饭进食猪肉韭菜水饺较多，食后而安睡，后即不能起床，诊其脉迟而滑，望舌苔黄燥，按脘腹时见其蹙眉而以手拒之。因思此乃腑气不通，阳明悍热上冲至神识不清，大便三日未行，有“内关”之虞。遂按家父所嘱，处以小承气汤：枳实10g，厚朴10g，大黄10g。乡医以为我年轻孟浪，不同意服此方，我即亲自煎与服之，先服药二分之一，约1个小时，即排出状如枣大、坚硬之粪块五枚，须臾又排略溏大便一次。随之，神识即清，扶之即可坐起，且思食矣，时已近傍晚，乃与服稀粥半碗，所余药液亦未再服，次日晨，起坐行动已如常人。（《刘亚娴医论医话》第50页）

原按：……外祖父病情可谓危重，虽年事已高，而所患乃腑实证。乡医实以虚治，予服人参汤，无异火中加薪，而惧于承气之应用者，乃未识小承气“微和胃气”之功，乃“以求地道之通……且远于大黄之锐矣，”（柯琴）况余所用药，大黄未倍厚朴，可谓有所变通，更不至于大泄下。至于服药方法，乃依《伤寒论》所言：“初服汤当更衣，不尔者尽饮之。若更衣者，勿服之。”外祖父服用小承气汤未尽剂竟获殊功，给我留下了深刻的印象，并坚定了以下信念：①必须重视中医理论的深入学习。②必须坚持辨证论治。③经方应用得当，可获奇效，必须深研经典。

按：乡医不问病因，不明舌诊、脉象，四诊不参，盲目进补，医之过矣。这正如徐大椿所说：“人参误用致害，皆毒药之类也。”

大小承气汤治热病及杂病［验案精选］等内容见《伤寒论》第208条。

【原文】　宿食在上脘，当吐之，宜瓜蒂散。（24）

瓜蒂散方：瓜蒂一分（熬黄），赤小豆一分（煮）。上二味，杵为散，以香豉七合煮取汁，和散一钱匕，温服之。不吐者，少加之，以快吐为度而止。亡血及虚者不可与之。

【提要】　论宿食在胃的治疗方法。

【简释】　宿食病泛泛欲吐，与第23条的下利，同样是正气抗病的反应，故当因势利导而采取吐法，即“其高者，因而越之”也，宜瓜蒂散。瓜蒂味苦，赤豆味酸，能涌吐胸胃实邪；佐香豉煮汁开郁结而和胃气。服之不吐，稍加服；得快吐为度而止，过吐则恐伤胃气也。吴谦说：“此方奏功之捷，胜于汗、下。所谓汗、吐、下三大法也，今人不知仲景、子和之精义，置之不用，可胜惜哉！”（《医宗金鉴·订正仲景全书·伤寒论注》）

按：凡痰涎、宿食、毒物等居于咽喉、胸脘，皆当以吐为快。可采用瓜蒂散吐之。如吐不止，可口含生姜片或服姜汁少许，或服冷粥，或服冷开水，均有止吐作用。呕吐之后，体质较虚，且胃口较弱，要注意避风，糜粥自养。

【验案精选】

1. 伤寒、溺水　张子和之仆，尝与邻人同病伤寒，俱至六七日，下之不通，邻人已死。仆发热极，投与井中，捞出以吸水贮之槛，使坐其中（按：把患者从井中捞出来后，为了控出其胃中的水，将其放在门槛上，使人坐在其背上）。适张游他方，家人偶记张治法，曰：“伤寒三下不通，不可再攻，便当涌之。”试服瓜蒂散，良久吐胶痰三碗许与宿食相杂在地（按：吐出的是溺水前后胃中之痰水与尚未消化之食物），状如一帚，顿快。（《续名医类案·卷一·伤寒》）

2. **宿食病、急惊风** 陈某某，男，3岁半。发热，体温达40° C，曾在某医院用抗生素及退热剂治疗3天罔效，而转求诊治。询其母知其平素喜食肥甘，发热前又进食过量。当时体温39.8℃，面红，手足心热，无汗烦躁，喉间时有痰鸣，时有抽搐，舌质红苔黄厚腻，脉滑数。辨为“急惊风”。证属食滞胃肠，郁而化热，灼津为痰，痰火引动肝风。此为实邪踞于上脘，法当以吐为妙。取瓜蒂、赤小豆等份研细为末，约取3g，用淡豆豉9g煎汤送服，吐出痰涎及未消化之物，半小时后热退身凉，改用保和丸调理而瘥。（吴力群.《山西中医》1991，6：8）

3. **酸浆水治宿食病** 吴某，年三十余，体素健，以善啖著称。某年农历新春期间，赴亲戚家贺年。民间习俗，新春早点，每以糯米汤圆饷客。吴至，兴致勃然，与诸亲友打赌，狼吞虎咽，食汤圆至一百个。又饮酒食肉，谈笑风生，颇以胜利者自居。俄顷，心胸痞胀极度不舒，干呕频作，欲吐而不能吐，反复颠倒而不能自已。自用手指刺激咽部，亦不能吐。时余在家，急来求治。因命用酸浆水（即农家之淘米水，新春期间，储于缸内，数日发酵，系用以饲养牲口者）两大碗，急火煎开与服。服后并加鹅翎扫喉探吐。至此，宿积食物得从呕吐而出，约数升许，酸臭之气，达于户外。患者疲惫异常，卧床旬余方起。（《李培生医学文集》第188页）

4. **宿食病下之过早救误案** 张某某，男，38岁。1975年8月14日初诊。多饮烈酒，过食生冷，又卧于湿地，以致水湿结胸，两胁剧痛，烦闷欲死，医用寒凉泻下药物，下利数次，其病不减。由于四肢厥冷，又误为阳虚，投温燥之剂，病更增剧。证见形体消瘦，精神不振，呼吸有力，口出臭气，以手扪胸，时发躁扰，不能言语，四肢厥冷，小便短赤，大便未解，舌红苔黄，脉滑有力，两寸独盛。此痰热郁于上脘，治宜涌吐痰热。方用瓜蒂、赤小豆、白矾各9g，研细末，分3次服。服少顷，吐出痰涎和腐物二碗余，当即语言能出，大便随之下泄，身微汗出，四肢转温。中病即止，停服上药，以饮食调养而愈。（唐祖宣.《浙江中医杂志》1980，12：556）

原按：痰热壅郁上脘，气机不舒，故四肢厥逆，乍看似属阳衰不足之证，但口出臭气，舌红苔黄，脉滑有力，两寸独盛，其为实热无疑。大凡宿食在上可吐不可下，在中可吐可下，在下则可下不可吐。“其高者，因而越之”，故用瓜蒂散加酸寒之白矾，以增强效力。投剂切中病机，故效如桴鼓。

【原文】 脉紧如转索无常者，有宿食也。（25）

脉紧头痛，风（按：宽保本曰：“‘风’字疑‘恶’字误。”）寒，腹中有宿食不化也。一云寸口脉紧。（26）

【提要】 以上两条论“食积类伤寒”脉症。

【简释】 尤在泾：“脉紧如转索无常者，紧中兼有滑象，不似风寒外感之紧为紧而带弦也。故寒气所束者，紧而不移；食气所发者，乍紧乍滑，如以指转索之状，故曰无常。

脉紧头痛风寒者，非既有宿食而又感风寒也。谓宿食不化，郁滞之气上为头痛，有如风寒之状，而实为食积类伤寒也。仲景恐人误以为外感而发其汗，故举以示人曰‘腹中有宿食不化’，意亦远矣。”（《心典》）

按：第26条大意是说，一个“脉紧头痛”的患者，其病因病机有二：或是外感风寒，邪气束表所致；或是内伤饮食，宿食不化所致。二者之辨，追求病因及四诊表现，不难鉴别。

【方证鉴别】

宿食病瓜蒂散证与承气汤证 宿食病初起，先见胃脘痞闷，嗳腐吞酸，头昏头痛（为宿食不化，郁滞之气上熏于头之症），全身不适，甚至振寒（为食积于内，营卫失和于外而类伤寒也），脉乍紧乍滑。此时病尚在胃，如病人有欲吐之势，应因势利导，使用吐法排除宿食，以瓜蒂散为主方；若宿食较久，积滞在肠，化燥成实，表现腹部胀痛拒按，大便不通或反“下利”等症状，应因势利导，用下法引而竭之，以大承气汤为主方。此外，如为伤食轻证，宜用消食导滞和胃法，如后世保和丸。

【验案精选】

宿食病状如伤寒 记得几年前，朋友之子三四岁，邀笔者诊治。诉说发热一日余，头痛，嗜卧，不欲食，诊脉滑数，望舌略红苔薄黄腻。余以为外感化热，处方后，嘱其温覆取微汗，一二剂可愈。不料服1剂后，热不退，病不除。再细问病因，其发热之前，曾暴食之，至今大便三日不行。噫！初诊时粗心，误诊误治矣。宿食病较久在肠者，当下之，与调胃承气汤而愈。（吕志杰验案）

小 结

本篇论述了腹满寒疝宿食病脉证并治。三者的临床表现或以脘腹胀满为主，或以脘腹疼痛为主，或胀满与疼痛并见。其病位多在胃肠，或涉及脾、肝、肾。病机大略有实热证与虚寒证之不同。在诊法方面提出了以脉辨证、腹部触诊辨证及四诊合参的诊断方法。

对于腹满为主属于实热者，治用寒下，根据具体病因病机之不同，有厚朴七物汤证、厚朴三物汤证、大柴胡汤证、大承气汤证等。腹满属于虚寒者，“当与温药”，具体方药，参考寒疝证治。

寒疝是指阳虚寒盛所致的以腹痛为主症的病证，亦“当与温药”为主，辨证采用附子粳米汤、大建中汤、赤丸、大乌头煎、乌头桂枝汤、当归生姜羊肉汤等6方。若寒实内结，虚实夹杂证候，治当虚实兼顾，如大黄附子汤证。

对于宿食病的证治，本篇指出宿食在上（胃）当用吐法，主方瓜蒂散；在下（肠）当用下法，主方大承气汤。后世医家对宿食轻证，补出消导一法，常用方为保和丸。

本篇所述部分方药，目前用于治疗“急腹症”，方证相对，疗效显著。此外，附方柴胡桂枝汤临床用途广泛。

五脏风寒积聚病脉证并治第十一

本篇论述五脏风寒、五脏死脉、三焦各部病证、脏腑积聚脉证，以及肝着、肾着、脾约的辨证论治。需要明确，本篇所论中风、中寒，既不同于《伤寒论》里的中风、中寒，也不同于前第5篇所论的中风，而是指五脏受到自然界风寒邪气的影响而发病。还应当认识到，本篇之条文，并非杂乱堆积，若认真琢磨，全面分析，其蕴含的深刻思想便可领会。从部分条文内容来看，大抵是脏中风、中寒→脏伤→死脏。这是在“内所因”的条件下，风寒侵入五脏的急性演变情况。倘脏气尚可与邪气相持，则其演变情况将是脏中风、中寒的某种中间状态，如肝着、脾约、肾着等，久则形成积聚。所以，本篇将五脏风寒（脏伤、死脏）积聚病并为一篇，意在阐明在内因宿病的条件下，风寒伤及内脏，可以有急性和慢性两种病情转归。

全篇共20条原文，其中第1、4、8、13条论肺、肝、心、脾中风；第2、5、9条论肺、肝、心之中寒；无肾中风及脾、肾中寒，疑五脏风寒部分有脱简。第3、6、11、14、17条论五脏死脉，此与《素问·平人气象论》所述五脏死脉相类。第10、12条论心伤、血气少的脉证。第18、19条论三焦脏腑的病证，但较简略。第20条论述积、聚、谷气三者的证候及鉴别。第7、15、16条论述了肝着、脾约、肾着三种病证的具体治疗。

古人在脉诊上积累了丰富的经验。本篇所述“五脏死脉”是指危重病人的脉象。其他五脏风寒积聚之病情相当复杂，很难用几种病类比。

【原文】肺中风者，口燥而喘，身运而重，冒而肿胀。（1）

肺中寒，吐浊涕。（2）

肺死脏[1]，浮之虚，按之弱如葱叶，下无根者，死[2]。（3）

【注脚】

〔1〕肺死脏：指真脏脉。下文四脏死脉皆指真脏脉。《素问·玉机真脏论》曰：“真脏曰死。”故真脏脉者，无胃气之脉也。

〔2〕浮之虚，按之弱如葱叶，下无根者，死：《素问·平人气象论》：“平肺脉来，厌厌聂聂，如落榆荚（按：正常的肺脉来时，轻虚而浮，像榆荚下落一样的轻浮和缓），曰肺平，秋以胃气为本……死肺脉来，如杨之浮，如风吹毛（按：形容脉来轻浮而无根，如风吹毛之象），曰肺死。”《素问·玉机真脏论》云：“真肺脉至，大而虚，如以毛羽中人肤（按：形容肺脉之浮虚无力，好像羽毛着人皮肤一样）……乃死。”

【提要】 上三条论肺中风、中寒证候及死脏脉象。

【简释】 尤在泾：“肺中风者，津结而气壅；津结则不上潮而口燥；气壅则不下行而喘也。身运而重者，肺居上焦，治节一身，肺受风邪，大气则伤，故身欲动而弥觉其重也。冒者，清肃失降，浊气反上，为蒙冒也。肿胀者，输化无权，水聚而气停也。

肺中寒，吐浊涕者，五液在肺为涕，寒气闭肺窍而蓄脏热，则浊涕从口出也。

肺死脏者，肺将死而真脏之脉见也。浮之虚，按之弱如葱叶者，沈氏所谓有浮上之气，而无下翕（按：和顺的意思）之阴是也。《内经》云：‘真肺脉至，大而虚，如以毛羽中人肤。’亦浮虚中空，而下复无根之象尔。”（《心典》）

按：第3条所谓“浮之虚”之“浮”不是脉象名，而是动词，是“浮取”（轻取）的意思；“之”是代词，指代脉搏；“虚”是说脉搏呈现虚象，可见这是个兼语式词组，又叫递系结构。“之”是“浮”的宾词，又是“虚”的主语。此条“浮之虚”与后面第6条“浮之弱”；第11条“浮之实”，都是兼语式词组。而与之相对应的“按之弱如葱叶”；“按之如索不来”；“按之益躁疾者”，也都是兼语式词组，都可以作类似的分析。

【原文】 肝中风者，头目瞤[1]，两胁痛，行常伛[2]，令人嗜甘。（4）

肝中寒者，两臂不举，舌本燥，喜太息，胸中痛，不得转侧，食则吐而汗出也。（5）

肝死脏，浮之弱〔3〕，按之如索不来〔4〕，或曲如蛇行者，死〔5〕。（6）

【注脚】

〔1〕头目瞤（shùn 顺）:《说文》:“瞤，目动也。”魏荔彤曰:“肝木内风动则头目瞤，瞤者，合眩晕而言也。”

〔2〕伛（yǔ 雨）: 曲背也。《广韵·九麌》:“伛，不伸也。”

〔3〕浮之弱：李彣曰:“肝脉宜沉，若浮之弱，谓举之无力也。”

〔4〕按之如索不来：曹颖甫谓“重按之则如绳索之弦急，忽然中止，则弦而见代脉矣”。此为精气脱，胃气绝之死脉。

〔5〕曲如蛇行者，死:《素问·平人气象论》:“死肝脉来，急益劲，如新张弓弦，曰肝死。”

【提要】 上三条论肝中风、中寒证候及死脏脉象。

【简释】 肝为风木之脏，其脉布胁肋，连目系，上出额，与督脉会于巅。肝中于风邪，风胜则动，故头目眩晕；肝主筋，风胜则筋脉拘急，故两胁痛，行常伛；肝苦急，故喜食甘以缓之。

肝主筋，肝经受到寒邪的影响，则筋脉收引而为两臂不举；肝脉循喉咙之后，络于舌本，肝病而津液疏泄失常，故舌本干燥；肝气郁结，失其条达之性，故善太息，胸中痛，不得转侧；肝病传胃，胃不受食，故食后作吐，吐甚鼓动阳气而汗出。

肝脉当和缓微弦为平脉，今轻取无力，重按弦劲如循刀刃，或曲如蛇行，此为肝之真气已绝，故主死。

【原文】 肝着〔1〕，其人常欲蹈〔2〕其胸上，先未苦〔3〕时，但欲饮热，旋覆花汤主之。臣亿等校诸本旋覆花汤，皆同（按：陆渊雷引丹波氏说，“同”字似“阙”字之误。旋覆花汤方药物及服法，乃据赵刻本《妇人杂病》篇所载增补）。（7）

旋覆花汤方：旋覆花三两，葱十四茎，新绛少许。上三味，以水三升，煮取一升，顿服之。

【注脚】

〔1〕肝着（zháo）: 着，即感受、受到之义。与后第16条“肾着”、《妇人杂病》篇第8条“时着男子”之“着”字同义。元·李致远《还牢末》楔子:“正是，虎着重箭难展爪，鱼经铁网怎翻身。”

〔2〕蹈：足踏。可引申为按揉、捶打。

〔3〕苦：指病，病痛。

【提要】 论肝着病的证治。

【简释】 肝着，是肝经气血郁滞，着而不行所致。其症胸胁痞闷不舒，甚或胀痛，故“其人常欲蹈其胸上”，以促进气血畅行。病起之前或病初之时“但欲饮热”，得热饮促使气机通畅。病久经络凝瘀，饮热已无效果。治以旋覆花汤，肃肺散结，通络舒肝。尤在泾:“旋覆花咸温下气散结，新绛和其血，葱叶通其阳，结散阳通，气血以和，而肝着愈，肝愈而肺亦和矣。”（《心典》）

按： 历代医家对方中“新绛”是何物考证不一。《本经》未载，有的医家认为是绯帛，用药物（有谓以茜草染，或以猩猩血，或以藏红花汁，或以苏木染）染成大赤色丝织品的大红帽帏，而陶弘景则称绛为茜草，新绛则为新刈之茜草。临证之时，本方新绛可用茜草、红花、苏木、郁金等活血止痛药代之。叶天士医案常以旋覆花汤为主方，随证加归须、桃仁、泽兰、郁金之类，治胸胁胀痛，收效良好。可见此方治络瘀肝着的病证，确有疗效。还有，本书《妇人杂病》篇用此方治“半产漏下”，应互参。

【大论心悟】

肝着证候“欲”字与“胸上”刍议

本条方证有难解之处。周衡教授的见解很有见地。他说：关于“蹈其胸上”，诸注历来未通。我认为应当把注意力放在“欲”字上，即恨不得用足踏几下才好。这是病人极言其痛苦的一种情绪、一种心理表达，并非真用足蹈。这在生活中多可见到，如“烦死了”，难道真的死了吗?

再一个问题，就是肝着为何病在“胸上”？肝病在胁，固不待言，而强调“胸上”，尤在泾谓“肝虽着，而气反注于肺，所谓‘横’之病也”，极是。“横之病”出自《伤寒论》“肝乘脾，名曰纵；肝乘肺，名曰横”。尤据以引之。既然如是，则旋覆花为君药治疗，就应释为旋覆花肃肺散结，通络疏肝。

【验案精选】

胁痛 黎右。胁乃肝之分野，肝气入络，胁痛偏左，转侧不利，胸闷纳少，甚则泛恶，自冬至春，痛势有增无减，先哲云，暴痛在经，久痛入络，仿肝着病例治之。旋覆花一钱五分（包），真新绛八分，大白芍二钱，金铃子二钱，左金丸六分（包），橘白络各一钱，炒竹茹一钱，春砂壳一钱五分，当归须一分五分，丝瓜络二钱，川郁金一钱五分，紫降香四分。（《丁甘仁医案》）

按：丁甘仁为近代名医。从本案案语到处方，既效法仲景，又私淑天士，可谓学贯古今。如此学验俱丰者，虽不大谈疗效，而效果不言而喻。

【原文】心中风者，翕翕发热[1]，不能起[2]，心中饥[3]（按：《脉经》卷六第三、《千金》卷十三第一“饥”下并有“而欲食”三字），食即呕吐。（8）

心中寒者，其人苦病（按：《脉经》《千金》“其人”下并无“苦”字），心如噉蒜（按：《千金》“蒜”下有“齑”字）状，剧者心痛彻背，背痛彻心，譬如蛊注[4]。其脉浮者，自吐乃愈。（9）

心伤者，其人劳倦，即（按：《千金》无“即”字）头面赤而下重，心中痛而自烦，发热，当脐跳，其脉弦[5]，此为心脏伤所致也。（10）

心死脏，浮之实如麻豆[6]（按：赵刊本“麻”作“丸”。《脉经》《千金》“如麻豆”并作“如豆麻击手”。“击”有“动”义），按之益躁疾者，死。（11）

【注脚】

〔1〕翕翕（xī 西）发热：李彣曰：“翕翕，热气郁闷不散之貌。”

〔2〕不能起：魏荔彤曰：“壮火食气，气耗神疲而力亦倦，不能起之本也。”

〔3〕心中饥：胃中空虚如饥饿感。

〔4〕譬如蛊（gǔ 古）注：形容心背彻痛之甚也。“蛊”是古籍中记述的一种人工培养的毒虫。

〔5〕其脉弦：是变心脉圆润滑利之常，而为长直劲强之形。《素问·平人气象论》：“平心脉来，累累如连珠（按：形容脉来滑利如珠，连绵连贯），如循琅玕（按：形容脉来如玉石之圆润而柔滑），曰心平。”

〔6〕浮之实如麻豆：心之真脏死脉紧硬躁疾，如弹丸、豆粒转动之象。《素问·玉机真脏论》“真心脉至，坚而搏，如循薏苡子（形容脉象短实而坚。薏苡子，形如珠子而稍长），累累然”。

【提要】以上四条论心中风、心中寒、心伤证候及心病死脉。

【简释】尤在泾：“翕翕发热者，心为阳脏，风入而益其热也。不能起者，君主病而百骸皆废也。心中饥，食则呕者，火乱于中，而热格于上也。

心中如噉蒜者，寒束于外，火郁于内，似痛非痛，似热非热，懊侬无奈，甚者心背彻痛也。如蛊注者，言其自心而背，自背而心，如虫之往来交注也。若其脉浮，则寒有外出之机；设得吐，则邪去而愈，然此亦气机自动而然，非可以药强吐之也。故曰其脉浮者，自吐乃愈。

心伤者，其人劳倦，即头面赤而下重。盖血虚者，其阳易浮，上盛者，下必无气也。心中痛而自烦发热者，心虚失养，而热动于中也。当脐跳动者，心虚于上而肾动于下也。心之平脉，累累如贯珠，如循琅玕；又，胃多微曲曰心平（按：指脉有胃气，即脉搏和缓均匀）。今脉弦，是变温润圆利之常，而为长直劲强之形矣，故曰此为心脏伤所致也。

经云：‘真心脉至，坚而搏，如循薏苡子，累累然。’与此浮之实如麻豆，按之益躁疾者，均为上下坚紧，而往来无情也，故死。”（《心典》）

按：五脏中风、中寒，非风寒之邪直中五脏，而是风寒之邪影响五脏所发生的病变。例如第9条所述心中寒者，即素有心脏疾病的患者，受到自然界寒邪的影响而诱使心痛复发。此条所述证候，与西医学讲的“冠心病心绞痛”甚至“心肌梗死”颇类似，参见第9篇第9条证治。统计资料表明，心脏病证在冬寒季节的发病率、死亡率明显多于其他三个季节。因此，对冠心病患者，冬季应防寒保暖，防病复发。

【原文】邪哭[1]使魂魄不安者，血气少也；血气少者属于心，心气虚者，其人则畏[2]，合目欲眠，梦远行而精神离散，魂魄妄行[3]。阴气衰者为癫，阳气衰者为狂。（12）

【注脚】

〔1〕邪哭：联系下文，指无故悲伤哭泣。

〔2〕心气虚者，其人则畏：唐宗海曰："心主神，神强则足以御魂魄。心气虚，则血与气之化源竭，而神不强，其人遂多畏葸（xǐ 喜。害怕，畏惧）。"

〔3〕精神离散，魂魄妄行：唐宗海曰："心神不与肾精交合，精离神散，不能御魂魄，以致魂魄妄行，不安其宅。"

【提要】 论血气虚少而精神错乱的病证。

【简释】 病人无故悲伤哭泣，使人魂魄不安。究其原因，是由于血气虚少，心神无所依附，因而出现一系列精神不安，心存恐怖的征象；如进一步发展，心虚神乱，就会成为癫狂证。

按： 本条所述"阴气衰者为癫，阳气衰者为狂"一句，历代注家有不同见解。现代对《金匮》有深入研究的医家李今庸说：此文如用现在一般字义理解，把"衰"字当作"虚少"解释是不能把它读通的，必须根据《说文·衣部》所谓"衰，草雨衣"之义，作"重叠"讲，始与《难经·二十难》"重阳者狂，重阴者癫"之义相符合。（《读古医书随笔》第 106 页）

【大论心悟】

论阳盛为狂，阳虚亦为狂

狂之症状，《内经》谓"狂始发，少卧不饥，自高贤也，自辨智也，自尊贵也，善骂詈，日夜不休"，或"先自悲也，喜忘，喜怒"，或"狂言，惊，善笑，好歌乐，妄行不休"，或"狂，目妄见，耳妄闻"，或"多食，善见鬼神，善笑而不发于外"（《灵枢·癫狂》）。综此数条，实对狂病之具体状态，已经描绘尽致，惟妙惟肖。至于狂病病机，《内经》病机十九条之一概括为"诸躁狂越，皆属于火"（《素问·至真要大论》），或谓为"阳盛"（《素问·阳明脉解篇》），或为"阳厥"（《素问·病能论》）。是狂之病机，实属阳，主动，主躁……《内经》论狂较详，似侧重在阳盛火旺这一方面。惟仲景治狂，有用桃核承气、抵当汤方，以治热盛血结者。若桂甘龙牡汤、救逆汤以治烦躁发狂，则是心阳不足，心神外越而为阳虚之狂……频年治狂，愚以阳盛者为多，但间有见阳虚为狂者……是知狂病，有属于阳盛者，亦有属于阳虚者。若一见狂病，试用治狂套方无效，更不从此多方面探索，以为中医学术，不过尔尔，可为浩叹！因临证中目睹有此现状，故不惮词费，书此以告来者。（《李培生医学文集》第 235 页）

【验案精选】

1. 阳盛为狂 王姓青年，病狂。家人偕来就诊，代诉，因生活问题与人争吵后，遂胸痞不舒，发而为狂。愚视其目赤善怒，时作太息声，间有呃逆，神识有时比较安静，有时发狂奔走，舌苔黄，脉弦数。治法拟与平肝泻火，解郁降逆，安神定狂。与大柴胡汤加龙、牡、代赭石、茯神等药。再诊：服药三剂狂势遽（jù 具。骤然）减，热象渐轻，仍与前方五剂，并劝其家人设法解决其实际问题。后恢复如常人。（《李培生医学文集》第 236 页）

原按： 肝胆气郁化火而发狂之证，愚有用龙胆泻肝汤加生大黄、生铁落而效者，亦有用龙胆泻肝汤间吞服当归龙荟丸；亦有用大柴胡汤加龙、牡、赭石而愈者，如上述病例。

2. 阳虚为狂

（1）江某，年三十余，忽而目发赤，牙龈肿痛，渐至狂妄，奔走骂人，不避亲长，其父惶惶，求孟英诊之。脉大而数，重按虚散。与：东洋参、熟地黄、辰砂、龙齿、磁石、菖蒲、枣仁、琥珀、肉桂、金箔、龙眼肉为剂，投匕而安，翌日能课徒矣。（《回春录新诠·癫狂》）

（2）李姓男子，年五十余，因精神迭受惊恐刺激，发而为狂。用泻火化痰安神治狂诸套药均无效。愚审其脉微细无力，舌质淡白，神情疲惫，时而喃喃独语，时而惊作发狂，尿频汗多，作心肾阴阳两虚神气外越之证治。用芍药甘草附子汤加红参、磁石、五味子、龙骨、牡蛎、茯神数剂而病愈。（《李培生医学文集》第 239 页）

（3）张某，男，45 岁，干部。情志失常。骂詈不讳，断续发作，逾时年余，曾多处求治，均治以清火涤痰而无效。于 1987 年 4 月 5 日邀余诊治，刻诊：脉来虚弱，身感疲惫无力，面色苍白无华，时觉腰酸溲频。故从《金匮》"阳气衰者为狂"的理论论治。其证缘由肾阳不振，气不化津，痰浊上蒙，扰乱神明所致。法宜助阳益肾，佐以豁痰宁心，方选《金匮》肾气丸合半贝丸加减：熟地 12g，山药 12g，山萸肉 7g，丹皮 9g，泽泻 9g，茯苓 12g，肉桂 3g，制附片 5g，法半夏 9g，贝母 9g，石菖蒲 9g，郁金 9g，红参 3g。二诊：服上药 3 剂后，患者精神明显清晰，举止安静，继以原意进退，连续服药 18 剂，饮食起居如常，生活可以自理，获得临床治愈。（尚

良翠.《甘肃中医学院学报》1993，1:29）

【原文】脾中风者，翕翕发热，形如醉人，腹中烦重，皮目（按：《脉经》卷六第五、《千金》卷十五上第一并作"皮肉"）瞤瞤而短气。（13）

脾死脏，浮之（按：《脉经》《千金》"之"下并有"脉"字）大坚，按之如覆杯，洁洁状如摇者[1]，死。臣亿等详（按：明刊本、俞桥本、清初本、吉野本"详"并作"计"，《本义》同。《正义》作"校"字），五脏各有中风、中寒，今脾只载中风，肾中风、中寒俱不载者，以古文简乱极多，去古既远，无它可以补缀也。（14）

【注脚】

〔1〕浮之大坚，按之如覆杯，洁洁状如摇者：形容脉象外实中空，摇荡不定。"洁洁"，也作孑孑，孤单的样子。《辞通》卷廿四："孑洁同音通用"。《素问·平人气象论》："平脾脉来，和柔相离，如鸡足践地（按：形容脉和缓而至数匀净分明，如鸡足践地，从容和缓），曰脾平……死脾脉来，锐坚如乌之喙，如鸟之距（按：形容脉来锐坚而无柔和之气），如屋之漏（按：形容脉来如屋之漏水，点滴而下，缓慢而无规律），如水之流（形容脉去如水之流逝，去而不返），曰脾死。"《素问·玉机真脏论》："真脾脉至，弱而乍数乍疏"。

【提要】上两条论脾中风证候与脾病死脉。

【简释】脾中风可见翕翕发热，面赤而四肢软，形如醉人；脾主大腹，气滞不运，故腹中烦重；眼胞属脾，风胜则动，故皮目瞤动；气机不畅，呼吸不利，故短气。

脾之平脉当为从容和缓，今轻按大坚，重按中空，或脉来摇荡不定，突然中断，为脾之真脏脉现，故主死。

【原文】趺阳脉浮而涩，浮则胃气强，涩则小便数，浮涩相搏（按：吉野本、享和本并作"相持"），大便则坚（按：《伤寒论》第247条"坚"作"硬"），其脾为约，麻子仁丸主之。（15）

麻子仁丸方：麻子仁二升，芍药半斤，枳实一斤（按：第247条"一斤"作"半斤"），大黄一斤，厚朴一尺，杏仁一升（按：第247条"一升"下有"去皮尖，熬，别作脂"七字）。上六味，末之，炼蜜和丸梧子大，饮服十丸，日三服（按：第247条"日三服"下有"渐加"二字），以知为度。

【提要】论脾约的证治。

【简释】趺阳脉以候脾胃，今脉浮而涩，浮是举之有余，为阳脉，主胃气强盛；涩是按之滞涩而不流利，为阴脉，主脾脏津液不足。由于胃中燥热，损及脾阴，脾不能为胃行其津液，而偏渗膀胱，所以出现小便短数，大便秘结，这就是脾约证。治以麻子仁丸。方中麻子仁、杏仁、白芍养脾阴，大黄、枳实、厚朴泄胃实，共奏润燥通便之效。大便已通，小便随之而利。

按：麻子仁丸［验案精选］等项内容见《伤寒论》第247条。

【原文】肾着之病，其人身体重，腰中冷，如坐水中，形如水状（按：《千金》卷十九第七"如坐水中，形如水状"八字作"如水洗状"），反不渴，小便自利，饮食如故，病属下焦，身劳汗出，衣一作表。里冷湿，久久得之，腰以下冷痛，腹重如带五千钱（按："腹重"宽政本、享和本、新刻本及《脉经》卷六第九、《千金》卷十九第一并作"腰重"），甘姜苓术汤（按：《千金》作"肾著汤"。尤注本作"一名肾着汤"）主之。（16）

甘草干姜茯苓白术汤方：甘草（按：《翼方》作"甘草一两"）、白术（按：《千金》《翼方》并作"白术四两"）各二两，干姜（按：《千金》为"三两"，《翼方》为"二两"）、茯苓各四两。上四味，以水四升，煮取三升，分温三服，腰中即温。

【提要】论肾着病的成因与证治。

【简释】条文明确指出肾着的成因是"身劳汗出，衣里冷湿，久久得之"。即汗出后寒湿侵袭，留着腰部。由于寒湿留着，阳气不行，故患者自觉"身体重，腰中冷，如坐水中，形如水状"，甚至"腰以下冷痛，腹重如带五千钱"。以上所述都是形容腰部及下肢既重且冷或痛的表现。反不渴，小便自利，饮食如故，是说明虽"形如水状"，但并非水气病，亦非脾胃病，而病位在肾之外府——腰部，名曰"肾着之病"。治以甘姜苓术汤，又名肾着汤。本方的作用，《心典》解释为"不在温肾以散寒，而在燠（yù玉。温暖）土以胜水"，即温中健脾以除腰部寒湿。

按：甘姜苓术汤中之白术，《本经》与《别录》均记载为“术”。《本经》：“术，一名山蓟。味苦，温，无毒。治风寒湿……”《别录》：“术，味甘，无毒。主治大风在身面……利腰脐间血……”故书中白术之“白”字，系后人所加。我们在使用经方时，应据病情选用白术或苍术。《本草通玄》说：“苍术，宽中发汗，其功胜于白术，补中除湿，其功不及白术。”这可作为选择二术的依据。前第2篇治湿痹肢节“六方”中五方用“术”，故仲景用术治寒湿在表应引为重视。

【验案精选】

1. **肾着、小便失禁** 谢某某，女，30岁。2年前足月生产第1胎时，胞衣滞留，当时屋冷身寒，历三时许，强努而下，汗出湿被。自此感腰以下冷痛，如坐水中，少腹重坠，小便不禁。素日议论水、想到水、洗身洗脸、过河逢水、下雨闻水声、见小儿撒尿、茶壶倒水等，皆小便不能控制而自行排出。在当地多次检查泌尿系统无器质性病变，久服调节神经类西药无效，昨晚坐浴后症状加重，小便滴沥不断，一夜未能离盆，遂远途就诊。2年来形体衰弱，面色无华，神疲畏寒，饮食如故，大便正常，月事以时下。问诊间谈水即小便淋漓。切两脉寸关弦，尺沉虚，舌质正常苔薄白布津。病属下焦虚寒，寒湿着而不去，故腰以下冷痛，肾阳虚惫，膀胱失约，故小便失禁。治以肾着汤：云苓30g，炒白术60g，炙甘草20g，干姜15g，制附子20g。水煎服。复诊：服上方3剂，腰以下冷痛除。少腹已无重坠感。闻水声、见水时虽微有尿意，但已能控制。原方加益智仁30g、乌药12g。带药3剂归。信访痼疾悉除。（李晓光，等.《山东中医学院学报》1980，3:64）

2. **肾着、大便泄泻** 冯某某，男，54岁。患腰部冷痛，如坐水中，饮食少思，大便稀溏，舌苔白滑，脉象濡缓，此寒湿着于腰部肌肉之分，腰为肾之府，即《金匮》所谓“肾着”之病。治宜温中散寒，健脾燥湿，用甘姜苓术汤：干姜6g，甘草3g，茯苓10g，白术10g。服5剂，并配合温灸治疗，食欲好转，大便成条。仍用原方加党参12g，再服5剂，腰痛亦止。（《金匮要略浅述》第193页）

按：上述两例肾着病，一兼小便失禁，一兼食少便溏，与原文所述不相符合，而皆以甘姜苓术汤治之，或加附子以温肾化气，或加党参以健脾益气，均取得捷效。由此可知，学经典，用经方，要活学活用。只有掌握张仲景辨证论治的灵魂，临证才能灵活变通，运用自如，立于不败之地。

古今医家多认为肾着病与肾之本脏无关，其实，肾阳或脾阳不足，更易感受外邪，上述病案便是例证。若阳气充实，则不会感受风寒湿邪，即使感邪，治疗也易，不致于留着不去。

3. **肾着、白带清稀** 胡某某，女，26岁，小学教师。1970年7月5日初诊。病者因年初生小孩后，自觉腰痛且重，逐渐加剧，腰痛怕冷，虽盛夏腰部仍应垫棉絮，不能下冷水，经久治不愈。曾做多次小便培养，化验多次，以及摄片均未发现异常。所服中药诸如补血养血，固肾温肾之类。诊察所见：腰痛难以俯仰，面色苍白，精神困倦，四肢清冷，食纳少。白带多而清稀如水，有时流至大腿。舌苔淡白润，脉缓而弱。处方：干姜10g，白术15g，茯苓20g，炙甘草10g，芡实20g，山药20g，川续断10g，菟丝子10g。嘱服5剂，每日1剂，水煎服。二诊，7月10日。服上药后，腰痛而重减轻，白带明显减少，食纳增加，精神好转，舌淡白润，脉缓而软。继服上方加炒薏苡仁30g。每日1剂，水煎服。三诊，7月25日。病者服上方10剂后，腰痛如失，白带少许，食纳增加，精神好转。舌淡润，脉缓有力。改拟健脾固肾法以资巩固。（《伤寒实践论》第120页）

原按：寒湿腰痛，特点以重痛为主，女性伴白带增多，显属脾虚，故用甘姜苓术汤（即肾着汤）异病同治而取效。白带多而清稀者，加芡实、山药、薏苡仁能加强疗效。

【原文】 肾死脏，浮之坚〔1〕，按之乱如转丸〔2〕，益下入尺中者〔3〕，死。（17）

【注脚】

〔1〕浮之坚：徐彬曰：“肾脉主石，浮之坚，则不沉而外鼓，阳已离于阴位。”

〔2〕按之乱如转丸：重按脉搏躁动，如弹丸之乱动。《素问·平人气象论》：“平肾脉来，喘喘累累如钩（按：形容脉来沉石滑利连续不断而又有曲回如钩的样子），按之而坚，曰肾平，冬以胃气为本（按：脉当柔软而微石）……死肾脉来，发如夺索（按：当指下脉来时，如绳索之脱然而失），辟辟如弹石（按：形容脉来急促而又坚硬，如以指弹石），曰肾死。”《素问·玉机真脏论》：“真肾脉至，搏而绝，如指弹石辟辟然。”

〔3〕益下入尺中者：益者，更也。意为尺脉躁动更甚。

【提要】 论肾病死脉。

【简释】 尤在泾："肾脉本石，浮之坚，则不石而外鼓；按之乱如转丸，是变石之体而为躁动，真阳将搏跃而出矣；益下入尺，言按之至尺泽（按："尺泽"为手太阴肺经穴，在肘窝偏桡侧处），而脉犹大动也。尺下脉宜伏，今反动，真气不固而将外越，反其封蛰之常，故死。"（《心典》）

【原文】 问曰：三焦竭部[1]，上焦竭善噫[2]，何谓也？师曰：上焦受中焦气未和（按：此句据《伤寒论·平脉法》成无己注引本条条文，作"上焦受中焦气，中焦未和"），不能消谷，故能（按："能"《伤寒论·平脉法》成注引作"令"）噫耳。下焦竭，即遗溺失便，其气不和，不能自禁制[3]，不须治，久则愈[4]。（18）

【注脚】

〔1〕三焦竭部：指三焦各部分脏腑功能衰弱。徐彬曰："竭者，气竭也。"《素问·阴阳类论》："一阳为游部。"王冰注："部，谓身形部分也。"

〔2〕噫（yī 壹）：即嗳气，乃"中焦气未和"之病变。

〔3〕制：《广韵·十三祭》："制，止也。"

〔4〕不须治，久则愈：意为若不经久治，则难以痊愈。验之临床，下焦肾虚，往往需调理经久方愈。古之"不"字，音义同"否"，《说文》曰："否，不也。"钱文忠教授在中央电视台《百家论坛》讲到：《礼记》说的"刑不上大夫，礼不下庶民"，这两句话的两个"不"字，其本义都是"否定"，即刑法不是不上大夫，王子犯法，与民同罪；礼乐应该惠及老百姓。

【提要】 论三焦各部脏腑功能衰弱，就会互相影响或直接发生病变。

【简释】 上中下三焦各部脏腑生理相通，一旦发病，则互相影响而发生病变。例如，上焦受气于中焦，如中焦脾胃功能衰退，不能消化水谷，则上焦所受的是胃中陈腐之气，以致经常嗳出食气，这是上焦受到中焦的影响所发生的病变。又如，"上虚不能制下"，或下焦肾、膀胱、小肠、大肠等脏腑的功能衰退，不能制约二便，皆可出现遗溺或大便失禁等病变。既云："下焦竭"，又云："不须治，久则愈"，则大意为下焦虚甚，须调理日久，方能痊愈。

【原文】 师曰：热在上焦者，因咳为肺痿；热在中焦者，则为坚[1]；热在下焦者，则尿血，亦令淋秘[2]（按：《衍义》、李彣注本"秘"并作"闭"）不通。大肠有寒者，多鹜溏[3]；有热者，便肠垢。小肠有寒者，其人下重便血；有热者，必痔。（19）

【注脚】

〔1〕则为坚："坚"谓大便秘硬。魏荔彤曰："热在中焦，阳明内实，故为坚。"

〔2〕淋秘：淋指小便淋漓涩痛；秘指小便癃闭不通。

〔3〕鹜（wù 务）溏：如鸭便之水粪杂下。张杲曰："野鸭谓之鹜，其生于水中，屎常稀散故也。"

【提要】 论热在三焦的病症和大、小肠有寒、有热之病变。

【简释】 肺居上焦，热在上焦者，肺受影响而为咳，咳久则肺伤而成痿。脾胃居中焦，热在中焦者，阳明内实，大便则燥实坚硬。肾与膀胱同居下焦，热在下焦者，肾与膀胱受到影响，就会出现尿血，或小便淋漓涩痛，或癃闭不通。关于下文大肠、小肠的解剖部位、生理功能以及证候分析，丹波元坚《金匮玉函要略述义》的注解可从，他说："小肠受胃中水谷，而分利清浊，大肠居小肠之下，主出糟粕，而其下口为肛门。因疑此条大肠、小肠，系于传写互错。盖言小肠有寒，故泌别失职而水粪杂下；其有热者，肠垢被迫而下出也。大肠有寒，则阳气下坠，故下重便血；其有热者，毒结肛门，故为痔也。注家顺文解释，竟不免强凑，今大小易置，其义始了。"

【原文】 问曰：病有积[1]、有聚[1]、有㯏气[2]，何谓也？师曰：积者，脏病也，终不移；聚者，腑病也，发作有时，展转痛移，为可治。㯏气者，胁下痛，按之则愈，复发为㯏气。

诸积[3]大法：脉来细而附骨[4]者，乃积也。寸口，积在胸中；微出寸口[5]，积在喉中；关上[6]，积在脐旁；上关上[7]，积在心下；微下关[8]，积在少腹；尺中，

积在气冲[9]。脉出左，积在左；脉出右，积在右；脉两出，积在中央[10]。各以其部处之。（20）

【注脚】

〔1〕积、聚：积属脏，属阴；聚属腑，属阳。积为有形实邪，按之不移，痛有定处；聚为无形之邪，时聚时散，痛无定处。

〔2〕槃（gǔ 谷）气：尤在泾《心典》"槃气"作"谷气"，并联系下文分析说："谷气者，食气也。食积太阴，敦阜之气（按：指脾因食积而形成实证）抑遏肝气，故痛在胁下，按之则气行而愈。复发者，饮食不节，则其气仍聚也。（徐氏）"

〔3〕诸积：概指《难经·五十六难》所称"五脏之积"，即"肝之积，名曰肥气（按：张子和曰："夫肥气者，不独气有余也，其中亦有血，盖肝藏血故也。"袁崇毅曰："肥气，今时之癖积"）……心之积，名曰伏梁（按：伏而不动，如梁木然）……脾之积，名曰痞气（按：痞塞而不通也）……肺之积，名曰息贲（按：息，喘息，贲，古通奔。即呼吸急促的意思）。……肾之积，名曰贲豚（按：据下文所述"发于少腹，上至心下，若豚状，或上或下无时"之特点，此"贲豚"与前第8篇"奔豚气"，主症相似）……"关于五脏之积的成因，滕万卿曰："盖积之为病，脏气怫郁之所致也。夫人之情，每有好恶。至其所感，则脏气为之动，动而中节，何害之胡？一或有偏，则脏气为之倾移，而运化失常，故因有偏虚，邪之凑焉。"总之，"诸积，该气、血、痰、食而言"（尤在泾）。气、血、痰、食等留结不去，因而为积。

〔4〕脉来细而附骨：徐彬曰："脉来细者，营气结，结则为积。附骨者，状其沉之甚，非谓病主骨也。"

〔5〕微出寸口：徐彬曰："微者，稍也。稍出寸口，则胸之上为喉，故曰积在喉中，如喉痹之类也。"

〔6〕关上：徐彬曰："关主中焦，中焦之治在脐旁，故曰'积在脐旁'。"

〔7〕上关上：徐彬曰："上关上，为上焦之下，中焦之上，故曰'积在心下'。"

〔8〕微下关：徐彬曰："微下关，则为下焦，少腹主之，故曰'积在少腹'。"

〔9〕积在气冲："气冲"为足阳明胃经穴。徐彬曰："气冲近毛际，在两股之阴，其气与下焦通，故曰'尺中，积在气冲'。"

〔10〕两出，积在中央：尤怡曰："中央有积，其气不能分布左右，故脉之见于两手者，俱沉细而不起也。"

【提要】论积、聚、槃气三病的证候及区别，并说明诸积之脉诊。

【简释】积、聚、槃气三病的病机、证候不同，如何区别呢？积病在脏，阴凝所结，推之不移，痛有定处；聚病在腑，发作有时，推之能移，痛无定处，其根不深；槃气即食积之病，由于消化不良，脾胃壅实，抑遏肝气，故出现胁下痛，按之后气机流动而症状可以缓和，但气复结而病再作。积病难治，聚病可治，槃气易治也。

积乃脏病，病根深固，故脉来细而附骨。文中历举脉出之处，以定积的部位之脉理，详见上文"注脚"。临床上不尽符合，有待研究。

小　　结

本篇论述了五脏风寒积聚病脉证并治。原文首先论述五脏风寒的病证和真脏死脉，其中插叙了肝着、脾约、肾着证治。最后论述三焦各部病证以及脏腑积、聚、槃气三者的证候。关于具体治疗，本篇提出肝着病用旋覆花汤疏肝通络；脾约病用麻子仁丸润燥缓下；肾着病用甘姜苓术汤健脾祛湿，都是常用的有效方剂。

本篇对五脏死脉描述的颇为逼真，而《素问·平人气象论》与《玉机真脏论》对五脏死脉论述的更为详尽，彼此比较，对五脏死脉有相似之描述（《素问·玉机真脏论》将五脏死脉称之为真脏脉，明确判断说："诸真脏脉见者，皆死不治也"）。由此可以断言，仲景思想与《内经》一脉相承，并有丰富的临证经验。此外，第12条对心病邪哭、癫狂之病机论述值得重视。

痰饮咳嗽病脉证并治第十二

本篇论述痰饮病的辨证论治。至于与咳嗽并提，在于提示本篇重点是支饮中的咳嗽。第16~41条共26条分述四饮证治，其中支饮占多数，而支饮又以咳嗽为主症，成因最为复杂，从小青龙汤证→苓甘五味姜辛汤类→木防己汤证……表里寒热虚实无所不包。所以，篇名把“咳嗽”与“痰饮”并列，是提示全面中之重点。

痰饮有广义和狭义之分：本篇标题中的痰饮是广义的，是概括四饮——痰饮、悬饮、溢饮、支饮的总称；四饮中的痰饮，则是狭义的，是广义痰饮中的一种证候。四饮之外，尚有“留饮”与“伏饮”之名。所谓留饮，即水饮久留而不行者；所谓伏饮，即水饮潜伏而反复发作者。“留”与“伏”均指病程较长，病情深痼的一些痰饮病，其实仍属于四饮范围。此外，还有“微饮”之称，指饮邪之轻微者。

四饮的成因总以阳气不足，水液代谢失常，以致水饮内停，随虚处停留而为患，主要涉及肺、脾、肾等脏腑功能的失常。若饮邪流走于肠，则为痰饮；入于胸胁，则为悬饮；上迫于肺或偏流于心下、膈间，则为支饮；外溢肌表，则为溢饮。痰饮病的治疗，“以温药和之”为治本之法，以发汗、利小便、逐水为治标之法。临证之时，结合具体病情，可采取标本兼治之法。

本篇共41条原文，20余种方证。对痰饮病的诊治，可谓理、法、方、药俱全，内容相当丰富。大体归纳如下：原文第1~15、19、20条为痰饮病总论；第17条为微饮证治；第16、18、29条为狭义痰饮证治；第21、22条为悬饮证治；第23条为溢饮证治；第24~41条（29条除外）为支饮证治。

本篇内容包括了西医学所述的慢性胸肺病变、心力衰竭及胃肠疾患等。

【原文】问曰：夫饮有四，何谓也？师曰：有痰饮[1]，有悬饮[2]，有溢饮[3]，有支饮[4]。（1）

问曰：四饮何以为异？师曰：其人素盛今瘦[5]，水走肠间，沥沥（按：《病源》卷二十《痰饮候》、《太平圣惠方》卷五十一《痰饮论》“沥沥”并作“漉漉”。“漉漉”为象声词）有声，谓之痰饮；饮后水流在胁下，咳唾引痛，谓之悬饮；饮水流行，归于四肢，当汗出而不汗出，身体疼重，谓之溢饮；咳逆倚息[6]，短气不得卧，其形如肿，谓之支饮。（2）

【注脚】

〔1〕痰饮：《内经》中无“痰”字，多论述“饮”病。《脉经·卷八》《千金翼方·卷十九》“痰饮”俱作“淡饮”。骞师注《方言》曰：“淡字又作痰也。”“淡”与“澹（dàn）”字通，如《说文解字注·水部》曰：“澹澹，水摇貌也……俗借为淡泊字。”总之，汉唐时代所谓“痰饮”，亦作“淡饮”，本篇“痰饮”乃属饮病。后世所谓“痰”，本书称为“浊唾”。

〔2〕悬饮：徐彬曰：“悬者，如物空悬，悬于膈上而不下也。”

〔3〕溢饮：徐彬曰：“溢者，如水旁溃，满盈而遍溢肢体也。”

〔4〕支饮：徐彬曰：“支者，如菓在枝，偏旁而不正中也。所以《伤寒论》有支饮之条。”

〔5〕素盛今瘦：谓未病之前身体健康，近来日渐消瘦。

〔6〕咳逆倚（yǐ矣）息：咳嗽气逆喘息，只能靠着床被取坐位或半卧位。

【提要】以上两条论痰饮病的分类及其主症，为全篇之提纲。

【简释】广义的痰饮病，根据其停留的部位和临床表现不同，可以区分为痰饮、悬饮、溢饮、支饮四种不同的类型。

四饮如何分别？痰饮因脾虚饮停，不思饮

食，精微乏源，故身体日渐消瘦；由于饮气相击于肠，故发出辘辘的肠鸣音。悬饮为饮邪潴留于胁下，肝失疏泄，故咳嗽时牵引胁肋作痛。溢饮为饮邪泛溢四肢肌表，因失于汗散，故身体疼重。支饮是由于水饮阻肺，肺失宣肃，故咳嗽喘逆，甚至不能平卧，面目如肿状。尤在泾："……悬者，悬于一处；溢者，溢于四旁；其偏结而上附心肺者，则为支饮。支饮者，如水之有派，木之有枝，附近于脏而不正中也。咳逆倚息不得卧者，上迫肺也。"（《心典》）

按：《素问·经脉别论》云："饮入于胃，游溢精气，上输于脾，脾气散精，上归于肺，通调水道，下输膀胱，水精四布，五经并行。"这是人体水液正常输布情况。若脾胃运化失常，或肺失宣肃，或肝失疏泄，或肾失气化，以致水停为饮，随虚处停留，因病位不同而分为"四饮"。《圣济总录·痰饮门·痰饮统论》曰："三焦者水谷之道路，气之所终始也。三焦调适，气脉平匀，则能宣通水液，行入于经，化而为血，灌溉周身；若三焦气涩，脉道闭塞，则水饮停滞，不得宣行，聚成痰饮，为病多端……"

【原文】 水[1]在[2]心，心下坚筑[3]，短气，恶水不欲饮。（3）

水在肺，吐涎沫，欲饮水。（4）

水在脾，少气身重。（5）

水在肝，胁下支满[4]，嚏而痛。（6）

水在肾，心下悸（按：吴谦曰："'心'当是'脐'之误字"。《述义》引《医确》同）。（7）

【注脚】

〔1〕水：本条及以下四条之"水"，指水饮。本篇对"水"与"饮"二字，往往互用，"水"即是"饮"。

〔2〕水在：本条及以下四条之"曰水在，谓饮气及之也"（徐彬），即影响之意，非脏中蓄积有形之水。此与后《水气病》篇"五脏水"五条（13~17）不同，宜互参。"盖彼论水，通身之水也，乃脏真先有病，而使水道壅塞妄行，故以水肿为主病"（徐彬）。

〔3〕坚筑：谓心下痞坚，而又筑筑悸动。

〔4〕支满：谓支撑胀满。

【提要】 以上五条论水饮影响五脏的证候。

【简释】 此五条由四饮而推及五脏，意谓水饮为害，不仅停留于肠间、胁下、胸膈、肢体，还可波及五脏。说明一下，此五条所谓水在五脏，均非五脏本身有水，不过受水饮影响，出现相应证候而已。

水饮凌心，停留心下，故心下痞坚而又筑筑悸动；心阳被水饮所遏，影响及肺，故短气；水饮不化，故恶水不欲饮。

水饮射肺，肺气上逆，故咳喘，并口吐痰涎浊沫；咳吐伤津，故欲饮水。

水饮困脾，脾虚气弱，故动则少气似喘；脾虚湿盛，故身倦困重。

水饮侵肝，肝络不和，故胁下支撑胀满，嚏时牵引作痛。

水饮犯肾，肾气不化，水蓄于下，上凌于心，故心悸。

【原文】 夫心下有留饮[1]，其人背寒冷如手大（按：徐氏、尤氏本"手"并作"掌"）。（8）

留饮者，胁下痛引缺盆[2]，咳嗽则辄已[3]。一作转甚。（9）

胸中有留饮，其人短气而渴；四肢历节痛。脉沉者，有留饮。（10）

【注脚】

〔1〕心下有留饮："心下"谓胃脘部。尤怡曰："'留饮'即痰饮之留而不去者。"

〔2〕胁下痛引缺盆："缺盆"穴名，位于锁骨上窝中央。"痛引缺盆"，是胁下痛，咳嗽而牵引缺盆作痛。

〔3〕辄（zhé 哲）已：《脉经》卷八第十五、《千金》卷十八第六并作"转甚"。据全文分析，亦应理解为"转甚"。

【提要】 以上三条论留饮的证候。

【简释】 心下有留饮，阳气被阻遏而不能布达，不仅胃脘部寒冷，若阴寒之气彻于背，则其人背寒冷如手掌大。

饮留胁下，则肝络不和，气机不利，所以胁下痛引缺盆，咳嗽则疼痛更甚。

饮留胸中，则肺气不利，气不布津，故短气而渴；留饮溢于四肢，痹着关节，阳气不通，故四肢历节痛。以上种种留饮，脉象多沉。

按：此 3 条应与前第 1、2 条互参。留饮即水饮之久留而不去者。例如：心下留饮即是痰饮；胁下留饮即是悬饮；胸中留饮即是支饮；四肢留饮即是溢饮。

【验案精选】

1. **胃脘寒冷（胃十二指肠溃疡）** 林某，男，31岁，1972年9月间诊。患者经胃镜检查确诊为“胃十二指肠溃疡”，已1年余，虽服西药多种，但无效。曾服附子理中汤及丸多剂，亦无效。其主要症状为中脘部特别怕冷，而疼痛不甚显著。用自己特制的毛巾小垫子三个重叠缚于脘部，还要紧裹棉衣，才觉稍暖，饮食少进，精神不振，不能工作，大便溏软，舌苔薄滑，脉弦迟。证属脾阳不振，寒饮留中，治当温阳涤饮，以苓桂术甘汤主之。处方：茯苓30g，肉桂9g，焦白术12g，炙甘草9g。3剂后，中脘畏寒显著减轻，除去一块棉垫，饮食稍有增加，精神见好，原方再进4剂。再诊时，棉垫已完全除去，但有时仍须将棉衣裹紧，饮食精神趋于正常。脉弦虽除而有弱象。乃嘱其再服药数日，改方用六君子汤加减：黄芪12g，党参12g，焦白术9g，茯苓18g，肉桂4.5g，法半夏9g，炙甘草6g。服上方7剂后来诊，症状已完全消除，原方再服3剂，已上班工作。随访3个月，病未复发。惜未行钡餐复查，不知溃疡病灶如何。（《伤寒论通释》第116页张海峰医案）

2. **脊背局部发凉如冰** 赵某，女，43岁，某大学干部，2005年3月7日初诊。病人主诉脊背局部发凉，宛如一块冰水，衣着厚覆不解，上下肢节酸痛，胸满，呕恶，不欲食，舌苔白，脉弦滑。得之于感冒后1年余不除，曾用诸多温热药，口干舌燥；服凉药则腹胀痛。经医院检查均无异常。因思此属外邪不解，侵入较深，方有肢节痛楚，脊背寒冷感，为太阳与少阳合病，宜柴胡桂枝汤加味。处方：柴胡20g，桂枝15g，半夏10g，黄芩15g，党参15g，白芍15g，甘草15g，制川乌10g，红花15g，独活10g，秦艽10g，生姜15g，红枣3个。水煎，日2次服。3月14日二诊，服药6剂脊背寒冷感消失，全身肢节畏寒亦明显减轻，此寒邪祛除佳兆，但仍余邪未尽，故仍怕见风，仍用上方，一面调和营卫，一面祛除外邪。3月25日三诊，诸症俱除，虽遇寒冷亦不痛，自感全身有力，从而痊愈。〔《中华中医药学会第十三届仲景学说学术研讨会·漫淡〈伤寒论〉柴胡汤类方证治及应用（张琪）》第162页，2006年于黑龙江哈尔滨〕

原按：此病人曾经京沪各大医院系统检查，均未见结果，病人背寒凉一块如掌大，全身肢节痛，畏寒，虽盛夏亦不能穿单衣。四诊合参，非纯阳虚证，乃属营卫不和，三焦气机不调，以桂枝汤调和营卫，小柴胡汤疏通三焦，加制川乌以温阳振奋阳气，独活、秦艽以散邪，积年沉疴得以痊愈。

按：此案以柴胡桂枝汤加味治愈“其人背寒冷如手大”表明，临床上对于每一个症状都要治病求因，辨证论治。

【原文】 膈上病痰，满喘咳吐，发则寒热，背痛腰疼，目泣[1]自出，其人振振身瞤剧[2]，必有伏饮。（11）

【注脚】

〔1〕泣（qì气）：眼泪。《广雅·释言》：“泣，淚也。”

〔2〕振振身瞤（shùn顺）剧：因咳甚引起上身耸动振颤，阵阵加剧。“瞤”即眼跳，此乃引申为身动。

【提要】 论膈上伏饮发作时的证候。

【简释】 痰饮久伏于膈上，阻碍肺气，故经常可见胸满喘息，咳吐痰涎等症，但病情较轻。一旦气候骤变，或外感风寒，引动伏饮，内外合邪，病情加重，不但满喘咳吐等伏饮症状加剧，而且伴见恶寒发热，背痛腰疼等表证，由于喘咳殊甚而涕泪自出，身躯随喘咳而耸动。这种病情，可以诊断为伏饮复发之证。陈修园：“此言饮之伏而骤发也，俗谓哮喘，即是此证。”（《浅注》）

按：本条所述伏饮，为痰饮伏于胸肺，难于攻除，反复发作之证。即西医学所谓的慢性气管炎、支气管哮喘之类的痼疾。感受外邪，引动内饮，内外合邪，势必病情加重。可用小青龙汤表里兼治，待病情缓解后，再着重补益脾肾以固本。

【验案精选】

伏饮 郭姓，年四十许。素有痰饮，每值严寒，病必举发，喘咳不卧，十余年来大为所苦。甲申冬因感寒而病复作，背上觉冷者如掌大，喉间作水鸡声，寸口脉浮而紧，与小青龙汤二剂即安。至春乃灸肺俞、大椎、中脘等穴，以后不复发矣。凡饮邪深伏脏腑之俞，逢寒病发，非用灸法不能除根。惜人多不信，致延终身之疾，可慨也！〔《二续名医类案》（许玉连．清代名医医案精华）第959页〕

按：此案兼用灸法以“除根”，值得效法。

【原文】 夫病人饮水多，必暴喘满。凡食少饮多，水停心下，甚者则悸，微者短气。脉双弦[1]者寒也，皆大下后喜（按：魏注本、《金鉴》本“喜”并作“里”）虚。脉偏弦[2]者饮也。（12）

【注脚】

〔1〕脉双弦：“双”，加倍之义。联系下文，可理解为大下之后，脉象虚弦明显。

〔2〕脉偏弦：可理解为脉象偏于弦。古今注家注本多注解为一手脉弦（尤在泾说：“偏弦者，一手独弦，饮气偏注也。”）。试问，临床上痰饮病之脉会一手脉弦，一手脉不弦吗？就是悬饮病之脉，原文只强调其“脉沉而弦”。

【提要】论痰饮的病因及常见脉症。

【简释】上条是说明水饮伏于膈上，因外邪引起急性发作的症状；本条是讲述水停心下，因饮水多引起急性发作的症状。中阳运化不足，水停心下，饮邪上迫，轻者，肺气不利则短气；重者，水饮凌心则悸动不安。再加之饮水过多，引起急性发作，故突然发生气喘胸满等症。

饮病脉弦，虚寒证亦见弦脉，因此，不可一见弦脉便认定为饮病，应四诊合参，注意鉴别。引起虚寒的原因很多，条文所谓“皆大下后喜虚”，不过是举例而已；“脉偏弦者饮也”，是说痰饮病之脉象可表现偏于弦。

按：条文“夫病人饮水多，必暴喘满”一句应当深究。一般病人饮水多，未必暴发喘满，必病入膏肓之人，方患此证。例如，西医学所述的“左心衰竭”在发生“急性肺水肿”时，便表现为暴发喘满等症。

【验案精选】

1. **吐血后“脉双弦”案** 十二月初五日。六脉弦细紧，《金匮》谓：脉双弦者寒也，弦则为减，男子失精亡血，小建中汤主之。怒伤吐血愈后，以建中复阳生阴。白芍（焦）六钱，麦冬三钱，大枣（去核）二枚，桂枝三钱，丹皮三钱，生姜三片，炙甘草三钱，胶饴一两（去渣后化入，上火二三沸，搅匀）。煮三杯，分三次服。十八日，诸症痊愈，胃口大开，虚未全复，于原方加麦冬二钱，使分布胃中津液于十二经脏，则虚从饮食中复矣。（《吴鞠通医案》第77页）

2. **饮多水停证** 吴某某，男性，36岁，1961年11月15日就诊。主诉：夏间上山砍柴，劳动归来，汗流口渴，傍晚饮冷水两碗，翌晨，中脘突觉不舒。历旬余，渐感呼吸频促，继则短气似喘，胸胁支满，目眩，食欲减退，精神萎靡，小便欠畅，如此缠绵数月。经当地医生以肾气丸等药治疗，症反加剧，遂前来求治。诊脉沉弦而滑，舌苔垢。认为水饮内停为患。治拟健脾燥湿、利水蠲饮，用苓桂术甘汤加姜枣主之。处方：茯苓15g，桂枝6g，白术15g，甘草4.5g，生姜3片，大枣3枚。水煎服，连服2剂。11月17日二诊：服药后，气急稍平，小便略通，仍照前法加重剂量与之。茯苓36g，桂枝9g，白术30g，甘草9g，生姜片，大枣7枚。11月19日三诊：上药服后，舌苔已净，脉象转缓，小便通利，胸闷，目眩，短气等症消失，食量亦增。以素体虚弱，照原方加党参15g、炙黄芪15g，嘱连服5剂以善其后。（《福建中医药》1960，5：36）

按：此案水停之机，素体脾虚为本，多饮冷水为因。故该方健脾化饮而获效。

【原文】肺饮不弦，但苦喘短气。（13）

支饮亦喘而不能卧，加短气（按：叶霖曰：“‘加’字疑衍”），其脉平也。（14）

【提要】以上两条论肺饮、支饮症状及变脉。

【简释】肺饮，即水饮之在肺者。肺主气司呼吸，饮邪迫肺，肺失宣肃，重者则喘，轻者短气。支饮迫肺，故亦喘而短气，甚则不能平卧。饮病之脉多弦，如后第32条曰：“咳家，其脉弦，为有水……”以上两条论水饮之脉一曰“不弦”；二曰“脉平”，乃示人以知常达变之法。

【原文】病痰饮者，当以温药和之。（15）

【提要】论广义痰饮病的治疗大法。

【简释】痰饮为阴邪，非阳不运，非温不化，故治疗当以温药和之。所谓“温药”，是指具有振奋阳气，开发腠理，通调水道之方药；所谓“和之”，是指温药既不可过于刚燥，又不可过于温补，应以调和为原则。高学山：“此总言用药之治例。病痰饮者，当合四饮而言，以诸饮俱由痰饮传变，故以痰饮统之耳。夫饮之由来，大概起于肾及脾肺之脏阳衰冷，成于三焦之腑化虚寒。温药和之，则阳回气化而饮自去矣。盖指后文苓桂术甘、肾气及大小青龙等剂也。”（《高注金匮要略》）

按：“温药和之”是治疗痰饮病总的原则。临床用之，应标本兼顾为宜。治本方面，以调补脾肾为主，治脾以苓桂术甘汤为主方；治肾以肾气丸为主方。治标方面，有行、消、宣、导四法：行者，行其气也；消者，消其痰也；宣者，开其肺也；导者，导饮邪从大、小便出也。此即魏念庭所谓“言和之，则不专事温补，即有行消之品”之意。魏氏进一步说：“盖痰饮之邪，因虚而成，而痰亦实物，必少有开导，总不出‘温药和之’四个字，其法尽矣。”（《本义》）

从全篇内容来看，以上15条可作为一个大的段落。这15条对痰饮病做了总的叙述，讨论了5个问题：①痰饮病的分类，以“四饮”为主，并论及“水在五脏”。②由于饮停部位不同，所关脏腑亦异，因此主症亦各有特点。③痰饮病之病机，为中阳不运，三焦气化失常，以致水停为饮。④痰饮病的脉象，一般可表现偏于弦。⑤痰饮病的治疗大法，“当以温药和之”。

【原文】 心下有痰饮，胸胁支满，目眩，苓桂术甘汤主之。（16）

茯苓桂枝白术甘草汤方：茯苓四两，桂枝、白术各三两，甘草二两。上四味，以水六升，煮取三升，分温三服，小便则利。

【提要】 论狭义痰饮病的证治。

【简释】 心下即胃之所在，胃中有停饮，中焦痞塞，波及胸胁，故胸胁支撑胀满；饮阻于中，清阳不升，故头目眩晕。治以苓桂术甘汤，温阳蠲饮。方后注曰“小便则利”，可知该方利小便，使饮有出路。方中茯苓淡渗利水，桂枝辛温通阳，两药相协，可以温阳化水；白术健脾燥湿，甘草和中益气，两药合用，功能补土制水。本方为治疗痰饮病的基础方，亦是“温药和之”原则的具体运用。

按：《伤寒论》第67条亦论及苓桂术甘汤证，曰：“伤寒，若吐若下后，心下逆满，气上冲胸，起则头眩，脉沉紧，发汗则动经，身为振振摇者，茯苓桂枝白术甘草汤主之。”此条所述，为汗吐下损伤中阳之阳虚水逆证。《金匮》与《伤寒论》互参，则苓桂术甘汤之应用范围更加广泛。

【验案精选】

1. 痰饮

（1）痰饮阻于胸中，咳而短气心悸，用四君补气，二陈化痰，桂枝通阳，款冬止咳，加减成方，仍不越苓桂术甘之制。若舍仲景而别求良法，是犹废规矩而为方圆也，讵（jù巨。岂，怎）可得哉？桂枝、茯苓、白术、甘草、半夏、陈皮、党参、款冬花。

诒按： 方论俱平正通达，可以取法。

邓评： 审病立方，深得《金匮》之旨。

再诊：用补气化痰、通阳蠲饮，咳而短气俱减，但心仍悸，参以益智。茯苓、白术、甘草、党参、陈皮、半夏、桂木、款冬花、益智仁、枣仁。

邓评： 并宜参牡蛎、决明以镇息肝阳，则心悸斯止。

孙评： 心悸乃痰饮上潜，心阳被抑，所谓波撼岳阳楼也。（《增评柳选四家医案·王旭高医案》第200页）

（2）胸中之元阳不足，膻中之火用不宣，痰饮伏于心下，胸前如盘大一块，常觉板冷，背亦恶寒。三四年来，每交子后则气喘，阳气当至不至，痰饮阻遏其胸中，阳微阴胜故也；天明则阳气张，故喘平。至咳嗽心悸，易于惊恐，皆阴邪窃踞胸中之病；其常若伤风之状者，卫外之阳亦虚也。图治之法，当祛寒饮而逐阴邪，尤必斡旋其阳气，俾如离照当空，而后阴邪尽扫。用仲景苓桂术甘法，先通胸中之阳，再议。茯苓细辛一分泡汤拌浸焙、桂木、冬术熟附二分煎汁拌炒、陈皮、甘草麻黄一分泡汤拌浸焙、炮姜五味子五粒同焙、补骨脂盐水炒焦、党参姜汁炒、半夏、紫石英、胡桃肉、蛳螺壳。

诒按： 审证清切，方中以辛烈之品煎汁，收入甘平药内，用意颇巧，骨脂、桃肉，参入补肾之意，尤为周到。此证阳微饮踞，自属确不可易。惟所吐之痰，是否清稀，抑系干黄黏厚，案中未经叙明；其常若伤风之状，卫阳虚者固有此候，亦有痰浊化热，蕴于肺中，以致招引外风者，亦多此证，不可不细为之辨。（《增评柳选四家医案·王旭高医案》第201页）

（3）痰饮咳逆，肺肾两虚，胃湿不化，用苓桂术甘汤合二陈治其胃，都气丸治其肺肾可也。苓桂术甘汤合二陈汤，加川贝、杏仁、沉香。另都气丸每服四钱，淡盐汤送下。

诒按： 虚实兼到，亲切不浮。

邓评： 此为对病发药。但肺肾既虚，何堪杏仁之散；胃湿不化，川贝似嫌其润。

孙评： 痰饮咳嗽而用川贝，于书卷中尚欠细考，亦一憾事也。（《增评柳选四家医案·王旭高医案》第203页）

按： 病机复杂，一方难兼顾者，此案汤、丸并施法，可为上策。

（4）痰饮久留于肺胃，或咳或喘或脘胀。皆痰气之为病也。化胃中之痰宜苓、半，化肺经之痰宜橘、贝，从此扩充以立方。二陈汤合苓桂术甘汤，加川贝、杏仁、蛤壳、紫菀。

诒按： 此病因有脘胀，而无肾虚见证，故始终以运脾化痰之法。

邓评： 看题既清，立法自能不乱。即有肾虚见证，亦当以运脾化痰为先务，因其脘胀故也。（《增评柳选四家医案·王旭高医案》第209页）

（5）痰与饮异名而同类也，终由中下脾肾阳亏，水谷积聚为湿，留于胸中，蒸于阳而为痰，凝于阴而成饮，蓄于脾，贮于肺，喘嗽由斯作矣，脉象左右濡软带弦，濡为气虚，弦为痰饮。调治之道，非温运扶阳不可，录方当仿《金匮》苓桂术甘汤主之。茯苓、黑干姜、冬术、炙甘草、姜夏、橘红、东洋参、桂枝、炒白芍、冬瓜子、牛膝、车前子。（《金子久专辑》第125页）

原按： 徐忠可谓“苓桂术甘汤，正所谓温药也，桂甘之温化气，术之温健脾，苓之平而走下，以消饮气，茯苓独多，任以君也。”复入姜以温中，膝以纳肾，夏、陈除痰，此乃治饮之常法也。

（6）旋女。慢性气管炎，古称痰饮，当以温药和之。温药皆能祛痰，苓桂术甘殆其代表剂。其痰得治，其咳因之减少。若云根治，难矣。川桂枝2.4g，生白术9g，旋覆花9g（包），云苓9g，炙甘草3g，款冬9g，紫菀9g，细辛2.4g，五味子9g。〔《二续名医类案》（章成之.章次公医案）第946页〕

按： 苓桂术甘汤治其他病症［验案精选］等项内容见《伤寒论》第67条。

【原文】 夫短气有微饮，当从小便去之，苓桂术甘汤主之；方见上。肾气丸亦主之。方见虚劳中。（17）

【提要】 论微饮的证治。

【简释】 前第12条说：“水停心下，甚者则悸，微者短气。”痰饮停留，妨碍气之升降，所以短气。当从小便去之，是说本证治法，应当化气利小便，使气化水行，则饮有去路。而痰饮之由，有因中阳不运，水停为饮者，其本在脾，必见脾虚证候；有因下焦阳虚，不能化水，以致水泛心下者，其本在肾，必见肾虚证候。临床宜分别处理，前者用苓桂术甘汤健脾利水，后者用肾气丸补肾利水。本条一证二方，皆属“温药和之”之意。二方临床用途广泛，应注重应用。

【验案精选】

痰饮 程，五七。昔肥今瘦为饮，仲景云：脉沉而弦，是为饮家。男子向老，下元先亏，气不收摄，则痰饮上泛，饮与气涌，斯为咳矣。今医见嗽，辄以清肺降气消痰，久而不效，更与滋阴，不明痰饮皆属浊阴之化，滋则堆砌助浊滞气。试述着枕咳呛一端，知身体卧着，上气不下，必下冲上逆，其痰饮伏于至阴之界，肾脏络病无疑。形寒畏风，阳气微弱，而藩篱疏撤，仲景有要言不烦，曰：饮邪必用温药和之，更分外饮治脾，内饮治肾，不读圣经，焉知此理？桂苓甘味汤、熟附都气加胡桃。（《临证指南医案·痰饮》）

徐灵胎按： 明达之论，不愧为名家矣。

按： 肾气丸治其他诸杂病之【验案精选】等项内容见前第6篇第15条。

【原文】 病者脉伏[1]，其人欲自利[2]，利反快，虽利，心下续坚满，此为留饮欲去故也，甘遂半夏汤主之。（18）

甘遂半夏汤方：甘遂大者三枚，半夏十二枚（以水一升，煮取半升，去滓），芍药五枚，甘草如指大一枚（炙）。上四味，以水二升，煮取半升，去滓，以蜜半升，和药汁煎取八合，顿服之。

【注脚】

〔1〕脉伏：伏脉比沉脉更沉。《濒湖脉学》所谓“伏脉推筋着骨寻”，是也。

〔2〕其人欲自利：利者，下利也。此指大便次数增多。为正气驱除留饮之势。

【提要】 论留饮的证治。

【简释】 水饮久留而不去者，谓之留饮。由于水饮停留，阻遏阳气，所以病人脉伏。假如留饮未经攻下，其人自欲下利者，此为留饮有欲去之势，饮邪得去，所以下利后反而感到痛快。但病深日久，正气不足，虽然下利，病根并未得除，因此，去者虽去，然新饮又聚，故其人心下继而痞坚胀满。饮邪既有欲去之势，留饮亦非攻不除，当此之时，宜攻破利导之剂，下而去之，治以甘遂半夏汤。方中甘遂攻逐水饮，半夏散结除痰，芍药在《本经》记载有“破坚积”“利小便”之功，炙甘草、白蜜甘缓安中，既缓和甘遂峻下之性，又解药毒。

按： 本条文法，既有倒装句，又有省文笔法。“此为留饮欲去故也”一句，应移至“利反快”之下，此倒装句也。既曰“心下续坚满”，就可以判断，在“病者脉伏”句下，应有“心下坚满”四字，此省文笔法也。

本方的煮药法，《千金》卷十八痰饮篇记载为：“甘遂大者三枚，半夏十二枚，水一升，煮取半升；芍药三枚，甘草一枚如指大，水一升，煮取半升。上四味，以蜜半升，内二药汁，合得一升半，煎取八合，顿服之。”即甘遂与半夏同煮，芍药与甘草同煎，最后将二汁加蜜合煮，顿饮，较为安全。

【方歌】

甘遂半夏汤芍甘，水煮去滓蜜再煎，

心下坚满为留饮，相反并用妙难言！

【大论心悟】

中药“十八反”刍议

方中甘遂与甘草并用，为“十八反”之一。须知汉代尚无十八反之说。据考证，最早记载药物配伍禁忌“十八反”的，是南北朝时期的陶弘景《神农本草经集注》。将相反药物概括为歌诀者始于金元时期的张子和《儒门事亲》。药物是否相反，全在制方之妙。现代动物实验表明：甘遂与甘草配伍，若甘草的用量与甘遂相等或少于甘遂，则无相反作用，还能减轻甘遂的不良反应；但若甘草的用量大于甘遂，则有相反作用，且配伍的甘草愈多，毒性越大（转引自江苏新医学院编《中药大辞典》第574页）。其中奥妙，可能是甘草的甘缓作用（大量甘草可造成水钠潴留）虽然缓和了甘遂的峻下之性，同时也使甘遂的毒性成分不能及时随泻下排出体外而潴留于体内，故发生中毒反应。原方甘遂与甘草用量之比，显然是甘遂大于甘草。古人经验，诚可贵也！

《金匮要略》中涉及“十八反”的方剂不止甘遂半夏汤一方，还有第10篇第16条的赤丸之半夏与乌头；第10条的附子粳米汤之半夏与附子（附子为毛茛科植物乌头的块根之旁生子根）等。笔者曾经撰写“本草十八反的源流、临床应用与实验研究概述”一文（《仲景方药古今应用·附文》第879~883页），将其“结语”转录如下：

大量的古今资料表明，中药十八反在历史上是一个有争议的问题。十八反药是否配伍禁忌的两种局面在历代方书中长期并存。对于这个历代相传、悬而未决的问题，应予以历史的、客观的评价。

必须肯定，古人既然提出十八反的配伍禁忌，就必然有其深刻的教训，因此告诫后人，不要再重蹈覆辙。但在什么情况下发生的“相反”毒性甚至死亡事故，没有留下具体资料，留下的只是一个知其然而不知其所以然的十八反警句。

还必须肯定，历史方书中既然对所谓的十八反并不一概顾忌而广泛应用，就必然有其宝贵的临床经验，因此留给后人，以救苍生。但这些宝贵的经验道理何在，有待我们去研究，赋予科学的说明。

综合古今关于十八反的文献资料，值得反思有如下几点：①十八反所涉及的大戟、芫花、甘遂、乌头、藜芦等药物，皆为大毒之峻烈药品，用之不慎或不当很易发生毒性及不良反应，这与配伍用药不一定有关。②十八反药及其他诸药，若配伍不当或用之不慎以及个别过敏体质等，都可以导致不良后果，不能把这些后果带来的教训作为教条以限制正确的应用。③现代实验研究表明，十八反药物有的并不相反，有的是否相反与配伍剂量是否得当密切相关。配伍得当，则“相激而相成”（尤在泾），一战成功；配伍不当，则“草石相反，使之迷乱，力甚刀剑”（孙思邈）。

总而言之，毒药用于攻邪，用之得当则治病，用之不当则害命！因此，对于本草十八反既不能盲目肯定，也不能盲目否定，应在深入研究，具体分析的基础上，做出正确的判断。

峻下留饮 久泻秘钥

泄泻日久，缠绵难愈，论其病因有脾虚、肝郁、湿胜阳衰、痼冷、滑脱诸说，而参苓、痛泻、胃苓、四神、温脾、养脏诸方用之久矣。又有痰泻、瘀泻之说，故丹溪有蠲痰之剂，清任有活血之方。早年我效法诸家，亦常取效，至其顽重者，虽辗转于健脾、疏肝、利湿、温阳、固涩、祛痰、化瘀诸法，往往无功，病未愈而法已穷矣。于是再求于仲景，见《金匮要略·痰饮咳嗽病》篇载甘遂甘草相反之药同用，似较十枣、陷胸诸剂尤峻，后世殊难学步，遍考诸家，应用者鲜。我反复研讨，未敢措手。

运用甘遂半夏汤之辨证要点：久泻，多晨兴即泻，脘腹或胀或痛，泻后即减，减而复满，脉沉，或伏或弦或细或滑。临床见此脉症，悉投此方，不必疑虑。一般药后泻下脓痰水液样便，常使多年夙疾顿除，或见转机，稍事调理即痊。有时遇有诸法遍试不效之久泻，临床虽未见甘遂半夏汤证，亦可相机投予。待泻下后再投先前不效之方，反收速效。如一久泻7年之患，诸药备尝，证属寒湿，服理苓汤20余剂，效不显。乃予此方先行攻下，泻下后复投理苓汤，竟收速效。其后凡遇顽固难愈之久泻，可任攻下者，悉以此方先行取泻，泻后随证治之，每每事半功倍，疗程缩短。盖痰饮留结于胃肠回薄曲折之处，则对胃肠形成顽固之刺激，故久泻难愈。先行攻泻，去其陈莝，推陈致新，实为治疗久泻之秘钥要着。

考后世泄泻一门，于仲景水饮致泻之义略而未及。仲景云："水渍入胃，必作利也。"除甘遂半夏汤证外，《伤寒论》157条十枣汤证有"下利"证，小青龙汤加减法有"若微利者，去麻黄加荛花"例，皆主此义。本病之机制，喻嘉言认为是"有形之饮，留结于胃肠之间"，且提出"窠穴"说，均属卓识。饮结胃肠，下迫作泻，泻后饮势稍减，阳气略通，证似稍减，所谓"病者脉伏，其人欲自利，利反快"；而窠穴未除，水饮复聚，故满痛如旧，所谓"虽利，心下续坚满"，知非仲景之峻剂，无以摧其窠穴。即使久泻正虚，亦不可畏虚贻患，当先行攻逐，必邪去而正始复。

又此类久泻多作于清晨，似与命门火衰之五更泻相类，我从《金匮》"此为留饮欲去故也"一句，悟出此为正邪相争之机。盖饮为阴邪，当寅卯阳气升发之时，则气动饮行，故泻而证减一时。随其实而攻之，因其势而导之，此乃仲景立方之旨。〔《当代名医临证精华·慢性腹泻专辑》（衣震寰经验）第83页〕

按：衣氏长于内科杂病及热病治疗，擅用汗、吐、下三法，倡邪去而正复之说，对峻剂毒药的运用，尤有丰富经验。上文足见衣氏对"留饮致泻"的深刻认识及对甘遂半夏汤运用之真知灼见。由此也领会到仲景学术及中医药学的高妙！我辈应继承之，发扬之。

【验案精选】

1. 留饮

（1）肥胖病　吴孚先治西商王某，气体甚厚，病留饮，得利反快，心下积坚满，鼻色鲜明，脉沉。此留饮欲去而不能尽去也。用甘遂甘草半夏白芍加白蜜五匙，顿服，前症悉痊。或问甘遂与甘草，其性相反，用之无害而反奏效，何也？曰：正取其性之相反，使自相攻击，以成疏瀹决排之功。（《续名医类案·卷十六·饮》）

（2）小便不通　一妇产后肿胀数日，气息促迫，喘满绝汗，小便不通，食不进，众医以为不治。余谓留饮之所为，与甘遂半夏汤一服，淡水吐出，须臾泻下如倾，诸症渐愈。〔《二续名医类案》（浅田惟常·先哲医话）第3014页〕

（3）胃痛　张女小菊，14岁。前以伤食胀满作痛，服平胃散加山楂、神曲、谷麦芽之类得愈。未期月，胃又胀痛而呕，有上下走痛感觉，但便后可稍减，再服前方不验，辗转半年未愈。夏月不远百里来治，且曰："绵绵无休止，间作阵痛，痛则苦不堪言，手不可近。服破血行气药不惟不减，且致不饮食，是可治否？"问曰："痛处有鸣声否？"则曰："有之。"此病既非气血凝滞，亦非食停中焦，而为痰疾作痛，即《金匮》之留饮证也。盖其痰饮停于胃而不及胸胁，则非十枣汤所宜。若从其胃胀痛，利反快而言，又当以甘遂半夏汤主之。是方半夏温胃散痰，甘遂逐饮，又恐甘遂药力过峻，佐白蜜、甘草之甘以缓其势；复用芍药之苦以安中。虽甘草、甘遂相反，而实则相激以相成，盖欲其一战而逐留饮也。服后痛转剧，顷而下利数行，痛胀遂减，再剂全瘳。（《治验回忆录》）

（4）久泻　1971年遇一高姓女患，久泻3年，初因产后体弱缺乳，自用民间方红糖、蜂蜜、猪脂各125g左右合温顿服，嗣后即患腹泻。3年之间，中西医药多法治疗无效。面色苍白无华，消瘦羸弱，轻度浮肿，晨兴即泻，日三五行。心下满痛，辘辘有声，短气，口干不饮，恶心不吐。上半身自汗，头部尤甚，脉沉伏，右微细左兼细滑，苔白滑。或进健脾益气更剧。勘其脉证，断其为留饮致泻。依据有五：一则其正固虚，内必伏饮，故补反助邪，所谓大实者有羸状，虚不受补者也；二则心下满痛拒按，泻后反觉轻松，满痛亦得略减，继则复满如故，如此反复作病，与《金匮要略》"利反快，虽利，心下续坚满"之留饮下利证合；三则口干不饮，属饮阻气化，津不上潮；四则身半以上有汗，属蓄饮阻隔，阳不下通而上蒸；五则脉沉伏而左兼滑象，是伏为饮阻滑为有余，主里当有所除。故据"有故无殒"，"有是证用是药"的原则，峻下留饮，予甘遂半夏汤：甘草10g，半夏10g，白芍15g，甘遂3.5g，蜂蜜150g。先煎甘草、半夏、白芍，取汤100ml合蜜，将甘遂研末兑入，再微火煎沸，空腹顿服。药后腹微痛，心下鸣响加剧，2小时后连泻七八次，排出脓水样便，泻后痛楚悉去，自觉3年来从未如此轻松，后竟不泻，调养1个月即康复，后未再发。或赞仲景方善治大症重症，于斯尤信。其后我用此方，屡起沉痼之久泻。〔《当代名医临证精华·慢性腹泻专辑》（衣震寰经验）第83页〕

2. **腹大（腹壁脂肪增多症）、经闭** 蒋某某，女，32岁。患者腹部逐渐增大已4月，经中西医治疗无效，而转外地某院……就诊时见腹部膨隆，大如妊娠8个月，按之松软如棉絮，自觉胀闷不舒，沉重乏力，神疲嗜睡，纳减便溏，经闭3月，白带量多，质清稀而有腥味，小便清长，舌质淡苔白腻，脉沉滑。证属脾虚失运，痰湿内停。治以健脾涤痰，方用甘遂半夏汤加减：甘遂9g，半夏9g，白芍9g，炙甘草9g，白术12g，茯苓18g。3剂。二诊：药后腹胀减轻，精神转佳，食纳增加，白带减少，惟大便溏泻反剧，泻下之物黏腻如鱼冻，余无不适。原方续进3剂。三诊：腹胀大已减三分之一，余症俱觉好转，大便仍间有黏腻物，脉沉滑，原方再进3剂。2年后，其至妇幼保健站分娩遇余，谓：服药9剂后，健如常人，食纳正常，腹大全消，带止经行，尔后怀孕。（刘俊楠.《江西中医药》1982，3：45）

【原文】 脉浮而细滑，伤饮。（19）

【提要】 论骤伤水饮的脉象。

【简释】 徐彬："细脉不专属饮，合滑则为水之象矣。浮者，客水自表入，故脉未沉也。浮而细滑，谓浮本非饮，浮而细滑，则为饮耳。不曰有饮而曰伤饮，见为外饮所骤伤，而非停积之水也。"（《论注》）

【原文】 脉弦数，有寒饮，冬夏难治。（20）

【提要】 论痰饮病脉证不符者，预后不佳。

【简释】 尤在泾："脉弦数而有寒饮，则病与脉相左（按：不协调、不一致，指脉证不符），魏氏所谓饮自寒而挟自热是也。夫相左者，必相持。冬则时寒助饮，欲以热攻，则脉数必甚；夏则时热助脉，欲以寒治，则寒饮为碍，故曰难治。"（《心典》）

【原文】 脉沉而弦者，悬饮内痛。（21）

病悬饮者，十枣汤主之。（22）

十枣汤方：芫花（熬）、甘遂、大戟各等份。上三味，捣筛（按：《千金》卷十八第五"筛"作"为末"二字），以水一升五合，先煮肥大枣十枚，取八合，去滓，内药末。强人服一钱匕，羸人服半钱，平旦温服之，不下者（按：《伤寒论》第152条"不下者"作"若下少病不除者"。此外，煎服法其他文字亦稍有出入，但意思略同），明日更加半钱，得快下后，糜粥自养。

【提要】 以上两条论悬饮的证治。

【简释】 悬饮之病，是水流胁下，肝络不和，阴阳升降之气被阻，故胸胁痛，咳唾内引而疼痛加重；脉沉弦，是水饮内结之象。法当破积逐饮，十枣汤主之。方中甘遂、芫花、大戟味苦峻下，能直达水饮结聚之处而攻之；佐以大枣十枚安中调和诸药。徐彬："主十枣汤者，甘遂性苦寒，能泻经隧水湿，而性更迅速直达；大戟性苦辛寒，能泻脏腑之水湿，而为控涎之主；芫花性苦温，能破水饮窠囊，故曰破癖须用芫花。合大枣用者，大戟得枣，即不损脾也。盖悬饮原为骤得之证，故攻之不嫌峻而骤，若稍缓而为水气喘急浮肿。《三因方》以十枣汤为末，枣肉和丸以治之，可谓善于变通者矣。"（《论注》）

按： 十枣汤【验案精选】等项内容见《伤寒论》第152条。

【原文】 病溢饮者，当发其汗[1]，大青龙汤主之；小青龙汤亦主之。（23）

大青龙汤方：麻黄六两（去节），桂枝二两（去皮），甘草二两（炙）杏仁四十个（去皮尖），生姜三两，大枣十二枚，石膏如鸡子大（碎）。上七味，以水九升，先煮麻黄，减二升，去上沫，内诸药，煮取三升，去滓，温服一升，取微似汗，汗多者，温粉粉之[2]。

小青龙汤方：麻黄三两（去节），芍药三两，五味子半升，干姜三两，甘草三两（炙），细辛三两，桂枝三两（去皮），半夏半升（洗）。上八味，以水一斗，先煮麻黄，减二升，去上沫，内诸药，煮取三升，去滓，温服一升。

【注脚】

〔1〕当发其汗：徐大椿说："水在中，当利小便。水在四肢，当发汗，此亦总诀。"

〔2〕温粉粉之：第二个"粉"字是名词作动

词，即涂抹、外敷之义。《千金要方》有温粉方，用煅龙骨、煅牡蛎、生黄芪各三钱，粳米粉一两，共研细末，和匀，以稀疏绢包，缓缓扑于肌肤，外用以止汗。

【提要】 论溢饮的证治。

【简释】 溢饮是水饮溢于四肢肌表，当汗出而不得汗出，证见身体疼重等。水饮外溢于体表，法当发汗散水，此即《素问·阴阳应象大论》所谓“其在皮者，汗而发之”之法的具体运用。若溢饮兼内有郁热者，宜大青龙汤，发汗兼清里热；溢饮兼肺中“伏饮”者，宜小青龙汤，发汗兼温化里饮。柯琴说：“两青龙皆两解表里法。大青龙治里热，小青龙治里寒，故发表之药同，而治里之药殊也。”（《伤寒来苏集·伤寒附翼·太阳方总论》）

按：大青龙汤证并见《伤寒论》第38、39条。本方可以看作是麻黄汤与越婢汤合方。两方相合，既能发汗解表邪，又能清宣治里热。小青龙汤证并见《伤寒论》第40、41条及本篇后第35条。

【验案精选】

1. 溢饮

（1）乙酉五月初八日，某，六脉弦紧，右脉沉取洪大。先从腰以上肿例，舌白滑，喘而咳，无汗，从溢饮例之大青龙法。生石膏一两，杏仁（去皮留尖）五钱，桂枝五钱，炙甘草二钱，细辛二钱，大枣肉二枚，麻黄（去节）六钱，生姜三钱。煮成三杯，先服二杯，覆被令微汗佳，得汗止后服，不汗再服第二杯如上法。

十一日，溢饮脉紧无汗，咳嗽浮肿，昨用大青龙汗出肿消，喘咳减。与开太阳阖阳明法。……（《吴鞠通医案》第153页）

（2）一男子患肿满，乞诊于余。诊之喘鸣迫息，烦渴，小便不通，因与大青龙汤。经过四十日，无药效。其时疑其药方之当否，余曰：药效之迟速不可论，当论方诚的中否也。然犹有疑色。除此外无的中之方也，故犹用大剂。再经二十日，以有急变来告。往观之，前证益剧，恶寒战栗汗出，举家骚然，以为命将尽矣。余曰：无关生死事。此所谓若“药不瞑眩，厥疾不瘳”也。犹用前剂。则终夜大汗出，换衣六七次。至翌日肿满减半，喘鸣亦平，小便快利。再过十日而复常。（《皇汉医学》第209页）

按：有的日本医家对中医学研究颇深，临床有建树，本案便是例子。其诊治经过的可贵处有三点：①认证准确，处方中的，即守方不移。②方证相对而乏效时，即应适当加重剂量。③服药之后，要严密观察病情变化，分辨药效反应与不良反应的区别。

（3）吕某，男，46岁。四肢肿胀酸痛已10余日，仰手诊脉为之吃力。西医诊为“神经炎”，注射维生素无效。视其人身体魁梧，面色鲜泽，舌红而苔腻，脉浮且大，按其手足有凹陷，自称身上经常出汗，惟手足不出。辨证：脉浮为表，大为阳郁。《金匮要略》云：“饮水流行，归于四肢，当汗出而不汗出，身体疼重，谓之溢饮。”又说：“病溢饮者，当发其汗，大青龙汤主之；……”此证四肢肿胀，脉又浮大，为“溢饮”无疑。遂用大青龙汤加薏米、茯苓皮，服2剂而瘳。（《金匮要略诠解》第123页）

2. 风水（急性肾小球肾炎） 邹某某，男，8岁。其母代诉：因发热（当时体温为39.5℃）2天，并见头面浮肿甚而在某医院就诊，经尿检后确诊为“急性肾小球性肾炎”，建议住院治疗。时值病儿父亲外出未归，家中无人照应，遂谢绝住院治疗而转诊于中医。查：患儿发热恶寒，口渴，面肿明显，小便短黄，舌尖红苔白，脉弦滑数。诊为水肿病，属阳水，乃水湿之邪郁于表而兼里热之证，投以大青龙汤。1剂后恶寒发热均减，2剂后汗出热退，肿势渐消。二诊时仿越婢汤法，于方中大青龙汤去杏仁、桂枝，加芦根30g、白茅根30g，迭进3剂，水肿全消，诸症若失。嘱其尿检，结果正常。继以竹叶石膏汤加减3剂善其后。2年过后，该患儿并未外感而突发水肿，两目难开，口渴引饮，苔白脉数。余径投越婢汤加减，5剂而愈。数年后其母因病就诊，言其子病未复发。由此可悟：举凡外邪而水气居表，兼有热象者，当率先选用大青龙汤发越在表之水气和外邪。若外邪不甚而肿热急剧者，又当以风水之证而治以越婢汤为是。（《伤寒论临床应用五十论》第68页）

按：本篇溢饮与第14篇《水气病》之风水有相似之处，此治溢饮辨证选用大、小青龙汤，彼治风水辨证选用越婢汤或防己黄芪汤。以上裴氏治风水经验值得参考。

据报道：用大青龙汤适当加味治疗小儿急性肾炎43例获得良效。以大青龙汤治疗风水，其主药麻黄用量应大一些，取其发汗且利小便之功。（胡文宽.《国医论坛》1992，1:16）

大青龙汤治疗其他病证［验案精选］等项内容见

《伤寒论》第38条；小青龙汤见《伤寒论》第40条。

【原文】膈间支饮〔1〕，其人喘满〔2〕，心下痞坚〔3〕，面色黧黑〔4〕，其脉沉紧，得之数十日，医吐下之不愈，木防己汤主之。虚者即愈〔5〕，实者三日复发〔6〕，复与不愈者，宜木防己汤去石膏加茯苓芒硝汤主之。（24）

木防己汤方：木防己三两，石膏十二枚，鸡子大（按：如此用量太大。叶霖曰："十二枚"三字衍文。本书大青龙汤、厚朴麻黄汤两方之石膏，并云"如鸡子大"，并未言枚数，可佐证叶说为是），桂枝二两，人参四两。上四味，以水六升，煮取二升，分温再服。

木防己去石膏加茯苓芒硝汤方：木防己、桂枝各二两，人参四两，芒硝三合，茯苓四两。上五味，以水六升，煮取二升，去滓，内芒硝，再微煎，分温再服，微利则愈。

【注脚】

〔1〕膈间支饮：谓饮邪支撑于胸膈。

〔2〕喘满：谓喘息胸满，胸肺之病变也。

〔3〕心下痞坚："痞"为无形之聚；"坚"为有形之积，即不但自觉心下痞闷，而且按之坚实。

〔4〕黧（lí 黎）黑：即面色晦暗而无光泽。

〔5〕虚者即愈："虚者"意指服了木防己汤之后，"心下痞坚"变为虚软，故曰"即愈"。

〔6〕实者三日复发：意为数日之后，"心下痞坚"又复加重。

【提要】论支饮的证治。

【简释】心肺在膈上，肺主气，心主血，今支饮在膈间，导致气血不利，气不利则水不行，水气逆于肺，则喘息胸满；"血不利则为水"（见第14篇第19条），血水相杂，结于心下，则为痞闷坚硬；寒饮伏留于里，结聚不散，故其脉沉紧；正虚饮盛，气血不能上荣，故面色黧黑。"得之数十日"，并非病史只"数十日"，而是病程日久，近"数十日"又复加重。"医吐下之"，为失治、误治，故"不愈"。此为虚实夹杂的支饮重证，治用木防己汤。方中防己、桂枝通阳利水；石膏清郁热；人参扶正补虚，全方虚实兼顾。尤在泾解释方义说："木防己、桂枝一苦一辛，并能行水气而散结气；而痞坚之处，必有伏阳，吐下之余，定无完气，书不尽言，而意可会也，故又以石膏治热，人参益虚，于法可谓密矣。"（《心典》）服药之后，痞坚虚软，这是水去气行，结聚已散的表现，故曰"虚者即愈"；若数日之后，仍为心下痞闷坚实，是水停气阻，病情又复加重，且病机有了变化，故于原方中去石膏之辛凉，加茯苓以利小便，芒硝以通大便，使饮邪从二便而去，故方后曰"微利则愈"。

按：中西医结合分析，本文所述可能是多种心脏病导致心力衰竭的表现。"心下痞坚"为心衰所致的瘀血性肝硬化肝肿大。笔者曾治疗一例50多岁的风心病心衰患者，其临床表现即如原文所述，用木防己汤治疗而获效，但易复发。

【方歌】

木防己汤参桂膏，补虚通阳饮自消，

心下痞坚上喘满，愈而复发微利好。

【验案精选】

1. **痰饮** 刘某某，年近古稀，酷嗜酒，体肥胖，精神奕奕，以为期颐之寿可至。讵意其长子在1946年秋因经商折阅，忧郁以死，家境日转恶化，胸襟以而不舒，发生咳嗽，每晨须吐痰数口，膈上始宽，但仍嗜酒，借资排遣。昨日饮于邻居，以酒过量而大吐，遂病胸膈痞痛，时吐涎沫。医用涤痰汤有时少安，旋又复作，渐至面色黧黑，喘满不宁，形体日瘠，神困饮少，犹能饮，因循数月，始觉不支……按其心下似痛非痛，随有痰涎吐出；再从其脉沉弦与胸胀痛而论，实为痰饮弥漫于胸胃之间而作痛。又从病理分析，其人嗜酒则湿多；湿停于胃而不化，水冲于肺则发喘；阴不降则阳不升，水势泛溢则面黧黑；湿因久郁而化热，津不输布故口渴。总而言之，乃脾湿不运，上郁于肺所致。若言治理，如用小陷胸汤清热化痰，则鲜健脾利水之功；如用苓桂术甘汤温阳燥湿，则乏清热之力；欲求其化痰利水清热诸作用俱备，莫若《金匮》之木防己汤。方中防己转运胸中之水以下行，喘满可平；湿久热郁，则有石膏以清之；又恐胃气之伤，阳气之弱，故配人参益气，桂枝温阳，以补救石膏、防己之偏寒而助成其用，乃一攻补兼施之良法，极切合于本证者。方是：防己、党参各四钱，石膏六钱，桂枝二钱。另加茯苓五钱增强燥脾利水功能而大其效。三剂喘平，夜能成寐，舌现和润，胸膈略舒，痰吐亦少，尚不思食。复于前方中去石膏，增佛手、砂仁、内金调气开胃。

又四剂各证递减，食亦知味，精神转佳，惟胸膈间略有不适而已。吾以事不能久留，书给《外台》茯苓饮调理而归。（《治验回忆录》第22页）

2. **臌胀（风心病、心力衰竭、心源性肝硬化）** 耿某某，女，38岁。气短心悸数十年，喘咳气短不能平卧，全身浮肿，腹大如鼓2年，某医院诊为“风湿性心脏病、心力衰竭、心源性肝硬化”。住院治疗1年多，虽然气短、心悸好转，但腹胀、浮肿、紫绀不减，后请某医以真武汤、实脾饮等加味治之，诸症非但不减，反见口渴加重。审其全身浮肿，腹胀如鼓，有青筋暴露，面颊、口唇、手足均紫暗而冷，呼吸困难，不能平卧，舌质紫暗，舌苔黄厚而干，脉虚大紧数而促或间结涩。综合脉证，诊为水饮阻滞，心阳亏损，瘀血凝结，肺胃郁热之证。方拟木防己汤加味以化饮散结，活血清热。处方：防己10g，桂枝10g，苍术12g，生石膏15g，茯苓10g，杏仁10g，川牛膝12g，人参10g。服药4剂，腹胀，浮肿，气短均改善，食纳增加，继服30剂，腹水消失，浮肿，紫绀，气短等症亦大减，乃按上方继服1月，诸症大部分消失。（朱进忠.《山西中医》1989，4：24）

按： 据报道：用木防己汤加味治疗风心病心衰16例。低盐饮食，减少活动量，在确保安全条件下，停用洋地黄类药及利尿药，总有效率为93.75%。（于志强，等.《天津中医》1989，5：17）

另据报道：用木防己汤为主方，辅以少量西药及对症处理，治疗老年重症肺心病26例，并与同期住院，病情大致相同而单用西药治疗的24例作对比，结果是中药组治疗效果较好。（仇增勇，等.《河南中医》1992，5：17）

【原文】 心下有支饮，其人苦冒眩[1]，泽泻汤主之。（25）

泽泻汤方：泽泻五两，白术二两。上二味，以水二升，煮取一升，分温再服。

【注脚】

〔1〕苦冒（mào帽）眩：此为被动句，即病人被冒眩所苦。冒，指头晕而不清爽；眩，指目眩而眼花瞭乱。《素问·玉机真脏论》：“忽忽眩冒而巅疾。”王冰注：“眩，谓目眩，视如转也；冒，谓冒闷也。”

【提要】 论支饮冒眩证治。

【简释】 支饮者，如水之有派，木之有枝，若邻于心下，则名曰“心下有支饮”。饮停心下，导致脾失健运，清阳不升，故其人苦冒眩。《类聚方广义》形象地解释说：“支饮冒眩证，其剧者昏昏摇摇，如居暗室，如坐舟中，如步雾里，如升空中，居室床褥如回转行走，虽瞑目敛神，复然，是非此方则不治。”治以泽泻汤，重用泽泻利水消饮，少用白术健脾制水。高学山说：“泽泻利水而决之于沟渠，白术培土而防之于堤岸，则水饮下注，而浮鼓之气自平矣。”（《高注金匮要略》）古有泽泻“利水不伤阴”之说，实乃“令邪水去，则真阴得养”。（《药品化义》）

按： 本条所述支饮冒眩证与西医学所述的“内耳眩晕病”（亦称梅尼埃综合征）相似，辨证运用泽泻汤治之有良效。

【验案精选】

1. **眩晕（内耳眩晕病？）**

（1）管，右（按：“右”指女性，而“左”指男性）。咳吐涎沫，业经多年，时眩冒，冒则呕吐，大便燥，小溲少，咳则胸满，此为支饮，宜泽泻汤。泽泻一两三钱，生白术六钱。（《经方实验录》第56页）

原按： 本案病者管妇年三十余，其夫在上海大场莳花为业。妇素有痰饮病，自少已然。每届冬令必发，剧时头眩，不能平卧。师与本汤，妇服之一剂，既觉小溲畅行，而咳嗽大平。续服五剂，其冬竟得安度。明年冬，天转寒，病又发。师仍与本方，泽泻加至二两，白术加至一两，又加苍术以助之，病愈。至其年冬又发。宿疾之难除根，有如是者！

（2）乙酉五月初十日，陈，51岁。人尚未老，阳痿多年。眩冒昏迷，胸中如伤油腻状，饮水多则胃不快，此伏饮眩冒症也。先与白术泽泻汤逐其饮，再议缓治湿热之阳痿。岂有六脉俱弦细，而恣用熟地久服六味之理哉！冬於术二两，泽泻二两。煮三杯，分三次服。

十三日，已效而未尽除，再服原方十数帖而愈。（《吴鞠通医案》第151页）

按： 吴氏所谓“伏饮”，即饮邪潜伏于心下而致“眩冒昏迷”。

白术以浙江於潜所产的品质最佳，特称为“於术”。采集时节为霜降至立冬采挖，故称之为“冬於术”。

（3）朱某，男，50岁。患病已2年，百般治疗无效。其所患之病，为头目冒眩，终日昏昏沉沉，如在云雾之中，且两眼难睁，两手发颤，不能握笔写字，颇以为苦，切其脉弦软，视其舌肥大异常，苔呈白滑，而根部略腻。方用泽泻24g，白术12g。水煎温服。或问，此证为何不用苓桂术甘汤温药以化饮？盖泽泻汤乃单刀直入之法，务使饮去而阳气自达。若苓桂术甘汤，则嫌其甘缓而恋湿，对舌体硕大，苔又白腻，则又实非所宜，此故仲景之所不取。若服泽泻汤后，水湿之邪已减，而苓桂术甘之法，犹未可全废，而亦意在言外矣。患者服药后的情况，颇耐人寻味。服第一煎后，因未见任何反应，乃对其家属曰：此方仅两味药，吾早已虑其无效，今果然矣。孰料第二煎后，覆杯未久，顿觉周身与前胸后背漐漐汗出，以手拭汗而黏，此时身体变爽，如释重负，头清目亮，冒眩立减。又服两剂，继续出些小汗，其病从此而告愈。或问：服泽泻汤后，为何汗出，殊令费解。答曰：此证为水湿之邪郁遏阳气而不得伸，今用泽泻量大而力专，利水行饮为捷。叶香岩说："通阳不在温，而在利小便"，今小便一利，使水湿邪气有路可出，而三焦阳气同时得通，故能表里和畅，汗出而病解。（刘渡舟.《江苏中医》1991，4：58）

按：此案诊治经过及案语，颇能启发思路，示人以法。

据报道：用泽泻汤重剂（泽泻、白术各60g）治疗内耳眩晕病92例，总有效率91.3%。（彭礅《陕西中医》1989；12：534）

（4）刘某某，男，49岁。眩晕反复发作已20年，西医诊为"梅尼埃综合征"。近半月来病情较重，求治于中医。言其头晕目眩，耳鸣，恶心呕吐，自觉房屋旋转，坐立不安，不敢移动体位，动则晕甚，伴胸闷食少，倦怠乏力，面色萎黄浮肿，舌体微胖，脉稍迟。证属脾湿不运，清阳受阻。拟健脾渗湿法。泽泻汤加味，处方：泽泻15g，白术15g，茯苓皮15g。5剂，水煎服。二诊：诸症好转，减茯苓皮为9g，再进5剂。三诊：眩晕大减，呕恶已止，惟脾虚之象不能速愈。再拟泽泻汤，"精兵再进，以防掣肘"，处方：泽泻12g，白术18g，嘱其返里，续服30~40剂，以巩固疗效。3年来，眩晕已无再发，体强食增。（赵清理.《河南中医》1982，2：25）

（5）董某某，男，47岁。患眩晕病反复发作4年多。发作时感觉周围物景出现绕身旋转，闭目卧床，如坐舟中，不敢活动，动则眩晕、呕恶加重，两耳响如蝉鸣。至今右耳失聪，曾多次到县、市、省医院就诊，均诊断为"内耳眩晕病"。服药三五天后病除，惟耳鸣不除。稍有繁忙又复发作，近日又复发如前，察其舌苔腻，切其脉滑，证属饮邪犯胃，上乘清阳。治宜健脾利湿，降逆止呕。方用泽泻汤合小半夏加茯苓汤：泽泻50g，白术30g，半夏12g，生姜30g，茯苓30g。水煎服，服药8剂后，眩晕，呕吐等诸症悉除，惟右耳仍鸣且聋。鉴于既往病情反复，即将原方3剂研为细末，每次9g，早晚用生姜水冲服，以巩固疗效。半月后患者来告知，右侧耳鸣消失，听力恢复正常，至今未再复发。（吕学泰.《山东中医杂志》1989，4：47）

按：上述两案均用泽泻汤加味。刘案脾虚明显，所以重用白术，并巩固疗效；董案耳鸣耳聋不除，便将汤剂改为散剂继续治疗。如此变通，皆为活学善用仲景方法，读者亦应如此。

（6）曹乃勤，62岁，乡镇局驻站人员。1987年10月17日急诊。患者于昨晚1时许，睡梦中突然剧烈心跳惊醒。随觉脐下有气上攻，呕吐痰涎不止，头痛，眩晕，不能自持，觉整座房屋如走马灯相似，旋转不停，心中恐惧，闭目宁神亦无济于事。约10余分钟后稍好，移时又发作如前。天亮后请西医检查，心脏、血压正常，诊为"梅尼埃综合征"。询知患者一生嗜酒如命，痰湿内蕴。近来郁怒伤肝，致痰随气升，犯胃则呕，凌心则悸，上冲清窍则眩迷。且患者高年，肾亏于下，冲脉不守，冲气夹痰饮上攻，故见上症。诊脉沉滑，舌胖苔腻。考痰饮之为病，其本在肾。肾虚则命火衰，脾胃失其温煦，则饮食不化精微，化为痰涎。饮属阴邪，子时阳气大虚，阴气独盛，故病作。《金匮》治饮有三方："心下有支饮，其人苦冒眩，泽泻汤主之。""卒呕吐，心下痞，膈间有水，眩悸者，小半夏加茯苓汤主之。""干呕，吐涎沫，头痛者，吴茱萸汤主之。"本例病人，三证悉具，当三方合用。更加紫石英、生龙牡、活磁石温肾镇冲，协调上下。处方：泽泻90g，白术36g，野党参、吴茱萸各30g（开水冲洗7次），炙草15g，生半夏、茯苓、紫石英、生龙牡、活磁石各30g，鲜生姜30g，姜汁20ml，大枣20枚。浓煎，缓缓呷饮，呕止后每次200ml，3小时1次，日夜连服2剂。10月18日再诊，已能下床活动，腻苔退净，惟觉腰困如折，予原方去吴茱萸（性燥烈，为开冰解冻圣剂，只可暂用）加肾四味（枸杞子、菟丝子、补骨脂、仙灵脾），滋养肝肾，又服3剂而愈，追访2年未犯。（《李可老中医急危重症疑难病经验专辑》第272页）

原按：梅尼埃综合征，一般认为起因于自主神经功能失调，导致迷路痉挛，继而使内淋巴液产生过多，吸收障碍，致迷路水肿，内淋巴压力增高，内耳末梢器缺氧、变性而成本病。病理、病机虽了如指掌，但无有效疗法。本病相当于中医学之“眩晕”。其病因、病机，古人有“无虚不作眩，无痰不作眩，无火不作眩”之论述。根本之点，在一“虚”字。由虚生痰，为本病之主因。或肾阳虚，火不生土，脾失健运，痰湿内生；或肾阴虚，五志过极化火，津液熬炼成痰。痰既成则随气升降，无处不到。入于经络则疼痛、麻木、瘫痪、结核；入于肌腠则凝滞成痈；犯肺为咳、为喘；凌心则悸；犯胃则呕；冲于上则为眩晕；入于脑络则为痰厥、癫痫、痴呆、昏迷；流于下则为痿痹、鹤膝、骨疽。总之，痰生百病，怪病多痰。中医之“痰饮”，包罗甚广。凡人体上下内外各部，头脑五官，脏腑肢节，一切由整体失调，导致之局部病理渗出物、赘生物，皆可从痰饮论治。内耳迷路痉挛、积水，自也包括在内。《金匮》关于痰饮病人的病因、病机、症状的描述，与现代内耳眩晕病，可说十分契合。篇中三方，实为本病之特效疗法。泽泻汤之泽泻利水排饮，使水饮从小便而去；白术补中燥湿，以杜生痰之源，使痰饮不再复聚。小半夏加茯苓汤降逆止呕，利水化饮。吴茱萸汤暖肝和胃，降逆补虚，温化寒饮。三方合用，使浊阴下泄，清阳上升。吴茱萸更擅解一切痉挛，患者迷路之痉挛解，积水去，耳窍复清虚之常，其症自愈。余治此症，约200多例，用此方者约占2/3。若久病五脏受损过甚，则又当随证辨治，不可执一。

按：以上治验，“三方合用……日夜连服2剂”，药味较多，剂量较重，疗效堪称显著。若病机复杂，泽泻汤单捷小剂疗效不佳者，可考虑此案方法。

2. **小儿眩晕症**　张某，女，13岁。患者近2年来，每隔10天或半月便易发生眩晕，甚则恶心呕吐，经中西医治疗可缓解，但因反复发作，曾做多种检查，未发现器质性病变。近日又发作，不能上学，故来就诊。察其身体较消瘦，舌脉如常。据主症为“其人苦冒眩”，故治用泽泻汤。处方：泽泻15g，白术6g。3剂，日1剂，水煎分3次温服。1年后因怀疑患“病毒性心肌炎”来诊治，方知服泽泻汤3剂后，至今未再发生眩晕。（吕志杰验案）

3. **喜唾症**　燕某某，女，10岁。喜唾1年，余无所苦，舌脉如常。询之，曰：不吐则唾液增多，须臾清唾盈口，视之实乃清水。《内经》曰“肾为唾”，此水饮上泛所致。泽泻60g，焦白术20g。共研细末，开水冲服，每次10g，日服2次。一料药尽，吐唾减少，但觉口干，恐有渗湿太过之嫌，减量续服，两料药尽，喜唾竟止。（魏以伦.《江苏中医》1984，4:8）

4. **解颅（脑出血术后脑积水）**　王某某，男，30岁。于2月前突然出现剧烈头痛2天，乃送某医院急诊室观察，2天后出现昏迷，收入住院，诊为“脑出血”，立即开颅手术，自右颞顶部开颅，取出血凝块10cm×10cm×5cm。术后2日病人清醒；左上下肢瘫痪，但谈话尚清楚，大小便正常，口眼不歪，过10余日后，右颞顶手术部位膨胀，日渐增大，后增至碗口大，头眼发胀日甚，曾放出脑脊液500ml左右，包块消失，头眼发胀暂时好转。医师动员病人家属，欲给病人行手术放置塑料导管，将包块中之脑脊液引流至上腔静脉，由于家属不同意，乃出院来我院就诊。检查发现：右颞顶部有13cm×13cm×8cm半球形包块，质软，有波动感，包块根部边缘发硬。左上下肢肌力“0”级，头眼发胀，口苦咽干，纳呆，舌苔白腻，脉弦滑。诊断：①偏瘫。②解颅（术后脑积水）。辨证：颅部外伤，少阳胆经逆乱，三焦枢机不利，致水停颅内。治宜疏通三焦，健脾行水。予小柴胡汤合泽泻汤：柴胡24g，黄芩、半夏、甘草、生姜各9g，党参15g，大枣3枚，白术30g，泽泻75g。服6剂后，头皮包块消去大半，头眼发胀消失。又服9剂，水包消失，局部头皮平坦，上肢肌力Ⅰ级，下肢肌力Ⅱ级。随访观察6年，脑积水无复发，下肢已能行走，惟上肢活动尚欠灵活。（刘景祺.《新中医》1987，5:45）

5. **脓耳（化脓性中耳炎）**　蒋某某，男，17岁。双侧耳道流脓3年余，时好时发，感冒后加重，多方医治无效。现症：双侧耳道流出白色脓液，口淡，舌苔薄白，脉微弦。处方：白术50g，泽泻25g，柴胡10g。复诊：服药1剂后症状明显减轻。再服上方5剂而痊愈。随访2年未复发。（张大成.《成都中医学院学报》1988，1:19）

按：耳内流脓称“脓耳”，又有聤耳、耳疳、耳湿、底耳之称，与西医学所称“化脓性中耳炎”相类似。该病是耳科常见病，多损害听力，并可并发耳根毒等病。其病因有内外两种因素，涉及肝胆脾肾诸脏腑。本案以大剂泽泻汤健脾利水，为治病求本之法，亦“病在上，取之下（中）”之法。合用小柴胡汤者，用其清透少阳之邪，以少阳胆经支脉从耳后进入耳中也。

【临证指要】泽泻汤是治疗内耳眩晕病的特效专方，并可辨证治疗水饮上泛所致的其他病症。

【实验研究】泽泻与白术均有明显而持久的

利尿作用。本方具有减轻内耳淋巴水肿的作用。

【原文】 支饮胸满者，厚朴大黄汤主之。（26）

厚朴大黄汤方：厚朴一尺，大黄六两，枳实四枚。上三味，以水五升，煮取二升，分温再服。

【提要】 论支饮胸满的证治。

【简释】 支饮胸满者，由于饮停胸中，肺气壅实所致。若脏病及腑，累及大肠，可致腑气不通而腹满。治用厚朴大黄汤行气通腑。尤在泾："胸满疑作腹满。支饮多胸满，此何以独用下法？厚朴大黄与小承气同，设非腹中痛而闭者，未可以此轻试也。"（《心典》）

【大论心悟】

厚朴大黄汤病位辨

条文所述"胸满"，注家有两种看法：一是按原文"胸满"解释，如李彣、黄树曾等；一是认为"胸满"为"腹满"，如尤在泾、吴谦等。笔者倾向第一种见解。理由有三：①《本经》曰厚朴"主中风伤寒，头痛，寒热……"《别录》曰厚朴"温中益气，消痰下气……"《医学衷中参西录》说："厚朴……为温中下气之要药。为其性温味又兼辛（按：《本经》曰"味苦，温"），其力不但下行，又能上升外达……味之辛者，又能入肺以治外感咳逆；……叶香岩谓多用则破气，少用则通阳，诚为确当之论。"从以上论述可知，厚朴功能，既治中焦病，又治上焦病，故此条曰主治"支饮胸满者"可信。②前第7篇第8条曰："咳而脉浮者，厚朴麻黄汤主之。"这也充分说明，厚朴可治疗胸肺病变。③厚朴为气分药，主治气分病，而气行则血行，气行水亦行，故《药性论》曰厚朴能"除痰饮，去结水，破宿血"。此外，关于此方"厚朴一尺"之剂量问题，一可参考"厚朴三物汤"用八两；二可参考"厚朴麻黄汤"用五两，但不可参考"小承气汤"之厚朴用二两。因为，方制君臣，"三方"皆以厚朴为君药，故剂量要大；小承气用之为臣药，故剂量要小。此一定之理，诸方皆然。

【原文】 支饮不得息[1]，葶苈大枣泻肺汤主之。方见肺痈中。（27）

【注脚】

〔1〕支饮不得息：谓呼吸困难。陈念祖曰："肺主气，为出入之路，支饮不得息者，乃饮邪壅肺，填塞气路。"

【提要】 论痰饮阻于胸肺的证治。

【简释】 徐彬说："此支饮偏溢于肺也。"（《编注》）支饮痰涎壅塞胸肺，肺气不利，故胸满喘咳，呼吸困难等。治用葶苈大枣泻肺汤，方以葶苈子为主，取其辛苦而寒，泻肺气之闭以逐痰饮；用大枣甘补为佐，缓葶苈之峻而护正。

【验案精选】

1. **喘证（肺心病、心力衰竭）** 朱某，男，55岁。患喘咳病已20余年，每值秋冬受凉或劳累后复发。近1个多月来加重，咳吐黄痰，尔后双下肢出现浮肿，渐延及全身，尿少，胸闷。现症：气喘，不能平卧，口唇紫绀，全身肿胀，两足胫尤甚，上腹部可扪及肿大的肝脏，舌暗红苔黄腻，脉细数。证属水饮瘀血阻于胸膈，以致肺气不利。拟葶苈大枣泻肺汤。处方：葶苈子15g，大枣10枚。水煎，日1剂，2次分服。翌晨，喘息减轻，精神略有好转。上方葶苈子增至30g，续服2剂，喘减大半，能平卧，眼睑浮肿消退，足胫仍肿。上方配合五苓散、真武汤调理半月，浮肿全消，喘息已止。（王端岳.《四川中医》1991，7:23）

按： 有报道（《中医杂志》1961，4:27）用葶苈子治疗慢性肺源性心脏病并发心力衰竭10例，效果良好。治疗方法：北葶苈子末3~6g，每日分3次食后服，并配合一般处理和抗生素以控制感染。结果：10例患者多在服药至第4日开始尿量增加，浮肿渐退；心力衰竭到2~3周时显著减轻或消失。服药过程中未发现任何不良反应。

2. **哮喘** 稚龄形瘦色黄，痰多食少，昼日微咳，夜寐则喉中奚吼有声。病已半载，而性畏服药。此脾虚而湿热蒸痰，以阻于肺也。商用药枣法。人参三钱，苍术土炒一钱五分，茯苓三钱，川朴姜汁炒一钱，榧子三钱，炙草一钱，陈皮盐水炒一钱，川贝三钱，宋制半夏三钱，冬术三钱。上药各研末，和一处，再研听用。好大枣一百枚，去核，将上药末纳入枣中，以线扎好，每枣一枚大约纳入药末二分为准。再用甜葶苈一两，河水两大碗，同枣煮，俟枣软熟，不可大烂，将枣取出晒干。每饥时将枣细嚼咽下一枚，一日可用五六枚。余下枣汤去葶苈，再煎浓至一茶杯，分三次先温服，俟枣干然后食枣。

原注： 此平胃、六君汤加川贝、榧子，制法极好，

以治脾虚湿热，蒸痰阻肺，喉中痰多者极妙。此法从葛可久白凤膏化出，颇有巧思。此病服之遂愈。

诒按：灵心巧想，可法可师。

邓评：榧子之用，莫非疑有虫积。此亦变峻为缓之法，于小儿尤属相宜。（《增评柳选四家医案·王旭高医案》第205页）

按：此案乃葶苈大枣泻肺汤加味之巧治法也。方用平胃散、六君子汤补脾虚化痰湿以治"生痰之源"，葶苈子泻肺以治"贮痰之器"，妙在"用药枣法"缓以图之，不仅宜于少儿服食，成人亦可取法。

【原文】 呕家本渴，渴者为欲解，今反不渴，心下有支饮故也，小半夏汤主之。《千金》云小半夏加茯苓汤。（28）

小半夏汤方：半夏一升，生姜半斤。上二味，以水七升，煮取一升半，分温再服。

【提要】 论支饮呕吐的证治。

【简释】 饮停心下，上逆而呕，呕吐伤及津液，故呕家本渴；饮随呕去，故曰"渴者为欲解"。有的患者呕吐后反不渴者，以"心下有支饮故也"，即呕吐虽可排出部分水饮，而支饮并未尽除，故不渴，小半夏汤主之。对于支饮呕吐，本方既能化饮以治本，又能止呕以治标，且生姜能解半夏之毒，古人制方至精至妙如此。

按：小半夏汤为"呕家圣剂"。本方在《金匮》中有3篇论及，本条之外，《黄疸病》篇曰："黄疸病……哕者，小半夏汤主之。"《呕吐哕下利病》篇曰："诸呕吐，谷不得下者，小半夏汤主之。"小半夏汤为止呕祖方，古代许多方书，凡治呕吐，多以小半夏汤为主方，以半夏、生姜为止呕之要药。诸病呕哕，均可以小半夏汤治标，或结合辨证，标本兼治。

【验案精选】

1. **胃咳、呕吐** 王，27岁。脉沉，短气，咳甚，呕吐饮食，便溏泄，乃寒湿郁痹渍阳明胃，营卫不和，胸痹如闷，无非阳不旋运，夜阴用事，浊泛呕吐矣。庸医治痰顺气，治肺论咳，不思《内经》胃咳之状，咳逆而呕耶？小半夏汤加姜汁。（《临证指南医案·咳嗽》）

按：《素问·咳论》："帝曰：六腑之咳奈何？安所受病？岐伯曰：五脏之久咳，乃移于六腑。脾咳不已，则胃受之，胃咳之状，咳而呕……"上述叶氏医案所述脉症，乃脾虚失其健运，土不生金，肺失宣肃而上逆则咳；胃气不降而上逆则呕。如此"咳而呕"之状，以小半夏汤加姜汁，治其标也。

2. **呕吐（胃次全切除术后呕吐）** 陈某某，男，52岁。因慢性胃窦炎伴息肉样变，行胃次全切除术，术后第6天发生胆汁性呕吐，持续70多天不能进食，全靠输液维持，每次呕吐大量苦水（胆汁），行二次手术（松解粘连），但呕吐未能缓解。予中药旋覆代赭汤、泻心汤、左金丸方加减治疗无效。改用小半夏汤加人参。处方：生半夏9g，生姜9g，别直参9g（另煎）。浓煎40ml，分2次服。服1剂后，苦水明显减少；连服5剂，未再呕吐，并能进食。（张剑秋.《上海中医药杂志》1979，4：24）

按：上述验案，虽未述舌脉，据年龄及病情，必正气不足，胃气上逆而呕。处方扶正止呕，标本兼顾，故立见功效。

3. **眩晕、呕吐（内耳眩晕病）** 王某，女，53岁，退休工人，1963年5月10日。眩晕3天，呕吐频繁，呕吐物俱是清水涎沫，量多盈盆，合目卧床，稍转动便感觉天旋地转。自述每年要发数次，每次发作长达月余，痛苦不堪。西医诊断为"内耳眩晕病"。患者形体肥胖，苔白而腻，脉沉软滑。此水饮停胃，浊邪僭上，清空不清。法当和胃化饮。处方：制半夏12g，生姜10g。2剂。5月13日复诊：眩晕、呕吐均止。原方加茯苓12g，续服2剂。并予丸方（二陈汤加白术、姜汁泛丸）常服，以求巩固。追访2年未发作。（陈嘉栋，等.《中医杂志》1980，7：16）

【原文】 腹满，口舌干燥，此肠间有水气，已椒苈黄丸主之。（29）

防已椒目葶苈大黄丸方：防已、椒目、葶苈（熬）、大黄各一两。上四味，末之，蜜丸如梧子大，先食饮〔1〕服一丸，日三服（按：疑"三服"下，似脱"不知"二字。由于疗效不显，始"稍增"也），稍增，口中有津液。渴者加芒硝半两。

【注脚】

〔1〕先食饮：指饭前服药，如此则药力能尽快到达"肠间"之病所。

【提要】 论痰饮水走肠间的证治。

【简释】 首条曰"水走肠间，沥沥有声，谓之痰饮"；此条说"肠间有水气"，亦痰饮也。水走肠间，饮阻气滞，故腹部胀满；水气内停，阻碍阴津之上承，故口舌干燥。治用已椒苈黄丸，方中防已、椒目辛宣苦泄，导水从小便而出；葶苈、大黄攻坚决壅，逐水从大便而去。四药合用，前后分消水饮，导邪下行，则腹满，口舌干燥自愈。若脾气转输，津液自生，故方后云“口中有津液”，这是饮去病解之征。口舌干燥更甚而口渴者，则为饮阻气结更甚，故加芒硝辅助大黄以通腑泄饮。

【验案精选】

1. **水臌** 朱某，男，25岁。春间患风寒咳嗽，寝至全身浮肿。医用“开鬼门”法，浮肿全消，但咳嗽仍紧，腹感胀满，又用六君子汤加姜、辛、味，温肺健脾，咳得减而腹更胀大，行动则气促。易医亦认为虚，疏实脾饮，服后胀不减，胸亦甚觉痞满，经治十余日无效，迁延半年，腹大如鼓。吾夏月治其邻人某之病，因来就诊。按脉沉实，面目浮肿，口舌干燥，却不渴，腹大如瓮，有时胀满延及膻中，小便黄短，大便燥结，数日一行，起居饮食尚好，殊无羸状。如果属虚，服前药当效，而反增剧者，其为实也明矣。审病起原风寒，太阳表邪未尽，水气留滞，不能由肺外散，反而逐渐深入中焦，与太阴之湿合而为一，并走肠间，辘辘有声，而三焦决渎无权，不从膀胱气化而出，积蓄胃肠而成水臌。当趁其体质未虚，乘时而攻去之。依《金匮》法，处方：己椒苈黄丸（改汤），此以防己、椒目行水，葶苈泻肺，大黄清肠胃积热，可收快利之效。药后水泻数次，腹胀得减。再2剂，下利尤甚，腹又逐消，小便尚不长，用扶脾利水滋阴之法，改用茯苓导水汤配吞六味地黄丸，旬日而瘥。（《治验回忆录》第36页）

2. **肠间留饮（肠功能紊乱）** 薛某，女，41岁。1978年6月初诊。患者于1968年盛夏劳动后，一次吃数支冰棍，随后出现胃脘疼痛。继而腹部胀大，身体消瘦，不能坚持正常工作。先后两次以“肠功能紊乱”收住院治疗，服疏肝健脾方药数百剂，效果不显。延余诊治，症见：腹大如臌，腹胀，口渴而不欲饮，每日进食200g左右，食后肠鸣，沥沥有声。大便每日2~3次，呈细条状，难以解出。半年月经一次，量少色淡。舌质淡苔白滑，两脉弦缓。此乃饮邪内结，中阳被遏，饮留肠间，拟己椒苈黄汤，用其苦辛宣降，前后分消。处方：防己、椒目各10g，葶苈子9g，大黄6g。服3剂后，矢气频频，大便通畅而量多，腹胀稍减轻。守原方再进3剂，腹胀大减，未闻腹鸣，饮食渐增，口渴欲饮，病有向愈之势。停药注意饮食，调理月余，病渐愈。（孙德华.《辽宁中医杂志》1987，2∶34）

3. **咳嗽、喘息、心悸、水肿（肺心病、心力衰竭）** 马某某，男，50岁。患肺源性心脏病10余年。长年咳喘，心悸，入冬后加重，曾因三度心衰而住院。诊见面色青黑，周身浮肿，腹满而喘，心悸，不能平卧，四肢厥冷，二便不利，舌紫，苔薄黄，脉细促。处方：防己、炮附子各15g，椒目、葶苈子、大黄各5g，干姜、红参各10g，茯苓30g。浓煎频服。服3剂后，排出脓样黏秽粪便，小便通利，下肢转温，心悸喘促减轻。服10剂后肿消，服24剂后能作轻微体力劳动。追访1年，未见复发。（唐祖宣.《湖北中医杂志》1984，2∶18）

4. **咳嗽、喘息、心悸、昏迷（肺性脑病）** 马某，男，44岁。肺心病史10余年，近半年来咳逆喘促，时呈昏迷状态。诊见阵发性神志模糊，面色青黑，呼吸喘促，喉中痰鸣，心悸，四肢厥冷，二便闭结，舌质紫苔黄腻，脉细数，动而中止。用己椒苈黄丸改汤，并加炙甘草、茯苓、党参、炮附子、干姜。服1剂后，排出黑色脓液样粪小半盅，神志略清。继服1周后，神清，咳喘减轻。（唐祖宣.《湖北中医杂志》1984，2∶18）

按：以上唐氏治例两则，都是肺病及心之重病，属本虚标实，虚实夹杂证。处方以己椒苈黄丸（汤）治标泻实，加入助阳固本药，方证相对，转危为安，足见中医药治急症之疗效。

5. **经闭** 付某某，35岁。因患经闭，延医数人，有按瘀血论治者，有从血亏论治者，有从气血双虚而治者，医治年余，经未行而身体日衰。患者素体健壮，曾因怒气而逐渐食少，形瘦腹大，经闭，腹内辘辘有声，对坐即能听到。自言腹满甚，口干舌燥，舌淡苔薄白，双手脉均沉细而弦。脉症合参，证属痰饮阻经。给予己椒苈黄丸方：防己10g，川椒目15g，炒葶苈子10g，大黄10g（后入）。水煎服2剂。服药后当晚泻下痰水一瓷脸盆余，泻后感乏力，腹中舒适，有饥饿感，脉弦减缓。余曰：药已中病，隔日再服1剂。二诊：患者2次泻下后（第2次泻下痰水为前次的一半）身感舒适，饮食增加。宗“衰其大半而止”之旨，嘱停药后以饮食调养。月后随访，经血已通，康复如前。（刘露祥.《山东中医学院学报》

1980，1∶54）

【临证指要】已椒苈黄丸（汤）主治水热壅实所致的五脏六腑之多种危急重症及疑难杂病。本方为泄实之剂，可结合辨证虚实兼顾。

【实验研究】已椒苈黄丸有兴奋肠管与利尿作用。

【原文】卒呕吐〔1〕，心下痞〔2〕，膈间有水〔3〕，眩悸〔4〕（按：《圣济总录》卷五十四《三焦门》"眩悸"作"目眩悸动"）者，小半夏加茯苓汤主之。（30）

小半夏加茯苓汤方：半夏一升，生姜半斤，茯苓三两（一法四两）。上三味，以水七升，煮取一升五合，分温再服。

【注脚】

〔1〕卒呕吐：骤然而呕吐。"卒"同"猝"。《广韵·十一没》："猝，仓猝暴疾也。"

〔2〕心下痞：胃脘部痞闷不舒。

〔3〕膈间有水：本句为自注病机语。示人勿以为是泻心汤证之心下痞。

〔4〕眩悸：即目眩心悸。《释名·释疾病》："眩，悬也，目视动乱，如悬物摇摇然不定也。"

【提要】论停饮呕吐眩悸的证治。

【简释】饮停于胃，胃气上逆，故突然发作呕吐；水饮停积，故心下痞满；清阳不升，则头目昏眩；水气凌心，则心悸。凡此诸症，皆属膈间有水之故。本条与第28条之证类似，皆以半夏、生姜止呕降逆。因眩悸，故加茯苓健脾利水宁心。另外，这里说的膈间有水，其实是水停于胃，亦即第28条所谓的"心下有支饮"。

【大论心悟】

巧用小半夏加茯苓汤治恶阻及诸病呕逆

妊娠恶阻及诸病呕逆，处方虽对证，而饮入则吐者，如何？古人有巧法，如《医事小言》说："治恶阻不能受药者，可用小半夏加茯苓汤，若仍不受可用伏龙肝一两，置器中，用水二盏搅之，后静置使澄，取一盏，用此水煎服小半夏加茯苓汤，无不受者，不但治恶阻呕吐，用于诸病呕逆，诸医所束手者，皆得奇验。"

现代人报道，以小半夏加茯苓汤治疗妊娠呕吐66例。处方：姜制半夏20g，生姜15g，茯苓20g。主治痰湿阻滞所致者，总有效率为92.4%。有效病例为服药5~10剂。（陈慧珍.《广西中医药》1992，2∶16）

重用茯苓治心悸

据报道，以生脉散加味重用茯苓（60~70g）治疗心悸14例，收到较好疗效。（刘仁.《福建中医药》1985，1∶38）笔者在一次学术会上听专家讲述：重用茯苓60~120g治心悸（心衰）取得疗效。

关于重用茯苓治心悸，《医学衷中参西录·茯苓·茯神解附录》载"治吴氏之心悸不寐，热渴汗多，百药不效，独用茯苓四五两，一剂而愈。"并"治李氏之怔忡眩晕，昏愦吐涎亦独用茯苓数两而愈。"茯苓健脾利水宁心，具有标本兼治作用，但其味淡性平，故非重用不足以建功。

【验案精选】

1. 呕吐（神经性呕吐）

（1）刘某，女，42岁，1982年1月10日初诊，头眩心悸，咽部不适，不时呕吐清水与食物，每天少则3~5次，多则10余次，已历半年，近半月来加剧，以致精神恍惚，疲惫不堪，西医诊断为"神经性呕吐"，给服中西药，只能取效一时。刻诊：头眩心悸，咽中不适，恶心，心下痞，因惧吐，不敢进食，有时只服葡萄糖水，服后2小时又吐，无力，舌淡苔白腻，脉虚弱，小半夏加茯苓汤加味。半夏10g，生姜10g，茯苓12g，灶心土250g（煎汤代水）。服药1剂未吐，又原方服2剂后已能进食，2天内只吐1次，且量不多，上方加党参12g，服3剂后未吐，随访半年未复发。（武秀金.《中医杂志》1982，12∶16）

（2）朱左，停饮凝痰，聚于胃腑，胃腑之气，升多降少，五七日辄呕黏痰涎水，二便不利，脉象沉弦。夫痰之与津，本属同类，清气化，则津随气布而上供；清气不化，则液滞成痰而中阻。气之化与不化，悉视脾阳之转运如何，所以《金匮》有饮家"当以温药和之"之例也。然刚燥之药，多服劫阴；攻逐之剂，正虚难任，惟有分其清浊，使清津上升，浊液下降，虽难霍愈，或可减轻耳。制半夏二钱，云茯苓八钱，老生姜一钱，来复丹一钱，药汁送下。（《张聿青医案》）

2. **眩晕、呕吐、心悸** 张某某，女性，29岁。因外出乘车而出现头晕目眩，恶心呕吐，心悸等症，经服药治疗，疗效不显，诊其脉沉弦，苔白，患者要求服中药治疗。此为水饮所作，用小半夏加茯苓汤加味：茯苓15g，半夏14g，生姜14g，白术10g，泽泻16g。水煎服2剂。几天后偶遇患者，述说服药1剂后诸症皆愈。（《张仲景药法研究》第433页）

按：此案处方实为小半夏加茯苓汤与泽泻汤合方。

3. **口吐清水** 江某某，年40余岁。经常口内清水外涌，遍医无效，独高某老医书小半夏加茯苓汤与服，服下即愈。后每年必复发一二次，辄自购此方服之，其侄因其屡发屡治，屡治屡愈，遂劝其连服数剂，竟不复发。足证善用经方，其效如神。（《湖北中医医案选集·第一集》第88页）

按：“服下即愈”而复发，病根未除。“连服数剂，竟不复发”，病根已除也。

4. **胃痛** 格桑某某，女，30岁，牧民。患者饮食生冷诱发胃脘痛，且打嗝，吐清水痰涎，畏寒，痛时喜温喜按，腹胀，食欲减退，吞酸嗳气，口不渴喜热饮，舌苔白，脉微沉紧。此为过食生冷，寒居于中，阳气不振，寒邪犯胃所致。治宜温胃散寒，祛痰止痛，引水下行。处方以小半夏加茯苓汤：半夏40g（先煎半小时），茯苓30g，生姜30g。二诊：服药4剂后，诸症全部消失而愈。为巩固疗效，继服2剂，病情稳定，追访5年未复发。（王子德.《四川中医》1983，2：25）

按：生半夏有毒，本例重用半夏40g而不发生中毒者，其解毒之法为先煎，并与生姜同用。

5. **太阴证痰饮咳嗽（慢性支气管炎）** 李某，男，5岁。北京某所干部之子。初生不久，即患支气管炎。1~4岁时，曾先后在北京某某中医院住院治疗。因缠绵不愈，身体益弱，经常感冒发热，咳嗽反复加重。1978年7月来诊。患儿咳嗽已1年多，频频发作。痰清稀，睡时可闻痰鸣声。食纳不佳，面萎黄，体瘦。舌质偏淡苔白滑腻。触双手，肌肤微冷，此为手足太阴两脏同病，水饮久留不去，上干于肺，致常年痰咳不止。法宜温化水饮，降逆止咳，以小半夏加茯苓汤加味主之。处方：法夏10g，生姜10g，茯苓12g，紫菀6g，款冬花3g，甘草3g。服上方2剂，咳嗽减，痰鸣消，但仍吐清稀痰，上方损益再服。处方：法夏10g，干姜6g，茯苓12g，甘草6g。1979年5月24日追访，患儿家长说：经范老治愈，去冬今春再未复发。（《范中林六经辨证医案选》第60页）

原按：患儿面黄，体瘦，食少，肢冷，舌质偏淡，皆脾为湿困，失其健运，化源衰少之证。而咳痰稀薄，苔白滑厚腻，又为痰湿内蕴，上干于肺之象。加以卧则痰鸣，显系寒饮上泛喉间，呼吸之气激发使然。正如仲景所云：“水在肺，吐涎沫”，“水在脾，少气身重”。可见，此例病根，责之于手足太阴皆为水湿所困，并互相连累，致使痰饮咳嗽更加胶着难愈。本例痰饮，投以小半夏加茯苓汤，为振奋阳气，治病务求其本之意。

【临证指要】 小半夏汤为止呕的祖方。小半夏加茯苓汤不仅对痰饮呕吐疗效良好，并且对多种原因引起的呕吐都有止呕治标之功效。

【实验研究】 本方具有减慢小肠蠕动，抑制中枢兴奋等作用，从而起到预防与治疗呕吐的功用。此外，拆方药效研究结果显示：小半夏加茯苓汤原方煎剂的药效最好。

【原文】 假令瘦人[1]脐下有悸（按：“有”字为衍文，应据《脉经》卷八第十五、《千金》卷十八第六删），吐涎沫而癫眩[2]，此水也，五苓散主之。（31）

五苓散方：泽泻一两一分，猪苓三分（去皮），茯苓三分，白术三分，桂枝二分（去皮）。上五味，为末，白饮服方寸匕，日三服，多饮暖水，汗出愈。

【注脚】

〔1〕瘦人：即第2条所谓“其人素盛今瘦”之人。

〔2〕癫眩：有两种解释，一是认为，“癫”应作“颠”。《说文·页部》：“颠，顶也。”“顶，头上也。”“颠眩”，即头目眩晕。二是认为，“癫眩”应理解为癫痫病。

【提要】 论下焦水逆的证治。

【简释】 尤在泾：“瘦人不应有水，而脐下悸，则水动于下矣；吐涎沫，则水逆于中矣；甚则颠眩，则水且犯于上矣。形体虽瘦而病实为水，乃病机之变也。颠眩即头眩。苓、术、猪、泽甘淡渗泄，使肠间之水从小便出；用桂者，下焦水气，非阳不化也。曰多服暖水汗出者，盖欲使表里分消其水，非挟有表邪而欲两解之谓。”（《心典》）

【大论心悟】

五苓散证治概要

五苓散证在《伤寒论》第71~74、145、161、

246条等诸条以及《金匮要略》第13篇均有论及，本方主要为治疗蓄水证、水逆证而设。古今医家扩大了五苓散的应用范围，用于治疗内、妇、儿、五官等各科病证之水液代谢失常者。其失常可表现为全身性的肾炎水肿、局限性的视网膜水肿以及代谢紊乱所致的泄泻等。五苓散之所以能够治疗水液代谢失常所致的诸病，主要在于本方具有良好的利水作用。现代实验研究已证实，五苓散的利尿作用缓和而持久，并有整体调节作用，此为西药"呋塞米"等化学利尿剂所不及。其次，五苓散能振奋膀胱的收缩功能，即"通阳化气行水"作用，如此功效可以治疗太阳膀胱气化不行的"蓄水证"及"水逆"病变。

裴永清在"论五苓散的临床应用"一文中认为：五苓散以化气利水而建功，凡病小便不利，水饮内停，寒热之象不明显，可选用之。如水癫、水眩、水逆、水痞、水泄等症，上可至头，中可至胃，下可及于二便。充分体现了水饮为患，变动不居的特点。其临床辨证要点全然在于小便不利，舌滑脉弦，非寒非热，非虚非实，总以气化不利而水停为其宿病。(《伤寒论临床应用五十论》第81页)

【验案精选】

癫痫(前额骨瘤) 牛某某，女，43岁，廊坊人，1986年9月8日初诊。因病正在发作，其兄代诉病症如下：病人自左足四趾端开始抽搐，向上延及到左半身，直至头部，出现头痛项强，舌活动不利，并伴有左眼视力障碍。既往曾患有"胃下垂"和"梅尼埃综合征"2年，并住院治疗数次。经北京宣武医院、中日友好医院、天坛医院等检查发现"前额骨瘤"(检查报告其骨瘤如小拇指甲大1.2cm×1.5cm)，疑其为癫痫之因，建议手术治疗。患者忧恐手术，转治于中医。病人口中多唾，舌苔白滑，舌大有痕，脉弦急，小便少，诊为癫痫证，为水饮上冲所致，乃遵仲景所言："假令瘦人，脐下有悸，吐涎沫而癫眩，此水也，五苓散主之"，遂书方治之。茯苓30g，桂枝9g，白术9g，猪苓15g，泽泻30g。服上药3剂后小便通利，病基本不发作，病人自诉每次服药后半小时就觉到"药效"。连用原方6剂而愈。3年后其人领女儿来京诊治月经病，告之癫病未发。(《伤寒论临床应用五十论》第210页)

原按：癫痫病，多因痰、郁、瘀等病因所致，医家治验甚多，而责之水饮者，始自仲景之书，今日临床不可不省。笔者自临床以来，用此法治愈癫病数人，深信医圣之训，更明五苓散不单为太阳蓄水证而设。用五苓散治癫病，在辨证上着眼于舌苔水滑，小便少。在用药上重用泽泻，乃取《金匮要略》中"心下有支饮，其人苦冒眩，泽泻汤主之"之义，疗治上犯高巅之水邪。

按：五苓散治疗其他病症［验案精选］等项内容见《伤寒论》第71条。

〔附方〕

《外台》茯苓饮：治心胸中有停痰宿水，自吐出水后，心胸间虚，气满，不能食，消痰气，令能食。

茯苓、人参、白术各三两，枳实二两，橘皮二两半，生姜四两。上六味，水六升，煮取一升八合，分温三服，如人行八九里进之。

按：《外台》卷八痰饮不消及呕逆不食门，载有延年茯苓饮，主治及药味均与此方同，惟用量及个别文字有出入。方后细注云："仲景《伤寒论》同。"据此，可知此系仲景方。

【简释】 沈明宗说："脾虚不与胃行津液，水蓄为饮，贮于胸膈之间，满而上溢，故自吐出水后，邪去正虚，虚气上逆，满而不能食也。所以参、术大健脾气，使新饮不聚；姜、橘、枳实以驱胃家未尽之饮，曰消痰气，令能食耳。"(《编注》)总之，茯苓饮具有消痰气，健脾气功效，徐彬认为"此为治痰饮善后最稳当之方"(《论注》)。

【原文】 咳家其脉弦，为有水，十枣汤主之。方见上。(32)

夫有支饮家，咳烦胸中痛者，不卒死，至一百日或一岁，宜十枣汤。方见上。(33)

【提要】 以上两条论咳家、支饮家重病证治。

【简释】 咳家、支饮家，皆为积年累月之病，病程日久，水饮渍肺，蓄留不去，肺病必咳，其脉以弦为主。水饮停积于肺，由咳嗽而并发心烦，胸中痛，这是肺病及心，心肺俱病，病情加重的表现。所谓"不卒死"，是说该病不一定猝然死亡，却随时有猝死之忧。何病使然？唯心脏之病也。所谓"至一百日或一岁"，是说该种病情，正气虽虚，而元气未竭，调治、护理得当，可延续生命。追求病原，虽正虚为本，水饮为标，然标实不去，终无愈期，故不可因虚而畏缩，悠悠以待毙也。可用十枣汤攻病泻实，此背城一战，死里求生之法。尤在泾："脉弦为水，咳而脉弦，知为水饮渍入肺也。十枣汤逐水气自大小便去，水去则肺宁而咳愈。按，许仁则（按：为唐代医家）论饮气咳者，由所饮之物，停滞在胸，水气上冲，肺得此气，便成咳嗽，经久不已，渐成水病。其状不限四时昼夜，遇诸动嗽物即剧，乃至双眼突出，气如欲断，汗出，大小便不利，吐痰饮涎沫无限，上气喘急肩息，每旦眼肿，不得平眠，此即咳家有水之证也。著有大枣三味丸方亦佳。大枣六十枚，葶苈一升，杏仁一升，合捣作丸，桑白皮饮下七八丸。日再，稍稍加之，以大便通利为度（按：以上许仁则之论述，引自《外台秘要方·卷第九·许仁则疗咳嗽方一十二首》之"饮气嗽"证治大意。笔者与《外台》核对）。"（《心典》）

按：尤氏引述所谓"遇诸动嗽物即剧"之特点，与西医学所说的"支气管哮喘"颇类似。

【验案精选】

1. **支饮咳嗽重症、马脾风** 予先慈刑太安人病支饮，有年矣。丙寅春，忽然昏迷若癫状，延医诊治，皆曰危在旦夕，予不得已，制十枣汤进之，夜半而利，下痰无算，明旦清醒如平人矣……丙辰冬，无锡张鸿培病，人皆目为肺劳，咳而上气，胸中满痛，无大小便，叠被而倚息，喘声达户外，予诊其脉，沉伏而弦急，因令服十枣汤，每服六分，日一服，每进一服，其痛渐移而下，服至四剂始下，冲气乃平。又能治小儿痰饮，俗称马脾风，七日见血即死。予尝治其寿侄，时方三岁；又治潘姓小儿名阿煦者，皆以泻痰得愈。沈石顽自治痰饮，每服药末一钱半，两服而瘥。可见猛峻之药，益人甚于参苓也。（《金匮发微》第112页）

按：本案为近代名医曹颖甫治例。正虚饮盛之喘家，平淡之剂难以奏效。十枣汤逐饮之力峻，祛邪便是扶正。如此治法，非有胆有识之良医莫为。

2. **水臌** 冯姓小孩，年十二，患水气病，住某医院治疗四阅月（按：即经历四个月），曾放腹水二次，病机日趋严重，延予商诊。近察腹大如鼓，腹和腿、脚肿带光亮，若有大量水汁流出者然。阴囊似水球，阴茎变形，小便点滴傍流，脉位遮蔽，隐晦难察，两鼻孔赤，时涕中和唾中微杂血液，因水道阻碍气道，气道阻碍血道故也。拟方：苡仁四钱，茯苓六钱，猪苓三钱，蒜条桂四分（冲服），大腹皮三钱，厚朴一钱五分，蒲黄三钱，白茅根四钱，莱菔子八钱（研）。三剂平平。又三剂，小便略利，肿不为衰，前方或加葶苈、椒目，或加海藻、昆布。十日，且进且却，效力不大。因思仲景疗水，不稍姑息，胸满惊骇不得卧，不卒死，一百日或一岁仍主十枣汤。可见有是病用是药，用是药方能治是病。因于原方（无复加葶苈、椒目、昆布、海藻）加黑白牵牛（头末）七分至一钱，腹泻减去，不泻续服；或改加千金水道散（甘遂、葶苈、白芷三药），服如前法。二加药前后轮换，屈伸相成而利之，往来相摩而荡之，二星期，肿胀消十之七八；以五苓散减桂加蒲黄、茅根、泽兰、青木香之属，又二星期，痊愈。愈后形态，前后若两人。此病得愈，经验在于治疗之部署，前后之瞻顾，主药之轮换出入。（《冉雪峰医案》第38页）

按：对如此危重之水气病，非圣人之法，非贤良之医，岂能有如此神效？

【原文】 久咳数岁，其脉弱者可治；实大数者死；其脉虚者必苦冒。其人本有支饮在胸中故也，治属饮家。（34）

【提要】 论支饮久咳的脉症和预后。

【简释】 支饮所致久咳数岁，正气已虚，脉弱则与证相应，故为可治；若见实大而数，为正气渐衰，饮邪日盛，故预后不良；其脉虚者，必正气不足，"上虚则眩"（《灵枢·卫气》篇），故头晕目眩。但因其人本有支饮停留，故仍当以治饮为大法。

【原文】 咳逆倚息不得卧，小青龙汤主之。方见上。（35）

【提要】 论支饮咳喘的证治。

【简释】 本条即第2条所述支饮证候之省文。此病多由水饮伏留于肺，再因外邪引动内饮而病情加重，由于内外合邪，故用小青龙汤解外寒而除内饮。张璐："《金匮》治咳，叙之痰饮之下，以咳必因之痰饮。而五饮之中，独膈上支饮，最为咳嗽根底，外邪入而合之因嗽，即无外邪，而支饮渍入肺中，自足令人咳嗽不已，况支饮久蓄膈上，其下焦之气，逆冲而上，尤易上下合邪也。夫以支饮之故，而令外邪可内，下邪可上，不去支饮，则咳终无宁日矣。其曰咳逆倚息不得卧，小青龙汤主之，明外内合邪之证，唯小青龙汤为的对耳。然用小青龙汤，其中颇有精义，须防冲气自下而上，重增浊乱，其咳不能堪矣。伤寒用小青龙汤，无少阴证者可服，杂证用小青龙汤，亦恐少阴肾气素虚，冲任之火易于逆上，冲任火上，无咳且增烦咳，况久咳不已，顾可动其冲气耶？盖冲任二脉，与肾络同出胞中，肾虚不能固守于下，则二脉相挟从少腹逆冲而上也。盖肾气本虚之人，即素无痰饮，才感外邪，则冲任之火便乘势上凌膈上，迫胁津液而为痰饮，支塞清道，必至咳逆倚息不得卧也。倚息者，倚伏而喘息，阴火内应外邪，为证最急，不得不以小青龙汤为务也。只缘真元素亏，纵有合剂，不能逞迅扫之力，所以余邪得以久持，致有如下变证也。”（《张氏医通·卷四·咳嗽》）

按：小青龙汤证并见于本篇前第23条、后《妇人杂病》篇第7条，以及《伤寒论》第40、41条。本方证是肺有伏饮（支饮），又外感风寒（或气候骤变，天时阴寒之气影响人体），外寒引动肺饮，肺气更加不利而咳喘加重，或哮喘复发。小青龙汤是治疗寒饮咳喘的主方，临床应用甚广，用之得当，恒奏良效。若病属上实下虚的支饮证，则小青龙汤中辛散之药应慎用。用之不当，便会出现如下误治之变。

【原文】青龙汤下已，多唾口燥，寸脉沉，尺脉微，手足厥逆（按：《千金》卷十八第五“逆”作“冷”），气从少腹上冲胸咽，手足痹，其面翕热如醉状，因复下流阴股，小便难，时复冒者，与茯苓桂枝五味甘草汤，治其气冲。（36）

桂苓五味甘草汤方：茯苓四两，桂枝四两（去皮），甘草三两（炙），五味子半升。上四味，以水八升，煮取三升，去滓，分温三服。

【提要】本条至第40条论述支饮而体虚者服小青龙汤以后的变化，并随机应变，制定治疗方法。

【简释】咳逆倚息不得卧症，服小青龙汤以后，痰唾多而口干燥者，此为寒饮将去之征象，与第28条所谓呕家“渴者为欲解”同一机转。但由于其人下焦真阳素虚，支饮上盛，是一种下虚上实证，所以寸脉见沉，尺脉微弱，而且手足厥冷。这种病情，虽然寒饮在于上焦，但不能仅用温散之剂，因温散易于发越阳气，影响冲脉，滋生变端，必须兼顾下焦，始为虚实两全之图。服小青龙汤后，固然寒饮得以暂解，但虚阳亦随之上越，冲气反因而上逆，出现种种变证，如气从少腹上冲，直至胸咽，手足不仁，其面翕热如醉等。由于冲脉为病是时发时止的，所以冲气有时又能还于下焦，但冲气逆则一身之气皆逆，所以下则小便困难，上则时作昏冒，当此之时，宜治以敛气平冲，用桂苓五味甘草汤，使上冲之气平，然后再议他法。方中桂枝、甘草辛甘化阳，以平冲气；配以茯苓甘淡渗水；又用五味收敛耗散之气，使虚阳不致上浮。

【验案精选】

1. **肾虚咳喘** 申左，咳嗽气喘，卧难着枕，上气不下，必下冲上逆，脉象沉弦；谅由年逾花甲，两天阴阳并亏，则痰饮上犯，饮与气涌，斯咳喘矣。阅前方叠以清肺化痰，滋阴降气，不啻助纣为虐，况背寒足冷，阳气式微，藩篱疏撤，又可知也。仲圣治饮，必以温药和之，拟桂苓甘味合附子都气，温化痰饮，摄纳肾气。桂枝八分，云苓三钱，炙甘草五分，五味子五分，生白术五钱，制半夏二钱，炙远志一钱，炒补骨脂五钱，熟附块五钱，怀山药三钱，大熟地三钱，核桃肉二枚。（《丁甘仁医案》）

按：丁氏为近代名医。本案以桂苓五味甘草汤加补肾药治之，上实与下虚兼顾，更加切实，乃善师仲景者。

2. **低血压症** 陈某，女，38岁。患低血压10余年，经常头晕目眩，心悸气短，失眠健忘，畏寒肢冷，不任劳作，微劳即卧床不起，起坐略猛，即出现短暂晕厥。曾多方诊治罔效。观其面色苍白，下肢虚浮，精神倦怠，舌淡胖苔薄白，脉虚细而迟。测血压为76/45mmHg。予桂苓五味甘草汤加味治之。处方：桂枝30g，茯苓25g，五味子30g，炙甘草15g，人参6g（另煎），紫河车6g（冲），阿胶6g（烊），枳壳10g。3剂。复诊：自诉惟不任劳作之症未除，余症悉愈，血压升至104/75mmHg。药已中病，守原方出入继服5剂而愈。随访半年，已能操持家务，并参加一些轻体力劳动。（张云.《河北中医》1990，2：9）

按：血压低于90/60mmHg便可诊为低血压，低血压多与先天遗传有关，无自觉症状者，不必治疗。若有症状，可辨证治之。此例以桂苓五味甘草汤加味温阳补虚，方证相对，取得疗效。

【原文】冲气即[1]低，而反更咳，胸

满者，用桂苓五味甘草汤去桂加干姜、细辛，以治其咳满。（37）

苓甘五味姜辛汤方：茯苓四两，甘草、干姜、细辛各三两，五味子半升。上五味，以水八升，煮取三升，去滓，温服半升，日三。

【注脚】

〔1〕即：连词，表示让步关系，相当于“即使”“尽管”。下条“咳满即止”之“即”亦同此。

【提要】承上条论冲气已平，支饮复作证治。

【简释】尤在泾：“服前汤已，冲气即低，而反更咳胸满者，下焦冲逆之气即伏，而肺中伏匿之寒饮续出也。故去桂枝之辛而导气，加干姜、细辛之辛而入肺者，合茯苓、五味、甘草消饮驱寒，以泄满止咳也。”（《心典》）

【原文】咳满即止，而更复渴，冲气复发者，以细辛、干姜为热药也。服之当遂[1]渴，而渴反止者，为支饮也。支饮者法当冒，冒者必呕，呕者复内半夏以去其水。（38）

桂苓五味甘草去桂加干姜细辛半夏汤方：茯苓四两，甘草、细辛、干姜各二两，五味子、半夏各半升。上六味，以水八升，煮取三升，去滓，温服半升，日三服。

【提要】

〔1〕遂（suì 岁）：生长，产生。《国语·齐语》：“牺牲不略，则牛羊遂。”韦昭注：“遂，长也。”又可解作“养育”。《广雅·释言》：“遂，育也。”这里是“产生”的意思。下（39）条“以其人遂痹”之“遂”亦同此。

【提要】承上条论冲气上冲与饮气上逆的鉴别，以及饮气上逆的治疗。

【简释】尤在泾：“冲脉之火得表药以发之则动，得热药以逼之亦动。而辛热气味，既能劫夺胃中之阴，亦能布散积饮之气。仲景以为渴而冲气动者，自当治其冲气；不渴而冒与呕者，则当治其水饮，故内半夏以去其水。而所以治渴而冲气动者，惜未之及也。约而言之，冲气为麻黄所发者，治之如桂、苓、五味、甘草，从其气而导之矣；其为姜、辛所发者，则宜甘淡咸寒益其阴以引之，亦自然之道也。若更用桂枝，必捍格不下，即下亦必复冲。所以然者，伤其阴故也。”（《心典》）

【方证鉴别】

小青龙汤证与苓甘五味姜辛半夏汤证 寒喘多因外寒内饮，内外合邪而发。但寒气偏外，当着重辛散；饮邪偏内，当着重温化。如外寒引动内饮而发热恶寒，周身酸痛，无汗等表证未罢，宜用小青龙汤；无伤寒表证，而但有眩冒，喘悸，或呕恶，面目浮肿等症，宜苓甘五味姜辛半夏汤。二方虽同以干姜、细辛、五味子温肺为主，而偏寒、偏饮应分辨清楚。

【验案精选】

喘证 宋某某，素患喘证。遇寒即发，暑天因贪凉露卧，喘咳复作，心忡面浮，脘闷食少，时欲呕逆。医以其喘系受凉而得，与小青龙汤，喘虽稍减，因汗多腠理开，着衣则烦，去衣则凛，受风则喘又大发。此病虽因受凉而得，但无伤寒表证，且姜、辛、味温肺则可，用麻桂发汗不免有虚表之嫌。现胸胃间饮邪未净而表已虚，当用苓甘五味姜辛半夏汤，加桂芍以调和营卫，加黄芪以固表。服5剂，喘平，饮水仍泛逆欲呕，继与《外台》茯苓饮遂愈。（欧阳琦.《中医杂志》1964，5：1）

【原文】水去呕止（按：《外台》卷九《十咳》“呕”下有“则”字），其人形肿[1]者，加杏仁[2]主之。其证应内麻黄，以其人遂痹，故不内之。若逆而内之者[3]，必厥，所以然者，以其人血虚，麻黄发其阳故也。（39）

苓甘五味加姜辛半夏杏仁汤方：茯苓四两，甘草三两，五味子半升，干姜三两，细辛三两，半夏半升，杏仁半升（去皮尖）。上七味，以水一斗，煮取三升，去滓，温服半升，日三服。

【注脚】

〔1〕形肿：是肺气壅滞所致之气肿。须与水肿相鉴别：气肿按之抬手即起；水肿按之没指，陷而不起。

〔2〕加杏仁：邹澍曰：“气乘血络之虚，袭而入之为肿，得杏仁化肿气为生气，除壅遏而得节宣，肿遂愈。”

〔3〕若逆而内之者：谓不应纳麻黄，而反纳之。

【提要】 承上条论水去反形肿的治疗。

【简释】 服上药以后，水饮去，呕吐止，是里气转和，而其人又见形肿，为表气尚未调和也。可于前方中加入杏仁一味，宣肺利气，肃清余邪，巩固疗效。从形肿一症而论，本可应用麻黄发汗消肿，但由于其人本有尺脉微，手足痹等虚证，故不能用。若违反病情，误用麻黄，发越阳气，汗出伤阳，则有手足厥冷之变。

【原文】 若面热如醉（按：《外台》卷九“醉”下有“状者”二字），此为胃热上冲熏其面，加大黄以利之。（40）

苓甘五味加姜辛半杏大黄汤方：茯苓四两，甘草三两，五味子半升，干姜三两，细辛三两，半夏半升，杏仁半升，大黄三两。上八味，以水一斗，煮取三升，去滓，温服半升，日三服。

【提要】 承上文论水饮挟胃热的证治。

【简释】 “若”字是承上文而言，谓前证悉具，又兼有面热如醉的症状。此为水饮挟胃热上冲熏其面，此与前第36条“其面翕热如醉状”之属于浮阳冲气者不同。病既属于饮邪挟热上冲，故于温化蠲饮方中，加大黄一味，苦寒泄热。

按：《兰台轨范》：“以上五方，因证加减，精义当细参。”上述第35~40条，实为一份上盛下虚支饮咳嗽的诊治病历，详细记述了服小青龙汤以后可能发生的各种变化，具体反映了辨证论治的原则性与灵活性。由此可以更加明确小青龙汤的适应证及禁忌证，以及随证加减用药的规律。例如，平冲气用桂枝；化水止呕用半夏；虚人形肿不宜麻黄而用杏仁；支饮夹热者用大黄等。如此药随证变，虚实标本兼顾的治疗方法，为我中医之大经大法，临证之纲要。

吴谦对以上35~40条做了简要综合注释，引述如下：“咳逆，古咳嗽名也；倚息，今呼吸促也。咳嗽呼吸气促不得卧，久病多属痰饮，新病每兼形寒，故宜以小青龙汤汗之，以散内饮外寒也。小青龙汤辛温大散，惟有余之人宜之，若误施之于不足之人，辛热则伤阴，故多唾口燥也；大散则伤阳，故手足厥逆也；面热如醉，阳外浮也；小便难，气上冲，阴内竭也；脉沉微，里气弱也；手足痹，表气虚也；时复冒，虚之甚也。虽阴阳表里俱虚，然属误汗，寒热错杂之坏病，故与茯苓桂枝五味甘草汤，先通阳和阴，俟上冲气平，再议他法也。今气冲虽下而反更咳嗽胸满者，则知寒饮贮胸，故嫌桂枝偏于走表，加干姜、细辛独胜中之寒饮也。服之咳满即止，而更复渴，冲气复发，则知阴火上逆，为干姜、细辛热药所动故也。若服之时遂渴，稍时而渴反止者，则为其人素有支饮也。支饮者，法当冒，冒者是因饮逆胸中作呕而冒，非阳虚为饮所阻不升之冒也。故仍以本方复加半夏者，以去水也，更去甘草者，恐甘助呕也。水去呕止，其人面形肿者，加杏仁以降呕咳上逆之余邪，若不因呕咳面肿，则为风邪所袭，应加麻黄。今其人血虚手足痹，阳虚手足厥，且因呕咳后而肿，故不加也。若兼有面热如醉，此为胃热上冲熏其面，更加大黄以利胃热可也。”（《医宗金鉴》卷二十一）

【验案精选】

1. **咳嗽、水肿** 京桥叠街，和泉屋清兵卫之母，年五十余……秋冬之交，咳嗽胸满颇甚，遍身浮肿，倚息不得卧，一医以为水肿，与利水剂无效。余诊之曰：恐有支饮，先治其饮，则咳嗽浮肿自当随愈。因与苓甘姜味辛夏仁黄汤加葶苈子，服之二三日，咳嗽胸满减，浮肿忽消散，余以此法复愈水肿数人，故记以示后学。（《橘窗书影》）

按：此案支饮形肿，如第39条所述，却用本条加大黄方法，并加葶苈子，两药泻肺通腑以“先制其饮”，饮有去路则咳减肿消。如此处方，温药以化饮，泻药以逐饮，标本兼治，实乃上策也。

2. **咳嗽、喘息、便秘（慢性支气管炎、肺气肿）** 王某某，女，55岁。咳嗽喘息，临冬复发加重，惊蛰减轻，如此反复发作10余年。曾多次住院治疗，诊为：慢性支气管炎；阻塞性肺气肿；肺心病？经西医治疗，当时好转，如遇外邪，病又复发。此次复发，除上述症状外，面热如醉，大便数日一解，干如羊矢状，大便之时，喘息加重。脉细数，舌苔薄白，质红津乏。据此脉证，系水饮犯肺，通调失司，腑气不通，故大便秘结，以苓甘五味加姜辛半杏大黄汤泄热消饮治之。处方：茯苓15g，甘草3g，五味子9g，干姜9g，细辛3g，半夏9g，杏仁12g，大黄12g（开水泡送服），加全瓜蒌18g。服1剂后，大便已解，面热如醉消失。前方去大黄，加沙参24g。再服2剂，各症均减，后以生脉地黄丸善后而愈。（刘五新.《成都中医学院学报》1982，2:40）

按：肺与大肠相表里，咳喘气逆，肺气不降易致腑气不通，故通大便可降肺气。舌红津乏，不一定主阴虚。以支饮伏肺，水津不能上布亦可致舌红，临证之时，应当细辨。

【原文】 先渴后呕，为水停心下，此属饮家，小半夏加茯苓汤主之。方见上。(41)

【提要】 本条再论痰饮致呕的证治。

【简释】 本条应与前第28、30条互参。条文所谓“先渴”，是素有痰饮之“饮家”，由于饮结气阻，气不化津，津不上承而“渴”；渴而饮水，新水与旧饮相并，水停心下，饮气上逆而“呕”。此条“先渴后呕”为主症；“水停心下”为病机；“此属饮家”为病史也。治以小半夏加茯苓汤，行水止呕。陈念祖曰：“此于咳嗽后又言及水饮，以水饮为咳嗽之根，故言之不厌其复。”(《浅注》)

小　　结

本篇论述了痰饮咳嗽病脉证并治，而主要是系统论述痰饮病的辨证论治，咳嗽只是痰饮病之支饮的主症。

痰饮的成因，有由于脾不散精者，有由于肺失通调者，有由于肾虚不能化水者，而共同的病机为阳气不足，痰饮之邪乘虚停于局部。所以治本大法“当以温药和之”，以苓桂术甘汤、肾气丸为主方。并依据痰饮病上下内外的不同病位，采用发汗、逐水、利小便等具体治标方法。如饮溢于表，用大青龙汤、小青龙汤发汗散饮；留伏于里，用甘遂半夏汤、十枣汤、已椒苈黄丸等泻下逐水；饮迫于上，用小青龙汤、葶苈大枣泻肺汤宣肺泻饮；饮阻于下，用五苓散利小便；心下有支饮，酌情用泽泻汤利水止眩，或用小半夏汤、小半夏加茯苓汤化饮止呕；痰饮久留，每有虚实错杂证，宜用木防已汤、木防已去石膏加茯苓芒硝汤；上盛下虚证，宜用桂苓五味甘草汤随证加减；支饮胸满者，用厚朴大黄汤。

本篇条文多、方子多，凡41条原文，文如旋螺，其文简，其意隐，倒装与省略，分承与错综。不下一番功夫，难以明了理法之精，方药之妙。只要辨证准确，论治精当，大方、中方、小方，皆获良效。

徐大椿说：“全部《内经》无一痰字，然世间痰饮之病最多，惟仲景大创厥论，而后万世治痰之法始备。”(《兰台轨范》)

消渴小便不利淋病脉证并治第十三

本篇论述消渴、小便不利和淋病的辨证论治。由于这些疾病都涉及小便的变化，并且病变的主要部位在肾与膀胱，所以合篇讨论。

本篇所论消渴，包括了内科杂病中的消渴病（以多饮、多食、多尿及素盛今瘦为特点）与热性病引起的消渴症。

小便不利，即排尿异常，可出现于许多疾病过程中，发病原因比较复杂，本篇所述内容涉及外感与内伤两端。

淋病以小便淋漓涩痛为主，多伴有尿频、尿急、小腹不适或腰酸痛等症状，后世分为六淋，即石淋、血淋、膏淋、气淋、劳淋、热淋。

本篇共13条原文，第1、2、3、5、6、8、12条论消渴病与消渴症之证治；第4、10、11、13条论小便不利的证治；第7、9条论淋病症状及治禁。其中部分条文是消渴与小便不利并见。

本篇虽论及三病，但内容不多，而且有的条文有论无方或有方无论，所以前人疑有脱简。读者须掌握主要精神，以冀从中得到启发。

西医学所述的糖尿病、泌尿系感染等可参考本篇辨证论治。

【原文】厥阴之为病，消渴，气上冲心（按：《伤寒论》第326条“冲”作“撞”），心中疼热，饥而不欲食，食即吐蛔（按：《伤寒论》“即”作“则”。《脉经》卷八第七“吐”下无“蛔”字），下之不肯止（按：《伤寒论》作“下之利不止”）。（1）

按：本条见于《伤寒论·厥阴病》篇首条第326条，只是个别文字有出入。

【简释】尤在泾：“此邪热入厥阴而成消渴，成氏所谓邪愈深者热愈甚也。气上冲心，心中疼热者，火生于木，肝气通心也；饥而不欲食者，木喜攻土，胃虚求食，而客热复不能消谷也；食即吐蛔者，蛔无食而动，闻食臭而出也；下之利不止者，胃气重伤，而邪热下注也。夫厥阴风木之气，能生阳火而烁阴津，津虚火实，脏燥无液，求救于水，则为消渴，水入不足以制火，而反为火所消也。”（《心典》）

【原文】寸口脉浮而迟，浮即为虚，迟即为劳；虚则卫气不足，劳则营气竭。

趺阳脉浮而数，浮即为气，数即消谷而大坚（按：《金鉴》：“‘大’下当有‘便’字。”）；气盛则溲数，溲数即坚，坚数相搏，即为消渴。（2）

【提要】论消渴病的病机及中消证候。

【简释】消渴病的病因病机很复杂，这里仅从营卫虚竭和胃热气盛两个方面探讨之。寸口脉浮为阳虚气浮，卫气不足之象；迟为血脉不充，营气虚少之征。本段文意未完，疑有脱简，大意是说明消渴病发展到晚期可演变成虚劳。

趺阳脉浮而数，主胃热亢盛；胃热消谷，故善饥多食；胃病及脾，脾失健运，水液代谢失常，偏渗膀胱，则小便频数；肠道失润，则大便坚硬。这种以热盛消谷，便坚或溲数为主的证候，后世称之为中消证。

按：本条两见浮脉，但前者为浮虚之脉，即浮而无力，且见迟象；后者为浮数之脉，即浮而有力，且见数象。前者为气不足，后者为气有余。一虚一实，应加以分别。

吴谦：“寸口脉以下二十五字，当在《虚劳篇》中，错简在此。”丹波元坚：“《巢源》以此条收之《虚劳候》中，可以确《金鉴》说矣。”笔者认为，消渴病（糖尿病）发展到晚期可演变成虚劳证候，故首条文字不一定是错简。

【原文】男子消渴〔1〕，小便反多，以〔2〕饮一斗，小便一斗，肾气丸主之。方见虚劳病中。（3）

【注脚】

〔1〕男子消渴：此标明“男子”，意在说明房劳伤肾，肾精亏损是导致消渴的一大主因。临

床上消渴病男女发病比例大略相等。

〔2〕以：代词，相当于“其”。《吕氏春秋·本生》：“非夸以名也，为其实也。”

【提要】 论肾虚下消的证治。

【简释】 本条所论男子消渴，小便反多，是因肾虚而阳气衰微，既不能蒸腾津液以上润，又不能化气以摄水，故其饮一斗，小便亦一斗。肾气丸补肾阴之虚，并温养其阳，以恢复其蒸津化气之功，则水渴自解。尤在泾：“男子以肾为事，肾中有气，所以主气化，行津液，而润心肺者也。此气即虚，则不能上至，气不至则水亦不至，而心肺失其润矣。盖水液属阴，非气不至，气虽属阳，中实含水，水之与气，未尝相离也。肾气丸中有桂附，所以斡旋肾中颓堕之气，而使上行心肺之分，故名曰肾气。不然，则滋阴润燥之品，同于饮水无济，但益下趋之势而已。驯至阳气全消，有降无升，饮一溲二而死不治。夫岂知饮入于胃，非得肾中真阳，焉能游溢精气而上输脾肺耶？……推而言之，厥阴内热之渴，水为热所消，其小便必不多；阳明内坚之渴，水入不能内润而从旁转，其小便虽数而出亦必少也。”（《心典》）

【大论心悟】

消渴病早、中、晚三期论

消渴病与西医学所述的糖尿病十分类似。历代医家多将消渴病分为“三消”进行辨证论治。这种三消论孕育于《金匮》本篇，明确于宋代《太平圣惠方》。结合临床实际，消渴病还可分为“三期”辨证论治。简述如下。

消渴病早期主要病机是燥热阴虚，典型症状是多饮、多食、多尿，以白虎加人参汤为主方（见后第12条）。中期以气阴两虚为主，其“三多”症状已不典型，而以身体消瘦，体重减少较突出，以六味地黄丸合生脉散为主方。晚期以阴阳俱虚，瘀血或水阻为主，其“三多”症状多已消失，却不思饮食，小便反少，以及消渴病累及其他脏病变之合并病证的证候，以肾气丸为主方，或辨证选用其他方药。

如上所述，消渴病（糖尿病）晚期，一般不会表现“以饮一斗，小便一斗”的主症特点。这种多饮、多尿的特点，却颇与西医学所述的“尿崩症”相似，见下列验案。

【验案精选】

1. 消渴病

陆养愚治两广制府陈公，年近古稀，而多宠婢，且嗜酒。忽患口渴，茶饮不辍，而喜热恶凉，小便极多，夜尤甚，大便秘结，必用蜜导，日数次，或一块或二三块，下身软弱，食减肌削，所服不过生津润燥清凉而已，脉之浮按数大而虚，沉按更无力。曰症当温补，不当清凉。问：消本热证，而用温补，何也？曰：经谓脉至而从，按之不鼓，诸阳皆然。今脉数大无力，正所谓从而不鼓，无阳脉也。以症论之，口渴而喜热饮，便秘而溺偏多，皆无阳证也。曰：将用理中参附乎？曰：某所言温补在下焦，而非上中二焦也。经曰：阳所从阴而亟起也。又曰：肾为生气之原。今恙由于肾水衰竭，竭其生化之源，阳不生则阴不长，津液无所蒸以出，故上渴而多饮，下燥而不润，前无以约束而频数，后无以转输而艰秘，食减肌削，皆下元不足之过也。曰：予未病时痿，是肾竭之应，既痿之后，虽欲竭而无从矣。彼虽不悦而心折其言，遂委治之。乃以八味丸料加益智仁煎人参膏糊丸，每服五钱，白汤送下，日进三服，数日溺少，十日溺竟如常，大便尚燥，每日一次，不用蜜导矣。第口渴不减，食尚无味。以升麻一钱，人参、黄芪各三钱。煎汤送丸药，数服口渴顿止，食亦有味，又十日诸症痊愈。（《续名医类案·卷九·消》）

按： 本案所述，为酒色伤肾所致的消渴病，可谓条文“男子”之注脚。案语问答详细，辨证精细，读者当细心品味。所处方药，以八味丸料加益智仁以补肾缩尿；加人参煎膏糊丸以大补元气；又用参、芪、升麻煎汤送药丸，所处之方，颇有巧思，故收捷效。

两尺软弱，根本不固；小便浑浊，病在肾脏；久久不愈，则成下消。六味丸加天冬、麦冬、杞子、五味子。

诒按： 方法稳切。

邓评： 小便浑浊，绝不犯分利治法，惟凭之于脉耳。

孙评： 此症必小便频而且数。（《增评柳选四家医案·评选静香楼医案》第68页）

按： 宋代钱乙《小儿药证直诀》针对小儿病的特点，于肾气丸去桂、附之温燥，取“六味”之滋润以补肾阴，则为六味地黄丸，被后世医家广泛应用。尤氏此案以六味丸加味治下消，方法切实。

2. 尿崩症

程某某，女，25岁，未婚。主诉多饮多尿

10余年。15岁时因气怒、淋雨后即出现多饮多尿，诊为消渴病，服中药200多剂不见好转，后转西医治疗，诊为“尿崩症”，服抗利尿药，多年未见病情改善。患者面色苍白无华，口唇干裂，烦渴多饮，以热饮为快，一日约饮水8温水瓶，小便清长，日30余次，肌肤热，有蚁行感，腰腿酸痛，怕冷，舌质尖红而干、苔薄白，脉沉无力，此乃肾虚下消，选肾气丸化裁。熟地30g，山药30g，山萸肉15g，丹皮10g，泽泻6g，茯苓10g，肉桂5g，附子5g，五味子10g，桑皮15g，益智仁5g，石斛15g，玉竹12g，玄参18g。服上药4剂，烦渴减轻，每日饮水减至4瓶，小便日10余次，仍感胸闷，头晕，腹痛肠鸣，腰酸痛，舌红苔薄，脉沉细。续投8剂，烦渴大减，一日仅饮水一瓶多，腰酸痛好转，纳谷增加，再以肾气丸缓缓调治，巩固疗效。（姚公树.《陕西中医》1984，9：23）

按：尿崩症是由于下丘脑－神经垂体受损，抗利尿激素分泌减少或缺乏，以致影响远端肾曲管及集合管对水分重吸收而大量排尿所致。病因可分为原发性（病因不明，或与遗传有关）与继发性二类。尿崩症的主要临床特征为多尿，相继引起多饮及烦渴。每日尿量与饮水量多在5L以上，甚至高达10余升，尿比重低。此外，病者常有食欲不振，疲倦乏力，皮肤干燥，便秘，头痛，失眠，精神焦虑，体重减轻以及血钠升高等现象。根据上述典型表现，诊断不难，但须与糖尿病及精神性多饮、多尿症相鉴别。

张某，因海绵窦动、静脉瘘术后并发“尿崩症”。经西医治疗无效。症见：烦渴多饮，以冷饮为快，日饮水约8瓶（5磅的暖瓶），并见小便量多，尿次在25次左右，晨起恶心或缺乏水分时恶心不能耐受，纳少，皮肤干燥，舌质嫩红苔黄腻根部厚腻，脉细弱。属于“消渴”，以上下二消为主，治宜滋肾而补其肺。又虑其病久阴损及阳，拟金匮肾气丸加味：生地60g，熟地30g，山药、女贞子、丹皮各15g，茯苓、泽泻各10g，制附片、肉桂各6g，淡黄芩、桑螵蛸各14g，生甘草30g。每日1剂，水煎服。服药15剂，烦渴多饮大减，晨起恶心偶见。守方加麦冬、五味子各15g，以养阴敛肺。再服60剂，烦渴多饮、多尿、恶心消失，食欲正常，体重增加10kg。随访3年，诸症无复发。（高先杰.《中医杂志》1995，4：202）

【原文】 脉浮（按：《伤寒论》第71条于“脉浮”前有“太阳病，发汗后，大汗出，胃中干，烦躁不得眠，欲得饮水者，少少与饮之，令胃气和则愈；若”三十四字），小便不利，微热消渴者，宜利小便发汗（按：《伤寒论》第71条无此六字），五苓散主之。方见痰饮病中。（4）

渴欲饮水（按：《伤寒论》第74条“渴欲饮水”前有“中风发热，六七日不解而烦，有表里证”十五字），水入则吐者，名曰水逆，五苓散主之。（5）

【提要】 以上两条论蓄水证与水逆证证治。

【简释】 前者是表邪未解，膀胱气化受阻，水停于下，津不输布，以致口渴饮水，小便不利，名曰蓄水。后者是因口渴而饮水，水停于中，上逆而吐，“名曰水逆”。由于两者的病机都是由于水停为患，故皆用五苓散化气行水利小便，水去则诸症自解。

按：以上二条论述蓄水证与水逆证，与《伤寒论》第71条、74条所述部分文字相同。外感热性病过程中表现的消渴症、小便不利与杂病之消渴病、小便不利有所不同，应注意鉴别。

五苓散的［验案精选］等内容，见《伤寒论》第71条。

【原文】 渴欲饮水不止者，文蛤散主之。（6）

文蛤散方：文蛤五两。上一味，杵为散，以沸汤五合，和服方寸匕。

【提要】 论渴欲饮水不止的专药。

【简释】 尤在泾：“热渴饮水，水入不能消其热，而反为热所消，故渴不止。文蛤味咸性寒，寒能除热，咸能润下，用以折炎上之势，而除热渴之疾也。”（《心典》）

按：本条文蛤散亦见于《伤寒论》第141条，曰：“病在阳，应以汗解之，反以冷水潠（xùn讯）之（用水喷淋），若灌之（用水浇洒），其汗被劫不得去，弥更益烦，肉上粟起，意欲饮水，反不渴者，服文蛤散；若不瘥者，与五苓散。”文蛤一味为散，仅有生津止渴之功，无解表作用，用于《伤寒论》141条证候，不切合。似应以《金匮》第17篇第19条之文蛤汤为是。《医宗金鉴》说：“……尝考五倍子亦名文蛤，按法制之名百药煎，大能生津止渴，故尝用之，屡试屡验也。”

【验案精选】

消渴病（糖尿病） 患糖尿病，服药100余剂，常用方剂几遍服无遗，仍1~2小时渴饮一次，每日约饮2000~3000ml，乃于原服方中加文蛤9g冲服，渴势竟明显减轻，大有半载沉疴，一旦豁然之势，遂照原法治疗而逐渐缓解。(《江苏中医》1965，11：19）

按：现代名医祝谌予善治糖尿病，其“降糖基础方”（党参、麦冬、生地黄、茯苓、五倍子、生龙骨、生牡蛎、苍术、玄参、黄芪、山药）中即有五倍子。(《实用中医内科学》第483页）

【原文】淋之为病，小便如粟状〔1〕，小腹弦急，痛引脐中〔2〕。(7）

【注脚】

〔1〕小便如粟状：指随尿排出粟状沙石。

〔2〕痛引脐中：《病源》卷十四《石淋候》：“其病之状，小便则茎里痛，尿不能卒出，痛引少腹，膀胱里急，沙石从小便道出，甚则塞痛令闷绝。”

【提要】论淋病之石淋的证候特点。

【简释】本条言小便如粟状，为石淋之特点。一旦砂石随尿排出，损伤尿道，则小便时涩痛难忍，且痛引脐腹，小腹拘急等。

【验案精选】

石淋（肾结石） 孟某某，女，21岁，学生。1986年3月21日诊。2个月前阵发性左侧肾区绞痛，并向左少腹部放射，伴有恶心、呕吐、汗出、腰痛后出现血尿。经省二院拍腹部平片提示：“左肾区可见结石阴影”。昨天腰痛复发，半小时方缓解。现症：左腰酸胀、隐痛，小便黄赤，月经2月未至，左肾区有叩击痛，舌红苔薄黄，脉滑略数。查B超：左肾盂处可见0.4cm×0.6dcm的强光斑，其后方有声影，提示“左肾结石”。尿检：红细胞10~15个/HP。诊断：左肾结石。治法：利水通淋排石，活血调经。处方：石韦、滑石、白茅根、生地、牛膝各15g，木通、瞿麦、王不留行、红花各10g、萹蓄、香附各12g，金钱草24g，海金砂20g。日1剂，嘱多饮温水。服药1剂，次日小便时感刺痛窘迫难忍，小腹下坠，随之排出如大米粒大小的结石一块，呈菱形，深褐色，质坚硬，结石排出后疼痛渐消。复查B超：结石消失。尔后继服调经药，腰痛无复发。(吕志杰.《四川中医》1986，10：25）

按：服药1剂即排出结石，实属少见。但此例佐证中医药治疗肾结石的疗效是可靠的。处方用红花、香附等活血行气药意在调经，而此类药是否有利排石的功用，有待探讨。

【原文】趺阳脉数，胃中有热，即消谷引食〔1〕（按：徐彬、尤怡等注本“引食”并作“引饮”），大便必坚，小便即数。(8）

【注脚】

〔1〕消谷引食：消化谷食的功能亢进，连续不断进食。《后汉书·班彪传下》李注：“引，续也。”

【提要】承接第二条再论中消的证候。

【简释】趺阳脉候胃，数则为热，故曰“胃中有热”。证见善饥多食，或并见渴欲饮水，由于津液不润肠道而偏渗膀胱，故大便坚硬，小便频数。

【原文】淋家不可发汗，发汗则必便血。(9）

【提要】指出淋家禁用汗法。

【简释】久患淋病之人，多为肾虚而膀胱蓄热，若再用辛温发汗，易伤阴动血，引起尿血。

按：淋病与西医学所述的“泌尿系感染”相类似。笔者曾治疗有淋病病史的感冒患者，采用辛温发汗方法，外感虽解，却淋病复发而尿痛、尿频、尿急等。这佐证了仲景原文是临床实践的总结。

【原文】小便不利者，有水气，其人若渴（按：医统本作“苦渴”），瓜蒌瞿麦丸主之。(10）

瓜蒌瞿麦丸方：栝楼根二两，茯苓、薯蓣各三两，附子一枚（炮），瞿麦一两。上五味，末之，炼蜜丸梧子大，饮服三丸，日三服；不知，增至七八丸，以小便利，腹中温为知。

【提要】论小便不利，下寒上燥的证治。

【简释】所谓“有水气”，其人必有水肿表现，详见下篇《水气病》证候。水肿之成因，为水湿内停，外溢肌肤，则势必“小便不利”而尿少。以方测证，原文所述“小便不利，有水气”，是下焦阳虚；“其人若渴”，则是上焦燥热。治宜温阳，利水，润燥兼顾，瓜蒌瞿麦丸主之。方中栝楼根、薯蓣生津润燥，以治其渴；瞿麦、茯苓渗湿行水，以利小便；炮附子一味，温阳化气，使津液上蒸，水气下行。方后注云：服药后“腹中温为知”，可知服药前是里阳不足而腹中冷。

按：本篇的篇名曰“消渴小便不利淋病”，这三种病具有一定的因果关系，消渴病与糖尿病相类似，糖尿病日久不愈，病情发展，可导致糖尿病性肾病。如此合并病症，就会表现为：既有原发病——上消证之残留证候“其人若渴”，又有继发病——肾病之证候“小便不利，有水气”，形成上燥下寒之复杂病情。故医圣制方，以润燥药治原发病，以利水、温阳药治继发病。

【方歌】

小便不利水气病，其人若渴腹中冷，
上燥下寒炮附子，瓜蒌瞿麦薯茯苓。

【方证鉴别】

瓜蒌瞿麦丸证与肾气丸证 两方证均为肾虚阳气衰弱，故皆用附子温肾助阳；肾阳不足而气化不利，水液代谢失常，势必小便不利，故皆用茯苓之类以利水湿；脾为后天之本，肾虚之人，法当先天、后天并补，故皆用薯蓣补脾。所不同的是，肾气丸重用干地黄为主大补肾阴（精）之虚，并用山茱萸补肝，以肾虚而水不涵木，势必肝虚，母病及子也，法当母子并补而加强疗效；瓜蒌瞿麦丸则用栝楼根之生津润燥，以治虚浮上焰之渴也。

【验案精选】

1. **水肿（慢性肾炎）** 刘某某，女，40岁。水肿，小便不利1年许。口渴增剧，水肿加重两月。现症：全身水肿，口渴引饮，腰冷腿软，精神萎靡不振，纳少，小便不利，短少而淡黄，大便2~3天一次，面色白，舌质淡无苔乏津，脉沉细。诊断为“慢性肾小球肾炎”。经中西药治疗1年左右，疗效不显。近2月来，病情加剧，其人苦于渴饮，水肿愈增。方用瓜蒌瞿麦汤（丸剂改为汤剂）加鹿角胶以填补精血。方药：栝楼根30g，怀山药30g，茯苓15g，瞿麦15g，制附片15g（另包先煎2小时），鹿角胶12g（另包煎化兑服）。服2剂，口渴大减，饮水量减少一半，水肿亦大减，小便量增多而畅利，舌脉同上。效不更方，再进4剂。渴饮、水肿消失，饮食正常。（王廷富.《成都中医学院学报》1981，1:59）

2. **癃闭（尿潴溜?）** 余某，72岁。患小便点滴不通，曾用八正散、五苓散及西药利尿、导尿诸法均不效。患者拒绝手术。经友人介绍余诊。诊见：口渴而不欲饮，小便点滴不通，少腹胀急难忍，手足微凉，舌质淡胖有齿痕、苔黄腻偏干，脉沉细而数。诊为高年癃闭。投瓜蒌瞿麦丸加车前、牛膝。处方：天花粉12g，瞿麦10g，茯苓12g，山药12g，牛膝12g，车前子12g（包），熟附子10g。药服1剂，小便渐通，胀急略减，再3剂病去若失。（程昭寰.《山东中医杂志》1983，2:8）

按：上述二例，虽有水肿、癃闭之不同，然舌、脉、症所见，皆属上燥下寒的瓜蒌瞿麦丸证，故均以本方加味治之而显效。

【原文】 小便不利，蒲灰[1]（按：《千金》卷二十一“治小便不利，茎中疼痛，小腹急痛方。蒲黄、滑石等份”）散主之；滑石白鱼[2]散、茯苓戎盐[3]汤并主之。（11）

蒲灰散方：蒲灰七分，滑石三分。上二味，杵为散，饮服方寸匕，日三服。

滑石白鱼散方：滑石二分，乱发二分（烧），白鱼二分。上三味，杵为散，饮服方寸匕，日三服。

茯苓戎盐汤方：茯苓半斤，白术二两，戎盐弹丸大一枚。上三味，先将茯苓、白术煎成，入戎盐再煎，分温三服。

【注脚】

〔1〕蒲灰：邹澍《本经疏证》说：“蒲灰即蒲黄。”蒲灰者，蒲黄之质有似灰也。

〔2〕白鱼：纸中或衣帛中之蠹虫，又名衣鱼。

〔3〕戎盐：即青盐。

【提要】 论小便不利的三种方治。

【简释】 小便不利是一个症状，可见于多种疾病，故其病因复杂。本条仅言小便不利，并列三方。赵以德说：“由是三方观之，悉为膀胱血病涩滞，以致气不化而小便不利。一方用蒲灰、滑石者，《本草》谓其利小便，消瘀血。蒲灰治瘀血为君，滑石利窍为佐。一方用乱发、滑石、白鱼者，发乃血之余，能消瘀血，通关利小便，《本草》谓治妇人小便不利，又治妇人无故溺血；白鱼去水气，理血脉，亦可见是血剂也。一方用茯苓、戎盐者，戎盐即北海盐，膀胱乃水之海，以类相从，故盐味润下，佐茯苓利小便；然咸又能走血，白术亦利腰脐间血，故亦治血也。三方亦有轻重，乱发为重，蒲灰次之，戎盐又次之。”（《衍义》）总之，三方都以利小便为主，偏重治疗淋病之血淋。

【验案精选】

1. **血淋** 郑某某，男，32岁。5天来发热，体温38.5℃，口渴思饮，小便不畅，尿色深黄，有时夹有血尿，尿痛，尿频，少腹拘急，脉象滑数，舌苔黄腻。尿常规检查：红细胞（++++），脓细胞少量。病乃湿热下注，膀胱不利，邪在血分。治当清热利尿，佐以通淋化瘀。方拟蒲灰散、导赤散加味：蒲黄3g，滑石12g，生地20g，木通5g，竹叶10g，甘草5g，小蓟15g。连服4剂，发热渐退，体温37.3℃，小便较前通畅，血尿已止。尿检：红细胞（+）。湿热渐去，膀胱通利，原方去木通，加藕节，再服3剂，小便清利，邪热退清，病即痊愈。（张谷才.《辽宁中医杂志》1980，7：2）

2. **石淋** 文某某，男，49岁。自诉从3月份起，小便微涩，点滴而出，至4月上旬溺时疼痛，痛引脐中，前医投以五淋散，5剂无效。诊其脉缓，独尺部细数，饮食正常，予踌躇良久，忽忆及《金匮要略》淋病篇有云“淋之为病，小便如粟状，痛引脐中”等语，但有症状未立治法，经查阅余无言《金匮新义》主张以茯苓戎盐汤主之、滑石白鱼散并主之。遂将二方加减变通，处方：茯苓24g，白术6g，戎盐6g，化滑石18g，鸡内金6g，冬葵子9g。嘱患者连服8剂，日服1剂，每剂2煎，每次放青盐3g，煎成一小碗，每碗二次分服，忌鱼腥腻滞辛辣之物……据患者自述，服8剂后，中午忽觉小便解至中途突有气由尿道中冲射而出，尿如涌泉，遂痛止神爽。再诊其脉已缓和，尺部仍有弦数，此属阴亏之象，继以猪苓散（汤）合芍药甘草汤育阴利小便而愈。（贺昌.《江西中医药》1959，10：30）

按：猪苓散由猪苓、茯苓、白术各等份组成。见于《金匮》第17篇第13条。

3. **癃闭（前列腺肥大、急性尿潴留）** 姚某，男，69岁，前列腺肥大，排尿不畅近5年。6天前因劳累，回家后当晚即解不出小便。次日送医院外科住院治疗，经肌内注射青、链霉素，口服己烯雌酚，同时导尿并留置尿管，治疗5天后拔出尿管，仍不能自行小便，再次插管排尿，治疗第6天，因其症不减，转中医治疗。大便6天未行，少腹胀痛拒按，舌质紫暗偏红苔黄腻腐浊，脉滑数。证属瘀血湿热结于下焦，而致排尿障碍。治宜活血化瘀散结，通腑利湿。方宗蒲灰散加味，药用生蒲黄10g，滑石10g，琥珀3g（吞服），泽泻5g，瞿麦10g，萹蓄10g，大黄10g（泡水饮），生甘草6g，蒲公英15g。服1剂后，大便得通，腹胀亦减，当晚即有尿意，拔出尿管，解少量小便，当夜继服第2剂，次日清早，小便即如泉涌。（张菊兰.《云南中医杂志》1989，5：41）

【临证指要】 蒲灰散等三方合用，适当加减，主治泌尿系统疾病，包括急慢性肾盂肾炎、急性膀胱炎、尿道炎、泌尿系结石等病症表现为淋病（后世称淋证）及尿血者。

【原文】 **渴欲饮水**（按：《伤寒论》第222条于“渴欲饮水”前有一“若”字），**口干舌燥者，白虎加人参汤主之。方见中暍中。**（12）

【提要】 论消渴病热盛伤津的证治。

【简释】 消渴病患者渴欲饮水，饮水后仍然口干舌燥，此热盛津气两伤之候，后世称为“上消”。治以白虎加人参汤，白虎汤为清气分热之主方，加人参益气生津。

按：临证之时，白虎加人参汤既治疗热性病气分热盛伤津之消渴症，又治疗杂病肺胃热盛伤阴之消渴病，用之得当，均有良效。此乃异病同治之大法。

【验案精选】

消渴病（糖尿病） 赵某，男，48岁，干部。1984年5月15日初诊。近半年来口干舌燥，大渴引饮，小便量多，饥饿多食，形体消瘦，身困乏力，烦躁易怒，头晕不寐，曾注射胰岛素，口服D_{860}等，用后血糖稍降，停药如故。血糖14.4mmol/L（按：正常值为3.9~6.1mmol/L），尿糖（++++），血压180/96mmHg，脉沉细而弦数，舌质红苔黄厚。此乃肾水亏虚，胃火炽盛，水不涵木，肝阳上亢之证。治宜补水救火，平肝潜阳。处方：生石膏60g，知母15g，干地黄30g，山药20g，山萸肉15g，丹皮12g，茯苓15g，泽泻15g，甘草3g，夏枯草30g，钩藤15g。该方用白虎汤以降胃火，六味地黄汤以补肾水，加夏枯草、钩藤意在平肝潜阳。同时嘱患者控制饮食，减少糖的摄入。药服10剂后，头晕、烦躁好转，口渴减轻，饮食得到控制，血压160/90mmHg，血糖11.1mmol/L，尿糖（++++），脉细数，舌质红苔薄白。上方去夏枯草、钩藤，加麦冬15g、葛根15g。嘱其若无大的变化，可持续服用。2个月后，各症逐渐好转，血压140/90mmHg，血糖8.67mmol/L，尿糖（++），口渴不甚，烦躁全无，脉沉细，舌质淡红苔薄白。处方：干地黄24g，山药18g，山萸肉18g，丹皮9g，茯苓9g，泽泻9g，麦冬15g，葛根 15g。服上方 1 个月后，饮食正常，已不口渴，复查血糖 6.9mmol/L，尿糖（+~++），脉沉细，舌淡苔薄白。嘱用六味地黄丸以善其后。〔《当代名医临证精华·消渴专辑》（曹健生）第 133 页〕

原按：消渴病之治疗大法，要紧紧抓住阴虚、燥热两端。惟求补肾水阴津之虚，抑相火升腾之热，除胃肠燥热之甚，济人身正气之衰……对于本病三多症状明显，口舌干渴较重，属胃腑实热者，宜将白虎汤与六味地黄汤合用。根据“热则寒之”的原则，此时应首先大清里热，但由于热甚伤津，若用苦寒直折，愈伤其阴，伤阴而化燥，故宜用甘寒之品以泻火生津，白虎汤恰中病机，再合六味地黄汤，标本同治，既能较快解除症状，又有釜底抽薪的作用，血糖、尿糖均可改善。

按：白虎加人参汤于前第 2 篇用治暍病。该方治疗其他诸病［验案精选］内容，见《伤寒论》第 26 条。

【原文】 脉浮发热（按：《伤寒论》第 223 条于“脉浮发热”前有一“若”字），渴欲饮水，小便不利者，猪苓汤主之。（13）

猪苓汤方：猪苓（去皮）、茯苓、阿胶、滑石、泽泻各一两。上五味，以水四升，先煮四味，取二升，去滓，内胶烊消，温服七合，日三服。

【提要】 论水热互结而郁热伤阴的证治。

【简释】 热盛于外，故脉浮发热；阴伤于内，故渴欲饮水；水蓄于下，故小便不利。总为水热互结而日久伤阴之候。故用猪苓汤利水滋阴，水去则热无所附，津复则口渴亦止。尤在泾：“此与前五苓散病证同而药则异。五苓散行阳之化，热初入者宜之；猪苓汤行阴之化，热入久而阴伤者宜之也。”（《心典》）

按：猪苓汤［验案精选］等项内容，见《伤寒论》第 223 条。

【方证鉴别】

渴欲饮水证治 尤在泾：“渴欲饮水，本文共有五条，而脉浮发热，小便不利者，一用五苓，为其水与热结故也；一用猪苓，为其水与热结而阴气复伤也；其水入则吐者，亦用五苓，为其热消而水停也；渴不止者，则用文蛤，为其水消而热在也；其口干燥者，则用白虎加人参，为其热盛而津伤也。此为同源而异流者，治法亦因之各异如此，学者所当细审也。”（《心典》）

小 结

本篇论述消渴小便不利淋病脉证并治。关于消渴病的证治，指出了肺胃热盛伤津者用白虎加人参汤；肾虚者用肾气丸，从而奠定了治疗消渴病的主方大法。本篇孕育的“三消论”思想，为后世医家所宗。

小便不利的证治，因膀胱气化不行者，用五苓散通阳化气利水；属水热互结伤阴者，用猪苓汤育阴清热利水；若下寒上燥者，用瓜蒌瞿麦丸润燥利水温阳；若瘀血夹热或兼虚者，可用蒲灰散或滑石白鱼散化瘀利窍泄热，或用茯苓戎盐汤兼顾补虚。

淋病只是论述了石淋的主症及治禁，并未明确出示方治。上述治小便不利方剂，亦可辨证用治淋病。

水气病脉证并治第十四

本篇论述水气病的辨证论治。水气病的主症是水肿，故后世常称之为水肿病。本篇将水气病分为风水、皮水、正水、石水、黄汗五种证候。其病机主要是肺脾肾三脏功能的失调，与三焦、膀胱亦有密切的关系。在治疗方面，本篇提出了三大治法，即发汗、利小便、逐水。对发汗、利小便有具体方药，而逐水则无处方，可参考《痰饮病》篇有关方药。此外，本篇还提到五脏病变引发的水肿及其他病并发的水肿，对血分病、水分病、气分病的证治也有所论述。

本篇共 32 条，其中第 1、4、8、9、10、11、18 条论述水气病的分类、脉症、病机及治则；第 6、7、12 条论宿疾并发水肿的辨证；第 2、3、22、23 条论风水证治；第 5、24、25、27 条论皮水证治；第 26 条论正水证治；第 21 条论水气病误治病例；第 13~17 条论五脏水病；第 28、29 条论黄汗病证治；第 19、20 条论血分病；第 30、31、32 论气分病证治。

水气病的病因病机及相关病证相当复杂，西医学所述的急慢性肾炎、肝硬化、心力衰竭及妇科病中某些病证引起的水肿，皆可参考本篇辨证论治。

【原文】师曰：病有风水、有皮水、有正水、有石水、有黄汗。风水其脉自〔1〕浮，外证骨节疼痛，恶风；皮水其脉亦浮，外证胕肿〔2〕（按：《脉经》卷八第八、《千金》卷二十一第四“胕”并作“浮”），按之没指，不恶风，其腹如鼓（按：《病源》卷二十一《皮水候》、《外台》卷二十《皮水》“鼓”并作“故”。《脉经》云“如鼓”一作“如故不满”），不渴（按：《病源》作“而不满，亦不渴”六字），当发其汗。正水〔3〕其脉沉迟，外证自喘；石水其脉自沉，外证腹满不喘。黄汗其脉沉迟，身发热，胸满，四肢头面肿，久不愈，必致痈脓。（1）

【注脚】

〔1〕自：本来，本是。本条下两个“自”同。

〔2〕胕（fū 肤）肿：即皮肤水肿。《素问·水热穴论》：“上下溢于皮肤，故为胕肿，胕肿者，聚水而生病也。”

〔3〕正水：张璐曰：“正水者，肾经之水自病也。《经》曰：‘肾者，胃之关也，关门不利，故聚水成病，下为胕肿大腹，上为喘呼，不得卧，标本俱病。’”

【提要】 总论水气病的分类及其脉证特点，并指出风水、皮水的治法。

【简释】 风水其脉自浮，外证骨节疼痛，恶风，此为外邪束表所致；外邪束表，肺气不宣，不能通调水道，水气外溢则为风水。皮水是风水的发展，其脉亦浮为皮水不甚；一旦外证胕肿，按之没指，则脉象必沉；不恶风说明表证已解，未化热则不渴。风水与皮水相类，但风水“恶风”，皮水“不恶风”。是否恶风，意指是否有表证，有无表证是风水与皮水的鉴别要点。风水与皮水的治法皆“当发其汗”，即通过发汗以发散皮肤之水邪。风水、皮水失治或误治，迁延日久则发展成正水。其脉沉迟为里阳不足，寒水内盛之象；外证自喘为水气犯肺之征。石水与肝肾病变密切相关，《素问·大奇论》曰：“肾肝并沉为石水。”其脉亦沉为水湿停聚，阳气不运之象；外证腹满不喘为水聚于腹，未波及于肺，故不喘。黄汗临床少见，以汗出色黄沾衣为特征，与脾病湿热交蒸有关。

按：联系全篇相关原文，联系临床及西医学，“四水”的特点是：①风水面目先肿（《素问·评热病论》：“诸有水气者，微肿先见于目下也”），继则肿及四肢或周身。②皮水四肢水肿较风水为甚，按之如泥，尿少，或血尿。③正水四肢水肿难消，甚则肿及头面，腹部胀大。④石水腹部胀大，四肢消瘦，其形如蛙，面色晦暗，甚则四肢亦肿者，为难治。

本条所述风水、皮水类似急性肾炎或慢性肾炎急性发作；正水类似慢性肾炎或慢性肾功能衰竭；石水类似肝硬化腹水。

【原文】 脉浮而洪，浮则为风，洪则为气，风气相搏，风强则为瘾疹，身体为痒，痒为泄风，久为痂癞；气强则为水，难以俯仰。风气相击（按：《总录》卷七十九《水肿门·风水》无“风强”至“风气相击”三十一字），身体洪肿，汗出乃愈。恶风则虚，此为风水（按：《总录》“则虚，此”三字作“者”字）；不恶风者，小便通利，上焦有寒，其口多涎，此为黄汗。（2）

【提要】 论风水病产生的机制。

【简释】 脉浮为风，指外感风邪；脉洪者，大脉之类也，《内经》所谓“大则病进”，即邪盛之脉象。外感之邪盛，正气与之相争，营卫失和，皮肤之营气郁滞，则出现瘾疹（详见第5篇第3条注解），身体为痒，称为“泄风”。瘾疹因痒而搔抓不已，日久即成“痂癞”之疾。病变深入发展，气被邪郁，水因气阻，溢于体表，故表现风水证候。最后论及黄汗的诊断，详见后文第28、29条。

按： 风水为水气病初发阶段的表现。风水的病因病机、临床表现颇类似急性肾小球肾炎。西医学认为，本病系由B型溶血性链球菌感染引起，其中包括皮肤感染如丹毒、脓疱疮等。而古人早已认识到，风水的发病有的与皮肤病密切相关，本条便是明证。

【原文】 寸口脉沉滑者，中有水气，面目肿大，有热，名曰风水。视人之目窠上微拥[1]，如蚕（按：《脉经》卷八第八、《病源》卷二十一《水肿候》“如”下并无“蚕”字。《灵枢·水胀》篇：“水始起也，目窠上微肿，如新卧起之状。”“蚕”字疑是衍文）新卧起伏，其颈脉[2]动，时时咳，按其手足上，陷而不起者，风水。（3）

【注脚】

〔1〕目窠（kē 棵）上微拥：指眼窝上微微臃肿。“窠”为鸟兽的巢穴。“目窠”指眼窝。《汉语大字典》解“拥”为“肿，也作臃”。

〔2〕颈脉：在足阳明胃经之“人迎”穴处，位于喉结两旁。

【提要】“四诊”合参，再论风水脉症。

【简释】 风水之为病的四诊表现是：脉之，风水之脉自浮，若寸口脉见沉滑者，则为风水病增剧的脉象；望之，病人眼睑微肿，如刚睡起的状态，此乃风水初起之症，若面目肿大，其颈脉动，按其手足上，陷而不起者，则为风水加重而上犯面目，外溢四肢的表现；闻之，时时咳为邪气犯肺，肺失宣肃；问之，发热则为外邪束表，卫阳被郁。四诊合参，可知本条所述为风水初起与加重两个阶段的不同表现。

【原文】 太阳病，脉浮而紧，法当骨节疼痛，反不疼，身体反（按：李彣注无“反”字）重而酸，其人不渴，汗出即愈，此为风水。恶寒者，此为极虚发汗得之。

渴而不恶寒者，此为皮水。

身肿而冷，状如周痹[1]（按：《病源》卷十二、《总录》卷六十一“周痹”皆作“风水”），胸中窒[2]，不能食，反聚痛[3]，暮躁不得眠，此为黄汗，痛在骨节。

咳而喘，不渴者，此为脾胀（按：吴谦曰：“脾字，当是肺字，是传写之讹”），其状如肿[4]，发汗即愈。

然诸病此者，渴而下利，小便数者，皆不可发汗。（4）

【注脚】

〔1〕周痹：为病名。《灵枢·周痹》篇曰：“周痹者，在于血脉之中，随脉以上，随脉以下，不能左右，各当其所（周痹，是邪气在血脉之中，随着血脉的上下循行而周遍全身，它的发病，不是左右相互影响和对应，而是邪气走窜到哪里，哪里就发病）……此内不在脏，而外未发于皮，独居分肉之间，真气不能周，故名曰周痹。”

〔2〕窒：阻塞，不通畅。《广韵·五质》：“窒，塞也。”

〔3〕聚痛：胸中窒塞，气聚不通故痛。

〔4〕其状如肿：魏荔彤曰：“按其手足，未至陷而不起，故曰‘如肿’，似肿而实非肿也。”

【提要】 再论水气病的辨证及治法。

【简释】 太阳伤寒病，为感受风寒邪气，脉象应为浮紧，骨节也必然疼痛；如果身体重而酸，反不疼痛，口亦不渴，则虽见浮紧之脉，亦不得认为是伤寒，而是由于水湿潴留于肌肤之间而成的风水病。应该用发汗的方法治疗，即可痊愈。水肿病如果发汗太过，损伤阳气而卫气不固，便会表现恶寒，所以说："恶寒者，此为极虚发汗得之。"

水湿壅遏于皮肤之中，影响到阳气通行，郁而化热，故口渴；外邪已解，故不恶寒。

身肿而冷，状如周痹，寒湿阻郁胸中阳气，故胸中窒塞而痛；寒湿在中，脾失健运，故不能食；至傍晚时，阳气不能入阴，故暮躁不得睡眠；寒湿外淫，流注关节，故痛在骨节。

咳而喘，不渴，是水气在肺的症状，此为肺胀病。因寒水内闭肺气，肺失宣降，通调失职，故咳喘而面如浮肿，用发汗法治疗即可痊愈。

但应注意，诸病中若有渴而下利，小便数的症状出现，提示体内津液已伤，不可再用汗法。

按：本条意在说明，病有疑似，证无定候，必须前后条文互参，综合分析，才能全面掌握。

【原文】 里水（按：《脉经》卷八第八："一云皮水"）者，一身面目黄肿（按：《脉经》"黄肿"作"洪肿"），其脉沉，小便不利，故令病水。假如小便自利，此亡津液，故令渴也。越婢加术汤主之。方见下（按：《医统正脉》本作"方见中风"）。（5）

【提要】 论皮水的证治。

【简释】 皮水者，一身面目洪肿，即周身高度浮肿；水肿严重，其脉必沉；小便不利为水肿之根，缘肺病不能通调水道，脾病不能运化水湿，以致水湿不能下输膀胱，反溢于周身，故令病水。治用越婢汤发汗散水，兼清里热，加白术培土制水。文中"假如小便自利，此亡津液，故令渴也"三句为插笔。

【验案精选】

水气 甲子三月廿一日，兰女，十四岁，脉数，水气由面肿至足心。经谓病始于上而盛于下者，先治其上，后治其下。议腰以上肿当发汗例，越婢加术汤法：麻黄（去节）五钱，白术三钱，杏仁泥五钱，石膏六钱，桂枝三钱，炙甘草一钱。水五杯，煮取二杯。先服一杯，得汗止后服，不汗再服……（《吴鞠通医案》第121页）

按：此案"水气由面肿至足心"，正合风水由轻到重，水肿先上后下的发病规律，病至表证已解而"一身面目洪肿"，则由风水演变为皮水。越婢加术汤既治皮水，又治风水，详见第23条。

【原文】 趺阳脉（按：叶霖曰："'趺阳'二字，疑当作'少阴'。"）当伏，今反紧，本自[1]有寒，疝瘕，腹中痛，医反下之，下之即胸满短气。（6）

趺阳脉当伏，今反数，本自有热，消谷，小便数，今反不利，此欲作水。（7）

【注脚】

〔1〕本自："本"与"自"为同义复用，即"本来""本是"的意思。下条"本自"同此。

【提要】 两条论本有宿疾欲发水肿的辨证。

【简释】 趺阳脉是胃脉，因为脉道在足背二骨之间，所以当伏。今趺阳脉反紧，紧脉主寒，是腹中素有寒疾，如疝、瘕、腹中痛等，寒性病证按理当用温法治疗，若用苦寒攻下之剂，重伤阳气，即可发生胸满，短气等症状。

趺阳脉当伏，今反数，数脉主热，胃热则消谷，饮多偏渗膀胱则小便数，今小便反不利，可知水与热互结而不行，将要发生水肿。

【原文】 寸口脉浮而迟，浮脉则热，迟脉则潜，热潜相搏[1]名曰沉。趺阳脉浮而数，浮脉即热，数脉即止，热止相搏，名曰伏。沉伏相搏，名曰水。沉则脉络虚，伏则小便难，虚难相搏，水走皮肤，即为水矣。（8）

【注脚】

〔1〕搏：通"傅"，即附着、加上之义。《释名·释床帐》："搏壁，以席搏著壁也。"这里是"依附""依凭"的意思，本条下三句的"某某相搏"之"搏"均通"傅"。

【提要】 从脉象论水气病的病机。

【简释】 本条四句句法相同，其推理方式艰深难懂。尤在泾："热而潜，则热有内伏之势而无外发之机矣，故曰沉。热而止，则热有留滞之象而无运行之道矣，故曰伏。热留于内而不行，则水气因之而蓄，故曰沉伏相搏，名曰水。热留于内，则气不外行而脉络虚，热止于中，则阳不下化而小便难，以不化之水而当不行之气，则惟有浸淫躯壳而已，故曰虚难相搏，水走皮肤，即为水矣。此亦所谓阴气伤者，水为热蓄不下者也。"（《心典》）

【原文】 寸口脉弦而紧，弦则卫气不行，即恶寒，水不沾流，走于肠间。

少阴脉紧而沉，紧则为痛，沉则为水，小便即难。（9）

【提要】论水气病与肺肾密切相关。

【简释】寸口主肺，卫气通于肺。寸口脉弦而紧，是寒气外束，卫阳被郁，故恶寒；肺气不利，不能通调水道，下输膀胱，饮入之水反潴留于肠间，外溢肌肤，则形成水气病。

少阴主肾，紧脉主寒主痛，沉脉主水主里。少阴脉沉而紧，是肾阳不足，寒自内生之象，阳气不能化气行水，所以小便难而少，水湿不能排出体外，则形成水气病。

按：本条意在说明，水气病与肺肾密切相关。上段言外感而病水，与肺有关；下段言内伤而病水，与肾有关。

【原文】脉得诸沉[1]，当责[2]有水，身体肿重。水病脉出[3]者死。（10）

【注脚】

〔1〕脉得诸沉："脉"，名词用作动词，指切脉。"诸"，指示代词，相当于"其""那些"。

〔2〕责："责"有推求之意。《广韵·二十一麦》："责，求也。"

〔3〕脉出：指脉暴出而无根。《伤寒论》第315条说："服汤（白通加猪胆汁汤）脉暴出者死，微续者生。"彼此义同。

【提要】论水气病典型脉症及其预后判断。

【简释】水气病的主脉是沉脉，主症是身体肿重，故曰"脉得诸沉，当责有水，身体肿重"。这说明，诊断水气病，应脉症合参，但应以"身体肿重"为辨证要点。而脉沉不尽主水，水病亦不尽见沉脉，只有四肢肿甚，水气在皮中，其脉必沉。还须明确，水肿病固然脉沉，但通过适当治疗，肿势渐消，脉象便会由沉变浮，这是病情好转的标志。若肿势不减，甚至加重，脉暴出者，此为真元之气衰竭而浮散于外，故曰"水病脉出者死"。尤在泾："出与浮迥（jiǒng 窘）异，浮者盛于上而弱于下，出则上有而下绝无也。"（《心典》）

【验案精选】

水肿 魏某某，男，59岁，城关水果店营业员，于1963年7月诊治。患者初病时，头面及下肢午后浮肿，服西药治疗月余，未见疗效，改用中药治疗2月左右，仍未见效，病日增重，而来就诊。现症：全身除胸部及手心未肿之外，均浮肿，按之凹陷不起，小便稀少，饮食不进，口虽渴但不饮，神倦体寒，着衣被而不暖，面色灰黯无华，舌苔黑而滑润，舌质红色娇艳，脉浮大无根。此乃真阳衰极，土不制水所致。拟方：炮附子60g（先煎50分钟，下同），白术24g，白芍24g，茯苓24g，潞党参60g，玉桂6g，炙甘草24g，生姜30g。水煎3次，头煎一次顿服，二、三煎不论次数，频频饮服，1日尽1剂。上药连进3剂，浮肿已消退十之六七，查其苔已不黑，脉不浮而反沉，此乃虚焰渐衰，正气渐复之佳象。上方附片、党参、玉桂、生姜量减半，续服4剂而愈。（唐声庵.《中医杂志》1965，7：39）

按：本案全身浮肿，神疲恶寒，小便不利，舌苔黑滑，乃阳衰寒水失制之象；舌质娇艳，脉浮大无根，乃阴盛阳浮之征。故用重剂真武汤加肉桂益火温阳，化气行水，服3剂浮肿大减，"脉浮大无根"（"脉出"之象）而"反沉"（元气恢复之脉），减量续服而转危为安。

【原文】夫水病人，目下有卧蚕[1]，面目鲜泽[2]，脉伏，其人消渴[3]。病水腹大，小便不利，其脉沉绝[4]者，有水，可下之。（11）

【注脚】

〔1〕目下有卧蚕：形容眼睑严重浮肿之状。

〔2〕面目鲜泽：面目肿甚而光亮。

〔3〕其人消渴：有两种可能：一是水气病引起的消渴症；二是由消渴病日久继发水气病。

〔4〕其脉沉绝：谓脉沉伏难寻。

【提要】论水气病重证的脉症及治法。

【简释】水肿病人，小便不利而尿少，为水湿内停；水气上泛于面目，则面目鲜泽，眼睑浮肿如卧蚕；水停腹中，则腹部胀大；其人消渴，为水湿内停，气不化津，津不上承所致，虽口干或渴，然饮水不多；其脉沉绝与脉伏皆由水肿严重，脉道被遏，并非真的脉绝，故自注曰"有水"。"可下之"，指逐水法。水肿病人见到上述脉症，如正虚不甚者，可采用逐水的方法先治标，方如十枣汤，已椒苈黄丸等。

按：此条对水气病重证采取"可下之"之逐水法，即《素问·汤液醪醴论》所谓"去宛陈莝（除掉水气的郁积，要像斩草一样而渐去之）"法。此外，《灵枢·小针篇》说："宛陈者，恶血也。"故治疗水气病可酌情配合活血化瘀方法。

【原文】问曰：病下利后，渴饮水，小便不利，腹满因（按：《脉经》卷八第八、《直解》《二注》《本义》《金鉴》"因"并作"阴"。丹波元简曰："据答语云'当病水'，作'阴肿'为是"）肿者，何也？答曰：此法当病水。若小便自利及汗出者，自当愈。（12）

【提要】论下利后可能发生水肿的机制。

【简释】下利津伤，则渴饮水；水走大肠，则小便不利（尿较少）；无湿不作泻，脾不虚则湿不停，脾虚湿阻气滞，则腹满。下利后水肿非必定发生，而是或然之症。若发生水肿，亦与脾虚湿停有关，以水湿不循常道，外溢肌肤则身肿。若小便利则水行，汗出则水散，虽不药而可自愈矣。

【原文】心水者，其身重（按：《千金》卷二十一第四作"其人身体肿重"）而少气，不得卧，烦而躁，其人阴肿。（13）

肝水者，其腹大，不能自转侧，胁下腹痛，时时津液微生，小便续通。（14）

肺水者，其身肿，小便难，时时鸭溏。（15）

脾水者，其腹大，四肢苦重，津液不生，但苦少气，小便难。（16）

肾水者，其腹大，脐肿腰痛，不得溺，阴下湿如牛鼻上汗，其足逆冷，面反瘦。（17）

【提要】以上五条论五脏虚损所致五脏水病的病机。

【简释】心水的发生，多因心阳虚衰所致。心为火脏，水赖之温化，若心阳衰惫，水气不行，则身重少气；水气凌心，心阳被抑，则心悸，或心中烦乱，躁扰不宁，甚则不得卧；心阳虚不能下交于肾，肾水无制，水气外渗，则阴囊肿大。

肝水的发生，多因肝郁乘脾所致。肝为刚脏，喜条达，其经脉布于胁肋而气连少腹，若肝郁不舒，则胁下腹痛；肝郁乘脾，水湿不运，则气滞水停而腹部胀大，不能自转侧；"时时津液微生"，津液指水液，即水肿渐渐加重，提示病程较长；"小便续通"，是说小便时通而少，故水湿内停而腹水腹大。

肺水的发生，多因肺气不利所致。肺主气，为水之上源，若肺气不利，通调失职，则小便不利；小便不利，水无去路，泛溢肌表，则身肿；又肺与大肠相表里，肺气不利，大肠传化失常，水粪混下，则大便如鸭粪之水粪杂下。

脾水的发生，多因脾虚所致。脾主湿，为水之中源。若脾失健运，水湿停留，则腹大，小便难（少）；水泛四肢，则四肢沉重；脾虚水停，水精不布，则津液不生；脾虚而中气不足，则少气。

肾水的发生，多因肾阳虚所致。肾主水，为水之下源。若肾阳虚衰，不能化气行水，水聚于内，则腹大脐肿；"腰者肾之府"，肾虚外府失荣，则腰部疼痛；肾虚不能温化膀胱，则小便癃闭不行；水泛前阴，则阴囊冷湿如牛鼻上汗，总无干时；肾虚阳气不能下达，则两足厥冷；肾水者腹大，而面目不肿，故相对"面反瘦"。

按：以上五条所述五脏水病，是因五脏病变（如风心病心衰、肺心病心衰、肝硬化、慢性肾炎甚至肾功能不全等）引起的水肿，即五脏病为本（原发病），水肿为标（继发病）。临床表现以腹水胀大为特征，如肝水、脾水、肾水均言"其腹大"。心水、肺水均言"其身肿"，而病深日久，亦可致腹水。五脏水病的基本病机是脏真亏损，水湿浸淫。故治则应培植脏气以固本，攻逐水湿以治标。五脏水病病情深重，预后不良，但善加调治，亦可维持生机。

【方证鉴别】

1. **五脏水病与风水、皮水** 前者为内因而生，后两者为外感而病，追述病史，不难鉴别。

2. **五脏水病与痰饮病水在五脏** 五脏水病以五脏病为本，水肿为标；而痰饮病以痰饮病为本，累及五脏证候为标。

【原文】师曰：诸有（按：《千金》卷二十一第四"诸有"作"治"字）水者，腰以下肿，当利小便；腰以上肿，当发汗乃愈。（18）

【提要】论水气病的两种治法。

【简释】凡是治疗水气病，腰以下肿者，应当用利小便的方法，使潴留于下部的水从小便排出；腰以上肿者，当用发汗的方法，使潴留于上部的水从汗液排泄。此即《素问·汤液醪醴论》所提出的"开鬼门、洁净府"的治法，亦因势利导之法。

按：人体脏腑经络、内外上下，都是密切联系的，患水气病之后，亦常常互相影响。所以对本条指出的利小便与发汗方法，临床应视具体情况，可结合并用，以期取得更好疗效。

发汗、利小便的方法只适宜疾病初起的阳证、实证，如风水、皮水，而不适宜于病程日久的阴证、虚证，如正水。正水患者以正虚为本，水盛为标，治当标本兼顾，以培补脾肾为主，佐以利水，方如肾气丸及后世之实脾饮、济生肾气丸等；若正水患者复感外邪，又当补正与发汗法兼施，方如后文防己黄芪汤、麻黄附子汤之类。

【原文】 师曰：寸口脉沉而迟，沉则为水，迟则为寒，寒水相搏[1]。趺阳脉伏[2]，水谷不化，脾气衰则鹜溏，胃气衰则身肿。少阳脉卑[3]，少阴脉细，男子则小便不利，妇人则经水不通；经为血，血不利则为水，名曰血分。（19）

【注脚】

〔1〕寒水相搏：此句后似语义未完，恐有脱简。

〔2〕趺阳脉伏：指趺阳脉沉伏而弱，缺乏冲和之气。

〔3〕少阳脉卑："少阳脉"指手少阳三焦经"和髎"（耳门）穴部位之脉，在上耳角根之前，鬓发之后，即耳门前上方动脉。"卑"，《国语·周语》韦注："卑，微也。"手少阳脉"微"与下文足少阴肾经太溪穴部位之脉"细"上下相对。

【提要】 从寸口、趺阳、少阳、少阴等脉的变化，说明水气病发生的病机。

【简释】 寸口脉迟主寒，沉主水。沉而迟是阳气被寒水所阻之脉象。趺阳脉是胃脉，因脾与胃相表里，胃主纳谷，脾主运化，今趺阳脉伏而不起，说明脾胃虚弱。脾胃气衰则水谷不化，大便如鹜溏状，精微不能运化，水湿浸于肌肤而产生水肿。少阳脉主候三焦之气，《素问·灵兰秘典论》曰："三焦者，决渎之官，水道出焉。"少阳脉卑，则三焦的决渎功能失常。少阴脉主候肾，少阴脉细，主肾气虚衰，寒水不化。故少阳脉卑，少阴脉细，在男子则小便不利，在女子则经水不通。月经的来源是血，经闭后发生水肿病，显然与血有关，故称"血分"。

【验案精选】

月经后期并发水肿 友人王某之妻，43岁，患水肿多年，经多方检查，原因不明，中西药罔效。余询其月经，知其月经多是至期不来，甚或半年一行，并追溯为病月经不行在先，水肿在后。查其舌黯有瘀，脉沉弦。诊为"血不利则为水"的"血分"病，遂投以桃红四物汤加减：当归15g，川芎9g，赤芍12g，桃仁12g，红花9g，水红花子12g，坤草18g，茯苓18g，丹参12g，川牛膝18g，水蛭10g。连服7剂，经血至，肿亦减轻。守原方出入调治，下次月经按时而来，后改逍遥散调治月余，从此水肿愈而不发。（《伤寒论临床应用五十论》第203页）

【原文】 问曰：病有血分水分，何也？师曰：经水前断，后病水，名曰血分，此病难治；先病水，后经水断，名曰水分，此病易治。何以故？去水，其经自下。（20）

按：本条宋·林亿本缺，据《脉经》及魏注本、尤注本补入。

【提要】 论妇人病水有血分、水分之分。

【简释】 妇人因有经血的特点，故其发生水肿较男子复杂，例如，先经闭而后水肿的，是瘀血阻滞水道所致，称为"血分"。若先患水气病，而后因水阻血滞发生经闭的，称为"水分"。治之之法，应本着"治病必求于本"的法则，血分病为先者，着重治血，血脉调和，水肿自消；水分病为先者，着重治水，去水，其经自下。所谓血分病"难治"，水分病"易治"者，因为"血病深而难通，故曰难治；水病浅而易行，故曰易治"。（《心典》）

按：从本条可以看出，水与血是互相影响的。现代受本条启发，在治疗肾炎水肿时，于利水剂中适当加入活血之品，可增强疗效。

【验案精选】

肥胖、经闭 丁某某，女，46岁，1979年3月16日诊。自诉近年来身体奇胖，伴有倦惰，头昏，胸闷稍劳则喘，行动艰难，经闭14个月。诊得身长158cm，体重90.5kg，肥胖对称，腹壁厚实，血压160/100mmHg，脉象弦滑，舌淡边有齿痕苔白滑。此属脾阳虚衰，水停血闭。治宜益气利水，兼通血分。处方：防己、桂枝、红花各10g，茯苓、黄芪、马鞭草各30g，炙甘草5g。服10剂，遇劳则喘闷减，月事通，头昏及倦惰亦有好转。原方减红花、马鞭草，加荷叶、泽泻、陈皮各10g，服30剂，腹壁柔软，体重及血压均有下降，症状基本消失。继以原方每周服5剂，约半年共服药180余剂，诸症悉除，体重下降至72kg，血压稳定在120/90mmHg，身体轻便，行动自如，停药观察2年，疗效巩固。（海崇熙.《国医论坛》1989，2：18）

按：胖人多湿，湿浊壅滞（脂肪堆积），阻遏经隧，导致经闭。水分与血分病常互相影响，法当兼顾。上述治例，着重益气利水，兼通血脉，标本兼治而获效。

【原文】问曰：病者苦[1]水，面目身体四肢皆肿，小便不利，脉之[2]，不言水，反言胸中痛，气上冲咽，状如炙肉，当微咳喘，审如[3]师言，其脉何类[4]？

师曰：寸口脉沉而紧，沉为水，紧为寒，沉紧相搏，结在关元[5]，始时当（按：享和本曰："'当'一作'尚'。"尤注本"当"作"尚"字）微，年盛不觉，阳衰之后，营卫相干[6]，阳损阴盛，结寒微动，肾气上冲，喉咽塞噎，胁下急痛。医以为留饮而大下之，气击[7]（按：尤注本"气击"作"气系"）不去，其病不除；后重吐之，胃家虚烦[8]，咽燥欲饮水，小便不利，水谷不化，面目手足浮肿。又与葶苈丸下水，当时如小瘥，食欲过度，肿复如前，胸胁苦痛，象若奔豚，其水扬溢，则浮（按：徐注本、尤注本"则"下并无"浮"字）咳喘逆。当先攻击冲气，令止，乃治咳；咳止，其喘自瘥。先治新病，病当在后[9]。（21）

【注脚】

〔1〕苦：病，病痛。这里用如动词，是"患"的意思。

〔2〕脉之：联系下文"不言水，反言胸中痛……"，这里的"脉之"为借代的修辞手法，代指诊察患者，非指切脉。

〔3〕审如：确实像，果真像。

〔4〕其脉何类：病人之脉当是何种脉象。

〔5〕关元：泛指下焦。

〔6〕营卫相干：是说营卫不和。

〔7〕气击：气冲之互辞。

〔8〕虚烦：谓经误吐误下之后，胃中空虚发烦。

〔9〕先治新病，病当在后：是说先治冲气等新病，后治水肿。即第1篇第15条所谓"当先治其卒病，后乃治其痼疾"之意。

【提要】论水气病误治而发生的变证，并指出先后主次的治法。

【简释】全文可分作三段理解，从开首至"其脉何类"为第一段，提出一个水气并发冲气的复杂病例；从"师曰"至"则咳喘逆"为第二段，是从脉诊、病史追述形成水气的过程和误治的变证；从"当先攻击冲气"以下为第三段，是指出治疗原则。尤在泾："此水气先得而冲气后发之证，面目肢体俱肿，咽喉噎塞，胸胁满痛，有似留饮而实挟冲气也。冲气宜温降，不宜攻下，下之亦未必去，故曰气系不去，其病不除。医乃不知而复吐之，胃气重伤，胃液因尽，故咽燥欲饮水，而小便不利，水谷不化，且聚水而成病也。是当养胃气以行水，不宜径下其水。水虽下，终必复聚，故暂瘥而寻复如前也。水聚于中，气冲于下（按："下"疑为"上"字之误），其水扬溢，上及肺位，则咳且喘逆，是不可攻其水，当先止其冲气。冲气既止，然后水气可去，水去则咳与喘逆俱去矣。先治新病，病当在后者，谓先治其冲气，而后治其水气也。"（《心典》）

按：本条设立此案，目的是启发后人对水肿病应审证求因，分清病情的主次缓急，施以先治后治之法。

【原文】风水，脉浮身重，汗出恶风者，防己黄芪汤主之。腹痛者加芍药。（22）

防己黄芪汤方：方见湿病中。

【提要】论风水表气虚的证治。

【简释】风水脉浮，示病在表；汗出恶风，是卫气虚不能固表；身重，即前第10条所述的"身体肿重"，此为水湿泛滥肢体所致。用防己黄芪汤补卫固表，利水除湿。腹痛者加芍药以"除血痹……止痛"（《本经》）。

按：本条与《痓湿暍病》篇第22条，只有"水"与"湿"一字之异，而水与湿同类，两条病机、主症相同，故处方亦同。

【大论心悟】

防己黄芪汤治疗心悸、水肿（风心病）

用复方防己煎治疗风湿性心脏病10余例，疗效满意。该方由防己黄芪汤与防己茯苓汤化裁而成。主方：汉防己15g，玉竹9g，黄芪18g，白术9g，白茯苓30~45g。适当加味。本煎剂对活动性风湿性心脏病疗效显著，如能得到早期较长时间的彻底治疗，似有根治可能。临床疗效为：服本煎剂后，小便逐渐增加，心悸气短及衰弱倦怠等自觉症状显著好转，水肿及腹水消失，精神与食欲增加，肝脏缩小，血沉降至正常。可酌情配合西药治疗。（武艺敬.《中医杂志》1958，7:466）

变通防己黄芪汤治水臌（肝硬化）

自拟消臌汤治疗水臌20余例，在消退腹水，改善临床症状方面，疗效显著。治疗方法：消臌汤系由防己黄芪汤合葶苈大枣泻肺汤化裁而成。处方：葶苈子、冬瓜皮、白术各30g，黄芪15~60g，茯苓、泽泻、车前子各15g，大枣9枚，汉防己、郁金、大腹皮各12g。本方适应于西医学所述各种肝硬化失代偿期所出现的腹水，表现为腹部胀大，按之如囊裹水，喘促不能平卧，四肢瘦削，头眩体倦，懒于行动，小便短小，纳谷不馨，或下肢浮肿，或大便溏薄，或大便秘结，舌淡苔薄白或薄白腻，脉细弦。病机为脾虚湿停，水气上迫于肺。其他如气滞湿阻、寒湿困脾、脾肾阳虚、肝脾血瘀等证，可根据病机以本方加减化裁。对于湿热蕴结，肝肾阴虚等证非本方所宜，应选用它方治疗。俟腹水消退后，还应注意益气养阴，活血消癥，旨在提高疗效。此外，还要注意精神和生活调摄，不可徒恃药饵。（赵益人，等.《辽宁中医杂志》1986，12:38）

按：上述资料表明，用防己黄芪汤化裁治疗风心病及心衰有明显疗效，但要守方坚持服用。本方化裁治疗肝硬化腹水，补泻兼施，方法平妥，值得采用。

【验案精选】

1. 风水

（1）急性肾炎

王某，女，6岁。由母代诉：因眼睑浮肿而就诊，查尿常规蛋白（++），高倍镜下红细胞10~12/HP，诊为“急性肾小球肾炎”。经西药治疗后，尿蛋白转为（+），红细胞5~8/HP，浮肿不退，来我科门诊。症见：面色苍白，眼睑浮肿，身无表证，舌质淡苔薄白，脉沉细滑，辨证为脾虚水肿。药用：生黄芪、赤小豆各15g，白术10g，防己9g，生姜3片，大枣3枚，白茅根30g。服药14剂，浮肿消退。尿蛋白微量，尿中红细胞少许，改服丸剂调理。（陈连起.《陕西中医》1987，1:27）

钱某，女，37岁。于1月前，患急性化脓性扁桃体炎，经治愈后，渐觉面目、四肢浮肿，腰酸纳呆。尿检：蛋白（+++），红细胞（++），白细胞（+），颗粒管型（+），西医诊断：“急性肾小球肾炎”，住院治疗。刻下病已经月，面黄虚浮，身重体倦，汗出恶风。尿检蛋白一直波动在（+~++）之间，舌质淡苔白腻，脉浮缓。辨证为风水相搏，表虚不固，肾亏于下。治宜祛风行水，益卫固表，并稍佐温肾之品，取防己黄芪汤加味：防己10g，黄芪12g，白术10g，甘草4g，生姜6g，大枣10枚，菟丝子12g，仙灵脾10g。服药8剂后，尿检蛋白少许，面浮身重，汗出恶风俱减。原方继服8剂后，诸证悉除，尿检正常，康复出院。（王伯群.《江苏中医杂志》1984，6:40）

（2）慢性肾炎

傅某某，男，40岁。患风水证，久而不愈。患者主诉：下肢沉重，胫部浮肿，足跟痛，汗出恶风。切其脉虚浮而数，视其舌质淡白，有齿痕，认为是风水，尿蛋白（++++），红、白细胞（+），诊断属“慢性肾炎”……选用防己黄芪汤。汉防己18g，生黄芪24g，生白术9g，炙甘草9g，生姜9g，大枣4枚（擘）。水煎服。嘱长期坚持服用之……复诊：患者坚持服前方10个月，检查尿蛋白（+）。又持续服2个月，尿蛋白基本消失，一切症状痊愈。（《岳美中医案集》第23页）

王某某，男，32岁。患“慢性肾炎”3年，浮肿，尿少，时轻时重，易外感，每因外感而病情加重，曾累用利尿消肿之剂，效果欠佳。现在症：颜面周身浮肿，面色㿠白，精神欠佳，纳呆，自汗恶风，舌淡苔白，脉浮而弱，尿蛋白（++）。如此脉症为气虚之候，治当补气健脾，兼利水消肿。方以防己黄芪汤加党参、苡仁、茯苓等药，共服30余例，浮肿消退，精神好转，食欲增加，尿蛋白（±）。继以本方配制丸药一料，服用1月，诸证悉愈。（《经方发挥》第155页）

原按：防己黄芪汤加减治疗浮肿，范围较广，凡由心脏或肾脏疾患所引起的浮肿，辨证属气虚类型者，均可在本方基础上适当加减，用之大多有效。

2. 功能性水肿 赵某，女，46岁。半年前出现水肿，曾就医于我院内科门诊，经检查，肝肾功能正常，心脏听诊及尿常规检查亦属正常，诊为“功能性水肿”。曾服西药利尿剂，水肿见消但不能巩固，且出现乏力。来我科就诊。症见：下肢浮肿，按之没指，晨轻暮重，乏力肢麻，白带多，大便溏薄，舌苔薄白而腻，脉濡。辨证为脾虚湿阻，水溢为肿。用防己黄芪汤加味：生黄芪、防己各15g，生炒白术各10g，生姜3片，大枣5枚，赤小豆、玉米须各30g。服药7剂肿消，半个月后浮肿又起，仍投上药，再服7剂，病即痊愈，随访半年未复发。（陈连起.《陕西中医》1987，1：27）

3. **更年期综合征水肿** 王某，女，47岁。症见：常自汗出，手足发麻，大便尚调，小便量少，下肢浮肿，舌质淡胖苔薄白，脉濡。半年前因发现浮肿，月经错乱，曾在内分泌科检查，未发现明显阳性指征，诊为“更年期综合征”，建议中医治疗。证属脾虚水肿。处方：生黄芪15g，白术、防己各12g，生姜3片，大枣3枚。服药14剂，水肿消退。（陈连起.《陕西中医》1987，1：27）

按： 防己黄芪汤属于补气健脾与渗利水湿标本兼治之方。凡由于脾气虚运化水湿不利，或肺气虚卫外不固所致的虚性水肿，皆可以本方或适当加味治疗，守方守法服用，疗效满意。上述病案便是佐证。

防己黄芪汤治疗风湿病等【验案精选】见第2篇。

【临证指要】 防己黄芪汤具有补气与利水之功效，五脏病引起的水肿，辨证为气虚者，都可以该方为主加味治之。

【原文】 风水恶风，一身悉肿，脉浮不渴，续〔1〕自汗出，无大热，越婢汤主之。（23）

越婢汤方：麻黄六两，石膏半斤，生姜三两，甘草二两，大枣十五枚。上五味，以水六升，先煮麻黄（按：《外台》卷二十《风水》引《古今录验》“麻黄”下有“再沸”二字），去上沫，内诸药，煮取三升，分温三服（按：《千金》卷十第五此下有“覆取汗”三字）。恶风者加附子一枚炮。风水加术四两。《古今录验》。

【注脚】

〔1〕续：接连不断。《说文·糸部》：“续，连也。”

【提要】 论风水初起证候与风水化热的证治。

【简释】 尤在泾：“此与上条证候颇同而治特异。麻黄之发阳气，十倍防己，乃反减黄芪之实表，增石膏之辛寒，何耶？脉浮不渴句，或作脉浮而渴。渴者热之内炽，汗为热逼，与表虚出汗不同，故得以石膏清热，麻黄散肿，而无事兼固其表也。”（《心典》）

需要明确，麻黄虽发汗散水，但用之太过易伤卫阳而恶风，故方后注曰“恶风者加附子”，以固护卫阳；风水泛滥，水湿太盛，宜加白术或苍术与麻黄配伍，表里同治，以增强消退水肿的功用。

按： 尤在泾等古代注家对本条“不渴”句不明其义而含糊其词，或避而不谈，皆智者之一失也。笔者见解如下。

【大论心悟】

一个条文两个阶段证候论

第23条之证候有两对矛盾必须明确：一是，风水“一身悉肿”，必“按其手足上，陷而不起”而“寸口脉沉滑”（3），为何曰其“脉浮”呢？二是，既然曰“脉浮不渴”，为何越婢汤方中又用“石膏半斤”之重呢？笔者反复思索，恍然大悟！仲景这是将风水初起与风水加重化热两个阶段的证候写成一个条文使然。

风水初起，外邪束表，故见恶风，脉浮不渴，以及发热，无汗，眼胞微肿等证候；病情发展，风水泛滥，兼挟郁热，故见一身悉肿，口渴，续自汗出，表无大热，以及小便量少，脉由浮变成沉滑。越婢汤重用麻黄、石膏发汗散水，兼清里热；姜、枣调和营卫；甘草调和诸药（因其有恋湿之弊，水气病不可多用）。以方测证，可知本方为风水化热者而设。

【验案精选】

1. **风水（急性肾炎）**

（1）古代验案

风湿相搏，一身悉肿，咽痛发热，咳而脉浮，拟越婢法。麻黄、石膏、赤苓、甘草、杏仁、大腹皮、通草。

诒按： 咳而咽痛，肺有郁热，故用越婢。

邓评：《金匮》所用越婢法以治风水，为肺脾膀胱经病也。风乃阳邪，肺热不清，故令咽痛而咳。投以麻黄、石膏，自能药到病所，风息而水波不兴，何虑其浮肿不退哉？（《增评柳选四家医案·评选环溪草堂医案》第293页）

按：咽痛而咳，为病邪上受，伤咽犯肺之症；脉浮发热，乃正气抗邪之表现；一身悉肿，是风水泛滥之主症。可加入连翘、银花以清热解毒，透邪利咽。

范，18岁。风水肿胀。生石膏四两，麻黄（去节）六钱，生姜三钱，桂枝三钱，杏仁泥五钱，炙甘草三钱，大枣（去核）二枚。煮成三杯，分三次服。一帖而汗解，头面肿消；次日与实脾利水，五日痊愈。戒其避风，伊不听，后八日，腹肿如故，仍与前法而愈。后守戒规，故不再发。（《吴鞠通医案》第124页）

（2）现代医案

史某，男，8岁。1962年4月4日初诊。1月前，继感冒高热数日后，全身出现浮肿。经某医院尿常规检查：尿蛋白（+++），白细胞（+），颗粒管型1~2/HP，诊为“急性肾小球肾炎”。服西药治疗半月余不效，来我院就诊。症见：头面四肢高度浮肿，眼睑肿势尤甚，形如卧蚕，发热汗出，恶风口渴，咳嗽气短，心烦溲赤，舌质红苔薄黄，脉浮数，体温39.5℃。证属风水泛滥，壅遏肌肤。治宜宣肺解表，通调水道。方用越婢汤加味：麻黄10g，生石膏20g，炙甘草6g，生姜4片，大枣4枚，杏仁10g。水煎服。7日二诊：浮肿见消，咳嗽大减，仍汗出恶风，体温38.5℃，尿蛋白（++），未见红、白细胞及管型。舌苔转白，脉浮缓，效不更方，原方加苍术8g。服药3剂后热退肿消，诸症悉除，尿检正常，遂停药。以后追访年余，疗效巩固，病未复发。（王明五，等.《北京中医》1985，5：20）

崔某某，男，12岁。旬日来畏寒发热，开始眼睑浮肿，逐渐波及下肢及全身。遍体酸楚，咽喉肿痛，咳嗽，体温37.8℃，小便短赤。尿检：蛋白（+++），白细胞2~4/HP，透明管型（++）。舌质红苔薄微黄，脉浮数。证属风水，宜宣肺利水，越婢汤加减。处方：麻黄6g，生石膏15g，白术6g，甘草3g，连翘15g，赤小豆30g，泽泻10g，白茅根60g，柴胡15g，赤芍10g。服药3剂后浮肿尽消，发热已退，咽喉肿痛消失。6剂后一切症状尽消，脉转缓和，尿检（–）。（《肾与肾病的证治》第82页）

按：本案处方用药，为越婢汤合用麻黄连翘赤小豆汤之意，以治“瘀热在里”。其证候与尿检合参，为急性肾炎无疑。越婢汤治小儿急性肾炎效果尤佳。

陈某某，男，25岁，缝纫工。上月至邻村探亲，归至途中，猝然大雨如注，衣履尽湿，归即浴身换衣，未介意也。3日后发热，恶寒，头痛，身痛，行动沉重。医与发散药，得微汗，表未尽解，即停药。未数日，竟全身浮肿，按之凹陷，久而始复，恶风身疼无汗。前医又与苏杏五皮饮，肿未减轻，改服五苓散，病如故。医邀吾会诊，详询病因及服药经过，认为风水停留肌腠所构成，虽前方有苏桂之升发，但不敌渗利药量大，一张一弛，效故不显。然则古人对风水之治法，有开鬼门及腰以上肿者宜发汗之阐说，而尤以《金匮》风水证治载述为详。参合本病，实为有利之指归。本例患者先由寒湿而起，皮肤之表邪未解，郁发水肿。诊脉浮紧，恶风无汗，身沉重，口舌干燥，有湿郁化热之象。既非防己黄芪汤之虚证，亦非麻黄加术汤之表实证，乃外寒湿内郁热之越婢加术汤证，宜解表与清里同治，使寒湿与热皆从汗解，其肿自消，所谓因势利导也。方中重用麻黄（45g）直解表邪，苍术（12g）燥湿，姜皮（9g）走表行气，资助麻黄发散之力而大其用，石膏（30g）清理内热，并抑制麻黄之辛而合力疏表，大枣、甘草（各9g）和中扶正，调停其间。温服1剂，卧厚覆，汗出如洗，易衣数次，肿消大半。再剂汗仍大，身肿全消，竟此霍然。风水为寒湿郁热肤表之证，然非大量麻黄不能发大汗开闭结，肿之速消以此，经验屡效。若仅寻常外邪则又以微汗为宜，否则漏汗虚阳，是又不可不知者。（《治验回忆录》第33页）

按：此案审因论治，辨证精详，方证相对，故而效著。方中重用麻黄45g发汗散水，即案语所述的“发大汗，开闭结”，为取效关键，非胆大心细，善用经方者不可为。若外感风寒之邪则不可如此大发其汗也。

陆某，年逾四旬，务农为业。1954年6月病风水。时当仲夏，犹衣棉袄，头面周身悉肿，目不能启，腹膨若瓮，肤色光亮，恶风发热无汗，口微渴，纳呆溺少，咳嗽痰多，气逆喘促，不能正偃，倚壁而坐。前医迭进加减五皮饮，并配西药治疗，非惟无效，且见恶化，乃邀余往诊。一望显属风水重症，因审《金匮》辨水肿症之脉，谓风水脉浮，此症寸口脉位肿甚，无从辨其脉之为浮为沉，然据其主诉及临床表现则属风水。即仿《金匮》越婢汤加味。方用：净麻黄18g，生石膏15g，粉甘草6g，飞滑石12g（分2次送服），鲜生姜4片，大枣12枚（擘）。嘱服后厚覆取汗。服后约1小时许，周身皆得透汗，三更内衣，小便亦多，气机渐和，寒热消失，身肿腹胀随消十之八，病果顿挫，患者喜出望外。复诊寸口为濡滑之脉，神色颇佳，较之初诊，判若两人，惟偶或咳嗽，肿胀余波未清耳。为疏方以五苓散加大量鲜白茅根及宣肺药。连进3剂而愈。追访，病未复发。（顾介真.《江苏中医》1965，11∶2）

2. **妊娠水肿** 刘某某，女性，35岁。因妊娠8个月，全身浮肿，咳嗽气逆，入省妇幼保健院，住院治疗已7天，曾服双氢克尿噻、利尿素，以及中药五皮饮加白术、当归、黄芪等剂，全身浮肿加剧，腹水增加，病情严重。正在考虑引产未决之际，经该院邀会诊。诊得患者颜面及全身浮肿，恶风鼻衄，咳喘不已，呕逆不能食，大便尚通，小便短赤，舌苔粗白尖红，脉浮数有力，虽未见发热口渴等症，但肺经风水交冲夹有胃热之候显然可见。遂从《金匮》风水论治。处方：越婢加半夏汤。净麻黄4.5g，生石膏12g，法半夏6g，生甘草3g，生姜4.5g，红枣4枚，加杏仁9g。连服6剂，虽汗出不多，而尿量增加，输出量大于输入量，每天高达2900ml，全身浮肿消失，腹水亦除，体重由61kg减至46kg，心肺正常，咳喘见平，饮食睡眠均恢复正常。（杨志一.《江西中医药》1963，9∶29）

按：本案为《妇人妊娠病》篇所谓的“妊娠有水气”，后世称之为“子肿”。活用越婢汤加半夏、杏仁，一方兼治子肿、咳喘、呕逆等，此异病同治，体现了中医药之特色。

3. **漆疮并发水肿（过敏性皮肤痒疹）** 胡某某，女，21岁。自诉10天前初学刷漆（生漆），1周后全身发痒，起片状红斑，继而颜面浮肿，皮肤光亮，眼睑肿胀，不能开启。发热不高，头痛烦躁。两上肢微肿，躯干及四肢有散在红斑及水疱，焮热作痒，口微渴不多饮，脉沉紧。投清热解毒，利水渗湿中药1剂。二诊：服药不应，仍无尿，浮肿不见减轻。乃追问病史，曰昨为轻微咳嗽，时有鼻塞，头痛，胸闷。查少腹平软，膀胱不充盈。窃思《金匮要略》云：“里水者，一身面目黄肿，其脉沉，小便不利，故令病水。”此例虽生漆过敏，实乃毒壅于肺，表气郁闭，水道不通所致之风水证。急投越婢加术汤加味，以解表宣肺利水。处方：麻黄10g，生石膏30g（先煎），白术15g，板蓝根30g，甘草10g，大枣5枚，生姜3片（后下）。冷服。服后约4小时许排尿一次，次晨又排尿一次，头痛烦躁若失，眼开，肿渐消，颜面开始脱皮，痒大减。三诊：投清热解毒、利水渗湿中药2剂。而病获痊愈。（贾慰祖.《中医杂志》1981，10∶55）

按：本案为对生漆过敏而发漆疮。漆毒壅肺而水道不通，则并发水肿。以越婢加术汤宣肺利水则水肿渐消，再投清热解毒药以治漆疮。

4. **水疱（过敏性皮肤疱疹）** 高某某，男，44岁。患者周身起大小不等的水疱已4个多月，虽经治愈，但外出见风即发。全身水疱大小不等，透明，疱破后流水清稀，微痒，上半身较多。身体健壮，食欲正常，脉大有力，舌红润苔少。此乃外风里水，风水相搏，壅于皮肤而发为水疱。治以散风清热，宣肺行水，用越婢加术汤。服1剂夜尿增多，继服6剂而愈，未再复发。（杨培生.《河南中医》1984，4∶25）

【临证指要】 越婢汤及越婢加术汤，是治疗风水、皮水（急性肾炎）的可靠良方。该方具有发汗散水与利水双重功效，可辨证治疗多种水肿及皮肤病患者。要注重方中剂量的适当配伍。

【实验研究】 越婢加术汤（前第5条方，及本条方后注加味法）中的麻黄与白术均有利尿作用，特别是白术的利尿作用明显而持久。其作用机制，用中医理论完全可以解释，以麻黄宣通肺气，通调水道；白术健脾益气，运化水湿。上述可知，越婢加术汤通过发汗、利尿双重作用，使水气从表里分消。还要明确指出，甘草能使尿量及钠的排出减少，钾排出增加，若长期服用，能引起水肿和血压升高，故水肿患者应少用甘草，其越婢汤中甘草的用量就较少。

【原文】 皮水为病，四肢肿，水气在皮肤中，四肢聂聂动〔1〕者，防己茯苓汤主之。（24）

防己茯苓汤方：防己三两，黄芪三两，桂枝三两，茯苓六两，甘草二两。上五味，以水六升，煮取二升，分温三服（按：《外台》“三服”作“再服”）。

【注脚】

〔1〕四肢聂聂动：四肢肌肉轻轻跳动。《集韵·二十九叶》：“聂，木叶动貌。”

【提要】 论皮水气虚的证治。

【简释】 皮水为病，四肢肿甚而壅遏卫气，水气相搏于皮肤中，故四肢聂聂动。治宜防己茯苓汤益气通阳，利水消肿。本方重用茯苓为君，甘淡健脾利水消肿；防已“利大小便，通腠理”（《本经》）；桂枝通表里之阳助茯苓以利水；黄芪益表里之气助茯苓以行水；少用点甘草调和诸药。尤在泾：“防已、茯苓善驱水气，桂枝得茯苓，则不发表而反行水，且合黄芪、甘草，助表中之气，以行防已、茯苓之力也。”（《心典》）

【方歌】

防已茯苓芪桂草，皮水肢肿肌肉跳，
心力衰竭病水肿，重用茯苓有良效。

【大论心悟】

茯苓治疗心衰性水肿应重用

据报道：重用茯苓治疗55例心衰性水肿（冠心病4例，风心病8例，肺心病43例），全部入院观察。年龄在50~80岁之间，病程10~18年不等。本组病人均有不同程度的下肢水肿、腹水、肝肿大及口唇发绀、舌质紫暗或有瘀点瘀斑，颈静脉充盈等体征。皆尿少，日尿量约100~500ml。治疗方法：在观察茯苓药量变化中，处方中其他中药剂量恒定不变。惟茯苓一味分别以10g、15g、20g、30g、50g、75g、100g不等，日2次口服。采取相互对照或自身对照的方法观察。结果：茯苓的利尿作用，随其剂量的递增而增强；茯苓剂量在25g以下，利尿作用不显。欲达利尿，须在30g以上；茯苓剂量在100g/日时，利尿作用最强。未见中毒表现；茯苓剂量在75g/日以上时，血中氯离子明显下降，宜用氯化钾或氯化铵调节。（康爱秋，等.《天津中医》1989，1∶14）

按：重用茯苓治疗心衰水肿，正合防已茯苓汤重用茯苓本义。笔者曾听有经验的临床医生在学术报告中谈到，重用茯苓60~120g治疗各种心脏病心衰水肿，均取得较好疗效。茯苓甘淡性平，非大剂不足以健脾利水消肿。

【验案精选】

1. **皮水**

李某某，男，6岁。全身浮肿，先自足跗部开始，面目及身逐渐浮肿，腹皮膨胀如鼓，四肢水气聂聂动，色明亮，皮光薄，按之凹陷，阴囊肿大如柑，水液淋漓渗出，溲短气喘，脉象浮弱。病缘脾虚不能制水，肾关不利，复外感风寒，引动湿邪而急剧发作。治宜补虚托表，兼佐利水，使卫气行而潴留体表之水邪消退。仿《金匮》防已茯苓汤加味而治，日服1剂，7日后体重由24kg减为12kg，水去殆半，痊愈出院。防已3g，茯苓3g，黄芪3g，桂枝1.8g，炙草1.2g，陈皮1.8g，腹皮3g。（《陈耀庚医案》第17页）

某男，28岁。病浮肿1年，时轻时重，用过西药，也用过中药健脾、温肾、发汗、利尿法等，效果不明显。当我会诊时，全身浮肿，腹大腰粗，小便短黄，脉象弦滑，舌质嫩红苔薄白，没有脾肾阳虚的证候。进一步观察，腹大按之不坚，叩之不实，胸膈不闷，能食，食后不作胀，大便每天1次，很少矢气，说明水不在里而在肌表。因此考虑到《金匮要略》上所说的“风水”和“皮水”，这两个证候都是水在肌表，但风水有外感风寒症状，皮水则否。所以不拟采用麻黄加术汤和越婢加术汤发汗，而用防已茯苓汤行气利尿。诚然，皮水也可用发汗法，但久病已经用过发汗，不宜再伤卫气。处方：汉防已、生黄芪、带皮茯苓各15g，桂枝6g，炙甘草3g，生姜2片，红枣3枚。服2剂后，小便渐增，即以原方加减，约半个月症状完全消失。（《谦斋医学讲稿》第153页）

2. **正水（慢性肾炎）** 龚某，男，3岁半。患慢性肾炎2年。住省某医院确诊为“肾病综合征”，经长期服激素治疗后，仍有尿蛋白（+++），颗粒管型0~2/HP，肝肋下3.5cm，腹部膨隆，腹水征（++），便溏，有时完谷不化，颜面浮肿如满月，舌红苔薄黄，脉细数。辨证：脾虚不能制水。治法：益气健脾利水。处方：防已茯苓汤加减：防已10g，茯苓20g，黄芪20g，泽泻10g，白术10g，白茅根15g。上方服用20余剂后，尿蛋白（±~+），浮肿腹水明显减轻，大便转为正常。再按上方加党参、仙灵脾。回当地服药40余剂后，腹水消失，肝脏回缩，每周复查尿蛋白多为阴性。（徐克明.《江西中医药》1981，4∶42）

按：“激素”类似壮阳药的某些作用，故“长期服激素”，便可表现热盛伤阴的某些症状。如该患者“舌红苔薄黄，脉细数”等虚热标证就很可能与服激素有关。这是西药治疗对中医辨证带来的新问题。本案舍舌舍脉从症，治病求本，没有被服用激素造成的假象所迷惑，故取得疗效。

3. **心水（冠心病合并心衰）** 陈某，男，60岁。冠心病8年，接诊时动则气喘，心悸，夜不能平卧，颜面四肢浮肿，舌淡白苔薄白，脉细软数，西医诊断为“冠心病合并心衰”。中医辨证为肺脾气虚，水气上犯，治以益气健脾利水，方选防己茯苓汤合茯苓杏仁甘草汤，用药：防己、党参各20g，黄芪、茯苓各30g，白术、杏仁各10g，甘草3g。服10剂后尿增喘减，夜能平卧，原方加红参，悸宁寐安，喘平息匀，随访2年，证情平稳。（徐光明.《江西中医药》1981，4：42）

4. **四肢聂聂动** 杨某某，女，53岁。患者近2年来常感四肢肌肉阵发性跳动，心烦不安，失眠多梦。来诊见：形体肥胖，面白睑肿，肢体肌肉瞤动时作时止，纳差乏力，小便短少，动则汗出，下肢轻度浮肿，舌质淡苔薄白，脉沉弦。治用防己茯苓汤加味：防己15g，桂枝10g，茯苓30g，黄芪20g，炙甘草6g，附子、白术各10g。水煎服。服药5剂，小便增多，瞤动大减，继服5剂，诸症咸安。改以六君子汤调治逾旬，以防饮邪复聚。（张明亚.《黑龙江中医药》1989，4：33）

按：此例患者体胖，胖人多湿，脾虚为本，其"四肢聂聂动"正合防己茯苓汤治症，故以该方加味治疗而效佳。

【原文】 里水（按：《外台》卷二十引范汪及《古今录验》并作"皮水"），越婢加术汤主之；甘草麻黄汤亦主之。（25）

越婢加术汤方：方见上，于内加白术四两，又见中风中。

甘草麻黄汤方：甘草二两，麻黄四两。上二味，以水五升，先煮麻黄，去上沫，内甘草，煮取三升，温服一升，重覆汗出，不汗，再服。慎风寒。

【提要】 再论皮水的治疗。

【简释】 皮水挟里热者，用越婢加术汤治疗，方义见第5条；病情较轻，无里热者，治用甘草麻黄汤，其剂量为麻黄倍于甘草，取"辛甘发散为阳"，以发汗散水消肿。

【验案精选】

1. **皮水（急性肾炎）** 患者王某，男，3岁，1983年10月27日由儿童医院转来本院。患儿1周前发热，咽痛，经治热退，因汗出过多，其母用凉毛巾揩之，次日下午，患儿面目出现浮肿，到某院确诊为"急性肾炎"。用西药效微，转本院中医诊治。症见：睑如卧蚕，全身浮肿，头面、下肢尤甚，其睾丸肿大如小杯，尿二日来几闭，不欲饮食，呼呼作喘，病属《金匮》所云"气强则为水""风气相击"之证候。治以"启上闸开下流"之法，气行则水去矣。处方：麻黄15g、甘草15g。水煎，频频而少喂。患儿家长每十几分钟喂一匙，半剂尽，尿道口尿液淋漓，半小时后，第1次排尿约300ml，又隔45分钟，第2次排尿约700ml，此时喘促减，余嘱尽剂，夜间服5~6次，次日清晨，其肿大消，身溃溃汗出，改培土利湿剂善后。（顾兆农.《中医药研究杂志》1984，创刊号：22）

2. **服甘草麻黄汤致死案** 方舆輗云："往年，一男子六十余岁，患上证（谓皮水本方证也），余一诊，即投甘草麻黄汤，服之一夜，汗出烦闷而死。后阅《济生方》曰：有人患气促，积久不瘥，遂成水肿，服此而效，但此药发表，老人、虚人，不可轻用。余当弱冠，方药未妥，逮读济生（按：直到读《济生方》），乃大悔昨非。"（《金匮今释》第280页）

按：甘草麻黄汤为汗剂，就是用之不妥，一般也不至于"汗出烦闷而死"。发生此种后果，或患者病情已很危重，或患者为体质特殊，不宜用麻黄。据杂志报道，有个别患者对个别中药过敏，甚至致死，不可不知。

【原文】 水之为病，其脉沉小，属少阴；浮者为风。无水虚胀者，为气。水，发其汗即已，脉沉者宜麻黄附子汤；浮者宜杏子汤。（26）

麻黄附子汤方：麻黄三两，甘草二两，附子一枚（炮）。上三味，以水七升，先煮麻黄，去上沫，内诸药，煮取二升半，温服八分，日三服。

杏子汤：方未见，恐是麻黄杏仁甘草石膏汤。

【提要】 论水气病治疗大法及风水与正水的不同治疗方法。

【简释】 水肿病，脉沉小，与少阴肾有关，属正水；脉浮者，与肺有关，属风水。两者皆可用发汗的方法治疗。没有水而虚胀者是"气"，虽与水病有相似之处，但属气病而非水病，就不可用汗法。正水脉沉，宜用麻黄附子汤温经发汗；风水脉浮，宜用杏子汤，此方未见，疑为麻杏甘石汤或为前条甘草麻黄汤再加杏仁。

【验案精选】

正水

（1）甲寅二月初四日。陈，三十二岁。太阴所至，发为䐜胀者，脾主散津，脾病不能散津，土曰敦阜，斯䐜胀矣。厥阴所至，发为䐜胀者，肝主疏泄，肝病不能疏泄，木（按：疑为“乘”之义）土位，亦䐜胀矣。此症起于肝经郁悖，从头面肿起，腹固胀大，的系蛊胀，而非水肿。何以知之？满腹青筋暴起如虫纹，并非本身筋骨之筋，故知之。治法以行太阳之阳，泄厥阴之阴为要。医者误用八味丸，反摄少阴之阴，又重加牡蛎涩阴恋阴，使阳不得行，而阴凝日甚，六脉沉弦而细，耳无所闻，目无所见，口中血块累累续出，经所谓血脉凝泣者是也。势太危急，不敢骤然用药，思至阳而极灵者，莫如龙，非龙不足以行水，而开介属之翕，惟鲤鱼三十六鳞能化龙，孙真人曾用之矣。但孙真人千金原方去鳞甲用醋煮，兹改用活鲤鱼大者一尾，得六介，不去鳞甲，不破肚，加葱一斤，姜一斤，水煮熟透，加醋一斤，任服之。服鲤鱼汤一昼夜，耳闻如旧，目视如旧，口中血块全无，神气清爽，但肿胀未除。

初五日。经谓病始于下，而盛于上者，先治其下，后治其上；病始于上，而盛于下者，先治其上，后治其下。此症始于上肿，当发其汗，与《金匮》麻黄附子甘草汤。麻黄（去节）二两，熟附子一两六钱，炙甘草一两二钱。煮成五饭碗，先服半碗，得汗止后服，不汗再服，以得汗为度。此方甫立，未书分量，陈颂箒先生一见，云：“断然无效”。予问曰：“何以不效”？陈先生云：“吾曾用来”。予曰：“此方在先生用诚然不效，予用或可效耳。”王先生名谟，忘其字，云：“吾甚不解，同一方也，药止三味，并无增减，何以为吴用则利，陈用则否，岂无知之草木，独听吾兄使命哉？”余曰：“盖有故也。陈先生之性情忠厚，其胆最小，伊恐麻黄发阳，必用八分，附子护阳，用至一钱以监麻黄，又恐麻黄、附子皆慓悍药也，甘草平，遂用一钱二分，又监制麻黄、附子，服一帖无汗，改用八味丸矣。八味阴柔药多，乃敢大用，如何能效？”陈荫山先生入内室，取廿八日陈颂箒所用原方，分量一毫不差。在座者六七人皆诧然，笑曰：“何吴先生之神也？”余曰：“余常与颂箒先生一同医病，故知之深矣。”于是麻黄去净节用二两；附子大者一枚，得一两六钱，少麻黄四钱，让麻黄出头；甘草用一两二钱，又少附子四钱，让麻黄、附子出头，甘草但坐镇中州而已。众见分量，又大诧曰：“麻黄可如是用乎？”颂箒先生云：“不妨，如有过差，吾敢保。”众云：“君用八分，未敢足钱，反敢保二两之多乎？”颂箒云：“吾在菊溪先生处治产后郁冒，用当归二钱，吴兄痛责，谓当归血中气药，最能窜阳，产后阴虚阳越，例在禁条，岂可用乎？夫麻黄之去当归，奚啻十百，吾用当归，伊责之甚，岂伊用麻黄又如是之多，竟无定见乎？”余曰：“人之所以畏麻黄如虎者，为其能大汗亡阳也。未有汗不出而阳亡于内者，汤虽多，但服一杯或半杯，得汗即止，不汗再服，不可使汗淋漓，何畏其亡阳哉？但此症闭锢已久，阴霾太重，虽尽剂未必有汗，余明日再来发汗。”病家始敢买药，而仙芝堂药铺竟不卖，谓钱字想是先生误写两字。主人亲自去买，方得药。服尽剂，竟无汗。

初六日。众人见汗不出，佥谓汗不出者死，此症不可为矣。予曰：“不然，若竟系死症，鲤鱼汤不见效矣。”余化裁仲景先师桂枝汤，用粥发胃家汗法，竟用原方分量一剂，再备用一帖，又用活鲤鱼一尾，得四斤，煮如前法。服麻黄汤（按：曰“麻黄汤”甚是可疑，或为刊印之误。全案综合分析，很可能指的是用前述麻黄附子甘草汤之“原方分量”）一饭碗，即接服鲤鱼汤一碗，汗至眉上；又一次，汗至上眼皮；又一次，汗至眼下皮；又一次，汗至鼻；又一次，汗至上唇。大约每一次汗出寸许。二帖俱服完，鲤鱼汤一锅，合一昼夜亦服尽。汗至伏兔而已，未过膝也。脐以上肿俱消，腹仍大。

初七日。经谓汗出不至足者死，此症未全活。虽腰以上肿消，而腹仍大，腰以下其肿如故。因用腰以下肿当利小便例，与五苓散，服至二十一日，共十五天，不效，病亦不增不减。陈荫山云：“先生前用麻黄，其效如神，兹小便涓滴不下，奈何？祈转方。”余曰：“病之所以不效者，药不精良耳。今日先生去求好肉桂，若仍系前所用之桂，明日予不能立方，方固无可转也。”

廿二日。陈荫山购得新鲜紫油安边青花桂一枝，重八钱，乞余视之。予曰：“得此桂，必有小便，但恐脱耳。”膀胱为州都之官，气化则能出焉，气虚亦不能化，于是五苓散二两，加桂四钱，顶高辽参三钱。服之尽剂，病者所睡系棕床，予嘱其备大盆二三枚，置之床下，溺完被湿不可动，俟明日予亲视挪床。其溺自子正始通，至卯正方完，共得溺三大盆有半。予辰正至其家，视其周身如空布袋，又如腐皮，于是用调理脾胃，百日痊愈。(《吴鞠通医案·肿胀》第82页)

按： 此案议论详细，引人入胜，为神医之神法、神方也。其起死回生之精妙处大略有三：一者，鲤鱼汤之特殊煎服法；二者，麻黄附子汤之剂量配伍法；三者，"道地"药材为取效之关键。临证方证相对，而"病之所以不效者，药不精良耳"。

(2)覃某某，女性，年50余岁。因全身浮肿，来院医治。患者于入院前3个月，初起眼睑浮肿，继即全身肿胀，按之有凹陷，体重由80余斤增至140余斤，行动困难，食欲不振，大便软，小便少。素无心悸气促及两脚浮肿史，经化验诊断为"肾脏性水肿"，脉之沉小。初拟五苓散、济生肾气丸之类，连服多剂，毫无作用。筹思再三，患者先从颜面肿起，正符合《金匮要略》所谓"腰以上肿，当发汗乃愈"之旨，同时忆及吴鞠通肿胀一案，因仿其法，用麻黄附子甘草汤，连服3剂，汗出至腿以下，顿觉全身舒适，但肿消失不著。继用五苓散及济生肾气丸多剂，功效大著，关门大开，小便清长，日夜十余次。2周后，全身肿胀消失，体重减至80余斤，恢复原来体重，患者愉快出院。(《湖南中医医案选辑》第一集，第58页)

按： 本案患者年50许，肾气已虚。如此年龄患水气病，似为慢性肾炎急性发作者。为何"初拟五苓散、济生肾气丸之类"不效呢？盖上窍不开，肺气不宣，不能通调水道，故利水、补肾之剂无功。经改用麻黄附子甘草汤宣通肺气，温通肾阳后，"继用五苓散及济生肾气丸"功效始著。如此治法，其经验与教训均耐人寻味。案语所述"忆及吴鞠通肿胀一案"，即以上选录的吴氏医案。

(3)李某，男，10岁。1964年10月5日诊。患儿罹慢性肾小球肾炎已4年。因家居农村，生活困难，未及时治疗，病情日益严重。刻诊见患儿头面、四肢高度浮肿，按之皮肤深度凹陷，腹胀大如鼓，脐凸，呼吸迫促，时时咳吐清稀痰涎，手足冷，尿少，滴沥难下，一昼夜不足150ml，色黄赤。脉沉小细滑而数，舌淡胖苔水滑。思《金匮》曰："水之为病，其脉沉小，属少阴；……宜麻黄附子汤"，遂拟方如下：麻黄5g，附子10g(先煎)，炙甘草6g。1剂，水煎服。患儿服药后，身微汗出，尿量迅速增多，一昼夜共尿2000ml，水肿迅速消退。继进1剂，水肿完全消失，精神、食欲明显好转，呼吸平稳，仅有时咳出一口稀痰。因经济困难，出院回家调养。(《仲景方药古今应用》第492页)

按：《伤寒论》第302条说："少阴病，得之二三日，麻黄附子甘草汤微发汗，以二三日无里证，故微发汗也。"此论为少阴心肾阳气不足，外感寒邪的证治。由此可知，麻黄附子甘草汤在《伤寒论》治少阴感寒，温经发汗以散表邪；《金匮》本条治少阴水病，温经发汗以治水肿，异病同治也。

麻黄附子甘草汤治疗其他疾病【验案精选】详见《伤寒论》第302条。

【原文】 厥而皮水者，蒲灰[1]散主之。方见消渴中。(27)

【注脚】

[1]蒲灰：即蒲黄。邹澍曰："蒲灰者，蒲黄之质有似于灰也。"

【提要】 论皮水阳郁的证治。

【简释】 前第24条说"皮水为病，四肢肿，水气在皮肤中"，四肢肿甚，阻遏阳气，阳气不能达于四末，故手足厥冷。第19条说"血不利则为水"，而水病日久亦可致血病，故蒲灰散重用蒲黄七分，《本经》谓能"利小便……消瘀血"；滑石三分，《本经》谓其亦能"利小便"。二味杵为散，饮服方寸匕，日三服。该方活血利水，水肿消除，阳气得伸，则厥冷自可痊愈。叶天士有"通阳不在温，而在利小便"之名言。

【原文】 问曰：黄汗之为病，身体肿一作重，发热汗出而渴，状如风水，汗沾衣(按：《千金》卷十第五作"汗染衣")，色正黄如柏汁，脉自沉。何从得之？师曰：以汗出入水中浴，水从汗孔入得之，宜芪芍桂酒汤主之。(28)

黄芪芍药桂枝苦酒汤方：黄芪五两，芍药三两，桂枝三两。上三味，以苦酒一升，水七升，相和，煮取三升，温服一升，当心烦，服至六七日乃解。若心烦不止者，以苦酒阻故也。

【提要】 论黄汗的成因和证治。

【简释】 黄汗病的症状与风水有类似之处，而黄汗病的主症特点是：汗出染衣，色正黄如柏汁。关于黄汗病的成因，本条指出"以汗出入水中浴”有关。用芪芍桂酒汤治疗，方中桂枝、芍药调和营卫以解郁遏；“古人称醋为苦酒”（魏念庭），苦酒“主消痈肿，散水气”（《别录》）；黄芪实卫止汗，使营卫调和，气血畅通，则黄汗等症可愈。

【验案精选】

1. **黄汗病**　丁某某，女，55岁，农民。患者素体尚健，夏月田间劳动，经常汗出入水中，以贪图一时之快，于求诊前1周发现汗出色黄如山栀子色，整件白衬衫黄染成黄衬衫。汗出时用毛巾擦之亦同样黄染。因汗出色黄，持续不愈，恐患黄疸病（指黄疸型肝炎之类）而来院求治。据诉：自出黄汗以来，自觉全身骨节酸痛，尤以腰背为甚。容易烦躁，无故发怒，胸闷烦热，而风吹之又觉畏寒，伴头晕目眩，心悸怔忡，口淡无味，纳谷不馨，脉细带数，舌淡红少苔。查其衣衫汗渍，色正黄如黄柏汁。检查：尿胆质阴性。血常规正常。肝脾未及，心肺正常。辨证为气阴两亏伴湿热内蕴，属《金匮》黄汗病。选用芪芍桂酒汤加味：黄芪30g，白芍20g，桂枝10g，黄酒1匙（冲），牡蛎30g，青蒿10g。5剂。服药后，汗出已无黄染。至今未再发。（董汉良.《上海中医药杂志》1984，1∶6）

2. **黄汗病而浮肿**　周某，女，48岁，1979年6月初诊。去年深秋，劳动结束后在小河中洗澡，受凉后引起全身发黄浮肿，为凹陷性，四肢无力，两小腿发凉怕冷，上身出汗，汗色发黄，内衣汗浸后呈淡黄色，下身无汗，腰部经常串痛，烦躁，午后低热，小便不利，脉沉紧，舌苔薄白。服芪芍桂酒汤：黄芪30g，桂枝18g，白芍18g，水2茶杯，米醋半茶杯，头煎煮1杯，二煎时加水2杯，煮取1杯，头煎液合在一起，分为2份，早晚各1份，共服6剂，全身浮肿消退，皮肤颜色转正常，纳增。（刘景棋.《山东中医学院学报》1980，2∶55）

【原文】　黄汗之病，两胫自冷；假令发热，此属历节。食已汗出，又身常暮卧（按：《外台》卷四“暮”作“夜”字）盗汗出者，此劳气也。若汗出已反发热者，久久其身必甲错；发热不止者，必生恶疮。若身重，汗出已辄轻者，久久必身瞤，瞤即胸中痛，又从腰以上必汗出，下无汗，腰髋弛痛，如有物（按：《外台》“物”作“虫”字）在皮中状，剧者不能食，身疼重，烦躁，小便不利，此为黄汗，桂枝加黄芪汤主之（按：《外台》作“桂枝汤加黄芪五两主之”）。（29）

桂枝加黄芪汤方：桂枝、芍药各三两，甘草二两，生姜三两，大枣十二枚，黄芪二两。上六味，以水八升，煮取三升，温服一升，须臾饮热稀粥一升余，以助药力，温服（按：医统本作“温覆”）取微汗；若不汗，更服。

【提要】再论黄汗病的证治，并与历节、劳气进行鉴别。

【简释】黄汗与历节的鉴别要点：黄汗以“汗沾衣，色正黄如柏汁”为主症；历节以“诸肢节疼痛”为主症。当今黄汗病已罕见，对本条证候很难作出准确解释，故不释。至于桂枝加黄芪汤的功用，即以桂枝汤解肌调和营卫，加黄芪助正达邪，使阳郁得伸，营卫调和，而黄汗病自解。

【方证鉴别】

芪芍桂酒汤证与桂枝加黄芪汤证　二方证大同小异，二方皆有宣通阳气，调和营卫，排除水湿之功。芪芍桂酒汤重用黄芪益气固表；桂枝加黄芪汤以桂枝汤为主，少加黄芪，调补营卫“取微汗”。

【验案精选】

黄汗病　邹某某，女，17岁。患者5天前发现内衣、乳罩都被染成黄军装色，皮肤起黄面，脱屑，汗出，不恶风，低热37.3~37.5℃，身倦乏力，胃脘痞满，食欲不振，大便干燥，尿黄，洗脸后水亦黄染。家人甚为惊恐，经某某医院查肝功能正常，治疗无效转来我院中医科。既往身体健康，1周前曾有跑步汗出后入浴史。检查：两目正常无黄染，四肢不肿，面色微黄，全身皮肤略带黄色，脱屑，内衣黄染。舌质略红苔白腻。中医诊断：黄汗病。治以桂枝加黄芪汤加味。处方：桂枝9g，白芍9g，生姜6g，生黄芪15g，半夏9g，茵陈18g，大枣6g，甘草6g。5剂，水煎服。服药后出黄汗、黄色脱屑、皮肤色黄均大为减少，惟衣缝处及腋下仍有黄染，纳谷不香，胃脘堵闷，乏力，两耳门尚有黄染，舌苔白腻，脉沉弦滑。以上方加焦三仙各30g，茯苓15g，泽泻15g。再服12剂而愈，随访至今未发。（丛法滋.《北京中医》1989，4∶28）

按：黄汗病偶有杂志报道。笔者临证30余年未见一例，实属罕见。据说南方湿胜之地可见本病。其病因不尽由于“汗出入水中浴”所得，有的报道黄汗病患者并无洗浴史。

黄汗病与黄疸病不同：黄汗以汗出色黄沾衣为特点；黄疸以身黄、目黄、尿黄等“三黄”为特点，详见《黄疸病》篇。

【原文】 师曰：寸口脉迟而涩，迟则为寒，涩为血不足。趺阳脉微而迟，微则为气，迟则为寒。寒气不足[1]，则手足逆冷；手足逆冷，则营卫不利；营卫不利，则腹满胁鸣（按：吉野本、享和本“胁鸣”并作“肠鸣”，魏注本同）相逐；气转膀胱，营卫俱劳；阳气不通即身冷，阴气不通即骨疼；阳前通[2]则恶寒，阴前通则痹不仁。阴阳相得，其气乃行，大气一转，其气乃散。实则失气[3]，虚则遗溺，名曰气分。(30)

【注脚】

〔1〕寒气不足：指寒气盛而气血不足。

〔2〕前（jiǎn）通：即断绝流通之意。《说文解字注》：“前，齐断也。……前，古假借用剪。”

〔3〕失气：《伤寒论》第209条曰：“……少与小承气汤，汤入腹中，转矢气者，此有燥屎也，乃可攻之。”该条论述了实邪（燥屎）结聚而致“矢气”。故本条“失气”应理解为“矢气”。

【提要】 论气分病的病机、脉症及治则。

【简释】 条文以寸口、趺阳合诊，说明气血虚寒者，可出现手足逆冷、腹满、肠鸣等症状。阳气不通而不能温煦，即身冷，畏寒，阴气不通而不能濡养，即骨疼或麻木不仁。“阴阳相得，其气乃行，大气一转，其气乃散”，是论述气血的生理功能与病变的治疗原则。失气与遗溺虽有虚实之分，而皆为气分病。尤在泾：“微则为气者，为气不足也。寒气不足，该寸口趺阳为言，寒而气血复不足也。寒气不足，则手足无气而逆冷，营卫无源而不利。由是脏腑之中真气不充而客寒独盛，则腹满肠鸣相逐；气转膀胱，即后所谓失气、遗溺之端也。营卫俱劳者，营卫俱乏竭也。阳气温于表，故不通则身冷；阴气营于里，故不通即骨疼。不通者，虚极而不能行，与有余而壅者不同。阳前通则恶寒，阴前通则痹不仁者，阳先行而阴不与俱行，则阴失阳而恶寒，阴先行而阳不与俱行，则阳独滞而痹不仁也。盖阴与阳常相须也，不可失，失则气机不续而邪乃着；不失则上下交通而邪不容。故曰阴阳相得，其气乃行，大气一转，其气乃散。失气、遗溺，皆相失之征。曰气分者，谓寒气乘阳之虚而病于气也。”（《心典》）

按：本条说明气分病是由于阴阳失调，阳气虚衰，大气失其周流运转不息之功能。如此大气不转的病变，既导致气分病，又可导致水气病。

【大论心悟】

大气论

关于本条“大气一转，其气乃散”之“大气”的认识，注家有的释为“宗气”，有的释为“元气”。推本溯源，在《黄帝内经素问》热论篇与《灵枢经》五味篇、五色篇都有“大气”的论述。

1. 喻昌“大气论”摘要与笔者心得 喻昌《医门法律·卷一·一明胸中大气之法》撰文“大气论”专篇。摘录如下：“天积气耳，地积形耳，人气以成形耳。惟气以成形，气聚则形存，气散则形亡。气之关于形也，岂不巨哉？然而身形之中，有营气、有卫气、有宗气、有脏腑之气、有经络之气，各为区分。其所以统摄营卫、脏腑、经络，而令充周无间，环流不息，通体节节皆灵者，全赖胸中大气为之主持……或谓大气即膻中之气……或谓大气即宗气之别名，宗者尊也，主也，十二经脉，奉之为尊主也。”并指出其病机为：“大气一衰，则出入废，升降息，神机化灭，气立孤危矣。如之何其可哉？”笔者领会喻氏“大气论”之中心思想是：心肺居于胸中，所谓“胸中大气”，即心肺之气也。心与肺所主，肺主一身之气，心主一身之血；气为血之帅，血为气之母；气之与血，如影随形，“人之所有者，血与气耳”（《素问·调经论》）。故所谓“阴阳相得”者，即血气相得，亦即营卫相得也。所谓“其气乃行”之“气”者，赅血而言也。后文“大气一转，其气乃散”一句，是言血气病变的治则。

2. 运转大气法对杂病证治的指导意义 “大气一转，其气乃散”的治则，对气分病、水气病的治疗都有指导意义。《景岳全书·杂病谟·肿胀》针对肿胀的辨证指出：“验之病情，则惟在水、气二字，足以尽之。”“然水、气本为同类，故治水者当兼理气，盖气化则水自化也……”运转大气法对各种杂病的证治有普遍指导意义。例如：下文气分病“水饮所作”治用桂枝去芍药加麻辛附子汤与枳术汤。此外，前后篇治肺痿虚寒证用甘草干姜汤以温肺气；治胸痹心痛用瓜蒌薤白白酒汤类以通心气；治虚劳病脾虚用建中汤以运脾气；治虚劳病肾虚用肾气丸以补肾气；治肝着用旋覆花汤以疏肝气；治妇人杂病崩漏用温经汤以利经气，等等，无不是运转本身正气（大气）以胜邪气，即“大气一转，其气乃散”。

3. **张锡纯治大气下陷方——升陷汤述要** 近人张锡纯结合临床对大气的认识，制升陷汤治疗大气下陷。张氏说：“治胸中大气下陷，气短不足以息，或努力呼吸，有似乎喘，或气息将停，危在顷刻。其兼证，或寒热往来，或咽干作渴，或满闷怔忡，或神昏健忘，种种病状，诚难悉数。其脉象沉迟微弱，关前尤甚。其剧者，或六脉不全，或参伍不调。生箭芪六钱，知母三钱，柴胡一钱五分，桔梗一钱五分，升麻一钱。气分虚极下陷者，酌加人参数钱，或再加山萸肉数钱，以收敛气分之耗散，使升者不至复陷更佳。若大气下陷过甚，至少腹下坠，或更作疼者，宜将升麻改用钱半，或倍作二钱。

升陷汤，以黄芪为主者，因黄芪既善补气，又善升气；惟其性稍热，故以知母之凉润者济之；柴胡为少阳之药，能引大气之陷者自左上升；升麻为阳明之药，能引大气之陷者自右上升；桔梗为药中之舟楫，能载诸药之力上达胸中，故用之为向导也。至其气分虚极者，酌加人参，所以培气之本也。或更加萸肉，所以防气之涣也。至若少腹下坠或更作疼，其人之大气直陷至九渊，必需升麻之大力者，以升提之，故又加升麻五分或倍作二钱也，方中之用意如此，至随时活泼加减，尤在临证者之善变通耳。

大气者，充满胸中，以司肺呼吸之气也。人之一身，自飞门以至魄门，一气主之。然此气有发生之处，有培养之处，有积贮之处。天一生水，肾脏先成，而系命门之中（包肾之膜油连于脊椎自下上数七节处）有气息息萌动，此乃乾元资始之气，《内经》所谓“少火生气”也。此气既由少火发生，以徐徐上达。培养于后天水谷之气，而磅礴之势成。绩贮于膺胸空旷之府，而盘据之根固。是大气者，原以元气为根本，以水谷之气为养料，胸中之地为宅窟者也。夫均是气也，至胸中之气，独名为大气者，诚以其能撑持全身，为诸气之纲领，包举肺外，司呼吸之枢机，故郑而重之曰大气。夫大气者，内气也。呼吸之气，外气也。人觉有呼吸之外气与内气不相接续者，即大气虚而欲陷，不能紧紧包举肺外也。医者不知病因，犹误认为气郁不舒，而开通之。其剧者，呼吸将停，努力始能呼吸，犹误认为气逆作喘，而降下之。则陷者益陷，凶危立见矣……

愚深悯大气下陷之证医多误治，因制升陷汤一方，又有回阳升陷汤、理郁升陷汤二方，皆由升陷汤加减而成。此三升陷汤后，附载治愈之案，其病之现状：有呼吸短气者，有心中怔忡者，有淋漓大汗者，有神昏健忘者，有声颤身动者，有寒热往来者，有胸中满闷者（此因呼吸不利而自觉满闷，若作满闷治之立危），有努力呼吸似喘者（此种现状尤多，乃肺之呼吸将停，其人努力呼吸以自救，若作喘证治之立危），有咽干作渴者，有常常呵欠者，有肢体痿废者，有食后易饥者，有二便不禁者，有癃闭身肿者，有张口呼气外出而气不上达，肛门突出者，在女子有下血不止者，更有经水逆行者（证因气逆者多，若因气陷致经水逆行者曾见有两人，皆投以升陷汤治愈），种种病状实难悉数，其案亦不胜录。治愈大气下陷之案，略登数则于下，以备考征……”（《医学衷中参西录·医方·治大气下陷方》）

总之，深入理解“阴阳相得，其气乃行，大气一转，其气乃散”的思想，联系临床，发挥运用，可以丰富和发展张仲景的学术思想。

【原文】 气分，心下坚，大如盘，边如旋杯（按：尤注本“杯”作“盘”，且此句下无“水饮所作”四字），水饮所作，桂枝去芍药加麻辛附子汤主之。（31）

桂枝去芍药加麻黄细辛附子汤方：桂枝三两，生姜三两，甘草二两，大枣十二枚，麻黄、细辛各二两，附子一枚（炮）。上七味，以水七升，煮麻黄，去上沫，内诸药，煮取二升，分温三服，当汗出，如虫行皮中，即愈。

【提要】 承上条补述气分病的证治。

【简释】此承上条对气分病大气不转，水饮结聚而出其方治。由于阳虚阴凝，水饮结聚，积留于心下，可致痞结而坚，形大如盘，边缘像圆形的覆杯，治用桂枝去芍药加麻辛附子汤。该方诸药皆辛甘温之品，协同并用，功能温通阳气，宣散水气；芍药味苦微寒，非本证所宜，故去而不用。尤在泾："气分，即寒气乘阳之虚而结于气者。心下坚大如盘，边如旋盘，其势亦已甚矣。然不直攻其气，而以辛甘温药行阳以化气，视后人之袭用枳、朴、香、砂者，工拙悬殊矣。云'当汗出，如虫行皮中'者，盖欲使既结之阳复行周身而愈也。"（《心典》）

按：有的注家认为本条处方应承接上条。如吴谦说："'气分，心下坚，大如盘，边如旋杯，水饮所作'之十六字，当是衍文，观心下坚之本条自知。'桂枝去芍药加麻黄附子细辛汤主之'十五字，当在上条气分之下，义始相属，正是气分之治法，必是错简在此。"（《医宗金鉴》卷二十一）现代有的学者撰文（阎艳丽《河北中医》1987，3:1）赞同吴谦的看法。

现代名老中医朱良春结合临床撰文（《江苏中医》1982，5:33），对吴谦的"错简"说持有异议。他说，水饮聚于心下，最多见的有两种情况：一为脾失健运，一为心阳失旷。前者，《素问·至真要大论》所谓"太阴之复，饮发于中"。盖脾病则不能制水，中枢失运，升降失司，津液不归正化，以至饮聚于胃；后者则因心阳不足，心气内结，寒水内停而发生，与肺肾的功能失常尤为密切。仲景在《水气病》篇所主的"枳术汤"与"桂枝去芍药加麻黄细辛附子汤"两方，就是针对这两种证情而设，且示人以用药之大法。前方健脾强胃，消痞祛水；后方振奋心阳，温运大气。从临床实践来看，一些风湿性、肺源性心脏病的患者，在病情发作期，恒可见心下坚，因此我益信31条"气分"证乃心气内结使然。考诸家之注，唐容川说："此证是心肾交病，上不能降，下不能升，日积月累，如铁石之难破。"提示非大剂温阳散结不为功。除心下坚满外，这类患者常伴有下肢浮肿，进一步可出现腹水。心气内结造成的病理产物除水饮以外，必有瘀血的存在。行水消瘀之剂，不过治标而已，且易伤正气。仲景则着重温运大气，以助气化，真正抓住了疾病的本质。盖大气运转，则宿瘀自消，停饮自散。故可以视本方为良好的强心行水剂。本方可以广泛用于治疗各种阴水，如陈修园于此方中加一味知母而创订"消水圣愈汤"（见《时方妙用》），治水肿有效，这是对经方的活用。

【验案精选】

1. 咳喘、心悸、臌胀（肺心病心衰） 曾治一妪，61岁。夙患肺源性心脏病，3月前，因咳喘，心悸，腹水而住院治疗月余，诸恙均已平复。近因受寒，劳累，诸恙复作，咳喘较剧，夜难平卧，心下坚满，按之如盘如杯，腹大如鼓，下肢浮肿，小便量少，面色灰滞，舌质紫苔薄，脉沉细。此心阳不振，大气不运，水邪停聚不化之患，予桂枝去芍药加麻黄附子细辛汤原方。连进5剂，咳喘遂平，心下坚满已软，腹水较退，但下肢依然浮肿，续予原方加黄芪、防己、椒目，连进8剂，腹水退净，下肢浮肿亦消十之七八，再以温阳益气，调补心肾之剂以善其后。（朱良春.《江苏中医》1982，5:33）

按：本案所述为肺心病心衰的典型证候。"心下坚满，按之如盘如杯"，酷似心衰所致的肝肿大之症状特点。肝充血肿大日久演变成瘀血，则按之"心下坚"，触扪肝的边缘则"边如旋杯"。经用本方治疗，心衰好转，随之肝大瘀血减轻，故心下坚满变软等。可知"本方是一个良好的强心行水剂"。

2. **气分病** 董某，女，49岁。周身皮肤肿胀，随按随起无凹陷，腹部胀满尤为明显。肚脐周围出现如栗子大小包块十余个，按之软，随按而没，抬手又起，腹部皮肤发凉，间或嗳气上逆，面色黧黑不泽，脉沉无力，舌苔白。该证病属"气分病"，为寒邪内搏气机所致。处方：桂枝9g，生姜15g，大枣10g，炙甘草6g，麻黄6g，细辛4.5g，附子9g，川椒3g。服3剂后腹中气动有块，矢气甚频，腹胀随之消减，脐周之包块亦消。但腹中胀满尚未尽愈，改用李东垣寒胀中满分消汤3剂而愈。（《经方临证指南》第124页）

3. **水气病**

（1）陆某，女，24岁。全身浮肿，面色苍白，恶寒，四肢冰冷，渴不多饮，脉象沉迟，舌苔白腻。此证系阴盛阳微，水气泛溢，病名阴水。盖患者脾肾阳气素虚，水湿内蕴，脾主健运，肾主排泄，脾虚不能制水，肾虚不能排水，故水聚而成胀也。治宜消阴救阳，驱寒逐水，主以桂枝去芍加麻辛附子汤：桂枝9g，麻黄6g，甘草6g，细辛3g，附子6g，生姜6g，大枣10枚。连服2剂。二诊：服药后得微汗，四肢转温，恶寒亦减，药已中肯，当乘胜再追，用前方再服1剂。三诊：恶寒已罢，小便通利，腹胀减小，脉象转缓，阳气亦有渐升之象，前方再服1剂。四诊：上部浮肿已消，腹胀再有减小，两足仍浮，

后以鸡鸣散、实脾饮出入治愈。(《福建中医医案医话选编》第二辑第140页)

(2)周某某，男，72岁，桐柏县人。自诉：虽已年迈，身体健康，能坚持劳动。两月前开始下肢浮肿，四肢无力，活动后加重，伴心慌，心下饱满，食欲不振，时有恶心呕吐。于1971年3月就诊。初诊：面部虚肿，下肢肿甚，按之凹陷不起，阴囊水肿，下肢厥冷，不思饮食，心下痞闷不舒，按之不疼，夜间尿频，大便稍溏，舌质淡红苔白滑，脉沉迟。诊断：水肿(脾肾阳虚，水湿泛滥)。分析：体内水液代谢，依靠肾阳蒸化，脾的转输和肺气通调。今肾阳衰，蒸化无权；脾阳虚，无所转输；肺气虚，而失通调水道之能，以致水湿泛滥，全身水肿。阳虚失煦则肢冷；水气凌心则心悸；中阳不运则脘痞不思食，舌脉所见均为肾阳亏虚之象。治则：温肾助阳，宣散水气。处方：桂枝10g，甘草6g，麻黄5g，细辛3g，附片15g(先煎)，生姜10g，大枣4枚。二诊：上方服2剂后，阴囊及下肢水肿明显减轻，精神好转，脉沉迟较前有力。上方附片加至30g(先煎30分钟)，再服2剂。三诊：水肿消失，四肢转温，食欲增进，嘱其注意休息，低盐饮食，以防复发。(张万第.《河南中医》1983，5:31)

4. **臌胀(肝硬化腹水)** 丁某某，男，43岁。胁痛3年，腹臌胀3个月，经检查诊为“肝硬化腹水”，屡用利水诸法不效。就诊时见：腹大如鼓，短气撑急，肠鸣辘辘，肢冷便溏，小便短少，舌质淡苔薄白，脉沉细。诊为阳虚气滞，血瘀水停。疏方：桂枝10g，生麻黄6g，生姜10g，甘草6g，大枣6g，细辛6g，熟附子10g，丹参30g，白术10g，三棱6g。服药30剂，腹水消退，诸症随之而减，后以疏肝健脾之法，做丸善后。(《刘渡舟临证验案精选》第75页)

5. **感冒** 陈某某，男，35岁，1984年4月2日初诊。素体阳虚，常罹感冒。入春以来，感冒月余未愈，迭进感冒灵、克感敏、速效伤风胶囊及疏风解表之中药煎剂，未效。转诊余时已40余日，乃感头身疼痛，终日洒淅恶寒，无汗，四末不温，咳痰清稀，纳谷欠佳，溲频色白且长。舌淡润苔薄白，脉浮弱。此乃肾阳亏虚，卫外失固，寒邪外袭而留恋不解也，亟宜温助肾阳，辛甘发散为治。方投桂枝去芍药加麻黄细辛附子汤：桂枝10g，麻黄4.5g，细辛3g，制附片6g，炙甘草6g，生姜5片，红枣3枚。3剂。二诊时恶寒减，四末温，药中肯綮，原方继服2剂即愈。(胡国俊.《新中医》1987，4:41)

按：该方实为桂枝汤去芍药与麻黄细辛附子汤(《伤寒论》治少阴病外感寒邪之方)之合方，具有温经扶阳以固本，助卫散寒以治标之功，如此补散兼施之剂，对阳虚外感者为的对之方。

【原文】 心下坚，大如盘(按：《肘后》作“椀”。椀为碗的古今异体字)，边如旋盘[1]，水饮所作[2]，枳术汤主之。(32)

枳术汤方：枳实七枚，白术二两。上二味，以水五升，煮取三升，分温三服，腹中软即当散也。

【注脚】

〔1〕边如旋盘：《医灯续焰》云：“旋，圆也。上盘字，当据《肘后》作椀，盖椀高于盘，盘大于椀，谓其坚大如椀，其边如圆盘。”

〔2〕水饮所作：唐宗海曰：“心下坚，大如盘，边如旋盘，本是气不散。然气积则为水，气积不散，水饮所由起也。作，即起字之义。”

【提要】 论气分病的另一种证治。

【简释】 由于脾弱气滞，失于输转，致水气痞结于胃部，故心下坚，高如碗，边如圆盘，可用枳术汤。方中枳实行气消痞，白术健脾益气，二药配合，能健运脾气以消除水湿。

【方证鉴别】

桂枝去芍药加麻辛附子汤证与枳术汤证 两条相较：上条是三焦阳虚而寒凝水停；本条是脾失健运而气滞水停。前者以寒凝为主，故用桂枝去芍药加麻辛附子汤，振奋阳气，温而散之；后者以气滞为主，故用枳术汤，行气实脾，消补并用。

【验案精选】

1. **心下痞而似坚**

(1)慢性胃炎 宋某，女，44岁。自述年轻丧夫，因过度劳累，加之与人不和，时出现脘胀，纳减，偶有胃痛，曾服逍遥丸、舒肝和胃丸之类，当时有效。已停经2年，近半年来渐感胃脘有一痞块，胀而不消，饮食减少。在当地医院胃肠钡餐透视诊为“胃窦炎”。触诊胃脘部有如碗口大痞块，按之微痛，口干不欲饮，喜饮热汤，大便不调，时干时溏，疲乏无力，睡眠多梦，头晕，舌淡苔薄白，脉细弦。考虑病积日久，气滞水停，痰食互结，正是《金匮要略》枳术汤证。拟方：枳实30g，白术15g，半夏10g，炒鸡内金10g。水煎服，日1剂。服5剂后胃肠辘辘有声，脘部舒适，饮食有增。效不更方，连服9剂，痞块已软，体力增加，头晕已止。服上药第7天时月经复行，有黑块，后改逍遥丸和保和丸同服以善后，半年后曾因感冒来诊，问及上病，已无不适。（侯继琢.《山东中医杂志》1991，4∶29）

（2）胃下垂、胃肠功能紊乱　唐某，男，47岁，1972年11月4日初诊。脘腹胀滞，食后为甚，自觉按之有坚实感，大便欠调，或难下或溏泄，苔厚，脉涩。西医诊断为“胃下垂，胃肠功能紊乱”。治以健脾胃消胀满，方用：枳实12g，土炒白术9g，补中益气丸15g（包煎）。服10剂。11月15日复诊：谓上方服用3剂后即脘腹胀滞减轻，大便逐渐恢复正常，服完10剂甚觉轻舒，效不变法，原方再服7剂。（《金匮要略新解》第123页）

2. **郁证**　建宁总镇王，贵州人。病膈气八载，一日召诊，默不一言，按其六脉俱结，问曰：“大人素有痰气郁结否？”渠曰：“否，余素少痰，惟于每食后胸膈不舒而已。”余曰：“此即痰气郁结病也。”曰：“何以知之？”余曰：“诊脉结滞迟涩，时或一止，止无定数，以是知之。”曰：“可治乎？”余曰：“可。”遂进以枳术丸，服二料而愈。（《福建中医医案医话选编》第二辑第380页）

3. **积聚（胃柿石）**　何某，男，68岁。1983年1月12日初诊。3月前因口渴吃鲜柿子5枚，至夜胃痛大作。服用西药及肌内注射止痛针，服中药攻下，疗效不佳，疑为胃癌，前往县医院作胃镜及切片检查，诊为“胃柿石病”，建议手术，家属虑其年高而不允。症见心下痞硬，按之则痛，可触及一鸡蛋大包块，固定不移，饮食不思，身体羸瘦，面色暗晦，倦怠无力，频吐清水，大便不畅，脉沉涩，舌紫苔腻有瘀斑。证属积聚。思前医已用承气攻下，邪未去而正已伤，宜用枳术汤加味行气消痞，化积止痛，调养脾胃。处方：枳实20g，白术15g，鸡内金（冲）10g，玄胡索12g，莪术10g。连服3剂。二诊：胃胀痛减轻，饮食增加，药之收效，守上方再进5剂。三诊：胃转隐痛，仍感满闷不适，手触包块较前变软，病有转机，宜扶正祛邪，标本兼顾，改汤为丸。处方：枳实75g，土炒白术、鸡内金、黑木耳各150g，蜂蜜450g。前4味研细，炼蜜为丸，每丸10g，每日3次，每次1丸，开水送服。上方服用过程中，大便先后排出指头大黑色坚硬之物10余块，胃胀胃痛随之消失，饮食恢复，身体好转。经胃镜复查，柿石消失，胃肠功能正常。（王吉善.《陕西中医》1989，3∶123）

4. **脱肛**　李某，男，10岁。1981年5月5日初诊。患儿素体较差，2月前患腹泻，跑步时发生脱肛。现每次大便时或稍微运动脱肛即发，不能自收。需用手托回，感下腹窘迫，坠痛难忍。令其大便，视之肛脱出10cm许，红肿充血。面色㿠白，腹胀纳差，大便稀薄，舌淡苔薄腻，脉濡。曾服补中益气丸2盒，反致肛出坠痛加重，可能是补益升提太过，湿滞中焦不化之故。想到枳实大剂量可治内脏下垂，又能行气消痞，若配以健脾化湿之白术，升陷之升麻，正合脾气下陷，湿滞中焦之病机。方用：枳实20g，白术15g，升麻3g。水煎服。二诊：上方服后，频频矢气，腹胀大减，下腹及肛周坠痛感消失，脱肛次数减少。效不更方，改汤为散：枳实、土炒白术各120g，升麻10g。研细，日3次，每次6g，开水送服。1个月后随访，脱肛、泄泻均愈，食量增加，恢复如常。（王吉善.《陕西中医》1989，3∶123）

按：本案四诊表现，确属脾虚证候。为何服补中益气丸脱肛却加重，而枳术汤有良效呢？这就揭示了中医治病的两大“诀窍”，即辨证论治与专方专药。现代研究证实：枳实能增强胃肠节律性蠕动。如此“行气”之功，对胃下垂、脱肛及子宫脱垂等脏器功能失调病变有调节功能，再配伍白术健脾利湿（药理研究有“利尿”作用），标本兼治，对恢复胃肠功能有殊功，对有的胃肠病症有特效。

〔附方〕

《外台》防己黄芪汤：治风水，脉浮为在表，其人或头汗出，表无他病，病者但下重，从腰以上为和，腰以下当肿及阴，难以屈伸。方见风湿中。

小　结

本篇论述水气病脉证并治。根据水气病之病因和不同临床表现，将该病分为风水、皮水、正水、石水、黄汗等五种证候；继而又根据水肿形成的内脏根源，论述了肝水、心水、脾水、肺水、肾水等五脏水病的临床特征。此外，并论及气分病、水分病、血分病及各种宿疾痼病引发的水肿。

关于水气病的治则，本篇提出了发汗、利小便、逐水三大法则。这三法是针对水气病阳证、实证而设，临证之时，三法可酌情结合运用。对于水气病正气虚者，法当标本兼治。

关于水气病的具体治疗方法：风水为病，表气虚而脉浮身重，汗出恶风者，用防己黄芪汤；表实化热，风水泛滥而一身悉肿，口渴，汗出，尿少等，用越婢汤。皮水为病，气虚而四肢肿，或聂聂动者，用防己茯苓汤；阳郁而手足逆冷者，用蒲灰散；重证而夹有郁热，一身面目洪肿，脉沉，小便不利等，用越婢加术汤；轻证而无郁热者，用甘草麻黄汤。正水脉沉小，宜用麻黄附子汤。

黄汗病以“汗沾衣，色正黄如柏叶”为特点，不属于水气病，故《诸病源候论》将黄汗归于“黄病候”。黄汗可辨证选用桂枝加黄芪汤与芪芍桂酒汤。

此外，本篇之末指出，由于阳虚阴凝，表现心下痞坚等症状者，可用桂枝去芍药加麻辛附子汤；若脾虚气滞而亦表现心下痞坚者，则用枳术汤。

黄疸病脉证并治第十五

本篇为黄疸病专篇，系统论述了黄疸病的辨证论治。“疸”之为义，《说文解字》释为“黄病也”。《诸病源候论·黄病诸候》包括了本篇所述的黄疸、谷疸、酒疸、女劳疸、黑疸等各种黄疸证候“凡二十八论”，其中把水气病篇之“黄汗候”移入“黄病诸候”，是以类相从。

关于黄疸病的病因、病机、主症，其病因，第8条指出以“湿”为主，即“黄家所得，从湿得之”。其病机为湿毒蕴结化热，成为湿热疫毒，深入血分，血分瘀热溢于周身。其主症为“三黄”，即湿热下流膀胱而尿黄（呈浓茶水色），上泛于目而目黄，外熏皮肤而身黄。这正如《素问·平人气象论》所说：“溺黄赤安卧者，黄疸……目黄者，曰黄疸。”《临证指南医案·疸》病门附论更明确指出：“黄疸，身黄、目黄、溺黄之谓也。”

关于黄疸病的分类，本篇分为谷疸、酒疸、女劳疸、黑疸四种类型。顾名思义，谷疸与饮食（不洁）有关；酒疸与嗜酒有关；女劳疸与房劳有关（其实与肝郁、劳倦、体弱均有关）；黑疸则为诸疸恶化的晚期表现。此外，火劫发黄、燥结发黄以及虚黄等，则为特殊的黄疸证候。后世医家对黄疸病的分类不同，张景岳说：“黄疸一证，古人多言为湿热，及有五疸之分者，皆未足以尽之，而不知黄之大要有四：曰阳黄、曰阴黄、曰表邪发黄、曰胆黄也。知此四者，则黄疸之证，无余义矣……然总不出阴阳两证，大多阳证多实、阴证多虚，虚实弗失，得其要矣。”（《景岳全书·杂证谟·黄疸》）如此将黄疸病分为阳黄与阴黄两大类，便于掌握其诊治要点。

关于黄疸病的有关脏腑，《灵枢·经脉》篇曰：“脾所生病者……黄疸”；“肾所生病者……黄疸”。《素问·玉机真脏论》曰：“肝传之脾，病曰脾风，发瘅（按：“瘅”与“疸”通）腹中热，烦心出黄（按：指小便黄）。”上述可知，本篇及《内经》依据脏象理论及其病因病机和临床表现，认识到黄疸病与脾、胃、肾、肝有关。后世医家张景岳进一步认识到：“胆伤则胆气败而胆液泄，故为此证（按：指“胆黄证”）。”

关于黄疸病的治法，第16条指出了“诸病黄家，但利其小便”的治疗常法，并根据表、里、寒、热、虚、实的不同，对“八法”都有应用。

本篇共22条，其中第1、2、8、9、10条论黄疸病的脉症、病机、分类；第11、12条论黄疸病预后；第3、13条论谷疸证治；第4、5、6、15论酒疸证治；第16~22条论黄疸病及其变证，或特殊证候的证治；第7、14条论黑疸证治；女劳疸没有明确提出方治。

西医学所述的病毒性肝炎、肝硬化、胆囊炎、胆囊结石以及消化系统肿瘤等出现黄疸者，均可参考本篇辨证论治。

【原文】寸口脉浮而缓，浮则为风，缓则为痹。痹非中风[1]。四肢苦烦[2]，脾色必黄，瘀热以行。（1）

【注脚】

〔1〕痹非中风：此句为插笔，意在说明，黄疸病发生“三黄”之前，其临床表现类似外感病太阳中风。又，“痹”之为义与《中风历节病》篇第1条“此为痹”之病机不同。

〔2〕四肢苦烦：四肢苦于疲劳困倦。《广韵·二十元》“烦，劳也”；《六豪》“劳，倦也”。

【提要】 论黄疸病的脉症和病机。

【简释】“寸口脉浮而缓，浮则为风”，以浮脉主表，风乃泛指外邪；“缓则为痹”，缓为湿阻之脉象，痹言湿阻之病机。“痹非中风”一句为插笔，属于鉴别词。脾主四肢、肌肉，湿热困脾，故四肢感到沉重困乏；脾脏所蕴积的湿热疫毒深入血分，溢于体表，必然发生黄疸，所以说“脾色必黄，瘀热以行”。尤在泾：“脾者四运之

轴也，脾以其所瘀之热，转输流布，而肢体面目尽黄矣，故曰'瘀热以行'。"(《心典》)

按：综观《伤寒论》与《金匮要略》本篇，可知仲景将黄疸病的病因分为外感与内伤两大类。外感发黄散见于《伤寒论》太阳、阳明、太阴等各篇；内伤发黄则集中于本篇。须知黄疸病与西医学所述的急性黄疸型肝炎相类。而急性黄疸型肝炎的黄疸前期症状常以"太阳病"类似症状为特点。由此可见，仲景大论是对临床实践的总结。

本条"瘀热以行"四字是画龙点睛之笔，点明了黄疸病的基本病机。"瘀热"二字于《伤寒论》凡三见：一见于第128条抵当汤证；二见于第238条茵陈蒿汤证；三见于第263条麻黄连轺赤小豆汤证，皆曰"瘀热在里"。须知"郁"与"瘀"二字概念不同，郁指气机郁滞；瘀(《说文》谓"积血也")指血脉瘀积。黄疸病为血分病，即湿热疫毒瘀于血分而发病。联系病毒性肝炎的发病机制则更加明了。若湿热邪气只郁阻气机，与血分无干，则不会发黄，而为一般的湿热病证。明确了黄疸病的病机，可指导临床立法、处方、选药。

【原文】 趺阳脉紧而数，数则为热，热则消谷，紧则为寒[1]，食即为满。尺脉浮为伤肾，趺阳脉紧为伤脾。风寒相搏[2]，食谷即眩，谷气不消，胃中苦浊[3]，浊气下流，小便不通[4]，阴被其寒[5]，热流膀胱，身体尽黄，名曰谷疸。

额上黑，微汗出，手足中热，薄暮即发[6]，膀胱急，小便自利[7]，名曰女劳疸[8]；腹如水状[9]，不治。

心中懊侬[10]而热，不能食，时欲吐，名曰酒疸[11]。(2)

【注脚】

〔1〕寒：指寒湿，联系下文，为湿浊困脾也。

〔2〕风寒相搏：风寒泛指病邪，类似外邪袭表，而实际并非外感。

〔3〕胃中苦浊："苦"字为被动句法，意为"被……所苦"，此言被胃中湿热所苦。"浊"指湿热。下文"浊气"亦为湿热。

〔4〕小便不通：尤怡曰："小便通则浊随去，今不通，则浊虽下流而不外出。"

〔5〕阴被其寒："阴"指脾；"寒"指湿，即脾受水湿之气。《素问·阴阳应象大论》王冰注："寒为水气。"

〔6〕薄暮即发："薄暮"，傍晚，太阳将落之时。李彣曰："薄暮属阴，薄暮即发，阴虚生内热也。"

〔7〕小便自利：疑"自"应作"不"字。后第9条曰："……小便不利者，皆发黄。"《伤寒论》第187条云："若小便自利者，不能发黄。"可知发黄者多有"小便不利"。最后第22条所谓"男子黄，小便自利……"者，为虚劳萎黄证，非黄疸病也。

〔8〕女劳疸：张璐："女劳之瘅，惟言额上(按：指眉上发下)黑，不言身黄，省文也。"后文第14条论述女劳疸证候，明文有"身尽黄"。

〔9〕腹如水状：即臌胀病水臌之状。

〔10〕心中懊侬(ào náo 傲挠)：指胃中烦闷。

〔11〕酒疸：后文第4、5、6条亦论"酒黄疸"或"酒疸"证候，均未论及身黄。曰"酒"概指病因，曰"黄疸"已寓发黄。

【提要】 进一步论述黄疸病的病机、分类及主症。

【简释】 趺阳脉以候脾胃，紧脉主脾寒(湿)，数脉主胃热，胃热则消谷善饥，但因寒湿困脾，运化失常，必致食后胀满。"尺脉浮为伤肾，趺阳脉紧为伤脾"两句是插笔，指出谷疸与女劳疸的不同脉象。风寒相搏之"风寒"泛指病邪，此指脾胃湿热，湿热内蕴，勉强进食，食后浊气上冲，蒙蔽清窍则头眩；浊气下流膀胱，气化失司则小便不利。湿热相搏，小便不利，于是形成黄疸。因为与饮食有关，所以称为谷疸。

女劳疸是由肾劳引起，故尺脉浮。尺浮不是表证，是肾虚热浮的表现。额上黑是肾色外现；微汗出，手足中热，薄暮即发，皆是肾虚有热的证候；膀胱急，小便不利是肾虚气化失常所致。本证原属肾虚，若病至后期，表现腹如水状，是脾肾两败，故称不治。

酒疸是因饮酒过度所致。酒热伤胃，故心中懊侬而热，不能食，时欲吐。病因嗜酒而成，故称酒疸。

【原文】 阳明病，脉迟[1]者，食难用饱[2]，饱则发烦头眩(按：《太平圣惠方》卷五十五《治黄汗诸方》"头"作"目"字)，小便必难(按：此二句《伤寒论》第195条作"饱则微烦头眩，必小便难")，此欲作谷疸[3]。虽[4]下之，腹满

如故〔5〕，所以然者，脉迟〔1〕故也。（3）

【注脚】

〔1〕脉迟：迟脉与缓脉相类，此条“脉迟”非为寒脉，实乃主湿。

〔2〕食难用饱：“难”，不可；“用饱”，吃饱。

〔3〕此欲作谷疸：“欲”，为时间副词，可译作“将要”“将”等。此句是说上述证候为将要发生谷疸的表现。

〔4〕虽：连词，表示假设让步，相当于“纵使”，“即使”。

〔5〕腹满如故：上文未言“腹满”，此曰“如故”者，为省文法。误下之前必有“腹满”。

【提要】论欲作谷疸的证候特点。

【简释】谷疸病因为饮食不洁，邪从口入而损伤脾胃。脾胃受损，胃病则易化热，脉当滑数；脾病则不能运化水湿，湿浊困脾，脉当迟缓。条文曰“脉迟者”，可知以脾病为主。由于湿浊困脾，不能消化谷食，故“食难用饱”；若强食而饱，脾运迟滞，水谷不消，郁于中焦，则脘腹胀满；中气不运，清阳不升则头眩，浊气下流则小便必难；湿郁化热，上扰神明则心烦。以上脉症为将要发生谷疸的表现，故曰“此欲作谷疸”。若误诊误治，苦寒攻下，必损伤中阳，则“腹满如故”，甚至加重病情。所以然者，以脉迟为脾湿之征，只宜温化，不宜攻下。若湿郁化热，而湿重于热者，亦应以利湿为主，清热为次，不可攻下也。

【大论心悟】

“欲作谷疸”论

本条并见于《伤寒论》第195条，只个别文字与此有出入。古今注家、注本多不明本条要领。必须明确，本条的关键句是“此欲作谷疸”，关键字是“欲”字。就是说，本条所述证候是将要发生谷疸的表现。联系前后条文分析会更加明了。若认定“脉迟”主寒，把本条解释为“谷疸从寒化的病机”，认为此即所谓“阴黄”之类，则有失本条原义。阳黄与阴黄之辨别：急性期黄色鲜明，湿热疫毒虽盛而正气不衰，后世称之为“阳黄”；黄疸病失治或误治，病程日久，疫毒不去而正气渐衰，黄色晦暗，脉迟无力者，则称之为“阴黄”。

必须要明确：黄疸病的主要原因是饮食不洁，病从口入，先伤脾胃，按照原文的说法，即“黄家所得，从湿得之”。在其患病的潜伏期，仲景原文称为“欲作谷疸”阶段，西医学称为“黄疸前期”（病毒性肝炎之急性黄疸型肝炎病程经过，可分为黄疸前期、黄疸期和恢复期三个阶段）。其临床表现有两大特点：一是类似外感证候。例如，第1条曰“浮则为风”；第2条曰“风寒相搏”；第12条曰“……发于阳部，其人振寒而发热也”。而《伤寒论》第260条所谓“伤寒七八日”之后，一旦“身黄如橘子色”，则暴露出黄疸病之真面目。二是湿浊困脾证候。例如，第2条曰“食即为满……食谷即眩，谷气不消，胃中苦浊”；第12条曰“发于阴部，其人必呕”；第13条曰“（寒热）不食，食即头眩”，以及本条所述脉症。抓住了黄疸病潜伏期这两大特点，再问清楚病因，“此欲作谷疸”无疑矣。见微知著者何？学而知之者何？经验之谈者何？中西医汇通者何？此之谓也。

【原文】夫病酒黄疸，必小便不利，其候心中热，足下热，是其证也（按：《翼方》卷十八《黄疸候》“证”作“候”）。（4）

酒黄疸者，或无热，靖言了了〔1〕，腹满，欲吐，鼻燥，其脉浮者先吐之；沉弦者先下之〔2〕。（5）

酒疸，心中热，欲呕者，吐之愈。（6）

【注脚】

〔1〕靖（jìng静）言了了：心神安静，神志清楚。“靖”通“静”。“了了”是清楚的意思。

〔2〕其脉浮者先吐之，沉弦者先下之：李彣曰：“浮脉属阳，病在膈上，故先吐之；沉弦脉属阴，病在腹里，故先下之。”

【提要】以上三条进一步论述酒疸的证候，并指出治法。

【简释】尤在泾：“酒之湿热，积于中而不下出，则为酒疸。积于中则心中热，注于下则足下热也。酒黄疸者，心中必热，或亦有不热，静言了了者，则其热不聚于心中，而或从下积为腹满，或从上冲为欲吐、鼻燥也。腹满者，可下之；欲吐者，可因其势而越之；既腹满，且欲吐，则可下亦可吐。然必审其脉浮者，则邪近上，宜先吐；脉沉弦者，则邪近下，宜先下也。”（《心典》）

【原文】酒疸下之，久久为黑疸[1]，目青面黑[2]，心中如噉蒜齑状[3]，大便正黑[4]，皮肤爪之不仁[5]，其脉浮弱，虽黑微黄[6]，故知之。（7）

【注脚】

〔1〕黑疸：黑疸是诸疸恶化的晚期表现。

〔2〕目青面黑："目青"指白睛青紫，"面黑"即下文"虽黑微黄"之黑疸特点。

〔3〕心中如啖（dàn 淡）蒜齑（jī 基）状："啖"即吃；"齑"，指捣碎的姜、蒜、韭菜等。此言胃中如吃了蒜末等辛辣之物而灼热不舒感。

〔4〕大便正黑：乃黑疸晚期并发消化道出血的表现。"正"，纯，只。

〔5〕爪之不仁：肌肤血痹，抓之不觉痛痒。"爪之"《外台》卷四作"抓之"。古书"爪""抓"有时通用。慧琳《音义》卷二十七曰"爪有作抓"。

〔6〕虽黑微黄：指面色晦黯并微微发黄，为黑疸最主要的特点。

【提要】论酒疸误治转变成黑疸的证候。

【简释】酒疸不当下而用下法，必然损伤正气，迁延日久，则会演变成黑疸。目青面黑，皮肤爪之不仁，皆为黑疸血瘀之外象；大便色黑为血溢肠道之危象；心中如啖蒜齑状，乃指胃中辛辣灼热的感觉；其脉浮弱为正气亏虚之象；"虽黑微黄"是黑疸最主要的特点。

按：酒疸误治、失治变为黑疸，其他类黄疸病日久，皆有转变成黑疸的可能。《诸病源候论·黄病诸候·黑疸候》："……夫黄疸、酒疸、女劳疸，久久多变为黑疸。"此条言酒疸日久为黑疸，后文第 14 条则言女劳疸日久为黑疸及治方。

【原文】师曰：病黄疸，发热烦喘，胸满口燥者，以病发时，火劫其汗[1]，两热所得[2]。然黄家所得，从湿得之。一身尽发热而黄，肚热（按："肚"字《说文》不载，而本书仅此一见。慧琳《音义》卷十五、《广韵·十姥》并释"肚"为"腹"），热在里，当下之。（8）

【注脚】

〔1〕火劫其汗：指用艾灸、温针或热熏法强迫出汗。

〔2〕两热所得：谓病邪之热与误治之热相互搏结。

【提要】论火劫发黄的证候及治法。

【简释】本条所述"发热"为里证发热，治应清解。若误用火劫发汗，伤及津液，加之在里之热不得清解，反而增剧，故曰"两热所得"，表现"一身尽发热而黄，肚热"以及"烦喘，胸满，口燥"等证候。热盛于里而成实，故曰"热在里，当下之"。应以攻下方药通腑泄热，可用第 19 条之大黄硝石汤。"然黄家所得，从湿得之"一句为插笔。

按：对条文"黄家所得，从湿得之"一语，历代医家有两种不同认识：一是认为此句紧接上文，说明火劫发黄，亦挟内湿；一是认为此句为插笔，说明黄疸病多得之于湿，但亦有与湿无关者，本条便是。笔者赞同"插笔"说法，结合《伤寒论》有关条文便易明了。如第 114 条说："太阳病中风，以火劫发汗，邪风被火热，血气流溢，失其常度。两阳相熏灼，其身发黄……"再从语法上来分析，其紧承上句，两个"所得"之间加之转折连词"然"，则两相对比之势立现。可见此句为插笔，与上文相对比，用一般（病之常）来强调特殊（病之变），这正是仲景行文之妙处。

【原文】脉沉，渴欲饮水，小便不利者，皆发黄。（9）

【提要】论湿热内蕴的发黄证。

【简释】尤在泾："脉沉者，热难外泄；小便不利者，热不下出，而渴饮之水与热相得，适以蒸郁成黄而已。"（《心典》）

【原文】腹满，舌痿黄（按：《卫生宝鉴》卷十四《黄疸论》"舌"作"面"。叶霖曰："'痿'当作'萎'。"），躁不得睡，属黄家。（舌痿疑作身痿）（10）

【提要】承上条再论湿热发黄的证候。

【简释】尤在泾：脾之脉，连舌本，散舌下。腹满，舌痿，脾不行矣。脾不行者，有湿；躁不得睡者，有热，热湿相搏，则黄疸之候也。

【原文】黄疸之病，当以十八日为期，治之十日以上瘥，反剧为难治。（11）

【提要】论黄疸消退的日期及预后。

【简释】尤在泾："土无定位，寄王于四季之末各十八日。黄者土气也，内伤于脾，故即以土王之数，为黄病之期。盖谓十八日脾气至而虚者当复，即实者亦当通也。治之十日以上瘥者，邪浅而正胜之，则易治；否则，邪反胜正而增剧，所谓病胜脏者也，故难治。”（《心典》）

按：黄疸病与“急性黄疸型肝炎”颇类似。黄疸期视病情的轻重，一般持续2~3周或更长时间。其预后有两种转归：一是，治疗及时、方法得当、注意休息、饮食有节等，可以缩短病程，促进病愈，进入恢复期。二是，失治、误治、饮食不当、纵酒、休息不好等，均会延长病程，甚至病情加重，恶化“反剧为难治”，或转入慢性期。由此可知，仲景的预见是科学的，是以丰富实践经验为基础的。

【原文】疸而渴者，其疸难治；疸而不渴者，其疸可治。发于阴部，其人必呕；阳部（按：《脉经》卷八第九于“阳部”上有“发于”二字），其人振寒而发热也。（12）

【提要】再论黄疸病的预后及辨证。

【简释】黄疸口渴，意味着邪重热盛，病势方张，故治疗比较困难；口不渴是说明邪浅热轻，正能胜邪，故易治。阴部指里，病在里，胃气上逆，则其人必呕；阳部指表，“其人振寒而发热”，非外感太阳表证，而是正（人体抗病能力）邪（湿热疫毒）交争于里，营卫失和于表的临床表现。

按：以上第11、12条均为推断预后的约略之辞，临证时要四诊合参，全面了解病情，方可作出准确的判断。

【原文】谷疸之为病，寒热[1]不食[2]，食即头眩，心胸不安，久久发黄为谷疸[3]，茵陈蒿汤主之。（13）

茵陈蒿汤方：茵陈蒿六两，栀子十四枚，大黄二两。上三味，以水一斗，先煮茵陈，减六升，内二味，煮取三升，去滓，分温三服。小便当利[4]，尿如皂角汁状，色正赤，一宿腹减[4]，黄从小便去也。

【注脚】

〔1〕寒热：即前第12条所谓的“振寒而发热”，此为湿热蕴结于里而营卫失和于表之证。魏荔彤：“此寒热由内发外，与表邪无涉也。”

〔2〕不食：为呕恶厌食，特别是厌食油腻。此因湿热蕴结脾胃，脾失健运，胃失和降之症。

〔3〕久久发黄为谷疸：“久久”为多长时间？《伤寒论》第260条曰：“伤寒七八日，身黄如橘子色，小便不利，腹微满者，茵陈蒿汤主之。”

〔4〕小便当利……一宿腹减：“当”，必定。从服药后的情况可推知，服药前必有“小便不利”“腹满”等症。原文不言，省文也。

【提要】论谷疸湿热两盛的证治。

【简释】本条所述，实际为欲作谷疸与已发谷疸两个阶段的临床表现。欲作谷疸于前第3条已述及。本条所述“寒热不食，食即头眩，心胸不安”等，亦是欲作谷疸的表现。所谓寒热不食，即振寒发热，呕恶厌食，为湿热疫毒内蕴脾胃，正邪相搏，导致营卫失和之证候，此即第12条所谓的“发于阴部，其人必呕；阳部，其人振寒而发热也”。不欲食而强食，食入则更助湿热，湿热上冲，故头眩，心胸不安。湿热疫毒困扰脾胃，蕴结日久，内瘀血分，弥漫三焦，外溢肌肤，则发为黄疸，故曰“久久发黄为谷疸”。茵陈蒿汤为主治之方。方中茵陈蒿味苦微寒，为清热利湿退黄专药，故重用为君；栀子苦寒，降中能升为其特点，既长于清上中下三焦之火，又善于清利湿热；少用大黄者，假其“推陈致新”之力，而助下趋之势，使“瘀热”从小便排除，故方后云：“一宿腹减，黄从小便去也。”

按：外感寒热者，恶寒发热，而饮食如故；内伤寒热者，振寒发热，必有饮食异常等病变。

茵陈蒿汤中茵陈与大黄的用量比例为3∶1。古今不少名医、学者认为，临证应用本方可酌情重用大黄。如《温疫论·发黄》茵陈汤，即“茵陈一钱，山栀二钱，大黄五钱，加生姜煎服”。方中大黄用量反是茵陈的五倍。吴又可强调指出：“……设去大黄而服山栀、茵陈，是忘本治标，鲜有效矣。”关于单味大黄治疗重症肝炎及急性黄疸型病毒性肝炎之显著疗效，近几十年有不少报道。

【方歌】

茵陈蒿汤栀大黄，黄疸病症特专长；
湿热两盛血分毒，茵陈五苓湿盛良；
热盛栀子大黄汤，重证大黄硝石方。

【大论心悟】

治疗黄疸病（黄疸型肝炎）
上万例特效专方

茵陈蒿汤是治疗黄疸的专方良药，这是古今临床实践大量验案得出的结论。刘渡舟说：“茵陈蒿治疗黄疸，有点儿像特效药，非吃不可。”并引用岳美中的话说：“中医有没有特效药？……那茵陈蒿治黄疸我看就是特效的。”《伤寒论讲稿》第262页两位先生的经验之谈被以下大量报道所证实。

1. **临床资料统计结果** 急性黄疸型传染性肝炎属中医阳黄，应从阳明论治，属阴黄者居极少数。人们用茵陈蒿汤治疗急性黄疸型传染性肝炎，其效果为中西医所确认。根据39篇临床资料统计，用茵陈蒿汤治疗本病共2973例（其中最多者673例，最少者5例，大多单用茵陈蒿汤，少数以茵陈蒿汤为基础，随证加减，选加龙胆草、木通、泽泻、茯苓、板蓝根、猪苓、大青叶、赤芍、苦参，或合用五苓散、栀子柏皮汤、小陷胸汤等，有119例属中西结合治疗），治愈率82.6%~100%，平均黄疸消退时间6.7~17.2天，平均住院天数9.4~41天。极少数资料报道有1.5%的死亡率，都属于极度营养不良的患者。（《伤寒论汤证新编》第149页）另据统计报道：近年来用茵陈蒿汤治疗的7184例急性病毒性肝炎，近期治愈率均在95%以上，有效率100%。（《医药通讯》1977，2:33）

2. **大剂量茵陈治疗黄疸病** 25年前，通化地区肝炎流行。曾用茵陈蒿汤治疗黄疸型肝炎，初施以常规剂量，疗效不佳，茵陈加大至500克以上，疗效始著。俟后，凡治疗急性黄疸型肝炎，皆重用茵陈，奏效迅速。兹将近年来治疗的急性黄疸型肝炎84例总结如下。治疗方法：茵陈500~1250g，栀子10g，大黄10g，龙胆草15g，红花10g，白茅根50g，柴胡15g，茯苓20g，酌情加减。煎法：先用2500ml水煎茵陈，煎至1500ml左右，去渣，再于茵陈液中加入其他药物，煎至400ml，分两次早晚空腹温服。结果：住院及治疗时间最长者41天，最短者18天，平均23.5天治愈，一般患者在服药6~9剂后，消化道症状减轻或明显减轻，食欲增加或基本恢复正常，黄疸消退或黄疸指数明显下降，肝功有不同程度的恢复。若治疗及时，一般三周恢复正常。84例患者中治愈72例，占85.7%；显效10例；无效2例。体会：茵陈系一年生草本植物，味苦微寒，无毒。民间常作野菜食用，无不良反应，故临床大剂量用之无妨。阳黄属湿热蕴蒸，热毒炽盛，正盛邪实，需大剂量清热利湿以戕其锐。茵陈清热利湿，乃退黄要药，但需足量。成人宜500~1000g，儿童不得少于500g，收效方速。煎药时先煎茵陈，时间不宜过长，且以急火煎之，再以其药液煎其他药，疗效方佳。方中苦寒药较多，易伤胃气，待急性期过后，黄疸清退，自当减量或减味，或易以养胃健脾之药以扶胃气。（陈国恩，等.《吉林中医药》1984，3:19）

3. **治疗黄疸运用茵陈的剂量与煎法分析** 关于剂量，黄疸轻者以30~50g为宜，黄疸重者可用至60~250g，最大量不超过500g，若超过60g则应另包单煎。茵陈治黄用量太小，则力薄，往往达不到预期效果；用量太大则会损伤胃阳，且易出现毒副反应。因此，临证应结合具体病情选定剂量。关于煎法，运用茵陈治疗黄疸宜先煎、久煎。如此煎法作用有三：一是去其轻扬外散之气，以厚其味，使其专于苦降，不达表而直入里，以利湿热从小便而出，则黄疸自去；二是祛除茵陈的毒性；三是使其性缓，徐徐祛除黏滞之湿热，而全身之黄尽退。总之，运用茵陈治疗黄疸时仍须遵循仲景本意，使药力尽出，收效方佳。（吴国庆.《辽宁中医杂志》1992，10:8）

按： 上述文献资料表明，以茵陈蒿汤为主治疗阳黄具有确切的良好效果。茵陈善治“热结发黄”（《本经》）；“通身发黄，小便不利”（《别录》），但需辨证准确，剂量适当，方取良效。至于茵陈治阳黄多大剂量为宜，以上陈氏与吴氏各自经验不同，皆可参考。

茵陈蒿汤治疗黄疸症综述

1. **胆道蛔虫病、胆系感染所致黄疸症** 用茵陈蒿汤为主治疗胆道蛔虫病及胆系感染所致的黄疸症121例，总有效率为97.4%。（《武汉医学院学报》1979，3:77）

2. **胆囊结石术后黄疸症** 胆囊结石术后，由于细菌感染或结石残留以致胆汁引流不畅，因而出现脘腹不适，黄疸不退等症。以茵陈蒿汤加味治之具有利胆作用。此外，尚须根据临床表现予以辨证施治。热毒盛者则辅以清热解毒，加黄芩、蒲公英；气滞者理气止痛，酌加厚朴、广郁金、青陈皮、枳壳等；胃肠燥结可加玄明粉以增强大黄通腑之力；正虚者扶正补虚，酌加孩儿参、白术以益气健脾，或加生地、石斛滋阴生津。（叶景华.《上海中医药杂志》1985，4:33）

3. **抗结核药物引起的黄疸症** 临床治疗肺结核多联合用药且疗程颇长，往往对肝功能有不同程度的损害，可引起黄疸，甚至出现急性、亚急性重型肝炎而造成死亡。本文5例为浸润型肺结核患者，在接受抗结核药物治疗中发生肝功能损害并出现明显的黄疸，应用茵陈蒿汤加味治疗，获得满意效果。如治一患者，男，56岁。肺结核合并右侧结核性胸膜炎胸腔积液，使用对氨水杨酸（PAS）2个月后出现黄疸，停用PAS，服用茵陈蒿汤，4周后肝功能恢复正常。（苑松林.《天津中医》1986，2:34）

4. **胎黄（新生儿高胆红素血症）** 用黄疸茵陈汤（茵陈、大黄、黄芩、甘草）口服，治疗新生儿高胆红素血症40例，只3例换血，有效率为92.5%。（《中医杂志》1973，8:21）

按：上述资料表明，茵陈蒿汤用之得当，对肝、胆及小儿黄疸症等疾患，均有良效。

【验案精选】

1. **黄疸病**

（1）急性黄疸型病毒性肝炎　王某某，女，41岁。一周来全身不适，近几天发热，头眩，脘腹痞满，恶心欲吐，不思饮食，厌食油腻。乡村医生以为“感冒”，对症治疗而无效。正值笔者因事回乡，患者求治。问之小便黄如浓茶，大便灰白。其舌红苔黄腻，脉滑。肝大肋下约1.5cm，质软而触痛，肝区叩击痛。经查肝功能异常，诊断为“病毒性肝炎”。告之一二日后必发黄疸，应急服中药以“治未病”。处方：茵陈45g，栀子15g，大黄15g，日1剂，水煎服。3日后复诊：巩膜与周身发黄如橘黄色，而寒热，厌食，腹满，头眩等症状均减轻，大小便较前通利。发黄为邪有外达之机，故湿热疫毒内蕴的症状减轻。守方略加变通，连服20余剂黄疸退净，唯遗留上腹部不适，食欲不振，改拟调和肝脾法而收功，2个月后复查肝功能已正常。（吕志杰验案）

按：患者为阳黄湿热证，故以茵陈蒿汤治之而显效。所遗留之症状表现，为湿热渐清，脾虚欠运所致，改拟调和肝脾法，即首篇首条所谓“此治肝补脾之要妙也”。以茵陈蒿汤为主治疗阳黄，古今医案屡见不鲜，笔者上述治例，不足为奇。笔者认为，若黄疸病热重湿轻者，可加重大黄用量以泻血分中的“瘀热”疫毒。若湿热并重者，仍以茵陈蒿汤之用量比例为宜。

刘渡舟谈论治疗黄疸病时讲到：“我个人在临床上有教训。”大意是说，曾治疗一个阳黄病人，吃了五六剂药，周身就不黄了，停药上班了。没到一个星期又发黄了。接着又吃茵陈蒿汤，吃了以后又好了。这样反复两次。心里琢磨，这个病为什么老反复？就是治不彻底而停药造成的。因此，要注意观察二便的变化，即小便由色黄赤而变淡了，大便由色发白而变黄了就基本差不多了。现在中西医结合，还应看化验结果是否转为正常。（《伤寒论讲稿》第263页）上述经验、教训诚为可贵。

（2）重症肝炎　刘某某，男，39岁。1975年10月13日就诊。患者于就诊前20天，在舟山群岛捕鱼时出现疲乏，食欲不振，尿黄。曾赴当地县医院就诊，经肝功检查，黄疸指数12单位，谷丙转氨酶200单位，诊断为“急性黄疸型肝炎”，即在某某医院住院治疗。用保肝和支持疗法，并服中药20余剂，病情未见好转，继而出现腹水、昏迷。经各种急救处理及输血，仍未见效，病情危重，出院返家，急来我院求治。查体温37℃，脉搏110次/分，呼吸24次/分。神志昏迷。巩膜深度黄染，舌苔黑而油腻。心肺未见异常，腹部膨胀，有移动性浊音，肝触不到，肝浊音界在右季胁上1.5cm；全身皮肤深度黄染，无蜘蛛痣及肝掌。黄疸指数80单位，凡登白双相反应阳性。西医诊断：“亚急性重型肝炎、肝昏迷”。中医辨证：阳黄、急黄。治以解毒清热化湿。急投大剂茵陈蒿汤合栀子柏皮汤化裁。茵陈100g，大黄24g，栀子18g，黄柏18g，水煎日2剂。10月14日复诊：上方服后，当天连续排大便3次，色黑状如糊，量约一痰盂。小便亦行，色赤如皂角汁状。腹部稍软，神志略清醒，口干索饮，仍循前法。23日已省人事，能进食，黄疸减退，腹水明显消退，将原方药量减半，日1剂。至11月3日，黄疸、腹水基本消退，精神好转，食欲转佳。自行漫步，病势已去八九。用上方再减半稍施加减，然后用丹栀逍遥散加茵陈，同时配合保肝西药调理善后，……全疗程38天，病告痊愈。（林上卿，等.《福建医药杂志》1979，4:55）

按：西医学根据病理变化、病变轻重以及病程经过，将病毒性肝炎分为急性、慢性和重症3大类。其中重症肝炎的肝实质破坏严重，呈大块或亚大块坏死，因而称肝坏死；由于肝细胞大量丧失和自溶，肝脏体积缩小，因而亦称肝萎缩。重症肝炎按病程和病变程度，可分为急性和亚急性2型。重症肝炎起病急，病程短，病情重，其病死率很高，可达70%~90%左右（《实用内科学》第8版，1983:55）。重症肝炎如此危重，中医药有如上之疗效，实乃幸事。当继承发扬，进一步深入研究。

2. **瘾疹（荨麻疹）** 林某某，男，30岁，1988年10月21日初诊。全身起疙瘩瘙痒近3天。3天前，全身不明原因起疙瘩，此起彼伏，曾用抗组织胺药治疗未能控制，查体见躯干及四肢有蚕豆大的红色风团，压之褪色，密集成片，伴口苦，尿赤，便秘，苔黄腻，脉滑数。诊断为急性荨麻疹。治以清热利湿通腑，佐以疏风。投茵陈蒿汤加味：茵陈60g，栀子9g，大黄12g，荆芥4g，防风4g，连服3剂，风团消失而愈。（周丹.《国医论坛》1990，6：17）

按：《金匮要略》第五篇第3条论及“瘾疹”证候。详见该条。

周氏并以茵陈蒿汤适当加味，治疗面游风（脂溢性皮炎）、缠腰火丹（带状疱疹）、粉刺（寻常痤疮）等病症，配合外用法（面游风外用黄柏水煎后湿敷局部；缠腰火丹用青黛散油调外敷），均取得满意疗效。从上述皮肤病治例可知，凡皮肤病辨证为湿热内蕴者（以舌红苔黄腻，脉滑数为特点），就应从整体观念出发，采取“病在外，取之内”的原则，以茵陈蒿汤为主方治之。

3. **口疮（口腔溃疡）** 孙某，女，51岁，1989年6月初诊。患者口腔广泛性溃烂3个月，灼热疼痛，尤以舌体为甚，屡经治疗效果欠佳来诊。察其舌体紫黯、肿胀，患者尚有头胀痛，心烦易怒，咽干口燥，大便秘结，舌质黯苔黄根部腻，脉滑。证属湿热毒邪蕴结于里。治宜泄热利湿为主。茵陈蒿汤加味：茵陈蒿15g，大黄6g，栀子12g，丹皮10g，生地10g，薏苡仁15g，水煎，每日3次漱服。3剂后患者舌体肿胀明显好转，溃疡面缩小，原方继服12剂痊愈。（于慧卿.《河北中医》1992，9：16）

按：上述治例可知，凡湿热内蕴所致的头面五官病变，都应采取“病在上，取之下（内）”的原则，以茵陈蒿汤清利湿热，釜底抽薪。

【临证指要】 茵陈蒿汤主治湿热内蕴所致的肝胆疾患，如病毒性肝炎（阳黄）、胆道蛔虫病、胆系感染、胆囊结石、抗结核药引起的黄疸以及新生儿黄疸。此外，许多疾病辨证为湿热内蕴者，都可考虑以本方为主加味治之。

【实验研究】 茵陈蒿汤具有利胆排石、抗肝损伤、抗炎镇痛、降脂、降糖以及抗菌、泻下、解热、镇静、利尿、止血等多种作用。

【原文】 黄家（按：《翼方》卷十八《黄疸》第三作“黄疸之为病”），日晡所（按：“所”，俞桥本、吉野本、宽保本、享和本并作“时”字）发热，而反（按：《翼方》无“而反”二字）恶寒。此为女劳得之（按：《卫生宝鉴》卷十四《黄疸论》该句作“此女劳疸也”），膀胱急，少腹满，身尽黄（按：《病源》卷十二《女劳疸候》作“身目皆黄”），额上黑，足下热，因作黑疸[1]。其腹胀如水状，大便必黑[2]，时溏。此女劳之病，非水也[3]。腹满者，难治[4]。硝石矾石散主之。（14）

硝石矾石散方：硝石、矾石（烧）等份。上二味，为散，以大麦粥汁和服方寸匕，日三服。病随大小便去，小便正黄，大便正黑，是候也（按：“是”下脱“其”字，应据魏注本、徐注本补）。

【注脚】

〔1〕因作黑疸：于是就发展成黑疸。“因”，连词，表示承连，相当于“因而”“于是”。

〔2〕大便必黑：与第7条“大便正黑”病机相同，皆为黑疸晚期消化道出血之症。

〔3〕此女劳之病，非水也：此句意在提示后人，水气病与黄疸病严重者，都可出现腹水，但二者病因、病机、治法、处方均有所不同，应当鉴别。

〔4〕腹满者，难治：非气滞腹满，而是瘀血水臌而腹部胀满。此与前第2条所谓“腹如水状，不治”相类。

【提要】 论女劳疸发展成为黑疸的证治。

【简释】 黄疸病多在一日的申时发热恶寒较重。若患者表现为膀胱急，少腹满，身尽黄，额上黑，足下热等症，可知是由肾虚有热所导致的女劳疸。病势继续发展，于是就发展成黑疸。黑疸表现为腹胀如水状，大便色黑而溏，此为黑疸晚期脾肾两败，甚至消化道出血之危重病情。“此女劳之病，非水也”一句意在说明，本条所述“腹胀如水状”非水气病演变而成，而是因女劳疸演变为黑疸所致。女劳疸发展成黑疸，治疗难以奏效，故曰“难治”。可用硝石矾石散化瘀祛湿以治标。方中硝石于《本经》称消石，《纲目》称火硝；矾石亦名明矾、白矾，煅之后称为枯矾（古今医家有谓矾石是绿矾，亦名皂矾、青矾。实则白矾与绿矾为两种药。《本草纲目》：“绿矾酸涌涩收，燥湿解毒，化涎之功与白矾同而力差缓。”）。用大麦粥汁和服，以缓解两石药的不良反应，并能养胃。

【大论心悟】

黑疸与肝硬化相类

黑疸与肝硬化颇相类似。本条应与第7条综合分析，两条所述证候，有的属于黑疸轻证（早期肝硬化），病机以阴虚挟瘀为主；有的属于黑疸重证（晚期肝硬化），病机以瘀血水臌为主，但不论轻证、重证，总以“虽黑微黄”为证候特点。《诸病源候论》总结说：“夫黄疸、酒疸、女劳疸，久久多变为黑疸。”可知黑疸是诸疸失治、误治，迁延日久（十几年或几十年）而病情恶化的结果。早期尚可治，晚期则“难治”甚至“不治”。硝石矾石散虽药仅三味，却体现了攻（活血消坚、利水排毒）补（健脾扶正）兼施的治则。但本方终究以攻为主，正如吴谦所说：“此方治标固宜，非图本之治。”

硝石矾石散治阴黄、阳黄皆有疗效

1. **阳黄、阴黄** 运用硝矾丸治疸，是从一位黄疸病患者芮必洪（黄疸指数125单位）开始，该病员曾经屡用茵陈五苓散以及茵陈蒿汤加味进治，未得疗效。该患者的病型，符合阴黄条件，即《金匮》女劳疸的征象，因此运用张仲景硝石矾石散原方，改散为丸。患者服丸后，疗效显著，黄疸指数逐日下降。以后又遇严恒标病员，亦患黄疸病住院治疗，其病型却符合阳黄条件，又用硝矾丸进治，同样收到很好疗效。所以认为硝矾丸不仅能治阴黄，而且能治阳黄。1959年下半年，陆续收治24例黄疸病（阴黄仅4例，阳黄占20例），使用硝矾丸为主，均收到很好的效果。20天以内退黄的占17例，30天和40天退黄的各3例。如伴有其他杂病，则退黄天数较迟。在初服硝矾丸的4~5天中，如胃部觉有阵发性嘈杂，可以将剂量减轻，待无嘈杂感时，再逐次增加剂量。24例病员中只一6岁幼童因服药不能协作中止治疗，其他病人均安全顺利的治愈出院。（孙竹溪《江苏中医》1960；3：21）

2. **急性传染性肝炎** 用硝石矾石散加减治疗本病90例，疗效显著。治疗方法：矾石、生山药各10份，硝石3份，共研细末，加蜂蜜适量为丸，每丸重1.5g，每次3丸，1日3次。结果：90例患者，其中黄疸指数异常者75例，10天内恢复正常者36例，其余大部于22天左右恢复；谷丙转氨酶异常者87例，15天恢复者29例，其余25天恢复正常；麝浊、麝絮异常90例，30天内几乎完全恢复。（襄汾县医院.《山西医药杂志》1978，4：47）

3. **慢性肝炎、肝硬化** 治疗方法：硝石、矾石等量，研粉装胶囊内服。成人每日3次，每次1g。结果：慢性肝炎5例，症状消失3例；无效1例；中止治疗1例。肝硬化5例，症状消失2例；减轻3例。另有1例肝硬化腹水，治疗后症状亦告消退。服药时间最短14天，最长5个月（肝硬化腹水）。体会：初步观察，本药对黄疸消除、腹水消退、精神改善等有一定效果。一般服药后无不良反应，但食欲不佳的病人开始服药后稍见胸闷，并有轻度泛恶，继续服药便逐渐消失。所有病人服后大便都呈黑色；有的初服时有轻度腹泻，但服用2~3天后即恢复正常。（中华人民共和国卫生部.《中医临床经验汇编·第二辑》1956：4）

按：上述验案治阴黄（肝硬化）为师仲景本义，治阳黄（急性肝炎）乃是对本方的发挥应用。

【验案精选】

1. **黑疸（肝硬化）**

（1）早期肝硬化 薛某，男，32岁。去夏患黄疸性肝炎，经用清热利湿药治疗黄疸消退。病后失调导致肝区胀痛，常服疏肝理气药，疼痛稍轻。至冬再度出现黄疸，仍用中药调治。久服清热利湿退黄诸药，黄疸始终不退，有时虽退亦不尽。今春黄疸加深，经某医院检查，确诊为“早期肝硬化”。用西药治疗一个时期，症状未见减轻，面色灰滞而黑，巩膜黄染，食少，便溏，有时呈灰黯色，脘腹胀满，肝区胀痛不舒，有时牙龈出血，舌质右边有紫斑苔白腻。此《金匮》之女劳疸。病因湿热内蕴，熏蒸为黄疸，黄疸日久不愈，邪由气分进入血分，血瘀湿滞内郁为病。治当化瘀燥湿。仿硝石矾石散法汤散并进，以希速效。若见腹水则不可治。处方：明矾3g，硝石3g，研细，装胶囊，分3次服，大麦粥汤送下。柴胡6g，鳖甲15g（先煎），白芍10g，桃仁6g，红花6g，白术12g，茯苓、牛膝各10g，茵陈12g。1日1剂，连服15剂，黄疸渐退，面色灰黑渐转灰滞，脘腹胁部胀痛减轻，饮食增多。瘀湿有消退之机，脾气有来复之象。原方既效，当加减继服，再进20剂。黄疸基本消退，面色灰滞，渐转红润，腹胁胀痛轻微，大便正常，食欲如常。血瘀湿滞，渐化将尽，脾气健运，病情日趋稳定，改用鳖甲煎丸与硝石矾石散常服，以善其后。嘱注意饮食起居，防病反复。（张谷才.《辽宁中医杂志》1980，7：1）

原按：肝炎反复出现黄疸，日久不愈，则面目灰滞暗黑，肝脾肿大。病属湿热内蕴，气滞血瘀，所以用硝石矾石散治疗。但病重者用之多疗效不显，原因本方性燥，破瘀力差，必须在方中配以鳖甲、柴胡、桃仁、白芍、茯苓、牛膝等活血软坚，方获有效。

（2）晚期肝硬化　黄某某，男，57岁。主诉：巩膜及皮肤发黄，腹部膨胀，周身浮肿，精神疲乏。病史：脘腹部发胀半年，常觉不舒，最近20余日面目发黄，腹部膨胀，周身浮肿，胸闷纳少，容易发怒，大便溏，小便色赤，在浦东乡间诊为臌胀，认为不治，遂扶伴来沪求医。检查：肝大，边缘不明显，脾脏因腹水不易扪及，腹部膨胀，有移动性浊音，两足有凹陷性水肿，脉濡细，舌苔干白而腻。诊断："肝硬化腹水"。处理：硝矾散9分（3g），分日3次服。治疗历时5个月，腹水全退，黄疸逐渐减退，继续服用，胃纳渐加，精神振作。前后计门诊20次，每次单独来沪，与初诊时判若两人。（章巨膺.《上海中医药杂志》1956，7：35）

按：此案臌胀痼疾，以硝石矾石散治之有如此良效，令人称奇！笔者认为，即使取效，只是腹水等标证缓解，下一步应着重固本，或标本兼顾，如上案现代名医张谷才治法、下案古代名医张石顽治法，以及【大论心悟】中硝石矾石散"装胶囊"用法。

（3）石顽曰：黄瘅证中，惟黑瘅最剧……有伶人黑疸，投以硝石矾石散水丸，晨夕各进五丸，服至四日，少腹攻绞，小便先下瘀水，大便继下溏黑，至十一日瘀尽，次与桂、苓、归、芍之类，调理半月而安。(《张氏医通·卷九·杂门·黄瘅》)

2. **黄疸（传染性肝炎）**　杨某某，男，5岁。发热恶心呕吐，腹胀腹痛，不思食，小便色黄，肝功检查：谷丙转氨酶710U，黄疸指数30U，麝浊20U，麝絮（+++），诊为"急性传染性肝炎"，经中西医治疗延续至5个月，疗效不佳。就诊时面容消瘦，巩膜及皮肤黄染，周身发痒，腹胀纳差，小便色黄，肝于肋下3cm。确诊后，停服一切药物，改服硝石矾石丸（硝石3份，矾石10份，以山药代大麦，炼蜜为丸，每丸重1.5g，每次服1丸，日3次，饭后服）。7天后，临床症状消失，饮食增加，肝脾未触及，亦无压痛。连服15天后，再次肝功复查，谷丙转氨酶100U/L以下。黄疸指数7U，麝浊8U。麝絮（+）。随访2年余，身体健康，发育良好。（襄汾县医院.《山西医药杂志》1978，4：47）

链接：

1. 清代名医对"黑疸"的发挥治法

（1）面黑目黄，脉数而微，足寒至膝，皮肤爪甲不仁。其病深入少阴，而其邪则仍自酒湿得之及女劳也。肾气丸。

诒按：此证载在《金匮》，近于《爱庐验案精选》中见一方甚佳。此病兼有瘀血，不但湿也。肾气丸能否见效，尚未可定。

邓评：此病肾阳固虚，营卫自乏，而湿热瘀血亦必相兼。此方似嫌专顾其虚，未能祛邪。

孙评：疸有瘀血黑者，理可相通，又增一解。(《增评柳选四家验案·尤在泾医案》第48页)

按：尤在泾治黑疸用肾气丸，为治本之法。柳宝诒说"于《爱庐验案精选》中见一方甚佳"，转录见下案。

（2）疸证多种，黑者属肾，肾气过损者曰女劳黑疸。今肌肤舌质尽黑，手指映日俱黯。强壮之年，肾阳早已不举，体虽丰腴，腰软不耐久坐，脉弱神疲，纳减足冷，显属肾脏伤残太甚。尚谓北路风霜所致乎。昔有人患此，遍处医治，皆曰风毒，后遇顾西畴道破证名，宗湿热流入肾经主治，试以此证较之，证虽同而虚实又异矣。现届深冬，姑先治本。需春暖阳和，再商他法。血余四两，猪油一斤，熬至发枯，取油盛贮，一切食物中可以用油者，俱用之。煎方：制附子七分，炒枸杞一钱五分，炒黄柏一钱，菟丝子一钱五分，茯苓三钱，牡蛎七钱，茵陈一钱五分，杜仲三钱，熟地六钱。

邓评：此黑疸之偏于肾虚者，故立方亦以温养肾脏为主，清理湿热瘀滞佐之。观方内用菟丝、牡蛎，或者有精浊、自淋之患乎？

孙评：开口即认清门径，用药自然得当。既云虚实已异，黄柏用之太早可知。从《金匮》猪膏发煎脱化而出，灵心慧想。黄柏用之太早，减附之性而败阳。三诊则的当矣。此法与《叶案存真》一条彼此对勘，各尽其妙。

再诊：前方已服二十余剂，肌肤之黑半化，其势渐转阴黄。形神大振，胃纳加餐，且可耐劳理事矣。春令虽交，和暖未回。再拟补养脾肾，耐性摄养为嘱。人参一钱，沙苑三钱，山药三钱，杜仲三钱，熟地一两，茯苓三钱，白术一钱五分，茵陈一钱五分，杞子一钱五分，续断三钱，菟丝二钱，泽泻一钱五分。

诒按：此方中亦当再添湿润之药。

邓评：此方似太嫌呆补，致令截其湿热之去路。

三诊：肤色花斑，证转阴黄，较之黑疸，浅一层矣。培植脾肾之药，已进四十余剂，形神色脉，俱属平善。节令将交惊蛰，春暖之气已和。

治当开泄腠理，以涤肤斑。《内经》云：必先岁气，毋伐天和。《易》曰：待时而动，何不利之有。拟宗仲圣茵陈四逆法加减，三剂即停，接服丸药可耳。黑色退尽之时，当在夏初。制附子五分，白术一钱五分，赤小豆三钱，麻黄五分，炒黄柏一钱，茵陈一钱五分，连皮苓五钱。

诒按：此证即非冬时，亦当先以温煦脾肾为主，务使身中阳和之气渐渐煦动，然后投以此剂，方能奏效。接服丸方未见，拟八味丸去萸、桂加术、柏。此病证情颇奥，治法亦奇。

邓评：迭进培补之剂，虚处自能受益。所有邪滞依然未去，理宜变法治之，实未必待春暖而然也。想必有无汗，脉弦，肢体酸疼之证，故立方如此。是则受北路之风霜，致寒湿错杂于其间者，固有之矣。

孙评：夏初和气愈达，暖气益旺，阴霾自当退避三舍。（《增评柳选四家验案·张大曦医案》第369页）

2. **鲜蒲公英治黑疸**　新中国成立前农村极端贫困，农民往往"贫、病相连"。记得有一年我去乡里出诊时，一病家邀我顺便一诊。患者是中年妇女，病由黄疸后变成黑疸，面目青褐色，胸满腹胀，大便顽固秘结。邻人悄悄说：黄病变成臌胀，怕是不治之症了吧！患者呻吟病床已年余，因长期负担医药费用，家中已典卖一空，寡妇孤儿，情殊堪怜，故给予免费诊治，并送了几服药，稍稍好转。乃教给她十多岁的儿子，自挖蒲公英（当地农民叫"奶汁草"），每天大量（90~120g或更多）煮汤喝，喝了一个多月，不花分文，竟把这迁延了一年零七个月的慢性肝胆病治愈了。这使我触动很大。蒲公英过去我也常用，而这次鲜草大量单独用，未料竟有如此的威力，可见生草药单方对症使用，其力专，其效确。这就增加了我对中药的用法、剂量与疗效关系的新认识，即使用单味药治病，剂量应增加。〔《名老中医之路·第一辑》（叶橘泉）第36页〕

【临证指要】硝石矾石散是为黑疸而设。黑疸与西医学所述肝硬化相类。以本方或辨证并用汤剂治疗早期或晚期肝硬化、急性或慢性肝炎及钩虫病、血吸虫病皆有疗效。

【原文】酒黄疸，心中懊侬或热痛，栀子大黄汤主之。（15）

栀子大黄汤方：栀子十四枚，大黄一两，枳实五枚，豉一升。上四味，以水六升，煮取二升，分温三服。

【提要】论酒疸热重湿轻之轻证的证治。

【简释】心中懊侬，是酒疸必具的症状；热痛即心中懊侬进一步加重的结果，是里热太重所致，故用栀子大黄汤清泄实热。方中栀子、豆豉清心中之郁热，大黄、枳实除胃肠之积滞。酒疸或其他黄疸之偏于热盛者，均可用此方。

按：本条与前第2（第3段）、4、5、6条等均论及酒疸证候。综合分析，酒疸除本条所述症状外，尚有小便不利，不欲食，食欲吐以及"三黄"等。

【方证鉴别】

栀子大黄汤证与枳实栀子豉汤证（393）　张璐："此即枳实栀子豉汤之变名也。大病后劳复发热，服枳实、栀子、豉三味，覆令微汗，使余热从外而解；若有宿食，则加大黄从内而解。此治酒疸之脉沉弦者，用此方以下之。其脉浮当先吐者，则用栀子豉汤，可不言而喻矣。"（《张氏医通·卷九·杂病·黄瘅》）

【验案精选】

1. **酒疸（急性黄疸型肝炎）**

（1）吴某某，男，45岁，工人。1971年8月5日就诊。病者心中懊侬，发热身黄已2周。自述25年来嗜酒成癖，酒后多少食或不食。上月中旬，酒后心中烦扰热闷，小便不爽。次日身热瘙痒，腹满，恶心，继而发现全身微黄，经市医院诊断为"急性传染性肝炎（黄疸期）"。因西药过敏而求助中药治疗。现症：巩膜、周身皮肤黄染如橘子色，大便秘结，小便不利，舌红苔黄腻，脉沉弦。体温38.2℃，血压160/110mmHg。血检：白细胞21×10^9/L，肝功能和黄疸指数均有明显改变。据证诊为酒疸。治以清泄实热，方用栀子大黄汤加味：栀子15g，大黄10g，枳实15g，豆豉10g，黄芩15g，葛花5g。服上方17剂，大便通，小便利，热降黄退，思食神安。继以上方加减服用35剂，诸症悉除，肝功能基本恢复正常。嘱其断酒自养。（秦书礼.《江苏中医杂志》1987，2∶8）

（2）万方鼎，年64岁，安徽人，就幕南昌。原因：此人好饮酒，数斤不醉，适至六月湿暑当令，又饮酒过量，致有黄疸重症。证候：壮热不退，面目遍身色如老橘，口渴思饮，大小便秘，日渐沉重，卧床不起。诊断：六脉沉实而数，舌苔黄燥，察其致病之由，参以脉症，知系湿热阳黄重症也。疗法：阳黄证宜清解，因仿仲景茵陈蒿加大黄栀子汤（按：仲景无此方。恐为合用茵陈蒿汤、栀子大黄汤之义）主之。以茵陈蒿利湿清热为君，以大黄、厚朴通大便为臣，以栀子清心肾之热为佐，加木通利水道，使邪由前阴分走不至停滞为使。处方：茵陈蒿30g，生锦纹（按：大黄别名）9g，真川朴4.5g，炒黑山栀9g，汉木通4.5g。效果：此方连进2剂，二便均通，黄亦稍退，脉象亦较前柔和。仍照原方减去木通，加云茯苓9g、六一散12g包煎，续进2剂。至4日黄症已退过半，但年高气弱，不宜过于攻伐，因照原方减去大黄，加薏苡仁12g。又接服4剂，未十日而黄症逐渐痊愈矣。〔《重订全国名医验案类编》（陈作仁）第177页〕

廉按：法遵汉方加味，用药颇见斟酌。

按：本案发黄疸，病因嗜酒，病机热重于湿，故以栀子大黄汤加减为的对之方。

栀子大黄汤是以栀子豉汤为基础方。《伤寒论》有关栀子豉汤证计13个条文，类方8首，分别载于太阳病篇、阳明病篇、厥阴病篇、阴阳易瘥后劳复病篇。栀子豉汤证以病后无形郁热结于胸膈为基本病机。《金匮》除本篇外，《呕吐哕下利病》篇亦有论及"下利后更烦，按之心下濡者，为虚烦也，栀子豉汤主之"。栀子豉汤类方药少功专，组方巧妙，用途广泛，无论热病、杂病，以"虚烦"证候为主者，皆可变通使用。后世医家，尤其是温病学家多有发挥。

笔者曾治一心中懊侬为主症的患者，男，年50岁许，用栀子豉汤治之，1剂轻，3剂止（服3剂后才查肝功能，结果为轻度异常）。经方之神妙常如此。

【原文】诸病黄家，但利其小便；假令[1]脉浮，当以汗解之，宜桂枝加黄芪汤主之。方见水气病中。（16）

【注脚】

〔1〕假令：假使，如果。唐宗海曰："但利其小便，是治黄正法，亦治黄定法也。此后汗下温补诸方，皆是变法，故其文法以'假令'二字别之。"

【提要】论黄疸病的治疗常法及变法之一。

【简释】利小便以排除血分中的湿热疫毒，是黄疸病的治疗常法，故曰"诸病黄家，但利其小便"。可是，黄疸病的病因病机是复杂的，如黄疸初起，有恶寒发热、脉浮自汗等表虚证，审其内热不重者，仍当汗解，宜用桂枝汤调和营卫以解表，加黄芪补卫气以固表。

按：桂枝加黄芪汤只适用于黄疸病表虚而内热不重之候。若表实无汗而内热又重者，又宜仿《外台·卷第四》许仁则治疗急黄的麻黄五味汤（麻黄、葛根、石膏、茵陈、生姜）之例，"发汗以泄黄势"。

【验案精选】

阴黄（毛细胆管炎　肝硬化）　黄某，女，11岁。因黄疸，右上腹微满，肝脾肿大住院。检查发现肝大肋下4cm，脾大肋下3cm，诊为"毛细胆管炎，肝硬化"。1974年5月12日中医会诊：黄疸暗而晦滞，食欲差，小便黄，右上腹满闷，胁下癥瘕，舌淡红苔白，脉缓弱。初用茵陈五苓散、逍遥散加茵陈等，黄疸仍不退。乃按寒湿不化，治用桂枝加黄芪汤，服药后平平，再加三棱、莪术，黄疸即明显日渐减退，连服10剂，黄疸消退，肝胁下2cm，脾肋下2cm，病情好转，自动出院，携方返乡调理。（王伯章．桂枝加黄芪汤治疗黄疸的临床应用探讨．全国第六届仲景学说学术研讨会论文集，2000：306）

按：此案四诊合参，病属"阴黄"。处方用桂枝加黄芪汤调补营卫，气血，阴阳，以利小儿稚阴稚阳之体，以助小儿春生之气。但该方只能助正治本，不能消癥治标，故加入三棱、莪术，标本兼顾，疗效始著。

【原文】诸黄[1]，猪膏发煎主之。（17）

猪膏发煎方：猪膏半斤，乱发[2]如鸡子大三枚（按：《外台》卷第四"三枚"作"二枚"）。上二味，和膏中煎之（按：《外台》"和"作"纳发"二字），发消药成（按：《外台》作"发消尽，研，绞去膏细滓"），分再服。病从小便出。

【注脚】

〔1〕诸黄：吴谦曰："诸黄，谓一切黄也。皆主猪膏发煎，恐未必尽然，医者审之，此必有脱简也。"

〔2〕乱发：即人之头发。李时珍说："发为血之余……今方家呼发为'血余'，盖本此义也……气味苦，微温，无毒。"（《本草纲目·人部·第五十二卷》）

【提要】论燥结萎黄的证治。

【简释】沈明宗："此黄疸血分通治之方也。盖疸病皆因湿热郁蒸，相延日久，阴血必耗，不论气血二分，皆宜兼滋其阴，故云诸黄主之。"（《编注》）《千金》《外台》记载，本方证应有少腹急满，大便秘结等症。猪膏发煎用猪膏润燥，乱发消瘀。可知本方具润燥祛瘀之功，该证是由燥结而兼血瘀所引起的萎黄证。尤在泾："此治黄疸不湿而燥者之法。按《伤寒类要》云：男子、女人黄疸，饮食不消，胃胀，热生黄衣，在胃中有燥屎使然，猪膏煎服则愈。盖湿热经久，变为坚燥，譬如罨（yǎn 掩。紧密覆盖的意思）曲，热久则湿去而干也。《本草》：猪脂利血脉，解风热；乱发消瘀，开关格，利水道，故曰病从小便出。”（《心典》）

按：对方后注“病从小便出”，《外台》《圣惠方》《沈氏尊生书》均谓服此方后，以燥粪得下而痊愈。联系《妇人杂病》篇以本方治谷气实所致的“阴吹而正喧”，可知猪膏发煎不仅“消瘀……利小便”，并且润燥通大便。

方中猪膏之异名有猪脂、猪脂膏、猪脂肪等，即猪的脂肪油。前第14条“附录”验案中讲述了猪膏发煎之煎服法。

“发”为血之余，乱发入血有消瘀之功效。《金匮·杂疗方》治疗“马坠及一切筋骨损方”中用乱发可为佐证。

【方证鉴别】

猪膏发煎证与硝石矾石散证 张璐：“此治瘀血发黄之缓剂。以诸黄虽多湿热，然经脉久病，不无瘀血阻滞也。《肘后方》以此治女劳瘅，身目尽黄，发热恶寒，少腹满，小便难。以大热大寒女劳，交接入水所致。用发灰专散瘀血，和猪膏煎之，以润经络肠胃之燥。较硝石矾石散，虽缓急轻重悬殊，散瘀之旨则一也。”（《张氏医．通·卷九·杂门·黄瘅》）

【验案精选】

黄疸腹大 予友骆天游黄疸，腹大如鼓，百药不效，用猪膏四两，发灰四两，一剂而愈，仲景岂欺我哉？（《论注》）

按：“一剂而愈”指有一定的疗效。如此重症，此方有效就很可贵了。

【原文】 黄疸病，茵陈五苓散主之〔1〕。一本云：茵陈汤及五苓散并主之。（18）

茵陈五苓散方：茵陈蒿末十分，五苓散五分，方见痰饮中。上二物和，先食饮（按：“饮”下疑脱“服”字。应据《卫生宝鉴》卷十四补）方寸匕〔2〕，日三服。

【注脚】

〔1〕茵陈五苓散主之：经方中以成方配某药和服者只二方：一是茵陈五苓散，该方一药一方，均为散末，二物和服；一是乌头桂枝汤，该方乌头蜜煎，桂枝汤水煎，亦为一药一方和服。二方剂型不同，皆示人以法。

〔2〕先食饮方寸匕：即在吃饭之前饮服一方寸匕药。“先”后省略介词“于”字。

【提要】论黄疸病湿重热轻的治疗。

【简释】 本条只曰“黄疸病”，既不言脉症，又不立治法，于病名之下，便处方药。如此条文，盖为以方略脉证之省笔法。茵陈五苓散，即以五苓散利水渗湿，茵陈清热利湿。以方测证，可知本条是论湿重而内热不甚的黄疸病。其舌脉特点：舌苔白腻或微黄，脉缓。

【大论心悟】

茵陈五苓散善治小儿黄疸病与胎黄

1. 小儿黄疸病（小儿急性黄疸型传染性肝炎） 自拟化疸汤治疗本病114例。①诊断依据：密切接触史；有明显的临床症状和体征；在黄疸出现后一星期以内；肝功能化验阳性。年龄多为4~8岁。②临床症状：114例中，病初即有明显发热者19例，纳呆者97例，倦怠疲乏者104例，恶心呕吐者7例，咳嗽者13例，大便溏薄或不硬者49例，巩膜黄染者78例，肝区疼痛者43例，舌苔大多为薄白或薄腻，脉多为弦滑。114例患儿均有不同程度的上腹部不适、尿黄及肝脏肿大。③治疗方法：主方为茵陈9~15g，黑山栀3~6g，茯苓4.5~9g，木通2~3g，泽泻4.5~6g，苡仁9~15g，苍术3~6g，随证加减。④结果：114例患儿均获痊愈。一般服药3~5剂后症状即见减轻，巩膜黄染即不明显，尿黄转清，食欲增加；服药10剂左右，症状即全部消失。肝功能一般均在2~3周内恢复正常。惟一例因在治疗过程中兼夹新邪（可能为病毒性呼吸道感染），以致血清——谷丙转氨酶延至二月后始恢复正常。（虞百祥，等.《中医杂志》1966，1：13）

2. 胎黄

（1）新生儿ABO血型不合溶血病、新生儿败血症 选择上述两种疾病所致血总胆红素增高的患儿各14例，共28例，再各分为实验组与对照组。①治疗方法：两组均采用综合治疗措施，两组所用中药不同，实验组口服自拟茵陈茅根汤（茵陈6~10g，白茅根10~15g，茯苓5~6g，车前草5~6g，黄疸重者加猪苓3~5g，每日1剂，煎成30~40ml，分3~4次服）；对照组用茵栀黄注射液（40~60ml/日，分1~2次静脉滴注。每10ml内含茵陈2.5g，栀子0.6g，大黄0.4g，黄芩素0.02g，氯化钠0.08g）。两组持续用药7~8天。②结果：实验组黄疸明显消退时间比对照组早，黄疸持续时间也比对照组短，而血红蛋白在治疗前后的差值，在新生儿败血症患儿中，实验组与对照组的差异无显著性。③体会：中医学称新生儿黄疸为“胎黄”或“胎疸”，其中以湿热胎黄最多见，故多以清热利湿治之。临床实践表明茵陈蒿汤及茵栀黄注射液等对新生儿黄疸均有一定疗效。但这些方剂中苦寒之剂较多，既易败胃，又易伤阳。故改以甘寒利湿之品主治，自拟茵陈茅根汤，试用于新生儿黄疸的治疗。茵陈苦平微寒，白茅根甘寒，茯苓甘平，车前草甘寒，猪苓甘平，全方药性甘淡平和，能清热利湿退黄。特别是白茅根，具有利湿而不伤阴的特点，它对于稚阴稚阳的新生儿来说更为适宜。新生儿1日剂量可分为3~6次，在两次喂奶之间服。每次喂入量大约在10ml左右。可将中药灌入奶瓶内令其吸吮。对于病情较重者，也可用滴管喂入；必要时鼻饲管灌入。除了伴有明显呕吐无法服药者外，均适用。（殷杰，等.《中国中西医结合杂志》1989，7：423）

按：以上自拟化疸汤与自拟茵陈茅根汤，虽用药有所不同，但主方大法都是从茵陈五苓散演化而来。

（2）小儿胆汁瘀积综合征　本病是新生儿及婴儿时期较常见的一种疾病。采用茵陈四苓汤为主治疗本病20例。其中新生儿14例，婴儿6例。婴儿年龄均在三个月以内。①临床表现：出生后黄疸持续不退，呈进行性加重；粪便呈灰白色或淡黄色；肝脏多有不同程度的增大；血清直接胆红素增加，尿胆红素呈阳性，尿胆原呈现阴性。②治疗方法：基本方：茵陈15g，茯苓10g，白术7.5g，泽泻7.5g，猪苓5g。加减法：患儿黄疸色泽鲜明、大便秘结者加黄柏、栀子；黄疸色晦暗、大便溏薄者加党参；小便短赤者加竹叶；黄疸日久不退者加金钱草。每剂药水煎两次，取汁30~50ml，分3次口服。每日1剂。③结果：20例患儿服药后黄疸逐渐消退。大多数患儿于服药6剂后黄疸即有不同程度的减轻，服药9~12剂黄疸即基本消退。在所观察的20例患儿中，疗程最短者6天（4例），最长者24天（2例），平均疗程为12天。半年后进行随访，20例患儿均未见黄疸复发。④体会：现代医学认为，胆汁瘀积综合征是由于胆汁瘀积于胆管或肝内小胆管中，胆汁排泄不畅，使胆红素排出发生障碍所引起。本病与先天性胆管闭锁在临床表现上有许多相似之处，但治疗及预后完全不同。先天性胆管闭锁，中药治疗很难奏效，而胆汁瘀积综合征一般则无需手术治疗。茵陈四苓汤为主治疗小儿胆汁瘀积综合征临床效果满意。本方药味平和，无苦寒攻伐之品，用之无损伤脾胃之弊。因此在临床发现与先天性胆管闭锁在鉴别诊断上存在困难时，不妨可先试用中药茵陈四苓汤治疗。（石效平，等.《中医杂志》1989，7：32）

按：新生儿黄疸是新生儿期常见的临床症状，其发病机制不同，它既可以是生理现象，又可以是病理现象。临床上生理性黄疸不伴有其他症状，精神反应良好，不需治疗。病理性黄疸由于病因不同，常有引起黄疸的原发病的伴随症状。中医学对新生儿黄疸早有认识，称之为“胎黄”或“胎疸”。如《证治准绳》说：“小儿生下，遍体面目皆黄，状如金色，身上壮热，大便不通，小便如栀状，乳食不思，啼哭不止，此胎黄之候，皆因乳母受湿热而传于胎也。”故以茵陈五苓散为主方清利湿热，湿热得去，胎黄自除。此外，据报道大黄对母婴血型不合所致的滑胎、胎黄等有特殊疗效，详见笔者主编的《大黄实用研究》。

【验案精选】

1. 湿郁、阴黄

（1）某，五十九岁。舌白目黄，口渴溺赤，脉象呆纯，此属湿郁。绵茵陈三钱，生白术一钱，寒水石三钱，飞滑石三钱，桂枝木一钱，茯苓皮三钱，木猪苓三钱，泽泻一钱。（《临证指南医案·湿》）

原按（华岫云）：湿为重浊有质之邪。若从外而受者，皆由地中之气升腾；从内而生者，皆由脾阳之不运……今观先生治法，若湿阻上焦者，用开肺气，佐淡渗，通膀胱。是即启上闸，开支河，导水势下行之理也。若脾阳不运，湿滞中焦者，用术、朴、姜、半之属以温运之，以苓、泽、腹皮、滑石等渗泄之。亦犹低窳（yǔ语。恶劣）湿处，必得烈日丽之，或以刚燥之土培之，或开沟渠以泄之耳。其用药总以苦辛寒治湿热，以苦辛温治寒湿，概以淡渗佐之，或再加风药。甘酸腻浊，在所不用……

（2）姜某某，男，26岁。久居山洼之地，又值秋雨连绵，雨渍衣湿，劳而汗出，内外交杂，遂成黄疸。前医用清热利湿退黄之剂，经治月余，毫无功效，几欲不支。就诊时，黄疸指数85U，转氨酶高达500U/L。察其全身色黄而暗，面色晦滞如垢。问其二便，大便溏，日行二三次，小便甚少。全身虚浮似肿，神疲短气，无汗而身凉。视舌质淡苔白而腻，诊脉沉迟。脉症合参，辨为寒湿阴黄之证。治宜温阳化湿退黄。疏方：茵陈30g，茯苓15g，泽泻10g，白术15g，桂枝10g，猪苓10g，附子10g，干姜6g。初服日进2剂，3天后诸症好转。继则日服1剂，3周痊愈。化验检查：各项指标均为正常。（《刘渡舟临证验案精选》第63页）

2. **阳黄（急性黄疸型传染性肝炎）** 曾某某，男性，20岁。病者1星期前发热，全身不适疲倦，数日后即出现黄疸，食欲更加不振，恶心呕吐，极度疲倦，便溏，肝区作疼，舌苔白腻，脉弦迟。查体：肝大二横指多，有触痛及叩击痛，脾阴性。化验室检查后，西医诊断为"急性黄疸型传染性肝炎"。中医诊断：阳黄（湿重于热），嘱患者卧床休息，高糖低脂适量蛋白饮食，内服酵母片、维生素C，并投以茵陈五苓散加减。服至14剂黄疸消退，肝缩小至一横指，各种症状均有所改善。1个月后复查，病者无任何不适，肝已不大，肝功能恢复正常。（叶任高.《新中医》1959，6：250）

按：《丹溪心法》曰："五疸者，但利小便为先，小便利白，其黄自退矣。"茵陈五苓散是利小便的代表方剂，凡黄疸病湿重于热者，皆可以本方为主治疗。

3. **盗汗** 刘某某，男，20岁，工人，1987年8月23日初诊。盗汗3个月，伴四肢困倦，纳呆，小便黄等。在县人民医院诊治，服药数十剂，疗效不佳，求医于我处。症见睡则汗出，寤则汗止，身体困倦，不思饮食，小便短赤，舌红苔黄腻，脉滑。属湿热内蕴之盗汗，治以清热利湿为主，方用茵陈五苓散加减。处方：茵陈15g，白术10g，茯苓15g，猪苓10g，泽泻10g，小蓟10g，车前子15g，焦栀子10g，滑石30g，甘草5g。水煎服。服药2剂，汗出竟止，原方去栀子、茵陈、滑石，加扁豆、陈皮、佩兰。服3剂后，其他症状亦除。（陈兵跃.《国医论坛》1989，4：17）

按：湿热内蕴，迫津外泄，而致盗汗。据陈氏报道，湿热性盗汗，用茵陈五苓散治疗效佳。治疗62例，痊愈61例，好转1例，有效率100%。湿热伤阴者，加川断、五味子；湿盛者，加佩兰、苡仁；热盛者，加栀子、六一散、竹叶。忌食辛辣香燥、烟酒厚味。

阳虚自汗、阴虚盗汗，乃言其常，而湿热盗汗则为其变。知常达变，辨证论治，方为良医。

【临证指要】 茵陈五苓散是"诸病黄家，但利其小便"之治黄大法的代表方剂。该方主治黄疸病湿重热轻证，对小儿黄疸病及新生儿黄疸症尤其适宜。

【实验研究】 本方有利尿、抗肝损伤、降血脂、抗变态反应等作用。

【原文】 黄疸，腹满，小便不利而赤，自汗出，此为表和里实[1]，当下之，宜大黄硝石汤。（19）

大黄硝石汤方：大黄、黄柏、硝石各四两，栀子十五枚。上四味，以水六升，煮取二升，去滓，内硝，更煮取一升，顿服。

【注脚】

〔1〕表和里实：此言病机，即病位在里，病性为实。此病之实为邪热疫毒蕴结于里化燥而成实。这与《伤寒论》阳明病"胃家实"之里实有别。

【提要】 论黄疸病热重湿轻重证的证治。

【简释】 黄疸病而见腹部胀满，小便不利而赤，是内热极盛，腑气不通的表现。自汗出非表证之汗，乃里热熏蒸，逼汗外泄所致，故曰"此为表和里实"。以方测证，本条还会并见如下证候：胸胁满闷，烦躁，口渴，潮热，便秘，舌质绛红，苔黄燥，脉弦滑数有力等。大黄硝石汤方中栀子、黄柏苦寒清热，大黄、硝石攻下瘀热，合用清热攻瘀除黄。"顿服"则攻逐之力更峻。

按：硝石矾石散之硝石多入丸散，而此方用四两入汤剂顿服之，实属罕见。《千金要方·卷第十·伤寒发黄》记载本条所述证候相同，而最后曰"大黄黄柏栀子芒硝汤"。方为："大黄三两，黄柏四两，栀子十五枚，芒硝四两。右四味，㕮咀，以水六升，煮取二升，去滓，内芒硝复煎，取一升，先食顿饮之。"《脉经》卷八多为仲景遗文，该卷"平黄疸寒热疟脉证第九"原文之一曰："黄疸腹满，小便不利而赤，自汗出，此为表和里实，当下之，宜大黄黄柏栀子芒硝汤。"据上述考证，此方之"硝石"当为"芒硝"。

【方证鉴别】

茵陈蒿汤证、茵陈五苓散证、栀子大黄汤证、大黄硝石汤证 本条与第13、15、18条之四方证皆为湿热发黄（阳黄），但病机有所不同：第13条茵陈蒿汤证是湿热两盛。第18条茵陈五苓散证是湿重热轻。本条与第15条栀子大黄汤证均是热重湿轻，不同之处，第15条证候病位偏上、病情较轻；本条证候病位偏下、病情较重。既然是黄疸病，故四个方证皆以"三黄"为主症特点，由于湿热内蕴，故皆有脘腹胀闷，呕恶厌食等症状，鉴别要点可从舌脉上区分：湿重者舌苔白腻微黄，脉缓；热重者舌苔黄燥，脉数；湿热两盛者舌苔黄腻，脉滑。

【验案精选】

黄疸病重证（亚急性重症肝炎） 静俭堂治验云：获原辨藏，患黄疸，更数医，累月不见效，发黄益甚，周身如橘子色，无光泽，带黯黑，眼中黄如金色，小便短少，色黄如柏汁，呼吸急促，起居不安，求治于予。乃以指按胸肋上，黄气不散，此疸症之尤重者也。乃合茵陈蒿汤、大黄硝石汤，作大剂，日服三四帖，及三十日黄色才散去，小便清利而痊愈。(《金匮要略今释》第312页)

按：本案颇似亚急性重型肝炎（又称亚急性肝坏死），与急性重型肝炎相似而稍轻，病程较长，可达数周至数月。患者临床表现为黄疸迅速加深，伴高度乏力，明显食欲减退或恶心，呕吐，显著腹胀等。本案患者病重邪盛，故“作大剂”服之，这正合大黄硝石汤“顿服”之法。

【原文】黄疸病，小便色不变，欲自利[1]，腹满而喘[2]，不可除热，热除必哕[3]。哕者，小半夏汤主之。方见痰饮中。(20)

【注脚】

〔1〕欲自利：叶霖曰：“‘欲’字是衍文。自利，即小便自利。”“欲自利”还可理解为欲大便下利，如《痰饮病》第18条“其人欲自利”之例。

〔2〕腹满而喘：李彣曰：“腹满而喘，脾气虚而肺气不利耳。”

〔3〕热除必哕：哕，呃逆也。李彣曰：“用苦寒药攻里除热，则胃寒而虚气上逆。”

【提要】论黄疸病误治变证的证治。

【简释】凡黄疸病之属于湿热者，小便色黄赤而不利。若小便清白，腹满，气喘或泄泻等，为脾胃虚寒可知。若将虚寒证误认为实热证而用苦寒药除热，势必损伤胃气而发生哕逆。应用小半夏汤和胃止哕是治标之法，哕止则应辨证治疗黄疸。此时黄疸病若为后世所谓的“阴黄”，可用茵陈术附汤，或用理中汤加茵陈治之。

【原文】诸黄，腹痛而呕者，宜柴胡汤。必小柴胡汤，方见呕吐中。(21)

【提要】论黄疸病肝邪犯胃的证治。

【简释】在黄疸病发病过程中，如见腹痛而呕，辨证是肝邪犯胃所致者，宜柴胡汤疏肝和胃，止痛止呕。《伤寒论》第231条曰：“……一身及目悉黄……与小柴胡汤。”

按：关于原文所述“柴胡汤”，尤在泾主张用小柴胡汤；程林主张用大柴胡汤；吴谦主张辨证选用二方之一。若用小柴胡汤，则应如《伤寒论》该方之方后注所云：“腹中痛者，去黄芩，加芍药三两。”

西医学观察到，在黄疸病前期，即前第3条所述的“欲作谷疸”阶段，个别病人的腹痛甚剧，易误诊为“急腹症”。本条论述表明，古人早已认识到这种特殊证候及治法。

【验案精选】

1. 腹痛而呕、目黄（急性胆囊炎） 王某某，男，27岁，工人。于1960年2月18日入院。患者于七天前发生畏寒发热，心窝部剧痛，呕吐，腹泻水样粪便。经打针止痛2天无效，第3天起右上腹疼痛，时加剧，并发现两目发黄。5年前有类似病史，经服草药治愈。体检：体温38.4℃，脉搏78次/分。巩膜黄染，心、肝、脾均无异常，两肺有少量干性啰音，右上腹及心窝部腹肌较紧张，有抵抗及压痛。化验：白细胞13.2×10^9/L，中性0.82；黄疸指数50U，总胆红素1.8mg/dl，凡登白直接阴性反应，其余各项肝功能均正常。入院诊断：“急性胆囊炎”。即予禁食、输液、注射青链霉素，并用吗啡、阿托品、针刺等止痛，病情未见好转，且于21日体温升至39.5℃，脉搏92次/分。22日处方：柴胡、黄芩、半夏、枳实、大黄、芍药、老姜、红枣、甘草、玄胡索、川楝子，水煎服。服药3剂后，体温降至正常，食欲日增。3月1日停用青霉素。3月3日黄疸指数10U，总胆红素0.1mg/dl。3月5日右上腹疼痛及腹肌紧张消失。于3月15日痊愈出院。共住院25天，服药22剂。(黄银富，等.《福建中医药》1961，3:4)

按：本篇所述的黄疸病，有的方证是西医学所谓的黄疸性肝炎，有的方证则是胆囊炎或胆囊结石等病症。不论是何种病或症，只要是以黄疸为主症特点，即可参考本篇辨证论治。

2. 黄疸病（急性黄疸型肝炎） 陈某，男，11岁，1988年10月3日初诊。患儿身目发黄，发热3天，伴纳食不振，脘胁胀痛，时泛恶欲吐，小便色黄浓茶色，大便稀软，舌红苔黄腻，脉弦数。查体温38.2℃，巩膜黄染，肝剑突下

2cm，肋下 1cm，肝区压痛及叩击痛（+）。黄疸指数 12U，TTT 14U，TFT（++），ZnTT 16u，SGPT 124u。HBsAg（-）。诊断："急性黄疸型肝炎"。治予小柴胡汤加减：柴胡 10g，黄芩 10g，制半夏 10g，党参 10g，茵陈 20g，赤芍 10g，郁金 10g，车前子（包）10g。服 9 帖，黄疸消退，精神好转，纳食增加。续服 8 帖，另予云芝肝泰巩固半月，复查肝功能正常。（姜润林.《国医论坛》1989，6:16）

3. **黄疸症** 李某，男，40 岁，患病月余。胃纳不适，口苦咽干，轻度黄疸，小便黄，大便正常，舌质红苔薄黄，脉沉弦。血胆红素 3.6mg/dl，肝功能正常，胆囊造影、十二指肠引流均未发现异常。证属：肝胆湿热。用小柴胡汤加茵陈、金钱草。服上方 12 剂，小便即不甚黄，胃纳增加，口苦咽干均减。原方服至 18 剂，诸症消失。血胆红素 2.4mg/dl。原方又服 18 剂，血胆红素降至 1.2mg/dl，食、睡、二便如常，无任何不适。嘱病人再服原方 15 剂……（祝谌予.《中级医刊》1979，10:46）

【原文】 男子黄，小便自利，当与虚劳小建中汤。方见虚劳中。（22）

【提要】 论虚劳所致萎黄的证治。

【简释】 黄疸病由湿热内蕴引起，其症多小便不利。今小便自利而黄不去，知非湿热黄疸，而为脾胃气血虚弱的萎黄证。此证不仅男子，凡妇人患月经病，或产后，或大失血之后，皆可致气血虚损，不能外荣而萎黄。病由脾胃气血不足所致者，当用小建中汤，从脾胃着手，开发生化之源，使气血充盈，气血外荣，则萎黄自退。

【方证鉴别】

黄疸病辨证论治及治标诸法 尤在泾："夫黄疸之病，湿热所郁也，故在表者汗而发之；在里者攻而去之，此大法也。乃亦有不湿而燥者，则变清利为润导，如猪膏发煎之治也；不热而寒，不实而虚者，则变攻为补，变寒为温，如小建中之法也；其有兼证错出者，则先治兼证而后治本证，如小半夏及小柴胡之治也。仲景论黄疸一证，而于正、变、虚、实之法，详尽如此，其心可谓尽矣。"（《心典》）

【验案精选】

虚黄

（1）面目身体悉黄，而中无痞闷，小便自利。此仲景所谓虚黄也。即以仲景法治之。桂枝、黄芪、白芍、茯苓、生姜、炙草、大枣。

诒按： 案明药当。

邓评： 如此认证，便觉了无疑义。引用古方，亦自确切不泛。

孙评： 仲景法，黄芪建中汤。（《增评柳选四家验案·评选静香楼医案》第 49 页）

按： 此案为黄芪建中汤去胶饴加茯苓。案语以"而"字引出识证关键，所述"中无痞闷，小便自利"，为内无湿热蕴郁，可与黄疸病湿热证鉴别。

（2）彭姓子年二十余，身面俱黄，目珠不黄，小便自利，手足烦热。诸医疗无功。予诊其脉细弱。默思黄疸虽有阴阳之不同，未有目珠不黄，小便自利者，脉证合参，脾属土为荣之源而主肌肉，此必脾虚荣血虚馁，不能荣于肌肉，土之本色外越也。《金匮》云："男子黄，小便自利，当与虚劳小建中汤。"仲师明示"虚劳"也能发黄，与寒湿、湿热诸黄不同。当从虚劳治例，与小建中汤加参、归以益气养荣。服 10 余剂，热止黄退。（汤万春.《中医杂志》1963，9:25）

按： 本案摘自清代名医万健臣验案。案语辨证精细，施治获效，为解释本条提供了依据。

（3）**溶血型黄疸** 父亲通过临床用归芪建中汤加减治愈溶血型黄疸，认为该条所论为虚黄，应该属于黄疸。〔《名老中医之路·第三辑》（杨志一经验，杨扶国整理）第 448 页〕

按： 从以上验案可知，古今医家认为本条所论述的"男子黄"为黄疸症（因虚致黄、溶血性黄疸），而非黄疸病（黄疸型肝炎）。但还应认识到：黄疸病转入慢性期，肝病而见脾虚证候，亦可辨证采用建中汤法。

〔附方〕

瓜蒂汤：治诸黄。方见暍病中。

【简释】 赵以德："古方多用此治黄，或作散，或吹鼻，皆取黄水为效……"（《衍义》）

按： 瓜蒂汤与瓜蒂散不同：前《痉湿暍病》篇中之一物瓜蒂汤，为瓜蒂一味水煎服；瓜蒂散载于《伤寒论》第 171 条与前《腹满寒疝宿食病》篇，以瓜蒂、赤小豆等分，杵为散，香豉水煎取汁，和散服之（两书用法略有不同），为吐法之代表方。

古书载黄疸之治，多用瓜蒂，认为本品能去湿除黄。近年来临床观察及实验研究表明，瓜蒂研末搐鼻或水煎口服，治疗黄疸取得奇特疗效。详见下述［大论心悟］。

【大论心悟】

治疗黄疸病（黄疸型肝炎）奇特良药——瓜蒂

本书《黄疸病》篇附方载有"瓜蒂汤，治诸黄。"查阅古代医籍，黄疸之治，多用瓜蒂。近年来，临床验证及药理研究均表明了瓜蒂是治疗黄疸（以治疗急性黄疸型病毒性肝炎为主）的奇特良药。综述、探讨于下：

1. 瓜蒂治黄的临床验证

（1）鼻腔吹入法　用瓜蒂散治疗急性黄疸型病毒性肝炎高胆红素血症 294 例（治疗组 188 例；对照组 106 例）。①治疗方法：治疗组 188 例在保肝治疗的同时，以瓜蒂散 0.1g 吹入两侧鼻内，每天 1 次，3 天为 1 个疗程，间隔 3~7 天方可继用第 2 个疗程。对照组 106 例，继用原保肝疗法。②结果：经 1 个月的观察，治疗组 188 例中显效 153 例（黄疸消退，血清胆红素下降至正常），占 81.4%；有效 31 例（黄疸明显消退，血清胆红素显著下降但未正常），占 16.4%；无效 4 例（黄疸与血清胆红素无变化或仅轻度改善）。占 2.2%。对照组 106 例，显效 19 例，占 17.9%；有效 32 例，占 29.8%；无效 55 例，占 52.3%。经统计学处理，$P < 0.01$，两组有显著差异。③实验观察：治疗组 188 例中有 64 例收集了第 1 个疗程中的鼻腔流出液，累积量最少 39ml，最多 304ml。色泽度因黄疸深浅有不同，分别为深褐色、黄色、淡黄色，并随黄疸消退而转淡。其中有 12 例做了镜检，可见到血细胞。1 个疗程后肝功能检查各项指标改善或恢复正常。为探讨瓜蒂散的效果，提取为晶体，并溶解后涂抹于鼻前庭，3~5 分钟后可见局部红肿、充血及渗出。④体会：瓜蒂散具有祛湿热作用。在"保肝治疗"的同时，取其散剂吹鼻，能引邪外出，宣泄湿热而退黄。以本方法治疗急性黄疸型病毒性肝炎高胆红素血症达 15 年，效果良好。本品也可内服，但可致恶心，呕吐及上腹痛，若制成肠溶片则可防止上述不良反应的发生。（孟践.《河南中医》1986，3：12）

（2）口服法　用瓜蒂散治疗急性黄疸型肝炎 103 例。①治疗方法：取未成熟的甜瓜蒂 5g（干品），装入小口瓶中，加开水 100ml，浸 10 分钟后加热，待瓶口微微出气约 3~4 分钟，即将瓶口塞紧；10 天后取出过滤 3~4 次，经高压灭菌 3~4 小时（借以减少不良反应）后始可服用。每日 2~3 次，食后服。10 个月 ~3 岁小儿每次 1ml；4~12 岁 2ml；成人 5ml。②结果：103 例在 10 天内治愈者占 46.6%，15 天内治愈者占 92.2%；肝肿大恢复至肋缘下 1.5cm 以内，在 30 天内者占 35.92%，在 40 天内者占 97.09%；黄疸在 5 天内消失者占 70.87%，10 天内消失者占 95.14%；尿三胆试验阳性及肝功能异常者，治疗后全部恢复正常。追踪观察 1~2 年未发现肝硬化或死亡病例。治疗中未见不良反应。（转引自《中药大辞典》第 757 页）

2. 瓜蒂治黄的作用机制

上文资料表明，一味瓜蒂为散吹入鼻腔或水煎服，均有良好的"治诸黄"作用。其作用机制可以归纳为如下四个方面。

（1）引邪外出　瓜蒂味苦性寒，系催吐圣药。吹鼻之法，功同涌吐，但作用缓和，适用范围较广。现代药理研究证实，瓜蒂含甜瓜素，口服后可刺激胃感觉神经，反射性的兴奋呕吐中枢引起呕吐，瓜蒂吹鼻系通过鼻黏膜吸收而取效，避免了强烈的呕吐。

（2）驱邪下行　瓜蒂不但有催吐之功，还有泄下之力。人体是一有机整体，脏腑经络，上下内外，彼此互相关联，治表可愈里，开上能达下，瓜蒂吐越或吹鼻，使上焦调达，气机宣发，中下二焦为之畅通，从而有助于二便通利。陈灵石曾曰："黄乃湿热相并，郁蒸不得外越，用瓜蒂散吐而越之，使上膈开而下窍达，湿热之邪自有出路矣。"（《金匮方歌括·黄疸病方》）

（3）宣邪外达　瓜蒂尚有发汗以宣邪外达的作用，使内蕴湿热之邪借鬼门从表而解。张仲景用一物瓜蒂汤治疗"太阳中暍"便是明证。曹颖甫《伤寒发微》记载有人曾用一物瓜蒂汤治一患者"默默不语，身重不能自转侧，脉微弱"。考其病因病机与"夏月伤冷水，水行皮中"正相似，乃"取瓜蒂数枚，煎汤饮入……病者即沉沉睡，遍身微汗，迨醒而诸恙悉愈矣"。

（4）调和五脏　脾胃湿热，深入血分，肝胆失于疏泄，为黄疸病脏腑功能失调的基本病机，特别是迁延难愈，正虚邪恋的黄疸，脏腑功能失调更为明显。瓜蒂搐鼻有宣降肺气作用，肺金宣发肃降则能充分发挥其主气功能，加强对脾胃肝胆的治节作用，协调平衡脏腑之关系。五脏调和，则有利于湿邪余毒的彻底清除。所以，临床上对于中西药物无效的某些缠绵难愈的黄疸，用之往往能取得较好疗效。现代研究发现，各型病毒性肝炎，细胞免疫状态大都较低下，尤其是迁延性慢性肝炎患者。瓜蒂能够提高机体的免疫功能，从而使黄疸和肝功能逐步好转以至正常。这一研究结果，从某种意义上证明了瓜蒂调和五脏，扶正祛邪的作用。（桑艳，等.《河南中医》1992，1：8）

综上所述，古人用瓜蒂“治诸黄”，真可谓疗法奇特，其作用机制已被现代研究所证实，下面着重探讨其药理作用。

3. 瓜蒂治黄的药理研究

（1）瓜蒂性味苦寒，为除湿热药。近代研究其有效成分为苦味素，系三萜类化合物葫芦素B、E、D及其苷类，有显著的退黄、降酶、降浊，抑制肝细胞变性、坏死，阻止肝内纤维组织增生及提高患者的细胞免疫能力。有报道葫芦素尚有抑癌作用，对因肝炎导致原发性肝细胞癌有防治意义，对慢性肝炎、肝硬化也有利胆退黄和改善肝功能的效果。瓜蒂散吹鼻，系以其有效成分作用于局部神经和血管分布极为丰富的鼻前庭，血管反射性舒张，渗透性增加，使机体内过多的胆红素移置体外而达到治疗效果。但因刺激性过强，易使局部组织受损，故应间断使用。（孟践.《吉林中医药》1986，3：12）

（2）以瓜蒂散喷鼻，在2~3周内迁延性肝炎、慢性肝炎患者淋巴细胞转化率由平均36.3%上升至60.6%，周围血中淋巴细胞绝对数增加，与此同时，肝功能逐渐好转，黄疸消退。由此认为，瓜蒂能提高机体的细胞免疫功能。以瓜蒂口服，亦有类似效果。（李嵩山，等.《山西中医》1989，6：39）

（3）对实验性急性肝损伤的治疗作用与同批四氯化碳损伤组比较，有明显的降低血清转氨酶活力的效果。组织切片也观察到治疗组大白鼠的肝细胞疏松、空泡变性坏死及肝组织病理反应比对照组有明显好转。（《中草药》1979，9：30）

4. 瓜蒂的毒性及不良反应及禁忌

（1）毒性及不良反应　①对胃肠道的影响：实验动物内服甜瓜素后，有呕吐及下利的症状，但皮下或静脉注射时则无反应。因此，甜瓜素刺激胃感觉神经后，反射地兴奋呕吐中枢而引起上述症状。甜瓜素0.02g/kg以上的剂量经口给予犬，即发生呕吐，终至呼吸中枢麻痹而死亡。（转引自《中药大辞典》第756页）某患者服一偏方（其中含瓜蒂60g）后恶心，呕吐约4000ml以上，伴腹痛腹泻，神识不清等，血压测不到，经抢救治愈。根据症状体征和化验分析，认为系瓜蒂中毒。本药大量内服可刺激胃黏膜引起剧烈吐泻而失水，导致电解质紊乱，微循环障碍，进而影响各主要脏器的功能。（《中医杂志》1980，6：39）②对呼吸、血压、心率的影响：瓜蒂小剂量，对呼吸、血压、心率无明显影响，剂量过大时（葫芦素B、E 6ml/kg以上）可出现呼吸不规则，血压下降，心动徐缓，呼吸减弱，最后呼吸停止而死亡。据报道，口服瓜蒂30个以上，可引起中毒和死亡。实验表明，醋酸钠、葡萄糖、维生素C对瓜蒂中毒有一定解救作用。（李嵩山，等.《山西中医》1989，6：39）

（2）禁忌　瓜蒂散吹鼻无毒性，但少数病例由于吸入不当，可有恶心，呕吐等不良反应，故不适用于儿童、高龄及体弱患者。对伴有发热，鼻腔病变和局部易出血者也不宜应用。妊娠妇女则应忌用。（《吉林中医药》1986，3：12）

结语　综上所述，瓜蒂是一味治疗黄疸病的奇妙良药，搐鼻或水煎服均可。由于瓜蒂有毒，用之量大或不当易导致毒性及不良反应，甚至死亡。因此，临床对瓜蒂要慎用，既要达到祛邪，又不至于伤正。

《千金》麻黄醇酒汤：治黄疸。

麻黄三两。上一味，以美清酒五升，煮取二升半，顿服尽。冬月用酒、春月用水煮之。

按：本方可用于黄疸表实证者，使湿热之邪从汗而出。古今临床鲜有用之。

小　结

本篇论述黄疸病脉证并治。黄疸病的成因以湿毒为主，如第8条曰：“黄家所得，从湿得之。”其治法宜利小便，以排除血中之瘀毒，如第16条曰：“诸病黄家，但利其小便。”由于黄疸病的病情复杂多变，故治法亦随证而变，治病八法于本篇都有应用。例如，第16条的汗法，用桂枝加黄芪汤；第5、6条的吐法，用附方瓜蒂汤；第5、8、19条的下法，用大黄硝石汤；第21条的和法，用柴胡汤；第20条的温法，可用《伤寒论》理中汤；第15条的清法，用栀子大黄汤；第13、18条的“利小便”法，用茵陈蒿汤、茵陈五苓散；第14条的消法，用硝石矾石散；第22条的补法，用小建中汤。此外，还有治变证之方法，如润燥通便的猪膏发煎；和胃降逆的小半夏汤等。上述诸方诸法，或顺势退黄，或扶正治本，或应变调理，总以辨证论治，随证变法为准则。

仲景对黄疸病（症）的辨证论治，除《金匮》设立专篇之外，还有不少内容散载于《伤寒论》中。《伤寒论》有关发黄证治的条文按其病因而分，大体可归纳为以下四类：一是湿热发黄，如第236、260、261、262条；二是火逆发黄，如第6、111、114、115、116条；三是瘀血发黄，如第125条；四是寒湿发黄，如第187、259、278条。这四类发黄病症，除寒湿发黄外，都具有瘀热在里和邪热伤血的特点。总之，《伤寒论》所述发黄与《金匮要略》黄疸病存在着密切的联系，都反映了仲景对黄疸辨证论治的理论和经验。所以叶天士说：“伤寒发黄、金匮黄疸，立志虽异，治法多同。”（《临证指南医案》）

惊悸吐衄下血胸满瘀血病脉证治第十六

本篇论述惊悸、吐血、衄血、下血、瘀血病证治，而胸满仅是瘀血的一个症状。由于这些疾病皆与心和血脉有密切联系，所以合为一篇讨论。

本篇只有 17 条原文。其中第 1、12、13 条论惊悸证治；第 2~9 条论血证的病因、脉症、辨证及预后；第 14、17 条论吐血、衄血证治；第 15、16 条论下血证治；第 10、11 条论瘀血脉症及治法。

西医学所述的消化道出血等疾病，可参考本篇辨证论治。

【原文】 寸口脉动而弱[1]，动即为惊，弱则为悸。（1）

【注脚】

〔1〕寸口脉动而弱：“动”谓脉急搏击动摇；“弱”乃脉缓沉细无力。“而”在此句是选择连词，可译作“或者”。

【提要】 从脉象论惊与悸的病机。

【简释】“动”与“弱”，不是并见的脉象，二者的不同成因是：惊自外来，惊则气乱，所以脉动不宁；悸自内生，血虚不能养心，所以脉弱无力。受惊之人必心悸脉动，其体健神旺者，心悸脉动会渐渐平复，但体弱神怯者，常因惊而脉动不宁，甚则不因惊而亦心悸。

【验案精选】

惊悸 予尝治赵姓妇人一证。中夜毗邻王姓失火，梦中惊觉，人声鼎沸，急从楼梯奔下，未及地而仆，虽未波及，而心中常震荡不宁，予用炙甘草汤加枣仁、辰砂，五剂而卧寐渐安，不复叫呼矣。（《金匮发微》第 155 页）

按：《素问·举痛论》说：“惊则心无所倚，神无所归，虑无所定，故气乱矣。”患者因惊恐而心悸不宁，夜卧不安。案中处方以炙甘草汤加枣仁养血安神，加朱砂重镇安神，方证相对，故五剂而渐安。

【原文】 师曰：尺脉浮，目睛晕黄[1]，衄未止。晕黄去，目睛慧了[2]，知衄今[3]止。（2）

【注脚】

〔1〕目睛晕黄：《广韵·二十三问》：“晕，日月旁气。”即日月四边光影为“晕”。此条为引申义，是说望诊可见患者黑睛周围出现黄晕。

〔2〕目睛慧了：谓视物明爽。“慧”“了”同义。《广韵·二十九条》：“了，慧也。”慧琳《音义》卷二《便慧》条引《方言》云：“慧，明也。”

〔3〕今：时间副词，可解作“将”“将要”。《古今虚字注释》卷五：“今，犹将。”

【提要】 论内伤衄血在脉症上的预后诊断。

【简释】 尤在泾：“尺脉浮，知肾有游火；目睛晕黄，知肝有蓄热，衄病得此，则未欲止。盖血为阴类，为肝肾之火热所逼而不守也。若晕黄去，目睛且慧了，知不独肝热除，肾热亦除矣，故其衄今当止。”（《心典》）

【原文】 又曰：从春至夏衄者太阳，从秋至冬衄者阳明。（3）

【提要】 论衄血与季节的关系。

【简释】 春夏阳气上升，秋冬阳气内藏，故从春至夏衄血者为太阳病；从秋至冬衄血者，为阳明病。与《伤寒论》互参，表邪不从汗解，阳郁而为衄者有之，如第 46 条曰：“太阳病……剧者必衄，衄乃解。所以然者，阳气重故也。”里热不从下泄，热灼血络而为衄的亦有之，如第 207 条曰：“阳明病……此必衄。”尤在泾：“就三阳言，则太阳为开，阳明为阖，少阳之脉不入鼻頞，故不主衄也。或问衄皆在阳是已，然所谓尺脉浮，目睛晕黄者，非阴中事乎？曰：前所谓尺脉浮，目睛晕黄者，言火自阴中出，非言衄自阴中来也。此所谓太阳、阳明者，言衄所从出之路也。谁谓病之在阳者，不即为阴之所迫而然耶？”（《心典》）

【原文】 衄家不可汗（按：《伤寒论》第 86 条“不可”下有“发”字），汗出，必额上陷脉紧急，直视不能眴，不得眠。（4）

【提要】论衄家禁汗及误汗伤阴的变证。

【简释】尤在泾："血与汗皆阴也，衄家复汗，则阴重伤矣。脉者血之府，额上陷者，额上两旁之动脉因血脱于上而陷下不起也。脉紧急者，寸口之脉，血不荣而失其柔，如木无液而枝乃劲也。直视不眴、不眠者，阴气亡则阳独胜也。经云：夺血者无汗，此之谓也。"（《心典》）

按：本条亦见于《伤寒论》第86条。对于条文中"额上陷脉紧急"六字，有的注本作一句读而解，如《金鉴》；有的分两句读而解，如《心典》。

【原文】病人面无血色，无寒热，脉沉弦者，衄；浮弱（按：《脉经》卷八第十三、尤注本"浮"上有"脉"字），手按之绝者（按：《病源》卷二十七《大便下血候》无"手"字），下血；烦咳者，必吐血。（5）

【提要】论内伤衄血、下血和吐血的不同脉症。

【简释】尤在泾："面无色，血脱者色白不泽也；无寒热，病非外感也；衄因外感者，其脉必浮大，阳气重也；衄因内伤者，其脉当沉弦，阴气厉也，虽与前尺脉浮不同，其为阴之不靖（jìng静。"靖"，安静之义）则一也。若脉浮弱，按之绝者，血下过多而阴脉不充也。烦咳者，血从上溢而心肺焦燥也。此皆病成而后见之诊也。"（《心典》）

按：《血痹虚劳病》篇第4条说："男子面色薄者，主渴及亡血，卒喘悸，脉浮者，里虚也。"接着第5条又说："男子脉虚沉弦，无寒热，短气里急，小便不利，面色白，时目瞑，兼衄，少腹满，此为劳使之然。"联系两条所论，可知本条为内伤失血，与虚劳病可互为因果。

【原文】夫吐血，咳逆上气，其脉数而有热，不得卧者，死。（6）

【提要】论咯血不止之危候。

【简释】尤在泾："脉数，身热，阳独胜也；吐血，咳逆上气，不得卧，阴之铄（shuò硕。消损）也。以既铄之阴，而从独胜之阳，有不尽不已之势，故死。"（《心典》）

按：上条曰"烦咳者，必吐血"；本条亦咳逆与吐血并论，可知其血必随咳而出，即"咳血"，病变在肺无疑。联系"其脉数而有热，不得卧者，死"之危候，类似西医学所说的"肺结核"大咯血（未经咳嗽而喉中咯出血，或痰血一并咯出，名"咯血"；随咳嗽唾痰而出的血，名"咳血"，二者皆病位在肺）。如此危候，古无良方，由于咯血"有不尽不已之势，故死"。

【原文】夫酒客咳者，必致吐血，此因极饮过度所致也。（7）

【提要】论酒客吐血的病机。

【简释】因嗜酒而吐血，为吐血原因之一。酒客极饮过度，热毒积聚于胃，灼伤胃络，必致吐血；热毒上蒸于肺，久之肺络伤，其血随咳而出者，为咳血。本条所述是吐血，还是咳血，应四诊合参，综合分析，才能判断。治病求本，当治其酒热，不当治其血与咳也。

【原文】寸口脉弦而大，弦则为减，大则为芤，减则为寒，芤则为虚，寒虚相搏，此名为革。妇人则半产、漏下，男子则亡血。（8）

按：本条并见前《血痹虚劳病》篇第12条。唯此专为失血立论，所以条文末尾删去"失精"二字。

【原文】亡血不可发其表，汗出即寒慄而振（按：《伤寒论》第87条作"亡血家，不可发汗，发汗则寒慄而振"）。（9）

【提要】论亡血误汗伤阳的变证。

【简释】亡血家，阴血已伤，虽有表邪，亦不可单纯发汗以攻表。若发汗太过，不仅阴血更伤，并且阳气亦随津外泄而有亡阳之变。阴血内损，阳气外亡，失其滋养卫外的作用，故寒栗而振。

按：本条与前第4条均论亡血忌汗，但汗后的变证，有伤阴与伤阳的不同。之所以有这种不同的病理改变，是因为人的体质有偏阴、偏阳的差异，若阴本虚而更发汗，势必使阴液更伤；阳本虚再误汗，则必然使阳气愈损。

还应该明确，汗虽为津液所化而属阴，但汗出于外依赖于阳气的蒸化，此即《素问·阴阳别论》所谓"阳加于阴，谓之汗"。若不当汗而汗，或发汗太过，不仅伤阴液，且伤阳气，应慎重对待。

【原文】病人胸满[1]，唇痿[2]舌青[3]，口燥，但欲漱水不欲咽，无寒热，脉微大来迟[4]，腹不满，其人言我满，为有瘀血。（10）

病者如热状，烦满，口干燥而渴，其脉反无热[5]，此为阴伏[6]，是瘀血也，当下之。（11）

【注脚】

〔1〕胸满："胸满"的原因很多，联系下文，则为瘀血碍气，气行不利所致。

〔2〕唇痿：唇干不泽。"痿"似应作"萎"。

〔3〕舌青：舌为心窍，正常时，其色红活，血瘀则舌青紫不泽。

〔4〕脉微大来迟：李彣曰："微大者，稍大之意，非微而又大也。来迟者，血瘀脉涩也。"尤怡谓"脉涩不利"。

〔5〕其脉反无热：徐彬曰："里有热则脉应数。反无热，谓不见洪数之脉也。"

〔6〕阴伏：血为阴，"阴伏"，指热伏于阴。徐彬曰："阴者何？瘀血也。"

【提要】以上两条论瘀血的证候及治法。

【简释】瘀血阻滞于上焦，心气不畅，肺气不利，气机痞塞，故见胸满；其病不在于肠胃之气滞，而在于瘀血之内结，故腹部虽外形不满，而病人却感觉胀满；瘀血留滞，故舌青；血不外荣，故唇痿；津不上润，故口燥只欲漱水不欲咽。"无寒热"句，与第5条同义，说明并非外感。"脉微大来迟"难解。据临床经验，瘀血病之脉常见弦硬或涩滞。

若病人有心烦胸满，口舌干燥，渴欲饮水等热状，但诊其脉，却无热象，此热伏阴分之故，为瘀血郁热之特征。瘀血不去，则郁热不解，当用攻逐瘀血法治疗。

按：第10条云"口燥，但欲漱水不欲咽"，第11条又云"口干燥而渴"，前后似不一致，其实这是瘀血郁热的轻重不同而已。瘀热不甚，故但欲漱水不欲咽；瘀热加重，则口干燥而渴。

【验案精选】

1. 口干燥，但欲漱水不欲咽 王某某，女，55岁，2007年1月21日初诊。口干燥喜饮1年。曾服中药治疗（方药不详），效果不佳。有高血压病家族史。7年前因头晕欲吐而发现血压高，经常服降压药（利舍平、地巴唑每日各2片，尼群地平、硝苯地平每日各1片。晚上服）。血压尚能维持正常。饮食、二便均可。53岁绝经。舌质暗红苔黄厚干燥，脉沉弦细。处方：滋水清肝饮加减。处方：生地20g，山药10g，泽泻10g，茯苓15g，丹皮15g，柴胡10g，栀子5g，黄芩10g，当归10g，赤白芍各10g，黄连5g，大黄10g，滑石15g，甘草5g。7剂。二诊：2007年1月28日。服上方后，口干燥逐渐减轻。脉沉弦细，舌暗红苔黄腻。守前方，再服7剂。三诊：2007年2月4日。服上方后口干燥消失，但因心情不畅又复加重。脉左弦右弦涩，舌暗红苔黄燥。守前方加减变通如下：生地30g，山药10g，泽泻10g，丹皮15g，茯苓10g，赤白芍各10g，黄连5g，黄芩10g，大黄5g，生石膏30g，知母10g，玄参20g，天花粉30g。7剂。四诊：2007年3月18日。服上方后，口干燥减轻，视其舌苔黄燥亦减轻。因春节停药1个月，口干燥又有加重之势，因来复诊。补述：近几年阵阵汗出，失眠多年。脉右涩左沉弦，舌淡紫苔薄黄微腻。改拟血府逐瘀汤加黄芪，处方：桃仁、红花、当归、川芎、赤芍、生地、柴胡、枳壳、炙甘草、怀牛膝各10g，桔梗5g，黄芪40g（单包，有上火现象则减量或去之）。7剂。五诊：2007年3月25日。服上方至第4剂口干燥即基本缓解，仅久在室外或说话较多时出现口干。舌质略暗红苔薄白，脉右涩较前和缓，左沉有和缓之象。守方继服7剂，口干燥消失，自汗、失眠均明显减轻，血压稳定（降压药减量）。停药随访2个月，口干燥等病情未复发。（吕志杰验案）

按：内科杂病，年老病久之人，往往病情复杂，若病机不明，治法不当，方药不准，则难以获得"治病必求于本"之功效。此例患者初诊时证候，考虑为阴虚燥热，故用滋水清肝饮（《医宗己任编》：生地、山药、山萸肉、茯苓、丹皮、泽泻、柴胡、当归、白芍、栀子）合泻心汤而取效。处方中生地、丹皮、赤芍、栀子、"三黄"等药，滋阴凉血清热，治其标也。且丹皮、赤芍既能凉血，又能活血；大黄善于泻下，又能凉血、逐瘀，治其本也。如此治法，对"瘀久而热郁"伤阴者，可谓方证相对，故服之"口干燥"减轻，乃至消失。至于因心情因素又复加重，以瘀血之病根未除，因气滞而血瘀加重，第四诊时据其主诉"口干燥"与脉涩舌紫之证候，思及《金匮要略》第10、11条两条所述瘀血病脉证特点，故服用血府逐瘀汤治其本，病根拔除，则"口干燥"不再复发。

或问曰：为何四诊于方中加入大量黄芪？以久病多虚、多瘀。其舌淡乃瘀热得清而气虚之象，舌紫乃气滞血瘀之候，故针对"舌淡紫"等综合分析，改用血府逐瘀汤以治瘀血，重加黄芪以治气虚。黄芪甘温益气，连续服用恐其增气，故告之患者有"上火现象则减量或去之"。

最后说明两点：一是，为何服用血府逐瘀汤后不但瘀血所致的口干燥消失，而且自汗出及多年失眠亦明显减轻？《医林改错》之"血府逐瘀汤所治之症目"19种，其中即有瘀血所致的"天亮出汗""不眠"（气虚而卫外不固则自汗；瘀血内停则新血不生，血不养心则失眠）。治病必求于本，瘀血去，故诸症皆愈，此异病同治之理也。二是，患者服药40余剂期间，观测血压，逐步减少西药降压药品种和用量，血压尚能维持正常范围。由此可知，中医药治疗高血压病具有控制血压，消除症状之功效。

2. **口干燥而渴** 杜某某，女，62岁。2007年6月17日初诊。口中干燥、黏腻而苦，饮水较多数年。今年口干渴加重，晨起唾液质稠。望之面色青而少华，大便略干，小便正常。舌质淡紫体胖苔白润，脉左弦细涩，右弦。发现血压高10年（主要是舒张压高，最高达到100mmHg），每日服西药降压药。当时测血压：110/80mmHg（晨起服用降压药）。血糖、尿糖均正常。此患者与上例初诊时间只隔1个多月，两例患者主症特点与舌脉相类，病机相同，故亦用血府逐瘀汤加黄芪。处方：桃仁、红花、当归、川芎、赤芍、生地、柴胡、枳实、炙甘草、怀牛膝各10g，桔梗5g，黄芪60g。7剂。二诊：2007年6月24日。服上方3剂后，口干燥即明显减轻，饮水减少。现口中略显黏腻，时口苦。大便正常，每日1次。血压：130/90mmHg（最近1周未服降压药）。处方：守前方加黄芩10g。三诊：服上方7剂后，口干燥、黏腻均消失，血压正常。（吕志杰验案）

按：笔者以上所治案例，想到是瘀血病而用血府逐瘀汤，都是受到了《金匮要略》这两条原文的启发。由此可知背诵条文的重要性与必要性。

最近（2009年5月）亦治一高血压病患者，女性，46岁。口渴多饮，随身携带一大口水杯。望其舌淡暗苔灰（非染苔）而润，切其脉滑而略弦。当时随诊的研究生及大三学生七八人，笔者为了训练其临床能力，让他们先诉说辨证、处方及用药。他们有的主张用滋水清肝饮，有的主张用天麻钩藤饮，有的主张用白虎汤……我则据《金匮》上二条所述，重舌舍症舍脉，决定以血府逐瘀汤加黄芪治本，少佐黄芩、石膏、知母治标。服药7剂灰苔变白，口渴减轻；守方服用近1个月，口渴基本消失，血压渐趋正常（西药降压药逐渐减少用量）。

【原文】 火邪[1]者，桂枝去芍药加蜀漆牡蛎龙骨救逆汤主之。（12）

桂枝救逆汤方：桂枝三两（去皮），甘草二两（炙），生姜三两，牡蛎五两（熬），龙骨四两，大枣十二枚，蜀漆三两（洗去腥）。上为末（按：《伤寒论》第112条作“上七味”），以水一斗二升，先煮蜀漆，减二升，内诸药，煮取三升，去滓，温服一升。

【注脚】

〔1〕火邪：上古治病，用针灸者多，用方药者少，读《黄帝内经》可知。烧针、艾灸、火熏等，用之得当，确能治病；用之不当，便为“火邪”。黄元御曰：“火邪者，以火劫发汗而中火邪也，因之而惊生狂作。”

【提要】 论火邪致惊的治疗。

【简释】 “火邪者”句，是概指致惊之因。太阳中风，以火劫发汗，则风邪加火邪，即《伤寒论》所谓“两阳相熏灼”之候。汗为心之液，劫汗而损伤心阳，神气浮越，故出现惊狂，卧起不安等证候。方用桂枝汤去芍药之酸，加蜀漆之辛，使邪风火气从外而解，为“火郁发之”之意，且能助心阳以治本；加龙骨、牡蛎镇静安神，并收敛浮越之阳气以治其标。

按：本条方证，亦见于《伤寒论》第112条。[验案精选]等见《伤寒论》第112条。

【原文】 心下悸者，半夏麻黄丸主之。（13）

半夏麻黄丸方：半夏、麻黄各等份。上二味，末之，炼蜜和丸小豆大，饮服三丸，日三服。

【提要】 论水饮致悸的治疗。

【简释】 本条“心下悸”与本篇首条所说的“弱则为悸”之病机不同。首条之“悸”病位在心，为血不养心所致的心动悸，治宜养心定悸；本条之“悸”病位在胃，为水饮停聚所致的心下悸，治宜蠲饮和胃。尤在泾：“此治饮气抑其阳气者之法。半夏蠲饮气，麻黄发阳气。妙在作丸与服，缓以图之，则麻黄之辛甘，不能发越津气，而但升引阳气；即半夏之苦辛，亦不特蠲除饮气，而并和养中气。非仲景神明善变者，其孰能与于此哉？”（《心典》）

【验案精选】

心下悸（慢性气管炎） 张某某，男，58岁。患者夙有慢性气管炎，入冬以来，自感心窝部悸动不宁，久不减轻，心电图检查尚属正常。脉滑，苔白，治宜蠲饮。姜半夏、生麻黄各30g。上两味各研末和匀，装入胶囊中。每次服2丸，蜜糖冲水吞服，1日3次。胶丸服完后，心下悸动已瘥。又续配1剂，以巩固之。（何若苹.《浙江中医杂志》1988，4：178）

按： 此案为现代研究《金匮》的专家何任教授所治。方药的变通用法切实可行。半夏麻黄丸的功效，不但治痰饮所致的“心下悸”，而且可治痰饮伏肺所致的咳喘病，可作为咳喘病缓解期的调治方。

【原文】 吐血不止者，柏叶汤主之。（14）

柏叶汤方：柏叶、干姜各三两，艾三把。

上三味，以水五升，取马通汁一升，合煮取一升，分温再服。

【提要】 论中气虚寒吐血不止的证治。

【简释】 吐血不止，若为中气虚寒，气不摄血所致者，必并见便血如漆，面白无华，心悸，头晕，气短，舌淡，脉虚等证候。治宜柏叶汤。方中柏叶微寒清降，折其上逆之势而止血；马通汁（《外台》卷第二曰：“马通，是马屎汁也。”）微温，引之下行而止血；干姜、艾叶温阳守中，使气能摄血。四味合用，标本兼治，具有温中止血之效。马通汁一味，后世已不用，古今方书常改用童便止血，确有功效。

【方歌】

柏叶汤与泻心汤，彼为三黄此艾姜，
虚寒实热出血证，童便止血应急良。

【大论心语】

柏叶汤与止鼻衄奇效方

先父认为，要向广大群众学习。因为，群众中蕴藏着极大的智慧，医学本身也是从群众的生产和生活实践中总结出来的。特别是群众中的单方、验方更不容忽视，如能从理论上加以提高，从适应证上加以鉴别，准确地用于临床，常能获得奇效。如先父在四川高师工作时，曾闻一工友谈一止鼻衄奇效方，即用干姜烧黑煎水急服，父即笔录之以待验证。1931年，先父因探望叔父去中江。叔友孙某，长期患鼻衄，反复发作，经服清热止血药，愈服愈烈，当时突然暴出不止，血色暗黄，面色苍白，手足厥冷，诊得脉细而迟，舌淡而紫，病属垂危，以为气寒血凝，血不循经而妄行，溢出上窍而发之鼻衄重症。因思工友所告之止衄验方，正合此种证型，乃令急煎炮姜炭15g以暖气摄血。服后鼻衄顿减。先父由此而悟及《金匮》所云：“吐血不止者，柏叶汤主之。”其方由干姜、艾叶、柏叶组成。此虽为气寒吐血而设，然此类吐衄均为气寒，血出上窍，故可通用。复诊时乃用干姜、艾叶炒黑，以增强温摄之力。此症虚寒已极，重点在温，故未用柏叶而加用附片。又仿《千金方》柏叶汤加入阿胶以养血调理，再加红参以补气摄血。服此方数剂后即鼻衄全止，未再复发。后先父以此方活人甚多，皆得力于群众验方之启示。〔《名老中医之路·第三辑》李斯炽经验，李先淦整理）第215页〕

童便止吐衄诸血证有特效

用童便治疗血证38例。出血量都在300ml以上，用西药治疗无效后改用童便治疗。其中上消化道出血8例（肝硬化食道静脉曲张破裂出血2例、胃十二指肠溃疡出血6例）；活动性肺结核咯血2例；支气管扩张咯血2例；急性白血病齿衄1例；非外伤性鼻出血25例。中医辨证：本组病例均系实火或虚火而引起血热妄行所致的上部出血。临床一般表现为起病急、出血多。其中属实火者21例，属虚火者17例。出血反复不止，大多夹瘀，血色鲜紫相混或暗红色血块，舌质瘀点或紫斑。治疗方法：取七岁以下健康男孩的新鲜中段尿液100ml，兑陈醋10ml，加白糖适量炖温顿服，1日服2~4次，血止后减半量巩固1~2天。结果：38例中，治愈36例，无效2例，治愈率94.7%。止血时间，一般首次即能控制血势，平均1.9天可全止，临床症状也获改善。体会：《本草纲目》谓：“人尿滋阴降火，消瘀血，止吐衄诸血。”童便味咸性寒，能清血泻火，泻火即是宁血，且止血不留瘀。本组病例中夹瘀者，未加用其他化瘀之品，仅用童便也收到化瘀的效果，同时也未见因童便性味咸寒而致冰伏留瘀之弊。童便经现代药理分析无毒，临床应用安全，本组病例均未出现毒性及不良反应。有的学者把童便列入抗衰老动物药。至于兑陈醋，加白糖，主要是为了矫味，再者醋具有防腐排毒之功，能防止童便变质，其味酸，酸主收敛，有助于童便止血。（胡建华.《新中医》1988，3:36）

按： 中医用童便（一般以10岁以下健康儿童的小便为佳。去头尾，用中段尿）治疗血证历史悠久。上述资料表明，童便对多种病变导致的出血证绝大多数有良效。由此可知，古人治疗血证处方中使用童便的经验是可贵的。现代对不同性别、年龄的人尿有深入研究，从中提取了许多特效药用成分。

【验案精选】

1. 吐血

（1）胃溃疡出血 段某某，男，38岁，干部。旧有胃溃疡病，并有胃出血史，前二十日大便检查潜血阳性，近因过度疲劳，加之公出适大雨受冷，饮葡萄酒一杯后，突然发生吐血不止，精神萎靡，急送某医院检查为胃出血，经住院治疗两日，大口吐血仍不止，恐导致胃穿孔，决定立即施行手术，迟则将失去手术机会，而患者家属不同意，半夜后请蒲老处一方止血。蒲老曰：吐血已两昼夜，若未穿孔，尚可以服药止之，询其原因由受寒饮酒致血上溢，未可以凉药止血，宜用《金匮要略》侧柏叶汤，温通胃阳，清瘀止血。处方：侧柏叶9g，炮干姜6g，艾叶6g。浓煎取汁，兑童便60ml，频频服之。次晨往诊：吐血渐止，脉细涩，舌质淡无苔，原方再进，加西洋参12g益气摄血，三七（研末吞）6g止血消瘀，频频服之。次日复诊：血止，神安欲寐，知饥思食，并转矢气，脉两寸微、关尺沉弱，舌质淡无苔，此乃气弱血虚之象，但在大失血之后，脉证相符为吉，治宜温运脾阳，并养荣血，佐以消瘀，主以理中汤，加归、芍补血，佐以三七消瘀。服后微有头晕耳鸣，脉细数，此为虚热上冲所致，于前方加入地骨皮6g，藕节9g，浓煎取汁，仍兑童便60ml续服。再诊：诸症悉平，脉亦缓和，纳谷增加，但能矢气而无大便，继用益气补血，养阴润燥兼消瘀之剂，处方：白人参9g，柏子仁6g，肉苁蓉12g，火麻仁12g（打），甜当归6g，藕节15g，新会皮3g，山楂肉3g。浓煎取汁，清阿胶12g（烊化）和童便60ml内人，分4次温服。服后宿粪渐下，食眠俱佳，大便检查潜血阴性，嘱其停药，以饮食调养，逐渐恢复健康。（《蒲辅周医案》第43页）

按：蒲辅周先生是现代一位学验俱丰的著名老中医。本案治吐血不止师仲景方法，先后四诊，灵活变通，化险为夷，足以表明先生学识渊博与丰富经验。读者仔细读案，学以致用，自能提高临床水平。

柏叶汤治吐血不止取得良效应明确两点：一是辨证论治；二是专方专药。上述验案与下列报道会使你更坚信这两点。

倪氏报道：用侧柏叶治疗溃疡病并发出血50例。治疗方法：侧柏叶15g，加水300ml，煎成150ml（为1次量）。每日3次，多服亦可。结果：50例患者平均止血时间（大便潜血转阴）3.5天，疗效100%。（倪达人，等.《中华内科杂志》1960，3：249）动物实验证明，柏叶有缩短出血时间和凝血时间的作用，生用比炒炭用止血为好。这就从现代药理研究佐证了柏叶汤的止血作用。

（2）*糜烂性胃炎出血*　吕某某，男，38岁，笔者侄子。2007年1月23日初诊，素嗜酒，有胃病、高血压病史（有家族史），近因夫妻不睦，动怒后引发吐几口鲜血，服用三七粉、云南白药等止血药，进流食，卧床休息，二三日来下楼活动又引起吐血几次。其脉弦按之少力，舌淡红略暗、苔中根薄黄腻、舌体有四处花生米大小的紫黑色血管瘤（自幼腮部、颈部有多处血管瘤）。测血压124/98mmHg。以泻心汤加味治之，处方：大黄12g，黄连6g，黄芩9g，海螵蛸20g，白及10g，三七粉3g（冲服）。水煎200ml，分日4次少量频服。服药2剂，大便日四五次，质稀，仍活动后吐血数口。改用治“吐血不止”的柏叶汤：侧柏叶15g，炮干姜10g，艾叶10g，童便60ml（兑入）。水煎200ml，分日4次服。服上方2剂，未再发生吐血，大便日1次。守方适当加味，再服4剂，大便日1次，黑便转为黄色软便。开车外出十几里亦未发生吐血。自初诊后十二三日（2月6日）做胃镜检查，结果：“糜烂性胃炎出血”。医院大夫处方：胶体果胶铋胶囊（主治消化性溃疡、胃炎）、奥美拉唑肠溶胶囊（主治消化性溃疡等）、阿莫西林胶囊（抗菌消炎）。服用3天期间，开车外出较多，今日上午烧心，又出现黑便，以为再出血，细查西药说明书，其“胶囊”服药期间可出现“黑褐色无光泽大便”。（吕志杰验案）

按：此案病机较复杂，初诊根据病史及吐血病因，治拟泻火止血为正法。但因患者不能安心静养，以致吐血不止，热随血去，气随血脱，故更方以柏叶汤加味治之而取效。此外提示一点：用西药要详细看看说明书，知其利弊及对人体的特殊影响。此例若不细查西药说明书，难免误认为再次出血。

2. 咳血、咯血

（1）肺结核　谢某某，男，32岁，农民。患肺结核8年，痰中带血8个月。诊时患者神疲意懒，面色黄晦，但两颧微红，频频咳出满口暗红色血痰，胸及上腹部阵阵疼痛，勉强能进少量粥饭，大便稀，口淡乏味，舌质胖淡红苔薄黄，脉弱数不任按，急拟柏叶汤治之。干姜9g，艾叶9g，柏叶15g，童便约50ml，调入煎好的药液中，一次温服。服上方3剂后，自觉精神好转，血痰显著减少，大便已成形。照原方加阿胶9g烊化，以滋燥养营。前后共服本方8剂，8个月来的出血症才告消失，观察10多天，无复发而出院。（管

其健.《新中医》1975，4∶35）

按：肺结核而咳血者，咳血为标，肺结核为本。故以柏叶汤治愈咳血后，应转为治本（西药抗结核药有特效）。否则，结核不除，咳血难免复发。

（2）支气管扩张

彭某某，男，43岁。患支气管扩张，咯血，有结核病史。一般来说，此类病人多属阴虚血热之体，治宜养阴清肺，但此患者咳痰稀薄，形寒畏冷，舌苔白薄，脉象沉缓。前医用四生丸加白芍、白及、仙鹤草之类，反觉胸闷不适，食纳减少，此肺气虚寒，不能摄血所致。拟温肺摄血，用柏叶汤：侧柏叶12g，干姜炭5g，艾叶3g，童便1杯兑，服2剂，咯血已止，仍咳稀痰；继用六君子汤加干姜、细辛、五味子，服3剂，咳嗽减轻，食欲转好。(《金匮要略浅述》第308页）

按：咳血与咯血均为肺系病变。因咳而痰中带血者为咳血，不因咳而血自肺出者为咯血。二者既可独见，有的患者又很难划分，此案及下述验案皆如此。

赵某，男，50岁。1976年6月30日诊。患者有肺结核史，现已钙化。本月中旬，突发咳嗽，并咳血盈口而出，血色鲜红，量约150ml。经急诊抢救，血未得止，于某院检查多次，认为“支气管扩张”“肺结核瘤”。诊见体质瘦弱，面色苍白，神怯短气，烦热汗出，食纳不振，夜不安寐，动则咳嗽咯血，舌淡欠津苔薄黄，脉弦大而数。此乃久病体弱，气阴两伤，积损日久，虚火妄动，灼伤肺络之咳血证。药用：生侧柏叶30g，炒艾叶6g，炮姜6g，西洋参30g，生地30g，粉丹皮15g，藕节30g，阿胶10g（烊服），童便100ml（徐徐饮下）。日进3次，共1剂半。进药3剂，咳血减少。继进6剂，每剂加三七粉、白及粉各3g（冲服），药后仅痰中夹血丝色暗，脉转细弱小滑。原方增减，续服20余剂，咳血全止，诸证消失，遂停药。嘱常食百合大枣粥，调养月余而恢复工作。随访1年，一切良好。〔《当代名医临证精华·血证专辑》(李寿山验案）第146页〕

原按：柏叶汤方首载《金匮要略》，由柏叶、艾叶、干姜、马通汁组成。历来医家认为该方系“温阳和血，引血归经”之剂，适用于内伤久病，阳不维阴，气不摄血的吐血证，鲜有用于外感新病，或因火邪所致的咳血病。考原方之侧柏叶清热凉血，收敛止血；艾叶、干姜温经止血；马通汁（今已不用，或以童便代之）引火归原。该方药少而专，寒热并用，具有调和机体阴阳平衡，引血归经以达止血之效。从某种意义上说，引血归经具有治本之义。余学习仲师用药之法，以柏叶汤化裁，治疗各种咳血症，均获良效。现将方药介绍如下：生侧柏叶15~30g，炒艾叶6~10g，炮姜炭6~10g，粉丹皮10~15g，黄芩10~15g，阿胶7.5~15g（烊化服）。每日1剂。病重者6小时服1次，日进2剂。原方干姜易炮姜，意在减干姜燥热之性，用炮姜收敛止血之功；加丹皮清热凉血而祛瘀，使血止而无留瘀之弊；加黄芩清肺热而止咳，有正本清源之效；加阿胶补血止血，且能润燥益肺。诸药合用，使原柏叶汤化裁成为寒热相济，润燥相伍，敛而不涩的治咳血良剂。若外感伤肺，咳嗽痰中带血者，去艾叶，加桑叶、杏仁、沙参；痰黄稠者，加鱼腥草、川贝母；肝火犯肺，呛咳痰中带血，胁痛者，加桑白皮、地骨皮、炒栀子；阴虚火旺或久病咳血者，加地骨皮、山萸肉、生龙牡；气阴两虚明显者，加西洋参或太子参、生地；咳血量多者，加三七粉、白及粉（冲服），或加童便引火归原，则效更佳。

3. **衄血** 于某，男，3岁半。1976年8月28日诊。自1岁多即鼻衄，每当清晨必流血1次，经西医止血法和中医凉血法施治均未效。其伯母因久患过敏性结肠炎泄泻经我治愈，而携其侄来求予诊治。切其脉虚大上溢出鱼际；望其面较白，视其舌质淡、苔白、舌尖有红点，呈贫血征象；问其饮食，口不渴，纳食平常，口角糜烂，前几天曾感冒发热。小儿鼻衄，多由五脏结热所致。盖热乘于血，血随气发，故溢出于鼻窍，很少由阳虚不能摄血而导致鼻衄者。惟此儿从1岁即衄血，经很多医生止血凉血而未愈。问其口不渴，流血在清晨阳气将复之时，是内无结热；脉虚大且溢出鱼际，是虚阳上越之候。本着这样辨证，是抓住时间特性的，遂投予《金匮要略》柏叶汤。处方：炒侧柏叶6g，炮姜炭1.5g，艾叶炭6g。用水3盅，煎成半盅，兑入童便半盅，分温再服。连服3剂，衄血即止，1年后随访，未再复发。〔《当代名医临证精华·血证专辑》(岳美中验案）第256页〕

原按：唐容川说：“气寒血脱之吐血，当温其气。后人治血，习用寒凉，不敢用此方。”侧柏叶炒黑，取其味苦涩性温，用于虚寒性吐血、衄血等兼见四肢不温，面色苍白，脉濡细者最宜，炒黑则辛散之力杀减，而温守之力反增强；艾叶炒黑，辛苦气温，止血之力很强；马通汁代以童便，止血兼有咸寒引虚热下行之效。合全方用黑炭止血之作用，以古方治今日小儿之衄血，恰合病机，乃取捷效。

【临证指要】 柏叶汤温阳以摄血，清降以止血，标本兼顾，是主治虚寒性出血的良方。诸如吐血、咳血、咯血、衄血等血证，皆可辨证以柏叶汤为主方或适当加味治之。

【原文】 下血，先便后血，此远血也，

黄土汤主之。(15)

黄土汤方：亦主吐血、衄血。甘草、干地黄(按:《千金》卷十二第六无“干地黄”)、白术、附子(按:《千金》作“干姜”)(炮)、阿胶、黄芩各三两，灶中黄土半斤(按:《外台》卷第二作“釜灶下黄焦土半升”)。上七味，以水八升，煮取三升，分温二服。

【提要】论中气虚寒便血的证治。

【简释】下血，先便后血，即大便时先为粪便后为下血。此为胃肠出血后第一次大便的特征。由于出血病位距肛门远，故称为远血。脾气虚寒，统摄无权所致的下血，治宜黄土汤温脾摄血。方中灶心黄土，又名伏龙肝，有温中止血的作用，配以附子、白术温阳健脾以摄血；地黄、阿胶滋阴养血以止血；甘草甘缓以和中；黄芩作为反佐，以防温燥动血之弊。

按：陈修园说：“愚每用此方，以赤石脂一斤代黄土如神，或以干姜代附子，或加鲜竹茹、侧柏叶各四两。”(《金匮要略浅注》)唐容川：“血者，脾之所统也。先便后血，乃脾气不摄，故便行气下泄，而血因随之以下，方用灶土、草、术健补脾土，以为摄血之本。气陷则阳陷，故用附子以振其阳。血伤则阴虚火动，故用黄芩以清火。而阿胶、熟地(按：原方为干地黄)又滋其既虚之血。合计此方，乃滋补气血，而兼用温清之品以和之，为下血崩中之总方。古皆目为圣方，不敢加减。吾谓圣师立法，指示法门，实则变化随宜。故此方热症可去附子再加清药，寒症可去黄芩再加温药。”(《血证论·卷八》)

【方歌】

吐衄便血黄土汤，白术附子干地黄，
阿胶黄芩与甘草，温脾摄血为良方。

【方证鉴别】

黄土汤证与柏叶汤证　两方皆治中气虚寒所致之出血证。盖柏叶汤所主，病位偏上(胃)，出血量多势急，随胃气上逆而吐出，则为吐血；黄土汤所主，病位偏下(肠)，出血势缓随肠道下行而便出，则为便血。需要明确，便血之人不一定吐血，而吐血者必然便血。故吐血、衄血、便血之病机属于虚寒者，两方皆可酌情选用。

【大论心悟】

治虚寒便血首推黄土汤

对于上消化道出血之黑便，书中皆谓远血，属劳倦内伤，脾胃虚寒，中气虚弱，脾不统血所致……在治疗方面，对脾虚胃寒之黑便，认为可用归脾汤或黄土汤治之。归脾汤适用于轻症，须重用党参、黄芪，方能达到益气摄血之目的。对于黄土汤，余很推崇，此为治虚寒黑便之要方。凡上消化道出血属脾虚胃寒者，黄土汤可温调脾胃以摄血，初起即可应用。症见便溏者，灶心土、白术皆须重用至30g。方中地黄，以用熟地为好……对出血较多者，方中更宜增用党参，乃“血脱益气”“补气摄血”之义；若平时脾虚湿重，又见黑便，口中黏，苔白腻而润，脉小滑，宜与平胃散合用；因过食荤腥油腻而致，中脘闷胀，嗳腐，苔厚腻者，应加用保和丸、焦楂曲等以消导，或可加用生大黄或大黄炭以止血导滞。根据以上经验，于临床中对120多例上消化道出血的患者，用黄土汤治疗观察，平均大便隐血转阴时间为3天，确凿有效。〔《当代名医临证精华·血证专辑》(张伯臾经验)第173页〕

【验案精选】

(一)血证

1. 便血

(1)泻痢便血，五年不愈，色黄心悸，肢体无力。此病始于脾阳不振，继而脾阴亦伤。治当阴阳两顾为佳。人参，白术，附子，炙草，熟地，阿胶，伏龙肝，黄芩。(《增评柳选四家医案·尤在泾医案》第72页)

(2)苗某某，女，58岁。患者大便后流鲜血，或无大便亦流大量鲜血，每次流血量约1~2茶碗之多，每日2~3次，已20余日。两少腹隐痛，头昏心慌，气短自汗，脸肿，饮食尚可，素有失眠及关节疼痛，月经已停止2年，脉沉数，舌淡无苔。《内经》谓：“结阴者，便血一升，再结二升，三结三升。”以阴气内结，不得外行，血无所禀，渗入肠间，今去血过多，治宜温养脾肾，方用《金匮要略》黄土汤加味：熟地30g，白术18g，炙甘草18g，黑附子9g，黄芩6g，阿胶15g，侧柏叶(炒)9g，黄土60g(用开水泡黄土，澄清取水煎药)。服2剂。复诊时，服上方已有好转，昨日大便3次，只有1次流血，今日又便后流血1次，仍有心跳气短，已无头晕及自汗出，饮食尚可，眠佳，舌无苔，脉仍沉数，原方再服3剂。三诊便血已很少，心跳气短亦减，舌薄苔微黄，脉如前。此证血虽渐止，但日久伤血，中气亦伤，仍宜益气滋阴补血以资善后。处方：生黄芪 15g，当归 6g，干地黄 12g，东阿胶 9g（烊化），甘草 6g，生地榆 6g，侧柏叶（炒）6g，枯黄芩 4.5g，炒槐花 6g，地骨皮 6g。5 剂。3 个月后随访，未再便血，心跳气短亦较前为佳。（《蒲辅周医案》第 45 页）

（3）胃痛（十二指肠球部溃疡合并出血） 毛某某，男，18 岁。胃脘痛已十载，每逢冬春则发作，1 周来胃脘痛，夜间较剧，反酸泛恶，便血色黑，苔白质淡，脉细。脾虚生寒不能摄血，肝虚生热不能藏血，统藏失职，血不归经，下渗大肠则为便血。拟《金匮》黄土汤，刚柔温清，和肝脾以止血。处方：党参 12g，炒白术 9g，熟附片 9g（先煎），熟地 12g，炒黄芩 9g，阿胶 9g（烊冲），仙鹤草 30g，灶心土 30g（包）。服 4 剂，大便潜血阴性。（《张伯臾验案精选》第 55 页）

按：本案胃痛发作季节，为十二指肠球部溃疡之特点。

（4）腹痛、血厥（失血性休克） 罗某某，男，72 岁。患者午餐饮酒进食姜蒜等食物后出勤农事，日落时分，骤然腹痛，肠鸣，大汗淋漓，水样便与鲜红色血混杂，状若洗肉汤，腹泻频繁，疼痛不已，急诊入院。既往素有腹痛腹泻反复发作史。检查：血压 20/10mmHg……中西医结合抗休克治疗 20 小时，病情未见好转……患者辗转床笫，目陷息促，面色苍白，神情疲乏，频渴欲饮，皮肤松弛，潮湿欠温，四肢厥冷，手足拘挛，舌有齿印，脉微欲绝。此乃阴阳气血俱虚，津血欲竭，为阴绝阳亡之象。急投黄土汤加味以回阳益阴，养血摄血。处方：附片、红参、黄芩、阿胶（烊化）、熟地、白术、麦冬各 10g，甘草 5g，伏龙肝 250g（布包煎），五味子 6g，赤石脂 12g，地榆炭 15g。煎后少量频饮，以防呕吐。服药 1 剂，腹痛大减，下血量与大便次数亦减三分之二，四肢渐温，脉微续出，令再服。两天后腹痛泄泻已止，唯觉神疲纳差，继以香砂六君汤、归脾汤加减共治 1 周，痊愈出院。（唐精忠．《江西中医药》1989，6：23）

按：便血有远近之分，近血出血部位距肛门较近，血出之后，未经变化，随即流出，故血色鲜红；远血出血部位距肛门较远，血出之后，在肠道停留时间较久，已经变化，故血色如漆。依此诊断，则上述苗某某所患为近血；毛某某所患为远血；罗某某虽便下鲜红，似亦为远血，所以然者，其出血量多而急，未经变化随即流出也。三位患者病位不同（或在胃、或在小肠、或在直肠），而病机相同，故皆以黄土汤治之取得良效。

（5）球状肉痔结扎摘除术后便血不止 20 余日 刘某某，男，38 岁。1975 年 10 月 10 日因行“球状内痔结扎摘除术”而住市某医院。入院时检查血小板 120×10^9/L，出凝血时间、凝血酶原、血小板缩时间均正常，手术顺利。术后第三四天各排一次黑便，因量少未予注意。第 5 天矢气时流出鲜血约 100ml，即在局麻下松弛肛门，伤口检查未见明显出血点，仅见局部黏膜面粗糙，予缝扎三针“加固”。此后常有便血，量多时达 1000ml 左右。10 月 24 日转外科病房，经乙状结肠镜检查：整个 25cm 肠腔中均有暗黑色血块附着。肛管内不时排出柏油样黑便。为进一步明确诊断，于 10 月 29 日请市各外科专家会诊，行剖腹探查：自胃至降结肠处均未见出血点，于胃窦部前壁切开胃壁约 3cm 长黏膜内探查，胃体部、幽门及十二指肠均未见溃疡及出血点，反流的胆汁正常。肝、脾、胆囊均未见异常。术中未找到出血部位。患者转入外科后，每隔 2 天大出血一次，每次输血 800ml，先后共输血 8 次，计 6400ml。中西医均采用止血措施，仍无济于事。于 11 月 2 日邀郑氏会诊。视形容憔悴，面色苍白，神疲懒言，语声低微，耳鸣额汗，四肢不温，舌淡苔白根浊，脉沉弦滑数。此系下血日久，气必随虚，以气血相资为用也；面色苍白，亡血之征；脾阳虚则四肢不温，中气馁则神疲懒言，语声低微；精脱者则耳鸣，阳气虚则额汗出。舌淡为虚，苔白为寒，根浊为湿，脉弦滑数为热，寒、热、虚、湿交织一起。热者清之，寒者温之，虚者补之，湿者燥之。选一方而四法具，惟黄土汤温阳健脾，坚阴固血最为合拍。处方：西洋参 5g（另炖），阿胶 15g（分冲），漂白术 10g，姜炭 5g，丹皮 10g，枯黄芩 6g，灶心黄土 30g（包煎），炙甘草 5g，黑地榆 15g。水煎服。方中去附子，嫌其慓悍走下，易黑姜炭以温中止血，加洋参益气养阴，丹皮为血中之气药，以防离经之血留舍肠胃，用以行血祛瘀，黑地榆凉血止血。当晚服药 1 剂，次晨觉肠鸣矢气，再进 1 剂。11 月 4 日复诊：精神转好，排便一次仍为柏油样，量仅前天一半，继之为中药汁色，故又输血 400ml，脉细缓，舌质淡。前法已中鹄，再步前尘。按原方加熟地 20g，黑槐花 12g（布包），黑荆芥 3g 以凉血补血。前后共服 6 剂，至第 4 剂时便血转阴，

继调饮食，静养3周康复出院。〔《当代名医临证精华·血证专辑》(郑荪谋验案，郑婉如整理)第180页〕

按：此案患者四诊合参，望、闻、问三诊皆为气随血失，血气虚寒证候，惟脉滑数似为热象，其实亦为虚证。以心主血脉，心之血气亏虚，脉应急而数，但必滑数少力。

2. **吐血(胃溃疡)** 刘某某，男，51岁。患胃病已十多年，经医院诊断为"胃溃疡"，时发时愈。1962年12月27日突然呕吐紫血块约200~300ml，至28日晚尚未得止，来院要求出诊。当时案语：素患胃病，时有发作。1周来胃痛加剧，吞酸泛水，大便色黑，昨夜呕吐紫血盈盈，胃痛反缓，面色苍白，唇舌惨淡，神疲少气，声低语微，怯寒蜷卧，四肢不温，舌质淡白、苔白而滑，脉象沉细无力。病起食伤劳倦，脾土困惫，久病入络，胃脉受伤，血溢离经，气无所附。急宜温阳健脾，补气摄血，拟黄土汤加减：赤石脂15g，地黄12g，黄芩6g，土炒白术6g，阿胶9g，附片4.5g，炙甘草各4.5g，炮姜3g，党参15g。水煎服。次日吐血即止，精神稍复，唇舌略转，四肢转温。大失血后正气未复，改用安胃降逆，补气宁血之剂。2剂后诸恙续减，大便色黄，尚感倦怠乏力，调理10余天而痊愈。(许国华.《浙江中医杂志》1964，2:11)

按：本例患者吐血并便血，可知出血量多而急。其吐血后"胃痛反缓"，此消化性溃疡出血的特点。处方师陈修园之经验，以甘温而涩之赤石脂代黄土。据现代药理研究，赤石脂有吸附作用，能保护消化道黏膜，止胃肠道出血。

3. **衄血**

(1)常某某，男，38岁。患鼻出血10多年，每年总有数次发作，每发作1次则连续出血四五天，每日出血量约20~30ml，经服凉血、止血药即愈。近2年来病势略有加重，病发作时再服前药，或效或不效，后改为止血针剂，如安络血、仙鹤草素等，当时止血，但仍不断复发。1969年秋天的一次鼻出血，血量很多，曾用各种止血药品都止不住。当时患者面色苍白，手足厥逆，消化迟滞，脉沉迟无力，舌胖而淡。诊断为中气虚寒，统摄无权。投以黄土汤，1剂后血即减少，3剂全止。后用此方加减配制丸药服两三个月，数年来未见复发。(《经方发挥》第13页)

按：鼻衄因血热者居多，故初病时以寒凉止血药投之获效。由于病程日久，反复发作，热随血去，阳气渐虚，寒自内生，再用寒凉则属误治，投以黄土汤，方证相对，故药到血止。

(2)李某某，男，58岁。鼻衄10余载，时常发作，严重时出血盈碗，经多方治疗无效。诊脉迟缓，舌质淡红，口燥而不多饮，大便溏薄，上热下冷，神疲体倦。证属脾阳虚弱，统血无权。方拟黄土汤主之。服3剂，鼻衄止，续服3剂，至今未发。(刘寿康.《江苏中医》1982，3:41)

按：条文已明示，黄土汤以治便血为主，又曰："亦主吐血、衄血。"上述验案佐证了黄土汤治便血、吐血、衄血都有良效，但其病机必须是中气虚寒，脾不统血。验之临床，凡属脾虚而统摄无权所致的血证，黄土汤皆可主之。

4. **紫癜** 张某某，男，4岁。出现紫癜20余天，概未发热，经前医治疗，给予犀角地黄汤8剂，不但没有好转，出血点反而日见增多，旧的未退，新的又生，此起彼落，遍于臂部、四肢、躯干，其癜色不鲜而发紫暗。其母代诉：平素易腹胀肠鸣便溏，近日精神不好，食欲不振，大便稀溏，面色不华，手足不温，脉弱，舌淡无苔。综合脉症，为脾虚胃寒之象，温补犹恐不及，又服8剂犀角地黄汤，挫伤脾阳，故致病情加重，遂予黄土汤2剂。服后诸症好转，继服4剂，患儿诸症消失。(《经方发挥》第14页)

按：紫癜属实热证者，犀角地黄汤确为的对之方。若病属虚寒，再用寒凉药，犹如"雪上加霜"，反使病情加剧。本案用黄土汤治愈，体现了辨证论治，治病求本之功效。

(二)妇人病

1. **崩漏** 李某某，女，42岁。阴道不规则出血半年之久，1个月以内几乎有二十五六天出血。血色紫暗，淋漓不断，时好时坏。伴有胃纳不佳，腹部冷痛，腰酸腿软，白带量多，色清不臭，下肢轻度浮肿，面色白，喜热恶寒。舌淡苔白，脉迟弱无力。前医曾屡用补血、凉血之剂治疗，效果不佳。根据其脉症，为脾阳虚弱失其统摄功能，前医又多用寒凉之药，则势必使阳气更加虚衰，阴寒更甚，而致病情日渐加重，拟以温补之法，恢复中焦之阳，使之统血有权。给予黄土汤，日服1剂。服5剂后出血减少，小腹部冷痛减轻。守方服至15剂时，出血停止，诸症好转，照前方加减配制成丸药，继服1个月以巩固疗效。(《经方发挥》第12页)

2. **胞漏（先兆流产）** 赵某某，婚后初孕，患早期流产出血不止，索方求治。用黄土汤加味，数剂而愈，后生一女。二孕又出现先兆流产，仍服前方数剂得保无恙，两女均甚健。处方：熟地60g，元肉30g，当归12g，黄芪18g，白术9g，附子9g，甘草9g，黄芩9g，鹿角胶30g，伏龙肝12g。以上十味，以水十二杯，先煮伏龙肝，澄清取八杯，再煎前八味，取二杯去渣，入鹿角胶，再上火候胶化尽，分2次服。（《赵锡武治疗经验》第93页）

按：赵锡武先生认为，早期流产病在冲任，故本方重用熟地、鹿角胶，以补冲任。

3. **产后便燥肛裂出血** 燕志华，女，32岁。产后3个月，便燥如羊粪球，每便肛裂出血如注。延至气怯神倦，面色萎黄，舌淡唇白，脉细寸微，一派脾不统血征象。血色素8g。用治肠风脏毒之剂，反致自汗心悸昏眩。本属产后血虚失于濡润，今误药损伤脾阳，当用黄土汤温之。前人经验，重用白术120g反有滋液润便之效，亦脾主散精之义。处方：红参（另炖）、炙草各10g，生地30g，白术120g，阿胶25g（化入），附子10g，黄芩炭10g，灶心土120g。3剂而愈。（《李可老中医急危重症疑难病经验专辑》第118页）

按：重用生白术治虚人便秘经验详见《金匮》第2篇第23条。

【临证指要】 黄土汤可作为脾气虚寒，不能统血所致出血性病症的通治方。这正如《本草便读》所说："凡诸血病由脾胃阳虚而不能统摄者皆可用之。"

【原文】 下血，先血后便，此近血也，赤小豆当归散主之。方见狐惑中。（16）

【提要】 本条论述大肠湿热便血的证治。

【简释】 下血，先血后便，即大便时先见下血而后为粪便，出血病位在直肠或肛门，故称为近血。其证多因湿热蕴结大肠，迫血下行所致。治宜赤小豆当归散，清利湿热，活血化瘀。

按：本条所论之近血，即后世所称"肠风下血"及"脏毒"，其中包括痔疮、肛裂，特别是痔疮感染而成脓肿者，可用赤小豆当归散治疗。此方与《产后病》篇附方《千金》三物黄芩汤（生地、黄芩、苦参）合用，再加清热解毒凉血之品，效果更好。

【方证鉴别】

赤小豆当归散证与黄土汤证 两条所论之远血与近血，其病证有虚实寒热之分。黄土汤所治之远血，为脾气虚寒失于统摄；赤小豆当归散所治之近血，则为大肠湿热灼伤阴络。临床之时，除以先便后血、先血后便判断出血部位的远近外，还要注重血的颜色及病人全身情况，例如：凡见下血暗紫稀薄，便溏腹痛，面色无华，神疲懒言，手足不温，舌淡，脉细等，为黄土汤证；若见下血鲜红，大便不爽，苔黄腻，脉数等，则为赤小豆当归散证。

【验案精选】

1. **近血（内痔）**

（1）王（左），内痔便血又发，气虚不能摄血，血渗大肠，兼湿热内蕴所致，拟益气养阴，而化湿热。赤豆一两，当归二钱，党参一钱五分，荆芥炭八分，炙黄芪二钱，大白芍一钱五分，侧柏炭一钱五分，清炙草六分，生地炭三钱，槐花炭三钱（包）。（《丁甘仁医案》）

按：丁氏为近代名医。本案清湿热、凉血止血以治标，益气养阴以固本，既着眼局部病变，又照顾整体，颇见临证功夫，此乃中医特色。

（2）林某，男，42岁。大便反复出血已3年，近日便血又作，先血后便，色鲜夹瘀块，肛门肿胀，痔核突出，行动艰难，口干，大便偏干，头昏乏力，舌红苔薄黄腻，脉弦。外科检查：内痔Ⅱ度。证属下焦湿热，热伤血络，兼有气虚血瘀之象。治宜清热利湿，益气活血止血，赤小豆当归散加味：升麻10g，赤小豆60g，当归、连翘、太子参、红藤各30g，银花、赤芍各15g，黄柏6g。服药2帖，大便通畅，粪外微带鲜血，3剂后未见血迹，痔核缩入肛内，已无胀痛，苔白，脉平，原方去黄柏、红藤、桃仁，加生白术10g，再进3帖。（洪德华.《浙江中医杂志》1990，2:61）

按：近血主要是肛门直肠出血，其中最常见的是痔血和肛裂。至于炎症、息肉，肿瘤引起的出血，其出血常脓性秽浊或暗色，实属中医"脏毒"之类。

洪氏用加味赤小豆当归汤内服，治痔血47例，肛裂23例，共70例，止血有效率达85%，服2~4剂即获效。治疗方法：赤小豆30~60g，当归、连翘各30g，升麻10g。加减法：便秘加桃仁、牛膝；热毒偏盛，肛门灼痛，加银花、赤芍、红藤；气虚无力，肛门下坠，加党参、白术、黄芪。（洪德华.《浙江中医杂志》1990，2:61）

【原文】 心气不足，吐血、衄血，泻心汤主之。（17）

泻心汤方：亦治霍乱。大黄二两，黄连、黄芩各一两。上三味，以水三升，煮取一升，顿服之。

【提要】论热盛吐血、衄血的证治。

【简释】肺胃热盛，迫血妄行，肺络伤则衄血，胃络伤则吐血；出血过多，累及于心，心血亡失，心气遂虚，故曰“心气不足”。吐血、衄血之前、之初，必见面赤，心烦，便秘，舌红苔黄，脉滑数有力等热盛证候；吐衄之后，失血过多，则见面白，心悸，便血，眩晕，乏力，汗出，舌淡苔微黄，脉数无力或弱等“心气不足”证候。治病必求于因，泻心汤为审因论治之法。方中三黄苦寒清降，直折其热，热清火降，血亦自止，血止则心气（血）渐生。唐容川说：“泻心即是泻火，泻火即是止血。得力大黄一味，逆折而下，兼能破瘀逐陈，使不为患……方名泻心，乃仲景探源之治。能从此悟得血生于心，心即是火之义，于血证思过半矣。”（《血证论·卷七》）

按：陈修园注《十药神书》谓：“余治吐血，诸药不止者，用《金匮》泻心汤百试百效，其效在生大黄之多，以行瘀也。”《寿世保元》即用一味大黄酒拌，九蒸九晒，为末，制成将军丸，“治吐血不止”。唐容川指出：“大黄一味，既是气药，又是血药，止血不留瘀，尤为妙药。”（《血证论·卷七》）古今医家用泻心汤及大黄治血证积累了丰富经验，详见笔者编著的《大黄治百病辑要》。

【方证鉴别】

泻心汤证与柏叶汤证　唐宗海曰：“柏叶汤与泻心汤是治血证两大法门，仲景明明示人一寒一热，以见气寒血脱，当温其气；气逆血热，当清其血。”（《金匮要略浅注补正》）

【大论心悟】

“心气不足”不同见解述评与心悟

“心气不足，吐血、衄血”用苦寒清降的三黄泻心汤，似乎方证相悖，令人生疑，故历代注家提出种种见解，选录如下：

孙思邈记载本条说：“泻心汤，治心气不定，吐血衄血方……”（《备急千金要方·卷十三·心脏》）将心气“不足”改作“不定”，而“不足”为病机，“不定”为症状（即心烦不安之状），二者一字之差，概念不同。

尤在泾说：“心气不足者，心中之阴气不足也。阴不足则阳独盛，血为热迫而妄行不止矣。”（《心典》）依此而论，则心阴不足为本，心阳独盛为标，法当治病求本，或标本兼治，何以用泄实热之泻心汤？似难自圆其说。

吴谦说：“心气‘不足’二字，当是‘有余’二字，若是不足，如何用此方治之？必是传写之讹。”（《医宗金鉴》卷二十）此说出于臆断，并无根据，若讲不通就任意修改，则仲景书面目全非矣！

笔者以为，若以方测证，其“心气不足”并非病之始因，乃吐血、衄血之后果。以上三种见解皆不可取，故作如上［简释］。

变通泻心汤治头痛（高血压病）合乎古人心法

台湾中国医药学院的张恒鸿在第四届国际东方医学会高血压讨论会中，介绍了三黄泻心汤对高血压的治疗和效果。治疗方法：大黄、黄连、黄芩按 1∶2∶3 的比例混合，浸泡于 95% 的酒精中，经室温保存 3 天后干燥研粉制成胶囊。以无合并症的轻、中度原发性高血压患者为实验对象，实验期为 2 年。实验时先设置了两个星期的对照期。在对照组中，使用非特异性疗法，投用抗坏血酸 25mg×3 次 / 日，然后改用三黄泻心汤治疗，以 2 粒胶囊 ×3 次 / 日为标准投药量，增加的上限为每日 10 粒胶囊，如有不良反应还可减量。结果：患者的平均服药量由开始的每日 8 粒逐步减少到 5 粒。1 个月后血压以治疗前的 158/105mmHg 明显降至 137/90mmHg，同时心搏数、外周阻力、心肌收缩力等都有明显的改善，只是搏出量没有大的变化。哈氏精神不安指标也明显下降。而作为交感神经活性指标的血浆去甲肾上腺素浓度也出现了有意义的降低。血清 GOT、GPT、LDH、血清总胆固醇、甘油三酯等也有一定减少。患者的自觉症状如焦躁，头痛，肩酸，心悸，胸部紧缩感等均有改善。由此可见，三黄泻心汤对没有合并症的轻、中度原发性高血压患者有良好的降压效果。（《中国卫生信息服务》1986 年 7 月 2 日第 2 版）

按：据现代药理研究，三黄都有一定的降血压作用。辨证与辨病相结合，高血压病属于阳热实证者，更适宜用泻心汤。治吐血、衄血用泻心汤时，方中重用大黄，而上文作者治高血压病用泻心汤，方中重用黄芩。如此用量上的变通是有道理的。考李东垣《兰室秘藏》

用小清空膏治头痛（“小清空膏用片黄芩，酒浸透晒干为末，每服一钱，茶酒送下，治少阳头痛，亦治太阳头痛，不拘偏正。”），即为肝阳上亢之头痛而设。而高血压病肝阳上亢常见头痛，故治疗高血压病以泻心汤重用黄芩，合乎古人心法。

泻心汤治骨疽（指骨骨髓炎）有良效

据朱氏报道，用生大黄20g，黄连8g，黄芩15g。加水500ml，浸泡15分钟后煎煮，煮沸后再煎20分钟，滤过，浸泡治疗指骨骨髓炎13例，疮口全部愈合，平均为34.23天。细菌培养转阴时间平均为15.16天。X线摄片复查，被破坏的指骨均见有明显的骨质增生，平均为33.89天。（朱惠云.《浙江中医杂志》1988，2:65）

【验案精选】

（一）内科病

1. **吐血** 史，五十岁。酒客大吐狂血成盆，六脉洪数，面赤，三阳实火为病，与：大黄六钱，黄连五钱，黄芩五钱，泻心汤一帖而止，二帖脉平，后七日又发，脉如故，又二帖。（《吴鞠通医案》第77页）

2. **吐血、便血（上消化道出血）** 刘某，55岁。主诉：突然吐血，便血，昏迷5天。西医诊断为“上消化道出血”，共输鲜血8000ml，病势无减。急诊时测血压为8/0kPa（60/0mmHg），体温38℃，面如白纸，昏睡呼之可应，仰卧位，身体上趋，头抵床栏，腹部叩鼓音，肠鸣音减弱，脉细有力。知其元气犹存，料其可治。予大黄片50g（炒成外焦中黄），黄连80g。煎汤2碗，嘱：先服三分之一，若半日无排便余药尽服。服药2小时腹中肠鸣，矢气频转，4小时后解稀黑便约两痰盂，病人顿时昏迷加重，面色更白，大汗出，诊其脉加快，仍沉取有力。令加快液体滴速，输鲜血300ml。1小时后清醒，示意口渴欲饮，予稀米汤频服，半日喝下7碗，更将余药作2日频服，次日泻下即无血色，知其血止，再调治1周出院。（《仲景方药古今应用》第651页）

按：此案为笔者同窗好友刘文汉验案。其救治取效的关键在于重用大黄通腑止血。服药后“昏迷加重”，此因为通下“矫枉过正”所致。如此重病有如此良效，经验难得。其教训是忽略了扶正固脱的一面。

3. **衄血** 孙某某，男，60岁。鼻衄而心烦，心下痞满，小便色黄，大便不爽，舌苔黄，脉寸关皆数。辨为心胃之火，上犯阳络，胃气有余，搏而成痞。用大黄9g，黄连6g，黄芩6g。以麻沸汤浸药，只饮1碗，其病应手而愈。（《伤寒论通俗讲话》第55页）

按：阳明胃脉起于鼻。今邪热壅胃则心下痞满，溲黄便滞，苔黄脉数；胃热循经上犯阳络则鼻衄。故用泻心汤泻热消痞，凉血止衄，一剂而愈。本方以麻沸汤浸渍取汁，其义尤深。三黄泡服，则气薄清肠而泻心胃之火；三黄煎煮，则味厚重浊下降而荡胃肠燥实。此例乃胃中无形热邪循经破络所致，故三黄采取泡服法。

4. **咯血（肺结核）** 吴某，男，50岁，工人，住院号881964。入院日期1993年9月6日。患肺结核20余年，曾因反复咯血多次住院治疗。近5天来，发热，体温38.5℃，咳嗽，咯吐黏痰，黄白相兼，伴有间断性咯血或痰中带血，此次因突然大咯血，1次咯血量约500ml而急诊入院。入院后给予西药氨甲苯酸0.2g，加入50%葡萄糖40ml内静脉注射；脑垂体后叶素10U，加入5%葡萄糖盐水500ml中静脉滴注。治疗3天后，出血量明显减少，5天后患者再次大量咯血，出血量达400ml，再用上述方法治疗，疗效不佳。遂给予中药：生大黄10g，炒黄芩10g，黄连5g。用沸水150ml浸泡10分钟后，去渣，徐徐饮服。药进1帖，出血量大减；药进2帖，咯血基本控制，体温降至正常，大便微溏，咳嗽咯痰明显好转。再服1帖以巩固疗效。停药后半月内未见咯血。（杨秀珍，等.《国医论坛》1997，6:12）

原按：肺结核咯血，多因肺阴亏虚，心火上炎，灼伤肺络所致。治疗应急则治标，唯以止血为第一要务。选用泻心汤苦寒清泄，直折其火，火降血络自安，则出血可止。然肺为“娇脏”，既不耐寒，也不耐热，故用药宜轻清，不宜重浊，泻心汤泡服不煎，正切合这一特点，故用之卓效。但肺结核毕竟是虚损之候，用泻心汤治其咯血既不能畏其药味峻猛，也不能无限制使用，应血止药停，以补虚为收功之法。

按：上述杨氏采用泻心汤泡服法治疗肺结核咯血60例，取得较好疗效。疗效优于西药对照组。另据陈亦人教授经验：治疗肺结核大咯血数例，皆是咯血反复发作，多次注射脑垂体注射液，咯血均暂止而复作，颇感棘手。根据病人咯血鲜红，咳嗽头汗，时时火升面红，胸脘痞闷，不欲进食，大便干结不畅，舌红苔酱黄而腻，脉数有力，诊断为肺胃蕴热，气火上逆，遂用大黄9g，黄连3g，黄芩9g。开水渍泡须臾，去滓分多次频服，服药后咯血之势渐缓，由鲜血转为暗红色血，火升面赤消

失，咯血全止。(《〈伤寒论〉求是》第30页)

5. **肝风（高血压病）** 治一"高血压病"患者，男性，46岁。左手拘挛，不能伸开，腿僵直而行路不便，头眩晕而心烦乱，切其脉数而有力，视其舌红而苔黄。血压为200/120mmHg。余辨为心火独盛引动肝风。摒去平肝息风潜阳等法不用，独用三黄泻心汤以泻三焦之实热，以折心肝之火，所谓"实则泻其子"，泻心即所以泻肝之义。患者服药后，二溲通利，心烦顿释，头目清爽，血压下降到170/100mmHg，患者来诊时，弃拐能行，见余踊跃者三，以示腿脚转为捷利，惟手之挛急尚不了了，转方用芍药甘草汤加羚羊角粉2g冲服而效。(刘渡舟.《中医杂志》1987，3:19)

6. **狂证（精神分裂症）** 某司机患"精神分裂症"。其十数日夜不得眠，烦躁异常，肢体动扰不安。发时则怒目视人，似欲动手击人。一家惶恐，请余为治。切其脉洪大，舌苔黄厚，口臭秽。问其大便已六日未行，辨为三焦火盛，为发狂之渐。乃书三黄泻心汤。服1剂，平平无奇；又服1剂，腹痛欲泻；又继服1剂，则大便泻下较多，然患者烦躁之状，犹未全减。于是增加大黄至15g，服后大便畅泻，夹有黏滞之物甚多，患者顿觉神疲思睡，卧而不醒，熟睡两日，醒后则精神正常，病状如失。(刘渡舟.《中医杂志》1987，3:19)

7. **头痛（三叉神经痛）** 门某，男，75岁，1981年4月12日诊。述右侧头面部阵发性剧痛，反复发作已3年，经某医院五官科诊为"三叉神经痛"，遍服中西药罔效。近来头面闪电样剧痛，如刀割火灼，突发突止。患者呻吟不止，坐卧不安，伴右侧面肌抽搐，流泪，口渴，龈红，大便干结，舌红苔黄厚，脉滑数有力。此乃胃火循经上扰头面，络脉壅塞，血滞不行，郁久生风。治宜清热泻火，镇痉止痛。方选《金匮》泻心汤：大黄15g，黄连9g，黄芩15g，酌加全虫9g，制川草乌各3g。日服1剂。8剂而诸恙悉平。后见口渴舌红，知为胃阴未复，予玉女煎4剂以善后。1983年追访未复发。(王廷敏.《国医论坛》1986，4:19)

8. **咽痛** 咽喉二窍，同出一脘，异途施化，喉在前，连接肺本，为气息之路，主出；咽在后，下接胃本，为饮食之路，主纳。故《经》云：咽喉者，水谷之道也；喉咙者，气之所以上下也。其症有寒热虚实之分。辛卯春，余客济南，高君仲闻之妾，患咽痛，饮食不进，夜寐不安，身热便闭，病势颇危，用符祝、针砭法治之，不应，来延余诊。脉象洪大，审是温邪内蕴，不能下达，迫而上升所致，用三黄泻心汤加石膏、小生地。一剂，痛减；二剂，痛平，后以清养药，调理而愈。〔《二续名医类案〈诊余举偶录〉》(陈菊生)第3490页〕

9. **脱发（脂溢性脱发）** 某饭店余某，男，42岁，患"脂溢性脱发"。每晨起则枕巾落发成片，头顶片片成秃。经人介绍，前来诊治。余问曰：头皮痒否？曰：甚痒。问：头皮溢出脂液为何味？曰：以指甲搔而嗅之，有臭味。切其脉数，视其舌红绛。乃命侍诊学生书三黄泻心汤予服。学生不解余意，问三黄泻心汤如何能治脱发？余曰：发为血余，而主于心。其人头皮甚痒，为心有火之象。皮脂有臭味，亦为火臭寒腥之义。且脉数舌绛，非心火旺而何？心主血脉，今心火及血，则血热而不荣于毛发；发脆则脱，液多则痒，此乃头痒发脱之所因。余用三黄泻心汤泻其心火，凉其血液，坚其毛发，肃其脂液，服药后其发必不脱矣。患者果服药3剂，大便作泻，小便黄如柏汁，从此头痒止，发不落而病愈。(刘渡舟.《中医杂志》1987，3:19)

（二）妇人病

1. **倒经（子宫内膜异位症）** 治一妇女患咳血病。自称在北京某大医院诊为"子宫内膜异位症"。每届经期则大口咳血不止。切其脉数而滑，舌质红绛，苔黄薄而干。余辨为心胃之火，迫阳络而上为咳血。此为倒经之证。为疏三黄泻心汤，仅服5剂，则经事通顺，咳血之病未见复发。(刘渡舟.《中医杂志》1987，3:19)

2. **崩漏（功能性子宫出血）** 吴某，女，26岁，月经非期而至，20余日淋漓不断。既往有此病史，经妇科检查诊为"功能性子宫出血"。今又复发且重，用中西医止血、固涩等药治疗1周，其血不止，拟行刮宫术，患者拒绝，复就诊于中医。询之血色鲜红，量多如崩而腹无所苦。饮啖如常，惟觉口苦烦渴。舌红苔黄，口气臭秽，脉滑数。患者务农，饮食倍常而大便秘结。时当炎夏，胃中积热已甚。冲为血海，络于阳明，热逼血行，上可为吐衄，下可为崩漏。胃热不除，故反复不已。法当釜底抽薪，不可徒事收涩。药用：大黄、黄连、黄芩、栀子各10g，生地榆15g，鲜荷叶1张。1剂血止大半，3剂血净而安。

（周德荣.《河南中医》1998，4：210）

（三）儿科病

小儿夜啼 朱某，男，3个月。患儿啼哭不休已1周余，曾服中药4剂（方药不详），因罔效而来诊。视其面色红赤，眵泪较多，烦躁不宁，尿短赤，便秘3天未行，舌尖红苔黄，指纹紫滞。证属心胃火热，治宜泻心火清胃热，方拟泻心汤加味：大黄3g，黄芩3g，黄连2g，竹叶6g，蝉蜕2g，钩藤3g，赤芍3g，通草2g。水煎服。2剂后便润尿清，神安啼消。（彭振声.《国医论坛》1993，4：16）

按：《幼科发挥》云："诸热惊悸，不安多啼，此心脏本病也。"本案禀受胎中蕴热，心胃火炽，扰乱心神而啼。方用泻心汤加味以除胎热，使火降热消则诸症自愈。唯方中芩、连味苦，婴儿必拒之。笔者经验，可用优质大黄，沸水泡之，待温服用，微苦而具清香之气，通腑泄火，可代"三黄"。

【临证指要】 泻心汤是泻火剂的主方，主治三焦火热亢盛所致的出血证及各科多种病症。

小　　结

本篇论述惊悸吐衄下血胸满瘀血病脉证并治。首条从脉象论述惊与悸的病机。对惊悸的治疗只提出两方：一是用桂枝去芍药加蜀漆牡蛎龙骨救逆汤治火邪致惊；一是用半夏麻黄丸治停饮致悸。

本篇内容以血证为重点，有吐血、衄血、下血、瘀血四种。对于出血性血证的治疗，分别用柏叶汤治虚寒吐血不止；泻心汤治实热吐血、衄血；黄土汤治虚寒远血；赤小豆当归散治湿热近血。四方寒温不同，各具法度，临证之时一定要分清病情是虚寒还是实热或湿热，辨证运用。瘀血证有法无方，仲景治瘀诸方及后世治瘀之方，都可以随证选用。此外，本篇对于吐血、衄血的预后，亡血家忌汗，酒客必吐血等，均有所论述。

呕吐哕下利病脉证治第十七

本篇论述呕吐、哕、下利三种病的辨证论治。下利包括泄泻和痢疾。本篇共47条，其中有24个条文、12条方证与《伤寒论》重复（或只个别文字有出入），这便于对三种病系统研究，全面掌握。

本篇所述之病，在病机上，主要是脾胃肠功能失常，或与肾阳不足有关，或与肝胆病变有关。在治则上，属于实证、热证者，多治以和胃降逆、通腑祛邪；属于虚证、寒证者，多治以温补脾肾。这种治则源于《素问·太阴阳明论》“阳道实，阴道虚”的理论。

本篇第1~6、8~21条论呕吐证治；第7、22、23条论哕病证治；第24~47条论下利证治。全篇共47条原文，23首方，是《金匮》的重点篇章之一。

本篇所述呕吐包括西医学所述的急性胃炎、幽门梗阻、误食毒物、伤食等以呕吐为主症，以及高位性肠梗阻伴呕吐者。下利包括急、慢性肠炎，急、慢性痢疾，以及部分肠梗阻。哕即呃逆，为膈肌痉挛所致。

【原文】夫呕家有痈脓（按：《伤寒论》第376条此句作“呕家有痈脓者”，后文八个字同），不可治呕，脓尽自愈。（1）

【提要】 论呕家有痈脓的治则。

【简释】 呕吐的原因很多，其治法，有可止与不可止之分。若体内某一脏腑生痈成脓，脓毒邪气影响胃气而呕者，不可治呕，应治其痈脓，痈脓去，邪不扰胃则呕自愈。若因胃中有痰饮，或宿食，或误食毒物等邪气扰胃而呕者，为正气驱邪外出之象，不仅不可止呕，还应催吐，使胃中邪气随吐而出，吐亦自止。

【原文】先呕却渴（按：《外台》卷六《杂疗呕吐哕方》“却”作“后”）者，此为欲解；先渴却（按：前《痰饮咳嗽病》篇第41条“却”作“后”）呕者，为水停心下，此属饮家。

呕家本渴，今反不渴者，以心下有支饮故也，此属支饮。（2）

【提要】 论胃有停饮致呕的辨证。

【简释】 上段的先呕后渴，是水饮由呕吐排出，渴是饮尽津伤之象，可“少少与饮之，令胃气和则愈”（《伤寒论》第71条），故曰“此为欲解”；又曰“先渴却呕者，为水停心下，此属饮家”，此句之渴非津伤之渴，乃饮阻气滞，津不上承之口渴，渴而饮水，饮入之水不能转化为津液，反停而为饮，使饮阻更甚，胃气上逆而呕。前《痰饮咳嗽病》篇第41条于“此属饮家”后，有“小半夏加茯苓汤主之”。

下段曰“呕家本渴”，是说呕吐必然损伤胃中阴液，故有口渴症状；若反不渴，是胃中停饮未尽去，或新饮又生，故曰“以心下有支饮故也，此属支饮”。

【原文】 问曰：病人脉数，数为热，当消谷引食，而反吐者，何也？师曰：以发其汗，令阳微，膈气虚，脉乃数，数为客热[1]，不能消谷，胃中虚冷故也（按：《伤寒论》第126条与本条所述类似，只少数文字有出入）。

脉弦者，虚也[2]，胃气无余，朝食暮吐，变为胃反[3]。寒在于上，医反下之，今脉反弦，故名曰虚。（3）

【注脚】

〔1〕客热：非人体固有之热，常称之为虚热或假热。

〔2〕脉弦者，虚也：脉弦多主邪实，而此言“虚”者，必脉弦而少力。

〔3〕胃反：于本篇有两种含义，一种是指反复呕吐之症状，如后文第18条所述；另一种是指病名，如本条及后文第5、16条所述。

【提要】 论误汗、误下而致胃反的病机。

【简释】 病人脉数本主热，理应消谷善饥，现在不能食而反呕吐，是误汗损伤胃阳所致。此时脉数，非胃有邪热，乃胃中虚所致虚热，虚热亦能令脉数，但必数而少力。

下段所述“脉弦者，虚也”，联系下文，为虚寒之象；“寒在于上”，即胃气虚寒，法当温之，反用寒药攻下，更损胃阳，以致不能消化谷食，成为“朝食暮吐”的胃反病，所以说“胃气无余”。尤在泾：“读此知数脉、弦脉，均有虚候，曰热、曰寒，盖浅之乎言脉者耳。”（《心典》）

【原文】 寸口脉微而数，微则无气，无气则营虚，营虚则血不足，血不足则胸中冷。（4）

【提要】 论胸中冷的成因。

【简释】 尤在泾：“此因数为客热，而推言脉微而数者，为无气而非有热也。气者营之主，故无气则营虚；营者血之源，故营虚则血不足；营卫俱虚，则胸中之积而为宗气者少矣，故胸中冷。

合上二条言之，客热固非真热，不可以寒治之；胸中冷亦非真冷，不可以热治之，是皆当以温养真气为主。真气，冲和纯粹之气，此气浮则生热，沉则生冷；温之则浮焰自收，养之则虚冷自化。若热以寒治，寒以热治，则真气愈虚，寒热内贼，而其病益甚矣。”（《心典》）

按：尤氏补出“客热”“胸中冷”的治本之法，即“温养真气”。如此注释，深得仲师心法矣！

【原文】 趺阳脉浮而涩，浮则为虚，涩则伤脾，脾伤则不磨[1]，朝食暮吐，暮食朝吐，宿谷不化，名曰胃反。脉紧而涩，其病难治。（5）

【注脚】

〔1〕脾伤则不磨（mó 模）：“磨”在此指运化。唐宗海曰：“脾为阴土，主润以化谷，脉涩则阴液虚，不能濡化谷食。”

【提要】 再论胃反的病机、主症及预后。

【简释】 趺阳脉候脾胃之气，胃以降为和，故趺阳脉不应浮，浮为胃阳虚浮而不降，所以说“浮则为虚”；脾以升为健，故趺阳脉不当涩，涩为脾阴受损而不健，所以说“涩则伤脾”。由于脾胃两虚，不能消化谷食，宿食在胃，经久不化，胃气上逆而吐，故形成以“朝食暮吐，暮食朝吐，宿谷不化”为特点的胃反病。胃反病出现脉紧而涩，紧为寒盛，涩属津亏，既紧且涩，病属脾阴胃阳两虚。如此病机，助阳则易伤阴，滋阴则易损阳，所以说“难治”。

按：本条所述为久病之后，胃阳与脾阴两虚的胃反病。临床表现除了条文所述的“朝食暮吐，暮食朝吐，宿谷不化”等主症外，尚有身体消瘦，粪燥如羊屎等特点。可用大半夏汤治之，详见后第16条。

以上三条应前后联系，综合分析，才能明确胃反的病因病机及脉症特点。

【原文】 病人欲吐者，不可下之。（6）

【提要】 论欲吐者禁下。

【简释】 病人欲吐，是正气有驱邪上出之势，法当因势利导，“其高者因而越之”（《素问·阴阳应象大论》）。如果使用下法，是逆正气驱邪的自然趋势，不但不能愈病，反而挫伤正气，加重病情，所以说“不可下之”。

【原文】 哕而腹满，视（按：《玉函》作“问”字）其前后[1]，知何部不利，利之即愈。（7）

按：《伤寒论》第381条“哕而腹满”前冠“伤寒”两字，其余文字同。

【注脚】

〔1〕前后：此指大便与小便而言。

【提要】 论哕而腹满的辨证及治法。

【简释】 呃逆与腹满的辨证，要分辨是虚证，还是实证。本条强调“利之即愈”，可知其腹满为实邪内阻，气机壅滞所致，而呃逆则是实邪壅遏气机，胃气上逆也。所述“视其前后，知何部不利，利之即愈”，是强调治病求本，或通大便，或利小便。尤在泾：“哕而腹满者，病在下而气溢于上也，与病人欲吐者不同，故当视其前后二阴，知何部不利而利之，则病从下出而气不上逆，腹满与哕俱去矣。”（《心典》）若病久正气虚衰而出现呃逆者，多为脾肾衰败之危候，补之唯恐不及，绝不可“利之”。

【验案精选】

1. 呃逆、喘证、便秘

（1）朱浦香，年五十六，幼患童劳，继以吐血。三十外，即绝欲，得延至此。而平素便如羊矢，其血分之亏如是。今秋，陡患呃逆，连服滋、镇、温、纳之药，势濒于危。延孟英诊视，脉至弦滑搏数，苔黄厚而腻，口苦溺赤。主大剂凉润，如雪羹、蒌仁、竹沥、枇杷叶、苇茎、玄参、紫菀、射干、兜铃、菖蒲等多剂，连下赤矢始瘳。如此衰年虚体，尚因痰热致呃，故虚寒之呃，殊不多见。（《回春录新诠》第207页）

按：痰热致呃，识证关键为舌脉表现及口苦溺赤。治用“大剂凉润”方法，既照顾素体阴血亏虚之本，又着眼“痰热致呃”之标，为至善之良策。

（2）张孟皋少府令堂，年逾古稀，患气逆殿屎（按：语出《诗经》，“民之方殿屎”，谓呻吟之意），烦躁不寐。孟英切脉滑实，且便秘面赤，舌绛痰多。以承气汤下之，霍然。逾年以他疾终。（《回春录新诠》第113页）

按：此案患者年过七十，舌绛面赤而烦躁不寐，气逆而喘，极似阴虚阳亢，肾虚失纳之证。但切脉滑实，便闭痰多，则显然为阳明腑实，痰热壅肺。肺失肃降，故气逆而喘。治病贵在因势利导，王氏选用承气汤而径下之，通腑气即所以开肺气。所谓“治病必求于本”，“……利之即愈”者，神妙如此矣。

2. **呃逆、郁证、便秘** 王女，14岁，学生，1982年7月15日初诊。素沉默，近因情志抑郁，骤得斯疾。呃逆频繁，脘闷腹满，始以旋覆代赭汤，继用橘皮竹茹汤有小效，但呃逆仍不止，连声响亮，夜不得眠，便闭无矢气，自述脘腹郁闷不舒，气体不动，宛如一潭死水，脉弦滑带数，苔干。因思《内经》谓：“诸逆冲上，皆属于火。”此胃肠实热与肝胆郁热相夹，气机有升无降，逆而上冲，以致呃逆声壮，连连不止。不夺其热，则不能伐树寻根，宜小承气、大柴胡汤二方化裁治之。处方：大黄15g，柴胡15g，半夏15g，黄芩10g，白芍20g，川朴20g，枳实15g，生姜10g，红枣3枚。水煎服。7月20日二诊：服药3剂，大便泻二次，矢气下行，脘腹见舒，呃逆大减，食纳稍振，继用前方，大黄减为10g，又服3剂，大便通畅日1次，脘腹大舒，呃逆止，诸恙悉除，继予疏肝理脾之剂以善其后。（《张琪临证经验荟要》第385页）

3. **呃逆、高热、下利（流行性乙型脑炎）** 梁某某，男，28岁，住某医院。诊断为“流行性乙型脑炎”。病程与治疗：病已6日，曾连服中药清热解毒养阴之剂，病热有增无减。会诊时，体温高达40.3℃，脉象沉数有力，腹满微硬，哕声连续，目赤不闭，无汗，手足妄动，烦躁不宁，有欲狂之势，神昏谵语，四肢微厥，昨日下利纯青黑水，此虽病邪羁踞阳明，热结旁流之象，但未至大实满，而且舌苔秽腻，色不老黄，未可与大承气汤，乃用小承气汤法微和之。服药后，哕止便通，汗出厥回，神清热退，诸症豁然，再以养阴和胃之剂调理而愈。（《蒲辅周医案》第94页）

【原文】 呕而胸满者，茱萸汤（按：据《伤寒论》“茱”上脱“吴”字）主之。（8）

茱萸汤方：吴茱萸一升，人参三两，生姜六两，大枣十二枚。上四味，以水五升，煮取三升，温服七合，日三服。

干呕[1]，吐涎沫，头痛[2]者，茱萸汤主之。方见上。（9）

按：此第9条与《伤寒论》第378条同。

【注脚】

〔1〕干呕：现俗名“恶心”，有声无物，为呕吐之先兆。黄元御曰：“胃气上逆，浊气翻腾，则生干呕。”

〔2〕头痛：李彣曰：“太阴、少阴经从足至胸，俱不上头，二经并无头痛证。厥阴经上出额，与督脉会于巅，故干呕，吐涎沫者，里寒也；头痛者，寒气从厥阴经脉上攻也。不用桂、附用吴茱萸者，以其入厥阴经故耳，余皆温补散寒之药。”

【提要】 两条论肝胃虚寒，浊阴上逆证治。

【简释】 肝胃虚寒，胃气上逆，干呕，吐涎沫；阴寒上犯于胸，胸中满闷，上逆于颠顶，故头痛。用吴茱萸汤暖肝温胃降浊。以上两条，除原文所述症状外，还可见心下痞满，其脉弦而少力，舌淡苔白腻。

按：吴茱萸汤于《伤寒论》中凡三见：一为阳明病篇第243条：“食谷欲呕，属阳明也，吴茱萸汤主之；得汤反剧者，属上焦也。”二为少阴病篇第309条：“少阴病，吐利，手足逆冷，烦躁欲死者，吴茱萸汤主之。”三为厥阴病篇第378条，文字与上第9条同。

吴茱萸汤临床应用相当广泛，可用于肝胃虚寒，浊阴上逆所致的内、妇、儿、眼科等各科病症，具有良好的止呕、止痛等疗效。若方证相对，即用原方，并应采用原方剂量比例，必要时可适当加味。少数患者服本方之后有头痛反剧，或眩晕，或欲呕等反应，应提前告之静养，不必惊慌。

【验案精选】 等项内容见《伤寒论》第243条。

【原文】 呕而肠鸣，心下痞者，半夏泻心汤主之。（10）

半夏泻心汤方：半夏半升（洗），黄芩三两，干姜三两，人参三两，黄连一两，大枣十二枚，甘草三两（炙）。上七味，以水一斗，煮取六升，去滓，再煮取三升，温服一升，日三服。

【提要】 论中气虚而寒热错杂的证治。

【简释】 脾胃同居中焦，胃为阳土，脾为阴土。若中气不足，内邪或外邪干扰脾胃，则胃病而从热化，脾病而从寒化，形成胃热脾寒之寒热错杂证。脾胃升降功能失常，气机不通，故“心下痞”；胃气不降则恶心或呕吐；脾气不升则肠鸣或下利。半夏泻心汤以半夏、干姜之辛温散寒开结；黄芩、黄连之苦寒清热降逆；人参、炙甘草、大枣之甘补中益气。

按： 半夏泻心汤并见于《伤寒论》第149条，原文指出了柴胡汤证误下之后的三种病变。“……但满而不痛者，此为痞，柴胡不中与也，宜半夏泻心汤。”

半夏泻心汤是治疗脾胃病的常用方之一，本方提示了一个调补中焦的大法，即寒热并用，辛开苦降，调补中焦法。此法寒药以清胃热，热药以温脾寒，辛开以升运脾气，苦降以承顺胃气，甘味药以补中（偏阳气不足者重用人参、干姜，少用芩、连；偏阴血不足者可加甘寒养阴药如麦冬、石斛、沙参等），其用量应灵活变通，方药可适当加减。男女老幼，用之得当，皆获良效。

【验案精选】 有关内容见《伤寒论》第149条。

【原文】 干呕而利者，黄芩加半夏生姜汤主之。（11）

黄芩加半夏生姜汤方：黄芩三两，甘草二两（炙），芍药二两，半夏半升，生姜三两，大枣十二枚。上六味，以水一斗，煮取三升，去滓，温服一升，日再夜一服。

【提要】 论热利与干呕并见的证治。

【简释】 本证是热邪内犯肠胃证候。邪热在肠，肠热下迫则下利及腹痛；胃气上逆则干呕，甚则呕吐。由于以下利为主，故用黄芩汤清肠热以止利，加半夏、生姜降逆和胃以止呕。如不呕，应去生姜、半夏。

按：《伤寒论》第172条说：“太阳与少阳合病，自下利者，与黄芩汤；若呕者，黄芩加半夏生姜汤主之。”该条方证实为急性肠炎或急性胃肠炎之证候。

【验案精选】 有关内容见《伤寒论》第172条。

【原文】 诸呕吐，谷不得下者，小半夏汤主之。方见痰饮中。（12）

【提要】 论停饮呕吐的证治。

【简释】 呕吐，谷不得下，是说呕吐颇剧，不能进食，故用小半夏汤降逆止呕。尤在泾：“呕吐谷不得下者，胃中有饮，随气上逆，而阻其谷入之路也。故以半夏消饮，生姜降逆，逆止饮消，谷斯下矣。”（《心典》）

按： 小半夏汤为止呕之专方。本方治停饮呕吐可标本兼治；治诸病呕吐，应辨别寒、热、虚、实以治本，合用本方以治标。

小半夏汤证应联系本篇第2条与《痰饮病》篇第28、30、41条综合研究。

【验案精选】

止痛药致呕吐案 张某某，女，69岁。2008年5月13日初诊。素有胃炎病史，食欲不振。因摔倒致一侧下肢疼痛（尔后住院检查有骨折），自行服用布洛芬胶囊（芬必得）300mg，意欲止痛，却引发呃逆，呕吐不能饮食，甚则水入即吐。遂往某医院治疗。住院治疗20日，仍呕逆不止，不能饮食，水入即吐，并自觉胃中灼热感，可闻及振水声，无矢气。患者女儿向笔者寻求止吐良方。授之以处方：姜半夏30g，生姜15g。水煎，半日内分4~5次少量频服。当日下午服药后，晚上闻及矢气声，少少温水饮之，未吐。次日早晨进食米粥亦未吐，再进上方1剂，吐止未复发。停药饮食调养。（吕志杰验案）

按： 此案笔者虽未察舌按脉，但根据患者水入即吐，胃中有振水声等证候，初步辨证为支饮呕吐，想到本条“诸呕吐，谷不得下者，小半夏汤主之”之法，故以小半夏汤标本兼治，取得1剂药即止吐的良效。

【原文】 呕吐而病在膈上，后思水者，解，急与之。思水者，猪苓散主之。（13）

猪苓散方：猪苓、茯苓、白术各等份。上三味，杵为散，饮服方寸匕，日三服。

【提要】 论呕吐后饮水多而致停饮的证治。

【简释】 停饮引起的呕吐，呕吐后思水，是饮去阳复的表现，故曰“思水者，解”，此时应“少少与饮之，令胃气和则愈”。在“思水”之时，用猪苓散健脾利水，善后调理，以防水饮复聚。

【原文】呕而脉弱[1]，小便复利[2]，身有微热，见厥者[3]，难治，四逆汤主之。(14)

四逆汤方：附子(生用)一枚，干姜一两半，甘草二两(炙)。上三味，以水三升，煮取一升二合，去滓，分温再服。强人可大附子一枚，干姜三两。

按：本条与《伤寒论》第377条同。

【注脚】

〔1〕脉弱：此指微细欲绝之脉，非气血不足之脉弱。

〔2〕小便复利：此指小便失禁。以阳气虚衰，不能统摄水液，膀胱失约所致。

〔3〕身有微热，见厥者："微热"者，其肌肤初按则热，久按反不热，此"热在皮肤，寒在骨髓也"，显然为病重之候；"厥"谓四肢厥冷，是阳虚不能温养四肢也。

【提要】论阳虚寒盛致呕的证治。

【简释】中阳虚衰，胃气上逆，故呕而脉弱；小便复利，是肾阳虚衰，膀胱失约而致小便失禁；身有微热，乃阴盛于内，格阳于外；见厥者，为阳气大虚，不能温养四肢。由于病势危急，所以说"难治"，法当急用四逆汤回阳救逆。

按：四逆汤为回阳救逆的代表方剂，古今医家用之皆广，对阳衰阴盛所致的危急重证，四逆汤类方大法，确有起死回生之功效。

【验案精选】等项内容见《伤寒论》第92条。

【原文】呕而发热者，小柴胡汤主之。(15)

小柴胡汤方：柴胡半斤，黄芩三两，人参三两，甘草三两，半夏半升，生姜三两，大枣十二枚。上七味，以水一斗二升，煮取六升，去滓，再煮取三升，温服一升，日三服。

按：本条与《伤寒论》第379条同。

【提要】论少阳邪热犯胃的证治。

【简释】以方测证可知，呕而发热者，呕为胆热犯胃，胃气上逆也；发热为枢机不利，正邪交争之反应。故用小柴胡汤调和枢机，清透邪热，降逆止呕。《伤寒论》第103条说："伤寒中风，有柴胡证，但见一证便是，不必悉具。"本条可为例证。

按：小柴胡汤为和解少阳之主方，临床用途广泛，疗效卓著，古今医家多喜用此方。由于小柴胡汤具有助正祛邪之功效，故所有外感、内伤之患，五脏、六腑之疾，凡属于正虚邪恋者，皆可以本方变通治之。

【验案精选】等项内容见《伤寒论》第96条。

【原文】胃反呕吐者，大半夏汤主之。《千金》云：治胃反不受食，食入即吐。《外台》云：治呕，心下痞硬者。(16)

大半夏汤方：半夏二升(洗完用)，人参三两，白蜜一升。上三味，以水一斗二升，和蜜扬之二百四十遍，煮取二升半，温服一升，余分(按：《证类本草》卷十中《图经》引张仲景"余分"作"日"字)再服。

【提要】论胃反呕吐的治疗。

【简释】尤在泾："胃反呕吐者，胃虚不能消谷，朝食而暮吐也。又胃脉本下行，虚则反逆也。故以半夏降逆，人参、白蜜益虚安中。东垣云：辛药生姜之类治呕吐，但治上焦气壅表实之病。若胃虚谷气不行，胸中闭塞而呕者，惟宜益胃推扬谷气而已，此大半夏汤之旨也。"(《心典》)

按：前第3、4、5条已具体论述了胃反呕吐的病机、脉症及预后，其第5条明确指出胃反呕吐的主症特点是"朝食暮吐，暮食朝吐，宿谷不化"。由于脾阴胃阳两虚，不能消化谷食，故吐出物为宿谷不化。此外，由于饮食在胃中潴留，可见心下痞闷饱胀；脾阴不能濡润大肠，故便燥如羊屎；反复呕吐，进食减少，精微乏源，则身体日渐消瘦。大半夏汤以半夏降逆止呕，人参补虚安中，白蜜润燥通便。

胃反证与西医学所谓的"幽门梗阻"颇类似。本病有功能性与器质性的不同，功能性幽门梗阻符合本方证者，治之有良效；器质性幽门梗阻本方不一定有疗效，必要时需要外科手术治疗。此外，胃部肿瘤或术后化疗、放疗等，可辨证选用本方。

【验案精选】

1. **胃反(术后肠粘连)** 李某，男，50岁。患者抗美援朝期间曾因枪伤行腹部手术，术后经常出现腹痛呕吐。1960年以来，腹痛呕吐发作频繁，某军医院诊断为"术后肠粘连"，先后4次手术治疗，但效果不佳。1978年春患者旧病复发，因拒绝再次手术，遂请中医治疗。他医先后治以旋覆代赭汤、承气汤等，不效。现症见脘腹胀满，朝食暮吐，暮食朝吐，宿谷不化，呕吐物无臭味，大便干结，七八日一行，面色萎黄，形体消瘦，疲倦乏力，舌质淡苔薄白，脉虚而弦。详辨此证，当属虚寒胃反。治宜补虚润燥，和胃降逆，大半夏汤主之：半夏15g，高丽参15g，白蜜30g。以蜜、水煎为300ml，频频呷服。服药3剂，呕吐略减，腹胀明显减轻；连服6剂，大便通畅，食欲渐增，精神恢复；又6剂，诸症尽除，病告痊愈。嘱继用参蜜调养，随访至今未再复发。（胡遵达，等.《北京中医学院学报》1986，3:49）

按：该患者因于战伤，复加多次手术，正气亏虚，运化失常，以致肠结而成胃反。用大半夏汤治之，方证相对，故取良效。

2. **食已即吐（贲门失弛缓症）** 唐某某，女，54岁。食入呕吐反复发作10年，加重1个月。患者于10年前春患呕吐，X线钡餐检查诊为"贲门失弛缓症"，当时经治疗一度好转。尔后，每因劳累或情绪不畅则发作。各大医院中西医辗转治疗，收效甚微。近1个月来病情加重，食入即吐，甚时茶水难入，脘痞，气短，无力，形体消瘦，面白无华，舌质淡苔薄白，脉虚细。纤维胃镜检查："贲门痉挛"。入院诊断："顽固性贲门失弛缓症"。治用大半夏汤，处方：制半夏30g，人参10g（另炖），白蜜10ml。服3剂后，呕吐好转，能进少量流质饮食。效不更方，继进3剂，呕吐渐止，饮食大增，精神好转。继以六君子丸善后，巩固疗效。1年后随访始终未复发。（黄福斌.《江苏中医》1986，11:16）

按：此例食已即吐，不符合大半夏汤证"朝食暮吐"的特点，而是下条大黄甘草汤证主症。中医学的精华是辨证论治，不论西医学诊断为何种病症，只要主症与病机符合大半夏汤方证，以本方治之皆有疗效。

3. **伤风误治，妊娠恶阻** 吴尧耕之女，年19岁，住省城。原因：体弱多痰，腊月行经。后感冒风寒，咳嗽发热，因食贝母蒸梨，以致寒痰凝结胸中。延医调治，投以滋阴降痰之品。复患呕吐，饮食下咽，顷刻倾出。更换多方，暂止复吐。病者辗转床褥，已越三月，骨瘦皮黄，奄奄一息。友人萧孟伯力荐余治，吴君乃延余往。证候：呕吐不止，饮食罕进，咯痰稀白，大便干燥。诊断：细按脉象，滑数有力，两尺不断，此孕脉也。何以有此久病？盖因受孕不知，旋因伤风咳嗽，以为贝母蒸梨可以治咳，不知适以凝痰。而医者不察脉情，泛用治痰通用之轻剂以治之，痰不下而气反上逆，遂成呕吐。所幸腹中有孕，虽呕吐数月，尚无大碍，否则殆矣。疗法：用大半夏汤，先治其标以止呕，盖非半夏不能降胃气之逆，非人参不能补中气之虚，非白蜜不能润大肠之燥。开方后，吴曰：孕有征乎？余曰：安得无征！征之于脉，脉象显然；征之于病，若非有孕，君见有呕吐数月少纳饮食而不毙者乎？吴固知医，见余执方不疑，欣然曰：君可谓得此中三昧，余亦爱岐黄，略识一二，曩亦曾拟用半夏汤，群医非之而止。乃急以药进，至夜呕止酣睡。次早吴见余曰：非君独见，吾女儿殆。乃立保胎和气之方，以善其后。处方：仙半夏三两，白蜜三两，人参两半，河水扬二百四十遍煎服。又，安胎方：净归身三钱，抚川芎八分，高丽参三钱，漂於术二钱，酒条芩钱半，真阿胶三钱，大熟地二钱，法半夏钱半，蜜甘草钱半，墨鱼一两（熬水，去鱼）为引，水煎服。效果：初方服1剂，呕吐即止，便亦略润，并无痰嗽，乃服次方4剂而胎安。嘱用饮食调养，而体健生子。〔《重订全国名医验案类编》（陈良山）第4页〕

廉按：风寒咳嗽，必先辛散轻开，宣肺豁痰，使病从表入者仍从表出，则肺气自复清肃之常而咳嗽自痊。乃病家误服贝母蒸梨，医又不究病源，误用滋阴清补，酿成实证似虚。幸而病人中气尚实，故大便干燥，阴精未损，故受孕恶阻，犹可用大半夏汤救误，一击而中，应手奏功。惟用量究嫌太重，尚可酌减。安胎一方，系遵丹溪方加减，引用墨鱼，颇觉新奇。

【原文】 食已即吐者，大黄甘草汤主之。《外台》方又治吐水。（17）

大黄甘草汤方：大黄四两，甘草一两（按：《千金》卷十六第五、《外台》卷八"一两"并作"二两"；《外台》"两"下有"炙"字）。上二味，以水三升，煮取一升（按：《千金》"升"下有"半"字），分温再服。

【提要】 论胃肠实热所致食已即吐的治疗。

【简释】 食已即吐由于胃热上冲或肠腑不通所致者，必舌红苔黄，脉滑有力，治用大黄甘草汤。本方重用大黄为君，少用甘草为佐药，功能通大便，泄实热，肠通腑清，浊气下行，呕吐自止。

按：前第6条提出"病人欲吐者，不可下之"，是因邪有外出上越之机，故当因势利导而使用吐法，即《内经》所谓"其高者，因而越之"；本条是邪热冲逆证，因实热阻于胃肠，腑气不通，胃气上逆而呕吐，故当用攻下，即所谓“欲求南熏（和暖的风），先开北牖（yǒu友。窗户）”之意。可见仲景治呕，是随机立法，变化灵活，学者自当融会贯通，不可执一而论。

【大论心悟】

大黄甘草汤治诸病呕吐综述

呕吐是消化系统疾病常见症状之一。多种疾病造成胃肠失于通降，胃气上逆，均可致呕吐。持久而剧烈的呕吐，极度损失津液，电解质紊乱，营养衰竭，气随液脱，可影响原发病的预后，甚则危及生命。因此，根据“急则治其标”的原则，急重呕吐应辨证止呕为首务。以大黄为主的方剂，治疗胃肠实热，胃气上逆之呕吐颇佳。选择三篇报道摘要如下：

1. 李氏用大黄甘草汤治疗“食已即吐”症20例，取得良效。李氏的体会是：本方服法，极其重要。因本组大半系得水亦吐者，故以每15~20分钟呷咽半口一口（5~10ml）为佳。药以冷服为最好（老年、体弱者稍温不凉口为度）。实践证明，采用多次、少量、冷服后，大多数病很快即吐止神安（其中半数为当日下午吐止能进稀粥）。多次小量分服，亦即所谓“重剂轻投”法，减缓了大黄峻下之性，尚未见按此法服药而引致泻下者，其清热健胃，平冲降逆等作用更平妥。曾投以本方治疗3例中、晚期食道癌得水得食即吐者，以大黄9g，甘草6g。服法同前。结果：1例微效，2例吐止，短时能进稀粥，是本方获效之又一佐证。（李兴培.《成都中医学院学报》1983，1：30）

2. 杨氏用大黄甘草粉治疗6种疾病而病情急重合并呕吐15例。治用大黄粉1.5~4.5g，甘草粉1.5~4.5g。温水冲服，每日2~3次。结果：大多数病人服用2~6次后呕吐止，少数病人尚需加服调胃承气汤，方可取效。（杨素珍.《天津中医》1988，2：7）

3. 王氏用大黄甘草汤治疗15种疾病表现急重呕吐86例，多数患者疗效较好。治用大黄6~30g，甘草6~20g，佩兰6~15g。随证加味。水煎服或沸水泡服。以少量多次温服为宜，无法口服者采用鼻饲，上消化道出血者应微温服用。体会：以实邪内阻，胃气上逆采用本法疗效较好。肝胃不和、中气虚弱、阴津亏损效果相对较差。（王尧.《辽宁中医杂志》1991，5：28）

按：尤在泾说：“经云：‘清阳出上窍，浊阴出下窍’……若下既不通，必反上逆……故以大黄通其大便，使浊气下行浊道，而呕吐自止。不然，止之、降之无益也。”大黄甘草汤方小而力专效捷，对胃肠实热或邪火上冲性呕吐者颇佳。其他病机所致者，亦可用本方加味，并变通用量治之。上述报道足以证明本方止呕之功效。笔者曾用之，确有良效。大黄甘草汤止吐之疗效，不受年龄大小、病程长短及病种之限制，用之得当，无毒性及不良反应，可谓良方。

【验案精选】

（一）内科病

1. **食已即吐（胃癌）** 曾治一胃癌患者，男，56岁，农民。身体消瘦，呕吐不能食，舌红苔黄腻，脉滑。据《金匮》所述“食已即吐者，大黄甘草汤主之”之法，处方：大黄12g，甘草6g。加入清热化湿药，服药3剂呕吐渐轻。（吕志杰验案）

按：周氏（《新中医》1983，5：19）撰文论述了大黄在治疗消化系统癌瘤中的应用。摘要如下：细读《本经》中大黄功效的记载，贵在一个“通”字，其泻腑实，利水谷，破积聚的功效，可以治疗消化系统功能性和器质性病变。消化系统癌瘤几乎占全部恶性肿瘤的一半，包括食管、胃、肠道、肝胆、胰腺等癌瘤，以食管癌、胃癌、肠癌、肝癌为常见。对于消化系统癌瘤的辨证，属痰浊阻滞者宜通，属湿热内蕴者宜利，属瘀毒郁结者宜泻。不少中、晚消化系统癌病患者，尽管体质已较虚衰，而某些症状如呕噎、梗塞、疼痛、出血、黄疸等却较为突出，此时标急本缓，按照“急则治其标”的治则，应用大黄的复方进行辨证论治，常用量每次10~20g，使用得当，疗效显著。

2. **胃脘痛（浅表性胃炎）** 李某，男，38岁。1988年2月14日诊。1年前酒后呕吐，遂致胃脘部郁郁不舒。近1月来病情加重，每于食后胃脘胀闷疼痛，常感恶心，时有吐酸，大便不爽，便后有未尽感。曾服西药及中成药，疗效甚微。胃镜示：黏膜充血，表面有多量黏液。诊为“浅表性胃炎”。查：剑突下压痛明显。舌质暗红，脉沉数。辨证为胃肠郁热，气逆不降。治拟清热通腑，和胃降逆。方用大黄甘草汤：大黄12g，甘草6g。水煎分3次服，日1剂。上药3剂，大便爽快，余症均减。改方中大黄3g，甘草3g。水煎服。前后又进20余剂，诸症消失，至今未发。（宋传荣.《江苏中医》1990，8：33）

3. **呃逆** 邓某某，男，70岁。1976年5月11日诊。呃逆半载，先后用丁香柿蒂汤、旋覆代赭汤等方治疗而证情不减。今因便秘来诊，要求服泻药以解腹满胀痛之苦。考虑年迈津亏，不耐强攻。遂以大黄3g，甘草10g。嘱泡水当茶频饮。药进3剂，不仅便通，呃逆亦止。（赵荣胜.《江苏中医杂志》1983，6:35）

按：本篇第7条说："哕而腹满，视其前后，知何部不利，利之即愈。"此案考虑年迈津亏，变通原方剂量比例。大黄如此小剂量有如此疗效，泡服是关键。

（二）妇人病

妊娠呕吐　许某，女，32岁。2003年7月3日就诊于某妇科专家，诊治记录如下：于10年前顺产一女婴。现怀孕2个月，乍热乍寒，全身乏力，体瘦，纳差，食入即吐，时有吐酸水、苦水，舌淡红苔薄白微腻，脉细弱。处方：橘皮10g，竹茹12g，制半夏6g，麦冬10g，白芍12g，太子参30g，紫苏叶10g，乌梅10g，炙杷叶10g，黄芪12g，炒白术10g，黄芩10g，砂仁（后下）6g。7月6日转由笔者诊治，诉说服用上方前2剂后呕吐稍有减轻，第3剂服后无效。进一步了解孕妇情况，其平素饮食尚可，但便秘，现已10余日未解大便，舌偏红苔薄黄，脉沉细略滑少力。处方：①大黄12g，甘草3g。日1剂，分4~5次温服，大便通畅后停用，改用下方。②黄连5g，苏叶5g，麦冬12g，甘草3g。日1剂，分4~5次温服，进食米饮。7月9日复诊：7月6日下午服以上第①方2次，7月7日上午服第3次药后（大约10点）解大便1次，偏干；下午5点解第2次大便，较稀。每次服药后大约5分钟时脐腹出现隐痛，几分钟后消失。便后呕吐消失，饮食好转。7月8日改服第②方，中午尚能进食，但自觉腹中憋胀，下午又出现呕吐，舌红苔薄黄，脉沉滑。处方：大黄9g，甘草3g，白芍6g，苏叶3g。日1剂，仍分4~5次温服。7月11日三诊：服上方2剂，大便保持通畅，呕吐止，仍恶心，能进食，舌略红苔微黄，脉细略滑。停药，饮食调养。〔吕志杰.《北京中医药大学学报（中医临床版）》2004，4:52〕

按：笔者以上治妊娠呕吐所处两方，一是大黄甘草汤，二是连苏饮加味。连苏饮出自薛生白《湿热病篇》第17条，曰："温热证，呕恶不止……重用川连三四分，苏叶二三分，两味煎汤，呷下即止。"王孟英说："此方药止二味，分不及钱……余用经治胎前恶阻，甚妙。"王氏以连苏饮治胎前恶阻属于胎火（热）上逆之经验，被今人所效法。而以大黄甘草汤治妊娠呕吐，医者、患者都难免顾忌。须知自古以来有"产前多热"之说。以上治例，四诊合参，其恶阻为胎热，为胃肠实热，腑气不通，故以大黄甘草汤通腑泄热而止吐，方证相对，疗效甚佳，此亦属异病同治之大经大法也。

（三）儿科病

1. 新生儿呕吐、便秘　张某，女孩，生甫1周。秽浊郁积肠胃，胎粪不下，热邪格拒，3天来腹部胀满，大便不通，不吮乳，呕吐面赤，啼哭，烦躁不安，舌苔微黄浊腻，指纹紫暗，法当清泄肠胃浊腻。大黄5g，甘草3g。每日1剂，3日后，腹胀满消失，便通，好能吮乳。（虞勤冠，等.《浙江中医杂志》1979，12:446）

按：吴氏用大黄甘草汤加味治疗新生儿便秘12例。年龄最大者25天，最小者8天。治疗方法：大黄9g，甘草6g，金银花9g。用法：将上药加冷水适量，煎至沸腾后，再用文火煎煮15分钟，去渣取汁，待其不烫口时，频频喂服。头汁服尽仍不排大便者，则用原药渣加冷水重煎，服法如前，直至便通为止。结果：12例均获痊愈（大便通畅，腹部膨胀等症状消失）。其中服头汁痊愈者8例，服二汁痊愈者4例。（吴自生.《湖北中医杂志》1987，2:53）

此外，刘氏用大黄粉外敷脐部治疗小儿由于乳食积滞之便秘30例。年龄均在7岁以下，病程在1周以上。治疗方法：大黄烘干研成粉末备用。取大黄粉10g，用适量的酒调成糊状，涂于脐部，用纱布覆盖固定，再用热水袋热敷10分钟，每日1次。结果：28例痊愈（其中用药1天8例，2天13例，3天7例），2例症状有所改善。外敷法患儿易于接受。（余韵星.《浙江中医杂志》1988，7:305）

2. 小儿厌食　林某，男，2岁。1986年5月3日初诊。患儿2个月来食欲不振，每餐勉强吃几口米饮，家人投其所好，每以饼干、糖果、麦乳精、奶粉等哄食之。日久，则更不思饮食，身体渐渐消瘦，且不时烦躁哭闹，口渴喜凉饮，大便干结而少，舌苔黄腻，指纹红赤。证属胃肠食积，腑气不通，纳运失常，治当清热导滞。予大黄甘草散（大黄、甘草之量为4:1），每次0.5g，日3次，连服2天，并调以适量蜂蜜。一则借蜂蜜之润滑助药导滞下行，二则借其甘甜以作矫味之用，便于喂服，并嘱其家人限制患儿零食，饮食以清淡为宜。5月8日复诊，患儿服药第二天泻下如羊矢之便甚多，继以大黄甘草散每日1次，量同前，再服4天，患儿食量渐增，每餐能进一小碗，诸症随愈。（曹是褒.《浙江中医杂志》1987，11:514）

3. 小儿夜啼　陈某，男，14个月。1986年10月初诊。患儿自断奶后，常以牛奶、糕点等香甜食品以代餐，近日精神烦躁，夜睡不安，哭闹不止，曾服镇惊散、宁神丸未效。证见患儿两目多眵，腹部胀满，大便不畅，舌红苔黄。证属胃肠积滞，酿热扰心，治宜清腑热而神自安。予大黄甘草散0.6g，蜂蜜适量，每日服3次，连服3天。后追访，谓服药后连续5天泻下黄烂粪便，夜啼亦随之而愈。（曹是褒.《浙江中医杂志》1987，11:514）

按：以上三例，主症不同，病机相同。例1为胎热腑气不通而呕吐。例2、例3皆由于喂养不当，患儿饮食不节，恣食甘甜厚味，壅积胃肠，腑气不通，故厌食也；食积化热，热扰心神，故夜啼也。大黄甘草散通腑泄热，则异病同治矣。

（四）五官科病

1. **牙龈肿痛（急性牙周炎）** 李某，男，40岁。1990年1月14日诊。素有慢性牙痛病史，近3天来右侧牙龈红肿，疼痛难忍，面颊部亦肿起，影响咀嚼及睡眠，口臭，大便干燥。查：右上颌第一、二臼齿松动，牙旁有牙周袋形成，按压牙周袋外侧，有腥臭脓液溢出。舌红苔黄，脉数有力。诊为“急性牙周炎”。辨证为胃热上攻，火聚肉腐。治拟泻火解毒，消肿排脓。处方：大黄20g，甘草10g，白芷5g。水煎，日4次服。1剂进，泻下稀便3次，牙痛顿减，2剂痛止肿消大半，脓液稀少。改予牛黄解毒片内服，数日痊愈。（宋传荣.《江苏中医》1990，8:33）

按：大黄甘草汤通腑泻火，加白芷排脓消肿，使胃火下泻，故收效迅捷。

2. **口疮（口腔溃疡）** 王某，男，19岁。1990年2月20日诊。近5天来口舌生疮，疼痛不适，影响进食，曾服维生素B_2等，未见好转。现症：口唇内侧、舌前部及两侧散在大如黄豆、小如粟粒样白色溃疡点多处，小便短赤，大便稍干，舌红苔根部黄腻，脉数。辨证为湿热内蕴，火毒上炎。治宜利湿泻火解毒。予大黄15g，甘草6g。水煎待冷，先含口中3~5分钟，然后咽下，日1剂，多次含服。共服药3剂，疼痛消失，溃疡大部愈合，饮食二便转常，停药后2天痊愈。（宋传荣.《江苏中医》1990，8:33）

按：《本草纲目》谓大黄主“诸火疮”，此案以该方口含后咽下，起到内外兼治之功。

3. **目赤肿痛** 王某某，男，32岁，农民，1965年11月10日就诊。五天前左目内眦色赤而痛，次日右目随之红痛，服黄连、防风、羌活、菊花、蝉蜕等药，其痛加剧，两目血丝团满，眼睑焮肿难睁，口渴饮冷，大便三天未解，小便短黄，舌质红苔黄，脉滑数有力。证属脾胃积热，上蒸于目。法宜荡涤实热，解毒散瘀。用大黄甘草汤加谷精草、野菊花各15g，赤芍9g。服3剂，大便通畅，目痛消失，仅有少量血丝未散，视物欠清，舌红苔黄，脉数。乃余邪未尽，继服3剂而愈。（彭述宪.《国医论坛》1986，2:39）

4. **鼻衄** 王某某，男，70岁，农民，1973年3月10日就诊。鼻孔出血两旬，色鲜红，或左或右，服玉女煎、犀角地黄汤、龙胆泻肝汤等方加减，血出难止，鼻腔内灼热干痛，心烦口渴，大便干燥，二三天一次，舌红苔黄，脉滑数。证属热蕴肠胃，上灼络脉，迫血外溢。法宜通腑逐热，凉血止血。用大黄甘草汤加代赭石、藕节、白茅根各15g。服3剂而血止。（彭述宪.《国医论坛》1986，2:39）

按：火性炎上，上犯头部，可致头面五官病变。根据“病在上，取之下”的法则，以大黄甘草汤通腑泄热降火，具有“釜底抽薪”之功。如此治病求本，头面五官之标病自瘳。

【临证指要】 大黄甘草汤为单捷小剂之一，主治胃肠实热，腑气不通所致的“食已即吐”等各科多种病症。

【原文】 胃反，吐而渴欲饮水者，茯苓泽泻汤主之。（18）

茯苓泽泻汤方《外台》云：治消渴脉绝，胃反吐食者，有小麦一升：茯苓半斤，泽泻四两，甘草二两，桂枝二两，白术三两（按：《千金》卷十六第四作“半夏四两”），生姜四两。上六味，以水一斗，煮取三升，内泽泻，再煮取二升半，温服八合，日三服。

【提要】 论反复呕吐又渴饮水停的证治。

【简释】 本条所谓“胃反”，是指反复呕吐而言，与大半夏汤所治的胃反证不同。“吐而渴欲饮水者”，何也？陈修园的解释很有道理，他说：“此为胃反之因于水饮者，而出其方治也。此方治水饮，人尽知之，而治胃反则人未必知也，治渴更未必知也。盖胃反病为胃虚挟冲脉而上逆者，取大半夏汤之降逆，更取其柔和以养胃也。今有挟水饮而病胃反，若吐已而渴，则水饮从吐而俱出矣；若吐未已而渴欲饮水者，是旧水不因其得吐而尽，而新水反因其渴饮而增，愈吐愈渴，愈饮愈吐，非从脾而求输转之法，其吐与渴，将何以宁，以茯苓泽泻汤主之。”（《浅注》）茯苓泽泻汤为苓桂术甘汤加泽泻、生姜而成，全方健脾渗湿、化饮止呕。

【方证鉴别】

茯苓泽泻汤证与五苓散证 李彣：“吐而渴者，津液亡而胃虚燥也。饮水则水停心下，茯苓、泽泻降气行饮，白术补脾生津，此五苓散原方之义也。然胃反因脾虚气逆，故加生姜散逆，甘草和脾。又，五苓散治外有微热，故用桂枝，此胃反无表热而亦用之者，以桂枝非一于攻表之药也，乃彻上下，达表里，为通行津液，和阳散水之剂也。”（《广注》）

【验案精选】

1. **胃反、腹满** 成绩录云：安部侯臣菊池大夫，从侯在浪花，久患胃反，请治于先生曰：不佞曩在江户得此病，其初频吐水，间交以食，吐已乃渴，一医教我断食，诸证果已。七日始饮，复吐如初，至今五年，未尝有宁居之日。先生诊其腹，自胸下至脐旁硬满。乃与茯苓泽泻汤，数日而痊愈。（转录自《金匮要略今释·卷六》）

按：本案治例表明，用仲景方既要辨证，又要抓主症。抓准主症，辨清病机，方证相对，治无不效。

2. **胃反（慢性胃炎），泄泻** 苟某，男，42岁，巴中县金碑公社农民。于1964年8月患呕吐而丧失劳力，故来求诊。自诉：患呕吐两年多，经某医院诊断为“慢性胃炎”。其呕吐时间不定，多每天吐一次，或两天吐一次，吐出物水饮与食物混杂，有时水多食物少，有时食物多而水少，不酸臭不苦，口不干不渴不思水，胃纳正常，精神不振，全身浮肿，面色苍白，大便稀溏，口淡无味，舌质淡苔薄白而润，脉象缓滑。此为脾虚水饮之胃反证，拟以健脾利水、化气散饮，方用茯苓15g，泽泻12g，白术12g，桂枝9g，生姜12g，甘草3g。嘱服2剂，严禁生冷食物。3天后复诊，病员服上方2剂后，呕吐消失，饮食倍增，精神仍差，浮肿大减，大便略溏，舌质淡苔薄白而润，脉虚缓。效不更法，仍服原方2~6剂，以资巩固。1965年8月随访，服上方4剂后，诸症基本消失，呕吐未复发，调养1月左右已参加生产劳动。（《金匮要略指难》第396页）

【原文】吐后，渴欲得水而贪饮者，文蛤汤主之。兼主微风，脉紧，头痛。（19）

文蛤汤方：文蛤五两，麻黄、甘草、生姜各三两，石膏五两，杏仁五十枚，大枣十二枚。上七味，以水六升，煮取二升，温服一升，汗出即愈。

【提要】论吐后渴饮的证治。

【简释】尤在泾：“吐后，水去热存，渴欲得水，与前猪苓散证同。虽复贪饮，亦止热甚而然耳，但与除热导水之剂足矣。乃复用麻黄、杏仁等发表之药者，必兼有客邪郁热于肺不解故也。观方下云：汗出即愈，可以知矣。曰兼主微风，脉紧，头痛者，以麻、杏、甘、石，本擅驱风发表之长耳。”（《心典》）

【原文】干呕，吐逆，吐涎沫，半夏干姜散主之。（20）

半夏干姜散方：半夏、干姜等份。上二味，杵为散，取方寸匕，浆水一升半，煮取七合，顿服之。

【提要】论胃寒气逆的证治。

【简释】尤在泾：“干呕，吐逆，胃中气逆也；吐涎沫者，上焦有寒，其口多涎也。与前干呕，吐涎沫，头痛不同，彼为厥阴阴气上逆，此是阳明寒涎逆气不下而已。故以半夏止逆消涎，干姜温中和胃，浆水甘酸，调中引气止呕逆也。”（《心典》）

【方证鉴别】

半夏干姜散证与吴茱萸汤证 两方证都有干呕，吐涎沫的症状，但因二者病机不同，故治法亦异。吴茱萸汤证是胃寒挟肝气上逆，故肝胃同治；半夏干姜散证只是胃寒而寒饮上逆，故治胃可也。徐彬：“此比前干呕，吐涎沫，头痛条，但少头痛而增吐逆二字，彼用茱萸汤，此用半夏干姜散何也？盖上焦有寒，其口多涎，一也。然前有头痛，是浊阴上逆，格邪在头故疼，与浊阴上逆，格邪在胸故满相同。故俱用人参、姜、枣助阳，而以茱萸之苦温，下其浊阴；此则吐逆，明是胃家寒重，以致吐逆不已，故不用参，专以干姜理中，半夏降逆，与前浊阴上逆者，寒邪虽同，有高下之殊，而未至格邪在头在胸，则虚亦未甚也。”（《论注》）

【验案精选】

高血压病 吴某某，女，42岁。患高血压病已3年，遍服中西药均无显效，于1962年夏从南方赴京求治于秦老。观其服用的中药处方，大都是生石决明、灵磁石、生龙牡、杭菊花、双钩藤、生白芍、桑寄生、怀牛膝等平肝降逆药……患者形体肥胖，自述头晕胀痛，眩晕甚时如坐舟中，颇欲吐，曾数次呕出大量清涎。饮食欠馨，胸脘部常有胀闷感，心悸，多梦，二便尚可。舌质淡苔薄白腻，脉象右寸关滑甚……秦老想到我们当时正在学习《金匮》，遂令回忆《金匮·呕吐哕下利病脉证治》篇。他说，该篇载有“干呕，吐逆，吐涎沫，半夏干姜散主之”，观此患者之形证，乃中阳不足，寒饮上逆所致，且患者数年所服中药多系寒凉重降之品，更伤中焦，故当温中止呕，以《金匮》半夏干姜散加味治之。处方：法半夏9g，淡干姜9g，云茯苓9g。水煎服。两天后，亲友兴致而来，言几年来服药后从未如此舒服，因此两天即把3剂药痛快服完。嗣后以温中化饮法加减，治疗月余病愈，患者高兴返里。（吴大真.《国医论坛》1986，2:20）

按：“秦老”即秦伯未先生。本案所述病症，以半夏干姜散治之，非名医善师仲景者莫为。这充分体现了辨证论治的无限生命力。

【原文】 病人胸中似喘不喘〔1〕，似呕不呕，似哕不哕，彻心中愦愦然无奈者〔2〕，生姜半夏汤主之。（21）

生姜半夏汤方：半夏半升，生姜汁一升。上二味，以水三升，煮半夏，取二升，内生姜汁，煮取一升半，小冷，分四服，日三夜一服。止，停后服。

【注脚】

〔1〕似喘不喘：“似”谓有其象而无其实。吴谦曰：“喘者，呼吸气急也。似喘不喘，谓胸中似喘之不快，而不似喘之气急也。”

〔2〕彻心中愦愦然无奈者：病人心中昏乱不安，无可奈何的样子。彻：遍，满。愦然：昏乱不安的样子。《广韵·十八队》：“愦，心乱也。”

【提要】 论寒饮在胃，正邪相搏的证治。

【简释】 病人似呕不呕，似哕不哕，为寒饮在胃，正邪相搏之状；中焦寒饮上逆，影响肺气肃降，故似喘不喘；彻心中愦愦然无奈者，为寒饮凌心，心阳被遏之状。生姜半夏汤之生姜用汁而倍于半夏，辛散寒饮，以舒展肺胃之阳气。

按：应用生姜半夏汤，应注重其煎服法，特别是“小冷，分四服”句。“小冷”与一般的方药“温服”法相对，为温药凉服法。因生姜汁热服则辛辣走窜更甚，易致呕吐加重。“分四服”的含义，乃避免因服药量稍大而引起呕吐。凡止呕药皆应仿此少量频服法。

【方证鉴别】

小半夏汤证（十二·28　十七·12）、半夏干姜散证、生姜半夏汤证　小半夏汤证为痰饮呕吐，故用生姜以止呕为主；半夏干姜散证为胃寒气逆，故用干姜以温中为主；生姜半夏汤证为胃中寒饮上逆，影响胸肺，故用生姜汁以散饮为主。三方皆配伍半夏“下气”（《本经》）止“呕逆”（《别录》）。

【验案精选】

吐奶　陈某，男，45天。1995年11月17日初诊：近3日来不欲吮奶，时吐奶，偶尔吐涎沫，昨晚哭闹甚，欲索一方，苔白，指纹淡红。患儿吐奶当为寒饮阻膈所致，遂予生姜半夏汤：半夏3g，入煎取汁，加生姜汁5ml，酌加红糖适量，分5~6次灌服，连服2日病愈。（《金匮要略临床新解》第253页）

【原文】 干呕，哕，若手足厥（按：《千金》卷十六第五“厥”下有“冷”字）者，橘皮汤主之。（22）

橘皮汤方：橘皮四两，生姜半斤。上二味，以水七升，煮取三升，温服一升，下咽即愈。

【提要】 论胃寒性干呕、哕的证治。

【简释】 干呕与哕临床表现不同：干呕，为恶心欲吐之状；哕，为胃气上逆动膈，喉间气逆，呃呃连声。二症不会同时出现。至于手足厥，指手脚发凉，是由于胃气上逆，中阳失布，一时性不能达于四末所致，为或然症。橘皮汤之橘皮辛苦而温，《本经》《别录》均谓主“下气”，止呕逆，并用生姜之辛温，共奏宣通阳气，和胃降逆。气行胃和，干呕或哕自止，手足自温。方后说“下咽即愈”，可知病轻易治。

按：据报道，口嚼生姜可止哕。用法：取鲜生姜片放口中咀嚼，边嚼边咽姜汁。一般嚼1~3片后可止。用此法治疗30多例，均收良效。（《新中医》1985，2:6）

【原文】 哕逆者，橘皮竹茹汤主之。（23）

橘皮竹茹汤方：橘皮二升（按：医统本、尤注本均作“二斤”），竹茹二升，人参一两，甘草五两，生姜半斤，大枣三十枚。上六味，以水一斗，煮取三升，温服一升，日三服。

【提要】论胃中虚热性哕逆的证治。

【简释】本方证以"哕"为主症，还可见食少，口干，虚乏等症状，其舌红少苔，脉细无力或偏数。尤在泾："胃虚而热乘之，则作哕逆。橘皮、生姜和胃散逆，竹茹除热止呕哕，人参、甘草、大枣益虚安中也。"(《心典》)

按："哕"自明代之后统称"呃逆"，俗称"打嗝"。西医学认为是由于"膈肌痉挛"所致。《素问·宣明五气篇》说："胃为气逆为哕。"故其主要病位在胃。临床表现以喉间气逆上冲而作声为特点（或频频相连，或时断时续）。其辨证论治要分清寒热虚实，第22条所述为胃寒气逆，治宜温胃散寒，降逆止哕；第23条所述为虚热气逆，治宜补虚清热，降逆止哕；前第7条所述为腑实为患，以通利为要。

【方歌】

哕逆橘皮竹茹汤，人参甘草枣生姜，
寒热虚实应分辨，病深声哕不治象。

【验案精选】

呃逆　冯某某，女，48岁。1986年10月5日初诊。外感后低热不退3个多月，食少乏味，大便数日一行，神疲，虚乏，少寐，动则微喘，口干欲得凉润。一日因食凉物而致呃逆不止。曾用丁香柿蒂汤治疗，效果不佳。查脉细略数，舌红少苔。四诊合参，胃阴不足为本，食凉只是诱因，寒热相激，升降相悖，故发呃逆。用橘皮竹茹汤治之，处方：鲜橘皮90g，竹茹12g，太子参15g，生甘草15g，生姜24g，大枣15枚。3剂，日1剂，水煎2遍合汁约400ml，从早至晚分4~5次温服之。复诊：服药3剂不仅呃逆止，食欲亦增，守方服5剂。5日后三诊：低热渐趋正常，体温由午后37.8℃左右降至37℃以下，其他症状均好转。(吕志杰验案)

【大论心悟】

哕病非药物疗法及其判断危症预后的意义

关于哕病的治疗，《灵枢·杂病》篇记载了非药物疗法，指出："哕，以草刺鼻，嚏，嚏而已；无息而疾迎引之，立已；大惊之，亦可已。"即取嚏以通肺气，气达则哕止，或采取闭气及惊吓疗法。上述非药物疗法简便易行，呃逆病轻者，确有效果。

哕之一症对危重疾病的预后判断很有意义。《素问·宝命全形论》曰："病深者，其声哕。"《济生拔萃》更具体指出："大抵老人、虚人、久病人及妇人产后有此证者，皆是病深之候，非佳兆也。"《医碥》并说："病重得此，多为气脱。"笔者临证中曾遇一"心肌病"患者，男性，52岁。曾3次住院，逐年加重。最后一次住院出现呃逆时断时续，呃声低微，用大补元气、温阳止呃方药，延续20余日而病故。

附：现代名医秦伯未先生治呃逆案

《秦伯未医文集》"忆秦老——代序"中，有一案例，为某中央领导人，因患呃逆不止，前医投大剂量木瓜等药，意在抑制膈肌痉挛，不仅无效，且见反酸。秦老会诊时分析道："呃逆可能是西医所说的膈肌痉挛所致，但中医治疗时，除专病、专方、专药外，更要辨证论治，此例患者高龄，病久，舌红少苔，脉细弱，属气阴两虚，当大补气阴。详问病因，乃怒后引起，气之逆也，当用理气降气药，然气药众多，从何选也？察呃逆频作，其声低微，应属肾不纳气，当选用补肾纳气之品。"故仅以西洋参、海沉香二味，一剂平，二剂愈。周恩来总理在看望该同志时，闻之大喜，称赞道："中医真了不起。"

【原文】夫六腑气绝[1]于外者，手足寒，上气，脚缩；五脏气绝[1]于内者，利不禁，下甚者，手足不仁。(24)

【注脚】

〔1〕气绝：指脏腑之气虚衰。

【提要】承前启后，总论呕吐、哕、下利病的病机和预后。

【简释】人体以脏腑为本，五脏六腑各司其职，六腑属阳，阳主卫外，其气行于表；五脏属阴，阴主内守，其气行于里。所谓"六腑气绝于外"，"五脏气绝于内"，是指脏腑之气衰竭，外不足以行于表，内不能固守封藏的病机而言。六腑以胃为本，诸腑皆受气于胃，故六腑之气虚衰主要是胃气虚衰；五脏以肾为先天之本，脾为后天之本，诸脏之气发源于肾，并受后天脾气的充养，故五脏之气不充，主要是脾肾气衰。若胃气虚衰，则诸腑之气不达于表，故手足寒冷；胃失和降，故吐、哕逆；上焦不能受气于中焦，宗气亦随之虚弱，故上气喘促；筋脉失于阳气的温煦，故蜷卧脚缩。若脾肾气衰，肾气不能固藏而下利，初期以脾病为主，脾虚失运，清气下陷，故泄泻；久必及肾，肾阳虚衰，故下利尤甚；阴液随利而下泄，以致四肢筋脉失其濡养，故手足麻木不仁。

按：本条列于本篇呕、哕与下利原文中间，承上启下，旨在阐明呕吐、哕、下利病变的一般规律。从总的病机来说，呕吐、哕、下利初病在脾胃，终必及肾，是其病变的基本规律。因此，治疗呕吐、哕病的初期以治胃为主，而病至后期，病性属虚的，则要重视脾肾。

【原文】 下利脉沉弦者，下重；脉大者，为未止；脉微弱数者，为欲自止，虽发热，不死。（25）

按：本条与《伤寒论》第365条同，惟“下重”后365条有“也”字。

【提要】 从脉象上判断下利病情及预后。

【简释】 尤在泾：“沉为里、为下，沉中见弦，为少阳之气滞于下而不得越，故下重；大为邪盛，又，大则病进，故为未止。徐氏曰：微弱者，正衰邪亦衰也。数为阳脉，于微弱中见之，则为阳气将复，故知利欲自止，虽有身热，势必自已，不得比于下利、热不止者死之例也。”（《心典》）

【原文】 下利，手足厥冷，无脉者，灸之不温，若脉不还，反微喘者，死。少阴负趺阳者，为顺也。（26）

按：本条与《伤寒论》362条同。

【提要】 论下利危候。

【简释】 尤在泾：“下利，厥冷，无脉，阴亡而阳亦绝矣。灸之所以引既绝之阳，乃厥不回，脉不还，而反微喘，残阳上奔，大气下脱，故死。下利为土负水胜之病，少阴负趺阳者，水负而土胜也，故曰‘顺’。”（《心典》）

【原文】 下利，有微热而渴，脉弱者，今自愈。（27）

按：本条与《伤寒论》第360条同。

【提要】 论虚寒下利病情向愈的脉证。

【简释】 尤在泾：“微热而渴者，胃阳复也；脉弱者，邪气衰也；正复邪衰，故令自愈。”（《心典》）

【原文】 下利，脉数，有微热，汗出，今自愈；设脉紧，为未解。（28）

按：本条与《伤寒论》361条同，惟361条“设脉紧”之“脉”作“复”。据成注应作“设脉复紧”。

【提要】 论虚寒下利向愈与未解的脉证。

【简释】 尤在泾：“脉数，亦阳复也；微热，汗出者，气方振而势外达，亦为欲愈之候。设脉紧则邪尚盛，必能与正相争，故为未解。”（《心典》）

【原文】 下利，脉数而渴者，今自愈；设不瘥，必圊脓血，以有热故也。（29）

按：本条与《伤寒论》第367条同，惟367条“圊”作“清”。

【提要】 承上二条论虚寒下利而阳复太过的病机。

【简释】 尤在泾：“脉数而渴，阳气已复，亦下利有微热而渴之意。然脉不弱而数，则阳之复者已过；阴寒虽解而热气转增，将更伤阴而圊脓血也。”（《心典》）

【原文】 下利，脉反弦，发热，身汗者，自（按：徐注本、尤注本、魏注本并无“自”字）愈。（30）

【提要】 论虚寒下利自愈的证候。

【简释】 虚寒下利，其脉沉弦，甚则脉微欲绝。经积极救治，阳气渐复，发热汗出者，为将愈的征象。尤在泾：“弦脉阴阳两属，若与发热，身汗并见，则弦亦阳也，与脉数，有微热，汗出正同，故愈。”（《心典》）

按：以上六条（第25~30条）所论述的下利病，多为虚寒证候，故手足厥冷，甚至无脉。在本病过程中，以阳气恢复为病情好转的关键，故以口渴，脉数，微热，汗出为正气胜邪之征。虚寒下利，脉象微弱，是正衰邪亦微之候，故知病将愈。反之，如脉大则为邪盛，故知病未解；脉紧与弦皆为寒象，如汗出后脉仍紧或弦，亦可知病邪未解。总之，对下利病预后的观察，主要是根据邪正消长所反应的病机来判断，正衰邪胜则病进，正胜邪衰则病愈。邪正消长的情况，首先体现于脉象，故从脉象上可以窥测病机，但必须脉证合参，否则未可遽下结论。上面说过，阳气恢复是病情好转的关键问题，但也有阴寒虽解，因阳复太过，内热转增，热伤阴分而发生下利脓血者，如第29条即属此证候。

尤在泾综合分析以上六条说："上数条，皆是伤寒邪气入里之候。故或热，或渴，或汗出，或脉数，阳气既复，邪气得达则愈。若杂病湿热下利之证，则发热，口渴，脉数，均非美证。《内经》云：'下利，身热者死。'仲景云：'下利，手足不逆冷，反发热者，不死。'盖《内经》所言者，杂病湿热下利之证；仲景所言者，伤寒阴邪内入之证，二者不可不分也。"（《心典》）

【原文】 下利气者，当利其小便。（31）

【提要】 论下利而湿气偏胜的治法。

【简释】 下利气，即大便溏泄而便下不爽，同时伴有矢气频作。多是由于湿气偏胜，气滞于大肠所致。法当利其小便，以分利肠中之湿邪，利小便即能实大便，此喻嘉言所谓"急开支河"之法。若"久利则为气陷于大肠而不上举，又当于升补中兼利小便也"。（《医宗金鉴》卷二十二）

【原文】 下利，寸脉反浮数，尺中自涩者，必圊脓血。（32）

按： 本条与《伤寒论》第363条同，惟第363条"圊"作"清"。

【提要】 从脉象论述热利脓血的病机。

【简释】 尤在泾："寸浮数者，阳邪强也；尺中涩者，阴气弱也。以强阳而加弱阴，必圊脓血。"（《心典》）

【原文】 下利清谷，不可攻其表，汗出必胀满。（33）

按： 本条与《伤寒论》第364条同，惟第364条"攻其表"作"攻表"。

【提要】 论虚寒下利的治禁。

【简释】 尤在泾："清与圊同，即完谷也，是为里虚气寒，乃不温养中土，而反攻令汗出，则阳气重虚，阳虚者气不化，故胀满。"（《心典》）

【原文】 下利，脉沉而迟，其人面少赤，身有微热，下利清谷者，必郁冒，汗出而解，病人必微热。所以然者，其面戴阳，下虚故也。（34）

按： 本条与《伤寒论》第366条同，惟第366条"必微热"作"必微厥"。

【提要】 论虚寒下利而虚阳浮越的病机。

【简释】 尤在泾："喻氏曰：下利，脉沉迟而面少赤、身微热者，阴盛而格阳在上、在外也。若其人阳尚有根，其格出者终必复返。阳返而阴未肯降，必郁冒少顷，然后阳胜而阴出为汗，阴出为汗，阴邪乃解，自不下利矣。阳入阴出，敢有龙战于野，其血玄黄之象，病人能无微厥乎？"（《心典》）

【原文】 下利后脉绝，手足厥冷，晬时脉还，手足温者生，脉不还者死。（35）

按： 本条与《伤寒论》第368条同。

【提要】 论虚寒下利而阳微欲绝的转归。

【简释】 尤在泾："下利后脉绝，手足厥冷者，阴先竭而阳后脱也。是必俟其晬时，经气一周，其脉当还，其手足当温；设脉不还，其手足亦必不温，则死之事也。"（《心典》）

【原文】 下利腹胀满，身体疼痛者，先温其里，乃攻其表。温里，宜四逆汤；攻表，宜桂枝汤。（36）

四逆汤方：方见上。

桂枝汤方：桂枝三两（去皮），芍药三两，甘草二两（炙），生姜三两（按：《伤寒论》"两"后有"切"字），大枣十二枚（按：《伤寒论》"枚"后有"擘"字）。上五味，㕮咀，以水七升，微火煮取三升，去滓，适寒温，服一升。服已须臾，啜稀粥一升，以助药力，温覆令一时许，遍身漐漐微似有汗者益佳，不可令如水淋漓。若一服汗出病瘥，停后服。

按： 本条与《伤寒论·厥阴病》篇第372条相同；与《伤寒论·太阳病》篇第91条相类。《伤寒论》第12条桂枝汤方后煮服法与此条文字出入较多，以《伤寒论》为详为善。

【提要】 论虚寒下利兼有表证的证治。

【简释】 尤在泾："下利腹胀满，里有寒也；身体疼痛，表有邪也。然必先温其里而后攻其表，所以然者，里气不充，则外攻无力；阳气外泄，则里寒转增，自然之势也。而四逆用生附，则寓发散于温补之中；桂枝有甘、芍，则兼固里于散邪之内，仲景用法之精如此。"（《心典》）

【原文】 下利三部脉皆平（按：《翼方》卷十"平"作"浮"字。《千金》卷十五第七细注："一作浮。"），按之心下坚者，急下之，宜大承气汤。（37）

下利脉迟而滑者，实也，利未欲止（按：《千金》作“利为未止”），急下之，宜大承气汤。（38）

下利脉反滑者，当有所去，下乃愈，宜大承气汤。（39）

下利已瘥，至其年月日时复发者，以病不尽故也，当下之，宜大承气汤。（40）

大承气汤方：见痉病中。

下利谵语者，有燥屎也，小承气汤主之。（41）

小承气汤方：大黄四两，厚朴二两（炙），枳实大者三枚（炙）。上三味，以水四升，煮取一升二合，去滓，分温二服，得利则止。

按：第41条于《伤寒论》第374条作“宜小承气汤”，前9字同。

【提要】以上五条论述实热下利的证治。

【简释】尤在泾：“下利有里虚脏脱者，亦有里实腑闭者，昔人所谓利者不利是也。按之心下坚，其证的矣，脉虽不实大，而亦未见微弱，自宜急下，使实去则利止，通因通用之法也。

脉迟为寒，然与滑俱见，则不为寒而反为实，以中实有物，能阻其脉行之机也。夫利因实而致者，实不去则利不已，故宜急下。

病已瘥而至其时复发者，陈积在脾也。脾主信，故按期复发，是当下之，令陈积去，则病本拔而愈。

谵语者，胃实之征，为有燥屎也，与心下坚，脉滑者大同。然前用大承气者，以因实而致利，去之惟恐不速也；此用小承气者，以病成而适实，攻之恐伤及其正也。”（《心典》）

按：下利而闻之“谵语”；“按之心下坚”；脉之“滑”或“迟”有力；望之舌苔黄燥等，实证无疑矣。故用承气汤攻下，此乃“通因通用”法，即《内经》所云“实者泻之”之意。倘若邪实而正气已虚，则又当采用攻补兼施法为宜。

【验案精选】

1. 痢疾　新中国成立前治一李姓患者，年35岁，以卖布为生。夏日天热，走街串巷，不停地叫卖，而辛苦非常。一日病下痢，腹痛而肛门似烙，而又下重难通。其母乃以“十滴水”与服。服后当时腹痛似有减轻，下痢已控制不发，乃认为病愈。至第四天而腹痛又发，较前为重，下痢皆为红白黏液，腹中窘急而又有排泄不尽之感。切其脉沉而有力，视其舌苔黄而厚，以手压其腹则叫痛。辨证：为胃肠积热，又误用“十滴水”热性药物，反使邪热凝结不开，以致腐化气血，为红白之痢。腑气凝聚，秽物不出，故腹痛为甚。治应通因通用，以荡涤肠间滞结为法。处方：大黄10g，元明粉10g（后下），枳实6g，厚朴6g，滑石10g，青黛3g，甘草3g。服1剂，大便泻下数次，为黏秽粪便。从此腹痛不发，神疲思睡而下痢因愈。（《伤寒论十四讲》第89页）

2. 休息痢　首饰店胡某，其妻近三四年来，每至霜降节，必发生痢疾，甚以为苦。审视腹痛里急，赤白杂下，日夜20余行，舌色鲜红苔白而薄，身微恶寒，脉浮紧。自云先日食面受凉，遂尔疾作，已两日矣，尚未服药。即与平胃散加羌活、防风、神曲、麦芽等味，以剪除新邪。2剂，外恙已，继用大承气汤两剂，服后腹痛甚，下黑污臭粪便极多，症减七八，恐其久蓄之积，根株未尽，复进大柴胡两剂，各恙皆平，乃以柴芍六君调理而愈。次年霜降时，疾不复作。仲景尝云：下利已瘥，至其年月日时复发者，以未尽故也，不诚然哉？（《遁园医案》）

3. 宿食病

（1）陈姓少年住无锡路矮屋，年十六，幼龄丧父，惟母是依，终岁勤劳，尚难一饱。适值新年，贩卖花爆，冀博微利。饮食失时，饥餐冷饭，更受风寒，遂病腹痛拒按，时时下利，色纯黑，身不热，脉滑大而口渴。家清寒，无力延医。经十余日，始来求诊。察其症状，知为积滞下利，遂疏大承气汤方，怜其贫也，并去厚朴。计大黄四钱，枳实四钱，芒硝三钱。书竟，谓其母曰：倘服后暴下更甚于前，厥疾可瘳。其母异曰：不止其利，反速其利，何也？余曰：服后自知。果一剂后，大下三次，均黑粪，干湿相杂，利止而愈。此《金匮》所谓宿食下利，当有所去，下之乃愈，宜大承气汤之例也。（《经方实验录》第36页）

（2）陈小明，男，12岁。端阳节吃凉粽子多枚，翌日胃疼腹胀，啼哭不止。其父在药店购买“一粒丹”成药，服之不应，且疼痛转甚，乃余诊治。切其脉沉滑有力，视其舌则黄白而腻。解衣观其腹膨胀如合瓦，以手按之叫哭不已。问其大便，知已三日未行。辨证：食填太仓，胃肠阻滞，气机不利所致。处方：大黄9g，厚朴9g，枳实9g，藿香梗6g，生姜6g。服药后不到2小时，则腹中气动有声，旋而作泄，味甚酸臭，连下两次，则腹痛止而思睡矣。转方用保和丸方加减而愈。（《伤寒论十四讲》第90页）

按： 大承气汤与小承气汤治疗其他疾病［验案精选］等项内容见《伤寒论》第208条。

【原文】 下利，便脓血者，桃花汤主之。（42）

桃花汤方：赤石脂一斤（一半剉，一半筛末），干姜一两，粳米一升。上三味，以水七升，煮米令熟，去滓，温服七合，内赤石脂末方寸匕，日三服；若一服愈，余勿服。

按： 本条与《伤寒论》第306条同，惟“下利”前有“少阴病”三字。

【提要】 论虚寒下利便脓血的证治。

【简释】 尤在泾：“此治湿寒内淫，脏气不固，脓血不止者之法。赤石脂理血固脱，干姜温胃驱寒，粳米安中益气。崔氏去粳米加黄连、当归，用治热利，乃桃花汤之变法也。”（《心典》）

按： 桃花汤［验案精选］等项内容见《伤寒论》第306条。

【原文】 热利，下重者，白头翁汤主之。（43）

白头翁汤方：白头翁二两，黄连、黄柏、秦皮各三两。上四味，以水七升，煮取二升，去滓，温服一升；不愈，更服。

按： 本条与《伤寒论》第371条同，惟“更服”下有“一升”二字。

【提要】 论湿热利的证治。

【简释】 尤在泾：“此治湿热下注，及伤寒热邪入里作利者之法。白头翁汤苦以除湿，寒以胜热也。”（《心典》）

按： ［验案精选］等项内容见《伤寒论》第371条。

【原文】 下利后，更烦，按之心下濡者，为虚烦也，栀子豉汤主之。（44）

栀子豉汤方：栀子十四枚，香豉四合（绵裹）。上二味，以水四升，先煮栀子，得二升半，内豉，煮取一升半，去滓，分二服，温进一服，得吐则止。

按： 本条与《伤寒论》第375条同，惟彼曰“宜栀子豉汤”。

【提要】 论下利后虚烦的证治。

【简释】 尤在泾：“下利后更烦者，热邪不从下减而复上动也；按之心下濡，则中无阻滞可知，故曰虚烦。香豉、栀子，能撤热而除烦，得吐则热从上出而愈，因其高而越之之意也。”（《心典》）

按： ［验案精选］等项内容见《伤寒论》第76条。

【原文】 下利清谷，里寒外热，汗出而厥者，通脉四逆汤主之。（45）

通脉四逆汤方：附子大者一枚（生用），干姜三两（强人可四两），甘草二两（炙）。上三味，以水三升，煮取一升二合，去滓，分温再服。

按： 本条与《伤寒论》第370条同。

【提要】 论虚寒下利，阴盛格阳的证治。

【简释】 “下利清谷，里寒外热”，即阴盛于内，格阳于外的真寒假热证。如此证候在上表现如第34条所述的“其人面少赤”；在下则为下利清谷；在外由于阳气浮散则“外热”（肌肤虽热，但久按不热），阳气不能温煦四肢则“厥”（厥冷至肘达膝），阳气不固，阴液外泄则“汗出”（冷汗不止，如珠如油）。此外，脉必微细欲绝或浮大无根，舌质淡胖或淡紫。急用通脉四逆汤回阳救逆。

按： ［验案精选］等项内容见《伤寒论》第370条。

【原文】 下利肺痛，紫参汤主之。（46）

紫参汤方：紫参半斤，甘草三两。上二味，以水五升，先煮紫参，取二升，内甘草，煮取一升半，分温三服。疑非仲景方。

按： 唐宗海谓：“‘肺痛’二字，不见他处，《内经》亦无此文，其证不明，当阙疑。”古今注家的见解归纳有四：一是不知肺痛为何证而存疑；二是认为确系肺痛；三是认为肺痛即胸痛；四是认为肺痛为腹痛之误。究竟哪种说法为是，有待进一步考证。《本经》：“紫参味苦，寒，无毒。治心腹积聚，寒热邪气，通九窍，利大小便。”紫参为何物，笔者尚无考证结果。

【原文】 气利，诃梨勒散主之。（47）

诃梨勒散方：诃梨勒十枚（煨）。上一味，为散，粥饮和，顿服。原注：疑非仲景方。

【提要】 论气虚久利的治疗。

【简释】 气利，即矢气时大便随之而出，是气虚不固所致。治以诃梨勒散，方中诃子收敛固脱，粥饮和服安中补虚。

按：诃梨勒之“煨”法，《证类本草》卷十四“诃梨勒”条《本草图经》引张仲景作“以诃梨勒面裹塘灰火中煨之，令面黄熟”。“为散”，《证类本草》中《图经》引张仲景作“去核，细研为末”。

【方证鉴别】

“下利气”与“气利”证治 本条与前第31条相较：前者是下利水泻而兼矢气，为湿滞大肠，法当利其小便以实大便，可用五苓散；本条是久病泄泻而气虚不固，为矢气时大便随之而出，法当涩肠固脱以止利，治用诃梨勒散，或并用补中益气方法以举陷。

【验案精选】

1. 泄泻

（1）久利而气虚下陷 气利用止涩之诃梨勒散者，实因久利而气虚下陷，意与近人晨泄用四神丸略同。予昔寓白克路，治乡人陶姓曾用之，所用为诃子散，取其味涩能止，彼以药末味涩，不能下咽，和入粥中强吞之，日进一服，三日而止……诃梨勒今名诃子，味涩而苦，煨不透则研不细，入咽梗塞。（《金匮发微》第175页）

按：四神丸治脾肾阳虚之五更泄，为温补剂；诃梨勒散治气虚下陷之气利，为固涩剂。若下利由中气虚所致者，以补中益气汤送服诃梨勒散，则疗效更著。

（2）小儿久泻 一小儿，腹泻月余不止，遍服中西药无效。观其面白、指纹淡，为书炮姜9g为末，红糖适量炒黑，二味调和，分六包服用，药尽泄止。又一小儿腹泻日久，肛门周围常有粪水，擦之不尽，嘱用前法不效。遂改用诃子八枚煨，剥去核研面，和入米粥中调服，三日而止。（乔登元，等.《山西中医》1992，3:33）

按：炮姜所治，为脾阳虚之泄泻；诃梨勒散所治，为肠滑气利之泄泻。

（3）米粥治久泻 师某某，男，35岁。病者泄泻1年余，延请中西医治疗无效。症见：面黄体瘦，目无神采，纳呆，腹胀肠鸣，进食更甚，逐渐日泻无度，完谷不化，舌红少津，脉沉细数。余曾先后投参苓白术、附子理中、痛泻要方、四神丸及乌梅丸等均未中病。嘱其停服药物，少食多餐，饮食调理以观后效。患者自购新鲜小米，每日早晚进食清稀米粥，午食小米干饭。病见日益好转，半月竟获痊愈，迄今未曾复发。考米粥一味，《纲目拾遗》谓：“味甘性平，滋阴长力，肥五脏百窍，利小便通淋。”总为《素问·脏气法时论》所谓“五谷为养”之旨。（赵风金，等.《山东中医学院学报》1981，2:59）

按：目前，现代医学用含淀粉类谷物代替药物治疗腹泻的报道日渐增多。世界卫生组织推荐：“米汤对治疗腹泻的作用比葡萄糖电解质溶液好。”谷类淀粉经过焙炒，即转变成糊精，具有独特的香味，既好吃又好闻，容易被病人接受。仲景制方，善用谷类，或健脾，或止泻，或起到“媒介”作用。其科学价值，值得深入研究。（申好真.《浙江中医杂志》1987，9:422）

2. 痢疾 杨某，男，38岁。1957年秋，患痢疾已3天。小腹疼痛，里急后重，频欲登厕，每次多排出少量粉冻样肠垢，纯白无血，有时则虚坐努责，便之不出，自觉肛门有物嵌顿重坠，昼夜不已。前医曾予芍药汤加减，1剂后病情加剧。邀诊：舌苔白滑，脉沉带紧。询之知发病前后未见寒热现象，似属气利。乃试用《金匮要略》诃梨勒散：诃子10枚，煨剥去核，研末，用米粥汤1次送服。约隔1小时许，当肛门窘迫难忍之时，经用力努挣，大便迅即直射外出，从此肛门如去重负，顿觉舒适，后服调理脾胃之方而康复。（杨文辉，等.《浙江中医学院学报》1980，4:29）

按：据实验研究，诃子对痢疾杆菌有较强的抑制作用，因其富含鞣质，对痢疾形成的黏膜溃疡有收敛作用，诃子还有缓解平滑肌痉挛作用。上述研究，对认识诃子功效开辟了新的思路。

3. 脱肛 包某某，男，63岁。患脱肛病已20年之久，每当大便时，肛门直肠便脱出二寸来长，经常便血，疼痛难忍，大便后必须用手绢或手纸托着直肠慢慢送回去，非常痛苦，多方求治，未获效。嘱取诃子60g，火煨，研末，每服3g，日服2次，饭后开水冲服。7日后，脱肛完全收回，大便时无血无疼痛，功能恢复正常。6个月后，复发，又用药10天而治愈。现在已保持5年未复发。（鄂嫩吉雅泰.《新中医》1977，5:41）

按：本案即仲景方法之变通应用。脱肛乃魄门弛缓不收。魄门乃肺与大肠所主。诃子善于敛肺涩肠，故可收到固脱收肛之功效。

【临证指要】 诃梨勒散体现了方剂学十剂（宣剂、通剂、补剂、泄剂、轻剂、重剂、滑剂、涩剂、燥剂、湿剂）之一的“涩剂”，为标（涩以固脱）本（“粥饮和”甘以补虚）兼治之法。主治气虚久利等。

〔附方〕

《千金翼》小承气汤：治大便不通，哕数谵语。方见上。

按：大便不通而引起哕与谵语，其病机与前第7条相同，是由于阳明热实，腑气不通，浊气上逆所致。治以小承气汤，通腑泄热，浊气下行，则哕与谵语均可自止。

《外台》黄芩汤：治干呕下利。

黄芩、人参、干姜各三两，桂枝一两，大枣十二枚，半夏半升。上六味，以水七升，煮取三升，温分三服。

按：《外台》黄芩汤，即《伤寒论》黄连汤以黄芩易黄连而去甘草，为泻心汤的变法。主治干呕下利，当属寒热互结于中，影响及于上下，且中焦虚寒。

小　结

本篇论述呕吐哕下利病脉证并治。呕吐与下利是消化系统常见的疾病。

本篇所论呕吐，其病因病机可分为实热、虚热、虚寒、寒热错杂、水饮停蓄等五种。其治疗方法，有化饮以止呕者，如半夏、生姜等所组成的方剂；有祛邪以止呕者，如小柴胡汤、大黄甘草汤、茯苓泽泻汤之类；有温润以止呕者，如大半夏汤；有温脾肾以止呕者，如四逆汤；有暖肝温胃以止呕者，如吴茱萸汤；亦有不可见呕而止呕者，如"呕家有痈脓，不可止呕"之例。此皆"治病必求于本"之旨。

本篇所论哕，后世称为呃逆，临证应分辨寒、热、虚、实以治之，若胃寒宜橘皮汤；虚热宜橘皮竹茹汤；邪实所致者，宜通大便，或利小便，下窍通则上逆止。此外，病深呃逆，为预后不良之兆。

本篇所论下利，包括泄泻、痢疾两病。从病机上可概括为虚寒和实热两种证候。如表里皆寒而泄泻者，治宜先里后表，温里宜四逆汤，攻表宜桂枝汤；阳衰阴盛的寒泻，宜通脉四逆汤；热结旁流的泄泻，宜大、小承气汤；虚寒滑脱，宜桃花汤；热利下重，宜白头翁汤；泻后余热不尽的虚烦，宜栀子豉汤。此外，下利气因湿滞大肠者，当利其小便，可用五苓散；气利因气虚不固者，以诃梨勒散收敛止泻。

总之，呕吐、哕、下利之属于实证、热证者，多与胃肠有关；属于虚证、寒证者，多与脾肾有关。所用方剂如桂枝汤、小柴胡汤、四逆汤、大承气汤等，为汗、和、温、下诸法的代表方，篇中还有许多方剂非常实用，如吴茱萸汤、半夏泻心汤、白头翁汤等。

疮痈肠痈浸淫病脉证并治第十八

本篇所论述的疾病均属外科范畴，所以合为一篇。其中“疮”指金疮，即刀斧所伤；“痈”指痈肿，为体表痈疡之一；“肠痈”为内痈的一种；“浸淫疮”是一种皮肤病。

全篇只有8条，其中第1、2条论痈肿的诊断；第3、4条论肠痈的证治；第5、6条论金疮证治，第7、8条论浸淫疮的证治。

【原文】 诸浮数脉，应当发热，而反洒淅恶寒[1]，若有痛处，当发其痈（按：《千金》卷二十二“发其”作“结为”）。（1）

【注脚】

〔1〕洒（xiǎn显）淅恶寒：即“振寒”之貌，乃热毒内郁，正邪相争之症，始为振寒，继则发热。《素问·调经论》王冰注：“洒淅，寒貌也。”李彣说：“洒淅恶寒者，是火伏于内，不克外泄，乃热极似水之象。”

【提要】 论痈肿初起的脉证。

【简释】 凡浮数脉象，一般应有发热之症，患者反洒淅恶寒，且伴身体某处疼痛，此为邪热内郁，正邪交争之象，即可判断将发痈肿。

按： 此条简要论述了痈肿的诊断方法，意在告诫医者，诊病必须四诊合参，不然的话，只凭“脉浮数”，如何分辨是外感病邪，还是痈肿内发呢？而“若有痛处”才是辨证的关键。

【原文】 师曰：诸痈肿，欲知有脓无脓，以手掩肿上，热者为有脓，不热者为无脓。（2）

【提要】 论痈肿有脓无脓的触诊方法。

【简释】 凡诊痈肿，欲知其有脓或无脓，可用手触按于痈肿上，若有热感，即为有脓的征象；反之，即为无脓。《灵枢·痈疽》篇说：“热盛则肉腐，肉腐则为脓。”尤在泾：“痈肿之候，脓不成则毒不化，而毒不聚则脓必不成。故以手掩其肿上，热者毒已聚，则有脓；不热者毒不聚，则无脓也。”（《心典》）

按： 以上二条对痈脓的诊法，仅仅是原则性提示，后世医家在本条的基础上，又有许多补充和发展，如陈实功《外科正宗》；齐德之《外科精义》；王肯堂《疡医准绳》等外科专著，除了验其“痛处”热与不热之外，还从痈肿的软硬、陷起、疼痛、颜色等方面进行诊察，均须参考。

痈肿一般分痈和疽两类：大抵焮肿色赤，痛剧热甚，其皮薄亮，其脓易化，疮口易敛者，痈；平塌白陷，坚硬木痛，皮色不变，按之不热，化脓收口迟缓者，疽。痈属阳证，多为风火热毒所致；疽属阴证，多因寒湿凝滞而成。本篇所论，为阳证痈肿，至于阴疽的诊法以及痈肿的治疗，需要参考后世方书。

【原文】 肠痈之为病，其身甲错[1]，腹皮急[2]，按之濡，如肿状[3]，腹无积聚，身无热，脉数，此为肠内有痈脓，薏苡附子败酱散主之。（3）

薏苡附子败酱散方：薏苡仁十分，附子二分，败酱五分。上三味，杵为末，取方寸匕，以水二升，煎减半，顿服，小便当下[4]。

【注脚】

〔1〕其身甲错：指周身皮肤粗糙如鳞甲状。此种表现可见于慢性肠痈（急性发作）等久病患者。若素体健康，突发肠痈成脓，则不会有如此表现。

〔2〕腹皮急：指腹皮紧张。“急”有“紧”义。尤怡曰：“气虽外鼓，而病不在皮间也。”

〔3〕按之濡，如肿状：“濡”者，软也。因“肠内有痈脓”，故按之濡软如体表痈肿化脓之状。此与“积聚”坚硬者不同，故曰“腹无积聚”，以示鉴别。

〔4〕小便当下：服该方后可使脓毒瘀浊从大便排出，则肠痈可愈。此云“小便当下”，恐有错简。

【提要】 论肠痈脓已成的证治。

【简释】 急性肠痈没有及时根治，可转成慢性。慢性肠痈急性发作，可发展成热毒结聚，肉腐化脓证候。其腹部表现为按之腹皮紧张拘急如肿状，脓肿濡软，此与腹内“积聚”坚硬者不同。由于热毒聚于局部而影响血分，故脉数而全身发热不明显。至于“其身甲错”，则为营血内耗，不能营养肌肤所致。治用薏苡附子败酱散，方中薏苡仁、败酱皆甘而微寒，重用之清热解毒排脓；少用附子为佐药，尤在泾说：“假其辛热，以行郁滞之气尔。”（《心典》）当然，久病阳气虚衰者，可适当加大附子用量，全在临证时变通用之。

【大论心悟】

肠痈（阑尾脓肿）证治

孙氏治疗阑尾脓肿数十例，1周内多数取得较好疗效。阑尾脓肿是因阑尾炎未能及时治疗，于阑尾周围形成脓肿。其见症轻重不等，或高热稽留不退，或无热。右下腹肿块碗大、掌大、蛋大、指条状不等。剧痛则足不可伸，或阵痛、隐痛以及起坐痛甚。大多压痛明显，拒按为多。便结者多，腹泻者少。恶心者多，呕吐者少。腹肌紧张或不紧张，一般食欲不振，精神疲惫，白细胞增高者居多。舌苔秽浊厚腻或黄腻，脉多洪数或弦数。其治疗原则以活血散瘀，排脓消肿为主。遣方用药以自拟“败酱薏苡红藤汤”随证加减。①主方：红藤，紫花地丁草，败酱草，苡仁，冬瓜子，地榆，制乳没，蒲公英。②加减法：气滞加香附、陈皮；血郁加玄胡索索、粉丹皮、当归；发热加连翘、大贝、僵蚕；便闭加大黄，或用熟大黄。③适应证：腹痛剧烈，右下腹可触及肿块，用抗生素难以控制，纳呆便结，舌苔秽垢厚腻，脉洪数或弦紧者。④体会：肠痈治疗原则，未成脓时，急下以通壅结；若已成脓，活血行瘀，排脓消肿为当务之急。痈已溃破，必须排脓托毒，调理气血。阑尾脓肿如局限，波及面不大，表现阳明实热者，尚可议攻。脓肿大而波及面广者，不可攻之。攻下药每用大黄，不用芒硝，患者每泻出黑粪或血样脓冻，而收到下瘀热之效。正气不足者，即用熟大黄，亦可通便。（孙公望.《江苏中医》1965，5:20）

癥病（卵巢囊肿）证治

李氏以薏苡附子败酱散治疗卵巢囊肿11例取得良效。全部病例经妇产科检查和B超检查确诊，均为单侧良性囊肿，大者5cm×8cm，小者2cm×4cm，用西药治疗后效果不显而改服中药。①治疗方法：生苡仁30~60g，熟附片5~10g，败酱草15~30g。适当加味。上药水煎2~3遍合在一起，分日3次温服。药渣加青葱、食盐各30g，加白酒炒热，乘热布包，外熨患处，上加热水袋，使药气透入腹内。每次半小时至1小时，每日2次。②结果：11例经治疗后囊肿全部消失，消失时间最短者23天，最长者65天，平均44天。随访半年，均无复发。③体会：薏苡附子败酱散于《金匮》主治肠痈脓已成之证，取其清热排脓，化瘀消肿，功效颇著。用本方治疗卵巢囊肿，亦可收到清热利湿，散结消癥的良好效果。方中重用薏苡、败酱，苦寒淡渗以清热利湿，活血化瘀；佐以小量附子之大辛大热，走而不守，通行经络，假其辛热以行郁滞之气，并加强苡仁、败酱之力。附子在方中仅属佐使，但其功用不可轻视。（李兰舫.《浙江中医杂志》1987，12:538）

【验案精选】

1. 急性肠痈（急性化脓性阑尾炎） 张某某，男，23岁。腹痛1天，发热呕吐，继则腹痛转入右下腹，经西医诊断为“急性化脓性阑尾炎”。先后用抗生素等药治疗，疼痛持续不解，且发热呕吐。患者不愿手术而求治于中医。症见面色青黄，神色困惫，右少腹持续疼痛，阵发性加剧，有明显压痛，反跳痛及肌紧张，包块如掌大，畏寒发热，剧痛时四肢冰冷，苔黄，脉滑数。体温38.7℃，血中白细胞20×10^9/L。处方：薏米90g，炮附子30g（先煎），败酱草30g。嘱其浓煎顿服。4剂后疼痛大减，呕吐止，体温正常，白细胞下降。继服上方6剂，白细胞总数10×10^9/L，右下腹包块不消。再服上方20余剂，包块消失而愈。（周连三.《上海中医药杂志》1982，5:5）

2. 慢性肠痈（慢性阑尾炎） 胡某某，女，60岁。患“慢性阑尾炎”五六年，右少腹疼痛，每遇饮食不当，或受寒、劳累即加重，反复发作，缠绵不愈。经运用青、链霉素等消炎治疗，效果不佳。建议手术治疗，然患者考虑年老体衰，要求服中药治疗。初诊时呈慢性病容，精神欠佳，形体瘦弱，恶寒喜热，手足厥冷，右少腹阑尾点压痛明显，舌淡苔白，脉沉弱。患者平素阳虚寒甚，患阑尾炎后，数年来久服寒凉之药，使阳愈衰而寒愈甚，致成沉疴痼疾，因于阴寒，治宜温化为主。处方：熟附子15g，薏苡仁30g，鲜败酱全草15根。水煎服，共服6剂，腹痛消失，随访2年，概未复发。（《经方发挥》第147页）

原按：用薏苡附子败酱散治疗慢性阑尾炎、阑尾脓肿效果明显。另外，多种原因造成的右少腹部疼痛，用本方也有一定的效验。还可治疗鹅掌风、肌肤甲错，连服数十剂，皆有良效。

按：以上两例为现代名医验案，均将薏苡附子败酱散改为汤剂，并变通剂量，对急、慢性阑尾炎都有确切疗效。对阑尾脓肿坚持服药，可使包块消失。

3. 慢性肠痈急性发作（阑尾周围脓肿） 刘某，女，72岁。因呕吐，腹痛，住院用西药治疗3天无效，遂请中医会诊。诊时发现右下腹一鸡蛋大包块，用中药薏苡附子败酱散加味：薏苡仁、败酱草、冬葵子、蒲公英、紫花地丁、黄芪各30g，附片9g，桃仁、生大黄（另包后下）各10g，皂角刺、连翘各15g。水煎即服。服药3剂后，右下腹包块消失，但右下腹仍感疼痛，压痛明显。追询病史，方知患者10年前曾患阑尾炎保守治疗而愈。于是取原方加赤芍30g，穿山甲15g，再服10剂而告痊愈。（夏秋甫.《湖北中医杂志》2001，2：30）

按：据本案作者报道，用薏苡附子败酱散加味治疗阑尾周围脓肿50例，多数患者治愈。

4. 腹痛、泄泻、发热（克罗恩病） 张某某，男，32岁，文艺工作者。病历号044406。1983年8月1日初诊。右少腹反复疼痛，大便不调4年。患者于1980年9月不明原因发热（体温39℃），腹泻，日行5~6次，便中夹有黏液，右下腹疼痛，便常规发现白细胞。虽经治后热退，但仍大便不调，腹痛。1981年5月住北京某某总医院，曾3次钡餐，2次钡灌肠检查，检查结果示回肠末段稍有扩张，黏膜不规整，较粗大，盲肠充盈欠佳，回盲部移动尚好（X线号80~778）。诊断：回肠末段改变，考虑为“克罗恩病”；小肠功能紊乱。某某医院内科亦诊为“克罗恩病”。经用激素、中药治疗效不显，患者不同意手术治疗，遂来我院门诊。现症：右少腹疼痛而胀，稍劳累则痛胀甚重，并牵扯肩背亦疼。大便稀溏，色深如酱，夹有黏液，日行2~3次，每次排便均有下坠之感。纳谷呆滞，易饥而少食，食后泛恶。易疲劳，汗出腰酸，小便数。视其面色苍白，嘴唇干燥，舌体胖大、质暗尖红、苔黄微垢，脉弦而细数。此为湿热蕴结，气血壅滞。治拟化湿热，调气血。予《金匮》薏苡附子败酱散加味。处方：附片6g，生薏米30g，败酱草30g，当归9g，赤芍12g，白芍12g，粉丹皮9g，川黄连3g，黄芩9g，炒枳壳9g，竹茹9g，广陈皮9g，甘草6g。二诊（8月8日）：药进6剂，少腹疼痛已止，便软成形，颜色变浅，日行1次，偶尔2次，纳食增加，精神渐佳，但时有头昏头胀，睡眠较差，腹微胀满，舌胖苔白腻，脉细沉而小数，药见效机，原方略出入……服药20剂，精神、体力、纳食均佳。大便成形，颜色转正，日行1次……恒守原方加减，继续服用，至今未复发。〔《当代名医临证精华·慢性腹泻专辑》（赵金泽验案）第172页〕

原按：患者表现为右少腹疼痛而胀，大便稀溏，色深如酱而夹黏液，便下不畅，苔黄垢腻等一派湿热蕴结，气滞血瘀之象，故以薏苡附子败酱散加味……其后略有增损，均不离清化湿热，活血行气以疏通郁滞。

克罗恩病是以慢性腹痛，腹泻，发热，贫血等为特点的疾病……对本病之治疗，西医尚无满意疗法，中医治疗亦颇棘手。余遇此病常选用薏苡附子败酱散为主治疗，并视其具体情况，酌情变化，酌予化裁。

【临证指要】 薏苡附子败酱散清热解毒，排脓散结之功效，不但是治疗肠痈已成脓的专方，而且可以治疗多种病症形成脓肿（如阑尾周围脓肿、肝脓肿、卵巢囊肿等）或湿热蕴结（如霉菌性肠炎、顽固性滞下等）者。

【原文】 肠痈者，少腹肿痞（按：《脉经》卷八第十六“肿”下无“痞”字），按之即痛，如淋，小便自调（按：《脉经》《病源》卷三十三《肠痈候》“如淋，小便自调”并作“小便数如淋”），时时发热，自汗出，复恶寒[1]。其脉迟紧[2]者，脓未成，可下之，当有血（按：尤注本无此三字。李彣、程林等注家并认为下文“大黄牡丹汤主之”七字，当移在“当有血”句下）。脉洪数[2]者，脓已成，不可下也。大黄牡丹汤主之。（4）

大黄牡丹汤方：大黄四两，牡丹一两（按：《千金》卷二十三第二作“三两”），桃仁五十个，瓜子（按：尤注本作“冬瓜仁”）半升（按：《千金》作“一升”），芒硝三合。上五味，以水六升，煮取一升，去滓，内芒硝，再煎沸，顿服之，有脓当下；如无脓，当下血[3]。

【注脚】

〔1〕时时发热，自汗出，复恶寒：“时时发热”谓发热时轻时重，非时发时止也；“自汗出”乃热蒸而汗出，非表虚也；“复恶寒”与肺痈之“振寒”同理，非表证也。总之，肠痈邪郁于内，病现于外，故振寒发热。

〔2〕脉迟紧、脉洪数：脉“迟”绝非主寒，是相对“数”脉而言，脉紧为肠痈初起正邪交争之象，若肠痈化脓，邪毒壅盛，则“脉洪数”也。

〔3〕当下血：前第3条［大论心悟］之肠痈证治中谈到，服用“攻下药……患者每泻出黑粪或血样脓冻”。

【提要】 承上条论肠痈脓未成的证治。

【简释】 肠痈病人，由于营血瘀结于肠中，致少腹肿痞；经脉不通，不通则痛，所以少腹拘急、拒按，按之有压痛及反跳痛；病在肠中，与膀胱邻近，热毒影响膀胱，可致小便数，如淋，但膀胱无病，故曰“小便自调”，意在与淋病鉴别；正邪相争于里，营卫失调于表，故时时振寒发热，或汗出；“其脉迟紧”，乃肠痈初起，郁热壅结肠中之象，“脓未成，可下之”，治用大黄牡丹汤通腑泻热，凉血解毒。迟则生变，一旦热盛肉腐，痈脓已成，脉洪数者，则应当慎用攻下法。尤在泾：“肿痈（按：尤注本该条原文“肠痈”作“肿痈”），疑即肠痈之在下者。盖前之痈在小肠，而此之痈在大肠也。大肠居小肠之下，逼处膀胱，致小腹肿痞，按之即痛如淋，而实非膀胱为害，故仍小便自调也……云可下者，谓可下之令其消散也。脉洪数者，毒已聚而营气腐；云不可下者，谓虽下之而亦不能消之也。大黄牡丹汤，肠痈已成、未成皆可主之，故曰：有脓当下，无脓当下血。”（《心典》）

按： 大黄牡丹汤与薏苡附子败酱散均为治肠痈良方，但前者适用于脓未成证，后者适用于脓已成证。需要说明，关于大黄牡丹汤的适应证，古今注家有不同见解：一是认为本方仅适宜治肠痈脓未成者；二是认为本方对肠痈已成脓或未成脓均可应用；三是认为本方最适宜于未成脓的肠痈实热证，但也可用于有脓的实热证，却不可用于脓已成而正气虚者。根据辨证论治的原则及原文精神，以第三种见解较为切实。不过，对于肠痈脓已成者，应当慎用攻下，以免造成阑尾穿孔，导致腹膜炎等危险病变。

【方歌】

肠痈初起脓未成，大黄牡丹可建功，
芒硝桃仁冬瓜仁，消瘀泄热效力宏。
薏苡附子败酱散，主治肠内有痈脓。

【方证鉴别】

葶苈大枣泻肺汤证、桔梗汤证、大黄牡丹汤证、薏苡附子败酱散证 丹波元坚：“按痈肿之病，不论内外诸证，其初起也，乘其未溃而夺之；其既成也，扶正气以外托。故葶苈大枣泻肺汤，肺痈逐毒之治也；桔梗汤，肺痈排脓之治也；大黄牡丹汤，肠痈逐毒之治也；薏苡附子败酱散，肠痈排脓之治也。盖疡医之方，皆莫不自此二端变化，亦即仲景之法则也。”（《金匮玉函要略述义》）

【大论心悟】

古今医家对肠痈（阑尾炎）证治摘要

1. 古代医家肠痈证治 明代陈实功有“肠痈论”专文，引录如下：“夫肠痈者，皆湿热、瘀血流入小肠而成也。又由来有三：一、男子暴急奔走，以致肠胃传送不能舒利，败血浊气壅遏而成者，一也；二、妇人产后，体虚多卧，未经起坐，又或坐草艰难，用力太过，育后失逐败瘀，以致败血停积，肠胃结滞而成者，二也；三、饥饱劳伤，担负重物，致伤肠胃，又或醉饱、房劳过伤精力，或生冷并进以致气血乖违，湿动痰生，多致肠胃痞塞，运化不通，气血凝滞而成者，三也。总之，初起外症发热恶寒，脉芤而数，皮毛错纵，腹急渐肿，按之急痛，大便坠重，小便涩滞，若淋甚者，脐突腹胀，转侧水声，此等并见则内痈已成也。

初起未成时，小腹隐隐作痛，俨似奔豚，小便淋涩者，当大黄汤（治肠痈小腹坚硬如掌而热，按之则痛，肉色如故，或赤微肿，小便频数，汗出憎寒，脉紧实而有力，日浅未成脓者，宜服之。大黄炒、朴硝各一钱，牡丹皮、白芥子、桃仁去皮尖各二钱，水二盅，煎八分，食前或空心温服）下之，瘀血去尽自安。

体虚脉细不敢下者，活血散瘀汤（治产后恶露不尽，或经后瘀血作痛，或暴急奔走，或男子杖后瘀血流注肠胃作痛，渐成内痈，及腹痛大便燥者，并宜服之。川芎、归尾、赤芍、苏木、牡丹皮、枳壳、瓜蒌仁去壳、桃仁去皮尖各一钱、槟榔六分、大黄酒炒二钱，水二盅，煎八分，空心服，渣再煎服）和利之。

已成腹中疼痛，胀满不食，便淋刺痛者，薏苡仁汤（治肠痈腹中疼痛，或胀满不食，小便涩滞，妇人产后多有此病，纵非痈，服之尤效。薏苡仁，瓜蒌仁各三钱，牡丹皮、桃仁去皮尖各二钱，白芍一钱，水二盅，煎八分，空心服）主之。

腹濡而痛，小腹急胀，时时下脓者，毒未解也，用牡丹皮汤（治肠痈腹濡而痛，以手重按则止，或时时下脓。人参、牡丹皮、白芍、茯苓、黄芪、薏苡仁、桃仁、白芷、当归、川芎各一钱，甘草、官桂各五分，木香三分，水二盅，煎八分，食前服）治之。

如脓从脐出，腹胀不除，饮食减少，面白神劳，此皆气血俱虚，宜八珍汤加牡丹皮、肉桂、黄芪、五味子敛而补之。如积袭日久，因循不识此症，误作胀病治之，以致毒攻内脓，肠胃受伤；或致阴器攻烂，腐靥黑斑，色败无脓，每流污水，腹连阴痛，烦躁不止，身热口干，衾帏多臭，卧房难进者，凡犯之俱为不治证。宜斟酌之。"（《外科正宗·卷之三·肠痈论》）

按：论中括号内"四方"主治及方药组成等，原文附于后，专列"肠痈主治方"。笔者将这四方挪入"肠痈论"中。

2. 现代医家、学者肠痈（阑尾炎）证治综述

（1）大黄牡丹汤为主治疗急性阑尾炎　高氏整理介绍了邓铁涛老师用"下法"治疗本病的经验。他说，邓老对"下法"的运用特点是：在辨证基础上早用、坚持用，用必达到泻下的目的。争取时机，尽快控制病情。当然，病情恶化如合并弥漫性腹膜炎时，下法则宜慎用（必要时可考虑中西医结合治疗）。邓老认为急性阑尾炎发展到可以摸到一个压痛的肿块物（阑尾周围脓肿），仍可用下法。其方法是内服配合灌肠：方药多以大黄牡丹汤为主方加减化裁。痛甚加蒲公英或田七末；热甚加地丁、银花；出现包块（阑尾脓肿）加皂角刺；虚人于后期酌加党参或吉林参以扶正。至于灌肠，其优点是既能促进肠蠕动，又能使药力更快地直达病所。方法是取药渣重煎，所得之药汁进行保留灌肠。据邓老临床数十年之经验，用下法尚未见引起恶化者，关键在于芒硝不宜重用（一般不超过10g）。（高汉森.《新中医》1977，1：23）

肖氏等治疗本病224例。年龄最大84岁，最小7岁。治疗方法：大黄10g（后下），牡丹皮15g，桃仁10g，冬瓜仁20g，芒硝10g（冲服）。结果：224例中临床治愈206例，无效18例。体会：以大黄牡丹汤为主治疗各型阑尾炎均有效，对瘀滞型疗效好，而湿热型、热毒型及毒溃型疗效欠佳。因此，我们认为其主要的适应证是单纯性阑尾炎、阑尾周围脓肿以及症状不典型而怀疑为阑尾炎者。（肖振球，等.《广西中医药》1986，3：10）

孙氏治疗本病80例。治疗方法：加味大黄牡丹汤内服、大黄芒硝大蒜糊外敷，酌情配合抗生素。外敷药的调配及用法是将大黄、芒硝各25g共研细末，大蒜4~5头，去皮捣成泥状，加入药末，调成糊状（以黏糊为度，若水分不足可加适量水），取适量摊在两层纱布上，使之呈直径为8cm圆饼，放在右下腹麦氏点部位，包裹，胶布固定，保留12~24小时。若敷处局部起大水疱，可常规消毒，将疱内之水抽出，外涂龙胆紫，以防感染。小疱不必处理，可自行吸收。少数患者病情较重，外敷后局部皮肤未见明显变化者，可酌情重敷。结果：痊愈72例。治愈后复发再治愈者6例，手术者2例。体会：本法内外合治，功专力宏，对于急性单纯性阑尾炎、早期化脓性阑尾炎、急性阑尾炎合并局限性腹膜炎、阑尾周围脓肿及预防复发等均有较肯定的疗效。在治疗当中，笔者酌情配合使用抗生素等西药，可提高疗效，缩短疗程，对急重症患者尤其必要。（孙维福.《山东中医杂志》1985，5：33）

按：邓老治肠痈采取内服配合灌肠；孙氏采取内服与外敷配合疗法，都是切实可行、提高疗效的好方法。

（2）大黄牡丹汤变通方治疗急性阑尾炎　天津市南开医院等分三期辨证治疗本病。治疗方法：均为大黄牡丹汤变通方。分述如下：①瘀滞期，方用阑尾化瘀汤：川楝子、银花各15g，延胡索、丹皮、桃仁、木香、大黄（后下）各9g。每日1剂。血聚成块者，加红藤30~60g。②蕴热期，方用阑尾消化汤：银花、蒲公英各30g，赤芍药12g，丹皮、大黄（后下）各15g，川楝子、桃仁、甘草各9g。每日2剂。湿热重者，加黄连、黄芩；湿重者，加藿梗、佩兰、白蔻仁、木通。③毒热期，方用阑尾清解汤：银花60g，蒲公英、冬瓜仁各30g，大黄（后下）24g，丹皮15g，木香6g，川楝子、生甘草各9g。每日2~4剂。大热大渴者，加生石膏30g，天花粉15g；配合针刺（阑尾穴、上巨虚、足三里）、局部用药（大黄、芒硝各30g）外敷等疗法。（《新急腹学》）

哈尔滨医科大学附一院等用上述方法加减治疗本病1566例（其中瘀滞型881例，蕴热型513例，毒热

型172例)，结果：治愈1014例，基本治愈405例，中转手术104例。(陈宝池，等.《新中医》1981，3:37)

还有：庆氏等分三型治疗本病1252例(《新中医》1982，12:17)；童氏亦分三型治疗本病243例(《江苏中医》1981，1:26)；王氏用化瘀解毒汤加减治疗本病848例(《千家妙方·下》)，都是效法医圣大黄牡丹汤之方法，灵活加减变通，必要时辅助西药抗生素治疗或中转手术，均取得良效，近期治愈率约80%~90%。

(3)肠痈验方 先父对内痈的治疗曾予潜心研究，如治肝痈，他以大黄牡丹汤合龙胆泻肝汤加减，收效甚宏。又治肠痈及肠痈化脓，他主要是受杨栗山《伤寒温疫条辨》"肠痈秘方"(先用红藤30g，酒2碗，煎1碗服之，服药后痛必渐止为效)的启示，自拟红藤丹皮大黄汤(红藤30g，粉丹皮、锦纹大黄各15g，桃仁泥12g，元明粉12g分冲，瓜蒌仁12g，京赤芍9g，加酒1杯煎服)，或以此方加减治疗肠痈化脓病症，一般在服药一至二帖后减大黄，另加地丁、银花等味。制方之要在于讲求实效，先父能熔古方、今方于一炉，其方药加减既有法度，又能体现其通权达变，照顾全面的特色。[《名老中医之路·第三辑》(余无言经验，余瀛鳌整理)第311页]

(4)非手术治疗急性阑尾炎的远期疗效观察 吴氏等所在医院8年余共收治急性阑尾炎1166例，其中712例按天津南开医院辨证分型治疗，采用中西医结合非手术疗法治疗，近期疗效：在712例中治愈595例(83.3%)，好转74例(10.4%)，中转手术45例(6.3%)，无1例死亡。随访复查572例，随访时间半年至9年，其中复发130例(22.7%)，复发时间最短10个月，最长3年。体会：本文结果说明，非手术疗法治疗急性阑尾炎近期疗效肯定且较安全，但复发率较高(22.7%)，复发多在两年以内。随访8年以上21例，5年以上129例均无复发。由此看来，时间越长复发率越低。此法治疗简便，可避免手术引起的并发症，适于基层医院。根据手术所见及病理检查，复发病例多有粪石、粘连、狭窄、扭曲等梗阻因素存在。本组有8例服药7~10天后，临床症状与体征消失而获临床治愈，停药1周后再做手术，术中见阑尾外观有不同程度之充血水肿等，病理检查尚属急性或亚急性炎症改变。可见采用非手术疗法治疗者，临床症状虽已消失，但病理改变不一定消除。治疗过程中过早停药，治疗不彻底而转为慢性，这是导致复发的另一原因。对阑尾炎采用即期手术之指征，提出下述三点意见：①对瘀滞型者，要慎重考虑，既往有反复发作史，应高度注意有阑尾粪石、粘连、阑尾腔狭窄与梗阻之可能，即期手术为佳。②经非手术疗法治愈后短期内复发或多次复发者，多考虑及早手术。③毒热型复发率虽低，但症状较重，大多合并有局限性腹膜炎，手术指征要放宽。(吴昌仁，等.《中国中西医结合杂志》1983，6:348)

童氏报道中西医结合治疗急性阑尾炎243例疗效分析及远期7~12年随访。结果：243例中，226例中西医结合治疗成功。其中单纯用中药治疗者125例，中西药联合治疗者101例，17例中转手术。近期治愈率为93.4%。远期治愈率为58.3%。体会：中西医结合治疗急性阑尾炎对于一些特殊表现的患者，一定要根据中医辨证论治的原则合理用药，如里寒证患者，虽然腹部症状表现为实证，但根据舌苔白，脉细等寒性本质，大胆应用附子、干姜，可收到良好效果。同时，气虚患者可不必担心黄芪、党参会助长邪势。如此既有理法可循，又不拘泥于一型一方，治之颇能得心应手。(《江苏中医》1987，2:26)

按： 综合上述报道，以大黄牡丹汤为主及其变通方治疗急性阑尾炎，有确切可靠的良好效果。报道表明，中药不但治疗单纯性急性阑尾炎有良效，而且治疗化脓性阑尾炎、阑尾周围脓肿，以及老年人阑尾炎等，均取得令人满意的效果。以上报道，多是将行气活血通腑药与大剂量的清热解毒药相结合，或配合局部外敷药及针刺，病情重者应用抗生素，掌握手术指标，及时手术，近期疗效是很好的。但最大的问题是部分患者容易复发。吴氏等观察分析了复发的原因(一是临床治愈后停药过早，治不彻底；二是复发病例多有粪石、粘连、狭窄、扭曲等梗阻因素)及手术指征，经验堪称可贵。总之，以中药为主或中西医结合治疗阑尾炎有很多优势及优点，既提高了治愈率，缩短了住院时间，又使患者免除了不必要的手术之苦，以及难以避免的阑尾切除术后并发症等。

中医与西医学者都确认：阑尾炎属于中医肠痈范畴。本病是外科常见病，居各种急腹症的首位。各种年龄均可发病。其临床表现约70%~80%具有典型的转移性腹痛(即腹痛先起于上腹或脐周部，数小时后，转移并固定在右下腹部)。不同病理及临床类型的阑尾炎之腹痛有差异，如单纯性阑尾炎是轻度隐痛；化脓性呈阵发性剧痛和胀痛；坏疽性腹痛剧烈呈持续性，穿孔后则可引起弥漫性腹膜炎。阑尾炎常伴有恶心，呕吐等胃肠道症状；病重者有发热等全身中毒症状。体征以右下腹压痛为特点，若阑尾炎已发展到化脓、坏死或穿孔，则有腹肌紧张、反跳痛和肠鸣音减弱或消失等腹膜刺激征象。并可借助腰大肌试验等协助诊断。其白细胞计数多增高。急性阑尾炎化脓坏疽时，可形成阑尾周围脓肿及其内外瘘等并发症。其病因为寒温失调，饮食失节，情志失常，糟粕积滞等。病机为气滞血瘀，瘀而化热，甚则阑尾肉腐化脓。西医治疗以抗生素为主及对症处理，强调早期手术。但阑尾切除术后可有并发症。中西药治疗本病，大大减少了手术率及其并发症。

3. **大黄牡丹汤治疗多种外科急腹症** 陈氏用大黄牡丹汤为主中西医结合治疗外科急腹症104例。其中，急性阑尾炎20例；包裹性阑尾脓肿20例；粘连性肠梗阻20例；肠蛔虫堵塞10例；胆道蛔虫症10例；急性胆囊炎15例；结石性胆道感染并中毒性休克5例；急性坏死胰腺炎4例。结果：104例治愈100例；中转手术仅4例，治愈率高达96.15%。体会：外科急腹症的各病，临床辨证属于“里证”“实证”和“热证”者，采用大黄牡丹汤酌加清热解毒，活血化瘀，通里攻下，理气开郁，驱虫等药，可以收到预期效果。中西医结合治疗急腹症的单位，均对大黄、牡丹皮、桃仁等进行了实验研究，指出这些药物的综合作用是：抗菌消炎，增强血液循环，促进胃肠蠕动，排除肠内积物。由此可见，采用大黄牡丹汤作为治疗外科急腹症的基本方，不但不违反中医辨证的治则，而且符合西医治疗原理。但是，该方对体虚、年老、幼儿、孕妇等患者要慎用。（陈亚隆.《云南中医杂志》1983，6：19）

按：外科急腹症以急性腹痛为主。急性腹痛属于中医结胸、寒疝、胃脘痛、胁痛、腹痛等病症范畴。可见于各种年龄，男女皆可发病。引起急性腹痛的疾病很多，其临床特点是发病急、变化快、病情重。关于急腹症的原因，可大略区分为两大类：一是由于腹内脏器病变所致者；二是由于腹外脏器或全身性病变所致者。由于腹内脏器病变所致者，又可再分为器质性与功能性两种。前者包括脏器的发炎、穿孔、破裂、梗阻、套叠、扭转、绞窄等，临床上习惯称之为“急腹症”。诊治急性腹痛时，思路必须广阔，切忌主观片面，必须全面掌握临床材料，细致分析。如已肯定为急腹症，应进一步做病变的定位（属于哪个脏器）、定性（属于寒热虚实哪种病理变化）及病因（起于何种原因）的诊断。严密观察病情，时刻考虑有无外科情况，正确掌握手术指征。女性患者必须鉴别有无妇科疾病。中医治疗急腹症要辨证与辨病相结合，中西医相结合，发挥中医学辨证论治与西医学诊治手段的优势，以提高治疗效果，减少不必要的手术。

4. **大黄牡丹汤治疗痔疮**

（1）张氏用大黄牡丹汤加减治疗血栓性外痔20例。治疗方法：大黄6~10g，丹皮18~24g，赤芍15g，苏木10g，芒硝6g，冬瓜子15~30g，当归15g，连翘15~20g，槐角30g。随证加减，水煎服。对于不宜内服者可将方中大黄、芒硝增加至30g，煎汤坐浴，每日2~3次，每次15~20分钟。结果：20例患者19例痊愈，1例无效。一般服药1~3剂疼痛锐减，痔核明显内缩，3~6剂痔核逐渐吸收，疗效颇感满意。（张明基.《山东中医杂志》1984，3：50）

（2）何氏等用大黄牡丹汤加减治疗实热型嵌顿痔37例。嵌顿痔在肛肠科是一种较常见的疾病，是内痔或混合痔在某种因素（大便努挣，行走用力，咳嗽，增加腹压等）的作用下，脱出肛外不能自行还纳而形成的。嵌顿后疼痛，水肿，行走不便，或有血栓形成，如不及时治疗会出现溃烂、坏死。治疗方法：大黄、丹皮、芒硝、桃仁、冬瓜子、双花各10~15g，赤芍10~40g，甘草10g。结果：37例中，服药3~6剂后，临床治愈5例，好转15例。继续服药7~8剂后，临床治愈15例，好转17例，无效2例，临床有效率91%。体会：①用大黄牡丹汤加味治疗混合痔嵌顿实热燥结证，功能清热解毒，活血化瘀，通里攻下，使浊气下行，瘀结消散。②此方用于混合痔嵌顿伴有血栓时，重用赤芍，以助活血化瘀之力。③此方用于虚证时，大黄、芒硝减量，并加黄芪、升麻等补托升提之品。（何偶，等.《中医药学报》1991，2：15）

按：痔疮生于肛门内外，属直肠肛管疾病（简称肛肠病）。中医学还称痔疮为肠风、下血等。多是由于平素湿热内积，过食辛辣燥热食物，或久坐而血脉不行，或经常大便秘结，或妇女临产用力过甚，或久痢等原因，以致浊气瘀血流注肛门所致。主要症状为块状物突出，疼痛，出血等。按其病位可分为内痔、外痔和混合痔等。中医学治疗痔疮除了内治法外，还有独具专长的局部外治法，临床应内外兼治，以提高疗效。

【验案精选】

1. **肠痈**

（1）*急性阑尾炎* 娄某某，男性，20岁。转移性右下腹痛2天。有压痛和反跳痛，恶心，口干，便秘，舌苔薄黄，脉弦数。腰大肌试验阳性。右下肢阑尾穴压痛。体温 38.3℃。白细胞 12×10^9/L，中性 0.79。诊断：肠痈（急性阑尾炎）。服大黄牡丹皮汤加味：生大黄 12g，粉丹皮、桃仁、冬瓜仁、木香、枳壳各 9g，金银花、红藤、蒲公英各 30g，芒硝（后下）6g，生甘草 6g。当日取药 2 剂，煎后分 4 次服，药后腹泻 3 次，腹痛减轻。原方去芒硝，改每日 1 剂，连服 6 剂症状消失。（姜兆俊.《山东中医学院学报》1980，3：14）

（2）急性化脓性阑尾炎　成某，患腹部右下侧痛，在某医学院附属医院诊察，断为阑尾炎，须行手术，并云已化脓，此时行手术已嫌晚，尚带有几分危险。成惧，请予往诊。见其少腹右侧肿硬、拒按、疼痛殊甚，右腿屈不能伸，乍寒乍热，手足濈然汗出，已五日不安寐，不能食，神形俱困，脉滑数劲急，此系肠痈，拟千金苇茎汤、金匮大黄牡丹皮汤合裁加减。方用：鲜苇茎半斤煮水去滓煎药，苡仁五钱，瓜瓣六钱，桃仁、土贝母、丹皮各三钱，大黄一钱，蒲公英、土茯苓各四钱，没药一钱五分。服 2 剂后，痛略缓。复诊，去土茯苓加郁李仁四钱，得大便二次，秽浊中微杂血液，痛锐减，身热退，足腿能自伸屈，勉进稀粥牛乳。再诊，前方去大黄、郁李仁，仍加入土茯苓四钱，又 3 剂，痛止，腰伸能起坐。后以养血调气，和中安中，半补半疏，缓调收功。（《冉雪峰医案》第 48 页）

原按：初诊时，痛剧脉旺，知其化脓不甚，苟果化脓甚，则脉必反弱，痛必反缓，故注重活血消瘀，软坚散结，幸而获愈。

（3）急性阑尾炎、局限性腹膜炎　某女，11 岁。初诊距发病时间已 93 小时，脉搏 98 次 / 分，舌苔干黄，口臭极重，中等度脱水，麦氏压痛点周围有手掌大腹壁挛急及剧烈疼痛，其他腹部有中等度陷凹成舟状，肛门检查盲肠部剧烈压痛，诊断："急性阑尾炎，似有局部腹膜炎"，但无泛发性腹膜炎。治疗：大黄牡丹汤：大黄 10g，丹皮 10g，冬瓜仁 10g，桃仁 6g，芒硝 11g。以水 250ml，先煎前 4 味，取 120ml 去渣，入芒硝，使之溶解。第 1 日上午 12 时口服 40ml；下午 3 时 20ml；下午 8 时 20ml，服药 5 小时后泻 1 次，7 小时后又泻，腹痛大减，汗出入睡（本日注射葡萄糖盐水作辅助治疗）。第 2 日照方服 3 次，每次 20ml，服药后压痛大减，腹壁弛缓，泻 2 次。第 3 日原方去芒硝，加入薏苡仁 7g，服药后泻 1 次，自觉症状完全消失。第 4 日与第 5 日照 3 日方服，第 6 日停药。1 星期后腹诊麦氏压痛点周围仍有鸽卵大之硬块，重压即有轻痛。两个月后再诊硬块已大部消失，不易察觉。（《中医杂志》1956. 11：563）

2. **肠痈术后合并症（粘连性肠梗阻）**　齐某，男，28 岁。1992 年 7 月 9 日以"粘连性肠梗阻"收入住院。患者半年前因患急性化脓性阑尾炎而行阑尾切除术治愈，今腹胀腹痛 4 小时，呕吐 2 次，为胃内容物，无矢气，大便 2 天未下，腹部肠型，肠鸣音亢进。舌质红苔薄黄而燥，脉弦滑。X 线腹透：肠腔大量积气。查体温 37.5℃，脉搏 80 次 / 分，呼吸 20 次 / 分，血压 120/80mmHg。血检：红细胞 42×10^{12}/L，白细胞 11.3×10^9/L，中性 0.79。给予腹部热敷、胃肠减压、补液、灌肠等诸法治疗，5 小时后病情未见明显好转，在严密观察下给予中药治疗。中医辨证为肠腑不通，气血瘀阻，热毒内结。治宜通腑开结，行气化瘀，清热解毒。方以大黄牡丹皮汤加味：大黄 20g，牡丹皮 15g，桃仁 12g，冬瓜仁 30g，芒硝 10g（冲），枳实 15g，莱菔子 30g。水煎 250ml，顿服。40 分钟转矢气，稍后大便通，先干后为臭秽稀便，诸症悉除。上方略有出入，继进 2 剂，观察 6 天痊愈出院。随访 2 年无复发。（刘传太.《甘肃中医》1996，2：10）

3. **肠痈危症**　一幼妇产后月余，腹中渐痛，肿胀如蛊；内医纷纷认为蛊病。又月余，沉重昏愦，彼家已弃不治。请予视童稚疮恙，偶言此，予讨诊之。彼时人虽昏愦不苏，诊之其脉细数有力，此内痈脓病也，犹似不妨。彼家曰：无生之理。予曰：腹肿上见而按之，一块其生何如？随视肿皮，紧急光亮，脐下大热，此内痈不妨，乃万无一失之病。彼家欢悦，吩咐先备净桶，用滚汤半桶盖之听用。先以薏苡仁汤（薏苡仁、瓜蒌仁各三钱，牡丹皮、桃仁各二钱，白芍一钱，水二盅，煎八分，空心服）加酒炒大黄二钱，徐徐灌服，待腹中觉痛，搭起患者坐桶上，热气熏蒸，其脓下如涌泉，连汤与脓，约共满桶，其患即苏。更服八珍汤加牡丹皮、五味子，调理月余而安。（《外科正宗 · 卷之三 · 肠痈论》）

按：以上陈实功治例所用方药，实乃大黄牡丹汤加减。

附录：宫外孕误诊为阑尾炎案

李某，女，28 岁，2001 年 8 月 19 日就诊。

于3日突然发作下腹部撕裂样痛，以右侧少腹部较甚。本村医生给予抗生素输液治疗，病无改善，转到某省医院急诊，查血常规：红细胞及血红蛋白较正常略低，而白细胞略增高。体温为37.8℃。诊断："急性阑尾炎"。因腹痛减轻，回家治疗。患者为笔者朋友之妻，来家就诊。上到4楼进门时，见其气喘，面白，头晕，心悸，汗出多等。舌苔微黄，脉细数少力。腹诊：右下腹扪及块状物、有压痛。问及妇科情况：月经延迟半个月，于3日前腹痛的同时阴道有点滴状暗红色少量出血。嘱其赶紧去医院妇科急诊。经上次就诊的某省医院妇科检查，诊断为"宫外孕"。住院手术，转危为安。（吕志杰验案）

【临证指要】 大黄牡丹汤是治疗肠痈（阑尾炎）的祖剂主方。凡肠痈病邪热壅实证（未化脓或酿脓期），以该方或适当加减，疗效肯定。关于非手术治疗急性阑尾炎的远期疗效观察及注意事项，详见"大论心悟"相关内容。根据异病同治原则，大黄牡丹汤通腑泄热，凉血活血之功效，还可治疗其他疾病引起的急腹症。

【实验研究】 该方能增强肠管及阑尾的蠕动，改善其血运及组织营养，促进炎症消退；具有抗炎、抑菌作用，对外科急腹症患者能减少其内毒素症的产生，从而改善预后；并能增强机体免疫作用，以利于消炎愈病。

【原文】 问曰：寸口脉浮（按：《脉经》卷八第十六、《二注》《广注》并无"浮"字）微而涩，法当亡血，若汗出〔1〕。设〔2〕不汗者云何？答曰：若身有疮〔3〕，被刀斧（按：《脉经》作"刀器"）所伤，亡血故也。（5）

【注脚】

〔1〕若汗出："若"为表示选择关系的连词，可译为"或""或者"。

〔2〕设：连词。常用在假设复句中的第一分句，可译为"假如""如果""假设"。

〔3〕若身有疮：此句"若"字之词性与上不同。此处"若"为表示假设关系的连词，可译为"如果""假若"。"疮"即下条所说的"金疮"，为刀斧所伤。本条与下条所述"疮"者，"创"也。《广雅·释诂四》："创，伤也。"

【提要】 论金疮出血的脉症。

【简释】 寸口脉浮微而涩，"脉微，气夺也；脉涩，血夺也"（《金鉴》），如此脉象，为气血亏虚的表现，故其"脉浮者，里虚也"（《血痹虚劳病》篇）。一般而言，上述脉象应有失血，或汗出过多的可能。假如没有误汗的因素，如果身有疮，则知被刀斧所伤而亡血之故。

按：本条说明，不同之病，可见相同之脉，要辨别病因，需要四诊合参。

【原文】 病金疮，王不留行散〔1〕主之。（6）

王不留行散方：王不留行十分（八月八日采） 蒴藋细叶十分（七月七日采），桑东南根白皮〔2〕（按：用东南阴湿之地的桑根白皮）十分（三月三日采），甘草十八分（按：宽政本及《本草纲目》卷十六引并作"十分"），川椒三分（除目及闭口，去汗），黄芩二分，干姜二分，厚朴二分，芍药二分。上九味，桑根皮以上三味烧灰存性，勿令灰过；各别杵筛，合治之为散，服方寸匕。小疮即粉之，大疮但服之〔3〕，产后亦可服。如风寒，桑根勿取之。前三物皆阴干百日。

【注脚】

〔1〕王不留行散：《本草纲目》"王不留行"条云："王不留行散，治身被刀斧伤，亡血。"

〔2〕桑东南根白皮：《本经》《别录》皆称之为"桑根白皮"，今人简称为"桑白皮"。该药功效，《本经》："味甘，寒，无毒。治伤中，五劳，六极，羸瘦，崩中，脉绝，补虚益气。"《别录》谓"可以缝金疮"。《本草图经》："桑根白皮，作线以缝金创肠出者，更以热鸡血涂之。唐·安金藏剖腹，用此法而愈。"可知古代外科手术之发达。桑白皮之纤维难折断，故可"作线"。

〔3〕小疮即粉之，大疮但服之：小疮则外敷，大疮只是内服。"粉"，涂抹，粉刷。《集韵·问韵》："粉，傅也，饰也。"句中二"之"指代制成的"王不留行散"；"即"，连词，表示顺接关系，同"则"；"只"，亦为连词，表转折，译为"只是"等。但联系临床，大疮转重，应内服与外敷并用为宜。

【提要】 论金疮的治疗。

【简释】"金疮"是指被刀斧等金属器械所伤，属外科疾患。由于经脉肌肤创伤，局部气血瘀滞，法当祛瘀活血，行气化滞。王不留行散主之。方中王不留行功能祛瘀活血，"治金疮，止血逐痛"（《本经》），故为主药；蒴藋细叶"行血通经，消瘀化凝"（《长沙药解》）；桑白皮续绝脉，愈伤口，以上三味烧灰存性，取入血止血之意；黄芩、芍药清血热；川椒、干姜、厚朴温运血脉，利气行滞；甘草补中生肌，调和诸药。此方寒温相配，气血兼顾，既可外用，亦可内服。"小疮即粉之"，指损伤不大，外敷即可；"大疮"则须内服。"产后亦可服"者，取其化瘀止血，行气活血之功。风寒去桑皮，是嫌其过于寒凉之故。

按：王不留行散治金疮止血之功，后人已很少用之。其原因是对该方缺乏认识。例如，方中之桑白皮，今人只知能清肺热，而何人还知又能疗金疮呢？由此可见，中医学宝库尚需努力挖掘。

【验案精选】

金疮久不愈合 钟某，女，53岁，1997年3月17日诊。主诉：半年前因颈椎增生而行手术，有一小伤口至今未愈合，多次局部用药及内服药，效果都不理想。刻诊：伤口处有渗出物，时流黄水，伤口颜色呈暗红，局部时有疼痛，舌苔无变化，脉细。辨证：金疮瘀毒，腐灼血脉。法当化瘀敛疮，排脓托毒。处方以王不留行散加味：王不留行30g，蒴藋细叶30g，桑东南根白皮30g，甘草6g，川椒9g，黄芩6g，干姜6g，厚朴6g，芍药6g，当归12g，丹皮12g，黄芪18g，皂刺10g。5剂，每日1剂，水煎2次合并分3次服。药用10剂后伤口暗红变为嫩红，渗出物消除，局部有轻度发痒。之后又服药16剂，伤口愈合。（《仲景方临床应用指导》第707页）

排脓散方：枳实十六枚，芍药六分，桔梗二分。上三味，杵为散，取鸡子黄一枚，以药散与鸡黄相等，揉和令相得，饮和服之，日一服。

排脓汤方：甘草二两，桔梗三两，生姜一两，大枣十枚。上四味，以水三升，煮取一升，温服五合，日再服。

按：《今释》说："二方皆有方无证，又不见于《千金》《外台》诸书，不知是否仲景方？"后世较少应用，有待研究。

【原文】 浸淫疮[1]，从口（按：《脉经》卷八第十六"口"下有"起"字）流向四肢者，可治；从四肢流来入口者，不可治。（7）

浸淫疮，黄连粉主之。方未见。（8）

【注脚】

〔1〕浸淫疮："浸淫"二字叠韵，渐渍也，渐染也。巢元方说："浸淫疮，是心家有风热，发于肌肤。初生甚小，先痒后痛而成疮。汁出侵溃肌肉，浸淫渐阔乃遍体。其疮若从口出，流散四肢者轻；若从四肢生，然后入口则重。以其渐渐增长，因名浸淫也。"（《诸病源候论·卷三十五·疮病诸候》）

【提要】 以上两条论浸淫疮的预后和治疗。

【简释】 浸淫疮是一种皮肤病。起病时，病灶范围很小，先痒后痛。由于分泌物浸淫皮肤，逐渐扩大，遍于全身，故称为浸淫疮。如果疮从口起而向四肢蔓延，离心性发展，是病邪由内向外发散，故易治；如果疮发于四肢而流向口部，向心性发展，是病邪内攻，故病重难治。但这种预后判断，仅是从内外浅深之理的假设，不能绝对看待。本病由心火热毒所致，正如《素问·至真要大论》所说："诸痛痒疮，皆属于心。"故以黄连粉泻心火，解热毒，邪去毒消，疮即可愈。

按：黄连粉（方未见），古代注家多认为即黄连一味，为粉外敷之，甚者亦可内服之。

【验案精选】

1. 杨梅疮、棉花疮 陈修园说："浸淫疮，留流不已，俗名棉花疮、杨梅疮、恶疮之类……（黄连粉）方未见，疑即黄连一味为粉，外敷之，甚者亦内服之。诸疮痛痒，皆属于心，黄连苦寒泻心火，所以主之。余因悟一方，治杨梅疮、棉花疮等甚效。连翘、蒺藜、黄芪、金银花各三钱、当归、甘草、苦参、荆芥、防风各二钱，另用土茯苓二两 以水煮汤去滓，将此汤煮药，空心服之，十日可愈……"（《金匮要略浅注》）

2. 浸淫疮 患者男，40岁。夏天发作急性湿疹重症。头面、颈项、躯干、四肢泛发水肿性红斑、斑块、丘疹、水疱、渗出、糜烂、结痂，间有脓疱、脓痂、条状抓痕等多型性皮损同时存在，边界弥漫不清，划痕试验阳性，皮损面积占体表总面积的90%，秽气逼人，剧烈瘙痒，精神紧张，心烦不寐，口干不欲饮，尿黄，便秘状，舌红绛苔厚黄腻，脉濡数。良由禀赋薄弱，风湿热毒入于营血，浸淫肌肤，发为"浸淫疮"，治当清热解毒，祛风除湿。遂自拟一方，药用：

黄连、黄芩、黄柏、银花、连翘、野菊花、胆草、苦参各10g，苍术、白鲜皮、蛇床子、地肤子、土茯苓、猪苓、泽泻各15g，防风10g，蛇蜕10g，蜈蚣（去头足）2条，虎杖30g。水煎，每日1剂，内服、外洗。连用13剂后，皮疹全部消退，急性湿疹重症治愈。（李冠贤.《铁道医学》1997，4:22）

3. **湿疹** 浸淫疮与今之湿疹相似，小儿易患之，多从口起蔓延于颈下、腋窝、腹股沟、阴囊及肘弯、膝弯等处，皮肤奇痒，搔之出水，如被感染，亦有化脓者，每用黄连、炉甘石为末扑之有效，预后多良。（《金匮要略浅述》第357页）

按：用黄连粉1份加蓖麻油3份调成混悬液，涂患部。共治疗湿疹20例，痊愈12例，进步5例，不明显3例。使用中未遇到疖肿等合并症发生。（阎伯令，等.《中华皮肤科》1955，4:251）

4. **唇糜烂** 尝有妇人，唇四周糜烂汁出，疼痛不可饮食，教以一味黄连粉粉之，汁大出而愈。（《金匮要略今释》卷六）

5. **暴发火眼（急性传染性结膜炎）** 王某，女，21岁。昨晚左眼忽然痛痒交作，流泪难睁，畏光羞明。今晨起床眼眵甚多，白睛红赤（网状充血），脉浮数有力，舌红苔薄黄。此乃心火上炎。予黄连粉5g，陈细茶1撮，共放入茶杯内，加滚开水泡约5分钟，揭开杯盖熏患眼，以有热感而不烫为度。药液冷却后用3层纱布过滤去渣，用滤液反复洗患眼。仅治2次，即告愈。（陈寿永.《安徽中医学院学报》1991，2:48）

按：用5%黄连煎剂洗眼治疗急性单纯性结膜炎20例，证明确有良好疗效，并可缩短疗程，一般2~3日内即告痊愈。（四川医学院祖国医学研究室.《中医杂志》1958，10:704）

6. **阴囊湿疹** 王某，男，19岁。昨日阴囊瘙痒，睡后渐甚，难以忍受，抓破后流黄汁。阴囊后方见不规则皮损7处，有点状渗出液和抓痕，腹股沟淋巴肿大。脉数，舌红苔黄腻。此乃湿热下注，处方：黄连粉6g，枯明矾4g，冰片少许。共研细和匀，擦揉阴囊。第2天瘙痒渐止。（陈寿永.《安徽中医学院学报》1991，2:48）

7. **类天疱疮** 马某，女，67岁。颈部瘙痒，抓后见有红疹，3天后起豆粒样大小水疱，且逐渐长大，疱壁紧张饱满不易破，疱液清。脉浮数，苔薄黄而腻。先用消毒针刺破水疱，用干棉球沾去疱液，后用黄连粉敷之，2日后结痂脱落而愈。（陈寿永.《安徽中医学院学报》1991，2:48）

8. **脓疱疮** 王某，男，13岁。2天前右手背起粟米大丘疹10多个，甚痒，逐渐形成脓疱疮，状若小豌豆，根绕红晕。脉浮，苔薄黄。此乃湿热蕴聚肌表。先用消毒针逐个将脓疱刺破，再用隔夜茶水洗净脓液，外用黄连粉敷之，结痂脱落而愈。（陈寿永.《安徽中医学院学报》1991，2:48）

【临证指要】《珍珠囊》言黄连“诸疮必用”。黄连粉外用，对人体各部的疮疖、湿疹等皆有良效。

【实验研究】 黄连具有广谱抗菌作用。

小结

本篇论述了疮痈肠痈浸淫病脉证并治。其中痈肿只提出了简要的诊断方法。对于肠痈的阐述比较详细，所用大黄牡丹汤与薏苡附子败酱散是历代医家治疗肠痈的主方，这两个方剂用于治疗急、慢性阑尾炎及阑尾周围脓肿等，取得了显著疗效。随后论述了病金疮，用王不留行散主治；浸淫疮，用黄连粉主治。此外，还附有排脓散、排脓汤两方。

趺蹶手指臂肿转筋阴狐疝蚘虫病脉证治第十九

本篇五种病证之间没有联系，皆内容简略，都不宜各自成篇，故合为一篇。

全篇共8条原文，第1~4条分别论述趺蹶、手指臂肿、转筋、阴狐疝等四种病的证治，第5~8条重点论述蛔虫病证治。

【原文】师曰：病趺蹶〔1〕，其人但能前，不能却〔2〕，刺腨〔3〕入二寸，此太阳经伤也。（1）

【注脚】

〔1〕趺蹶（jué 厥）：有两种解释：①"趺"同"跗"（fū 肤）；"蹶"，《说文》曰"僵也"。趺蹶是一种足背强直，不便行动的疾病。②《金鉴》等注本"趺"作"跌"。"跌蹶"谐声同义。《文选·射雉赋》善注引贾逵："蹶，走也。"《尔雅·释诂》郭注："蹶，摇动。"跌蹶即走路时摇动。下文"但能前，不能却"正是对"跌蹶"的描绘。

〔2〕却：后退。

〔3〕腨（shuàn 涮）：即腓肠肌部位，俗称小腿肚子。

【提要】 论趺蹶的证治。

【简释】 病者脚背僵直，后跟不能落地，但能前行不能后退，走路蹒跚。此足太阳经筋受伤，牵引不利所致，可刺足太阳经承山穴以舒缓筋脉。针刺承山等穴，可治疗步履艰难。尤在泾："人身经络，阳明行身之前，太阳行身之后，太阳伤，故不能却也。太阳之脉，下贯腨内，刺之所以和利其经脉也。腨，足肚也。"（《心典》）

【原文】 病人常以手指臂肿动，此人身体瞤瞤者，藜芦甘草汤主之。（2）

藜芦甘草汤方：未见。

【提要】 论膈上风痰的证治。

【简释】 尤在泾："湿痰凝滞关节则肿，风邪袭伤经络则动。手指臂肿动，身体瞤瞤者，风痰在膈，攻走肢体。陈无择（按：为宋代医家，著《三因方》）所谓痰涎留在胸膈上下，变生诸病，手足项背，牵引钓痛，走易不定者是也。藜芦吐膈上风痰，甘草亦能取吐，方未见，然大略是涌剂耳（李氏）。"（《心典》）

【验案精选】

1. **风痫**　一妇病风痫，从六七岁因惊风得之。自后二三年，间一二作；至五七年，五七作；逮（dài 待。到，及）三十余岁至四十岁，日作或一日十余作。以至昏痴健忘，求死而已。会兴定岁大饥。遂采百草而食，于水濒（bīn 斌。同"滨"，指水边）采一种草，状若葱属，泡蒸而食之。食讫（qì 气。完结，终了），向（从开始到现在）五更觉心中不安，吐涎如胶，连日不止，约一二斗，汗出如洗。初昏困，后三日，轻健非曩（nǎng 攮。以往、从前、过去）之比，病去食进，百脉皆和。省其所食，不知何物。访问诸人，乃憨葱苗也。憨葱苗者，《本草》所谓藜芦苗是也。《图经》云：藜芦苗吐风病。此亦偶得吐法耳！（《儒门事亲·卷二·偶有所遇厥疾获瘳记》）

按：吐法为八法中祛邪法之一。本案偶得吐法以愈痼疾，发人深省。在历代医家中，善用仲景汗、吐、下三法者，要数金元四大家之一的张从正，《儒门事亲》是张氏的代表作。

2. **中风不省人事**　我朝荆和王妃刘氏，年七十，病中风，不省人事，牙关紧闭，群医束手。先考（按：对已故父亲之称）太医吏目月池翁诊视，药不能入。自午至子，不获已，打去一齿（按：以利于从口腔灌药），浓煎藜芦汤灌之。少顷，噫气一声，遂吐痰而苏，调理而安。药弗瞑眩，厥疾勿瘳，诚然。（《本草纲目·卷十七·藜芦》）

按：李月池乃李时珍之父，博学经史，以医为业，充太医院吏目，著有《四诊发明》等。本案表明，李氏精于医，善用吐法治急症。

【原文】 转筋之为病，其人臂脚直〔1〕，脉上下行，微弦。转筋入腹者，鸡屎白散

主之。(3)

鸡屎白散方：鸡屎白(按：药量缺。据《总录》卷四十《霍乱转筋》鸡白汤方有"炒，一两"三字)上一味，为散，取方寸匕，以水六合，和，温服(按：《肘后方》《外台》"和，温服"均作"煮三沸，顿服之，勿令病者知之")。

【提要】论转筋的证治。

【简释】转筋，俗称抽筋，临床特点为四肢拘挛作痛，脉象劲急强直，与痉病脉"直上下行"相同。转筋严重时，其痉挛牵引小腹部作痛，称为"转筋入腹"，可用鸡屎白散治之。鸡屎白性寒下气，通利二便。可知本条所述转筋是由于湿浊化热伤阴所致，泻其致病之因，转筋亦随之而愈。

按："转筋"之成因，常见于霍乱吐泻严重，体液耗损太多者。后世王孟英用蚕矢汤治热性霍乱转筋，即受本方的启发。若为寒性霍乱，吐下过多，体液消耗，阳气亡失，不能煦养筋脉者，须用通脉四逆汤、白通汤等急救回阳法。

【大论心悟】

鸡矢白散治痉病(破伤风)有奇效

曲氏报道说：我院中医师任化天老先生，将30年来应用鸡矢白治愈破伤风数十例之验方，介绍出来，并在临床上加以应用，取得较为满意的效果。

治例 患者任某某，男，20岁。因伐木被树枝刺破左手指，二三日后伤口愈合，但突然发热，口噤，牙关紧闭，阵发性全身痉挛，角弓反张，面呈苦笑状，急予鸡矢白9g为末，烧酒冲服，汗出后，诸症悉减，数日而愈。后来，中医师张柱之老先生将解痉、镇挛药物与鸡矢白合并使用，名鸡矢白合剂，处方：蜈蚣1条，全蝎3g，南星3g，天麻3g，白芷3g，羌活6g，防风3g，鸡矢白6g焙干研细另包。先煎诸药去渣，放入鸡矢白末，加黄酒1杯，分3次内服，为1日量。必要时成人也可加倍服用。我科曾应用此合剂治疗破伤风5例，除一例因病情急剧，来院较晚，不能用药，数小时内死亡者外，其余均获痊愈。例如，患者杨某某，男，11岁。8日前，碰伤头部。3日后先由颜面肌肉发生痉挛，然后背部抽痛，颈部僵直，四肢抽搐，张口困难。入院前3日，牙关紧闭，不能进食 。诊断为"破伤风"。入院后检查：头部伤口已痊愈，面呈苦笑状，牙关紧闭，进食困难，项部僵直，腹肌板状硬，每隔20分钟左右全身阵挛1次，脉象沉弦数。当时即用鸡矢白合剂1剂内服，翌日症状显著减轻，阵挛次数减少，睡眠较好。惟数日未曾大便，故加服桃仁承气汤1剂，服后便多量黑粪，口略张大，且能咀嚼食物，唯颜面之苦笑状仍存在，阵挛尚未全退，继续用鸡矢白合剂8剂，于3月9日痊愈出院。

体会 鸡矢白即鸡粪中之灰白色部分，将其选出焙干，研为细末备用。服时用黄酒60g为引，日服2次。对牙关紧闭不能下咽的患者，可做保留灌肠，亦可收到同样效果。小儿患者可酌情减量；成人此量不能控制病情时，可加倍应用。此药无不良反应，亦无特殊恶臭气味，一般人易于接受。药源易找，不需购买，疗程亦短，疗效甚高，值得选用。《本草纲目》记载鸡屎白(《素问》作鸡矢醴)，气味微寒，无毒，治疗破伤中风，小儿惊啼，腰脊反张，牙紧口噤，四肢强直，产后中风等。《千金方》亦有同样记载。《金匮要略》谓用鸡屎白治转筋入腹。《内经》中亦有鸡矢醴治疗腹胀之说。而今任、张二位老先生用该药治疗破伤风乃师古人方法。用黄酒为引的道理是黄酒有通络活血的作用，用量可视患者平时饮酒情况而定，一般每次应在30g以上。无黄酒时可用白酒代替。(曲垣瑞.《中医杂志》1962，10：23)

按：破伤风与第2篇所述的"痉病"颇类似，应前后互参，鸡屎白散正可补其治法。据统计，破伤风的平均病死率为20%~30%，重症患者高达70%(《实用内科学》第8版第174页)。如此危重之病用如此简便之小方有特效，很值得深入研究，并应用于临床。

【原文】 阴狐疝气者，偏有小大，时时上下，蜘蛛散主之。(4)

蜘蛛散方：蜘蛛十四枚(熬焦)，桂枝半两。上二味，为散，取八分一匕，饮和服，日再服。蜜丸亦可。

【提要】论阴狐疝气的证治。

【简释】阴狐疝气的主症特点是阴囊偏大偏小，时上时下。所谓"时上"，即当平卧时缩入腹内；所谓"时下"，即起立走动时则坠入阴囊而偏大，并有痛胀或重坠之感。其"偏有小大"是相对而言，"偏小"是健康之常，"偏大"为病态之变。治用蜘蛛散，方中蜘蛛有破结通利的作用，配以桂枝通阳化气。但蜘蛛有毒性，应用时宜慎重。后世对本证常用疏肝理气药，如川楝子、延胡索、木香、茴香、香附、乌药之类，亦有一定效果。

【大论心悟】

蜘蛛（袋蜘蛛）散治小儿疝气功专力宏

王氏说：吾于中年之期，偶闻友人某君，言其经商于粤时患疝气。先请中西医治疗，卒无寸效。后经一乡间农民介绍，以单味“袋蜘蛛”治之，数服即愈。由此，本人钻研不息，探索不止，遍访名师，多方考察，并经上百例的临床验证，从而终以认为：袋蜘蛛一物，疗疝功专，效力宏伟，当为《金匮》蜘蛛散之蜘蛛正品。（王聘贤，等.《中医杂志》1986，9:9）

袁氏采用蜘蛛散治疗小儿腹股沟斜疝55例。其具体方法是：黑色大蜘蛛（去头足，焙干）10g，桂枝20g。共研细末，过筛，瓶装密封备用。每次每公斤体重0.25g，早晚各1次，用开水或稀饭送服。治疗2~4周，痊愈52例，好转1例，无效2例。（袁宇华.《湖南中医杂志》1986，2:22）

按：“阴狐疝气”即西医学所谓的“疝气”。这与前第10篇所述“寒疝”不同。疝气任何年龄均可发病。疝最多发生于腹部，腹部疝又以腹外疝为多见，临床有易复性、难复性、嵌顿性、绞窄性等类型。西医治疗本病以手术为主。上述报道与下列验案表明，蜘蛛散治疗疝气确有疗效，对小儿疝气效果较好。关于疗效机制，高学山形象地解释说：“蜘蛛腹大，为下入少腹之专药，且性主提携束缚，以辛温生气之桂枝为配，则温补关元、气海之阳神，以驱客寒，得开举收煞之功用，以坚弛坠，阴狐疝病宁有不愈者哉？”（《高注金匮要略》）

关于蜘蛛的毒性问题，古人认识不一，例如，《本草衍义》认为“蜘蛛品亦多，皆有毒”。陶弘景说“蜘蛛类数十种”，有的有毒，有的无毒。总之，应用蜘蛛散时要选用无毒之黑色大蜘蛛，并要注意炮制法与用量，以慎重为宜。

【验案精选】

阴狐疝（疝气）

（1）彭某，男，8岁。遂宁县安居区同盟公社一大队，1955年上半年就诊。主诉：患阴狐疝已有6年。阴囊肿大如小鸡蛋，其色不红，肿物时而偏左，时而偏右，患儿夜卧时肿物入于少腹，至白昼活动时肿物坠入阴囊，而且肿物时有疼痛感觉。几年来曾服一般疏肝解郁、利气止痛等治疝气之药，但肿物依然出没无定，未见效果。患儿平素健康，饮食二便如常，余无所苦，舌苔不黄，舌质不红，脉象弦缓。诊断：寒气凝结肝经之阴狐疝。治则：辛温通利，破结止痛。方药：《金匮要略》蜘蛛散原方。大黑蜘蛛（宜选用屋檐上牵大蜘蛛网之大黑蜘蛛，每枚约为大拇指头大小，去其头足，若误用花蜘蛛则恐中毒）6枚，置磁瓦上焙黄，干燥为末，桂枝9g。上2味共为散，每天用水酒1小杯，1次冲服3g，连服7天。效果：服药3天后疼痛缓解，7天后阴囊肿大及疼痛消失，阴狐疝痊愈，观察1年未见复发。至今健康。（彭履祥，等.《成都中医学院学报》1981，2:18）

（2）治一张姓男童，7岁。生后数月，发现患儿哭啼时有物降入阴囊，则哭闹更甚，卧时可还纳入腹，曾经多方治疗不效。家长惧怕手术而来求治。诊见右侧阴囊肿大，质软。嘱患儿平卧，即可推入腹中，站立后，旋即降入阴囊。处以蜘蛛散，服药1周，病愈。10余年未复发。（洪哲明.《河南中医》1984，1:41）

原按：笔者治疗疝气，不论老幼，皆用《金匮》蜘蛛散。以蜘蛛十四枚，新瓦上焙干，肉桂15g，共为细末，为1剂。每服3g，日服2次。60年中，所治不下千例，疗效甚佳。尚未发现有中毒者。

【原文】问曰：病腹痛有虫，其脉何以别之？师曰：腹中痛，其脉当沉若弦，反洪大，故有蚘虫。（5）

【提要】论蛔虫腹痛的脉象。

【简释】蛔虫病的主症特点是阵发性脐周腹痛，多于空腹时发作。但腹痛又见于多种疾病，何病所致腹痛，应全面分析，加以鉴别。腹痛如因阳虚脏寒所致者，其脉当沉或弦；若脉反洪大，又具有蛔虫病的特点，亦考虑为蛔虫腹痛。

按：本条与后二条，都是论述蛔虫病的证候特点，应前后互参，才能做出正确诊断。此外，蛔虫病并可见以下表现：面有虫斑、巩膜虫影、唇疱、指甲白斑、睡中齘齿、鼻孔搔痒、嗜食异物、大便不调，以及荨麻疹、皮肤瘙痒等。若粪便查出虫卵更可帮助正确诊断。

【原文】蚘虫之为病，令人吐涎，心痛〔1〕，发作有时，毒药不止，甘草粉蜜汤主之。（6）

甘草粉蜜汤方：甘草二两，粉一两，蜜四两。上三味，以水三升，先煮甘草，取二升，去滓，内粉、蜜，搅令和，煎如薄粥，温服一升，瘥即止。

【注脚】

〔1〕心痛：指胃脘部，可能是肠道蛔虫上窜，钻入胆道或胰管之临床表现，这与上条脐周腹痛病位有别。参见第10篇第14条。

【提要】论蛔虫病的证治。

【简释】吐涎是吐出清水，心痛是指胃脘部疼痛；吐涎、心痛是蛔虫扰动所致，蛔动则痛作，蛔静则痛止，所以发作有时是蛔虫病心腹痛的特点。甘草粉蜜汤为主治方之一。尤在泾："吐涎，吐出清水也；心痛，痛如咬啮，时时上下是也；发作有时者，蛔饱而静则痛立止，蛔饥求食则痛复发也。毒药，即锡粉、雷丸等杀虫之药。毒药者，折（shé舌。损之，杀之）之以其所恶也；甘草粉蜜汤者，诱之以其所喜也。白粉即铅白粉，能杀三虫，而杂于甘草、白蜜之中，诱使虫食，甘味既尽，毒性旋发，而虫患乃除，此医药之变诈也。"（《心典》）

按：关于甘草粉蜜汤中"粉"为何物，古今注家、学者有两种认识：一种认为是铅粉。毒药不止，是说蛔虫病已用过一般杀虫药不应，所以用铅粉峻药杀虫，与甘草、白蜜同服，诱使虫食，甘味既尽，毒性旋发，而虫患乃除，但铅粉毒性甚剧，不宜多服，故方后云"瘥即止"。另一种认为是一般米粉。认为本证已经用过毒药而痛不止，故不能再用，所以用甘草粉蜜汤，方中的甘草、粉、蜜不是杀虫之药，仅有安蛔缓痛，甘平和胃的作用。上述两种解释谁是谁非，尚难定论。秦伯未先生在50年代后期亦参加"对甘草粉蜜汤中'粉'的讨论"（《秦伯未医文集》第47页），通过充分论证，"认为本方的粉应作铅粉"。古今主张用铅粉者虽有一定理由，但铅粉内服，用量要适当，以防中毒致害。

【验案精选】

蛔厥

（1）先母侍婢曾患此，始病吐蛔，一二日后，暴厥若死。治以乌梅丸，入口即吐，予用甘草五钱，先煎去滓，以铅粉二钱，白蜜一两调饮之，半日许，下蛔虫如拇指大者九条，其病乃愈。（《金匮发微》第190页）

（2）余曾仿《金匮要略》甘草粉蜜汤之意治愈1例蛔厥患儿。该患儿系3岁女童，因腹痛，其父给服"一粒丹"若干，腹痛转剧，呈阵发性，痛时呼号滚打，甚则气绝肢冷，并吐出蛔虫10余条。住院后一面输液以纠正水与电解质平衡，一面服中药以安蛔。处方：山药30g，甘草60g。共研为极细末，放入白蜜60g中，加水适量稀释之，令频频喂服。初起随服随吐，吐出蛔虫40余条，此后呕吐渐止，并排便数次，所排泄之物，粪便无几，悉为虫团。前后经吐泻排虫达300余条，病好告愈。（郭霭春，等.《广西中医药》1983，4:6）

按：据报道：用加味甘草粉蜜汤治疗蛔虫性腹痛症80例，取得良效。治疗方法：甘草10~15g，蜂蜜30~60g，粳米粉30g，川椒3~6g，乌梅、苦楝根皮各20~30g，去壳使君子15g，醋炙玄胡索10~15g。水煎纳蜜，成人2次服完，小儿酌减，适当加味。（孙忠年.《陕西中医》1984，7:45）

【原文】蛔厥者，当吐蛔，今病者静而复时烦，此为脏寒[1]，蛔上入膈，故烦，须臾复止，得食而呕，又烦者，蛔闻食臭[2]出，其人当自吐蛔。（7）

蛔厥者，乌梅丸主之。（8）

乌梅丸方：乌梅三百个，细辛六两，附子六两（炮），黄连一斤，当归四两，黄柏六两，桂枝六两，人参六两，干姜十两，川椒（按：《伤寒论》"川椒"作"蜀椒"）四两（去汗）。上十味，异捣筛，合治之，以苦酒渍乌梅一宿，去核，蒸之五升（按：《伤寒论》"升"作"斗"）米下，饭熟捣成泥，和药令相得，内臼中，与蜜杵二千下，丸如梧子大，先食饮服十丸，日三服，稍加至二十丸。禁生冷滑臭等食（按：《伤寒论》此句作"禁生冷、滑物、臭食等"）。

【注脚】

〔1〕脏寒：应理解为"肠寒"。

〔2〕食臭：指食物的气味。

【提要】以上两条论述蛔厥病的证治。

【简释】蛔厥病的主症特点是阵发性心腹痛剧，痛发时吐涎沫，或吐出蛔虫，烦躁不安，手足厥冷等。蛔虫寄生在肠中，喜温而恶寒，如果肠寒，不适于蛔虫的生存，因而蛔动不安而上扰胸膈。治用乌梅丸。尤在泾："蛔厥，蛔动而厥，心痛、吐涎、手足冷也。蛔动而上逆，则当吐蛔；蛔暂安而复动，则病亦静而复时烦也。然蛔之所以时安而时上者何也？虫性喜温，脏寒则虫不安而上膈；虫喜得食，脏虚则蛔复上而求食。

故以人参、姜、附之属，益虚温胃为主，而以乌梅、椒、连之属，苦酸辛气味，以折其上入之势也。”（《心典》）

按：以上两条与《伤寒论》第338条所述，只个别文字有出入。但第338条“蛔厥者”之前有“伤寒，脉微而厥，至七八日肤冷，其人躁无暂安时者，此为脏厥，非蛔厥也”一段文字。而《伤寒论》把“蛔厥者，乌梅丸主之”连接在“其人常自吐蛔”之后，且于“乌梅丸主之”之后尚有“又主久利”。方药用量及制丸法同。

丰富的临床资料表明，乌梅丸不仅是治疗蛔厥的主方，而且对于内、外、妇、儿等多种疾病表现为寒热错杂，虚实并见者，均有良效。

乌梅丸［验案精选］等项内容见《伤寒论》第338条。

小　　结

本篇论述了趺蹶手指臂肿转筋阴狐疝蛔虫病脉证治。所述五种病证，趺蹶一证，有论无方，治法亦不详明。手指臂肿证治亦不详。转筋用鸡屎白散，该散治热性霍乱转筋及痉病（破伤风）有疗效。阴狐疝气治以蜘蛛散，确有疗效。鸡屎白散与蜘蛛散都有研究价值。对蛔虫病论述较详，主治方为甘草粉蜜汤与乌梅丸。

妇人妊娠病脉证并治第二十

本篇论述妇人妊娠病的辨证论治。全篇虽仅11条，却对妊娠期间的常见病都作了简要论述，并创立了卓有疗效的方法，为后世诊治妊娠病奠定了基础。

原文第1条论妊娠的早期证治；第2条论妊娠宿有癥病的证治；第3、5条论妊娠腹痛证治；第4条论妊娠下血证治；第6条论妊娠呕吐证治；第7、8条论妊娠小便不利证治；第9、10条论胎动不安等病症的证治；第11条为养胎说。

徐大椿："妇人一切外感内伤等症，与男子同，无庸另立治法。惟经、带、胎、产、癥瘕等疾，病变多端，必从调经、种子等法，探本索源而后可施用。今因《金匮要略》有治妇人方论一卷，故亦略载妇人常用之方数十首，至其全体，仍当取唐宋以来专门之书详考之。"(《兰台轨范·卷八·妇人》)

【原文】师曰：妇人得平脉〔1〕，阴脉小弱〔2〕，其人渴（按：尤在泾说"一作呕亦通"），不能食，无寒热，名妊娠，桂枝汤主之。方见下利中。于法（按：《脉经》卷九第二无"法"字）六十日当有此证〔3〕（按：《脉经》"当有此证"作"当有娠"），设有医治逆者，却〔4〕一月加吐下者，则绝之〔5〕。(1)

【注脚】

〔1〕平脉：即平和无病之脉。

〔2〕阴脉小弱：指尺脉细弱或沉取细弱。

〔3〕当有此证：程门雪说："妊娠二月最常见者，莫如恶阻，则呕吐，喜酸，恶食是也……女子以肝为先天，受胎之后，血养胎而不涵木，肝体亏则肝用强，犯胃则呕，胃受克则恶食；肝体虚，求助于外则喜酸。孕则经停，经停之后，精华则养胎元，其中浊气无从发泄，乘肝之逆而犯于胃，胃虚正不胜邪，则呕吐作矣。"

〔4〕却：副词，表示继续或重复，相当于"再""还"。《三国志·魏志·武帝纪》："公谓运者曰：却十五日为汝破绍，不复劳汝矣。"

〔5〕则绝之：此句是张仲景针对医者误治采取的断然措施。"之"当指代前医的错误治法；"绝"即断绝、全部抛弃的意思。

【提要】论妊娠早期的诊治及误治的处理。

【简释】妇人妊娠之初脉象多平和如常人，若阴脉小弱，此非妊娠常脉，而多见于体弱或滑胎者；妊娠呕吐，伤耗津液，故其人渴；不能食是指厌食（但喜酸食或辛辣之物），或因吐而不能进食；妊娠之后，其生理功能发生变化，有的感到微热（体温稍高），体倦等，似外感而非外感，不属表证，故曰"无寒热"，以示鉴别。综上所述，并问及月经不再按期来潮，便可诊断为"妊娠"，可以用桂枝汤调和之。一般妊娠两个月为发生恶阻之期，故曰"于法六十日当有此证"，假如庸医不知为妊娠恶阻而误治，势必损伤正气，应立即断绝错误治法。"……娄全善云：尝治一二妇恶阻病吐，前医愈治愈吐，因思仲景'绝之'之旨，以炒糯米汤代茶，止药月余渐安。"(《心典》)

按：妊娠初期，并无外感，却用桂枝汤治疗，这与《伤寒论》用法不同。须知桂枝汤应用很广，外感用此，可以解肌调和营卫；杂病用此，又能化气调和阴阳。妊娠恶阻，寒热虚实皆不明显，或偏于胃气虚弱者，可用桂枝汤变通剂量，或适当加味治之。若恶阻因为胃热者，则不适合。

"阴脉小弱"一句，尤在泾解释为"初时胎气未盛，而阴方受蚀，故阴脉比阳脉小弱。"据临床观察，妊娠总以滑脉为特点，故《素问·平人气象论》说："妇人手少阴（新校正云："按全元起本作'足少阴'。"）脉动甚者，妊子也。"《备急千金要方·卷第二·妊妊恶阻》说："三部脉沉浮正等，按之无绝者，有娠也……三月而尺数也"。所谓"脉动甚""尺数"，皆滑脉之类也。3个月以上则滑脉更加典型。

【验案精选】

1. 妊娠恶阻

(1)王某，女，24岁，社员。1971年6月初诊。妊娠月余，呕吐频频数天，饮食甚少，2周后，神疲体怠，在当地求治于中医数人，服中药10余剂，乏效。继在某地区医院接受西医治疗，住院3天，静脉点滴葡萄糖、维生素C、林格氏液，以及口服维生素E等药，仍呕吐不止，故邀余诊。患者主诉“呕恶冲心难忍”。近几天来阵阵腹痛。诊其面色不华，精神不安，语声无力，舌苔舌质无明显变化，脉象弦数，小便黄，大便干。细询之，病人言：对冷热饮食均无食欲，强食之则食入即吐，不食亦觉“胎气上攻心口”。余索病家所服之中药方数首视之，为小半夏加茯苓汤、黄连温胆汤、丁香柿蒂汤等。余思，前医不效，应归咎于只顾降逆平冲止呕。遂书方：桂枝、芍药各10g，竹茹、生姜各9g，大枣3枚，炙甘草3g。暂投1剂，以探消息。5天后，病人来告：服1剂后，自觉心中安定，呕吐有所减轻。自照原方连用3剂，现呕吐已止，腹痛除，胎气安。（裴永清.《新中医》1984，4:12）

（2）杜某，30岁。1946年患恶阻，经当地中医施治无效。余因事进城，病家请余诊治。当时六脉沉微，口不沾水米，作阵发性剧吐，两目下陷，自汗肌削，神志昏迷，呼吸微若1线，几乎殆矣。用桂枝加桂汤，服药约2小时，病势即稍缓，呕、汗较减，脉象转旺；再进1剂，及晚，病者神志已清晰，汗亦收止，自言服药后，心中舒适。次日再进1剂，大为好转，至第3日，改用六君子汤加肉桂1.5g，连服3剂，遂告康复。（江西省中医研究所编《名老中医经验汇编》）

按：本案由于剧吐使津气大伤是“神志昏迷”（实乃神志模糊不清）等危候的主因。桂枝加桂汤降逆和胃以止吐，和营卫止汗以益心，则平淡之方而救危急之症也。

（3）刘某某，24岁，门诊号2194。1963年12月6日初诊。月经3月未行，四肢酸软无力，恶心呕吐，渴不欲饮，口淡无味，不思纳食，眩晕，嗜睡，形寒发热，脉滑而细，舌苔薄白。即予桂枝汤1剂。12月10日复诊：诸证较前有所减轻，脉滑而弱，舌质淡红。续予桂枝新加汤2剂，症状消失。于次年7月分娩，产后健康。（余胜吾.《浙江中医杂志》1965，8:26）

2. 妊娠期持续微热　一妇女，自妊娠7月始，每日午后热度上升，达38℃许，历十数日而未治愈。一医诊断为结核热，乃人工流产之适应证，而患者不欲手术，求余往诊。诊察所见：脉浮大而弱，咳嗽亦不甚激烈，且有食欲。于左肺上叶证明有浸润。余对此投以桂枝汤，历时3周，热始下降，终于正常分娩……此后4年，于冬季之某一寒天，此患者来院述及，现已妊娠3月，每日发热37.4~37.5℃，仍有咳嗽，食欲不振。妇产科医师仍嘱其早日人工流产，而自己不欲如此，前数年之疾，蒙先生治愈，故再烦先生设法投与良药。诊察所见与当年相同。脉浮而弱。于左肺上叶依然有浸润。余于此时仍投以桂枝汤，历时2周间，咳嗽亦止，亦能进食，热亦下降，亦终于正常分娩……（大塚敬节著，张金泽译.《哈尔滨中医》1960，8:71）

按：该案为日本医家的治例，妊娠病凭脉辨证投与桂枝汤，守方守法而取效。此案与上述刘某某治例，都佐证了妊娠之后，可见非外感而“寒热”证候。

【原文】 妇人宿有癥病[1]，经断未及三月，而得漏下不止，胎动在脐上者，为癥痼害。妊娠（按：《脉经》卷九第二从“妇人”至“妊娠”三十字，作“妇人妊娠，经断三月而得漏下，下血四十日不止，欲胎动，在于脐上，此为妊娠”。）六月动者，前三月经水利时，胎也。下血者，后断三月[2]衃[3]也。所以血（按：《脉经》“血”上有“下”字）不止者，其癥不去故也，当下[4]其癥，桂枝茯苓丸主之。（2）

桂枝茯苓丸方：桂枝、茯苓、牡丹（去心）（按：《二注》《直解》《心典》《正义》并无“去心”二字）、芍药、桃仁（去皮尖，熬）各等份。上五味，末之，炼蜜为丸，如兔屎大，每日食前服一丸。不知，加至三丸。

【注脚】

〔1〕宿有癥（zhēng征）病：指素有癥积之病。《广韵·一屋》：“宿，素也。”

〔2〕下血者，后断三月：此句倒叙笔法，指“后断三月，下血者”。

〔3〕衃（pēi胚）：《说文》：“衃，凝血也。”《素问·五脏生成论》王冰注：“衃血，败恶凝聚之血，色赤黑。”

〔4〕当下：《广韵·三十五马》：“下，去也。”“当下”，与上“不去”对文。

【提要】 论癥病证治及癥病与妊娠的鉴别。

【简释】 经停未及三月而漏下不止，一般要考虑是否为胎漏。若为妊娠三月（宫体未出骨盆），不会感到胎动，更不可能“胎动在脐上”，今动在脐上，可能为较大之癥瘕阻碍气机，气机不畅而致悸动，实非妊娠之胎动，故曰“为癥痼害”。

若停经前的3个月经水如期来潮，已停经6个月而感到胎动者，即是妊娠胎动；若因宿有癥病导致月经不调，经停3个月，出现下血，此可能是“衃也”，即癥积瘀血为病，当用桂枝茯苓丸以去其癥。方中桂枝温通血脉，牡丹皮、芍药、桃仁活血化瘀，茯苓健脾渗湿。诸药炼蜜为丸，小量服用。若癥病患者又妊娠者，则此方及用法下其癥而不伤胎。

按：本条较费解，故吴谦怀疑“此条文义不纯，其中必有阙文，姑存其理可也。”古今注家对本条有不同见解，争议的关键点是：本条所述是妇人宿有癥病而类似妊娠，还是宿有癥病而确实妊娠？其下血是妊娠下血（详见后第4条），还是癥病衃血？《医宗金鉴·妇科心法要决·嗣育门》论述了一个简单的鉴别点：“妇人经水不至，不分是孕是病者，5个月之后，以孕妇乳房辨之，若乳房升大有乳者是胎，若乳房不大无乳者是病也。”当然，目前可采用B超辨别。

本条所述桂枝茯苓丸除治疗癥病下血外，还可用于治疗瘀血所致的多种妇科病及其他各科疾病。

【方歌】

癥病桂枝茯苓丸，桃仁芍药与牡丹，
通治瘀血诸般病，辨证为主与经验。

【大论心悟】

桂枝茯苓丸治内科、外科及男性病等五种

1. 桂枝茯苓丸合蜈蚣蛋可治慢性肾炎　据黄氏报道：桂枝茯苓丸配合蜈蚣蛋治疗肾炎后蛋白尿66例，疗效可靠。①处方：桂枝茯苓汤：桂枝、丹皮、桃仁泥各30g，茯苓、赤芍各60g。每天1剂，水煎2次，共取汁600ml，分早晚2次服。不加减。蜈蚣蛋：鲜鸡蛋1只外壳打一小口，蜈蚣长15cm1条研末纳入，稠面糊封裹，入草木暗火内烧熟，晨空腹服，每天1只。上2方同时应用，10天为1个疗程。治疗期间停止其他疗法，低盐饮食，勿过劳，每周查尿常规1次。②结果：治愈54例，有效10例，无效2例。总有效率96.97%。根据观察，多数在2~3个疗程后即显效。为巩固疗效，本组用药均不少于5个疗程。激素面容多在4个疗程后逐渐消减。40岁以下者疗效速而佳，以上者则较缓而差。③体会：实验证明，肾脏血流动力学的改变亦可影响蛋白质的漏出，在血流瘀滞时（如肾动、静脉结扎）蛋白尿可大量出现，瘀滞祛除后即可消失。临床发现，肾炎后蛋白尿患者表现为原发病的尿少、水肿，长期应用大量激素所致面容，以及免疫抑制剂所致呕恶、纳差等消化道症状。由于久病，其舌淡紫或边尖瘀斑瘀点或舌下系带瘀胀青紫，脉涩。故用桂枝茯苓汤活血散瘀，化气行水，分清泌浊。关于蜈蚣蛋治疗肾炎蛋白尿已有报道，疗效确实。药理研究证明，蜈蚣含二种类似蜂毒的有毒成分即组胺样物质及溶血性蛋白质，具有通络散结，化瘀抗凝等功效。纳入鸡蛋血肉有情之品，补耗损之正气，防蜈蚣之毒弊，与桂枝茯苓汤同用，增强其活血散瘀之功，二者相得益彰，从而达到改善肾脏血流灌注，促进血液循环，保留蛋白。同时，还观察到上述疗法可迅速改善因长期大量使用激素所致的各种症状，如消除激素面容等。（黄志华，等.《陕西中医》1991，7:307）

2. 桂枝茯苓丸可治粘连性肠梗阻　据吴氏报道：用桂枝茯苓丸适当加味治疗术后粘连性肠梗阻18例次，全部治愈。在一般情况下，梗阻较轻者服本方2剂即可缓解，腹痛消失，呕止，大便通畅；重者3~6剂，临床症状消失而愈。惟有2例患者因劳动强度大加之过饱，反复发作4~5次，但每次均以本方治愈，免遭再次手术之苦。粘连性肠梗阻既不属于阳明腑证，故不可用泻下；亦不归于积滞，故不适于消导。主要矛盾是“瘀阻”，故应采用桂枝茯苓丸活血化瘀为宜。（吴忠文，等.《湖南中医杂志》1989，6:14）

3. 桂枝茯苓丸治皮肤变应性结节性血管炎　据刘氏报道：用桂枝茯苓丸适当加味治疗本病30例而取效。本病古代称之为“瓜藤缠”，常发生于下肢，多为劳累过度，或久立久蹲，或久行负重，致经络气血郁滞成结节。西医学认为，本病是下肢的小血管炎，换言之，是小血管循环障碍所致的病变。以桂枝茯苓丸为主方治之，一般需要连续服用40~50剂，方可避免复发。（刘顺俊.《湖北中医杂志》1988，2:26）

4. 桂枝茯苓丸加大量黄芪治血栓性静脉炎　处方：桂枝、茯苓、赤芍、丹皮各15g，桃仁10g，牛膝6g，黄芪100g。日1剂，水煎服。结果：4例患者服药9剂后，腿部渐转暗红，且胀消痛轻；27剂后痛感及条状物均消失。（《上海中医药杂志》1985，6:3）

5. 桂枝茯苓丸加味治男输精管结扎术后痛性结节　此为输精管结扎术后常见并发症。临床表现为结扎部位疼痛，且有结节及压痛。西药治

疗疗效尚不满意。以桂枝茯苓丸加味治疗 25 例，均获痊愈。（李武忠.《四川中医》1990，12：36）

【验案精选】

1. 癥病

（1）子宫肌瘤

张某某，45 岁。半年前发现腹部有一肿块渐增，并伴有腹痛，月经不调，白带多等症。近来肿块日益增大，约有 8cm×8cm×10cm 大小，经妇科检查，确诊为“子宫肌瘤”，建议手术治疗。患者拟去大医院手术，但因床位太紧，故先试以中药治疗，以桂枝茯苓丸合当归芍药散制丸药 1 付，服用 1 个月。服完后，到妇科检查，肿块缩小到 3cm×3cm×5cm，已无做手术之必要，又照前方继服 2 付丸药，肿块消失，诸证痊愈。（《经方发挥》第 76 页）

原按：“癥”与西医学的“子宫肌瘤”很相似，是妇科常见的一种良性肿瘤，中医认为是气滞血瘀久而成块。临床上多表现为月经量多，经期延长，月经周期缩短，以及不规则的阴道出血。肌瘤较大时，可以在腹部摸到肿块。采用上述合方治疗本病，常可使结块缩小，甚至消失。如癥块较大，积留时间过久，此方恐难以胜任，当考虑手术摘除。

按：据本案作者赵明锐先生的经验，桂枝茯苓丸与当归芍药散合用，药效更为完整，治疗范围更为广泛。二方合用，可治疗妇科多种疾病，诸如痛经、经闭、月经不调、崩漏、癥瘕结聚等。只要确属寒凝血滞、瘀血内阻、或湿滞血瘀，其主要症状为少腹痛，拒按，下血紫暗，血内有块，下血块后疼痛减轻，遇寒则甚，得热痛减，或白带过多，腰困，下肢浮肿等，皆有卓效。其可使闭者通，崩者止，实属奇妙。又将此方试用于因上节育环后，有腹痛出血、白带多等反应者，也屡用屡效。服此方治瘀血，一部分患者排出少量瘀血块，一部分患者则不排出，考虑是肌体吸收。用本方治疗妇女崩漏等证，从未发现因去瘀活血而引起血出不止者。

林业局干部家属燕能荷，44 岁，1983 年 7 月 13 日初诊。经晋中二院妇检，确诊为“子宫肌瘤（9cm×8cm）”，建议手术切除，以免后患。患者畏惧，特来门诊求治。腹诊：少腹胀大如怀孕 5 月状，脐下有拳头大之圆形肿物。痛经 5 个月，每月经行不畅，色黑稠黏，块屑甚多，淋漓不断，常延续 10 日以上不止，经期绞痛胀急。面色暗，舌淡红，脉弦。有形癥积，已非一日，予桂枝茯苓丸加虫类搜剔缓攻之：桂枝、桃仁、丹皮、赤芍各 15g，茯苓 45g，柴胡、红参（另炖）、灵脂、土元、甘草各 10g，大贝 15g，生水蛭、炮甲珠各 6g，蜈蚣 2 条研粉黄酒冲服。10 剂。8 月 11 日二诊：前投桂枝茯苓丸缓攻癥积，红参、灵脂扶正化瘀，虫类入络搜剔，迭进 10 剂，少腹膨隆之状大减，胀势已松。今适值经期，腹未痛，黑块已少，脉沉滑，舌色暗，因势利导，通经化瘀为治：桂枝 15g，茯苓 45g，赤芍 25g，桃仁、丹皮各 15g，坤草、归须、丹参各 30g，柴胡、酒香附、泽兰叶各 12g，川牛膝 30g，甘草 10g，生水蛭、炮甲珠各 6g，蜈蚣 2 条研粉黄酒冲服，鲜姜 5 片，枣 10 枚。8 月 16 日三诊：上方连服 3 剂，经行畅通，下瘀块甚多，少腹如孕之状已消，腹痛已除。近日白带多，脉舌如前。予初诊方 5 剂，加生山药 30g，车前子 10g（包）。8 月 31 日四诊：少腹平软如常人，丸方缓攻：桂枝茯苓丸各 30g，归须、土元、大贝、炮甲珠各 30g，太子参 60g，灵脂 30g，生水蛭 15g，蜈蚣 30 条。制 10g 蜜丸，每次 1 丸，3 次 / 日。9 月 16 日五诊：丸药服约过半，我院超声探查，子宫 5cm×8cm×5cm，肌瘤基本消失。（《李可老中医急危重症疑难病经验专辑》第 99 页）

原按：截至 1984 年 5 月，以上法治子宫肌瘤 17 例，除一外省患者情况不明，皆获痊愈。凡瘀积重，面色暗黑，眼有黑圈，环口一圈紫暗，手足心、前胸后背发热者，为血瘀发热，加酒大黄 10~15g，三五日即退，加大黄，此即大黄䗪虫丸意。正虚加党参、灵脂，虚甚者用红参。4 种虫类药，软坚散结，化瘀力强。生水蛭为破瘀第一要药，破瘀血不伤新血。可视瘤体之大小，病程之久暂，用 3~6g。炮甲珠穿透走窜之性无微不至，凡血瘀血凝皆能开，且有升高白细胞作用，寓补于攻，妙用无穷。冲任隶属于肝，血瘀者气必滞，加柴胡疏达肝气。大贝消痰软坚，缩短病程。

又，卵巢或输卵管囊肿，余多从瘀阻胞宫，寒湿凝聚论治，以桂枝茯苓丸合五苓散，加油桂温阳化湿。若少腹不时绞痛，多属寒凝，加吴茱萸 15g（洗）直入肝经血分，破冰解冻，收效更速。加子宫专药益母草，协以丹参、泽兰叶，加强宫血循环，促进炎性渗出物之排泄及吸收，加炮甲珠透达囊肿，五苓利水，多数可在半月内治愈。慎用清热解毒药，用之不当，反使寒湿凝结不化。

高某某，30 岁，1992 年 6 月问诊。主诉：月经淋漓不断 3 个月，伴有腹痛而就诊，当时做 B 超提示：子宫前壁探及 2. 4cm×2. 5cm×1. 8cm 大小肌瘤，因有崩漏不止，在桂枝茯苓丸基础上加黄芪 30g，杜仲炭 10g，炒川断 10g，以益气补肾而固经。连服 1 个月，出血止，腰痛轻，上方减杜仲炭，炒川断，继服上方 60 余剂，诸症消失，B超复查，前壁肌瘤消失。（刘玉洁，等．桂枝茯苓丸加味治疗子宫肌瘤40例分析．中国中医药学会第二届仲景学术思想研讨会，1995：312）

原按：桂枝茯苓丸为治疗素有癥瘕，又有身孕而流血不止之软坚轻剂。吾师王国三以此方为基础，制定了子宫肌瘤的协定方，其基础方：桂枝10g，茯苓15g，赤芍10g，桃仁10g，丹皮10g，大贝10g，夏枯草15g，鳖甲15g，牡蛎24g，海藻24g，昆布24g。60天为1个疗程。据偏于气滞、血瘀、肾虚、气虚及偏寒、偏热等不同病机适当加味。2个疗程无效改用它法。观察40例，有效率90%。

子宫肌瘤属中医学“癥瘕”范畴，早在《内经》即认识到：本病的发生是由于“寒气客于子门，子门闭塞”而“气不得通，恶血当泻不泻，血以留止”所致。我们在总结前人经验的基础上，认为本病主要是由于经期产后，血室正开，胞络空虚，风寒邪毒袭入胞宫，或房室所伤，瘀阻胞中，与气血搏结而成。或因情志、饮食内伤，脏腑功能失调，气机阻滞，瘀血、痰饮、湿浊等有形之邪相继内生，停积小腹，胶结不解，日积月累形成本病。因此，根据瘀血癥块用仲景桂枝茯苓丸加味，消瘀化癥，固经止血而获效。

按：现代检测方法B超问世以来，子宫肌瘤的检出（发病率）相当多。其临床表现主要为月经紊乱（月经提前而量多，经期延长，甚至崩漏不止）或腹痛。以上验案皆现代名老中医经验，以先圣之方为主，各有独到之处，值得学习。

（2）卵巢囊肿　刘某某，34岁。B超示：子宫左上方探及7.8cm×5.7cm×4.6cm大小的包块，内为液性暗区，边界清楚，暗区内无分割。诊断为“良性卵巢囊肿”。因患者不愿手术，遂邀诊治。刻下一般情况良好，仅小腹左侧时有刺痛，白带量多，舌暗苔白，脉细涩。证属瘀血阻滞，下焦气化不利所致。治宜活血去瘀，佐以通阳化气利水。用桂枝茯苓丸加三棱、莪术各10g，水煎服，每日1剂。服药10剂后，白带量极少，腹不疼。30剂后，B超复查，肿物全消，病痊愈。（周立孝，等．《北京中医学院学报》1991，5：30）

原按：桂枝茯苓丸加三棱、莪术各10g，其药性无明显寒热之偏，故寒证、热证皆可选用。7味药中，除茯苓外，均有活血祛瘀之功，合用更加功专力宏，故对瘀血阻滞之有形坚积，用之甚效。子宫肌瘤、卵巢肿瘤有瘀血见症，且体质不虚者，即可服用上方。不少患者1月复查时即愈。不愈者停服1月，再复查不愈者，可再继服。临床发现，某些患者服药1个月后，当即复查，效不明显，过半月或1个月后再复查则全消。至于某些体质较弱者，曾发现服药后全身乏力，月经量多等不适反应，应与扶正药同用，如与黄芪桂枝五物汤同用可达扶正而不留邪，去邪而不伤正之功。

（3）输卵管炎性包块　刘某，女，30岁，已婚，农民，1998年12月16日初诊。中下腹疼痛反复半年余，加重10余天，疼痛拒按，面色晦暗，肌肤乏润，头昏乏力，月经淋漓不净，舌质淡红边有瘀点，脉沉涩。B超示：右侧输卵管炎性包块8.0cm×3.3cm。治用桂枝茯苓丸加味。处方：桂枝10g，云苓15g，丹皮6g，桃仁6g，赤芍10g，红藤20g，黄芪20g，刘寄奴10g，玄胡索6g，甲珠5g。每日1剂，连服1个月后，自觉右侧下腹疼痛明显减轻，精神较佳，面转红润，于1999年1月25日经净后B超复查，示：右侧附件炎性包块约4.2cm×2.8cm，续守原方服用1个月，右下腹痛完全消失，经期正常，神清气爽。于1999年2月23日经净后B超复查，提示：子宫附件正常。（江南．《江西中医药》2000，4：25）

2. 胎死腹中　廖某某，32岁。妊娠已7个月，20余天前不慎跌仆，3天后阴道微量流血，即到某医院妇科就诊，予安胎止血针药，并进安胎中药数剂，血仍未止。10余天后流黑豆汁样液体，具臭秽味，经多方检查，断为“死胎”，欲予入院清除死胎，因患者及家人惧于手术，执意先用中药治。症见阴道有黑豆汁样秽臭味液体流出，少腹时有隐痛，伴重坠感，胎动、胎心音皆消失，面色青暗，舌质瘀紫，脉弦数而涩。脉症合参，诊为死胎不下。再三劝导入院治疗不从……以桂枝茯苓丸加味，处方：桂枝、茯苓、丹皮、赤芍各10g，桃仁、怀牛膝各15g。1剂。上午10时服药，下午3时许开始腹痛，有宫缩现象，5时半，产程开始，经接生者检查，排出完整男性死胎一具。（张季高，等．《新中医》1991，6：4）

按：在历代治妇人病方药中，记载了不少下死胎方。本案用桂枝茯苓丸加怀牛膝治死胎经验值得重视。

3. 产后恶露不净　陈某某，女，成年，已婚，1963年5月7日初诊。自本年3月底足月初产后，至今4旬，恶露未尽，量不多色淡红，有时有紫色小血块，并从产后起腰酸痛……此由产后调理失宜，以致营卫不和，气血紊乱，恶露不化，治宜调营卫，和血消瘀。处方：桂枝4.5g，白芍6g，茯苓9g，炒丹皮3g，桃仁3g（去皮），炮姜2.4g，大枣4枚。服5剂。16日复诊：服药后恶露已尽，少腹及腰腿痛均消失，食欲好转，二便正常，脉沉弦微数，舌淡无苔，瘀滞

已消，宜气血双补，十全大补丸40丸，每日早晚各服1丸，服后已恢复正常。（《蒲辅周医案》第140页）

按：《胎产心法》说："恶血不尽，则好血难安，相并而下，日久不止。"桂枝茯苓丸活血化瘀以去"恶血"而取效。

4. **乳胀**　张某，女，27岁，已婚。1989年9月5日初诊。患者素体健康，婚后生一男孩，健康，已3岁。近1年来，每于月经来潮前10日左右，双乳胀痛，稍为挤压或行走震动，疼痛加重。其胀满如哺乳时壅实，月经过后可稍微减轻，乳房亦略见松软，曾服中药数十剂，收效甚微。经期尚准，经量较多，色淡。检查：双乳房丰满充实，无肿块，按压痛，皮色正常，双侧对称。脉沉弦滑有力，舌淡红苔白而润。证属冲任壅实，气滞血瘀，水湿瘀阻，发为乳胀。治宜疏泄冲任，行气渗湿散结。处方：桂枝、茯苓、丹皮、桃仁、白芍各20g，每日1剂，煎3遍，分2次服。9月15日复诊：服1剂，乳胀即减轻。服4剂尽，乳胀基本消除，月经来潮，量多于以往。又予上方6剂，于经净后3天始服，追访3个月未再复发。（王辅民.《山东中医杂志》1990，5：21）

5. **痛经**　卓某某，18岁。14岁月经初潮后，经量少而时间不准。近3个月，经来少，腹痛不可忍，经中西医治疗未效。现适逢经来，腹痛不堪言。症见痛苦面容，少腹阵发性剧痛，痛引腰骶，经色紫暗不畅而夹血块。唇舌紫暗，脉沉而涩，综此脉症，属胞宫血瘀，经行腹痛。拟活血化瘀为主，兼以理气。桂枝茯苓丸加味。处方：桂枝、丹皮、蒲黄各5g，茯苓、桃仁、赤芍、玄胡索、五灵脂各10g，服2剂疼痛减半，再进2剂而愈。嘱下次月经前遵上方服用2剂，经行乃止，追访多年，月经正常。（张季高，等.《新中医》1991，6：4）

6. **腹痛（放置节育环引起）**　任某某，28岁。既往体健，半月前上节育环后即开始腹痛，痛而拒按，腰困，伴有阴道不规则出血，白带较多，其余无异常。曾服用四环素及维生素K_3等药物治疗未见效，如此缠绵三四个月。投以桂枝茯苓丸、当归芍药散之合方3剂，诸症消失，经妇科及X光透视检查，环位置正常。（《经方发挥》第77页）

原按：在临床工作中，经常可以遇到个别妇女因上节育环以后出现腹痛、腰困、阴道出血、白带增多等症。经服西药消炎、止痛不见好转，或服中药止血止痛之剂也未能如愿。考虑本证是因上环后异物刺激而引起的局部出血或血瘀。每遇此证，即投以桂枝茯苓丸和当归芍药散之合方，少则3~5剂，多则7~8剂，诸症即消失。这不仅解决了患者的痛苦，也促进了计划生育工作的顺利开展。

7. **腹壁肿瘤**　任某，女，54岁。患者因卵巢囊肿扭转施行手术，术后数日，自感切口左侧疼痛，并发现有一黄豆大的肿块，逐渐肿大，在本公社医院治疗无效，再次住院。入院检查：少腹左侧发现一个包块约10cm×15cm，有轻度压痛，表面光滑、质硬。诊断为"腹壁肿瘤"。因手术后不宜再行手术，请中医会诊。症见面黄体瘦，精疲力倦，头眩心悸，饮食不香，少腹胀满有癥块，脉象弦细，舌质有紫斑苔白。病因气滞血瘀，结成癥积。治当活血化瘀消癥。奈病在术后，气血两虚，消癥勿忘扶正，故拟桂枝茯苓丸加味。处方：桂枝、茯苓、白芍、当归、桃仁各10g，丹皮6g，党参10g，䗪虫、三棱各6g。加减连服20剂，肿瘤缩小至8×12cm。药既合病机，当乘效再服。加减又服20剂，肿块缩小为4cm×6cm，面色渐转红润，精力亦渐恢复，病渐向愈，仍用原方加减，嘱服20剂，出院调治。（张谷才.《辽宁中医杂志》1980，7：1）

8. **黄褐斑**　秦某某，26岁。孕后鼻两侧黄褐色素沉着，渐增，颜面散在大部，色浓，产后仍不消退，曾服中西药治疗，其效不佳，甚以为苦。据述产后经期腹痛下坠、色紫暗、量少、夹有瘀块，伴胸闷不舒，时作太息，两乳有胀感，舌质暗苔薄白，脉沉细略涩。证属血行不畅，瘀滞经脉。处方：桂枝茯苓丸加柴胡12g。日1剂，水煎服。服上方15剂，斑减近半，经水亦至。经来腹痛较前减轻，量转多，块少，胸闷太息诸症基本消除。守原方加减再进12剂，黄褐斑逐渐消失。之后经水亦趋正常，诸恙若失，一如常人。（王忠民，等.《上海中医药杂志》1985，6：36）

【临证指要】桂枝茯苓丸是治疗瘀血所致多种妇人病的通治方，除"验案"所述之外，临床上还应用于附件炎、不孕症、宫外孕、功能性子宫出血、子宫内膜异位症、习惯性流产、产后病、术后病、输卵管粘堵绝育术后遗症、乳腺肿物等，或个案、或几十例，只要辨证属于瘀血者，均收到良效。此外，本方还可治疗瘀血所致的内科、外科及男科等疾病。

需要说明，日本汉方医对桂枝茯苓丸的应

用亦很广泛，一般多按原方剂型应用，或用提取物，或加味用之。其应用指征不仅依据瘀血症状，而且依据下腹部抵压痛或腹部硬满等瘀血征象。“腹诊”本为仲景诊法，日本汉方医相当重视，临床切不可忽略。

【实验研究】 桂枝茯苓丸能够降低血液黏稠度、改变血液动力学及流变学，以恢复正常的血液循环；对凝血系统与中枢神经系统有抑制作用；对生殖、内分泌系统与免疫功能均有一定的影响；具有抗炎（抗急性、亚急性、慢性炎症）及抗肿瘤作用。此外，制剂学研究表明，该方丸剂与煎剂之成分含量不同，其丸剂含量（桂皮醛、芍药苷、苦杏仁苷等）比煎剂为高。

【原文】 妇人怀娠六七月，脉弦发热，其胎愈胀，腹痛恶寒者，少腹如扇[1]（按：《脉经》卷九第三作“小腹如扇之状”），所以然者，子脏[2]开故也，当以附子汤温其脏。方未见。（3）

【注脚】

〔1〕少腹如扇（shān 山）：谓小腹阵阵作冷，像用扇子扇一样。

〔2〕子脏：即胞宫。

【提要】 论妊娠阳虚寒盛腹痛的证治。

【简释】 妊娠至六七月时，其脉当滑，今见脉弦，腹痛恶寒，并自觉胎胀，少腹作冷，这是阳虚寒盛，阴寒侵犯胞胎之故。尤在泾：“脉弦发热，有似表邪，而乃身不痛而腹反痛，背不恶寒而腹反恶寒，甚至少腹阵阵作冷，若（按：此用作动词，可译为“如”“象”）或（按：此用作副词，译作“有时”）扇之者然。所以然者，子脏开不能合，而风冷之气乘之也。夫脏开风入，其阴内胜，则其脉弦为阴气，而发热且为格阳矣。胎胀者，胎热则消、寒则胀也。附子汤方未见，然温里散寒之意，概可推矣。”（《心典》）

按： 附子汤方未见，前人注解，皆谓即《伤寒论·少阴病》篇附子汤（炮附子二枚，茯苓、芍药各三两，白术四两，人参二两）。

【大论心悟】

妊娠病用附子述要

古人认为附子有坠胎堕胎（《别录》曰：“附子味甘，大热，有大毒……堕胎，为百药长。”）之弊，而阳虚又必须用此者如何是好？周连三先生对如何正确运用附子及附子汤作了具体分析，他说：“此方为温阳峻剂，附子又为有毒之品，妊娠三四月时要慎用。仲景在妊娠六七月时用附子是因为胎元已成，此时用附子则无堕胎之弊，何况胞宫虚寒，失于温煦，有是证则用是药，有故无殒也。其辨证须严格掌握，主要有腹痛发冷，入夜痛甚，喜按喜暖，小便清长，恶寒身倦，胎胀脉弦，舌淡苔白多津等症，方可以本方加减施治。附子乃扶阳止痛之佳品也。”（唐祖宣，等.《中医杂志》1981，11∶39）

【验案精选】

1. **妊娠腹痛** 王某某，35岁，经产妇。怀孕7个月，忽腹部疼痛，绵绵不休。经多方治疗，痛益甚。诊时已病月余，患者畏寒，腹部更甚，口中和，喜热饮，泛清涎，脉弦而无力。先以逍遥散加味治之，无效。不得已用附子汤，处方：附子15g，茯苓15g，党参25g，白术25g，白芍15g。连服3剂而愈，至期产一男婴，甚壮。（刘长天.《辽宁中医杂志》1980，4∶15）

按： 本案所述病情与原文相近，以附子汤治之而愈，佐证了该方的实用价值。

2. **防治滑胎** 李某某，25岁。过去2年内连续流产3次，最大者3个月，今乃第4次妊娠，4个月零7天时少腹寒凉而时痛，始用附子汤。每4剂间服少腹逐瘀汤2剂，共用附子汤加减16剂，少腹逐瘀汤8剂，至妊娠6个半月腹凉减退而停药，此后良好，足月产女婴4500g。（王靖寰.《中医杂志》1964，5∶10）

按： 此案把附子汤与少腹逐瘀汤间服，可知其多次流产的原因为宫寒兼瘀，故二方兼服有互助之妙。王清任《医林改错·下卷·少腹逐瘀汤说》云：“……子宫内先有瘀血占其地，胎至三月再长，其内无容身之地……如曾经三月前后小产，或连伤三五胎……今天怀胎，至两个月前后，将此方（按：即少腹逐瘀汤：小茴香七粒、炒，干姜二分、炒，玄胡索一钱，没药二钱，当归三钱，川芎、官桂一钱，赤芍二钱，蒲黄三钱，灵脂二钱、炒）服三五付或七八付，将子宫内瘀血化净，小儿身长有容身之地，断不致再小产。若已经小产，将此方服三五付，以后成胎，可保无事。此方去疾、种子、安胎，尽善尽美，真良善方也。”

3. **恶露不下** 董某，26岁，农民。因产后昏晕而饮凉水2碗，第2天恶露停止，第5天腹胀疼痛，恶心呕吐，不思饮食，当地治疗无效。

第7天送至某医院门诊，给止痛药和抗生素处理，因胀痛之急，继来我院。患者因腹胀疼痛，转侧不得，腹膨胀，疼痛拒按，重按阴道流出黏液、色灰白、味恶臭。诊断为寒侵胞宫，气血凝滞之恶露不下，拟附子汤合生化汤以温阳行露。处方：附子6g，人参6g，茯苓9g，白术12g，白芍9g，当归9g，川芎6g，桃仁6g，炮干姜6g，炙草3g。水煎分2次服。二诊：服头煎后全身即觉轻松，服第2煎后恶露始下，并逐渐增多，今晨胀痛消失，病告痊愈。嘱守原方再剂巩固疗效。（苟鼎立.《甘肃中医》1992，3：28）

按：一般产妇，虽不致愚昧至误服冷水，但产后百脉空虚，不慎受凉却是常事，故此案治法很切实用。

4. **早产** 李连仲老中医根据附子汤温补元阳，健脾除湿之力，加味治疗虚寒性早产。处方：炮附子、当归、人参（另炖）各6g，茯苓、炙甘草、白芍各10g，黄芪30g，丹参15g。于妊娠6个月后每月中旬服药5剂，每日1剂。结果保胎成功。（李淑琴.《浙江中医杂志》1992，11：510）

原按：早产患者多表现下腹坠胀，腹痛畏寒，腰腿无力等下焦虚寒证，与《金匮》附子汤证颇相似，以本方加味治疗31例，多保胎成功。

5. **妊娠下血（先兆流产）** 范某某之妻，年28岁，四川省会理县人。身孕6个月，某日因家务不慎，忽而跌仆，遂漏下渐如崩状，腰及少腹坠痛难忍，卧床不起。因其夫公务未归，无资以疗，延至六七日，仍漏欲堕。余往诊之，气血大伤，胎恐难保，惟幸孕脉尚在，以大补气血，扶阳益气，引血归经为治，纵虽胎堕，可保产母无损矣。拟方四逆、当归补血汤加味治之。处方：附片100g，炮黑姜15g，北口芪60g，炒白术10g，当归身24g，阿胶12g（烊化兑入），炙艾叶6g，炙甘草10g，大枣5枚（烧黑存性）。服1剂，漏止其半，再剂则全止，3剂霍然，胎亦保住，至足月而举一子，母子均安。（《吴佩衡医案》第81页）

原按：附子补坎中一阳，助少火而生气，阳气上升，胎气始固。芪、术补中土之气，脾气健运，则能统摄血液以归其经，当归、阿胶以资既伤之血。艾、附相伍，能温暖下元以止腰腹之疼痛。姜、枣烧黑，取其温经止血，且烧黑变苦，得甘草之甘以济之，苦甘化阴，阴血得生。阳气温升，阴血能补，则胎不堕矣。《内经》云"治病必求其本"，本固而标自立矣。若只以止血为主，而不急固其气，则气散不能速回，其血何由而止！

6. **半产血崩（流产失血）** 方某某夫人，年35岁，罗平县人，住云南省昆明市红栅子10号，素患半产。1923年5月12日，孕五月又堕。初起腰腹坠痛，继则见红胎堕，血崩盈盆成块，小腹扭痛，心慌目眩，气喘欲脱，脉芤虚无力，两寸且短。唇淡红，舌苔白滑，舌质夹青乌。据其夫云，是晚曾昏厥二次。由于素患半产，肾气大亏，气虚下陷，无力摄血，阳气有随血下脱之势。以气生于肾，统于肺，今肺肾之气不相接，故气喘欲脱。拟四逆、当归补血汤加枣艾治之。方中四逆汤扶阳收纳，启坎阳上升，佐以口芪、当归补中益气而生过伤之血，干姜、艾、枣制黑，能温血分之寒，引血归经。处方：黑附片160g，炮黑姜50g，炙甘草24g，北口芪60g，当归26g，蕲艾6g（炒黑存性），大枣5枚（炒黑存性）。13日服1剂后，血崩止，气喘平，病状已去六七，精神稍增。仍守原方，14日第2剂服完，证遂全瘳。（《吴佩衡医案》第82页）

7. **产后失血** 苏某某，女，35岁，住昆明某医院妇产科。分娩第3胎，产后子宫收缩无力，遂致流血不止。经医院施以针药及输血治疗，出血仍不见终止。病已3日，病势日趋危重，于1952年某日邀余前往会诊。患者卧床，已人事不省，面色苍白，目眶凹陷，形容憔悴，呼吸微弱，唇干色淡。掰开口唇，见齿枯舌淡而少津，脉细弱沉伏欲绝，手足冰冷。阴道流血仍未止，色淡而清，浸透垫褥。此系阳弱气虚，气不摄血，血不归经所致。患者失血过多，气血两亏，病势沉重，危在旦夕。若继续出血，恐有气随血脱之虑。补血及输血之法，固属必要，然已虚之阳无力摄血，无力生血，血亦不能归经循行。此证急当扶阳益气，方能止血固脱。拟大剂回阳饮加味主之。处方：附片120g，炮黑姜15g，上肉桂15g（研末，泡水兑入），口芪30g，当归15g，炒艾9g，炙甘草9g。因病情较重，嘱早晚各煎服1剂，多次徐徐喂之。次日复诊。昨日方药浓煎频频喂服，服后，今日流血已减其半，神识恢复，能饮葡萄糖水二三口，呼吸稍觉平稳，手足开始回温。唇、舌仍淡，脉沉细弱，已不似昨日欲绝之状。此阳气已回，有望生机。继上方加阿胶珠9g，炒白术9g，连服5剂，流血已止，神识清明，面色渐润，并能背靠床头坐卧，进牛奶及半流汁饮食。惟气血尚虚，阳神尚弱，久坐则感头昏无力，夜寐多梦，气短心慌，声低懒言。舌质已稍现红润色，脉沉细而缓，两尺较弱。拟四逆汤加味治之。处方：附片90g，干姜12g，砂仁9g，口芪24g，白术15g，茯苓15g，补骨脂12g，甘草3g。上方连服8剂，患者食思倍增，面色润泽，精神恢复。继后以四逆当归补血汤及黄芪桂枝五物汤数剂调理善后，住院1个月痊愈出院。其后于1964年相遇，询及10余年来，身体健康。(《吴佩衡医案》第83页)

按：吴氏善用大剂附子治危症。以上三案，虽非附子汤原方，却是附子汤之大法。善用古方者，应当如此。

8. **阴挺（子宫脱垂、宫颈糜烂）** 朱某某，32岁。自感小腹下坠冰凉，白带多、质稀薄、无臭味，已1年余。西医诊断为"子宫脱垂Ⅲ度、宫颈糜烂Ⅱ度"。舌淡白体胖苔薄白，脉沉迟，辨证为脾肾阳虚。用附子汤。处方：附片6g，白术12g，白芍9g，茯苓9g，党参6g。水煎分2次服。患者服上方9剂后，诸症消失。(《古方新用》第70页)

按：本案系少阴阳衰，无力系胞，且太阴寒湿下注。故用附子汤温补脾肾之阳而临床"诸症消失"。

以上是以附子汤治妇人病验案，而治内科病［验案精选］等项内容见《伤寒论》第304条。

【原文】 师曰：妇人有漏下[1]者，有半产[2]（按：《脉经》卷九第二作"中生"）后因续下血都不绝者，有妊娠下血[3]者，假令妊娠腹中痛，为胞阻[4]，胶艾汤主之。(4)

胶艾汤方一方加干姜一两。胡氏治妇人胞动，无干姜：芎䓖、阿胶、甘草各二两，艾叶、当归各三两，芍药四两，干地黄（按：地黄无分量。宽保本作"六两"，《论注》《二注》《心典》并同；《千金》卷二《下血》第七作"四两"，《金匮注》同；《广注》作"三两"）。上七味，以水五升，清酒三升，合煮取三升，去滓，内胶（按：《千金》此下有"更上火"三字），令消尽，温服一升，日三服。不差[5]，更作。

【注脚】

〔1〕漏下：指妇人不在行经期间而阴道持续下血，淋漓不断者。若阴道大量出血，来势骤急者，称为"崩中"。

〔2〕半产：亦称"小产"，指妊娠三个月后，胎儿已经成形而流产。古人对"半产"的时间见解不一，程林曰："半产者，以四五月堕胎。"吴谦曰："五六月堕胎者，谓之半产。"

〔3〕妊娠下血：后世称之为"漏胞""胞漏""胎漏"，即西医学所谓"先兆流产"。

〔4〕假令妊娠腹中痛，为胞阻："假令"二字，是承上文而言，曰假使妊娠期间出现腹中痛，此为胞脉阻滞所致，需尽早调治。若痛久不止，痛势日甚，难免发展为"妊娠下血"，甚至"半产"。吴谦说："孕妇腹痛，名为胞阻"(《医宗金鉴·妇科心法要诀》)。

〔5〕不差（chài瘥）：《广韵·十五卦》："差，病除也。"可知"差"即"瘥"义。二者为古今字。《大医精诚》："偶然治差一病，则昂首戴面，而有自许之貌。"

【提要】 论妇人三种下血的证治。

【简释】 妇人下血，常见三种病情：一为淋漓不断之漏下；一为半产后继续下血不止；一为妊娠下血。尤在泾概括三者病机与治法是："皆冲任脉虚，而阴气不能内守也。是惟胶艾汤为能补而固之。"方中地、芍、归、芎养血和血，阿胶养胎止血，艾叶温经暖胞，甘草调和诸药，清酒以"行药势"。合而用之，可以和血止血，暖宫调经。假如妊娠期间出现腹中痛，此为"胞脉阻滞，血少而气不行也"(《心典》)，亦可用胶艾汤治之。"然加减又必从宜，若脉迟缓，阴胜于阳，则加干姜；或见数大，阳胜于阴，则加黄芩，可不言而喻矣"。(《张氏医通》)

按：从本条原文所述，三种妇人下血证皆以胶艾汤治之，实乃"异病同治"之范例。胶艾汤是治疗妇人下血虚证的祖方，原方应用，或随证加减，疗效显著。

【方歌】

胶艾汤中四物草，暖宫调经止血好，
妇人多种下血证，冲任脉虚或阻胞。

【大论心悟】

胶艾汤治疗多种妇人下血证概述

1. 妊娠下血（先兆流产、宫外孕）

（1）用胶艾汤及当归散治疗先兆流产38例。凡流产先兆期，用胶艾汤加味：阿胶、艾叶、当归、白芍、川芎、生地、黄芪、党参、炒荆芥、仙鹤草。腰酸明显者，加川断、桑寄生、菟丝子等。上方服至症状消失为止。如有流产史，继用当归散加味养胎：当归、白芍、川芎、白术、黄芩、川断、桑寄生、菟丝子，每星期服2~3剂，至妊娠3个月后视情况停药。治疗期间不用其他保胎药，嘱禁忌房事，卧床休息。结果：药后痊愈36例，随访均足月分娩，胎儿存活，发育正常；2例为第1次妊娠新婚妇，症状未能控制而流产。（赵荣胜，等.《浙江中医杂志》1984，5：228）

（2）以胶艾汤加地榆炭、侧柏炭、桑寄生治疗先兆流产64例。其中多数为3~4个月，症状以阴道流血、腹痛、腰酸、头晕居多。结果痊愈51例；有效4例；无效9例。服药时间多数为2~4天。（《哈尔滨中医》1962，5：8）

按：先兆流产治疗不当，导致的不良后果有二：一是难免流产，或完全流产，或不全流产；二是流产感染。若反复流产，可造成习惯性流产。因此，对于先兆流产患者应及时、恰当治疗。

（3）用胶艾汤加理气化瘀之品，配合西药治疗宫外孕55例，除4例治疗中再度出血而手术外，余皆治愈。（《中西医结合治疗妇科常见病经验汇编》第157页）

2. 崩漏（功能性子宫出血） 收治功能性子宫出血（下称“功血”）20例，多见于青春期与更年期。均用胶艾汤加味辨证施治，获得满意疗效。胶艾汤乃育阴补肾，调经止血之方。方中川芎辛散温通，其性走窜，为临床常用的一种血中之气药，用之似与本病止血原则不符，但临床实践证明，本方治疗“功血”并无行血过激之弊。西医学认为，“功血”的主要病理变化是子宫内膜的不正常脱落。使增殖过速的子宫内膜尽早脱卸干净，是制止出血的一个基本方法，故医治“功血”少佐一些化瘀药是可行的。（熊殿文，等.《北京中医》1986，6：31）

3. 六种妇人下血证 用胶艾汤治疗妇女下血证92例。其中崩漏59例，月经过多14例，胎漏4例，产后恶露不尽5例，取环出血3例，人流后出血7例。①治疗方法：胶艾汤，每日1剂，煎2次，早晚分服。辨证加减：气虚加党参、黄芪、白术；阴虚内热加旱莲草、龟甲；肝郁气滞者合逍遥散去姜、薄；瘀血内阻加益母草、失笑散；胎动不安加黑杜仲、桑寄生、黄芩、苏梗。为加强止血之力，常配用黑地榆。②结果：本组92例中治愈87例，好转5例，总治愈率为94.58%。疗程最短2天，最长8天。③体会：医者多疑归、芎辛香温窜，用之畏恐下血愈多。据临床观察，只要用量适当（一般只用4g），自无出血加剧之弊。且出血较多或历时较久，恐有血虚留瘀之嫌，投少量归、芎自有活血化瘀之妙，以助生血止血之力。（徐陈如，等.《福建中医药》1984，5：23）

【验案精选】

1. 崩漏

（1）冲任脉虚，气机逆乱而致崩中 廖某某，25岁，农民。平日经期错后，经量时多时少，色淡清稀，少腹痛，有冷感。已婚5年，未孕育。日前夫妻口角，月经超前而至，暴下如注。诊见面色惨淡无华，神疲体倦，少腹胀痛，腰痛绵绵，舌淡苔白，脉弦无力。证属血分虚寒而兼气滞。法宜温经养血，佐以理气，胶艾四物汤加味。处方：阿胶12g（烊化），炒艾叶12g，熟地15g，白芍12g，当归9g，川芎6g，醋制香附12g，台乌药9g，小茴香9g。服药2剂，血量减少过半。守方加入益气补肾药，又服3剂而经止。复以八珍汤善后调补，以竟全功。嗣后，月经正常，年余后生一男婴。（陈源生.《中医杂志》1979，8：27）

按：冲任二脉同起胞中，任脉通，太冲脉盛，则月事以时下。若冲任脉虚，固摄无权，则崩中漏下。本案又以“口角”为诱因，气机逆乱，干扰月经，故用胶艾汤加理气药而治愈。

（2）人工流产后流血不止 刘某某，女，37岁，1960年4月13日初诊。患者施人工流产手术后1月，流血不止，色黑黏稠，腰酸腿软，头痛，神疲，心慌，烦躁，睡眠不佳，身微热，汗出，面黄少神，舌淡红苔薄黄腻，脉沉涩，左关见动。认为由冲任损伤，瘀血阻滞，治宜调和冲任，消瘀止血。处方：全当归4.5g，川芎3g，白芍4.5g，干生地9g，侧柏叶（炒）6g，川续断4.5g，芡实4.5g，地榆（炒）4.5g，生杜仲6g，艾叶（炙）3g。复诊：服前方5剂，流血减少，血色仍紫，舌红苔薄黄，脉沉数，仍宜调和冲任，但因瘀久化热，于和血之中佐清热化瘀之品，前方去艾叶加炒丹皮4.5g，炒栀子4.5g，莲房1个（炮半焦），又服7剂。三诊：流血已止，诸症见轻，脉沉弱，左关微弦。根据流血日久，气血两伤，在瘀去血止后，继用益气补血，以资巩固，乃用丸药缓图。处方：补中益气丸早服6g，人参养荣丸晚服6g，月余而恢复健康。（《蒲辅周医案》第141页）

（3）刮宫术后仍漏下不止 李某某，女，38

岁，护士，1963年2月1日初诊。半年来经水不断，上半月多，色紫，时见血块，有时小腹疼痛，恶凉喜热，1个月前于某医院施行刮宫手术治疗后，仍不断流血，血色时红时紫，经常有腰及下腹疼痛，食纳甚差，口干喜大量热饮，胃脘部常有堵胀感，大便干燥，隔三四日1次，小便正常，心慌，寐差或多噩梦，疲乏无力，曾服中药汤剂及蜂王精等，病情不减。脉象两寸尺弱、两关革，舌质黯淡无苔。此属漏证，由气血损伤，兼有瘀结，治宜调气血，化瘀结。处方：艾叶3g，清阿胶（烊化）9g，当归6g，川芎3g，白芍6g，干地黄9g，川续断4.5g，炮姜3g，茜草3g，海螵蛸9g，柏子仁6g，桂枝3g，白术3g。2月4日复诊：前方服3剂，心慌消失，胃脘堵胀减，食纳转佳，阴道流血略见多，夹黑色血块，余症同前，脉滑，舌亦如前，属瘀行血活之象，治宜调气血，固冲任兼消瘀结……（《蒲辅周医案》第124页）

（4）人年五六十漏下不止　周某某，女，54岁，1962年6月22日初诊。患者阴道流血已4月余。从去年起月经每数月来潮1次，量稍多，夹有血块。今年春节期间，连续流血15天，止后40多天又开始流血，迄已4月之久，始终不止，血色鲜红或偶下烂肉样血块，素有头晕目赤，腰疼，大便干燥，小便正常，尚能行动和操持轻微家务。询其过去病史及生育情况，曾有性病史，早已治愈，正产8胎，健在3人，余均早夭。诊其脉两寸尺均弱、左关弦急、右关弦缓，舌质嫩红苔薄白。此属崩漏日久，荣气已虚，冲任不固，治宜调复冲任，止血化瘀。处方：干地黄15g，当归9g，清阿胶9g（烊化），川续断6g，炒杜仲6g，炮黑姜4.5g，茜草6g，乌贼骨9g。服6剂。复诊：阴道流血今天开始稍减，精神、食纳、二便均如常，睡眠亦可，脉寸细关弦尺弱，舌淡苔薄白，于原方加白芍6g、艾叶3g、醋制香附4.5g，服10剂。三诊：4个多月之阴道流血，服药后基本停止，但尚有白带，偶有心慌，头不晕，胃纳佳，二便正常，脉沉弱，舌质，苔同前，由于病程过久，气弱血虚，非益气无以助统摄之力，故用参、苓、术、草，非补血无以复血海之损，故用归、地、阿胶。然补而毋滞，故仍用乌贼、茜草、香附以化瘀理气。处方：党参6g，白术6g，茯苓6g，炙甘草3g，当归6g，干地黄9g，清阿胶9g，乌贼骨9g，茜草3g，制香附3g。服5剂。4~12诊：最近2个月一直未见阴道流血，精神体力均逐渐恢复，食眠俱好，间有头晕、目眩、噫气、腰疼、白带等。其脉沉弱或沉缓，舌质色正、苔多薄白，根据荣虚气弱，冲任不固，始终以养荣益气为主，兼调补冲任，下方进退共服54剂。处方：炙黄芪9g，当归6g，干地黄15g，清阿胶9g，白芍6g，炒杜仲6g，续断6g，乌贼骨9g，茜草3g，或加地榆炭，艾叶炭，或加怀山药、炮姜炭。（《蒲辅周医案》第131页）

原按：傅山谓“妇人有年五六十，经断已久，忽又行经者，或下紫黑块，或红如血淋，或谓是还少之象，谁知是血崩之渐……”。本例年已50之外，又流血4月之久，渐成血崩，且老妇阴精既亏，岂容久漏，恐血脱而气立孤危。究其本原，来自冲任不固，血海空虚，故急用归、地阿胶养荣滋阴，杜仲、续断调复冲任，妙在不去止血而惟补血，而以黑姜引血归经，是补中又有收敛之意；尤以乌贼骨、茜草去瘀生新，此效法古人“气以通为补，血以和为补”之旨。若一见血崩，即用止涩之品，虽亦能取效于一时，恐随止随发，不能痊愈。必须于补血之中，兼行瘀和荣之用。

按：以上治崩漏验案四例，其中后3例都是现代临床大家蒲辅周先生验案。蒲氏理论知识深厚，临床经验丰富，善治内科、妇科、儿科之危急重症与疑难杂病。蒲氏以胶艾汤为主方，适当加减，变通应用治疗崩漏所取得的良好效果，足见其中医学功夫之扎实。下列冉雪峰先生治崩漏验案，亦显示了名医大家之功夫。

（5）崩漏俨近下痨　宦某之爱人，体素薄弱，经事不调，赤白带下，饮食精汁不变气血而化秽浊，由来者久，近年加剧。崩漏频频，暴下如注，色黑成块，肌肉瘦削，皮肤反浮肿，足腿面部肿尤显著，色夭不泽，唇口惨白，喘气矢气，四末清冷，脊膂腰髀酸楚，俨近下痨。抗日战争时期，住重庆某医院治疗，时历半载，所费不资，后虽小愈，尚不了了。胜利后回汉，病又复作，鉴于前此迁延，心殊惧惧，来我处商治。问：中医能疗此病乎？答：带下崩漏，乃妇科常有病，不过此病延久，病重，渐近痨瘵，五液俱涸，八脉不固，精竭髓枯，下元败坏，阴病及阳，气不统血，不仅虚证，且为虚证之甚者，中法当可治愈。诊脉沉迟细弱，血脱气泄，阴阳俱竭，诸虚百不足，拟方重味填补，升固八脉，不刚不腻，半调半摄，方用：当归四钱，杭芍四钱，茯神五钱，杜仲三钱，鹿角霜三钱，桑螵蛸三钱，蒲黄炒半黑三钱，广木香一钱，升麻一钱五分，甘草一钱。三剂略安，精神较好。二诊，去蒲黄加蕲艾炭三钱，又三剂，崩减，气渐平调。三诊，加炮姜炭一钱，侧柏炭三钱，四剂崩止。四诊，去姜炭、艾炭、鹿角霜、升麻，加枸杞子、覆盆子、女贞子各三钱，守服二星期，漏下亦愈。治疗历程共计不过一月，后以复脉汤加桑螵蛸、龟甲胶、鹿胶、紫河车，膏剂收功。(《冉雪峰医案》第55页)

原按：此病养血不用萸、地，补气不用参、术，温下不用桂、附，固涩不用赤石脂、禹余粮，均值得探索。盖参、术呆滞，萸、地滋腻，桂、附刚烈，二石顽钝，要非奇经之妥善治法。妇科此证甚多，学者注意。

按：此案治崩漏，虽非用胶艾汤之原方，却是师胶艾汤之法而变通用之，则比原方更加切近病情。

2. **妊娠下血（先兆流产）** 曾治一中年妇人，怀孕已4个多月，近半个多月来子宫不断出血，腰腹略感发坠，到妇产科检查，谓胎儿正常，经注射止血剂未效。诊其脉沉细滑数，舌苔略白厚微黄……此属血虚夹胎热之证。治法滋养下元，固冲安胎，凉血止血，方用胶艾汤加减：生地30g，当归10g，白芍12g，艾叶6g，阿胶12g（烊化），桑寄生30g，川断炭30g，炒白术6g，子黄芩12g，苏梗12g，黄柏炭12g。共进12剂而安。(《焦树德临床经验辑要》第410页)

原按：近代临床上常将本方用于先兆流产及产后子宫恢复不全而出血、月经赶前、月经过多等病属于血虚下元不足者。若用于安胎时，一般常加条黄芩9~12g，白术6~9g，桑寄生20~30g，川断12~18g。

按：胶艾汤本为治冲任脉虚而下血者。临证根据虚寒、虚热之不同，应适当变通方药剂量，或加减药味。此案便是活用胶艾汤而取效。

3. **滑胎（习惯性流产）**

（1）侯某某，女，36岁。第3胎怀孕3月，偶因闪挫发生腹痛腰酸出血。自云：以往每怀胎3月就要流产，已流产两胎。察其面色萎黄，精神忧郁恐怖，脉象浮缓，腰酸腹痛，小腹下坠，有轻度出血。妇科检查：子宫大如鹅卵，宫口未开。数经滑胎，冲任脉虚，正气不固。此属“习惯性流产”前期症状。胶艾汤加味。处方：全当归9g，川芎4.5g，白芍6g，大熟地12g，阿胶12g（烊化），甘草4.5g，白术9g，桑寄生9g，党参12g，升麻4.5g，杜仲9g，黄芪9g，艾叶7片。服药4剂，出血等症状消失，嘱其休息1周。(许永龙.《中医杂志》1965，3：24)

按：据本文作者报道，用胶艾汤加白术、寄生治疗先兆流产及习惯性流产15例，全部治愈。轻症1~2剂，重症3~4剂即效。

（2）陈某某，35岁。婚后14年，妊娠3次均自然流产，流产时间均于停经70~80天之间。此次妊娠2个月，5天前不慎跌仆，阴道即点滴出血，小腹阵发性隐痛，妇科诊断为“先兆流产”，用黄体酮治疗未效。气血素亏，又以跌仆为诱因。治宜调补冲任，养血安胎，少佐调气化瘀之品，予胶艾四物汤加味。处方：阿胶、当归各12g，艾叶3g，白芍、生地、桑寄生、炒荆芥各10g，川芎5g，太子参、仙鹤草、菟丝子各15g，血余炭6g。2剂后，血止痛除，遂用当归散加味调理肝脾肾。处方：当归、白芍、白术、黄芩、川断各10g，川芎5g，党参12g，桑寄生、菟丝子各15g。每2~3天服1剂，服至5月底停药，11月底顺产1女婴。(赵荣胜，等.《浙江中医杂志》1984，5：228)

按：此案以胶艾汤加味调补冲任，养血安胎而血止胎安。又遵仲景“妇人妊娠，宜常服当归散”之法，用当归散加味间断常服以养胎，俾气血调和，肾气充足，自无流产之虞。

4. **恶露不尽** 李某某，女，29岁，1963年10月15日初诊。产后已2周（第3胎），恶露未尽，头痛身疼，恶寒不发热，微汗出，背及两膝关节发凉，饮食如常，大便干结，小便通畅，脉浮缓尺弱，舌质淡苔薄白。此属产后受风，营卫不和，宜和营卫，祛风为治。拟熟料五积散加减……复诊：头痛、身痛俱减，余症同前，脉沉细涩，舌质正常无苔。认为外感已解，血气未和，宜调和气血为治。处方：当归4.5g，川芎3g，干生地9g，白芍4.5g，黄芪9g，桂枝2.4g，炙甘草2.4g，阿胶珠6g，艾叶3g，续断3g，炮姜3g。再服3剂，诸恙皆平而获痊愈。(《蒲辅周医案》第138页)

按：产后气血新虚，瘀滞未尽，营卫未和，风邪乘虚而入，此时纯补则碍邪，驱邪则伤正，故取调和营卫，祛风除湿之法，宗熟料五积散加减，攻补兼施。连服3剂，头痛身疼解除，恶露仍未尽，此风邪已去，营卫未调，继以胶艾四物汤与黄芪建中汤合方，调气血，和荣卫，佐以续断、炮姜温以行瘀，连服3剂而获痊愈。由此体会，中医治病，重视虚实标本，或先治标，或先治本，或标本并治，或攻补兼施。此例先治标，后治本，若处理失当，则有延长病程之可能。

5. **交接阴痛并出血** 曾治疗1例30多岁患者，每于夫妻同房时则阴道内疼痛，同房后阴道少量出血，因而惧怕同房，导致夫妻不睦。用胶艾汤治之，3剂血止痛消，真是妙不可言。（吕志杰验案）

按：宋·陈自明《妇人大全良方·卷之八》有“女人交接辄血出痛方”，可知如此证候自古有之。

【临证指要】 胶艾汤是治疗妇人“冲任脉虚而阴血不能内守”之下血证的主方。该方和血止血，调补冲任之功效，可治疗胎前产后及妇人杂病以阴血亏虚为主的多种下血证。但若上述之病因为阳虚者，则又当选用附子汤为宜。

【实验研究】 胶艾汤对血液系统的影响：有保护血管内皮细胞，加速血管内膜修复的作用，同时使血红蛋白含量升高，红细胞和血小板计数增加，凝血时间缩短，从而有利于止血。并有升高血细胞作用，以阻止继发感染。该方对生殖内分泌的影响：可以使子宫活动力增强，子宫兴奋收缩而起到止血作用。并能补充雌、孕激素不足，促进子宫内膜增生，修复创面而止血。

【原文】 妇人怀妊，腹中疞痛[1]，当归芍药散主之。（5）

当归芍药散方：当归三两，芍药一斤，川芎半斤，一作三两，茯苓四两，泽泻半斤，白术四两。上六味，杵为散，取方寸匕，酒和，日三服。

【注脚】

〔1〕疞（jiǎo绞）痛：尤在泾说：“按《说文》疞音绞，腹中急也。”徐彬说：“疞痛者，绵绵而痛。”可见“疞痛”有两种解释。

【提要】 论肝脾不和而致妊娠腹痛的治疗。

【简释】 妇人怀孕期间，胎儿的发育需要母体血气的营养。而血气的来源，与肝脾的关系最为密切。以肝藏血，喜条达，肝血不足，则肝气或郁结，或横逆；脾藏营，主生化，脾失健运，则气血乏源，且水湿停留。如此肝脾不和，可见腹中拘急而痛，或绵绵作痛，以及小便不利，下肢浮肿等症。治以当归芍药散。方中重用芍药泻肝木而安脾土，合以归、芎调肝养血；白术补脾燥湿，合苓、泽渗湿泄浊。尤妙在作散以酒和服，能通气血，调肝脾，故腹痛等症可愈。

按：后《妇人杂病》篇第17条曰：“妇人腹中诸疾痛，当归芍药散主之。”前后合参，可知本方可广泛用于治疗妇人病以腹痛为主者，并可治疗肝脾不和所致的其他疾病。

【方歌】

当归芍药与川芎，泽泻白术与茯苓，
血虚肝郁木克土，脾虚水停诸般病。

【大论心悟】

当归芍药散治妇人腹痛概述

1. **焦树德教授运用当归芍药散的经验** 当归芍药散，功能调肝养血益脾泻湿。主治妇人怀孕腹中疞痛和妇人腹中诸痛……我常用本方治疗妇女腹中绞痛、钝痛、抽痛、刺痛等各种腹痛症。这些患者都是经过西医检查，未找到器质性改变，各种化验指标均在正常范围之内，不能确诊的腹痛待查病人。用此方随证加减，常常取得良好效果。今把经验方介绍如下：主方：当归10g，白芍30g，茯苓15g，泽泻20g，川芎6g，玄胡索9g，炒五灵脂12g，乌药12g，炒小茴香6g。加味法……（《焦树德临床经验辑要》第411页）

2. **妇人“五种腹痛”** 当归芍药散治疗妇科腹痛206例。治疗方法，严格按照原方比例下料，共研细粉，装入胶囊。每粒含生药0.4g，每服5粒，每日3次。痛经患者根据腹痛的轻重程度不同，分别在经前3~7天开始服药，直至经期结束。一般15天为1个疗程，连续观察3个疗程。凡肝脾失调、湿阻血瘀所致的产后腹痛、妊娠腹痛、经期腹痛、崩漏腹痛、杂病腹痛，均为本方之适应证。临床表现为小腹部重坠疼痛，或少腹部急痛或隐疼，甚则连及上腹或两胁，腰际酸痛，头晕目眩，性躁易怒，倦怠乏力，食少纳呆，乳房胀痛，面色萎黄，面目微肿，甚则足跗浮肿，小便不利，经期紊乱，月经量多，色暗有块，带下增多，舌质淡苔薄腻，脉弦缓。妇科检查：经期腹痛未见异常，崩漏腹痛阴道可见血性分泌物，杂病腹痛附件部压痛、增厚索条状等。结果：临床治愈99例，占48.1%；明显好转47例，占22.8%；好转28例，占13.6%；无效32例，占15.5%。总有效率为84.5%。一般服药后自觉症状均有改善，尤以腰腹痛改善较为明显而迅速，多在1周内见效。（赵力维.《浙江中医杂志》1988，1：18）

当归芍药散加味治胎位不正有良效

加味当归芍药散治疗胎位不正217例。这些胎位不正的孕妇，大部分都通过膝胸卧位或用其他方法处理无效，妊娠7个月后，胎儿仍是臀位、斜位、横位而转来用中药治疗。治疗方法：酒当归、焦白术、杭白芍、白茯苓、盐泽泻、酒续断、桑寄生、菟丝子、大腹皮各9g，酒川芎、紫苏叶、陈皮各6g。每剂水煎2遍，分早晚空腹时服，日服1剂，连服3剂。停药2天后再行复查，胎位未转正，继服3剂，经服9剂后胎位仍未转正者为无效。结果：初产妇87人，妊娠7~9个月；经产妇130人，妊娠8~9个月，分别服药3~9剂后胎位转正者215人；其余2人分别是服药3剂后于第4天分娩，足先露1人；经服9剂无效臀位分娩1人。（吴光烈.《福建中医药》1984，4：18）

当归芍药散或汤治子痫子肿（妊娠期高血压疾病）

对92例妊娠高血压综合征分为治疗组与对照组各46例，将当归芍药散之当归、白芍、川芎、茯苓、白术、泽泻等六味药按1：4：1：1.5：1：1.5的比例配方，共研细末，装入胶囊，每粒含药粉0.5g，1次服3g，日服2次。服药至临产前。结果：对控制轻、中度患者的血压和预防子痫的发生与西药降压药具有相似的疗效，对孕妇及胎儿发育无不良影响。提示了该方对防治轻、中度妊娠高血压综合征是一个安全有效的方剂。（郭天玲，等.《中国中西医结合杂志》1986，12：714）

用当归芍药散改为汤剂（当归20g，白芍40g，川芎10g，茯苓15g，白术30g，泽泻15g。上药加水800ml煎取300ml，每日早晚2次分服，7天为1个疗程）治疗妊娠高血压综合征46例，其中轻度者25例，中度者17例，重度者4例。结果：血压低于128/90mmHg，浮肿、蛋白尿及自觉症状完全消失26例；血压下降30/15mmHg，可有轻度浮肿，蛋白尿及自觉症状消失者15例；无效5例，总有效率为89.1%。（越凯.《国医论坛》1995，5：19）

按：妊娠高血压综合征（现在称为“妊娠期高血压疾病”）是妇产科疾病中威胁母子生命最严重的疾病之一。其病机多因阴精元气不能聚以养胎，导致肝脾肾俱虚。肝肾阴虚则肝阳上亢，甚至肝风内动而发生“子痫”；脾虚土弱则不能制水，水气泛滥便形成“子肿”。当归芍药散有养血柔肝，健脾利湿的功效，为防治该病较为安全有效的方法，值得效法及进一步探索。

子痫即“妊娠痫证”，又称“子冒”。指妊娠晚期或临产前，突然眩晕仆地，昏不知人，四肢抽搐，牙关紧闭，目睛直视，口吐白沫，甚则角弓反张，过后逐渐清醒，时作时止。凡六七月以上孕妇出现头晕目眩，血压升高，下肢水肿以及蛋白尿时，即应及早防治。

若妊娠七八个月后，只是脚部轻度浮肿，休息后自消，无其他不适，为妊娠晚期常见现象，勿需治疗。若妊娠中晚期出现肢体面目肿胀者，称为“子肿”，即“妊娠肿胀”，或叫“妊娠水肿”。这是晚期妊娠中毒症的一种临床表现，患者多并见肤色苍白，精神疲乏，肢冷倦怠，口淡厌食等，应及时辨证治之。

【验案精选】

（一）妇人妊娠病

1. 胞阻

（1）于某，23岁。自孕后1个月，觉小腹隐痛，时作时止，4个月后痛及上腹，有时牵及两胁，呈游走痛，而且胀满，伴胸闷太息，嗳气，身沉，食少，面色萎黄，脉弦滑、关脉弦细。脉症合参，属肝郁脾虚之妊娠腹痛。以当归芍药散为汤剂：当归、川芎、茯苓各10g，白术、白芍各15g，泽泻6g。水煎服。服2剂后腹痛即除。随访足月顺产一男孩。（张天恩，等.《陕西中医》1985，7：315）

（2）汤某某，27岁。婚后2月停经而孕，至今3月，脐下疼痛不舒，时重时轻，疼痛甚时欲解大便，便后疼痛略减，有时夜间痛醒，伴有恶心呕吐，以晨间为甚。面色萎黄，头晕目眩，舌苔薄腻，脉滑数。此属肝郁脾滞。治拟疏肝健脾，当归芍药丸主之，日服3次，每次5g。服药后小腹痛日减，1周后基本消失，恶阻亦好转。后随访，顺产一女婴，母女平安。（戚广崇.《中成药》1984，6：18）

按：作者将本方之散剂改为蜜丸，制如绿豆大，备用。临床应用于妇科病中的先兆流产，妊娠腹痛，排卵期出血，功能性子宫出血等属肝虚血滞、脾虚湿停的患者，均获得较为满意的效果。

2. 妊娠腿痛 雷某，28岁。妊娠5月余，近日侧卧时觉右臀疼痛，下肢伸展不利，坐卧不安，脉细滑，舌红苔薄，口干。此乃胎迫经络，气血运行不利，予当归芍药散。服2剂后自觉胎动较显，右臀痛减轻，伸展仍感不利，再服2剂，疼痛消失，行走自如。（《浙江中医杂志》1979，10：365）

按：本案可知，当归芍药散能通气血，调营卫，散郁滞，不但善治“妇人腹中诸疾痛”，而且通治四肢气血不利之疼痛。

3. **滑胎（习惯性流产）月经过多**

（1）某女，29岁。婚后2年先后流产3次。平素身瘦体弱，易外感，有过敏性鼻炎及荨麻疹病史。月经量多，并有经前腹痛及带下病等。投予当归芍药散加小茴香、牡蛎。嘱常服。共治1年3个月，体质已壮，平时亦不易外感，过敏性鼻炎、荨麻疹已愈。继调治1年。来诊已妊娠7个月，并无流产之忧。（《汉方临床》1977，2:24）

按：日本汉方医家用经方，常取原方剂型，小量常服。如此服用法，很适合慢性疾患的调治。本案以小剂量的当归芍药散常服，一方治愈多病。

（2）倪某某，女，32岁，农民。怀孕3胎皆于2~4月间流产。现停经70天，恶心呕吐，食欲不振，尿妊娠试验阳性。3日前开始阴道出血，淋漓不断，伴有腹痛腰酸，少腹坠胀。因前3胎均用西药治疗未效，要求服中药保胎。视其面色萎黄，目睑轻度浮肿，舌苔薄白质淡胖，脉细弱。症由肝脾两亏，气虚失摄，血不养胎，胎元不固，治以当归芍药散化裁。处方：当归身、炒白芍、茯苓各12g，川芎5g，炙黄芪15g，炒白术10g，升麻5g，阿胶10g（化冲），艾叶炭5g。服药3帖，腰酸腹痛均减，阴道出血止，少腹坠胀亦减轻。胎系于肾，续予上方加川断、菟丝子各12g，连服7帖，诸症消失，足月分娩一女。（李兰航.《江苏中医杂志》1982，5:36）

按：据报道，用当归芍药散治疗阴道出血437例。其中月经不调45例；月经过多194例；上（取）环后出血54例；流产后出血48例；产后恶露不尽96例。治疗方法：用当归芍药散适当加味，水煎服，日1剂。结果：一般病例用1~3剂即可取得显著疗效，少数患者需4~5剂或配合其他方法，方能见效。体会：当归芍药散疗效快，1剂有效率61.4%。服药5剂以上无效者，多为流产后出血，需配合清宫术才能见效。在治疗上述五种阴道出血时，以月经过多的疗效为最显著。（谢承香，等.《湖北中医杂志》1982，2:22）

药理研究证实，当归芍药散能加强子宫平滑肌张力，收缩子宫，缩短凝血时间，减少出血，促进增生过厚的子宫内膜迅速剥脱。故本方对阴道出血有较好疗效。

4. **子悬** 陈某某，女，20岁。1990年3月15日初诊。患者停经3个月后，始发胸腹胀满，夜间加重，到某医院诊断为妊娠腹胀。服中西药无效，自疑患“肝炎”，就诊本院，要求检查。胸腹满闷，纳呆腹胀1个月，大便软，日一行。舌质淡胖苔薄白，脉弦滑。经肝功能检查及肝胆B型超声波检查，均无异常。中医诊断为：子悬。方用当归芍药散：当归10g，川芎8g，白芍、茯苓、泽泻、炒白术各12g。每日1剂，水煎服。服2剂后复诊，上述症状消失，胃纳增进。停药随访7天，无复发。（吴久聪.《四川中医》1994，3:3）

按：子悬，是指孕妇胸腹胀满，甚或喘急，烦躁不安者，又称“胎气上逆”。多因肝气犯脾，肺胃积热所致。此案辨证以当归芍药散调治肝脾而取效。

5. **子肿（羊水过多）** 黄某，25岁。患者曾孕6个月，因羊水过多胎死。现已孕3个月，腹部胀满时痛，为防重蹈覆辙，嘱服鲤鱼萝卜饮（《裘笑梅经验方》）。妊至5个月自动停服则腹部明显胀大，下肢浮肿，四肢倦怠，少气乏力，小便短小，舌质淡嫩体胖苔白腻，脉滑。妇检：超过正常妊娠腹围，羊水过多。超声波检查可见胎儿与子宫壁间的距离增大，羊水平段超过10cm。证属胎水肿满，水渍胞宫。法宜养血行水，益气安胎。方用当归芍药散加味：当归9g，芍药15g，川芎6g，泽泻12g，茯苓12g，白术12g，陈皮5g，生黄芪15g，杜仲12g。隔天服药，至足月顺产一男婴。（戴冬生.《河南中医》1996，3:151）

（二）妇人杂病

1. **腹痛**

（1）滤泡破裂 李某某，女，35岁，石家庄市某棉纺厂工人。初诊日期：1981年11月22日子时。主诉：剧烈腹痛5小时。现病史：患者晚饭后月经来潮，始则阵发性腹痛，继而剧烈腹痛，辗转反侧，手足厥冷，急送某医院就诊，内科、外科检查未能确诊，查血常规：白细胞计数18.4×10^9/L，妇科拟诊“滤泡破裂”所致腹痛，予针刺足三里、三阴交穴，疼痛稍缓，建议住院治疗。因值深夜，虑及家中小儿，且针刺后疼痛有所缓解，故带药（解痉止痛药及抗生素）暂回家。回家后未及1小时，腹痛又作，其痛难忍，时已至子时，因与余为邻，故请诊视。既往史：既往无类似病史。诊查：患者腹痛难以名状，面色苍白，时欲呕，指冷额汗，小腹胀满，排尿不爽，询知经血暗黑且经行不畅，诊脉弦，察舌淡红苔白厚。辨证：肝气乘脾，气血凝滞，水湿停蓄。治法：调肝理气，健脾利湿，活血止痛。当归芍药散加味。处方：当归10g，川芎10g，白芍15g，茯苓30g，泽泻15g，白术10g，生甘草10g，桂枝10g，砂仁10g。方以当归芍药散调肝行血，健脾利湿，加桂枝温通而助膀胱之气化，砂仁理气止痛。深夜赴甘中医院取药急煎之，服药1剂，腹痛渐安，翌日晨腹痛若失，且经行已畅，排尿已爽，诊脉缓，舌红苔白，原方继服2剂。11月25日二诊：诸症好转，查血常规正常，遂停药。（《刘亚娴医论医话》第60页）

原按：本例腹痛可谓重而急，服当归芍药散而收捷效，足证该方之功。《金匮要略》云：“妇人怀妊，腹中㽲痛，当归芍药散主之。”又云：“妇人腹中诸疾痛，当归芍药散主之。”可见当归芍药散在妇科应用范围之广。该例证候之病机与当归芍药散吻合，故选此方……愚以为妇人诸疾若气血凝滞、湿邪阻滞、肝脾失和者，皆可以此方化裁治之。又，《青州医谈》云：“当归芍药最深之症，面色萎黄，腹中如有物而非块，又如包物之状，若是者，用之奇效；要是因血滞而水亦滞者也。”受此启发，笔者对卵巢囊肿及一些盆腔炎、附件炎患者，或B超检查盆腔有少量积液者，用当归芍药散化裁治之，其效亦佳。经方之妙，全在于示人以规矩，而推广其用，则全在于医者的用心思考也。

（2）慢性盆腔炎　邵某某、眭某某两位女同志，均患少腹作痛。邵腹痛，白带多，头晕，诊断为“慢性盆腔炎”，予以当归芍药散作汤。方用：当归9g，白芍18g，川芎6g，白术9g，茯苓9g，泽泻12g。数剂后，腹痛与头晕基本消失，白带见少。眭长期腹痛，小腹重坠，白带多，头目眩晕，投当归芍药散作汤用，三诊，腹痛白带均减，改用少腹逐瘀汤治其白带症。（《岳美中医案集》第42页）

（3）不孕症　张某，25岁。自述婚后5年未孕，曾做妇检及输卵管通气，均无异常，时有少腹隐痛，喜温喜按，月经后期而至，量少色暗，但腹痛与月经无明显联系。患者愁容满面，色暗少泽，语言低微，舌质淡苔薄白，脉弦，诊为胞宫受寒，气机不畅。予当归芍药散加香附12g，艾叶9g。服药3剂后腹痛即止，效不更方，继服药6剂，月经如常。如此服药20余剂，诸症皆愈。次年12月得一男婴。（王飞霞.《陕西中医》1988，12：531）

原按：本例不孕症，胞宫受寒于先，气机不畅于后。用上方疏肝养血，加香附、艾叶暖宫散寒，使胞宫得温，月事如潮，任通冲盛，故能成孕。

按：本案为王晓风老中医治验，王氏业医40余载，认为此方所治应属“血虚肝郁、脾虚水停”之病证。临床上用于治疗妇人腹痛及不孕症、少腹痛、带下、眩晕、胁痛、水肿、缺乳等数种疾病，收效显著。

2. **痛经**　朱某某，34岁。患痛经已年余，每次月经将来之时，腹痛腹泻，经来量少，过两天后，经行始畅，痛泻方止。平素胃纳较差，腰痛，有白带，脉象左弦右缓，此肝脾失调之候，宜调理肝脾为治。前医曾用逍遥散、归芍六君子之类，于法颇相近似，惜少利经之药，而服药又在经行之后，所以无效。改用当归芍药散：当归10g，白芍10g，川芎5g，白术10g，茯苓10g，泽泻10g，加陈皮6g。共研为末，嘱于每月经来之前服之，每日3次，每次10g，白酒调下。3个月后，经行正常，白带亦止。（《金匮要略浅述》第374页）

按：据报道，将当归芍药散制成胶囊与疗效肯定的田七痛经胶囊对照，系统观察了178例痛经患者的临床疗效。治疗方法：当归、芍药、川芎、茯苓、白术、泽泻以1∶5.6∶2.7∶1.3∶1.3∶2.7的比例下料，共研细末，装入胶囊，每粒胶囊含药粉0.4g。中度疼痛患者每次6粒，重度疼痛患者每次8粒，每日3次。实证痛经（气滞血瘀型、寒湿凝滞型）患者和肝脾不和型痛经患者在每次月经来潮前2天开始服药；虚证痛经（气血虚弱型、肝肾亏虚型）患者于经净后第1天开始服药。服药7天为1疗程，共服3个月经周期。结果：当归芍药散具有服用方便、疗效高、无明显不良反应等特点，其治疗痛经的总有效率达92.2%，总痊愈率达53.3%，疗效显著高于田七痛经胶囊。体会：当归芍药散对气滞血瘀、寒湿凝滞、肝脾不和、气血虚弱、肝肾亏虚型痛经均有良好疗效，尤以肝脾不和型为佳。当归芍药散治疗原发性痛经的疗效，显著高于继发性痛经。此外，当归芍药散还具有良好的调经作用。（谢春光，等.《中医杂志》1989，8：33）

后《妇人杂病》篇第8条说：“妇人之病，因虚、积冷、结气……”，痛经病因，亦不外这三个方面。三者皆可致气血运行不畅，则胞脉失和而痛经。当归芍药散调肝和血而不峻，健脾渗湿而不滞，为调经治本之法，对于虚实夹杂性痛经证，本方最为切合。

3. **带下**

（1）慢性附件炎　宋某，女，40岁，农民。1981年6月10日初诊。3年来阴道分泌物增多，呈白色，有时呈水样，淋漓不断，伴小腹隐隐而痛，每因分泌物增多时则前阴瘙痒。小腹胀满，双下肢有时浮肿，身沉无力，形瘦，纳少，便溏，日2~3次，完谷不化。舌质淡苔薄白。脉沉弦细。西医诊为“慢性附件炎”，属中医之脾虚带下。投当归芍药散为汤剂：当归、白芍、川芎、泽泻各10g，茯苓15g，白术30g。水煎服，服6剂后带下

去其半，浮肿消，纳增，腹痛减，守方继服20剂而诸症皆除。（张天恩.《陕西中医》1985，7∶315）

（2）子宫内膜炎　李某某，女，42岁，工程师。1982年11月10日初诊。患者已做妇检，诊断为“子宫内膜增生过长，慢性宫颈内膜炎”。证见白带多而稠，秽臭，腰酸痛，少腹两侧疼痛，性交接触出血，脉弦实，舌质淡苔白润。处方：当归10g，赤白芍各10g，土茯苓20g，白术12g，泽泻10g，川芎6g，紫花地丁10g，金银花15g，萆薢10g，黄柏10g，香附10g。服用15剂。二诊：服前方后，白带减少，腰痛减，接触出血已极少，脉舌正常。继以参芪保元汤加味内服。并辅以金银花、紫花地丁、蒲公英、十大功劳叶、野菊花各等份，煎水熏洗外阴，每日1次。经治10天后，临床痊愈。半年后因患荨麻疹来诊，询问前症从未复发，一切正常。（《伤寒实践论》第115页）

原按：子宫内膜增生过长、慢性宫颈炎所表现的白带多、腰痛、腹痛等，均属湿热下注之症，导致气滞血不和，故用当归芍药散活血行水，渗利湿热。方中用土茯苓，配金银花、紫花地丁、黄柏等，功专于清热解毒，实际即是消炎。尤其配合外用熏洗，局部直接给药，对所有白带多，阴户潮湿，瘙痒者均可收效。

按：陈瑞春教授还以当归芍药散加味，辨证论治盆腔炎、子宫肌瘤、输卵管肿胀等。他说：“当归芍药散治疗妇人诸腹痛，其可重复性是无须置疑的……”。

4. **月经后期、不孕（卵巢囊肿并不孕症）**　娄某，27岁，初诊于1984年5月10日。婚后4年未孕，自诉月经愆期，40~50日1行，量少不畅，经前1周乳房胀痛，西医妇科诊为“卵巢囊肿并不孕症”。现症：神色忧郁，心悸而烦，口干苦而不欲饮，喜叹息，肩背拘急凝重，纳呆，大便溏薄，小便短黄，脉弦长，舌淡红苔白腻而厚。腹诊：胸胁苦满，脐上动悸，脐周及左少腹广泛性压痛。经络压诊：腰俞穴处有显著压痛。证属肝郁饮停，瘀阻冲任。先投柴胡桂枝干姜汤合当归芍药散合方：柴胡、黄芩、当归、赤芍、川芎、白术、泽泻各10g，桂枝12g，干姜5g，生牡蛎30g，天花粉12g，茯苓15g。同时在其腰俞压痛点上给予刺血后拔罐，并以言语疏导，使其消除心理负担，加强治疗信心。经如此连续服药30多天和刺血拔罐3次后，诸症渐减，经前乳胀亦缓。原方再服2月，终于1984年9月受孕，来年得一男婴。（娄绍昆.六经辨证治疗不孕症.中华中医药学会第十四届仲景学说学术研讨会，2006∶435）

原按：此案根据患者口苦，咽干，目眩，胸胁苦满，脉弦等诊断为少阳病柴胡证，又根据纳呆，便溏，小便频短而涩，右下肢略有浮肿，舌淡白有齿痕，苔白而腻，脉弦紧而滑等脉症诊为太阴寒湿为胜，予以柴胡桂枝干姜汤疏解少阳并温散太阴……当归芍药散的腹证，《金匮》中仅提到“腹中绞痛”，语焉不详。日本汉方家稻叶克、禾久田寅经长期研究得知其具体的腹证是“脐旁、脐上脐下、四周拘挛，按之痛而彻背”（《腹证奇览》）。刺血通络亦是治疗中重要的一环。本案就是综合利用内外合治而取效。

5. **妇人交媾疼痛**　杨某，37岁。1979年2月1日诊。近半年来每次性交时及以后均出现阴道及子宫胀痛，并向小腹放射，疼痛可持续3~5天不等，难以忍受。患者形体消瘦，精神不振，平素饮食少思，身软无力，睡眠多梦，带下量多色白，外阴瘙痒，舌质淡苔白，脉弦细。处方：当归、茯苓、柴胡、枳实各12g，白芍、白术各15g，泽泻18g，川芎10g，甘草3g。服1剂，疼痛轻，饮食增加，白带明显减少。连服4剂，一切如常。随访至今，再无性交疼痛发生。（曹习诠.《四川中医》1990，12∶34）

按：据曹氏报道，用本方治疗妇女性交疼痛16例，全部治愈，最多仅服5剂。

（三）其他

男性不育　顾某某，男，30岁，工人，1986年4月24日初诊。婚后4年没有生育，女方妇检无妇科病。患者身体外表健康，性生活正常，四处求诊无效，心情苦闷，下腹偶有隐隐刺痛，舌质淡红、边有瘀斑、苔白腻，脉弦细。精液分析：2小时以上不液化，精子成活率少于45%。证属肝脾不调，瘀水互结，阻滞精室。治拟健脾调肝，活血利水，方用当归芍药散改汤：当归、白芍、白术、茯苓各30g，川芎、泽泻各20g。服30剂后，下腹隐隐刺痛消失。精液分析：1小时左右液化，精子成活率65%。药已中鹄，上方续服30剂，精液分析：25分钟液化，精子数1.2亿/ml，精子成活率85%。1987年8月13日其妻生一女孩。（程运文.《国医论坛》1990，3∶12）

按：当归芍药散治疗妇科病之外的病症从略。

【临证指要】当归芍药散原为“妇人怀娠，腹中㽲痛”而设，《妇人杂病》篇并主“妇人腹中诸疾痛”。凡血虚肝郁，脾虚水停所致的胎前、产后及杂病腹痛，本方具有调肝脾，和气血，止疼痛等功用。历代医家推而广之，不仅用于妇科疾病，并且用于肝脾不调所致的其他疾病，皆收效良好。

【实验研究】①当归芍药散对小鼠有镇痛、镇静、补血作用；能缩短大鼠凝血酶原时间。②痛经患者血液流变性异常，微血流处于黏聚状态，流动性降低，红细胞表现负电荷密度降低，如此异常的血液流变性，提示患者体内存在“瘀血”，说明痛经患者，确实存在气血阻滞的病理现象。该方能改善其异常的血液流变学指标。③日本汉方医的实验结果表明，该方能使妊娠大鼠血黏度显著降低。这提示本方对血黏度上升的妊娠中毒症的治疗或预防可能是有效的。④其他研究表明，当归芍药散对子宫的作用机制是复杂的，可能主要在于对子宫的调节作用；本方能改善血液循环，对实证（血瘀气滞）与虚证（血气两虚）具有双向调节作用；对自主神经系统尚有一定的调整作用。此外，该方尚有降血压、降血脂、抗动脉粥样硬化、抗贫血及抗炎症等多种作用。

【原文】妊娠呕吐不止，干姜人参半夏丸主之。（6）

干姜人参半夏丸方：干姜、人参各一两，半夏二两。上三味，末之，以生姜汁糊为丸，如梧桐子大，饮服十丸，日三服。

【提要】论胃虚寒饮恶阻的证治。

【简释】妇人妊娠常有恶心欲吐等早孕反应，一般时间不长，可不药而自行消失。而条文所述“妊娠呕吐不止”，乃指妊娠恶阻重症。其呕吐物以清稀为特点，或口中上泛清涎，舌质淡苔白滑，脉虚弦。病属胃虚兼有寒饮，浊气上逆所致，治用干姜人参半夏丸。方中干姜温中散寒，人参扶正益气，半夏蠲饮降逆，而生姜汁不仅加强止呕之功，并解半夏之毒性。恶阻呕吐不止，往往不能受药，药入即吐，故该方以丸剂小量服之。

【方歌】

干姜人参半夏丸，生姜汁糊妙难言。
妊娠呕吐总不止，胃虚寒饮此方安。
胎前多热恶阻病，宜用苏叶与川连。

【大论心悟】

妊娠恶阻止呕良方述要

妊娠呕吐不止因胃虚寒饮者，治用干姜人参半夏丸。但恶阻呕吐不止，往往不能受药，药入即吐，可将该方研为散剂，用舌频频舐服，可以使其受纳。据谢氏报道，用干姜人参半夏丸治疗多例顽固性妊娠呕吐，颇感得心应手。引述如下：①妊娠呕吐缠绵难愈，不及时治愈，则会危及胎儿，不必做丸剂以缓收其功，只管放手使用汤剂以取速效。②该方所治妊娠呕吐不止，就其时间而言，在1~3个月后不但不能逐渐消失，且呈进行性加重，诸药不能治者。③患者由于长期呕吐不止，丢失大量津液，且又摄入量减少，故多有形容憔悴，羸瘦衰弱，口干喜饮（但多饮入即吐）等症，虽见舌红少苔，脉滑细数等现象，仍可应用。但因其伴有津亏低热现象，故在使用本方的同时，需配伍益气养阴之品。（谢鼎苏.《湖南中医学院学报》1989，3：141）

按：若妊娠恶阻属于胃热呕吐，“宜用川连三四分，苏叶二三分，两味煎汤，呷下即止”（薛生白《湿热病篇》第17条）。王孟英说：“……余用以治胎前恶阻，甚妙。”笔者曾用连苏饮治湿热呕吐，确有良效。若胃热呕吐而见伤阴者，宜用尤在泾所引述之《外台》方。尤氏说：“……妊娠之体，精凝血聚，每多蕴而成热者矣。按《外台》方：青竹茹、橘皮、半夏各五两，生姜、茯苓各四两，麦冬、人参各三两，为治胃热气逆呕吐之法，可补仲景之未备也。”（《心典》）

“半夏动胎”辨

古有妊娠忌用半夏之说。考其根源，盖始于金元时期之张元素，他说：“半夏动胎，妊妇忌之，用生姜则无害。”后世有的医者断章取义，故不明先圣后贤治妊妇呕吐用半夏之法。历代有不少医家对“半夏动胎”之说持否定态度。如陈修园《金匮要略浅注》指出：“半夏得人参，不惟不碍胎，且能固胎。”程云来《金匮要略直解》引“……娄全善曰：余治娠阻病，屡用半夏，未尝动胎，亦有故无殒之义，临床之工，何必拘泥。”总之，仲景方法为万世之法门。辨证论治，依法处方，可保万全。

何氏根据20多年的临床体会，认为妊娠恶阻的治疗，应以辨证为依据而选用适当的方药。例如：寒则温之，用生姜、砂仁、干姜、丁香之类；虚则补之，用人参、茯苓、白术、山药之类；热则清之，用黄芩、黄连、栀子、芦根、竹茹之类；气郁则疏理之，用苏梗、枳壳、藿香、木香之类；气血不和则调之，用当归、白芍、柴胡、枳壳之类。不一定每方都用半夏，但半夏止呕，确有殊功，所以对于妊娠恶阻，使用机会很多。（何绍奇 .《广西中医药》1983，3∶34）

按：唐容川说："胞阻是阻胞中之血，恶阻是阻胃中之水。"半夏既能燥湿化痰饮，又能和胃止呕吐，故仲景及历代医家视为治妊娠恶阻之要药，但多并用生姜或干姜，以解其毒，增其效。

附：治疗妊娠恶阻验方

1. **生姜黄土汤治妊娠恶阻** 治疗方法：鲜生姜20~30g，伏龙肝（灶心黄土）200~300g。先将生姜切碎如米粒样大小；伏龙肝用水浸泡先煎至沸，去渣滤取净水；然后兑入生姜米，再进行浓煎；待温，频频呷饮。结果：一般服药2剂即可呕止能食，重者亦不过3~4剂。屡经运用，疗效满意，且无任何不良反应。本方亦可用于神经性呕吐。（卢麟 .《江苏中医》1983，2∶63）

按：生姜、灶心黄土为农村家庭所常备。此方简便而效果好，随时可取，应视为治恶阻首选验方。

2. **薯蓣半夏粥治重症妊娠恶阻** 陈氏用张锡纯创制的"薯蓣半夏粥"方治重症妊娠恶阻18例皆治愈。治疗方法：生山药（薯蓣）30g，清半夏30g，白砂糖适量。将半夏用清水淘洗数遍至无味为度，置清洁无药味的砂锅内，文火煎煮45分钟左右，去渣取清汤约100ml，调入已研好的山药细末，煎三四沸，成粥糊状，调入白砂糖适量（以患者适口为宜），稍冷后频频食之，每次量由少渐增。每日1剂。加味法：如烦躁，口干，舌红等上焦郁热较甚者，以鲜芦根60g与半夏共煎（汤成去渣）；如呕吐清水，喜热饮，舌质淡，脾胃虚寒较甚者，加砂仁6g研末和山药入汤中同煎。结果：18例均获治愈。其疗程最短1天，最长6天，平均3天。（陈超 .《江苏中医》1987，3∶16）

【验案精选】

1. 妊娠恶阻

（1）林某某，26岁。停经2月，开始胃纳不佳，饮食无味，倦怠嗜卧，晨起头晕恶心，干呕吐逆，口涎增多，时或吐出痰涎宿食。根据经验自知是妊娠恶阻，认为恶阻乃妊娠常事，未加适当处理。延时将近1月，渐至水饮不进，食入则吐，所吐皆痰涎清水，稀薄澄澈，动则头晕，眩掉则呕吐增剧，始延诊治。诊其脉虽细，但滑象明显，面色苍白，形容憔悴，羸瘦衰弱，无力以动，闭眼畏光，面里蜷卧，唇舌色淡，苔白而滑，口中和，四末冷，胸脘痞塞不舒，二便如常而量少。脉症合参，一派虚寒之象毕露。遂拟：干姜4.5g，党参9g，半夏4.5g。水煎，日1剂。连服3剂，呕吐大减，略能进食稀粥和汤饮。再服3剂，呕吐俱停，但饮食尚少，继以五味异功散调理而安。7个月后顺产一男婴。（林善星 .《中医杂志》1964，9∶31）

（2）煤运公司总会计师赵丁辉之弟媳，28岁。1965年7月25日邀诊。怀孕2个月，剧烈呕吐35天，随夫返乡调养。从天津至灵石，旅途劳顿，已形成脱水，眼眶深陷，气喘多汗，水米不入，脉细如丝。予处方：生半夏、茯苓、红参（另炖）鲜生姜各30g，炙草15g，姜汁10ml。兑入浓煎，小量多次呷服，1剂而愈。（《李可老中医急危重症疑难病经验专辑》第107页）

原按：生半夏为止呕要药，加等量鲜生姜解其毒，经治妊娠剧吐者千例以上，确有覆杯而愈之效。40余年用生半夏超过3t，无1例中毒。

2. **失音** 天童和尚。忽然暴哑，口不能言，以手指喉，又指胸腹，作无可奈何之状。余问陪伊（他）同来和尚，云：此小和尚上山管竹笋，见山上鲜草、鲜果必欲食之。余即以生姜9g，白蜜2匙与之。煎服3服而瘥，5服安然而愈。问之，果不出所料，误食生半夏之故也。（《范文甫专辑》第84页）

原按：生半夏含有毒性，生食后可使舌、咽、口腔、声带麻木，肿痛，张口困难，严重者可窒息。天童小和尚暴哑，因误食生半夏所致，故速以生姜解之而愈。

按：此案验证，生姜确能解半夏之毒。

【原文】 妊娠，小便难，饮食如故，当归贝母苦参丸主之。（7）

当归贝母苦参丸方男子加滑石半两：当归、贝母、苦参各四两。上三味，末之，炼蜜丸如小豆大，饮服三丸，加至十丸。

【提要】 论妊娠血虚热郁而小便难的证治。

【简释】 尤在泾："小便难而饮食如故，则病不由中焦出，而又无腹满，身重等证，则更非水气不行，知其血虚热郁，而津液涩少也。《本草》当归补女子诸不足；苦参入阴利窍，除伏热；贝母能疗郁结，兼清水液之源也。"（《心典》）

【大论心悟】

治孕妇大便难秘方

条文所谓"小便难"，是指小便时排尿困难，或排尿不爽。此与"子淋"之小便频数，尿道涩痛不同。临床有的医家以当归贝母苦参丸治疗妊娠大便难，有润下之功效。秦伯未说："近得金华沈介业中医师来信，指正这条'小便难'当作'大便难'，经他祖父五十年的经验和他自己试用，效验非凡。信里说：'孕妇患习惯性便闭，有时因便闭而呈轻微燥咳，用当归四份，贝母、苦参各三份，研粉，白蜜为丸，服后大便润下，且能保持1天1次的正常性，其燥咳亦止。过去吾家对孕妇便难之不任攻下者，视此为秘方。'"

【验案精选】

1. 妊娠癃闭（妊娠尿潴留） 张某，女，28岁，农民。孕8个月，因小便滴沥难下，小腹胀急，于1976年6月15日住院。西医诊断为"妊娠尿潴留"。经用抗生素、导尿等法治疗10余日，不但无效，反而出现发热等症。患者苦于导尿，故邀余会诊。症见口干苦，气短，少腹及尿道热痛，脉弦细滑数，舌质绛苔黄腻，面赤。体温38.5℃。血常规：白细胞13×10^9/L。尿常规：白细胞（+++）、红细胞（++）、白细胞（++）。诊断为妊娠癃闭。辨证：始由膀胱湿热蕴结，气化失常，分清泌浊失司，小便滴沥难下而为癃；复因反复导尿，尿道感染，终至尿路阻塞，小便点滴不下而为闭。治宜清热解毒，利尿除湿。方选导赤散加味。6剂尽，证无转机。后投以当归贝母苦参丸治之。药用：当归12g，贝母12g，苦参12g。3剂，水煎服。三诊：体温37.5℃，小腹、尿道热痛减轻，脉细滑稍数，口干但不苦，气已不短，舌质红苔黄腻，原方加银花15g，败酱草30g。3剂。四诊：拔除导尿管1天，小便通，色微黄，便时微感不适，伴体倦，手足心热，脉滑细稍数，舌质红苔微黄，余热未尽，气阴两伤。前方加太子参60g，生山药30g，鸡内金10g。3剂。五诊：体温、血象、尿检均正常，诸症悉除，出院调养。（薛璞.《山西中医》1990，2：14）

按：另据报道，王法良先生用当归贝母苦参丸改为汤剂加味，治疗妇女小便难、阴痒、阴肿等症，常获满意疗效。……处方：当归12g，贝母10g，苦参15g，并加连翘20g、蒲公英15g、牛膝10g。（王庆寿.《江西中医药》1985，4:8）

2. 妊娠便秘 于某某，女，26岁。自然闭经2个月，呕吐便秘半月余，恶心呕吐，日呕吐5~10次不等，吐物黏稠。嗜酸，但不影响进食。大便秘结，五六日一行，便干如羊屎，腹满，尿少而黄，但无尿道涩痛。舌质红苔黄略腻，脉濡数。诊断为妊娠呕吐。其证为痰热阻于中焦，胎气上逆，胃失和降而致呕吐，予加味温胆汤2剂，呕吐缓解，惟便秘仍在，腹仍不适，舌质红黄腻苔，脉仍细数。此系妊娠呕吐伤及胃阴，又胎气初结，血去养胎，阴血不足而生虚热，虚热耗津，致大便秘而不解。故用当归贝母苦参丸方，养血清热散结。重用当归40g，苦参15g，贝母10g。日1剂，分2次服。连服4剂，大便得通，舌红转淡，腹满消失。妊娠至6个月，便秘复作，再投此方3剂，至分娩，便秘未再出现。（高永祥.《黑龙江中医药》1991，1：23）

3. 淋证（妊娠膀胱炎） 樊某某，青年农妇也……体素不健，疾病时罹，迭来就治，皆数药而安，信甚笃。1944年夏伤于湿热，饮食如常，而小便不利，有涩痛感。时余客零未归，求治于李医，认为湿热所致，先服五苓散去桂加滑石不应，易服八正散亦不应，迁延半月，精神饮食减退，肢倦无力，不能再事劳作。闻吾归，邀为之治，切脉细滑，面色惨淡，气促不续，口干微咳，少腹胀痛，大便黄燥，小便不利而疼。此下焦湿热郁滞与上焦肺气不宣，上下失调，故尿闭不通。如仅着重下焦湿热，徒利何益。因师古人上通下利之旨，用宣肺开窍诸品，佐渗利清热药为引导，当可收桴鼓之效。拟用当归贝母苦参丸（改汤）加桔梗、白蔻，鸡苏散（按：滑石、甘草、薄荷）等，是以桔、贝、蔻仁开提肺窍，苦参、鸡苏散入膀胱清热利水，当归滋血，以补不足。此与头痛医头者，大相径庭。果二剂而小便通利，不咳，尿黄而多，此湿热下降之征兆。更以猪苓汤加海金砂、瞿麦滋阴利水，清除积热，数剂小便清，饮食进，略为清补即安。（《治验回忆录》第75页）

按：张氏报道：用当归贝母苦参汤加味治疗妊娠膀胱炎52例。西医学认为，本病的主要病因是细菌感染。妊娠期间，由于增大的子宫压迫输尿管，使尿流不畅而肾盂扩大，容易招致感染。宗张仲景当归贝母苦参汤加味治疗本病，取得了良好疗效。（张宽智.《中国中西医结合杂志》1986，3：181）

【临证指要】 当归贝母苦参丸主治孕妇血虚热郁所致的小便难、大便难及淋证等。

【原文】 妊娠有水气，身重[1]，小便不利，洒淅恶寒[2]，起即头眩，葵子茯苓散

主之。(8)

葵子茯苓散方：葵子一斤，茯苓三两。上二味，杵为散，饮服方寸匕，日三服，小便利即愈。

【注脚】

〔1〕身重：联系上下文，是由于身肿而致身重。《傅青主女科·妊娠浮肿》："妊娠有至五个月，肢体倦怠，饮食乏味，先两足肿，渐至通身头面俱肿……"

〔2〕洒淅恶寒：前第18篇痈肿初起亦见"洒淅恶寒"，彼此病机有所不同：彼为热毒内郁，正邪相争所致；此因水气在皮肤中，卫外之阳气被阻遏所致，故彼此"洒淅恶寒"者，均非外感也。

【提要】论妊娠水气内停的证治。

【简释】妊娠有水气，多发生在妊娠的中、晚期。妊娠之后，胎儿逐月增大，母体气化失常，故小便不利（尿少）；水气内停，外溢体表，故身体肿重；皮肤水肿，阻遏卫气，营卫失调，故洒淅恶寒；清阳不升，故起则头眩。治宜利小便，通阳气。用葵子茯苓散通窍行水，使小便通利，水有去路，阳气伸展，则诸症自除，故曰"小便利则愈"。

按：妊娠中晚期具有该条所述证候，后世称为"子肿"，甚者为"子痫"。如此证候，与西医学所述的"妊娠期高血压疾病"相类似，应积极治疗，不可掉以轻心。谭日强说："葵子通窍，若系体质虚弱的妊妇，则当慎用，后世医家对此等证，每用五皮饮加紫苏治疗，效果良好。"（《金匮要略浅述》）

【方证鉴别】

当归贝母苦参丸证与葵子茯苓散证 两方证都是妊娠期间所发生的小便不畅甚至排尿困难等病变，不同的是：上条所述由于血虚有热，气郁化燥，津液不足而小便难，故用当归贝母苦参丸养血润燥，清热散结；本条所述是由于中晚期妊娠，受胎儿的影响，母体气化被阻，小便不利而成水肿，故以葵子茯苓散滑利通窍，利水通阳。

附：鲤苓汤治疗妊娠水肿

治疗方法：红鲤鱼1条（250g左右），茯苓60g。先把鲤鱼洗净去鳞，除掉鱼鳃和内脏。加入茯苓及清水1000ml，用文火煎成500ml，分2次温服。每日1剂，连服1~20剂。结果：135例治愈50例；显效50例；好转30例；无效5例。总有效率达96.2%。体会：妊娠水肿，鲤苓汤两药合用，能加强健脾利水作用，故治疗妊娠水肿以安胎。（张达旭.《广西中医药》1990，3:7）

按：本方简便易行，效果良好，为药疗与食疗合用之良方。

【原文】妇人妊娠，宜常（按：《脉经》卷九第二无"常"字）服当归散主之（按：《脉经》无"主之"二字）。(9)

当归散方：当归、黄芩、芍药、芎藭各一斤，白术半斤。上五味，杵为散，酒饮服方寸匕，日再服。妊娠常服即易产，胎无疾苦，产后百病悉主之。

【提要】论血虚湿热胎动不安的证治。

【简释】妇人妊娠，最应重视肝脾两脏，以肝主藏血，血以养胎；脾主健运，化饮食而输精微。妊娠之后，血虚生热，脾不健运则湿浊停留，血虚湿热留聚，影响胎儿而致胎动不安等症，宜服当归散。方中当归、芍药补肝养血，合川芎能调理气血，白术健脾除湿，黄芩清热坚阴，合而用之，可以养血健脾，清化湿热，以奏安胎之效。

按：为了加深对原文"常服"的理解，引述三家见解如下：①《丹溪心法·附余》说："此方养血清热之剂也。瘦人血少有热，胎动不安，素曾半产者，皆宜服之，以清其源而后无患也。"②《医宗金鉴》："妊娠无病，不须服药；若其人瘦而有热，恐耗血伤胎，宜常服当归散以安之。"③《金匮要略阐义》："妊娠血以养胎，血为胎夺，虚而生热，是其常也。'宜常服'，谓不病亦宜常服也。当归、芍药，一动一静以养血，川芎调达肝阳，黄芩清热和阴，白术健脾胜湿，酒服方寸匕，从血分以和其肝脾也。"对方后"妊娠常服即易产，胎无疾苦"之说，有待研究；所谓"产后百病悉主之"，亦未确。

【大论心悟】

白术、黄芩为"安胎要药"辨

尤在泾："妊娠之后，最虑湿热伤动胎气，故于芎、归、芍药养血之中，用白术除湿，黄芩除热。丹溪称黄芩、白术为安胎之圣药。夫芩、术非能安胎者，去其湿热而胎自安耳。"（《心典》）后人常以白术、黄芩二味作为安胎要药，其法即源于此。为了用好这两味药，再引述古人论述如下：

张飞畴曰："古人用条芩安胎，惟形瘦血热，营行过疾，胎常上逼者相宜。若形盛气衰，胎常下坠，非人参举之不安；形实气盛，胎常不运者，非香、砂耗之不安；血虚火旺，腹常急痛者，非归、芍养之不安；体肥痰盛，呕逆眩运者，非二陈豁之不安，此皆治母气之偏盛也。”（《续名医类案·卷二十四》）

《医宗金鉴·妇科心法要诀·嗣育门》：“形瘦之人多火，过用温热则伤阴血。肥盛之人多痰，过于补气，恐壅气动痰。白术消痰健脾，条芩清热养阴，二味为安胎要药。若有他证，则以药佐之，或减白术加条芩，或加白术减条芩，任其抽添。如火盛，则当倍芩以清火；痰盛，则当倍术以消痰；血虚，则合四物汤以补血；气虚，则合四君子汤以补气；胎不安稳，更佐以杜仲、续断、阿胶、艾叶以安之；若气盛胎高，则加紫苏、大腹皮、枳壳、砂仁、陈皮以舒之。”

【验案精选】

1. 预防滑胎（习惯性流产） 一妇年龄30余，或经住，或成形未具，其胎必堕，察其性急多怒，色黑气实，此相火太盛，不能生气化胎，反食气伤精故也。因令住经第2月，用黄芩、白术、当归、甘草，服至3月尽，止药，后生一子。（《古今验案精选按·卷九·堕胎》）

按：堕胎为早期流产，一般指妊娠3个月以内，胎儿还未成形时堕下。在3个月以上，胎儿已经形成的，称为“小产”或“半产”。若连续堕胎或小产超过3次以上者，称为“滑胎”。在未经堕胎、小产之前，一般先有胎动不安，点滴出血，腹部隐痛等“先兆流产”症状，应及早防治。此案“令住经第2月”即服药，更属于“治未病”思想。

2. 妊娠下血（先兆流产） 朱某，25岁，护士，1975年4月26日初诊。患者孕七月，因夜班劳累，于3天前出现阴道少量流血，妇科以“先兆流产”收住院，经西药治疗罔效，特邀中医会诊。刻诊：阴道出血量较前稍增多，血色鲜红，面赤唇红，口渴咽燥，心烦不安，舌红苔薄黄燥，脉滑稍数。辨证：热扰冲任，胎漏不止。立法：清热养血安胎。处方：全当归10g，白芍20g，川芎10g，黄芩15g，炒白术10g。水煎服。服1剂药后，出血即止，服完2剂，诸症全消。出院休息10天后正常上班，至妊娠足月顺产一女婴。（韩奕.《北京中医》1991，5:50）

【原文】 妊娠养胎，白术散主之。（10）

白术散方见《外台》：白术、芎䓖、蜀椒（去汗）、牡蛎各三分。上四味，杵为散，酒服一钱匕，日三服，夜一服。但苦痛，加芍药；心下毒痛[1]，倍加芎䓖；心烦吐痛（按：《外台》卷三十三“心烦吐痛”作“吐唾”二字），不能饮食，加细辛一两，半夏大者二十枚。服之后，更以醋浆水[2]服之。若呕，以（按：《外台》“以”上有“亦”字）醋浆水服之；复不解者，小麦汁服之。已后渴者，大麦粥服之。病虽愈，服之（按：《外台》“服”上有“尽”字）勿置。

【注脚】

〔1〕毒痛：即苦痛，与上文“苦痛”异文同义。《广韵·二沃》：“毒，苦也。”

〔2〕醋浆水：高学山曰：“即米炊所作之酸水也。”

【提要】 论脾虚寒湿胎儿不长的证治。

【简释】 妊娠养胎，是说胎儿不长，应当服药以利胎儿生长，非无故而服药。妇女体质有差异，有消瘦而多火者，有肥胖而多湿者，故在妊娠以后，也会出现相应的寒化或热化的病变。前条是为湿热不化出其方治，本条则属脾虚寒湿而出其方治。脾虚而寒湿中阻，可见脘腹时痛，口吐清涎，不思饮食，白带清稀，腹痛绵绵等症。故治以白术散健脾温中，除寒湿以养胎。方中“白术主安胎为君，川芎主养胎为臣，蜀椒主温胎为佐，牡蛎主固胎为使。”（《直解》）

【方证鉴别】

当归散证与白术散证 尤在泾：“妊娠伤胎，有因湿热者，亦有因湿寒者，随人脏气之阴阳而各异也。当归散正治湿热之剂；白术散白术、牡蛎燥湿，川芎温血，蜀椒去寒，则正治寒湿之剂也。仲景并列于此，其所以诏示后人者深矣。”（《心典》）

【验案精选】

子肿 焦某，女，23岁。妊娠26周发生两足浮肿，逐渐蔓延至全身。就诊时全身浮肿并伴腹水。无慢性肾炎及其他特殊病史。患者肤色淡黄，精神萎靡，舌苔薄腻、舌质淡胖有齿痕，脉滑无力。证属脾虚水泛，治以健脾温中除寒湿。方用白术12g，川芎6g，蜀椒3g，牡蛎30g，黄芪、泽泻各15g，通草6g，车前子15g。服5剂后肿势减

轻，随证加减服15剂后，水肿基本消失。足月顺利分娩。（王桂生.《北京中医》1994，6:28）

【原文】 妇人伤胎（按：《脉经》卷七第十三“伤胎”作“伤寒”），怀身腹满，不得小便，从腰以下重，如有水气状，怀身七月，太阴当养不养，此心（按：余无言曰：“‘心’应作‘水’，以刺之‘小便微利则愈’证之，‘心’与‘水’误，无疑。”）气实，当刺泻劳宫及关元[1]，小便微利（按：《脉经》“利”上无“微”字）则愈。见《玉函》。（11）

【注脚】

〔1〕劳宫及关元：“劳宫”“关元”，穴名。劳宫在手掌中，为手厥阴心包经之荥穴；关元在脐下三寸，为任脉经穴，亦即小肠之募穴。

【提要】 论妊娠七月伤胎的证候及针法。

【简释】 尤在泾：“伤胎，胎伤而病也。腹满，不得小便，从腰以下重，如有水气而实非水也。所以然者，心气实故也。心，君火也，为肺所畏，而妊娠七月，肺当养胎，心气实则肺不敢降，而胎失其养，所谓太阴当养不养也。夫肺主气化者也，肺不养胎，则胞中之气化阻，而水乃不行矣，腹满便难身重，职是（按：“职是”难解。故将“是”改为“失”，则前后文义可释）也。是不可治其肺，当刺劳宫以泻心气，刺关元以行水气，使小便微利则心气降，心降而肺自行矣。劳宫，心之穴；关元，肾之穴。”（《心典》）

【大论心悟】

妊娠逐月养胎学源流述要及治例

本条为后世逐月分经养胎说之本源。《脉经·卷九》：“妇人怀胎，一月之时足厥阴脉养。二月足少阳脉养。三月手心主脉养。四月手少阳脉养。五月足太阴脉养。六月足阳明脉养。七月手太阴脉养。八月手阳明脉养。九月足少阴脉养。十月足太阳脉养。诸阴阳各养三十日活儿。手太阳、少阴不养者，下主月水，上为乳汁，活儿养母。怀娠者，不可灸刺其经，必堕胎。”此论最后一句切不可忽视。这一点程云来在《金匮要略·直解》指出：“关元穴在脐下，为小肠之募，泻之则小便通利矣。此穴不可妄用，刺之能落胎。”关元穴如此，灸刺法对怀娠者，都应知其宜忌。

北齐徐之才著《逐月养胎法》，较系统地论述了胚胎生长过程、孕妇卫生保健（调摄饮食、调怡心神、适当劳逸、节制房室、调燮寒温）和孕期疾病的防治等问题，为后世医家所推崇。其基本内容与西医学中的胚胎学和围产医学颇有相似之处，具有现实意义。（周朝进.《上海中医药杂志》1982，6:22）

孟氏联系临床谈论妊娠七月调治手太阴疗病养胎的经验。他说：在临床曾遇两名孕妇俱在7个月时而病肺者。其中一位妇女第3胎咳嗽甚剧，痰多，兼有便溏。据述前二胎每至7月而咳，第2胎因咳剧而致小产。细询病起亦非由外感而起，因从其每至7个月而咳的特点，结合其面色㿠白，气短等，认为其痰涎虽多，实由肺气不足，输津无权乃聚而为痰，更加脾虚之运化乏力，亦生痰之源也。故用党参、黄芪、白术、山药等以补益脾肺之虚，培土生金以治其本，二陈化痰以治其标，服10剂而愈。此属肺气之虚者。另一妇女妊娠7个月，咳嗽鼻衄，鼻干，治以泻白散加淡芩、沙参、白茅花、茅芦根，3剂而鼻衄止，再以前方去茅根、花，加梨皮、款冬花调治而愈。此属肺气之实者。咳嗽治肺，本不足奇，奇在妊娠至七月而咳，则与肺气有关。若表现胎气不固者，用安胎法加入补养肺气之品，能加强安胎作用。现在亦有人以此学说指导妇科养胎，取得一定成效。（孟景春.《江苏中医》1982，1:29）

按： 笔者认为，对妊娠逐月养胎的学说，既不能全盘否定，又不能机械套用，应以科学的态度，在实践中探索其实用价值，更好地防治疾病，保护胎儿。

小　结

本篇论述了妇人妊娠病的脉证并治。归纳如下：①妊娠呕吐，因脾胃虚弱者用桂枝汤；因脾胃虚寒夹饮者用干姜人参半夏丸。②妊娠腹痛，因阳虚寒盛者用附子汤；因冲任脉虚者用胶艾汤；因肝脾不和者用当归芍药散。③妊娠下血，因冲任脉虚者，用胶艾汤；因癥积者，用桂枝茯苓丸。④妊娠小便病变，因血虚热郁而小便难者，用当归贝母苦参丸；因气化受阻而小便不利者，用葵子茯苓散。⑤养胎方法，因血虚湿热而胎动不安者，用当归散；因脾虚寒湿而胎儿不长者，用白术散。所谓“常服”“养胎”的说法，不可拘泥，有病则治之，无病不必服药。⑥关于逐月养胎说，有待研究。

徐彬：“妊娠篇凡十方，而丸、散居七，汤居三。盖汤者，荡也。妊娠当以安胎为主，则攻补皆不宜骤，故缓以图之耳。若（按：此用作动词，可译作“如”“象”）药品无大寒热，亦不取泥膈之药，盖安胎以养阴调气为急也。”（《论注》）本篇所述桂枝茯苓丸、胶艾汤、当归芍药散等方剂，为妇人病要方，用之得当，不仅治妊娠病，还可治疗其他妇科病及内科杂病。

妇人产后病脉证治第二十一

本篇论述妇人产后常见病的辨证论治。对于产后病的治疗，本篇既照顾到新产妇人气血两虚的特点，又以临床证候为依据，处处体现辨证论治的原则。

全篇共 11 条原文，第 1、2、3 条论新产三病证治；第 4、5、6 条论产后腹痛证治；第 7 条论产后瘀热证治；第 8、9 条论产后中风证治；第 10 条论产后呕逆证治；第 11 条论产后下利证治。

【原文】问曰：新产[1]妇人有三病，一者病痉，二者病郁冒[2]，三者大便难，何谓也？师曰：新产血虚，多汗出，喜中风[3]，故令病痉；亡血复汗，寒多[4]，故令郁冒；亡津液，胃燥，故大便难[5]。（1）

【注脚】

〔1〕新产：新产的时间概念，张仲景没有明文。《女科证治约旨》："孕妇分娩之后，三候内，名曰新产；三候外，当属产后。"十天为一候，三候为一个月。由此明确说明，产后一个月之内名曰"新产"。

〔2〕郁冒："郁"心胸郁闷不舒；"冒"，头目眩晕不明，总之为郁闷昏冒。

〔3〕喜中风："喜"，此引申为容易。"中风"，非太阳中风，而是后世所谓的"产后风痉"，详见下列之"按"。

〔4〕寒多："寒"，为外感寒邪。联系前文分析，新产"亡血复汗"，外感寒邪，则表现为寒邪束表与血气里虚的虚实夹杂证候，"故令郁冒"。

〔5〕大便难："便难"与"便秘"有所不同：便难为排便时间延长，所排之便先硬后软，多为虚证；便秘则大便整体干燥，便下费力，多为实证。

【提要】 论新产三病的成因与主症。

【简释】 新产妇人有三种常见的病症：一是以口噤，项背强急为主症的痉病；二是以头晕目眩，郁闷不舒，寒热呕逆为主症的郁冒；三是表现为大便困难。以上三病的临床表现不同，但其成因都是由于亡血、汗多伤及阴液所致。新产妇人失血多则血虚，汗出多则津伤，血虚津伤，经脉失养，故发生痉病；"喜中风"非太阳中风，实指"诸暴强直，皆属于风"之内风。亡血复汗，感受寒邪，表气郁闭，阳气不得外达而冲逆于上，故病郁冒。津液内伤，肠道失润，因而大便时困难。尤在泾："痉，筋病也，血虚汗出，筋脉失养，风入而益其劲也。郁冒，神病也，亡阴血虚，阳气遂厥，而寒复郁之，则头眩而目瞀也。大便难者，液病也，胃藏津液，而渗灌诸阳，亡津液，胃燥，则大肠失其润而便难也。三者不同，其为亡血伤津则一，故皆为产后所有之病。"（《心典》）

按：本篇所述的产后"病痉"，后世称为"产后风痉"或"产后发痉"，是产后急症之一。临床以突然项背强直，四肢抽搐，甚则口噤不开，角弓反张为主症。本病成因有二：一是产后失血过多，血虚则筋脉失养而发痉；二是接生不慎，局部创伤，伤口不洁，感染邪毒而发痉，名曰"破伤风"。因此，对产后发痉一证，当分辨血虚与邪毒。凡面色苍白，舌淡，脉微细者，属血虚；如口噤，面呈苦笑，振寒发热者，属邪毒。近几十年来，由于大力推行新法接生，产后发痉已罕见。

还要明确，本篇所述产后郁冒与后世所说的产后血晕不同。产后血晕亦为产后急症之一，以突然晕厥昏仆为主症。其临床表现有脱证与闭证之分：脱证因失血过多，气随血脱，表现气脱诸症；闭证因恶露不下或极少，败血上冲，表现血逆诸症。二者一虚一实，必须加以分辨，积极救治，以免危及生命。关于产妇郁冒的具体证治详见下条。

【验案精选】

新产病痉、大便难、麻木、头痛 张康甫妇。新产患虚证，治之者反攻其表，犯虚虚之禁。今见舌胀大而色淡，虚证一；脉洪无力，不耐重取，虚证二；大便不通，无气推下，虚证三；口噤，牙关硬，不能大开，非咬牙之比，虚证四；遍体麻木，血失濡养之权，气失温煦之力，虚证五。头痛亦是虚阳上冲。全是虚证，而反以攻表之剂投之，宜乎？故愈医愈剧也。不得已，姑救之。处方：桂枝4.5g，白芍12g，炙甘草4.5g，当归身9g，生姜6g，红枣8枚，化龙骨9g，饴糖2匙，真阿胶6g。（《范文甫专辑》第136页）

原按：本方为当归内补建中汤加味。此方出于《千金要方·妇人方》，"治产后虚羸不足，腹中疞痛不止，呼吸少气……"先生每用此方治疗产后虚损诸疾，常获卓效。

按：此案实为小建中汤建中养营，以调补后天之本，加当归身、阿胶以补阴血，加龙骨以潜镇虚浮之阳。

【原文】 产妇郁冒，其脉微弱〔1〕，呕不能食〔2〕，大便反坚〔3〕，但头汗出〔4〕。所以然者，血虚而厥，厥而必冒。冒家欲解，必大汗出。以血虚下厥，孤阳上出，故头汗出。所以产妇喜汗出者，亡阴血虚，阳气独盛〔5〕，故当汗出，阴阳乃复。大便坚，呕不能食，小柴胡汤主之。方见呕吐中。（2）

【注脚】

〔1〕产妇郁冒，其脉微弱：产妇郁冒即产后感受外邪证候，由于产妇体质气血两虚，所以脉象微弱。

〔2〕呕不能食：为外邪束表，正气内虚，胃气上逆所致。

〔3〕大便反坚：小柴胡汤证的主症本无大便坚，此为变证，故加一"反"字。

〔4〕但头汗出：但者，只也，仅也。下文曰："以血虚下厥，孤阳上出，故头汗出。"对条文"头汗出"一症，应作具体分析，试想，医者诊察的产妇，必是被覆全身，只露头部，故曰"但头汗出"，若揭被查体，周身岂能无汗？此与"但头汗出，齐颈而还"，以及"半身汗出"者病机不同。

〔5〕阳气独盛：非阳气盛，是阴血虚也。其阳盛为标，阴虚为本。"独"者，"偏"也。

【提要】 论产妇郁冒与大便坚的证治与产妇"阴阳乃复"的机制。

【简释】 此承上条互详其义，以明其治。"新产之病虽三，痉病尚少，唯郁冒与大便坚，每相兼而具。新产妇人，感受外邪，故见外邪束表及郁冒证候；其脉微弱者，是气血俱虚应得之诊；新产胃气未和，亡血复汗而肠燥，故呕不能食，大便反坚。"从"所以然者"至"阴阳乃复"这段论述的大意是说：产后由于"亡阴血虚"，造成"阳气独盛"，"必大汗出"（全身汗出较多），使偏盛之阳得以衰减，如此则体内阴阳可达到一个相对的虚性平衡，这是人体功能自身调节的表现。待机体得到调养，便逐渐恢复到常态——阴阳乃复。当身体汗出之时，则腠理空疏，如果调护失宜，感受外邪，故以小柴胡汤扶正达邪。此方功效正合产妇郁冒之病因病机。吴谦说："若有汗当减柴胡，无热当减黄芩，呕则当倍姜、半，虚则当倍人参，又在临证之变通也"。（《医宗金鉴》卷二十三）尤在泾："……小柴胡主之者，以邪气不可不散，而正气不可不顾，惟此法为能解散客邪，而和利阴阳耳。"（《心典》）

【验案精选】

1. 产后病痉、发热 刘某，女，28岁，住院号123271。病人系第一胎足月自娩，产前血压上升至150/100mmHg，曾一度发痉。产后第7天，体温突然升高至39.6℃。检查心、肺无异常发现，腹部无压痛，两肾区无叩击痛，乳房无炎症现象，乳汁分泌正常，恶露无臭。血常规：白细胞13.4×10^9/L，中性0.85。当时曾先后给予青霉素、链霉素、四环素以及氯丙嗪静脉滴注、安乃近小剂量穴位注射等，高热持续3天不退。第4天邀中医会诊，共同治疗。中医诊治：第1胎产后一旬，恶露虽少未净，腹不胀痛，寒热往来，连日不解，头痛面浮，口苦作恶，胸痞，时太息，舌质淡红苔薄腻，脉弦数。证属：肝阳素旺，复因产后血室空虚，邪乘虚入，居于肝胆之经，少阳之气不和，营卫失调。治以调枢机而和营卫，使邪热循经而散。拟小柴胡汤加减：醋炒柴胡2.4g，炒黄芩4.5g，人参片4片（吞），全当归9g，炒白芍4.5g，姜半夏9g，紫丹参9g，粉甘草1.5g，益母草9g，黑荆芥2.4g，生姜1片。服上药1剂，得汗而热减；服2剂后热退（体温37.4℃）；服3剂后热罢。最后以和养之剂调治，服8剂而收功。（沈衡甫，等.《上海中医杂志》1965，10：14）

按：本案可视为该篇第1、2条的注脚。案语四诊详实，辨证既注重辨证论治的普遍规律，又不忘产后的特殊情况，处方加减得法，故效佳。

2. 产后热入血室 彭氏，产后七天感受风寒，寒热如疟，脉弦数，此热入血室，非血虚发热也。黄龙汤主之。党参，柴胡，黄芩，赤芍，当归，甘草，加姜枣，水煎服，一剂知，二剂

已。〔《二续名医类案》李铎·验案精选偶存）第 3061 页〕

按： 产后血虚，外邪乘虚内陷血室，故亦曰“热入血室”。黄龙汤实为小柴胡汤去半夏，加赤芍、当归以和血也。

小柴胡汤治疗其他病［验案精选］等项内容见《伤寒论》第 96 条。

【原文】 病解能食，七八日更发热者（按：《脉经》卷九第三“日”下有“而”字），此为胃实（按：《脉经》作“胃热气实”四字），大承气汤主之（按：《脉经》无“大”字）。方见痉病中。（3）

【提要】 承上文论郁冒已解而成胃实的证治。

【简释】 产妇郁冒，服小柴胡汤后，病已解，胃气和，则能进饮食。但经过七八日以后，又复发热，此为病解之后，饮食不节，未尽的余邪与食相结，因而成为宿食病，此曰“为胃实”。当用大承气汤荡涤实邪。“然必年体强壮，脉证俱实，且时日既久，与新产大便难不同，是可议下。设遇胃虚之人，虽能食而所食不多，即有发热便秘，亦属血虚，急宜调养气血，断非承气所宜，不可恣行攻击也。”（《张氏医通》卷十一）

按： 产后多虚，虚则补之，此为常法。但因虚致实，且实证为急，急者先治也。同时，还应酌情虚实兼顾，全在临证变通。

【验案精选】

（一）产后病

1. 产后宿食病 同乡姻亲高长顺之女嫁王鹿萍长子，住西门路。产后六七日，体健能食，无病，忽觉胃纳反佳，食肉甚多。数日后，日晡所觉身热烦躁，中夜略瘥，次日又如是。延恽医诊，断为阴亏阳越。投药五六剂，不效。改请同乡朱医，谓此乃桂枝证，如何可用养阴药？即予轻剂桂枝汤，内有桂枝五分，白芍一钱。二十日许，病益剧。长顺之弟长利与余善，乃延余诊。知其产后恶露不多，腹胀，予桃核承气汤，次日稍愈。但仍发热，脉大，乃疑《金匮》有产后大承气汤条，得毋指此证乎？即予之，方用：生大黄五钱，枳实三钱，芒硝三钱，厚朴二钱。方成，病家不敢服，请示恽医。恽曰：不可服。病家迟疑，取决于长顺。长顺主与服，并愿负责。服后，当夜不下；次早，方下一次，干燥而黑。午时又来请诊，谓热已退，但觉腹中胀，脉仍洪大，嘱仍服原方。实则依余意，当加重大黄，以病家胆小，姑从轻。次日，大下五六次，得溏薄之黑粪，粪后得水，能起坐，调理而愈。（《经方实验录》第 126 页）

2. 产后热病

（1）阳明腑证 刘式聪乃室，年逾四稔，体强，住西乡石牛。原因：初患温热，又复生产，邪热乘虚而陷入阳明，遂成实热之症。症候：但热不寒，舌黑口渴，两耳无闻，腹痛胸满，大便旬余不解。诊断：脉左手沉数，右手沉实。脉症合参，此手足阳明实热症也。口渴舌黑，邪火内焚者，火极似水也。大便闭，耳无闻者，热蒸清窍也。夫胃气以下行为顺，今为邪热蕴结，失其下行之效用，遂致腹痛胸满，病已结热在里，非下夺决无生理，勿守丹溪产后以大补气血为主之诫，宜遵景岳产后有火，不得不清；有内伤停滞，不得不开通之训。俟下后病退，再服调补之剂。疗法：急则治标，仿仲景治产后实热例，用大承气汤以夺其邪。下后，即用归、芍、地以养其血，元、麦、生草以滋其液，治分标本先后，庶无实实虚虚之弊。处方：生绵纹三钱，芒硝钱半，川朴一钱，枳实一钱，水六杯，先煮枳、朴，后纳硝、黄，煮取三杯，分二次服，一剂知，即勿服。又方：当归身三钱，大生地四钱，生白芍三钱，玄参钱半，麦冬三钱，生甘草八分。效果：一日大便利，耳能闻，舌黑退，胸腹舒，改服次方，旬余就痊。〔《重订全国名医验案类编》（郑叔渔，庄虞卿）第 250 页〕

廉按： 辨证处方，殊有卓识，非精研金匮妇人方者不敢用。

（2）阳明经证 玉锡村林某妻，产后 3 日，发热不退，口渴，烦躁不安。前医认为“败血攻心”症，以生化汤加减治疗，反增气急，谵语，自汗出。病后 2 日（即产后 5 日）请我诊治。患者脉洪大而数，舌质红绛而燥。我与人参白虎汤。处方：生石膏 36g，知母 9g，潞党参 30g，炙甘草 6g。嘱以粳米 120g 用水 3 大碗煮至微熟为度，取米汤 3 杯入上药，煎成 1 杯：剩余米汤留作次煎用（次煎 2 杯煎 1 杯），日服 2 次。时值隆冬季节，病家见方中有石膏，颇为疑惧。盖乡人虽不识药性，但石膏大寒则为群众所共知，且俗例“产后宜温不宜凉”，所以犹豫不敢服用。后经我解释，说明产后宜温乃一般治法，如有特殊情况，则不受此拘限。古人治产后病，亦有用攻下或寒凉者（按：指《金匮》用大承气汤以及竹茹、石膏之类）。可见产后不拒寒凉，有古训可资参考。现病者高热，口渴，烦躁，汗出，脉洪数，舌质红绛燥，是因热甚劫津，故前医用生化汤加减，症状反而增剧，便是明证。此证此时，急须清里热，救津液，用人参白虎汤乃依证施药。方中虽用石膏30g余，尚非极量，且先煮粳米作汤，可以扶脾胃养阴液；重用潞党参，能保护元气不致过伤，纵使无效，决不至贻害。病家听后，才半信半疑而去。服1剂后，症状大减，次日按照原方再服1剂而愈。（《伤寒论汇要分析》第112页）

按：此案治产后高热用白虎汤，亦师大承气汤“实则泻之”（《素问·三部九候论》）之大法也。

3. **产后头痛** 顾听泉明经之媳，新产后，头痛甚剧。孟英按脉，右甚滑大。与清阳明法，得大解（即大便）而瘥。（《回春录新诠》第368页）

按：王氏以脉测证，用清阳明之法，果大便行而腑实去，头痛亦瘥。此善师医圣心法之治例。

（二）妊娠病

九月怀胎，二便不通 陆养愚治一妇，孕九月，大小便不通，已三日，忽胎上冲心，昏晕数次，诊之，脉洪大而实，谓当下之，与服大承气汤一剂，少加木香、蔻仁。村医见用大黄两许，摇头伸舌，其家人有难色。乃谓之曰：余坐汝家，待其得生始去，始安心煎服，一二时许，二便俱行，去黑矢极多，胎亦无恙，乃留调气养荣汤二剂而不服，数日后小水不利，乃煎服之而愈，月余产一男。（《续名医类案·卷二十四·秘结》）

按：验案中虽曰“大小便不通”，实则以大便不通为主。妇人胎前产后，皆“不可恣行攻击”之法。但体壮邪实，有可下之证者，又可议下。案中首用大承气汤，便通邪去则胎自安。承气荡邪，亦必伤正，故续以“调气养荣汤”扶助正气。本案先攻后补，示人以法，非学验俱丰者，岂有如此胆识？

大承气汤治疗其他病［验案精选］等项内容，见《伤寒论》第206条，以及前第二篇、第十篇、第十六篇与后文第7条。

【原文】 产后腹中疞痛，当归生姜羊肉汤主之；并治腹中寒疝，虚劳不足。（四）

当归生姜羊肉汤方：见寒疝中。

【提要】 论产后血气虚寒腹痛的证治。

【简释】 产后腹中疞痛，为产后血气虚少，不荣则痛。其主症为腹中拘急，绵绵作痛，喜温喜按。治以当归生姜羊肉汤。此方除治疗产后血气虚寒而发生的腹痛外，并可主治血虚寒疝，虚劳不足。

按：上条以大承气汤攻之，乃产后治疗的变法；此条继之以补，则为常法。当归生姜羊肉汤，即《内经》所谓“形不足者，温之以气；精不足者，补之以味”之治法的具体运用。当归生姜羊肉汤既是药治方，又是食疗法，为切实可行的补虚良方。本方产后宜用，虚人、老人亦可用，但只适用于血气虚寒证，不可用于阴虚火旺之人。

关于该方羊肉之性味、功效，《别录》曰“味甘，大热，无毒”。《千金·食治》曰“主暖中止痛，利产妇”。若羊肉与人参相较，人参补气，羊肉补形，所谓补可去弱，人参、羊肉之属也。

【方证鉴别】

当归生姜羊肉汤证与当归芍药散证（二十·5） 两方证之主症同为“腹中疞痛”，但病机、治法却不相同。一为血虚肝郁，脾虚湿滞，用当归芍药散养血疏肝，健脾利湿；一为血气虚寒，用当归生姜羊肉汤补益精气，散寒止痛。

【大论心悟】

当归生姜羊肉汤——产后调养食疗方

以当归生姜羊肉汤作为食疗方，先后介绍百余例产妇服食，经随访均疗效满意。治疗方法：全当归60g，生姜150g，羊肉500g。煲至羊肉熟烂、汤成，调味即可饮汤。羊肉可取出切成小块蘸酱油吃。适应证：产妇失血较多，气血虚损，郁冒头晕，大便难，或恶露不净，腹中痛，乳汁不畅，均宜服用。一般1~3天服1剂，可连服5~7剂。寒重加生姜；血热减少当归剂量；津液亏加甘蔗150g，并能去羊肉之膻气味。结果：服后大多数产妇之恶露能在1~2周内干净，腹痛消失。（王柏章.《上海中医药杂志》1991，12:17）

【验案精选】

（一）产后病

1. **产后腹痛**

（1）周某某内人。冬日产后，少腹绞痛，诸医称为儿枕之患。去瘀之药，屡投愈重，乃至手不可触，痛甚则呕，二便紧急，欲解不畅，且更牵引腰胁俱痛，势颇迫切。急延二医相商，咸议当用峻攻，庶几通则不痛。余曰：形羸气馁，何胜攻击？乃临产胎下，寒入阴中，攻触作痛，故亦拒按，与中寒腹痛无异。然表里俱虚，脉象浮大，法当托里散邪，但气短不续，表药既不可用，而腹痛拒按，补剂亦难遽投。仿仲景寒疝例，与当归生姜羊肉汤，因兼呕吐，略加陈皮、葱白，一服微汗而愈。（《谢映庐验案精选》第171页）

按：一般而言，腹痛拒按为实，喜按为虚。本案审病求因，四诊合参，对“腹痛拒按”从虚论治而愈，实乃独具慧眼之良医也。

（2）周师母。产后，腹中苦寒痛。前医作气滞，久治无效。舌淡脉弱。处方：精羊肉一两，当归三钱，生姜四钱。病家云：吾腹痛日久，治之无效，特从远地请范老先生高诊，并非到小菜场买小菜，处方何用生姜、羊肉？一味当归，能治病乎？答曰：此仲景当归生姜羊肉汤，治虚寒腹痛甚效，服之当愈。隔数日，病家前来感谢，谓药到病除，诸恙若失。（《范文甫专辑》第135页）

（3）刘某，女，27岁。产后第5天，感腹部冷疼，得温稍舒，恶露量少色暗，舌淡苔白，脉细弱无力。系产后血虚肝寒之腹痛证。用当归生姜羊肉汤加味治之：当归10g，羊肉1斤，生姜、大茴、桂皮、葱白适量，盐少许。共煮取汤，以汤煮挂面和鸡蛋，与羊肉共食之。1剂而愈。（李翠萍.《国医论坛》1987，4：38）

按：此案当归生姜羊肉汤煎服方法，更接近食疗，可以仿效。

2. **产后发热**　胡某某，女，38岁，住院号：32748。因滞产早破水而行剖腹产，第3日出现高热，体温波动于39℃~39.5℃之间，疑术后感染，治疗10余日罔效。刻下诊见：发热，微恶寒，口干喜热饮，二便调，食减，面色苍白，腹软无压痛。恶露少许，色淡红，无异味。舌淡苔薄白，脉弦数重取无力。白细胞总数11.6×10^9/L，中性0.82，淋巴0.18。此为产后失养，气弱血虚，阳浮外越证。治以温里散寒、补益气血法。拟当归生姜羊肉汤：当归50g，生姜10g，羊肉100g。炖服，每日1剂。服3剂后热退，体温正常，恶寒消失，喜热饮，脉弦细，舌淡，续进1剂，再事调养而愈。（张介眉.《湖北中医杂志》1987，5：26）

按：本例疗效表明，当归生姜羊肉汤，内证得之，能温补气血，以散内寒；外证得之，则能补内调外，以退寒热。

3. **产后血痹、气厥**　祝某，女，41岁，藏族，1992年12月4日诊。产后患全身麻木痹痛8年，近2年又增生气后晕厥。自述生头胎时，产后不忌冷水而感受风寒，致全身痹痛，至生二三胎时渐加重，但自恃体壮不就医。近2年又出现生气后晕厥，伴口吐白沫，四肢抽搐，但患者初晕倒时心中甚明白，约1分钟左右就失去知觉，历时20分钟，晕厥频繁，痹痛与麻木愈来愈重。只能在心情愉快时，痹痛才有所缓解，近日又做“人流”1次，痹痛弥加，不能忍耐，且畏寒恶风，嗜睡健忘，舌淡苔白，脉弱迟。辨属产后受风寒，气血亏损，阳气大虚，厥阴寒逆，故见痹痛、气厥证。治宜养血活营，温阳降逆。仿仲景当归生姜羊肉汤加味：当归、生姜各30g，羊肉500g，桂枝、山萸肉、肉桂各10g，代赭石15g。日1剂，水煎，早晚各1服。连服8剂，痹痛麻木明显好转，但觉口干苦，是厥阴寒除，相火壮旺。原方略事加减，继进4剂，自述生气后不再晕厥，精神好转，痹痛亦愈。1993年2月虽又因生气而致血崩，但未出现晕厥。（辛军.《国医论坛》1994，5:18）

按：前第6篇第2条曰血痹病主症为“身体不仁，如风痹状”。本案患者产后百脉空虚，外感风寒，症见“全身麻木痹痛”，属血痹重证表现。气厥之根本原因亦是正气亏虚。治病求本，异病同治，以当归生姜羊肉汤为主方，所加之药，全在增强主方温补之功，惟赭石为镇逆以治标。方证相对，痼疾治愈。

（二）其他

1. **虚劳不足**　聂某，男，30余岁。形体素盛，不善摄生。3月间偶患咳嗽吐血，迎予往诊，见其面色微赤，脉数而芤，投清热止血药数剂，血已得止，病未痊愈。延至下年，身形羸瘦，神气支离，咳嗽微喘，常唾青痰，四肢清冷，里急不舒，饮食日减，间或寒热，面色㿠白，经常畏冷，脉象细涩沉迟，舌质淡白少苔。断为失血之后，未善慎养，迁延日久，酿为气血虚寒，将近损怯之候，用温中益气、润肺止咳剂数投，竟无显效。一日适逢宰羊，遂问于予：能吃羊肉乎？忽忆《金匮》当归生姜羊肉汤条下“并治虚劳不足”，予曰能食，得药助之则更妙，乃请疏方，书当归60g，生姜60g，羊肉500g。文火炖烂服之。次日告曰，此方较前诸方，获效最大，精神体力，似觉大振，身体亦感清爽。又嘱再进数服，咳喘里急怕冷诸症，步步消退，至十数服，竟获痊愈。以后每

遇气血寒者，辄以此方投之，屡见功效。（《湖北中医验案精选选集·第一辑》第66页）

2. **闭经** 李某某，女，19岁，未婚，务农。1984年12月由其母陪伴前来就诊。主诉：冬季经水不潮3年。患者15岁时月事初潮，50天左右一行，色淡，量少，一日即净。至16岁，每逢入冬寒冷之时则信水不至，待来年春暖花开之际月经方来。停经期间，白带淋漓，质清稀，周身困倦，乏力。诊时：经水50余天未行，面色萎黄，畏寒身冷，四肢不温，诉其脐下时时有凉气，若置冰霜，大便溏薄，舌淡苔薄白，脉沉细。此乃血虚寒凝证，治宜补血温中。方用当归生姜羊肉汤：当归50g，生姜100g，羊肉250g。用法：上三味，加水2500ml，煎取1000ml，每次温服250ml，日服两次。服药12天，面色华润，自觉有力，畏寒身冷小腹寒凉消失，手足转温，白带减少。复服8天，月经来潮。随嘱月经净后20天，继服上药6天，以资巩固。后经随访，病告痊愈。（刘爱国.《国医论坛》1989，2:封三）

【临床指要】当归生姜羊肉汤主治产后及体虚之人、老年人表现为血气虚寒的病症。该方是药疗与食疗结合之方。

【原文】产后腹痛，烦满不得卧，枳实芍药散主之。（5）

枳实芍药散方：枳实（烧令黑，勿太过）、芍药等份。上二味，杵为散，服方寸匕，日三服，并主痈脓，以麦粥下之。

【提要】论产后气血郁滞腹痛的证治。

【简释】产后恶露不净，或情志不畅，导致气血郁滞，故腹痛，烦满不得卧。治用枳实芍药散，方中枳实本为行气药，烧黑入血则能行血中之气；芍药和血以治腹痛；大麦粥和养胃气。服药后气血得以宣通，则腹痛烦满自除。

【验案精选】

1. **产后腹痛** 杨某某，女，21岁，1981年4月15日就诊。产后7天，恶露已尽，小腹隐痛，前医治疗无效。现小腹疼痛剧烈，面色苍白带青，痛苦面容，烦躁满闷，不能睡卧，拒按，舌质淡紫苔薄白，脉沉弦，此乃气血壅结。治以破气散结，和血止痛，投枳实芍药散：枳实（烧黑）、芍药各12g。水煎服。当晚即安，1剂而愈。（尹光候.《四川中医》1986，11:38）

2. **产后水肿** 吴某某，女，24岁。因产后腹痛，经服去瘀生新药而愈。继因深夜贪凉，致皮肤浮肿，气息喘急。余意腹痛虽愈，究是瘀血未尽，荣血瘀滞于内，复加外寒滞其卫气，为今病皮肤肿胀之原因。治应行血而勿伤正，补虚而莫助邪。用《金匮》枳实芍药散，以枳实行气滞，芍药行血滞，大麦粥补养正气，可算面面周到。服完后，肿消喘定，夙疾皆除。（《湖南中医医案选辑·第一集》第221页）

【原文】师曰：产妇腹痛，法当以枳实芍药散，假令不愈者，此为腹中有干血着脐下，宜下瘀血汤主之；亦主经水不利。（6）

下瘀血汤方：大黄二两，桃仁二十枚，䗪虫二十枚（熬，去足）。上三味，末之，炼蜜和为四丸，以酒一升，煎一丸，取八合，顿服之，新血[1]下如豚肝。

【注脚】

[1] 新血：古代注家对“新血”见解不同，例如：朱光被曰：“‘新’当作‘瘀’。”徐彬说：“既曰新血，又曰如豚肝，骤结之血也。”笔者认为，“新血”是指产妇服下瘀血汤后第一次经血来潮。

【提要】承上条论产后瘀血腹痛的证治。

【简释】产后腹痛，服枳实芍药散行气和血不愈，则应考虑是产后瘀血日久，凝着脐下。其证候多为少腹痛，拒按，按之有块，脉沉结或沉涩，舌青紫或瘀斑。由于瘀血日久，前方已不能胜任，法当攻坚破瘀，宜下瘀血汤。方中大黄、桃仁、䗪虫攻血之力颇猛；用蜜为丸，是缓其药性，而取峻药缓攻之法；酒煎之，引药入于血分以行药势。如因瘀结而致经水不利，亦可采用本方治疗。

【方歌】

下瘀血汤酒煎丸，大黄䗪虫桃仁全，
产妇干血或经闭，狂犬病甚此方专。

【方证鉴别】

当归生姜羊肉汤证、枳实芍药散证、下瘀血汤证 三方同治产后腹中痛，但病机不同：当归生姜羊肉汤主治血气虚寒作痛；枳实芍药散主治气血郁滞作痛；下瘀血汤主治瘀血内阻作痛。三方所治，主症虽皆为腹痛，而腹痛的特点、兼症及舌象脉象都不同，应认真鉴别，才不会误诊误治。

【大论心悟】

下瘀血汤治狂犬病有特效

黄氏用下瘀血汤"治疗狂犬病多例，屡试屡验"。他说：1956年8月，余在某某县人民医院搞中医药治疗"乙脑"试点，该县某区转来一狂犬病人，不能见水，喝水时要用毛巾遮目，方可饮下，病情十分严重，院领导召集全院医务人员会诊，并邀余参加，讨论治疗方案。西医称狂犬疫苗早已用过，效果不显，别无良法。征询余之意见，爰书《金匮》下瘀血汤方，嘱即配服。翌日晨，果下恶物甚多，怕水尚未尽除，嘱继续配服原方，恶物下尽，病亦霍然。下瘀血汤配制和服用方法如下：生大黄9g，桃仁7粒（去皮尖），地鳖虫7只（活去足，酒醉死）。配制和服法：上3味共研细末，加白蜜9g，陈酒1碗，煎至七分，连滓服之。如不能饮酒者，用水对和，小儿减半，孕妇不忌。空腹服此药后，别设粪桶1只，以验大小便，大便必有恶物如鱼肠猪肝色，小便如苏木汁，如此数次后，大小便如常。不拘剂数，要服至大小便无恶物为度，不可中止，如留有余毒，则有再发之虞。如服后大小便正常而无恶物者，非狂犬病也。愈后不禁忌。余用本方治疗狂犬病多例，屡试屡验。（黄道六.《江苏医药·中医分册》1979，2:41）

石氏亦以下瘀血汤加减治愈狂犬病。他说：昔在黔南，狂犬猖獗。一狂犬连伤四人，三人头皮撕裂，深见骨骼。因地域边远，无疫苗注射，不得已缝合创口后，用酒制大黄、蝉蜕、桃仁等药，连服3日，半月后伤愈出院，至今近2年无恙。另一人因仅伤腿部，未曾来诊，2月后病发，恐水气急，冲撞嚎叫而死。狂犬邪毒深重，似在血分，因思大黄或可解散血分之顽毒，其服药后，泻下污黑稀便无数，显有瘀血夹杂，亦见大黄下瘀血之功力。又曾治癫狂症，用生大黄60g，泻下后神志逐渐清楚。狂犬病与癫狂之病因相去甚远，而病机皆为瘀热内积，故均取效于大黄下瘀血，解热毒之功。（石恩俊.《浙江中医杂志》1988，11:513）

按：上述验案用下瘀血汤治愈狂犬病，令人称奇而生疑。该方是否有确切疗效，有必要深入研究。

"狂犬病乃狂犬病毒所致的急性传染病，人畜共患，多见于犬、狼、猫等肉食动物，人多因病兽咬伤而感染。临床表现为特有的恐水怕风、咽肌痉挛、进行性瘫痪。由于恐水症状比较突出，故本病又名恐水病……其病死率几近100%，患者一般于发病后3~6日内死于呼吸或循环衰竭。"本病缺乏有效的治疗手段，故应加强预防措施。预防接种对防止发病有肯定价值，严格执行犬的管理制度，可使发病率明显降低。（上海医科大学编辑委员会编.《实用内科学》第8版第85页）

【验案精选】

（一）妇人产后病

1. 产后恶露不畅 杨某某，32岁。产后4日，恶露行而不畅，有时挟有血块，少腹胀满，拒按，脘闷恶心，自觉有气上冲，舌质红右边缘有紫斑，苔灰白。病乃恶露瘀阻难行，有瘀血上冲之势，治当急下其瘀血。方以下瘀血汤加味：大黄6g，桃仁10g，䗪虫6g，当归10g，川芎6g，赤芍6g，牛膝10g，甘草5g。连服2剂，恶露渐多，夹有紫血块，腹痛减轻。守原方改桃仁6g，大黄4g，加艾叶3g。再服2剂，腹痛解除，胀满消失，病即痊愈。（张谷才.《辽宁中医杂志》1980，8:13）

2. 产后胞衣不下 石姓，女，37岁。产后两日，胞衣不下，腹中冷痛，形寒怕冷，脉象弦迟，舌淡苔白。一医认为瘀血内阻，用抵当汤破血泻衣，胞衣不下；一医认为气血亏虚，用八珍汤扶正下衣，少腹胀痛更重。殊不知病因乃客寒外侵，血凝瘀阻，单用破瘀或纯用扶正，都不能下其胞衣。因为寒凝瘀阻，非温阳其寒不解，非下瘀其胞不下。所以用四逆汤温阳祛寒，下瘀血汤活血化瘀。处方：大黄10g，桃仁10g，䗪虫8g，附子6g，干姜3g，甘草4g，艾叶5g。1日服两剂，胞衣即下，诸症消失。后用生化汤调治。（张谷才.《辽宁中医杂志》1980，8:13）

3. 误补致产后危症，以下瘀血救治案 朱某，女，25岁，福鼎县前岐人，1984年3月1日诊。产后5天，全身广泛出血。住某医院治疗，经用抗生素、止血剂、输血等措施，兼服中药而罔效。乃求诊于余。询其病史，家属告知因临产时恐其体虚，曾进服西洋参15g，翌日又进食鸡酒半碗，继而身热，延医治疗诊为"外感发热"，投以退热剂（药名不详），遂作自汗出，继则吐血、衄血。症见：面色苍白，吐血，鼻衄，全身皮肤见块状紫癜，眼眶、指甲均呈紫色，精神萎靡，气短声低，唇口干燥而不喜饮，心烦不安，纳呆，小腹胀满，按之刺痛，大便数日不行，小便短少，恶露稀少，舌红少苔，脉微涩。查血常规：红细胞 2.16×10^{12}/L，白细胞 3.8×10^{9}/L，中性 0.56，淋巴 0.38，嗜酸性 0.06，血小板 10×10^{9}/L。证系瘀血内阻，误用补塞，瘀阻化热，前医用退热之品，汗出伤阴，热炽化火，迫血妄行而成吐衄。其证危笃！当投下瘀血汤以釜底抽薪。处方：䗪虫 6g，桃仁 10g，大黄 15g。三味共研末，加白蜜 25g，煎分四次服。药后大便 2 次，吐、衄减轻，恶露未通，守方适当增减药量，处方：䗪虫、大黄各 10g，桃仁 15g，白蜜 30g。煎分 4 次服。药后恶露渐通，排出紫色血块甚多，吐衄、身热等症消失，继以调养心脾月余而康，复查血常规示正常。（林上卿.《新中医》1986，6：47）

（二）妇人杂病

1. **漏下（胎盘残留）** 胡某，25 岁。患者因人工流产，漏下不止半月。妇科拟诊胎盘残留，劝其再行清宫术，因惧手术痛苦，而要求中医治疗。患者面色不华，头昏眼花，心悸怔忡，纳谷不香，四肢、腰膝酸软，苔薄白，脉沉。投归脾汤加地榆及胶艾四物汤不应。细审其证，见脉沉而涩，漏下之物为黑色血块，遂断为瘀阻胞中，血不归经，急投下瘀血汤加味：制川军 10g，桃仁 10g，䗪虫 6g，川牛膝 15g，红参 15g，甘草 3g。连服 3 剂，阴道流出黑色血块及血色膜状物，漏下即止，续服归脾汤获愈。（胡杰峰.《江西中医药》1982，3：44）

按：本案于下瘀血汤中加红参、甘草，意在攻补兼施，以治虚实夹杂证。

2. **臌胀、闭经** 臌胀重症，有因血结者，其病以妇科较为多见。某年秋，患在黄石市某医院带同学实习时，诊一李姓女教师，年逾三十，未婚。自诉素有胸肋胀痛，胸痞嗳气，月经不调，常服逍遥丸、当归养血膏等成药，近两年来，月经由少量而终至未来，腹部渐膨大几如怀孕状，经医院检查排除肿瘤，服中西药无效，特来求诊。患视其面色不华，形容憔悴，舌色紫暗，脉见迟涩，大便常结，月经半年未至，血瘀之象宛然。但病由肝郁气结而起，治法拟疏肝理气与活血通经缓下药并用。因脉见迟象，心力不足，又不宜使用破血化瘀峻药。方用四逆散合下瘀血汤加丹参、当归、益母草、川芎、泽兰、山楂炭、香橼皮、制香附、乌药、生麦芽等出入为方。月余诊察数次，服药 20 余剂后，患者自诉月经少量而至，血色紫暗，腹胀减轻，腰围缩小。惟因教学工作繁忙，汤药煎服不便，求一丸方久服。患诊脉舌如前，仍用前法，以四逆散合下瘀血汤加当归、川芎、丹参、炮甲珠、炒五灵脂、山楂炭、制香附、橘红、益母草膏合丸，如梧桐子大，每次服 6~10g，每日 2~3 次，食前服。后月余来诊，自诉服前丸有效，月经来时量较多，血色较为红活，腹胀已宽舒许多。面部色泽光润，脉象亦较滑利。（《李培生医学文集》第 189 页）

（三）内科病

1. **中风后遗症（脑血栓）** 陈某某，男，59 岁，脑血栓形成中风后遗症，两足行路艰难，尤其是每隔十余分钟左右，必哈哈大笑数声，不能自主。诊之舌上有瘀紫斑，脉涩。治拟活血化瘀：桃仁 9g，制大黄 9g，地鳖虫 6g。5 剂。经用下瘀血汤数剂后，不仅笑声停止，而且两足行路也觉方便。（姜春华.《辽宁中医杂志》1986，7：12）

2. **眩晕（脑震荡后遗症）** 金某，男，45 岁。两年前从楼梯坠下，留下脑震荡后遗眩晕症，时作时止，发作时头晕眼花，泛泛欲呕，伴心悸，健忘，痰多白沫，舌左侧见瘀斑苔白腻，脉沉迟。方用下瘀血汤合苓桂术甘汤加味：䗪虫 9g，大黄 6g，桃仁 9g，茯苓 12g，桂枝 9g，白术 9g，甘草 6g，川芎 6g。服药 5 剂，眩晕、心悸好转，续方 5 剂后病愈。（姜春华.《北京中医》1987，2：3）

按：据研究，大黄䗪虫丸对脑血栓有溶解作用。而下瘀血汤具有其主要药物，故具有相似功效。上述两案都表明，脑部病变有瘀血证候者，应重视逐瘀的方法。

【原文】 产后七八日，无太阳证，少腹坚痛，此恶露不尽[1]；不大便（按：《脉经》卷九第三“大便”下有“四五日”三字），烦躁发热，切脉微实，再倍发热，日晡时烦躁者，不食，食则谵语，至夜（按：《脉经》作“利之”）即愈，宜大承气汤主之。热在里，结在膀胱[2]也。（7）

【注脚】

〔1〕恶露不尽：在正常情况下，血性恶露持续 3~4 天；浆液恶露持续 10 日左右；白色恶露持续 3 周干净。若血性恶露超过 10 天仍淋漓不断，称为“恶露不尽”，又叫“恶露不绝”“恶露不止”。

〔2〕膀胱：泛指下焦、血室。

【提要】论产后瘀热在里的证治。

【简释】产后七八日，其少腹坚硬疼痛，无太阳证，可知非太阳病随经瘀热在里的蓄血证，而是因为恶露不尽，血瘀于内，故少腹坚痛；瘀浊败血停积于内，正邪交争，故烦躁发热；肠腑不通，胃气不和，故不大便，不欲食；食入更助胃中邪热，胃络通心，神明被扰，故谵语。仲景在文末用"热在里，结在膀胱也"一句，总结说明本证的病机为热聚在里，血结于下，即瘀血内阻胞宫而邪热充斥内外。可用大承气汤泄热通便，方中大黄亦有"下瘀血"之功，从而可收到一方两得之效。

【大论心悟】

产后瘀浊发热（产褥感染）似阳明里实辨

首先要明确，产后体温多在正常范围。若产程延长而疲劳过度，产后24小时内可见体温略升高，一般不超过38℃。还要说明，产后3~4天可有"泌乳热"，体温可达37.8~39℃，持续4~16小时即下降，不属病态。若新产后或产褥期表现发热持续不退，甚至高热寒战者，称为"产后发热"，包括西医学所谓的"产褥感染"。

本条证候，古今注家多解释为产后瘀阻并阳明里实之病。例如，尤在泾说："盖谓不独血结于下，而亦热聚于中也。"（《心典》）李彣说："此一节具两证在内，一是太阳蓄血证，一是阳明里实证，因古人文法错综，故难辨也。"（《广注》）笔者认为，据"产后七八日，无太阳证，少腹坚痛，此恶露不尽"之证候，诊为产后瘀阻无可争议。而认为阳明里实则缺乏根据，条文所述"不大便……至夜即愈"证候，虽似阳明里实，实则非也。以条文已自注明："产后七八日……热在里，结在膀胱也。"即产后瘀浊结在血室之里，败血为病乃生寒热诸症。大承气汤不但通腑泄实，并且通腑泄热。仲圣心法，所当深究。

【验案精选】

产后"热在里，结在膀胱" 张氏妇，产后十余日，恶露不行，少腹作胀，小便通利，寒热时作，头眩昏晕，延医用四物汤加发散之剂，遂显热势昏狂，谵语烦乱，舌赤口渴。更医以为热入血室，用小柴胡汤，服后病势转甚。先父见其热势甚壮，时或如狂，少腹拒按，小便自利，乃断为下焦蓄血证，处以桃仁承气汤，一剂而安。说明急性发热疾患的治疗，由于病情变化多端，必须认真审病辨证，察变化于细微之间，及时予以恰当的治疗，方能使邪去而正安。〔《名老中医之路·第三辑》（时逸人经验，时振声整理）第271页〕

按：此案所述证候与本条相类。"处以桃仁承气汤"，较大承气汤更加切合瘀热病情。

【原文】产后风（按：新刻本作"产后中风"四字），续之[1]数十日不解，头微痛，恶寒，时时有热，心下闷，干呕，汗出，虽久，阳旦证[2]续在耳，可与阳旦汤。原注：即桂枝汤，方见下利中。（8）

【注脚】

〔1〕续之：即连续之义。

〔2〕阳旦证：即桂枝汤证。《尔雅·释诂》："旦，早也。"可引申为凡物之始，如岁旦、月旦。桂枝一方，为众方之祖，故名阳旦汤。

【提要】论产后中风持久不愈的证治。

【简释】产后正虚，风邪外袭，其病在表。持续数十日不愈，证见头微痛，恶寒，时时发热，干呕，汗出等，皆为太阳病表证。唯"心下闷"为产后正虚，中焦失运之候。由于太阳表证不解，虽然迁延数十日，仍当予阳旦汤内调阴阳，外调营卫，祛散表邪。尤在泾："上条里热成实，虽产后七八日，与大承气汤而不伤于峻；此条表邪不解，虽数十日之久，与阳旦汤而不虑其散，非通于权变者，未足以语此也。"（《心典》）

按：本条所述之阳旦汤究竟系何方？历来众说纷纭，考证不一，《脉经》云："阳旦方在《伤寒》中，桂枝是也。"成无己曰："阳旦，桂枝汤别名也。"丹波元简曰："阳旦汤，徐彬、吴谦以为桂枝汤加黄芩；魏荔彤以为桂枝加附子，并误，惟成依原注为是。"陈念祖曰："坊本俱作桂枝汤加黄芩，今因《伤寒论》悟出是桂枝汤增桂加附子。"归纳起来，有以下四种不同见解：①阳旦汤即桂枝汤。②阳旦汤是桂枝汤加黄芩。③阳旦汤是桂枝汤加附子。④阳旦汤是桂枝汤增桂加附子。笔者认为根据本条所述头痛，恶寒，发热，干呕，汗出等证候，阳旦汤应是桂枝汤。该证虽然有心下闷，但仅为兼症。桂枝汤既能外调营卫以治表邪，又能内调脾胃以治心下闷，故曰"可与阳旦汤"。此外，阳旦汤为桂枝汤加味之说，亦示人以法，如桂枝汤证夹内热者可加黄芩，兼表阳虚者可加附子。

【验案精选】

1. **产后中风** 黄某，女，29岁，产后4日中风，经西医治疗无效。症见发热（体温38.9℃）恶寒，头痛且晕，时自汗出，胸脘不舒，饮食不振，时欲呕吐，小便淡黄，大便稍结，舌质淡红苔薄黄，脉濡。此为产后外感风寒化热之证，拟解肌和营，清泄邪热为法，《金匮》阳旦汤加味。桂枝15g，白芍10g，生姜3片，炙甘草6g，红枣4枚，黄芩10g。2剂。复诊：药后寒热已退，惟自汗出，神疲乏力等症不解，改拟桂枝汤合玉屏风散，服3剂而愈。（谢胜臣.《新中医》1984，4:25）

2. **产后高热** 张某某，女，30岁。产后3天发热，体温40.2℃，头痛，恶寒有汗，舌苔薄微腻，脉象浮小数。乃产后气阴两亏，风邪乘虚外袭，以致营卫不和。治当调和营卫，补虚退热。处方：川桂枝3g，杭白芍10g，炙甘草3g，生姜1片，大枣4枚，太子参15g，白薇10g，青蒿5g。服参薇蒿桂枝汤2剂，体温降至正常，余症消失。〔张圣德.《江苏医药（中医分册）》1979，1:43〕

按：本案以桂枝汤为主方变通用量，加太子参之清补；加白薇、青蒿，取其清虚热并透邪。方法得当，用药轻灵而效佳。本案医者还以上述方法，治愈剖腹产后感受外邪高热1例。

【原文】 产后中风，发热，面正赤，喘而头痛，竹叶汤主之。（9）

竹叶汤方：竹叶一把，葛根三两，防风、桔梗、桂枝、人参、甘草各一两，附子（按：朱肱《活人书》本方不用"附子"；张璐《张氏医通》亦无"附子"；赵以德在《金匮方论衍义》里更提出："附子恐后人加，治头项强耳。"）一枚（炮），大枣十五枚，生姜五两。上十味，以水一斗，煮取二升半，分温三服，温覆使汗出。颈项强，用大附子一枚，破之（按：《千金》卷三第三无"破之"以下十字）如豆大，煎药扬去沫。呕者，加半夏半升洗。

【提要】 论产后正虚而复感外邪的证治。

【简释】 病因产后正气大虚，外邪乘虚侵袭人体，表现虚实夹杂之候。病邪在表，故发热头痛；产后阴血虚于内，虚热浮于上，故面正赤，喘息。故用竹叶汤扶正祛邪。尤在泾："此产后表有邪而里适虚之证，若攻其表，则气浮易脱；若补其里，则表邪不解。竹叶汤用竹叶、葛根、桂枝、防风、桔梗，解外之风热；人参、附子，固里之脱；甘草、姜、枣，以调阴阳之气，而使其平，乃表里兼济之法。凡风热外淫而里气不固者，宜于此取则焉。"（《心典》）

【大论心悟】

竹叶汤证质疑

本条脉证并治，值得玩味。首先应明确，"面正赤"非虚阳上越的"戴阳证"；用附子非阳虚内寒的大虚证。否则，"先温其里"且恐不及，岂能用寒凉的竹叶为君，并用众多的发表药呢？故笔者认为，本条所述，或为夏日产后感受温热之邪。仲景不太善治温病，故设此温清补散混杂之方。后世医家经历了千百年的探索，继承和发展了仲景学说，创立了温病学辨证论治体系，可补仲景之不足。

【验案精选】

产后中风 邓某，女，40岁，农妇。分娩四五日，忽然恶寒发热头痛，其夫以产后不比常人，恐生恶变，遂急邀余治。患者面赤，大汗淋漓，恶风发热，头痛气喘，语言滞钝，脉象虚浮而弦，舌苔淡白而润，询得口不渴，腹不痛，饮食二便俱无变化，已产数胎，皆无病难，向无喘疾，而素体欠强。仔细思量其发热恶风头痛，是风邪在表之候；面赤大汗气喘，为虚阳上浮之征；语言滞钝，乃气液两亏所致。观其脉象虚浮而弦，已伏痉病之机矣。当温阳益气以固其内，搜风散邪以解其外，偏执一面，病必生变。《金匮》云："产后中风，发热，面正赤，喘而头痛，竹叶汤主之。"乃师其旨，书竹叶汤原方1剂与之。淡竹叶9g，葛根9g，桂枝4.5g，防风4.5g，桔梗4.5g，西党9g，附片6g，甘草4.5g，生姜3片 大枣3枚。水煎服。翌日复诊，喘汗俱减，热亦渐退，仍以原方再进1剂，三诊病已痊矣。（《古妙方验案精选》第310页）

【原文】 妇人乳[1]（按：《脉经》卷九第三"乳"作"产"），中虚，烦乱呕逆[2]，安中益气[3]，竹皮大丸主之。（10）

竹皮大丸方：生竹茹二分，石膏二分，桂枝一分，甘草七分，白薇一分。上五味，末之，枣肉和丸弹子大，以饮服一丸，日三夜二服。有热者倍白薇，烦喘者加柏实一分。

【注脚】

〔1〕妇人乳：即妇人产后。《说文·乙部》：

“乳，人及鸟生子曰乳。”《广雅·释诂》：“乳，生也。”

〔2〕烦乱呕逆：谓心烦意乱，呕恶气逆。

〔3〕安中益气：以方测法，乃甘寒清虚热以“安中”，重甘微辛以补中“益气”。

【提要】 论产后虚热烦呕的证治。

【简释】 妇人在产后失血复汗，加之中焦虚而气血来源匮乏，则营气不足，虚热内生。虚热扰心则心中烦乱；胃失和降则呕逆。治用竹皮大丸。方中七分甘草与一分桂枝合用，重甘微辛，枣肉和丸，着重补中之虚以益气；竹茹、石膏、白薇但用一二分，意在甘寒清虚热以止呕除烦，诸药相伍，标本兼治，共奏“安中益气”之功。虚热甚者，倍用白薇；烦乱甚而喘者，加柏子仁以宁心。

按： 关于妇人胎前产后病的治法，俗有“胎前宜凉，产后宜温”之说。这种说法虽有一定道理，但临证之时，仍应以辨证论治为主。古今不少名医学者根据本条方药，对“产后宜温”提出异议。有的医家结合临床治验认为，产后感染温邪而高热不退者，可放胆使用生石膏、白虎汤之类方药甘寒清热。否则，认定“产后宜温”，误用温补，则犹如救火添薪，必致“一逆尚引日，再逆促命期”（《伤寒论》第6条）。编著《续名医类案》的魏之琇感叹说：“近时专家及庸手，遇产后，一以燥热温补为事，杀人如麻！”这沉痛的教训，发人深省。

【验案精选】

1. **产后风热** 西濠陆炳若夫人，产后感风热，瘀血未尽，医者执产后属虚寒之说，用干姜、熟地治之，且云必无生理。汗出而身热如炭，唇燥舌紫，仍用前药。余是日偶步田间看菜花，近炳若之居，趋迎求诊。余曰：生产血枯火炽，又兼风热，复加以刚燥滋腻之品，益火塞窍，以此死者，我见甚多。非石膏则阳明之盛火不解，遵仲景法，用竹皮、石膏等药。余归而他医至，笑且非之，谓自古无产后用石膏之理。盖生平未见仲景方也。其母素信余，立主服之，一剂而苏。明日炳若复求诊，余曰：更服一剂，病已去矣，无庸易方。如言而愈。医者群以为怪，不知此乃古人定法，惟服姜、桂则必死。（《洄溪医案·产后风热》）

2. **产后中风，烦乱呕逆** 华某，女，31岁。产后3个月，哺乳。身热38.5℃，已七八日，偶有寒栗，头昏乏力，心烦恚躁，呕逆不已，但吐不出，脉虚数，舌质红苔薄，治以益气安胃。处方：淡竹茹9g，生石膏9g，川桂枝5g，白薇6g，生甘草12g，制半夏9g，红枣5枚。2剂药后热除，寒栗解，烦乱平，呕逆止，惟略头昏，复予调治痊愈。（何任.《北京中医学院学报》1983，3：19）

【原文】 产后下利虚极，白头翁加甘草阿胶汤主之。（11）

白头翁加甘草阿胶汤方：白头翁、甘草、阿胶各二两，秦皮、黄连、柏皮各三两。

上六味，以水七升，煮取二升半，内胶令消尽，分温三服。

【提要】 论产后下利虚极的证治。

【简释】 产后气血本虚，更兼下利伤阴，所以说“下利虚极”。以方测证，本条所论产后下利，必是痢疾之热毒炽盛者。故用白头翁汤苦寒清热，解毒治痢，加甘草、阿胶以扶正。本方除治产后下利虚极外，凡疫毒痢而阴血亏虚者，均可使用。

【验案精选】

1. **产后痢疾** 杨某某，24岁。产后20余日，时值暑夏，不节寒凉，饮食不节，发生痢疾。始为腹痛便溏，继而痛则欲便，下利脓血，里急后重。因产后不便去医院就医，邀家诊治。查脉细数，舌红苔黄，口干苦，腹部压痛，体温39.2° C。师仲景治产后下利之方法，以白头翁加甘草阿胶汤再加味治之。处方：白头翁12g，黄连、黄柏、秦皮、白芍、滑石各9g，阿胶（烊化）、甘草各6g。水煎分4次温服。次日复诊，服药1剂后，下利减轻，体温下降。守方连服4剂病趋痊愈。（吕志杰验案）

2. **老年痢疾** 患者，女，60岁，1965年7月。痢下赤白，日数十遍，里急后重。曾服呋喃西林2日，效果不显。发热不高，口干，尚不作渴，舌质淡红呈细小赤点、干而无津，脉象细数。老年津血不足，又患热痢，津血更易耗损，拟白头翁加甘草阿胶汤。处方：白头翁12g，黄连6g，黄柏6g，秦皮9g，阿胶9g（烊），甘草6g。煎至200ml，分2次服。上午服第1剂，至晚大便已变硬，续服1剂病愈。（汤万春.《中医杂志》1980，2：58）

〔附方〕

《千金》三物黄芩汤：治妇人在草蓐[1]，自发露得风[2]，四肢苦烦热，头痛者，与小柴胡汤；头不痛但烦者，此汤主之。

黄芩一两，苦参二两，干地黄四两。上三味，以水八升，煮取二升，温服一升，多吐下虫。

【注脚】

〔1〕草蓐：原指铺草的床，此代指产后。

〔2〕自发露得风：指产妇分娩时或分娩后，因揭盖衣被，护理不慎而感受外邪。

【提要】 产妇血虚风入而血热内盛的证治。

【简释】《千金》所述是由产妇护理不当，外邪侵袭。邪在半表半里，治以小柴胡汤和解之；邪气内侵化热者，治宜三物黄芩汤养阴清热。尤在泾："此产后血虚风入而成热之证。地黄生血，苦参、黄芩除热也；若头痛者，风未全变为热，故宜柴胡解之。"（《心典》）

【验案精选】

1. **五心烦热** 沙某某，女，38岁。于10年前生产后，即患五心烦热，经多方治疗获愈。但以后每年到二三月间即感周身烦热，手足心尤甚，殆至十月以后逐渐热退身凉。10年来一直如此，虽经断续治疗，未见好转。在发热期间，并伴有口渴能饮，咽干舌燥，皮肤枯槁，瘙痒，大便燥结等症。脉数有力，舌红苔白。投以三物黄芩汤20余剂，诸症痊愈，随访3年未曾复发。（《经方发挥》第61页）

2. **手足心热** 韩某某，女，23岁。每年春季即现手足心烦热已三四年，伴有心悸，心烦，失眠，盗汗，纳呆，倦怠等症。曾累用一般滋阴之品，诸如鳖甲、知母、黄柏、沙参、地骨皮等药治疗未获效。年年春夏如此发作，待到立秋以后，天气凉爽则逐渐好转。其脉弦数，舌红苔薄黄。给予三物黄芩汤治疗，前后共服10剂，诸症痊愈。次年春天仍有复发，再以此方治之，数剂而愈。后随访3年未见复发。（《经方发挥》第60页）

按： 上述验案医者赵明锐先生指出：临床用三物黄芩汤"治疗妇女每到春夏季节即出现的手足心烦热证，每多获效"。本证既有邪热内伏之郁热，又有阴津耗损之虚热。三物黄芩汤养阴清热，正对此证，使邪热清而阴津复，故烦热得除。

3. **红斑性肢痛症** 傅某某，女，26岁。两下肢阵发性灼热疼痛约1个多月。每当发作时，两小腿中段以下和两脚部均呈深红色，皮肤温度增高，脚掌面出冷汗。遇热容易引起发作，常喜欢将两足露于被外，寒凉时症状减轻。舌质淡红苔白腻微黄，脉象濡弱。印象：红斑性肢痛症。辨证为阴虚内热，治以养阴清热凉血法。给予三物黄芩汤：生地60g，黄芩、苦参各30g。水煎服。患者当日服药3剂，两下肢灼热疼痛明显减轻。第1天起每日2剂，连服3天后，两下肢症状完全消失而痊愈。（《山东中医学院学报》1979，3：45）

4. **灼热足综合征** 李某，男，52岁。两足阵发性红、肿、热、痛2年余。喜凉恶热，多在夜间加重，睡眠不佳，发作时，足伸被外或蹬于墙壁，严重时将足浸泡在凉水中灼痛方能缓解，曾多方求治，效果不显。刻诊：双足皮肤潮红，略肿，皮温明显增高，触痛明显，足背动脉、胫后动脉搏动正常，舌紫绛苔黄腻，脉数。诊断："灼热足综合征"。中医属血热证。治宜养阴清热，凉血泻火，投三物黄芩汤主之。生地120g，黄芩60g，苦参30g。水煎服，日1剂。连服5剂，两足灼热疼痛明显减轻，发作时间缩短，守方又进10剂，日间无发作，夜间稍热，但可盖被安睡，又服原方5剂，症状消失，痊愈出院。（马丽荣，等.《吉林中医药》1992，1：27）

按： 上述二案皆为下肢末端病，证属血热。由于主症、病机相类，故皆用大剂三物黄芩汤治愈。由此可知，临床治病，方证相对而效果不著者，可适当加大剂量，或能增强疗效。

《千金》内补当归建中汤〔1〕：治妇人产后虚羸不足，腹中刺痛不止，吸吸〔2〕少气，或苦少腹中急摩〔3〕，痛引腰背，不能食饮；产后一月，日得服四五剂为善，令人强壮宜。

当归四两，桂枝三两，芍药六两，生姜三两，甘草二两，大枣十二枚。上六味，以水一斗，煮取三升，分温三服，一日令尽。若大虚，加饴糖六两，汤成内之，于火上暖令饴消。若去血过多，崩伤内衄〔4〕不止，加地黄六两，阿胶二两，合八味，汤成内阿胶。若无当归，以川芎代之。若无生姜，以干姜代之。

【注脚】

〔1〕内补当归建中汤：张璐说："内补当归

建中汤即黄芪建中之变法，彼用黄芪以助卫外之阳，此用当归以调营内之血，两不移易之定法也。”（《张氏医通》）

〔2〕吸吸：在忍痛吸气时发出的吸气之声。

〔3〕少腹中急摩：即少腹拘急摩擦感。

〔4〕内衄：内出血。

【提要】 论产后阴血亏虚的证治。

【简释】 徐彬说：“桂枝汤，为中风家和营卫调阴阳圣方。加饴糖为建中，已为邪盛正虚者，巧定一先本后标之法。今产后虚羸不足，先因阴虚，后并阳虚，补阴则寒凝，补阳则气壅，后天以中气为主，故治法亦出于建中，但加当归，即偏于内，故曰内补当归建中汤。谓腹中刺痛不止，血少也；吸吸少气，阳弱也。故将桂枝、生姜、当归之辛温，以行其营卫之气，甘草、白芍以养其脾阴之血，而以饴糖、大枣峻补中气，则元气自复，而羸者丰、痛者止也。然桂枝于阴阳内外，无所不通，尤当归善入阴，治带下之疾，故又主少腹急摩，痛引腰背。不能饮食，盖带下病去，而中气自强也。曰产后一月，日得服四五剂为善，谓宜急于此调之，庶无后时之叹。然药味和平，可以治疾，可以调补，故又曰令人强壮宜。若云大虚加饴糖，而不用人参，盖人参补元气，与中气不相安者有之；饴糖乃补中气，而听元气之自生，故因此一味而曰建中，正为产后先血虚，人参偏于气，未免使阳骤胜，骤胜则愈伤阴也。若去血过多，崩伤内衄，方加干地黄、阿胶，所伤偏于阴，故特多加阴药，非产后必宜用地黄、阿胶也。”（《论注》）

【大论心悟】

肾气丸及妇人病诸方用桂枝不用肉桂辨

徐彬《金匮要略论注》于上述“注”之后“论曰：近来肾气丸、十全大补汤，俱用肉桂，盖杂温绥（按：据《说文解字注》《康熙字典》《汉语大字典》等工具书，皆查无此字。依据前后文，可理解为“补”字）于滋阴药中，故无碍。至桂枝汤，因作伤寒首方，又因有春夏桂枝禁用之说，后人除有汗发热恶寒一证，他证即不用，甚至春夏，则更守禁不敢用矣。不知古人用桂枝，取其宣通气血，为诸药向导，即肾气丸古亦用枝，其意不止于温下也。他如《金匮》论虚损十方，而七方用桂枝。胎前用桂枝汤安胎，又桂苓汤去癥。产后中风面赤，桂枝附子并用；产后乳子，烦乱呕逆用竹皮大丸，内加桂枝。此于建中加当归，为内补。然则桂枝，岂非通用之药？若肉桂，则性热下达，非下焦虚寒者不可用，而人反以为通用，宜其用之多误矣。”

按： 自汉代之后及当今之医，凡用《金匮》肾气丸，多是不再用桂枝，而用肉桂（桂心）。时常有学生问及笔者：肾气丸是用桂枝，还是用肉桂？答曰：原方为桂枝，后世至目前处方多用肉桂。追问曰：肾气丸方中何者为宜？据以上徐氏所述：桂枝善于“宣通气血”，肉桂长于“温下”。故笔者认为，仲景于肾气丸中用桂枝，取其宣通气血之功，以达到鼓舞肾与膀胱气化之目的。后人不明仲圣于方中用桂枝之意，故改用肉桂。总之，学者应通晓仲景诸方用桂枝之本义，不可随意更易也。

【验案精选】

痛经 宗嫂。月事将行，必先腹痛，脉左三部虚，此血亏也，宜当归建中汤。全当归四钱，川桂枝三钱，赤白芍各三钱，生甘草钱半，生姜三片，红枣七枚，饴糖二两冲服。（《经方实验录》第63页）

按： 本方应于行经之前数日服药，以预先调经养血，自无行经腹痛之患。

小　结

本篇论述妇人产后病脉证并治。本篇首先指出新产妇人常易发生的三种病，即病痉、郁冒、大便难。产后郁冒及大便坚可用小柴胡汤治之。产后最常见的疾病还有腹痛，其病机与治方为：血气虚寒，治用当归生姜羊肉汤；气血郁滞，治用枳实芍药散；瘀血内停，治用下瘀血汤。本篇所述内容还有：产后瘀热，宜大承气汤；产后中风，可辨证采用阳旦汤或竹叶汤；产后虚热烦呕，用竹皮大丸；产后下利虚极，以白头翁加甘草阿胶汤治之。

全篇11条，根据产后“多虚多瘀”的特点，条条体现了辨证论治的精神，总以扶正祛邪为大法。

妇人杂病脉证并治第二十二

本篇论述妇人杂病的辨证论治。关于妇人杂病的病因，第8条提出了虚、积冷、结气等三个方面。在治疗方法上，本篇针对妇人杂病的特点，采用了切实可行的内治法与外治法。例如：内治法中有汤剂、丸剂、散剂和酒剂；外治法中有纳入阴道的坐药（包括丸剂和散剂）、洗涤阴疮的外洗剂以及通利大便的润导剂。这些内外治法，被后世医家广泛采用，并得到不断补充和发展。

全篇共22条原文，第1、2、3、4条论热入血室；第5条论梅核气；第6条论脏躁；第7条论寒饮；第8条论妇人杂病成因；第9、11、12条论漏下；第10、13、14条论经水不利；第15条论白带；第16、17、18条论腹痛；第19条论转胞；第20条论阴寒；第21条论阴疮；第22条论阴吹，上述十二种病证，皆有治疗方法。

【原文】妇人中风七八日，续来寒热，发作有时，经水适断[1]（按：《伤寒论》第144条“断”后有“者”字），此为热入血室[2]，其血必结，故使如疟状，发作有时，小柴胡汤主之。方见呕吐中。（1）

妇人伤寒[3]发热，经水适来，昼日明了，暮（按：《伤寒九十论》第十七“暮”作“夜”）则谵语[4]，如见鬼状者，此为热入血室，治之[5]（按：《伤寒论》第145条无“治之”二字）无犯胃气及上二焦，必自愈[6]。（2）

妇人中风，发热恶寒，经水适来，得之七八日，热除（按：《伤寒论》第143条“热除”后有“而”字）脉迟，身凉和（按：《伤寒论》第143条无“和”字），胸胁满（按：《伤寒论》第143条作“胸胁下满”）如结胸状，谵语者，此为热入血室也，当刺期门[7]，随其实而取之。（3）

【注脚】

〔1〕经水适断：张志聪曰：“‘经水适断’四字，应在‘七八日’之下。”其说可取。

〔2〕血室：狭义指子宫，广义则泛指子宫、肝、冲任二脉。

〔3〕妇人伤寒：前条言中风，此言伤寒，可知妇人经期感受外邪，皆可导致热入血室证。

〔4〕昼日明了，暮则谵语：吴又可曰：“至夜但发热而不谵语者，亦为热入血室，因有轻重之分，不必拘于谵语也。”（《温疫论·卷下·妇人时疫》）

〔5〕治之：前条妇人中风热入血室，已言小柴胡汤主之，此只言“治之”，犹云即依前法治之也。

〔6〕无犯胃气及上二焦，必自愈：意谓不要诛伐无病之脏腑，但治下焦血室之热结，其谵语等症必自愈。

〔7〕当刺期门：期门，穴名，位置在乳头直下，当第六肋间隙处，为肝之募穴。刺期门泻肝，则胸胁之邪，血室之热，可以并解。吴又可曰：“若有如结胸状者，血因邪结也，当刺期门，以通其结，以柴胡汤治之，不若刺者功捷。”

【提要】 以上三条论述妇人经期感受外邪，热入血室的证治。

【简释】 程林说：“妇人伤寒中风，六经传变，治例与男子同法，惟经水适来适断，热入血室，与夫胎前产后，崩漏带下，则治有殊也。妇人经行之际，当血弱气尽之时，邪气因入血室，与正气相搏，则经为之断，血为之结也。血结则邪正分争，往来寒热，休作有时，与小柴胡汤和解表里，而散血室之邪热。”（《直解》）

妇人患伤寒发热时，经水适来，外邪乘虚袭入血室。与上条比较，出现日间神志清楚，入夜则胡言乱语，可见其症状较为严重。谵语是由于热扰神明，不可误为阳明腑实而用下法，亦不可误用汗法、吐法，应根据“经水适来”“此为热入血室”之病机，参照上条方法治之。

第3条所述病情亦为妇人中风，发热恶寒，经水适来，热邪乘虚侵入血室。得之七八日以后，热除，脉迟，身凉和，而见胸胁满如结胸状，谵语等症，此为表证已罢，瘀热互结于血室。血室属肝，期门为肝经之募穴，故“随其实”刺之以泻血室之热。

按：本篇第1~3条，已分别见于《伤寒论》第144、145、143条，只个别文字有出入。这三条都是讨论妇人经期热入血室的证治，因与妇人杂病有关，故重复于此。

【大论心悟】

热入血室的概念、病因病机及证治探讨

热入血室一证，首见于《伤寒论》及《金匮要略》。哈荔田先生对热入血室的若干问题作过深入探讨，略作整理，引述如下：

1. **关于血室的概念** 对于血室的认识，前人见解不一，大致有三种说法：①血室指冲脉。如成无己《伤寒明理论》说：“血室者，荣血停止之所，经脉流会之处，即冲脉是也。”②血室指肝脏。如柯韵伯《伤寒来苏集》说：“血室，肝也。肝为藏血之脏，故称血室。”③血室即子宫。如张介宾《类经附翼》说：“子宫者，医家以冲任之脉盛于此，则月经以时下，故名血室。”个人体会，血室不是指某一特定部位，也不是一个解剖概念，而是一个生理病理概念，是指与妇女月经生理病理有关的若干脏器的综合作用。

2. **关于热入血室的发病因素** 热入血室的发病因素，仲景谓系妇女因伤寒或中风，恰值经水适来适断，邪热乘虚陷入所致。历代医家对此有不少发挥。个人体会，妇女在热病期中，经水适来适断者颇不少见，但不一定都成为热入血室的证候。热入血室能否形成，主要与患者素日经气的盈虚有关，如《寒温条辨》说：“妇人经气所虚，邪得乘虚而入，故病热入血室为多。”此外，虽不值经期，热邪亦可内陷，出现迫血妄行，下血谵语等热入血室症状。

3. **热入血室的症状表现** 热入血室的临床表现虽然复杂，但主要症状特点不外以下四个方面。①月经情况：临床既可表现为月经猝止，即所谓“其血必结”；也可表现为经水来多，淋漓不止的症状。②发热情况：热入血室总属外感范畴，故发热为临床所必见，至其发热类型，则因热邪陷入之深浅不同而不同。其浅者留于少阳，则表现为往来寒热如疟；深者结于厥阴，则表现热深厥深证候；若热蕴血分，又表现为日晡或夜间潮热者。③神志情况：热入血室上扰心神，或邪入肝经，均可见谵语如狂，或昼清夜作，或烦躁不安，夜寐呓语，或神识忽清忽昧等神志异常的表现。仲景论热入血室者四条，其中三条均有谵语症状，故《温热经纬》强调：“热陷血室之症，多有谵语如狂之象。”总之，神志异常的症状，为热入血室所必见，惟有轻重之别，轻者仅为心烦神昧，重者则神昏谵语。④胁腹症状：肝脉布两胁，热入血室，邪滞肝经者，可见胸胁胀满如结胸状；热与血结，瘀阻胞宫，则有小腹胀痛拒按等症。

4. **热入血室的治疗** 后世医家对于热入血室的治疗，在仲景学说的基础上有所发挥，辨论日详，治法兼备，而不拘于小柴胡汤一方。如王孟英说：“经水适来，因热邪陷入而搏结不行者，此宜攻其血结；若经水适断，而邪乘血舍之空虚以袭之者，宜养营以清热；其热邪传营逼血妄行，致经水未当期而至者，宜清热以安营。”即是针对温热之邪陷入血室的不同情况，提出了治疗原则。个人体会，对于热入血室证的治疗，无须强分伤寒、温病，必须依据热势之轻重，邪陷之浅深，病机之虚实以辨证施治。其治疗精神，总以透邪彻热，使不与血结为原则。应用小柴胡汤加减治疗，确有一定效果。（哈荔田.《山东中医学院学报》1981，4:34）

按：哈荔田先生为已故现代名老中医。治病长于内科，尤精于妇科。著有《妇科验案精选医话选编》等。

【验案精选】

1. **热入血室而谵语** 辛亥中寓居毗陵，学官王仲礼，其妹病伤寒，发寒热，遇夜则如见鬼状，经六七日，忽然昏塞，涎音如引锯，牙关紧急，瞑目不知人，病势极危，召予视。予曰：得病之初，曾值月经来否？其家云：经水方来，病作而经遂止，得一二日，发寒热，昼虽静，夜则有鬼祟，从昨日不省人事。予曰：此乃热入血室证也。仲景云：妇人中风，发热恶寒，经水适来，昼则明了，暮则谵语，如见鬼状，发作有时，此名热入血室。医者不晓，以刚剂与之，遂致胸膈不利，涎潮上脘，喘急肩高，昏冒不知人。当先化其痰，后除其热。予急以一呷散投之（按：一呷散，即天南星一味），两时顷，涎下得睡，省人事，次授以小柴胡汤加生地，三服而热除，不汗而自解矣。（《普济本事方》卷第八）

按：许叔微说："小柴胡加生地汤治妇人室女伤寒发热，或发寒热，经水适来或适断，昼则明了，夜则谵语，如见鬼状。亦治产后恶露方来，忽尔断绝。"以上治例及论述说明，小柴胡汤可广泛用于妇人病正虚感邪之证，可适当加味，以切合病情。

2. 热入血室并成血结胸 又记一妇人患热入血室证，医者不识，用补血调气药，涵养数日，遂成血结胸。或劝用前药，予曰：小柴胡用已迟，不可行也。无已，刺期门穴斯可矣。但予不能针，请善针者治之，如言而愈。或问曰：热入血室，何以成结胸也？予曰：邪气传入经络，与正气相搏，上下流行，遇经水适来适断，邪气乘虚而入血室，血为邪迫，上入肝经，肝受邪则谵语如见鬼状，复入膻中，则血结于胸也。何以言之？妇人平居，水养木，血养肝，尚未受孕，则下行之为月水；既孕，则中蓄之以养胎；及已产，则上壅之以为乳，皆血也。今邪逐血并归于肝经，聚于膻中，结于乳下，故手触之则痛，非药剂可及，故当刺期门也。(《普济本事方》卷第八)

按：以上许叔微两个医案与《名医类案·卷十一·热入血室》作了校对，个别文字内容择善而从。

3. 外感恰值月经来潮而热入血室

（1）女工某，外感恰值月经来潮，寒热交作，心烦胸满，瞑目谵语，小腹疼痛。迁延六七日，曾服中药数剂，均未见效。我认为热入血室证，拟小柴胡汤，用柴胡四钱。当时有人怀疑柴胡使用过量，劝病人勿服。病家犹豫不决，复来询我。我说：寒热往来，心烦胸满，非柴胡不解，并翻阅陈修园《时方妙用》原文所述"方中柴胡一味少用四钱，多用八钱"一句相慰，力主大胆服用，病家始欣然而去。只服1剂，诸证均除。(《伤寒论汇要分析》第88页)

原按：友人某，微寒发热，目眩，胸胁苦满，持续多日不愈。自诊为少阳病，亦服过小柴胡汤，但所用柴胡系毛柴胡、银柴胡，后才用北柴胡八分，渐加至一钱，连服数剂，症状仍然。自认为证属少阳无疑，何以用小柴胡汤无效？虽非大病，但缠绵多日，苦恼异常。一日召我商谈。我说：仲师创立小柴胡汤，柴胡用量几乎三倍于参、芩，汝用柴胡不及他药之半。贬君为佐，将如何发挥柴胡除寒热，解半表半里之邪之力？经劝说勉强相加，始用北柴胡三钱，连服3剂而愈。

按：笔者在上大学期间，经常利用课余时间随诊于张凤池老师（讲授《中医方剂学》，当时将近60岁，张老师原为乡村中医，经验丰富，医德高尚）。有一次，张老师诊治了一个发热患者之后说："治发热用柴胡，只有用到八钱，其退热效果才好。"这句话至今记忆犹新，并一直指导着我临床治病。

（2）洪某某，女，21岁，学生。2004年9月4日就诊。患者于三四日前患感冒，当时有轻度发热，服用安乃近和感冒药后好转，昨日下午月经来潮，此次月经量较前增多，血色暗，晚上又开始发热，今日下午体温38℃，头痛，全身乏力，腰痛，头沉，舌略红苔薄黄，脉略细数，心率100次/分。治用小柴胡汤合四物汤去川芎之辛窜。处方：柴胡20g，黄芩10g，半夏10g，党参15g，炙甘草10g，生姜20g，大枣10枚，加生地10g，当归10g，白芍10g。当日下午及晚上分3次服药1剂后，次日热退病解，体温正常。3日后随访，月经已净，体温亦正常。(吕志杰验案)

4. 经期雨淋而热入血室 患者许某某，女性，34岁，北京市海淀区某小学教师，1980年6月3日初诊。5月29日月经来潮，5月31日划船被雨淋后当晚突然高热达40.0℃，并随即服用复方新诺明、复方阿司匹林、镇痛片、羚翘解毒丸、藿香正气水等均不效而来就诊。患者服上述药物虽出汗多，汗后仍恶寒发热，先寒后热，恶寒时加盖两床棉被亦不能缓解，继之发热可达40.0℃许，伴有恶心，口苦，头晕，食欲不振，头顶部疼痛，已2日未大便，舌尖稍红苔薄黄稍腻，脉象弦滑数，脉搏100次/分，上午虽自觉无寒热，但测其体温38.6℃。此经期感冒，用小柴胡汤加味：柴胡20g，黄芩10g，党参10g，半夏12g，甘草3g，生姜10g，大枣4枚(去核)，白芍12g，香橼10g，酒大黄5g。每日1剂分2次服。6月6日二诊：服药1剂后，体温下降至正常，翌晨大便1次，连服3剂后除稍感乏力外，无任何不适。(《伤寒论临床研究》第202页)

5. 经期洗浴而热入血室 杨某，初患感冒，医治不效，久之，傍晚谵语见鬼，群疑为祟，遂绝药。专信僧巫符箓亦不验。一日其夫踵门求诊，余曰："毋庸往视，尔妻病起时，必值月事。"其夫曰："正当月经初来，以冷水洗浴即患寒热，屡变至此，何见之神也？"余曰："昼日明了，暮则谵语，为热入血室，仲景已有明训，吾从读书得来，并无他奇。"为疏小柴胡汤服之，三剂而瘥。〔《二续名医类案》(萧伯章·遁园医案)第514页〕

6. **热入血室而日久不愈** 张某某，女，32岁，患病已46天。初病，头痛，发热恶寒，体温39.7℃，经治无效。次日适逢经期，经行两天即止。此后烦躁不安，神情痴呆，意识模糊，至夜则胡言乱语。如此住院9日不效，体温波动在38℃以下。接诊时患者精神不爽，表情痴呆，不识亲人，不知所苦，拒绝诊病，动作重复而不自止。至夜则妄言妄见，自称眼前出现红绿面孔的异人怪物，睡则梦呓不止。经反复询问，始知其头感昏蒙，身沉乏力，胃脘略痞满，食欲差，腹部按之有不适感，舌边有瘀点苔白厚，脉沉弦涩。据其脉证，当为热入血室。遂投小柴胡汤加丹皮：柴胡12g，清夏10g，党参10g，黄芩10g，甘草6g，丹皮10g，生姜10g，大枣3枚（擘）。水煎服。患者当日下午服头煎，傍晚服次煎。当夜未妄言妄见，睡后梦话减少。第二天上午月经复来，色黑，有血块。患者精神好转，胃脘痞满消失，饮食好转，体温未超过37.5℃。又予原方3剂，诸症消失，体温正常。(《山东中医学院学报》1981，1:52)

7. **热入血室而胁痛** 黄氏妇，年30余岁，住湘乡。原因：适月事来，因感寒中断，舁（yú愚。共同抬）数十里至余馆求诊。症候：往来寒热，少腹及胁下疼痛如被杖，手不可近。诊断：脉弦数，舌苔白而暗，即伤寒论热入血室，其血必结，故使如疟状也。疗法：与小柴胡加归、芍、桃仁、红花、荆芥炭，活血通瘀。处方：川柴胡4.5g，青子芩3g（酒炒），姜半夏4.5g，清炙草1.8g，当归须6g，赤芍3g，光桃仁9g，片红花3g，荆芥炭3g，鲜生姜3g，大红枣2枚。效果：连服2剂，大便下黑粪而瘥。〔《重订全国名医验案类编》（萧琢如）第255页〕

8. **经期气郁化热而热入血室** 1932年初秋，张辅臣先生之姐，情怀不遂，适值经潮，以致咽喉如有梗窒，神志迷糊，哭笑无常，喃喃自语。家属以为鬼邪作祟。当地罗老先生诊之，谓此非鬼祟，乃妇人脏躁是也。服甘麦大枣汤，3帖乏效。请先生诊之，详询细察，挥毫就书：既非鬼祟，亦非脏躁，此乃热入血室是也。桃仁承气汤2帖，药后便通而安，世人皆称神术。(《范文甫专辑》第140页)

9. **热入血室并阳明热盛** 一妇人患伤寒，经水适来，谵语如见鬼状，且渴欲饮水，禁而不与，病势益甚。邀先生诊之，脉浮滑，是热入血室兼白虎汤证也。即与水不禁，而投以小柴胡汤。曰：张氏所谓其人如狂，血自下，血下者愈。病势虽如此，犹当从经水而解也。五六日果痊愈。(《皇汉医学》第274页)

按： 此案以热入血室为主，故投以小柴胡汤。"且渴欲饮水"，"即与水"清之，此法外之法也。

10. **病温而热入血室** 姻戚甄绪楚，知医者也。乃室病温，里热方盛，经事适至，数日而狂，越日狂甚。医以承气汤泻之，大下积粪垒垒，狂不减。更用导痰散，吐痰数升，仍不减，乃延予。予时客于沂，重山间隔，相距百数十里，四日乃至。比至，其病已半月余矣，狂势稍退，而妄言不休，哭笑无时。予细询其始末病情，入诊其脉，曰：此热入血室也。无伤于命，而不能骤痊，俟经事再行则愈矣。然目下脉来虚大而数，阴气已亏，而邪热犹盛，非清热养阴不可……予乃小柴胡汤，合清热养阴之品治之，数日热势大退，饮食渐进，谵妄之形全无，惟语言尚多而已。〔《二续名医类案》（孔继菼·孔氏医案）第3067页〕

按： 小柴胡汤治疗其他诸病［验案精选］等项内容，详见《伤寒论》第96条。

【临证指要】 小柴胡汤和解少阳，扶正祛邪，为热入血室之主方，并应随证加味，如血热者加凉血药；血结者，加活血药；热盛阴亏者，加清热养阴。若邪不在表，专入于里，则应如第8例验案，另寻治法。

【原文】 阳明病，下血（按：《脉经》卷九第六"血"下有"而"字）谵语者，此为热入血室，但头汗出，当刺期门（按：《伤寒论》第216条此八字作"但头汗出者，刺期门"。），随其实而泻之，濈然汗出者（按：《伤寒论》第216条"者"作"则"字）愈。(4)

【提要】 论阳明病热入血室的证治。

【简释】 上三条所述的热入血室证，均与经水适来适断有关。本条则意在说明，若妇人患阳明病，由于里热太盛，虽不值经期，热邪亦可侵入血室，出现下血谵语，但头汗出等里热熏蒸，迫血妄行的证候。既已热入血室，则治疗便可按照上条处理，刺期门以泻实热，热从外泄，则周身汗出而愈。当然，在针刺期门的同时，并可辨证采用清泄阳明邪热的方药，则更切实。尤在泾："阳明之热，从气而之血，袭入胞宫，即下

血而谵语。盖冲任之脉，并阳明之经，不必乘经水之来而后热得入之，故彼为血去而热入，此为热入而血下也……”（《心典》）

【原文】妇人咽中如有炙脔[1]，半夏厚朴汤主之。（5）

半夏厚朴汤方：《千金》作胸满，心下坚，咽中帖帖，如有炙肉，吐之不出，吞之不下。半夏一升，厚朴三两，茯苓四两，生姜五两，干苏叶二两。上五味，以水七升，煮取四升，分温四服，日三夜一服。

【注脚】

〔1〕炙脔（luán 挛）：肉切成块名曰脔。“炙脔”即烤肉块。

【提要】论妇人咽中痰凝气滞的证治。

【简释】本病的发生，多由于情志不畅，气郁生痰，痰气交阻，凝结于咽喉之间。其临床表现是：咽中自觉有物阻塞，咯之不出，咽之不下，但与饮食无碍，后人称之为“梅核气”。治用半夏厚朴汤，开结化痰以降逆气。

按：本条所述证候，应注意与食道上段肿瘤相鉴别，必要时做相关检查。

【验案精选】

梅核气 郁气凝聚喉间，吞不下，吐不出，梅核气之渐也。半夏，厚朴，茯苓，苏梗，旋覆花，橘红，枇杷叶，姜汁。

诒按：此于《金匮》成方中，加旋覆、杷叶，最有巧思。

邓评：此系郁气凝痰互阻其间，用《金匮》四七汤，本千古不易之理。加味却亦灵稳。如用噙化丸，更属相宜。（《增评柳选四家验案·尤在泾医案》第36页）

【原文】妇人脏躁（按：徐注本、尤注本等作“脏燥”），喜悲伤欲哭[1]，象如神灵所作[2]，数欠伸[3]，甘麦大枣汤主之。（6）

甘麦大枣汤方：甘草三两，小麦一升，大枣十枚。上三味，以水六升，煮取三升，温分三服。亦补脾气。

【注脚】

〔1〕喜悲伤欲哭：孙思邈曰：“心气虚则悲不已。”吴谦曰：“喜悲伤欲哭，是神不能主情也。”如此患者不只容易悲伤欲哭，亦有喜笑无常者。

〔2〕象如神灵所作：心主血而藏神，心血虚则神不藏，神不藏则出现神情异常证候。

〔3〕数欠伸：黄元御曰：“欠者，开口而呵气；伸者，张臂而舒筋。”即悲哭之后频频打呵欠、伸腰肢。

【提要】论脏躁的证治。

【简释】脏躁的发病原因，多由情志抑郁或思虑过度，心脾受损，致脏阴不足而成。前《五脏风寒积聚病》篇所谓邪哭使魂魄不安者，血气少而属于心也。临床特点是常易悲伤欲哭，不止“喜悲伤欲哭”，甚则悲哭不止，或癫痫样痉挛发作，止哭之后“数欠伸”。平素情志抑郁，情感易冲动，心烦失眠等。治用甘麦大枣汤，方中三味药皆味甘性平，补脾益气，润燥缓急。丹波元简曰：“《素问》以小麦为心之谷。《千金》云小麦养心气。本方所主，正在于此……验之于病者，始知立方之妙也。”（《辑义》）

按：脏躁与西医学所述的“癔病”颇类似。本病多见于妇人，但男子亦有患此者。甘麦大枣汤原方或适当加味治疗情志不畅，脏阴不足所致的各种疾患，疗效较好。

【验案精选】

（一）妇人杂病

1. 脏躁（癔病、神经官能症）

（1）喜悲伤欲哭 一妇无故悲泣不止，或谓之有祟，祈禳请祷不应。许学士曰：《金匮》云妇人脏躁，喜悲伤欲哭，象如神灵所作，数欠伸，甘麦大枣汤主之。用其方十四帖而愈。盖悲属肺，经云：在脏为肺，在志为悲。又曰：精气并于肺则悲是也。此方补脾而能治肺者，虚则补母之义也。（《古今医案按·卷五·七情》）

陈室女，15岁。脉弦数，时时欲哭，每日哭四五次，劝住一时又哭，无故而然，每逢经后更甚。此行经太早，脏气燥也。与金匮甘麦大枣汤以润之，服十数剂渐愈，后服专翕大生膏四斤全安。（《吴鞠通医案·卷四·脏躁》）

按：专翕大生膏载于《吴鞠通医案·卷四·胎前》。

孙文垣表嫂孀居二十年矣，右瘫不能举动，不出户者三年，今则神情恍惚，口乱言，常悲泣，诘（jié 杰。追问）之答曰，自亦不知。为何故也？两寸脉短涩，以石菖蒲、远志、当归、茯苓、人参、黄芪、白术、附子、晚蚕沙、陈皮、甘草，服四帖稍愈。但悲泣如旧，夜更泣。因思仲景大枣小麦汤，正与此对，两帖而瘳。方用大

枣十二枚，小麦一合，大甘草炙三寸，水煎饮。此忧伤肺，肺脏寒，故多泣也。（《续名医类案·卷二十一·哭笑》）

长林胡某，延诊妇病，据述证经半载，外无寒热，饭食月事如常，惟时时悲泣，劝之不止，询其何故，伊不自知。延医多人，有云抑郁用逍遥散者，有云痰火用温胆汤者，药俱不效。又疑邪祟，禳祷无灵，咸称怪证，恳为诊治。视毕出语某曰："易治耳。"立方药用甘草、小麦、大枣。某问病名及用药方法。予曰："病名脏躁，方乃甘麦大枣汤，详载《金匮玉函》中。未见是书，不识病名，焉知治法？宜乎目为怪证也。"某曰："适承指教，足见高明，但拙荆病久，诸治无功，尊方药只三味，且皆平淡，未卜果能去疾否？"予曰："此仲圣祖方。神化莫测，必效无疑。"服之果验。〔《二续名医类案（程文囿·杏轩验案精选）第3074页〕

（2）情志刺激而脏躁　某女，22岁，未婚。因被继母虐待，生活环境不佳，常有厌世之念。现虽离家在某某机械厂学习机工，但因平素刺激过深，郁闷难解，初则自觉胸闷嗳气，头痛健忘，心悸肉瞤，性躁易怒。数日之后，渐见日夜不寐，哭笑非常，默默不欲食，言语错乱，首尾不相应，经服西药苯巴比妥、六硫二苯胺、三溴剂等效果不显。诊见其神情如痴，言语不整，时作太息，时而欢笑，时又流泪，诊脉弦劲，舌苔薄黄尖红，津少口干，有阴虚液少之象，乃断为"癔病"。即用：生甘草15g，小麦120g，红枣250g。浓煎，去甘草啖食。2剂后，即感精神清爽，5剂恢复正常，10剂痊愈，照常工作。2个月后复诊，因工作紧张，睡眠减少，略感头痛，健忘，心悸肉瞤，仍处原方轻剂量（甘草12g，小麦90g，大枣120g）10剂。服后痊愈，迄今未再复发。（刘景辉.《浙江中医》1960，4：174）

徐某某，女，已婚。半年前因事不遂意而哭笑无常，自言自语，谩骂不停，昼夜不眠，甚则有伤人毁物行为，呈间歇性发作，每次发作均与外界刺激因素有关。现神志清楚，仪表整洁，接触良好，病人对周围环境关注，双目富于活力，向四外顾盼，情绪易波动，语言滔滔不绝。未发现病态思想内容和感知障碍，一般智能良好，自知力不全，诊断为"歇斯底里精神性发作"，虽曾使用镇静剂及电针等疗法均未获效。采用甘麦大枣汤（北小麦30g，粉甘草9g，大枣7枚），进服2剂后即酣然成寐，连服10剂而愈。（周勤芳.《中医杂志》1960，2：32）

按：以上治例两则，甘麦大枣汤剂量相差数倍，皆取得良效。后岳美中先生治男子脏躁，其剂量更小，亦效果良好。看来，方证相对是关键，剂量大小可灵活。

（3）脏躁癫痫样发作　姚某某，女，24岁，已婚，农民。住院号1415。缘4个月来，胸胁痞闷隐痛，心烦焦躁，阵发性语言失音和癫痫样发作，于1964年7月17日急诊入院。病史摘要：在8个月前，怀孕3月流产而出血过多，并曾一度咳嗽发热，痰中带血，而情绪紧张，虽经治愈，但忧虑未除。而后经常胸胁痞闷，喉间如有物梗阻，甚则语言失音。近3个月来，情志悲伤，食欲不思，纳食则作恶欲吐；时有癫痫样发作，日发1次或数日发1次，每发则全身抖动，四肢强直抽搐，不省人事，良久始醒。8个月来未能参加劳动。既往健康。诊治经过：入院时……诊断：神经官能症（癔病）。中医辨证：因流产之后，失血过多，脏阴暗耗；复因情怀不畅，肝气郁悖。诊得两脉细弦而数，舌红苔薄腻。此由肝阴不足，肝用有余，水不涵木，而肝气横逆，相火偏旺，而灼液成痰，内蕴肝胆，上冲心包为患。是属郁症之甚，痫症之渐。治法：先以疏泄肝胆，清化痰热治其标，再从养肝和阴，解郁安神以图本。处方：柴胡、黄芩各6g，姜半夏、茯神各9g，陈皮、广郁金各6g，龙骨、牡蛎各30g，东丹、胆星各6g。连服5剂，脉弦数得减，舌红转淡，痫症样只发作1次，胸闷得除。再从原方加减续服6剂，诸恙渐安，乃从前方去黄芩、东丹、胆星，合入甘麦大枣汤调治。住院20天，治愈出院。40天后随访，已能参加劳动，癫痫样未发作过。（钱元龙.《江苏中医》1965，3：4）

按：本案病因病机与脏躁类同。脏躁之甚可表现"癫痫样发作"。先以柴胡加龙牡汤随证加减治标，然后合用甘麦大枣汤标本兼治。治法先后缓急合理，故疗效良好。

（4）更年期脏躁　朱某某，女，47岁，干部。1976年冬，因情绪刺激，触动肝气，郁忿不解，致精神失常，或哭或笑，不饥不食，甚则砸锅摔碗，詈骂不休，有时躁动不安，外出乱跑。经某院给予安眠镇静药，屡投不应。复延治于中医。诊时尚能自诉病情，语言清晰，惟流泪满面，不能自制，月经延迟，似将绝期。按六脉沉涩，舌苔薄白，推之病情，是属经断前后诸症之脏躁病。爰拟甘麦大枣汤加味与之。处方：北小麦30g，炙甘草9g，红大枣6枚，茯苓9g，生杭芍12g，麦冬9g，白薇9g，竹茹9g，橘叶9g。连服6剂，诸症减轻，知饥进食。复诊时已药中病机，效不更方，嘱原方继服，又进20剂，精神恢复正常。数年来随访未犯。〔《当代名医临证精华·癫狂病专辑》（周凤梧验案）第38页〕

原按：脏躁一病，“虽属虚证，不宜大补；虽有虚火，不宜苦降”。处理原则在一个“调”字，故药量不宜重，药味宜平淡清轻之品。甘麦大枣汤为平淡之品，酌情加入养阴生津，开郁化痰之药。

（5）男子脏躁　1936年于山东荷泽县医院，诊一男子，年约30余，中等身材，黄白面色，因患精神病，曾两次去济南精神病院治疗无效而来求诊。查其具有典型的悲伤欲哭，喜笑无常，不时欠伸，状似“巫婆拟神灵”的脏躁症。遂投以甘麦大枣汤：甘草9g，整小麦9g，大枣6枚。药尽7剂而愈，追踪3年未发。（《岳美中验案精选》第96页）

原按：甘麦大枣汤治妇人脏躁，是方是病，医籍屡载。唯男子患此，且以本方治愈，则罕见，是知医学典籍不可不读，不读则无所比较遵循；亦不可死读，死读则刻舟求剑，守株待兔。更因本病系情志内伤所致，机制复杂，临证须详加辨析，务求药症相合，不可专恃一方。本症悲伤欲哭，时出妄言，与癫狂相近，然癫狂症的妄言特点为前后相失，出口即忘；本症则近似情理，移时犹记。表现不同，机制有异，方药亦殊。

按：刘氏指出，甘麦大枣汤治疗癔病，不但效果确实而迅速，并且味甘可口，病人喜食。本方药性和平，毫无不良反应产生，既可充饥，又能治病，一方两得，值得推广和采用。使用本方剂量宜重，方中甘草须用至四五钱以上，小麦、大枣各二三两或三两，效果才好。如果咽干口燥较甚者，可酌加归、芍、地、冬；烦躁不安者，加龙骨、牡蛎、酸枣仁；兼有梅核气合用半夏厚朴汤。同时应适当配合精神疗法与改善生活环境等，亦属必要。（刘景辉.《浙江中医杂志》1960，4∶174）

另据报道：用甘麦大枣汤治疗歇斯底里精神性发作25例。治疗方法：北小麦30g，粉甘草10g，大枣7枚。日1剂，可连服10~15剂。其中配合电针治疗的有5例。结果：治愈者22例，显著进步者2例，进步者1例，总有效率为100%。复发者2例。（周勤芳，等.《中医杂志》1960，2∶32）

2. 闭经

（1）室女继发性闭经　徐某某，女，26岁，未婚。患者初潮以来，月经基本正常。近因学习紧张，心绪不悦，月经已3月未来。精神抑郁，烦躁不可名状，乳房及两胁、少腹隐痛，夜梦纷扰，食纳乏味，舌淡红苔薄白润，脉涩而短。处方：炙甘草10g，浮小麦30g，大枣5枚，郁金10g，泽兰叶10g，香附10g。服上药2剂后，月经来潮，色红、量中等，烦躁等症消失。第2月，经期又迟半月未至，烦躁等症又发，但较前为轻，遂自服上方2剂，月经来潮，诸症悉平。此后渐趋正常，未再服药。追访半年，月经依时而下。（陈瑞春.《中医杂志》1987，11∶24）

原按：甘麦大枣汤为治脏躁专方。本案非真脏躁症，但五志之火，动必及心，以致闭经，其病机与脏躁颇同，故用甘麦大枣汤，取其甘平养心，辅以郁金疏肝，泽兰、香附行气活血，经血遂调。余用此法曾治室女闭经多例，均获良效。

（2）继发性闭经　王某某，女，35岁，1979年3月10日初诊。患者于18岁结婚，生育2胎，因在24岁分娩第2胎时出血过多，自此月经一直未潮11年，伴有头晕目眩，胃中嘈杂，神疲肢倦，腰膝酸软，两颧发赤，心悸，夜卧多梦，善太息，舌质淡红苔薄黄，脉弦细。病由产后失血过多，血虚无以灌注冲任，心火亢盛，脾阴不足，拟甘润滋补以益心脾之法。处方：甘草10g，小麦30g，红枣15枚。每日1剂，嘱服半月。3月17日二诊：服上方10剂后，月经来潮，腰腹略有胀痛，经色正常，4天月经干净，诸症渐向愈。按前方续服1月，随访2年月经按期来潮，于1982年5月生一男孩。（王国瑭.《新中医》1984，4∶22）

3. 泄泻（癔病性泄泻）　患女，34岁。发作性泄泻5年，有癔病发作史，稍触动则四肢拘急麻木，泄泻有加重之势，每食后半小时即腹泻3次，舌红苔薄黄，脉弦细。证属肝虚动风，脾失健运。拟养肝息风，健脾止泻。甘草40g，淮小麦、白芍各30g，大枣20枚，生龙骨、牡蛎各20g，僵蚕6g，桂枝2g。6剂后便次渐减，食纳增，继加滑石20g，枳壳10g。26剂后，诸症消失。（刘一民.《吉林中医药》1985，2∶24）

4. 喉喑（癔病性失音）　陈某，女，31岁，1989年3月4日初诊。患者平时少言寡语，与邻人争吵后突发失音，当地卫生院给服中西药10余天，病情未减。诊见：表情淡漠，仅发出微弱耳语音，但咳嗽声音正常，舌红苔薄，脉弦细。喉镜检查：声带正常，吸气时外展良好，发“衣”

音时不能闭拢，咳嗽时闭合尚可，诊为“癔病性失音”。遂用甘麦大枣汤，3剂后症除声扬。随访4年未复发。（马玉起.《国医论坛》1994，3:13）

（二）内科病

1. 虚劳病

（1）填补冲任，清涤伏痰，兼合甘味补心脾　余朗斋令堂，秋间患伏暑，孟英已为治愈，失于调理，复患气冲（喘）自汗，肢冷少餐，攻补不投（指无效），仍邀孟英治之。与：填补冲任，清涤伏痰法。合：甘（草）、（小）麦、大枣以补血而愈。（《回春录新诠》第118页）

周按：患者高年，且经病后，脾肾两亏，理宜进补。失此一着，故肾失摄纳而气冲，脾失健运而少餐，营卫失调则自汗肢冷，津精失布则变化为痰浊而内伏。从前“攻补不投”，并非未与补虚及攻痰之药，只因矢未中的，药不对症，故若罔投耳。大凡补虚，应分气血阴阳，攻痰宜别风寒湿热，不可囫囵颟顸（mān hān。不明事理）。若漫云补攻，而不选择药之性味归属，不按脏腑疾病情况而投之，则非徒无益，而且有害。王氏于此案提出之“填补冲任”，实际即填补气血精液之互辞，其药以偏重于滋补下焦肝肾为多，法后特表出甘麦大枣一方，意在兼顾心脾营血为治耳。

又：冲任二脉，属于奇经八脉。冲为十二经脉之要冲，任则总任一身之阴脉。前贤治八脉之法，详于针灸，而略于方药。大约以人身气血，周流如水之行于渠，终而复始，如环无端。而八脉交贯于十二经脉之间，气血充盈则蓄注于八脉，不足则取之于八脉。而填补之药，以血肉有情之品为宜，取“竹破竹补”之义。稽叶天士《临证指南验案精选》镇冲脉，则加用紫石英；治任脉，则加用龟甲；督脉为病，用鹿角以温煦；带脉为病，用当归以宣补，其他如牛羊肾、髓、阿胶、淡菜等，亦常选用。王氏镇冲补任，即案中所见，亦大率如此。然此案特提出填补冲任之法，却未载其方，是否别有他药，亦未可知。

按：以上总结叶氏治冲、任、督、带脉之用药经验，诚为可贵，读者应志之。

（2）诸虚畏药，以“果子药”食疗调养之　朱氏妇，素畏药，虽极淡之品，服之即吐。近患晡寒夜热，寝汗咽干，咳嗽胁痛。月余后，渐至餐减经少，肌削神疲。孟英诊之，左手弦而数、右部涩且弱。曰：既多悒郁，又善思虑，所谓病发心脾是也。而平昔畏药，岂可强药再戕其胃？诚大窘事。再三思维，以：甘草，小麦，红枣，藕（肉）四味，令其煮汤，频饮勿辍。病者尝药大喜，径日夜服之。逾旬复诊，脉症大减。其家请更方，孟英曰：毋庸也，此本仲景治脏躁之妙剂，吾以红枣易大枣，取其色赤补心，气香悦胃，加藕（肉）以舒郁怡情，合之甘、麦，并能益气养血，润燥缓急。虽若平淡无奇，而非恶劣损胃之比。不妨久住，胡可以为果子药而忽之哉？恪守两月，病果霍然。（《回春录新诠》第321页）

周按：服极淡之品亦吐，是胃气虚弱之极。夫胃主受纳水谷，为津液气血之源头。今仓廪空虚，来源已困，后天失调，故肌削而神疲。阴分匮乏，则晡寒夜热，寝汗咽干。又因金衰土燥，气道日痹，木寡于畏，故咳而胁痛。

因服极淡之品亦吐，则药难奏效，最弗踌躇。再三思维，惟芳香甘平，以适胃之所喜。因取甘麦大枣加藕，两益心脾，投其所好而毋犯胃气，始能受纳而长期服用。此所谓“五宜”“食治”之法也。

按：此案以四味“果子药”食疗法，看似平淡，实则颇具巧思，非名医大家者，岂有如此平中见奇之功夫！

2. **劳心伤脾**　某，二十一。诵读身静心动，最易耗气损营，心脾偏多，不时神烦心悸，头眩脘闷，故有自来也。调养灌溉营阴，俾阳不升越，恐扰动络血耳。淮小麦三钱，南枣肉1枚，炒白芍一钱，柏子仁一钱半，茯神三钱，炙草四分。（《临证指南医案·卷一·虚劳》）

3. **癫痫**　患女，12岁。癫痫样发作6年，用苯妥英钠治疗无效，改用甘麦大枣汤，每日加明矾米粒大1枚冲服，连服半年而愈。随访6年未发作。（陈汉云.《浙江中医杂志》1980，10:455）

（三）儿科病

1. **小儿夜啼**　严某某，男，8个月。1989年6月6日初诊。近月余来，患儿每于深夜无故啼哭，乳哺、抚抱、轻摇均难使其安静，白昼如常。曾服多种中西药乏效。见其面色㿠白，形体消瘦，常自汗出，哭声低怯，性情较躁，纳差，唇舌淡红，苔薄白，指纹淡红不显。证属心脾气虚，拟甘麦大枣汤加味：淮小麦12g，甘草3g，大枣5枚，茯神、龙齿、朱麦冬、山药各9g，药尽2剂，夜啼偶作，上方加蝉蜕3g，再进3剂，诸症皆愈，夜啼未再得发。（周意萍.《浙江中医杂志》1991，2:88）

2. **小儿多动症**　刘某某，男，9岁。四五岁时即有多动表现，近几年来有增无减，常因多动而跌破头皮或损伤手足，上课时思想不集中，好做小动作，甚至在室内外走动。患儿形体瘦弱，但神情甚旺。询其饮食起居，寐则易醒，纳少，便干。脉弦数，舌红，舌中心见微薄白苔。小儿心肝之阳相关，心阳浮越，则神不守舍；风阳鸱张，乃动摇不止。予甘草10g，淮小麦50g，大枣10枚。服法：先将淮小麦淘洗干净，冷水浸泡2小时，文火煎煮至麦熟为止，然后加入甘草、大枣再煎，须煎至枣烂易于去皮始可。令患儿饮汤食枣，上下午各1次。连服3个月，多动逐渐收敛，能安坐课堂听讲，学习成绩明显上升。（孙浩.《中医杂志》1994，11：696）

按：孙氏用本方治疗6例小儿多动症，均达到疗效。

【临证指要】甘麦大枣汤原方或适当加味治疗脏躁，疗效确切，不可因此为平淡之剂而忽视之。该方甘以缓急之功效，可治疗多种精神紧张性疾患；其甘淡平和之性，可作为补益心脾之食疗方。该方用量：医家或用数两之大剂，或用数钱之小剂。用法：既可将三味药合煎，只喝药汁；又可先煎甘草，煎好后滤渣取汁，然后用甘草汁煎小麦、大枣，煎好后吃小麦、大枣（去核），喝汁。

【实验研究】甘麦大枣汤具有镇静、抗惊厥作用；抗疲劳、耐缺氧作用；升白细胞作用；雌激素样作用。

【原文】妇人吐涎沫，医反下之，心下即痞，当先治其吐涎沫，小青龙汤主之；涎沫止，乃治痞，泻心汤主之（按：《千金》卷二十九第六“泻心汤主之”作“可服甘草泻心汤方”）。（7）

小青龙汤方：见痰饮中。

泻心汤方：见惊悸中。

【提要】论上焦寒饮误下成痞的先后治法。

【简释】前《水气病》篇第2条曰：“上焦有寒，其口多涎。”本条曰“妇人吐涎沫”，亦是上焦有寒饮，治当温散，而反误用攻下，伤其中气，心下即痞。法应先用小青龙汤温散寒饮，涎沫止，痞不除，再以泻心汤类治痞。

【原文】妇人之病[1]，因虚、积冷、结气[2]，为诸[3]经水断绝，至有历年，血寒积结，胞门寒伤，经络凝坚。

在上呕吐涎唾，久成肺痈（按：丹波元坚说：“先兄曰：‘痈’当作‘痿’字之误也。盖上焦寒凝，无为肺痈之理。肺冷为痿，甘草干姜汤证是也。”），形体损分[4]。在中盘结，绕脐寒疝；或两胁疼痛，与脏相连；或结热中，痛（按：明刊本作“病”字）在关元[5]，脉数无疮，肌若鱼鳞[6]，时着男子，非止女身。在下未（按：孙世扬曰：“‘未’当作‘沫’，谓白物也。”）多，经候不匀[7]，令阴掣痛，少腹恶寒；或引腰脊，下根气街，气冲急痛，膝胫疼烦；奄忽[8]眩冒，壮如厥癫；或有忧惨[9]，悲伤多嗔[10]；此皆带下[11]，非有鬼神。

久则羸瘦，脉虚多寒；三十六病[12]，千变万端；审脉阴阳，虚实紧弦；行其针药，治危得安；其虽同病，脉各异源；子当辨记，勿谓不然。（8）

【注脚】

〔1〕妇人之病：此条为妇人杂病之提纲。

〔2〕因虚、积冷、结气：“因”后省略了介词“于”字，“虚、积冷、结气”为联合词组，作“于”的宾语。

〔3〕诸：代词作宾语，相当于“之”，指代上述“虚、积冷、结气”三种病因。《仪礼·士昏礼》郑注：“诸，之也。”

〔4〕形体损分：谓形体虚损消瘦，与未病前判若两人。

〔5〕关元：此泛指下焦。

〔6〕脉数无疮，肌若鱼鳞：前第18篇说疮痈脉“浮数”，数脉主热，热毒结聚则生疮；若无疮，热邪伤阴，外则皮肤失润而肌肤粗糙，状若鱼鳞。

〔7〕经候不匀：即月经不调。

〔8〕奄忽眩冒，壮如厥癫：“奄忽”，即突然发生。《文选·古诗十九首》善注引《方言》：“奄，遽也。”铣注：“奄忽，疾也。”“壮”，迅速，迅猛。《尔雅·释言》：“疾、齐，壮也。”王引之述：“壮与齐，皆疾也。”

〔9〕忧惨：谓多愁不乐。“忧”之本字作“惪”。《说文·心部》：“惪，愁也。”《诗·抑》毛传：“惨，忧不乐也。”

〔10〕多嗔（chēn）瞋：即时常发怒。《广韵·十七真》：“瞋，怒也。又作‘嗔’。”

〔11〕带下：有广义与狭义二种含义：广义是泛指妇科的经、带、胎、产等病，如《史

记·扁鹊仓公列传》称妇科医生为“带下医”。狭义是专指从阴道内流出一种黏腻的液体，如《女科证治约旨》所说：“阴内有物，淋漓下降，绵绵而下，即所谓带下也。”一般称为白带，后第15条称为“下白物”。本条所述的带下，是属于广义者无疑。

〔12〕三十六病：此统言妇女诸病。《千金》卷四第三云：“三十六疾者，十二癥、九痛、七害、五伤、三痼是也。”

【提要】 总论妇人杂病的病因、病机、证候与治则。

【简释】 第一段说明，妇人杂病的病因不外虚、冷、结气三个方面。“虚”，由于禀赋薄弱，或后天亏损，以致气血虚弱；“积冷”，即外感寒邪或内伤生冷，久病陈寒痼冷凝结不散；“结气”，指七精所伤所导致的气血郁结。上述原因皆会影响经水而致月经不调，甚至经水断绝。盖人体气血贵乎充盈，气机贵乎条达，血脉贵乎温通。三者一有所患，“至有历年”，则因血寒积结，胞门寒伤，经络凝坚而引起各种病症。第二段说明病变在上、在中、在下的不同证候。第三段指出妇人杂病辨证论治的原则。此条文体特殊，引述先哲之两家注释如下：

尤在泾：“此言妇人之病，其因约有三端：曰虚，曰冷，曰结气。盖血脉贵充悦，而地道喜温和，生气欲条达也。否则，血寒经绝，胞门闭而经络阻矣。而其变证则有在上、在中、在下之异。在上者，肺胃受之，为呕吐涎唾，为肺痈，为形体消损，病自下而至上，从炎上之化也。在中者，肝脾受之，或寒疝绕脐，或胁痛连脏，此病为阴；或结热中，痛在关元；或脉数肌干，甚则并着男子，此病为热中，为阴阳之交，故或从寒化，或从热化也。在下者，肾脏受之，为经候不匀，为阴中掣痛，少腹恶寒；或上引腰脊，下根气街，及膝胫疼痛。肾脏为阴之部，而冲脉与少阴之大络，并起于肾故也。甚则奄忽眩冒，状如厥癫，所谓阴病者，下行极而上也。或有忧惨悲嗔，状如鬼神者，病在阴，则多怒及悲愁不乐也。而总之曰此皆带下。带下者，带脉之下，古人列经脉为病凡三十六种，皆谓之带下病，非今人所谓赤白带下也。至其阴阳虚实之机，针药安危之故，苟非医者辨之有素，乌能施之而无误耶？三十六病者，十二癥、九痛、七害、五伤、三痼也。”(《心典》)

吴谦：“此条为妇女诸病纲领。其病之所以异于男子者，以其有月经也。其月经致病之根源，则多因虚损、积冷、结气也。三者一有所感，皆能使经水断绝。至有历年，寒积胞门，以致血凝气结而不行者。先哲云：女子以经调为无病，若经不调，则变病百出矣。以下皆言三者阻经之变病，其变病之不同，各因其人之脏腑、经络、寒热、虚实之异也……”(《医宗金鉴》卷二十三)

【验案精选】

1. **少阴证经闭、水肿** 胡某某，女，38岁。四川郫县团结乡，农民。经闭四年，经治疗其效不显，发至形寒，肢冷，颤抖，全身水肿，行动须人搀扶。1953年4月来诊：全身皆水肿，下肢尤甚，按之凹陷，遍体肌肉轻微颤抖，头昏，畏寒，不欲食，神疲倦卧，四肢清冷，声低气短。面色青暗无泽，舌淡、体胖、有齿痕、苔薄白，脉伏。此为少阴证经闭，阳虚水肿，法宜通阳渗湿，暖肾温中，以茯苓四逆汤加味主之。处方：茯苓30g，潞党参15g，炙甘草30g，干姜60g，制附片120g（久煎），桂枝12g，炒白术12g。服完第1剂，小便清长，肿胀略有减轻，每餐可进食米饭50g。继服2剂后，肿胀明显好转，颤抖停止。嘱其原方再进3剂，并以炮姜易干姜，加血余炭30g，返家后续服。月余病愈。1979年7月追记：患者已63岁，自从26年前病愈后，直到经绝，月经一直正常，身体健康。(《范中林六经辨证验案精选选》第155页)

原按： 患者系中年农妇，原体强健，后几年停经，一蹶不振。初诊时，病已沉重，究其原因，一则常年耕耘，历尽风霜雨露，积冷伤湿，而致寒凝血滞。二则久病精气衰惫，加之前服中药大多破瘀攻下之品，挫伤脾肾之阳，以致肾水泛滥，脾不制水，全身肿胀。经云：“诸寒收引，皆属于肾”，“诸湿肿满，皆属于脾”。故此证属脾肾阳虚，阴寒内积，而以少阴虚衰为主。畏寒，肢冷，神疲倦卧，声低气短，面色青暗，舌淡，脉伏，皆一派少阴寒化之明症。治以茯苓四逆汤……

按： 本案是对原文所谓“妇人之病……经络凝坚”之切实注解。治病求因、治病求本，方证相对，故诸症迎刃而解。

2. **石瘕** 陈姓女，23岁，某年春3月，午后来蒲老处求诊，自诉月经3月多未潮，渐渐腹胀疼痛，小腹硬，手不能近，连日流血，时多时少，坠胀难受，食欲减少，某医院检查，认为“是妊娠，已五六月”，而患者自知非孕，与第一、二次妊娠不同。观其颜青，舌色紫，扪其腹，拒按，大如箕，脉象沉弦涩，末次月经是去年十二月中旬，正在经期，随夫运货，拉车于旅途之中，自此月经停止，下月应至不至，蒲老指出：“此病实非孕也，腹大如箕非三月孕形，腹胀痛而小腹坠甚，拒按而坚，亦非孕象，且连日流血而腰不痛，又不似胎漏。此必经期用力太过，兼之途中感受冬候严寒所致。”《灵枢·水胀》曰：“石瘕生于胞中，寒气客于子门，子门闭塞，气不得通，恶血当泻不泻，衃以留止，日以益大，状如杯子，月事不以时下，皆生于女子，可导而下。”此女体素健壮，主以当归饮、血竭散合剂：当归6g，川芎6g，醋制鳖甲15g，吴萸4.5g，桃仁、赤芍各6g，肉桂、槟榔、青皮、木香、莪术、三棱、大黄各3g，延胡索6g，血竭3g。浓煎温服。此方乃温通破坚之剂，服1剂，下掌大黑血一片，痛稍减，坠胀不减，脉仍如故，乃以原方再进，并随汤药送化癥回生丹1丸。次日其妹来告：“服药一时许，患者突然昏倒，不知人事，手足亦冷，见下衣皆湿，宽衣视之，皆为血块，大如碗者一枚，余如卵者数枚，色多瘀黑，不一会，手足自温，神志渐清，今日有恶心，不思食，昨日之药，能否再服？”患者自觉小腹胀痛俱减，但觉尚有似茄子硬块未去，蒲老思之良久说：“大积大聚、衰其半而止，大毒治病，十去其六，况血海骤空，胃虚不纳，宜急扶胃气。”原方止后服，易以异功散加味：党参9g，白术、茯苓、炙甘草各6g，砂仁、香附、陈皮各3g，当归、白芍各6g，生姜3片，大枣4枚。嘱服2剂。越3日，其妹来告：“患者服药后，胃口已好，睡眠亦安，已不流血，惟连下豆渣状物，今晨复下卵大硬块，色白，坚如石，弃之厕中。”惜未将其送化验室分析。再以十全大补，连服3剂，诸证皆除，惟全身浮肿。蒲老告之曰：“此虚肿也。”仍以十全大补，肉桂易桂枝又进3剂，身肿消失，精神渐复，停药，以饮食调理，又1月恢复健康，月经应期而至，一切如常。(《蒲辅周医案》第106页)

按：门人高辉远说：“治急性病是蒲老的特长”，并善治“疑难大证”。此案为“蒲老记忆所及”，高辉远等整理。

此例患者病因“经期用力太过，兼之途中感受冬候严寒所致”。用力太过耗伤气血则致“虚”；感寒日久则致“积冷”，因而演变成石瘕证候。治病求因并求本，以“温通破坚之剂”而收奇效。

【原文】问曰：妇人年五十所[1]（按：《脉经》卷九第四“所”作“许”），病下利（按：吴谦曰：“‘利’字，当是‘血’字，文义相属。必是传写之讹。”）数十日不止，暮即发热，少腹里急，腹满，手掌烦（按：《脉经》“掌”下无“烦”字）热，唇口干燥[2]，何也？师曰：此病属带下[3]。何以故？曾经半产，瘀血在少腹不去。何以知之？其证唇口干燥，故知之。当以温经汤[4]主之（按：《脉经》“以”作“与”字，无“主之”二字）。(9)

温经汤方：吴茱萸三两，当归、芎藭、芍药、人参、桂枝、阿胶、牡丹皮（去心）、生姜、甘草各二两，半夏半升，麦门冬一升（去心）。上十二味，以水一斗，煮取三升，分温三服。亦主妇人少腹寒，久不受胎；兼取（按：徐注本、尤注本、曹注本“取”并作“治”）崩中去血，或月水来过多，及至期不来。

【注脚】

〔1〕五十所：“所”，用在数词后面表示大约的数目。“五十所”指五十岁上下。

〔2〕唇口干燥：其症状特点正如前第十六篇第10条所述，是“但欲漱水不欲咽”。其病机则诚如唐宗海《血证论·瘀血》所云：“内有瘀血，故气不得通，不能载水津上升，是以发渴。”

〔3〕带下：此泛指妇人病。

〔4〕温经汤：李彣曰：“此汤名温经，以瘀血得温即行也。方内皆补养气血之药，未尝以逐瘀为事而瘀血自去者，此养正邪自消之法也。”

【提要】论妇人经绝之年冲任虚寒而夹瘀所致崩漏的证治。

【简释】《素问·上古天真论》说：“女子……七七，任脉虚，太冲脉衰少，天癸竭，地道不通。”这说明，妇人年五十所，冲任脉虚，经水理应自然断绝，却仍见下血，且数十日不止。追求病因，乃由于病人曾经半产。病机是“瘀血在少腹不去”。证候以下血数十日不止为主症，并见暮即发热，少腹里急，腹满，手掌烦热，唇口干燥等。“由于半产之时，感寒积冷，瘀血残留，则少腹里急，腹满；瘀血停留，新血不得归经，则崩中漏下；漏下不止，阴血耗伤，虚热内生，则暮即发热，手掌烦热；血结阴伤，无津上潮，则唇口干燥。瘀血停留为诸证之本，故祛瘀当属急务，但因年老天癸将竭，崩伤日久，阴血更虚，当此虚实夹杂之际，攻逐不得则温以行之，方用温经汤，温经养血，和营祛瘀。方中吴茱萸、桂枝、生姜温经暖宫，使血温则行；川芎、丹皮行血祛瘀，两者合用温通行血，以治病本。血去阴伤，故用当归、白芍、阿胶、麦冬补血养阴；血生于气，用人参、半夏、甘草补气安胃以生血，且参、半相合，补而不壅。诸药合用，既可温暖下元，又可行血止血，因此可用于宫寒不孕，崩中漏下，月经不调等多种病证。"（《中医自学丛书·金匮》第535页）

按：《金匮》温经汤俗称大温经汤。大温经汤之主治，前贤多有论述，例如，曹颖甫《金匮要略发微》指出："此为调经总治之方，凡不受孕，经水先期或后期，或见紫黑，或淡如黄浊之水，施治无不愈者。"吴谦《医宗金鉴》说："凡胞中虚寒，一切经病，经来多，胞虚受寒，或因受寒过期不行，小腹疼痛者，宜用大温经汤。"上述皆名医平生应用温经汤之宝贵经验，对临床有一定指导意义。

【方歌】

温经汤中桂姜草，四物去地半参胶，
吴萸麦冬牡丹皮，温通温养经病调。

【大论心悟】

不孕首推温经汤　经期服药勿更张

傅氏说：妇人调经种子，古方流传甚多，然用之确有特效者，在本人经验中以温经汤为第一。该方载《金匮要略》中，人人皆知。方下原有"亦主妇人少腹寒，久不受胎"之语，可见此方不仅温暖子脏，且为治疗不孕症而设。该方用药法度，多非后人思议所能及，故一般医家并不十分相信，偶然使用，妄以己意加减，如桂枝改为肉桂，阿胶用蛤粉炒珠等，且又缺乏信心守方，自然不能达成疗效。甚至有所谓叶派医家，视本方如砒鸩，更不足与言矣。余用此方，得自先师口传，谆谆嘱咐：一不可加减；二必须在行经期服药，三五剂后，经净即止，以后每月皆如此照服。假如经水不来，则多已受孕，不必再服，听其自然发育生产。亦不必轻易做内诊检查，以免手法粗糙，导致流产。余临证60余年，治疗妇女宫寒不孕，遵用此方此法，每每获效，在故乡颇有虚名。诚然，妇女不孕，原因多种，有寒、热、虚、实、痰、瘀等等不同情况，但是宫寒不孕，居于临床主流。温经汤组方严密，温经祛瘀同用，扶正祛邪并举，用于治疗不孕症适应面广，即便是寒热夹错，亦可通过方中吴萸、桂枝、麦冬、白芍、丹皮的剂量变化而达到目的。方名既为温经汤，自然是以冲任虚寒为主，故临床运用本方治疗不孕症，应以月经后期，经量偏少为主要适应证。鉴于此病的特殊情况，其他虚寒表现，临床上并不多见。当然，经量特少的幼稚型子宫，也难以见效，此又当别论。

使用温经汤治疗妇女不孕症，虽药味不可变更，但分量可作加减。余常用分量如下：泡吴萸2.5~4.5g，红参10g，桂枝尖6~10g，阿胶10g（烊化），姜半夏10g，麦冬10~12g，当归10g，川芎6g，白芍10~12g，丹皮6~10g，甘草6g，生姜3片　吴茱萸须用贵州出产者，紧小，略带青绿色，味略苦，不甚辛辣。它处出产者，多带辣味而不适用。半夏须姜制者，法制半夏无用。桂枝须用尖，嚼之有肉桂气，桂枝木无用。药味既真，效验自更确实。〔《当代名医临证精华·不孕专辑》（傅再希经验）第103页〕

温经汤治老年性阴道炎、外阴瘙痒症有疗效

据日本千村哲朗报道，以确诊为老年性阴道炎、非特异性阴道炎和外阴瘙痒症患者45例为对象（除外性行为传染病、感染性疾病、内外生殖器恶性肿瘤及心因性自主神经失调症等原因所致者），用温经汤取得满意疗效。治法：温经汤浸膏，1次2.5g，1日3次饭前服，连用两周作为单独用药组；并用治疗组，系并用阴道洗剂和栓剂等。观察项目和方法：自觉症状有带下、瘙痒感、局部疼痛、性交时痛；检查所见有外阴与阴道红、肿、萎缩、抓痕等。结果：两组均取得满意效果。全部病例未发现不良反应。体会：温经汤是《金匮》中的名方，主要有调节性激素，滋润强壮，补血止血，促进新陈代谢和改善末梢循环等作用。（《国外医学·中医中药分册》1989年第5期）

【验案精选】

（一）妇人病

1. **崩漏（功能性子宫出血）**

（1）五十所已停经而漏下　周某某，女，51岁，河北省滦县人，1960年5月7日初诊。患者

已停经3年，于半年前偶见漏下，未予治疗，1个月后，病情加重，经水淋漓不断，经色浅，夹有血块，时见少腹疼痛。经唐山市某某医院诊为“功能性子宫出血”，经注射止血针，服用止血药，虽止血数日，但少腹胀满时痛，且停药后复漏下不止。又服中药数十剂，亦罔效，身体日渐消瘦，遂来京诊治。诊见面色皖白，五心烦热，苔薄白，脉细涩。证属冲任虚损，瘀血内停。治以温补冲任，养血祛瘀，投以温经汤：吴茱萸9g，当归9g，川芎6g，白芍12g，党参9g，桂枝6g，阿胶9g（烊化），丹皮6g，半夏6g，生姜6g，炙甘草6g，麦冬9g。服药7剂，漏下及午后潮热减轻，继服上方，随证稍有加减。服药20剂后，漏下忽见加重，夹有黑紫血块，血色深浅不一，腹满时轻时重，病家甚感忧虑。诊其脉象转为沉缓，五心烦热，口干咽燥等症大为减轻，即告病家，脉症均有好转，下血忽见增多，乃为佳兆，系服药之后，体质增强，正气渐充而瘀血乃行之故。此瘀血不去，则新血不生，病亦难愈。嘱继服原方6剂，隔日1剂。药后连续下血块5日，之后下血渐少，血块已无，腹胀痛基本消失。又服原方5剂，隔日服。药后下血停止，惟尚有便秘，但亦较前好转，以麻仁润肠丸调理2周而愈。追访10年，未见复发。（岳美中.《北京中医》1985，1:7）

（2）五十所漏下　邵某某，50岁。不规则阴道出血2年，有时量多，有时淋漓不断。西医诊断为“更年期功能性子宫出血”。用丙酸睾丸素及黄体酮等激素治疗无效，求中医治疗。除上述症状外，自觉头晕，虚烦少眠，手足心热，腰酸腿软，少腹冷痛，喜暖喜按，白带稍多，舌淡尖红苔薄白，脉细滑。诊为上热下寒型崩漏，拟温经汤加川断、菟丝子、补骨脂治之。服药42剂则经绝，自觉症状亦基本消失。后服归芍地黄丸和乌鸡白凤丸以调养之。（杨耀兰.《辽宁中医杂志》1982，7:27）

（3）年近七七而漏下　陈某，45岁。患者崩漏缠绵一载余，汛期提前，经期延长，量多如冲，色紫夹块，近半年来尤甚，屡医罔效，乃来求治。症见面色苍白，头晕体倦，胃纳减少，少腹满，按之不痛，舌淡红不鲜苔薄白，脉细软。此属冲任虚寒，血虚挟瘀，以温经汤治之。处方：吴茱萸6g，当归4g，川芎4g，白芍4g，红参4g，丹皮4g，麦冬6g，法夏9g，桂枝4g，炙甘草4g，阿胶9g（烊化），生姜3片。服2剂后，经血大减，效不更方；越3日，血止，余症亦减，遂以归脾丸调理而愈。（曹云霖.《广西中医药》1983，5:1）

（4）人年四十而漏下　芦某某，40岁。月经淋漓不止，挟有血块，色暗，少腹冷痛，兼有白带，腰腿发酸，周身无力，手心发热，唇口干燥，面黄白不泽，舌质淡嫩苔白而润，脉沉弦而无力。治当温经止漏，和血益气。用温经汤：吴茱萸9g，川芎9g，白芍9g，当归9g，党参9g，炙甘草9g，阿胶（烊）9g，丹皮9g，麦冬30g，半夏9g，生姜9g，桂枝9g。服至6剂，月经即止，手心不热，唇口不燥，惟白带仍多。转方补脾运湿，滋血调肝，方用当归芍药散，服3剂，带下已愈，此病全瘳。（《山东中医学院学报》1980，3:11）

按：上述四例验案可知，妇人年五十所及其他年龄者，凡是冲任脉虚，兼夹瘀血所致的漏下，皆可以温经汤主之，都有可靠疗效。

2. 月经不调

（1）月经后期（慢性盆腔炎）　郭某某，45岁。近年来，月经愆期，两三个月一次，色黑量多，旬日不净，小腹隐痛，白带清稀，甚以为苦。经某医院妇科检查，诊断为“慢性盆腔炎”。由友人介绍来我处就诊，患者面色不华，自觉下腹如扇冷风，饮食二便尚可，舌苔薄白，脉象沉细尺弱。此子脏虚寒所致，治宜温经摄血，用温经汤：西党15g，当归10g，川芎3g，白芍10g，桂枝10g，吴萸3g，丹皮6g，法夏10g，麦冬10g，阿胶10g（烊化），生姜3片，甘草3g。连服20余剂，月经基本正常，惟白带未净。继用六君子汤加鹿角霜、煅牡蛎、乌贼骨、炒白芷等味，健脾止带以善其后。（《金匮要略浅述》第407页）

（2）经闭（继发性闭经症）　李姓，38岁。产后10余天，进食大量瓜果及生冷食物，次日即感少腹冷痛。服用生姜煎汤，得汗，症状稍减。此后未经医治病情渐重，月经已3年未行，曾服中药数十剂，未获效。经某医院妇产科检查，诊为“继发性闭经症”，注射黄体酮二周，效果亦不明显。现面色白而浮肿，四肢不温，少腹冷痛，倦怠乏力，目眩，动则喘促，胸闷恶心，饮食欠佳，大便不实，白带量多，唇舌淡红，脉沉而紧。乃产后过食生冷，血为寒凝，滞于冲任，壅于胞脉，以致经闭不行。属虚寒闭经证。治宜温经散寒，养血调经，用《金匮》温经汤加减。服药4剂后，食欲增加，少腹冷痛、四肢不温已消，其他症状均有减轻。原方续服4剂后月经来潮。（李贯国.《上海中医药杂志》1966，5:193）

按：本案闭经与前述崩漏，临床表现截然不同，温经汤何以能使经闭者通、崩漏者止？一言以蔽之，即辨证论治。

3. 痛经

（1）李某某，女，45岁，1993年5月5日初诊。10年前因做人工流产而患痛经。每值经汛，小腹剧痛，发凉，虽服止痛药片而不效。经期后延，量少色暗，挟有瘀块。本次月经昨日来潮，伴见口干唇燥，头晕，腰疼腿软，抬举无力。舌质暗，脉沉。证属冲任虚寒，瘀血停滞。治宜温经散寒，祛瘀养血。疏温经汤：吴茱萸8g，桂枝10g，生姜10g，当归12g，白芍12g，川芎12g，党参10g，炙甘草10g，丹皮10g，阿胶10g，半夏15g，麦冬30g。服5剂，小腹冷痛大减。原方续服5剂，至下次月经，未发小腹疼痛，从此月经按期而至，俱无不适。（《刘渡舟临证验案精选》第162页）

（2）赵某某，成人。痛经3年，17岁月经初潮便有轻度痛经，月经周期准，量多。结婚后，痛经加剧，曾流产1次，后未孕，经期腰痛，出冷汗，下腹凉且胀喜按，得热则减，痛甚时不能坚持工作，舌苔薄白，脉象沉细。证属虚寒相搏，治以温经之法，温经汤加减。服药5剂，月经来潮，量不多，腰痛减。现左下腹痛，脉沉细，经后腹痛属虚，当补气血，佐以温经。以温经汤加减 调治月余，痛经及诸症基本消除。（《钱伯煊妇科验案精选》第40页）

（3）陈某某，28岁。患痛经病多年，经期先后无定，色暗有块，又兼久有胃病。切其脉弦细而涩，视其面色甚为憔悴，又瘦又黄，食欲减少。乃就平日习用之温经汤作3剂试之。越3日，适经水来而腹不痛，妇甚为异，又延予治，复与原方改党参为红参，服3剂而胃病亦不发。以嘱原方每月经来时服1剂，年终来信鸣谢，并告已生一男矣。（《湖北中医验案精选选集》第一辑第77页）

按：本案治痛经得愈，久患之胃痛亦不发，何也？以温经汤即能调经止痛，又能健脾养营，此“异病同治”之大法，乃中医之精华。

（4）董某，女，30岁。宿有痛经史，结婚3年，未生育，痛经逐年加剧，经前乳房胀痛，经量较少，色暗紫而不畅，伴腹痛恶心，痛剧面色苍白，四肢逆冷，大便溏薄，眼眶发黑，舌紫苔薄腻，脉沉迟。证属寒凝血瘀，用温经汤化裁：赤白芍各9g，生姜3片，川芎6g，阿胶7g（烊冲），吴茱萸9g，当归9g，紫石英30g，桂枝6g，小茴香3g，延胡索9g，党参9g，失笑散9g（包）。7剂。药后诸症减轻。以前方调治四月，乃孕育一子，痛经宿患亦随消失。（颜德馨.《国医论坛》1992，3:23）

按：据颜氏临床经验，治不孕必先调经，俟经准以后，改为每次月经前服五至七剂。颜氏认为：方中五灵脂与人参并非相恶，二味合用，有破阴凝布阳和之妙，奏绩独胜。

4. 不孕

（1）结婚2年不孕　患者26岁。结婚2年未孕。曾患阴道闭锁及狭窄症，经手术成形术治愈。19岁初潮，经期错后10~15天，量多色晦，行经时腹痛腰酸，平素少腹冷痛，带下清稀，舌淡无苔、边有齿痕，脉沉缓、两尺弱。证系先天肾气未充，冲任不盛，胞虚寒滞。治宜温通冲任，养血补肾，方用大温经汤加减。服药5剂，带下减少，少腹有温热感，仍以原方续服15剂。药后月经按期而至，嘱再服5剂后停药观察。2个月后复诊，月事如期而至，脉象较前有力，精神较佳。翌年产一女婴。（邵文虎.《天津中医》1991，1:11）

（2）结婚3年不孕　李某某，农家妇女，26岁。婚后3年未孕，妇幼保健院诊为“幼稚子宫”。病人身材矮小，19岁月经初潮，一直后错，久者半年行经1次，量少，色淡红，脉沉细尺弱，舌苔薄白。《内经》云：“二七而天癸至，任脉通，太冲脉盛，月事以时下，故有子。”该女十九岁月事方兴，且量少色淡，显属肾气不足，不能化生精血；血少，则胞宫失养，故胞宫小；精血虚，故月事迟迟不来。治以补先天，暖冲任，润养胞宫。以温经汤加减。处方：当归30g，川芎6g，炒白芍5g，阿胶15g，肉桂6g，巴戟天12g，党参30g，丹皮5g，干姜6g，甘草12g，紫河车2g（冲服）。调治半年，生一女婴。（张庆云.《河南中医》1985，6:22）

（3）结婚5年不孕　章某，32岁，1984年2月10日初诊。已婚5年未孕，初潮18岁，月经一直愆期，三四月一行，近8个月一直闭经，基础体温单向，西医诊为“继发性闭经（原因待查）”。面色淡青不华，少腹冷痛，形寒肢冷，唇周干燥，手足心皲裂而寒冷，大便溏细，白带量多而清稀，脉沉紧，舌质淡暗苔白厚而腻。腹诊：下腹部胀满，按之松软如棉，无肿块。经络按诊：腰俞穴处有压痛。证属厥阴病，肝经气血凝阻，阳气失宣。予以温经汤：当归、半夏、麦冬各10g，党参15g，阿胶10g（烊），丹皮、川芎、桂枝各6g，甘草2g，吴萸1.5g，干姜3g。并每隔1周，在腰俞穴压痛处刺血拔罐1次。经如此治疗50天后，基温双相，出现排卵征象，后再续服原方加定期刺血，终于1984年6月妊娠，后顺产1男婴。（娄绍昆．六经辨证治疗不孕症．中华中医药学会第十四届仲景学说学术研讨会，2006：437）

原按：此案方证相符，故经汛自调而有孕。闭经一病，查腰骶部常有敏感压痛点，特别是腰俞、腰阳关、十七椎下（日人称之为上仙穴）等处穴位更是明显多见，如能在这些穴点加予刺血拔罐，则获效宏。月经与“肝藏血”“肝主疏泄”的生理功能关系密切，一藏一疏，一出一入均由厥阴主事。如虚寒内生，冰伏血海，常见宫寒不孕，带清稀冷，故金代医家刘完素倡导“天癸既行，皆从厥阴论之”。

（4）结婚九年未孕（子宫发育不良） 患者30岁。婚后9年未孕，18岁初潮，2~3月行经1次，持续5~7天，量多色暗，腹痛剧，自感半身以下如入冷水中，舌淡无苔，脉沉弦。妇科检查示“子宫发育不良”。证属先天肾气不足，冲任脉虚，胞宫虚寒。治宜温肾养血，温通冲任，选大温经汤：吴茱萸9g，丹皮6g，白芍6g，人参6g（或党参20g），肉桂5g，当归18g，川芎6g，半夏6g，阿胶6g（烊化），甘草3g，生姜3片。服药9剂，月经来潮，腹痛减轻。续服20剂，经期正常，诸症消失，嘱其停药，3个月后告之已受孕。（邵文虎．《天津中医》1991，1：11）

按：张氏用温经汤治疗子宫发育不良而引起的不孕症25例。治疗方法：分经前和经后两步用药，各服4剂为1个疗程。经前方为温经汤加泽兰；经后方为去半夏、丹皮、麦冬，加桑寄生、菟丝子组成。结果：怀孕者19例。本方对肾阳虚型和瘀血型不孕疗效较好。（张绍舜．《国医论坛》1987，2：26）

5. **半产** 霍某某，31岁。主诉曾小产三胎，现又小产半个月。症见少腹阵痛，痛有定处，腰痛，唇口发干，舌质暗淡红，脉细涩。证属多次小产而致胞宫血脉受损，瘀阻胞宫。以温经汤加减治之。服药4剂而病情缓解。后妊娠7个月时，腹痛下坠，服当归芍药散2剂治愈。足月顺产一女婴。（靳树才．《黑龙江中医药》1992，2：32）

按：王清任《医林改错·少腹逐瘀汤说》指出：“孕妇体壮气足，饮食不减，并无伤损，三个月前后，无故小产，常有连伤数胎者，医书颇多，仍然议论滋阴养血、健脾养胃、安胎保胎，效方甚少。不知子宫内先有瘀血占其地，胎至三月再长，其内无容身之地，胎病靠挤，血不能入胎胞，从傍流而下，故先见血。血既不入胎胞，胎无血养，故小产。”王清任的经验之谈，正体现了张仲景所谓“曾经半产，瘀血在少腹不去”的理论。临床所见，凡小产后，有瘀血在少腹不去者，用温经汤治疗，确有可靠疗效。

6. **阴吹** 周某，女，38岁，1991年11月19日初诊。诉6年前即有前阴出气如后阴矢气之症，常于劳累或受寒之时发生。初不在意，不以为病。未料愈发愈频，几乎每天发生，有时前阴接连出气作响数声，尤以卧起动作时为显，苦恼不堪。尝欲求医而难于启齿，隐忍不言。病情至今有增无减。询及他症，前阴寒冷，白带绝无，小腹如扇，隐痛喜按，胃脘冷痛，得温则减，手足心热，口干欲热饮，小便清长，大便稀溏。4年前曾做人工流产，继而月经失调，量少色淡。今年1月以来，经闭不行。诊见：形体瘦小，面色灰暗，精神萎靡，四肢不温，舌质淡红苔薄白，脉沉细弱。病为阴吹，乃冲任虚寒，阴寒之气下出前阴所致。治以温经散寒，调补冲任之法。方用温经汤化裁：吴茱萸、炙甘草各6g，桂枝、川芎、桃仁、党参、法夏各10g，当归、鹿角霜、白芍、丹参各15g。水煎服，日1剂。服药7剂，阴吹次数明显减少，继进14剂，阴吹告愈，且月经来潮，余症亦相继消除或减轻。原方随症调整，继服数剂以善其后。随访1年，阴吹未发。（杨百茀《国医论坛》1993，1：17）

按：后第22条论“阴吹”证治，应互参。

（二）男子病

1. **男子不育** 张某某，27岁。婚后年余不育，经某医院检查，精子活动率30%。平日腰部酸困疼痛，阴囊常出冷汗，饮食、二便正常，脉沉缓，苔薄白。此乃下元虚寒，冲任不足，精少不育。治以温暖下元，补益肝肾，以增生殖之精。处方：当归12g，川芎6g，白芍15g，吴茱萸10g，菟丝子30g，仙灵脾30g，巴戟天12g，党参30g，肉桂9g，阿胶20g，丹皮3g，干姜

8g，半夏12g，麦冬12g，甘草6g，紫河车2g（冲服）。紫河车乃血肉有情之品，益气养血，促进生殖之精的生长、分泌；菟丝子、仙灵脾、巴戟天壮肾兴阳，以增强精虫之活力。以上方为基础略事加减，调治2个月，据称其爱人已怀孕。（张庆云.《河南中医》1989，2：21~22）

2. **阳痿** 张某，男，34岁。1994年5月24日初诊。患者阳痿不举，难以交合5年余，致使夫妻不和，曾用激素类药治疗收效不显，后改服中药调治，屡次更医更药，服药百余剂，不仅阳痿未愈，反增头痛眩晕，心烦失眠。症见：面色不泽，神疲倦怠，头痛眩晕，手掌心烦热，时出冷汗，口唇干燥，午夜心烦失眠，小腹下坠且痛，阴部冷胀，舌淡苔白，脉沉细。证属阳气虚衰，营气不通，宗筋弛缓之候。治宜温阳散寒，调和气血。方用温经汤：当归15g，川芎10g，白芍12g，党参15g，丹皮10g，牛膝15g，肉桂10g，吴茱萸10g，麦冬12g，炙甘草10g，仙灵脾15g，仙茅12g，生姜5片。水煎服，日1剂。服药10剂后，精神渐佳，头痛头晕减轻，饮食增加，睡眠好，阳事时兴，余症也相继好转。原方继服10剂，病情又明显进步，可以过两性生活；又服10剂，房事正常；3个月后，其妻身有孕。（李自宪.《河南中医》1996，4：215）

【临证指要】 温经汤对冲任虚寒兼瘀血所致的多种妇人病具有可靠疗效，特别是对“妇人少腹寒，久不受胎”之不孕症的特殊疗效，更应重视。温经汤配伍严谨，药多而不杂，具有温经散寒而不燥，活血化瘀而不峻，补益冲任而不滞等特点及综合功用，故温经汤之“温”乃“温通”“温养”之义。根据异病同治的原则，符合本方证病机的内科病等许多病症，该方亦有疗效。

【实验研究】 ①该方能促进黄体生成素的分泌，可直接作用于脑垂体，促进性腺激素的释放。②该方在发情初期作用于垂体，释放出LH、FSH，激活卵巢功能，从而诱导排卵。③该方可以直接作用于卵巢，促进雌二醇、黄体酮分泌；④该方有增加大鼠排卵数倾向。此外，温经汤还有对抗虚寒、补益强壮及镇痛作用，并能明显降低血瘀动物血液流变学指标（RBC压积、全血黏度、纤维蛋白黏度和血浆黏度）。

【原文】 带下，经水不利，少腹满痛，经一月再见[1]者，土瓜根散主之。（10）

土瓜根散方：阴㿉肿亦主之。土瓜根、芍药、桂枝、䗪虫各三分（按：赵刊本、宽政本并作“三两”）。上四味，杵为散，酒服方寸匕，日三服。

【注脚】

〔1〕经一月再见（xiàn现）：“再”，两次；“见”为“现”的古字，即出现。

【提要】 论瘀血引起月经不调的证治。

【简释】 尤在泾：“妇人经脉流畅，应期而至，血满则下，血尽复生，如月盈则亏，月晦复出也。惟其不利，则蓄泄失常，似通非通，欲止不止，经一月而再见矣。少腹满痛，不利之验也。土瓜根主内痹瘀血月闭，䗪虫蠕动逐血，桂枝、芍药行营气而正经脉也。”（《心典》）

【验案精选】

经水不利 某女，54岁。症见每日几乎都有少量的经血，妇科诊为更年期月经过多症，腹满便秘。脉见左关浮、两尺沉取有力，苔白，舌下静脉郁滞。两腹直肌拘挛，左脐及少腹左右见有动悸和压痛。后颈、两肩、右背、左腰、小腿后等肌肉发硬。拇指及小指肚有红斑，手掌干燥。血、尿等检查无异常。治疗方法是每日早晚各服土瓜根蜜丸20粒，连续服用14天后，便秘缓解，大便一日一行，腹胀未作，经血停止。（渡边武，等.《日本东洋医学杂志》1985，4：7）

【原文】 寸口脉弦而大，弦则为减，大则为芤，减则为寒，芤则为虚，虚寒相搏，此名曰革，妇人则半产漏下，旋覆花汤主之。（11）

旋覆花汤方：见五脏风寒积聚篇。

【简释】 尤在泾：“本文已见虚劳篇中，此去男子亡血失精句，而益之曰旋覆花汤主之，盖专为妇人立法也。详《本草》：旋覆花治结气，去五脏间寒热，通血脉；葱主寒热，除肝邪；绛帛入肝理血，殊与虚寒之旨不合。然而肝以阴脏而舍少阳之气，以生化为事，以流行为用，是以虚不可补，解其郁聚即所以补；寒不可温，行其血气即所以温。固不可专补其血，以伤其气；亦非必先散结聚，而后温补，如赵氏、魏氏之说也。”（《心典》）

按：该条文已见《血痹虚劳病》篇第12条与《惊悸吐衄下血胸满瘀血病》篇第8条，惟前者冠“寸口”

两字，最后有“男子则亡血失精”七字；后者最后有“男子则亡血”五字。此篇此条去其最后一句，加“旋覆花汤主之”一句，是专为妇人立法。旋覆花汤功能疏肝散结，活血通络，为第11篇治肝着方剂，用治虚寒所致的半产漏下似方证不合，但以方测证，其病机可能是虚而夹瘀者。

【验案精选】

半产后漏下 戴某，女，社员。1975年来我处就诊。自诉于去年小产后，阴道出血至今未净。诊脉细数，舌红润苔白，小腹部时有隐痛，下血量虽不多，但终日淋漓不净，其症显属半产后瘀血结聚，用旋覆花汤治之。处方：旋覆花（布包）10g，新绛（茜草）12g，青葱10根，生地15g，当归10g，白芍6g，川芎6g。二诊：服药后下血块数枚，血渐止，腹亦不痛，继以十全大补汤调理而愈。（李继路.《江苏中医》1981，3：19）

【原文】 妇人陷经[1]，漏下黑不解[2]，胶姜汤主之。臣亿等校诸本无胶姜汤方，想是前妊娠中胶艾汤。（12）

【注脚】

〔1〕陷经：陆渊雷说：“旧读‘陷经漏下’为句，非也。应‘陷经’为句，‘漏下’当与下‘黑’字连续。‘陷经’是病名，‘漏下黑’是证候。”

〔2〕漏下黑不解：即阴道下血，淋漓不断，其色暗黑。《病源》卷三十八《漏下候》云：“妇人血非时而下，淋沥不断，谓之漏下。”《漏下黑候》云：“肾脏之色黑，漏下黑者，是肾脏之虚损，故漏下而挟黑色也。”

【提要】 论妇人陷经的证治。

【简释】 陷经即经血下陷之意，为漏下崩中之病也。漏下不止而色黑者，为肾脏亏损，冲任虚寒，不能摄血所致。治以胶姜汤，温补冲任，养血止血。胶姜汤方缺，可用胶艾汤加炮姜。但应明确，漏下色黑的证候，固然有属于虚寒的，但亦有属于瘀血郁热的，必须全面考虑，辨证施治。

【验案精选】

崩漏 道光四年，闽都府宋公，其三媳妇产后三月余，夜半腹痛发热，经血暴下鲜红，次下黑块，继有血水，崩下不止，约有三四盆许，不省人事，牙关紧闭，挽余诊之，时将五鼓矣。其脉似有似无，身冷面青，气微肢厥。予曰：血脱当益阳气，用四逆汤加赤石脂一两，煎汤灌之，不瘥。又用阿胶、艾叶各四钱，干姜、附子各三钱，亦不瘥。沉思良久，方悟前方用干姜守而不走，不能导血归经也，乃用生姜一两，阿胶五钱，大枣四枚，服半时许，腹中微响，四肢头面有微汗，身渐温，须臾苏醒。自道身中疼痛，余令先与米汤一杯，又进前方，血崩立止，脉复厥回。大约胶姜汤，即生姜、阿胶二味也。盖阿胶养血平肝，去瘀生新；生姜散寒升气，亦陷者举之，郁者散之，伤者补之育之之义也。（《金匮方歌括·卷六·妇人杂病方》）

【原文】 妇人少腹满如敦状[1]，小便微难而不渴，生后[2]者，此为水与血并（按：尤注本，等“并”作“俱”字）结在血室也，大黄甘遂汤主之。（13）

大黄甘遂汤方：大黄四两，甘遂二两，阿胶二两。上三味，以水三升，煮取一升，顿服之，其血当下。

【注脚】

〔1〕少腹满如敦（duì对）状：言少腹有形隆起如覆锅之状。“敦”读音甚多，读duì（对）时，《辞源》注为“盛黍稷之器，上下合成圆球形，似彝有足”。尤在泾：“敦，音对。按《周礼》注：盘以盛血，敦以盛食，盖古器也。少腹满如敦状者，言少腹有形高起，如敦之状，与《内经》胁下大如覆杯之文略同。”

〔2〕生后：即产后。

【提要】 论妇人水与血并结在血室的证治。

【简释】 妇人少腹满，其形高隆如敦状，小便微难而不渴，发生在产后者，此因产后胞中胎水未能尽下，遂与恶血混杂而结聚于子宫，故诊断为“水与血并结在血室”。治当水血兼攻，故用大黄甘遂汤破血逐水。方中大黄攻瘀，甘遂逐水，以攻逐水血之结，由于是“生后”所得，故配阿胶养血扶正也。

【验案精选】

（一）妇人病

1. 产后而“水与血并结在血室”

（1）邓某某，女，42岁，农村社员。分娩两月，脐下逐渐肿大。大若橘柚，按之质硬，移动幅度大，体质一般，小便微难而不渴，脉细弦，舌淡质暗。此产后恶露未尽，宿聚胞宫，水与血结，形成癥瘕。法当逐水祛瘀，扶正养阴。予《金匮》大黄甘遂汤主之：大黄12g，甘遂3g，阿胶10g。二诊：服上方1剂后，少腹有蠕动感，少顷则血水与血块俱下，淋漓不断，始则鲜红色，继而紫暗，次晨血止，肿块全消，但腹中空痛，如有所失。脉沉弱，舌淡无苔，此病邪已去，血室空虚，腹虽疼痛，非实痛也，予肠宁汤，服8剂痊愈。（熊魁梧.《湖北中医杂志》1984，1∶32）

（2）霍某，女，农民。主因产后半个月，情志变异，哭笑无常，就诊于1990年1月。患者产后小腹一直发胀，有下坠感，小便微难，无疼痛、出血，偶发情志变异，哭笑无常，舌质胖紫暗，脉弦。素无痼疾，曾服药无效。查《金匮·妇人杂病》篇第13条，恍然悟之，此证属水血互结血室，遂用：甘遂1.5g，大黄12g，阿胶6g。嘱其分4次服完，每日2次。病人疑药少力微，分4次不足以生效，自作主张顿服之，后半夜小便数次，泻出水样大便，腹胀消失，诸症骤减。随访半年，再无他变。（王若华，等.《中医药研究》1996，3∶46）

2. 半产后“水与血俱结在血室” 徐翁三儿媳，因半产而体质渐羸，月事不复，且纳差，小便难，少腹满，日渐膨隆，家人误认为妊娠。待半载后，虽腹大而无儿动之象，体瘦，面容无华，卧床不起矣。翁乃惧，急遣人延戴老往诊。见病妇面容憔悴，腹如覆釜，扪之软如水囊，两手尺脉弦涩而有力，辨为“水与血互结于血室”，致成肿满症。综其机制，肝失调达，肺失肃降，中土失运，肝、脾、肺三脏失调，损及冲任，致三焦不能运化水湿，决渎无权，酿成水血弥漫之疾。遂处以大黄12g，甘遂4.5g（用面包烧后，研面，馍皮包吞服），阿胶16g（烊化冲服），枳实12g，白术12g。一帖分三服后，连下水粪数次，而腹部肿消。后用人参养荣汤增减配以艾、附、吴萸之属，以培补中土，暖宫行血，消除余邪。继而天癸至，月事复，1年后产一男婴。（戴鉴周.《河南中医》1985，2∶14）

按：本案针对患者水血互结，虚实夹杂之病机，故合用《水气病》篇之枳术丸以消补兼施。

3. 难产而“水与血并结在血室”

（1）癸未六月，有店伴陈姓者，其妻患难产，二日始生，血下甚少，腹大如鼓，小便甚难，大渴。医以生化汤投之，腹满甚，且四肢头面肿。延余诊视，不呕不利，饮食如常，舌红苔黄，脉滑有力，断为“水与血并结在血室”，投以大黄甘遂汤，先下黄水，次下血块而愈。病家初疑此方过峻。予曰：小便难，知其停水；生产血少，知其蓄瘀；不呕不利，饮食如常，脉滑有力，知其正气未虚，故可攻之。若泥胎前责实，产后责虚之说，迟延观望，俟正气既伤，虽欲攻之不能矣。（易巨荪.《新中医》1962，8∶34）

（2）李某某，女，26岁。1970年11月就诊。第1胎足月横位难产，产后3日，除小腹微胀微肿外，别无不适。后腹胀日重，疼肿加剧。诊脉沉涩，舌质红暗苔滑，腹部压迫难受，少腹与脐周隆起，如孕六七月状。从脐的右上部至脐的左下部有一隆起斜条，按之硬。小便不利，滴漓可下，尚不甚急迫。拟方：川军10g，甘遂4.5g，阿胶10g。1剂煎服，服后小便有所增加，仍无大进展。药既稍效，增量而再进。处方：川军30g，甘遂6g，阿胶12g，木通15g。1剂。药服后，一日夜尿量大增，腹消而愈。（宗同勋.《河南中医》1983，4∶30）

（3）刘某，21岁，农民。一胎妊娠，闭经40周，在家分娩，破水后脐带随之脱出，1日后，胎仍不下，急诊入院。妇科诊断为臀位难产，脐带早脱，死胎。随剖腹取胎，术中顺利。术后第2天，体温上升为38.5℃，给青、红霉素静滴，并服外科中药协定方“排气汤”3剂，治疗5日，体温不降，腹胀满，纳差。特请会诊。见患者腹胀如敦状，平卧不能动，语音低微，呻吟不止。术后一直不能进食，小便量少色黄，大便五日未行，恶露量少质稠，舌红绛苔黄燥，脉浮有结象。证系“水血结于血室”，治宜导水消瘀法，方用大黄甘遂汤：大黄6g，甘遂3g，阿胶12g。将甘遂为末，余二味同煎取汁2盅，先用1盅冲服甘遂末一半，4小时后再用前法服余药。二诊：患者服药2次后，泻下稀黑便两次，臭秽难闻，量为2000ml，腹胀消其大半，已能进稀粥，体温亦降至正常。但腹痛未减，舌苔转灰色，脉象浮缓。此乃邪未尽去，又考虑产后体弱，不可过用攻伐，治以调气消瘀，方用当归芍药散加减：当归、茯苓、泽兰叶各15g，白芍、泽泻、生桃仁各12g，川芎、白术、香附各9g，炙甘草6g。日服1剂，水煎两次，分3次服。三诊：上方服2剂后，腹痛止，但胸腹有闷胀感，食欲仍差，舌胖质淡苔薄白，脉浮缓无力。此阳气衰微，气化失常，大气不转，浊阴上逆，法当温阳利气，降逆消瘀，方用桂枝去芍药加麻辛附子汤加味：桂枝9g，炙草、细辛各3g，茜草、旋覆花各6g，乌附片7.5g，麻黄4.5g，生姜9g，大枣3枚，葱白3根。先煎前九味，后下葱白，煎两次兑入，1日分3次服。四诊：上方服2剂后，诸症如失，食欲大增，二便正常，恶露量少色淡，脉已较前有力。用沈氏小调中汤加味，服6剂痊愈出院。（吴长浩.《陕西中医》1985，9:403）

4. 经闭而“血与水并结在血室”

（1）谭秋香，三旬孀妇也。子女绕膝，日忙于生计，操劳过度，悒悒（yì邑。愁闷）于心，以致气血内耗，身体渐羸，月经不行，少腹肿胀，行动则喘促，数月于兹。昨随其叔婶来治，切脉细数而涩，口干不渴，大便燥结，两三日一行，小便黄短，少腹不仅肿胀，有时乍痛，虽闭经已久，尚无块状。细询之下，其为经闭先而肿胀后，乃属于瘀血郁积，而小便又不利，则不仅血结，亦且水结矣。况其先由思虑伤脾，忧郁伤肝，肝伤则气滞血瘀，脾伤则运化失常，久则累及于肾，水不宣泄而停蓄其中，故水与血互结而为病。至于治法，前贤亦有明确之指示：“谓先病水而后经闭者，当先治水，水去则经行；先病经闭而后水肿者，先行其瘀，瘀去则肿消”。本证瘀水胶结，同属严重，如逐瘀而不行水，则瘀未必去；祛水而不行瘀，则水未必可行，法当标本兼治，行水与逐瘀并举，因选用《金匮》中之大黄甘遂汤、桂苓丸合剂。大黄、阿胶各9g，甘遂1.5g（另冲），桂枝、丹皮、赤芍各6g、茯苓12g，桃仁9g，加丹参15g，土鳖4.5g。服后便水甚多，杂有血块。又3剂，水多而血少，腰腹胀减，已不肿，诸证消失。改用归芍异功散调理，经行，痛解。又进归脾汤善后，时经1月，遂得康复。（《治验回忆录》）

（2）吴某某，20余岁。闭经年余，腹大如鼓，求治于余。询问病状，当时认为是抵当汤证。问其曾服何药，病家检视前医之方，更有猛于抵当汤者，凡虻虫、水蛭、桃仁、大黄、䗪虫、蛴螬、干漆之类，无不用过，已服2剂，病情全无变动。余仔细思索，询其小便微难，两胫微肿，诊其脉沉而涩，恍惚悟曰：此为血水并结之证也，故前医偏于攻血而不效，必须活血利水兼施，乃用大黄、桃仁、虻虫、甘遂、阿胶，2剂而小便利，经水亦通，腹证全消。此即《金匮》大黄甘遂汤证也。（《湖北中医医案选集》第一辑第143页）

按：本案的识证用药关键是：先用峻猛逐瘀药不效，而后用活血利水方立见功效。

（3）郭某某，农妇，年30许，曾生产四胎，断乳1年，月经不行，食减体瘦，腹大日增，其面黑斑满布，舌色紫暗，少腹肿满，状如孕子。少腹沉胀，时有隐痛，大便尚可，小便微难，口燥不渴，脉沉而涩。此为水血互结无疑，则立逐水破瘀之法，选用大黄甘遂汤加桃仁、䗪虫，服药须臾，下水血如注，并见神疲气怯，形瘦目闭，腹满稍平，汗出肢冷，舌暗淡，脉微细。暂与独参汤扶正却邪，益气顾虚，待证情好转，水血稍停，又服前药，两帖尽，少腹基本平复，水血亦渐停止。后随证用金匮肾气丸、六君子汤加黄芪、当归调治，痊愈。（熊魁梧.《湖北中医杂志》1984，1:32）

按：妇人以经调为无病，故妇人来诊，必当问及月经调否，以审病求因。其月经不调之根源，前第8条概括为“因虚、积冷、结气”。病机不外虚证、实证、虚中夹实证。上述经闭三案，病因不同，病机皆为“水与血俱结在血室”，故均用大黄甘遂汤加味攻之，转方又补之，或补肾气，或益脾气，总以扶正祛邪为大法。须知祛邪便是扶正，扶正则祛邪有力，何法为主，全在临证变通。名医验案精选，皆能示人以法。

《类聚方广义》云：“此方不特治产后，凡经水不调，男女癃闭，小腹满痛者，淋毒沉滞，霉淋小腹满痛不可忍，泄脓血者，皆能治之。”可见大黄甘遂汤用途广泛。关于本方应用指征，其腹诊为：“小腹满如敦状，小便微难者；小腹绞痛坚满，手不可近者”。

（二）男科病

睾痛（附睾瘀积症） 魏某，男，34岁，农民，1989年4月6日就诊，参号：892107。患者半年前行输精管结扎术，伤口一期愈合。术后半月，性交时自觉阴囊隐痛，未经处理。嗣后，病与日增，每届房事或拉车挑担后阴囊抽痛，并向腹股沟和腰部放散。某医诊为男性结扎术后遗症，用抗生素治疗月余未效，后经人介绍，来我科求治。查既往无特殊病史，完婚12载，生育2女1男，性生活正常，夫妻和睦。体温、血象、小便化验均未见异常。患者焦躁，失眠易怒，舌红苔黄，脉弦数。指检附睾肿硬，压痛明显，表面不光滑，与周围皮肤无粘连，精索略粗，前列腺质中无压痛。诊为“附睾瘀积症”，中医辨证属气滞血瘀型。治宜活血化瘀，散结导浊。投仲景大黄甘遂汤。处方：大黄（酒洗）12g，甘遂6g（冲服），阿胶6g（烊化）。日1剂，水煎分早晚2次服。治疗1周，疼痛大减，阴部松软。继续治半月，疼痛全息，房事如常，附睾肿消变软，压痛消失，神清气和，起居有时，舌脉趋平。告愈停药，随访3年未复发。（王广见.《新中医》1993，5:47）

按：附睾瘀积症常发于男性结扎后，由分泌物增加，睾丸吸收功能降低所造成。其病机可谓血与水并结在附睾，故用大黄甘遂汤治之而获效。

（三）内科病

1. 臌胀（门脉性肝硬化腹水） 陈某某，男，60岁。1978年4月1日就诊。主诉：腹胀腹水已半年余，曾在某医院诊断为“门脉性肝硬化腹水”。右胁胀疼如刺，纳呆体倦，小便短少，大便燥结。经治未效，近更增剧。检查：腹部膨隆（腹围108cm），青筋怒张，舌苔腻微黄，舌质紫暗，脉沉弦而缓。此不仅为气滞湿阻致水道不利，且因湿痰瘀血为患而发为膨胀。观前医用药均为柴、苓、术、芍、车前、泽泻、腹皮、三棱之属，虽连服二十余剂，其胀满未得少减。此大积大聚之证，必用迅猛之品以挫病势。考虑其臌胀一症究属虚实夹杂，恐汤剂迅猛伤正，故改汤为散投之。方用：大黄40g，甘遂20g，阿胶（制成胶珠）20g。共为细面，每次服1~1.5g，空腹以温黄酒冲下。患者服药食顷即泻下稀便黏冻状恶物。坚持每日服药1次。4月7日二诊：患者自觉腹胀大减，食欲有增，嘱其间日服药1次。5月7日三诊：病情明显好转，尿量增多，腹水渐消（腹围80cm），尚觉神疲乏力。以益气血，调肝脾为善后调治大法，直至腹水尽消，精神渐佳。半年后随访未复发。（陈芳珊.《河南中医》1985，1:16）

按：本案改汤为散，以峻药缓攻之法而取效，是对本方的变通运用，切实可行，值得效法。

2. 癫狂

（1）癫证　刘某，男，32岁。1980年5月1日就诊。家长代言：患者平素多愁善思，沉默寡言，因偶受惊恐而精神失常，多疑难寐，常于梦中惊吓而醒，见家人皆憎之。诊见：神呆忧郁，悲观恐惧，舌边尖赤烂苔黄腻，脉弦滑有力。此乃情志久郁，气滞生痰，化燥化火，猝有所惊，痰浊上蒙，以致清窍不利，发为癫疾。方用大黄30g，煨甘遂面6g，郁金30g。同煎服。服后即泻下数次，均系黏冻恶物。两天后自觉精神状态较前大有好转，夜寐得安，忧恐悉除。继以清心安神涤痰之品善后调理。半年后追访未复发。（陈芳珊.《河南中医》1985，1:16）

（2）狂证　成某，女，40岁，1984年9月14日初诊。因颅底骨裂昏迷不醒而入院，入院第5天出现喧扰不宁，躁妄打骂，动而多怒，虽用大剂量镇静剂亦罔效。观患者面色晦滞，狂乱无知，大便数天未解，小便短涩黄赤，少腹硬满，舌红苔黄，舌下脉络瘀阻，脉弦数。此系血瘀凝滞，下焦通路受阻，火邪上逼心神所致，急需逐瘀泄热。投大黄甘遂汤加栀子：酒大黄15g，制甘遂3g，阿胶（兑服）10g，山栀10g。服药1剂，泻下黑色秽臭大便1次，狂躁大减，原方减量继服药2剂，二便通畅，少腹硬满消除，神志恢复正常。（黄道富.《吉林中医药》1991，1:35）

按：以上两案与《伤寒论》所述蓄血证“其人如狂”病机相类，而却用治疗“血与水并结在血室”之大黄甘遂汤取得疗效，为何？笔者认为，蓄血证与蓄水证是两种不同的证候，二者在某些情况下可以相互影响，《水气病》篇就有“血不利则为水”之说。血分与水分混杂为病时，治法兼顾之，才切合病情。

【临证指要】大黄甘遂汤主治产后、半产、难产、闭经等多种妇人病“血与水并结在血室”的证候。该方创立了妇人杂病及其他各科疾病血与水并治与攻补兼施的法则。

【原文】妇人经水不利下（按：《脉经》卷九第五“不利”下无“下”字），抵当汤主之。亦治男子膀胱满急有瘀血者。（14）

抵当汤方：水蛭三十个（熬），虻虫三十枚（熬，去翅足），桃仁二十个（去皮尖），大黄三两（酒浸）。上四味，为末，以水五升，煮取三升，去滓，温服一升。

【提要】论瘀血内结所致经水不利的治疗。

【简释】妇人经水不利，甚至经闭不通，若因瘀血内结所导致者，当有小腹胀满，甚或硬痛拒按，脉沉弦或涩滞，舌紫暗等。法当以抵当汤攻其瘀，下其血。尤在泾说：“……然必审其脉证并实而后用之。不然，妇人经闭，多有血枯脉绝者矣，虽养冲任，犹恐不至，而可强责之哉？”（《心典》）

按：本篇此条以抵当汤治疗妇人杂病经闭因瘀血

者，而《伤寒论》太阳病篇第124、125条；阳明病篇第237、258条皆以抵当汤治“蓄血”或“瘀血”证，应互参。

【方证鉴别】

抵当汤与土瓜根散证　两方证并见“经水不利”，皆因瘀血所致。但瘀血有轻重，瘀血较轻者，治用土瓜根散，为和血通瘀之缓剂；瘀血较重者，治用抵当汤，为破血攻瘀之峻剂。

【验案精选】

1. 闭经

（1）少女闭经已成干血痨　周姓少女，年约十八九，经事三月未行。面色萎黄，少腹微胀，证似干血痨初起。因嘱其吞服大黄䗪虫丸，每服三钱，日3次，尽月可愈。自是之后，遂不复来，意其差矣。忽一中年妇人扶一女子来请医，顾视此女，面颊以下几瘦不成人，背驼腹胀，两手自按，呻吟不绝。余怪而问之，病已至此，何不早治？妇泣而告曰：此吾女也，三月以前，曾就诊于先生，先生令服丸药，今腹胀加，四肢日削，背骨突出，经仍不行，故再求诊！余闻而骇然，深悔前药之误。然病已奄奄，尤不能不一尽心力。第察其情状，皮骨仅存，少腹胀硬，重按痛益甚，此瘀血内结，不攻其瘀，病焉能除？又虑其元气已伤，恐不胜攻，思先补之，然补能恋邪，尤为不可，于是决以抵当汤与之。虻虫一钱，水蛭一钱，大黄五钱，桃仁五十粒。明日母女复偕来，知女下黑瘀甚多，胀减痛平。惟脉虚甚，不宜再下，乃以生地、黄芪、当归、潞党参、川芎、白芍、陈皮、茺蔚子，活血行气，导其瘀积。1剂之后，遂不复来。后六年，值于途，已生子，年四五岁矣。（《经方实验录》第81页）

原按：丸药之效否，与其原料之是否道地，修合之是否如法，储藏之是否妥善，等等有关，故服大黄䗪虫丸而未效者，不能即谓此丸竟无用也。

按：名医治病，亦难以十全。但其高明之处在于能及时察觉失误，另图良策，本案便是例证。诊治过程可谓惊心动魄！其先述初治之误，续论攻补之法，辨证论治思路，颇显曹氏临证功夫。

（2）闭经八月将成痨瘵证　于某，女。患经闭证，月经八月未行，腹部胀满，疼痛时作，胃脘膨闷，饮食减少，有时身发冷热，身体日渐消瘦，倦怠无力，脉象沉郁而弦。此系平素肝气郁滞，影响月经来潮，将成瘀血痨瘵之证。宜用抵当汤下血破瘀，因病程稍久，非三五剂药所能见功，长期服食又恐损伤脾胃，造成不良后果，遂于补气养血健脾药中加以化瘀破血之剂。处方：生箭芪18g，当归尾15g，赤芍药10g，大生地24g，桃仁泥10g，生山药15g，生水蛭8g，川锦纹5g，炒白术10g，粉甘草6g。服药3剂，冷热减，胀满消，食欲渐展，脉象由沉郁而渐趋浮大，是滞气逐渐宣通，脾胃逐渐健壮之兆。遂于原方重用化瘀之品，连服4剂，诸证均减，冷热不作，能食不胀，精神好转。服14剂月经来潮，后以养血调经之剂，调理而愈。（《伤寒论临床实验录》第124页）

原按：抵当汤是行血破瘀最有效的方剂，尤其对瘀血凝滞，时间不久者，疗效尤为显著。以此方治疗顽固性经闭14例，酌情加入扶正药，皆收到满意效果。

（3）闭经而成精神分裂症　王某某，女，19岁。患“精神分裂症”，住某精神病医院，治疗1年，病愈出院。回家后，精神正常，能料理家务，邻居及亲朋都认为她的病已愈。出院后3个月，发现月事不至，少腹胀痛，心神烦躁，其母亦未介意。又延迟2个月，则旧病复发，开始骂人甚凶，继之则殴打父母，两目发直，脉沉迟有力，舌质紫暗，辨为蓄血发狂，投以抵当汤，2剂而月事来潮，下瘀块甚多，病随之而愈。（《伤寒论通俗讲话》第44页）

2. 痛经

（1）郭某，女，37岁。素有痛经病史10余年，经前腹痛，连及腰背，经色紫暗，夹有瘀块，淋漓不畅，少腹硬满拒按，舌质有瘀斑苔黄少津，脉象弦数。此为瘀血之重证。处以：水蛭、大黄、桃仁各15g，虻虫4.5g。服药后下瘀紫之血，少腹硬满疼痛减轻。续服4剂而愈。（唐祖宣.《上海中医药杂志》1981，5：26）

（2）痛经数年，不得孕育。经水三日前必腹痛，腹中有块凝滞，状似癥瘕、伏梁之类。纳减运迟，形瘦神羸。调经诸法，医者岂曰无之？数载之中，服药无间，何以漠然不应？询知闺阁之时无是病，既嫁之后有是疾，痛之来源，良有以也。是证考古郤（xì隙。空隙，此引申为无）无，曾见于《济阴纲目》中，姑勿道其名目，宗其意而立方。不必于平时服，俟其痛而进之，经至即止，下期再服。荆三棱一钱，莪术一钱，延胡一钱五分，香附一钱五分，制军一钱，归身一钱五分，丹皮一钱五分，川芎四分，桃仁二钱，枳实七分。

邓评：执定经前腹痛属实，虽已形瘦纳减，仍以攻导瘀滞为务，非深有见识者孰能之？考仲景缓中补虚用大黄䗪虫丸，即此意欤。

孙评：……此等证，每有误用补剂，愈补愈滞，终身不孕者，惜未见此等案耳。似可加肉桂温而行之。

再诊：前方于第二期经前三剂。经来紫黑，下有似胎非胎一块，弥月不复痛而经至矣。盖是证亦系凝结于胞中者，今既下矣，复何虑乎？白芍一钱五分，石斛三钱，川芎五分，醋炒柴胡三分，橘白一钱，白术一钱五分，归身一钱五分，丹皮一钱五分，谷芽一两。（《增评柳选四家医案·张大曦医案》第378页）

按：此案虽非抵当汤之方，却是抵当汤之法，证治较经文详尽，特别是服药时机、善后调治，更为明确而切实，读者应识之，以广经方大法。

3. **十月怀胎**　丁卯新秋，无锡华宗海之母经停10月，腹不甚大而胀。始由丁医用疏气行血药，即不觉胀满，饮食如常人。经西医考验，则谓腹中有胎，为腐败之物压住，不得长大。欲攻而去之，势必伤胎。宗海邀余赴锡诊之，脉涩不滑，不类妊娠。当晚与丁医商进桃核承气汤，晨起下白物如胶痰。更进抵当汤，下白物更多，胀满悉除，而腹忽大。月余，生一女，母子俱安。孙子云：置之死地而后生，亶（dǎn胆。实在，诚然）其然乎？（《经方实验录》第82页）

4. **半产后蓄血**　间街五条之北，釜屋伊兵卫之妻，半产后，面色黧黑，上气头晕，先生诊之，脉紧，脐下结硬。曰，此蓄血也，即与抵当汤。三日，腰以下觉解怠，更与桃核承气汤，果大寒战，有顷，发热汗出谵语，四肢搐搦，前阴出血块，其形如卵，六日间约得二十余，仍用前方，二旬宿疾如忘。（《生生堂治验》）

按：《伤寒论》第106、124条明确论述桃核承气汤证与抵当汤证均为太阳病不解，邪热内陷，“瘀热”在下焦的蓄血证，惟病有新久、轻重之异，故治疗方法略有不同。本案为半产后蓄血证，从案语所述分析，似与邪热内陷有关。

5. **热入血室**

（1）吕某，女，45岁。患者发热恶寒，周身疼痛，恶心不思饮食，脉浮数。医以辛凉解表，连服2剂不汗，迁延五六日表证未解。适值经期，至期月经不行，少腹胀满、拒按，大便燥结，小便如常，有时精神错乱，呼号狂叫，脉沉伏。证属太阳失表，逢经期热邪内陷，月经为热邪壅滞，瘀而不行，即伤寒热入血室之证。治宜抵当汤加味。处方：虻虫12g，水蛭9g，桃仁12g，大黄6g，当归尾15g，怀牛膝12g，丹皮9g，甘草6g，柴胡3g。服药后腹胀即减，神识见清，脉变浮弦，是瘀滞得以疏通之兆。原方加和胃剂，连服4剂，月经来潮，色呈黑褐，腹部胀满消失，精神如常。（《伤寒论临床实验录》第124页）

（2）宋某某，女，18岁。患癫狂，目光异常，时而若有所思，时而若有所见，时而模仿戏剧人物，独自动作吟唱，入夜尤剧，妄言躁狂欲走。病至半月，病势危笃，卧床不起，饮食不进有数日。脉之，六部数疾、尺滑有力。按之，少腹上及脐旁坚硬急结。询其经事，家人回答初得病时正值经期。大便周余未解，小溲尚通。舌黯红干燥……脉症合参，属瘀热发狂，急宜泄热破瘀，疏抵当汤：桃仁25g，大黄10g，水蛭10g，虻虫10g。适缺虻虫，嘱先服下看。翌日诊视，药后大便得通，证无进退。曰：“证属瘀热发狂无疑，抵当何以不效？殆缺虻虫之故。”仍用前方，亟令觅得虻虫。时值夏月，家人乃自捕虻虫二十余枚合药。服后三时许，果从前阴下瘀血紫黑，夹有血丝血块，大便亦解胶黑之屎。令以冰糖水饮之，沉沉睡去，嘱勿扰唤。翌晨，神清索食，惟觉困乏。疏方：生地、白薇、丹参、莲心、荷叶、琥珀调之，竟愈，未再复发。（黄晓晔，等.《上海中医药杂志》1980，3∶18）

按：经方之精在于制方严谨，方中之药，不用则已，用则必须，本案便是例证。因此，用经方虽可适当变通，但不可随意加减，以免失其原方功效。

抵当汤治疗其他急症、杂病［验案精选］等内容，见《伤寒论》第124条。

【原文】 妇人经水闭不利，脏〔1〕坚癖不止〔2〕，中有干血，下白物〔3〕，矾石丸主之。（15）

矾石丸方：矾石三分（烧），杏仁一分。

上二味，末之，炼蜜和丸枣核大，内脏中〔4〕，剧者再内之。

【注脚】

〔1〕脏：指胞宫。《本草纲目》卷十一“矾石”条引作“子脏”。

〔2〕坚癖（pǐ痞）不止：坚硬的肿块不除去。《吕氏春秋·制药》高注：“止，除也。”《淮南·说

山》高注："止，犹去也。"

〔3〕白物：即白带。

〔4〕内脏中：即将药纳入阴道之中。

【提要】论内有干血而下白物的外治法。

【简释】尤在泾："脏坚癖不止者，子脏干血，坚凝成癖而不去也。干血不去，则新血不荣，而经闭不利矣。由是蓄积不止，胞宫生湿，湿复生热，所积之血，转为湿热所腐，而成白物，时时自下…"（《心典》）本条所述是既有瘀血内结之经闭，又见湿热腐化之带下。治用矾石丸纳入阴道中，除湿以止白带。程云来说：方中"矾石酸涩，烧则质枯，枯涩之品，故神农经以能止白沃，亦涩以固脱之意也；杏仁者非以止带，以矾石质枯，佐杏仁一分以润之，使其同蜜易以为丸，滑润易以纳阴中也"。（《直解》）

按：矾石丸为局部外治的方法，能止白带，但不能去干血（久瘀）。因此，在治疗时尚须配合消瘀通经的内服药物，以图根治。

本条创立的阴道"坐药"法，对阴道局部病变是一种切实可行的外治法，但应注意卫生及本法的宜忌。

【验案精选】

1. **矾石丸"纳脏中"治带下病（宫颈Ⅱ度糜烂）** 张某，女，30岁，1991年2月24日初诊。阴道分泌物增多3年，呈白色，有时兼有黄色，每日需换内裤2~3次，曾诊为宫颈糜烂，多次服用中西药物均未好转。半年前曾于市三医院诊为子宫后壁突性肿块（肌瘤钙化），宫颈糜烂。近1个多月阴道分泌物较前明显增多，色白，有时黄白相兼，质稠而臭，小腹部疼痛胀满，胃脘部隐隐作痛，烧心，纳少，身重乏力。舌质正常苔白微黄，脉沉弦，右关脉濡数。妇科检查：宫颈有红色糜烂区，局部充血肥大，有接触性出血。B超：子宫后壁左侧有一2.3cm×1.9cm实性肿块。诊为"宫颈Ⅱ度糜烂"。中医诊为带下病，属肝热脾虚型。给以矾石丸。治疗方法：枯矾12g，生杏仁6g。将杏仁去皮，捣为极细末，然后与枯矾末混合均匀，再加适量蜂蜜调匀，以调和成中药丸的软硬为度，做成小丸如枣核大，外用一层绢布包裹，绵线束住，并保留一线头长约12cm。每晚用1丸，入阴道内深约10~12cm，将线头留于外阴部，次晨取出，轻者连用3天，重者连用7天，休息3天再放，最多不超过21天。用药期间禁房事。若阴道分泌物很多者可去掉绢布，直接将丸药放入阴道内。嘱患者连放3日。第2次来诊述，放药后的第2天带下即明显减少，3次后带下已如正常人，小腹疼痛亦明显减轻。嘱如法7天，带下未见增多。嘱停用3天后，再用7天，妇科检查糜烂区消失，又用药7天以巩固疗效，追访半年病未复发。（毕明义，等.《山东中医杂志》1995，2：68）

按：毕氏等用矾石丸治疗带下病208例，结果：痊愈181例，好转15例，无效12例，总有效率为94%。

2. **胆矾散喷撒治带下病（宫颈炎）** 苏某某，38岁，主诉白带增多，下腹坠痛、腰酸1年多，妇检：子宫颈肥大，糜烂占宫颈面积3/4，粗糙、充血，纳氏滤泡4粒，白带淡黄色、量多，诊断为宫颈炎Ⅲ度，治用胆矾散（处方：明矾100g，猪胆汁100ml。制法：明矾煅烧，去其结晶水，研碎，用鲜猪胆汁调和成糊状，置60℃烘干，研碎过筛，即可应用。制作过程应防止污染。方法：用喷粉器喷撒胆矾散于宫颈病变部位，应注意喷药不宜过密）外用，开始3天上药1次，后改为5天上药1次，共上药3次，症状消失，宫颈光滑，上皮已愈复，表面轻微充血。治愈。（广东省汕头地区人民医院.《新中医》1975，6：41）

按：据上述医院报道，用胆矾散治疗宫颈炎725例，结果：治愈267例，好转435例，无效23例。

【临证指要】矾石丸"纳脏中"治疗带下病（宫颈炎）的局部外治法值得研究。

【实验研究】外用枯矾的稀薄液，能收到消炎、收敛、防腐作用。枯矾还有良好的抗阴道滴虫和抗菌作用。

【原文】妇人六十二种风[1]，及（按：徐注本、尤注本并无"及"字）腹中血气刺痛[2]，红蓝花酒[3]主之。（16）

红蓝花酒方：疑非仲景方。红蓝花一两。上一味，以酒一大升，煎减半，顿服一半，未止再服。

【注脚】

〔1〕六十二种风：魏荔彤说："此六十二种之风名，不过言风之致证多端，为百病之长耳，不必拘其文而凿求之。"

〔2〕腹中血气刺痛：妇人经尽或产后，血室空虚，外邪乘虚入腹，与血气相搏而作刺痛。

〔3〕红蓝花酒：红蓝花即红花。《本草图经》引《博物志》云："张骞所得也。"此药《本经》《别录》不载。《妇人大全良方》卷十八引《近

效方》"疗血晕，绝不识人，烦闷，言语错乱，恶血不尽，腹中绞痛，胎死腹中"者，用红蓝花酒。

【提要】论妇人腹中血气刺痛的证治。

【简释】六十二种风，泛指多种外感邪气。妇人经后和产后，风邪乘虚袭入胞宫，与血气相搏，导致腹中刺痛。治用红蓝花酒，以红花之辛温，温经活血止痛，酒能协助红花以行血气。血气行，风邪去，痛自止。方下注曰："疑非仲景方。"此说可从。

【大论心悟】

红花酒治痛经与红花膏治褥疮有良效

1. **加味红蓝花酒治痛经** 据万氏报道，用加味红蓝花酒治疗痛经284例取得良效。①治疗方法：红花10g，益母草60g，当归10g，川芎5g，黑胡椒7粒。以上诸药，用白酒500ml浸泡48小时即可服用。每日早晚各服1次，每次服10~20ml。连服1个月经周期为1个疗程。②适应病证：本方适用于治疗以血瘀为主之痛经。临床多表现为经来少腹痛如锥刺，拒按或腰腹胀痛，甚则胀痛难忍者。经色多紫暗或夹有血块。③结果：284例中，服药1个疗程经来疼痛消失者221例，占74.30%；服药2个疗程疼痛基本消失者66例，占23.24%；服药3个疗程症状无改善者7例，占2.46%。（万仪辉.《成都中医学院学报》1991；4:37）

按：李氏等将190例痛经患者随机分为红蓝花酒口服液治疗组（110例），田七痛经胶囊对照组80例。结果：治疗组治愈率和显效率明显高于对照组，经X_2检验，有显著性差异（$P < 0.005$）。（李玉香，等.《北京中医药大学学报》1995，4:37）

2. **红花膏治褥疮** 用红花500g加水7000ml，约煎2小时红花呈白色后过滤取液，再用文火煎约3~4小时，使呈胶状。用时涂于纱布上贴患部，覆以消毒纱布，固定。隔日换药1次。据20例24处褥疮治疗观察，5次以内治愈者8处，10次以内治愈者11处，10次以上者5处（其中有20~25次治愈的2例，病程达1~2年）。（《中药大辞典》第993页）

【验案精选】

1. **胎衣不下** 红花酒煮汁，饮二三盏。（《产乳集验方》）

2. **难产** 刘复真遇府判女，产不利，已死，刘以红花浓煎，扶女于凳上，以绵帛蘸汤遏之，连以浇帛上，以器盛水，又煖又淋，久而苏醒，遂生男子。盖遇严冬，血冷凝滞不行，温则产，见亦神矣。（《古今医案按·卷九·女科》）

3. **产后血晕** 新昌徐氏妇，病产运已死，但胸膈微热。有名医陆氏曰："血闷也。得红花数十斤，乃可治。"遂亟购得，以大锅煮汤，盛三桶于窗格之下，舁（yú愚。抬着。）妇寝其上熏之，汤冷再加，有倾指动，半日乃苏。（《纲目》第十五卷"红蓝花"引《养疴漫笔》）

4. **产后脚痛** 患者朱某及孙竹匠之妻、茅店乡一妇人，均是产后脚疼痛，用川红花30g，用水酒1碗煎汤，1日服2次，3剂愈。（《名老中医经验汇编》）

5. **产后腹痛** 韩某，女，28岁。1981年6月10日就诊。患者产后27天，腹痛当脐左右，窜痛不定，甚则如刺难忍，口渴不喜饮，胃呆纳滞，大便秘结，面色无华。病届半月，经服药未能奏效。诊其脉沉细弦，舌淡苔腻而润。证属产后血虚，风邪侵入，阻滞经脉。因遵仲师明训，用红花10g，以米酒1碗，煎减余半，分2次温服。次日腹痛减半，纳增神振，大便复行，药已中病，效不更方。再予2剂，腹痛痊愈，诸症平息。唯感肢体倦怠，给当归芍药散加减2剂调理，得收全功，经8个月随访，未见复发。（陈振智.《浙江中医杂志》1986，7:302）

6. **乳癖（慢性乳腺增生症）** 袁某某，29岁，患乳癖（慢性乳腺增生）5年余，遇情志恼怒即肿大疼痛，病随喜怒消长，每次发作均需输青霉素10多天，加服"乳癖消"方能消除。患者于去年4月来诊，可见左侧乳房有如核桃状肿物四块，触之则疼剧，推之可移，舌红苔白，脉弦紧，按中医辨证，不通则痛，痛则有瘀。遂予输青霉素3天，并用150g红花，分3次布包蒸熟，热敷患处，3天后症状与肿块俱消。（张春青.《中医外治杂志》1997，2:34）

原按：根据人体细胞具有吸收、排泄、渗透、传递之功能的原理，本人临床将红花单味药外用治局部瘀血，疗效常胜于内服，屡用屡效。

7. **眩晕（高血压病）** 段某某，58岁，患高血压病，经服红花泡酒1个月之久，以后1年多未再来复诊。后患者因咳嗽频繁，又来求治，询问高血压病情况，他说："已经好了，服红花泡酒1年来血压正常。"我测血压，果尔如此。（《来春茂医话》）

【临证指要】 中医学治病始于单味药。一味红花辛散温通，入血分，善于活血祛瘀，消肿止痛，为妇科、内科、外科常用药，应辨证施用为佳。

【实验研究】红蓝花酒对降低前列腺素的含量效果显著，从而使痛经减轻。红花煎剂对子宫有兴奋作用和有持久的降压作用，并能增加冠脉血流量、降低冠脉阻力，抑制血小板凝集、增加纤维蛋白酶溶解活性，抑制体外血栓形成等。

【原文】 妇人腹中诸疾痛，当归芍药散主之。（17）

当归芍药散方：见前妊娠中。

【提要】 论妇人腹中痛肝脾不调的主方。

【简释】 妇人腹痛的病因复杂，若由于气血郁滞，肝脾不调所致者，治用当归芍药散。方见妊娠病篇第5条。尤在泾："妇人以血为主，而血以中气为主。中气者，土气也。土燥不生物，土湿亦不生物。芎、归、芍药滋其血，苓、术、泽泻治其湿，燥湿得宜，而土能生物，疾痛并蠲矣。"（《心典》）

【原文】 妇人腹中痛，小建中汤主之。（18）

小建中汤方：见前虚劳中。

【提要】 论妇人腹中痛脾虚营弱的主方。

【简释】 前《血痹虚劳病》篇第13条详论小建中汤证，本条则指出了其主症，应互参。

【方证鉴别】

红蓝花酒、当归芍药散、小建中汤 妇人杂病以腹痛为主的施治三方：红蓝花酒活血行气，主治血瘀气滞性腹痛；当归芍药散和血除湿，主治血虚湿阻性腹痛；小建中汤调补脾胃，主治脾虚营弱性腹痛。

【原文】 问曰：妇人病，饮食如故，烦热不得卧，而反倚息者，何也？师曰：此名转胞[1]，不得溺也。以胞系了戾[2]，故致此病。但利小便则愈，宜肾气丸主之（按：《脉经》卷九第七于"肾气丸"后无"主之"二字，有"以中有茯苓也"六字）。方见虚劳中。（19）

【注脚】

〔1〕转胞：病名，类似西医学所述的"尿潴留"。胞，此通"脬"（pāo），指膀胱。

〔2〕了戾：同"缭戾"，指缠绕。

【提要】 论妇人转胞的证治。

【简释】 转胞的病因复杂，本条所述是因肾气虚弱，膀胱气化不行所致。其主症为"不得溺"，即小便不通。病在下焦，中焦无病，故饮食如故；小便不通，水不下行，浊气反而上逆，故心中烦乱，倚息不得卧；小便不通，势必小腹拘急、胀满或痛。治疗方法，当用肾气丸补肾化气，通利小便，使气化复常，小便通利，而诸症遂愈。

按：八味肾气丸，本书中述其主治病证有四：①第6篇主治虚劳腰痛，少腹拘急，小便不利。②第12篇主治短气有微饮。③第13篇主治男子消渴，小便反多，以饮一斗，小便一斗。④本篇主治妇人转胞不得溺。以上病症，皆由于肾气虚弱而膀胱气化失常所致，故用肾气丸异病同治。

【验案精选】

1. **杂病转胞** 儒者王文远室，患小便不通，小腹肿胀，几至于殆，用八味丸一服，小便滴沥，再以前药一料加车前子，一剂即利，肚腹顿宽而安。（《续名医类案·卷二十四·转脬》）

按：《素问·标本病传论》与《灵枢·病本》两篇都谈到，诸病皆治其本，独"大小便不利"及"中满"治其标。"盖二便不通，乃危急之候，虽为标病，必先治之，此所谓急则治其标也"（《类经》）。目的是先解决主要矛盾。

2. **妊娠转胞** 王某某，女，32岁，已婚。主诉：尿频、尿痛经常发作，发时就用西药呋喃咀丁、庆大霉素与中药清热利湿通淋剂治疗。此次发病于妊娠五月，恐西药对胎儿不良，而服中药治疗，苔薄白尖红，脉细滑。淋证多为湿热于下焦，膀胱气化不利。胎前多火，故用清利通淋法，八正散加黄柏、石韦、海金砂等。用药1周后尿痛好转，但淋漓不爽。昨起小便不通，少腹胀急，不能安卧，两足畏冷。因思清利过多，损及阳气，《金匮》中"胞系了戾"一条，与此类似，改用肾气丸合通关滋肾丸出入，温肾通阳，利水通淋。处方：肉桂6g，制附片6g，山萸肉10g，生地10g，泽泻10g，云苓10g，丹皮6g，车前子10g，知母10g，黄柏10g，竹叶10g，甘草梢5g。服药1剂尿液排出，再服1剂小便爽利。（赵景芳.《南京中医学院学报》1986，1:90）

3. **产后转胞** 田某某，25岁。产后小便不通已7天，曾注射“新斯的明”等，配合针灸、中药，均未见效，赖导尿缓解症状。就诊时小腹拘急胀痛难忍，欲解而不溺，恶露量少色淡，心烦心悸，按其小腹充盈如鼓，舌质微红胖大、边有齿痕、苔薄润罩黄，脉浮大无力。证系素体虚弱，复因滞产，肾气耗损益甚，以致膀胱气化无权，胞系了戾而不得小便。病属转胞。肾气丸用开水泡，溶化后服下。4小时后，再服1次。药后2小时许，小便渐渐自解，小腹胀急亦减，当服完第3次后，即自行小便。翌日，改每次1丸，1日3次。3天后诸症告愈。（石汝锷.《浙江中医杂志》1983，8：368）

按： 肾虚只是转胞的成因之一，其他病因病机所致者，应辨证治之。

肾气丸治疗其他病〔验案精选〕等项内容，详见前第6篇第15条；第12篇第17条；第13篇第3条。

【原文】 蛇床子散方，温阴中坐药[1]（按：本条《脉经》卷九第七作“妇人阴寒，温中坐药，蛇床子散主之”）。（20）

蛇床子散方：蛇床子仁。上一味，末之，以白粉[2]少许，和令相得，如枣大，绵裹内之，自然温。

【注脚】

〔1〕阴中坐药：用丝绵裹药纳入阴道的方法。

〔2〕白粉：赵以德认为“即米粉”。

【提要】 论妇人阴中寒湿“坐药”疗法。

【简释】 条文中只提到阴寒，以方药测症，应有带下，阴内瘙痒，阴冷等。故用蛇床子散为坐药，直接温其阴中，燥湿杀虫。

按： 治疗阴中疾病以内服之剂，药力难以达到病所，故治应采取局部用药，或内外兼治法为宜。

吴谦说：“妇人阴冷，皆由风寒乘虚客于子脏，久之血凝气滞，多变他证，且艰于受孕。宜多服桂附地黄丸，外以远志、干姜、蛇床子、吴茱萸研细，绵裹纳阴中，日二易。”（《医宗金鉴·妇科心法要诀·前阴诸证门》）吴氏如此兼治方药可以取法。

【方证鉴别】

蛇床子散证与矾石丸证

两方同为阴中坐药，都有燥湿杀虫止痒作用，但矾石丸主治湿热带下证；蛇床子散主治寒湿带下证。

【大论心悟】

蛇床子治阴痒（滴虫性阴道炎）有良效

1. 以蛇床子治阴痒近百例，疗效良好。治疗方法：先用10%蛇床子煎液500ml，冲洗阴道，然后将0.5g的蛇床子片剂（由蛇床子提取物制成）2片纳入阴道。连续治疗5~7天为1个疗程。结果：经近百例观察，多数用1个疗程即可治愈，滴虫转阴，痒感消失，阴道清洁，白带消失或显著减少。此外，试用于非滴虫性阴道炎，也有减少白带分泌物的作用。对有宫颈糜烂者，应用后未见不良反应。（桂承会.《中医杂志》1956，5：250）

按： 滴虫性阴道炎，以带下、阴痒为主症。其病因为湿，“湿生虫”，虫蚀则瘙痒不止。蛇床子之功用，早在《本经》即说主治“湿痒”。《本草新编》谓“功用颇奇，内外俱可施治，而外治尤良”。《本草正义》指出：蛇床子对“外疡湿热痛痒，浸淫诸疮，可作汤洗，可为末敷，收效甚捷，不得以贱品而忽之”。上述报道亦可佐证，蛇床子确是一味主治“湿痒”滴虫性阴道炎的良药。

2. 蛇床子洗方治疗妇女阴痒47例，42例疗效满意。治疗方法：蛇床子、地肤子、蒲公英、苦参各9g，大黄、川黄柏、威灵仙、白鲜皮各6g，枯矾4g，薄荷3g，水煎熏洗。（傅寿生.《陕西中医》1984，10：45）

蛇床子苦参煎治小儿痱子疗效甚佳

应用家传之方蛇床子配苦参，煎汁温洗治疗小儿痱子56例，疗效甚佳，并能有效预防晶状白痱过程中继发的擦烂、红斑、湿疹样皮炎、假性疖痈或浓疱病等。用法：蛇床子60~90g，苦参15~30g。加水1000ml，煎汁温洗患处，日3~4次。一般2~3天即愈。（杨普选.《中药函授通讯》1997，4：22）

按： 蛇床子与苦参均有良好的燥湿止痒之功效，配合应用，疗效尤佳，不仅小儿，成人瘙痒症亦可应用。

【验案精选】

1. **赤白带下** 张从正治赤白带下，月经不来。枯白矾、蛇床子。以上备等份。右为末，醋打面糊丸，如弹子大，以胭脂为衣，绵子裹，纳于阴户。如热极再换。（《儒门事亲·卷十五·妇人病证第七》）

2. **交感阴痛** 沧州治一宠妾，年三十余，凡交感则觉阴中隐痛，甚则出血，按其脉两尺沉迟而涩，用补血散寒之剂不愈，因思药与病对，服

而不效，恐未适至其所也。偶检《千金方》，用蛇床子散，绵裹纳其中，二次遂愈。（《名医类案卷八·前阴病》）

按：所谓《千金方》，实源于《金匮要略》本条。治疗外部疾病以内服之剂，虽"药与病对"，但药力难"适至其所"，故"服而不效"。治应采取局部用药，本案便是。笔者曾治一例类似本案之患者，服胶艾汤数剂遂愈，详见第20篇第4条。

【临证指要】 蛇床子性味辛、苦而温，归肾经。外用有燥湿杀虫止痒之功；内服有温肾壮阳补虚之效。蛇床子散治疗阴痒及加味治疗多种皮肤病有良效。

【实验研究】 蛇床子对皮肤真菌有抑制作用。外用治疗皮肤病有收敛、吸湿、抑制渗出等作用。本品有类似性激素作用。

【原文】 少阴脉滑而数者，阴中即生疮，阴中蚀疮烂者，狼牙汤洗之。（21）

狼牙汤方：狼牙三两。上一味，以水四升，煮取半升，以绵缠箸[1]如茧，浸汤沥阴中，日四遍。

【注脚】

〔1〕箸（zhù 著）：即筷子。

【提要】 论下焦湿热而阴中生疮的证治。

【简释】 徐彬说："少阴脉即左尺脉也……"（《论注》）。条文本意是借脉象阐述阴蚀疮的病机。少阴脉主肾，候下焦，其脉滑而数为湿热之象；肾开窍二阴，若下焦湿热之邪蕴结腐蚀于前阴，日久可致阴中痒痛糜烂。治用狼牙汤煎水洗涤阴中，旨在清热燥湿，杀虫止痒。

【方证鉴别】

狼牙汤证、矾石丸证、蛇床子散证 三方所治皆为妇人阴中病症，均为外用方法，但三方用法、功效有所不同：狼牙汤证有疮痛，采用洗剂，以利清疮排毒；矾石丸、蛇床子散证无疮痛，采用坐药纳于阴中，除湿止带，杀虫止痒，且蛇床子散还可直接温阴中寒冷。

【大论心悟】

狼牙汤之狼牙即仙鹤草根芽考证

现代名医叶橘泉先生经过详细考证，认定狼牙即仙鹤草（根芽）。他说：狼牙始见于《神农本草经》，一名牙子，"味苦寒，主邪气、热气、疥搔、恶疡、创痔，去白虫。"《名医别录》称"狼齿"；《吴普本草》名"天牙"。陶弘景谓："其牙如兽之齿牙，故有诸名。八月采根。"古方用狼牙者有：《金匮要略·妇人杂病》篇的狼牙汤方，主治阴疮。又《崔氏方》疗前阴痒痛不可忍……经详细考证民间草药诸书，可以肯定，古之"狼牙草"，就是后来的"龙牙草"（仙鹤草）是毫无疑问了……仙鹤草的嫩茎叶煎剂，局部使用对阴道滴虫病亦有良好的效果。目前，本药正在引起人们的重视，并把它应用于临床，取得了较好的疗效，是一个很有前途的药物。（叶橘泉.《黑龙江中医药》1983，3:51）

狼牙汤为带下、阴痒（滴虫性阴道炎）专方

本病是妇科常见病之一，主要是感染阴道毛滴虫而引起，已被世界卫生组织列为性病之一。①疗法与主症：运用《金匮要略》狼牙汤治疗100例滴虫性阴道炎患者，并以灭滴灵治疗65例作对照组，共计165例。其中外阴瘙痒者123例，约占74%；白带量多秽臭者160例，约占97%；宫颈糜烂及阴道黏膜充血糜烂者117例，约占71%；白带化验165例均有滴虫，占100%。狼牙汤剂型改进及观察方法等，略。②结果：狼牙汤组临床治愈率为74%，总有效率为93%；灭滴灵组临床治愈率为51%，总有效率为83%。杀灭滴虫作用比较：经化验白带，狼牙汤治疗组100例用药后转阴87例，灭滴灵对照组65例用药后转阴46例。统计学处理结果表明，狼牙汤治疗组疗效明显优于灭滴灵对照组。③讨论：目前治疗滴虫性阴道炎，多采用外治法，西药首选灭滴灵，中药多以清热燥湿杀虫止痒药物熏洗为主，而选用狼牙汤治疗者极为罕见。狼牙汤系仲景方，本方仅用狼牙一味药。狼牙始载于《神农本草经》，其根萌芽若兽之牙，二月三月采芽日干。《中医大辞典·中药分册》记载，仙鹤草又名狼牙草，仙鹤草根芽即狼牙也，为蔷薇科植物龙芽草带短小根茎的冬芽。我们以往的实验及临床观察表明，药物疗效与原生药采集时间及入药部分有密切的关系，一般来说，以阴历正月、二月、八月、九月采集者为佳，且选用根芽为优（曾分别用根、根芽、芽、茎叶制成四种药液，浓度为1:1，经体外杀灭阴道毛滴虫试验，证明根芽灭滴效果最好）。通过临床观察，表明狼牙汤具有用药时间短、灭滴性强、见效快而无不良反应等特点（毒性试验

亦未发现任何不良反应），而灭滴灵在临床应用中有引起过敏者。可见狼牙汤应为治疗滴虫性阴道炎的首选药。从临床中还观察到，对于滴虫、细菌混合感染者，狼牙汤疗效尤佳，为灭滴灵所不及。说明狼牙汤不仅杀灭滴虫，而且还有较强的抗菌作用，可谓阴道炎患者的理想药物。（赵云芳，等.《北京中医学院学报》1992，5∶51）

按：以上狼牙汤、蛇床子散等小方的临床验证表明，经方的一方一药都来源于实践，是经验的结晶，极其珍贵难得。临床应“努力发掘，加以提高”。

【验案精选】

阴痒（女阴硬化苔癣） 王某，女，36岁。外阴瘙痒，变白8年余，间断治疗6年多，其效果不佳。现感外阴干痒，入夜加剧，阴中灼热疼痛，头晕，口干，杂色带下。妇检：外阴皮肤粗糙有大量的抓痕，大小阴唇、阴蒂、会阴部变白，阴道分泌物减少。舌红苔少，脉弦细。证属下焦湿热，治宜清热燥湿，杀虫止痒。方用狼牙汤加味：狼牙草30g，蛇床子15g，烟草20g，茯苓10g，白鲜皮10g，炒白术10g，地骨皮10g。水煎先熏后洗外阴30分钟左右，日1剂，如法熏洗3次。经期停药。患者半月后复诊，外阴瘙痒干痛明显减轻，其外阴皮色恢复正常，不粗糙，小阴唇两侧白色减少，药已中病，继用上方5剂。1个月后，会阴白斑、阴痒消失，外阴皮肤光滑而告愈。（高庆超.《中医外治杂志》1996，2∶43）

按：烟草为茄科植物烟草的叶。具特异的香气，味苦辣。性味辛，温，有毒。有行气止痛，解毒杀虫等功效。

【原文】胃气下泄，阴吹而正喧，此谷气之实也，膏发煎导之。（22）

膏发煎方：见黄疸中。

【提要】论阴吹的成因和证治。

【简释】“阴吹而正喧”，谓前阴出气有声如大便矢气之状，连续不断。“谷气之实”，意谓大便燥结。本条的大意是说，妇人阴吹声喧，是由于大便燥实，胃肠之气不能下行于谷道，而别走前阴所致。治以猪膏发煎，润导大便，使大便通畅，浊气下行，则阴吹可止。

按：关于“膏发煎导之”之法，《妇人大全良方》云：“头发灰、猪脂，右调停，绵裹如枣核大，纳阴中。”与本书《黄疸病》篇“猪膏发煎方……发消药成，分再服”用法不同。从本文“导之”来看，以《良方》“纳阴中”为是。但后世“验案”皆为内服法。

【大论心悟】

阴吹病因证治述要

阴吹之疾并非罕见，张璐说：“阴吹正喧，乃妇人恒有之疾，然多隐忍不言，以故方书不载。”阴吹多见于经产体弱的妇女，而室女及未育者则极少发生。其病因比较复杂，结合现代医学进行探讨，大略与下列情况有关：①阴道壁及盆底组织松弛。②先天畸形——肛门与阴道均开口于阴道前庭。③后天损伤——直肠阴道瘘与Ⅰ、Ⅱ、Ⅲ度会阴裂伤。④阴道产气的化学因素——滴虫性阴道炎，此病多因阴痒、带下就诊，伴发阴吹者声响很少。⑤精神因素——神经官能症，其发生阴吹的特点，自觉阴道出气感而听不到声响。上述诸多因素中，以第一种为最常见。

阴吹的治疗，除了以膏发煎导之之外，尚应针对病因病机的不同，采取不同的方法治之。例如：《医宗金鉴·妇科心法要诀》说：“妇人阴吹者……若气血大虚，中气下陷者，宜十全大补汤加升麻、柴胡，以升提之。”若因滴虫性阴道炎所致者，应治滴虫。若因精神因素者，应着重心理疏导。

【验案精选】

1. 腑实阴吹

（1）傅氏妇，年逾四十，患阴吹半载，别无所苦，其夫求治于余。余未经治此病，捡方书云：是胃气下泄，阴吹而下喧，乃谷气之实也，猪膏发煎导之。果验。猪膏半斛，乱发如鸡子大一枚，和膏中煎之，发消药成，分用四次服，二料即愈。此古方也，用之得效，故录于此。〔《二续名医类案》（李铎·验案精选偶存）第3037页〕

（2）陈妇，42岁。得一隐疾，不敢告人，在家亦不敢出，偶有客至，则回避于房中，半年不愈。不得已而就诊于予。问每天有十余次发作，每发则连续不断吹气四五十次，持续一二分钟，响声很大。按其脉沉细带数，饮食动作皆如常，余无所苦，唯大便干结，三五日方解一次。《金匮》谓：“此谷气之实也，以猪膏发导之。”遂照方服用，进服1剂，大便连泻数次，斯证顿愈，信古方之不谬也。〔《湖南省老中医医案选》（刘天鉴医案）第一辑第42页〕

2. 腑实、气虚、气郁阴吹 余在10年前曾治一周姓病人，前阴出气有声五月余，各医院妇科检查，谓其正常无病。自诉产后起前阴出气有声不断，心神烦乱，口中干燥，大便坚结，常多日1次，便后前阴出气减少，但不久复作如故。舌红苔薄黄，脉滑有力。思其证与仲景所论相同，遂遵古训，用古方，以猪膏半斤，乱发如鸡子大3枚，和膏中煎之，发消药成，分3服。3天后来告，药后大便畅行，诸症均除。

上述验案，余心中甚喜，尔后遇一项姓患者，亦患此病。余据其夫所述，照前例施治。不料药后反见腹痛泄泻，下坠不爽。遂急赴其家诊视。患者面色萎黄，精神委顿，问其病因，系临产用力努责，产后小腹坠胀，翌日即患此病，且头晕乏力，纳呆口淡，大便溏而不畅，便时需用力努挣才能排出少量粪便，此时汗出短气，头晕耳鸣眼花特甚。舌苔薄白，脉浮虚大。忆此证正合叶天士所谓"胞门气虚，胃气下泄"，遂遵叶氏"用补中益气法，以升其气为妙"之旨，易方补中益气汤内服，用大剂参、芪补其气，举其陷而愈。

还有一黄姓患者，阴吹一年有余，其夫问余可治否，余因已有教训，遂答复需面诊。翌日来诊，症见阴吹便秘，急躁易怒，脘胁作胀，四肢麻木，头晕眼花。观其形体瘦弱，面色不华，午后颧红，舌红无苔，脉弦细无力。细问其起病之因，谓由口角而生恼怒，次日即见此病。乃断为郁怒伤肝，气机升降失常，日久伤阴，阳亢风动之阴吹证。拟方滋阴柔肝、潜阳息风，予一贯煎加决明、合欢皮、白蒺藜之类，10剂后诸症如失。余于是悟得阴吹一证，固有多般，决不能以一方通治之。（叶益直.《浙江中医杂志》1986，7：304）

3. **虫因阴吹**　室女阴吹症临床较为少见，采用中药熏洗，配合口服灭滴灵治愈1例。患者吴某某，21岁。兴修水利时负重，感下腹部坠胀，带下色白、质稀、量不多，前阴如矢气，走路时尤甚，头昏乏力。他医以补气升提法久治不效。证见形体消瘦，面色不华，舌淡，脉弱。追问带下有泡沫，考虑为湿虫所致。拟方：苦参、土茯苓、百部各60g，花椒20g，苦楝根皮、地肤子各30g。煎水坐浴熏洗，每天睡前1次；灭滴灵片0.2g，每天3次口服，连用10天而愈，至今未复发。（胡学函，等.《河北中医杂志》1990，5:封三）

4. **直肠阴道瘘阴吹**　李某某，58岁。绝经8年，近半年大便不爽，常感失气自阴道而出，噗噗有声，并有黄绿水流出。查：外阴阴道老年型，阴道内可见黄绿色分泌物，且有恶臭气。宫颈萎缩、光滑。腹部压痛。肛查：肛内可触及多处高低不平之肿物，触之出血，且于距肛门约3cm处有一直径约0.5cm大小之孔道与阴道穿通，由阴道可见肛内指尖，且有粪便流出。诊为直肠阴道瘘；直肠癌待查。转肿瘤科检查。（张忠惠.《河北中医》1985，3：18）

按：此患者若不经妇科内诊检查，终难发现器质性病变，投药必然徒劳。此案提示，对阴吹病人，首先应排除直肠阴道瘘及产伤之类器质性病变，药物治疗才能收效。

5. **便秘**　门人吴炳南之妻，每患肠燥，纳谷不多。予授以大半夏汤，服之甚效。间一二日不服，燥结如故。吴私念此胃实肠燥之证，乃自制猪膏发煎服之，一剂而瘥。乃知仲师"谷气之实"四字，早明示人以通治他证之路，不专为阴吹设也。（《金匮发微》）

【原文】　小儿疳虫蚀齿方：疑非仲景方。（23）

雄黄、葶苈。上二味（按:《本草纲目》卷十六"葶苈"条"上二味"引作"等份"），末之，取腊日（按:《本草纲目》引作"腊月"）猪脂，熔，以槐枝绵裹头四五枚，点药烙之。

【提要】　论小儿疳虫蚀齿的外治法。

【简释】　牙齿被虫蛀蚀，成人多采取手术摘除，但容易引起附近牙齿的松动。本条采用外治法，方中雄黄、葶苈有消肿杀虫等作用。用法"……点药烙之"，即将猪脂熔化，蘸药乘热烙其患齿。如此方法对小儿疳热生虫，牙齿蛀蚀的牙科疾患有一定的实用价值。

【大论心悟】

仲景全书儿科病证治探索

仲景书没有小儿病证治专篇，仅此篇最后有"小儿疳虫蚀齿方"，林亿等怀疑本方非仲景方。但据《宋史·艺文志》记载，仲景有《口齿论》一卷，后散佚无存。故本条可能为仲景《口齿论》所遗，而后世附载于此。程云来说："小儿胃中有疳热，则虫生而牙龈蚀烂，雄黄味辛，葶苈味苦，辛苦能杀虫故也。按张仲景有《口齿论》一卷，今未之见，岂彼处简脱于此耶？而妇人方后不应有小儿方也。"由本条联想到，仲景全书以内科杂病为主，并有外科病及妇人病证治，岂能无幼科病呢？必有亡佚。《金匮玉函要略辑义》考据本条之方说："案玉函经第八卷末，亦载治小儿药三方，盖另有幼科书而亡佚者，此类岂其遗方耶？"

《金匮》第7篇第14条小青龙加石膏汤方后注曰："……强人服一升，羸者减之，日三服。小儿服四合。"第3篇第15条之升麻鳖甲汤的煎服法为"……煮取一升，顿服之，老小再服（按：老人与小儿一升分两次服）"。以上两方服法，可举一反三，触类旁通，其他诸方亦可辨证治疗小儿病。

小　结

本篇论述妇人杂病脉证并治。关于妇人杂病之因，篇中第8条概括为"虚、积冷、结气"三大方面。妇人病与男子病的区别，就在于有经、带、胎、产等疾患，前两篇分别论述胎前病与产后病证治，本篇则论述月经病、带下病为主。

篇中首论"热入血室"的月经病，治疗随证选用小柴胡汤或针刺期门。除了与外感病有关的月经病外，并论述到多种原因所致月经病的证治，如因瘀血而经水不利者，治用土瓜根散活血通瘀；因瘀阻而经闭不行者，治用抵当汤逐瘀下血；因水血并结于血室而经闭者，治用大黄甘遂汤逐水破血；因冲任虚寒，瘀血内阻而崩漏者，治用温经汤补虚去瘀；因虚寒气陷，漏下色黑不解者，治用胶姜汤温补冲任，养血止血；因半产后瘀血停留所致漏下者，治用旋覆花汤活血止漏等。还有，篇中所论腹痛，亦多伴有月经不调，如治妇人腹中痛的红蓝花酒、当归芍药散、小建中汤等方药，既可辨证治疗妇人腹中痛，并可调治月经之不调。

带下病的病因大略可分为湿热与寒湿两类，分别用矾石丸或蛇床子散纳入阴中。若辨证配合内服方药，则效果更佳。外阴生疮者，以狼牙汤洗之。

此外，篇中治"妇人咽中如有炙脔"用半夏厚朴汤；治"脏躁"用甘麦大枣汤；治"转胞"用肾气丸；治"吐涎沫"用小青龙汤；治"阴吹而正喧"用膏发煎导之等，都切合实用，皆体现了辨证论治精神。

全篇大方、中方、小方俱备，其丰富的内治法与外治法，对后世产生了深远影响。

总之，本篇与妊娠病、产后病等三篇，是中医妇科学之源头。其辨证思路与论治方法，为妇科病的诊治奠定了基础。

杂疗方第二十三

自此以下三篇是否为仲景原著，明清以来的注家见解不一。三篇共计208条，载方57首，这些内容在理论与实践方面均有一定的科学价值，有的方剂（如三物备急丸）至今仍广泛应用，有的方法（如治尸蹶用肉桂末纳于舌下开心窍以取速效，即相当于现代治疗心绞痛以舌下含药法）对后世医学有很大影响，为后世中医急救学、食疗学以及防治疾病等方面的发展奠定了基础。因此，对以下三篇内容仍按原来的面目保留下来，仅加序码，不作注释，以备学者研究、参考。

本篇内容主要是卒死、尸蹶、缢死、暍死、溺死及跌伤等内外科杂证的急救方治。方剂虽杂，却提供了丰富多样的治疗方法，单独成篇以备急用。

【原文】

1. 退五脏虚热，四时加减柴胡饮子方：

冬三月加 柴胡八分，白术八分，大腹槟榔四枚（并皮子用），陈皮五分，生姜五分，桔梗七分。

冬三月加 枳实，减白术共六味。

夏三月加 生姜三分，枳实五分，甘草三分，共八味。

冬三月加 陈皮三分，共六味。

上各㕮咀，分为三帖，一帖以水三升，煮取二升，分温三服。如人行四五里，进一服。如四体壅，添甘草少许。每帖分作三小帖，每小帖以水一升，煮取七合温服，再合滓为一服，重煮，都成四服。（原注：疑非仲景方）

2. 长服诃梨勒丸方：（原注：疑非仲景方）

诃梨勒、陈皮、厚朴各三两。

上三味，末之，炼蜜丸如梧子大，酒饮服二十丸，加至三十丸。

3. 三物备急丸方：（原注：见《千金》。司空裴秀：为散用亦可，先和成汁，乃倾口中，令从齿间得入，至良验）

大黄一两，干姜一两，巴豆一两（去皮心，熬，外研如脂）。

上药各须精新，先捣大黄、干姜为末，研巴豆内中，合治一千杵，用为散，蜜和丸亦佳，密器中贮之，莫令歇。

主心腹诸卒暴百病，若中恶客忤，心腹胀满，卒痛如锥刺，气急口噤，停尸卒死者，以暖水若酒，服大豆许三四丸；或不下，捧头起，灌令下咽，须臾当瘥；如未瘥，更与三丸，当腹中鸣，即吐下便瘥。若口噤，亦须折齿灌之。

4. 治伤寒令愈不复，紫石寒食散方：（原注：见《千金翼》）

紫石英、白石英、赤石脂、锺乳（碓炼）、栝楼根、防风、桔梗、文蛤、鬼臼各十分、太一余粮十分（烧）、干姜、附子（炮，去皮）、桂枝（去皮）各四分。

上十三味，杵为散，酒服方寸匕。

5. 救卒死方：

薤捣汁，灌鼻中。

又方：雄鸡冠割取血，管吹内鼻中。

猪脂如鸡子大，苦酒一升，煮沸灌喉中。

鸡肝及血，涂面上，以灰围四旁，立起。

大豆二七粒，以鸡子白并酒和，尽以吞之。

6. 救卒死而壮热者方：

矾石半斤，以水一斗半，煮消，以渍脚，令没踝。

7. 救卒死而目闭者方：

骑牛临面；捣薤汁灌耳中；吹皂荚末鼻中；立效。

8. 救卒死而张口反折者方：

炙手足两爪后十四壮了，饮以五毒诸膏散。（原注：有巴豆者）

9. 救卒死而四肢不收，失便者方：

马屎一升，水三斗，煮取二斗以洗之；又取牛洞（原注：稀粪也）一升，温酒灌口中。炙心下一寸，脐上三寸，脐下四寸，各一百壮，瘥。

10. 救小儿卒死而吐利，不知是何病方：

狗屎一丸，绞取汁以灌之；无湿者，水煮干者取汁。

11. 治尸蹶方，脉动而无气，气闭不通，故静而死也，治方：

菖蒲屑，内鼻两孔中，吹之，令人以桂屑着舌下。（原注：脉证见上卷）

又方：剔取左角发方寸，烧末，酒和，灌令入喉，立起。

12. 救卒死客忤死，还魂汤主之方：（原注：《千金方》云，主卒忤鬼击飞尸，诸奄忽气绝，无复觉，或已无脉，口噤拗不开，去齿下汤。汤下口不下者，分病人发左右，捉擒肩引之，药下，复增取一升，须臾立苏）

麻黄三两（去节）一方四两，杏仁（去皮尖）七十个，甘草一两（炙）（原注：《千金》用桂心二两）。

上三味，以水八升，煮取三升，去滓，分令咽之，通治诸感忤。

又方：韭根一把，乌梅二七个，吴茱萸半升（炒）。

上三味，以水一斗煮之，以病人栉内中，三沸，栉浮者生，沉者死，煮取三升，去滓，分饮之。

13. 救自缢死，旦至暮，虽已冷，必可治；暮至旦，小难也；恐此当言忿气盛故也，然夏时夜短于昼，又热，犹应可治。

又云：心下若微温者，一日以上犹可治之方：徐徐抱解，不得截绳，上下安被卧之；一人以脚踏其两肩，手少挽其发，常弦弦勿纵之；一人以手按据胸上，数动之；一人摩捋臂胫屈伸之；若已僵，但渐渐强屈之，并按其腹：如此一炊顷，气从口出，呼吸眼开，而犹引按莫置，亦勿苦劳之。须臾可少桂汤及粥清含与之，令濡喉，渐渐能咽，及稍止。若向令两人以管吹其两耳，冞好。此法最善，无不活也。

14. 凡中暍死，不可使得冷，得冷便死，疗之方：

屈草带，绕暍人脐，使三、两人溺其中，令温。亦可用热泥和屈草；亦可扣瓦椀底按及车缸，以著暍人，取令溺，须得流去。此谓道路穷卒无汤，当令溺其中，欲使多人溺，取令温；若汤便可与之。不可泥及车缸，恐此物冷；暍既在夏月，得热泥土、暖车缸，亦可用也。

15. 救溺死方：

取灶中灰两石余以埋人，从头至足，水出七孔即活。

16. 上疗自缢、溺、暍之法，并出自张仲景为之，其意殊绝，殆非常情所及，本草所能关，实救人之大术矣。伤寒家数有暍病，非此遇热之暍。（原注：见《外台》《肘后》目）

17. 治马坠及一切筋骨损方：（原注：见《肘后》方）

大黄一两（切，浸，汤成下），绯帛如手大（烧灰），发如鸡子大（烧灰用），久用炊单布一尺（烧灰），败蒲一握三寸，桃仁四十九个（去皮尖熬），甘草如中指节（炙，剉）。

上七味，以童子小便，量多少，煎汤成，内酒一大盏，次下大黄，去滓，分温三服，先剉败蒲席半领，煎汤浴，衣被盖覆，斯须通利数行，痛楚立瘥；利及浴水赤，勿怪，即瘀血也。

禽兽鱼虫禁忌并治第二十四

本篇论述禽、兽、鱼、虫等动物类食物的饮食 卫生以及食物中毒治疗方药，贯穿着防重于治的思想。仲景书中，重视动物类食物与药物的治疗作用，如鸡子黄、鸡子清、羊肉、猪肤（即猪皮）、猪膏（即猪脂油）、猪胆汁等均有应用，至于水蛭、虻虫、䗪虫等虫类药的运用就更为广泛了。

《汉书·艺文志》载有《神农黄帝食禁》十二卷；此下两篇所载，多见于《千金》引黄帝云，及《外台》引《肘后》，其中部分内容可能是《神农黄帝食禁》的遗文。禽兽鱼虫，种类既多，性味各异，若食用不慎，偶犯禁忌，即有中毒的危险，自宜引起高度的注意。

本篇内容，包括五脏病食禁，四时食忌，冷热食忌，妊娠食忌，及合食禁忌等各方面，所列禁忌，亦有涉及怪异，不足置信者，但绝大部分是古人在长期生活实践中积累下来的经验，对卫生保健，仍具有一定的指导意义。

【原文】

1. 凡饮食滋味，以养于生，食之有妨，反能为害；自非服药炼液，焉能不饮食乎？切见时人，不闲调摄，疾疢竞起；若不因食而生，苟全其生，须知切忌者矣。所食之味，有与病相宜，有与身为害，若得宜则益体，害则成疾，以此致危，例皆难疗。凡煮药饮汁以解毒者，虽云救急，不可热饮；诸毒病得热更甚，宜冷饮之。

2. 肝病禁辛，心病禁咸，脾病禁酸，肺病禁苦，肾病禁甘。春不食肝，夏不食心，秋不食肺，冬不食肾，四季不食脾。辨曰：春不食肝者，为肝气王，脾气败，若食肝则又补肝，脾气败尤甚，不可救；又肝王之时，不可以死气入肝，恐伤魂也；若非王时，即虚，以肝补之佳；余脏准此。

3. 凡肝脏自不可轻啖，自死者弥甚。

4. 凡心皆为神识所舍，勿食之；使人来生复其报对矣。

5. 凡肉及肝，落地不著尘土者，不可食之。

6. 猪肉落水浮者，不可食。

7. 诸肉及鱼，若狗不食，鸟不啄者，不可食。

8. 诸肉不干，火炙不动，见水自动者，不可食。

9. 肉中有如朱点者，不可食之。

10. 六畜肉，热血不断者，不可食之。

11. 父母及身本命肉，食之令人神魂不安。

12. 食肥肉及热羹，不得饮冷水。

13. 诸五脏及鱼，投地尘土不污者，不可食之。

14. 秽饭、馁肉、臭鱼，食之皆伤人。

15. 自死肉，口闭者，不可食之。

16. 六畜自死，皆疫死，则有毒，不可食之。

17. 兽自死，北首及伏地者，食之杀人。

18. 食生肉饱饮乳，变成白虫。（原注：一作血蛊）

19. 疫死牛肉，食之令病洞下，亦致坚积，宜利药下之。

20. 脯藏米瓮中有毒，及经夏食之，发肾病。

21. 治自死六畜肉中毒方：

黄柏屑，捣服方寸匕。

22. 治食郁肉漏脯中毒方：（原注：郁肉，密器盖之，隔宿者是也；漏脯，茅屋漏下沾著者是也。）

烧犬屎，酒服方寸匕。每服人乳汁，

亦良。饮生韭汁三升，亦得。

23. 治黍米中藏干脯，食之中毒方：

大豆浓煮汁，饮数升即解。亦治狸肉漏脯等毒。

24. 治食生肉中毒方：

掘地深三尺，取其下土三升，以水五升，煮数沸，澄清汁，饮一升即愈。

25. 治六畜鸟兽肝中毒方：

水浸豆豉，绞取汁，服数升愈。

26. 马脚无夜眼者，不可食之。

27. 食酸马肉，不饮酒，则杀人。

28. 马肉不可热食，伤人心。

29. 马鞍下肉，食之杀人。

30. 白马黑头者，不可食之。

31. 白马青蹄者，不可食之。

32. 马肉、㹠肉共食，饱醉卧，大忌。

33. 驴、马肉，合猪肉食之，成霍乱。

34. 马肝及毛，不可妄食，中毒害人。

35. 治马肝毒，中人未死方：

雄鼠屎二七粒，末之，水和服，日再服。（原注：屎尖者是）

又方：人垢取方寸匕，服之佳。

36. 治食马肉中毒欲死方：

香豉二两，杏仁三两。

右二味，蒸一食顷，熟杵之服，日再服。

又方：煮芦根汁饮之良。

37. 疫死牛，或目赤或黄，食之大忌。

38. 牛肉共猪肉食之，必作寸白虫。

39. 青牛肠，不可合犬肉食之。

40. 牛肺，从三月至五月，其中有虫如马尾，割去勿食，食则损人。

41. 牛、羊、猪肉，皆不得以楮木、桑木，蒸炙食之，令人腹内生虫。

42. 噉蛇牛肉杀人，何以知之？噉蛇者，毛发向后顺者是也。

43. 治噉蛇牛肉，食之欲死方：

饮人乳汁一升，立愈。

又方：以泔洗头，饮一升愈。

牛肚细切，以水一斗，煮取一升，暖饮之，大汗出者愈。

44. 治食牛肉中毒方：

甘草，煮汁饮之即解。

45. 羊肉，其有宿热者，不可食之。

46. 羊肉，不可共生鱼、酪食之，害人。

47. 羊蹄甲中，有珠子白者，名羊悬筋，食之令人癫。

48. 白羊黑头，食其脑，作肠痈。

49. 羊肝，共生椒食之，破人五脏。

50. 猪肉，共羊肝和食之，令人心闷。

51. 猪肉，以生胡荽同食，烂人脐。

52. 猪脂，不可合梅子食之。

53. 猪肉和葵食之，少气。

54. 鹿肉，不可和蒲白作羹，食之发恶疮。

55. 麋脂及梅李子，若妊妇食之，令子青盲，男子伤精。

56. 獐肉，不可合虾及生菜、梅、李果食之，皆病人。

57. 痼疾人，不可食熊肉，令终身不愈。

58. 白犬自死，不出舌者，食之害人。

59. 食狗鼠余，令人发瘘疮。

60. 治食犬肉不消，心下坚，或腹胀，口干大渴，心急发热，妄语如狂，或洞下方：

杏仁一升（合皮熟研用）。

以沸汤三升，和取汁，分三服，利下肉片，大验。

61. 妇人妊娠，不可食兔肉、山羊肉及鳖、鸡、鸭，令子无声音。

62. 兔肉，不可合白鸡肉食之，令人面发黄。

63. 兔肉，着干姜食之，成霍乱。

64. 凡鸟自死，口不闭，翅不合者，不可食之。

65. 诸禽肉，肝青者，食之杀人。

66. 鸡有六翮四距者，不可食之。

67. 乌鸡白首者，不可食之。

68. 鸡不可共葫蒜食之，滞气。（原注：一云鸡子）

69. 山鸡，不可合鸟兽肉食之。

70. 雉肉，久食之令人瘦。

71. 鸭卵不可合鳖肉食之。

72. 妇人妊娠，食雀肉，令子淫乱无耻。

73. 雀肉，不可合李子食之。

74. 燕肉勿食，入水为蛟龙所啖。

75. 鸟兽有中毒箭死者，其肉有毒，解之方：

大豆煮汁，及盐汁，服之解。

76. 鱼头正白如连珠，至脊上，食之杀人。

77. 鱼头中无腮者，不可食之，杀人。

78. 鱼无肠胆者，不可食之，三年阴不起，女子绝生。

79. 鱼头似有角者，不可食之。

80. 鱼目合者，不可食之。

81. 六甲日，勿食鳞甲之物。

82. 鱼不可合鸡肉食之。

83. 鱼不得合鸬鹚肉食之。

84. 鲤鱼鲊，不可合小豆藿食之；其子不可合猪肝食之，害人。

85. 鲤鱼，不可合犬肉食之。

86. 鲫鱼，不可合猴雉肉食之；一云，不可合猪肝食。

87. 鳀鱼，合鹿肉生食，令人筋甲缩。

88. 青鱼鲊，不可合生葫荽及生葵，并麦中食之。

89. 鳝鳝，不可合白犬血食之。

90. 龟肉，不可合酒果子食之。

91. 鳖目凹陷者，及厌下有王字形者，不可食之。其肉不得合鸡、鸭子食之。

92. 龟、鳖肉，不可合苋菜食之。

93. 虾无须，及腹下通黑，煮之反白者，不可食之。

94. 食脍饮乳酪，令人腹中生虫为瘕。

95. 鲙食之，在心胸间不化，吐复不出，速下除之，久成癥病，治之方：

橘皮一两，朴硝二两，大黄二两。

上三味，以水一大升，煮至小升，顿服即消。

96. 食鲙多不消，结为癥病，治之方：

马鞭草。

上一味，捣汁饮之。或以姜叶汁，饮之一升，亦消。又可服吐药吐之。

97. 食鱼后中毒，两种烦乱，治之方：

橘皮，浓煎汁，服之即解。

98. 食鯸鱼中毒方：

芦根，煮汁服之，即解。

99. 蟹目相向，足斑目赤者，不可食之。

100. 食蟹中毒，治之方：

紫苏，煮汁，饮之三升。紫苏子捣汁饮之，亦良。

又方：冬瓜汁，饮二升。食冬瓜亦可。

101. 凡蟹未遇霜多毒，其熟者乃可食之。

102. 蜘蛛落食中，有毒，勿食之。

103. 凡蜂、蝇、虫、蚁等，多集食上，食之致瘘。

果实菜谷禁忌并治第二十五

本篇论述果实、谷、菜等植物类食物的饮食卫生，以及食物中毒的救治方药。《素问·脏气法时论》说："五谷为养，五果为助，五畜为益，五菜为充，气味合而服之，以补精益气"；《素问·生气通天论》说："阴之所生，本在五味，阴之五宫，伤在五味。"可见中医学对饮食宜忌早就十分重视。仲景书中，对食物的治疗作用相当重视，如用大枣的方剂有64首，处方中还适当配伍葱、薤白、小麦、大麦、米类（粳米、苡米、米粉）、豆类（赤小豆、豆豉、大豆黄卷）等食物，以及药后啜粥，处处体现了张仲景的食疗法思想。

食疗学是祖国医学的组成部分。本篇与上篇，可视为中医食疗学的专篇，这是古人在长期生活实践中总结出来的食品饮食卫生的经验与教训，对于当今的科学膳食很有研究价值。

【原文】

1. 果子生食，生疮。

2. 果子落地经宿，虫蚁食之者，人大忌食之。

3. 生米停留多日，有损处，食之伤人。

4. 桃子多食，令人热；仍不得入水浴，令人病淋漓寒热病。

5. 杏酪不熟，伤人。

6. 梅多食，坏人齿。

7. 李不可多食，令人胪胀。

8. 林檎，不可多食，令人百脉弱。

9. 橘柚多食，令人口爽，不知五味。

10. 梨不可多食，令人寒中；金疮，产妇，亦不宜食。

11. 樱桃、杏，多食伤筋骨。

12. 安石榴，不可多食，损人肺。

13. 胡桃，不可多食，令人动痰饮。

14. 生枣多食，令人热渴气胀寒热，羸瘦者弥不可食，伤人。

15. 食诸果中毒，治之方：

猪骨（烧过）。

上一味，末之，水服方寸匕。亦治马肝、漏脯等毒。

16. 木耳赤色及仰生者勿食。菌仰卷及赤色者，不可食。

17. 食诸菌中毒，闷乱欲死，治之方：

人粪汁饮一升。土浆饮一二升。大豆浓煮汁饮之。服诸吐利药，并解。

18. 食枫柱菌而哭不止，治之以前方。

19. 误食野芋，烦毒欲死，治之以前方。

20. 蜀椒闭口者有毒，误食之，戟人咽喉，气病欲绝，或吐下白沫，身体痹冷，急治之方：

肉桂煎汁饮之。多饮冷水一二升。或食蒜。或饮地浆。或浓煮豉汁饮之，并解。

21. 正月勿食生葱，令人面生游风。

22. 二月勿食蓼，伤人肾。

23. 三月勿食小蒜，伤人志性。

24. 四月、八月，勿食胡荽，伤人神。

25. 五月勿食韭，令人乏气力。

26. 五月五日，勿食一切生菜，发百病。

27. 六月、七月，勿食茱萸，伤神气。

28. 八月、九月，勿食姜，伤人神。

29. 十月勿食椒，损人心，伤心脉。

30. 十一月、十二月，勿食薤，令人多涕唾。

31. 四季勿食生葵，令人饮食不化，发百病。非但食中，药中皆不可用，深宜慎之。

32. 时病瘥未健，食生菜，手足必肿。

33. 夜食生菜，不利人。

34. 十月勿食被霜生菜，令人面无光，目涩，心痛腰疼，或发心疟，疟发时，手足十指爪皆青，困萎。

35. 葱、韭初生芽者，食之伤人心气。

36. 饮白酒，食生韭，令人病增。

37. 生葱不可共蜜食之，杀人；独颗蒜弥忌。

38. 枣合生葱食之，令人病。

39. 生葱，和雄鸡、雉、白犬肉食之，令人七窍经年流血。

40. 食糖、蜜后，四日内食生葱、韭，令人心痛。

41. 夜食诸姜、蒜、葱等，伤人心。

42. 芜菁根，多食令人气胀。

43. 薤，不可共牛肉作羹食之，成瘕病；韭亦然。

44. 莼多食，动痔疾。

45. 野苣，不可同蜜食之，作内痔。

46. 白苣，不可共酪同食，作䘌虫。

47. 黄瓜，食之发热病。

48. 葵心不可食，伤人，叶尤冷；黄背赤茎者，勿食之。

49. 胡荽，久食之，令人多忘。

50. 病人不可食胡荽及黄花菜。

51. 芋，不可多食，动病。

52. 妊妇食姜，令子余指。

53. 蓼多食，发心痛。

54. 蓼和生鱼食之，令人夺气，阴核疼痛。

55. 芥菜，不可共兔肉食之，成恶邪病。

56. 小蒜多食，伤人心力。

57. 食躁或躁方：

豉，浓煮汁饮之。

58. 钩吻与芹菜相似，误食之杀人，解之方：（原注：《肘后》云：与茱萸食芹相似。）

荠苨八两

上一味，水六升，煮取二升，分温二服。（原注：钩吻生地，傍无他草，其茎有毛，以此别之）

59. 菜中有水莨菪，叶圆而光，有毒，误食之，令人狂乱，状如中风，或吐血，治之方：

甘草，煮汁服之即解。

60. 春秋二时，龙带精入芹菜中，人偶食之为病，发时手青，腹满痛不可忍，名蛟龙病，治之方：

硬糖二三升。

上一味，日两度服之，吐出如蜥蜴三五枚瘥。

61. 食苦瓠中毒，治之方；

黍穰，煮汁，数服之解。

62. 扁豆，寒热者不可食之。

63. 久食小豆，令人枯燥。

64. 食大豆屑，忌噉猪肉。

65. 大麦久食，令人作癣。

66. 白黍米，不可同饴蜜食，亦不可合葵食之。

67. 莜麦面，多食之，令人发落。

68. 盐多食，伤人肺。

69. 食冷物，冰人齿。

70. 食热物，勿饮冷水。

71. 饮酒食生苍耳，令人心痛。

72. 夏月大醉汗流，不得冷水洗着身及使扇，即成病。

73. 饮酒大忌灸腹背，令人肠结。

74. 醉后勿饱食，发寒热。

75. 饮酒食猪肉，卧秫稻穰中，则发黄。

76. 食饴，多饮酒，大忌。

77. 凡水及酒，照见人影动者，不可饮之。

78. 醋合酪食之，令人血瘕。

79. 食白米粥，勿食生苍耳，成走疰。

80. 食甜粥已，食盐即吐。

81. 犀角箸搅饮食，沫出，及浇地坟起者，食之杀人。

82. 饮食中毒烦满，治之方：

苦参三两，苦酒一升半。

右二味，煮三沸，三上三下，服之吐食出即瘥，或以水煮亦得。

又方：犀角汤亦佳。

83. 贪食、食多不消，心腹坚满痛，治之方：

盐一升，水三升。

右二味，煮令盐消，分三服，当吐出食，便瘥。

84. 矾石，生入腹，破人心肝，亦禁水。

85. 商陆，以水服，杀人。

86. 葶苈子傅头疮，药成入脑杀人。

87. 水银入人耳及六畜等皆死；以金银着耳边，水银则吐。

88. 苦楝，无子者，杀人。

89. 凡诸毒，多是假毒以投，无知时，宜煮甘草荠苨汁饮之，通除诸毒药。

附　　录

尤在泾医学成就概要

笔者编著《伤寒杂病论研究大成》，竭力勤求古训，博采众长。统览历代医家注释仲景书的注本，我最为推崇的注家注本是尤怡的《伤寒贯珠集》与《金匮要略心典》。以下首先简述尤怡传记，随后从五个方面概括性介绍尤怡医学成就。

一、尤怡传记

尤怡，字在泾，号拙吾，晚号饮鹤山人，清代长洲（今江苏吴中区）人。生年失考，卒于1749年（清·乾隆十四年）。尤在泾之父有田千亩，到尤在泾之时中落，甚贫，卖字于佛寺以糊口，学医于马俶（字元仪）。马俶曾受业于云间（松江）李士材、西昌（新建）喻嘉言，负有盛名，跟他学习的人很多，晚年收得尤怡，甚喜，与妻子说："吾今日得一人，胜千万人矣！"尤在泾闭门潜修，不慕荣利，沉酣典籍，更精于医道。开业之初，名声不大；晚年享有盛名，为人治病多有奇效，这是他数十年刻意钻研的结果。当时吴中（苏州）叶桂、徐大椿、王子接都以医名煊耀一时，尤在泾与他们辉映后先，于医道中独树一帜。他博览群书，并工于诗词。隐于花溪，读书养花，自号饮鹤山人（一作饲鹤山人），与同里顾秀野、沈归愚、方东华、李客山交游，相与结社城南，赋诗寄意。由此可知尤在泾文化底蕴之深厚。

尤在泾所流传下来的医学著作有《伤寒贯珠集》8卷；《金匮要略心典》3卷、《金匮翼》8卷、《医学读书记》3卷及《续记》1卷、《静香楼医案》2卷。其中，《伤寒贯珠集》的初刻本是清嘉庆十五年朱陶性刊白鹿山房活字本；《金匮要略心典》的初刻本是清雍正十年遂初堂刊本；《金匮翼》的初刻本是嘉庆十八年赵亮彩刻本吴门徐氏心太平轩藏版；《医学读书记》的初刻本是乾隆四年程氏校刻本；《静香楼医案》的初刻本是光绪三十年上海文瑞楼石印本。上述各书首刊之后，除《静香楼医案》版本较少之外，另外四种均经多次反复刻印，其中以《金匮要略心典》版本流传最为广泛，截止到清朝末年已达到十一种，再加上民国以后一直到现在，则多达二十余种。由此可知，尤在泾在研究仲景医学方面取得的成就对后世影响深远。

二、《伤寒贯珠集》概要

尤在泾对张仲景《伤寒论》的研究，正如《伤寒贯珠集》这个书名所言，即条分缕析，细致透彻，如群珠在贯，整体合一。唐立三《吴医汇讲》说："伤寒一证，头绪繁多，自仲景立方以来，叔和编次，无已注释，理蕴为一显。迨后续为注释者，不下数十家，互相訾诋，殆无底止。余谓数十家中，独有喻氏之书脍炙人口者，以其繁简得宜，通乎众耳！然以尤在泾先生《贯珠集》较之，则又迳庭矣……仲景著书之旨，如雪亮月明，令人一目了然，古来未有。"这是对尤在泾医学成就恰如其分的评价。

（一）《伤寒贯珠集》对六经病证治的著述

1. 辨太阳病证治　仲景《伤寒论》一书，以太阳病证治的内容为最多，其条文是全书内容的将近一半。初学《伤寒论》的人，往往觉得太阳病篇的内容繁杂无绪，难得要领。尤在泾则将太阳病篇的内容概括地分为五大类别，即太阳病正治法、太阳病权变法、太阳病斡旋法、太阳病救逆法和太阳病类病法。这种分类方法不仅执简驭繁，从宏观上分析和认清太阳病篇对相应各病证的具体辨证论治，并且可以说是深得仲景《伤寒论》之旨意，从中看出尤氏研究《伤寒论》的深厚功底。

（1）太阳病正治法　太阳病正治法包括太阳中风的桂枝汤证、太阳伤寒的麻黄汤证、太阳与阳明合病的葛根汤证、葛根加半夏汤证、太阳与少阳合病的黄芩汤证、黄芩加半夏生姜汤证以及三阳合病的白虎汤证。风寒之邪致人发病，有时是比较复杂的，其原因正如尤在泾所说："人的体质有虚实之殊，脏腑有阴阳之异，或素有痰饮、痞气，以及咽燥、淋、疮、汗、衄之疾。或适当房室、金刃、产后亡血之余，是虽同为伤寒

之候，不得竟从麻、桂之法矣。”（《伤寒贯珠集·辨列太阳条例大意》）

（2）太阳病权变法　尤怡在太阳病的正治法之后，列太阳病的权变法为第2类，用来治疗太阳病中因为体质等因素而出现的种种变化情况。太阳病的权变法中包括桂枝二越婢一汤证、桂枝麻黄各半汤证、大青龙汤证、小青龙汤证、十枣汤证、五苓散证、四逆汤证、调胃承气汤证、小建中汤证和炙甘草汤证。

（3）太阳病斡旋法　太阳病的桂枝汤证及麻黄汤证，如果在治疗用药的过程中出现太过或不及，因而出现汗出过多而内伤阳气，或汗出不彻而邪不外散，以及蓄血、发黄、筋惕肉瞤等种种变证，这就需要进一步的调治，于是就有了第3类的太阳病斡旋法。在这一类中尤氏归纳为服桂枝汤后证治6条；发汗后脉证治法15条；发汗吐下解后病脉证治3条；太阳传本证治7条。方剂则有桂枝二麻黄一汤、白虎加人参汤、甘草干姜汤、芍药甘草汤、桂枝加附子汤、真武汤、麻杏甘石汤、旋覆代赭汤、苓桂术甘汤、桃核承气汤、抵当汤等20余首方证。

（4）太阳病救逆法　如果本为太阳病却治疗失误，应汗而反下，或既下而复汗，以及温针、艾灸等误治，使病情变得复杂，这些由于太阳病误治而导致的种种病证的治疗方药，尤氏将其归属在太阳病救逆法范畴，属于第4类。这一类病证包括了大小结胸、痞证、懊憹烦满、下利、下后变证、误用汗下吐后诸变证及火逆。方剂包括大小陷胸汤、文蛤散、三物白散、五泻心汤、五栀子汤、葛根芩连汤、赤石脂禹余粮汤、桂枝加厚朴杏子汤、桂枝甘草龙骨牡蛎汤等近30首方证。

（5）太阳病类病法　太阳病的基本脉证为《伤寒论》原文的第一至三条，即太阳病提纲证、太阳中风证、太阳伤寒证。对此尤在泾并无异议。但尤氏认为，仲景虽然将温病、风温、风湿、饮证等病证都列在太阳篇中，但其所受之邪各不相同，治疗方法当然也就不同。因此，尤氏便将上述诸病证归属在太阳病中的“类病法”条下，这是很有见地的。这诸多类病与正伤寒的区别要点是“状如伤寒”（第113条）而非伤寒。

总之，太阳病的正治法是汗法，亦即常法。权变法是对正治法而言，即由于体质的不同，阴阳寒热虚实的差异以及是否有素病痼疾等，而采取随证权变之法。斡旋法是针对正治法施治不当所出现的变证而采用的补救方法。救逆法是针对误治所导致的诸多变证而设。类病法是针对“状如伤寒”的病证而采取的不同治法。尤氏将如此头绪繁多的太阳病证细分明辨，为后人学习仲景书指明了方向。

2. 辨阳明病证治　关于“辨阳明病脉证并治”，尤在泾首先明确“胃家实”为阳明正病，并解释说：“胃家实者，邪热入胃，与糟粕相结而成，实非胃气自盛也。凡伤寒腹满便闭，潮热，转矢气，手足濈濈汗出等症，皆是阳明胃实之证也。”（《伤寒贯珠集·阳明正治法》）主治方剂是三承气汤。关于阳明病总体的脉证治法，尤怡归纳为正治法、明辨法和杂治法三类。正治法包括阳明经病和腑病证治。明辨法对阳明病病机变化中经腑相连、虚实交错、可下不可下、下之早晚等各种脉证治法都做了辨析和论述。杂治法记述了发黄、蓄血诸病的证治。

3. 辨少阳病证治　尤在泾首先对少阳病证的病机做了分析，指出：“足少阳，胆也，胆盛精汁三合，而其味苦。胆受邪而热，其气上溢，故口苦。咽门者，肝胆之候；目锐眦者，胆脉之所起，故咽干，目眩也。”（《伤寒贯珠集·少阳正治法》）然后将少阳病的治法归纳为正治法、权变法和针刺法三类。正治法主方是小柴胡汤；权变法则是兼汗、兼下、兼温之柴胡桂枝汤证、大柴胡汤证、柴胡加芒硝汤证、柴胡桂枝干姜汤证。

4. 辨太阴病证治　尤在泾首先指出太阴病的证候特点是“腹满而吐，食不下，自利益甚，时腹自痛”（273）。然后指出太阴病有传经与直中的区别，谓传经而入太阴之证与寒邪直中太阴之证虽然都有腹满吐利等症，但有肢温与肢冷，脉数与脉迟，口渴与不渴的不同。这是因为，传经之邪属热，而直中之邪属寒的缘故。然后分别记述了太阴病在脏与在经的不同证治，并指出：“凡阴病在脏者宜温，在经者则宜汗。”（《伤寒贯珠集·太阴诸法》）温里宜四逆辈，发表宜桂枝汤。此外，太阴病证治用了两个特殊方剂，即桂枝加芍药汤、桂枝加大黄汤。

5. 辨少阴病证治　少阴病的基本脉证是“脉微细，但欲寐”（281），对此尤在泾做了细致深入的分析。尤氏并论述说：“少阴为太阳之里，居厥、太二阴之间，故有邪在太阳而已内及少阴者；有寒中少阴而仍外连太阳者；有邪在少阴而或兼厥阴，或兼太阴者。大抵连太阴者多发热，连厥阴者多厥利也。”（《伤寒贯珠集·论列少阴条例大意》）这就从宏观上对少阴病证与其他五经的相互联系和影响有了一个总体的认识。关于寒与热的演化，尤氏指出直中少阴多寒，传经于少阴多热，但直中之寒，久亦化热；传经之热，极必生寒，这需要仔细审证，方可治疗无误。对于少阴病证的治疗，尤氏归纳为少阴清法、少阴下法和少阴温法三类，且对少阴病的生死预后及治疗禁忌做了阐述。少阴病清法一类中有黄连阿胶汤、四逆散、猪苓汤、猪肤汤、苦酒汤、甘草汤、桔梗汤和半夏散（汤）八首方剂。少阴病下法即三急下之大承气汤证。少阴病温法包括了麻黄附子细辛汤、麻黄附子甘草汤、附子汤、通脉四逆汤、白通汤及桃花汤等方证。

6. 辨厥阴病证治 关于“辨厥阴病脉证并治”，尤在泾首先论述了伤寒病传至厥阴经之后寒热进退与生死预后的转变机制，指出：“厥阴为阴之尽，为脏之极，阴极而尽，则必复反而之阳，故厥阴之生死，在厥热之进退也。”（《伤寒贯珠集·辨列厥阴条例大意》）又对“除中”必死的机制给予解释。厥阴病的治法，尤氏归纳为清法与温法两类，指出：“厥阴有热，虑其伤阴，必以法清之；厥阴有寒，虑其伤阳，必以法温之。”（同上）清法有白头翁汤、麻黄升麻汤等方。温法有乌梅丸、吴茱萸汤、当归四逆汤、干姜芩连人参汤等方。

在厥阴篇中，尤在泾还提到了“错简”的问题，认为现存《伤寒论》厥阴篇中有些条文原本不应属于厥阴篇，而是王叔和在编次整理《伤寒论》时，将太阴、阳明、少阳等篇中的内容错误地放在厥阴篇中。例如，《伤寒论》第376条：“呕家有痈脓者，不可治呕，脓尽自愈。”尤氏认为此属胃痈杂病，当隶属于阳明。第381条：“伤寒，哕而腹满，视其前后，知何部不利，利之则愈。”尤氏认为“此热入太阴而上攻阳明之证，与厥阴无涉也。”第374条：“下利谵语者，有燥屎也，宜小承气汤。”尤氏认为是太阴转入阳明之证。第364条：“下利清谷，不可攻表，汗出必胀满。”尤氏认为是寒邪直中太阴之证。第350条：“伤寒，脉滑而厥者，里有热也，白虎汤主之。”尤氏认为是阳明热极发厥之证。第379条：“呕而发热者，小柴胡汤主之。”尤氏认为是邪在少阳经证。此类属于简误者共有9条，这显示了他在学习研究《伤寒论》时敢于突破前人藩篱，提出个人见解的精神。

7. 其他 《伤寒贯珠集》于厥阴篇最后，论述了“瘥后诸病七条”。涉及烧裈散、枳实栀子豉汤、牡蛎泽泻散及竹叶石膏汤四个方证。

（二）《伤寒贯珠集》学术特点

1. 纲举目张，以切实用 尤在泾对王叔和整理编次的《伤寒论》不囿于维护旧论、错简论二派之争，而是从临床实践出发，根据自己的见解，以辨证论治为原则，对原文进行重新编排，极为实用。从全书看，他以六经分篇，在每经的开头辨列该经条例的大意，对该经病的成因、特点、所用治法均有解说，使读者对该经病有个大概的整体性了解。随后再分列纲目，以治法为纲，以具体证治为目，从而使《伤寒论》的内容纲目清晰，“千头万绪，总归一贯”。尤氏在“太阳篇·辨列太阳条例大意”中说：“夫振裘者必挈其领，整网者必提其纲，不知出此，而徒事区别，纵极清楚，亦何适于用哉？”由此可以看出，分清了本书的纲目，也就领会了本书编排体例的实质，这对于指导临床具有重要的意义。

2. 以法类证，随证出方 历代不少研究《伤寒论》的医家，从个人对原著的理解和临床经验出发，将原文分类整理，其最有代表性的是柯琴《伤寒来苏集》的按方分类法，沈金鳌《伤寒论纲目》的按症分类法，以及尤在泾《伤寒贯珠集》的按治法分类法。尤氏以法统证、统方，突出了他重视治法的学术思想，在诸法中，尤其善于抓住各经辨证论治之关键治法，如太阳病以汗法为主；阳明病以攻下法为主；少阳病以和解法为主。

3. 解析六经，以脏腑经络立论 关于六经实质，医家朱肱以经络释之，李时珍、高学山以脏腑释之，张志聪以六气释之。尤氏驭三家之长，三阳经以经腑立论，三阴经以经脏立论，或联系气化学说，较为完善地阐明了六经病的机制。比之既往单用经络，或单用脏腑，或片面强调气化学说解释六经实质，均较全面而实用。

尤氏受王好古、柯琴等医家影响，提出“六经皆能自受风寒，何必尽从太阳传入”的见解，主张风寒之邪，六经俱受，皆能出现表证。尤氏指出："人身十二经络，本相联贯，而各有畔界，是以邪气之中，必各有所见之证与可据之脉。"(《伤寒贯珠集·太阳正治法·太阳病脉证》)认定六经自感风寒的证候有所不同，故证治自有其特点。如"太阳主肌表，故有有汗无汗之分。阳明为胃腑，故有能食不能食之辨。"(《阳明正治法·阳明病风寒不同证治》)对三阴在经宜汗之证，他指出："凡阴病在脏者宜温，在经者宜汗，如少阴之麻黄附子细辛，厥阴之麻黄升麻皆是也。桂枝甘辛入阴，故亦能发散太阴之邪。"(《伤寒贯珠集·太阴诸法·太阴经病证治》)他还特别指出，以上三阴经感受寒邪与寒邪直中三阴不同，其前者病在经，后者病在脏。

4. **识病辨证，明确主症** 尤在泾说："夫治病者，必先识病，欲识病者，必先正名。名正而后证可辨，法可施矣。"(《伤寒贯珠集·太阳篇下·太阳类病法》)例如，《伤寒论》第6条曰："太阳病，发热而渴，不恶寒者，为温病……"尤氏认为，这是温病的确切证候，因为"伤寒变乃成热，故必传经而后渴；温邪不待传变，故在太阳而即渴也。伤寒阳为寒郁，故身发热而恶寒；温病阳为邪引，故发热而不恶寒也。"(《伤寒贯珠集·太阳类病法·温病一条》)这里，尤氏以发热是否与恶寒同在，以及口渴出现的早晚，用来分别伤寒与温病的不同。如此辨理精切，很能给人以启迪。再说抓主症，如太阳病以"脉浮，头项强痛而恶寒"为纲。太阳病又有中风和伤寒之别，太阳伤寒，以脉紧无汗，身不即热为主症；太阳中风，以脉缓有汗，身热为主症。

总之，尤在泾《伤寒贯珠集》汇诸家之学，悟仲景之意，遂能提其纲，挈其领，令人了然于胸矣。

三、《金匮要略心典》概要

清代名医徐大椿对尤在泾所编《心典》一书倍加赞赏，谓此书"条理通达，指归明显，辞不必烦而意已尽，语不必深而旨已传……由此以进，虽入仲景之室无难也"。这种评价是恰当的。下面，将尤氏传承、发扬仲景医学在《金匮要略心典》所取得的成就作一概括性介绍。

1. **深思善悟，言简意赅** 尤在泾感叹《金匮要略》"其方约而多验，其文简而难通"，故"覃精研思"，"以吾心求古人之心，而得其典要"。因此，《心典》着墨不多，却都是传神之笔，堪称《金匮要略》注本中"少而精"的代表作。例如，第1篇第15条曰："夫病痼疾加以卒病，当先治其卒病，后乃治其痼疾也。"周扬俊《金匮玉函经二注》的阐释用了104字，而尤氏注解说："卒病易除，故当先治，痼疾难拔，故宜缓图，且勿使新邪得助旧疾也。"只用了26字，就赅原文之旨意。

2. **引经据典，博采众长** 张仲景著作的理论基础源于《内经》《难经》。在泾为了让读者全面、透彻地理解条文精神，便联系《内经》或《难经》的有关内容，使注释溯本求源。例如，《金匮要略》第1篇第11条有"血气入脏即死，入腑即愈，此为卒厥"之文。尤氏引用《素问·调经论》来说明卒厥病，即"经云：'血之与气并走于上，则为大厥，厥则暴死，气复反则生，不反则死'是也。"再如对"五脏病各有所得者愈，五脏病各有所恶，各随其所不喜者为病"的解释，引用了《素问·脏气法时论篇》《素问·宣明五气篇》和《灵枢·五味篇》中的有关经文，指明了"所得""所恶""所不喜"的具体居处服食，使读者对条文的疑问涣然冰释。尤氏之注不仅引经据典，并且博采众长，吸取前人的注释，利用前辈的研究成果。尤氏多次引用赵以德、徐彬、程知、魏荔彤、喻嘉言、沈明宗等人的注释，并运用其他医书进行校勘。尤氏引用前人注释，其特点是恰到好处。例如：第2篇第20条解释麻黄加术汤方义，引喻嘉言之语说："麻黄得术，则虽发汗不至多汗，而术得麻黄，并可行表里之湿……"在第6篇第6条分析桂枝加龙骨牡蛎汤时，借用徐彬之注释说："桂枝汤外证得之，能解肌去邪气；内证得之，能补虚调阴阳。"由此可以看出，尤氏引用的注释已达到了一定的理论高度，并且将前人注释与自己的思维融为一体，相得益彰。

3. **书未尽言，彰其涵义** 尤在泾基于自己的医学理论水平和临床实践经验，采取抽象、概括和推理等文法，对经文进行阐发。①抽象法：《金匮要略》第1篇第1条以肝病传脾为例，说明五脏相关，疾病常按照一定的规律传变。尤氏注释该条文，抽象出文中内涵，准确地阐发了"传"与"受"的关系，他说："盖脏病，惟虚者受之，而实则不受；脏邪，惟实则能传，而虚则不传。"将肝病传脾之例上升到了理论高度。由此可知，治疗肝实证当兼顾脾胃，目的是为了截断病势，以杜绝蔓延之祸；肝虚证应直补本宫，以防备外侮之端。这种“传”与“受”的理论，对其他脏腑病变的治疗同样有指导意义。②概括法：尤氏分析条文，善于从个性中去发现共性而加以概括，用以指导临床。如原文第9条“师曰：病人脉浮者在前，其病在表；浮者在后，其病在里，腰痛背强不能行，必短气而极也”。本条说明浮脉出现在关前与关后的不同部位，其主病不同。浮脉出现在关后，主病在里，而尤氏认为，本病“虽在里系阳脉，则为表之里，而非里之里，故其病不在肠肾，而在腰背膝胫”。若病情发展到极点，就会伤气，“必短气而极”。通过分析原文，最后进行概括说：“所以然者，形伤不去，穷必及气；表病不除，久必归里也。”指出了经文包含的旨意。③推理法：《金匮要略》全称为《金匮要略方论》，所谓“方论”，既不同于单纯的论方释药之书，又不同于单纯的论理释法之书，而是把理、法、方、药贯穿起来，融为一体，以切实用。仲景为了求得文字上的节省，常用“省文”法将某些病机、证候省略。针对这类条文，《心典》运用推理的方法，以彰其涵义，如《痰饮咳嗽病》篇中的木防己汤证，原文曰：“膈间支饮，其人喘满，心下痞坚，面色黧黑，其脉沉紧，得之数十日，医吐下之不愈，木防己汤主之……”本证为寒热虚实并见之证，条文明言“膈间支饮……其脉沉紧”，这说明有寒饮结聚；“喘满，心下痞坚”，这说明饮邪成实，条文中寒和实的证候是显而易见的。那么，为什么说有虚和热呢？尤氏推理说：“而痞坚之处必有伏阳（郁热），吐下之余定无完气（虚），书不尽言而意可会也。”由推理得出热和虚的病机，故木防己汤中应用石膏和人参两药也就好理解了。

4. 分析证候，方法多样 《金匮要略》条文是从长期临床实践中提炼出来的“脉证并治”，为了使读者掌握仲景辨证论治的精髓，尤在泾对条文所述证候进行了精湛论述，分析方法有以下几点：①对于病因病机的解释，尤氏做到了开门见山，准确无误，一语道破，使其定义化。这样便于掌握疾病的本质，实践中不致于因概念不清而误诊。如论肺痈病时说：“肺痈之由，为风热蓄结不解也。”再如解肝着病，下笔则曰“肝脏气血郁滞，着而不行，故名肝着”。②对条文中关键字词的概念首先注明，然后再分析病机。如原文曰：“咳逆上气，时时吐浊，但坐不得眠，皂荚丸主之。”尤氏先注“浊”字，即“浊痰也”，然后注病机，释病势，指出治疗的关键在于迅速排出浊痰。③先逐句分析，然后再综合起来，总结出病机要点，这种方法运用较多。如《胸痹病》篇第4条曰：“胸痹不得卧，心痛彻背者，瓜蒌薤白半夏汤主之。”尤氏逐句解释说：“胸痹不得卧，是肺气上而不下也；心痛彻背，是心气塞而不和也。”最后概括病机要点为“其痹为尤甚矣”。④对于一些难以用说理法解释清楚的证候，尤氏则运用自然界存在的客观现象来说明病人的证候。如分析第13篇第7条“淋之为病，小便如粟状”时说：“乃膀胱为火热燔灼，水液结为滓质，犹海水煎熬成咸碱也。”

5. 对证释方，丝丝入扣 仲景方是古人长期临床实践的结晶。而方从法出，法据证立。所以，仲景书是理、法、方、药相互贯通。尤在泾师医圣之心法，针对证候，解释方义，使方证相合，丝丝入扣。例如：①第5篇第10条曰：“病历节，不可屈伸，疼痛，乌头汤主之。”尤氏说：“寒湿之邪，非麻黄、乌头不能去，而病在筋节，又非如皮毛之邪可一汗而散者。故以黄芪之补，白芍之收，甘草之缓，牵制二物，俾得深入而去留邪。”②第6篇第14条曰：“虚劳里急，诸不足，黄芪建中汤主之。”尤氏说：“急者缓之必以甘，不足者补之必以温，而充虚塞空，则黄芪尤有专长也。”③第15篇第24条曰：“皮水为病，四肢肿，水气在皮肤中，四肢聂聂动者，防己茯苓汤主之。”尤氏说：“防己、茯苓善驱水气，桂枝得茯苓，则不发表而反行水，且合黄芪、甘草助表中之气，以行防己、茯苓之力也。”

6. 求是存疑，析难明理 尤在泾在《心典》自序中曰：“其间深文奥义，有通之而无可通者，则阙之；其系传写之误者，则拟正之；其或类后人续入者，或删汰之。”意即对难以解释的条文或深奥文字，宁可缺略，不强予注释，并改正原文中的传写错误、删去后人增添的内容。如第1篇第1条中“酸入肝”以下15句，尤氏认为“疑非仲景原文，类后人谬添注脚，编书者误收之也”，故不强予解释，且根据原文精神，分析说明原由，开启后学者心扉。再如第20篇第1条“其人渴，不能食”二句很难理解，尤氏说：“其人渴，妊子者内多热也，一作‘呕’亦通。今妊妇二三月，往往恶阻不能食是也。”这就使读者领悟到，妊娠“恶阻”常见呕吐（吐而伤津可致“其人渴”），因呕而不能食也。

7. **理论实践，相得益彰** 张仲景的思想源于他“勤求古训，博采众方……并平脉辨证”，即把理论与实践相结合，才著成千古不朽之杰作。尤在泾以医圣为榜样，他穷极医理，勤奋实践，才注成承前启后之精本。尤氏的临床功底，在其《静香楼医案》中充分地体现出来。例如，他以制肝益脾法治咯血、胁痛、便溏及中满肿胀；以葶苈大枣泻肺汤治浮肿咳喘；以理中汤合黄土汤治五年不愈的泻痢便血；以肾气丸加减治内饮、肾虚肺实之咳喘、阳虚之水肿、肾虚之齿痛等等，都是得心应手，把经方用到圆机活法的境界。

四、尤怡其他成就提要

1. **编著《金匮翼》** 尤在泾为了羽翼《金匮要略》，传承增广内科杂病的证治内容，编著而成《金匮翼》8卷。该书除记载少量的头面五官科疾病之外，其余内容都是内科杂病的证治方药。所载病证达70余种，其内容广泛地选取历代医家医著，并附有尤氏本人的学术思想及制定的治疗方剂。对每种病证的记载都是既有病因病机、辨证诊断等理论方面的叙述，又广泛地记载丰富的治疗方剂，具有较高的临床实用价值。此书一个鲜明的特点是详细地辨证分型论治，很适合于临床选用。总之，就整部《金匮翼》来说，虽然其中的大部分内容系从历代医书中整理而来，但此书作为一部以辨证治疗内科杂病为主的医籍，其丰富的内涵具有较高的临床实用价值。

2. **撰录《医学读书记》** 尤在泾学古穷经，古为今用，读书、临证有心得则笔记之，撰录成《医学读书记》三卷，又《续记》一卷。这基本上是尤氏在医学方面读书和临证的心得笔记。正如他在该书的跋文中所言：“夫治病犹治国也。治国者，必审往古理乱之事迹，与政治之得失，而后斟之以时，酌之以势，而后从而因革之。治病者，必知前哲察病之机宜，与治疗之方法，而后合之体气，辨之方土，从而损益之。盖未有事不师古，而有济于今者，亦未有言之无文，而能行之远者。予自弱冠，即喜博涉医学，自轩岐以迄近代诸书，搜览之下，凡有所得，或信或疑，辄笔诸简，虽所见未广，而日月既多，卷帙遂成。”全书内容虽篇幅不多，但涉及的范围比较广泛，所记内容共分86个标题，涉及中医基础、诊断、辨证、治法、方药、病证、针灸、五运六气、医籍校勘正误析疑以及医家述评等多方面的内容。作为读书与临床的心得笔记，书中所载不乏精要之处，对后学确有不少可供参考借鉴的地方。如对于药物治病升降浮沉的理解，尤氏阐发说：“古人制方用药，一本升降浮沉之理，不拘寒热补泻之迹者，宋元以来，东垣一人而已。盖四时之气，春升、夏浮、秋降、冬沉，而人身之气，莫不由之。”又根据具体的病理变化指出：“夫内伤之热，非寒可清；气陷之痞，非攻可去。惟阴阳一通，而寒热自已；上下一交，而痞隔都损。”（《医学读书记·卷下·制方用药必本升降浮沉之理》）

又如《素问·生气通天论》中有“苍天之气，清净则志意治，顺之则阳气固，虽有贼邪，弗能害也。故圣人传精神，服天气而通神明”这样一段记载，尤氏认为，其中“传精神”的“传”字当作“专”，并进一步解释说：“言精神专一，则清净弗扰，犹苍天之气也。老子所谓专气致柔；太史公所谓精神专一，动合无形，赡足万物；班氏所谓专精神以辅天年者是也。若作‘传’，于义难通。王（冰）注精神可传，惟圣人得道者乃能尔，予未知精神如何而传也？”（《医学读书记·卷上·素问传写之误》）这段解释首先依据原文，认为“传”字于义难通，然后援引老子《道德经》、司马迁《史记》以及班固《汉书》中的有关内容作为佐证，最后又对王冰注释的“精神可传”提出了批评。

3. **临证《静香楼医案》** 尤在泾临床，析证严谨，遣药平正，治病医案简明扼要。其《静香楼医案》两卷，尤氏生前并未刊行，咸丰以后，江阴名医柳宝诒得当地吴氏抄本，精选整理之后于光绪二十六年（1900）刊行在《柳选四家医案》。据柳氏所言，其整理刊行内容只占原抄本的二分之一。其内容包括32个病证门类的诊治验案，医案总数为200余则。笔者此书的［验案精选］中，选录了许多尤氏验案。

就总体而言，尤氏医案对于病症的具体记述比较简略，而是以分析病机见长，他对于症状、脉诊、舌诊等内容的记述多是夹叙于对病机的分析之中。在用药方面，大抵以补法居多，但又不是单纯的补，更不是滥补、误补，其多数情况下是于补法之中兼以调和疏理的方法，以平正稳妥为其原则。如在"内伤杂病门"中有这样一则医案："真阳气弱，不荣于筋则阴缩，不固于里则精出，不卫于表则汗泄。此三者，每相因而见，其病在三阴之枢，非后世方法可治，古方八味丸，专服久服，当有验也。"由于尤氏对《伤寒论》与《金匮要略》具有深入的研究，因此，他临证时善于灵活地运用经方。但不仅仅如此，尤氏还博览群书，吸取各家之长，对汉代之后的名家名方也虚心学习，适当运用。如"类中门"记载的一则医案，是对刘河间地黄饮子的灵活运用。

五、尤在泾成功之路指要

综上所述，可以肯定地说：尤在泾的一生是成功的。下面，简要总结尤氏在中医学领域的成功轨迹。

1. **弘扬仲景医学，功不可灭** 尤在泾治学，博览群书，工于诗词，特别服膺仲景之学。因此，他对仲景书精求探讨，覃精研思，专心著述，发挥正义，其《伤寒贯珠集》《金匮要略心典》的问世，对传承医圣心法，弘扬仲景医学，功不可灭。

2. **古圣后贤之书，精通博览** 尤在泾在弘扬仲景医学上取得的成就，与他在中医学领域及中华文化上渊博的学识密切相关。尤氏对"两书"的注释之中，广泛涉及《内经》《难经》《本经》等经典著作以及《诸病源候论》《千金》《外台》等隋唐医家著作，并吸收了数十家注《伤寒》、释《金匮》之注释内容。尤氏对上述古圣后贤之书的引用，并非大段的引述，而是择其精要，融会贯通于自己的注释之中。

3. **善读书勤临证，学验俱丰** 尤在泾在弘扬仲景医学方面取得的成就，不仅仅在于他的学识渊博，善于读书，更重要的是在于他的勤奋临证，实践经验。正因为尤怡善于读书，勤于临证，学验俱丰，精思善悟，工于诗词，才撰写出有价值，上水平，少而精的著作。

以上总结了尤在泾取得的医学成就。但人无完人，金无足赤。智者千虑，必有一失。那么要问，尤氏注本有无失当之处呢？可以这样说：尤在泾《伤寒贯珠集》与《金匮要略心典》对仲景书绝大部分原文的注释是精当的，但是，尤氏之注也有不当或"纸上谈兵"之处，对如此内容不作例举。笔者《伤寒杂病论研究大成》对少数原文与尤氏有不同的见解，详见相关条文。

古人在实践中、在理性思维中发现和发展了真理，但并没有结束真理，人们对真理的认识永远没有完结。传承精华，发展真理，这就是我编著《伤寒杂病论》的目的。

六、如何向尤在泾学习

一个人在事业上取得成功，必有他的可贵、可学之处。尤在泾是一个成功者，他在弘扬仲景医学做出的成绩，有目共睹，众人称赞！我们如何向尤氏学习呢？笔者认为，尤氏可学之处，主要有以下四点。

1. **淡泊以明志，宁静而致远** 这是诸葛孔明的格言，尤在泾也做到了。校刻《医学读书记》序中说："吾郡尤在泾先生，读书好古君子也，键户潜修，不慕荣利，沉酣典籍，更邃于医。"尤氏的"同好"徐大椿称"尤怡在泾博雅之士也"。这种淡泊、宁静的品质，是事业有成的基础。

2. **学识广博，术有专攻** 尤在泾之学，正如他自己在《医学读书记·跋》所说："予自弱冠，即喜博涉医学，自轩岐以迄近代诸书"，无不勤求博览。尤氏博览之书，不仅医籍，并广涉文哲史书，如老子之《道德经》、司马迁《史记》、班固《汉书》（见《医学读书记·卷上》相关内容）、《三国志》《晋书》（见《金匮要略》第5篇第10条注释）以及唐诗宋词等。但是，尤氏是术业有专攻的，即潜心医学，独尊仲景，勤于著述，成绩斐然！

3. **著书立说，精益求精** 尤在泾的医学成就，从注释仲景书的《伤寒贯珠集》与《金匮要略心典》两个注本，到《静香楼医案》以及《医学读书记》等，一个共同的突出特点是：行文严谨，言无虚发，用词造句，一丝不苟，真是"辞不必烦而意已尽，语不必深而旨已传"。这种精益求精的文风人人称道，无不喜闻乐读。传世之作，必须如此。

4. **鞠躬尽瘁，献身事业** 尤在泾不辞劳苦，辛勤耕耘的精神，在他的《金匮要略心典》自序有具体写照。他说："《金匮要略》者，汉张仲景所著，为医方之祖，而治杂病之宗也。其方约而多验，其文简而难通。唐宋以来，注释阙如，明兴之后，始有起而论之者，迄于今，乃不下数十家，莫不精求探讨，用以发蒙而解惑……余读仲景书者数矣，心有所得，辄笔诸简端，以为他日考验学问之地，非敢举以注是书也。日月既深，十已得其七八，而未克遂竟其绪。丙午秋日，抱病斋居，勉谢人事，因取《金匮》旧本，重加寻释，其未经笔记者补之，其记而未尽善者复改之，覃精研思，务求当于古人之心而后已。而其间深文奥义，有通之而无可通者，则阙之；其系传写之误者，则拟正之；其或类后人续入者，则删汰之。断自脏腑经络以下，终于妇人杂病，凡二十有二篇，厘为上中下三卷，仍宋林亿之旧也。集既成，颜曰心典，谓以吾心求古人之心，而得其典要云尔。"拜读了尤在泾"自序"，每一个有事业心的读者都会被这种鞠躬尽瘁、献身事业的崇高品质所感动，所震撼！特别是先生"抱病斋居，勉谢人事"，专心著述的忘我精神更是感人之深，令人肃然起敬！这种品质、这种精神，是事业成功的根本保证。每一个想有所作为的学者，都应该学习这种品质，发扬这种精神。

笔者就是敬重尤怡在泾先生的以上四点，崇拜先生的学识、品质和精神，才撰写上文，编著此书。

参考文献

〔1〕陈梦赉．中国历代名医传．北京：科学普及出版社，1987，340~341.

〔2〕孙中堂．尤在泾医学全书．北京：中国中医药出版社，2001，389~414.

〔3〕李赛美，朱章志．经方研究与临床发微．北京：人民卫生出版社，2008，462~471.

〔4〕吕志杰．读《金匮要略心典》心得．北京中医药大学学报，2005，28（5）：20~22.

经方度量衡现代应用考究

经方概指《伤寒论》与《金匮要略》之方。经方剂量运用之奇巧，后世医家无不称道。我们研究经方，应当考究当时医家的实际用量。但是，由于东汉至今年代久远，历代度量衡制又几度变革，差异较大，且有的度量衡单位已经消亡，这就给后人学习和运用经方带来许多困难。可喜的是，古今医家对经方剂量有不少考证，考古学家根据出土文物的研究，对古代度量衡给出了一个较为客观的折算方法，这对于我们研究经方剂量，具有现实的临床意义和学术价值。下面，把较为科学的考证结果加以简述，并列简表。

一、度量衡的概念

秦始皇统一全国后，颁发了统一度量衡的诏书，制发了一大批度量衡的标准器，而汉代基本上继承了秦制。①度：指长度，即丈、尺、寸、分等。②量：指容量，即斗、升、合、毫升等。③衡（亦曰“权”，又叫秤，清代称为库平）：指重量，即斤、两、钱、分、克等。

二、历代度量衡的进制法

1. **度量**　丈、尺、寸、分，均以十进位。

2. **容量**　古代容量单位：圭、撮、勺、合、升、斗、斛、石。《本草纲目》说：“……量之起为圭，四圭为撮，十撮为勺，十勺为合，十合为升，十升为斗，五斗为斛，二斛为石。”1 斗 =10 升，1 升 =10 合 =1000 毫升。

3. **重量**　可分为四个时期：①秦汉制：黍、铢、两、斤。10 黍 =1 铢，24 铢 =1 两，16 两 =1斤。②晋制：黍、铢、分、两、斤。《名医别录》说：“十黍为一铢，六铢为一分，四分为一两，十六两为一斤。”③宋制：毫、厘、分、钱、两、斤。除一斤等于 16 两外，其余均以十进累计。元、明、清，直至 1979 年以前，都沿用此制。④“克”公制：即从 1979 年 1 月 1 日起实行以克为基本单位的国际公用制。1 斤 =500 克，1 两 =31.25 克，1 钱 =3.125 克。

表 1　古今剂量换算表

剂量名称	汉代剂量折算为现代剂量	说　明
重量	吴承洛《中国度量衡史》折算法：汉制 1 两折今约 13.9g。 柯氏经过考证得出的折算法：汉制 1 两折今约 15.6g。 傅延龄：“我十多年的研究结果是，经方本原剂量的一两约等于今天的 13.8。”又说：“15.6g 与 13.8g 两个数字的差别倒是不大，这是东汉标准和两汉标准的差别。” 张山雷：汉唐药剂，分量皆重，而大要以“古之三当今之一”为近是。 徐大椿：“自三代至汉、晋，升斗权衡，虽有异同，以今较之，不过十分之二。” 李时珍：“古今异制，古之一两，今用一钱可也。” 《伤寒论》2 版教材折算法：汉制 1 两折今约 3g。 日本大家敬节《药物的权量》折算法：汉制 1 两折今约 1.3g。	经方中多数方剂以斤、两、铢称药量。左“八种”折算法表明，我国学者的考证结果，悬殊相当大，以桂枝汤为例：其最大折合量，现代可取汉制的 1/2 强，即汉代用桂枝三两，现代可用 45g；最小折合量，现代只取汉代的 1/10，即汉代用桂枝三两，现代用 9g。此外，日本学者取汉制的 1/26，剂量似乎太小了，这与日本传统的用药习惯等诸多因素有关。那么，临证处方用多大剂量合适呢？笔者认为，首先是要根据考证的量制折算，但更重要的是依据病情而定。若用汉制的 1/2 折合量确实偏大，若用 1/10 又显然偏小，临证时可酌情选择考证结果的 1/2、1/3、1/5、1/10 之某种剂量，以中病为宜。自古名医，有的善用重剂，有的善用轻剂，其中妙理，所当深究。 总之，应明确的要点是：“临证时应因人、因地、因时以及因方酌情选择剂量……”

续表

剂量名称	汉代剂量折算为现代剂量	说　明
容量	水的容量：①吴承洛《中国度量衡史》折算法：汉制一升折今约198ml。②日本大冢敬节《药物的权量》折算法：汉制一升折今约200ml。③《伤寒论》2版教材折算法：汉制一升折今约60~80ml。 药物容量单位：经方一升折合现今克数（约数）是：半夏一升约100g，杏仁106g，桃仁88g，百合65g，粳米175g，麦冬100g，蜂蜜250g，薏苡仁140g，豆豉100g，薤白108g，饴糖250g，小麦150g，麻子仁90g，赤小豆130g，冬葵子128g，芒硝140g，吴茱萸60g，酸枣仁95g，橘皮30g，芍药100g，苦参56g，䗪虫46g，葶苈子140g，蜀椒40g，虻虫25g，蛴螬75g。	左水容量之前两种折算法接近，较切实际，第3种折算法似乎偏少。例如，桂枝汤的煮服法为“以水七升，微火煮取三升，去滓，适寒温，服一升。服已须臾，啜热稀粥一升余，以助药力。”即大约取1400ml水，煮取600ml，温服200ml（约半饭碗），过一会儿，喝200ml稀粥以助药力。若取60~80ml药液或稀粥，才两三口，服之不足，难免影响疗效。 按照左药物容量折算，诸药剂量显然是太大了，但其应用方法和煎法是需要研究的。例如：大半夏汤之半夏有“洗完用”三字，是提示要反复洗。半夏一般是夏秋二季采挖，挖出后除去须根和外皮，用凉水反复泡洗，泡至口尝无麻辣感为度。由此看来，此处所用半夏一定为鲜半夏。100g鲜半夏晒干大约要减半。半夏如此，其他药物有的亦可类推。
度量	在麻子仁丸、厚朴大黄汤两方中用厚朴均为一尺，但仲景未记载宽度是多少、厚薄如何，因此，折合成现今重量有难度。笔者认为，可依据以下两个方面折算：一是结合病情及药物在方剂中所处的君臣佐使而定；二是参照比较类似方剂的剂量。例如，厚朴大黄汤与厚朴三物汤均用厚朴、大黄、枳实三味药，功用相似，故厚朴大黄汤之厚朴一尺可参照厚朴三物汤的剂量而用大约八两。	《汉书·律历志》曰：“度者，分，寸，尺，丈，引也。本起于黄钟之长，以子谷秬黍中者，一黍之广，度之九十分黄钟之长。一位一分，十分为寸，十寸为尺，十尺为丈，十丈为引。”说明一黍之广为一分，十黍之广为一寸。据此，山东中医药大学陶汉华教授实测陕西咸阳地区产的秬黍（中大者），10黍之广的长度正好为2.3cm，100黍之广为23cm，与东汉铜圭表尺（南京博物院藏）一尺约23cm的长度相符。因此，经方中所涉及的长度应按一尺等于现代23cm来换算。
数量	经方中部分药物以原生药的数量入药，所折合的大约克数是：大枣10枚约30g，半夏10枚7g，附子1枚20~30g，枳实1枚2g，杏仁40个12g，桃仁50个15g，乌头5枚18g，栀子10枚10g，瓜蒌一枚40~70g，甘遂3枚2.5g，皂荚1枚15~20g，水蛭30个40g，射干13枚26g，诃子10枚35g，乌梅100个130g，䗪虫20个10g，代赭石弹丸大1枚30g，石膏鸡子大1枚60g，百合7枚175g，鳖甲手掌大一片15g，竹叶一把20~25g，艾叶一把25~30g。	以上药物容量与左药物数量均是陶汉华教授在药房测量结果。这种结果与柯雪帆教授据上海中医药大学标本室所陈列的药物测定结果，以及笔者于石家庄市乐仁堂对部分药物测定结果有的基本相同，有的有一定差别。这种差别与所测量的药物之大小等因素有关。总之，所述换算的结果是个大约数，仅供临床参考。
其他	经方散剂：常以“方寸匕”作剂量单位。据考证，“匕”在古代指饭勺（《辞海》：“匕即匙”），又用作量取药末之器具。有的学者考究，方寸匕即一寸正方之匕，抄药末不落为度，约合6~9g。《中药大辞典》：“方寸匕，是依古尺正方一寸所制的量器，形状如刀匕，约等于现代的2.7g左右。”陶氏曾按汉代1寸（约合现代2.3cm），自制1寸见方容器（立方寸）称重：草木类药末约5g，滑石粉约9g，代赭石粉约30g。 1钱匕：是以汉代五铢钱抄药末不落为度，草木类药约1g。	左之所述“方寸匕”“钱匕”取药法，目前已不采用，但我们必须明了，以利于经方的研究。此外，经方以“分”表示剂量者，应明确以下三点：①全方均以“分”表示者，这些方中之“分”，并非重量单位的“分”，而是各药之间剂量的比例之意，应当作“份”理解。②方中言“等分”者，非重量之“分”，而是指处方中各药剂量均等、等量之意。③方中“分”“两”并列者，则应看为重量单位的“分”，如大黄䗪虫丸。汉制重量单位尚无以“分”计量，这种情况可能是晋·王叔和或宋代林亿等在校刊时，由于该药缺少剂量而补充上的。

索　　引

方剂索引

（*编有方歌者）

一　画

二　画

三　画

四　画

五　画

六　画

七　画

八　画

九　画

十　画

十 一 画

十 二 画

十三画以上

中医病证验案索引

伤 寒 类

温 病 类

杂 病 类

内 科 病

一、肺系病证

二、心系病证

三、脾胃系病证

四、肝胆系病证

五、肾系病证

六、气血津液病证

七、肢体经络病证

八、疟病

九、其他

外 科 病

妇 产 科 病

一、月经病

二、带下病

三、妊娠病

四、产后病

五、乳房疾病

六、妇人杂病

儿 科 病

一、小儿热病

二、小儿杂病

头面五官科病

一、头面部

二、口部

三、眼部

四、耳鼻喉部

男 科 病

误治、救逆类

一、热病

二、杂病

西医病名验案索引

（按笔画顺序）

一　画

二　画

三　画

四　画

五　画

六 画

七 画

八 画

九　画

十 画

十 一 画

十　二　画

十　三　画

十　四　画

十五画以上

大论心悟题目索引

（按论文在书中出现先后顺序排序）

主要参考文献

《伤寒论》注释类

书　　名	编著者姓名（字）	出版社（出版年）
注解伤寒论	金·成无己	人民卫生出版社（1963）
伤寒论条辨	明·方有执（中行）	
张卿子伤寒论	明·张遂辰（卿子）	
尚论篇	清·喻昌（嘉言）	
伤寒缵论　伤寒绪论	清·张璐（路玉）	
伤寒论后条辨	清·程应旄（郊倩）	
伤寒方论	清·徐彬（忠可）	
伤寒来苏集	清·柯琴（韵伯）	上海科学技术出版社（1959）
伤寒论三注	清·周扬俊（禹载）	
伤寒论辨证广注	清·汪琥（苓友）	
伤寒论集注	清·张志聪	
伤寒六经辨证治法	清·沈明宗（目南）	
伤寒溯源集	清·钱潢（天来）	
伤寒论直解	清·张锡驹（令韶）	
伤寒论本义	清·魏荔彤（念庭）	
伤寒贯珠集	清·尤怡（在泾）	上海科学技术出版社（1959）
医宗金鉴·订正仲景全书·伤寒论注	清·吴谦（六吉），等编	人民卫生出版社（1982）
伤寒集注	清·舒诏（驰远）	
伤寒悬解	清·黄元御（坤载）	
伤寒论类方	清·徐大椿（灵胎）	人民卫生出版社（1988）
伤寒分经	清·吴仪洛（遵程）	
伤寒论纲目	清·沈金鳌（芊绿）	
通俗伤寒论	清·俞根初（肇源）	
伤寒论浅注	清·陈念祖（修园）	
伤寒论本旨	清·章楠（虚谷）	
伤寒论浅注补正	清·唐宗海（容川）	
伤寒论辑义	日本·丹波元简	人民卫生出版社（1983）
伤寒论述义	日本·丹波元简	
伤寒论释义	成都中医学院主编	上海科学技术出版社（1964）
伤寒论通俗讲话	刘渡舟	上海科学技术出版社（1980）
伤寒论译释	南京中医学院伤寒教研组	上海科学技术出版社（1980）
伤寒论十四讲	刘渡舟	天津科学技术出版社（1982）
冉注伤寒论	冉雪峰	科学技术文献出版社（1982）
伤寒挈要	刘渡舟　聂惠民　傅世垣	人民卫生出版社（1983）
伤寒论临床研究	王占玺主编	科学技术文献出版社（1983）

续表

书　名	编著者姓名（字）	出版社（出版年）
新编伤寒论类方	刘渡舟	山西人民出版社（1984）
伤寒论临床实验录	邢锡波编著　纪民育　邢汝雯整理	天津科学技术出版社（1984）
伤寒论汇要分析（修订本）	俞长荣	福建科学技术出版社（1985）
高等医药院校教材·伤寒论讲义	李培生主编	上海科学技术出版社（1985）
《伤寒论》求是	陈亦人	人民卫生出版社（1987）
伤寒论研究大辞典	傅延龄主编	山东科学技术出版社（1994）
伤寒论临床应用五十论	裴永清	学苑出版社（1995）
伤寒论校注语译	郭霭春　张海玲	天津科学技术出版社（1996）
中医药学高级丛书·伤寒论	熊曼琪主编	人民卫生出版社（2000）
伤寒论集解	聂惠民　王庆国　高飞编集	学苑出版社（2001）
李培生医学文集	湖北中医学院主编	中国医药科技出版社（2003）
伤寒实践论	陈瑞春	人民卫生出版社（2003）
伤寒论通释	李心机	人民卫生出版社（2003）
新世纪全国高等中医药院校规划教材·伤寒学	熊曼琪主编	中国中医药出版社（2003）
刘渡舟伤寒论讲稿	刘渡舟著录　王庆国　李宇航　陈萌整理	人民卫生出版社（2008）

《金匮要略》注释类与仲景方药研究类

书　名（简称）	编著者姓名（字）	出版社（出版年）
金匮方论衍义（《衍义》）	元明·赵良仁（以德）周衡　王旭东点校	中国中医药出版社（1993）
金匮要略论注（《论注》）	清·徐彬（忠可）	上海校经山房印行（民国3年）
金匮要略直解（《直解》）	清·程林（云来）	
金匮要略广注（《广注》）	清·李彣（珥臣）　杜晓珍点校	中国中医药出版社（1992）
金匮要略编注（《编注》）	清·沈明宗（目南）	
金匮要略方论本义（《本义》）	清·魏荔彤（念庭）	
金匮要略心典（《心典》）	清·尤怡（在泾）	上海人民出版社（1975）
医宗金鉴·订正仲景全书·金匮要略注（《金鉴》）	清·吴谦（六吉），等编	人民卫生出版社（1982）
金匮要略浅注（《浅注》）	清·陈念祖（修园）	北京市中国书店（1985）
高注金匮要略	清·高学山（汉峙）	上海卫生出版社（1956）
金匮要略浅注补正（《补正》）	清·唐宗海（容川）	
金匮玉函要略辑义（《辑义》）	日本·丹波元简	人民卫生出版社（1983）
金匮玉函要略述义（《述义》）	日本·丹波元坚	
皇汉医学	日本·汤本求真	
金匮要略五十家注	近代·吴考槃（隐亭）	上海千顷堂书局出版（民国20年）
金匮要略今释（《今释》）	近代·陆渊雷（彭年）	
金匮发微（《发微》）	近代·曹家达（颖甫）	上海科学技术出版社（1959）
金匮要略简释	近代·秦伯未（之济）	人民卫生出版社（1958）
金匮要略方略集注	黄竹斋	人民卫生出版社（1957）
金匮要略释义	湖北中医学院主编	上海科学技术出版社（1963）
金匮要略学习参考资料	南京中医学院金匮教研室编	人民卫生出版社（1965）
金匮要略浅述（《浅述》）	谭日强	人民卫生出版社（1981）

续表

书　　名（简称）	编著者姓名（字）	出版社（出版年）
中医自学丛书·金匮	杨医亚主编　王云凯编写	河北科学技术出版社（1985）
高等医药院校教材·金匮要略讲义	李克光主编	上海科学技术出版社（1985）
金匮诠释	金寿山	上海中医学院出版社（1986）
金匮篇解	程门雪原著　何世希整理	人民卫生出版社（1986）
读金匮札记	何时希	学林出版社（1988）
高等中医院校教学参考丛书·金匮要略	李克光主编	人民卫生出版社（1989）
金匮杂病论治全书	吕志杰	中医古籍出版社（1995）
金匮要略校注语释	郭霭春　王玉兴	中国中医药出版社（1999）
中医药学高级丛书·金匮要略	陈纪藩	人民卫生出版社（2000）
金匮要略注释	吕志杰	中医古籍出版社（2003）
新世纪全国高等中医药院校		
规划教材·金匮要略	范永升主编	中国中医药出版社（2003）
金匮要略研究	夏锦堂	上海中医药大学（2005）
读解《金匮》	张再良	人民卫生出版社（2007）
金匮要略研读心悟	陶汉华	人民卫生出版社（2008）
绛雪园古方选注	清·王子接（晋三）　李飞点校	上海科学技术出版社（1982）
经方用药研究	王永庆　吴凤全	黑龙江科学技术出版社（1991）
经方中药研究集成	林乾良　王贵淼	中医古籍出版社（1992）
实用经方集成	杨百弗　李培生主编	人民卫生出版社（1996）
仲景方药古今应用	吕志杰等编著	中医古籍出版社（2000）
张仲景方剂实验研究	彭鑫主编	中国医药科技出版社（2005）
张仲景方剂学	吕志杰	中国医药科技出版社（2005）

医案、医话类

书　　名	编著者姓名（字）	出版社（出版年）
名医类案	明·江瓘（民莹）	人民卫生出版社影印出版（1957）
续名医类案	清·魏之琇（玉横）	人民卫生出版社影印出版（1957）
临证指南医案	清·叶桂（天士）	上海科学技术出版社（1959）
洄溪医案	清·徐大椿（灵胎）	人民卫生出版社（1988）
古今医案按	清·俞震（东扶）	上海科学技术出版社（1959）
吴鞠通医案	清·吴瑭（鞠通）	人民卫生出版社（1960）
回春录新诠	清·王士雄（孟英）　周振鸿重按	湖南科学技术出版社（1982）
增评柳选四家医案	清·柳宝诒（谷孙）选评　邓养初　孙梓文增评	江苏科学技术出版社（1983）
遁园医案	近代·肖琢如	
重印全国名医验案类编	近代·何廉臣（炳元）	上海科学技术出版社（1959）
经方实验录	近代·曹家达（颖甫）　姜佐景辑录	上海科学技术出版社（1979）
治验回忆录	近代·赵守真	
蒲辅周医案	高辉远等整理　中医研究院主编	人民卫生出版社（1972）
岳美中医案集	中医研究院主编	人民卫生出版社（1978）
吴佩衡医案	吴佩衡著　吴生元　吴元坤整理	云南人民出版社（1979）
李聪甫医案	李聪甫	湖南科学技术出版社（1979）
湖南省老中医医案选	湖南省中医药研究所编	河南科学技术出版社（1980）
赵锡武医疗经验	中医研究院西苑医院编	人民卫生出版社（1980）

续表

书　名	编著者姓名（字）	出版社（出版年）
伤寒论方医案选编	高德	湖南科学技术出版社（1981）
汉方治疗百话（日本·矢数道明）摘编	于天星，王征编译	科学技术文献出版社（1981）
岳美中医话集	中医研究院西苑医院主编	中医古籍出版社（1981）
经方发挥	赵明锐	山西人民出版社（1982）
经方临证集要	张有俊	河北人民出版社（1983）
李斯炽医案（第二辑）	成都中医学院主编	四川科学技术出版社（1983）
范中林六经辨证医案选	谢永新等编	辽宁科学技术出版社（1984）
名医特色经验精华	陈泽霖，宋祖憼主编	上海中医学院出版社（1987）
当代名医临证精华	史宇广，单书健主编	中医古籍出版社（1992）
张琪临证经验荟要	张琪著、张佩清等整理	中国中医药出版社（1992）
刘渡舟临证验案精华	陈明，刘燕华，李芳编著	学苑出版社（1996）
二续名医类案（上下册）	鲁兆麟，杨思澍，王新佩，严季澜主编	辽宁科学技术出版社（1996）
焦树德临床经验辑要	焦树德	中国医药科技出版社（1998）
任继学经验集	任继学撰著　高光震校订	人民卫生出版社（2000）
蒲辅周学术医疗经验　继承心悟	薛伯寿	人民卫生出版社（2000）
伤寒名医验案精选	陈明　张卯生主编	学苑出版社（1998）
金匮名医验案精选	陈明主编	学苑出版社（2000）
医案助读	黄煌	人民卫生出版社（2001）
中国百年百名中医临床家丛书·朱良春	朱良春著　何绍奇等协助整理	中国中医药出版社（2001）
李可老中医急危重症疑难病经验专辑	李可	山西科学技术出版社（2002）
相濡医集	李士懋　田淑霄	人民军医出版社（2005）
范文甫专辑	浙江省中医研究所等编	人民卫生出版社（2006）
冉雪峰医案	冉雪峰	人民卫生出版社（2006）
《金匮要略》的辨证方法与临床应用	廖世煌	人民卫生出版社（2006）
刘亚娴医论医话	刘亚娴著　周计春　刘羽协编	学苑出版社（2008）

其他经典著作等书目与工具书

书　名	编著者姓名（字）	出版社（出版年）
神农本草经辑注	马继兴　主编	人民卫生出版社（1995）
黄帝内经素问校释	山东中医学院　河北医学院校释	人民卫生出版社（1982）
灵枢经校释	河北医学院校释	人民卫生出版社（1982）
难经校释	秦越人（扁鹊）　南京中医学院校释	人民卫生出版社（1979）
名医别录（辑校本）	梁·陶弘景集　尚志钧辑校	人民卫生出版社（1986）
脉经校释	晋·王叔和　福州市人民医院校释	人民卫生出版社（1984）
诸病源候论校释	隋·巢元方　南京中医学院校释	人民卫生出版社（1980）
备急千金要方	唐·孙思邈	人民卫生出版社影印（1955）
千金翼方诠译	唐·孙思邈　钱超尘等译注	学苑出版社（1995）
外台秘要方	唐·王焘　高文铸校注	华夏出版社（1993）
许叔微医学全书	宋·许叔微（知可）　刘景超等主编	中国中医药出版社（2006）
《儒门事亲》校注	金·张从正（子和）　张海岑等校注	河南科学技术出版社（1984）
本草纲目（校点本 1~4 册）	明·李时珍（东壁）	人民卫生出版社（1975~1981）
濒湖脉学白话解	明·李时珍（东壁）　北京中医学院编	人民卫生出版社（1979）
外科正宗	明·陈实功（毓仁）	人民卫生出版社（1964）
景岳全书	明·张介宾（字会卿，号景岳）	上海科学技术出版社（1959）

续表

书　　名	编著者姓名（字）	出版社（出版年）
《温疫论》评注	清·吴有性（又可）　浙江省中医研究所评注	人民卫生出版社（1977）
医宗必读	明·李中梓（士材）　徐荣斋　范永升点校	上海科学技术出版社（1987）
医学法律	清·喻昌（嘉言）	上海科学技术出版社（1983）
张氏医通	清·张璐（路玉）	上海科学技术出版社（1963）
医学心悟	清·程国彭（钟龄）	人民卫生出版社（1963）
医宗金鉴	清·吴谦（六吉），等编	人民卫生出版社（1982）
徐大椿医书全集（上下册）	清·徐大椿（灵胎）　北京市进修学院编校	人民卫生出版社（1988）
温病条辨	清·吴瑭（鞠通）	人民卫生出版社（1963）
温热经纬评注	清·王士雄（孟英）　朱佐武评释	湖南科学技术出版社（1986）
《血证论》评释	唐宗海（容川）　裴正学主编	人民卫生出版社（1980）
医学衷中参西录	张锡纯（寿甫）　河北新医大学修订	河北人民出版社（1974）
张山雷医集	张山雷（寿颐）　于诗俊等主编	人民卫生出版社（1995）
温病学释义	南京中医学院主编	上海科学技术出版社（1964）
中药大辞典（上下册）	江苏新医学院编	上海人民出版社（1977）
名老中医之路（1~3辑）	《山东中医学院学报》编辑室编	山东科技出版社（1981~1985）
医方发挥	傅衍魁　尤荣辑主编	辽宁科学技术出版社（1984）
实用内科学（第八版）	戴自英主编	人民卫生出版社（1988）
大黄实用研究	吕志杰主编	中医古籍出版社（1994）
邓铁涛医案	邓铁涛著　邓中炎等编	人民卫生出版社（1995）
思考中医	刘力红	广西师范大学出版社（2002）
古医书研究	李今庸	中国中医药出版社（2003）
刘景源温病学讲稿	刘景源	人民卫生出版社（2008）
中医新生入门	吕志杰主编	人民卫生出版社（2008）
说文解字注	汉·许慎撰　清·段玉裁注	上海古籍出版社（1988）
十三经注疏（全2册）	清·阮元校刻	中华书局影印出版（1979）
辞源（修订本1~4册）		商务印书馆出版（1979~1983）
汉语大字典（1~8册）	徐中舒主编	湖北辞书出版社（1986~1990）
古代汉语（修订本1~4册）	王力主编	中华书局出版（1981）
现代汉语词典	中国社会科学院语言研究所词典编辑室编	商务印书馆（1978）
全国医古文函授教材	中华全国中医学会医古文研究会主编	贵州人民出版社（1983）
高等医药院校教材·医古文	段逸山主编	上海科学技术出版社（1984）
中医名词术语选释	中医研究院　广东中医学院合编	人民卫生出版社（1973）
中国历代名医传	陈梦赉	科学普及出版社（1987）